U0559210

美学修复

Esthetic and Restorative Dentistry

材料选择与技术（第3版）

Material Selection and Technique, Third Edition

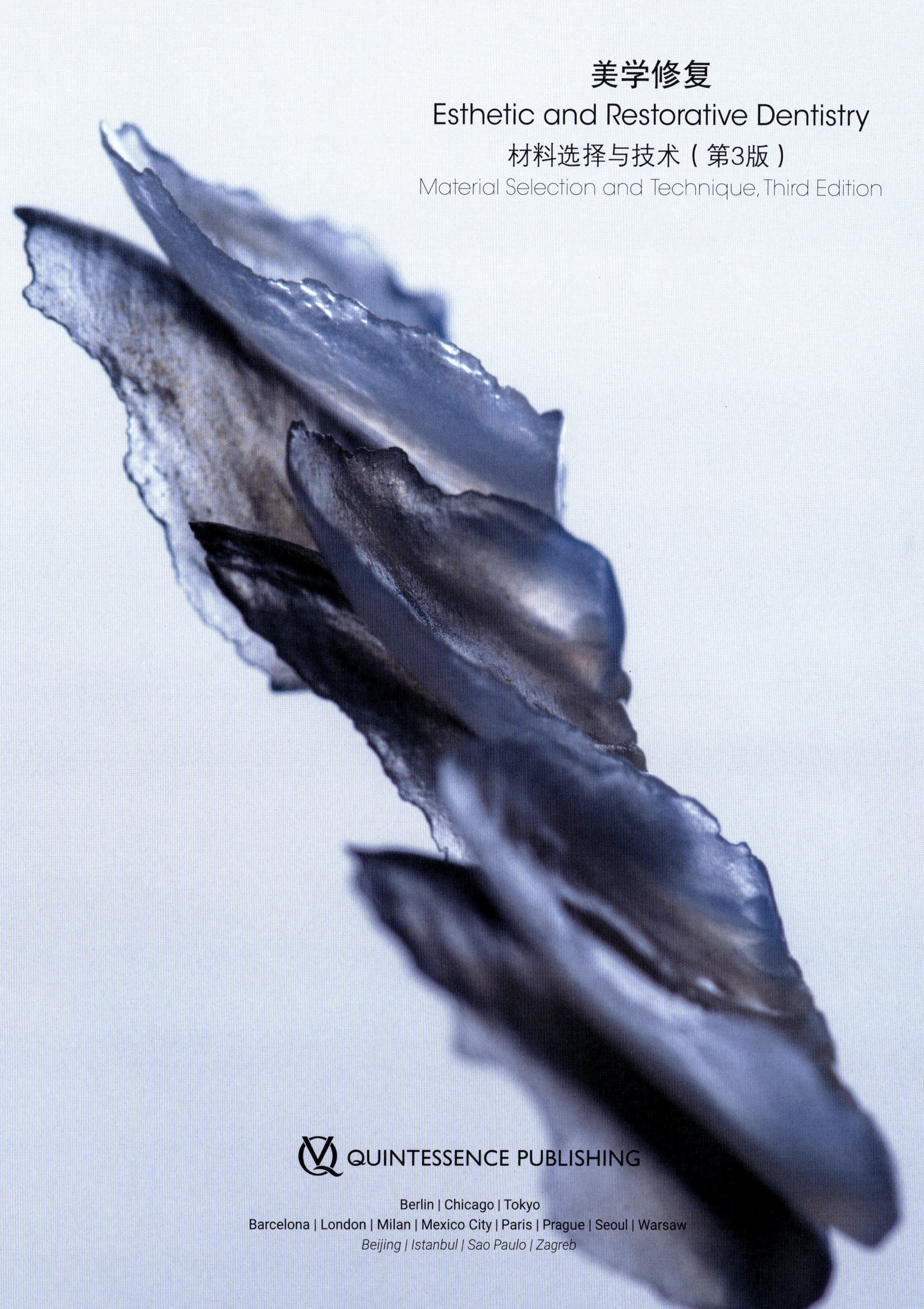

QUINTESSENCE PUBLISHING

Berlin | Chicago | Tokyo

Barcelona | London | Milan | Mexico City | Paris | Prague | Seoul | Warsaw

Beijing | Istanbul | Sao Paulo | Zagreb

美学修复

Esthetic and Restorative Dentistry

材料选择与技术（第3版）

Material Selection and Technique, Third Edition

（美）道格拉斯·A. 特里（Douglas A. Terry） 主 编
（瑞士）威利·盖勒（Willi Geller）

陈吉华 于海洋 主 审
陈文川 牛丽娜 主 译
王 林 郭 玲 薛 晶 副主译

北方联合出版传媒（集团）股份有限公司
辽宁科学技术出版社
沈 阳

图文编辑

杨 帆 刘 娜 张 浩 刘玉卿 肖 艳 刘 菲 康 鹤 王静雅 纪凤薇 杨 洋

This is a translation edition of Esthetic and Restorative Dentistry, Material Selection and Technique, Third edition

By Douglas A. Terry and Willi Geller

图书在版编目（CIP）数据

美学修复：材料选择与技术：第3版 /（美）道格拉斯·A. 特里（Douglas A. Terry），（瑞士）威利·盖勒（Willi Geller）主编；陈文川，牛丽娜主译. —沈阳：辽宁科学技术出版社，2023.1

ISBN 978-7-5591-2482-1

Ⅰ. ①美… Ⅱ. ①道… ②威… ③陈… ④牛… Ⅲ. ①口腔矫形学 Ⅳ. ①R783

中国版本图书馆CIP数据核字（2022）第065408号

出版发行：辽宁科学技术出版社

（地址：沈阳市和平区十一纬路25号 邮编：110003）

印 刷 者：凸版艺彩（东莞）印刷有限公司

经 销 者：各地新华书店

幅面尺寸：235mm × 305mm

印　　张：96

插　　页：4

字　　数：1920 千字

出版时间：2023 年 1 月第 1 版

印刷时间：2023 年 1 月第 1 次印刷

策划编辑：陈 刚

责任编辑：金 烁

封面设计：袁 舒

版式设计：袁 舒

责任校对：李 霞

书　　号：ISBN 978-7-5591-2482-1

定　　价：1288.00 元

投稿热线：024-23280336

邮购热线：024-23280336

E-mail:cyclonechen@126.com

http://www.lnkj.com.cn

主编简介
Editors

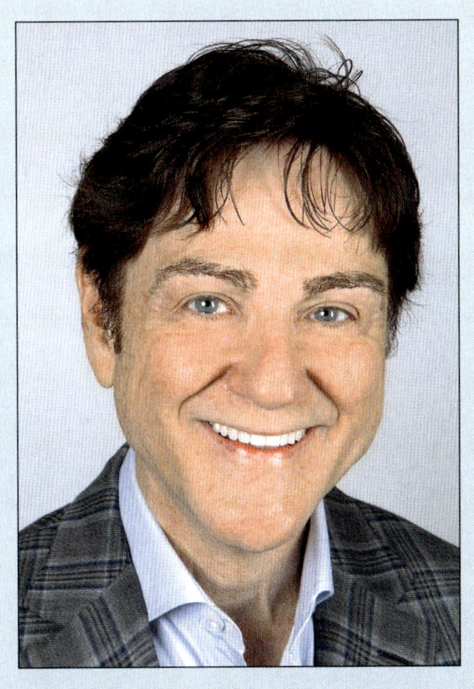

Douglas A. Terry，口腔医学博士

Terry博士1978年于得克萨斯大学休斯敦健康科学中心（UTHSC）牙学院获口腔医学博士学位。他是美国美容牙科学会认证会员，欧洲美容牙科学会正式会员，印度修复牙科学会名誉会员。曾担任REALITY研究实验室的研究助理和REALITY出版社的临床助理，也是国际牙科研究协会成员。Terry博士从美国国际牙医学院、口腔全科学会和国际牙科面部美学学会获得了许多专业奖项和基金。他是国际口腔设计协会（Oral Design International）的会员及协会美国地区副总裁。Terry博士也是许多同行评审科学期刊的编委，已经发表了230多篇关于修复牙科学各方面主题的文章。他还编著了《复合树脂的自然美学》（Montage Media，2004）和《流动复合树脂修复》（精萃出版社，2017）等多部教材级著作。他曾在国内外多次发表过美学修复牙科学方面的专题演讲。Terry博士是设计技术国际与美学修复牙科学研究所的创始人兼首席执行官。此外，他还在得克萨斯州休斯敦运营着一家私人诊所。

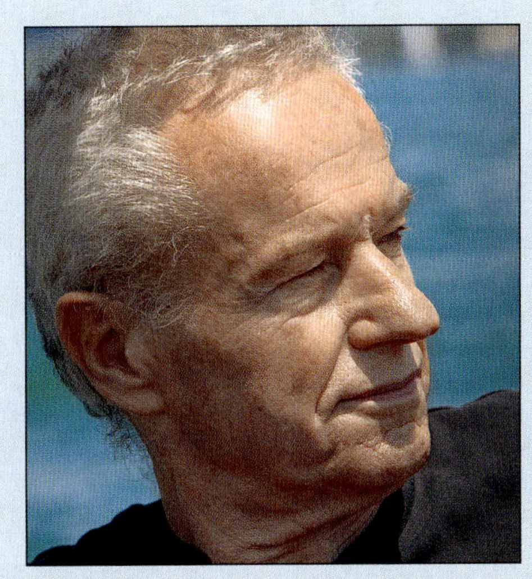

Willi Geller，口腔技术硕士

Geller先生是来自瑞士苏黎世的全瓷大师和牙科技师。他在口腔修复方面的远见卓识，对几代牙科技师和医生的牙科美学意识都产生了重大的影响。在引领口腔设计运动的过程中，他曾经为技师和牙医开创了许多革命性的牙科美学规范与指南。Geller先生还发展了横向分段分层技术、全瓷肩台、“Geller-wing”技术、Geller回切技术和创新牌（Creation）烤瓷材料。他是牙科领域公认的“大师”、真正的老师，他的思想和理念被许多杰出的国际技师和临床医生所遵循并传播。Geller先生是国际口腔设计协会（Oral Design International）的创始人，该组织由一批顶尖的技师和临床医生组成，并在世界各地传播新的知识和信息。因在美学、制作室交流和牙科技术方面的杰出专业成就与贡献，他获得过许多国际专业机构的无数奖项。他在瑞士苏黎世运营着一家口腔设计制作室。

主审简介
Reviewers

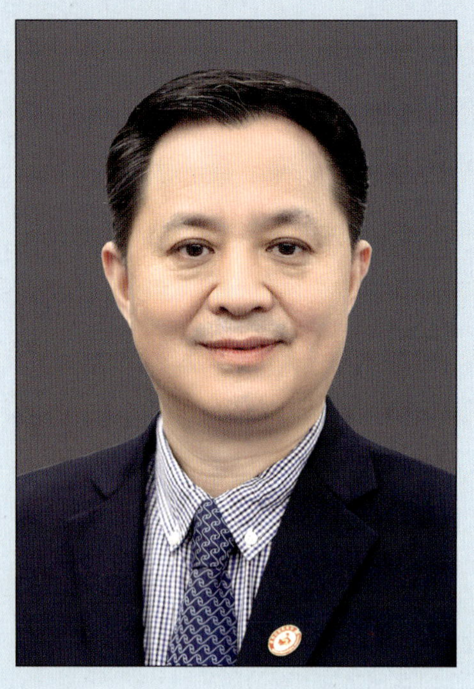

陈吉华

空军军医大学口腔医院教授、主任医师，博士生导师；教育部长江学者特聘教授；兼任中华口腔医学会口腔修复学专业委员会第七届主任委员，全军口腔医学专业委员会主任委员，口腔疾病国家临床医学研究中心主任等职。主要从事牙科全瓷材料、高分子修复材料及仿生功能化材料的研究。主持国家及省部级科研任务18项，发表SCI论文100余篇。获中华口腔医学会科技奖和陕西省科学技术进步奖一等奖共3项；获批国家发明及实用新型专利40余项；主编教材和专著7部。先后培养硕士、博士研究生100余名，指导研究生多次获得全军及陕西省优秀博士、硕士研究生论文及各类科研学术及人才奖励。

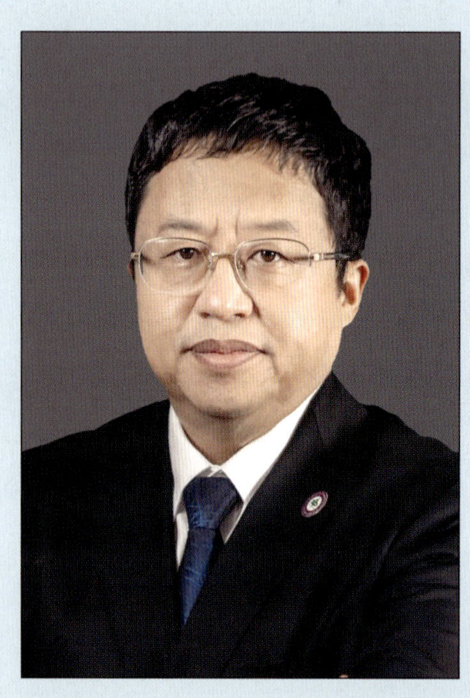

于海洋

教授，博士生导师，一级临床专家。兼任中华口腔医学会口腔修复学专业委员会第八届主任委员，口腔修复国家临床重点专科负责人，是国际牙医学院院士，教育部新世纪优秀人才；宝钢优秀教师；突贡专家、万人计划天府名师、大美医者；《华西口腔医学杂志》《Bone Research》杂志副主编。曾任第二届教育部口腔医学教执委员会秘书长、四川大学华西口腔医学院副院长等职。擅长超薄瓷贴面，无创微创树脂贴面等显微美学修复，困难种植义齿修复，疑难病牙缺失修复治疗等。提出口腔TRS数论、美学修复形-色-心三要素四维辩证论，发明了“牙体预备精准定深技术”“TRS空间测量分析设计及转移技术”“定深孔显微牙体预备术”“实测引导种植术”“E-clasp”“TRS可测量种植导板”“备牙定深导板”“分区粘接导板”“注射树脂导板”等多项临床技术方案；研发的多项软件及医疗器械产品已经成功转化临床。主笔国家及行业标准8项；研究成果获教育部自然科学一等奖、教学成果获国家教学成果二等奖等。主编规划教材《口腔固定修复学》、《口腔医学美学》以及专著《数字引导式显微修复学》、《引导式精准植入术》等29部。

主译简介
Translators

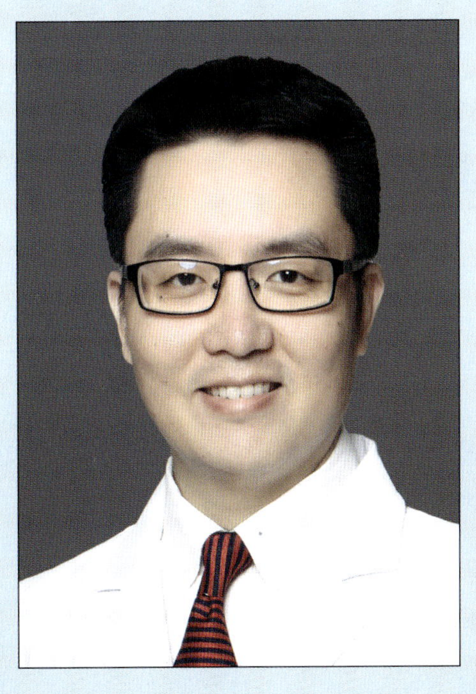

陈文川

教授，现任四川大学华西口腔医院锦江门诊部主任，曾任修复学系、修复科及固定修复教研室副主任。口腔种植学硕士，固定修复学博士，世界第一所牙学院——美国马里兰大学牙学院博士后。四川省卫生健康委学术技术带头人后备人选，中华口腔医学会口腔修复学专业委员会委员，中华口腔医学会口腔美学专业委员会委员，四川省口腔医学会口腔修复学专业委员会常务委员，四川省医学会医学美学与美容专业委员会委员。长期从事口腔种植与修复的医、教、研工作，具有丰富的临床工作经验。擅长以微创、精密、美观的技术方法进行各种固定修复、种植修复及联合修复。先后主持各级各类课题10余项。《Chinese Chemical Letters》青年编委，多份SCI专业期刊审稿人，在国内外著名期刊发表专业学术论文50余篇。荣获华夏医学科学技术奖三等奖、四川大学创新创业优秀指导教师等奖项，获得种植相关专利5项。

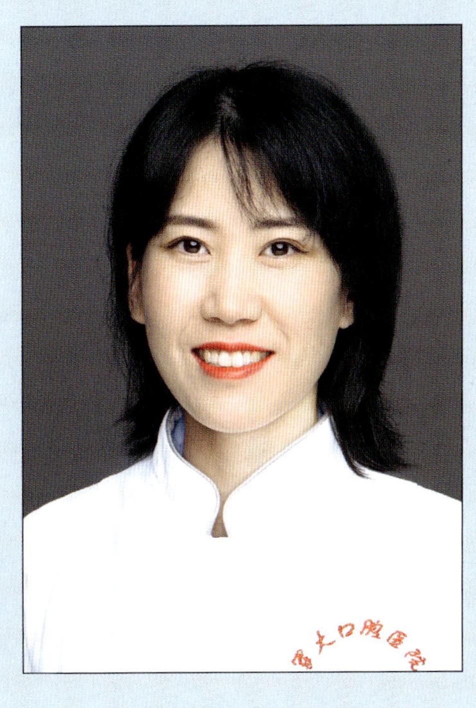

牛丽娜

空军军医大学口腔医院修复科主任、教授、博士生导师，教育部青年长江学者。现任中华口腔医学会口腔修复学专业委员会常务委员，陕西省口腔医学会口腔修复学专业委员会候任主任委员，中华医学会组织修复与再生分会委员，中华口腔医学会口腔医学科研管理分会委员。《Bone Research》《Journal of Dentistry》《Journal of Orthopaedic Translation》等期刊编委。主要从事口腔修复学、口腔生物材料研发、硬组织再生修复等领域的医、教、研工作。先后主持国家自然科学基金优秀青年科学基金项目、青年“863”项目等17项。以第一/通讯作者在《Nature Materials》等国际著名期刊发表SCI论文100余篇。授权国际发明专利2项，国家专利15项。获省部级特等奖及一等奖3项。牵头获批全军及陕西省一流本科课程，获陕西省高等教育教学成果特等奖，获第四届国之名医–青年新锐奖、世界牙科研究协会百年新兴领袖奖、树兰医学青年奖，中华口腔医学科技创新人物，陕西省中青年科技创新领军人才等奖项。参与制定2项团体标准和1项专家共识。长期从事口腔修复学的一线教学工作，担任国家口腔本科规划教材《口腔修复学》编委，副主编专著1部，参编、参译专著4部。

副主译简介
Translators

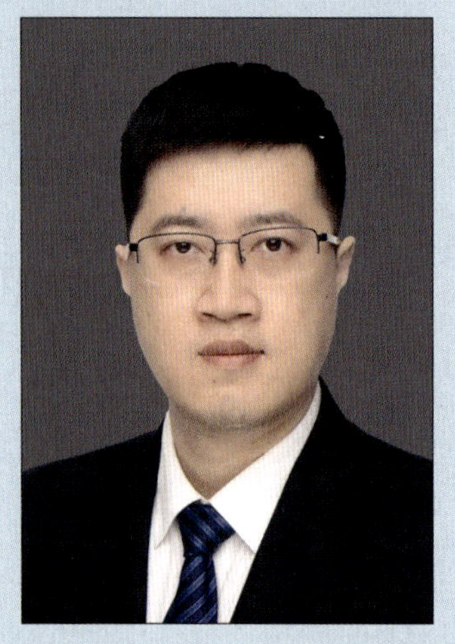

王　林

吉林大学口腔医（学）院副院长，教授、主任医师，博士生导师，吉林省第八批创新拔尖人才，美国马里兰大学牙学院访问学者。吉林大学校学术委员会委员，兼任中华口腔医学会口腔种植专业委员会常务委员，中华口腔医学会口腔医疗服务分会常务委员，中华口腔医学会口腔医学科研管理分会委员，中华口腔医学会口腔生物医学专业委员会委员，吉林省口腔医学会秘书长。担任《Clinical Implant Dentistry and Related Research》中文版编委，《现代口腔医学杂志》编委。主持国家及省部级科研项目10余项，以第一/通讯作者在《Nano Today》《Advanced Functional Materials》《Biomaterials》等国际权威期刊发表论文50余篇，累计影响因子超过200。授权发明专利2项。长期从事口腔种植专业的临床实践教学活动，主持建设吉林省研究生精品示范课程1项、口腔种植学相关教改项目多项。

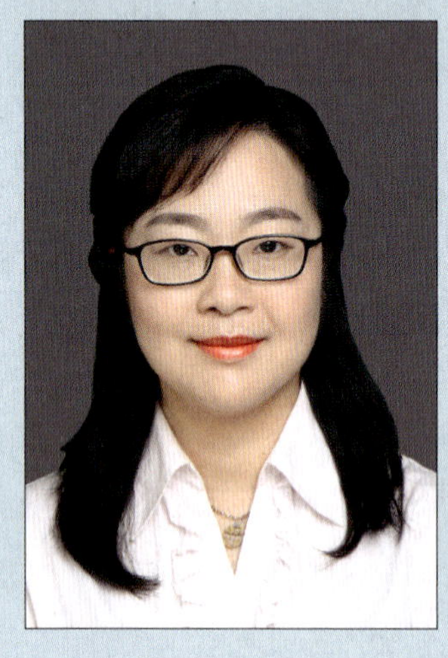

郭　玲

教授，博士，硕士研究生导师，毕业于四川大学华西口腔医学院。中华口腔医学会口腔修复学专业委员会委员，中华口腔医学会口腔颌面修复专业委员会委员，中华口腔医学会口腔修复工艺学专业委员会委员，四川省医学会口腔专业委员会副主任委员，四川省口腔医学会口腔修复学专业委员会副主任委员，四川省口腔医学会口腔种植专业委员会常务委员，四川省学术和技术带头人后备人选以及四川省卫生厅学术和技术带头人。负责省市级课题12项，参与完成国家自然科学基金项目、教育部课题及四川省科技厅课题等10项；研究成果曾2次在国际学术会议上交流。以第一/通讯作者发表学术论文40余篇，其中SCI收录论文17篇。指导硕士研究生30余名。主要从事口腔修复和口腔种植的医、教、研工作，主要研究方向为口腔种植骨结合基础与生物力学研究和氟斑牙粘接性能研究。参编专著2部。

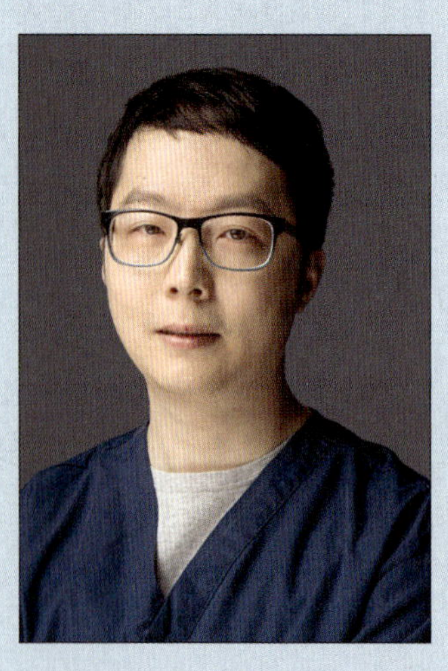

薛　晶

博士，四川大学华西口腔医院牙体牙髓病科副主任医师。2004年本科毕业于四川大学华西口腔医学院；2009年毕业于四川大学华西口腔医学院，获口腔医学博士学位。中华口腔医学会牙体牙髓病学专业委员会青年委员，四川省口腔医学会牙体牙髓病学专业委员会委员，四川省口腔医学会镇静镇痛专业委员会常务委员，四川省口腔医学会口腔美学专业委员会常务委员。在牙体牙髓病学领域一直致力于医、教、研工作，对牙髓病的诊治和龋病有较深入的研究与丰富的临床经验。曾赴澳大利亚悉尼大学牙学院、美国加州大学洛杉矶分校牙学院、美国华盛顿克雷格研究所、日本北海道大学牙学院、中国香港大学牙学院及瑞士日内瓦大学牙学院等机构研修。长期致力于牙体牙髓疾病的基础与临床研究：口腔微生物菌群研究及牙体硬组织早期病变的修复研究。已在国内外相关牙体牙髓学术刊物发表论著20余篇，参编牙体牙髓相关专著7部，主译《流动复合树脂修复》《牙髓病诊疗原理与实践（第5版）》专著。

译者简介（按姓氏笔画为序排列）
Translators

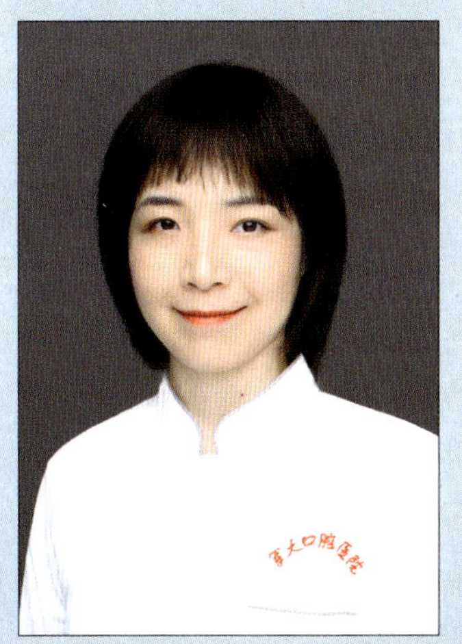

马 赛

博士，空军军医大学附属口腔医院修复科主治医师。2012年毕业于第四军医大学口腔医学院，获口腔医学博士学位。曾在国家留学基金委支持下在日本大阪大学齿学部完成联合培养博士研究生学习。长期致力于口腔生物活性材料的基础研究。已在国内外相关学术刊物发表论著10余篇。参编专著3部。在口腔修复学领域一直致力于医、教、研工作，对各类牙体缺损、牙列缺损、牙列缺失的诊治有较深入的研究和丰富的临床经验。

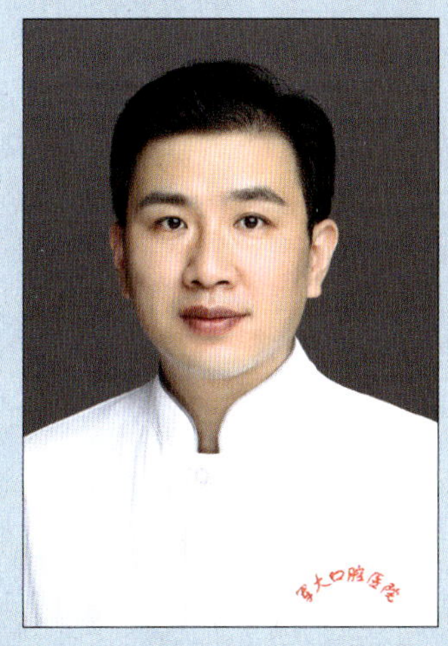

王 富

博士，空军军医大学第三附属医院固定义齿修复科副主任、副教授、副主任医师，日本东京医科齿科大学访问学者。中华口腔医学会口腔修复学专业委员会委员、口腔美学专业委员会委员、口腔医学计算机专业委员会青年委员，陕西省口腔医学会口腔修复学专业委员会委员，中华口腔医学会口腔美学专业委员会首届青年讲师。长期从事口腔修复领域的医、教、研工作，主要研究方向为全瓷材料的改性研究，以全瓷美学数字化修复为特色，多次在病例比赛中获奖。先后主持国家自然科学基金项目3项、陕西省自然科学基金面上项目等省部级项目5项；获陕西省科学技术奖一等奖，陕西省高等教育教学成果特等奖，陕西省高等学校科学技术研究优秀成果特等奖。发表论文30余篇，副主编专著3部。

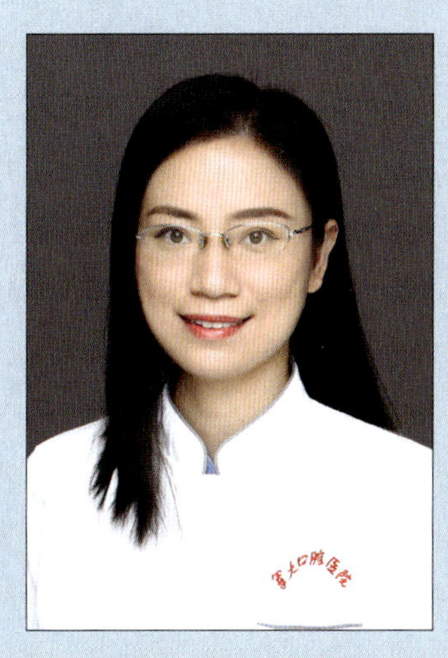

方 明

博士，空军军医大学口腔医院修复科副主任医师、副教授、硕士生导师。2001年本科毕业于第四军医大学，2006年获得第四军医大学与法国里尔第二大学联合培养双博士学位。兼任中华口腔医学会口腔修复学专业委员会委员、口腔美学专业委员会委员，中国整形美容协会口腔整形美容分会理事。长期致力于口腔修复学领域的医、教、研工作，在粘接技术、牙齿微创美学修复以及牙周病的数字化修复治疗方面有较深入的研究经验和丰富的临床经验。多次在病例大赛中获奖。先后主持国家自然科学基金项目、省级课题共5项。以第一/通讯作者发表中英文论文30余篇。获第四届国际口腔粘接技术大会优秀论文奖，全国第十次口腔修复学学术大会优秀论文一等奖，中华口腔医学会登士柏口腔医学青年人才等奖励。国家发明专利授权3项。作为主要起草人，参与制定4项中华口腔医学会团体标准。作为主要完成人，获得中华口腔医学会科技奖一等奖、陕西省科学技术奖一等奖，陕西省高等学校科学技术研究优秀成果特等奖、陕西省普通本科高校高等教育教学成果特等奖。主译专著1部，副主编教材1部，参编、参译专著9部。

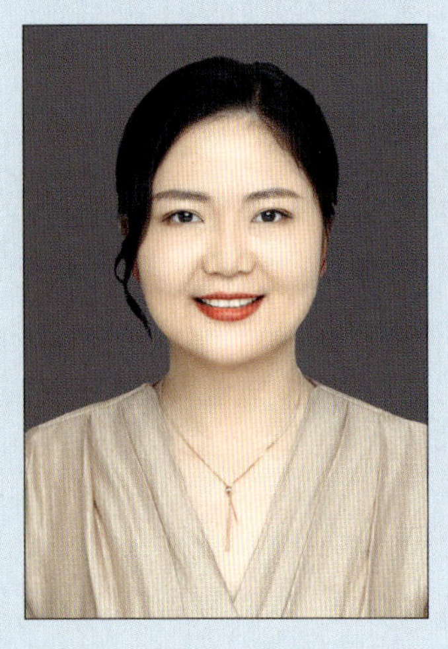

申道南

讲师，主治医师。2015年获得四川大学华西口腔医学院博士学位。2017—2019年赴美国路易斯维尔大学访问交流。中华口腔医学会牙周病学专业委员会会员，四川省口腔医学会牙周病学专业委员会青年委员，四川省口腔医学会口腔激光专业委员会委员，中国医学装备协会医学实验室装备与技术分会委员。擅长复杂牙周病的诊断、治疗方案的设计、系统治疗和多学科综合治疗。包括牙周基础治疗，激光及内镜辅助治疗以及牙周翻瓣术、牙龈成形术、植骨术、引导性组织再生术、膜龈手术在内的多项手术治疗。参与临床GCP研究1项，参与国家自然科学基金项目2项。参编专著2部，已发表中文核心期刊及SCI论文共计11篇。

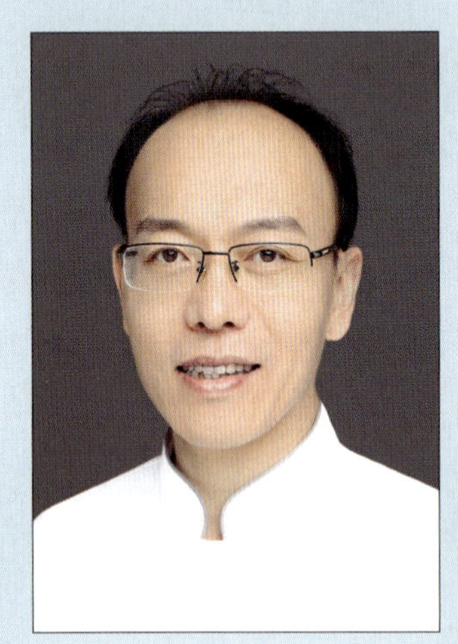

冯志宏

博士，空军军医大学第三附属医院口腔修复科副主任医师、副教授。2006年本硕连读毕业于第四军医大学口腔医学院；2009年毕业于第四军医大学口腔医学院，获口腔医学博士学位。曾赴意大利都灵大学做临床访问学者。中华口腔医学会口腔颌面修复专业委员会常务委员，陕西省口腔种植专业委员会常务委员，陕西省口腔修复学专业委员会常务委员。长期致力于颌面缺损修复研究、无牙颌种植修复研究。主译专著2部，参编、参译专著各1部。发表SCI论文10余篇。获军队科学技术进步奖一等奖1项（第五完成人）、国家科学技术进步奖一等奖（第十二完成人），获国家发明专利3项、实用新型专利2项。除熟练掌握常规的口腔修复诊疗外，还在颌面缺损修复技术、复杂牙列缺损的修复重建、重度牙周病的“即拔即种”及即刻修复技术等方面积累了丰富的临床经验。

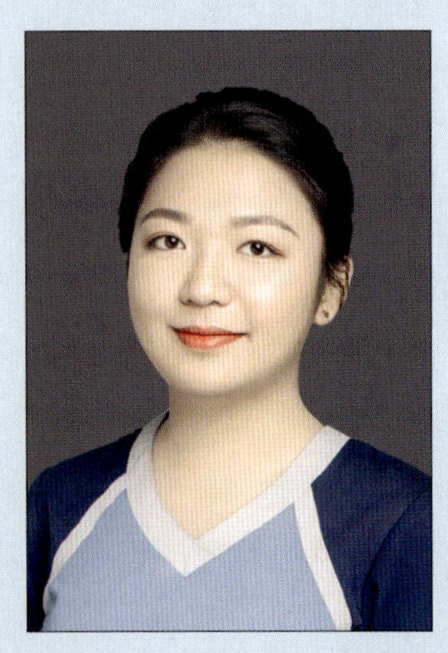

冯　凝

本科毕业于昆明医科大学后赴美留学，在修复工艺学、高级临床美学修复和高级上瓷工艺方面深入学习，并获美国加州大学洛杉矶分校牙学院修复专科医生培训证书。2021年在四川大学华西口腔医院完成种植修复专科培训，现就职于香港大学牙学院修复科。

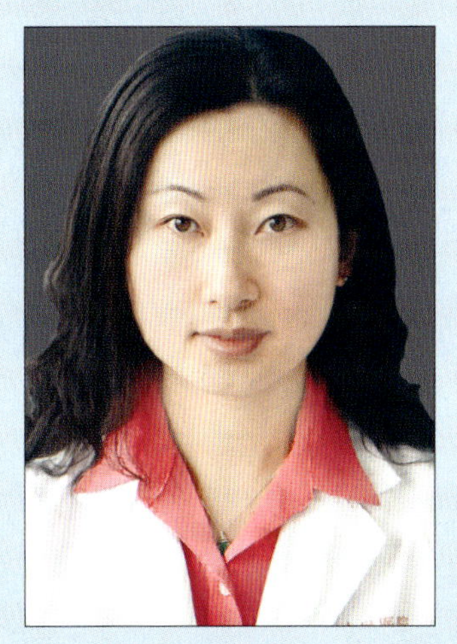

朱梓园

博士，上海交通大学医学院附属第九人民医院口腔修复科副主任医师。2000年毕业于上海第二医科大学口腔医学院（七年制），获硕士学位；2005年毕业于上海交通大学医学院口腔临床医学专业，获博士学位。曾赴加拿大多伦多大学牙医学院，美国波士顿大学Henry M. Goldman牙学院等机构研修。中华口腔医学会口腔修复学专业委员会委员，国际口腔修复医师学会（International College of Prosthodontists）教育委员会委员，中国整形美容协会牙颌颜面医疗美容分会委员，全国卫生产业企业管理协会数字化口腔产业分会委员。担任上海市住院医师规范化培训工作督导专家，上海市住院医师规范化培训试题开发基地专家，上海市住院医师规范化培训结业综合考核考官。长期从事口腔修复领域医、教、研工作，主要致力于固定修复的基础与临床研究，对数字化美学修复有较丰富的临床经验。参与国家自然科学基金项目多项。国内外相关学术期刊及学术会议发表论著20余篇。参编《口腔修复基础与临床》《2009年全国卫生专业技术资格考试指导习题集丛书：口腔医学（综合）精选模拟习题集》等专著及教辅图书。获上海市科协第九届青年优秀科技论文奖优秀奖。

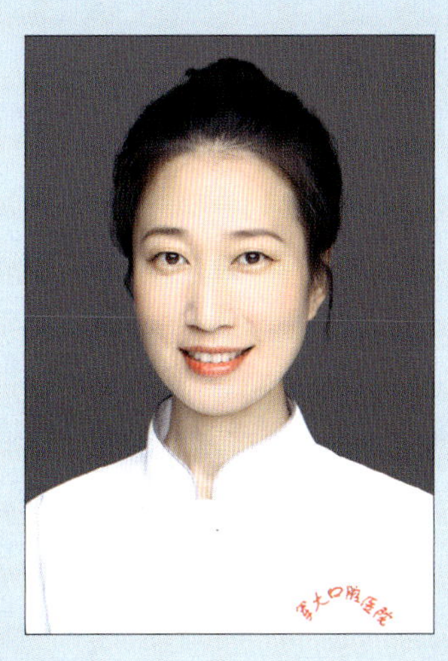

李　芳

博士，空军军医大学口腔医院口腔修复科副主任医师、副教授。2003年毕业于第四军医大学口腔医学院，获口腔医学学士学位；2009年毕业于第四军医大学口腔医学院，获口腔医学博士学位；曾赴美国马里兰大学牙学院进行博士后工作，日本朝日大学、明海大学进行教学访问。中华口腔医学会口腔修复学专业委员会青年委员，陕西省口腔医学会口腔修复学专业委员会青年委员，全国卫生产业企业管理协会数字化口腔产业分会委员。长期致力于口腔修复学领域医、教、研工作，对口腔微创美学修复及口腔罕见病的修复治疗具有丰富的临床经验，以口腔粘接材料及口腔生物学为主要研究方向。主持国家自然科学基金项目2项。在国内外学术刊物发表论著30余篇，其中以第一/通讯作者发表SCI论文16篇。主译或副主译口腔修复学相关专著4部，并应邀撰写国际专著《Material-tissue Interfacial Phenomena》部分章节。

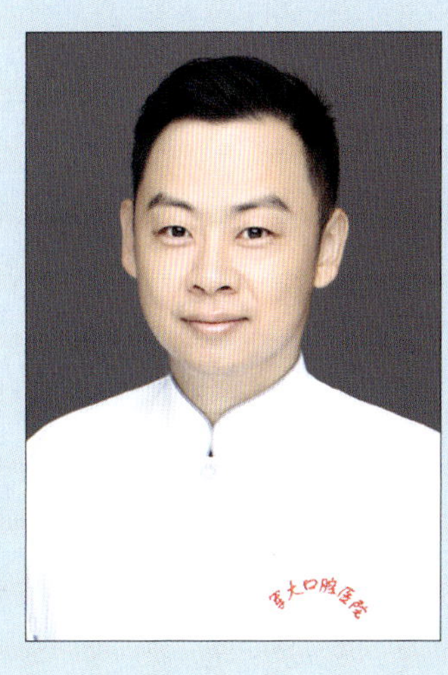

吴　江

博士，空军军医大学第三附属医院口腔修复科副教授、副主任医师。2001年本科毕业于第四军医大学口腔医学院；2007年毕业于第四军医大学口腔医学院，获口腔修复学医学博士学位；曾赴日本广岛大学牙学院研修。中华口腔医学会口腔修复学专业委员会委员、口腔医学计算机专业委员会委员和口腔医学教育专业委员会委员，陕西省光学学会会员。长期致力于种植体表面改性的基础研究，以及先进制造技术在口腔修复中创新应用的临床研究。已在国内外相关学术刊物发表论著30余篇。副主编及参编相关专著9部。在口腔修复学领域一直致力于医、教、研工作，对复杂牙列缺损/缺失的数字化诊治有较深入的研究和丰富的临床经验。

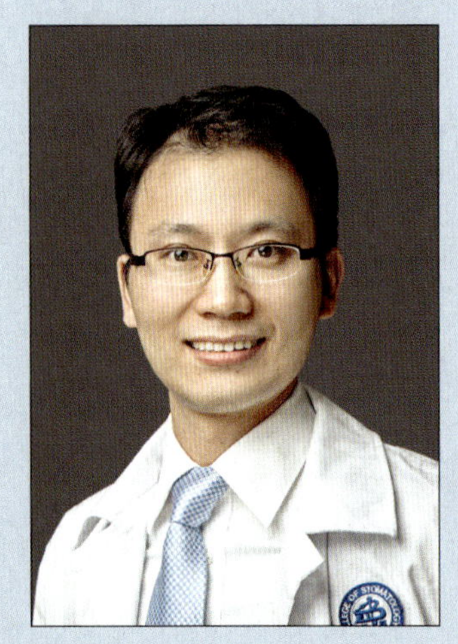

何利邦

口腔医学博士，四川大学华西口腔医院副教授。中华口腔医学会口腔美学专业委员会委员，四川省口腔医学会口腔美学专业委员会常务委员，四川省口腔医学会牙体牙髓病学专业委员会委员。2012年、2017年、2018年分别于荷兰阿姆斯特丹大学、日本北海道大学、美国加州大学洛杉矶分校牙学院进行临床研修及培训学习，主攻口腔牙体疾病的微创美学修复诊疗技术和相关基础研究。擅长牙体美容修复技术，尤其在微创美学修复、冠根联合治疗等方面具有特色。负责国家自然科学基金青年基金项目等国家级、部省级课题4项，院临床新技术项目1项。发表学术论文20余篇。两次获得复合树脂美学修复大赛全国第二名，获四川大学本科教学“优秀实习指导教师一等奖”等教学奖项。参编中英文专著4部，主译专著1部。

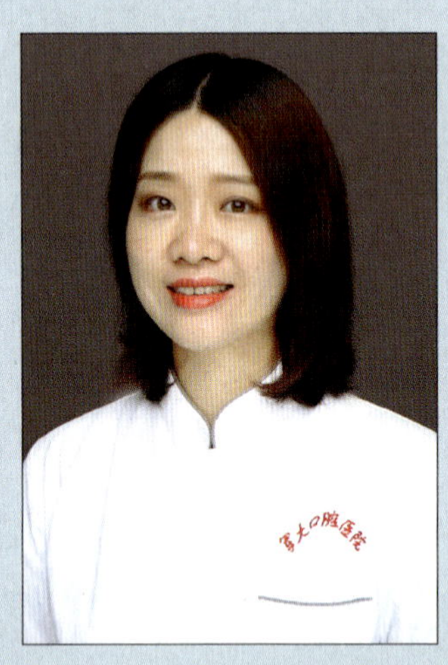

张　凌

空军军医大学口腔医学院修复科副教授、副主任医师，第四军医大学-意大利锡耶纳大学联合培养博士，美国马里兰大学牙学院访问学者。第四军医大学首届“青年英才支持计划”、国家留学基金委“青年骨干教师”资助对象。现任中华口腔医学会口腔修复学专业委员会、陕西省口腔医学会口腔修复学专业委员会委员，中华口腔医学会口腔美学专业委员会委员。国家级核心期刊《口腔生物医学》《转化医学杂志》编委。在牙齿硬组织粘接领域进行了大量、深入的研究工作。以第一/通讯作者发表SCI论著10余篇，累计影响因子40；中文核心期刊论著20余篇。主持国家自然科学基金项目2项，省科技攻关重点项目2项；国家级、省部级一般项目2项，参与国家级、省部级科研项目13项。主持1项国家发明专利，4项实用新型专利。中华口腔医学会科技奖主要完成人。擅长前牙美学粘接修复、数字化美学修复设计及复杂牙体牙列缺损的美学功能重建。中华口腔医学会行业规范《瓷贴面粘接技术指南》《纤维根管桩临床粘接技术指南》主要执笔人。美学修复病例获得2022年“中国科协优秀临床案例”，2021年中华口腔医学会“口腔修复疑难病例诊治”评比“杰出奖”等多个奖励。主编、副主编专著2部，参编英文专著1部、中文专著3部及口腔修复学相关教材3部。

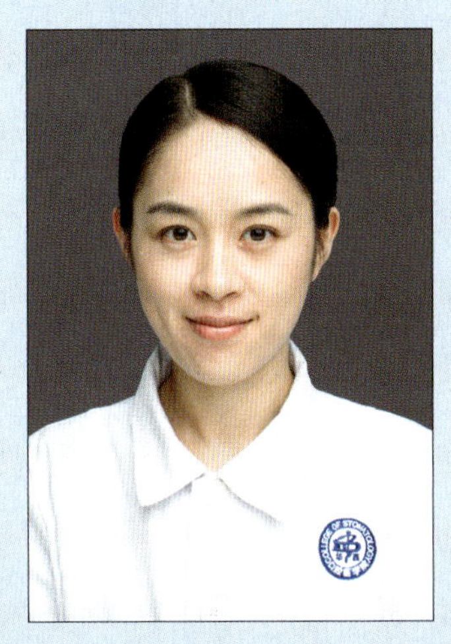

张　敏

博士，四川大学华西口腔医院牙体牙髓病科副主任医师。2015年毕业于四川大学华西口腔医学院，获口腔医学博士学位。先后赴荷兰阿姆斯特丹牙科学术中心（ACTA）及美国罗切斯特大学研修。任中华口腔医学会口腔美学专业委员会委员，四川省口腔医学会口腔美学专业委员会秘书。长期致力于龋病防治的基础与临床研究，主攻微创牙体美学修复，主持并参与多项国家级、省部级科研项目，参编、参译《牙体牙髓科诊疗与操作常规》《流动复合树脂修复》等多部教材及临床专著。

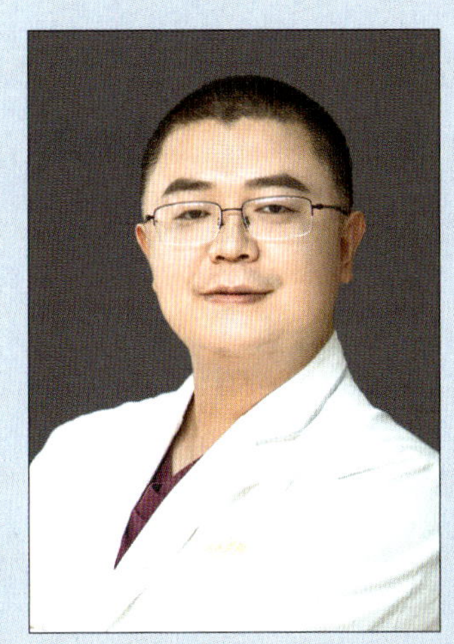

张晓晟

副主任医师，2005年毕业于同济大学口腔医学院。现任杭州牙科医院副院长，杭州儿童口腔医院副院长，国际培训中心教研组总组长。杭州市干部保健专家、学科带头人，国际口腔种植学会（ITI）会员，3M大中华区讲师。曾参加国内专业比赛并多次获奖。

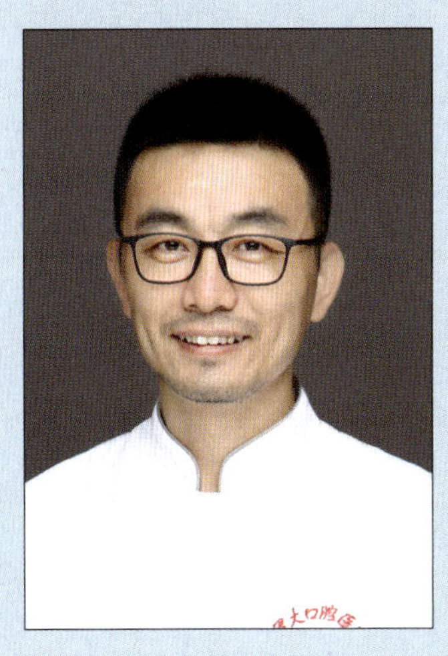

周　炜

博士，第四军医大学口腔医院修复科副主任医师。2002年本科毕业于第四军医大学口腔医学院；2010年毕业于第四军医大学口腔医学院，获口腔医学博士学位。中华口腔医学会口腔种植专业委员会青年委员，陕西省口腔医学会口腔修复学专业委员会青年委员，国际口腔种植学会（ITI）会员。在口腔种植、美学修复领域一直致力于医、教、研工作，对口腔种植修复和显微美学有较深入的研究和丰富的临床经验。2011年获得全军优秀博士论文，2019年3M Lava全国优秀病例奖。在《Clinical Oral Implants Research》等杂志发表SCI论文7篇。主译《龈上微创修复：一种更健康的美学修复方式》《可摘义齿临床指南》。参编口腔修复相关专著2部。

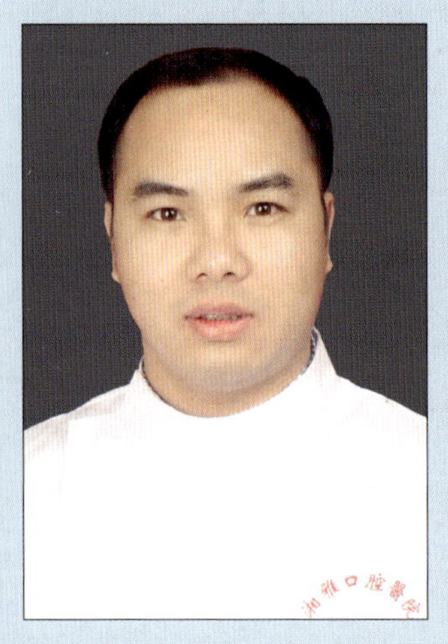

周红波

医学博士，博士后，副研究员，副主任医师，硕士研究生导师。现任中南大学湘雅口腔医（学）院口腔修复学教研室、口腔种植学教研室、口腔设备学教研室主任及口腔修复科、口腔种植科主任，中华口腔医学会口腔修复学专业委员会委员。毕业于四川大学华西口腔医学院，主修口腔修复学，获口腔医学博士学位。主要从事口腔美学修复，口腔种植修复等临床工作；主要开展口腔种植体材料制备工艺，种植体表面处理，材料表面与骨组织相互作用等方面的应用基础研究。主持国家自然科学基金项目1项，湖南省自然科学基金项目1项。发表论文10余篇，其中以第一/通讯作者发表SCI论文8篇。获得4项国家专利授权。曾获得BITC种植病例大奖赛长沙赛区第二名，全国口腔种植学术大会优秀青年研究提名奖，湖南省高校青年教师党员示范岗。

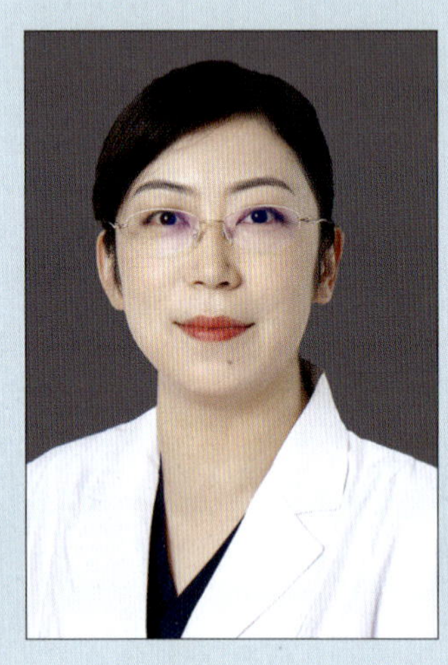

赵　蕾

医学博士，教授，硕士生导师。现任四川大学华西口腔医院牙周病科主任。兼任中华口腔医学会牙周病学专业委员会常务委员，四川省口腔医学会牙周病学专业委员会副主任委员，四川省女医师协会口腔专业委员会副主任委员，国际牙医师协会中国区成员（Fellow）。长期从事牙周病防治相关基础及临床研究，主要研究方向为牙周致病微生物毒力调控研究、牙周微生物与宿主免疫调控机制研究及牙周病与心血管疾病、肠道疾病等的关联性研究。主持国家自然科学基金项目及省部级基金项目6项，负责临床GCP项目3项，以第一/通讯作者发表SCI论文20余篇，主译、副主编及参编专著6部。临床擅长各型牙周病的诊断与治疗，包括伴全身系统疾病患者的牙周综合治疗、牙周与口腔多学科的交叉治疗、牙周再生性手术及美学膜龈手术。

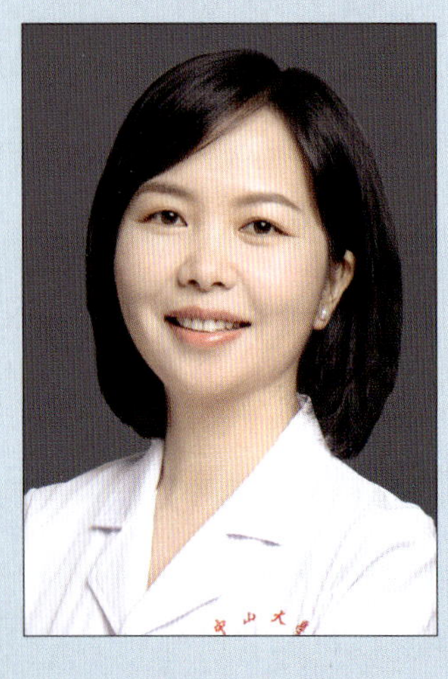

黄湘雅

医学博士，副主任医师。中山大学附属口腔医院牙体牙髓病科硕士生导师，加拿大英属哥伦比亚大学访问学者。中华口腔医学会牙体牙髓病学专业委员会青年委员，广东省口腔医学会牙体牙髓病学专业委员会委员。主持和参与国家级和省部级项目14项。在国内外专业期刊发表论文40余篇，其中SCI收录23篇。作为主要完成人，获广东省科学技术奖一等奖、教育部高等学校科学技术进步奖二等奖。蝉联2012年和2014年全国根管治疗技术竞赛一等奖，2019年广东省牙体牙髓病学学术年会优秀病例一等奖。2010年“香港大学牙医学院–中华口腔医学会临床口腔医学优秀青年人才奖”。参编《显微牙髓治疗学》《牙体牙髓病病例精解》，主译《MTA特性与临床应用》，副主译《牙髓病学诊疗原理与实践》。

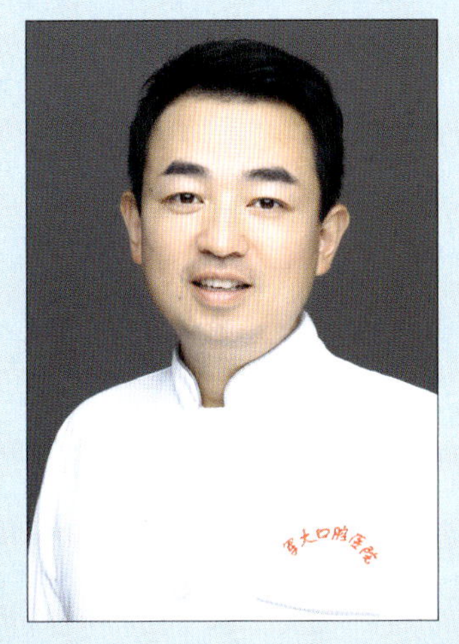

焦　凯

博士，空军军医大学口腔医院黏膜病科副主任、博士生导师，国家万人计划青年拔尖人才，陕西省杰出青年，空军高层次人才，美国约翰斯·霍普金斯大学及佐治亚大学访问学者，国家自然科学基金同行评审专家。2006年本科毕业于第四军医大学口腔医学院；2012年毕业于第四军医大学口腔医学院，获口腔医学博士学位。中华口腔医学会口腔生物医学专业委员会委员，中华口腔医学会口腔黏膜病专业委员会青年委员，陕西省口腔医学会口腔黏膜病专业委员会常务委员。一直致力于颞下颌关节病综合诊治领域的医、教、研工作，对以咬合治疗为特色的颞下颌关节病的综合诊治有较丰富的临床经验。以第一/通讯作者发表SCI论文37篇，包括《Advanced Materials》《Advanced Functional Materials》《Science Advances》《Advances Science》《Biomaterials》《Journal of Dental Research》等国际知名杂志。荣获陕西省科学技术进步奖一等奖，陕西省教学成果二等奖，陕西省科技创新团队，中华口腔医学会登士柏口腔医学青年人才奖等。参编、参译咬合与颞下颌关节病相关专著6部。

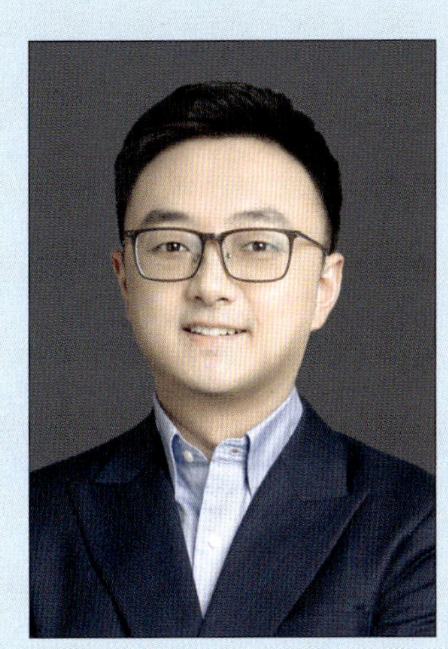

撒　悦

师从国际著名生物医学组织工程及种植专家John Jansen教授和著名修复专家、中华口腔医学会口腔修复学专业委员会前任主任委员王贻宁教授，获荷兰Radboud University和武汉大学双博士学位。现为武汉大学口腔医院修复科副教授、副主任医师、硕士研究生导师。国际口腔种植学会专家组成员（ITI Fellow），湖北省口腔美学专业委员会常务委员，中华口腔医学会口腔修复学及美学专业委员会委员，武汉市中青年医学骨干人才，中华口腔医学会美学专业委员会全国青年讲师，中华口腔医学会推荐的FDI继续教育英语讲师，全国卫生产业企业管理协会数字化口腔产业分会专家委员会常务委员，经典文献公众号“Dr悦读”创办人及主理人。曾受国际种植协会奖学金资助，在美国Indiana University种植中心进行种植和修复的高级研修，也曾多次赴美国、欧洲等地牙学院学习。近年来，一直从事种植及美学相关的临床科研与教育工作，并担任多个知名种植系统的国际及国内资深讲师。主持多项国家、省部级基金项目。以第一/通讯作者发表SCI论文20篇，其他SCI和中文文章20余篇，并多次在全国病例大赛中获奖。曾荣获口腔医学青年教师授课技能大赛全国一等奖、武汉大学口腔医院青年教师授课技能大赛第一名、全国修复学会最佳论文奖，教育部博士研究生学术新人奖等多项荣誉称号。主编《美学区单颗牙种植修复ABCD原则》。

审译者名单 Reviewers and Translators

主 审

陈吉华 于海洋

主 译

陈文川 牛丽娜

副主译

王 林 郭 玲 薛 晶

译 者

（按姓氏笔画为序排列）

马 赛 王 林 王 富
牛丽娜 方 明 申道南
冯志宏 冯 凝 朱梓园
李 芳 吴 江 何利邦
张 凌 张 敏 张晓晟
陈文川 周 炜 周红波
赵 蕾 郭 玲 黄湘雅
焦 凯 撒 悦 薛 晶

中文版前言 Preface

8年前，我们在各自为本院口腔修复系推荐外文专业书籍采购目录时，不约而同地看到了精萃出版社出版的Terry博士所著《Esthetic and Restorative Dentistry》第2版，仅仅是看到封面上富有艺术气息的瓷贴面照片就喜欢上了这本书，并都毫不犹豫地推荐了它。4年前，当我们看到本书第3版面世时，再次被封面更富艺术创造力的瓷贴面照片所吸引，翻看内容更是爱不释手。几经辗转，机缘巧合，作为共同主译，我们一起邀请了20余位专业同行朋友，开始着手翻译这部能够出版3次的经典著作。

作者Douglas A. Terry和Willi Geller都是享誉国际的牙科修复大师，他们通过图文并茂配合网上视频的形式，对现代美学修复牙科学进行了一次全面系统的梳理。在翻译、校对的过程中，我们深刻领会了作者如何将冗长枯燥的理论原理凝念为精练易懂的指导原则，并进一步通过大量生动精彩的病例，结合具体操作技术和材料工具，给广大读者呈现了一幅牙科美学修复的完美画卷。这也契合了中国传统道家哲学中“道法术器”基本思想这一认知世界的方法论：“道”是事物发生发展的规律原理和指导思想；“法”则代表在规律和原理指导下的行为法则或行事原则；“术”是具体的技术技艺和操作方法；“器”则是完成工作的器具或者说是材料工具。因此翻译、校对的过程，也是我们每位审译者从原理、原则、技术和材料工具几个维度反复品味这一牙科美学修复饕餮盛宴的过程。独乐乐不如众乐乐，我们出版中译版以飨读者，希望对广大牙医朋友特别是从事美学修复工作的同道来说，中译版能成为一本实用性强、可读性佳的临床参考书。

感谢辽宁科学技术出版社购买本书版权，感谢所有翻译成员和审阅老师的辛勤工作，以及编辑老师对本书进行的认真校对。虽然在本书的成书过程中，审译者和编辑已着力完善译稿，但想必错漏仍然在所难免，恳请读者见谅，同时也欢迎大家提出宝贵意见和建议，我们一起为中国口腔美学修复的进步而努力！

陈文川 牛丽娜

2022年国庆

本书的理念和技术都遵循“以终为始”的修复原则，并强调临床的成功是患者和修复团队共同努力的结果。

Photograph by Bassam Haddad, CDT.

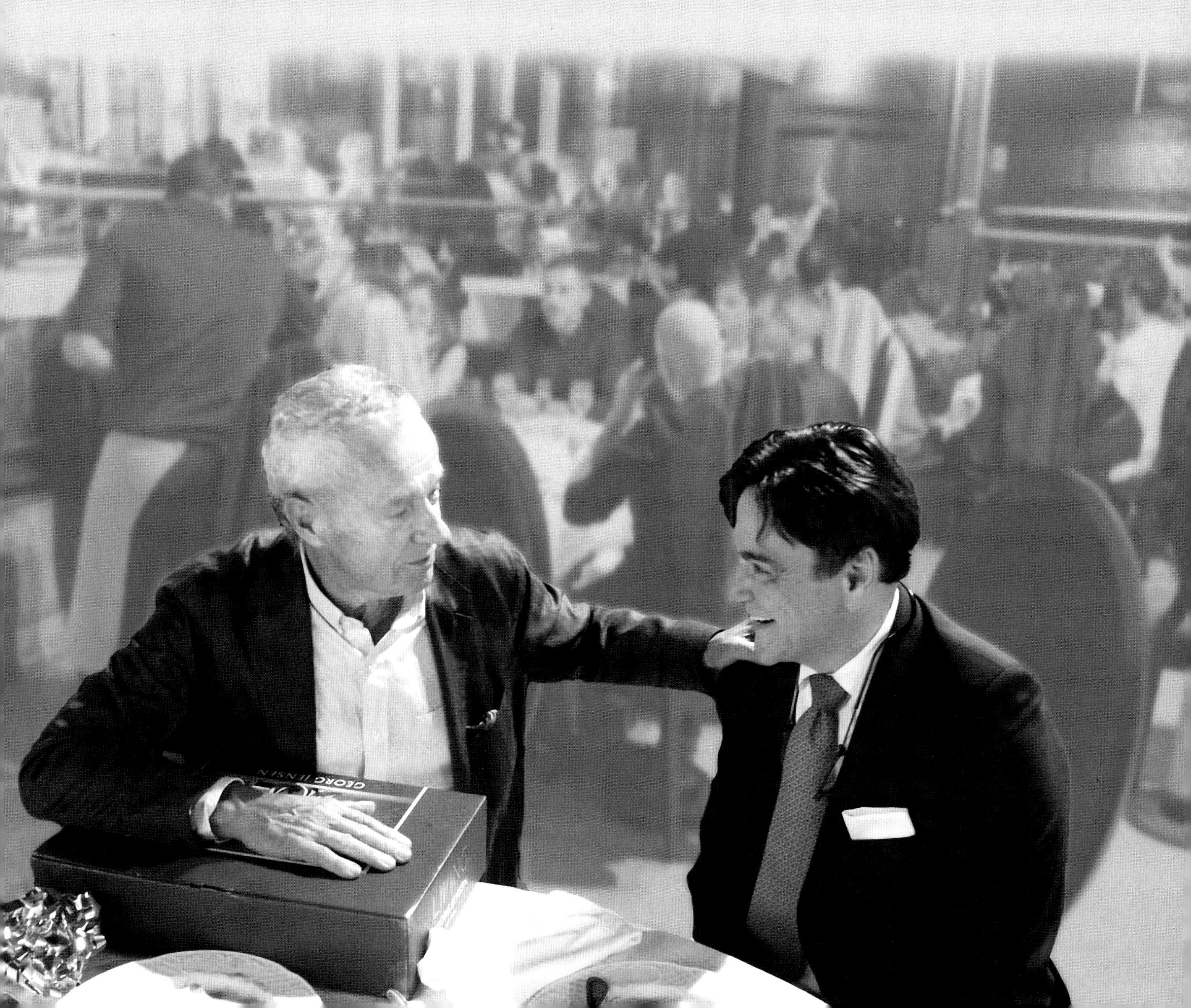

序
Foreword

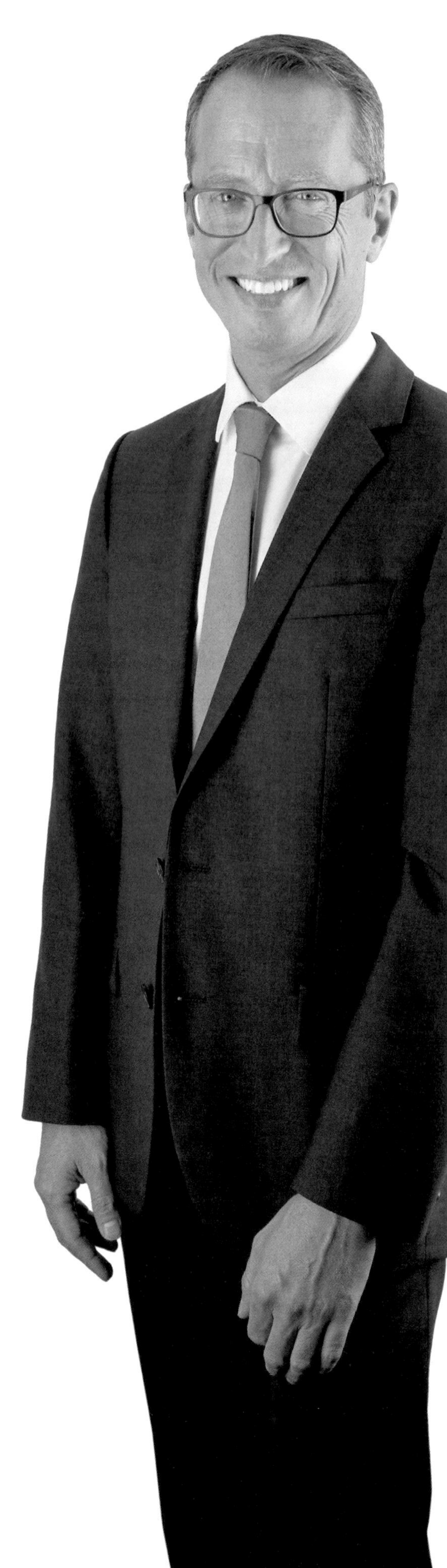

在生活中，我们会发现有些事情已经做得足够好、足够完整，以至于很难想象它们还有提升的空间。《美学修复：材料选择与技术》很大可能就是目前牙科修复学领域最完整、最全面的著作。如果您了解Douglas A. Terry以及他对完美和改善患者诊治结果的不懈追求，那么当您拿到本书全新修订的第3版时，您一点也不会奇怪。

编写新版本的主要原因之一并不是因为前一个版本需要改进，而是为了加入一些新的内容。因此本书增添了最近几年在美学修复牙科领域新出现的进展、材料和技术。我相信我们在这一领域看到了比任何其他牙科领域都更为显著的进步，尤其是在数字化技术的助力下。正是意识到这一点，Douglas邀请了令人印象深刻的编委和科学顾问团加入他的团队，其中包括John Powers、Jean-François Roulet、Richard Price、John Burgess、Claude Sieber、Javier Perez、Max Zuppardi等。

在此需要重点介绍一下第3版中更新的内容：各种新理念如基于网络的制作室交流模式；间接复合树脂椅旁CAD/CAM修复；全瓷系统的改进和新的美观氧化锆的出现；数字化印模系统与传统技术的比较；复合树脂注入技术；传统“预防性扩展”牙体预备设计与当今粘接修复牙体预备设计的比较；来自Lucas Zago Naves令人赞叹的扫描电镜图像。所有章节都更新了图片材料、病史资料及科学的专家意见。在原主题延伸的内容包括：美学修复材料的维护；大块充填复合树脂的光固化；轮廓美学；牙本质即刻封闭；新的外科技术，包括结合牙冠延长术的唇部再定位术、应用胶原膜的牙槽嵴保存术、隧道技术、结缔组织移植术以及种植体支持的全口重建术等。

在我们这一领域，《美学修复：材料选择与技术》是公认最全面的一本书。Douglas的目标并不是给读者一个小小的“升级”，而是通过新增20个附带二维码的视频，对现代美学修复牙科学进行的一次全面梳理。我确信您一定会喜欢并欣赏第3版的《美学修复：材料选择与技术》一书。

Markus B. Blatz（口腔医学博士）

宾夕法尼亚大学牙学院，预防和修复科教授、主任

前言
Preface

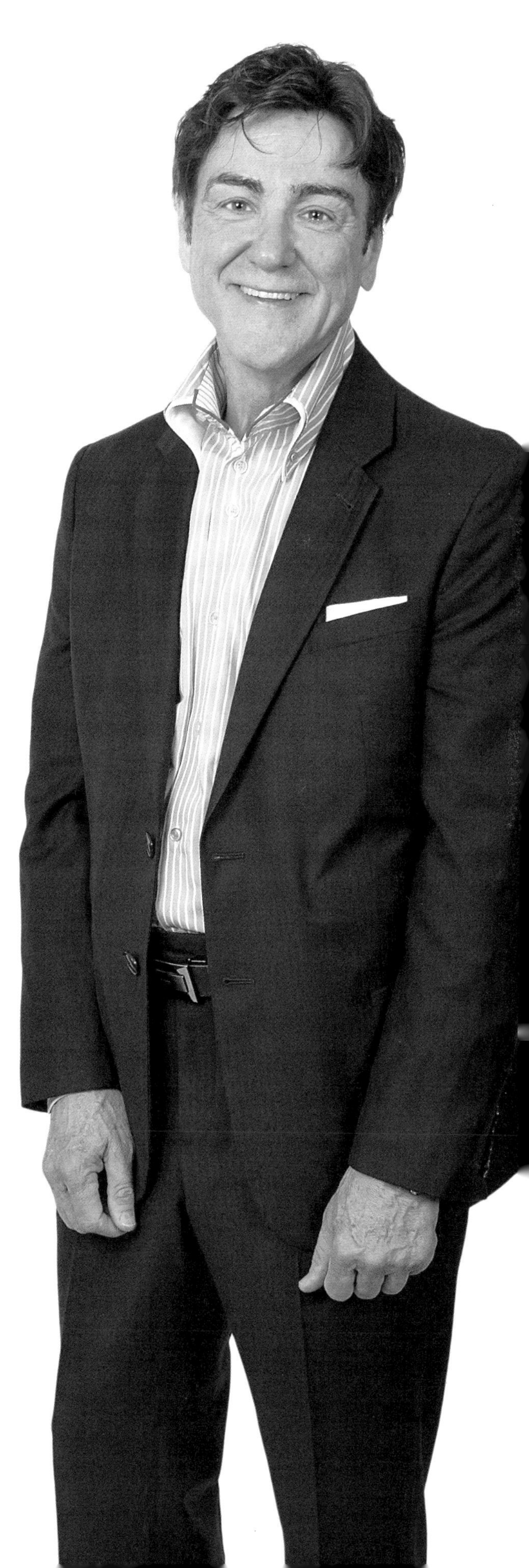

既往的修复和牙周理念采用机械的方法来应对很多美学挑战。这种非科学的牙科“机械方法”已经转变为具有现代评估与管理策略的生物理念。修复理念从机械方法到生物方法的再定义，对洞察敏锐的患者和医生来说，扩展了治疗可能性，也为美学挑战提供了可预测的且能达成一致结果的解决方案。现代修复牙科已经采用了一种医学治疗模式，在应对美学挑战时能为临床医生和技师提供足够的信息，以进行正确的评估与决策。这使修复团队能够为患者制订个性化的治疗策略，并且在治疗过程中正确地评估所有影响因素。这种治疗模式还可以教育患者，使患者参与治疗决策，以便更好地接受牙周和龋病管理中正确的预防与修复策略，从而提高患者依从性，改善口腔健康。

在患者整个生命周期的牙科治疗中，这种新的修复和牙周美学理念有3个主要目标：预防、保存和耐久。第一个目标是通过最大限度地保持软硬组织的完整性来避免进行修复和/或牙周治疗。第二个目标是在修复或牙周治疗之前或者期间尽可能地保存软硬组织。第三个目标是通过延长各个治疗之间的间隔期，来提高任何修复或牙周治疗的耐久性。对任何修复和牙周治疗而言，所有这些目标都应该贯穿诊断与治疗的始终，并且在最终确定治疗计划之前，应将这一治疗理念告知患者。

预防

预防始于对疾病过程的评估和管理。检查、诊断和治疗计划都是全面治疗策略的组成部分。目前治疗的关键包括：在运用自己的理解来正确地诊断和治疗患者的同时，应鉴定并评估患者的危险因素。疾病管理过程中，要考虑的危险因素包括：患者的年龄；口腔卫生习惯和状况；唾液和微生物状况；饮食习惯；氟化物暴露；行为条件；口腔治疗史以及家族史。控制和预防口腔中与危险因素相关的问题，可以从告知患者及其家属有关疾病的病因开始，然后是：

- 提供口腔卫生和牙菌斑控制指导
- 进行氟化物处理，钙和磷酸盐处理和/或脱敏处理
- 应用抗氧化剂进行软组织管理
- 进行牙本质封闭
- 使用树脂和玻璃离子行预防性的窝沟封闭
- 在延迟治疗会导致额外修复的情况下，应提供早期修复性干预

应用现代评估和管理原则进行修复性治疗（即牙周和/或手术治疗）可以减少、控制和/或消除这些疾病进程。支持性牙周管理是一种持续性的管理方式，使临床医生能够调控疾病进程，以获得疾病的稳定和长期可管理的状态。无创和微创操作方案能够限制预备范围，因此可以保留能够通过再矿化修复的脱矿牙本质和牙釉质。当前这些修复方案包括再矿化、窝沟封闭（树脂、玻璃离子封闭剂）和预防性树脂修复。现代粘接修复材料与技术为临床医生提供了更为保守的治疗途径，从而可在保持牙体结构的同时提高天然牙和修复体的耐久性及美观性。此外，目前的研究也致力于研制具有生物活性，能阻止龋病进展和消除疾病，促进软硬组织再生的修复材料。

保存

保存被定义为保持完美或不变的状态。在牙科领域，保存的原则包括在患者的整个生命周期中保持软硬组织的完整性。对预防方法、先进的临床技术以及改进的修复生物材料深入的认识，为天然牙列及支持牙列的软硬组织结构的保存提供了保守的治疗方法。修复牙科学的保存原则涉及多个学科，也包括多种保守治疗修复方案。这些修复方案包括粘接树脂修复（即Ⅰ～Ⅴ类洞），它可以增强牙体结构的固位力而无须特定的洞形。另外，无创方案包括牙折片的粘接、无预备贴面修复（即直接和间接）、漂白和正畸（即为了保留折裂牙而进行的牵引，改善咬合功能与美学或者修复重建）。而外科方案则包括位点保存（即拔牙后的牙槽嵴和软组织保存）、牙髓治疗、拔牙后的龈乳头与游离龈缘保护（源于可改变解剖轮廓的一些修复方案）、牙根切除和根尖周手术、牙槽嵴再生、通过种植体植入保存相邻天然牙结构（即种植体相对局部义齿而言）、通过种植进行的美观与功能性的骨保护。每种治疗方案都有一个共同的目标：以更少的牙髓组织和支持结构损伤，来保留牙体-牙龈-牙槽骨复合体。

耐久

最重要的修复目标是使牙列和修复体寿命长久，并延长更换修复体或进行其他

外科手术的时间间隔。前两个目标必须满足以确保第三个目标。患者的积极配合与口腔卫生维护有助于获得健康的牙列和牙周支持组织，这可能使牙列和修复体使用的持续时间更长。修复治疗中的保守方案也可以延长牙列和修复体的寿命。此外，在改善自然美学的同时，使用一丝不苟的粘接程序、精益求精的最终修整以及保持最佳的咬合设计，对于增加天然牙列及修复体的寿命是非常必要的。

必须认识到，将这些修复目标纳入治疗的评估与决策阶段只是修复解决方案的一部分。通过宣教与激励将患者纳入这一过程也是同样重要的。患者必须成为修复解决方案的一部分，以延长天然牙列、牙槽骨、软组织结构以及修复体的寿命。

第3版《美学修复：材料选择与技术》一书涵盖了当代修复与牙周治疗的这些主要目标，并提供了不同的美学挑战实例，通过涉及多种材料与技术的多学科方法，这些实例将会展示如何应用这些原则。多学科方法改善了各个学科之间的患者沟通和管理，并总是提供最佳治疗。此外，要获得最佳的临床效果，需要正确地使用特定的材料，而不是仅仅考虑其物理性能和机械性能。因此，本书使用的每种材料和技术都采用高质量的照片来展示细节。毫无疑问，本书将有助于您的修复技术臻于完善，从而为您的患者提供出色的临床效果。

致谢 Acknowledgments

我要感谢我的挚友Willi Geller大师，作为我的老师，他既通过分享他对美的远见卓识将我引入美学之路，更重要的是，也分享了他对人性的领悟。在追求美的旅程中，我已经意识到，真正的价值不是来自“纸面文章”，而是来源于一路上我与大家分享的所有美好经历。我还要衷心感谢我敬业的团队——Melissa和我的母亲，感谢他们的耐心、奉献和午夜时间，才得以完成这一心血之作。我要感谢Blatz博士、Burgess博士、Jungo Endo、Paoloski博士、Powers博士、Price博士、Roulet博士、Salha博士、Claude Sieber和Olivier Tric，感谢他们的友谊和对本书的贡献，以及他们在修复与美学牙科领域精益求精的精神。我还要感谢Salha博士和Victor Castro在本书写作的过去2年中每周四晚上一直给予的支持，感谢每个临床与制作室团队的伙伴以及审稿人对本书的贡献。此外，我想感谢精萃出版社的组织和他们对卓越的不懈追求。

审稿人
Editorial Reviewers

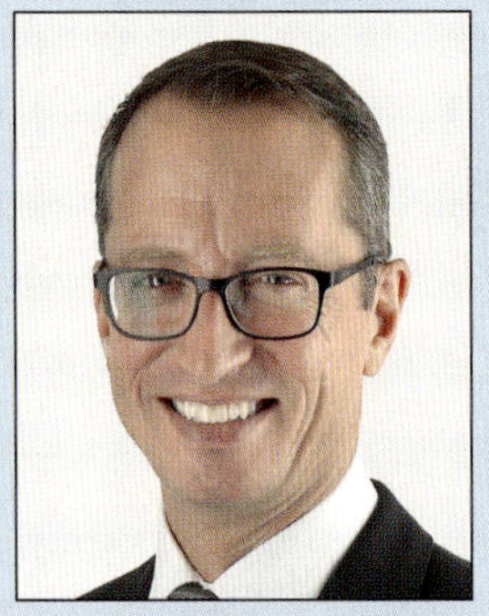

Markus B. Blatz, DMD, PhD, Dr med dent habil

Chair and Professor of Restorative Dentistry
Department of Preventive & Restorative Sciences
University of Pennsylvania School of Dental Medicine
Philadelphia, Pennsylvania

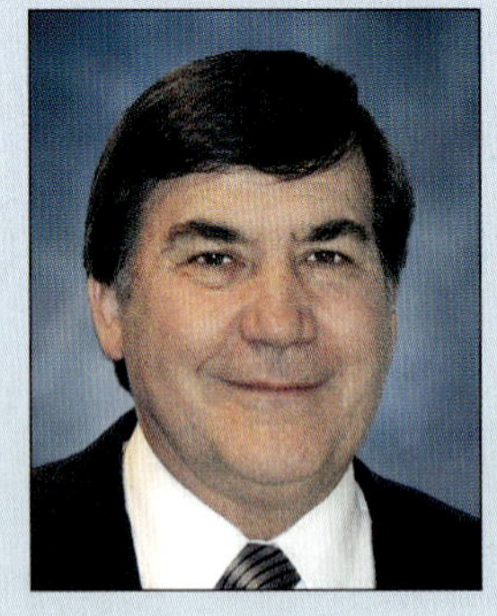

John O. Burgess, DDS, MS

Assistant Dean for Clinical Research
University of Alabama
Birmingham, Alabama

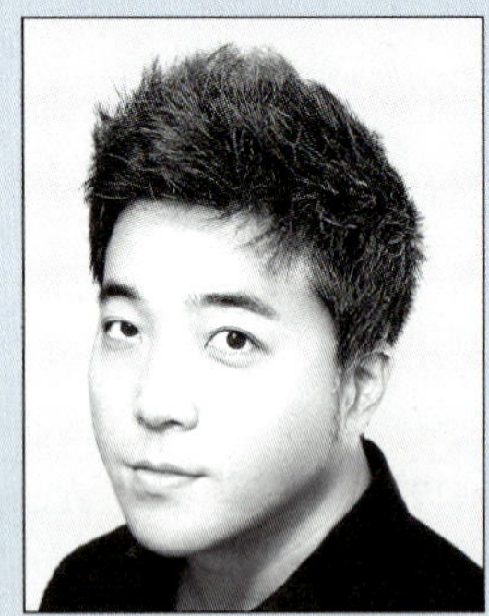

Jungo Endo, RDT

Master Ceramist and Dental Technician
Owner of Jungo Endo Dental Studio
Torrance, California

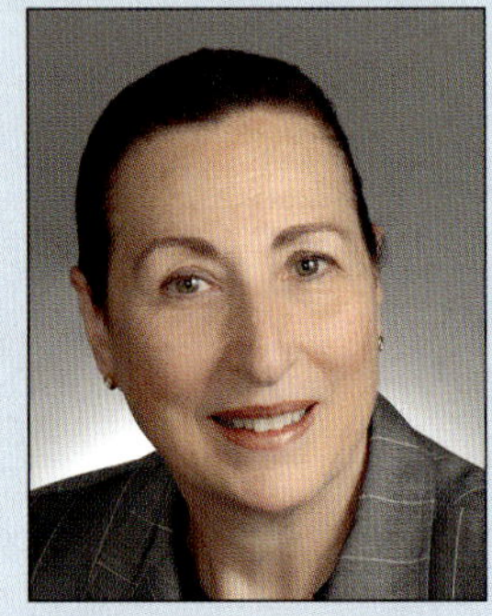

Susana B. Paoloski, DDS

Periodontics Consultant
Institute of Esthetic and Restorative Dentistry
Houston, Texas

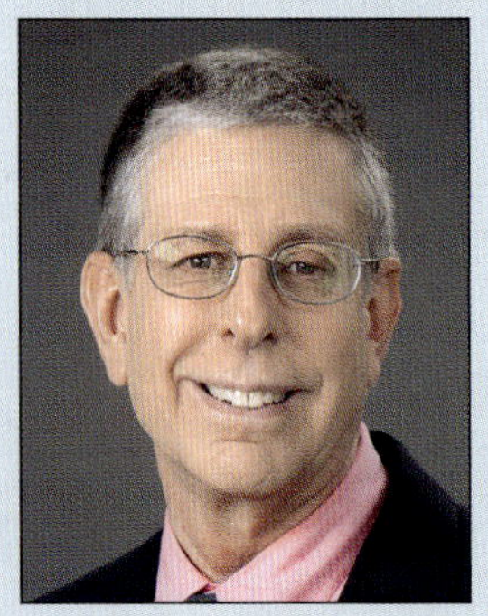

John M. Powers, PhD

Clinical Professor of Oral Biomaterials
Department of Restorative Dentistry and Prosthodontics
University of Texas School of Dentistry
Houston, Texas

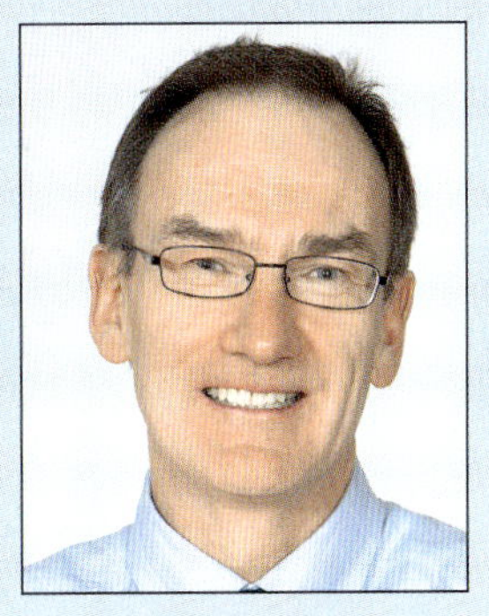

Richard Price, DDS

Division Head for Fixed Prosthodontics
Dalhousie University
Halifax, Canada

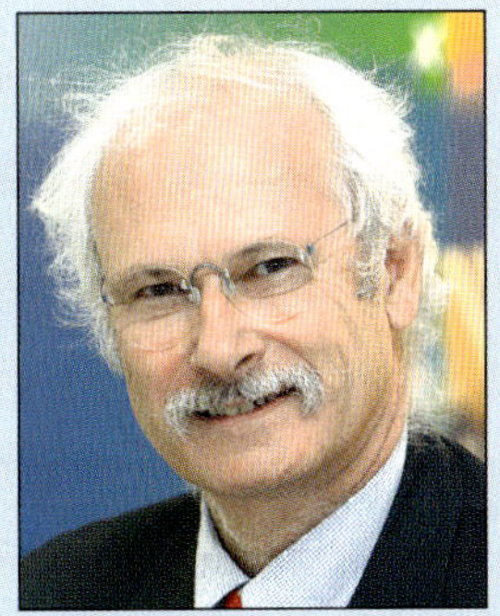

John-François Roulet, DDS, PhD

Professor
Department of Restorative Sciences
University of Florida
Gainesville, Florida

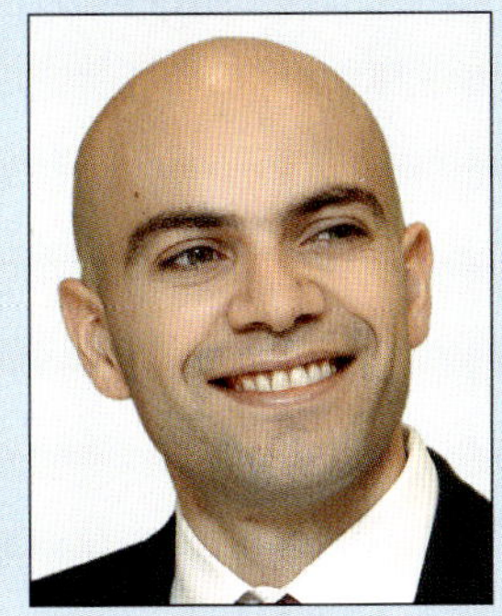

Wesam Salha, DDS, MSD

Private Practice Limited to Periodontics and Implant Dentistry
Houston, Texas

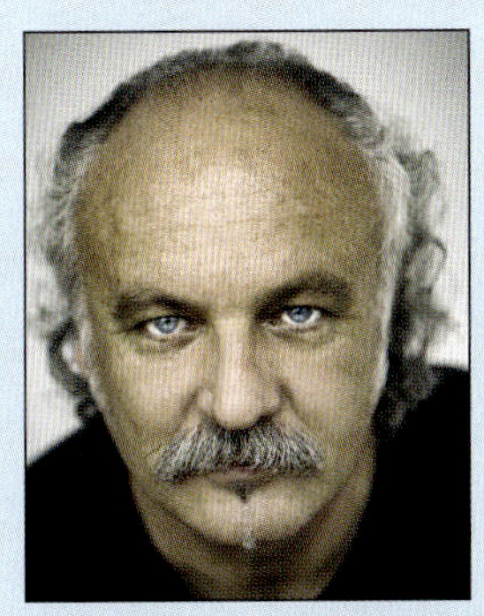

Claude Sieber, CDT, MDT

Master Ceramist and Dental Technician
Owner of Atelier Claude Sieber
Basel, Switzerland

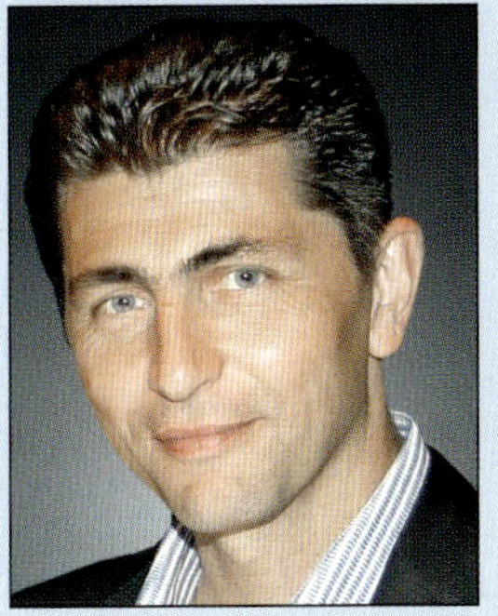

Olivier Tric, MDT

Master Ceramist and Dental Technician
Owner of Olivier Tric Dental Laboratory and Educational Center
Elmhurst, Illinois

临床与制作室团队
Clinical and Laboratory Contributors

Pinhas Adar, MDT, CDT
Giuseppe Allais, DDS
Tetsuji Aoshima, DDS
Carlos A. Ayala Paz, DDS, MSc
Paulo Battistella, CDT
Jussara K. Bernardon, DDS, MS, PhD
August Bruguera, CDT
Kurt Carlson, DMD
Victor E. Castro, CDT
Jean-Marc Etienne, MDT
Manish Garala, BDS, MS
Marta Gómez Donnay, DDS
Stefano Gracis, DMD, MSD
Juan José Gutiérrez Riera, DDS, MSD
Bassam Haddad, CDT
Luke Hasegawa, MDT
Gregg Helvey, DDS
Alejandro James, DDS, MSD
Yoshihiro Kida, DDS, PhD
Cobi J. Landsberg, DMD
Jack E. Lemons, PhD
Kevin Loo, DMD
Chuck N. Maragos, CDT
Bill Marais, RDT
Ole H. Mathiesen, CDT
Dean McNeel, DDS
Randy Mitchmore, DDS
Charles Moreno, CDT, MDT
Sebastien Mosconi, CDT
Javier Perez, CDT
Juan Carlos Pontons Melo, DDS, MS, PhD
Giuseppe Romeo, MDT
Alex H. Schuerger, CDT
Mark Willes, CDT
Lucas Zago Naves, DDS
Francisco Zárate, DDS, CDT

临床与科学审稿人
Clinical and Scientific Reviewers

Irfan Ahmad, BDS
Luiz N. Baratieri, DDS, MS, PhD
Danuta Borczyk, DDS
Nicolas Elian, DDS
Jack Ferracane, MS, PhD
Catherine M. Flaitz, DDS, MS
Arturo Godoy Sentíes, DDS, CDT
Galip Gürel, DDS, MSc
Sandra Guzman-Armstrong, DDS, MS
David Klaff, BDS
Sergio G. Kohen, DDS
Fritz R. Kopp, DDS
Gerard Kugel, DMD, MS, PhD
Ed Lowe, DMD
Michel Magne, MDT
Robert Margeas, DDS
Jürgen Mehrhof, MDT
Masashi Miyazaki, DDS, PhD
Chad Perry, DDS
Frederick Rueggenberg, DDS, MS
Gilberto Salazar, DDS
Tony Sedler
Adrian Shortall, BDS, DDS
Patrick A. Simone, DDS
Richard J. Simonsen, DDS, MS
Bodel Sjoholm, CDT
Esam Tashkandi, BDS, MS, PhD
Marcos Vargas, DDS, MS
Javier Vasquez, DMD
Chih-Yu Wu, DDS
Maciej Zarow, DDS, PhD
Massimiliano Zuppardi, MDT

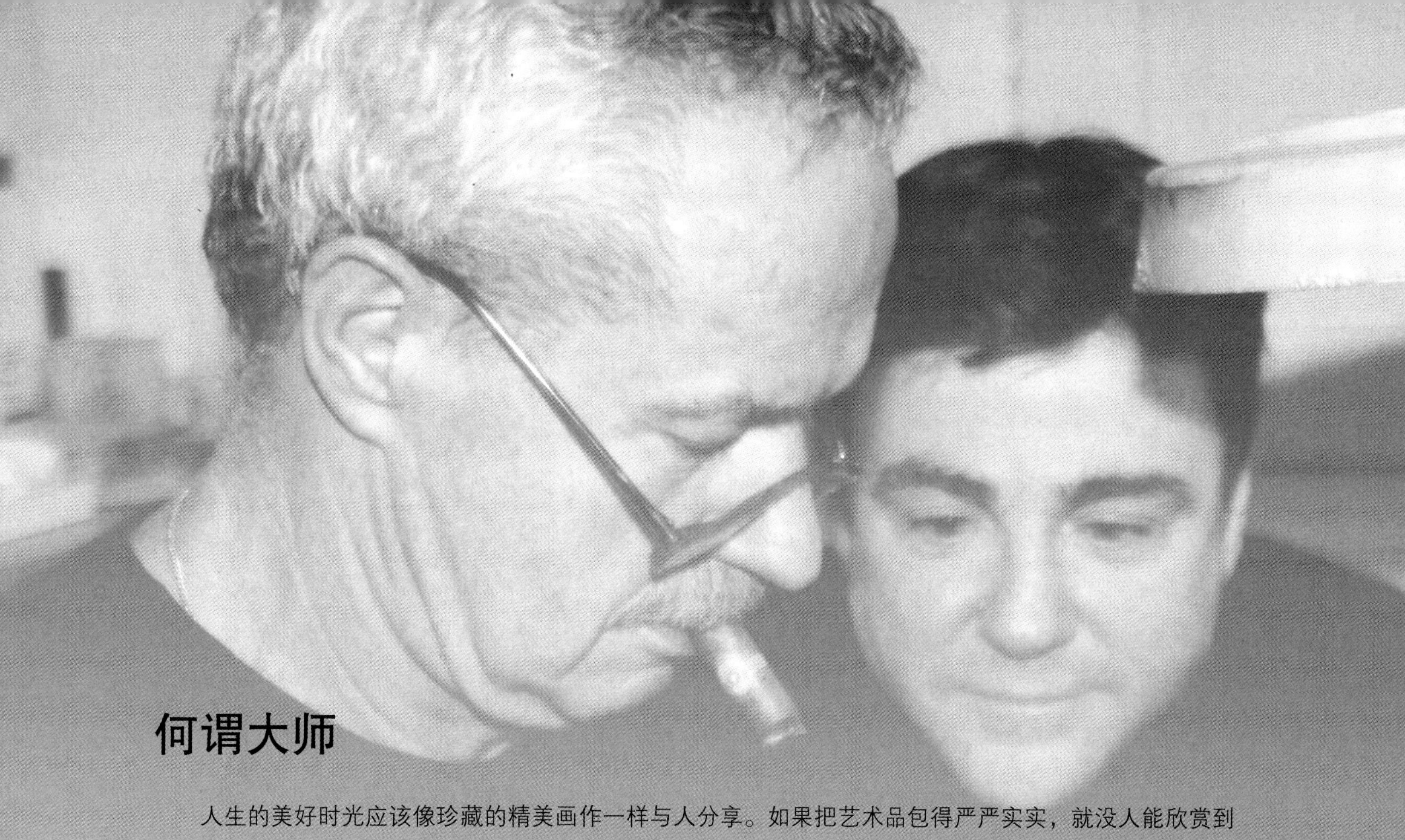

何谓大师

人生的美好时光应该像珍藏的精美画作一样与人分享。如果把艺术品包得严严实实，就没人能欣赏到它的美，那就是暴殄天物。几年前，应一位好友的邀请，我参加了在西班牙南部举行的一次会议。那时，我并不知道这次相遇会对我日后产生深远的影响。

在这次聚会之前，我曾混淆大师（maestro）和导师（mentor）这两个词，而不了解其真正含义。词典里面有与大师类似的其他术语：艺术家、师傅、专业人士、圣贤、权威、专家、天才和名家。如果要形容一个人愿意传授知识，分享技能并教导真谛，“大师”这个词就再合适不过了。大师是真正的老师，他不是直接给我们答案，而是指导我们如何思考。他教导我们如何观察周围环境，并对宇宙及其伟大保持谦卑。这时人文就变得比本我与自我更加的重要。大师还教导我们如何在生活中发挥创造力。

我的大师，我多年的老师，教我如何欣赏人类与生活哲学，这是牙科学校不曾教授的。他向我展示了如何向自然学习并提升感官去成为“真正的艺术家”，而不是将自己包裹在我们的专业及其想象的重要性当中。在任何行业中要实现艺术性都需要所有感官的提升。例如，任何厨师都可以复制意大利通心粉的食谱，但是厨师中真正的艺术家并不仅仅是寻求复制，而是利用味觉、嗅觉、稳健和经验来创造美味。这种艺术性不能通过机械地复制食谱来实现，而需要敏锐的注意力、洞察力和经验值。

在我们的职业中，我常常认为我们仅仅只是试图复制美学与咬合参数，而没有真正带入艺术家的观念与认知。结果，最终的产品仍然是复制品，缺乏真正艺术家所具有的表达与激情。理解并遵循美学与咬合参数仅仅是创造的开始。一名真正的艺术家会不断地观察和体会自然，从爱人脸上反射的光芒、从天空的色彩、从月食和日升日落、从沙滩上的脚印，以及从美酒的味道、颜色和芬芳。

“大师”一词让我去追寻我用词的真义，所以我发现“朋友（friend）”一词也更具深意。有一个人改变了我牙科工作的方式，也改变了我看待世界的方式。比这更重要的是，这个人——我的大师——已经改变了我看待友谊的方式。谢谢您，我的朋友。

Text reprinted with permission from Terry DA. In my view. J Cosmet Dent 2000;16(1):52.

目录
Contents

扫一扫即可浏览
参考文献

视频内容

通过二维码，可以在线获得额外的视频内容。扫描此处或文本中二维码可访问这些补充信息。完整的视频列表也可以在网页上找到（www.quintpub.com/Terry）。

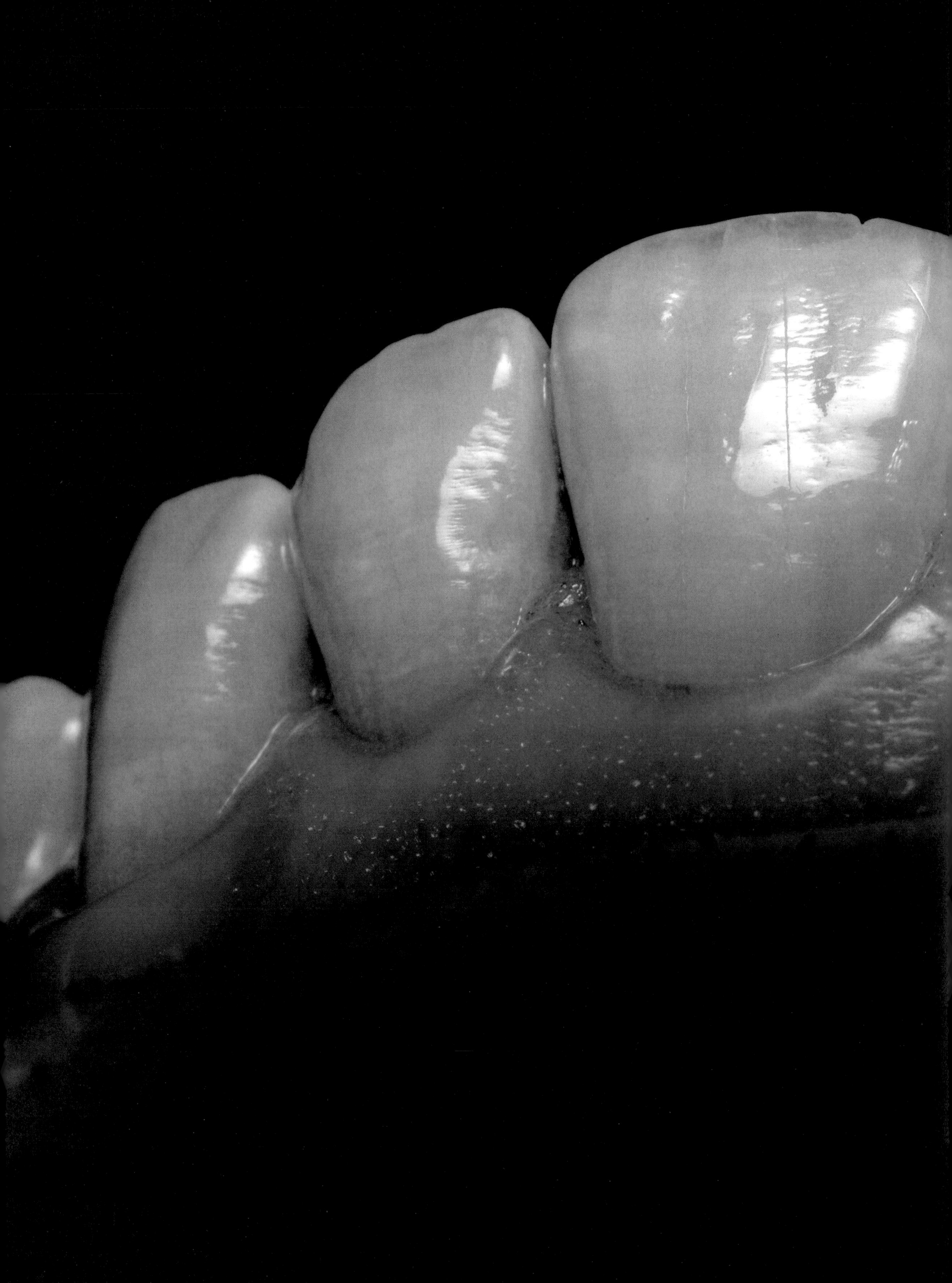

第1章　诊断与沟通理念

Diagnostic and Communication Concepts

1

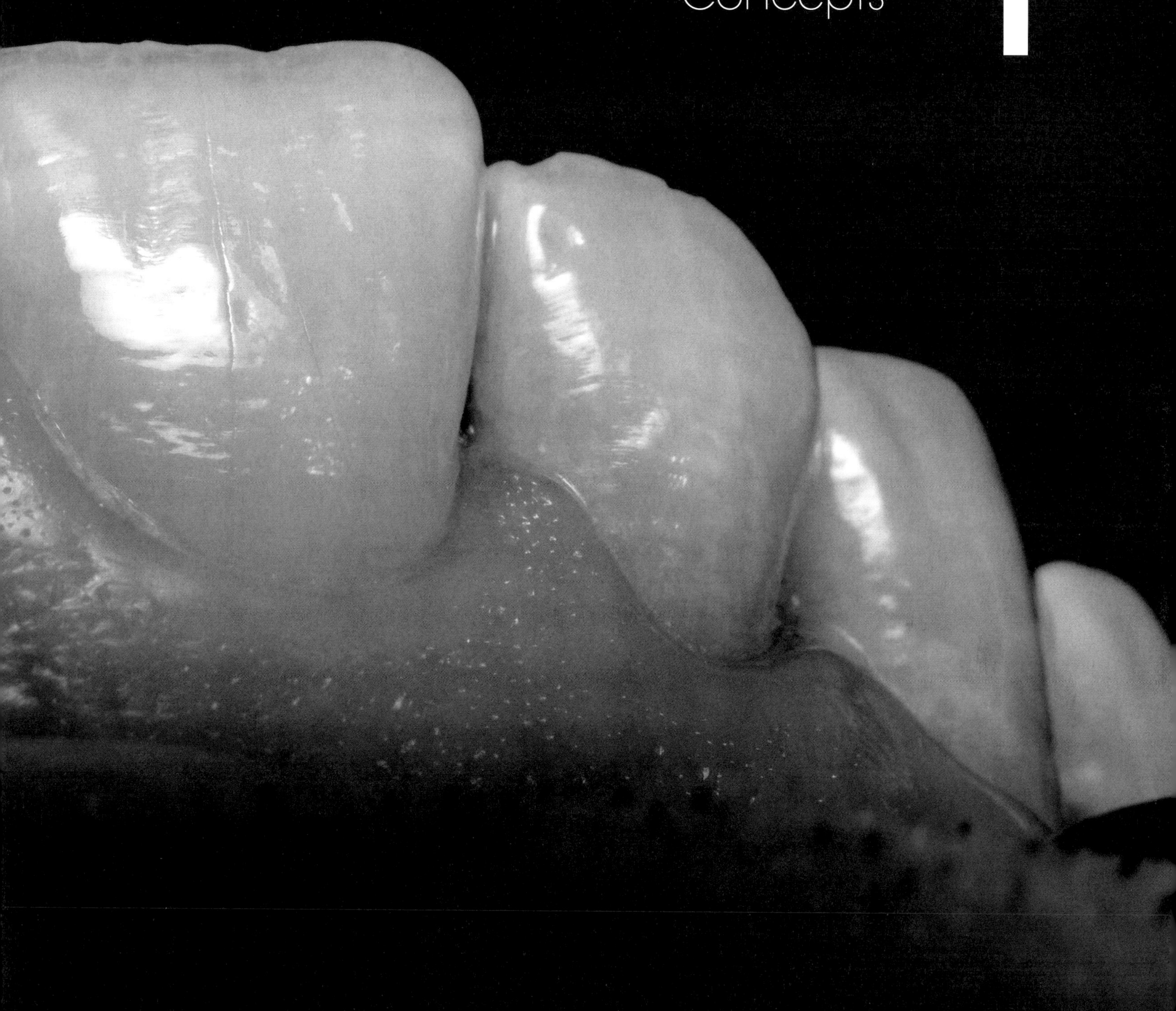

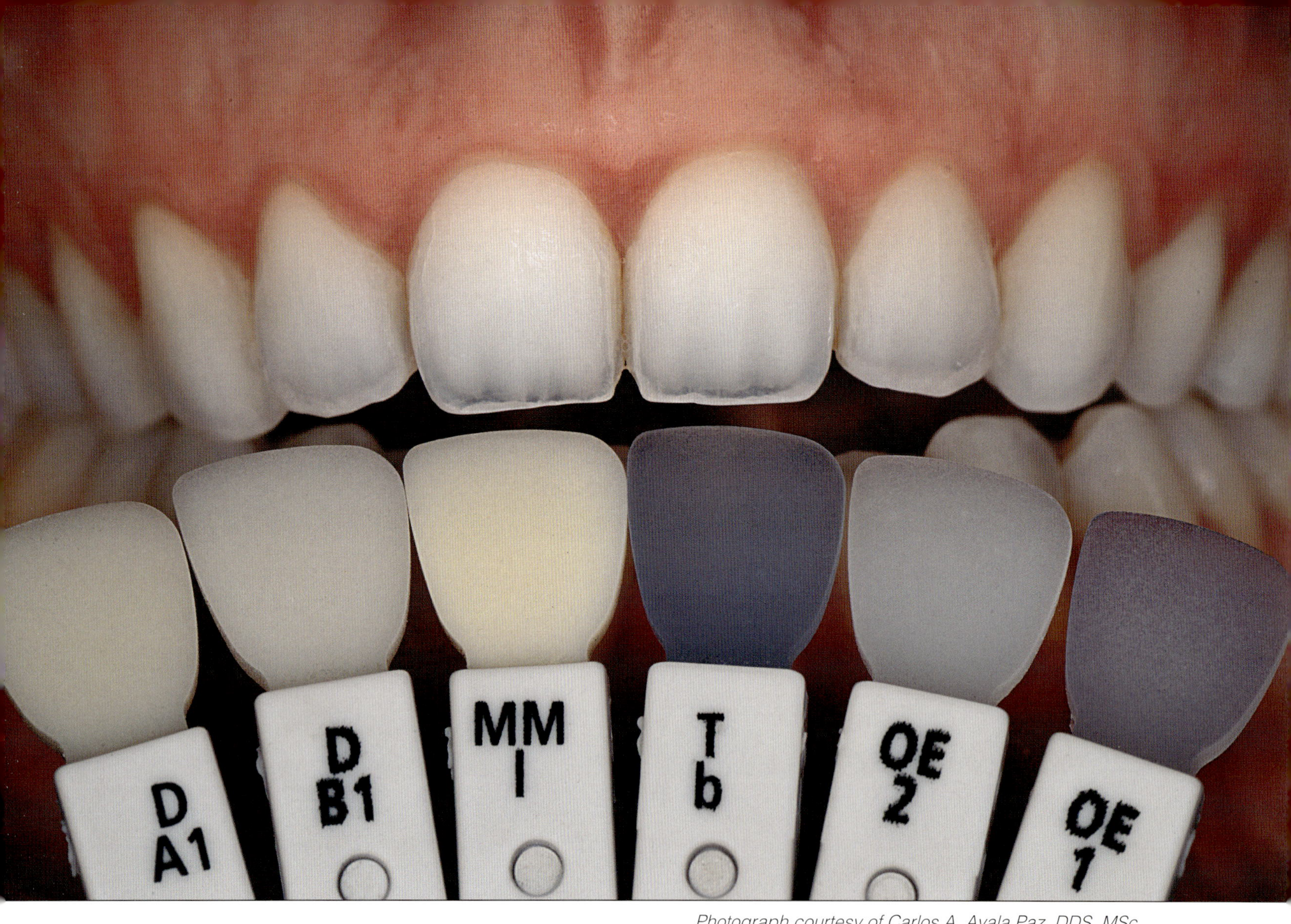

Photograph courtesy of Carlos A. Ayala Paz, DDS, MSc.

诊断性分析是任何修复治疗获得成功的基础[1]。治疗计划的这一阶段，让整个团队（包括患者、口腔全科医生、技师以及口腔修复专科医生）在正式修复或手术操作之前，有时间对病例进行评估、可视化分析并预测修复后的功能和美学效果。虽然这个过程需要耗费一些时间，但它有助于医生获得理想的预期修复效果，方便医生对牙体预备、咬合关系及美学效果的实现中可能遇到的困难进行预测，进而帮助他们在实际操作中更好地解决这些困难。同时，诊断性分析还能消除医生、技师、患者之间的沟通障碍，更准确地对治疗结果进行预测，并减少椅位占用时间，提高效率。因为团队内部的沟通，要求有较高的专业性[2-3]，各成员都需要对新知识、新理念非常熟悉并不断交流，才能达到无缝合作。整个团队在目标、利益、需求以及能力方面取得一致意见[4]，是展现团队发展前景的重要标准。只有这样，医生、技师、患者三方才能获得相互尊重、相互协作、相互理解[5]。由于医生、技师、患者三方可能在经验、教育水平及专业训练方面存在较大差异，因此不可避免地会有一些误解和理解偏差。所以，只有三方之间进行有效的沟通，才能使治疗相关信息和理念在彼此之间获得准确的交流与理解[6]。

医生、技师、患者三方之间的有效沟通，不仅仅要互相之间“聆听”对方的话语，更要“听懂”话语中所蕴含的信息。聆听只是耳朵的一项感官功能，而听懂意味着具有更多理性和情感层面的反应，拥有这种反应，才能谈得上理解话语所蕴含的信息[7]。团队成员都必须学会做有效的倾听者，因为在对话中认真倾听和理解，才能达到有效沟通，才能获得更好的修复效果[6]。

加强医生、技师、患者三方间的理解，提高沟通的有效性[8]。只有医生、技师、患者三方对修复体的设计、材料、技术和美学理念都获得了充分的认识，才能为患者提供更高质量的牙科服务。

有多种方法可以辅助医生、技师、患者三方进行有效的沟通，例如数码摄影、比色与沟通，以及诊断模型。

数码摄影

"摄影"一词，意思是用光线造型的艺术或实践。摄影是医生进行美学修复必要的诊断和沟通工具，就像临床医生离不开放射线辅助诊断一样[10]。当代数码摄影最大的好处就是即时显影，并且能在医生、技师、患者之间通过数字化方式对图像进行传递[3]。"一张照片胜过千言万语"，Frederick Barnard的这句名言道出了摄影作为诊断和沟通工具的意义[11]。

即时数码成像可以提高患者的认知和参与度，从而促进临床医生-患者-技师之间的合作关系[12]。临床摄影能使患者通过照片对自身的疾患和诊断获得直观的认识。它能帮助医生根据口内临时修复体的切缘平面、外形及口唇的丰满度评价诊断蜡型是否合格。我们可以通过照片对中切牙唇面进行全面分析，充分捕获牙釉质分布、邻面染色、牙齿外形、牙釉质发育不全的色斑、某些个性化特征及切端透明度等信息。但有一点非常重要，光源及相机分辨率的差异可能影响用摄影进行牙齿比色的准确性，因此一般不能单独用数码照片传递比色信息[9]。

另外，在一些牙齿颜色复杂、有个性化特征的病例中，使用数码技术有助于色彩信息的传递和再现。牙体预备后对基牙及相应的基牙比色片进行拍照，能方便技师选择相应遮色性能和颜色的瓷材料。在一些比色难度极高的病例中，例如单颗前牙的修复，应该选择多个角度进行系列拍摄[13]。这样可以使牙面上闪光灯的反光区移动到不同的区域，避免反光掩盖牙齿的颜色特征。此外，也可将彩色图像转化为黑白图像，从而使牙齿的表面纹理显示更为清晰；同时，有助于比色时对色相相同而明度不同的部位进行区分[12]（见第11章）。

比色与沟通

无论采用树脂或全瓷修复材料，准确比色都是获得逼真修复效果的先决条件[14]。牙科比色可通过两种方法进行——视觉比色法（凭经验测色）和仪器比色法（客观检测）。但是，因为最终我们要用自己的眼睛去评价比色是否准确，所以比色这项技术本身可能更接近于一种艺术，而非科学。将传统的视觉比色艺术与现代的科技手段相结合才能获得理想的比色结果[15-16]。

运用牙科比色板对所有修复材料进行色彩信息的辨识及传递，这起源于用瓷比色板来诠释可呈现的瓷修复体的颜色。1931年E. B. Clarke在他的论著中阐述了牙科常见的颜色问题，并尝试建立一个陶瓷材料配方系统对天然牙的色彩进行定义和再现，但是这一系列努力并不十分成功，提示我们想要重现天然牙的色彩学特征是非常困难的[17-18]。由于牙科色彩学发展的滞后以及牙齿色彩学信息测量的复杂性，牙科比色仍然是口腔工作中的巨大挑战[19]。

为了使比色变得更容易，各制造商不断生产出各种和传统瓷比色板匹配的修复材料[20-22]。但是，由于比色板的色彩范围与天然牙色彩范围的不协调[18,23-25]；与人们能感知到的天然牙的色相相比，传统比色板所提供的色彩范围十分有限[19,25-26]；且使用与修复体相对应的材料制作的比色片比较缺乏；比色片材料与修复材料不匹配导致色差的存在[18]。所以上述努力仍无法解决比色的准确性和一致性问题。颜色不统一，不同品牌比色板之间颜色存在差异，即使同一制造商生产的不同批次的比色板也可能有色差，这些因素进一步加大了临床医生获得理想美学效果的难度[18,27]。另外，目前树脂材料的比色常常采用与瓷比色板一致的标准，但是绝大多数树脂比色板是用未加填料的甲基丙烯酸酯制作的，并不能反映树脂材料聚合后的最终颜色、半透明性及遮色性[28]。这就要求临床医生能对比色板比色结果进行适当的调整，来预测树脂聚合后的颜色[29]。

牙齿比色应该在修复操作前进行。当牙齿脱水后，釉柱中的水分被空气取代，引起折射率发生改变，从而让牙齿看上去透明性下降且发白[30-31]。这种持续干燥造成的牙齿脱水会导致比色准确性的下降[29]。目前有两种方法用于椅旁和修复工艺室进行比色和色彩信息传递——主观的视觉比色法和客观的仪器比色法。

主观的视觉比色法获得的比色结果可能因比色医生的不同而不同，甚至同一医生两眼比色的结果也可能存在差异[16,32-35]。影响医生色彩感知能力的因素包括光源（例如，观察方向、位置、光源类型）、环境变化（例如，干燥及光源色温的变化），以及比色医生的疲劳、情绪、服药情况、年龄、性别等[15,35]。给技师提供手绘的色彩示意图可帮助他们更好地再现天然牙色彩[3]。只有在色彩示意图中使用准确、具体的描述，才能更好地指导技师利用示意图对其提供的色彩信息进行再现，进而使修复体更好地再现天然牙的色彩特征。

想要获得良好的比色结果，医生需要全面掌握瓷和树脂材料的特性，了解如何进行材料的内染色，同时还应在牙齿形态学、咬合和色彩学方面拥有丰富的知识储备[2]。当修复体需要具有特殊色彩特征时，通过使用色彩示意图绘制色彩细节，可以给技师提供重要的帮助[10]。在比色沟通示意图中，可以根据临床需要提供必要的信息，既可以对天然牙的半透明性、龟裂纹、钙化不全色斑以及从龈端至切端颜色的过渡进行简单描绘，也可以对牙齿的不透明区域、牙本质颜色特征以及其与牙釉质颜色的对比等细节信息进行不同程度的详细描述[9]。手绘的色彩示意图还可以提供牙齿解剖形态的相关细节信息，例如发育沟、外展隙的形状、牙齿表面局部的突起、外形凸度、磨耗小斜面、线角及平面区域等，为技师重塑牙齿形态提供有益的帮助。值得注意的是，对𬌗面的色彩示意图记录应在口腔麻醉及橡皮障安装之前进行，以便在术前使用咬合纸记录术前咬合接触点、磨耗小斜面、功能运动引导平面等信息[36]。术前咬合记录对于牙体预备的设计很有意义，有助于医生确定正中止点的位置（位于修复体范围内或之外），同时尽可能减少修复体试戴调磨过程所需的时间。

使用色彩示意图时，医生和技师应使用同一品牌的比色板以确保信息的一致性。使用不同品牌的比色板可能导致最终牙齿或修复体颜色的不协调[37]。除此之外，为了进一步保证颜色一致，比色板应与技师所使用的瓷或树脂材料相匹配[9]。尽管比色板提供的颜色范围比较局限，但仍是医生和技师之间传递色彩信息的重要载体，有助于医技双方取得对色彩认知的一致性。然而，即使是同一品牌比色板中同一颜色的比色片，不同批次的产品间也可能存在色彩的差异，比色后应将相应的比色片传递给技师，这样技师才能在修复体制作时有一个准确的参考物[12]。此外，医生或技师在制作修复体过程中，还可以用树脂或瓷制作个性化的比色片，为修复体制作提供一个更容易被感知的色彩信息载体。

比色时必须选择合适的光源。如想获得较好的比色效果，建议观察者（例如，医生、技师或助理）在3种照明条件下进行比色：自然光、经颜色校正的光源以及暗光[12,38-39]。利用多种校正颜色的照明装置有助于检测到物体色相和饱和度的微小变化，例如手持式全波段光谱仪（Great Lakes Lighting）、Shade Wand（Authentic Products）、Rite-Lite比色灯（AdDent）、Smile Lite、Smile Line，以及Lumin Shade Light（VITA）[3]。还有一点很重要，医生在修复体试戴时应采用与技师制作修复体时相同的照明条件。

客观的仪器比色法是利用计算机辅助数码色彩成像/分析技术进行的。这项技术使用仪器测量多种角度下、牙齿不同区域内所呈现的不同程度的颜色微妙变化，从而得到一致性更高、重复性更强、精确度更佳的客观评价。这种客观的方法克服了传统视觉比色中人为因素引起的比色误差。这种基于仪器的客观比色系统包括分光光度计、色度仪和数码相机。

分光光度计是一种颜色测量装置，它可以在可见光光谱范围内测量物体对光的反射情况。这项技术最常用于牙科材料研究，也是最准确的颜色测量仪器[38,40]。大多数之前市面上出现过的比色仪目前都已被淘汰，只有VITA Easyshade Advance（VITA）似乎经受住了时间的考验。

色度仪是另一种以类似人眼感知的方法来直接测量颜色的装置。然而，这些比色仪并不能捕获到全光谱的数据，其分析结果也不能准确地反映出不同光源的影响。这类计算机辅助的比色仪能减小比色过程中的误差，并能在患者、医生和技师之间进行色彩分析、交流和验证时提供一个客观、可重复以及可预测的模式[41]。

目前，一些医生和技师采用数码摄影和相应的软件进行比色[42-46]。虽然不是每个修复工艺室和临床诊室都配备有比色仪，但数码相机却是一个很常用的设备，并已成为牙科治疗的标配。大量报道表明，数码相机可能是牙齿定量测色的一个合适工具[43,47-57]。数码相机依赖捕获的彩色图像对拍摄对象的外观进行数学分析。ShadeWave软件是一款基于数码相机的比色软件，它可以与任意数码相机联合使用，通过相机所拍摄的临床特写照片，分析和绘制牙齿图像，并从颜色、半透明性和明度方面对牙齿的色彩特征进行客观描述。该数码图像不但可以与已知制造商提供的修复材料比色片及比色板的数据库相互参照（例如，Willi Geller Creation CC，Creation International；VITA 3D-Master和VITA Classical A1-D4，VITA；Chromascop，Ivoclar Vivadent；Esthet-X，Dentsply；Noritake CZR，Kuraray；Initial，GC America；e.max Ceram和e.max Gingiva，Ivoclar Vivadent；Vintage Halo，Shofu），也可以对其他修复材料制成的比色板进行扫描分析并将其添加到系统数据库中。这类比色软件能够对牙齿的半透明性、不透明区域分布和表面纹理进行客观分析，并对其色相、饱和度、明度的差异提供详细的可视化分析与展示。

结合数码相机、软件系统和偏振光滤镜，医技团队可以对牙齿的色彩特征进行客观的量化分析，同时也可通过肉眼观测进行直接比较。有一种比色的方法（eLABor_aid）使用带有偏振光滤镜的数码相机以消除镜面反射[58-60]，测定牙本质颜色及颜色分布[61]，同时对色彩差异进行可视化分析[62]。此外，将其与一个简易的软件系统（Digital Color Meter，Apple）相结合，就可以定量地分析和比较牙齿的颜色。该数码摄影的方法还可以让技师在工作模型上校准牙齿颜色，也可以让患者和医生通过数字化试戴来评估修复效果。这种方法能使医技团队做到精确和可预测的色彩管理。

正如之前本书的第2版中提到的，学者们已经开始研发如何直接通过确切成分的修复材料、颜色配方以获得理想的瓷/树脂间接修复体或复合树脂直接修复体，这方面的研究已取得一定的进展。虽然这一理念为颜色的沟通提供了一个准确的方法，但若要使修复体获得进一步的美学修复效果，则需对每种修复材料（例如，瓷、树脂）都有透彻的理解，并且应用合适的技术使这些材料与底物整合成一体。无论在间接修复还是直接修复中，如何诠释和制作修复体仍然受很多主观因素的影响，因此培训和经验对医技团队来说是必不可少的。技师或医生必须有能力在脑海中形成一个修复体的图像，并将修复体的信息通过技师的制作准确地表达出来，最终转化为正式的美学修复体[63]。

诊断模型

诊断模型是最基本的诊断和沟通工具，因为它从三维角度展示了患牙术前与术后的对比[64]。术前研究模型、术前诊断蜡型、戴入临时修复体后的印模，或它们的组合，都可以称为诊断模型[64]。诊断模型与传统的工作模型是不同的[3]。

修复前牙列模型（即术前研究模型）可以让技师观测到患者已经习惯的功能运动方式，它允许有一些误差的存在。术前模型可提供很多经常被忽略的信息，例如邻牙的轮廓和表面纹理特征、邻牙上可能影响颜色的旧修复体，以及可能会增加切缘饱和度和半透明性的过度磨损[64]。采用藻酸盐或弹性印模材料取模并经正确灌注和修整的术前模型可提供一系列信息，包括牙齿表面纹理、唇面和舌面细节、釉质裂纹或需要在最终修复体上被模仿再现的一些天然牙的缺损。该模型还可以体现大面积银汞合金修复体的存在，它可能会影响其邻牙修复后的颜色。另外，术前模型还可能展现出牙齿过度磨耗的特征，这一特征往往同时在色彩方面体现为更高的饱和度和与邻牙不同的明度。将模型上𬌗架可以检查咬合干扰，使医生与技师更好地理解牙齿排列和口腔功能，同时还能让患者在治疗期间看到预期的修复效果[4]。因为术前模型不但可以辅助诊断，还可以展示预期的修复效果，因此它是医生、技师、患者沟通交流中的重要工具。

修复团队会首选可视化方式进行医患沟通和患者宣教以加强患者对修复治疗的理解，诊断蜡型就是其中的一种选择。诊断蜡型的制作应在确定最终治疗计划之前进行，可以促进医生、技师、患者之间的沟通，同时能确保患者的诉求得到满足。在制订治疗方案时应考虑到患者各方面的信息，例如患者的面型、口唇位置、发音以及患者的经济情况等[3,64]。可以通过详细的示意图、线条图、手绘的牙齿排列图以及一些简单的描述性文字，将医生的计划和意见传达给技师，帮助技师在术前模型上制作诊断蜡型以模拟最终的修复效果。医生可以利用诊断蜡型对患者进行讲解，如对蜡型效果不满意，可以让技师对其进行进一步的调整；如医患双方均对诊断蜡型比较满意，技师则可以根据这一蜡型制作硅橡胶导板[4]。医生可以根据诊断蜡型提供的信息，利用这个硅橡胶导板覆盖在牙齿和软组织上，指导纠正患者殆平面的异常，同时也可以作为备牙导板检测牙体预备过程中牙齿的磨切量。此外，硅橡胶导板还可用于软硬组织增量及修整手术、种植体植入的术前设计，或者作为导板和暂时树脂材料的承托载体用于临时修复体的制作。

医生可以通过调整临时修复体的外形，确定牙齿形状和切缘位置，从而在美学、发音以及功能方面均获得理想的效果[64]。临时修复体必须能融合医生和患者对于牙齿外形及位置方面的功能与美学期望。因为牙齿是三维的，医生和患者对牙齿外形的期望可能很难通过语言向技师解释清楚。而借助临时修复体的三维诊断模型，医生和患者就可以准确地将自己的要求转达给技师。此外，上了殆架的诊断蜡型可以用于制作硅橡胶导板，技师可以此为依据进行最终修复体的制作。总之，诊断蜡型为技师及患者提供了一个可视化的媒介，有助于对诊疗计划及最终修复体的制作进行全面及细节化的讨论，因此在修复治疗中具有重要作用[3]。

结论

只要按照规范程序进行合作，修复团队就可以制作出兼具优良的生物性能和机械性能的修复体。只有通过继续教育、对卓越的不断追求，以及医技之间的良好沟通，才能制作出反映美学和修复学科发展水平的修复体。现代的牙科技术能让医生、技师、患者之间获得良好的沟通和信息传递，这与以往不考虑患者面部特征而简单地在石膏模型上制作修复体相比是一项巨大的进步，有助于我们在牙科这项技术不断发展进步的领域中保持竞争力并获得成功。

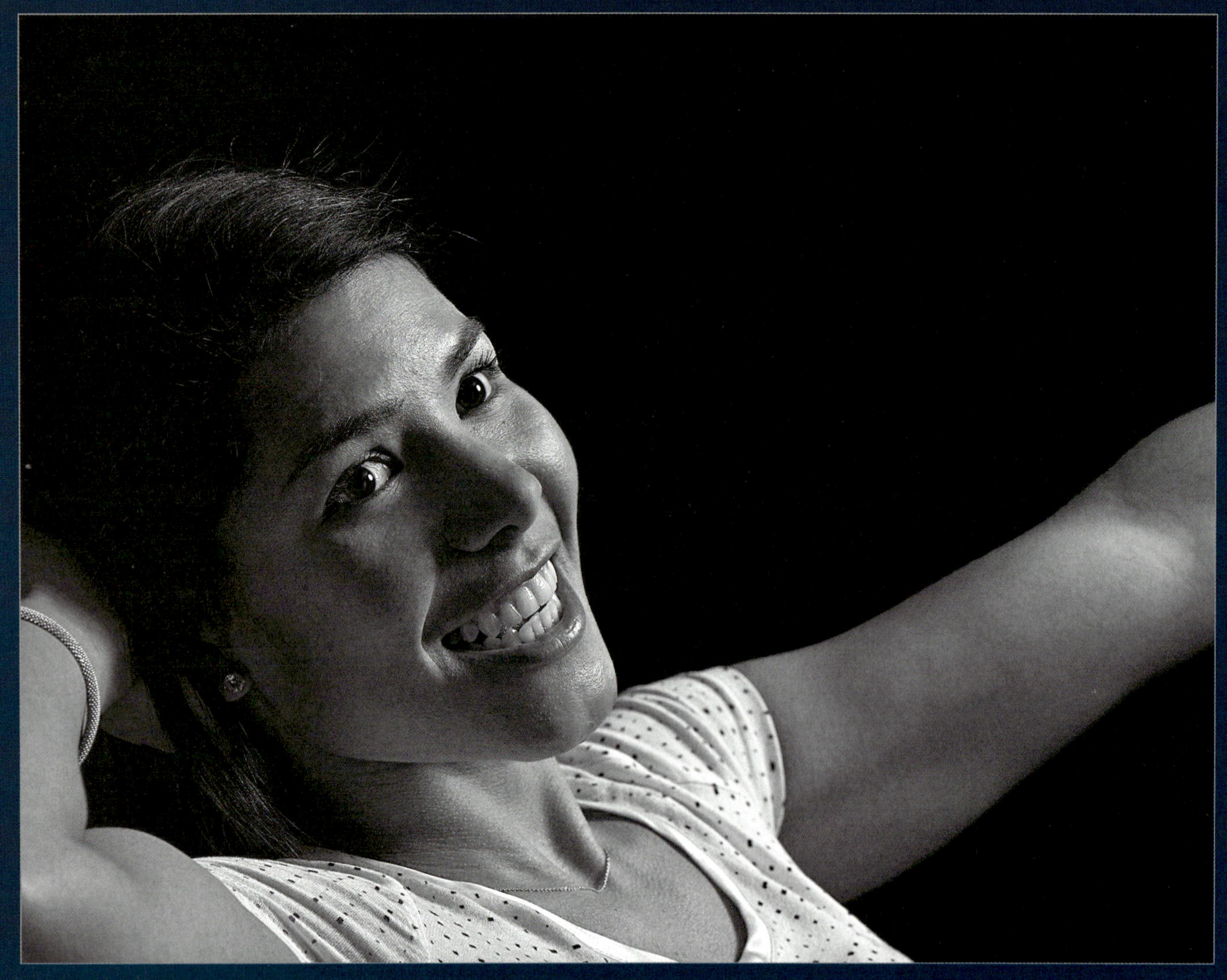

摄影技术

微笑分析

笑容使唇齿关系变得更加生动。不同笑容状态的照片（放松状态的笑、微笑、开怀大笑）可在修复治疗前为医生和技师提供患者笑容的可视化及量化信息以辅助诊断。这些照片能帮助医生、技师对患者唇齿关系的一些重要特征进行更为细致的评估，例如牙冠高度、牙龈美学、微笑时上颌牙龈暴露量，以及微笑时上颌前牙切缘与下唇之间的关系[65]。

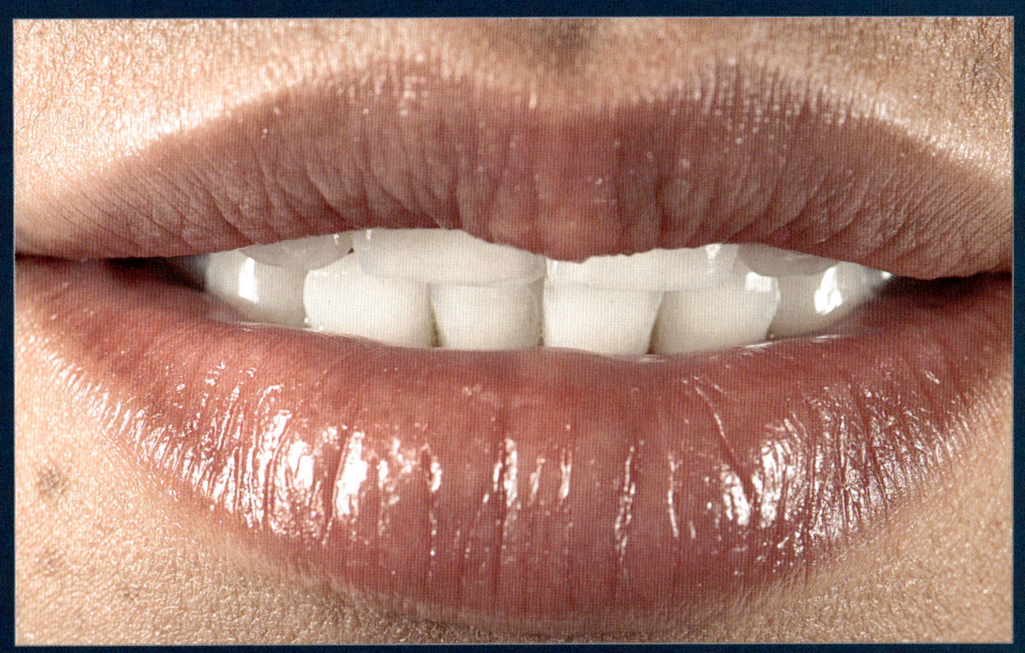

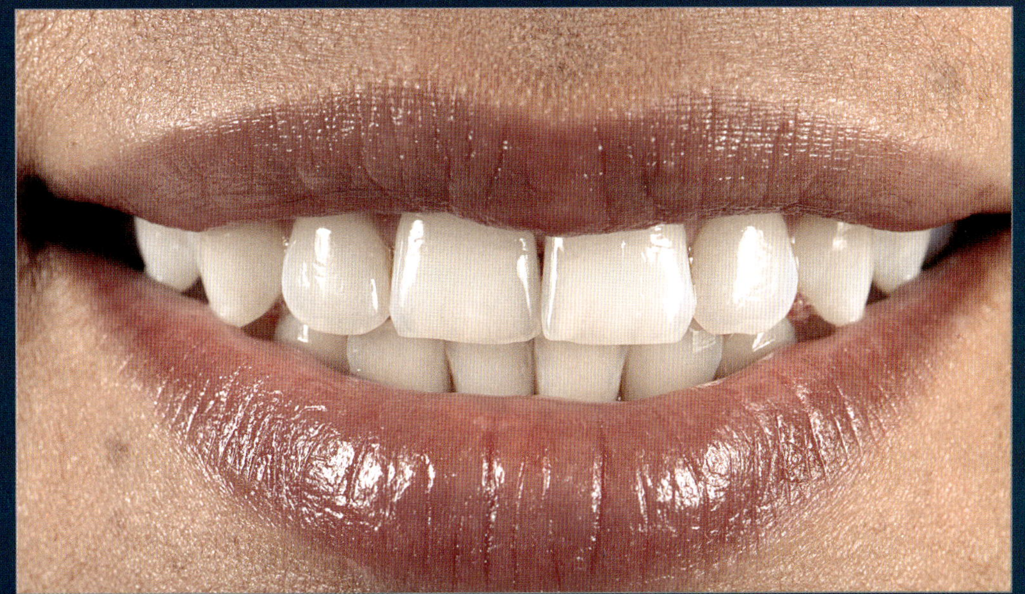

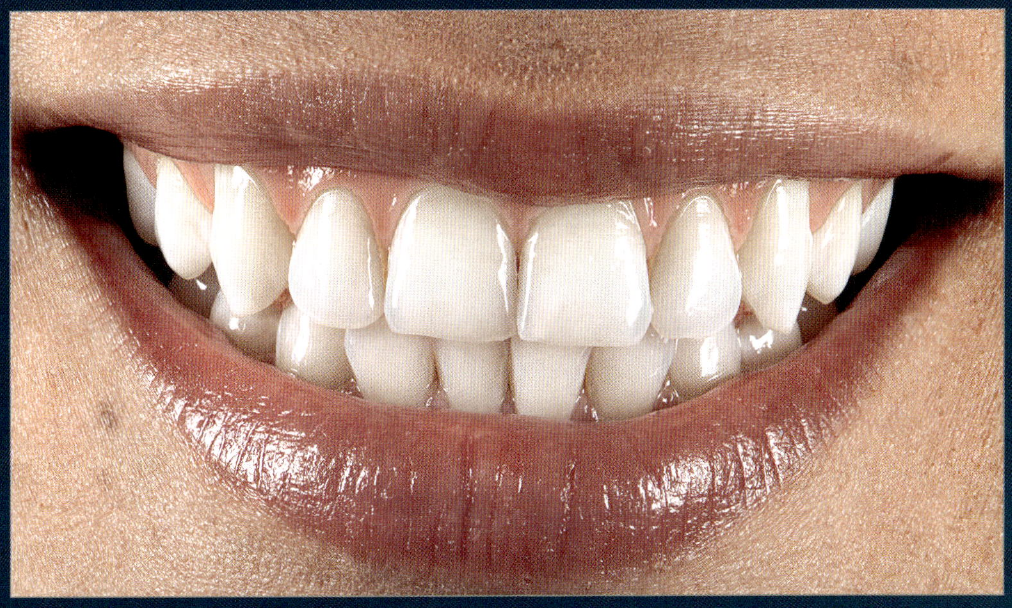

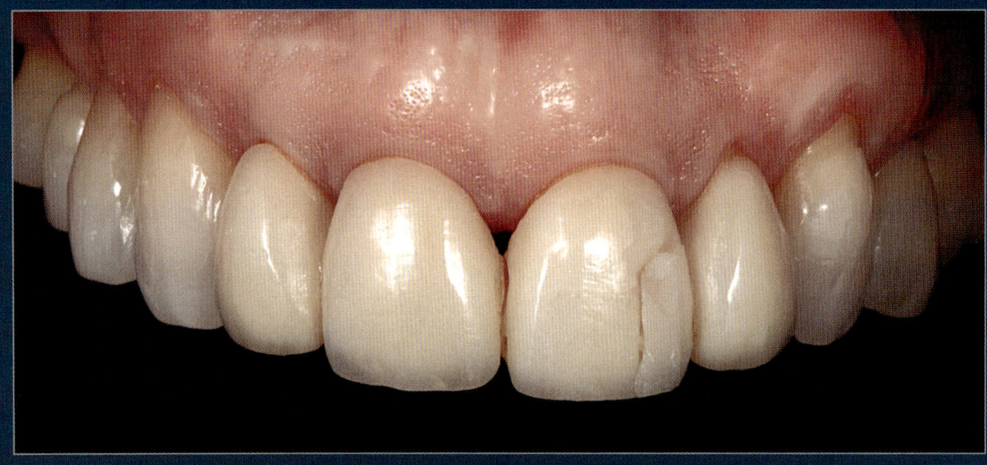

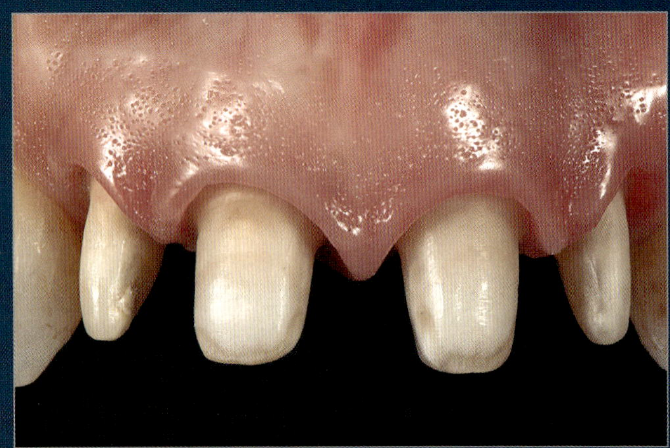

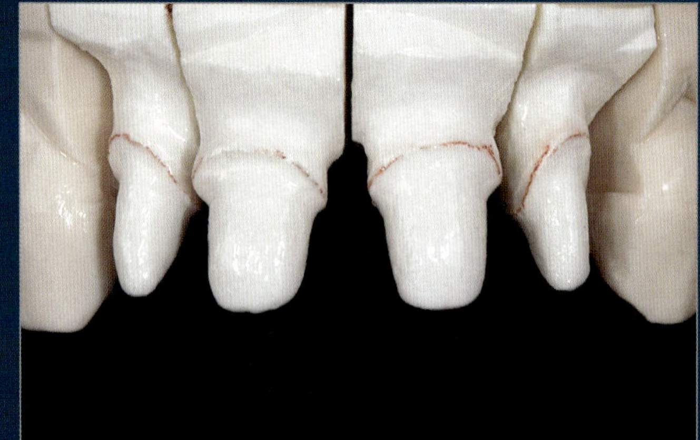

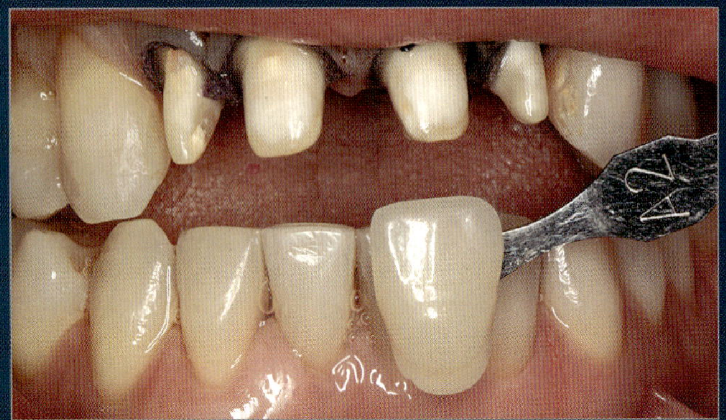

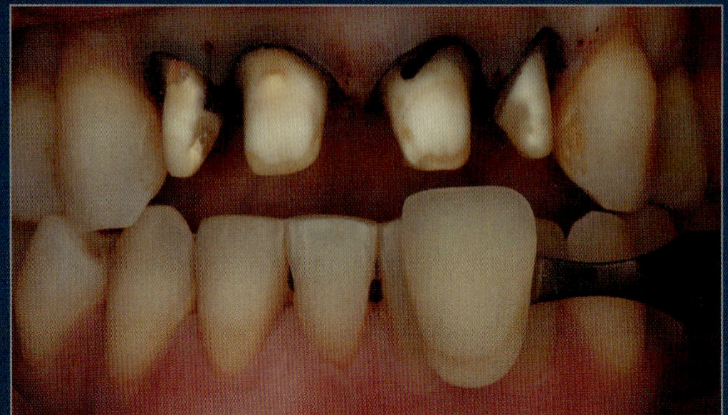

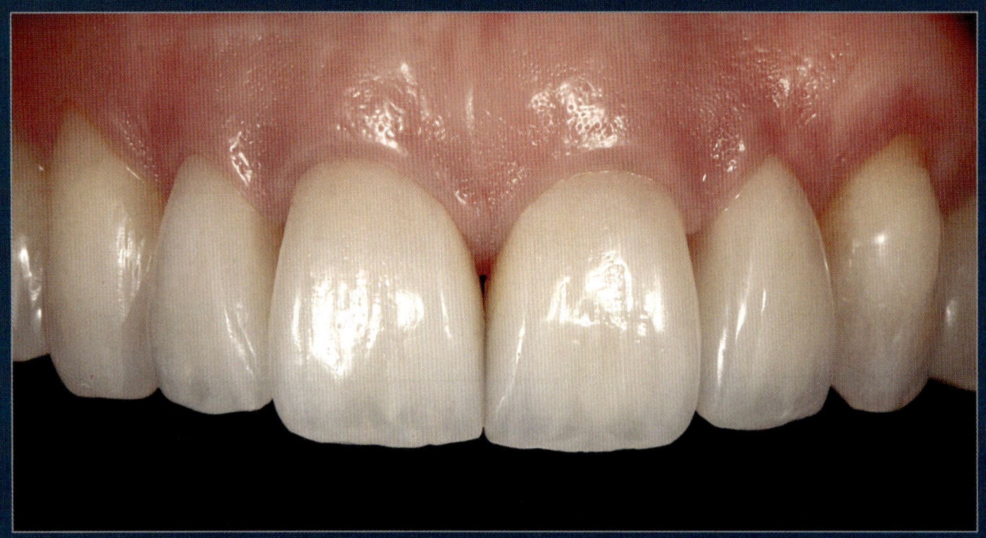

Laboratory work and photography courtesy of Javier Perez, CDT.

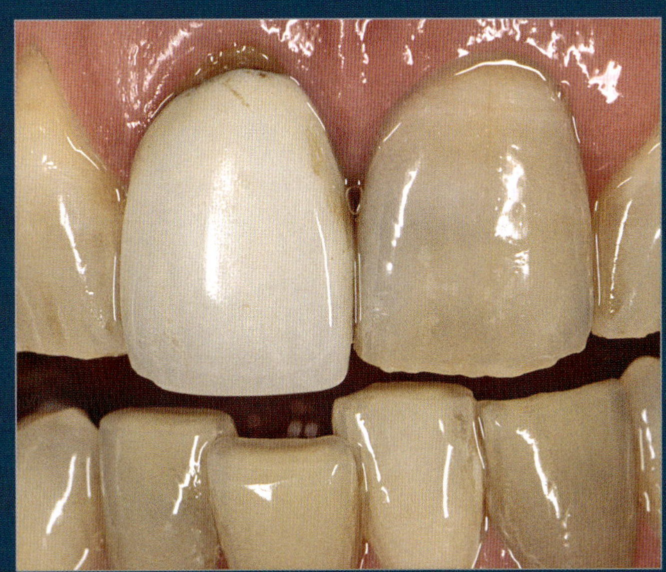
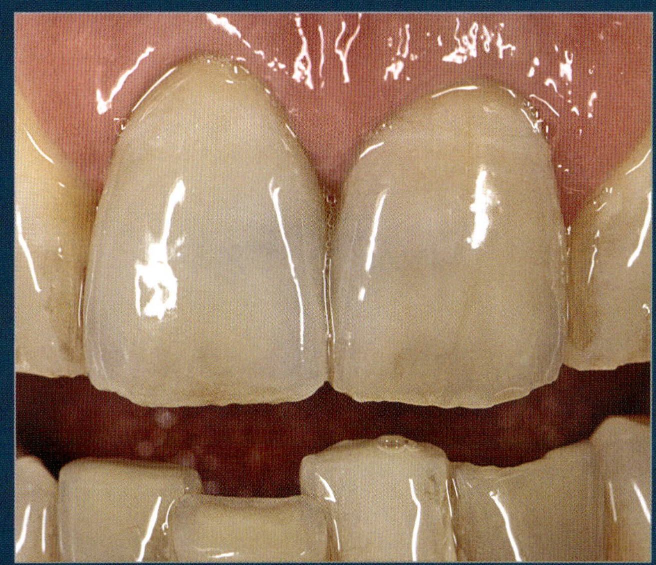

色彩分析

在任何全瓷修复体的制作过程中，基牙牙本质的颜色都会对修复体的最终美学修复效果产生显著的影响。给技师传递基牙牙本质与比色片的数码比色照片，可以为技师提供大量信息，从而有助于分层堆瓷。黑白图像能显示同一色相的明暗程度，而彩色图像则能显示牙齿的变色区域，提示技师在变色区域用不透明瓷进行遮盖，而其他区域因为具有正常的自然颜色而仅需用透明瓷来堆塑。要牢记的是，技师在修复体制作过程中应使用与数码比色照片中一致的比色片。

在不同条件下观察物体会影响人们对颜色的感知和判断。背景和环境可以影响感知到的饱和度与色相。在比色中使用中性灰色背景可以减少环境对比色的影响，使比色结果更加准确。

基牙预备体的石膏模型可以作为一种三维的信息沟通工具，为技师提供基牙轮廓、纹理及周围软组织位置等相关信息。基牙预备体的数码照片有助于技师确认基牙的颜色，以在修复体制作中选择更为合适的瓷材料。

数码摄影是最理想、最准确的比色信息沟通方式。对天然牙和相应的比色片拍摄比色照片，可以为技师提供重要的信息。在任何修复治疗开始之前，应对拟修复患牙的颜色信息、已有的修复体和周围的牙列情况进行分析。术前对邻牙和对颌牙列的已有修复体进行比色分析，可以为技师和医生选择理想的修复材料提供有价值的信息。此外，可以将彩色图像调整为黑白图像，以便更好地显示表面纹理，同时也有助于区分天然牙和现有牙色修复体（例如，陶瓷、复合树脂）的明度差异。当需要对变色区域进行遮色或强调内层牙本质颜色时，为基牙预备体和所选择的基牙比色片拍摄比色照片，对选择使用合适的修复材料具有重要意义。这种通过数码摄影进行沟通的方法，可以为达到理想的最终美学效果提供必要的精确信息。

Laboratory work and photography courtesy of Olivier Tric, MDT.

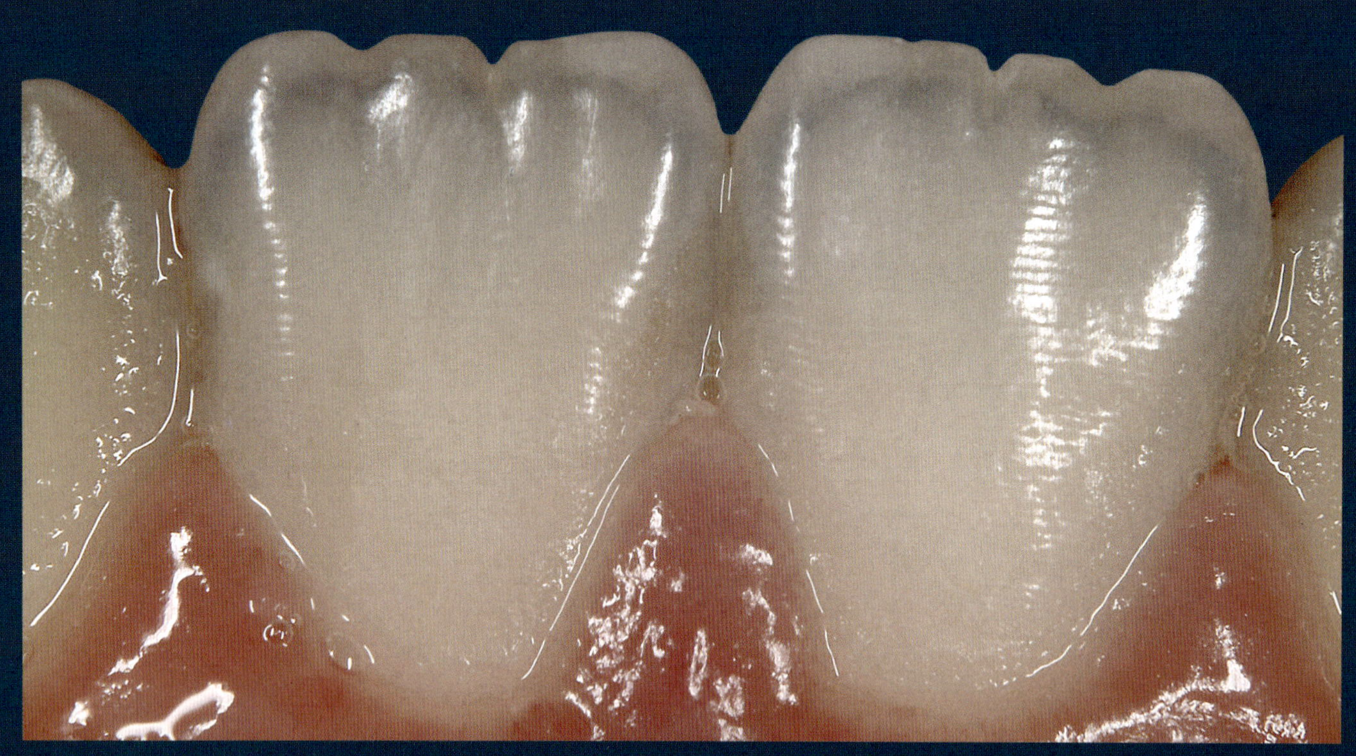

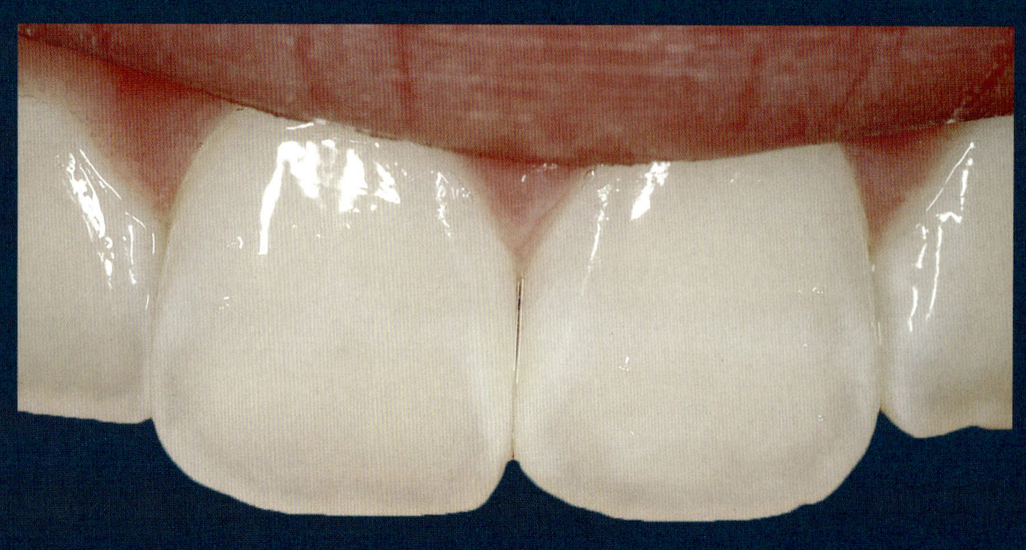

个性化特征和表面纹理分析

数码照片可以敏锐地捕捉到一些个性化的细节信息，例如牙釉质的染色情况、牙齿的外形轮廓、牙釉质发育不全的斑点、切端半透明性等信息。牙齿和美学修复材料的表面光泽度影响其外观与灵动性，而表面光泽度又受到牙齿表面形态的影响。宏观和微观的表面纹理形态特征会引起光的漫反射，而光滑表面则会产生镜面反射。光的漫反射会影响医生对颜色的感知和判断，在修复材料和天然牙进行比色时应加以考虑。

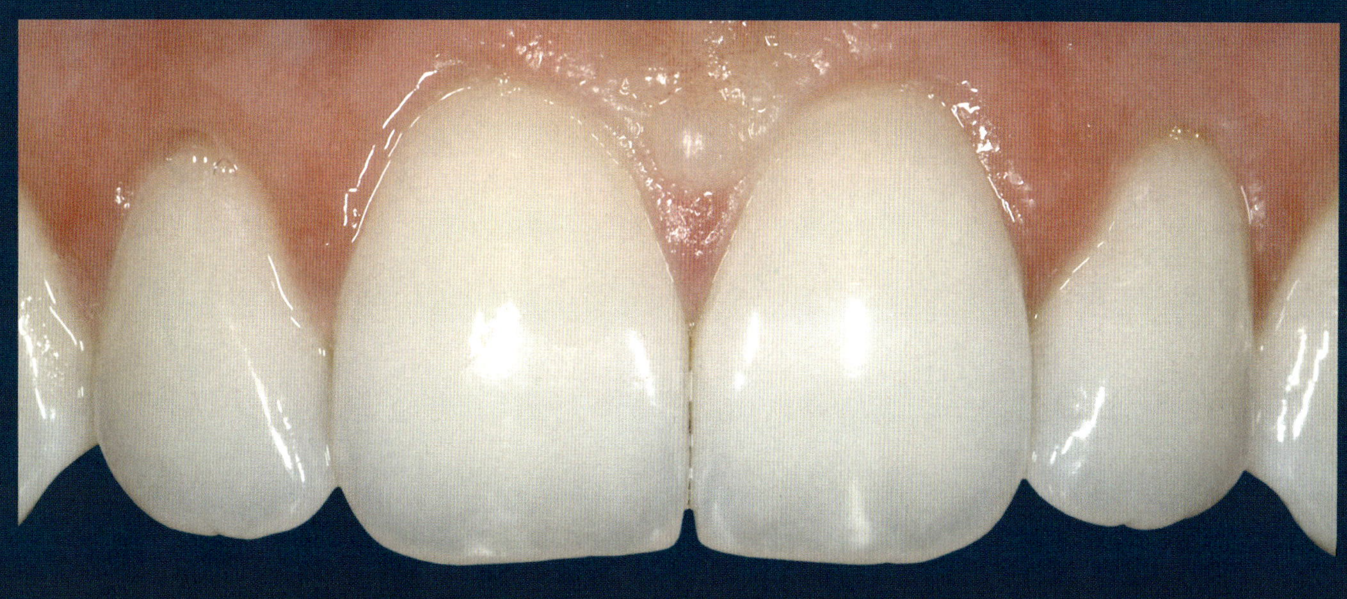

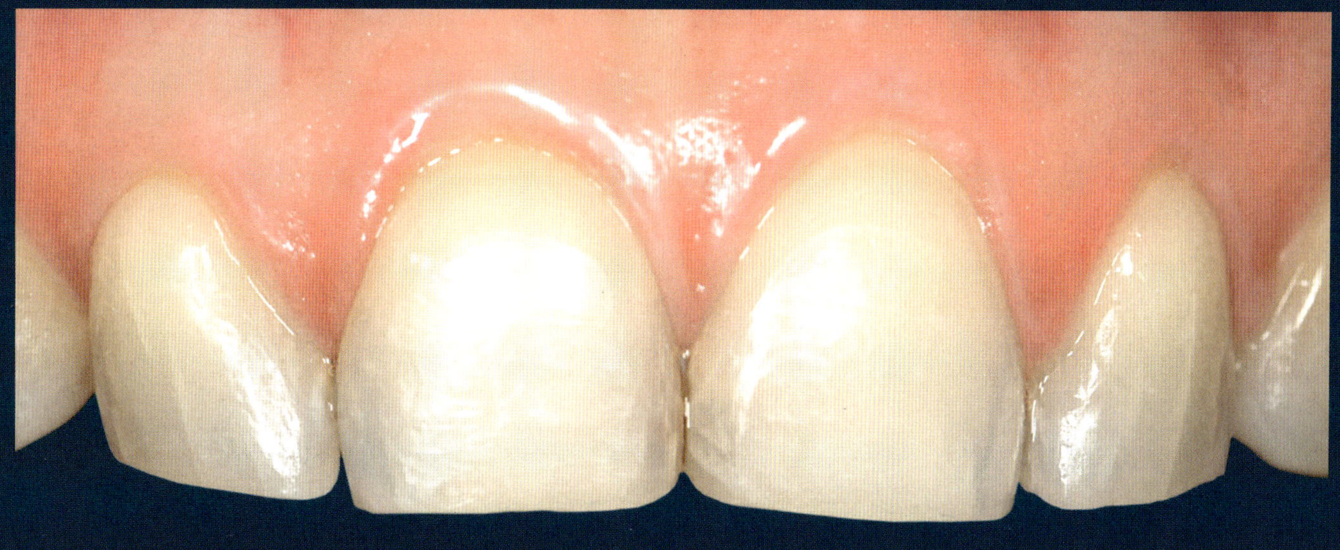

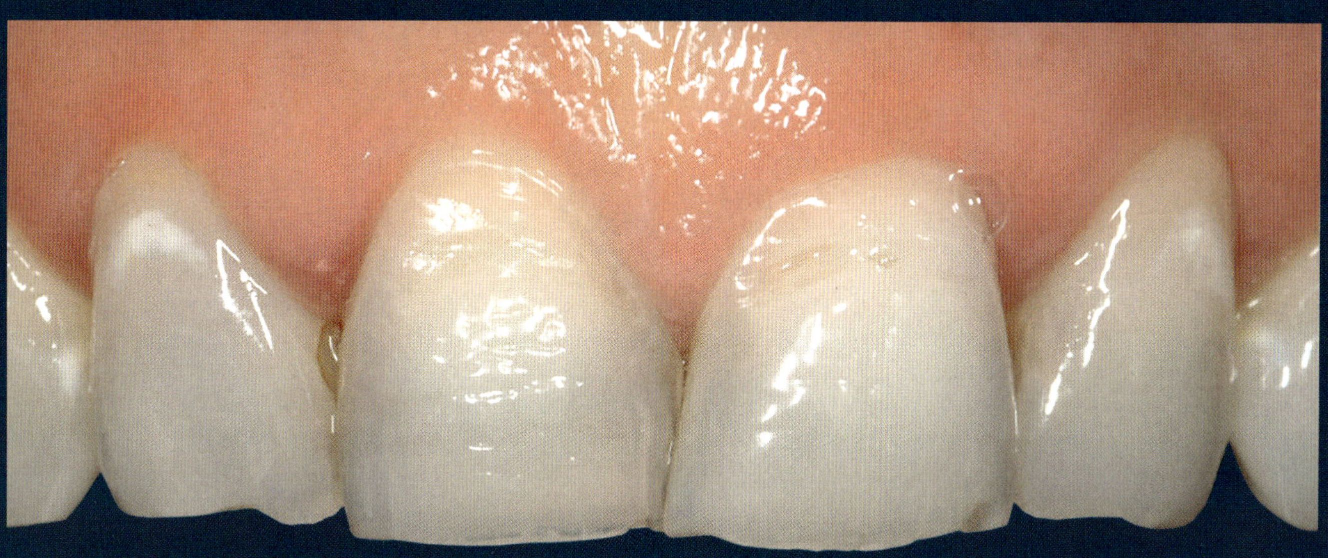

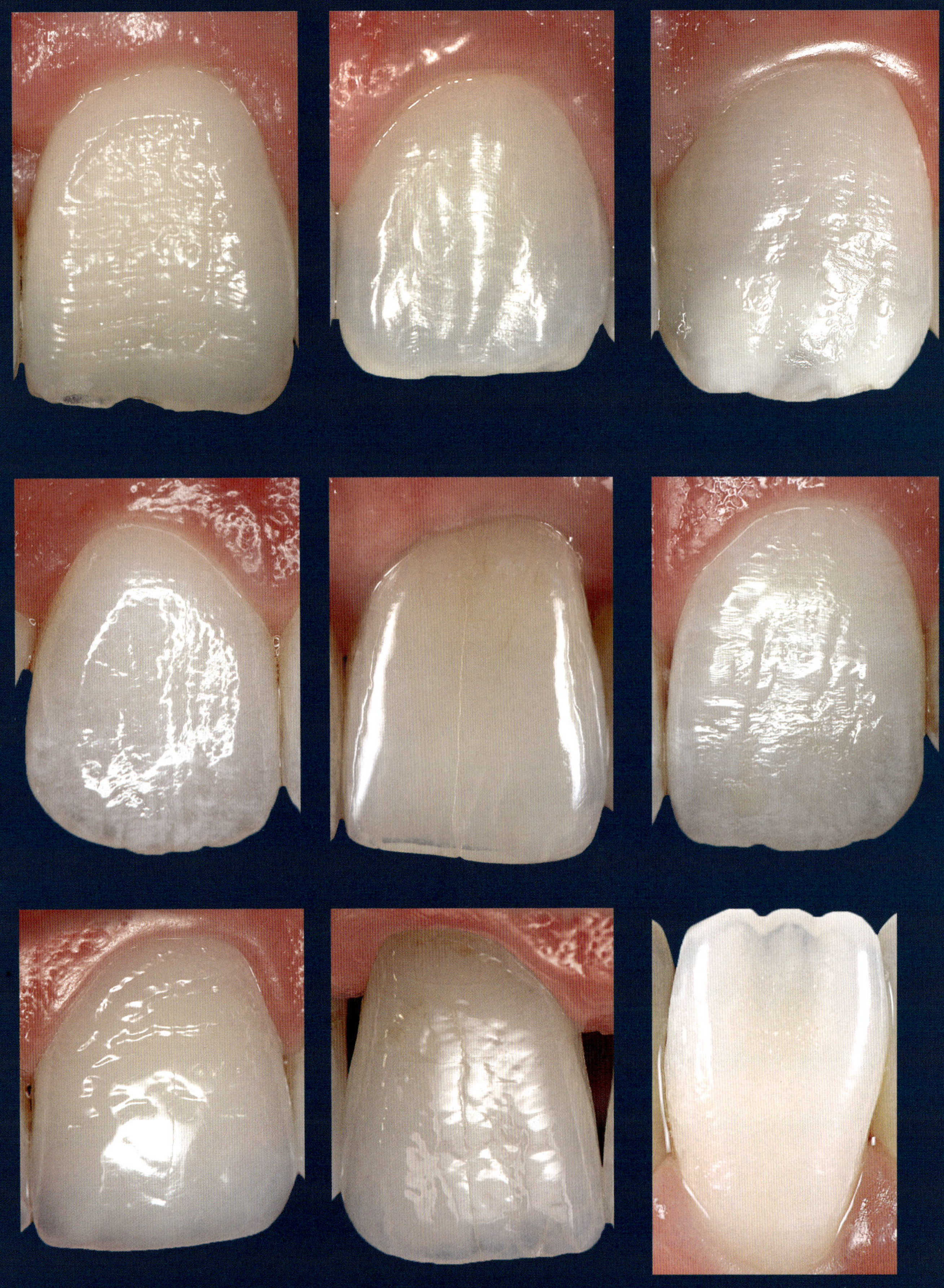

利用计算机软件，可以立即将一张简单的彩色图像变成黑白图像。黑白图像可以用来辨别牙齿表面纹理和明度的差异。数码照片可以详尽地记录牙齿颜色的细节信息。

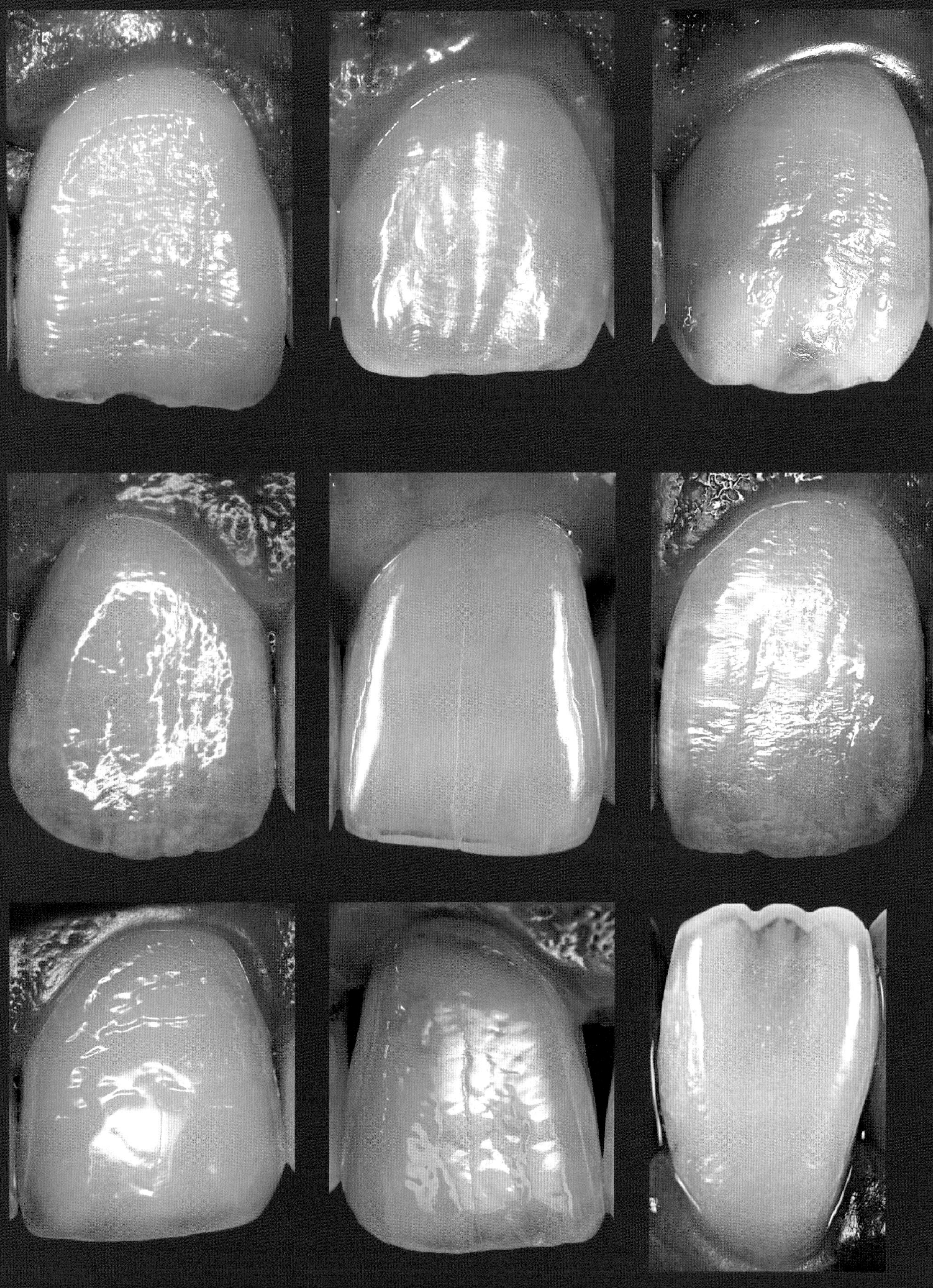

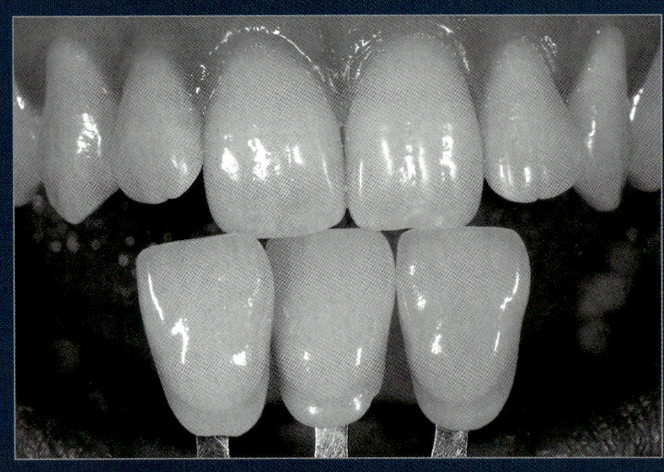

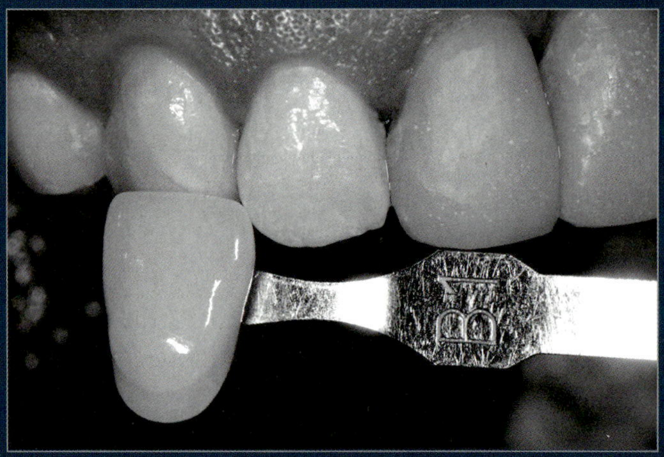

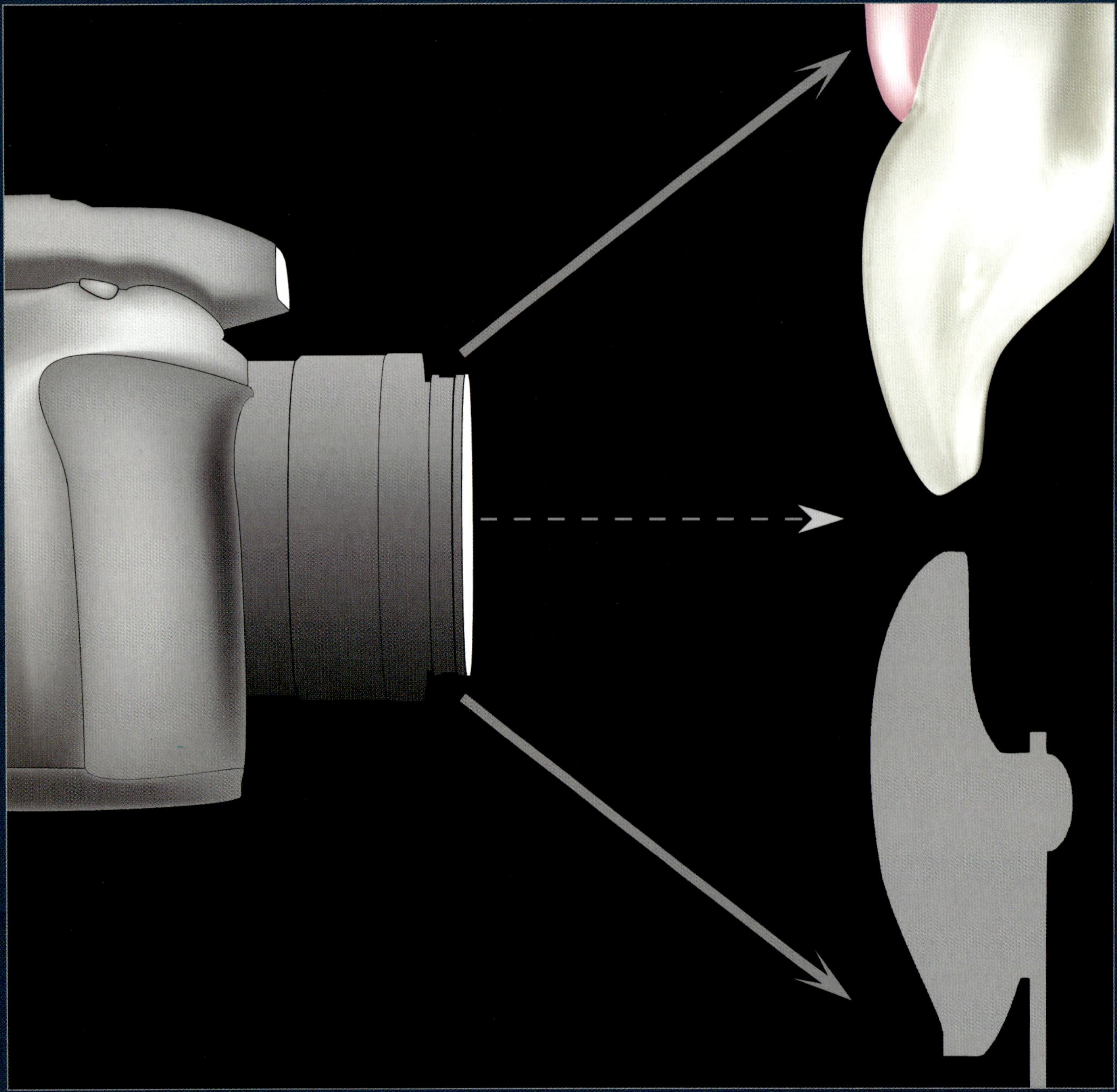

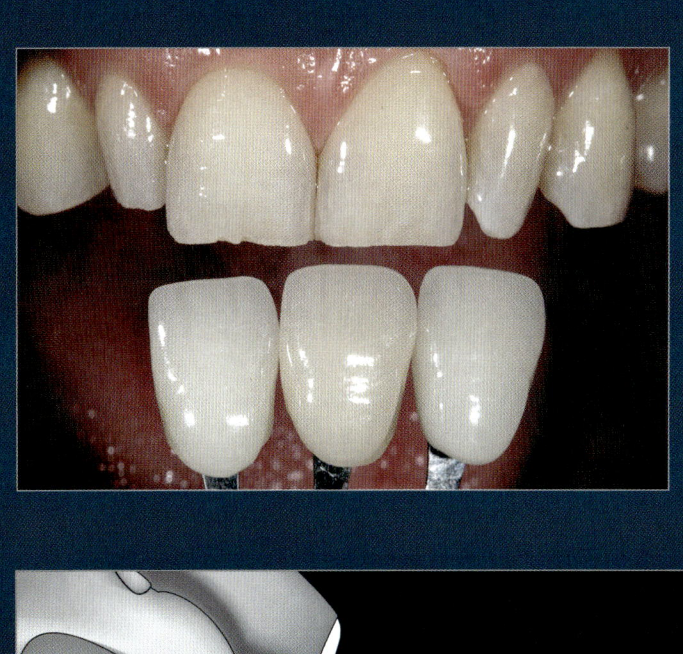

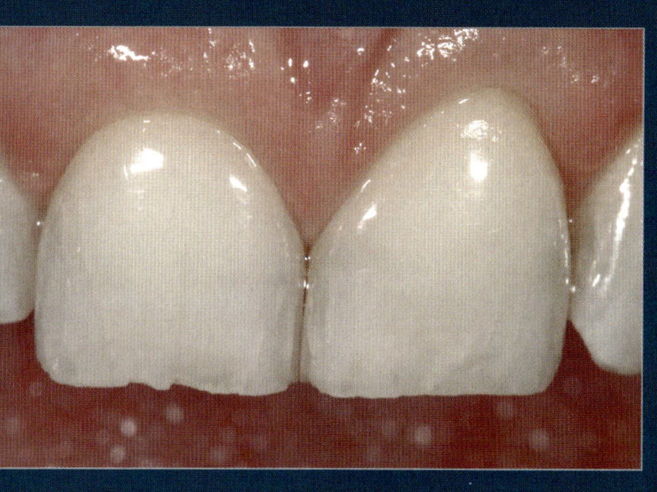

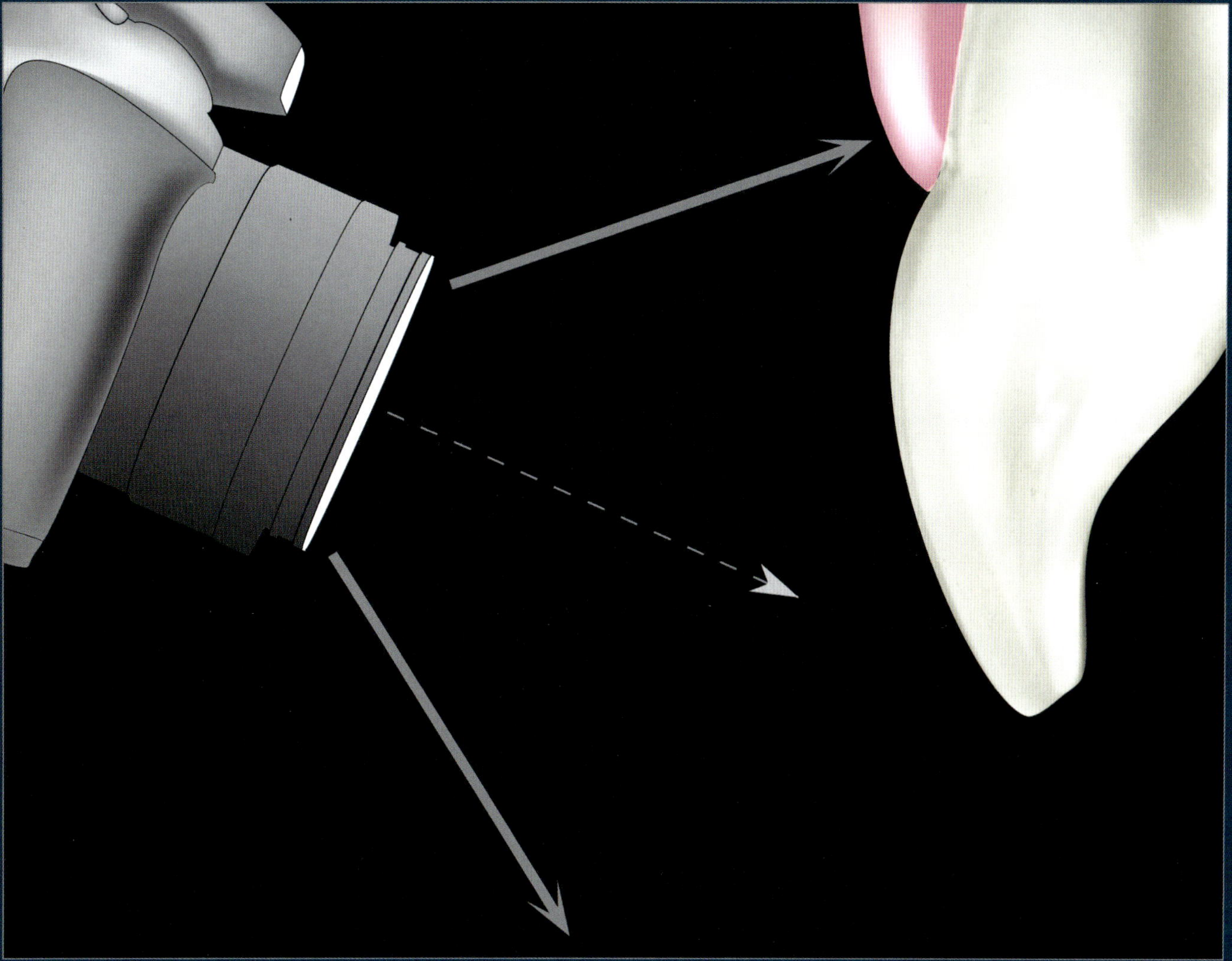

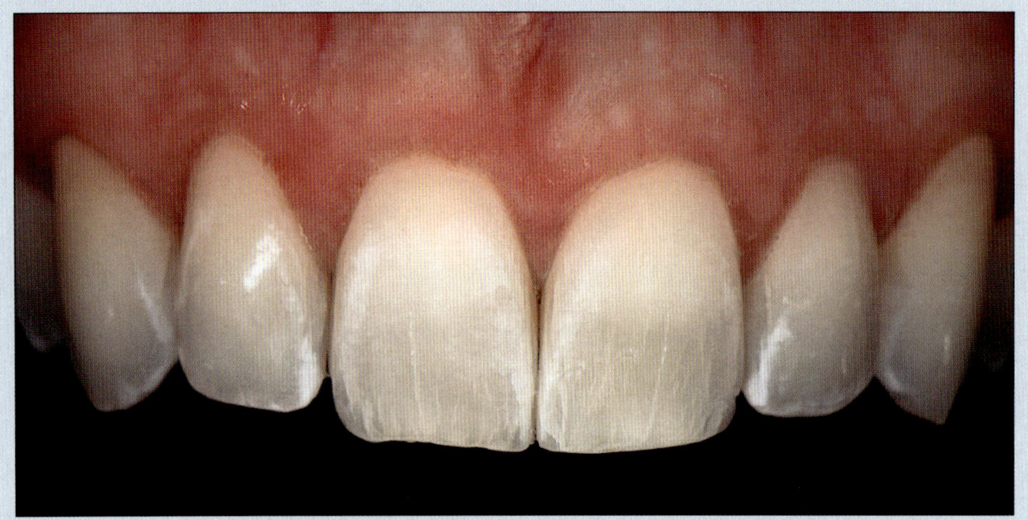

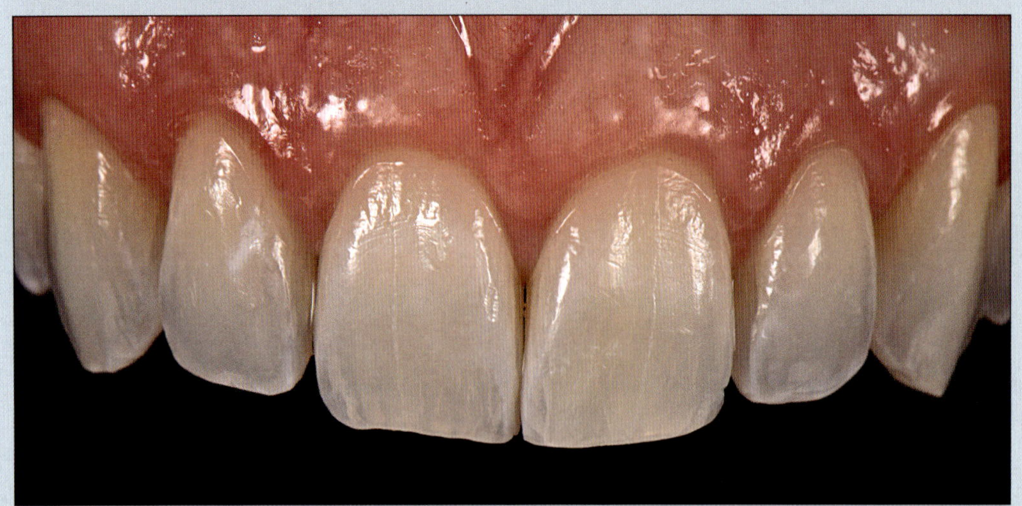

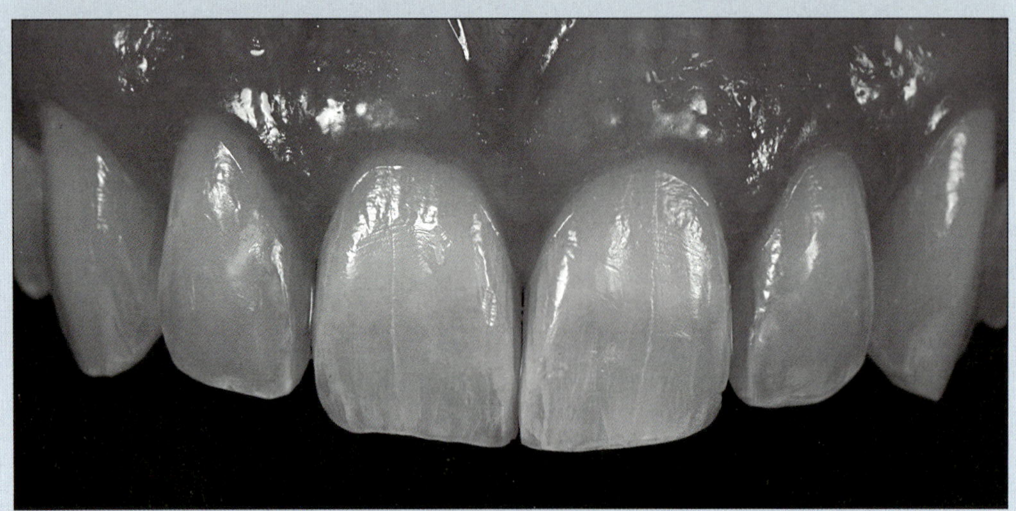

比色及色彩示意图绘制

通过照相机微距镜头可获得牙齿详细的颜色信息和解剖形态特征。彩色特写照片可以提供颜色的细节信息，特别是切缘的一些个性化特征。黑白特写照片能展示牙齿的宏观和微观表面纹理特征与明度特征。可以根据照片中的信息绘制色彩沟通示意图。示意图中可以包含简单的手绘图以显示牙齿半透明性的类型、颜色的过

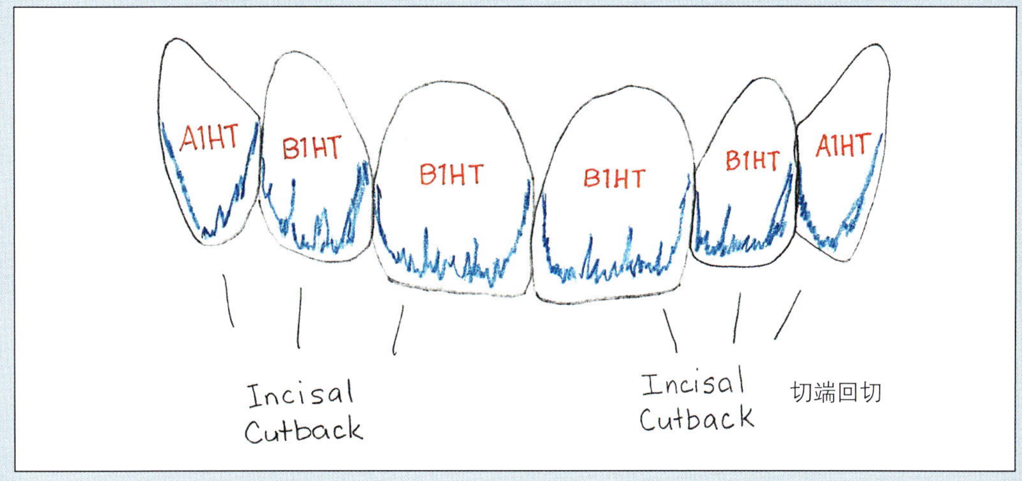

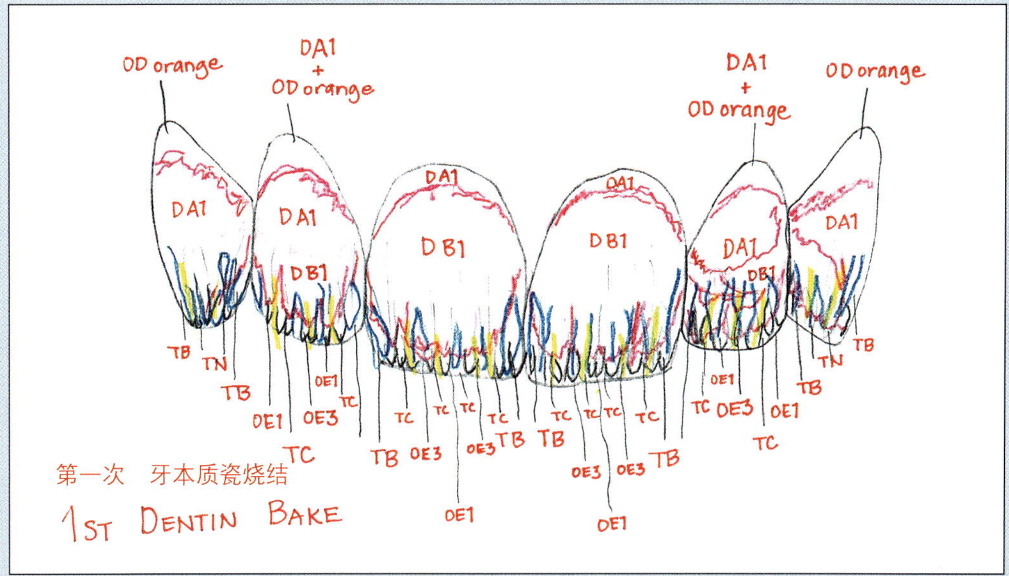

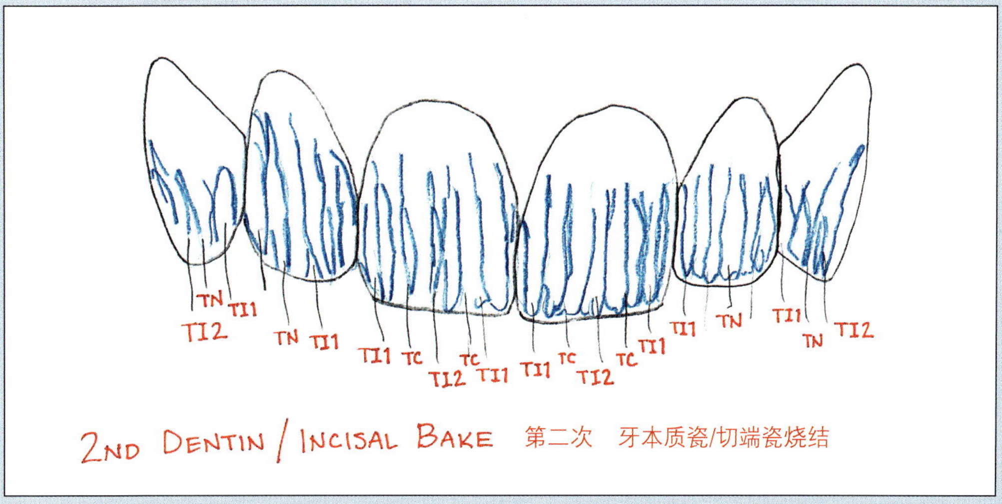

渡、龟裂纹、钙化不全色斑、殆面色素沉着，以及龈端到切端颜色的过渡等信息。复杂的色彩示意图则可以包含更多的细节信息，包括牙齿的不透明区域、牙本质颜色及其与牙釉质颜色的对比、发育沟、外展隙的形状，以及表面外形轮廓和纹理，例如牙齿表面局部的突起、外形凸度、磨耗小斜面、线角和平面区域。

Laboratory work courtesy of Alex H. Schuerger, CDT.

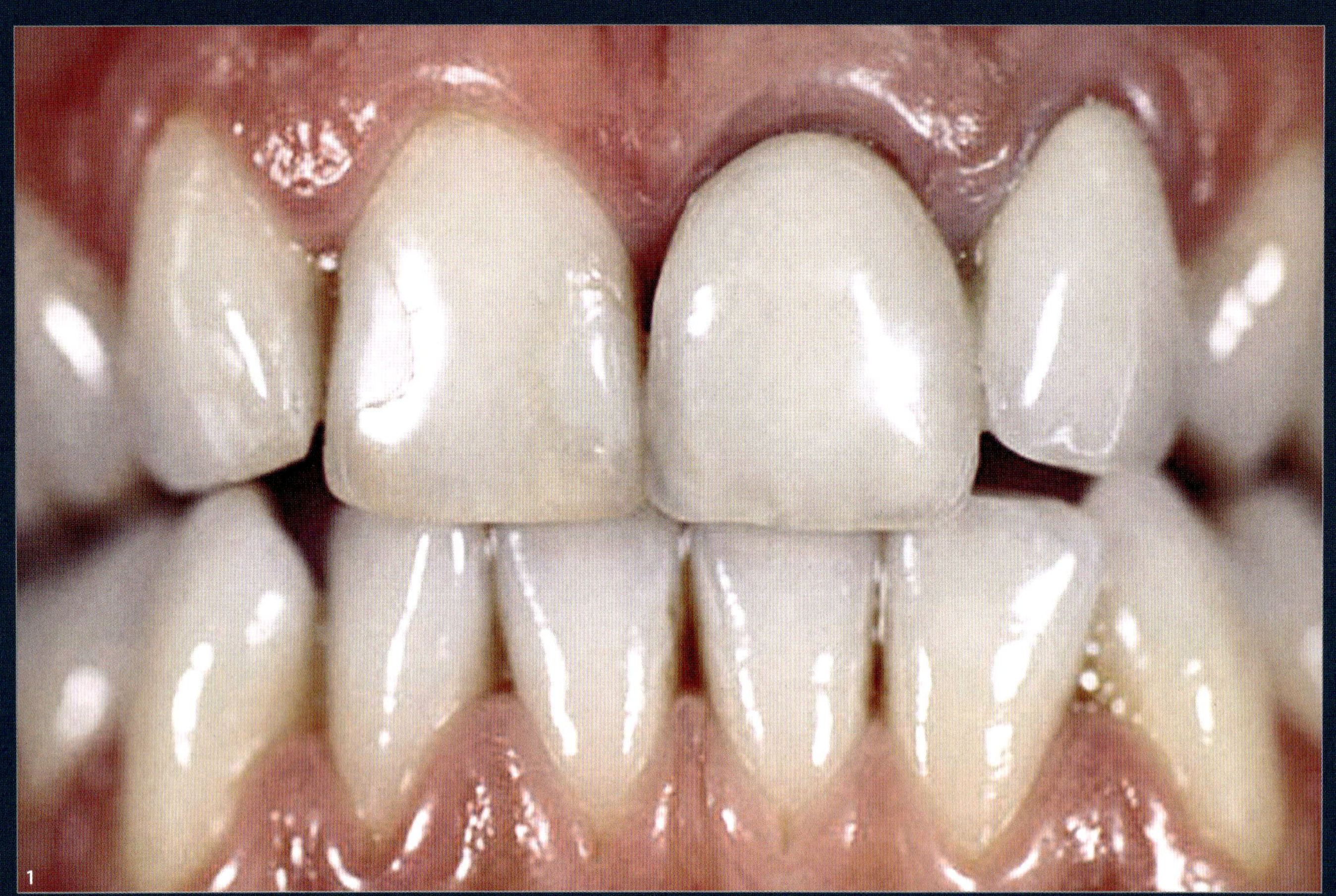
1

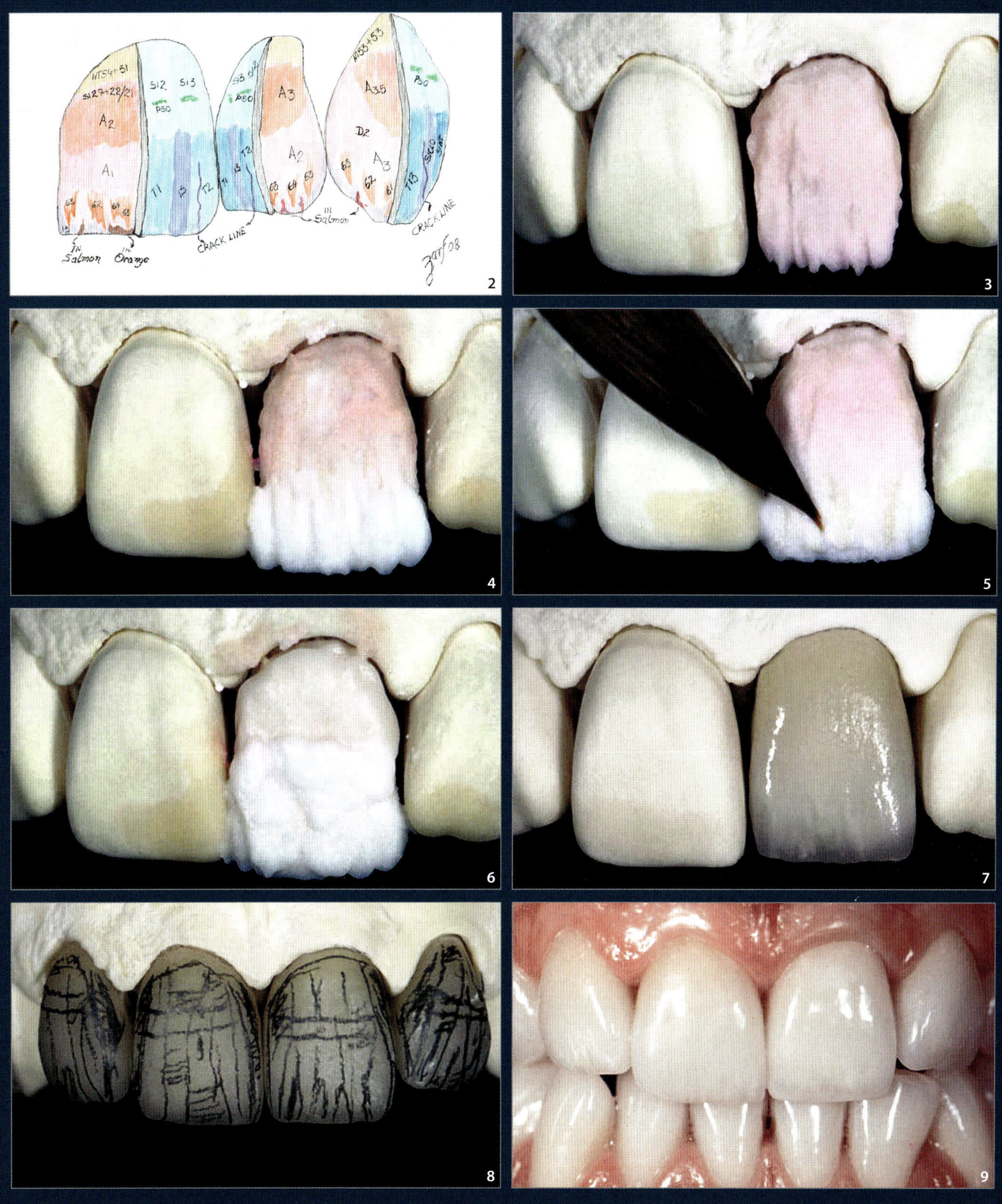

全瓷修复体表面划分成几个部分，代表不同的平面（图8）。图9显示了11全瓷冠、12瓷贴面及21、22全瓷冠粘固后的效果（Willi Geller Creation）。

Laboratory work and photography courtesy of Giuseppe Romeo, MDT.

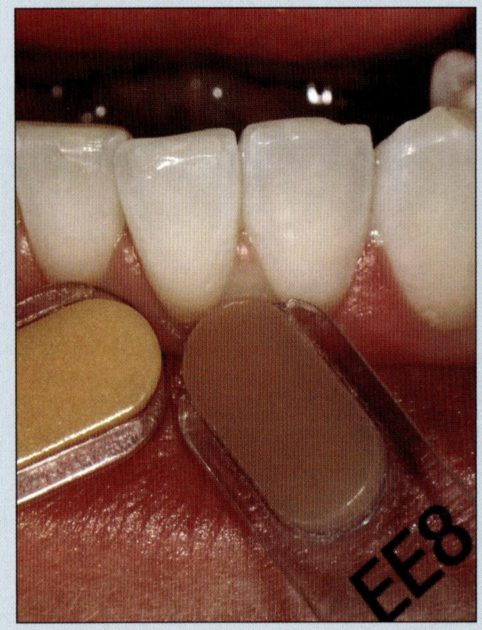

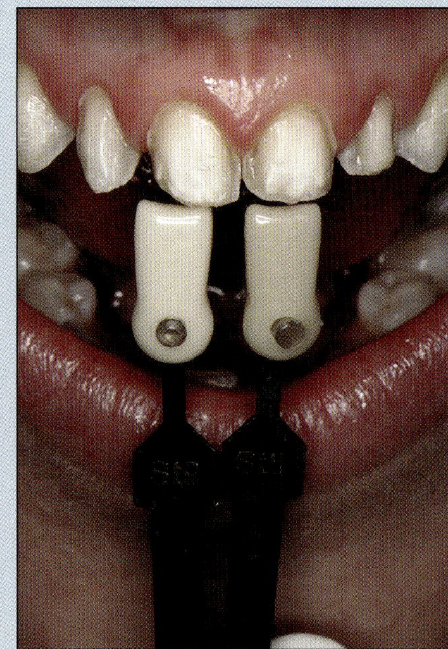

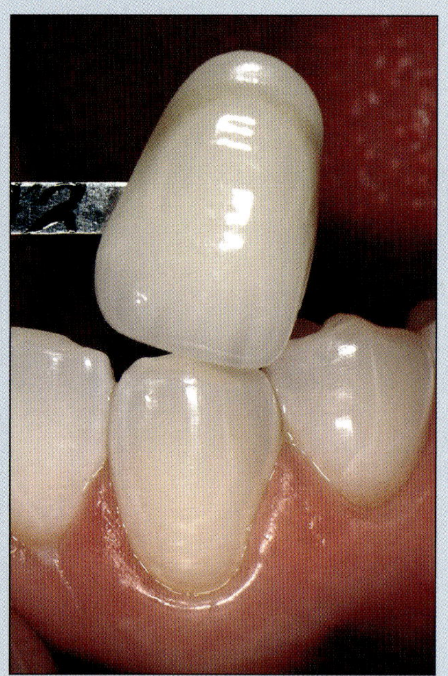

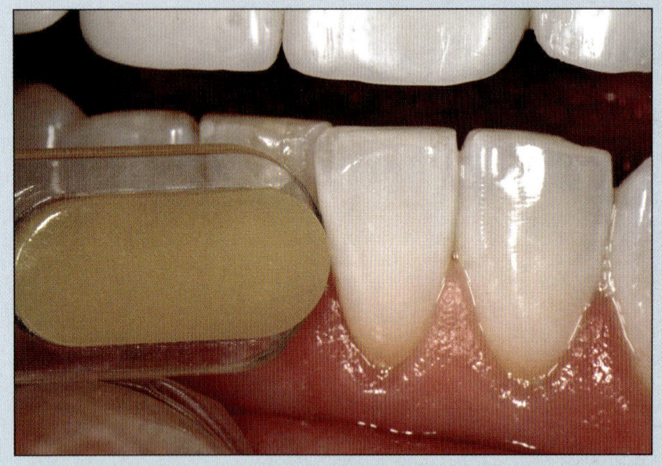

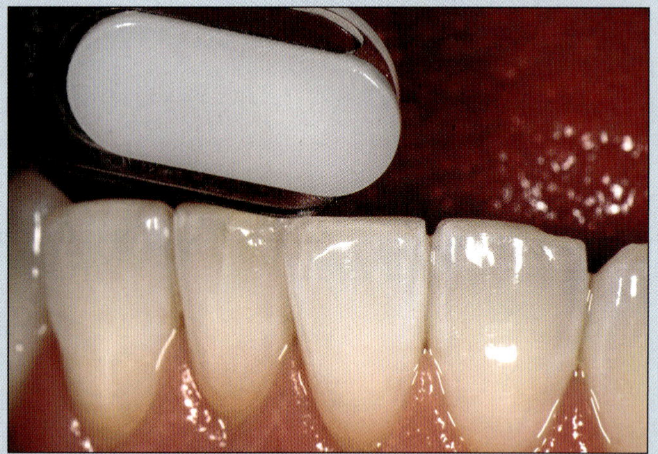

色彩评价及复杂的色彩示意图

尽管比色板覆盖的颜色范围有限，但其仍然为医生和技师的沟通提供了颜色参考标准，并有助于医生、技师获得一致和统一的意见。由于即使是同一比色板系统的同种比色片间可能也存在差异，因此医生最好将临床比色时选出的那个比色片直接交给技师，为技师制作修复体提供准确的视觉色彩参考。制作修复体时使用相应的瓷或树脂材料制作个性化的比色片，可以提供更为实体化的色彩展示。通过数码摄影对基牙进行比色也是进行美学修复的必要条件。此外，在比色过程中应避免牙齿长时间处于干燥状态，因为牙体组织的脱水会导致比色不准确。

修复后的瓷贴面与患者周围的整个牙列非常协调，这归功于对颜色的恰当表达以及准确的色彩示意图。应用颜色配方公式，将基牙牙本质的颜色和牙釉质的明度，转换成牙本质瓷的颜色和牙釉质瓷的半透明性，这样可以获得最佳的美学修复效果。

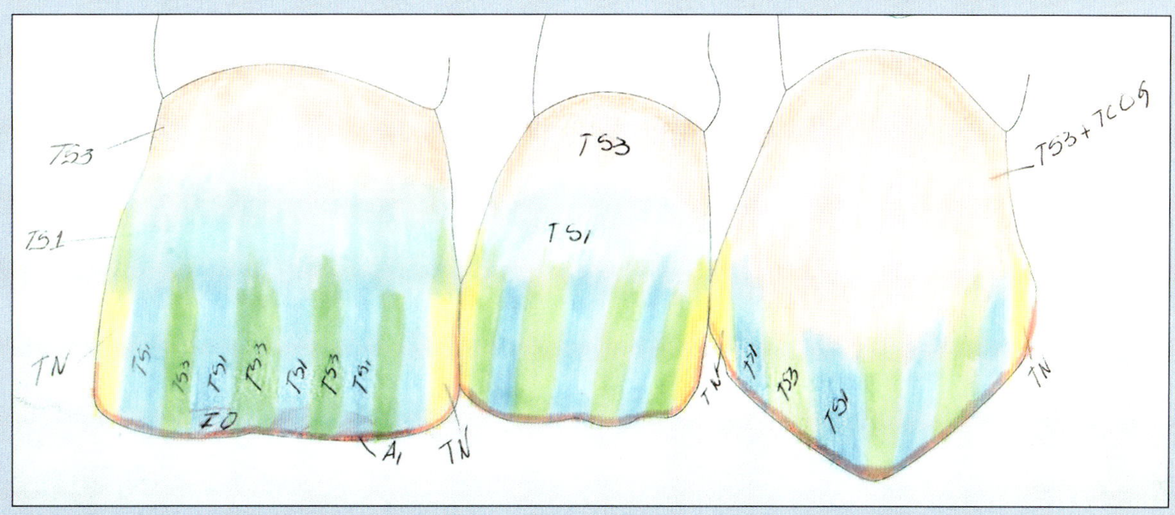
TS3
TS1
TN
TS3
TS1
TN
TN
A1

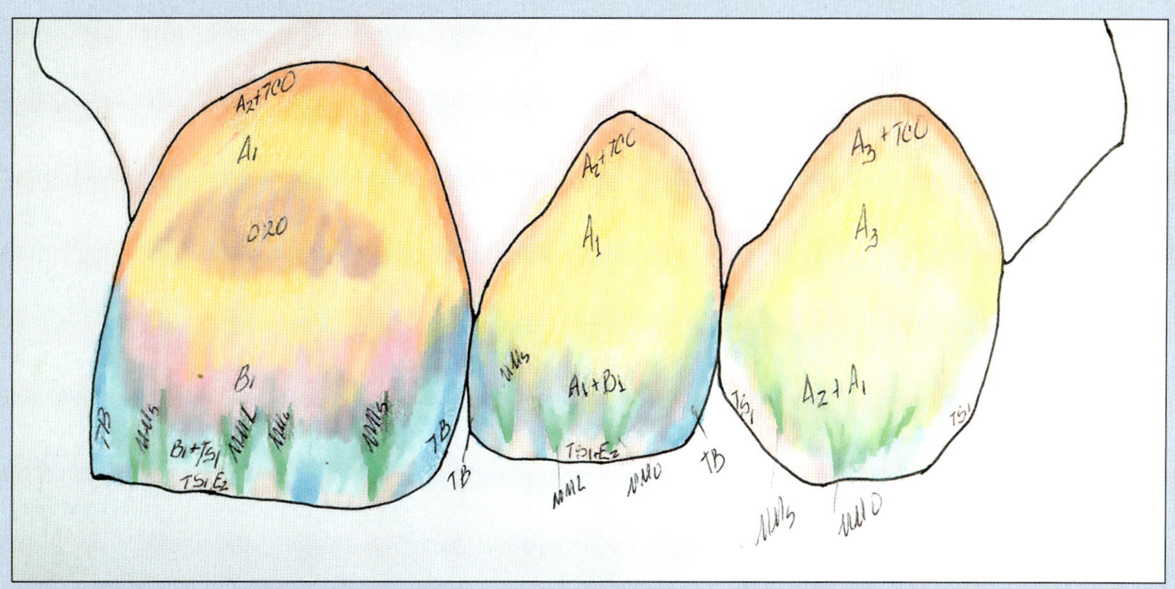
A2+TCC
A1
B1
TB
A2+TCC
A1
A1+B1
TB
A3+TCC
A3
A2+A1
TS1

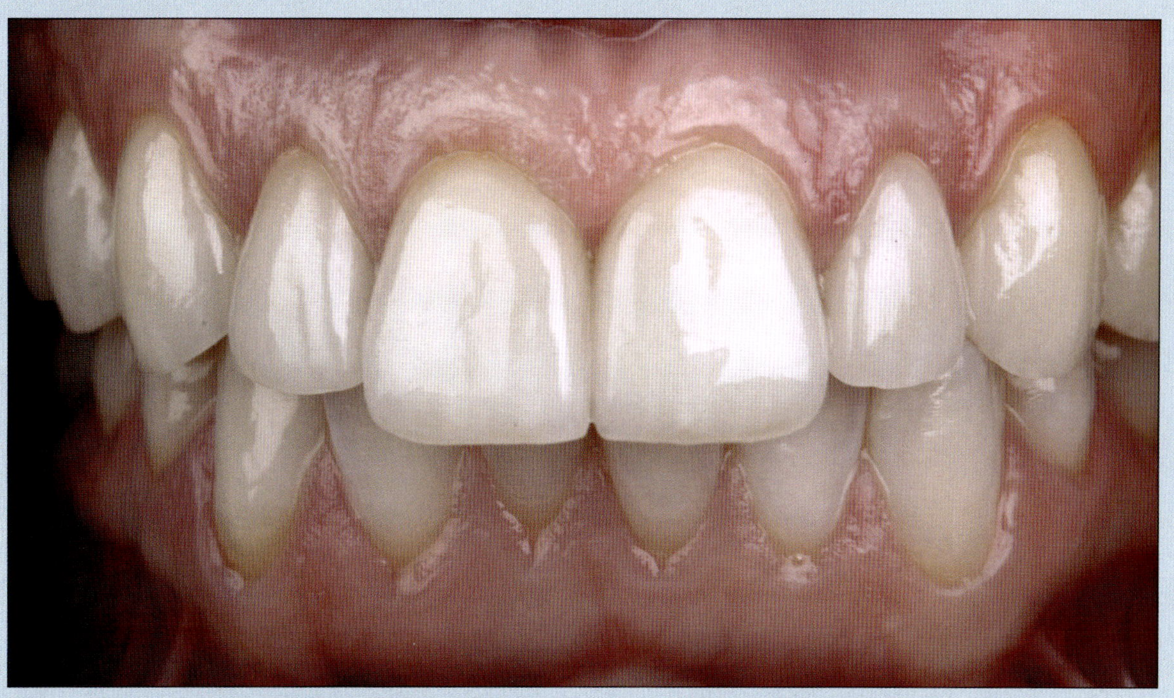

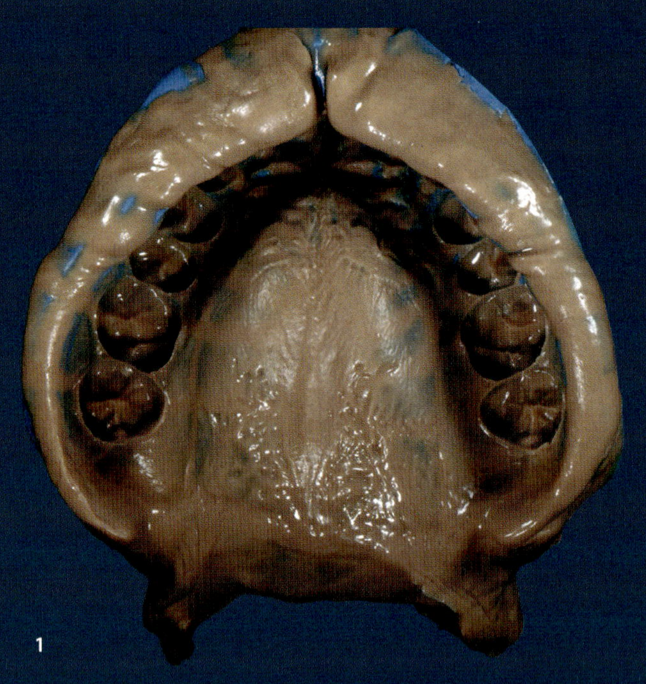
1

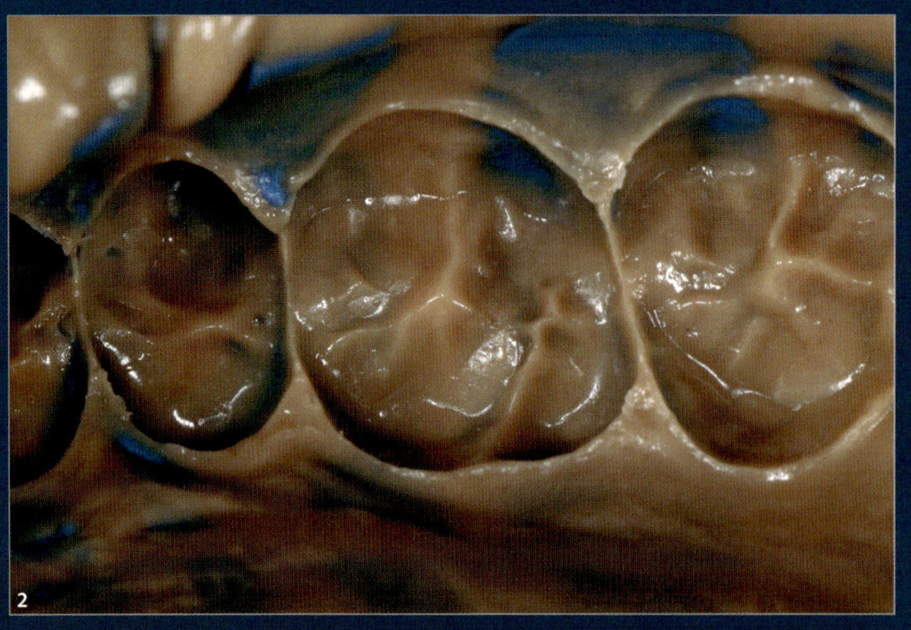
2

诊断模型的制作

准确的印模是保证石膏模型精准的先决条件，也是修复成功的关键。只有终印模精准地复制牙齿及其周围软组织形态，才能帮助技师重建理想的牙齿外形轮廓。应当用放大镜仔细检查模型表面细节；模型表面不能有变形、缺陷、气泡、划痕，以及唾液、血液及碎屑等残留（图1和图2）。使用天平精确称量石膏粉用于配制石膏糊剂（GC Fuji Rock EP，GC America）。如果要提前对石膏粉进行称重和分装，一定要在称重结束后将石膏放入密封袋中保存（图3）。根据制造商的说明，取适量蒸馏水（图4）。将石膏粉缓慢加入蒸馏水中，一边添加一边手工搅拌（图5）。然后使用真空搅拌机（Vacuum Mixer Plus，Whip Mix）机械搅拌30～45秒，以排出气泡，并使水粉均匀混合（图6）。

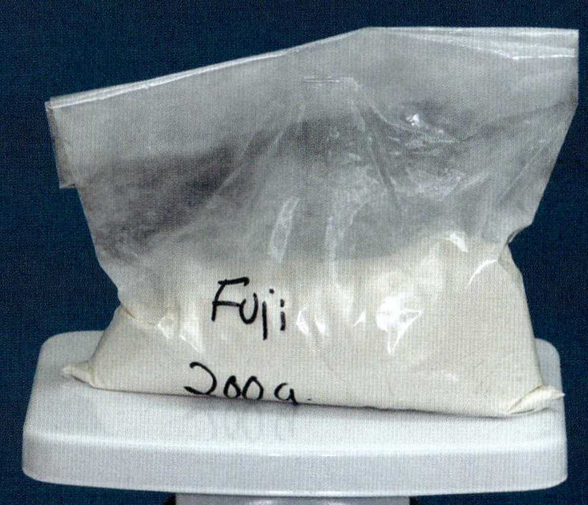
Fuji
200g

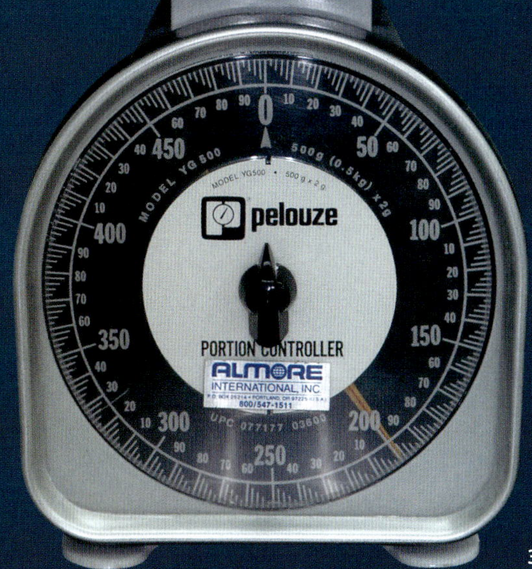
pelouze
PORTION CONTROLLER
ALMORE
INTERNATIONAL, INC

3

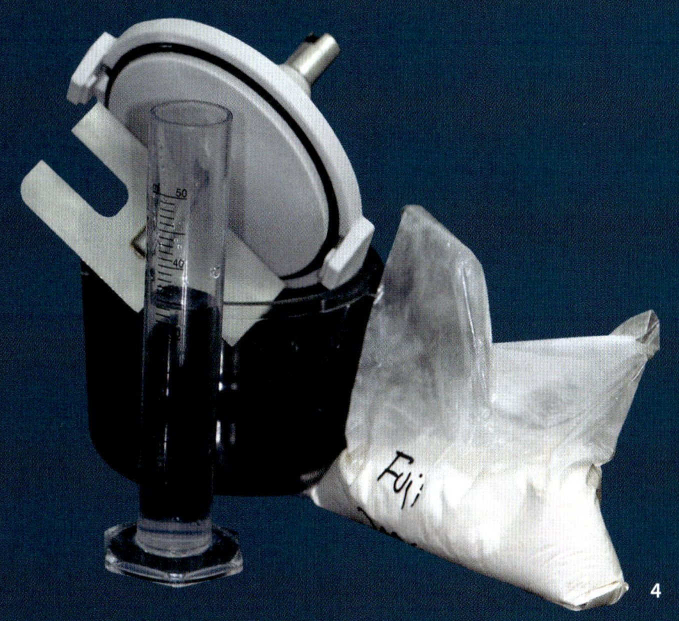
Fuji

4

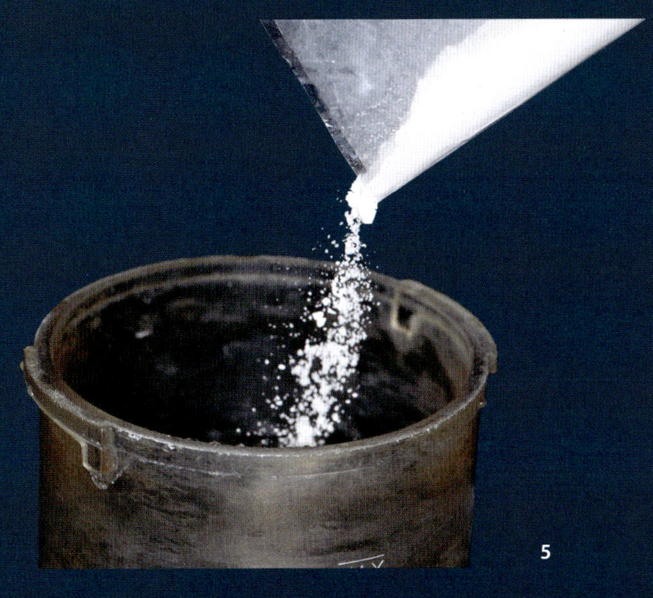

5

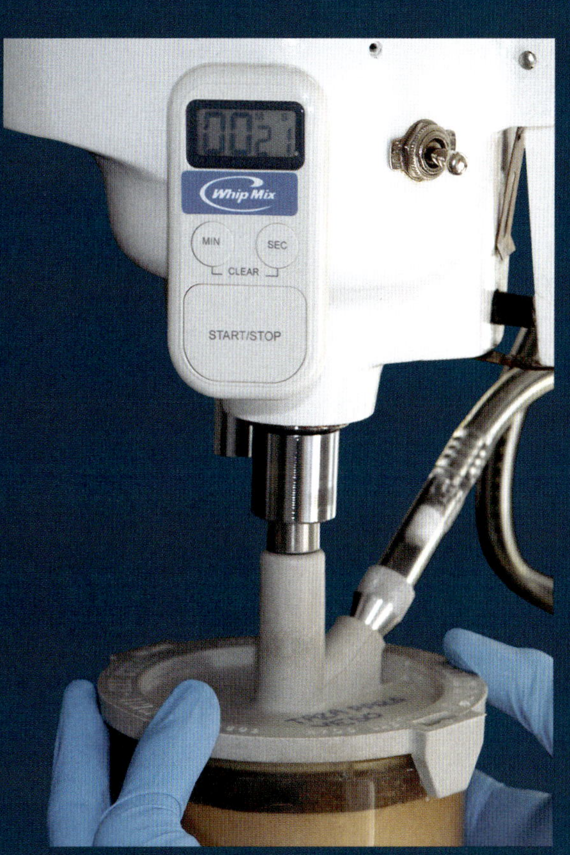
Whip Mix
MIN
SEC
CLEAR
START/STOP

6

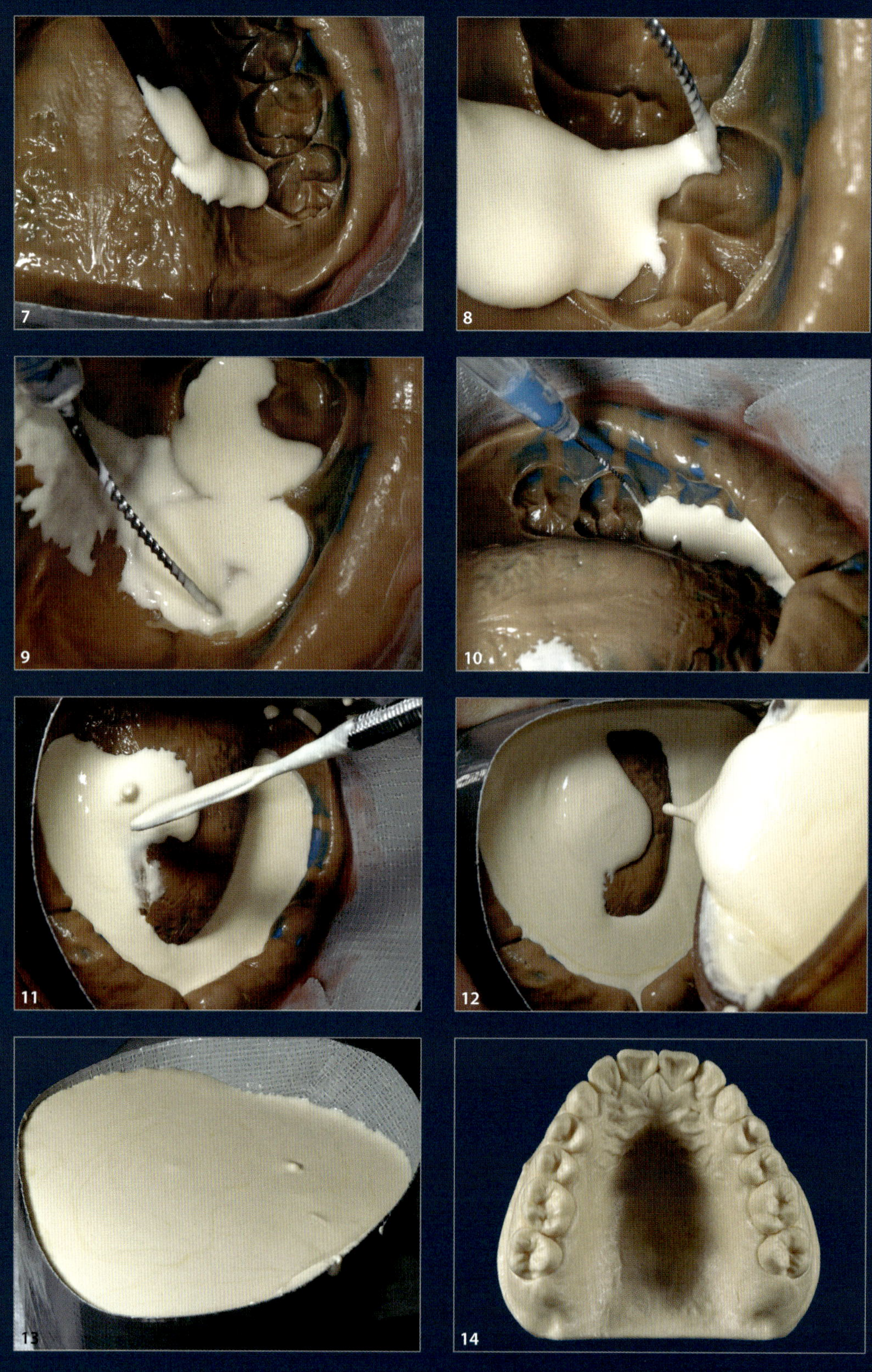

使用胶带对印模进行围模处理，先从印模最后部一颗牙的位置开始缓慢灌注混合均匀的石膏。需要注意的是，用小头带刃的调拌刀，每次少量地加入石膏，边添加石膏边振荡。然后，使用头部比较尖的工具，例如根管锉（#30 K-File，SybronEndo），把石膏引入印模的不规则区域，以免灌注时产生缺损和气泡。接着，在振荡器上改变印模的方向，缓慢地引导石膏流入邻牙（图7），通过振荡最终将石膏逐步注满所有牙齿（图8～图10）。

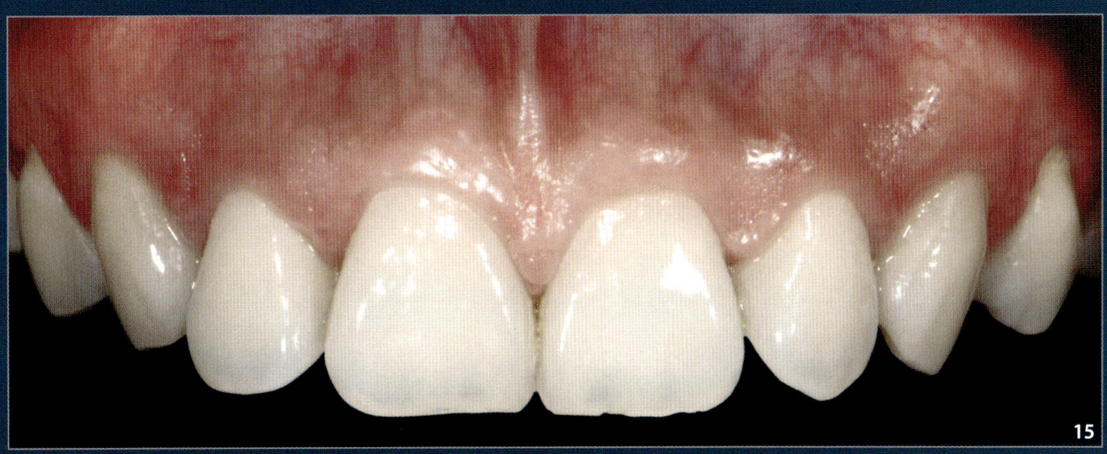
15

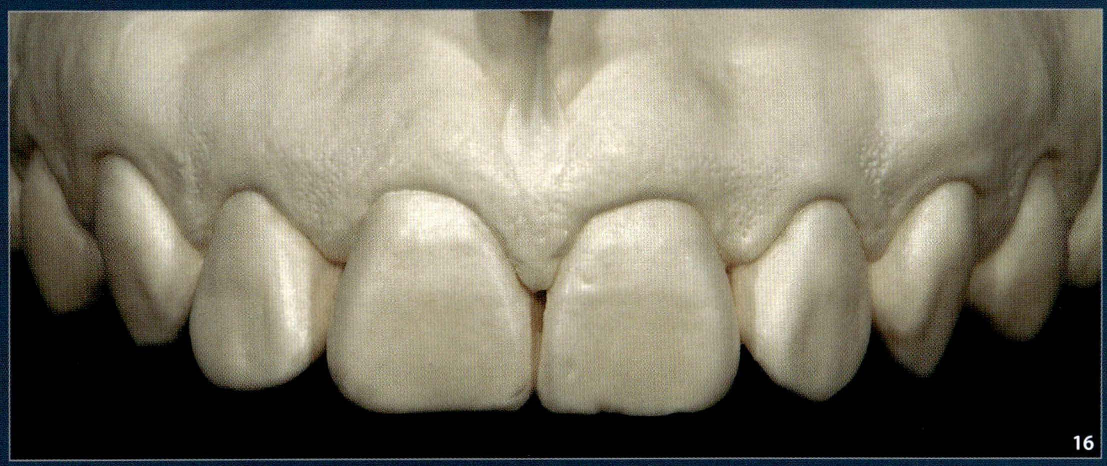
16

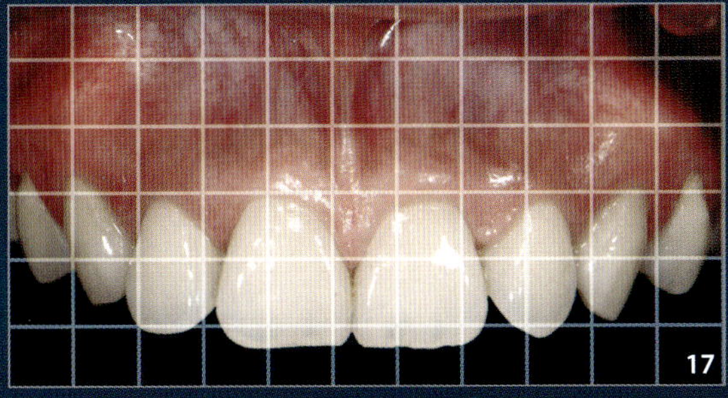
17

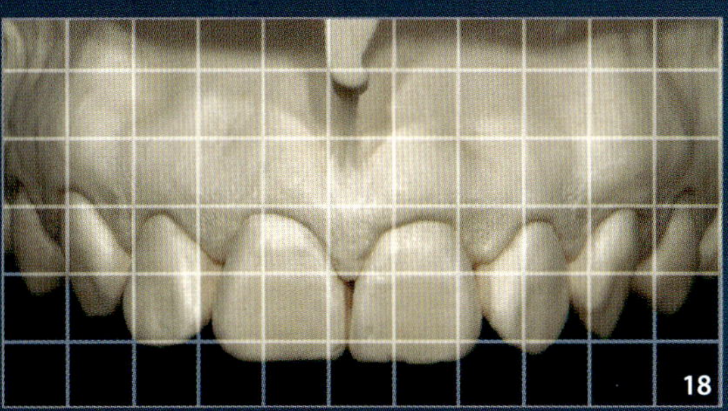
18

在整个牙列被石膏覆盖之后，可以用小头带刃的调拌刀将大量的石膏填入围模区域。此时仍应注意要缓慢地灌注剩余的印模空间，以免填入气泡，导致模型的缺陷（图11和图12）。完成灌模后，从振荡器上取下印模，用带微小尖头的工具（例如，根管锉）消除模型表面所有的小气泡（图13）。1小时后，将石膏模型从印模中脱出，用模型修整器进行修整（图14）。

图15和图16显示了上颌牙列的唇面观及其灌注完成的石膏模型。石膏模型是唯一可以从三维角度展示牙列功能、形状、牙齿外形轮廓和纹理的记录。只有精确称量、精细石膏搅拌和灌注模型操作，才能保证模型的精度（图17和图18）。

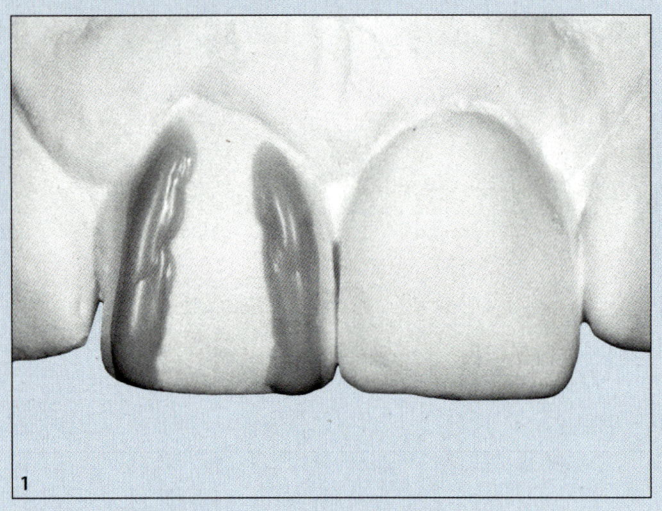
1

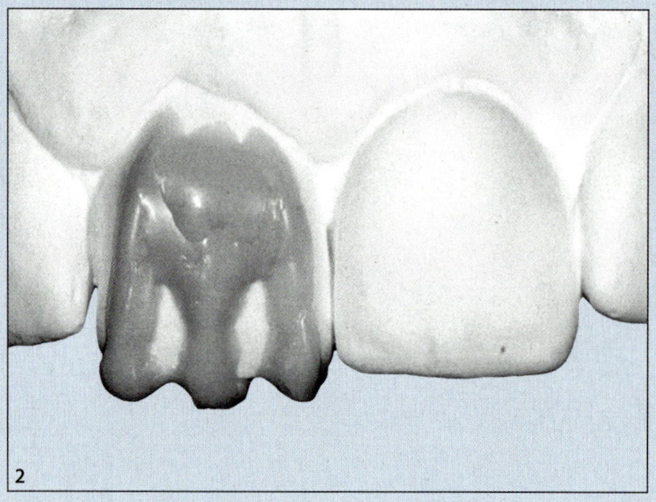
2

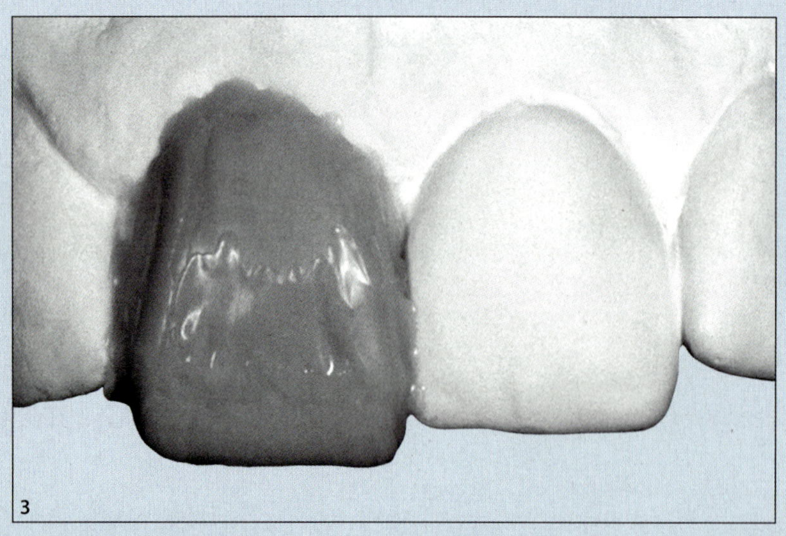
3

诊断蜡型的制作

使用电蜡刀滴蜡法制作诊断蜡型，先从重建近远中边缘嵴及其线角入手。注意近远中边缘嵴的垂直走向以及切端膨隆和中央叶的位置关系。蜡型（60% Intensive White S-U-Shade-Set，Schuler-Dental；40% Thowax Sculpturing Wax gray opaque，Yeti Dental）中各部分的分布如图1～图3所示。

用蜡型雕刻刀（Carver DE Lecron #5，Hu-Friedy）修整形成蜡型的宏观和微观表面特征。注意，图中黑线表示近远中边缘嵴的位置和表面纹理细节（图4）。然后完成解剖形态特征的雕塑（图5）。从切-龈方向可以观察到蜡型的外形和体积与对侧同名牙相协调（图6）。图7为诊断蜡型完成后的唇面观。图8显示了11、12瓷贴面修复后的右侧视图，图9显示了全瓷修复体完成后的唇面视图，图10显示了21瓷贴面和22种植后全瓷冠修复的左侧视图。可以看到修复前诊断蜡型对于最终修复体的美学效果具有重要的指导意义。

Reprinted with permission from Massironi D, Pascetta R, Romeo G. Precision in Dental Esthetics: Clinical and Laboratory Procedures. Milan: Quintessenza Edizioni, 2007.

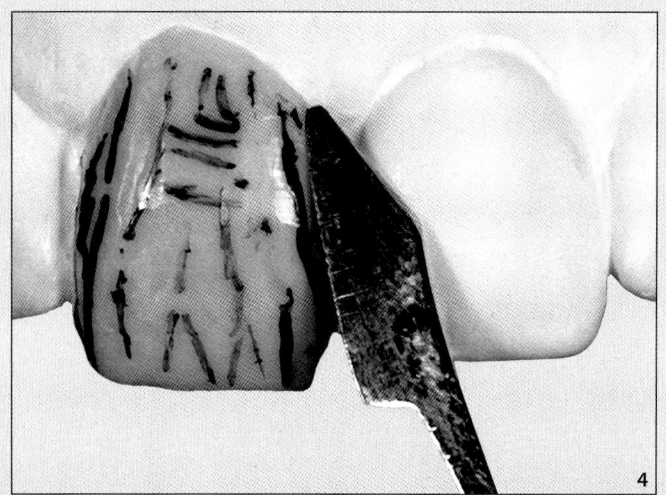
4

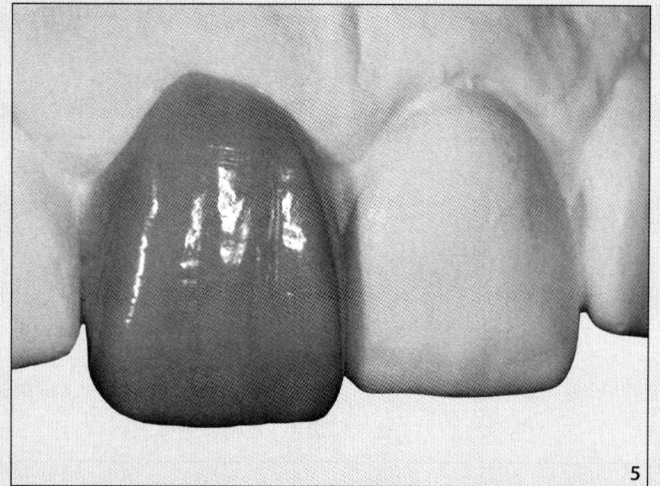
5

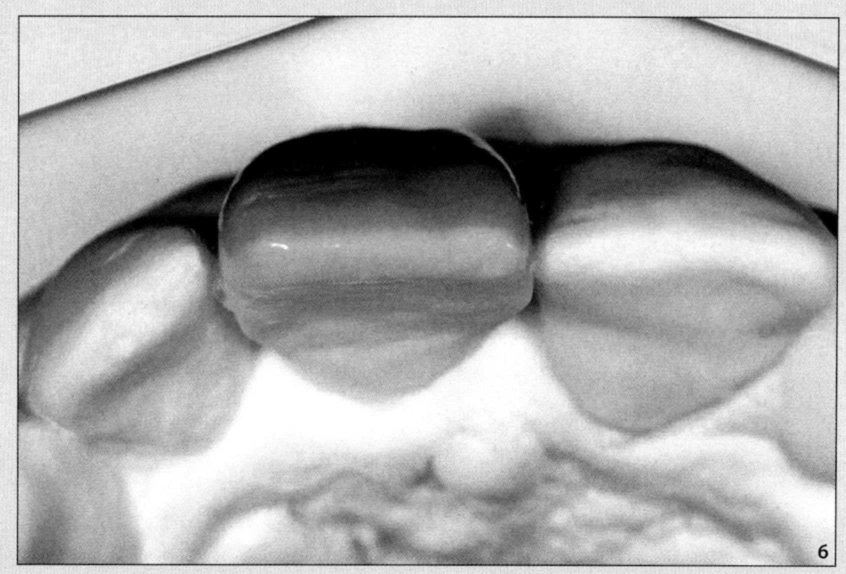
6

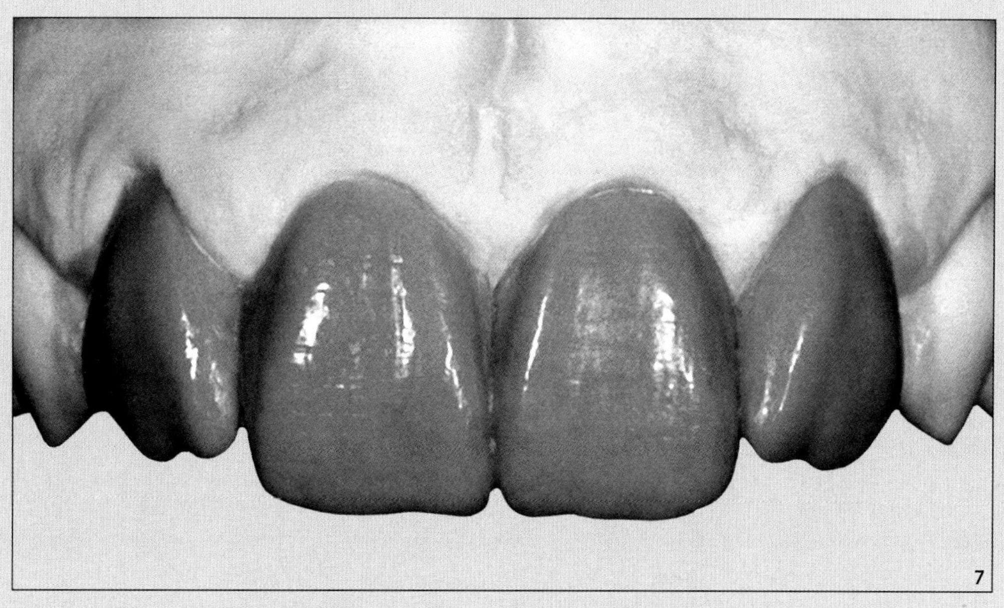
7

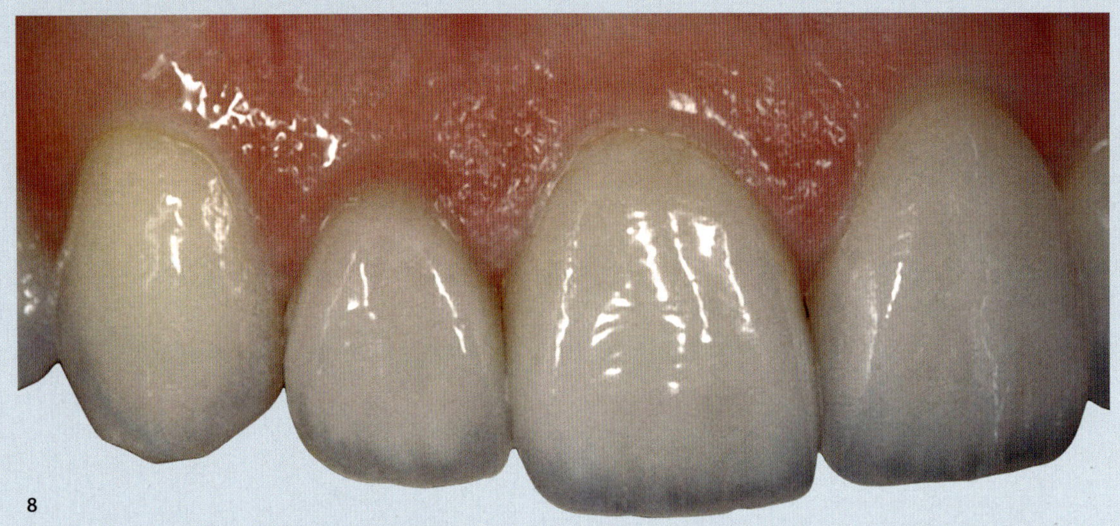

8

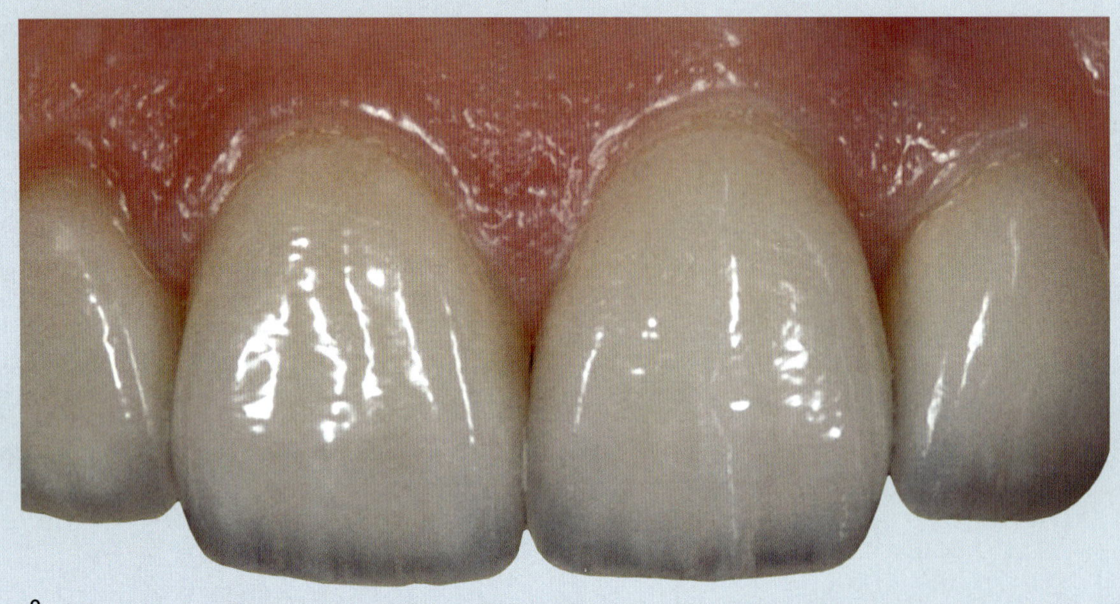

9

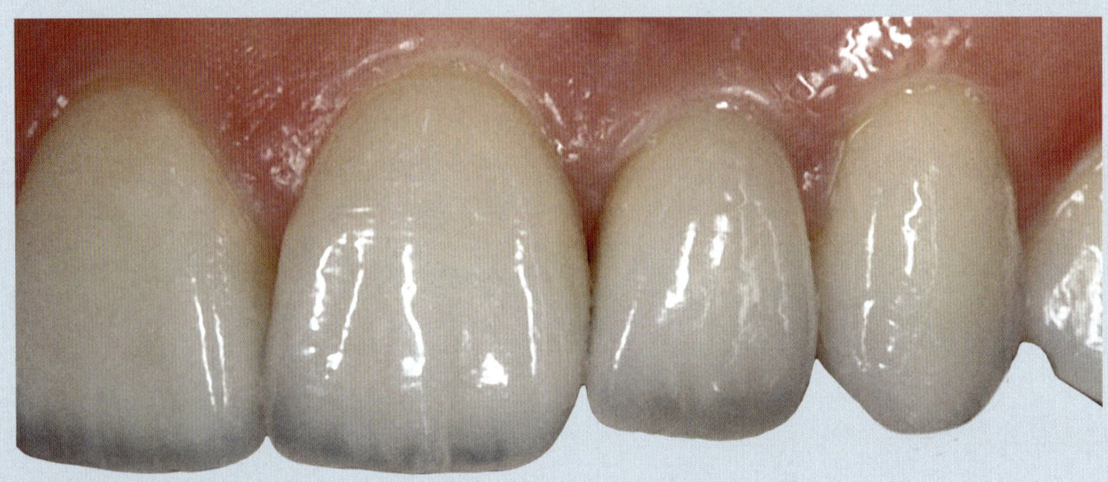

10

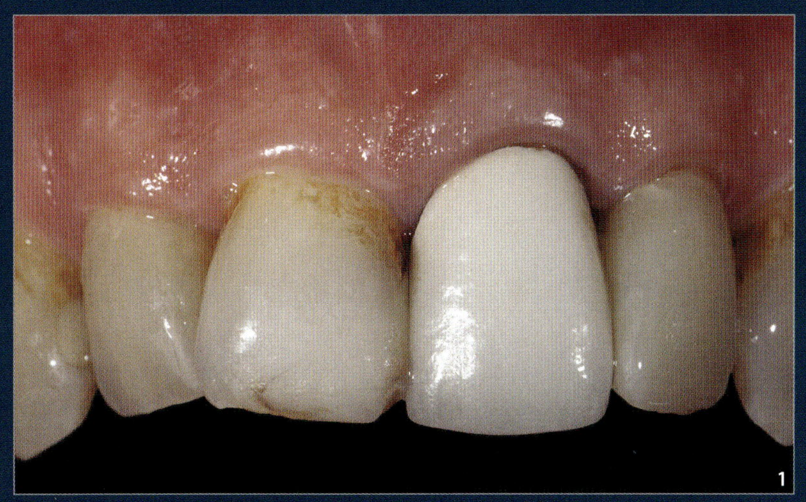

1

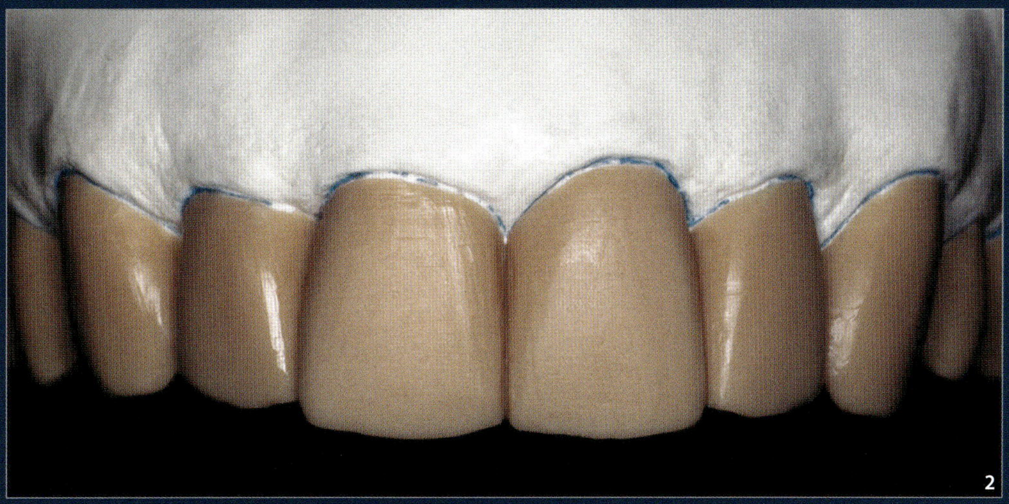

2

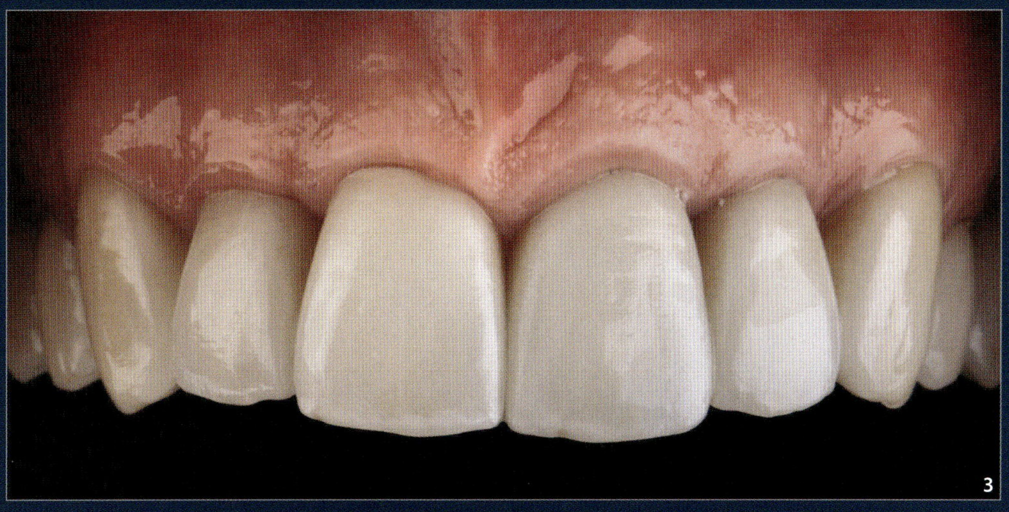

3

在本病例中，患者的问题表现为上颌前牙复合树脂和瓷修复体不美观，伴上颌前牙继发龋（图1）。以滴蜡法制作诊断蜡型，为最终修复体建立新的参考标准，因此应在修复治疗开始之前完成诊断蜡型并与患者一起讨论（图2）。完成的全瓷修复体（Procera，Nobel Biocare，Willi Geller Creation AV）如图3所示。可以看到诊断蜡型和最终修复体之间除了制作材料不同以外，其他几乎无异。

Laboratory work courtesy of Naoki Aiba, CDT.

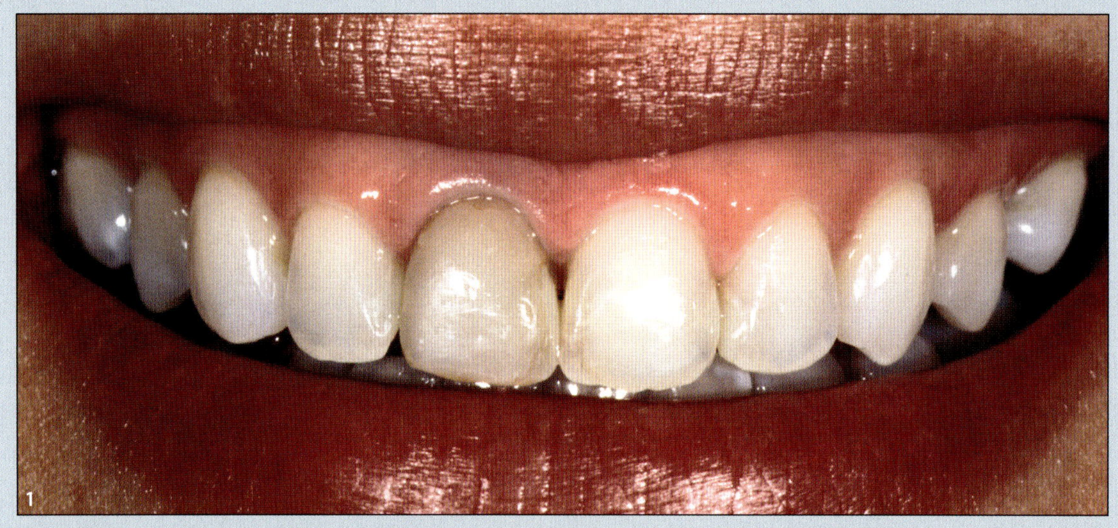

1

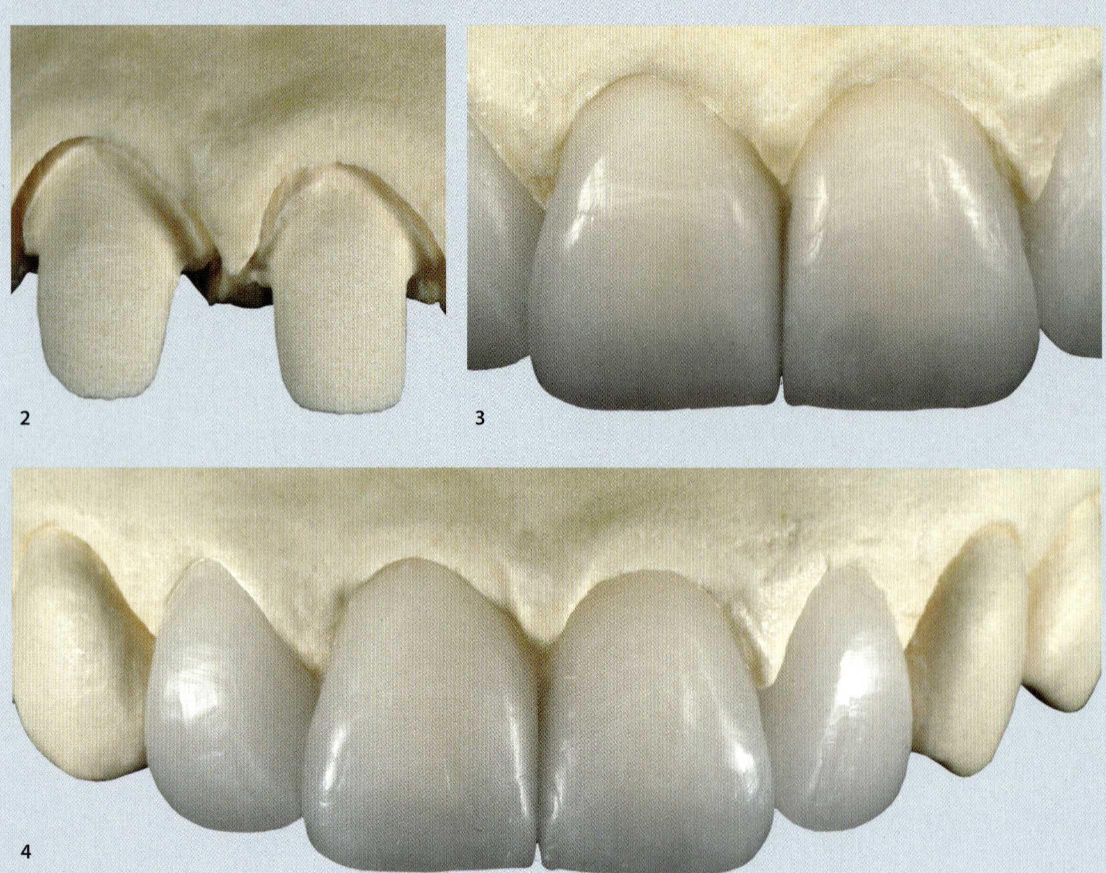

2 3

4

在另一个病例中，患者要求进行相对保守的美学修复（图1）。图2显示的是根据预期的烤瓷冠修复体的外形对诊断模型进行预备的情况。在预备后的诊断模型上制作诊断蜡型，恢复上颌2颗中切牙的切端长度、解剖外形及咬合（图3）。上颌侧切牙最终修复体的外形在正式修复治疗前也可通过诊断蜡型来模拟并确定。然后通过这些信息，设计牙体预备方案并选择修复材料。此病例的上颌侧切牙并不需要进行基牙预备，采用了不备牙超薄贴面恢复理想的颜色和外形（图4）。

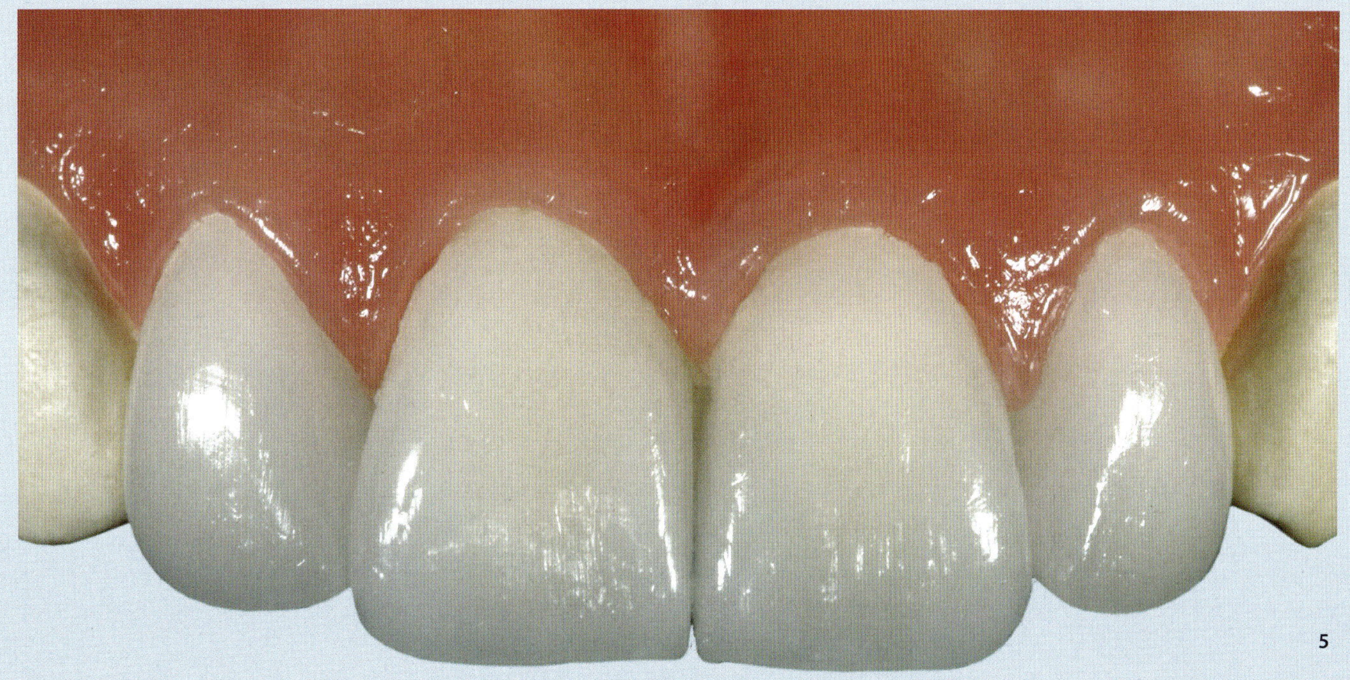

5

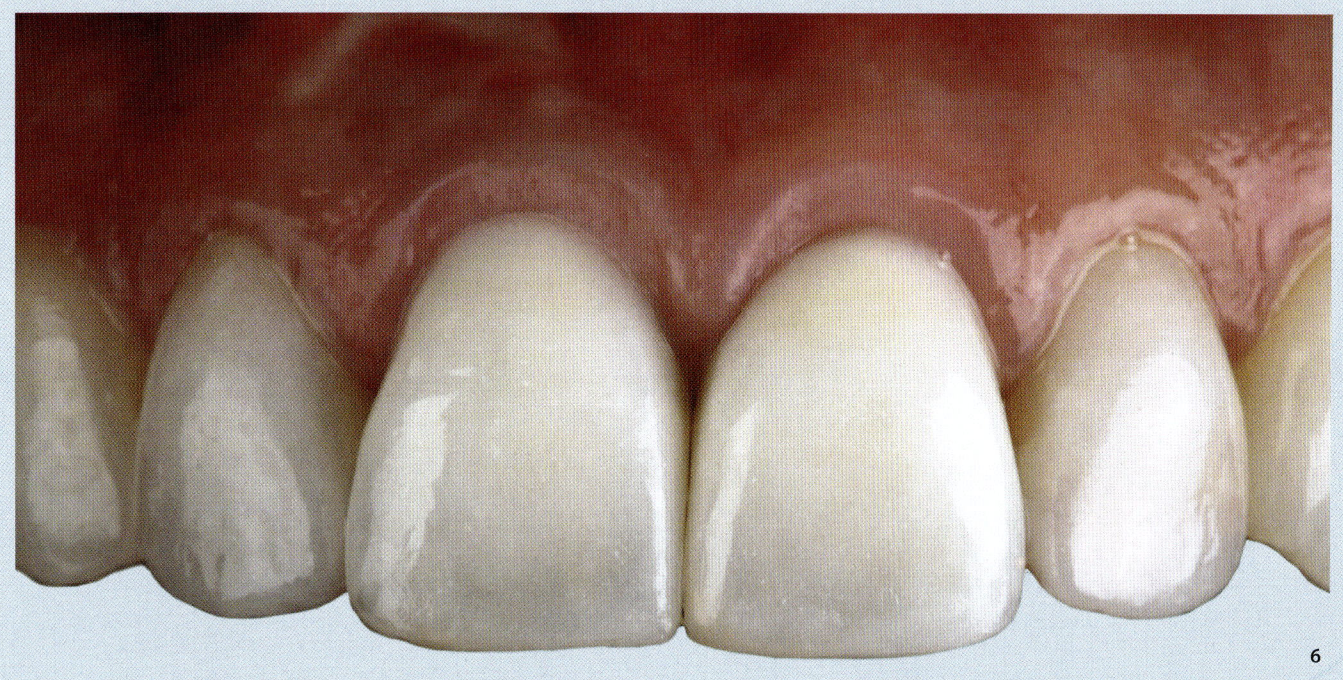

6

图5为上颌前牙诊断蜡型（Master Diagnostic Model，Valley Dental Arts Laboratory）戴入口内的唇面观。图6显示的是上颌中切牙的金属烤瓷冠和上颌侧切牙的不备牙超薄瓷贴面。与前一个病例一样，诊断蜡型和最终修复体之间的唯一区别仅仅是使用材料的不同。

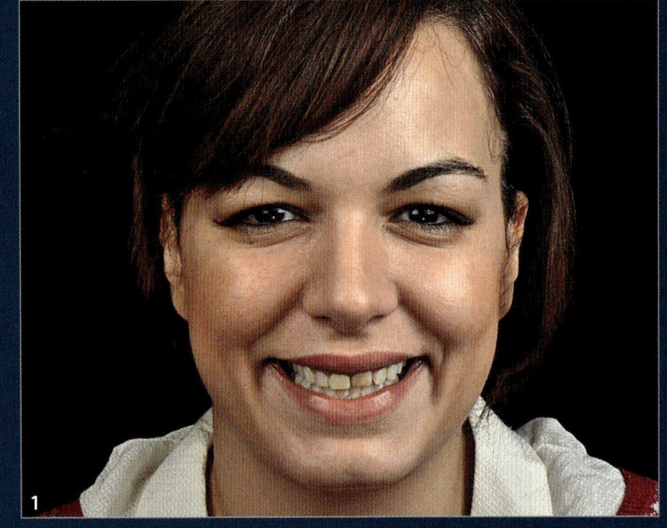

1

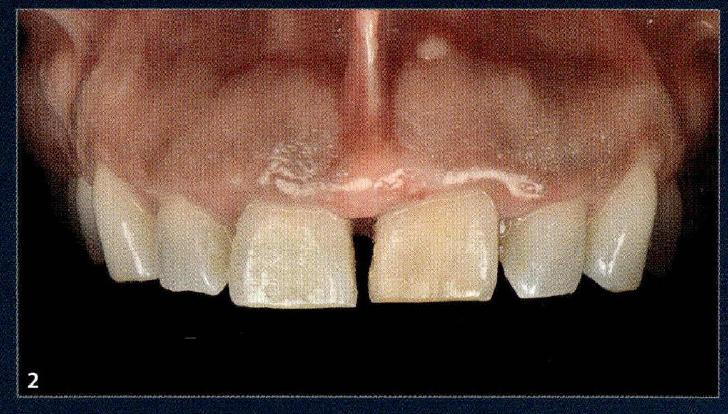

2

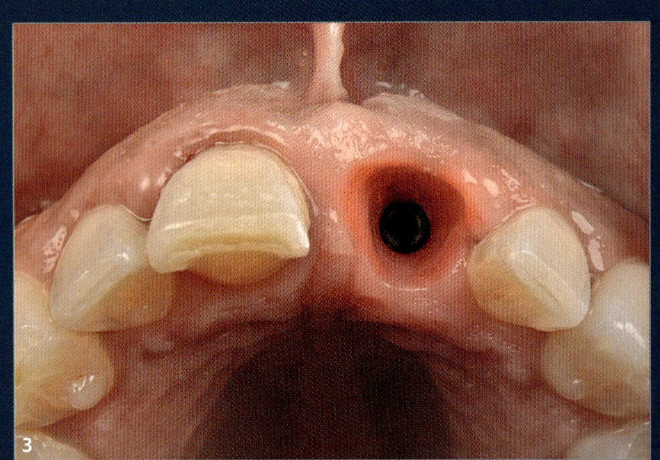

3

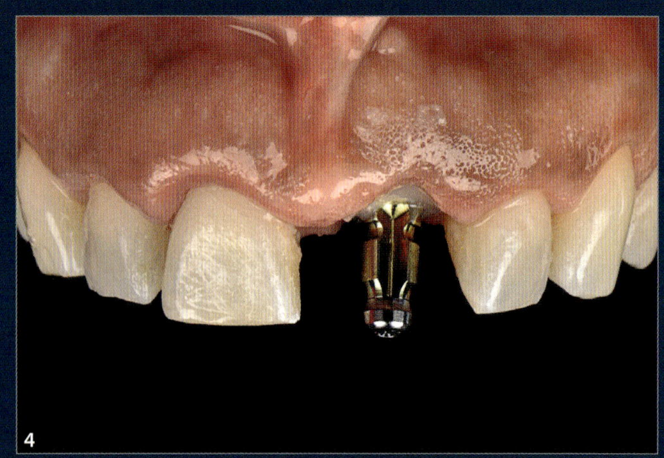

4

比色中eLABor_aid理念的应用

25岁女性患者，主诉要求改善前牙区的美观效果（图1）。其21因儿时的创伤引起牙髓并发症而无法保留（图2）。微创拔除患牙后进行即刻种植（图3）。种植体植入后用开窗法制取印模（图4）。

参考11绘制出复杂的色彩沟通示意图。图5展示了对内部牙本质颜色及牙釉质明度的初步考虑，然后以颜色配方公式将其转化为牙本质瓷的颜色及牙釉质瓷的半透明性。此病例使用氧化锆全瓷基台，进行了螺丝固位的全瓷冠修复（图6）。

使用这种数字化定量的比色分析方法时，要求具备以下设备：数码单反相机、交叉偏振滤光片[66]、标准的白平衡灰卡、数码摄影处理软件（Adobe Photoshop或Apple Keynote）[47]。根据照片确定Lab值，并将其与插值图表中各种瓷材料的Lab值进行交互参考，这样就可以在所选择的瓷材料中选出最接近的牙本质瓷颜色（在设定瓷贴面厚度为标准值的条件下），同时还可以提供混色配方，以供个性化地提高饱和度及降低明度。有红色（E21 IPS Ivoclar Essence，Ivoclar Vivadent）和黄色（E22 IPS Ivoclar Essence）两种染色剂可用于改变（提高）饱和度。此外，还可使用红褐色（E10 IPS Ivoclar Essence）染色剂来降低明度[47]。

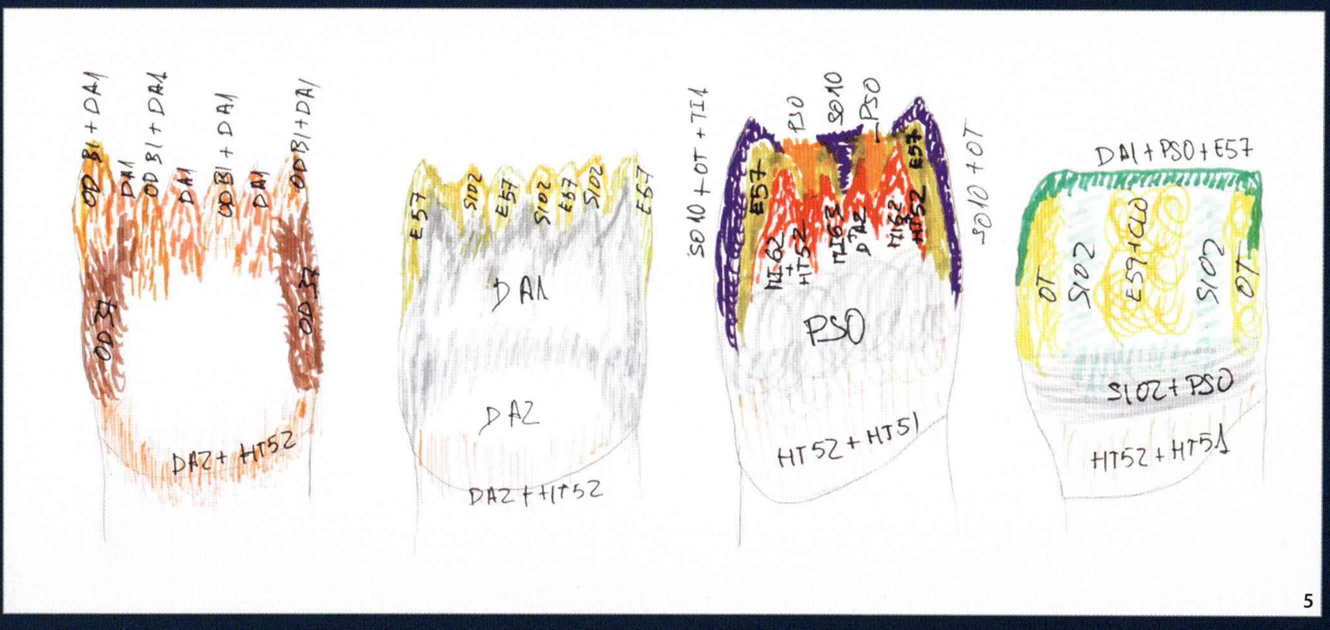

5

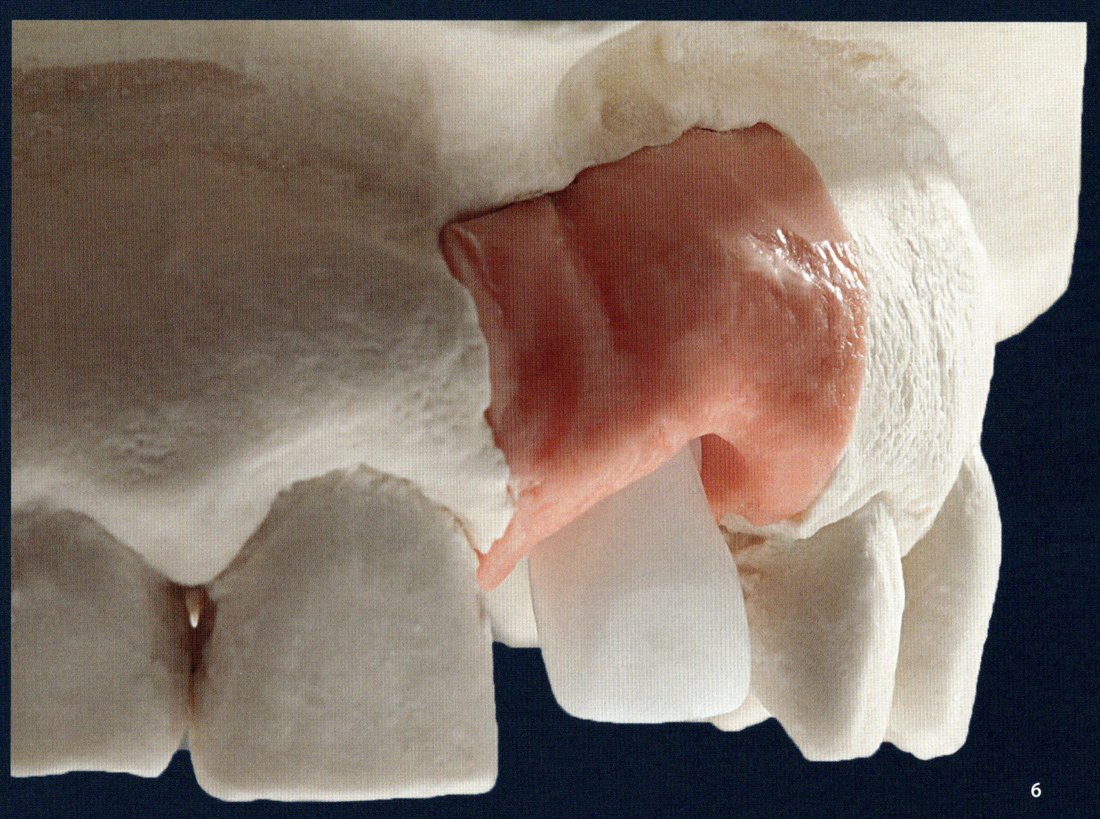
6

在牙本质色的瓷材料（Creation）中混入一种高折射率指示液体（visual_eyes, Emulation），它可以使烧结前的瓷预先显示出烧结后的颜色。将混合后的瓷粉分层堆塑至基底冠表面，其体积应比预期的最终修复体大20%，以补偿烧结时的体积收缩。然后在采用偏振光和白平衡灰卡的条件下拍摄数码照片，拍摄可在光线充足的房间中重复进行，这样可以反复测量色彩信息，并根据需要添加红色或黄色来调整修复体颜色（图7～图9）。

在堆瓷的过程中，随时可以使用肉眼观察和数值量化两种方法对比未烧结的瓷修复

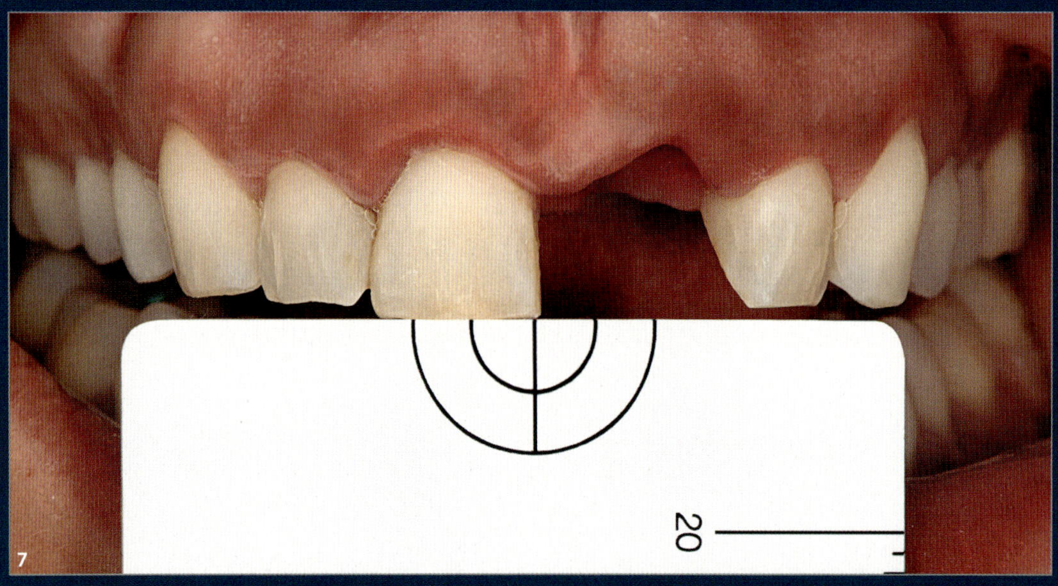
20
7

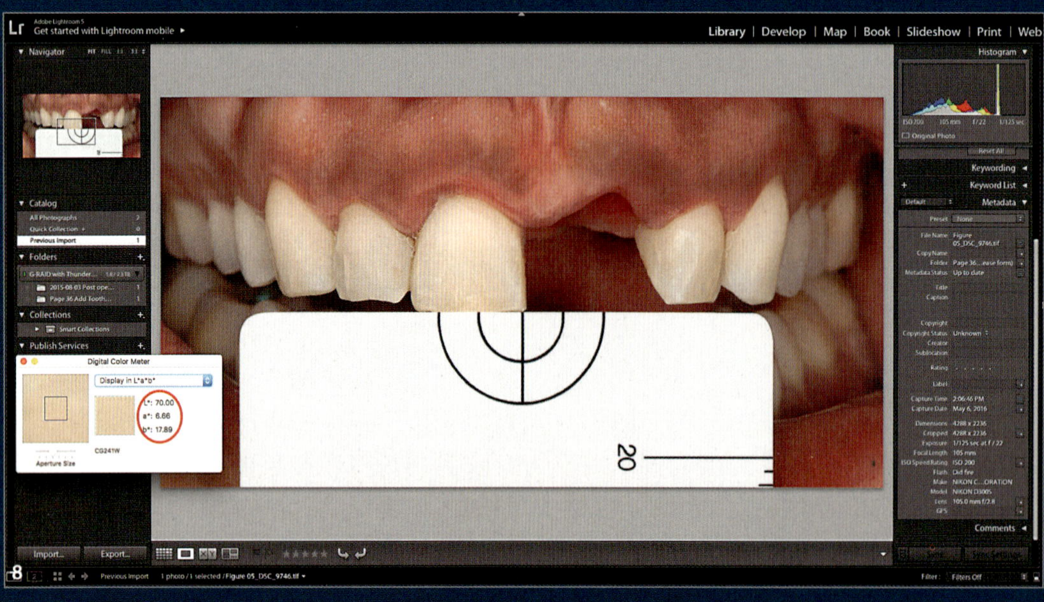
Get started with Lightroom mobile
Library | Develop | Map | Book | Slideshow | Print | Web
Navigator
Catalog
Folders
Collections
Publish Services
Digital Color Meter
L*: 70.00
a*: 6.66
b*: 17.89
Histogram
Keywording
Keyword List
Metadata
Comments
Import...
Export...
20
8

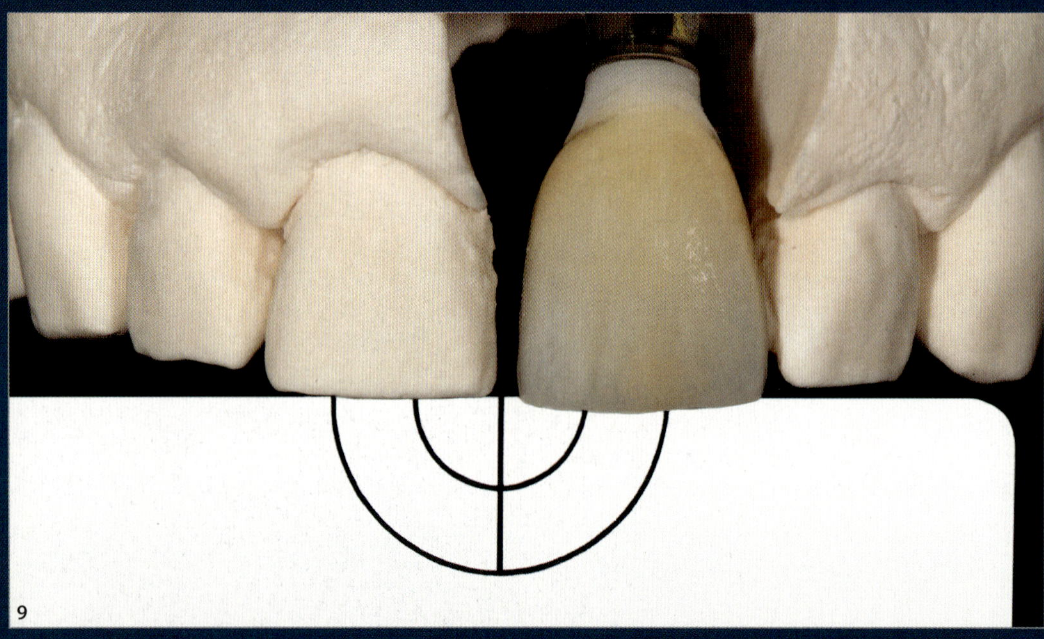
9

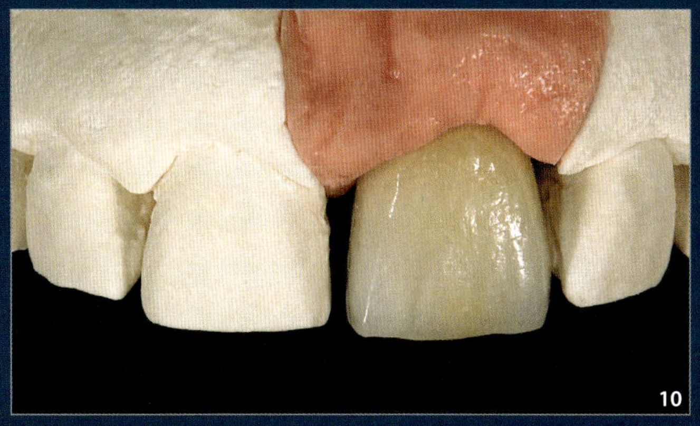
10

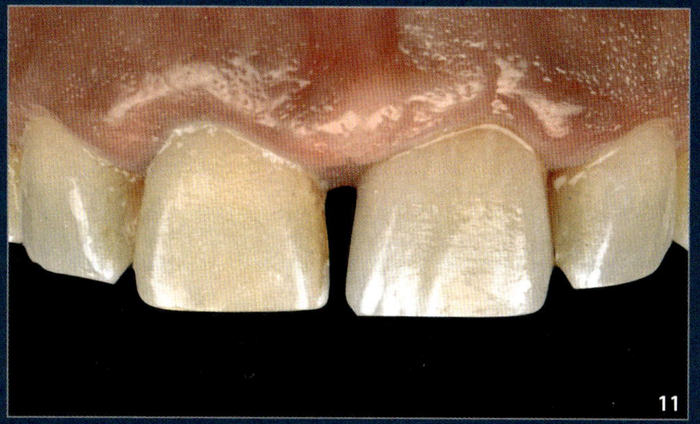
11

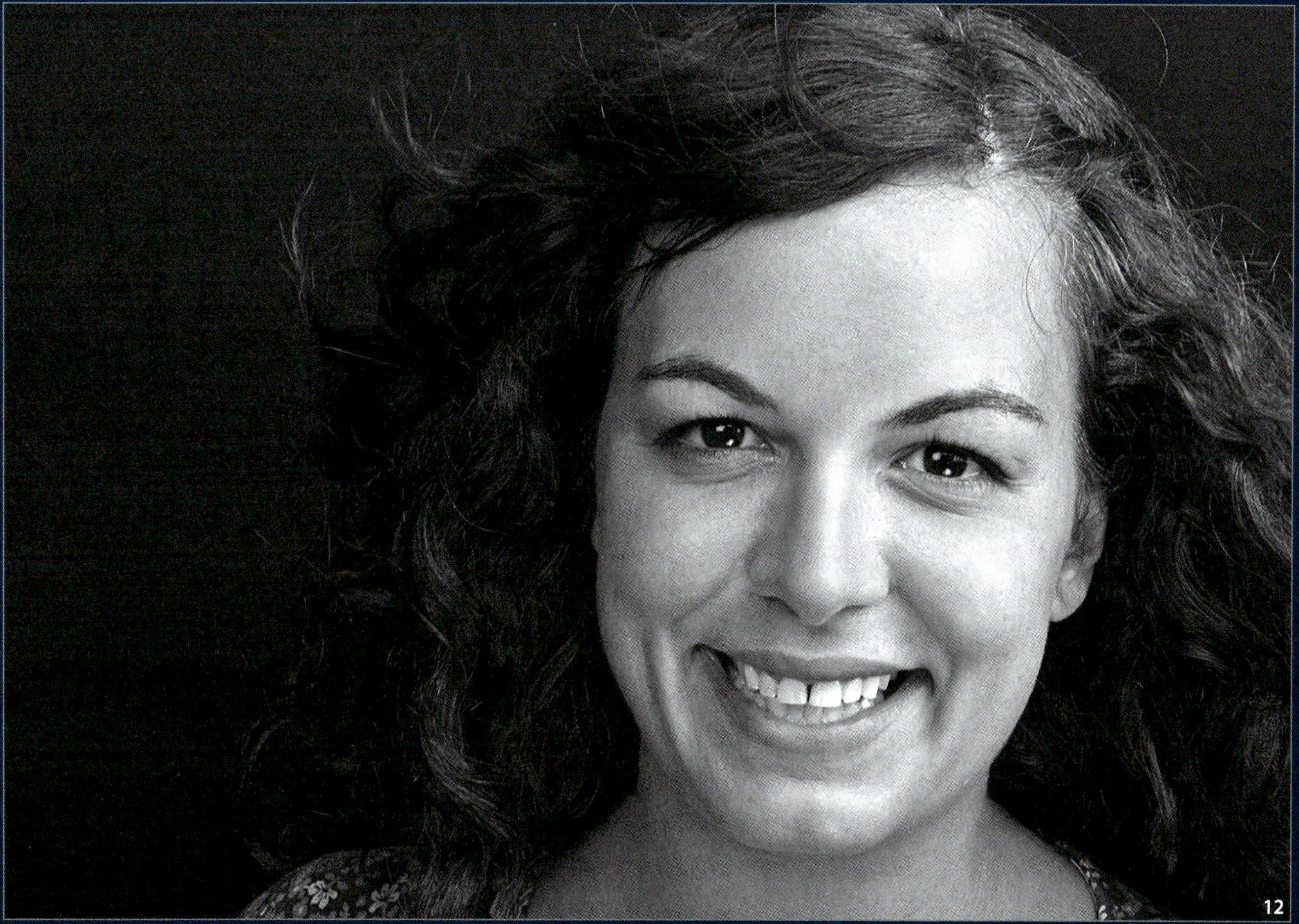

12

体与天然牙的颜色。这也可以通过在Apple Keynote或Adobe Photoshop软件中将工作模型上修复体的数码照片与椅旁拍摄的照片相叠加而实现。利用这种数字化试戴的方法评估修复体配色效果，并进行修复前后的对比分析。另外，还可采用肉眼或用量化对比方法检查切缘特征和细节。

图10～图12展示了种植体支持的全瓷冠修复后的影像。这项技术向我们展示了一种基于数码摄影技术的可预见和可重复的牙科比色方法。

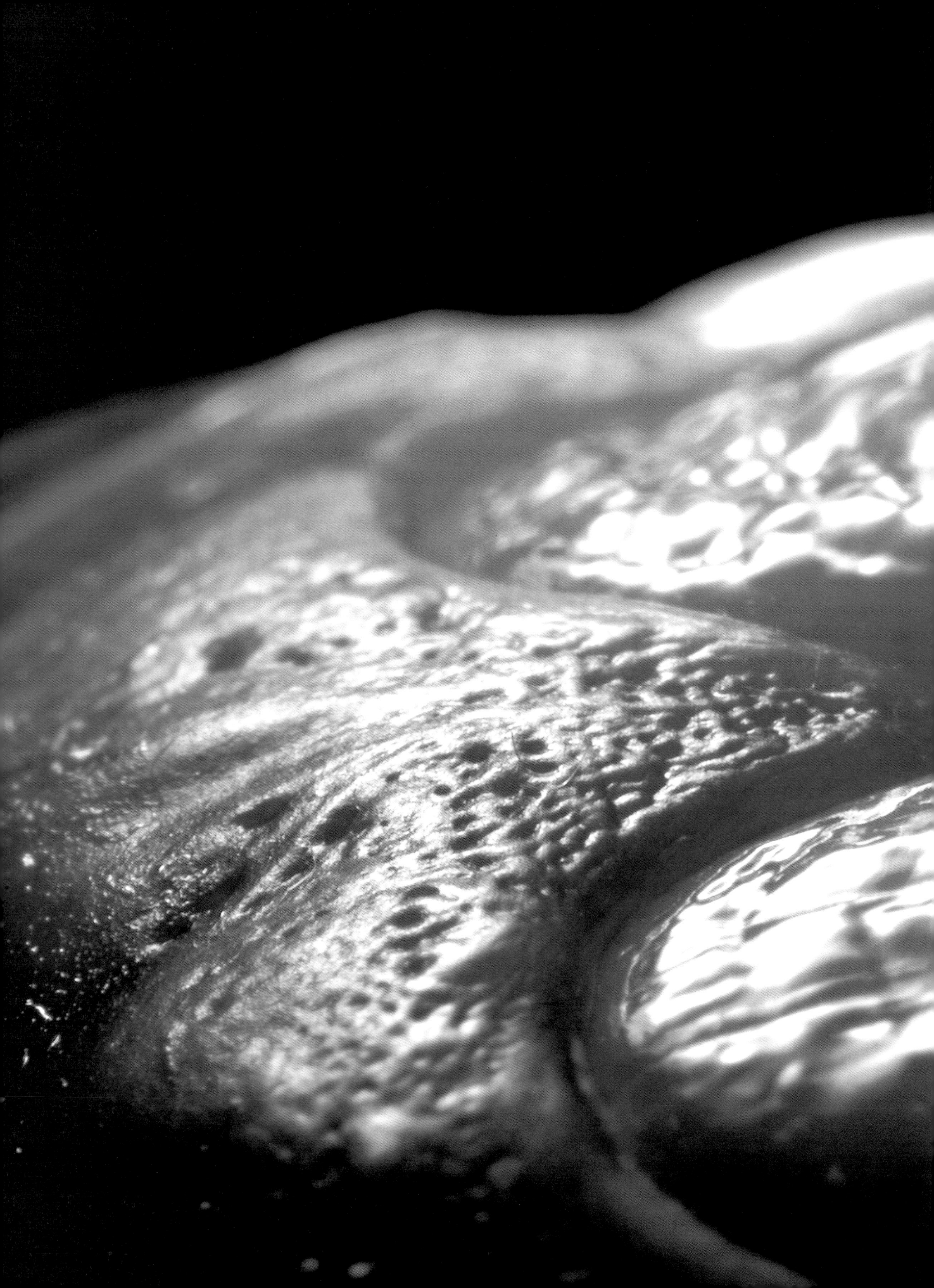

第2章　牙体预备原则

Principles of Tooth Preparation

2

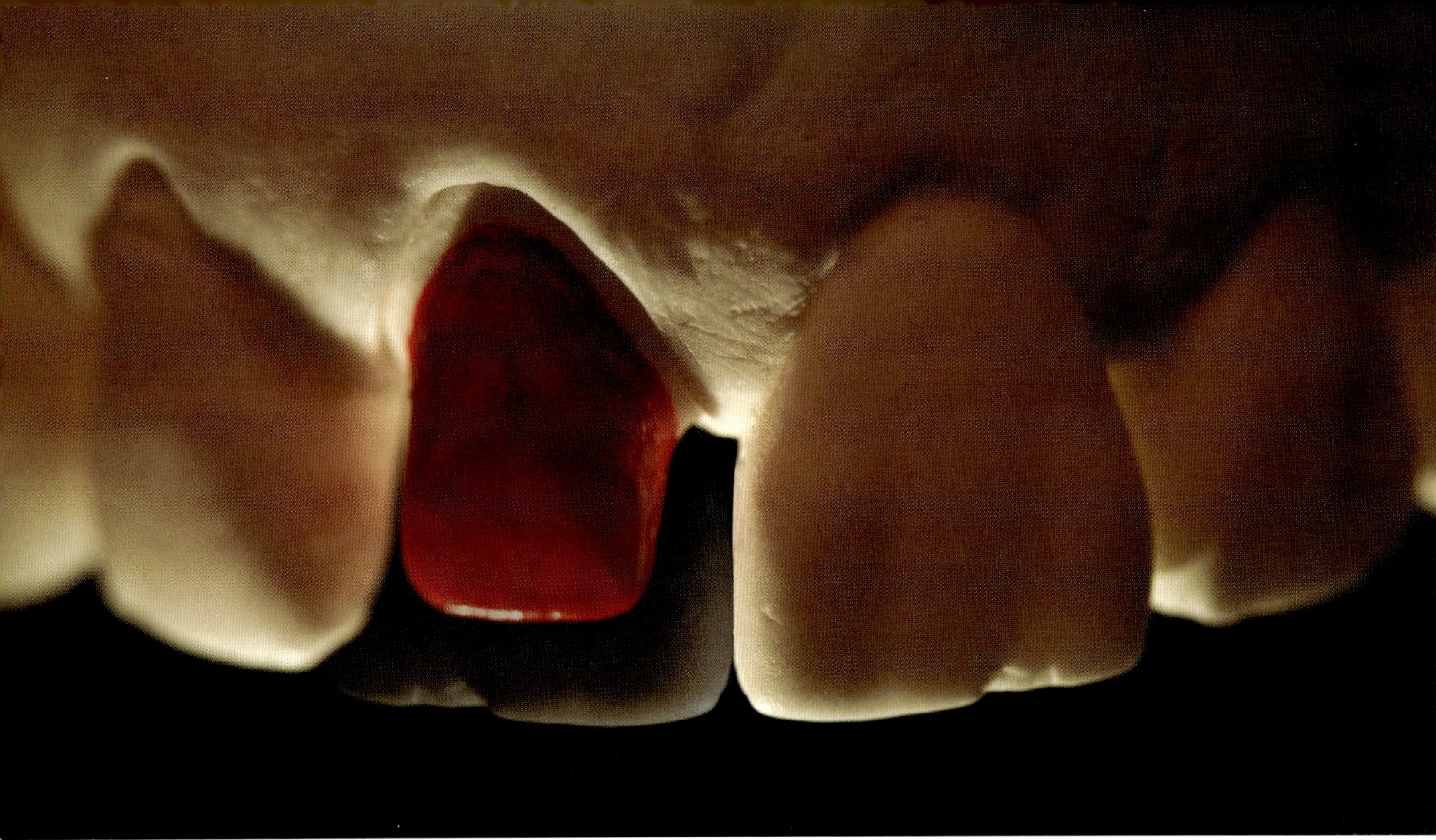

Photograph courtesy of Irfan Ahmad, BDS.

牙体预备设计的演变

1881年，M. H. Webb提出了一种牙体预备理念，这一理念要求预备体的牙釉质边缘与邻牙脱离接触，边缘置于自洁区，从而促进唾液和摄入口腔的液体对牙齿的自洁作用，实现预防龋病扩展的目的[1-2]。与此同时，G. V. Black引入了"预防性扩展预备"的概念[3-4]，认为应将洞形扩展到邻轴线角，这样修复体的边缘就可以通过食物排溢而进行自洁。G. V. Black的理念还要求沿牙釉质窝、沟、点、隙进行扩展制备，将洞形的边缘放置于非点隙的牙釉质[5]。这种洞形制备原则适用于金属修复材料的非粘接性修复，该修复方式对洞形的抗力形和固位形都提出了严格要求。

"机械固位时代"的牙体预备理念允许去除健康牙体组织以获得修复所需的固位形[4]。预备体的尺寸是根据修复材料的机械特性（即抗折性）设计的。因此，预备体一方面要求去净龋损组织，同时还要为修复材料提供足够的空间，使其获得良好的机械性能[4]。G. V. Black提出牙体预备六项原则和洞形设计分类的时代中，牙体修复学的目标仍是控制猛性龋，当时对龋病尚无科学认知[6-7]。洞形的设计采用特定的几何外形，以预防继发龋的发生，同时确保修复体的固位。这种牙体制备所要求的特殊洞形设计不可避免地削弱了牙冠结构，给已经受龋损影响的牙髓组织带来额外损伤；此外，还会改变𬌗面解剖形态，同时影响美学效果[8]；为了增加修复材料的体积以减少修复体折裂，还需将洞形扩展至牙本质中。

然而，到20世纪中叶，临床医生开始对现有的牙体预备原则提出质疑，提倡使用更为保守的洞形预备原则，以最大限度保留天然牙牙体结构的完整性[1,6]。修复材料的革新、对疾病发展过程认知的深入、龋病检测和控制（治疗和预防）手段的进步、磨削器械的改进，都促进了牙体预备设计理念的发展与变革。20世纪后半叶，引入了牙釉质和牙本质的粘接技术（即全酸蚀和自酸蚀）及复合树脂修复技术，允许在不要求获得标准几何形状洞形的情况下进行更为保守的预备[1]。“避免预防性扩展”理念主张在牙体预备和旧修复体更换中将预防、再矿化和微创技术相结合，以最大限度减少对健康牙体组织的磨切[8-10]。粘接操作（将修复材料与牙釉质和牙本质粘接）重建了牙齿的整体性、完整性和强度，形成了修复体-牙体复合体。粘接性修复材料与牙体结构能形成良好的粘接力，也不需要过多的体积来抵抗折裂，因此允许更保守的牙体预备设计[11]。相对于金属修复体，树脂粘接修复体不需要增加轴壁深度获得摩擦固位，因此预备深度可以减少[12]。综上所述，随着科学的进步，用于替换天然牙体组织和/或原有修复体的牙体预备设计理念也在不断更新。

G. V. Black最初的六项牙体预备设计原则包括洞缘形、固位形和抗力形、便利形、去除龋损组织、牙釉质壁和边缘的精修以及窝洞清洁[13]。而现代的粘接修复体的牙体预备设计是一种以粘接理念为基础的生物学方法。使用非金属材料进行直接和间接修复，主要依靠粘接技术获得固位，因而牙体预备设计更为保守。预备形设计时应考虑以下因素：牙齿类型、牙位、龋损的大小和类型、修复的原因（龋损或非龋性牙体缺损的治疗或修复体的替换）、咬合功能与预备边界的关系、修复方式（即直接、半直接或间接修复）、剩余牙体组织的质与量和受力情况、缺损范围以及美学要求等[14]。随着现代材料学和牙科粘接理念的发展，传统的G. V. Black牙体预备设计原则也应当随之改变。

洞缘形

对于没有进行过治疗的龋齿，粘接修复的牙体预备设计应取决于龋损的范围。而对于需要更换金属修复体的患牙，牙体预备的设计应体现牙体组织的保存原则。洞缘应为平滑曲线，边缘尽可能位于釉质范围内且位于咬合接触点内侧[14]。预备体洞缘形没有固定或标准的几何形态。龋损程度、现有修复体、牙体缺损和/或修复类型（直接、半直接或间接）决定了牙体预备的洞缘形。这种改良的牙体预备方式最大限度保存了牙体组织、咬合功能及抗磨损能力[5]。此外，通过龋齿检测仪对龋损范围进行客观评估，可提供更为保守的牙体预备洞缘形。

固位形和抗力形

直接修复时，预备体内部圆钝的线角结构提供抗力形；间接修复时，除圆钝的内线角外，预备体的外线角也应圆滑无锐角，从而提供抗力[14]。圆钝的线角能改善机械应力分布，而为修复体提供抗力。固位是通过牙釉质和牙本质粘接操作形成微机械嵌合（树脂突与酸蚀后的牙体组织相互嵌合）而实现的。粘接性修复材料可以同牙体结构产生更强的粘接固位力，而金属修复体则需要依靠机械固位形。

便利形

充分的隔离是粘接修复成功的关键，因此目前粘接修复体的牙体预备仍然保留了便利形设计。

在牙体修复过程中，应用橡皮障和视觉放大系统可以为临床医生提供清晰的视野和明确的修复体预备通路。

去除龋损组织

窝洞的洞缘形由龋损的范围确定。应当仅清除感染的龋损牙本质，无须进一步去除更多牙体组织。龋显示剂的发展为医生提供了一种检测和去除龋损牙本质的客观评价方法，它可与临床医生的视诊、触诊等主观评价手段[15]相结合，以提高去除感染的龋损牙本质的效率。粘接修复材料的抑龋作用和良好的封闭性能[16]为预防继发龋提供了新的途径。

牙釉质壁和边缘的精修

使用细粒度的金刚砂车针进行预备体洞壁表面的精修，以获得光滑的粘接面和良好的修复体边缘线角。光滑的表面可提高直接/间接复合树脂修复体、垫底材料及树脂水门汀的内部适合性，有助于材料与剩余牙体组织的粘接。

窝洞清洁

粘接修复的成功依赖于每一步精确、细致的操作，患牙充分的隔离也是其中必不可少的一环[17]。应用牙科橡皮障技术可以获得粘接过程所需的干净且干燥的操作空间，避免血液、唾液、牙齿碎屑等对粘接界面的污染。窝洞制备过程中任何存留的细菌都有可能侵入牙本质小管，引起牙髓炎症和坏死[18-19]。

虽然传统的洞形设计和分类原则已过时，但是根据材料和技术发展的要求稍做修改后，仍对现代牙体修复操作具有一定的指导意义。目前，“预防性扩展”[3-4]已被“粘接修复预备体设计”这种保存性更好的牙体预备方法所取代。具有生物活性和防龋功能的修复材料的研发进一步推动了牙体保存理念的发展。利用新的龋损评估和治疗方法，临床医生可以尽量减少牙体预备量，保留具有再矿化活性和修复能力的脱矿牙本质与牙釉质。

随着龋病发生机制的揭示和预防措施的不断进步，龋病的发生率和严重程度显著下降；同时化学试剂检测龋损方法的出现，使我们不得不重新审视过去所遵循的牙体预备设计和原则。患者口腔卫生意识的提高、医生卓越的诊断能力（显微镜技术的发展和照明条件的改善），以及生物材料和仪器的进步，共同演进了微创牙体预备方法[20-21]。

然而，仍有一些医生将传统的修复理念和原则用于当前的牙科粘接修复操作中，而导致术后微渗漏、继发龋和术后敏感的发生，这可能也是导致粘接修复体临床寿命相对较短的原因之一[22-23]。粘接技术和材料的发展要求临床医生及时调整传统的牙体修复理念与技术，应用粘接修复理念进行疾病诊断、材料选择、预备体设计、修复材料充填、牙髓保护、修复体精修抛光和维护[24-27]，甚至是适应证的选择。

原有的洞形分类原则不再适用于现在的粘接修复操作，因此有学者提出了许多新的分类系统。现代粘接修复的牙体制备并不拘泥于标准的几何形态，预备体的设计会根据治疗理念和临床医生对生物材料与技术的理解而变化。

在牙体修复学中，牙科疾病治疗采用医疗决策模式。这一模式允许临床医生对修复过程进行个体化评估，以制订适当的治疗策略。医生还应对患者进行口腔卫生宣教并让患者参与治疗决策，这有利于让患者接受治疗方案，提高患者的依从性，改善口腔健康水平。G. V. Black曾经对他的学生们说："这一天肯定会到来……我们将从事预防性而不是修复性的牙科工作[28-29]。"这一天已经到来。

现代牙体修复的临床目标

现代牙体修复治疗的临床目标是预防、保存和耐久。预防龋病以避免牙体修复治疗是医生的第一个临床目标[30]。现代牙体修复中的预防性治疗（例如，再矿化、窝沟封闭剂和预防性树脂修复）均为侵入性较小的微创方式；这些微创治疗联合一些预防措施，如饮食调整、牙菌斑控制、氟化物应用、抗菌治疗和口腔卫生宣教，可以显著减少龋齿的发生，降低采用侵入性干预的可能性[31]。此外，还应让患者参与治疗决策，以提高依从性，促进患者口腔健康[32]。

现代牙体修复治疗的第二个临床目标是在修复体预备过程中保护牙体结构。保存原则体现于精准去龋和脱矿区的再矿化。这一原则适用于微创治疗、充填体更换及大面积龋洞修复等治疗过程。粘接修复的牙体预备设计应以保存牙体结构为基础，使用具有粘接性能的生物活性修复材料[33-36]。粘接修复材料同牙体组织间存在较大的粘接潜力，而金属修复体则需要机械固位形保持固位。有牙本质支持的、完全矿化的健康牙釉质对修复体的固位和强度至关重要。牙釉质斜面设计使粘接界面与釉柱末端垂直连接，而并非与其长轴平行，增加了粘接表面积，提高了粘接强度和固位力[30]。

粘接修复体不需要增加厚度来抵抗折裂，这使预备设计可以更保守[11]。因为粘接树脂能够与牙本质和牙釉质获得粘接固位，不要求过多的轴壁高度以提供摩擦固位，所以对预备体深度没有过高要求。此外，树脂系统弹性模量低，可以吸收咬合应力，因此无须将底壁建立在牙本质上。保存原则可以应用于牙科修复治疗的各个方面，包括软硬组织修复。可以采用结缔组织移植、牙槽嵴骨增量和种植体植入术等保守的方法，在治疗的同时保存口腔内现有结构。这些保存治疗方法不仅有助于天然牙列的保存，还能提升天然牙列的寿命和美观性。

现代牙体修复治疗的第三个临床目标是耐久。通过延长修复体的替换周期，延长牙齿和修复体的寿命，使患者受益终生[37]。然而，这一目标的实现需要对患者进行充分的口腔健康宣教，引导他们理解牙体修复治疗的3个目标，并积极参与诊疗的全过程。前两个目标（预防和保存）是第三个目标“耐久”（延长牙齿和修复体寿命）的基础。已有研究证明，较小的修复体具有更佳的临床性能和更长的使用寿命[38-39]。

生物材料的选择决定牙体预备设计

牙体修复治疗的适应证（缺损、外伤和龋齿）以及洞形预备的基本定义在过去的100年里基本没有发生改变。然而，随着材料学的进步，牙体预备设计理念却在不断地革新。新型复合树脂和陶瓷系统具有与天然牙牙体结构相似的物理、机械和光学特性[40]，并且能够通过与牙体组织的粘接获得固位，因此允许更保守的牙体预备，无须通过预备过多牙体来增加修复体体积，进而补偿修复体的抗折性。此外，用复合树脂和陶瓷生物材料修复牙体组织，能够提高牙体结构的完整性，减少并分散修复界面处的功能性殆力。尽管对于所有的粘接修复类型，基本的牙体制备原则是类似的，但是冠内修复体和冠外修复体的预备要求还是有所差异。

冠内修复体牙体预备

根据修复材料的性能，牙体预备的设计可做相应调整。临床研究回顾了多种牙齿预备设计，并推荐使用羽状边缘、圆凹肩台、对接肩台和斜面肩台以改善所修复患牙的物理性能。冠内修复体的预备设计受到多种因素（例如，咬合、牙齿解剖和病损范围）的影响，其中对设计影响最为显著的是复合树脂的聚合收缩，其临床表现为粘接界面的收缩应力。窝洞构型因素（C因素或洞形因素）对聚合收缩应力大小有重要影响。C因素的定义是修复体粘接面积与非粘接面积的比值[41]。因此，与冠外修复体相比，冠内复合树脂修复体具有更高的C因素和更大的内应力（Ⅰ类洞C因素约为：5/1；Ⅱ类洞C因素约为：4/2）。

优化粘接修复预备体的洞形设计可减少聚合收缩[36,42]。Carvalho等发现可以通过洞形设计来控制复合树脂聚合收缩应力的大小[43]。改进预备设计（例如，圆钝内线角、圆凹肩台和适当的洞缘斜面等）可以降低复合树脂聚合收缩所产生的界面应力[44]，减少聚合收缩的不良影响。

复合树脂可采用直接、半直接和间接的制作技术用于前牙与后牙的修复，而陶瓷修复体则只能采用间接修复方式[45-46]。直接复合树脂修复的牙体预备通常限于龋损的牙釉质和牙本质。牙体预备设计需要获得去龋的通路，去除残留的银汞合金染色，并形成有利于放置成形片和修复材料的洞形。对于直接复合树脂修复而言，因为无须去除就位倒凹，邻殆面洞的树脂直接修复比瓷嵌体间接修复的牙体预备更为保守。此外，直接修复采用微创预备，内表面形态不规则，增加了粘接表面积，保留了更多的牙本质，强化了牙体结构，降低了牙齿在功能运动或外伤时折裂的可能性。

剩余牙体结构抗力不足，复合树脂直接修复无法获得足够机械强度时，需要选择其他材料和技术进行修复。应用修复工艺室加工的复合树脂进行半直接和间接修复可用于中等或较大龋损洞形的初始修复与替换修复。使用长石质瓷、压铸陶瓷和计算机辅助设计/计算机辅助制造（CAD/CAM）的可切削陶瓷制作陶瓷冠内间接修复体，可以获得优异的耐磨性、颜色稳定性和光泽[47]。因为对于较大的龋损洞形，使用树脂材料直接修复会产生相当大的聚合收缩，而采用间接修复的方式能够将聚合收缩局限于粘接树脂水门汀的厚度范围内，使修复体的整体聚合收缩率降至最低。常规临床条件下，复合树脂的“壁间收缩”与水门汀的厚度成正比[14,48]。因此，适合性良好的间接修复体粘接界面处的聚合收缩应力更小，可以提供更好的内部适合性和封闭性[14]。

冠内间接修复体（例如，技工加工的复合树脂或陶瓷间接修复体）的牙体预备设计需要磨除部分牙体结构（例如，倒凹区），以获得合理的就位道、适当的修复空间、良好的修复体适合性，以及制作过程中修复体取戴的便捷性。预备体的轴壁均应外敞5°～15°，无倒凹，峡部宽度至少为2mm，深度至少为1.5mm[49]。所有边缘应与牙体组织表面成90°对接设计，以确保修复体边缘的强度；𬌗面的边缘应避开咬合接触区。所有内线角和边缘都应圆钝，以避免应力集中，并便于修复体的制作。冠内间接修复体适用于中等和较大的洞形，当峡部预备量超过中央窝到牙尖距离的1/2时，则考虑覆盖牙尖的修复体（例如，高嵌体）[50]。

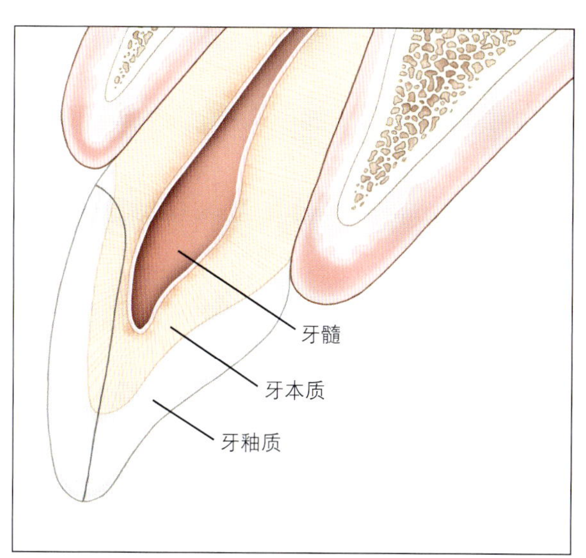

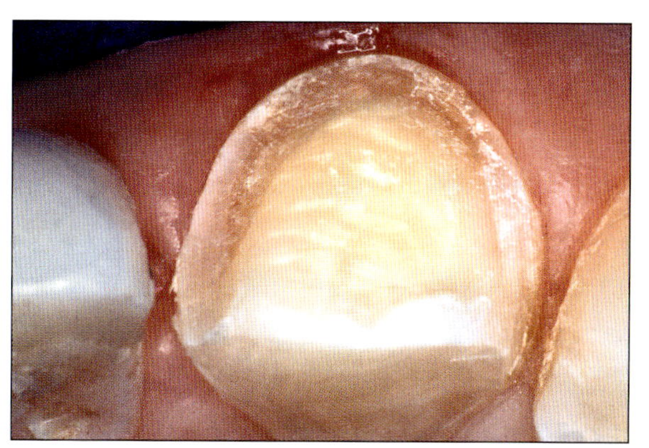

冠外修复体牙体预备

冠外修复体的牙体预备是影响临床效果的关键因素。随着新型生物材料的发展，冠外修复体的预备设计也在不断变化。修复材料的选择会影响预备设计，不同材料（例如，金属烤瓷或全瓷材料）和工艺（例如，压铸或可切削工艺）均有其独特的牙体预备要求。以往冠外修复体的牙齿预备并不强调保存牙釉质，通常是在牙齿原有外形的基础上，采用定深车针，获得标准的预备形态。而现代的冠外修复体（例如，树脂冠、陶瓷冠或贴面）预备理念要求在牙体预备前，必须明确牙体解剖结构和预期的最终修复体外形两方面因素。

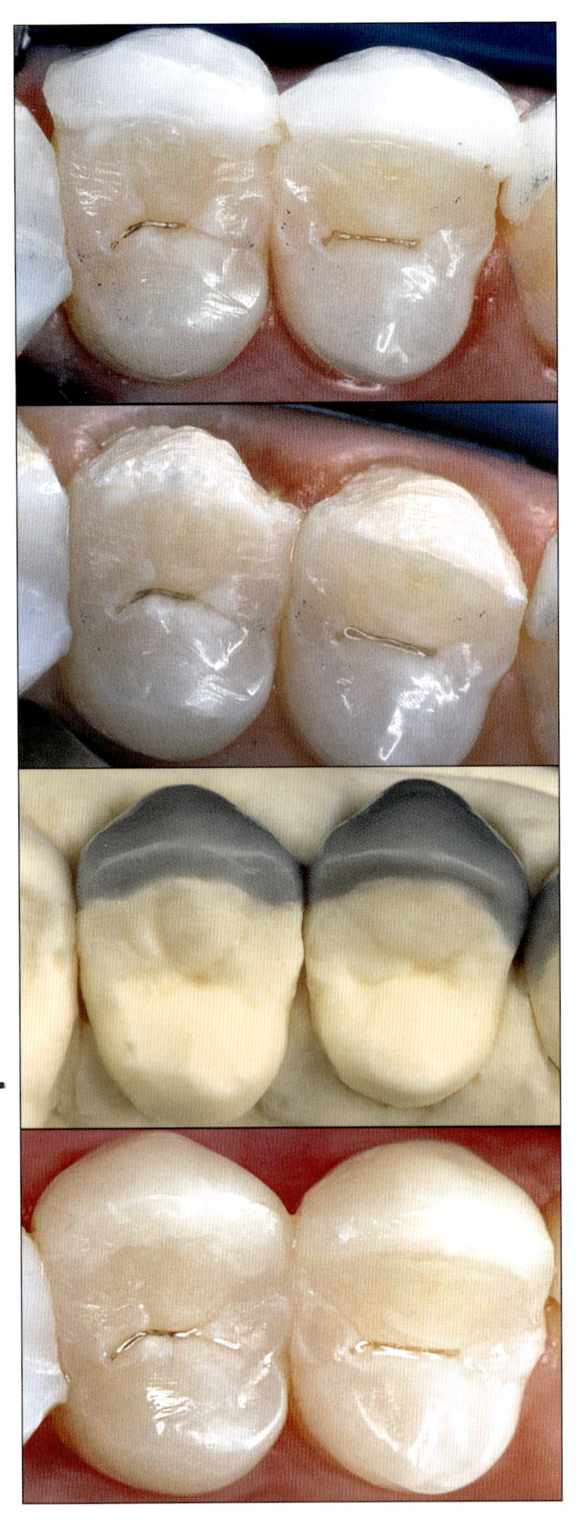

首先，需要全面了解牙齿的解剖结构，从而为牙体预备提供客观的理论依据。每颗牙齿牙釉质和牙本质的厚度、髓腔的大小和位置、釉柱的方向以及牙齿与周围牙周组织的关系等都存在差异[51]。临床医生可以针对每颗牙齿具体的解剖结构进行个性化牙体预备设计，以满足特定的临床条件，提高修复效果。

其次，需要考虑到预期的最终修复体外形，以避免牙体预备过量。牙体预备量应以预期的修复体外形为参考，而并非生硬地以原始的牙齿外形为参考。如需通过修复体改变牙齿大小、形状和外形轮廓，必须在术前制作诊断蜡型，然后在诊断蜡型的基础上制作丙烯酸树脂或硅橡胶导板，为医生提供预期修复体的外形信息[52]。这一诊断技术使牙体预备具有更好的保存性。

近年来，随着新型陶瓷材料的应用，牙体预备设计理念也在不断更新。但许多临床医生和技师仍沿用以往在金属烤瓷修复体培训中的牙体预备设计原则。对于瓷贴面和全瓷修复体的牙体预备，应参照如下指南执行。

瓷贴面的牙体预备设计也是在不断变革和进步，其设计方案受到多方面因素的影响：牙齿大小、在牙弓中的位置和方向、解剖结构、咬合功能、机械应力、剩余牙体组织的质与量、扩展至美学区的需求，以及预期的最终修复体外形[14,50,52]。在充分考虑上述因素的基础上，贴面的牙体预备有一定灵活性，可考虑以下预备形式：羽状切缘、邻面包绕、切端对接、切缘斜面和牙釉质内开窗预备。通常而言，如果贴面修复需要牙体预备，则应在牙釉质内进行，牙釉质磨削量一般为0.3～0.5mm。龈边缘应预备一个较窄（0.3mm）的圆凹肩台。唇面预备量取决于预期的最终修复体外形和基牙颜色，应在0.5～0.9mm范围内，并且应在唇面预备出两个聚合度或两个平面[52]。邻面的预备可根据美学需求采用常规预备或者片切预备。如果需要包绕切端，舌面可设计成浅凹型边缘。所有的线角都应光滑圆钝，以提高粘接树脂的适合性[53]，并利于修复体的制作。此外，只有当舌侧边缘需要扩展性预备以避开咬合功能止点时，才考虑磨切健康的舌侧牙体结构[50]。

全瓷冠的牙体预备也需考虑上述因素。一般来说，基牙颜色正常时，牙体预备无须深入龈沟，而应终止于游离龈边缘，或稍位于龈下（例如，0.5mm）[54]。预备体的大致外形应与天然牙或预期的最终修复体外形相匹配。因此，唇面需进行两段式预备，形成两个聚合度或两个平面[52]。切端和殆面预备量应为1.5～2mm，颊侧和舌侧预备量应为1～1.5mm，肩台无须制备斜面。邻面的预备量取决于牙齿的外形。龈边缘应设计为135° 圆凹肩台或90° 对接肩台[55]。除预备体龈边缘外，预备体表面的所有线角均应光滑圆钝。

采用CAD/CAM技术时牙体预备注意事项

精准的牙体预备是获得理想的最终修复体的关键。如果没有足够的预备量、合适的聚合角度、清晰可辨的边缘完成线，牙科技师就难以完成高质量的修复体。大多数CAD/CAM系统对基牙预备体的缺陷非常敏感，技师难以在设计中灵活地对预备体的缺陷进行弥补。因此制作CAD/CAM修复体时，预备体必须有清晰的边缘完成线、良好的轴壁聚合度、圆钝的内线角，且无倒凹[56]。如果单独使用CAM和复制铣削系统，则允许技师在修复体基底/支架制作过程中一定程度上通过灵活处理弥补基牙预备体存在的缺陷。例如，在为基牙制作蜡型阶段，可以适量纠正固定桥支架的就位道方向。

无论采用上述哪种方式，制作氧化锆修复体时，对基牙预备都有一些特殊要求。有部分CAD/CAM系统，对牙体预备有一些特殊要求。虽然各CAD/CAM系统的要求略有差异，但是对于所有CAD/CAM系统来说，基牙无论是前牙区还是后牙区，单冠还是固定桥基牙，都遵循一个共同的牙体预备原则，即切端和殆面降低1.5～2mm[57]（图1）。

这是可以接受的最低磨削量。将前牙区的切端预备量增加至2mm，可以为牙科技师提供更大的空间达到更优的美学效果。可以根据诊断蜡型制作硅橡胶导板来指导牙体预备，获得理想的修复空间。在后牙区，如果将殆面预备量增加至2.5mm，技师就可以重建出未磨损的天然牙的解剖外形[58]（图2）。可以使用2mm厚的咬合间隙指示垫（Flex Tabs，Kerr/Sybron；Occlusal Reduction Ring，Clinician's Choice）来确认殆面预备空间是否足够。

大多数CAD/CAM和复制铣削系统推荐冠修复体的轴壁最小预备量：前牙应为1～1.5mm，后牙应为1～2mm。但是某些制造商也有不同的建议。例如，某系统使用其特定材料制作修复体，制造商认为轴壁预备量达到0.8mm即可。一般来说轴向聚合度要求在4°～6° 之间[59]。光学扫描仪要求预备体的聚合度大于4°，以充分读取预备体的边缘[57,60]。过于平行的轴壁会在光学印模时“迷惑”扫描仪，所以应该避免（图3）。

边缘的内线角应圆钝，建议使用1mm宽的圆凹肩台[57]。禁止使用内线角为直角的肩台。肩台外缘采用对接设计，不设计斜边。禁止使用刃状或羽状边缘，因为它们无法为瓷材料提供足够空间。还应避免出现倒凹和锐利的线角。

预备体上锐利的线角应打磨圆钝，以避免在制作修复体时金刚砂车针对瓷块的过度切削。当殆面与轴面之间的线角过于锐利时，研磨车针因具有一定的直径，在制备锐利线角的过程中会过度切削材料，导致结构受损（图4）。应避免边缘出现沟槽和过于平行的轴壁，因为这些缺陷将影响预备体的光学扫描（图5）。可以采用侧壁无砂的平头金刚砂车针去除肩台飞边等不平整区域。

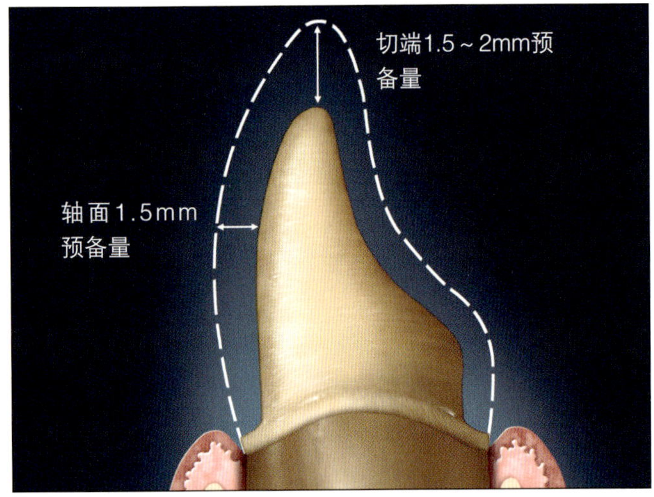

图1　前牙牙体预备要求（Courtesy of Gregg Helvey, DDS.）

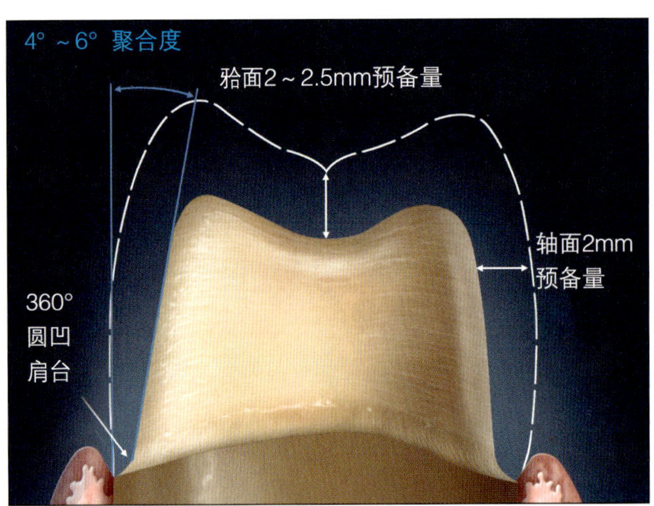

图2　后牙牙体预备要求（Courtesy of Gregg Helvey, DDS.）

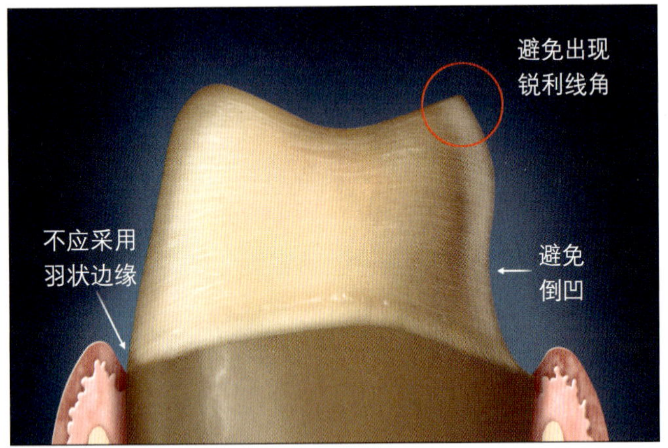

图3　应避免羽状边缘、倒凹和锐利的线角（Courtesy of Gregg Helvey, DDS.）

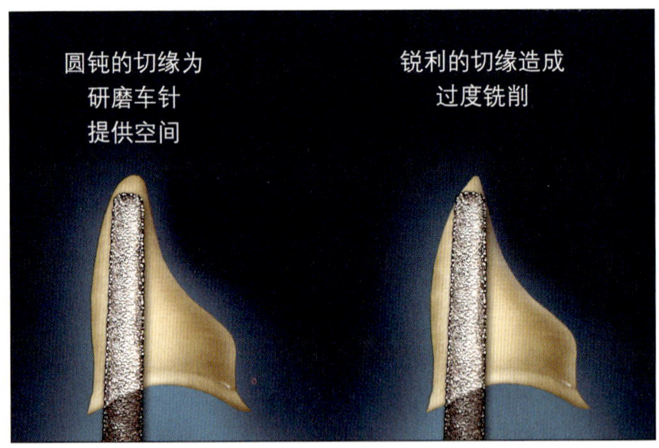

图4　尖锐的切缘会造成材料的过度铣削，削弱修复体基底冠切端的轴壁。金刚砂车针需要足够空间切削出正确的切缘形态（Courtesy of Gregg Helvey, DDS.）

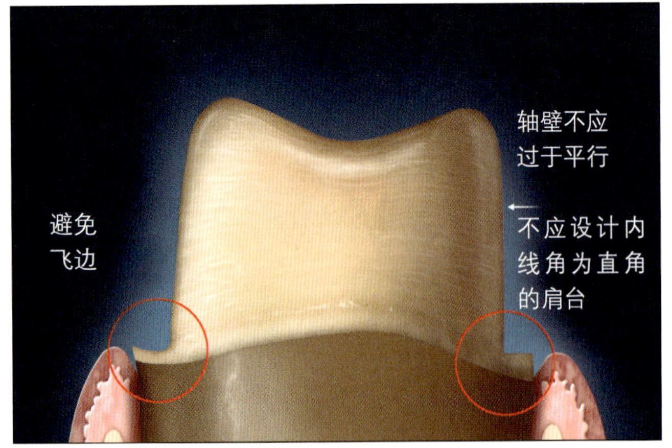

图5　应该避免飞边、内线角为直角的肩台、过于平行的轴壁，它们均会影响光学印模的制取（Courtesy of Gregg Helvey, DDS.）

粘接修复牙体预备的一般原则	
尽可能减少牙体预备量	粘接修复体不需要过多体积以抵抗折裂，因此可以采用保存性更强的牙体预备设计[11,61]
保持预备体边缘在牙釉质内	牙釉质对于修复体的粘接固位和机械强度有重要贡献。预备体边缘保留牙釉质是修复体获得良好的适合性和封闭性的必要条件[45–46]
内线角圆钝	根据抗力形的要求，直接修复体内线角应是圆钝的，间接修复体内、外线角均应是圆钝的，修复空间厚度均匀，以改善机械应力分布[62]。圆钝的线角增加了修复体的适合性，提高了间接修复体的精准度[14,50]
制备牙釉质斜面	牙釉质边缘斜面可以暴露釉柱的末端并增加粘接面积，有助于获得可靠的树脂粘接封闭。斜面的制备使粘接面与釉柱垂直而非同釉柱平行，可以增加牙釉质粘接面的表面积，提高粘接强度，增加固位力[2,63]。殆面洞缘是一个例外，不应设计斜面，因为斜面将增加预备体的宽度，可能侵犯中心咬合接触区，加速修复体的磨损[24]。斜面应限于邻面洞缘和龈壁边缘的釉质部分，以增强粘接固位。通过增加修复体边缘的厚度，提高其抗折性。同时，通过制备牙釉质斜面暴露釉柱用于酸蚀，不但增加粘接面积，而且还可减少微渗漏[63]
尽可能减少殆面洞形宽度	粘接修复预备体的宽度应尽可能窄，因为修复体的耐磨性与其尺寸密切相关[24]。此外，预备体的颊舌宽度不要过度扩展，避免侵犯正中咬合区域
确保充分隔湿	隔湿是粘接操作的前提。应用橡皮障和视觉增强辅助设备为临床医生提供更为清晰、清洁的粘接修复术区[64–65]
预备体的粘接封闭	有观点认为，应用粘接系统封闭暴露的牙本质是保护牙髓–牙本质界面最有效的方法。使用树脂水门汀将修复体粘接到牙体组织上，为修复体提供固位力，并防止微渗漏。此外，粘接封闭可提高修复体内部适合性，分散树脂–牙本质粘接界面的应力，同时减少术后敏感[40]
确保粘接效果最佳	修复体与牙体之间良好的粘接可减少聚合收缩引起的边缘间隙、微渗漏、边缘染色和继发龋，并可提高固位力。此外，良好的粘接修复可以加强牙体结构，分散和减少修复界面的功能应力，同时增加耐磨性，并改善美学效果

对于固定桥的基牙，预备体应该根据就位道方向形成轴壁的汇聚。如果各基牙聚合度理想，但基牙间存在平行轴壁，则会影响光学扫描路径，无法获得准确的光学印模，从而导致修复体内冠适合性差和/或边缘不密合。

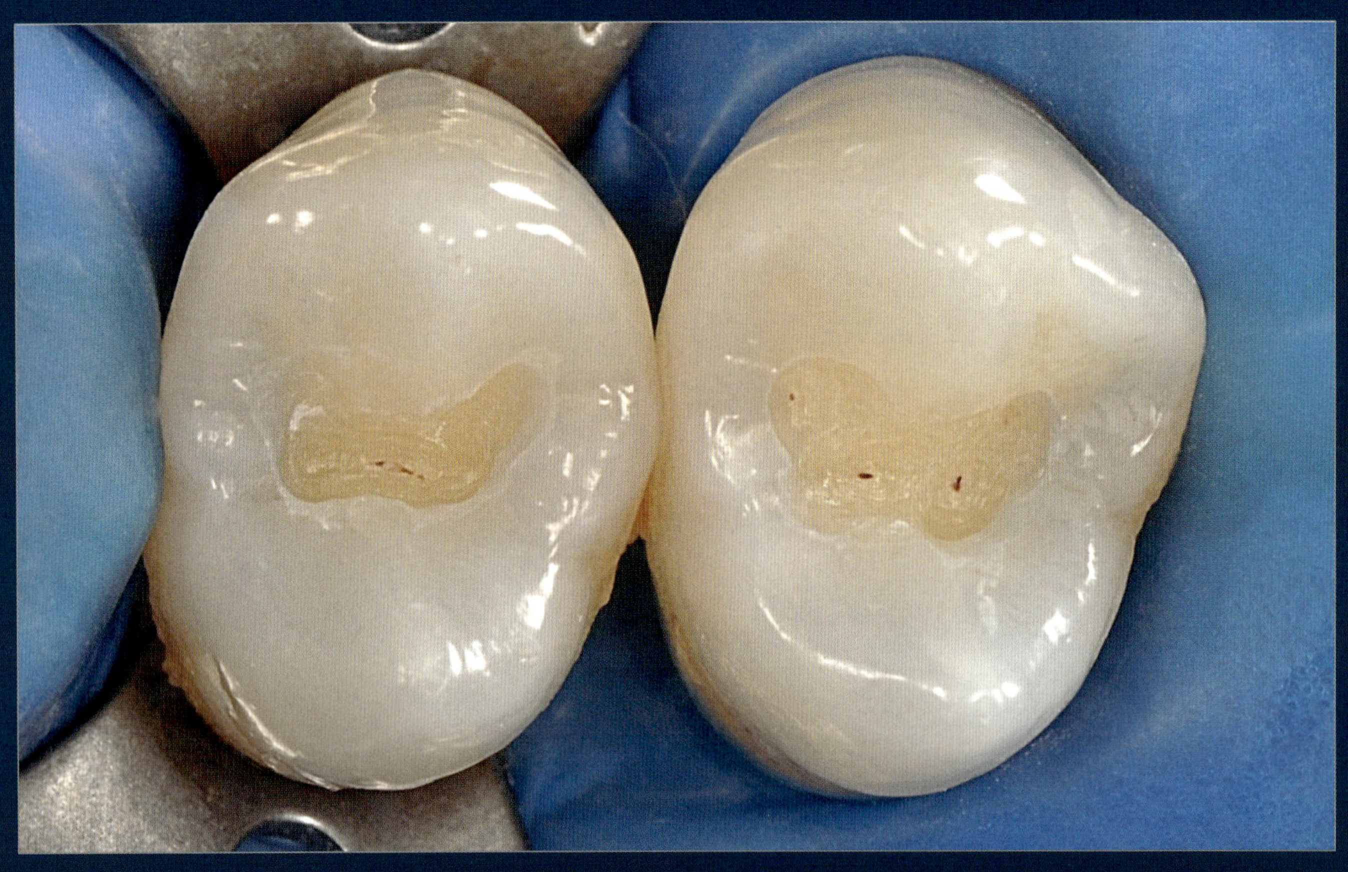

Ⅰ类洞树脂充填修复牙体预备设计

Ⅰ类洞进行树脂粘接修复时，𬌗面牙体预备原则包括：去除龋损牙釉质，打开清除牙本质龋损的通道，去除所有银汞合金和染色牙体组织，获得充填修复的通道。由于𬌗面耐磨性同充填体尺寸呈负相关，应尽可能缩窄洞形的宽度。

只有当𬌗面洞缘需要避开咬合功能止点时，才应考虑磨除部分健康牙齿组织，将边缘放置于非接触区。预备体的𬌗面洞缘一般不应设计成斜面。斜面会增加𬌗面洞形宽度，从而增加覆盖功能接触区的可能，以及充填体快速磨损的风险。如果预备的洞形颊舌向扩展较大，才考虑制作边缘斜面。这种情况下制作边缘斜面，可以通过粘接修复提高牙齿的抗折性。最后，所有的内线角都应该圆钝，增加材料同洞壁的适合性。

Photography and dentistry courtesy of Yoshihiro Kida, DDS, PhD.

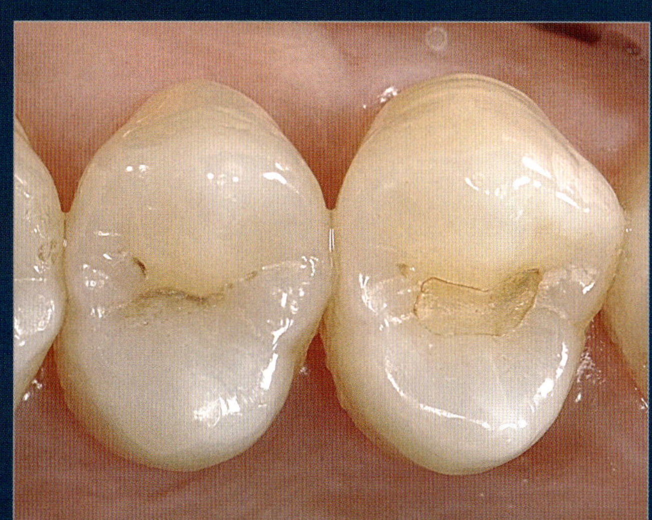

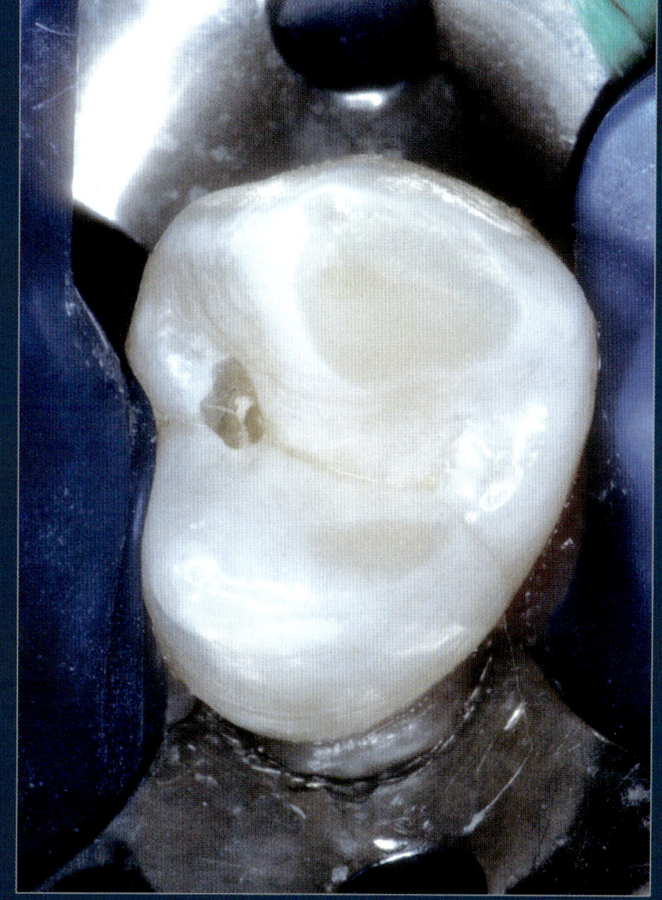

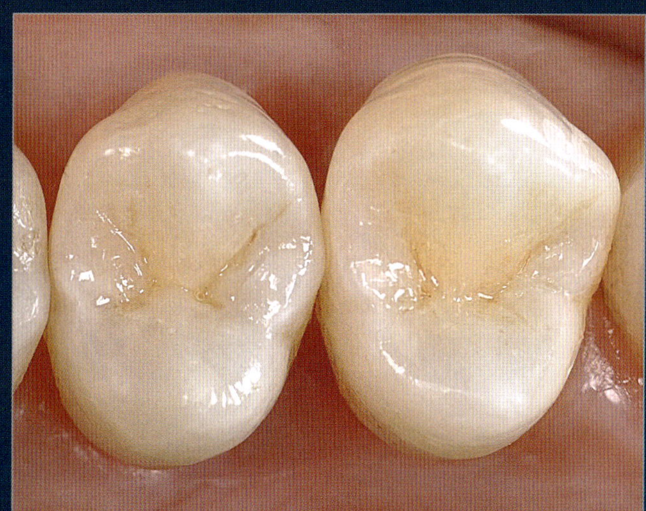

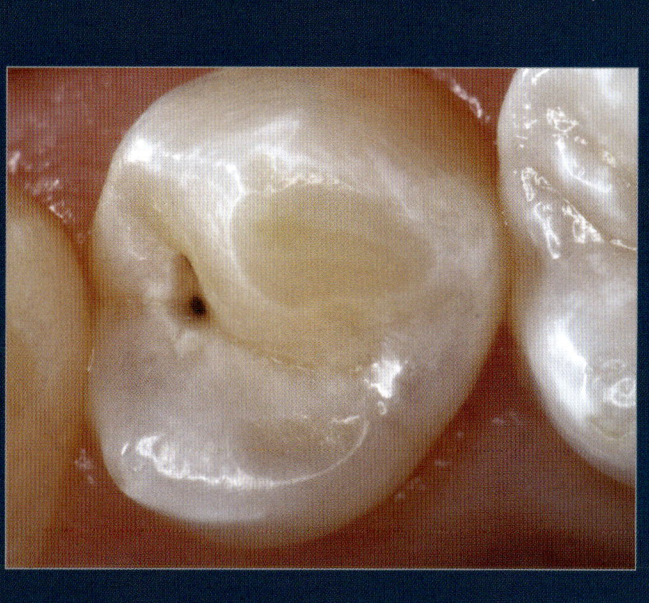

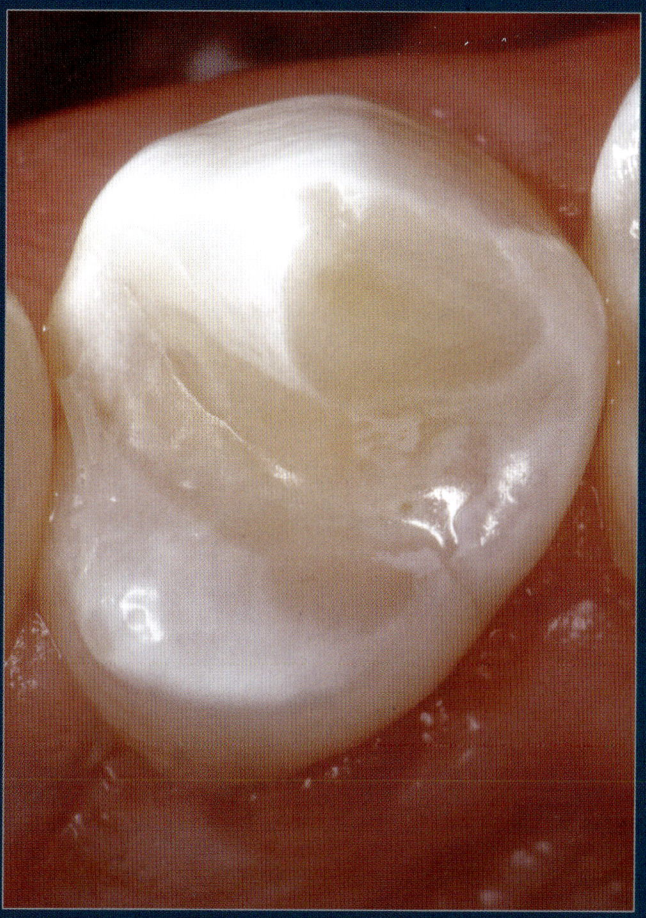

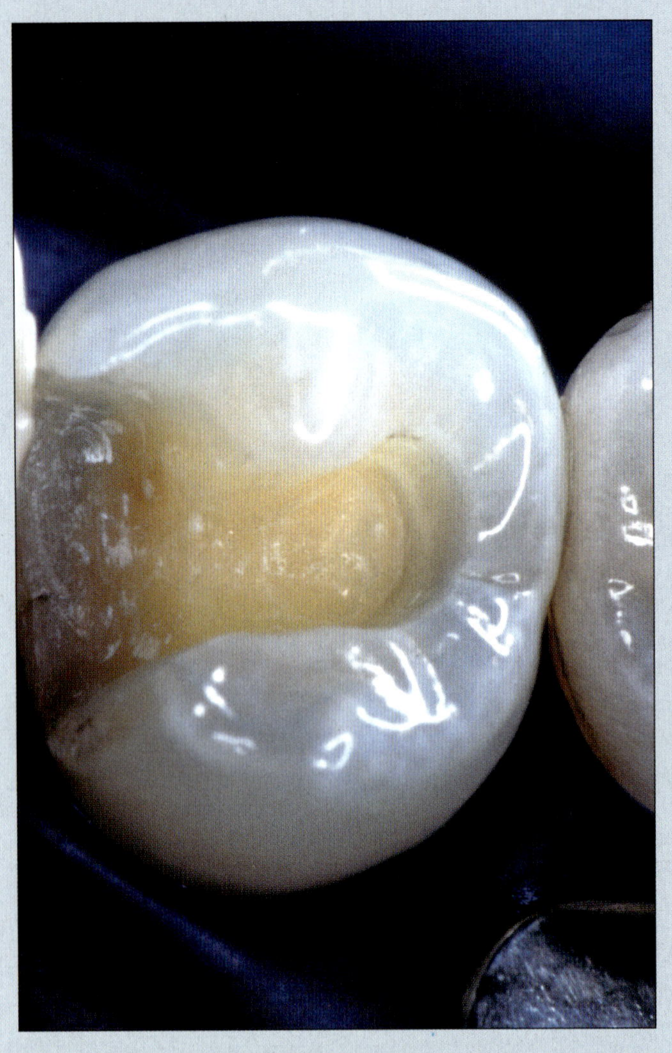

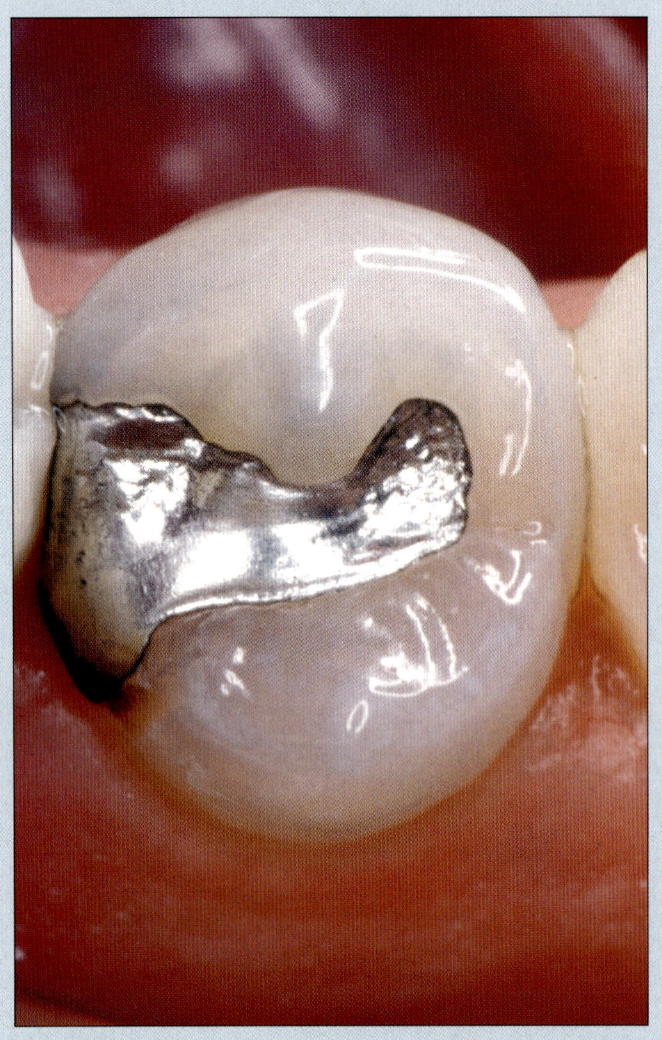

Ⅱ类洞树脂充填修复牙体预备设计

Ⅰ类洞粘接修复的牙体预备要求同样适用于Ⅱ类洞，包括颊舌向的预备尺寸、内线角、牙体预备量和边缘斜面的制备要求。此外，邻面盒状洞形的宽度也应尽量控制，因为复合树脂充填体可与洞壁实现良好的粘接，故无须将邻面洞形扩展至到无接触区。

龈壁的深度也应最小化，预备深度不应超过龋损深度。龈壁越深，可供粘接的牙釉质边缘就越薄。此外，殆龈向预备越多，咀嚼时龈壁边缘的剪切应力越大。

如果要考虑设计斜面，那么只有在邻面洞边缘存留牙釉质时，在邻面洞的颊舌壁和龈壁可以制备洞缘斜面。这种情况下，邻面洞的斜面会增加修复体的体积，进而提高充填体的抗折性；同时斜面的存在增加了牙釉质粘接面积，降低了微渗漏的可能性。

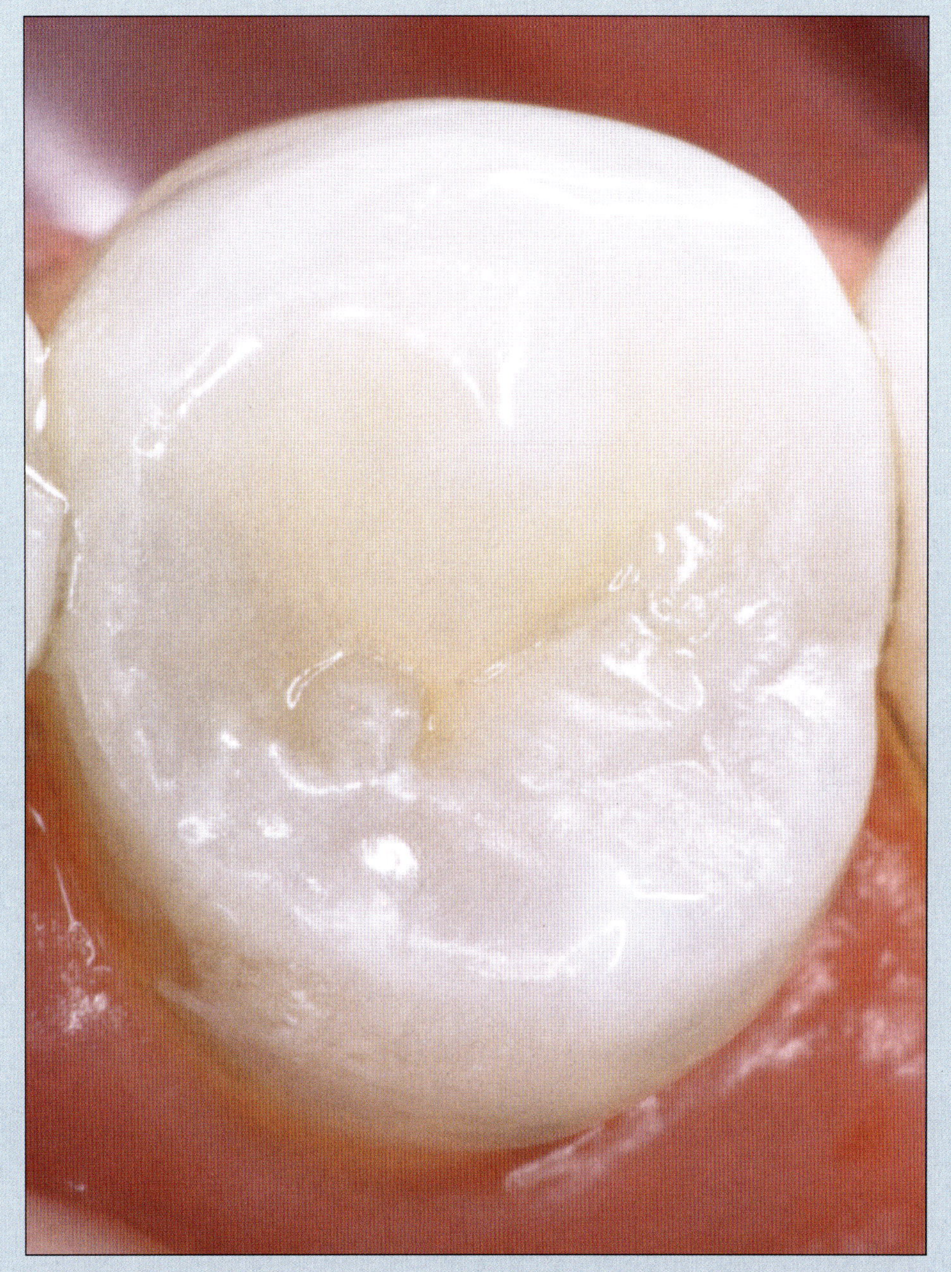

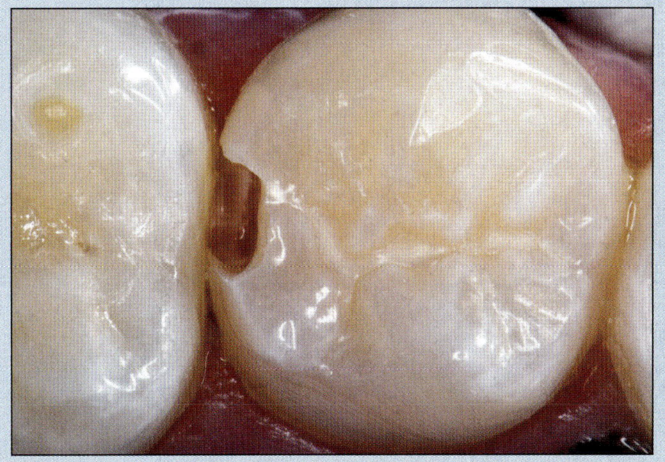

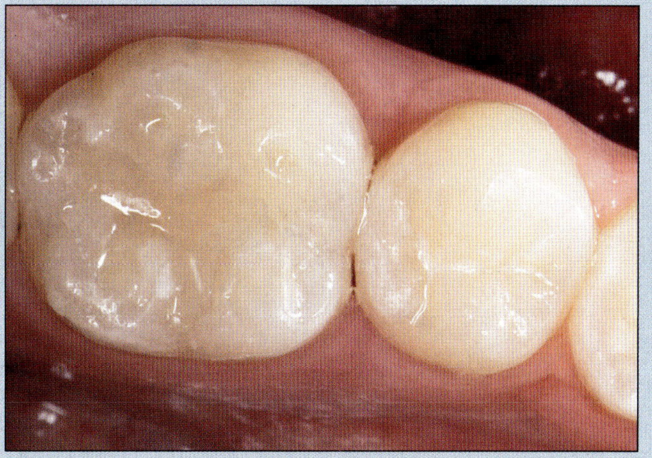

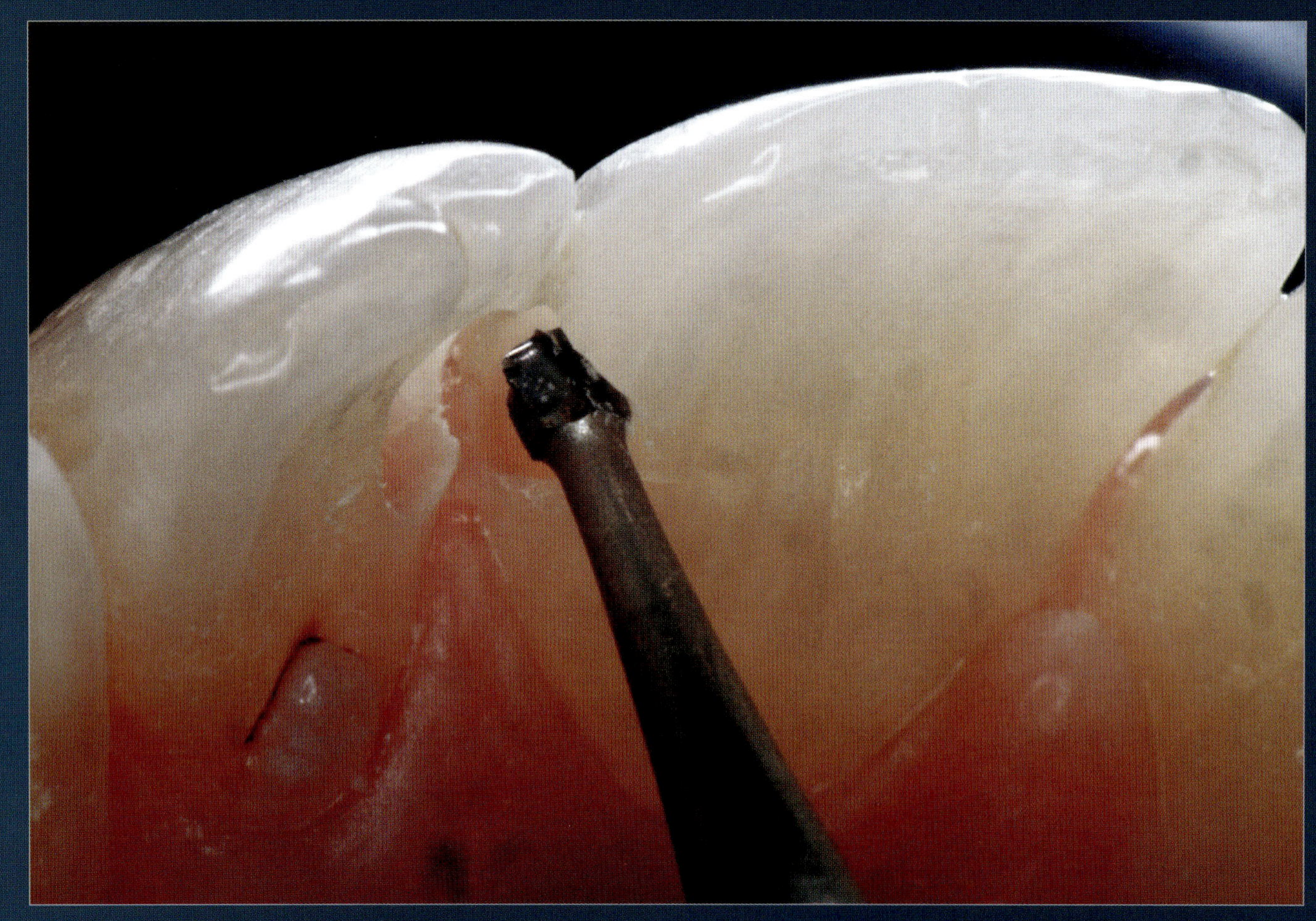

Ⅲ类洞树脂充填修复牙体预备设计

如Ⅰ类洞和Ⅱ类洞制备的要求所述，Ⅲ类洞粘接修复的洞形设计应依据龋损的程度和原有的充填体尺寸，并能提供良好的视野和修复通路。以往丙烯酸树脂和金箔修复时代的经典洞形目前已不再采用。取而代之的是以去除龋损，修整牙釉质边缘，制作洞缘斜面为目标的牙体预备。

应确保内线角圆钝，洞壁光滑。此外，牙釉质壁应与牙齿表面垂直。轴壁的制备应为凸面，确保在颊舌向和切龈向均遵循牙齿外形轮廓和釉牙本质界形态。最后，由于充填材料具有粘接性能，因而无须制备倒凹。

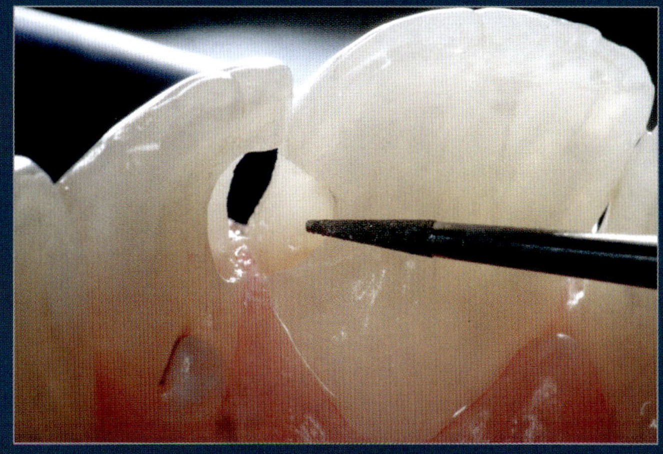

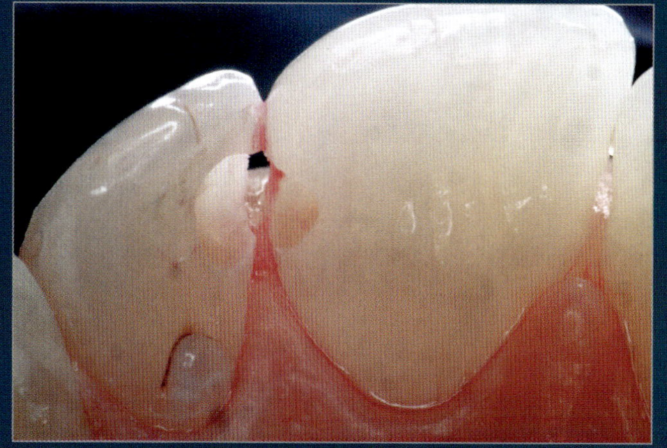

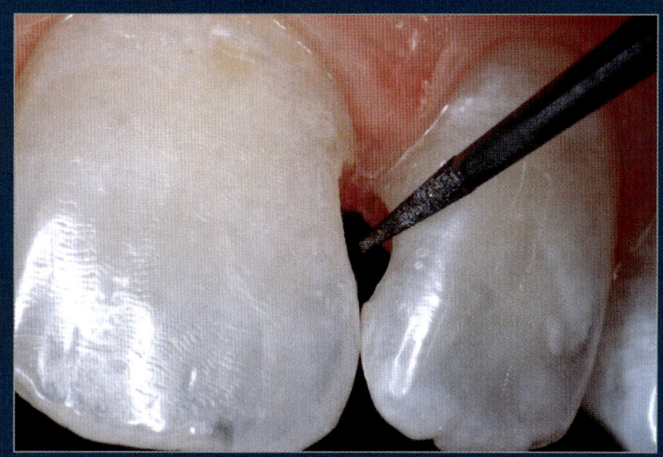

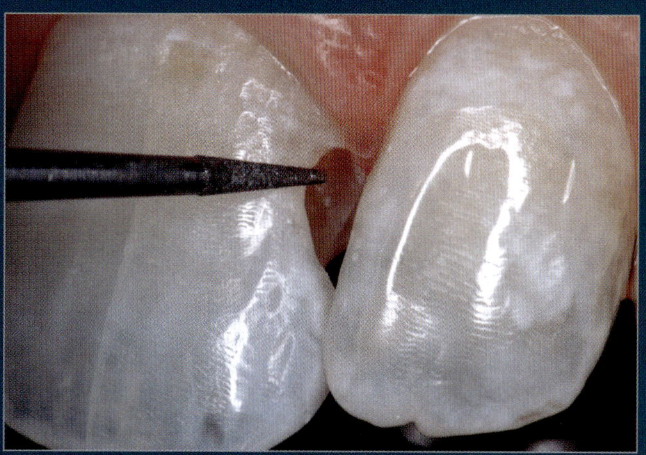

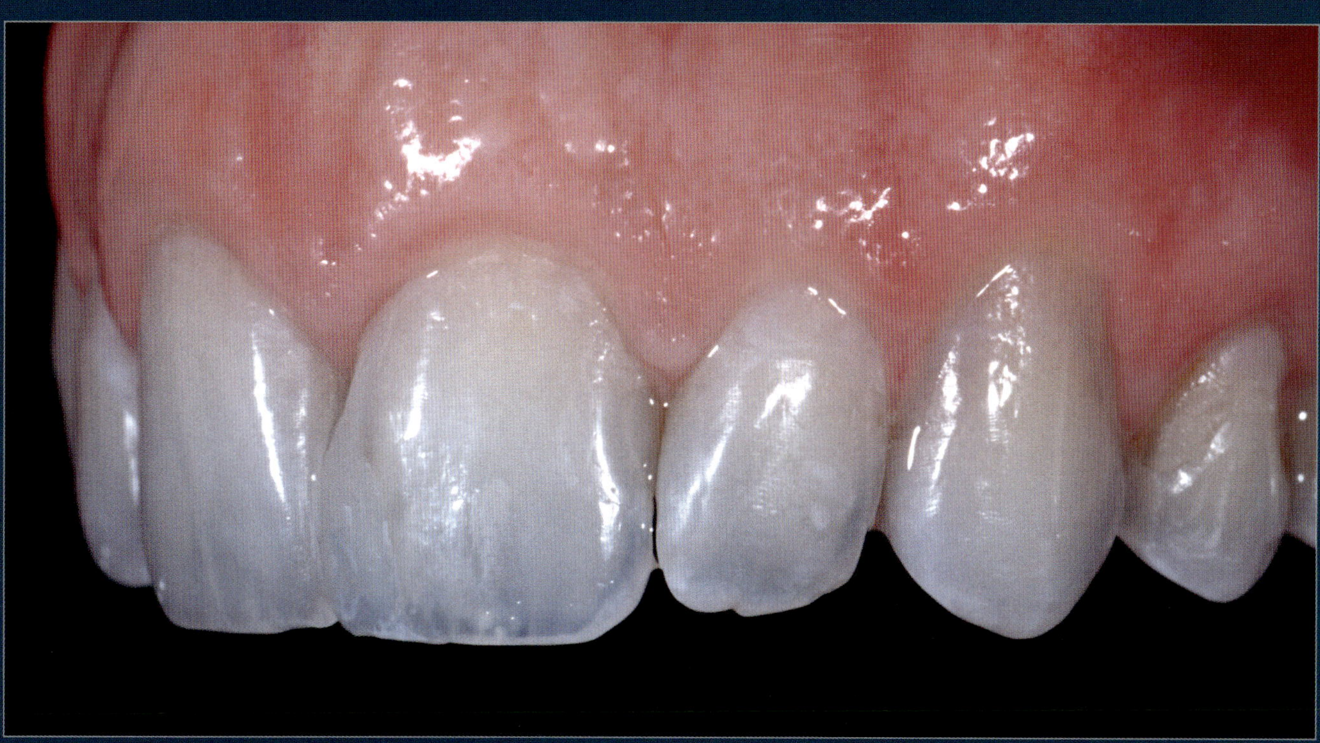

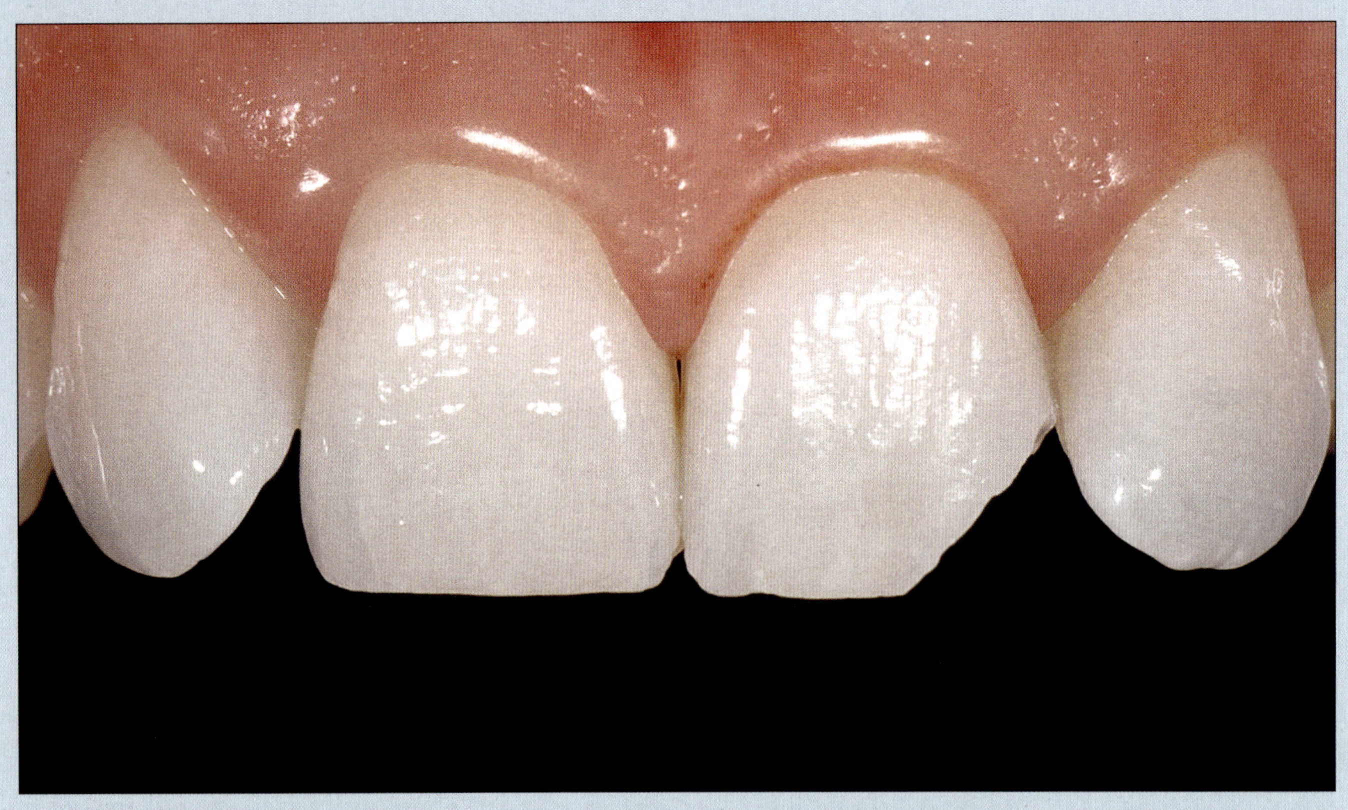

Ⅳ类洞树脂充填修复牙体预备设计

Ⅳ类洞粘接修复的洞缘形应仅包括龋损和原有充填体的范围。此外，还应去除残留的复合树脂、垫底材料或染色牙体组织，适当扩展以获得良好的视野和充填入路。只有在舌侧洞缘需要延伸以避开前牙咬合止点时，才考虑磨除部分健康的牙体组织。

应确保内线角圆钝，洞壁光滑。必要时可向切/舌侧扩展。然而，如果洞形预备过度扩展，进入前牙咬合止点区，会导致治疗后充填体的快速磨损。

窝洞边缘应制备深约0.3mm、宽约2mm的浅凹型边缘，以增加牙釉质粘接面积，同时充填体可以获得足够的边缘厚度。浅凹型边缘的舌侧部分可向舌面扩展2mm，但不能延伸到咬合接触区。如果边缘完全位于牙釉质中，应在龈壁边缘形成0.5mm的斜面，以减少该区域的微渗漏。建议在唇面制备波浪状斜面，使修复体同牙釉质之间自然过渡，提高美学效果。

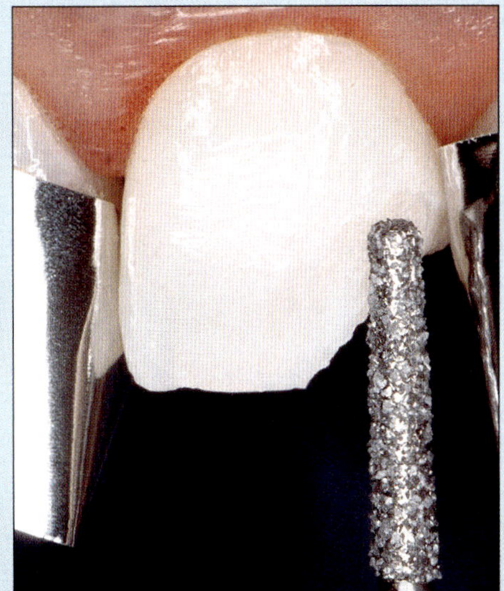

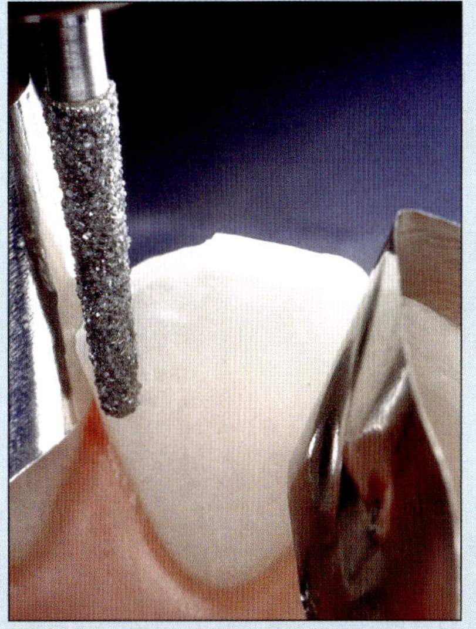

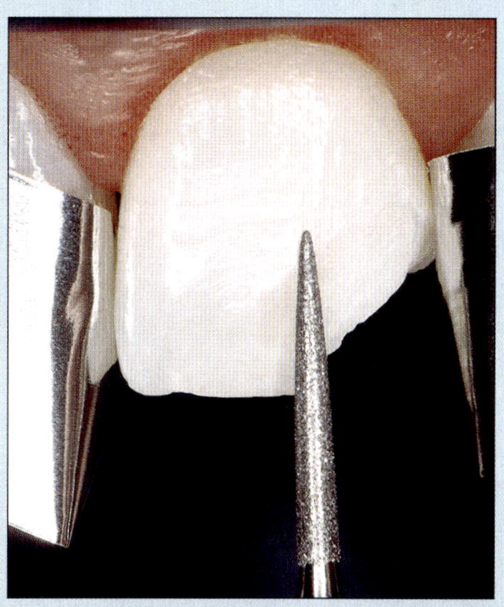

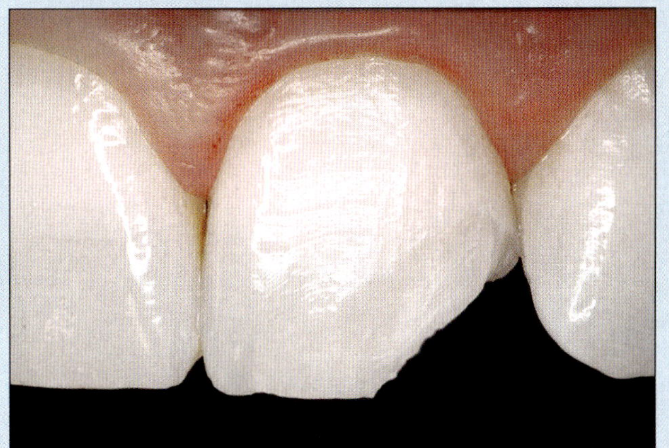

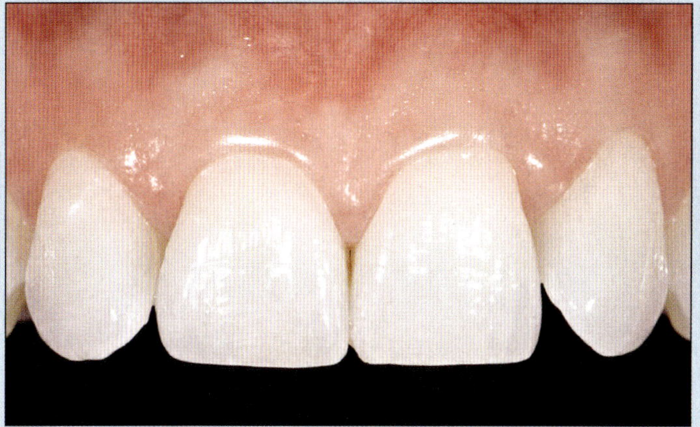

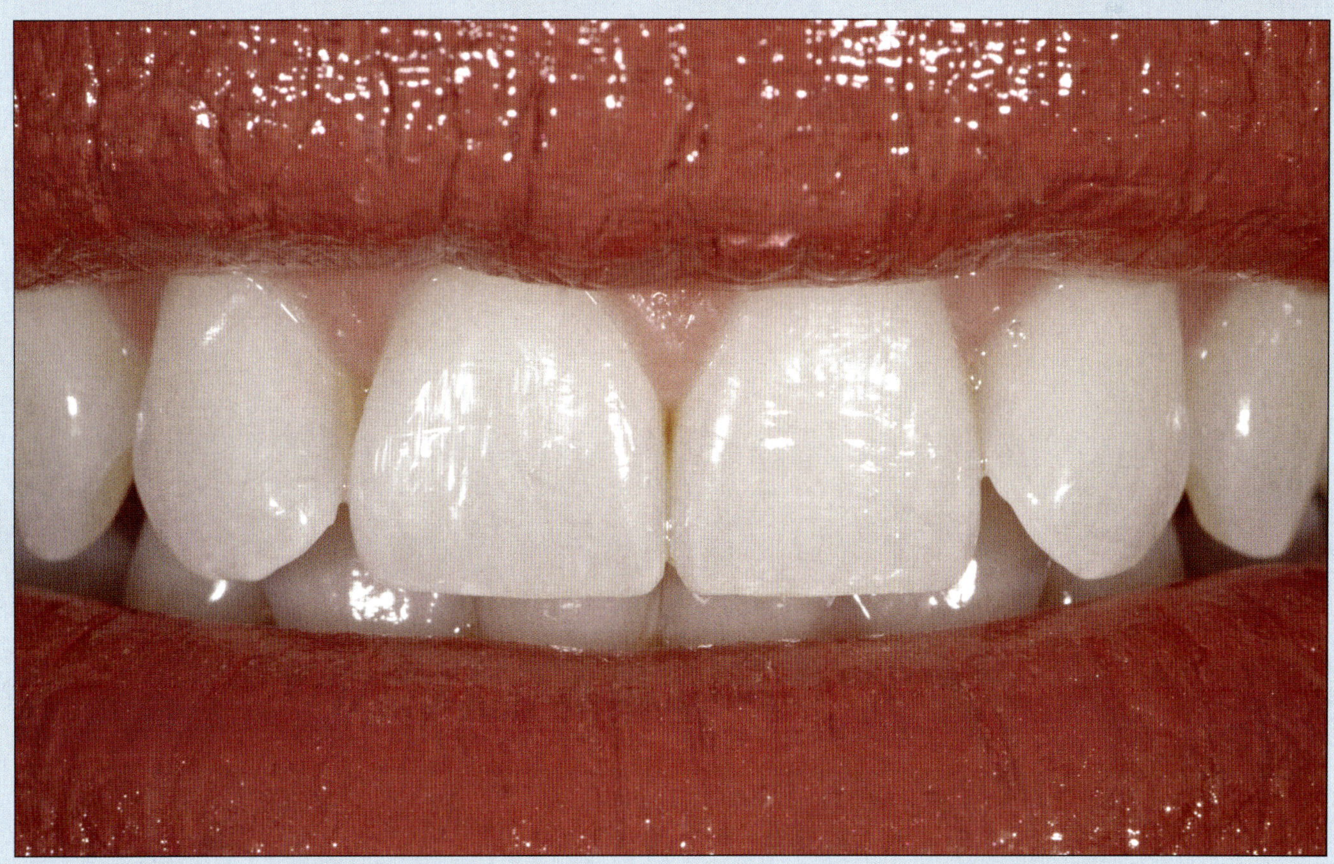

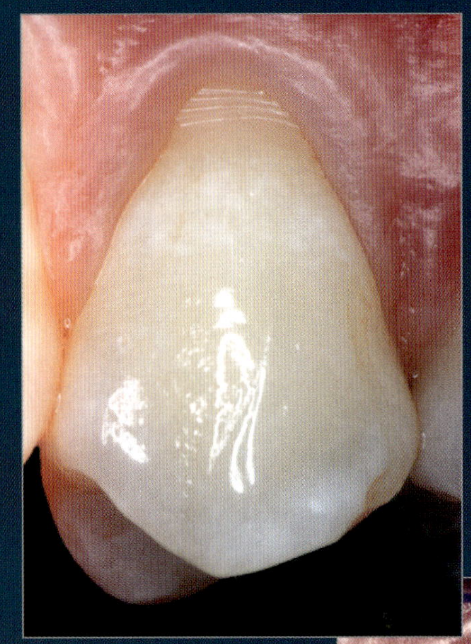

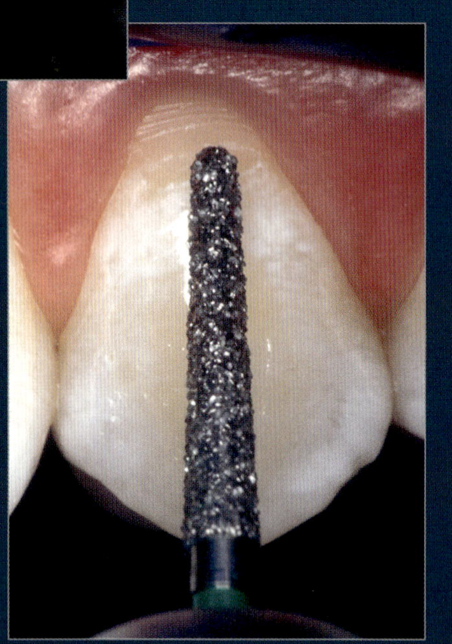

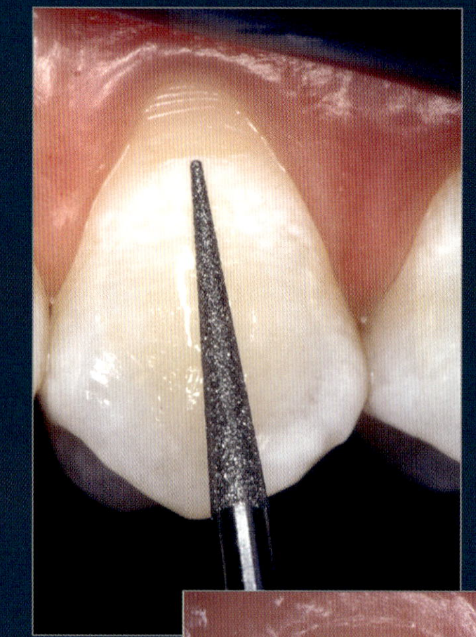

V类洞树脂充填修复牙体预备设计

所有粘接修复的牙体预备应充分体现保存原则，仅去除龋损组织和原有的充填体。同时为了获得良好的视野和充填入路，也应进行适当的牙体预备。

不建议采用以前银汞合金、嵌体或金箔充填时所应用的标准洞形设计。也就是说，不建议采用底平壁直的制备方法。如果病损位于游离龈缘以下，应使用不含药的排龈线收缩牙龈，暴露龈沟以及龋损的龈下部分。

复合树脂粘接修复可以增加无支撑或薄弱的牙体组织的强度，良好的边缘封闭作用以及低导热系数也可大大降低术后敏感性的发生。

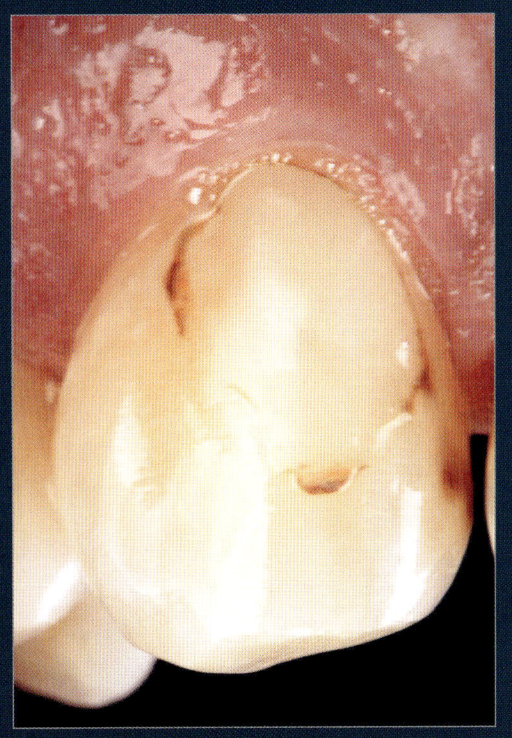
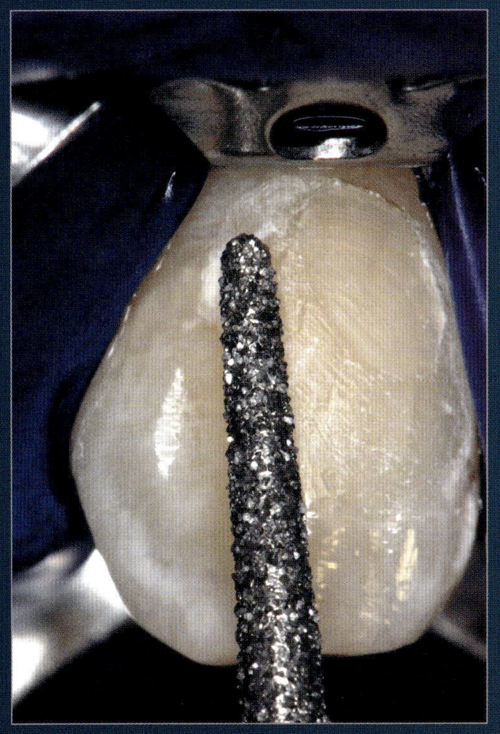
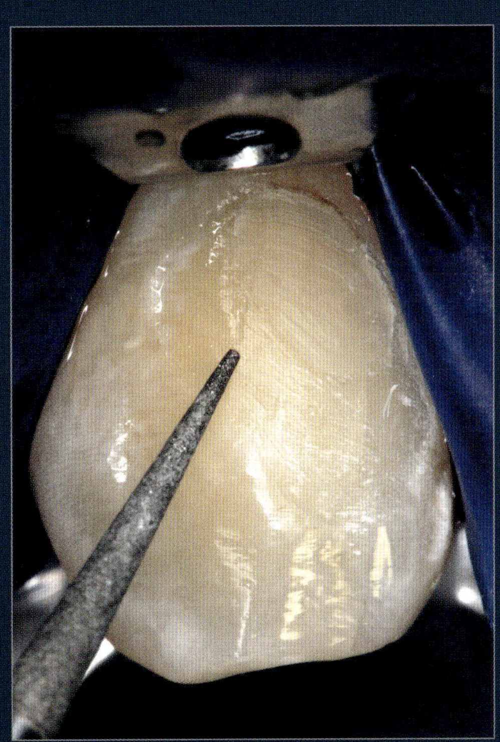
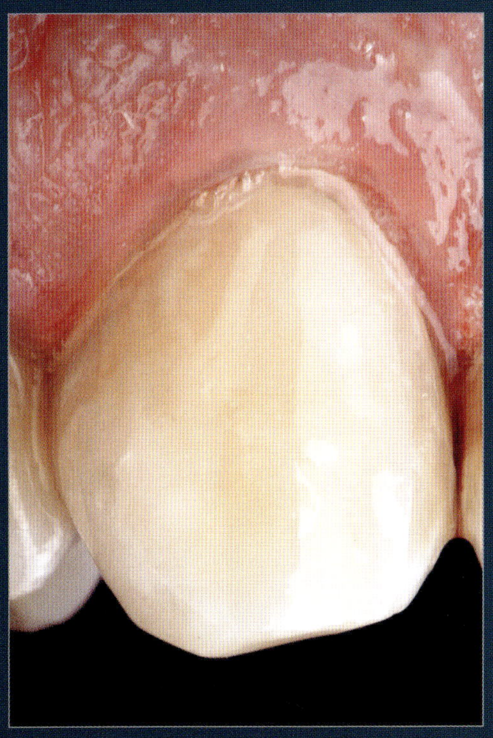

同Ⅳ类洞类似，V类洞预备时洞形的殆向边缘可以制备浅凹型边缘，以提高美观效果。浅凹型边缘不仅定义了修复的边缘完成线，而且还增加了界面处充填材料的体积，从而提高了修复后牙齿抗折性，它还可降低粘接界面处的咀嚼应力。为了避免直线型边缘对美学的不良影响，可以在牙釉质边缘制备一个0.5mm的波浪状斜面，增加美学效果的同时减少微渗漏的形成。此外，还可以制备沟槽。虽然沟槽不是粘接修复的必要固位形，但它可以抵抗冠内和冠外的聚合收缩应力，以及牙齿的弯曲应力。

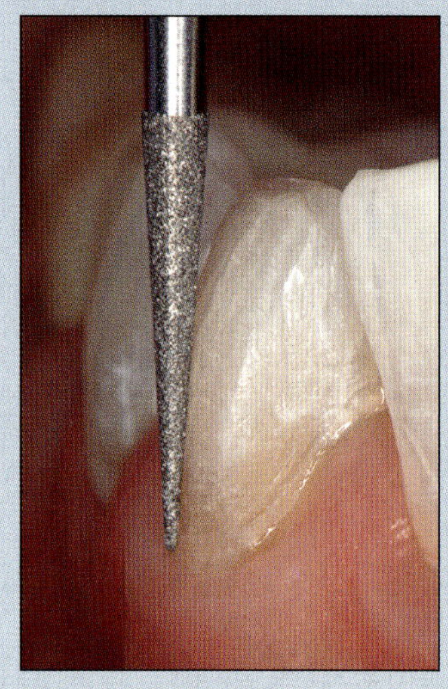
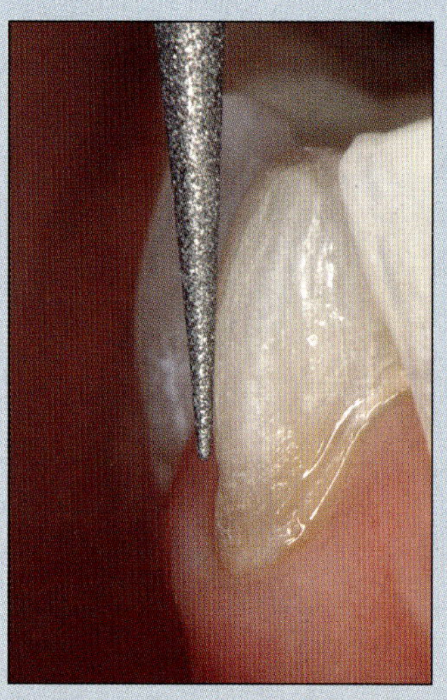
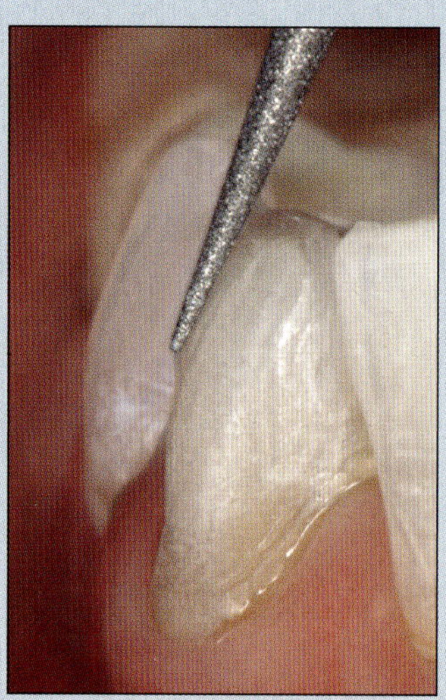
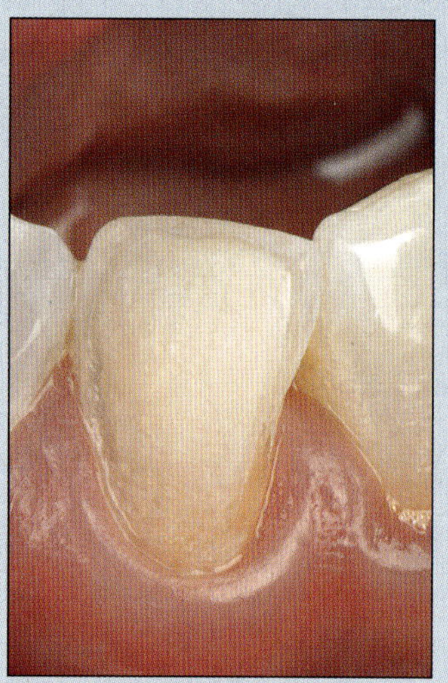
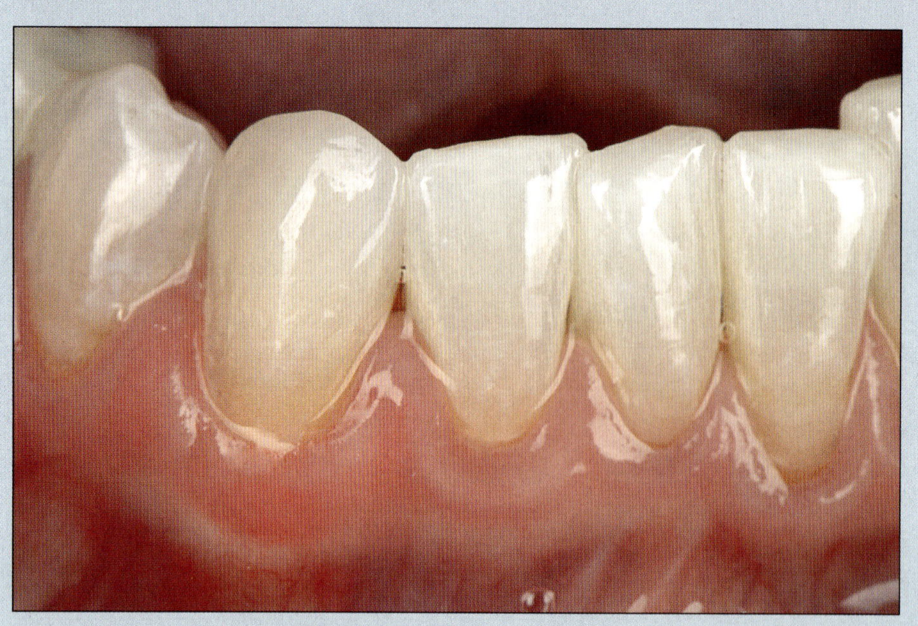

贴面牙体预备设计

贴面预备设计受到多方面因素的影响，包括牙齿大小、在牙弓中的位置和方向、牙体解剖、咬合功能、机械力、剩余牙体组织的质与量、扩展至美学区的需求以及预期的最终修复体的外形轮廓[14,52]。根据这些临床因素，在预备设计中可做以下调整：邻面包绕、切端对接和牙釉质内开窗预备。

任何牙齿行贴面修复预备前，首先需要考虑牙釉质的厚度以及最终修复体的尺寸。其中牙釉质的厚度在不同牙齿间和同一牙齿的不同解剖位置间是有所变化的。如不考虑这两个因素，仅根据牙齿外形（即定深导板）进行预备会导致牙体结构的过度磨削，发生术后敏感。应进行保守的牙釉质内预备，尽可能多地保存天然牙釉质。唇面的预备应分3段进行，以保持天然牙原有的唇/颊侧双汇聚角外形。轴面的预备从牙颈部开始，龈缘预备小肩台（0.3mm），除龋损、缺损或变色需要放置龈下肩台外，一般肩台应采用平龈或稍位于龈上。唇颊侧的保守预备量应为

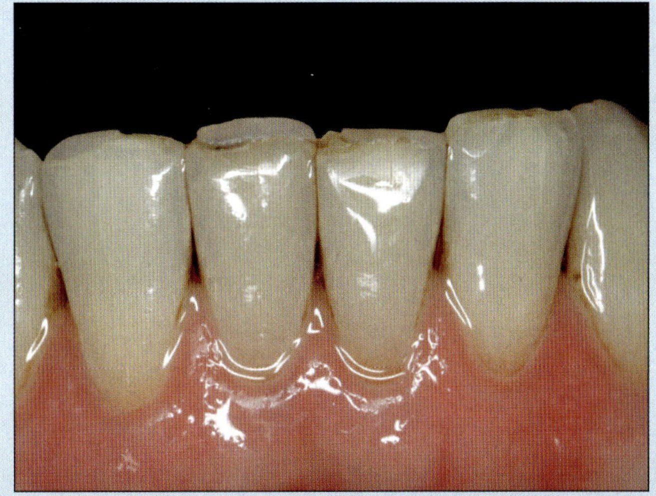

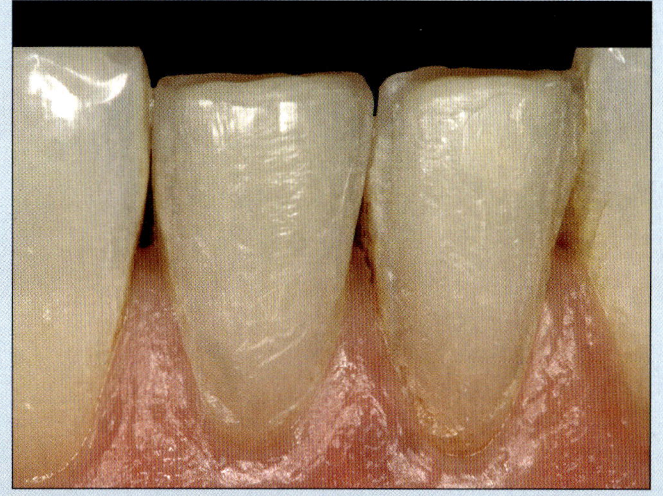

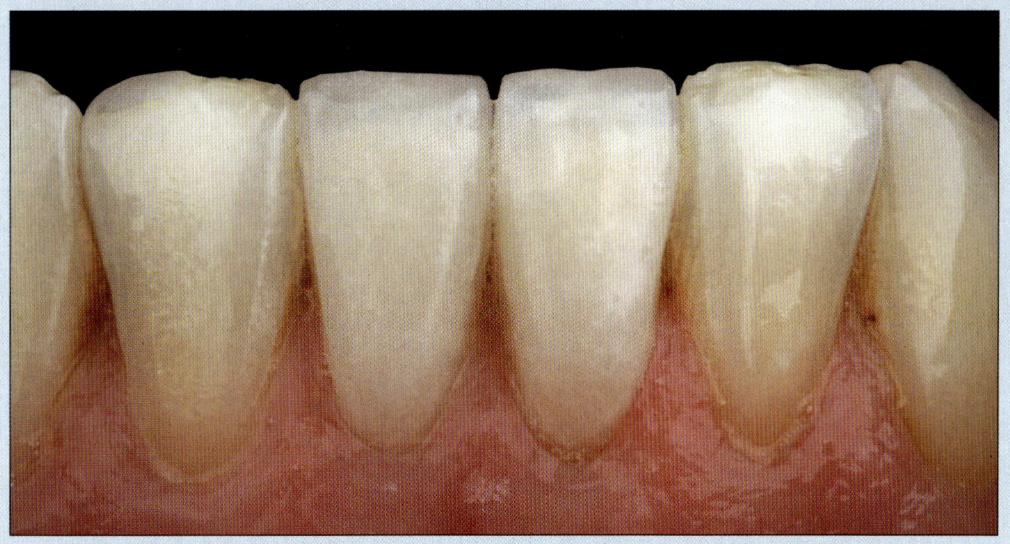

0.3～0.5mm；如果基牙牙体变色，则需要增加预备量至0.5～0.9mm。切端预备应保守，并保持原有殆型。所有的点、线、角都应平滑圆钝，以提高粘接树脂的适合性[53]，防止陶瓷材料的应力集中，并便于技工制作。此外，只有当洞缘需要延伸避开前牙舌侧区的功能止点时，才考虑磨削健康的牙体组织[50]。

邻面边缘完成线可根据美观要求进行不同设计。邻面包绕的设计包括常规预备和片切预备。常规预备时邻面预备终止于邻接区前方；片切预备则需打开邻接至舌面。片切预备可以改变牙齿的邻接关系，进而改变牙齿宽度。当需要延长牙冠长度或有切缘缺损时，可以采用切端对接设计。如需进行切端预备，可在舌面上设计浅凹型边缘或对接边缘，但一定要注意为瓷材料提供足够的空间以保证其强度。这种切缘对接预备的设计有助于贴面在粘接过程中的准确就位，并能提高切缘的美观效果。当不需要对切端进行预备时，可以采用开窗预备。这种牙釉质内预备设计只涉及唇面表层，保留了牙釉质原来的切端功能表面，减少了使用切端对接设计时可能出现的对颌牙的快速磨损。

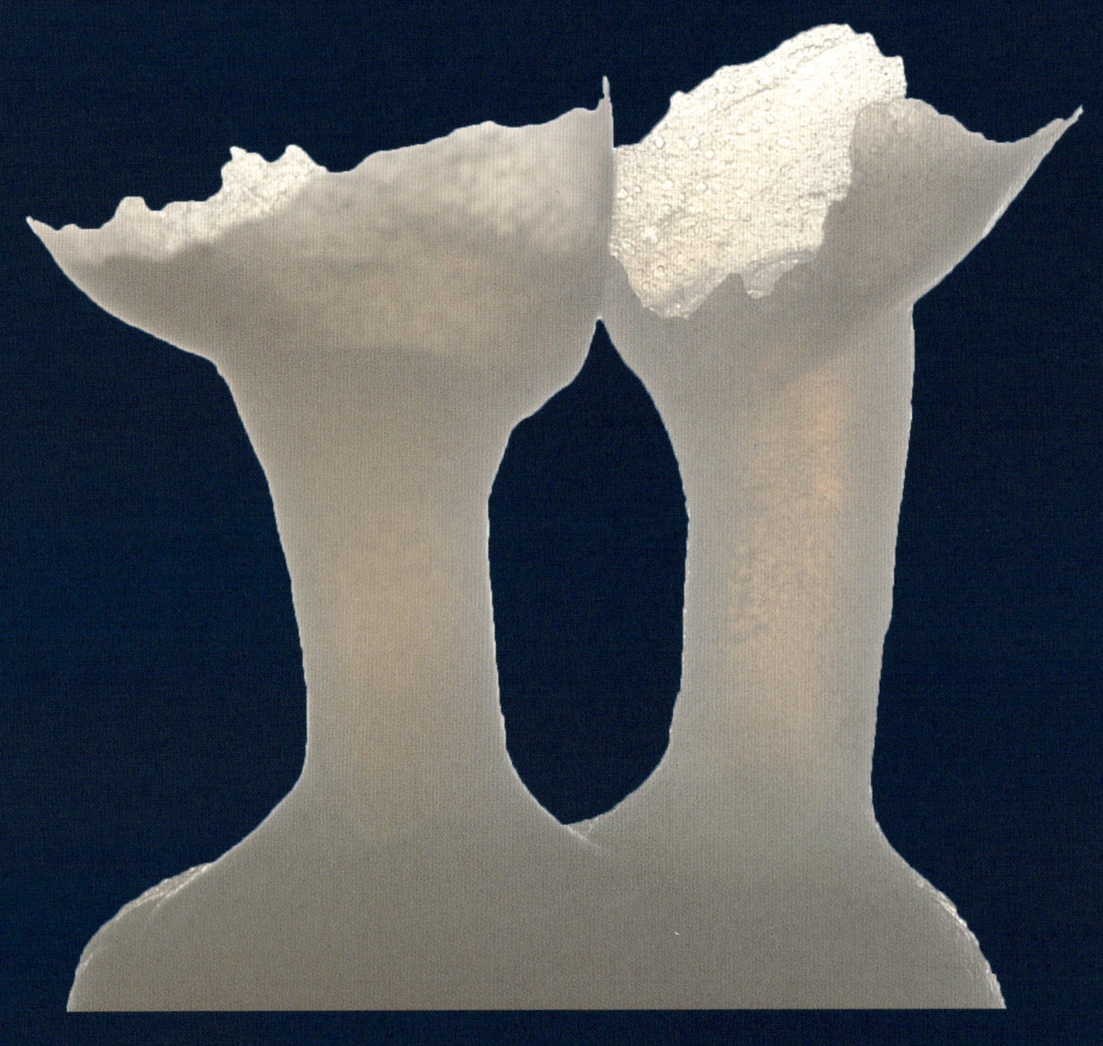

无预备瓷贴面

机械粘固和化学粘接技术的结合促进了贴面技术发展。Buonocore首先将酸蚀技术引入牙釉质表面处理[66]，Rochette[67]、Eames[68]、Nowlin[69]、Calamia和Simonsen等[70]发明了陶瓷材料的表面处理技术，随后Bowen开发了第一代复合树脂系统[71]，促进了粘接技术的发展，为贴面修复奠定了基础。在贴面技术诞生之初，这种将个性化定制的树脂或陶瓷薄片固定在牙齿表面的理论被认为与传统的治疗方法相悖，受到牙科专业人士的高度质疑[72]。

贴面最初的概念是由Pincus于1938年提出的[73]。他介绍了一种用义齿粘固材料将薄层树脂或瓷罩面固定于牙齿表面的技术，可用于电影拍摄期间掩盖演员的牙齿缺陷，改善其外观。20世纪70年代初，为了给临床医生提供足够的操作时间进行直接贴面修复，引入了紫外光引发聚合的光固化复合树脂体系。然而，当时这种修复具有耐磨性差、颜色选择有限、易于着色、颜色稳定性差和抛光性能不良等局限性[74]。在70年代后期，Faunce和Myers引入了丙烯酸树脂预成贴面（Mastique，Caulk）[75]，它可通过一薄层自固化复合树脂与酸蚀后的牙齿表面发生化学结合。这项技术使贴面修复后着色的发生率降低，抛光效果更加持久，但由于预成贴面与粘接树脂之间粘接性能不佳，并会引起牙龈炎症，最终停止使用[74]。

20世纪80年代，瓷贴面技术开始出现。Horn提出的瓷贴面制备和粘接操作[76]，得到了Calamia和Simonsen的研究支持，后者也进一步提出了瓷表面处理方法（氢氟酸蚀刻和硅烷偶联剂应用）以改善贴面的固位[70,77]。在过去的20年中，瓷表面处理技术以及粘接树脂系统的研发将瓷贴面这一保守治疗的应用范围进一步拓展，而陶瓷生物材料和加工技术的创新使牙体预备更为微创，同时简化了这项美学技术的临床操作，提高了患者的口腔健康水平。

贴面技术中保守的预备设计并将牙体预备局限在牙釉质层的理念有助于提高修复体和基牙的临床寿命。长期的临床试验表明，不符合陶瓷-釉质粘接标准的瓷贴面修复体失败风险大，可能发生微渗漏、折裂和脱粘接[78-79]。

贴面粘接修复体的寿命与牙釉质粘接面积直接相关[80]。因此，要获得贴面粘接修复的成功，要考虑的主要因素是牙釉质在不同牙齿和同一牙齿不同位置的厚度变化。尽管如此，许多临床医生在预备贴面时仍不考虑最终修复体的预期形态（例如，诊断蜡型或备牙导板），也不考虑不同牙齿和不同牙齿位置（例如，颈部、体部或切端）之间釉质厚度的差异，甚至在不同的个体中均通过同样的定深预备获得标准的预备体几何外形[81]。如果不考虑解剖差异和最终的修复体尺寸，直接去除标准厚度的牙体组织，可能会导致牙体结构的不当和过度磨削，增加术后敏感性，影响修复体临床使用寿命。

目前“追求美”的趋势促使很多医生牙体预备很激进，而无视牙科保存观念、患者的主观诉求，以及多学科的诊断和治疗规划[82]。现代的修复理念遵循预防、保存以及耐久的原则，力求尽可能减少治疗过程中天然牙齿的损失[83]。在这一微创理念的指导下，临床医生面对修复和美学上的挑战时，应采取渐进式的治疗方案，从最保守的方案开始，按实际需求逐步引入侵入性治疗手段[84-86]。

无预备贴面是一种保守的修复治疗选择，可用于特定的临床情况。在这种情况下，目标修复体占据的空间主要位于基牙外部，因此无须对基牙进行预备。许多美学问题可以采用这种非常保守的方法予以纠正。例如，改变牙齿形状和轮廓，关闭牙间隙，恢复切缘长度以改善功能（例如，尖牙引导），以及通过对患牙进行加厚以改变牙齿的排列和位置（例如，轻度舌向扭转的牙齿）。操作中需考虑最终修复体的目标形态和修复材料的厚度要求，以避免修复后牙齿过厚。另一个需要考虑的因素是对基牙牙体组织的预期遮盖程度。重度变色的牙齿可能需要一定厚度的修复材料才能遮色，因此，需要进行适当的牙齿预备。

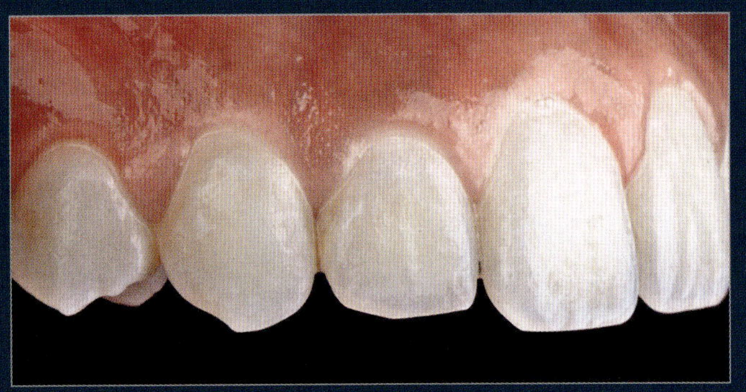

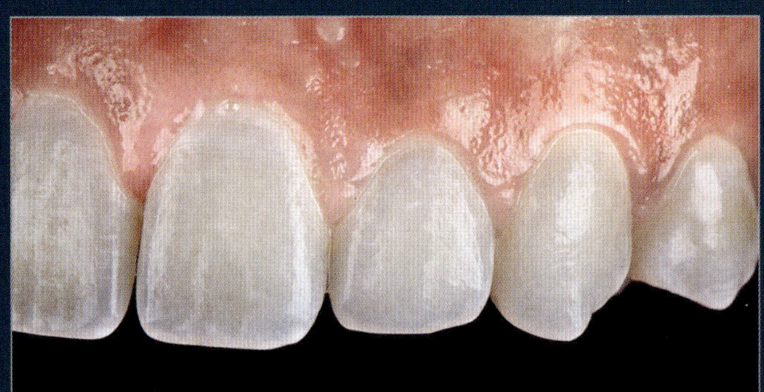

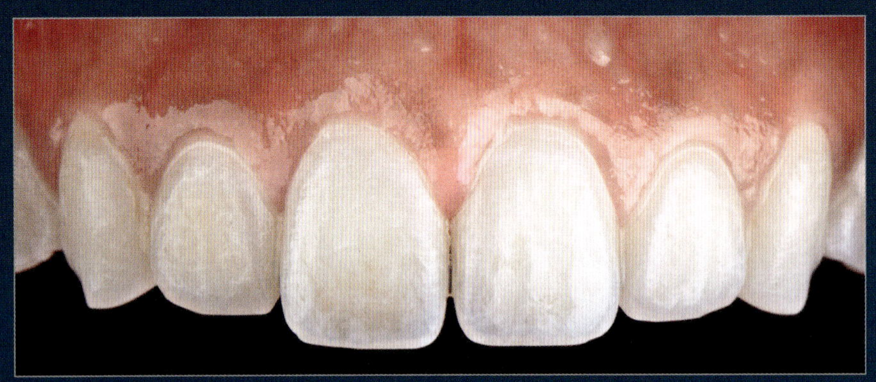

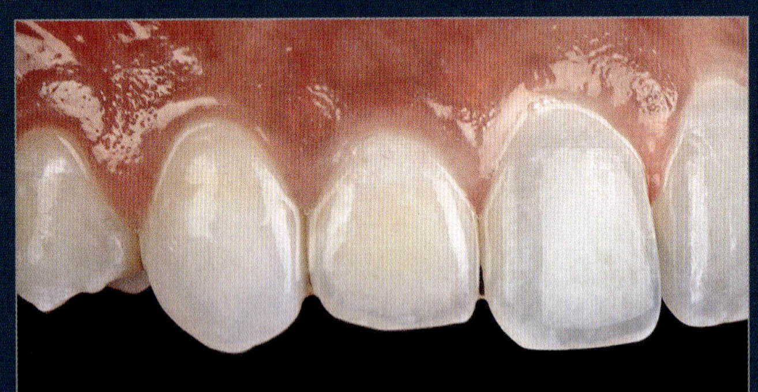

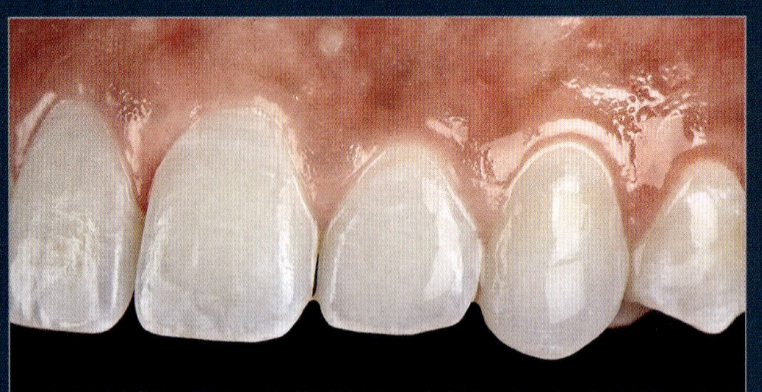

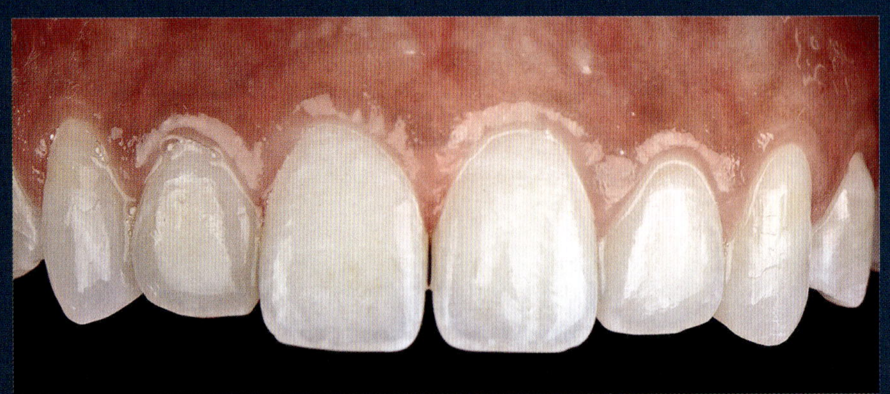

蜡型和口内诊断饰面是非常有价值的临床工具，可以将预期修复效果可视化，确定最终牙齿和修复体的厚度与形态。在合适的临床条件下，具有高度保存性的无预备贴面是一种理想的治疗选择。根据“渐进性”治疗理念，无预备贴面修复技术保存了牙体组织，为后续需要时通过有创修复技术进一步改善修复体的功能和美观创造了可能性。

Photography and laboratory work courtesy of August Bruguera, CDT.

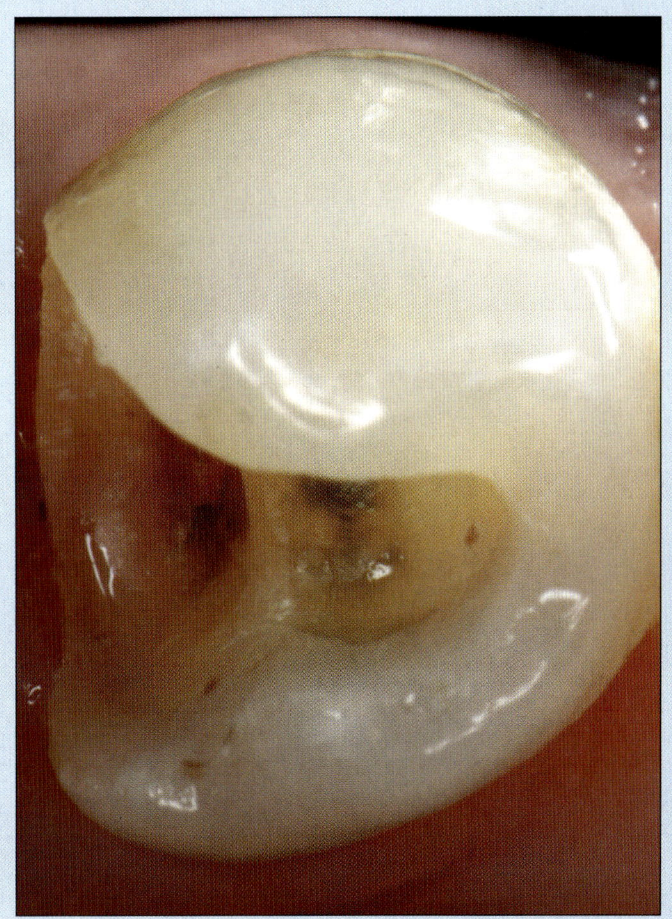
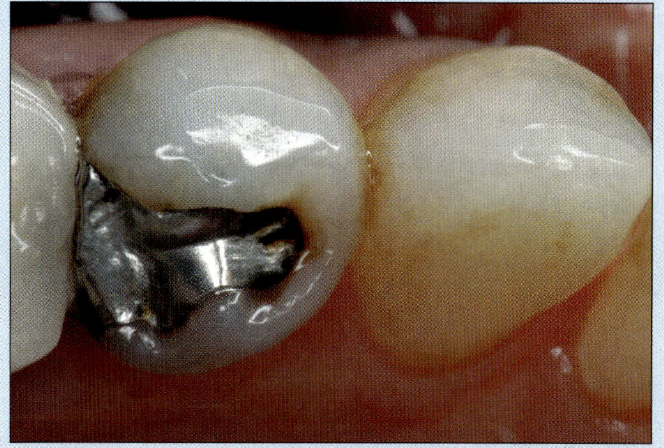
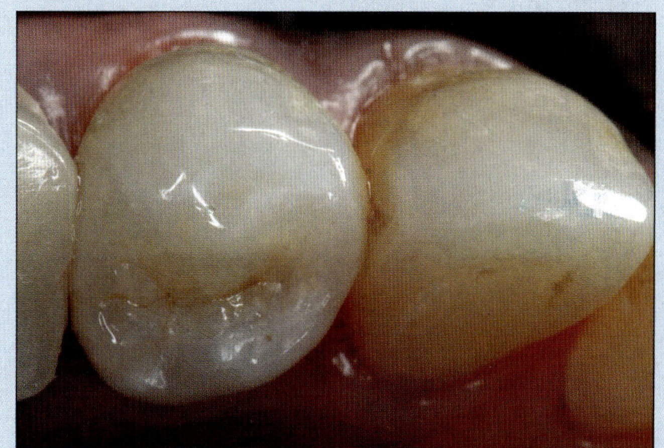

嵌体/高嵌体牙体预备设计

复合树脂和陶瓷嵌体及高嵌体的牙体预备与传统铸造金属修复体的要求有所不同。预备设计同粘接材料的物理和机械性能密切相关。粘接过程加强了牙尖，并为牙列提供了额外的支持。与直接充填的牙体预备（例如，Ⅰ类洞和Ⅱ类洞）一样，间接粘接修复的牙体预备（例如，嵌体/高嵌体）也有形态结构的要求。所有的牙釉质都应该有健康牙本质的支持，所有的内线角和点角都应圆钝，避免应力集中，便于修复体的制作。预备体的轴壁应外敞5°～15°，不能有倒凹。为了降低修复体折裂的可能性，预备体的峡部宽度至少应为2mm、深度至少为1.5～2mm[51]。

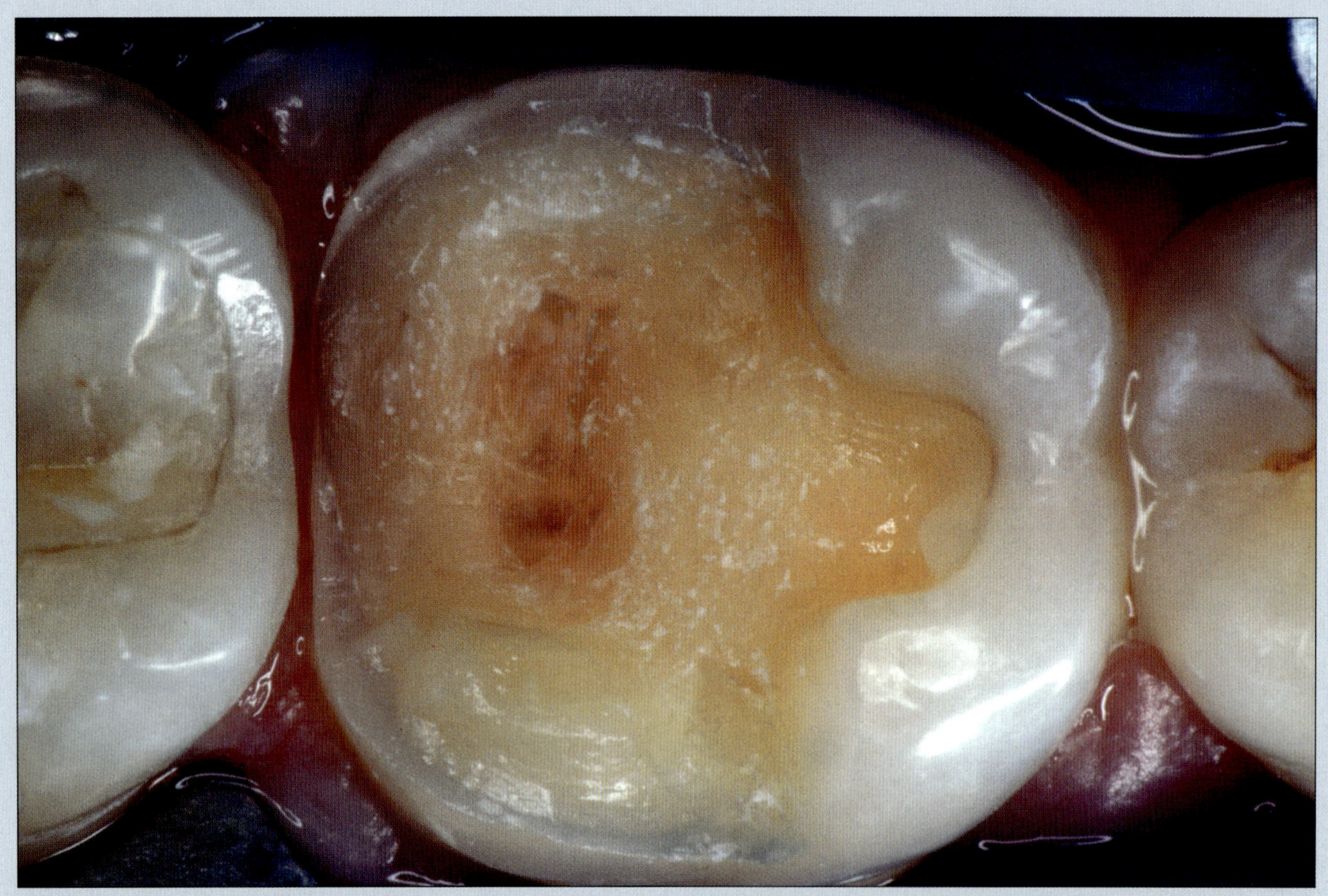

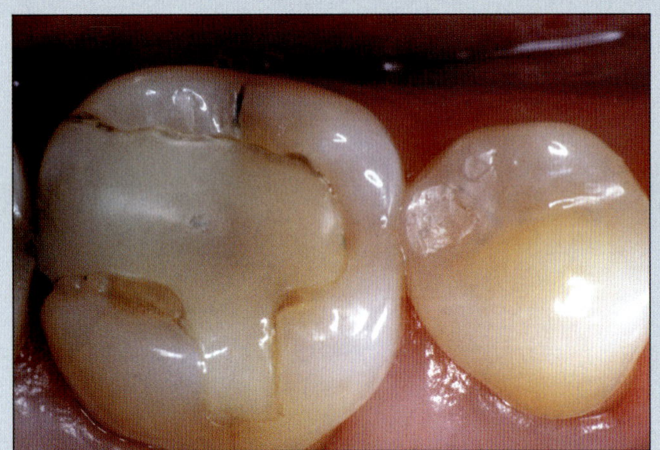

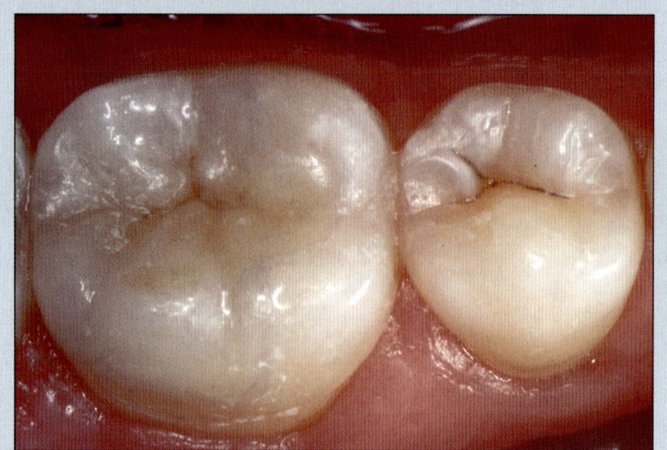

邻面盒状洞形的牙龈边缘应预备成接近90°或直接对接。船面上，洞壁边缘应光滑清晰。修复体边缘应避免设计在咬合接触区。由于牙釉质和修复材料的弹性模量差异较大，在咀嚼应力下容易折裂。当预备体洞形超过中央窝至牙尖距离的50%以上时，应考虑对牙尖进行预备。否则，可能会引起牙尖的折裂。牙尖的预备量应至少1.5～2mm。

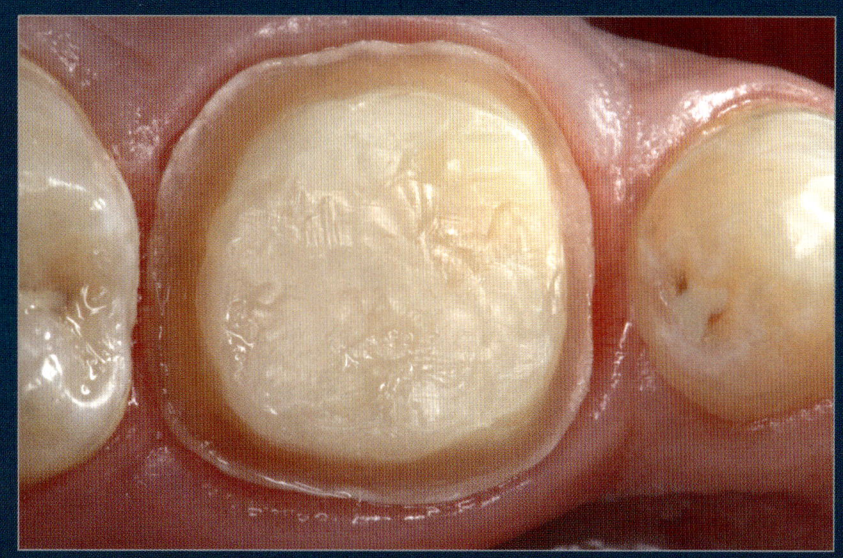

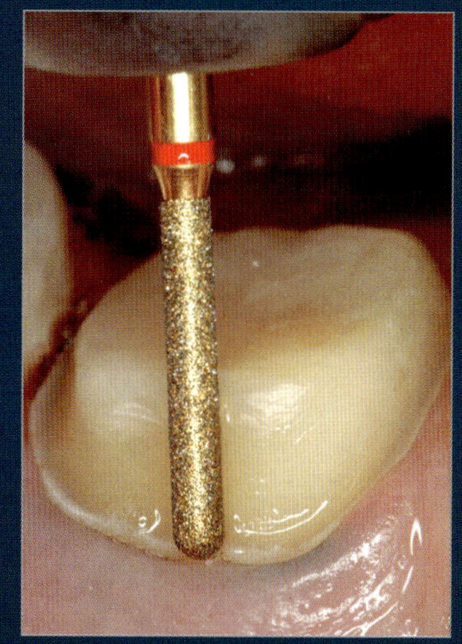

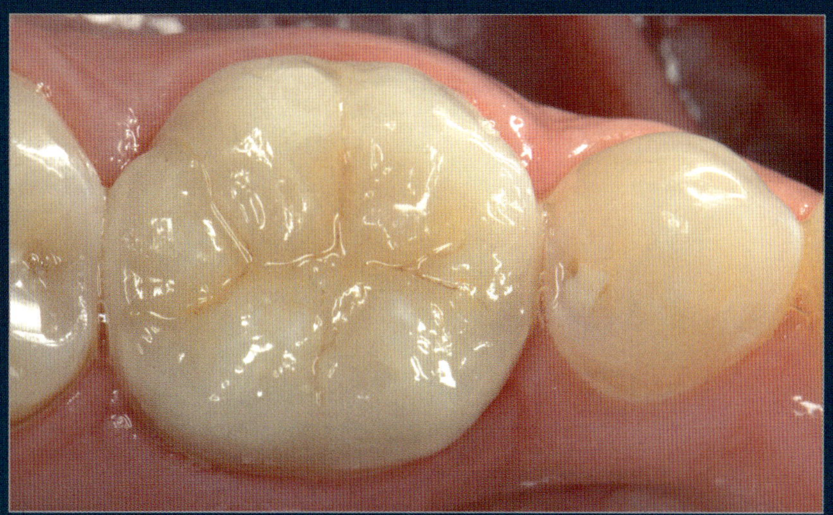

全覆盖预备设计

牙齿进行全覆盖预备之前，需要考虑多种因素，包括牙周状况、牙体组织缺损程度、牙釉质和牙本质厚度的变化、髓腔的大小、牙髓位置、釉柱方向、牙齿与周围牙周组织的关系、原有修复体的范围、咬合关系和最终修复体外形[61]。全覆盖预备的主要目标是提供足够的修复空间，以再现牙齿轴面形态、𬌗面解剖形态、邻面外形和咬合关系。由于不同材料达到一定强度的厚度要求存在差异，因此全覆盖修复体的预备尺寸也存在不同要求。

全覆盖牙体预备可有多种边缘设计选择：包括直角肩台、斜面肩台、深凹型肩台和浅凹型肩台[87]。直角肩台也称为唇侧对接肩台和陶瓷对接肩台，肩台处龈壁与轴壁成90° 相交。这种设计可为陶瓷材料提供足够的空间，以获得强度和美学效果。金瓷修复体的肩台要求宽为1.3mm，而全瓷修复体的肩台宽度要求为0.8～1mm[87]。

斜面肩台的斜面角度接近修复体的就位道。这种边缘设计用于非美学区金属烤瓷修复体，以改善边缘适合性。

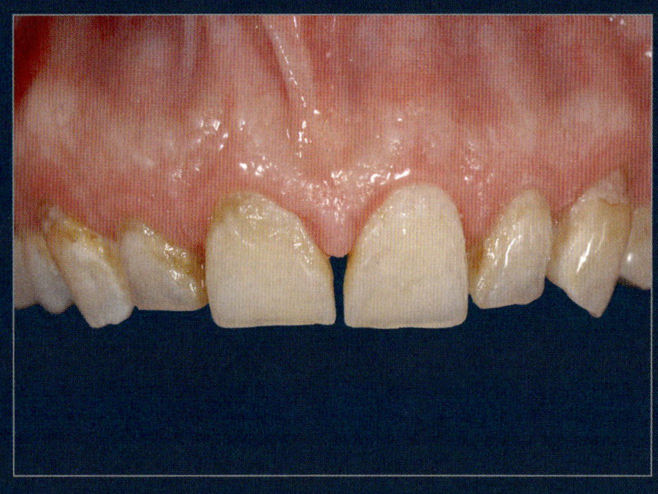

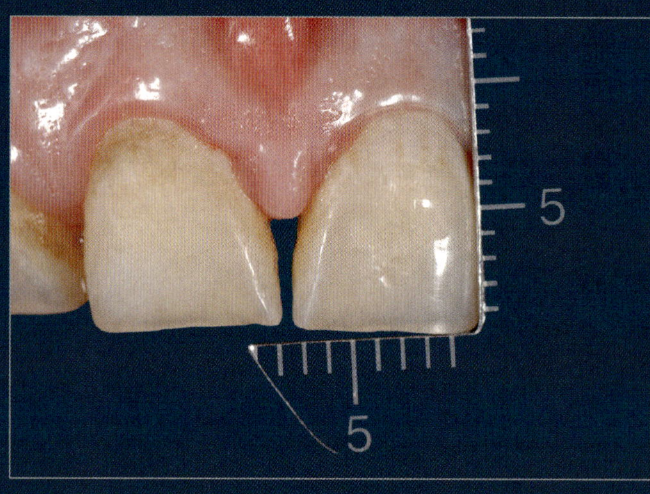

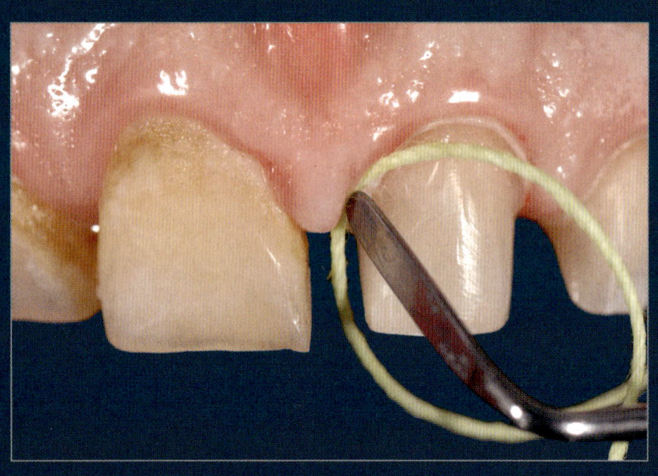

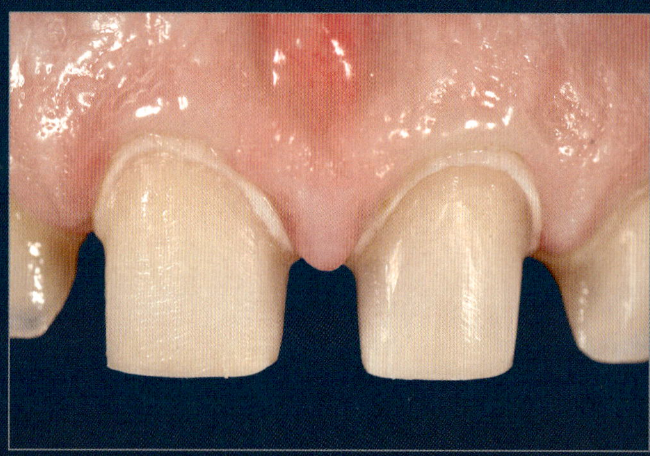

深凹型肩台与轴壁成钝角相交。这种设计能使陶瓷修复体获得足够厚度，进而保证强度。同时，这种肩台形态使金瓷修复体可设计为全瓷颈缘，进而获得更好的美学效果。

浅凹型肩台是对深凹型肩台的一种保守改良设计。修复体牙龈边缘呈凹形，角度大于刃状边缘。这种边缘设计是铸造贵金属修复体和下颌切牙瓷修复体的理想选择。

全覆盖预备体颈部剖面形态根据牙齿的解剖形态而变化。前牙呈椭圆形，下颌磨牙呈长方形，上颌磨牙呈菱形。这些几何形状可有效承担咀嚼力。因此，当牙体组织大量缺损时，牙体预备前常通过堆塑核恢复轮廓进而优化预备体的生物力学。

全覆盖修复的一般预备原则要求前牙切缘备牙量1.5～2mm，后牙𬌗面备牙量1.5～2mm。预备体的形状应遵循天然牙的解剖轮廓，线角应光滑圆钝。这就要在唇/颊面进行两段式预备，以保持唇颊侧双聚合度的外形。牙龈边缘应顺应龈缘的起伏，一般放置在平龈或稍位于龈上，只有在龋齿、缺损累及龈下牙体组织或牙齿变色等情况才考虑制备龈下边缘。可使用红标、30μm金刚砂精修车针（DET3，Brasseler USA）或12刃圆头锥形精修车针（H375R-018，Brasseler USA）精修预备体。

Dentistry, laboratory work, and photography courtesy of Alejandro James, DDS, MSD, and Eladio González, CDT.

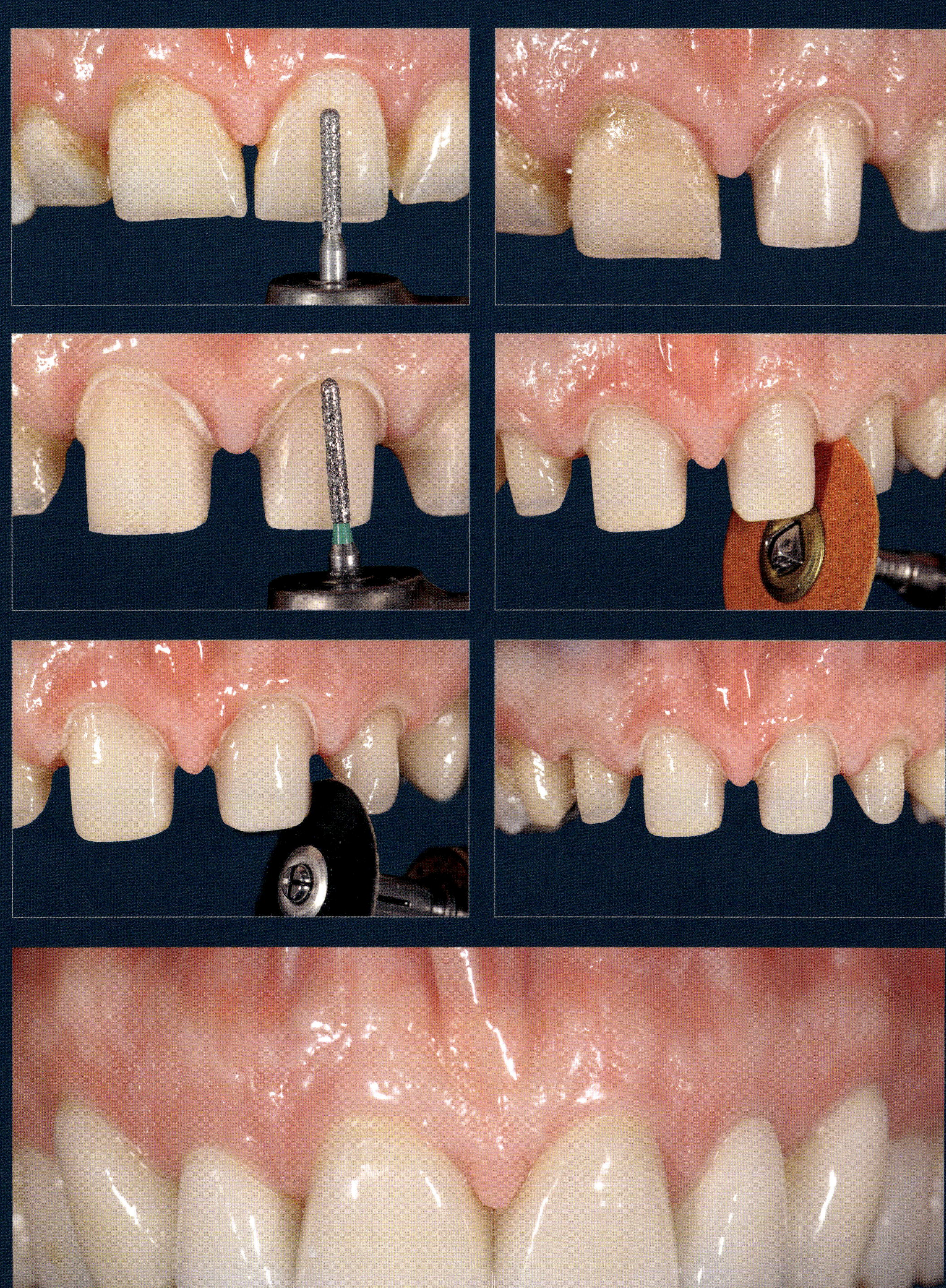

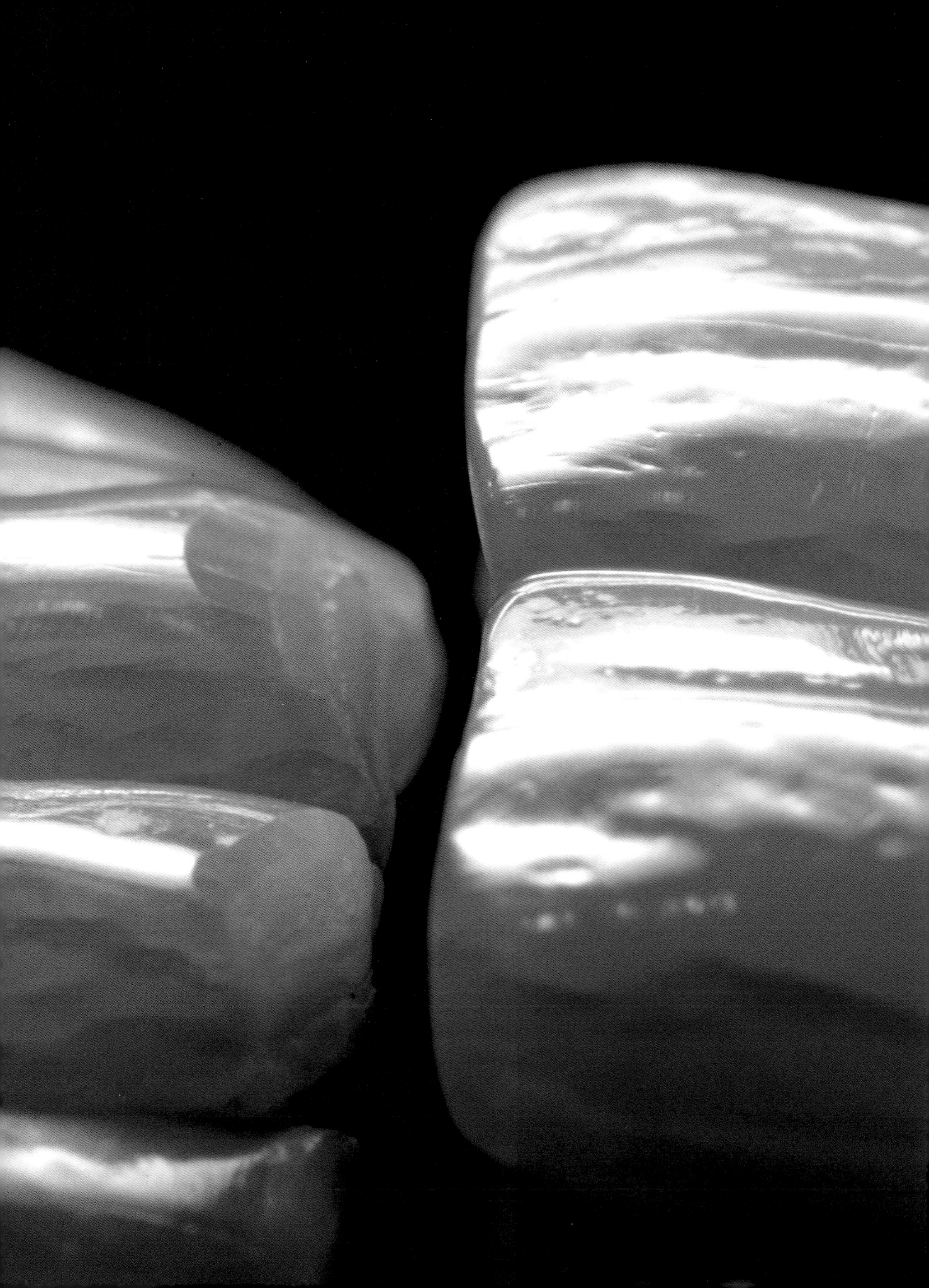

第3章　复合树脂

Composite Resins

3

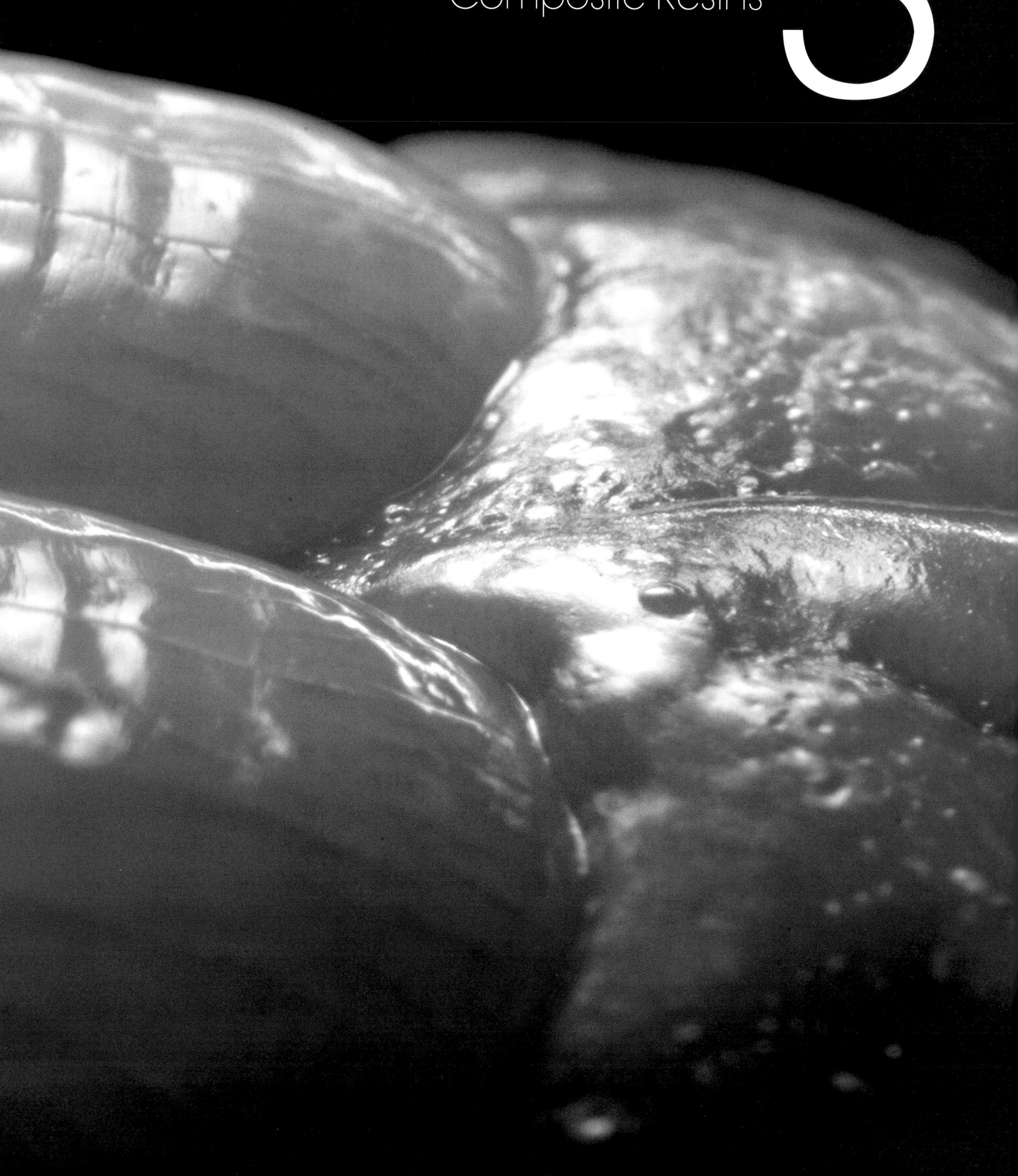

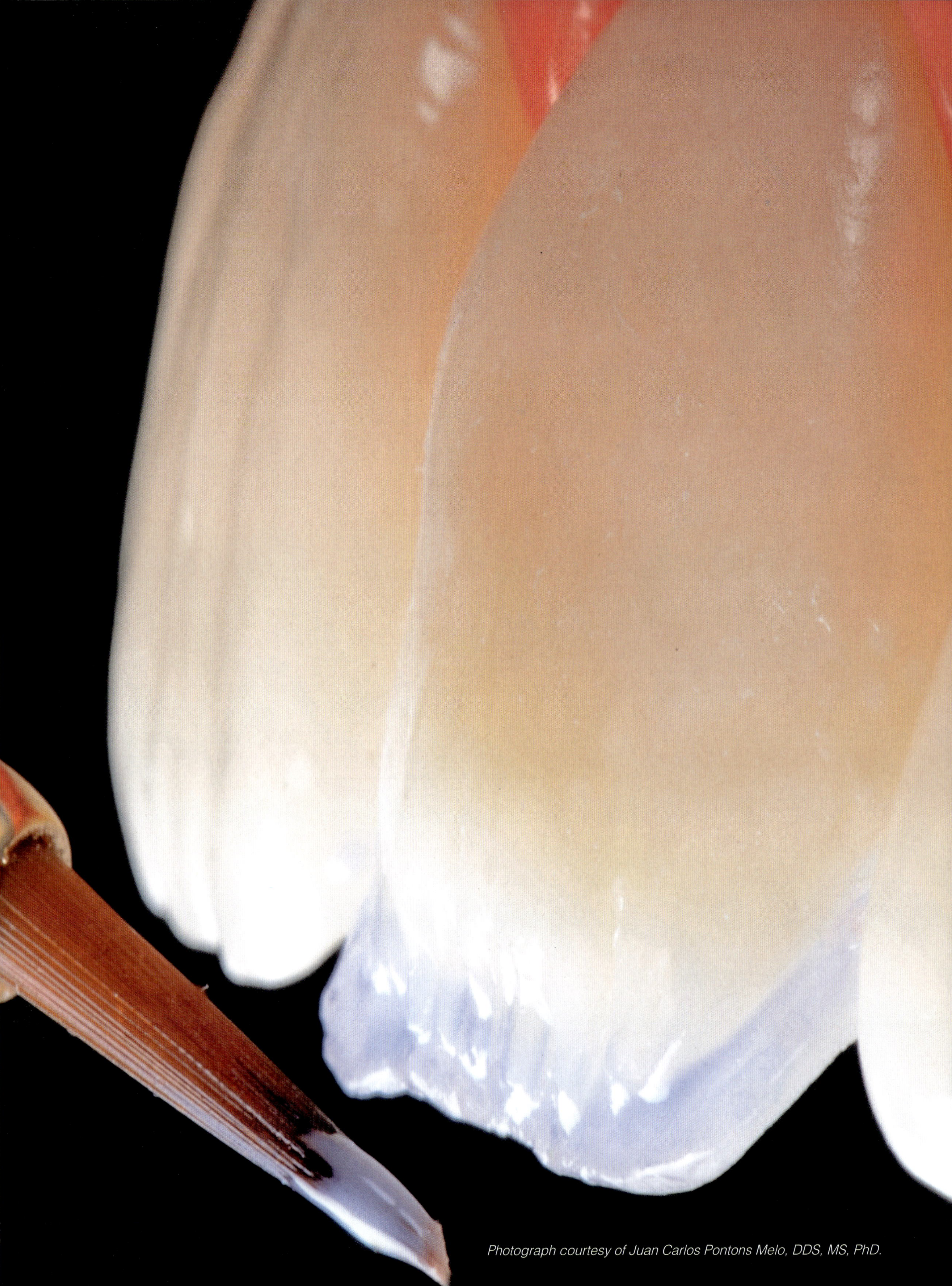

Photograph courtesy of Juan Carlos Pontons Melo, DDS, MS, PhD.

复合树脂修复在20世纪60年代后期被引入，最开始被用作硅酸盐水门汀、丙烯酸树脂和金属修复体的替代品。然而，一系列临床对照研究表明，初代复合树脂的临床表现令人失望，缺乏临床实用性[1-6]。最初的复合树脂是化学固化的，它们的使用仅限于窝洞充填前垫底等处理。其填料颗粒体积较大、形态不规则、大小呈单峰分布，且填料质量分数低[7]。这些特点导致其在临床使用中存在以下不足：耐磨性差[7-12]、大块折裂[8,12]、微渗漏[7-8,13]（及随之而发生的继发龋[14-15]）、边缘破裂[16]、术后敏感[16-17]、邻接关系不当及邻面形态不佳[13]、边缘适合性差[17]、颜色不稳定[6,8]、抛光性差[6]、牙髓刺激[10]以及潜在的根管治疗可能性[6]。在应用之初，复合树脂是作为银汞合金替代品或通用型充填材料，但后来基于临床使用情况和临床对照研究结果不佳，复合树脂不再被推荐使用。

初代复合树脂的临床表现欠佳，不仅仅因为其机械性能和光学性能不足，还因为其使用过程中的窝洞设计与修复技术不正确[9,11,18-20]。在Ⅰ类洞或者Ⅱ类洞预备时，很少或根本没有考虑过洞形设计。因此，无论在制作室还是椅旁，整个复合树脂及其相关技术的发展史都是在反复的试错中不断前进的。

如今，经过材料科学、制作室及临床研究近60年的发展，复合树脂被重新认定为通用修复材料[21-25]。除了良好的美学和机械性能以外，复合树脂广泛应用于临床的主要原因，也在于它们能够通过混合层与脱矿牙体结构（即牙釉质和牙本质）结合。

复合树脂与天然牙体结构的结合

复合树脂临床修复成功的关键是长效的粘接和边缘适合[26]，其决定性因素在于优化修复性生物材料与牙体硬组织之间的粘接。为了建立复合树脂与矿化的牙体组织之间有效的微机械嵌合，我们的研究尽可能地寻找一种能模拟天然牙状况的牙体-修复体界面。在临床医生和制造商的共同努力下，现在的粘接修复生物材料能够提供更强的固位性和边缘适合性以及更少的微渗漏，口腔粘接技术的发展已经极大地改善了复合树脂直接修复的局限性。

复合树脂体系的基本结构

在复合材料技术中，“复合材料”一词是指由成分或形式不同的材料组合而成的多相材料，各种材料保持粘接在一起，并维持各自的特点和性能。复合材料各组分之间既保持着界面，也共同发挥作用以获得更强的特异性或协同性，这不是任何原始组分能单独具备的[27]。理解特定复合树脂系统的基本原理需要掌握该系统的基本结构。复合树脂的基本结构由三相组成：有机相（基质）、分散相（填料）和界面相（偶联剂）[28]。简单来说，复合树脂材料是由无机填料分散在连续的聚合物或树脂基质中构成的[25]。

牙科复合材料中填料的加入，可以通过提高基质的强度和抗力[29-33]以及降低线性热膨胀系数[34]，来显著提高材料的物理性能。填料包括研磨后的石英、硅酸铝、热解二氧化硅、锂铝硅酸盐、硼硅酸盐玻璃和其他类型的玻璃，其中一些玻璃含有重金属氧化物，例如钡、锶、锌、铝或锆（以获得X线不透射性）[35-36]。填料通过碾磨、沉淀或冷凝制备，其颗粒大小取决于制造过程[37]。

为了使牙科复合材料拥有良好的机械性能，基质和填料之间必须存在持久的结合。这种结合是通过使用硅烷偶联剂包裹填料颗粒来实现的[38]。界面相（偶联剂）包括连接树脂基质和无机填料的双向偶联剂，以及连接有机基质和部分有机填料之间的共聚键或均聚键[39-40]。这种界面结合增加了复合树脂材料的强度，降低了其溶解度和吸水性[34]。

在复合树脂使用技术中，填料颗粒的大小和数量是如何用好该材料的关键。改变填料组分是复合树脂发展过程中最重要的进展[41]。一般来说，复合树脂材料的力学和物理性能随填料加入量的增加而提高。而其他机械性能（例如，压缩强度和/或硬度、弯曲强度、弹性模量、热膨胀系数、吸水率和耐磨性等），都主要取决于分散相（填料）。

由于填料颗粒的大小、分布和加入量极大地影响复合树脂的力学性能和临床成功率[42]，基于这些特性的不同衍生出了不同的分类系统。从1983年的Lutz和Phillips等，到1992年的Willems等，再到1994年的Bayne等，分类系统的演变反映了非微填料复合树脂材料的平均粒径变化：与上一代复合树脂材料相比，较大的颗粒减少了。尽管通用术语“混合填料”“微填料”“细颗粒”在所有这些系统中仍然通用，但它们的描述因分类系统而异[43]。

一种更简单但被普遍接受的方法是将复合树脂材料分为两类：混合填料（即传统微混合填料、纳米微混合填料）和微填料。混合填料中的无机填料质量分数通常为75%～85%。填料粒子通常是微米级颗粒的双峰分布混合物，包括直径1～3μm的玻璃、0.04μm的二氧化硅，以及其他氧化物如氧化钡或二氧化锆等（为复合树脂材料提供X线阻射性）。混合填料使用方便，折射率更接近牙体结构（相比于微填料复合树脂，光线能更好地透过材料进入牙体组织），物理性能也更强。由于大量无机填料的加入，混合填料表现出优异的抗拉强度、较好的耐磨性、较低的聚合收缩率、较低的热膨胀系数、较低的吸水率[42]及较高的抗折性[44]。因此，混合填料的复合树脂材料是目前美学修复牙科中最常用的直接美学修复材料，临床可用于Ⅰ类洞、Ⅱ类洞、Ⅲ类洞修复和前牙Ⅳ类洞切端修复，以及前牙间隙关闭和直接贴面修复。

微填料是由0.04μm尺寸大小的细微颗粒（不同材料具体大小不尽相同）组成。要生产出均匀、无黏性的膏体复合树脂，需要增加填料颗粒的体积分数。大体积填料团块是用树脂润湿填料并将它们聚合在一起形成的。由于小颗粒难以润湿，因此微填料复合树脂材料不能有太多的填料[42]。典型的微填料复合树脂材料中的无机填料质量分数为35%～50%。由于含有大量树脂，这种材料具有优异的可抛光性，并且其表面光滑可长时间保持[45]。但由于微填料复合树脂与混合填料复合树脂相比填料较少，因此物理及机械性能较差，包括吸水率高以及X线阻射性、抗压强度、抗折性和硬度较低。因此，这些材料一般被禁止用于应力集中区域的修复，例如Ⅳ类洞和涉及咬合接触区的中到大型的Ⅰ类洞和Ⅱ类洞修复。另外，微填料复合树脂在临床上还适用于修复Ⅲ类洞中的牙釉质部分、Ⅳ类洞修复中非切缘及非应力集中区及直接贴面修复[25]。

牙体-修复体界面应力

良好的粘接和边缘适合性是复合树脂修复临床成功的关键[26]。牙体-修复体界面不断受到因聚合收缩、温度变化和功能性殆力导致的应力与应变，这些应力可能是导致临床粘接修复出现一系列问题的原因[46]，导致的临床问题包括边缘适合不足、微渗漏、边缘破裂和继发龋、修复体折裂、染色、术后敏感和可能的牙髓刺激[46-49]。

聚合收缩与粘接

在修复体和粘接剂聚合的时候已经形成了最初始的收缩应力，这一过程早于修复体承受口腔内的殆力及热应变[50]。在复合树脂的修复技术中，树脂基质的聚合反应会在维持空间稳定性的同时发生妥协[46]，因此，有必要全面了解聚合收缩与粘接之间复杂的相互作用。单体分子转化成聚合物网络的同时，分子的堆积会更紧密，从而导致体积收缩[51]；另一方面，当固化材料各个面都被粘接在刚性结构上时，也会发生体积收缩，体积的收缩必须由复合树脂的流动（形变）来补偿，但如果复合树脂材料不发生流动（这与材料的弹性模量、填料载荷、固化灯功率等有关），则牙体-修复体界面可能发生应力增加、牙体组织弯曲或间隙形成[46]。

聚合收缩或固化收缩是指复合树脂材料在聚合反应过程中的体积收缩[52]。树脂单体与聚合物的交联导致了2%～5%的体积收缩[53]。在聚合反应过程中，复合树脂材料的黏弹性特点由黏性变为黏弹性再变为弹性。在黏性阶段不存在应力形成，但在黏弹性阶段，则可以通过材料的流动及弹性应变抵消部分应力[54]。

在固化收缩过程中，材料不再具有黏性流动的时刻称为**胶凝点**[46]。当复合材料产生弹性模量时，体积聚合收缩产生收缩应力。由于材料体积变化受到限制，因此收缩应力便传递到周围的牙体结构上[54]。未被代偿的收缩应力可能超过牙体-修复体界面的结合强度，导致材料在该界面失去附着，从而形成间隙[55]。影响聚合收缩的因素包括：树脂类型[52]、填料含量[31-32,52]、弹性模量[31]、固化特性[56]、吸水性[57-59]、窝洞形态[47]和固化灯的光强[54,60-61]。通过了解聚合收缩和粘接之间的复杂机制，临床医生可以根据不同的临床情况选择不同的修复方法和材料来减少牙体-修复体界面的应力。

控制应力与聚合收缩的修复方法

虽然采用最新的材料和技术能一定程度上减少聚合收缩，但操作者的技巧对复合树脂充填临床成功的影响更大。Kopperud等认为，临床医生实施正确的粘接操作技术对延长复合树脂修复体的使用寿命极其重要[62]。为了克服复合树脂直接修复面临的临床问题，临床医生应该考虑以下几种方法来减少牙体–修复体界面的聚合收缩力，包括使用低收缩复合树脂材料[63]、使用低弹性模量材料垫底[64–65]、使用玻璃离子聚合物作为中间过渡层[66–68]、对某些合适的窝洞形态进行选择性粘接[69–70]、使用低模量复合树脂、通过使用间接修复技术减少复合树脂的用量、控制复合树脂固化时的光强[71–78]、使用加压充填及聚合的技巧、分层充填技术[9,65,81–90]。通过对这些方法的深入讨论，使我们对于降低界面收缩应力及延长粘接性修复体寿命有了更深入的认识。

窝洞衬洞和垫底作为缓冲

流动复合树脂的应用使复合树脂材料与窝洞的线角和不规则区域的接触更加紧密[91]。一般情况下，流动复合树脂的填料为直径0.7～1μm大小的颗粒，占质量的60%～70%。低模量复合树脂材料具有弹性缓冲作用，通过流动补偿聚合收缩应力，消除咬合带来的形变，从理论上消除了牙尖变形或缝隙形成，减少微渗漏[92]。弹性模量较低的材料能够拉伸以适应牙齿的固有模量。因此，垫底或者衬洞层可以通过弹性伸长抵消复合树脂材料产生的聚合收缩应力[93–94]。此外，低黏度的流动复合树脂可提高修复体的润湿能力。这可以形成一个更加完整的内部适应界面，从而减少气泡的形成，而这些气泡可能会导致表面弱化和微渗漏。

控制复合树脂接收的光强度

在复合树脂光固化过程中，树脂从液态变成凝胶，最后变成刚性结构。使用多次低强度的光照能够将相同或更多的能量传递到树脂中，达到使用一次连续光照复合树脂后相同的物理性能，还可减少收缩应力[54,61]。若使用高强度光照使复合树脂快速聚合（少于5秒），与低强度光照聚合相比，洞壁与修复材料之间有更大的间隙[95]。这种应力减少的主体部分发生在光固化的前10秒[54]，在前10秒使用较低强度的光照可以延长黏弹性期，这样材料的流动和弹性应变可以缓解部分收缩应力[95]。因此，由于复合树脂光固化的速率决定了收缩应力的发展速率，减缓聚合反应时间可能导致整体应力的降低，因为这样一来修复体的自由面保持可塑性的时间更长，可以使树脂通过发生变形减少应力[54]。这种降低复合树脂材料的初始转化率的方式，可以使牙体和修复体之间界面的间隙更小，界面的适应程度更高[46,54,60–61,96–97]。

此外，尽管如今的牙科很大程度上依赖于复合树脂充分的光固化，但全世界的牙医似乎都理所当然地认为自己的光固化设备能够充分且可预测地固化自己使用的复合树脂[98–99]。据笔者所知，现有的每一项对牙科诊所使用的光固化设备进行评估的研究都表明，这些灯的光输出强度不足，而且维护不善[100–107]。牙医们大多没有意识到，自己的光固化灯在自己使用的光照时间下并不能充分固化充填体。这种意识的缺失很有可能是因为离光最近的复合树脂表面很容易聚合[108]，在固化后检查似乎达到了足够的效果。然而，研究表明，并不是所有的光固化设备都具有同等的能力来充分光固化整个复合树脂修复体[99,108–112]。操作者使用的光固化技术也对修复材料上获得的光能多少有显著影响。

通常建议使用护目镜（蓝光屏蔽罩或眼镜），这样操作者在光固化时能安全地观察并确认光固化灯头在修复体上已就位，盲目的操作可能导致修复体并未接受到光照。如果使用临床培训模拟器［例如，MARC患者模拟器（蓝光分析）］对医生进行培训，就能够实时显示操作者模拟修复的光固化程度，医生的光固化临床技术和修复体接受到的总光强将会明显提升［更多信息，见笔者的《流动复合树脂修复》（Quintessence，2017）一书第2章中的“光固化灯：评估与使用”章节］。

复合树脂逐步分层修复技术

逐步分层修复技术使用多层不透明层加半透明层，除了增强修复体美观性以外，还能增强医生对每层复合树脂的把控、使修复体密实、保证复合树脂材料的彻底聚合、在固化前控制边缘的悬突、精确恢复修复体的最佳解剖形态。分层修复技术还保证有效的层间化学结合，因为能根据每层复合树脂的位置调整固化光的方向而加强了树脂的固化，并减少聚合收缩的影响[113-114]。复合树脂修复体边缘的修复质量和强度受到许多因素的影响，包括聚合收缩、边缘粘接性、洞形设计、垫底衬洞材料的使用、修形和抛光技术、复合树脂的黏度和刚度、洞壁的可弯曲性、在窝洞中分层放置复合树脂的位置和复合树脂放置的技术[11,46-47,115-118]。医生对这些可能影响因素的充分理解能改善复合树脂修复体的边缘完整性和强度。因此，可用一些修复技术来减少这些影响，改善边缘适合性和密封性[11,19,119-121]。

为了克服复合树脂修复体边缘适合性不足，人们开发并提出了许多修复技术和创新，包括以下方面：反光楔子[72,122]、固化灯棒放置位置的变化[72,123]、使用正确的充填及固化技术[79-80,124]，使用自固化复合树脂、玻璃离子水门汀或银汞合金与复合树脂联合应用的三明治技术，以及把玻璃材料加入预聚合的复合树脂中来减少材料的体积收缩[79,125]。其他技术包括减少复合树脂修复材料的体积，以便更好地控制收缩[126-127]；增量重叠和点固化方法[72,128]；多层封闭方法[9,19,119-121]。

复合树脂的逐层充填根据其放置位置分为垂直、水平和斜行分层技术。这些技术属于最初的分层充填方法，用于不同大小的窝洞，以补偿材料的聚合收缩。笔者使用的分层技术包括水平分层技术、垂直分层技术、斜行分层技术、三层光固化技术、向心充填分层技术、直接-收缩技术和分尖堆塑技术。逐步分层充填技术的选择取决于窝洞的类型和体积。

水平分层技术

这项技术用于修复小的Ⅰ类洞和Ⅱ类洞，复合树脂材料水平分层充填并固化[129]。当咬合区有小缺损或近似盒状洞形缺损且牙尖斜面破坏时，可使用改良的水平分层技术[130]，这种技术通过每次放置1mm厚的U形的水平方向的复合树脂材料，减少体积聚合收缩和牙尖弯曲，并尽量将收缩导向窝洞底部[130]。

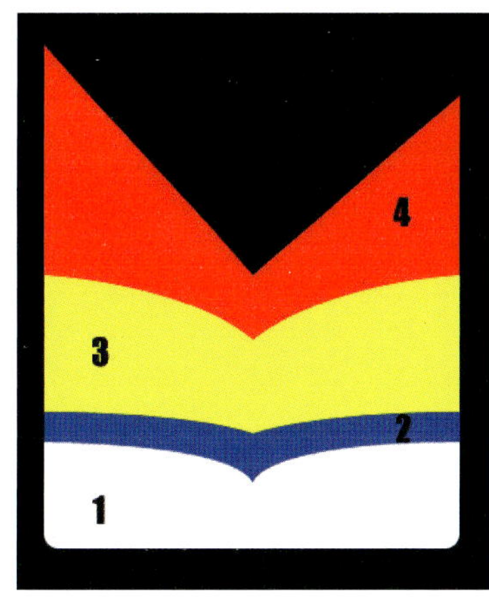

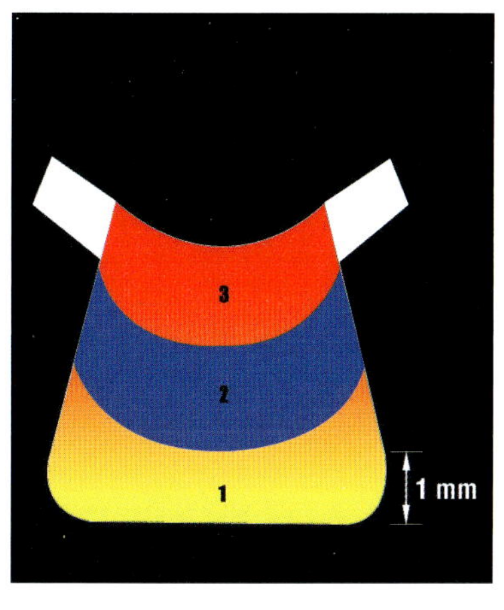

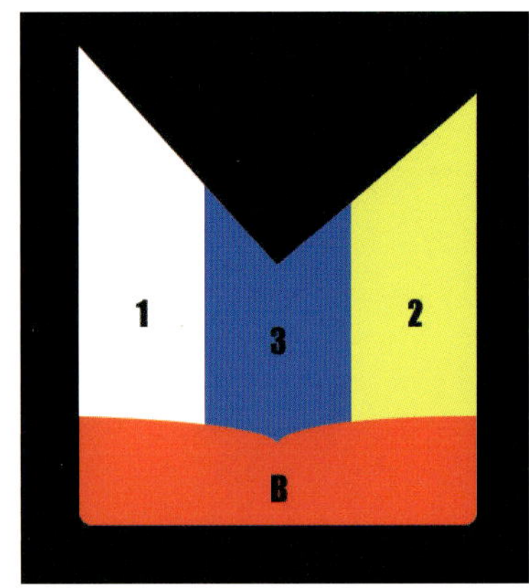

垂直分层技术

当窝洞体积足够容纳垂直分层放置的复合树脂材料时，这项技术用于修复小到中等体积的𬌗面和邻面Ⅱ类洞。利用这种技术，每层复合树脂被平行放置在窝洞的待粘接面[131]。

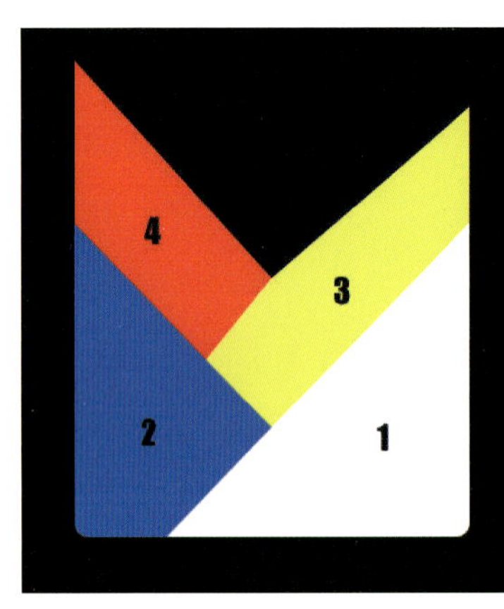

斜行分层技术

这项技术用于洞壁被中等或大面积破坏和削弱的𬌗面洞及邻面洞。利用这项技术，每层复合树脂倾斜放置，从顶端光固化[132]，使原有的洞底成为洞壁的一部分。这一过程降低了窝洞体积与洞壁面积的比值，从而大幅度减少了边缘收缩间隙的产生[131]（注意，当使用这种技术时，必须增加光固化时间）。

三层光固化技术

这项技术是应用于中等大小Ⅱ类洞和Ⅲ类洞的最有效的分层充填技术，这项技术通过在窝洞内形成重建的窝洞底，减少窝洞体积，增加待粘接面/体积比值，还可补偿聚合收缩体积[133-134]。这项技术基于透明成形片及反光楔子的使用。

向心充填分层技术

这项技术从窝洞边缘到中心逐渐修复牙体形态，通过使用一个薄的金属成形片和木楔，创造一个近似盒状的洞形。第一层在窝洞边缘，具有半透明性的复合树脂从龈壁延伸到成形片的高度，这使剩余的复合树脂充填层能够被放置在第一层内侧，从而在颊舌向及𬌗龈向都能形成光滑、没有气泡的复合树脂边缘完成线[10]。这种方法允许对周围封闭树脂层从内侧固化，可以增强复合树脂材料并防止颈部间隙的形成[124,135,137-138]。在各个洞壁完成后，形成了一个待充填的𬌗面洞。笔者根据这项技术做出了一种改良技术，即邻面适应技术，在不使用成形片情况下，在邻𬌗洞靠近邻牙同样堆积出一个复合树脂“信封”，将Ⅱ类洞转变为Ⅰ类洞。

直接–收缩技术

这项技术最初可能会使复合树脂聚合收缩的方向朝向牙体，而不是朝向复合树脂的中心。该过程使用多种复合树脂材料：

包括在邻面使用化学固化复合树脂材料以及在殆面使用光固化复合树脂。牙本质粘接剂在两种材料间的界面引发自固化复合树脂材料的聚合。使用这种方法，聚合收缩从一开始的方向就是朝向牙体[29,69]。

分尖堆塑技术

这项技术是修复大面积或者复杂缺损的理想方法。在充填过程的最初阶段，采用水平分层技术，从窝洞的底部水平放置数层复合树脂，从龈方到殆方逐层修复。接近殆面时，一次堆塑单个牙尖且每个牙尖都从外侧透过窝洞壁进行固化。这种方法能够利用尚存的牙面形态（例如，牙尖斜面、边缘嵴、发育沟）指导复合树脂修复，复制和恢复咬合形态[139]。

选择聚合收缩小的复合树脂

修复材料的选择应该在修复治疗之前的诊断和治疗计划制订阶段进行。当使用复合树脂时，应考虑以下临床情况进行评估：

- 窝洞预备和设计时：窝洞的大小、形状和边缘位置
- 牙齿在牙列中的位置[141,143]
- 邻牙和咬合接触点的位置
- 与邻牙和牙周组织的相互关系[144]
- 修复体的大小和数量
- 牙体结构缺陷（部分折裂、磨损、磨耗）[141,145]
- 牙弓内和上下牙弓间的保护功能
- 牙齿解剖和抗力
- 咬合
- 美学
- 患者的口腔习惯（例如，咬指甲）
- 咬合功能异常（例如，磨牙和紧咬牙）
- 术区视野隔湿的情况[129,141]

在选择最适合的复合树脂时，填料大小、分布和添加量是至关重要的信息。根据窝洞的情况来决定选择哪种材料。例如，后牙修复需要高填料的复合树脂，具有可塑性、抗压性和抗折性、颜色稳定性、硬度和X线阻射性，同时具有可抛光性和长时间保持表面光滑的能力。现有的混合填料复合树脂（例如，微填料复合树脂、纳米复合树脂）大多具有这些特性。与聚合收缩相关的一个重要临床指标是洞形因素（C因素）。C因素是修复体粘接面与非粘接面的面积的比值。C值越高，修复体内应力越大，粘接破坏的可能性越大。当考虑直接的髓腔内修复时，C值高的情况（粘接面/非粘接面比值大）应使用聚合收缩小的材料，并使用前文推荐的修复方法以尽量避免产生过大的聚合收缩。

间接树脂修复的应用

制作室的间接树脂修复系统是美学修复的一种改良方案，适用于预备范围超出牙尖间距1/3且超出覆盖牙尖的情况。这种方式不仅恢复了牙体力学及生物学性能，同时又在最小的复合树脂聚合收缩和牙体损失条件下达到最佳的美学效果。与上一代直接和间接修复系统相比，新一代间接修复复合树脂，也称作聚合瓷（ceromers）（陶瓷优化的聚合物）[146]，具有更高密度的无机陶瓷微填料[147]。聚合瓷同时具备复合树脂和陶瓷的优势，又突破了其固有局限性[148]。

该生物材料，也称为微混合填料材料（microhybrids），由无机颗粒（填料）和有机聚合物（基质）组成，其中填料含量是有机基质含量的2倍（约66%的无机填料和33%的树脂基质）。填料是复合树脂临床功能和物理化学性质的主要决定因素。这些亚微米级的填料颗粒具有优良的表面特性，例如抛光性和耐磨性[149]。填料的粒径、形状、载荷和基质的结合力都会影响材料的耐磨性[150-152]。研究表明，减小填料颗粒的尺寸会显著降低材料的耐磨性[150,153]。

最近的新配方通过增加填料量和减小粒径来提高材料的耐磨性。美国阿拉巴马大学最新研究表明，其磨损率略高于1μm，可与牙釉质相当。第二代复合树脂通过尺寸、形状、组成和浓度的配比优化显著提升了材料的力学性能，在降低聚合收缩率的同时增加了挠曲强度、拉伸强度、耐磨性、抗折性以及颜色稳定性[154-155]。

此外，第二代间接修复复合树脂系统通过利用光、热、压力、真空和氮气的各种组合，从而提高了二次固化的转化率，进一步改善了材料的物理和机械性能。在固化过程中消除残留的单体，并确保各部分均匀地达到最佳聚合程度。同时，利用压力、真空或氮气消除氧气，也可以消除夹杂于材料中导致修复体不透光的气泡。这些方法改善了修复材料的光学特性，使其具有更加近似于牙体结构的半透明性、荧光性和乳光性。第二代间接修复复合树脂系统中具有这些特性的包括GRADIA（GC America）、TESCERA ATL（Bisco）、Premise Indirect（Kerr/Sybron）和Sculpture Plus（Pentron）。

后固化（postcuring）通过各种手段增加了材料从单体到聚合物的转化率来实现复合树脂材料的二次固化[154]。聚合程度的提高可增强材料的抗折强度、弯曲和径向拉伸强度、耐磨性、切端强度以及颜色稳定性[156-157]。间接修复树脂系统具有多种临床优势，不仅增强牙体抗力，保留牙体结构，还具有精准的边缘完整性、与牙釉质相似的耐磨性以及与对颌天然牙良好的磨损适应性，同时恢复理想的邻面接触和解剖形态，以达到最佳的美学效果[158-159]。这些修复性聚合物的临床适用范围包括：固定修复体（例如，套筒冠）、种植体修复体、渐进性加载的种植体修复体、精密附件、嵌体、高嵌体、长期临时修复体、贴面和不含金属的单冠[155,159]。

CAD/CAM树脂陶瓷修复

计算机辅助设计/计算机辅助制造（CAD/CAM）树脂陶瓷块是传统间接复合树脂修复

体制造技术的一种替代手段。第二代的间接修复材料由用于椅旁切削的预制块或用于CAD/CAM制作室加工的圆盘形式提供[160]。在理想可控的工业环境中预制这些材料可保证其质量达标，而这在制作室和临床条件下是无法实现的。

CAD/CAM技术的应用，可以避免部分在制作室和临床条件下可能发生的缺陷和错误。工业制造条件为树脂陶瓷块材料的聚合提供了标准的高温和高压，以确保其最佳物理和机械性能[161–162]。一项研究在高温高压条件下对商用树脂块和直接修复复合树脂的聚合反应进行了评估，发现商用树脂块的弯曲强度、硬度、威布尔模量和密度都显著高于光固化的复合树脂[163–165]。

第一代树脂陶瓷颜色不稳定，并有严重的材料磨损和表面抛光损耗[147,166–168]。为改善CAD / CAM树脂陶瓷的性能，通过科学研究进一步改善了其颜色稳定性及弯曲性能，并降低了其磨损程度[168–170]。

当前商用的CAD/CAM美学间接树脂陶瓷修复材料包括MZ100（3M ESPE）、Paradigm MZ100（3M ESPE）、Lava Ultimate（3M ESPE）、CeraSmart（GC America）、BRILLIANT Crios（Coltene）和CAMouflage NOW（CN，Glidewell）、Katana Avencia block（Kuraray）、TRINIA CAD/CAM（Shofu）和Enamic（VITA）。除Enamic以外，以上材料均由不同的有机基质组成，并在纳米陶瓷颗粒填料的比重上有所差异。Enamic是一种渗透聚合的网状陶瓷材料，其中包含86%的多孔长石质陶瓷基和14%的共聚物（UDMA和TEGDMA）。与上一代材料（Lava Ultimate）[165,171–172]和直接修复复合树脂材料相比，该工艺可实现更高的填料体积（约70%），从而具有优良的机械性能[165]。

已有大量研究[168,173–177]比较了新一代CAD/CAM材料的机械性能。据报道，与Enamic相比，CeraSmart和Lava Ultimate均具有更高的弯曲强度和更低的弯曲模量[168,177]。而在硬度方面，Lava Ultimate和Enamic的硬度低于牙釉质，而IPS e.max CAD（Ivoclar Vivadent）的硬度高于牙釉质[173,177]。因而有研究显示，使用Lava Ultimate相较使用IPS e.max CAD所产生的对颌牙牙釉质磨损更少[173,177]。研究显示，Lava Ultimate和Enamic的磨损相同[173–174,177]，但也有研究报道Enamic的磨损高于Lava Ultimate和CeraSmart[175–177]。最近一项研究[177]对比了树脂陶瓷（包括CeraSmart、Lava Ultimate、Paradigm MZ100、Enamic）和玻璃陶瓷［包括IPS e.max CAD和Celtra Duo（Dentsply）］结果显示，CeraSmart、Lava Ultimate和Paradigm MZ100的弯曲强度低于IPS e.max CAD和Celtra Duo。另外，树脂陶瓷的弹性模量和硬度均比Enamic低，而玻璃陶瓷的弹性模量和硬度均比Enamic高；与牙釉质相比磨损量更少，而玻璃陶瓷与牙釉质相比磨损量更大；与渗透陶瓷和玻璃陶瓷相比，树脂陶瓷引起的对颌牙牙釉质磨损更少。此外，这项研究提出，树脂陶瓷具有足够的耐磨性，可用于修复体承重[177]。考虑到强度问题，树脂陶瓷至少需要达到与二硅酸锂修复体相似的厚度[177]才能用于修复体承重。

近期的几项体外实验以重度酸蚀牙齿模型的直接和间接修复体为模型，研究其断裂和抗疲劳性，结果表明CAD/CAM复合树脂材料具有良好的性能[170,178–183]。前期体外研究已证实，对于重度磨牙症或牙体结构受损的病例，应首选新一代CAD/CAM复合树脂和压铸的CAD/CAM二硅酸锂玻璃陶瓷，但这一说法尚未得到中长期的临床研究证实[184]。在体

表3-1 CAD/CAM复合材料修复体概览

	制作方法	基底冠（F），全解剖冠（M），饰面（V）	可酸蚀	临床适应证		
				贴面	覆盖部分牙面的修复体	全覆盖牙冠，前牙（A）或后牙（P）
纳米瓷树脂（Lava Ultimate，CeraSmart）	CAD/CAM	M	否	✓	✓	
含玻璃陶瓷的树脂渗透聚合物网络（Enamic）	CAD/CAM	M	是	✓	✓	✓(A/P)
含氧化锆及氧化硅的树脂（MZ100，Paradigm MZ100）	CAD/CAM	M	是	✓	✓	✓(A/P)

外评估CAD/CAM材料的耐染色性的研究发现，与MZ100复合树脂相比，CAD/CAM材料（Enamic、Vita Hybrid Ceramic和Lava Ultimate）显示出较高的耐染色性；与甲基丙烯酸酯直接修复复合树脂材料相比，陶瓷和CAD/CAM的耐染色性较高；新一代树脂基CAD/CAM材料Enamic和Lava Ultimate的耐染色性与长石陶瓷（VITABLOCS Mark II，VITA）相当[168]。

就打磨性而言，与VITABLOCS Mark II和IPS Empress CAD（Ivoclar Vivadent）相比，CeraSmart、Lava Ultimate、Enamic和MZ100打磨的边缘更为平滑。其优势在于，与常规陶瓷材料相比可获得更加精确的边缘，因而有利于减少牙体损失[168]。

从以上文献来看，在弯曲性能测试中，树脂陶瓷材料表现优于陶瓷材料[168]。除Enamic外，这些材料均表现出较高的抗弯强度和较低的挠曲模量。这种性能组合通过增加材料折断之前的弹性形变，从而提高了材料承受载荷的能力。因此，这些材料比陶瓷材料更具柔韧性和脆性[168]。此外，Lava Ultimate、CeraSmart和Enamic具有近似天然牙的弯曲性能[168]。

临床和制作室数据分析表明，机器加工的修复体是一种可预见的美学修复方法，其具有较高的成功率、良好的颜色稳定性、出色的边缘适合性，以及临床可接受的磨耗[185-190]。树脂陶瓷材料具有与常规间接树脂修复系统相似的临床优势，不仅具有近似于牙本质的弹性模量，易于切削和调磨，还可用复合树脂材料在口内修补或调改，并且具有与复合树脂粘接剂相似的热膨胀性，可提高边缘完整性。另外，由于收缩仅限于粘接层，树脂陶瓷修复体受到的收缩应力降低[184]，这也有助于提高修复体的边缘质量[190-192]。研究表明，这些树脂陶瓷CAD/CAM材料表现出可接受的磨耗性能[190,193]。由于比陶瓷材料脆性低，树脂陶瓷可被切削至更薄的层，因而适用于更保守的洞形设计和抗力更强的修复体[170,190,194]。尽管树脂陶瓷有各种各样的颜色可供选择，并且这些材料与天然牙呈现“融合”效果，但目前大多数的材料都是单色的[195]。这些间接CAD/CAM修复体的整体性欠佳，仍无法完美复制天然牙的多色效应，因而仅仅是一种生物替代品[196]。因此，目前通过对研磨后修复体的个性化染色和上釉可以实现更好的美学效果[184,197]。

树脂陶瓷CAD/CAM系统补充并拓宽了可供选择的修复方法，这些方法可帮助患者、技师和医生根据不同的临床情况做出合理的选择。表3-1概述了CAD/CAM复合修复体的制造方法、使用、酸蚀能力和临床适应证。

纳米技术的发展

纳米技术（nanotechnology）或纳米科学是指在原子、分子或大分子水平上对应用科学的研究和开发，也称为分子工程或分子制造[198]。前缀“nano”是指特征尺寸为10^{-9}m的度量单位[199-200]。尽管纳米级尺寸很小，但其潜力巨大。科学家和工程师在纳米尺度内的突破性研究进展已表明，纳米技术的应用将会推动各个经济领域中材料和系统的发展。纳米技术涵盖了电信、航空航天、计算机技术、纺织、国土安全、微电子、生物医学和牙科等领域[199]。

在牙科领域，纳米技术可为复合树脂材料提供尺寸较小的填料颗粒，在提高填料浓度的同时，与基质共同聚合到树脂体系中，表现出独特的物理、机械和光学特性。此外，优化生物修复材料对牙齿硬组织矿化表面的黏附力，能增强修复体的机械强度、边缘适合性和封闭性以及提高其质量与寿命。当前，常规复合树脂材料的粒径与羟基磷灰石晶体、牙本质小管和釉柱的尺寸差异较大，可能会破坏修复材料（40nm至0.7μm）与纳米级牙体结构（1～10nm）之间黏附力[201]。但是，纳米技术可以改善牙体结构和纳米级充填体颗粒之间的连续性，并为牙齿硬组织矿化表面与生物修复材料之间提供更稳定和自然的接触界面。

自问世以来，流动复合树脂通过科学研发经历了持续的评价和改进。“新一代”流动复合树脂正在不断改进，有望替代传统的复合树脂材料。新技术的发展同样丰富了科学家、制造商和临床医生对材料的测试手段，因而有助于创造更为理想的复合树脂材料。然而，目前研究仍在探寻近似于牙体结构的理想修复材料，该材料可耐咀嚼力、具有与天然牙相似的物理和机械性能，以及近似于天然牙本质和牙釉质的外观。修复体的寿命同时也会随着材料机械性能与牙釉质和牙本质的逐步接近而增加[202]。理想的修复材料应满足功能、美学和生物相容性这3个基本要求[203]，目前还没有修复材料可以完全满足这3个要求。但是，纳米技术在牙科中的发展会使这种理想成为可能。

已有大量研究对流动复合树脂进行过评估[50,204-227]。最近一些研究通过针对性测试发现，流动复合树脂的临床性能类似于或优于通用复合树脂[221,224-225]。Attar等[210]发现，流动复合树脂具有宽泛的机械和物理性能。前期研究中，Gallo等[211]认为，对特定的一些流动复合树脂，应仅限用于峡部宽度小于牙尖距离1/4的中小型修复体[218]。但通过评估2年随访的Ⅱ类洞修复病例，Torres等[225]指出，使用GrandioSo（VOCO）常规纳米复合树脂修复和使用GrandioSo Heavy Flow（VOCO）纳米流动复合树脂修复未见显著差异。Karaman等[221]在对非龋性牙颈部缺损修复的研究中也得出类似结论，他们发现在为期24个月的临床随访中，使用常规纳米复合树脂（Grandio，VOCO）和使用流动复合树脂（Grandio Flow，VOCO）的修复效果相似。Sumino等[224]研究表明，流动复合树脂G-aenial Universal Flo（GC America）、G-aenial Flo（GC America）、Clearfil Majesty Flow（Kuraray）和与其对应的常规纳米复合树脂Kalore（GC America）、Clearfil Majesty Esthetic（Kuraray）相比，具有更高的抗弯强度和弹性模量。与通用复合树脂相比，流动复合树脂在磨损和机械性能等临床应用性能上也有所改善。

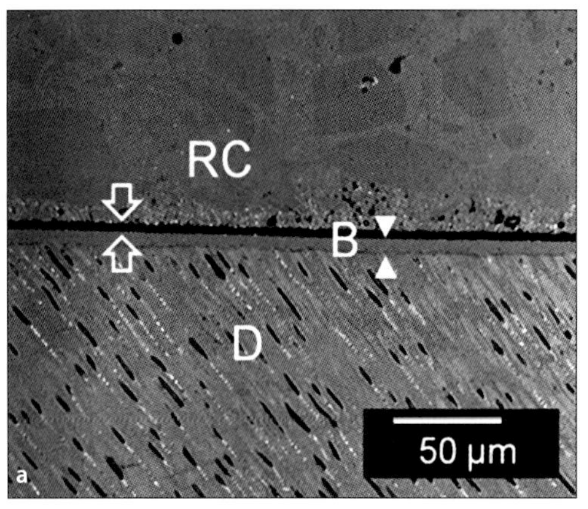

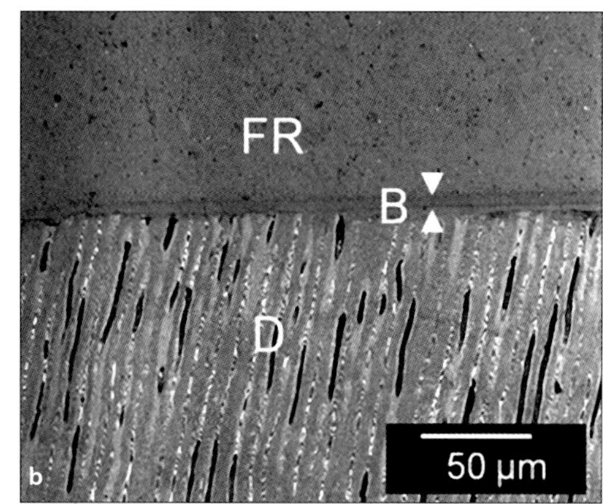

图1 （a）没有使用流动复合树脂衬洞的混合填料复合树脂充填，在复合树脂（RC）和一步法粘接剂（B）之间存在间隙。（b）使用流动复合树脂（FR）衬洞后同一种复合树脂充填，在复合树脂和粘接剂之间没有间隙。D：牙本质（Confocal laser scanning microscope images courtesy of Alireza Sadr, DDS, PhD.）

GC研究与开发中心的体外研究将几种常规复合树脂流动剂型的性能做对比，也得出与Sumino等相似的结果。研究还发现，新一代流动复合树脂G-aenial Universal Flo和Clearfil Majesty ES Flow（Kuraray）表现出优异的光泽度，并具有与常规纳米复合树脂（这包括Filtek Supreme Ultra（3M ESPE）、Herculite Ultra（Kerr）、Clearfil Majesty ES-2（Kuraray）和G-aenial Sculpt（GC America）相似的耐磨性。

综上所述，新型纳米混合流动复合树脂（或通用可注射型）系统（即Clearfil Majesty ES Flow和G-aenial Universal Flo）可满足前述机械、物理和光学性能的需求。生物材料的特性和临床应用潜能取决于其结构。随着树脂填料新技术的发展，可通过颗粒表面处理和增加粒径分布范围来获得更高的填料总量。独特的树脂基质减小了填料颗粒间距，使填料在树脂基质中均匀分布，从而增加了基质的稳固及保护作用[228-230]。另外，对填料的特殊化学处理可以使单体充分润湿填料表面，从而进一步增加填料的分散性，使填料与树脂基质之间形成稳定而牢固的结合。研究明确阐释[230-234]填料含量和偶联剂在材料的强度与耐磨性等重要特性中具有关键作用。最近有研究指出[206,218,235]，流动复合树脂与常规复合树脂材料的收缩应力相当。根据制造商提供的信息来看，新一代流动复合树脂的机械、物理和美学特性均不亚于通用复合树脂。流动复合树脂的临床特性包括更好的临床操作性、更高的洞壁适应性[237]（图1）、更强的耐磨性、更大的弹性、更好的颜色稳定性、更好的抛光性和光泽度以及与牙釉质相似的阻射性。此外，随着材料的性能和粘接剂对牙体组织粘接强度的提高，新一代流动复合树脂的临床适应证范围也随之拓宽。已有报道显示，由于机械性能的改善[224]，高填料复合树脂可广泛应用于前牙和后牙修复[238]。这些新一代复合树脂材料的临床应用包括：窝沟封闭和预防性树脂充填；对折裂牙齿及修复体的紧急修复；复合树脂模型和临时修复体的加工，调改和修补[239]；前牙和后牙的复合树脂充填修复；树脂固定夹板[240]；断裂的陶瓷和树脂修复体的口内修补[240]。此外，这些复合树脂还可用于可摘义齿修

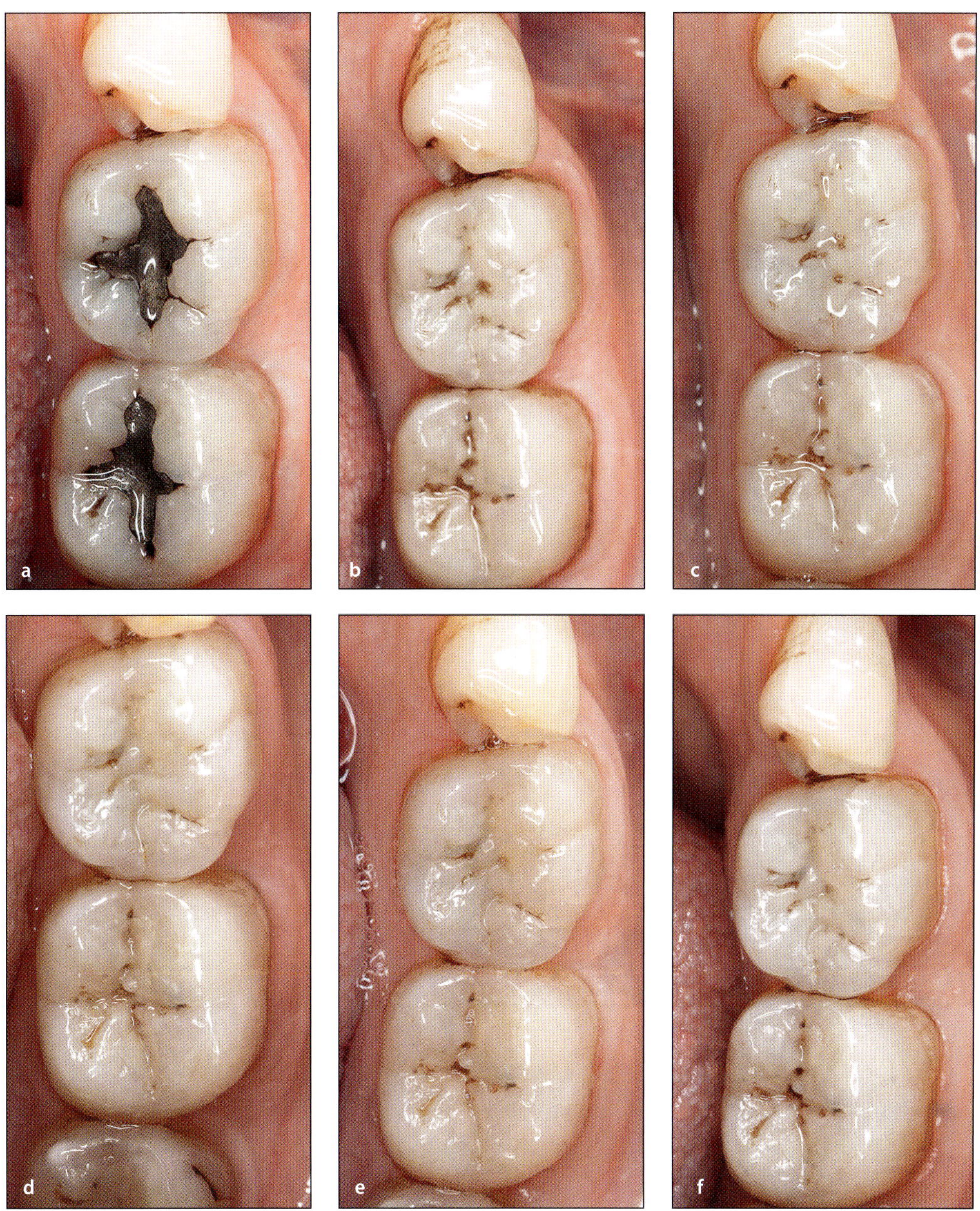

图2 （a~f）一例随访了5年的病例，使用流动复合树脂（G-aenial Universal Flo）分层充填，𬌗面可见轻微磨损

复，确定垂直距离，在修复方案确定之前改变咬合设计[238]；在正畸治疗期间间隙管理；减轻牙颈部敏感[240]，重新恢复复合树脂充填修复体表面的咬合磨损[240]；在美学冠延长修复之前确定切缘位置[238]；诊断蜡型的复制[28]；儿童复合树脂预成冠的戴入[241]。

由于缺乏关于流动复合树脂生物材料的循证医学研究和临床试验数据，临床医生仍需要评估这些材料的机械性能，以确定它们是否优于现有材料。随着新一代流动复合树脂的临床性能不断提高，之前的体外研究数据也得到了认可。但尚未发现材料的机械和物理特性与其临床性能之间的直接联系，而这种联系可以提示该生物材料在特定临床病例中的应用前景[202]。另外，生物材料修复体的临床寿命也仍需通

1998

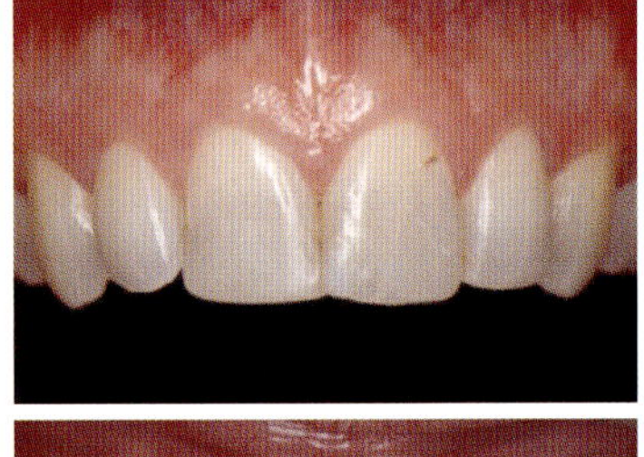
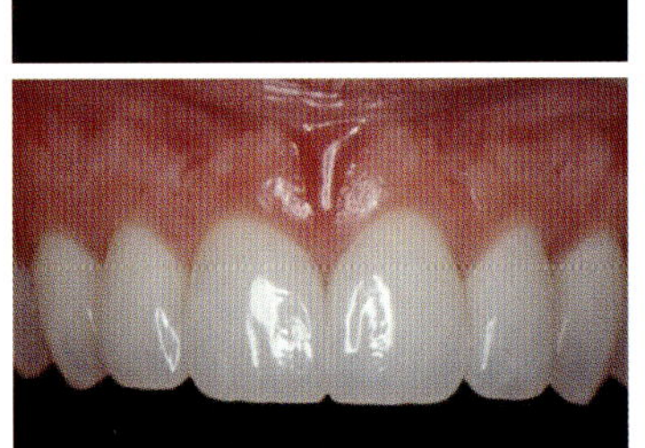

微填料/混合填料
Herculite（Kerr/Sybron）
Renamel（Cosmedent）

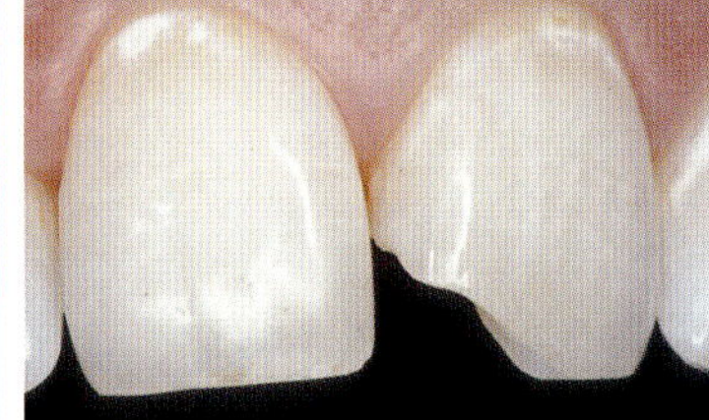
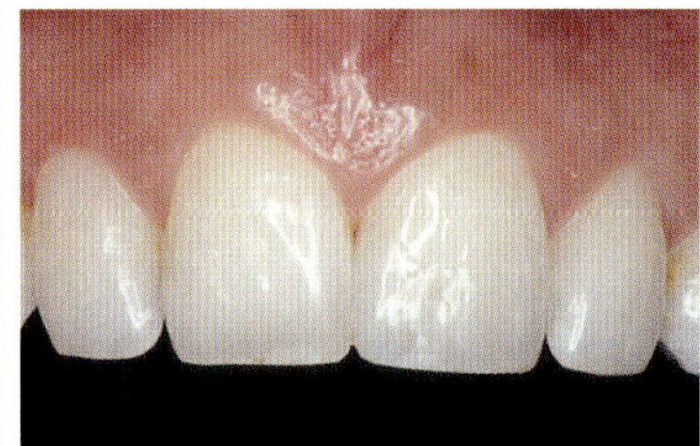

微填料/混合填料
Charisma/Durafill（Kulzer）

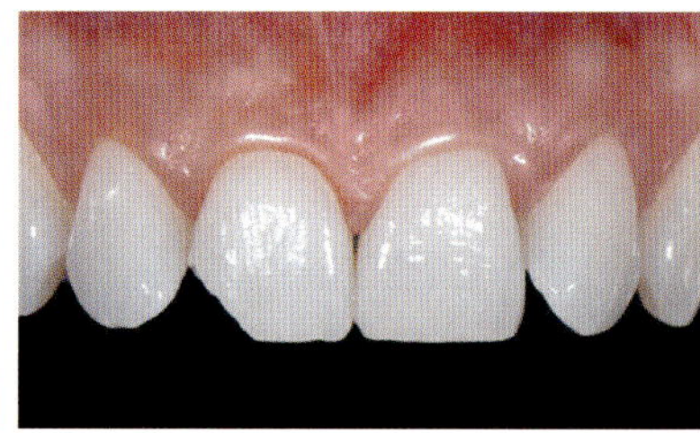
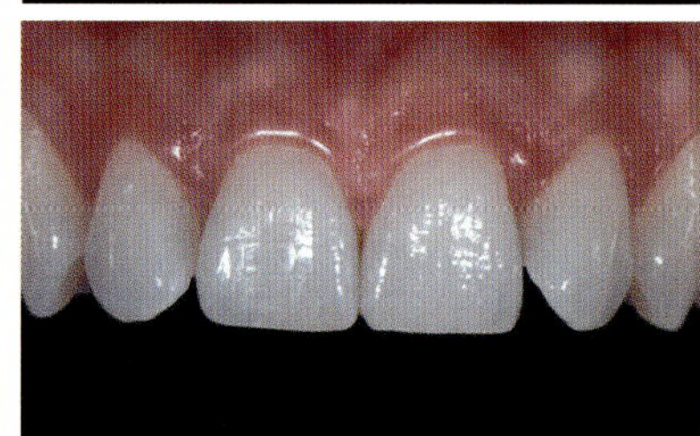

小颗粒混合填料
Point 4（Kerr/Sybron）

2000

2001

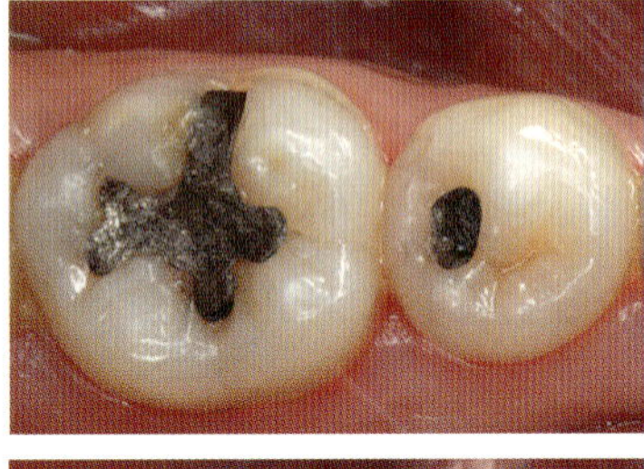
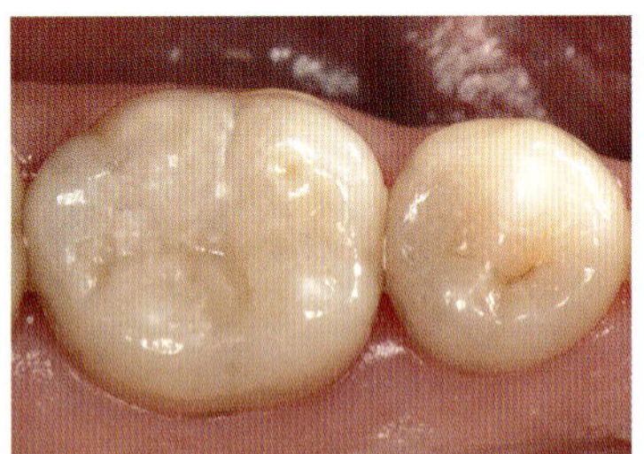

小颗粒混合填料
Aelite LS（Bisco）

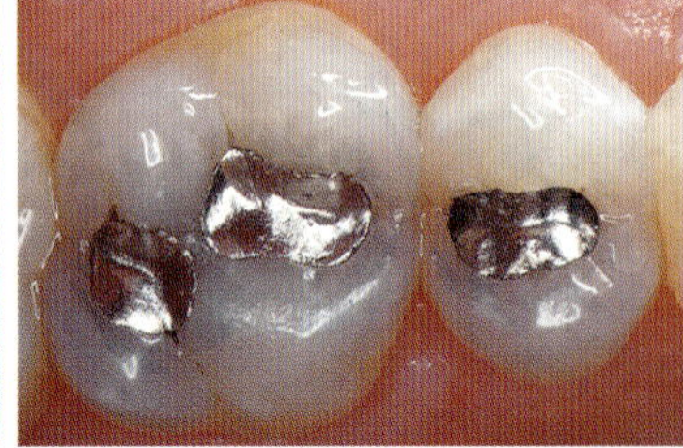
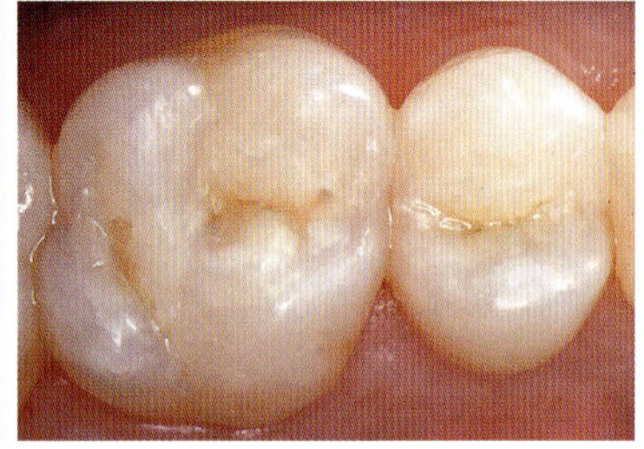

小颗粒混合填料
Venus（Heraeus Kulzer）

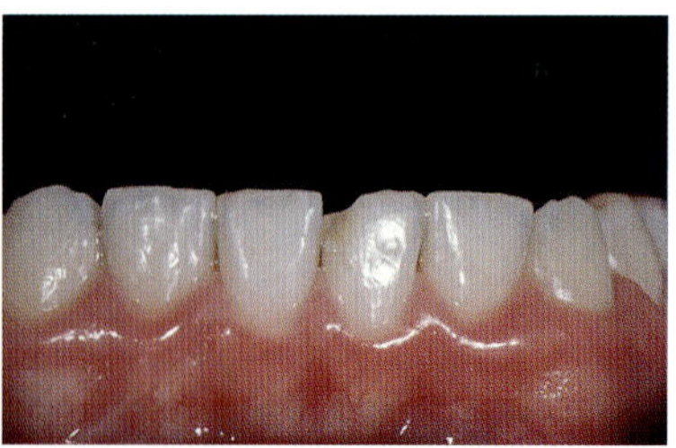
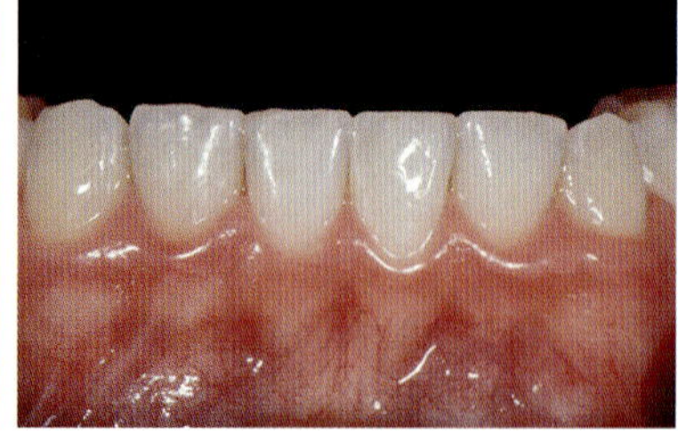

纳米混合填料
Premise（Kerr/Sybron）

2004

2005

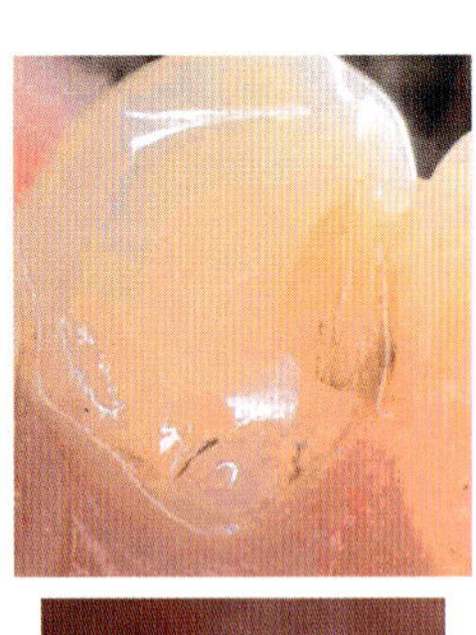
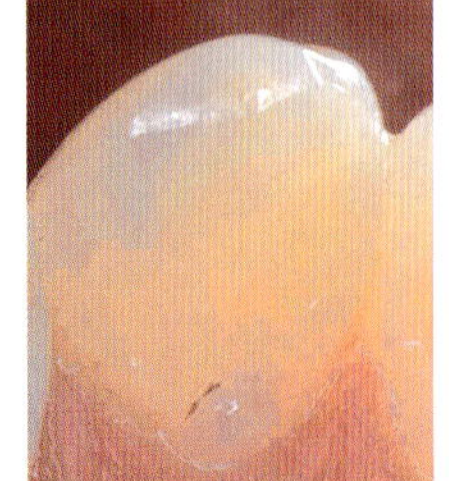

纳米混合填料
Filtek Supreme
（3M ESPE）

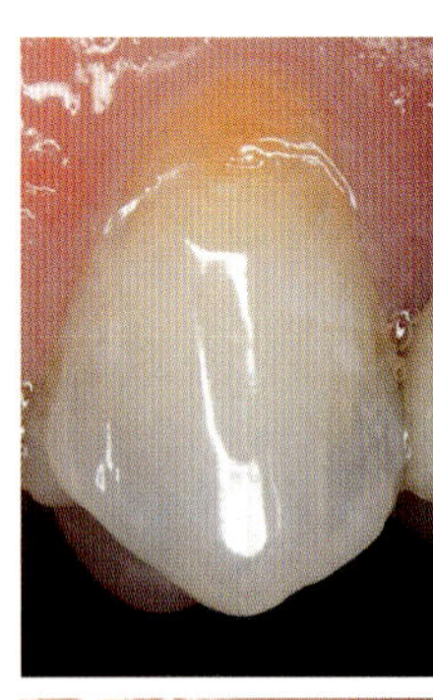
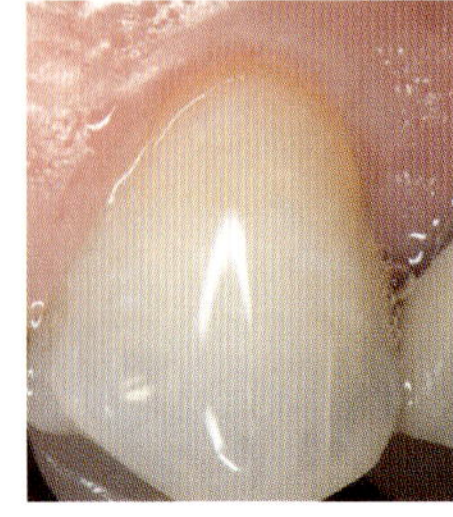

纳米混合填料
Synergy（Coltene）

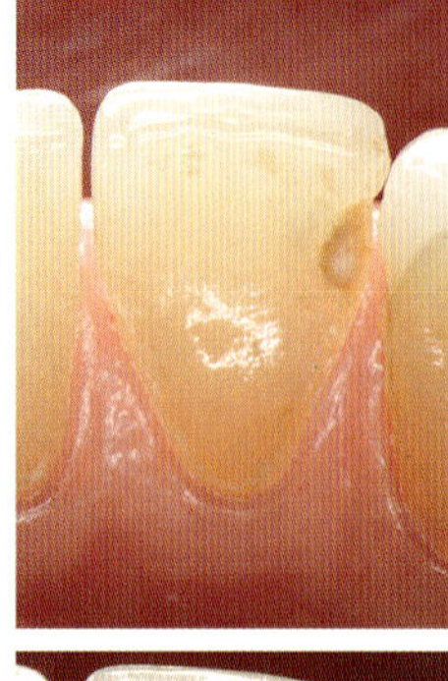
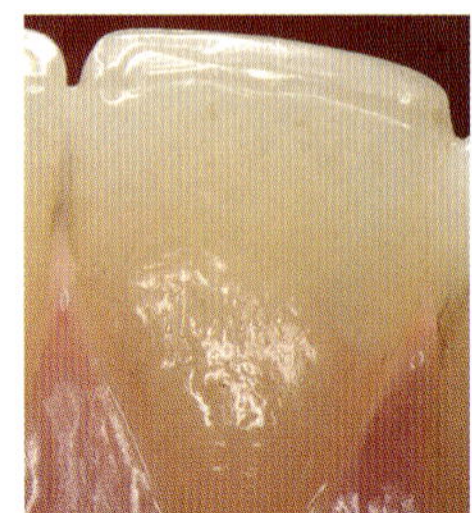

纳米混合填料
Amaris（VOCO）

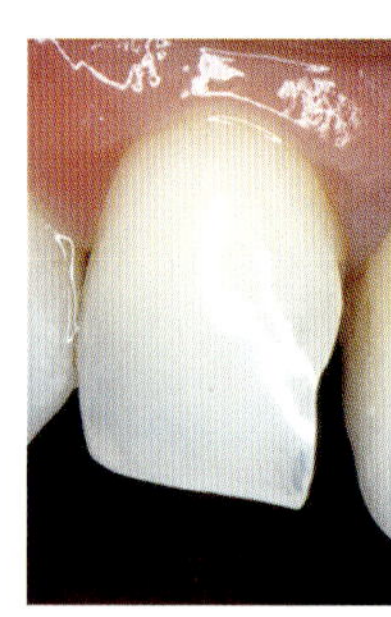
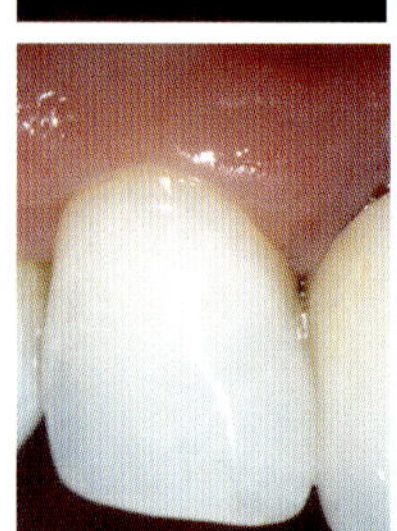

微混合填料
GRADIA Direct
（GC America）

2007

2008

2010

小颗粒混合填料
Aelite LS

纳米混合填料
Kalore

纳米混合填料
Amaris

2011

2013

纳米填料流动复合树脂
G-aenial Universal Flo

纳米混合填料
GrandioSo Inlay System
（VOCO）

纳米填料流动复合树脂
G-aenial Universal Flo

2014

2017

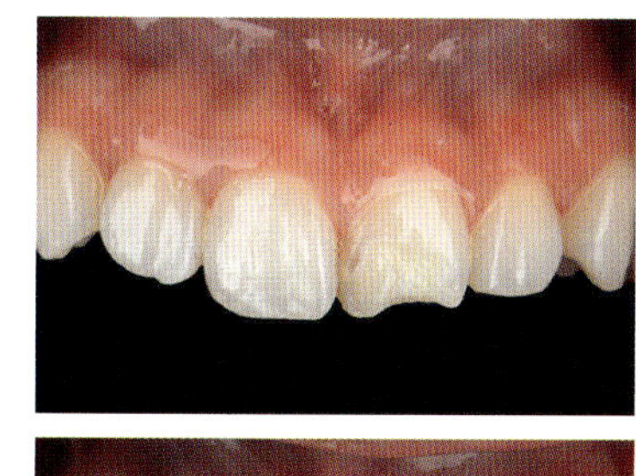

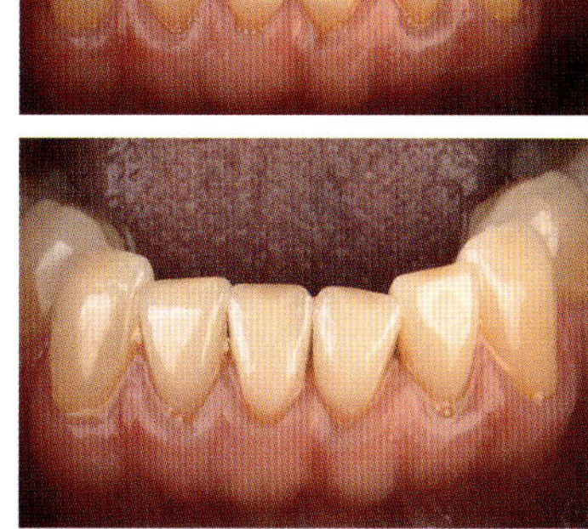

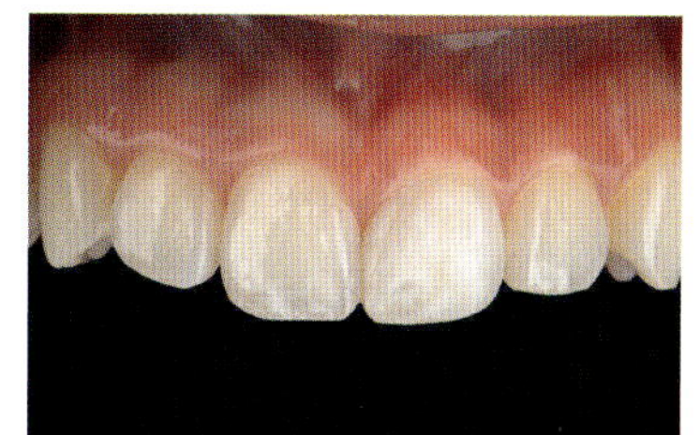

纳米填料流动复合树脂
G-aenial Universal Flo

纳米混合填料
G-aenial Sculpt

过针对每种特定临床应用的试验来进一步确定（图2）。

纳米技术的最新进展研发出了一类新的材料，即大块充填复合树脂材料，可以使复合树脂一次成功固化的充填量更大（4～5mm）。这些材料是作为传统复合树脂材料分层充填的一种替代方案来开发的[242]。这种新一代的复合树脂包含新的化学单体，可以改善固化光的穿透性，因此可以提高机械性能[243-246]。这些材料中一些填料含量较高，因此弹性模量也高，有助于减少聚合收缩。采用了这些技术的复合树脂材料在树脂固化后可能会产生较少的牙尖变形，这可使后牙修复体具有更好的边缘适合性、更少的空隙和较少的边缘微渗漏[242,247]。为了改善大块充填复合树脂的流动性和窝洞适应性。可以把一部分大块充填复合树脂置于注射器从而降低黏度[242,247]。大块充填复合树脂材料可提供半透明颜色，获得4～5mm的固化深度，以允许更大的固化光穿透[208,248-251]。制造商建议我们可以每次把4～5mm厚的材料成功光固化，这样简化了修复程序[252-254]。这还可能减少气泡的进入，减少不同分层之间的污染，并改善复合树脂材料和牙体结构之间的内部适应[246,255-256]。

根据其略微不同的化学分子、成分和黏度，大块充填复合树脂材料可以分为两个亚组：流动大块充填复合树脂（SureFil SDR、Dentsply Sirona）和可堆塑（Filtek Bulk Fill Posterior Restorative，3M ESPE；SonicFill 2，Kerr）大块充填复合树脂。流动大块充填复合树脂被用作垫底材料或充填修复性材料。可堆塑大块充填复合树脂通常是充填修复性材料。低黏度的大块充填流动复合树脂材料的殆方应使用可堆塑大块充填复合树脂材料覆盖[244,246,251,257-259]。可堆塑大块充填的修复性复合树脂可以一次性充填4～5mm深的窝洞[254,260-265]，经塑形然后光固化而不需要殆方充填层。一种叫SonicFill 2的修复材料系统，可使用超声波能量来降低黏度并改善材料的流动性。一旦去除声波能量，复合树脂材料将返回到高黏度材料状态，从而确保了更好的机械性能[246,266]。或者也可以通过加热复合树脂来降低黏度，提高流动性[267-269]。目前的大块充填复合树脂适用于后牙修复（Ⅰ类洞和Ⅱ类洞），但不适用于美学至关重要的前牙（Ⅲ类洞和Ⅳ类洞）修复。在后牙区，这些复合树脂材料的高半透性不仅提高了固化深度，还可使周围洞壁和周围牙齿对光反射，从而改善了混合充填的外观效果。

与所有产品一样，临床治疗的成功取决于正确的材料选择[270]，正确遵循材料制造商的使用说明，以及良好的临床技术。以下是大块充填复合树脂材料的临床应用指南。

临床医生和技师想要创建自然逼真外观修复体的愿望受到可用于修复程序的材料的限制，同时还必须将知识与适当技术整合以适用于每种临床情况。材料制造商和科学家正在引领修复材料和粘接技术的新进展，这些复合树脂技术的进步将会继续改善口腔医学的实践。

持续的技术突破使临床医生不仅能够理解理想复合树脂修复体的构建，而且能够实现并最大限度地发挥新材料的潜力，以获得更加可预测和更美观的结果。这些进展有望简化美学和修复技术的临床应用，同时将临床情况的治疗可能性扩展至更广的范围，从而最终提高了现在口腔疾病患者的口腔保健水平。这些来自临床医生、科学家和技师的技术、概念和想法是点燃反应的火花。然而，临床经验和判断是创造自然美学和长期疗效的真正催化剂。因为只有时间的推移才能决定材料的成功，未来的临床试验将需要确定这些新一代树脂配方的长期益处。

大块充填复合树脂使用指南

开始之前……

颜色	光照时间
A1	10秒
A4	20秒

1

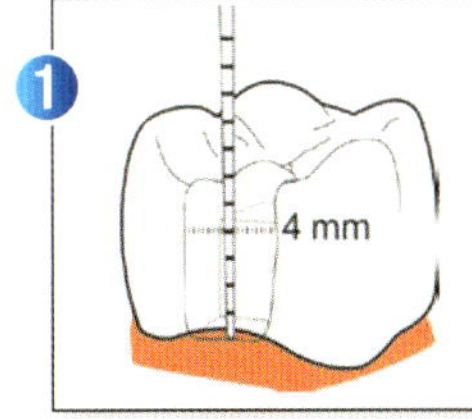

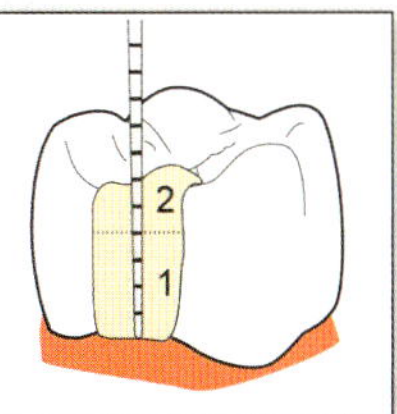

测量预备窝洞深度
充填增量不要超过最大光照深度
遵循制造商建议的光照时间
分层充填并光照每一层
对于较大的充填体可能需要分开操作

充填Ⅱ类洞之前……

2

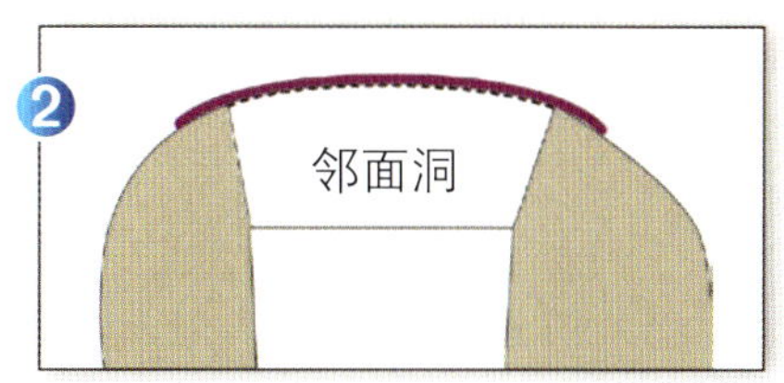

确保成形片有良好的轮廓和适合性，
尤其是在邻面洞形的底部
大块充填复合树脂

充填时……

3

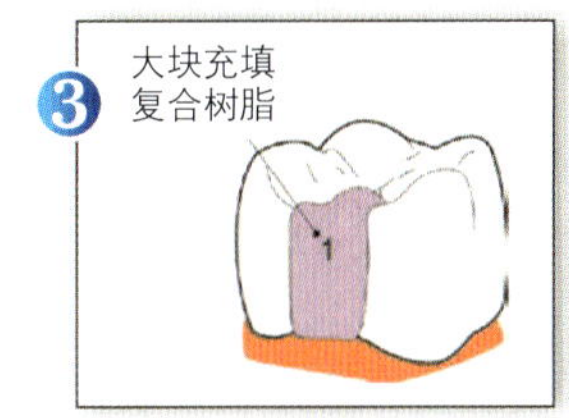

仔细充填避免形成气泡
大部分流动大块充填复合树脂应使用传统复合树脂覆盖表面，以改善美观，降低磨耗，并有助于形成殆面解剖外形

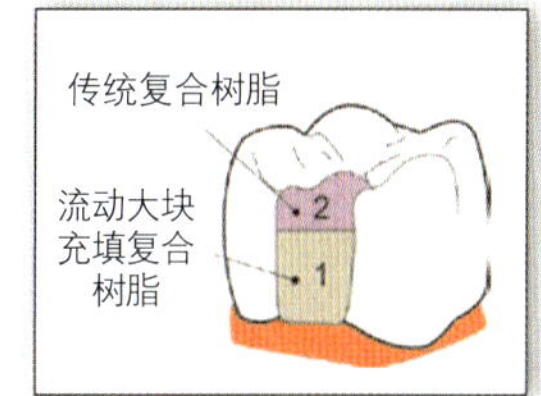

光固化时……

4

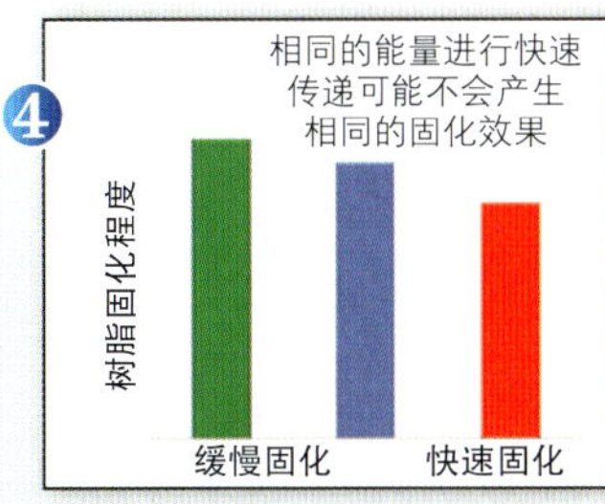

用短时间高输出的光照可能
会降低某些复合树脂的性能

5

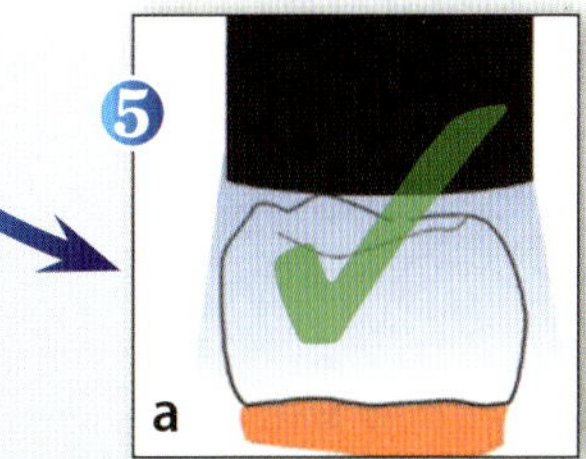

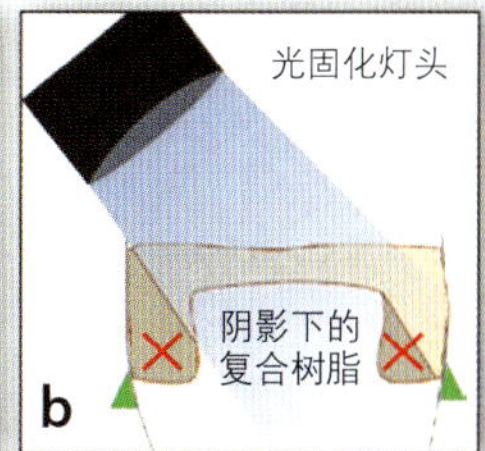

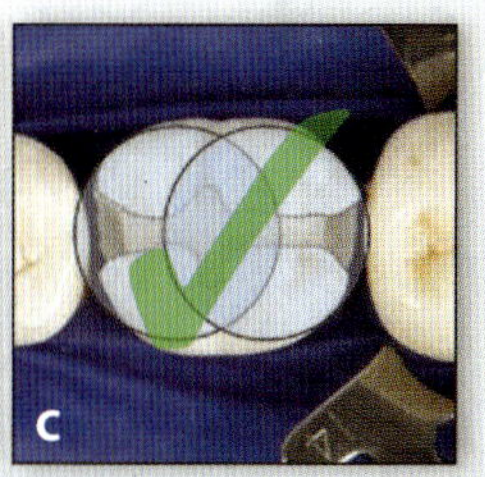

按照建议的时间固化每层复合树脂
（a）保持光固化灯头靠近充填体
（b）保持灯头直射充填体，避免形成阴影
（c）使用多次光照以完全覆盖充填体

去除成形片后，从颊侧和舌侧方向进行光固化

避免牙齿和牙龈过热
（光照期间直接强吸或吹干牙面会有帮助）

6

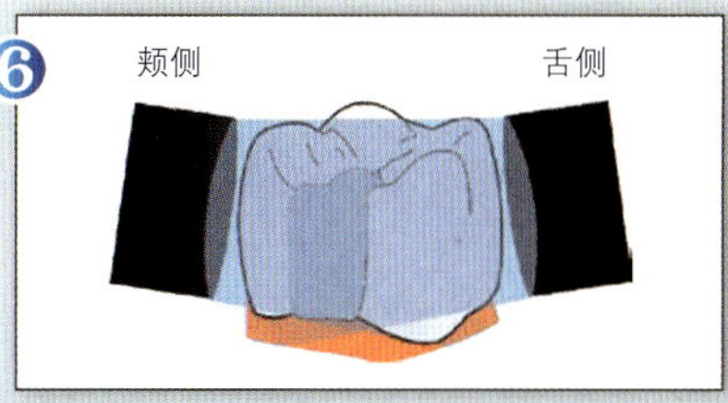

Resource courtesy of Dr Richard Price, Professor and Head of Fixed Prosthodontics, Department of Dental Clinical Sciences, Faculty of Dentistry, Dalhousie University. Email: rbprice@dal.ca

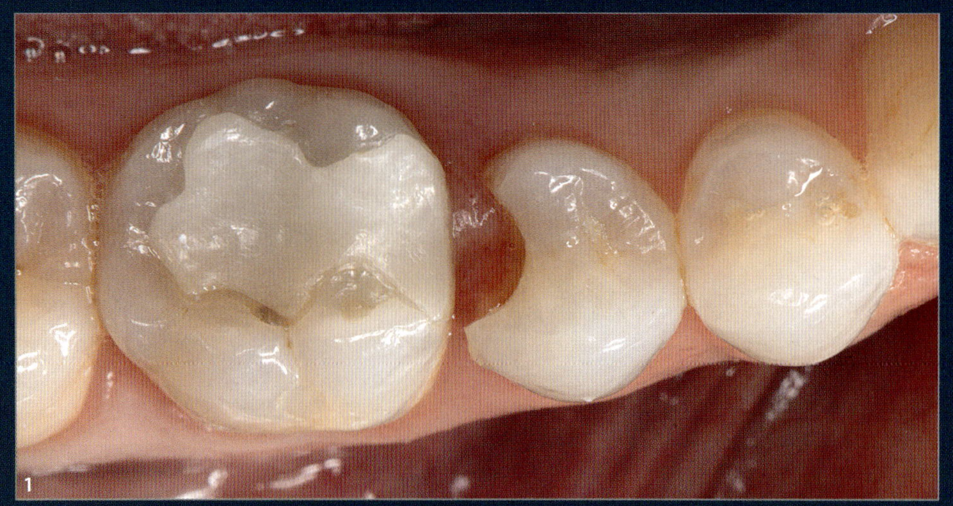

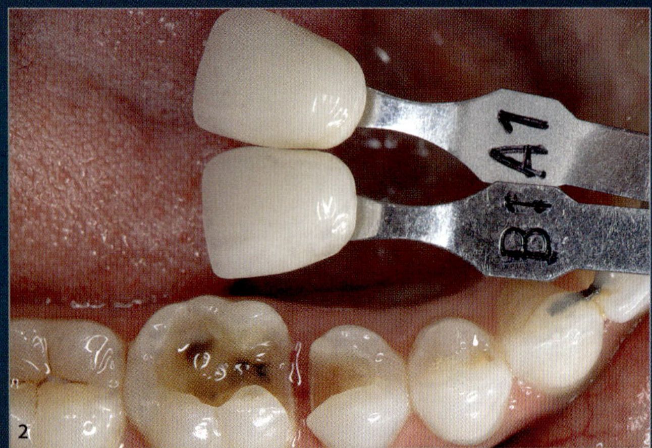

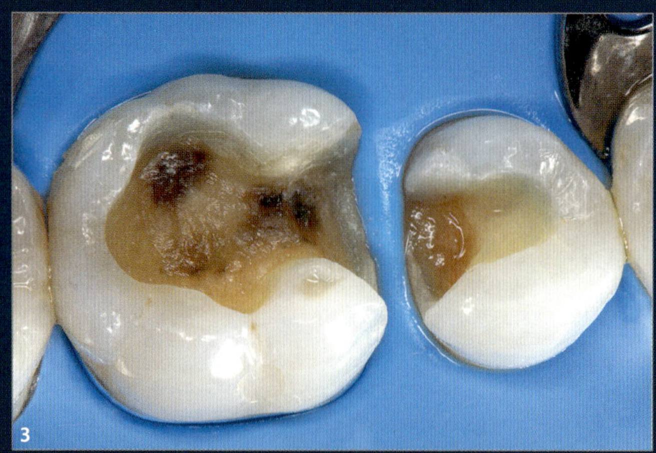

CAD/CAM树脂陶瓷嵌体修复

图1显示了45和46殆面观，45有复合树脂修复体折裂并伴有继发龋，46有缺陷的复合树脂修复体及继发龋。在去除现有的复合树脂修复体和龋损之后，对预备体进行任何修改之前，去除橡皮障并对基牙和比色板进行照相对比（图2）。重新安装橡皮障后，对前磨牙和磨牙按照嵌体预备的设计进行备牙（图3）。采用口内数字化扫描获得预备牙体的三维图像（图4），并用TRIOS（3Shape）数字化扫描仪的表面扫描完成最大牙尖交错位的咬合记录（图5）。

选择B1色LT树脂陶瓷块（CeraSmart）用于磨牙以遮盖变色的牙本质，而选择B1色HT树脂陶瓷块（CeraSmart）用于前磨牙。然后对修复体进行切削（图6）。图7显示了CAD/CAM树脂陶瓷嵌体修复体放在通过3D打印技术制造的光固化树脂模型上。

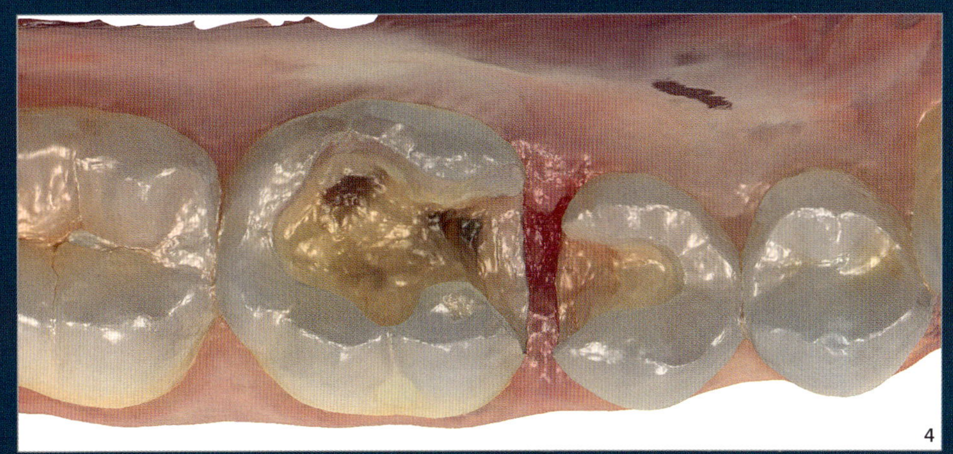
4

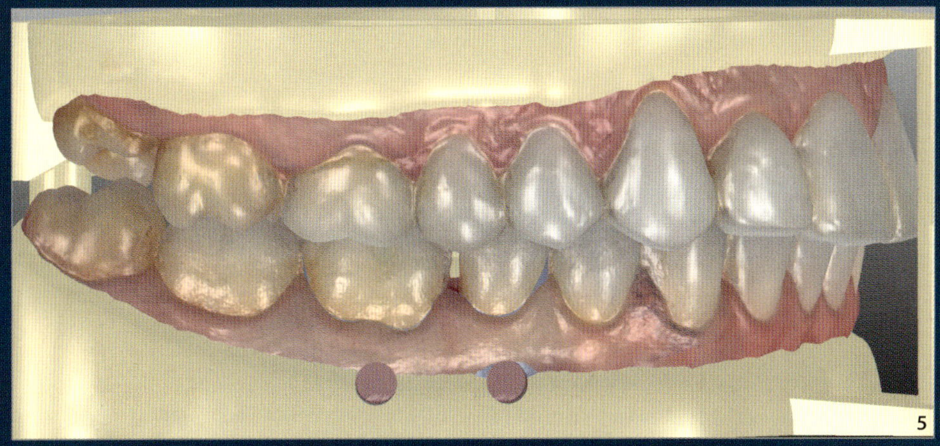
5

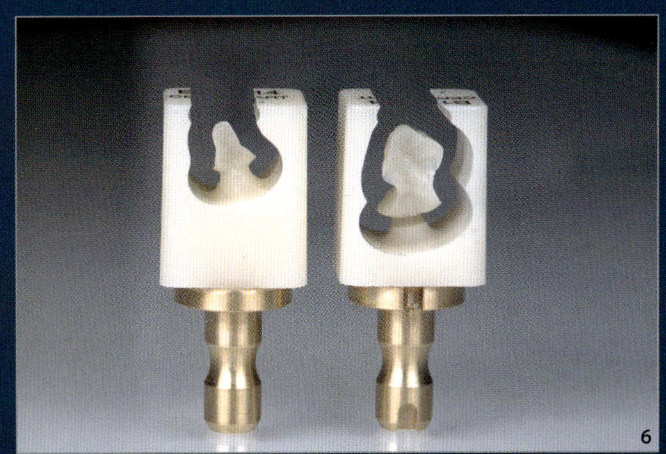
6

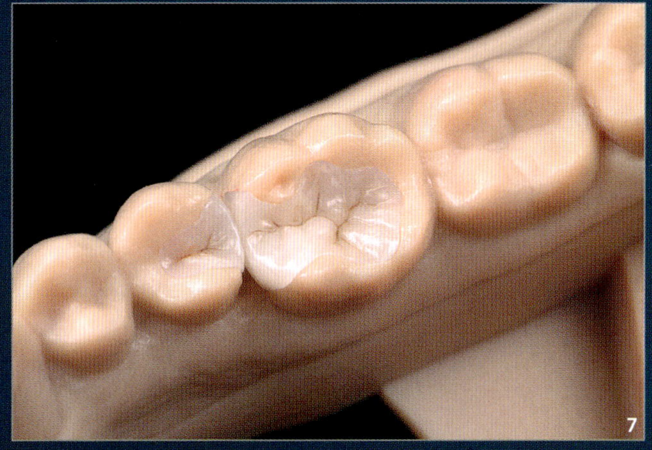
7

修复体试戴并检查边缘适合情况、触点和颜色整合（图8）。制作室处理的复合树脂嵌体的内表面用硅酸盐陶瓷砂（Rocatec/CoJet系统，3M ESPE）喷砂微蚀刻1～2秒并风干（图9）。用毛刷将硅烷偶联剂涂在两个单独的涂层中的内表面，然后风干（图10）。将通用型粘接剂（G-Premio Bond，GC America）涂于内表面，气枪吹成薄层，并使用LED光固化灯光固化20秒（图11）。用37.5%磷酸凝胶（Gel Etchant，Kerr）酸蚀15秒，冲洗5秒，并轻轻吹干（图12）。将光固化粘接剂（G-Premio Bond）用小毛刷（Microbrush，Microbrush International）涂在整个预备体组织面上，并反复涂抹10秒（图13）。气枪吹薄粘接剂5秒，并使用LED光固化灯光固化20秒（图14）。

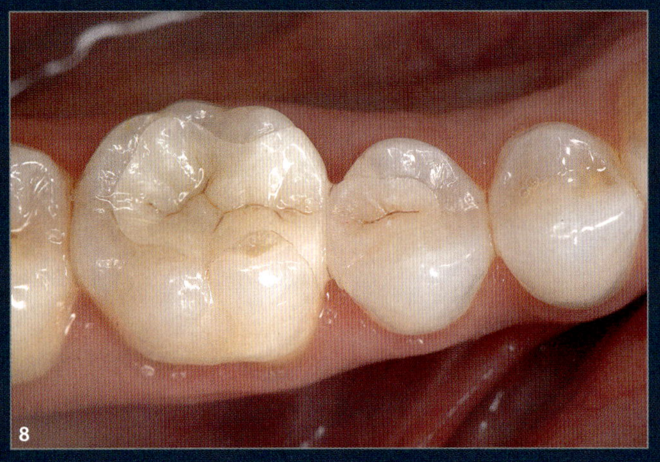
8

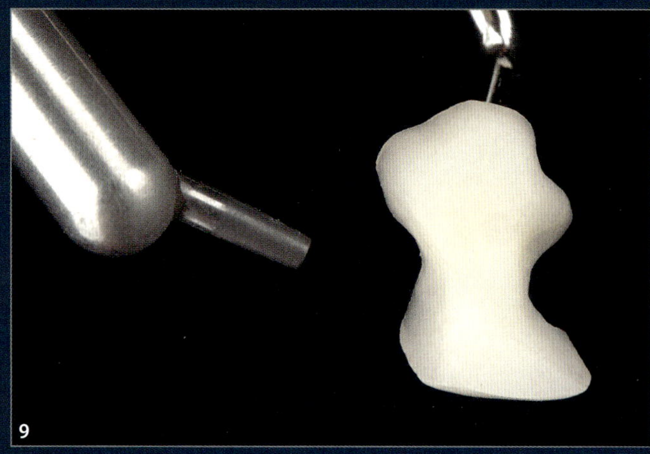
9

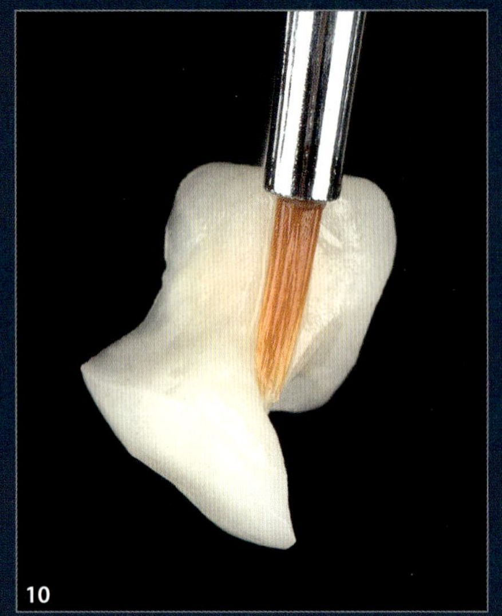
10

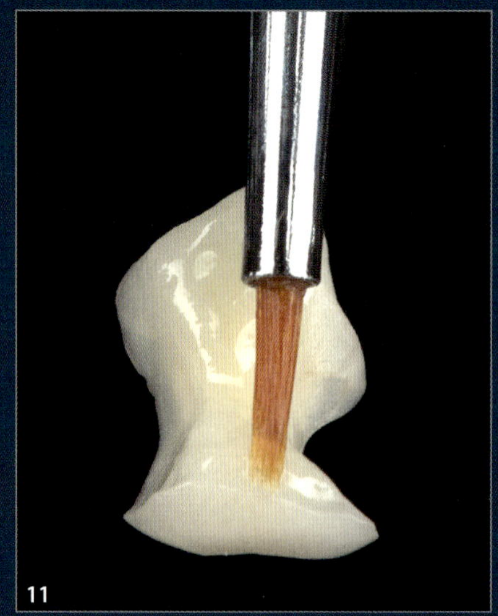
11

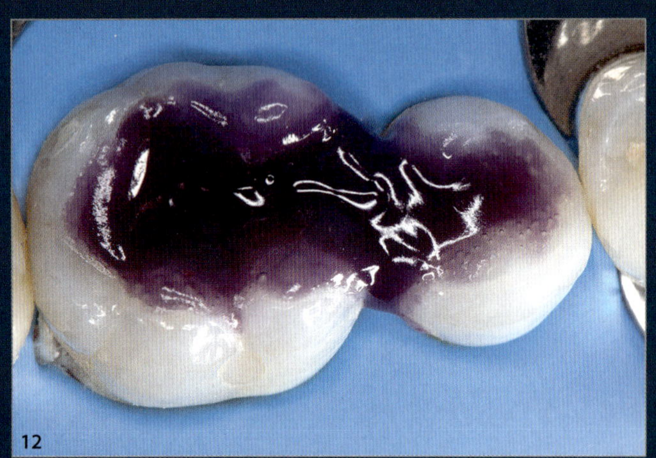
12

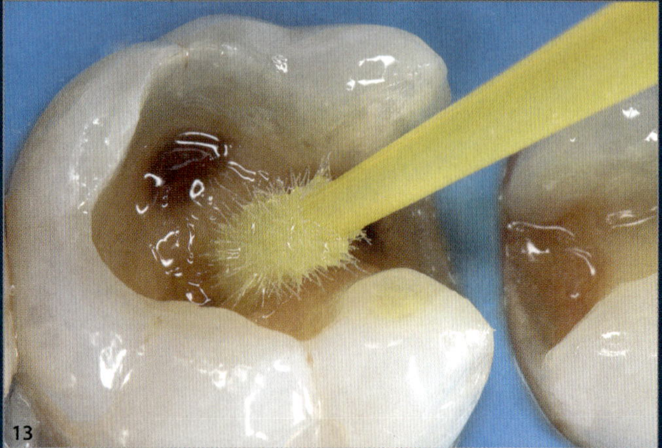
13

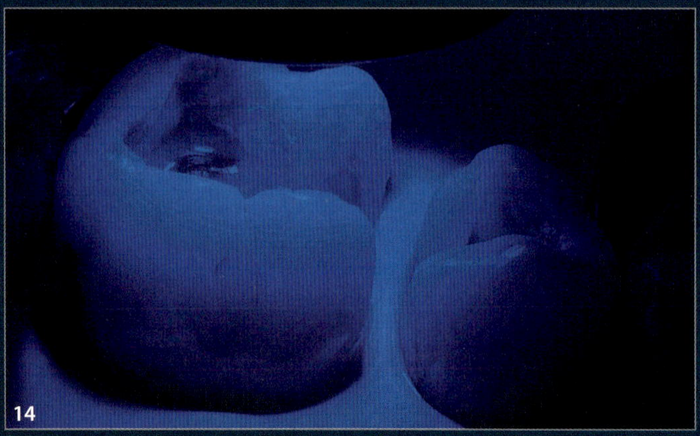
14

Laboratory work courtesy of Bill Marais, RDT, and Van Hook Dental.

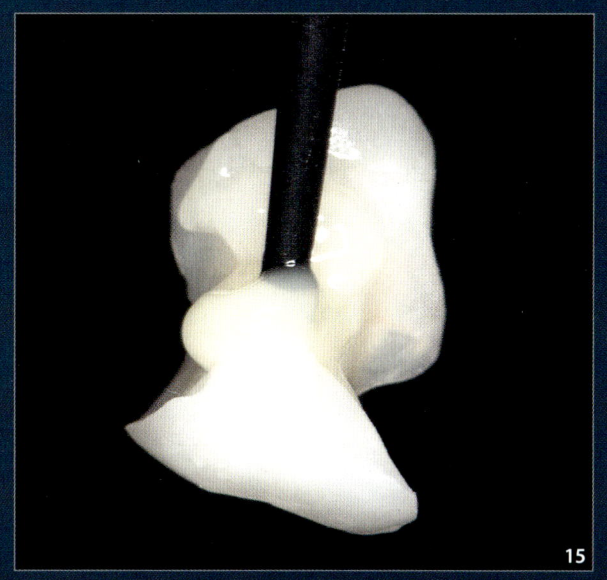
15

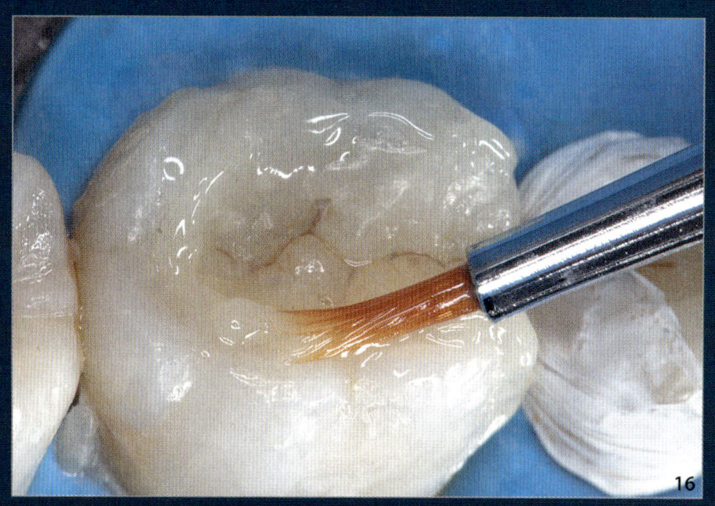
16

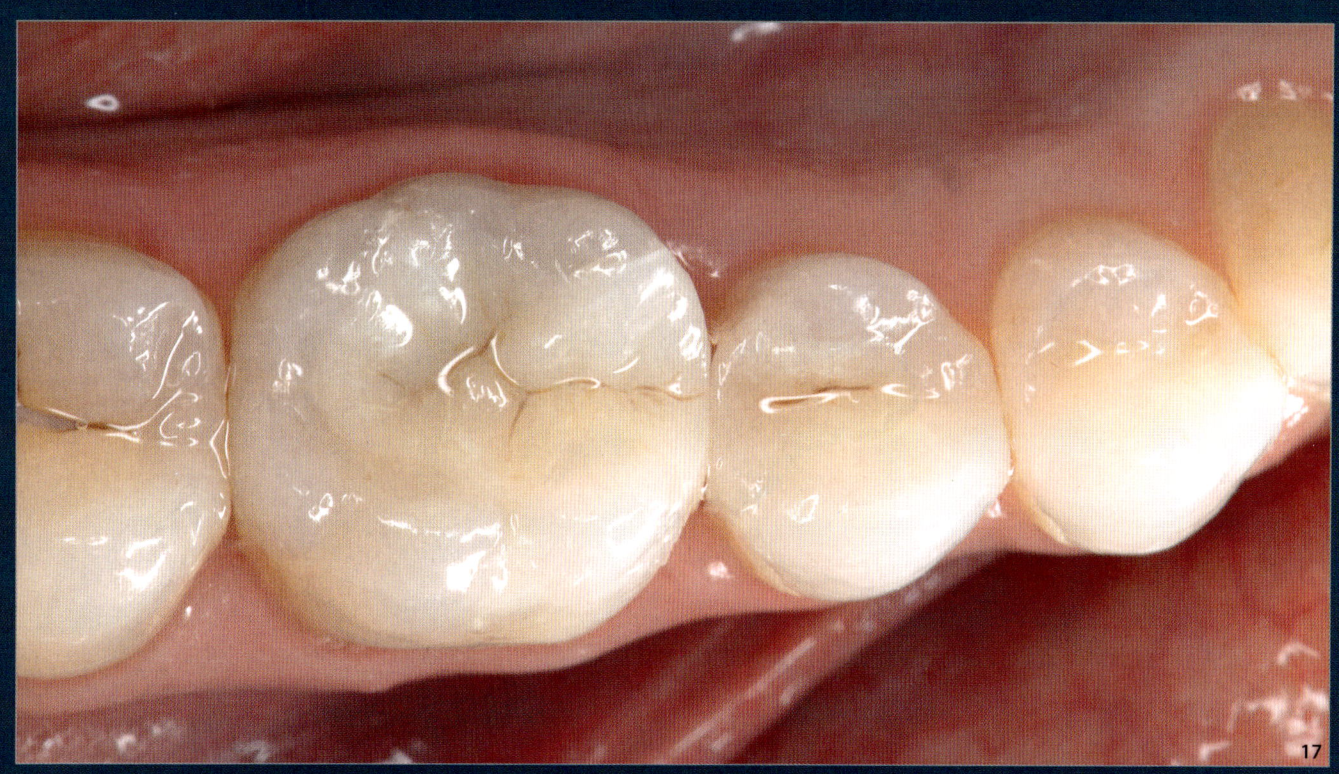
17

将A1色流动复合树脂（G-aenial Universal Flo）注射到每个修复体的内部和每个预备体（图15）。根据注入路径不同，粘接过程按两阶段依次完成，从第二前磨牙开始，到第一磨牙完成。将灭菌的特氟隆胶带置于已完成粘接的第二前磨牙的远中面，将第一磨牙修复体固定就位，并用貂毛刷去除多余的材料（图16）。必须余留下一定量的复合树脂，以防止气泡和补偿材料的聚合收缩。从各个面进行光固化聚合——颊侧、𬌗面、舌侧和邻面，每次60秒。复合树脂材料聚合后，用手术刀片去除牙龈边缘的任何多余部分（#12 BD Bard-Parker，BD Medical）。修复治疗后的𬌗面观说明了牙齿和树脂陶瓷生物材料之间的最佳整合（图17）。

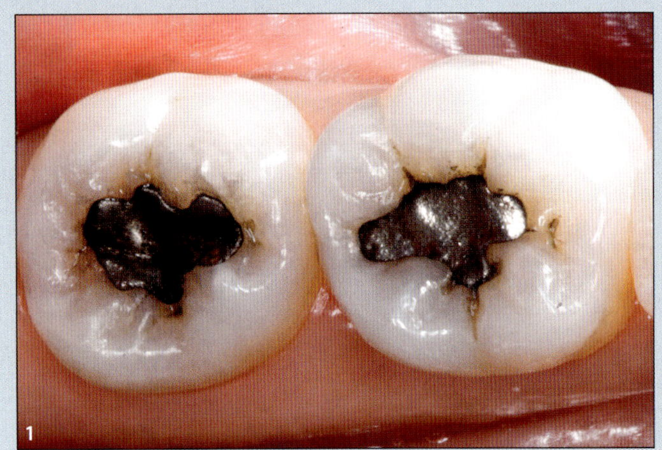
1

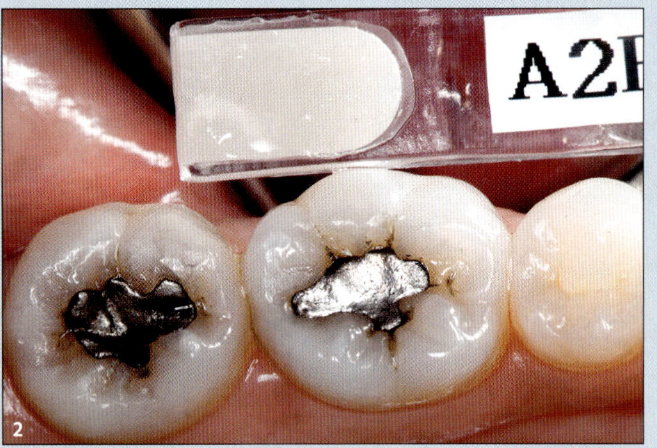

2

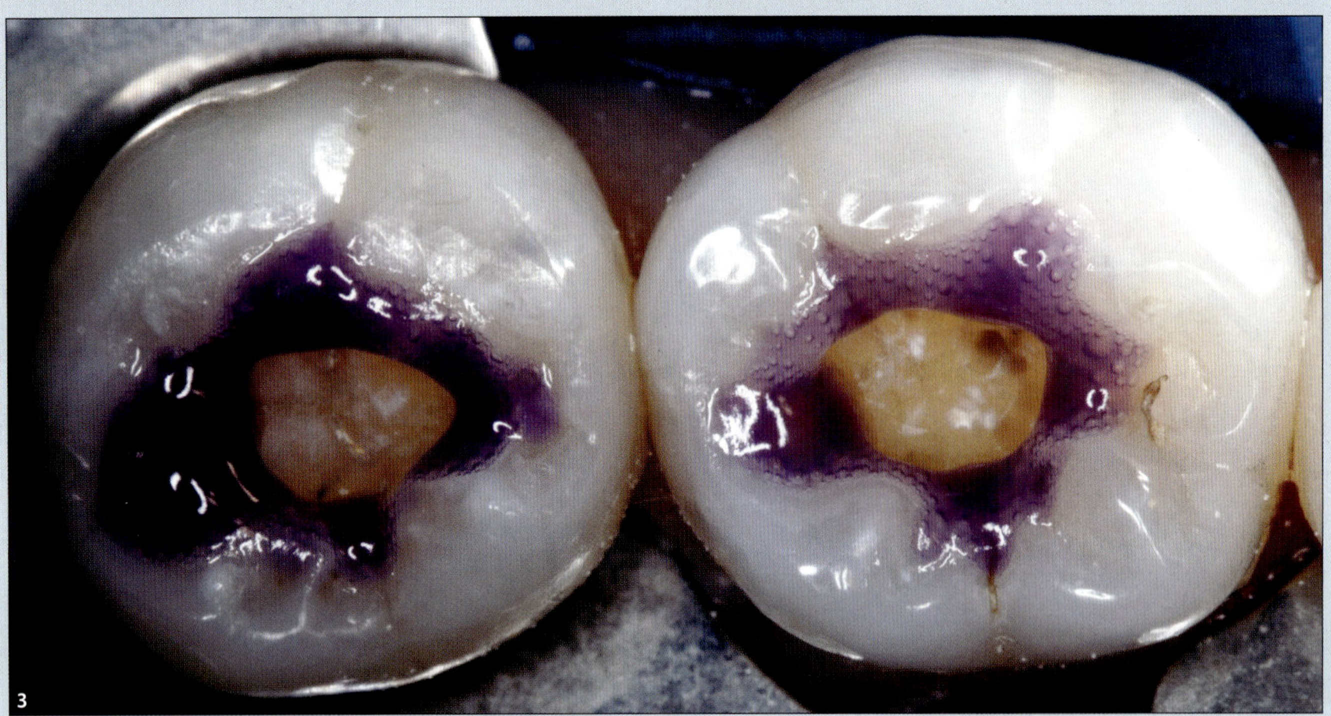
3

Ⅰ类洞复合树脂修复

斜行分层充填技术

图1显示了36和37术前殆面观，可见有缺陷的银汞合金修复体和继发龋。使用含牙本质色和牙釉质色纳米混合填料复合树脂（Synergy D6，Coltene/Whaledent）透明比色板比色（Venus 2Layer Shade System，Heraeus Kulzer）（图2）。用2%氯己定清洗预备体表面后，用37.5%磷酸（Gel Etchant）酸蚀，冲洗，并轻轻吹干（图3）。

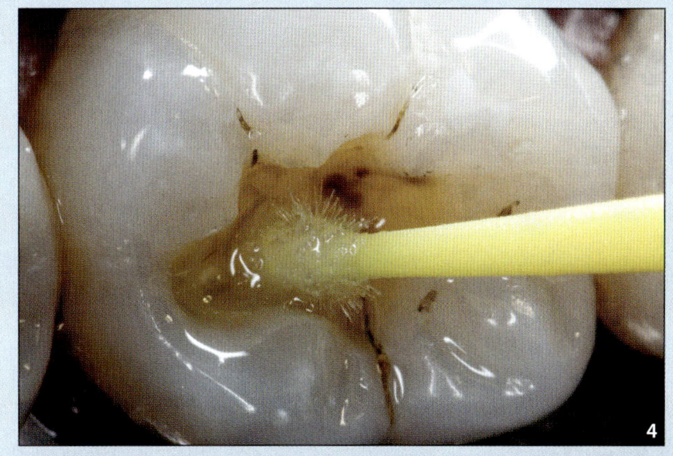

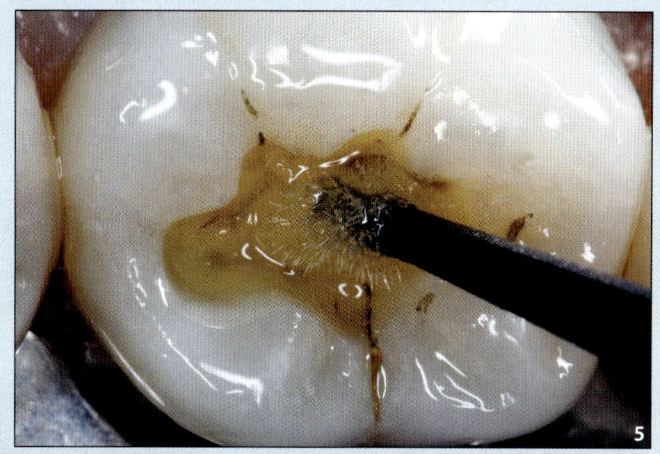

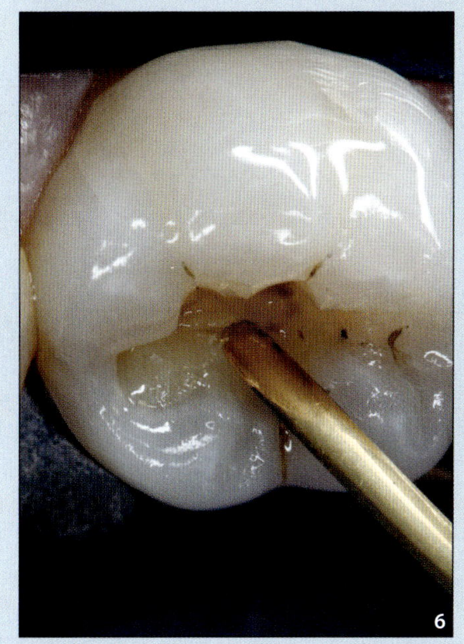

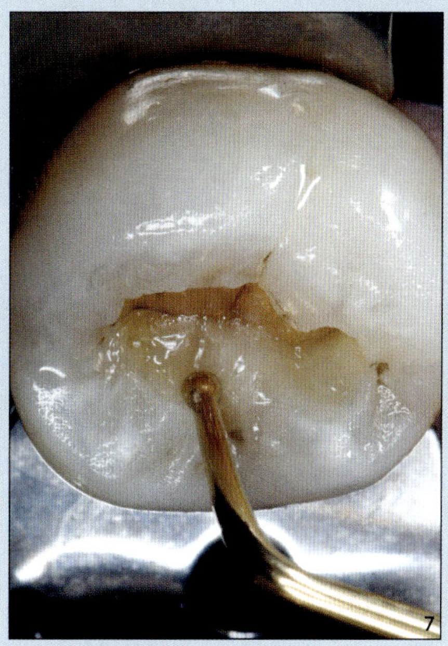

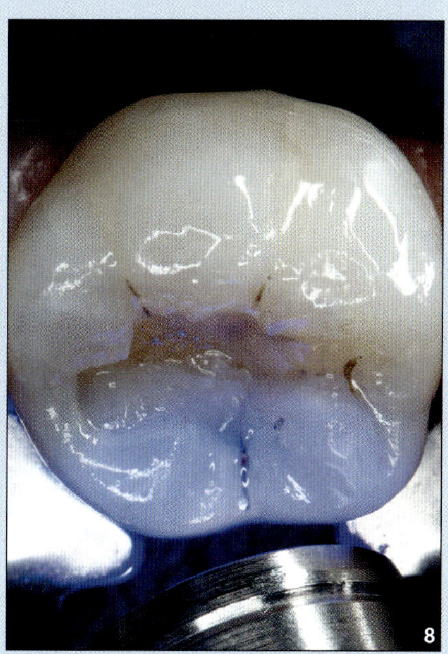

涂布自酸蚀牙本质底胶（One Coat，Coltene/Whaledent）20秒，气枪吹薄2秒，光固化10秒（图4）。然后涂布自酸蚀粘接剂（One Coat Bond，Coltene/Whaledent）20秒，气枪吹薄2秒，光固化20秒（图5）。

选择A1/B1色混合填料复合树脂（Synergy D6）以小的充填增量使用（图6）。使用球头成形器（M–1 Ball Burnisher XP，American Eagle Instruments）以斜行分层充填方式挤压成形复合树脂（图7）。这种技术可确保材料完全适应下面的复合树脂和牙体结构。每一层材料使用低强度固化光序列固化（图8）。通过这一过程可减少聚合收缩应力，这控制了固化期间修复体的塑性（流动能力），并且修复体的最终机械稳定性保持不受影响。

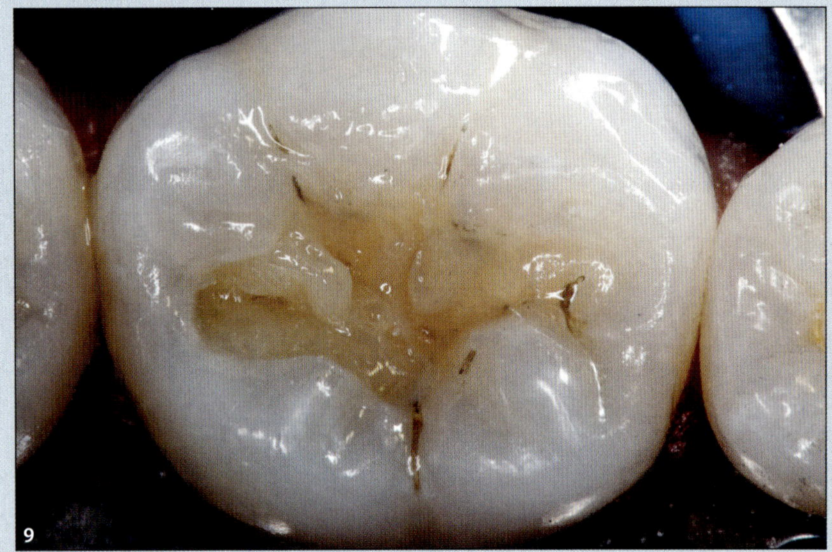
9

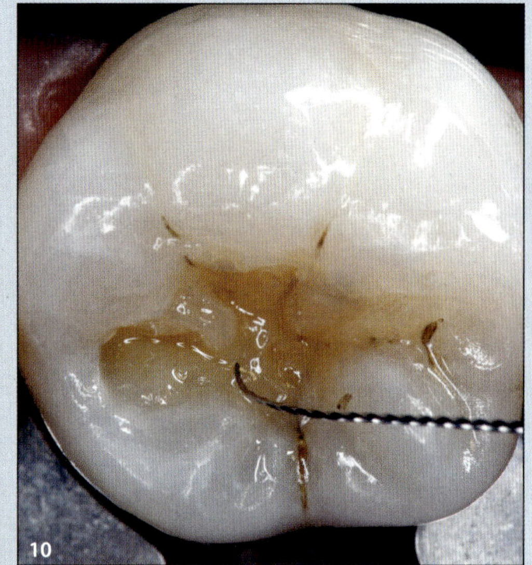
10

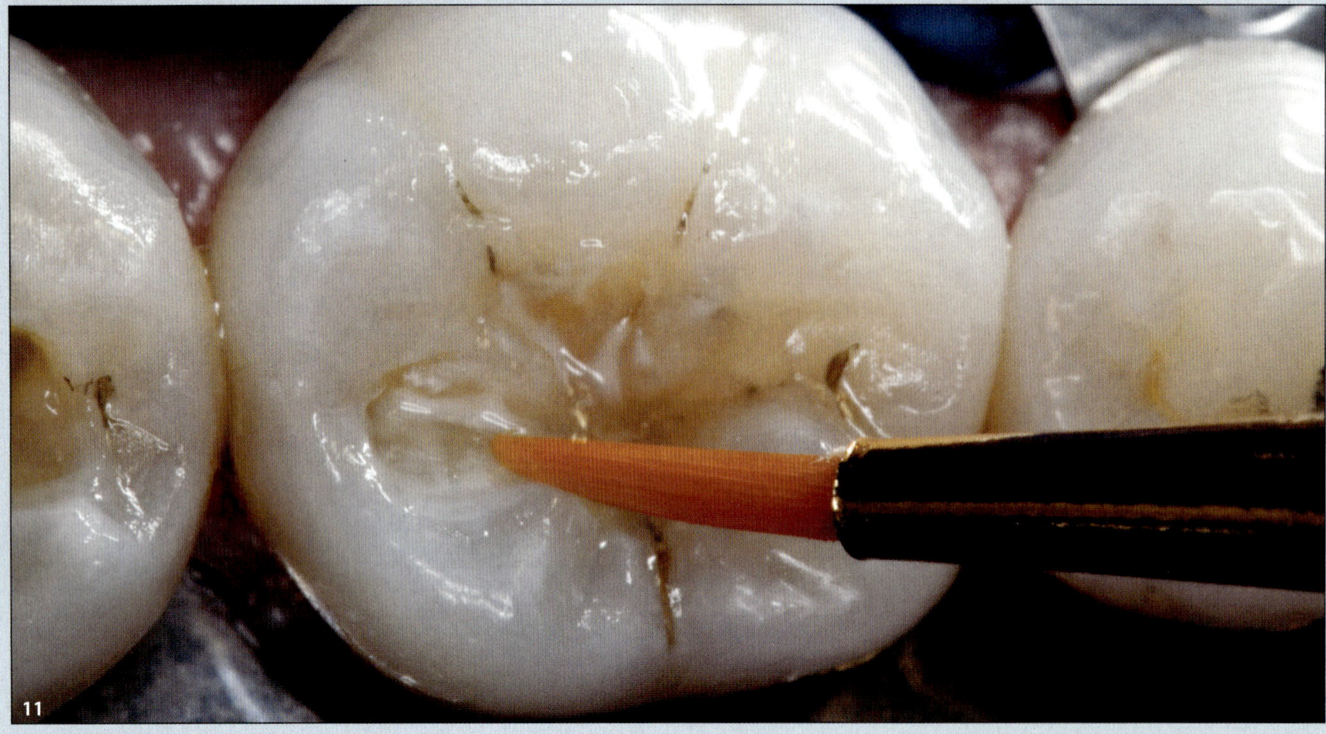
11

连续分层叠加的复合树脂被放置在特定的解剖位置（即斜嵴）以形成下面的牙本质核（图9）。为了形成咬合沟裂着色的错觉，使用#08根管锉（K–File，SybronEndo）放置少量棕色染料（Kolor+Plus，Kerr/Sybron）（图10）。为了自然过渡，使用#00貂毛刷将稀释的白色染料沿殆面涂于特定区域，并向邻近的牙釉质表面逐渐减淡过渡（图11）。

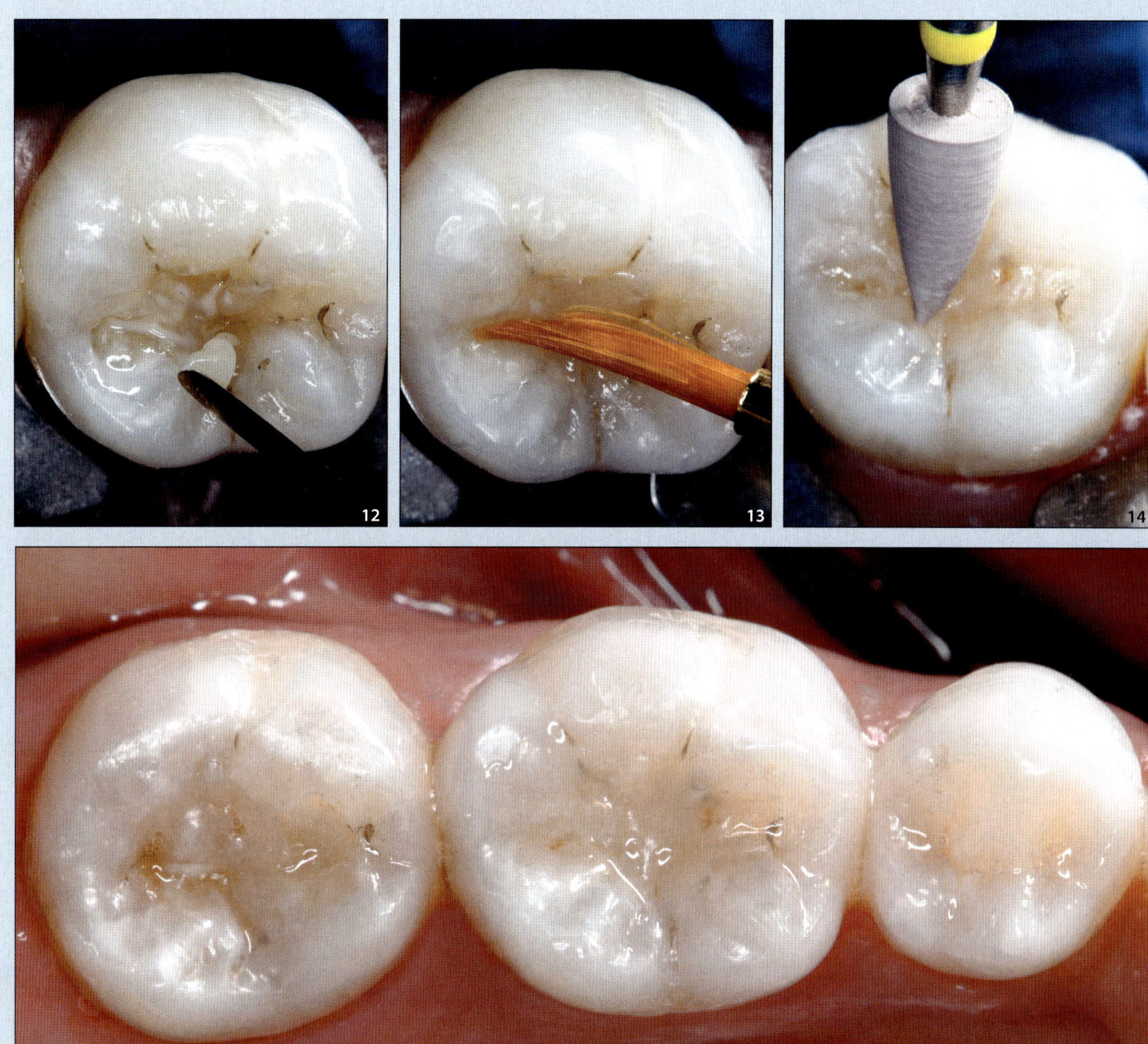

用长刃成形器（IPC，Hu-Friedy）将牙釉质层涂在牙本质核上，并用弯曲的金属器械雕刻（图12）。用#000紫色貂毛刷对软的牙釉质层进行塑形和平滑，以获得理想的解剖外形，然后光固化40秒（图13）。应用复合树脂表面封闭剂后，用粗抛和细抛抛光头进行最终抛光（图14）。完成的修复体显示了复合树脂与现有牙体结构的和谐整合（图15）。

Reprinted with permission from Terry DA, Leinfelder KF. Managing stress with composite resin, part I: The restorative-tooth interface. Dent Today 2006;25:98.

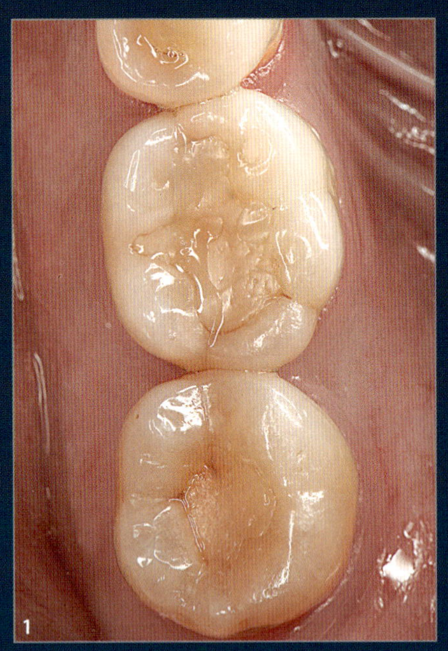
1

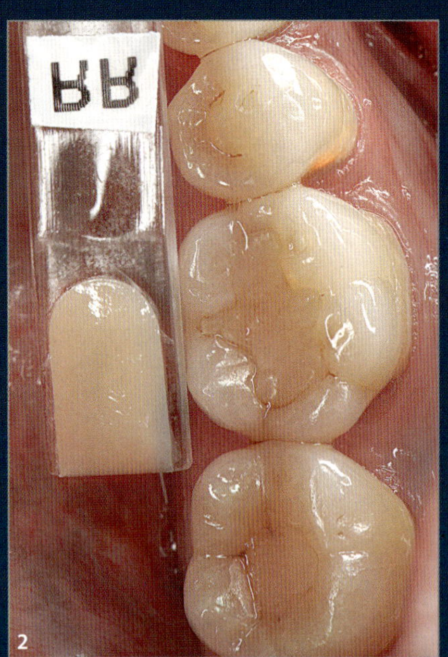

2

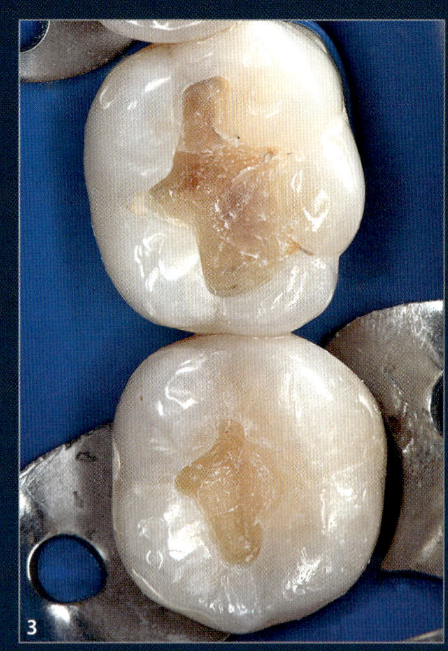
3

类洞流动复合树脂修复

图1显示了46和47的术前船面观，可见有缺陷的复合树脂修复体及继发龋。在放置橡皮障之前使用Venus 2 Layer Shade系统和所选的流动复合树脂进行比色（图2）。图3显示了完全去净龋损组织和现有复合树脂材料后完成的牙体预备工作。

在选择性酸蚀牙釉质洞缘后，将自酸蚀粘接剂（G-Bond，GC America）涂布于窝洞内并反复涂抹10秒，吹干5秒，并使用LED光固化灯光固化10秒（图4）。采用斜行分层技术将A3色流动复合树脂（G-aenial Universal Flo）以注射分层堆塑来形成人工牙本质层，并使用LED光固化灯将每个增量层光固化10秒。连续递增的复合树脂被放置在特定的解剖位置（即斜嵴）以形成下面的牙本质核（图5~图8）。为了形成咬合沟裂着色的错觉，用#08根管锉（K-File）将少量稀释的赭红色染料（Kolor+Plus）放置到最终的体层未光固化的凹陷中，并光固化40秒（图9）。使用半透明AE色流动复合树脂（G-aenial Universal Flo）将最终的人工牙釉质层逐步增量地添加在牙本质核心上，然后使用探针（11/12，Hu-Friedy）对其解剖外形雕刻和成形（图10~图12）。

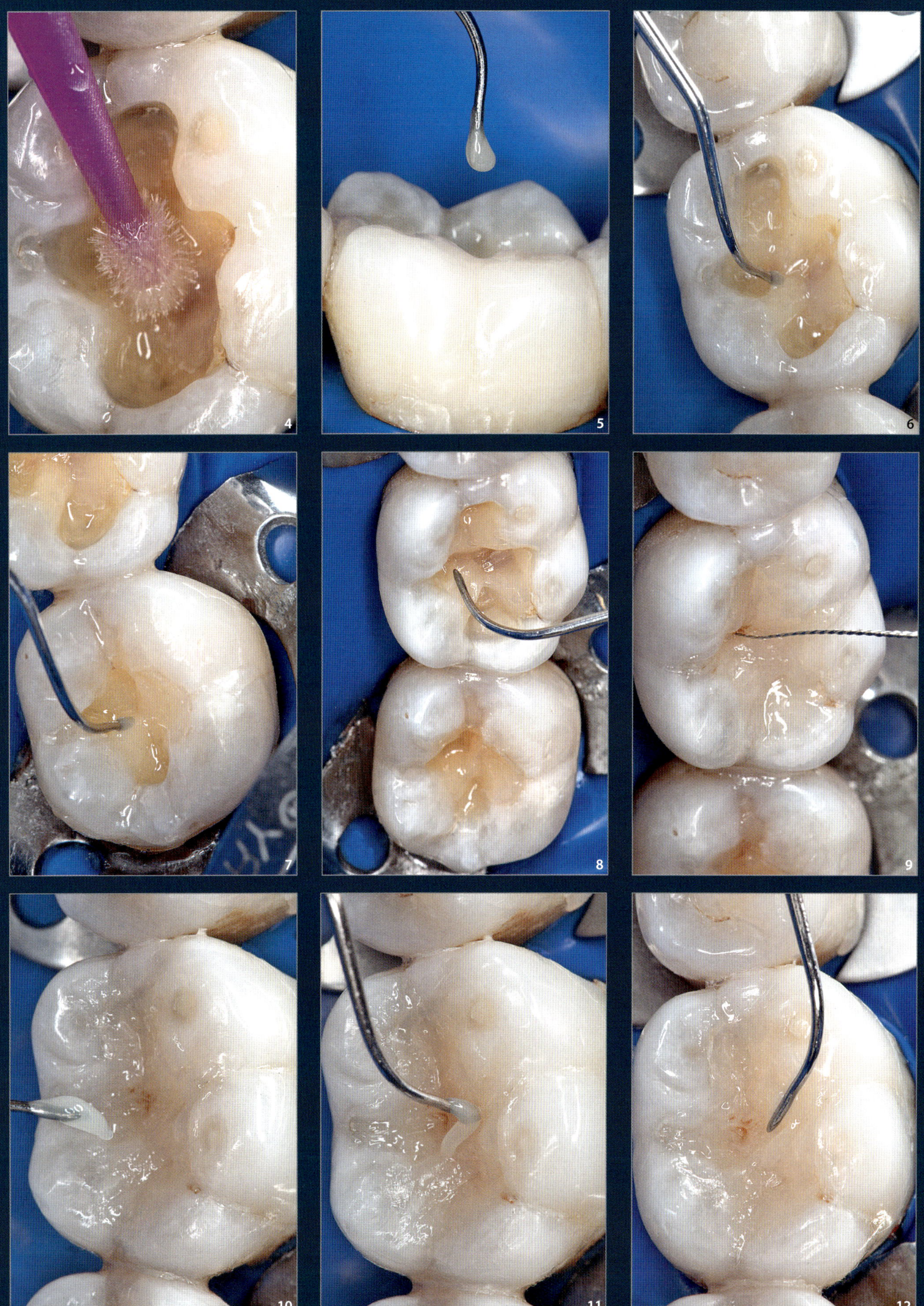
4
5
6
7
8
9
10
11
12

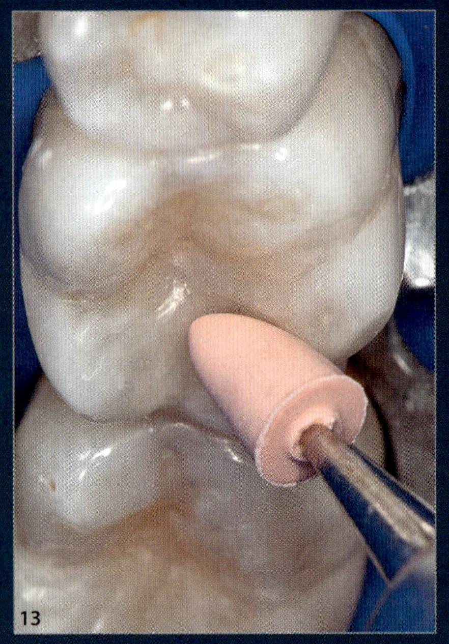

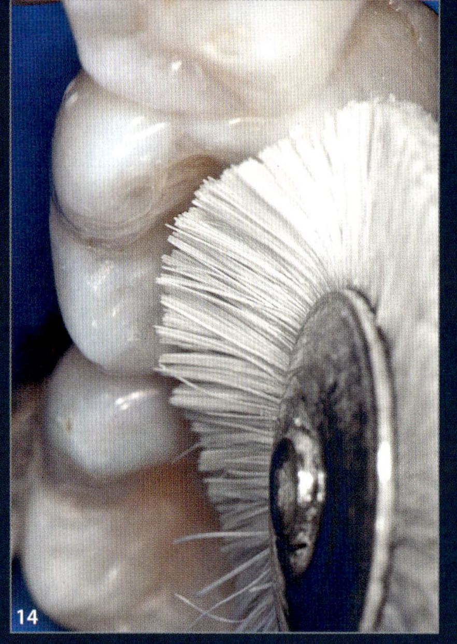

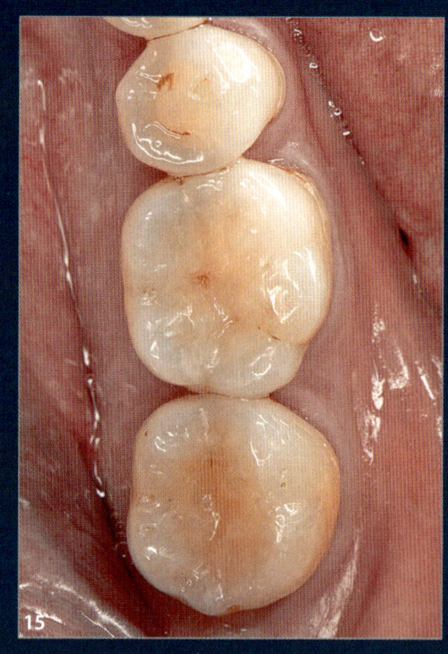

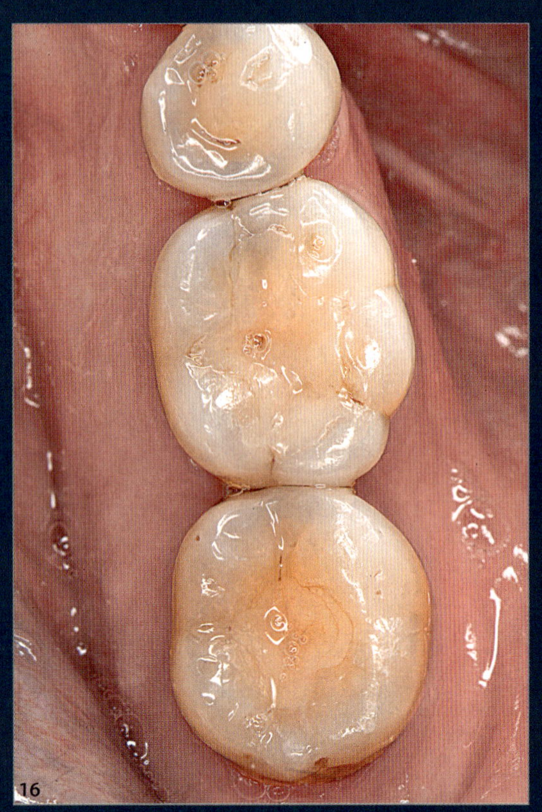

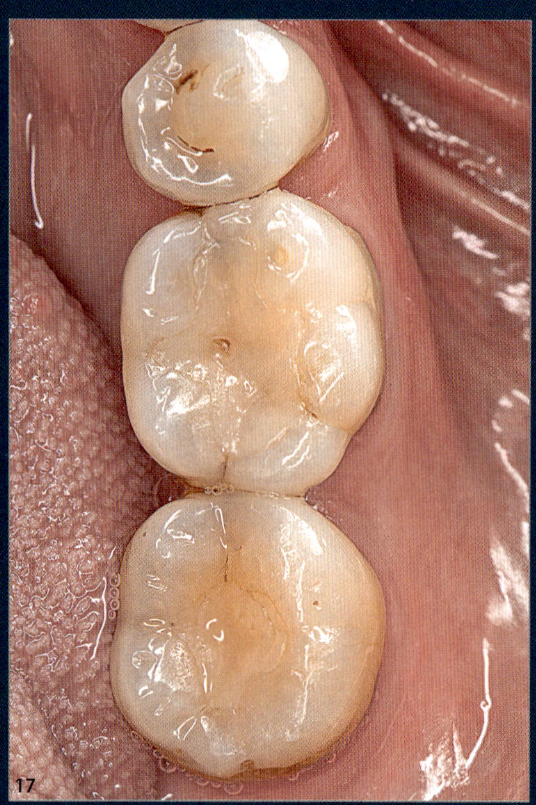

使用橡皮尖（FlexiPoint，Cosmedent）对复合树脂修复体的殆面和粘接界面进行外形打磨与平整（图13）。使用羊毛毡轮（Soft Goat Hair Brush，Brasseler USA）和金刚砂抛光膏，以间断手法对直接修复体殆面进行最终抛光（图14）。最终修复的术后殆面观反映了解剖形态和内部颜色深度的和谐整合（图15）。图16和图17显示了2年和5年的临床随访。注意第二磨牙的轻微边缘磨损。

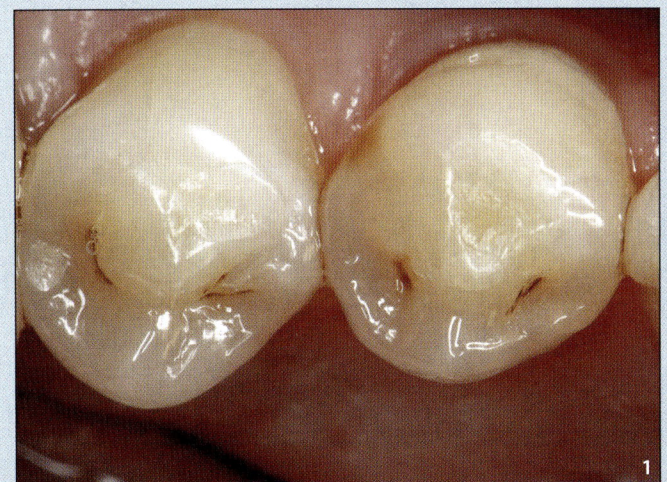

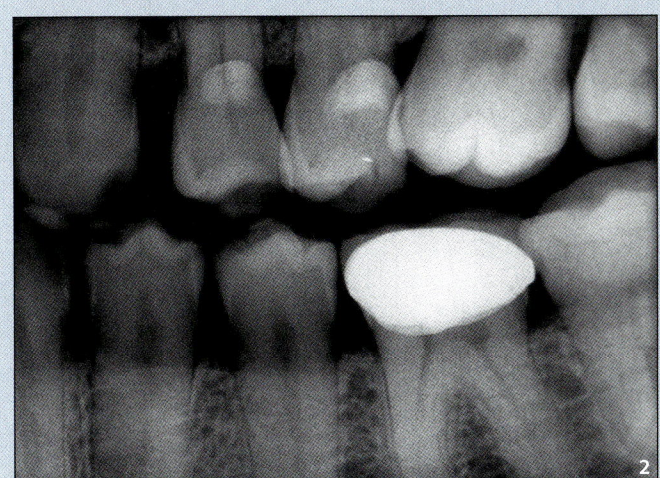

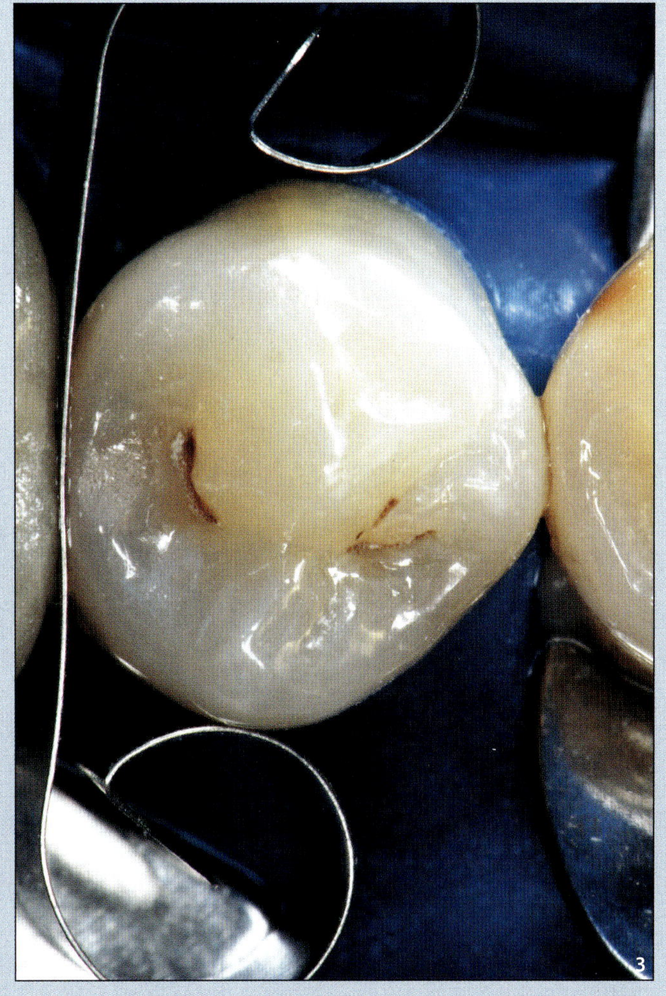

Ⅱ类洞复合树脂修复

微创技术

在X线检查和临床检查中发现了35远中邻面龋损（图1和图2）。在比色确定和橡皮障隔离后，使用金属邻面保护装置（InterGuard，Ultradent）隔离牙齿，以保护相邻的陶瓷修复体（图3）。用最小的预备设计去除龋损牙本质（图4）。将预备组织面打磨光滑，并在邻面壁和龈壁牙釉质表面制备一个微小的斜面（图5）。完整的粘接制备设计如图6所示。

用35%磷酸（Gluma Etch 35 Gel，Heraeus Kulzer）对预备体组织面酸蚀15秒，冲洗5秒，轻轻吹干（图7）。将光固化粘接剂（All-Bond 3，Bisco）涂布于整个预备体表面20秒（图8）。吹薄粘接剂5秒，光固化20秒（图9和图10）。

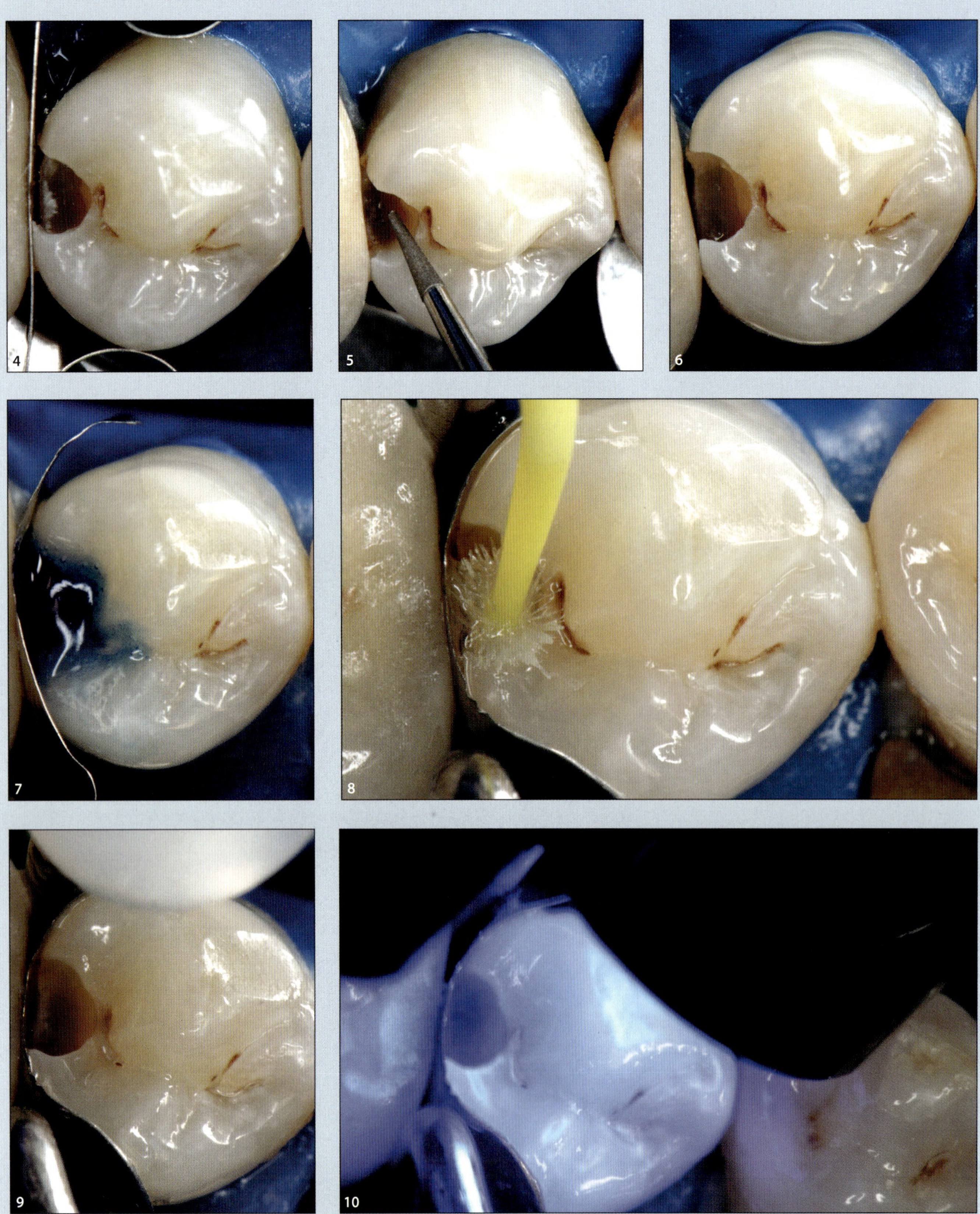

一种注射式A2色流动复合树脂（Grandio Flow，VOCO）可被用作窝洞洞衬（图11）。使用球头成形器（M-1 Ball Burnisher XP）将流动复合树脂均匀涂布（图12）。使用斜行分层技术逐步添加O2色不透明混合填料复合树脂（Amaris）作为人工牙本质层，光固化40秒。球头成形器可朝向洞壁对复合树脂进行加压和成形（图13和图14）。

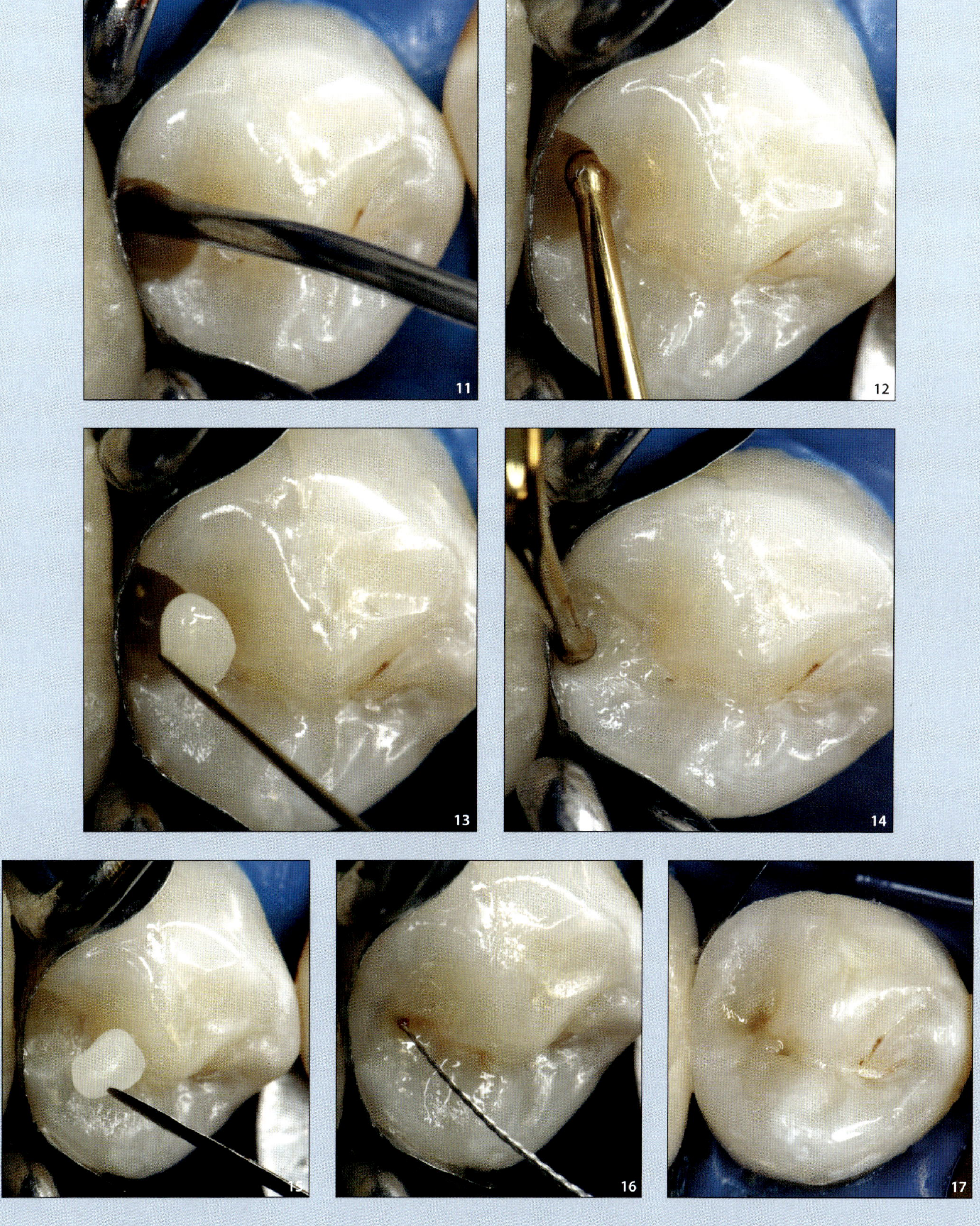

最后的牙釉质层，使用中性半透明复合树脂（Amaris TN，VOCO），当材料尚未固化时，用#08根管锉（K-Flex，SybronEndo）进行沟裂凹陷成形。将棕色染色树脂放置在凹陷中，将各层材料填压在一起，以形成一条从凹陷的底部到殆面的细微的染色线（图15～图17）。

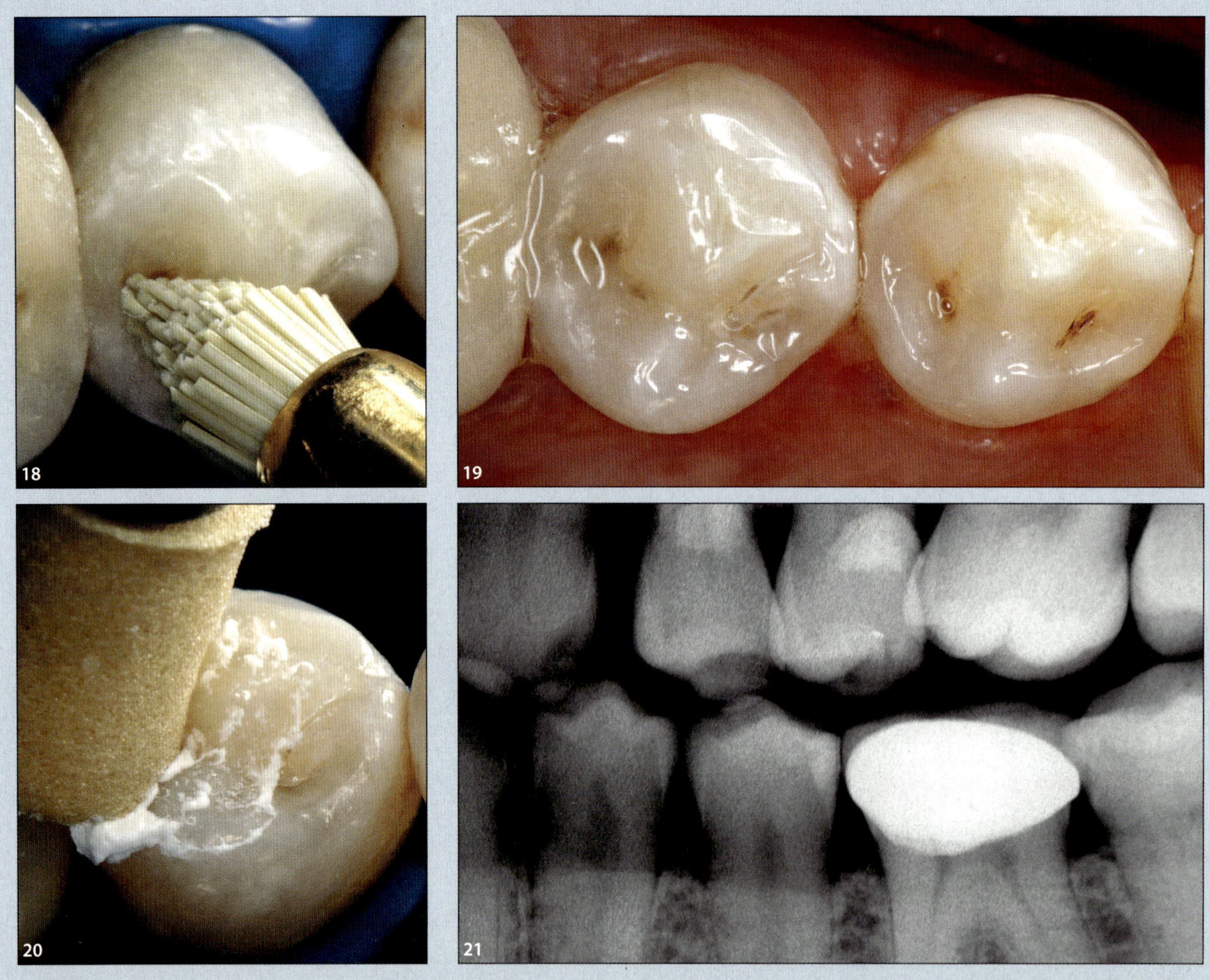

初抛光使用的是含碳化硅颗粒的抛光刷，这种抛光刷可以去除任何残余的表面缺陷（图18）。直接修复后殆面的最终抛光使用的是合成泡沫杯、氧化铝抛光膏和水（图19）。最终的修复照（图20）与X线片（图21）展示了复合树脂和牙体结构在邻面区域的和谐整合。

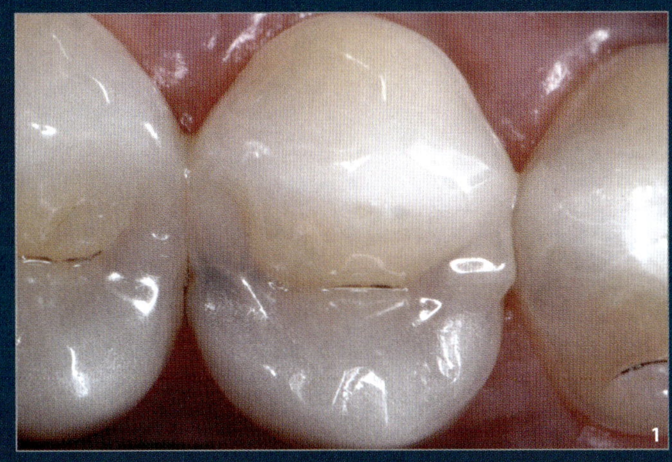
1

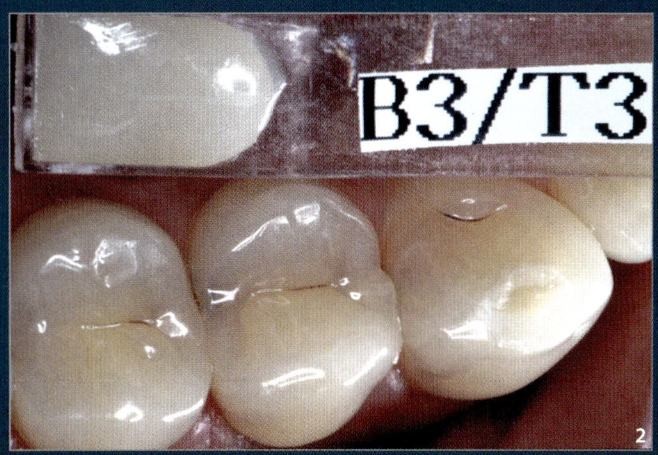

2

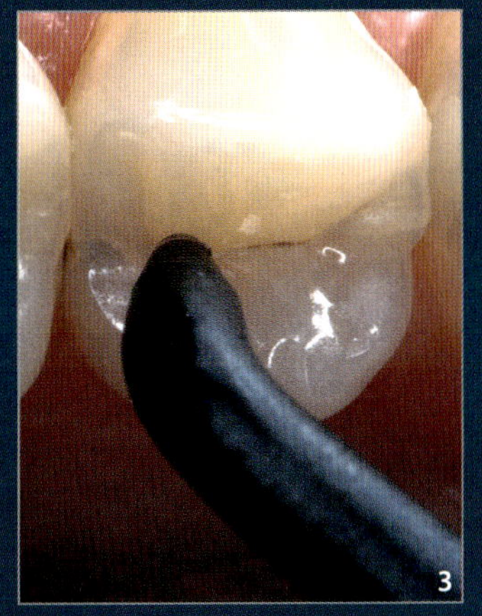
3

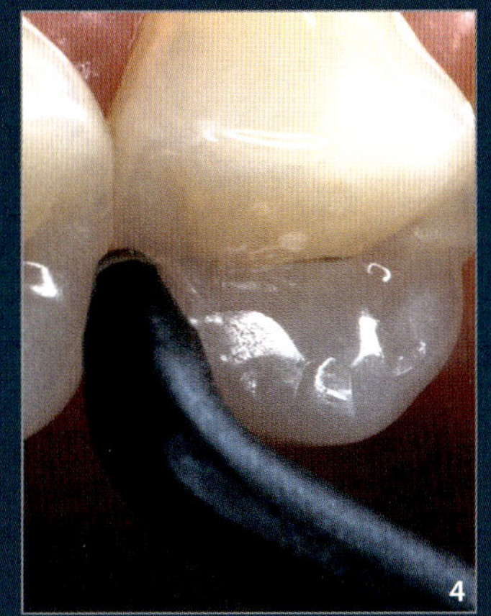
4

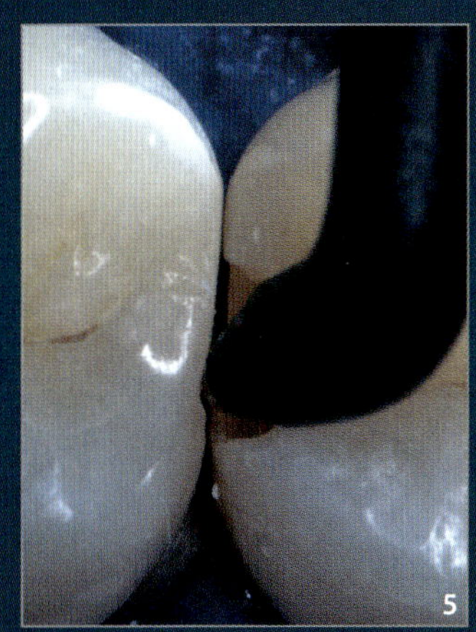
5

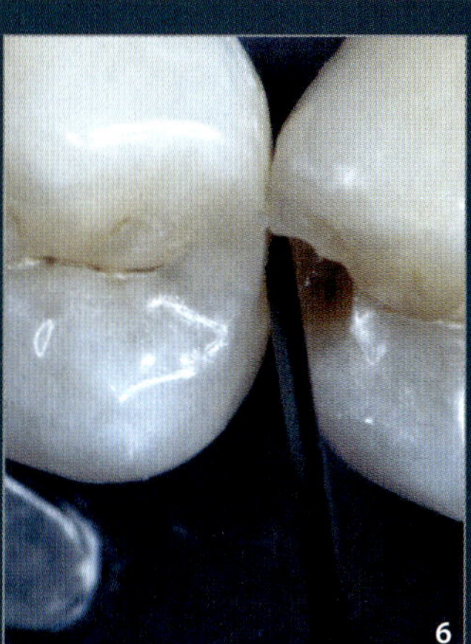
6

Ⅱ类洞复合树脂修复

简化双色充填技术

图1的㕮面观显示了34透过远中边缘嵴下方的邻面龋损。在上橡皮障之前使用个性化定制的比色板比色（图2）。用氩离子激光光源（DIAGNOdent，KaVo Dental）对㕮面沟裂进行龋损检测（图3）。用氩离子激光源同时也对34边缘嵴进行龋损检测（图4）。35邻面预备后用氩离子激光源去龋效果进行评价（图5）。在粘接方案完成后，用长刃器械将T3色混合填料复合树脂（Venus）充填于相邻前磨牙的邻面形成人工牙釉质层（图6）。然后将人工牙釉质层光固化40秒（图7）。最后，从粗到超细连续使用邻面抛光条完成邻面抛光（图8）。34预备后使用2%氯己定（Consepsis，Ultradent）消毒（图9）。

用小毛刷蘸取自酸蚀粘接剂（iBond，Heraeus Kulzer）涂布于整个窝洞表面，涂布3次，每次轻轻搅拌涂抹30秒（图10）。将自酸蚀粘接剂轻轻吹干（图11），然后光固化20秒（图12）。用无蜡牙线作为分离介质将甘油涂抹在35邻面。操作的关键是不要让甘油碰到预备体表面，因此建议使用放大镜操作（图13）。

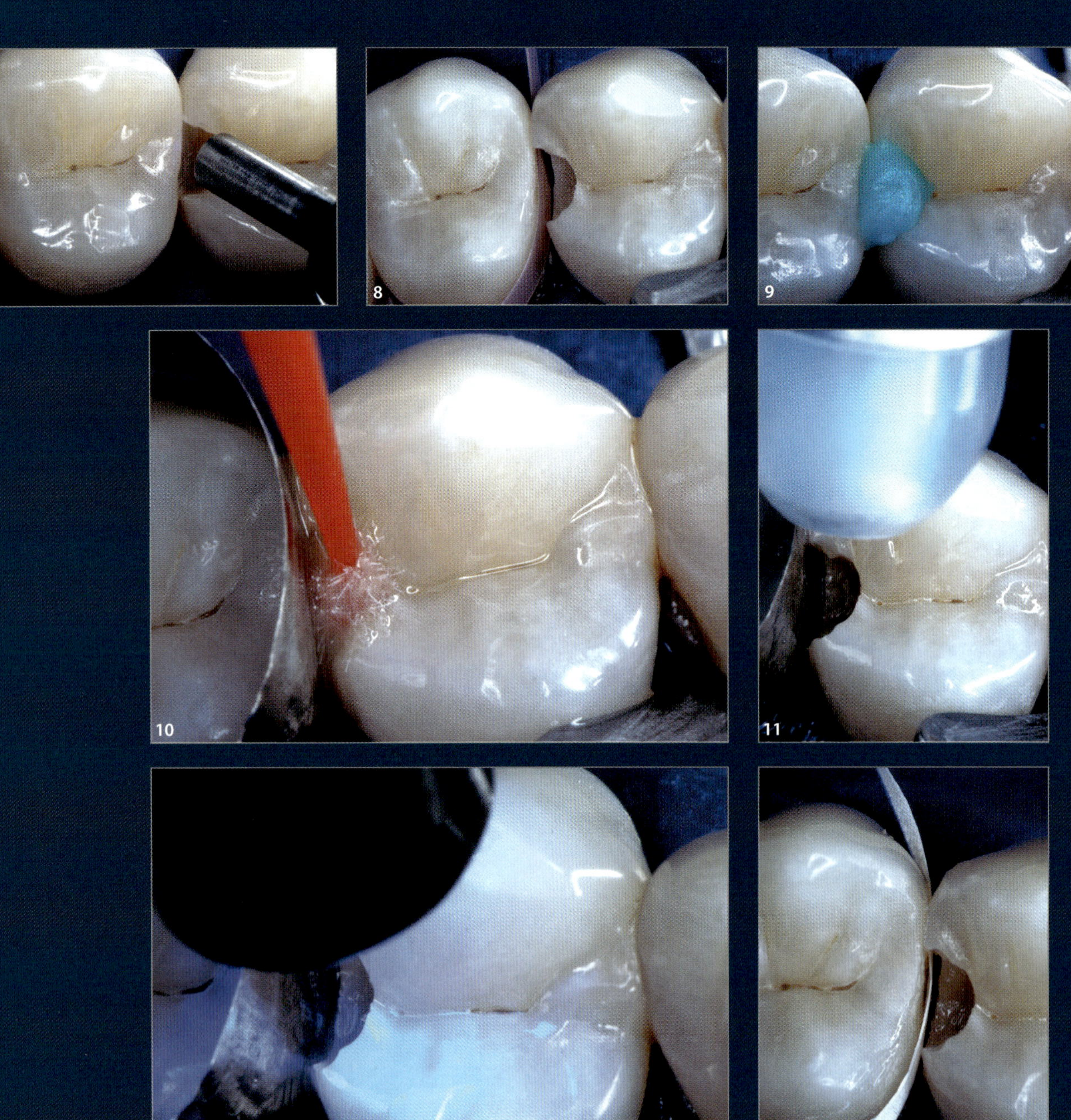

在相邻前磨牙的邻面用半透明薄膜成形包裹（邻面成形技术）[272-273]。将少量的黄色半透明T3色混合填料复合树脂（Venus）放置在邻面区域，并用长刃成形器对牙龈边缘和相邻的前磨牙表面进行修整与成形，形成牙釉质层（图14）。这种技术可获得理想的邻面接触。使用三层光固化技术，T3色混合填料复合树脂（Venus）最初从舌龈向光固化40秒（图15），随后从颊龈向光固化40秒（图16）。然后从殆面对复合树脂光固化40秒（图17）。注射B3色流动复合树脂并将注射器尖端缓慢取出（FlowLine，Heraeus Kulzer）（图18）。用球头成形器（M-1 Ball Burnisher XP）沿窝洞将树脂洞衬均匀分布到1mm厚度，然后光固化40秒（图19）。

使用B3色混合填料复合树脂（Venus）以斜行分层技术充填（图20）。逐步分层添加混合填料复合树脂并每次光固化40秒（图21）。最后一层是殆面下层，使用黄色的半透明T3色人工

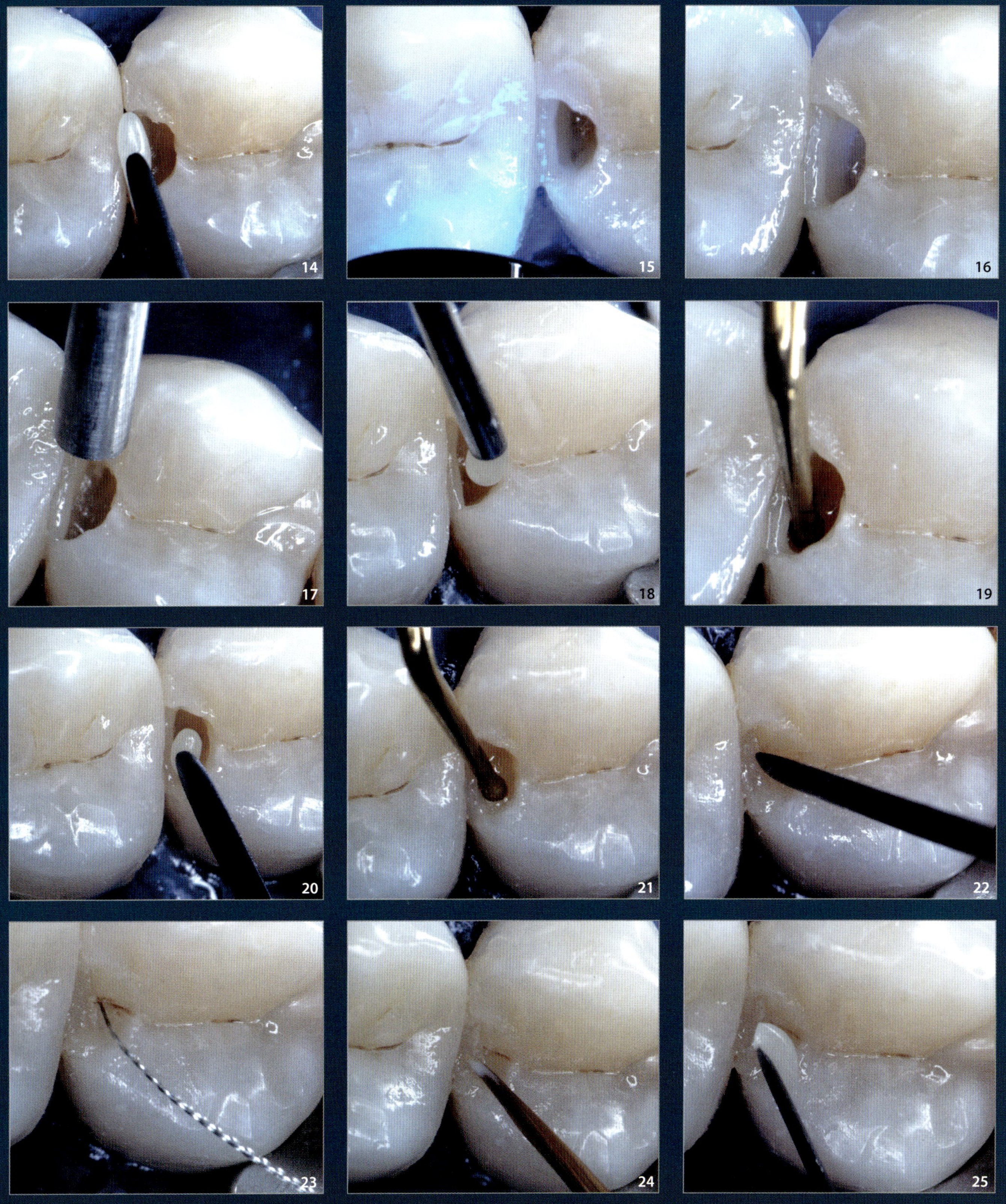

牙釉质（Venus），在材料尚未固化的情况下使用长刃成形器进行沟裂凹陷成形（图22）。为了创造䶖面沟裂染色的效果，根据比色板使用少量棕色染料（Effect Color，Heraeus Kulzer）并光固化40秒（图23）。使用的关键是，过高的染料色彩饱和度可以用未染色的树脂稀释以降低饱和度。将稀释的白色染料（Effect Color）涂在特定区域，稀释褪色到与相邻的牙釉质表面接近以对应术前的比色图，然后光固化40秒（图24）。为了再现牙釉质的光学效果，用邻面成形器逐步添加半透明T2色混合填料复合树脂（Venus），并用貂毛刷进行雕刻和平滑（图25）。

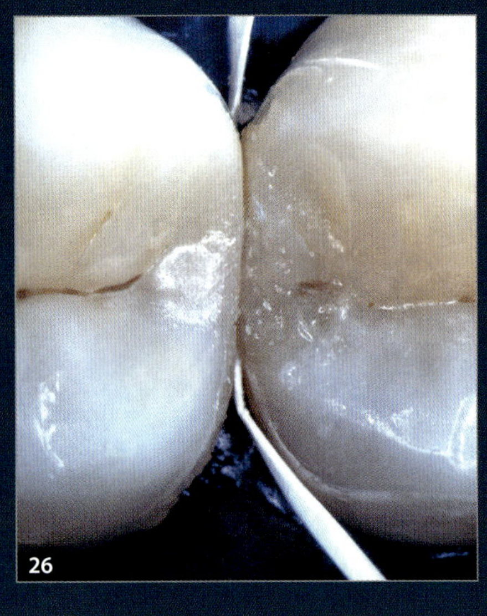
26

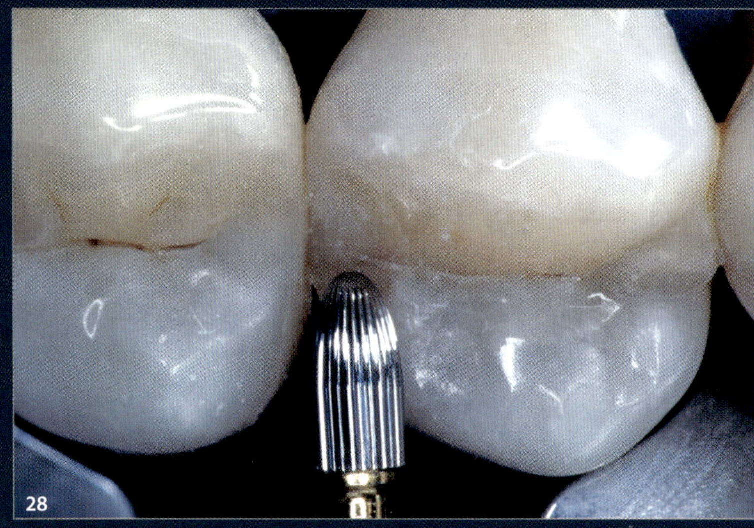
28

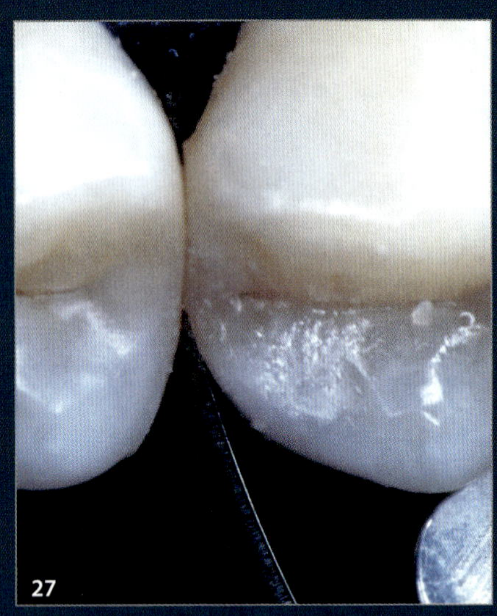
27

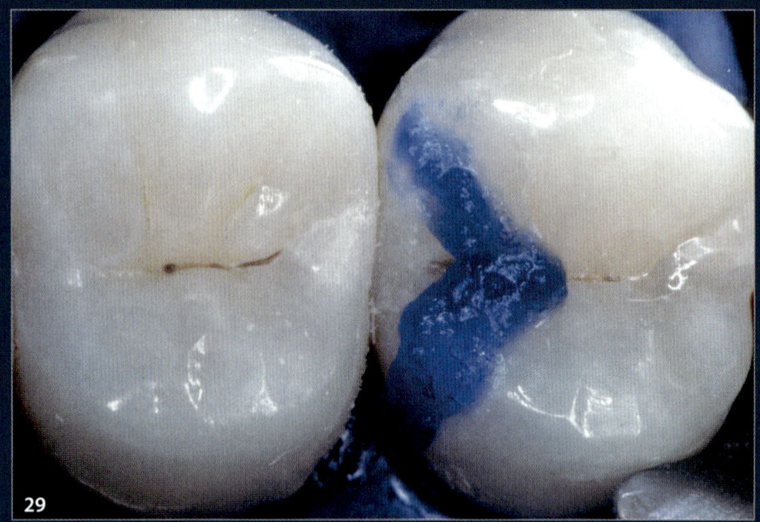
29

邻面用无蜡牙线检查验证是否有足够的接触并且没有牙龈悬突（图26）。使用手术刀片（#12 BD Bard-Parker）小心地去除任何多余的复合树脂（图27）。殆面边缘用30刃卵圆形精修车针（9406 Midwest，Dentsply）完成（图28）。所有洞缘用35%磷酸（Gluma Etch 35 Gel）酸蚀，冲洗5秒，吹干（图29）。

使用复合树脂表面密封剂（Fortify，Bisco）并光固化，可以密封在修形过程中可能形成的任何微孔隙。用#000貂毛刷可以精确地涂抹少量的树脂密封剂（图30）。为了消除任何的表面缺陷，使用粗抛硅橡胶抛光头（Diacomp，Brasseler USA）进行初始抛光（图31）。然后使用细抛抛光头（Diacomp）来增加光滑度和表面光泽度（图32）。最后的抛光是用蓬松磨料金刚砂抛光膏和泡沫杯完成（图33）。最终修复体的术后殆面观如图34所示。注意复合树脂与现有牙体结构的光学整合。完成的修复体和X线复查（图35）证明了使用邻面成形技术轻松形成了邻面触点与边缘完整性[272-273]。

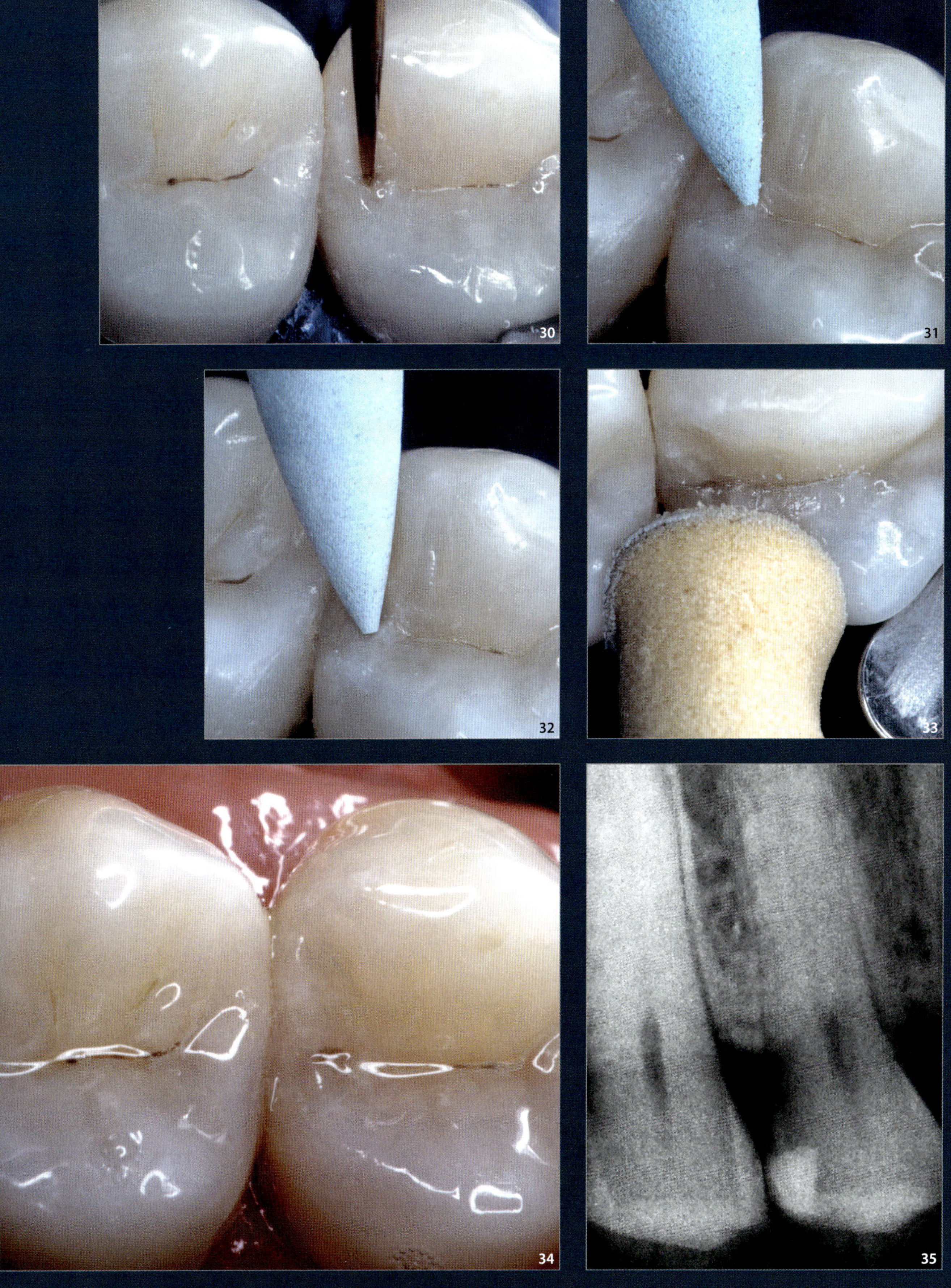
30
31
32
33
34
35

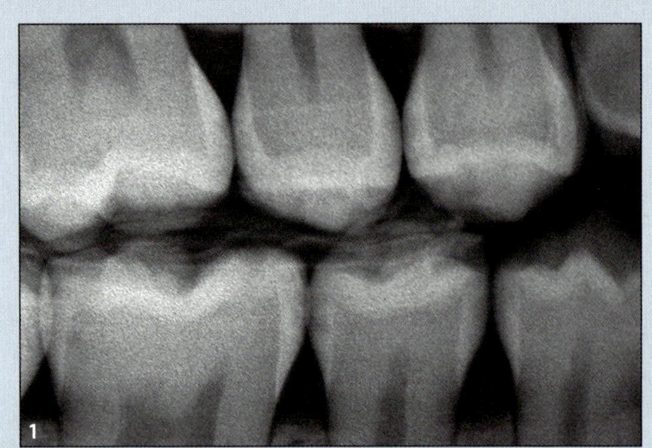
1

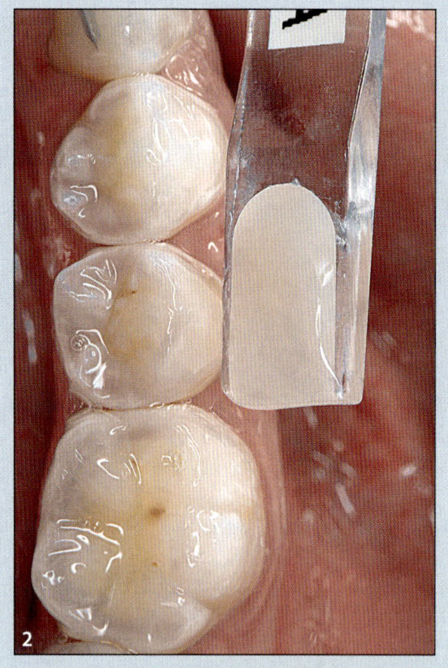
2

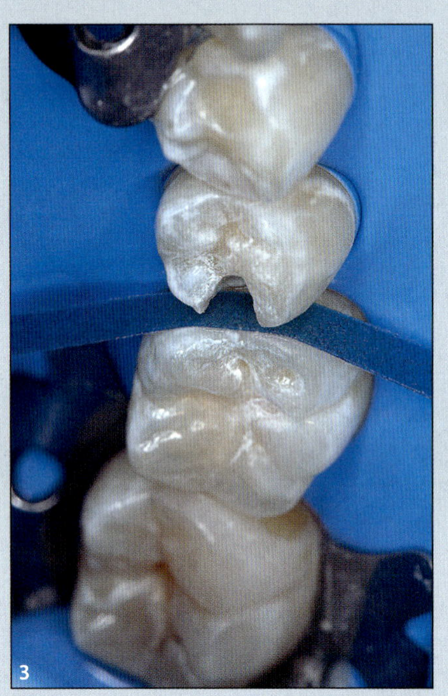
3

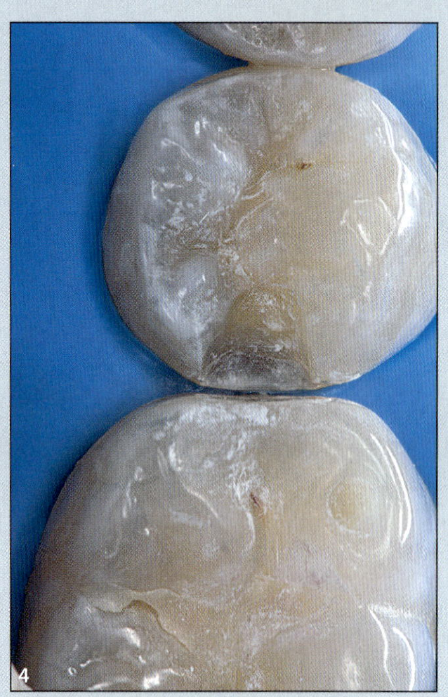
4

Ⅱ类洞流动复合树脂修复

图1显示了35远中邻面龋损的影像学依据。通过与天然牙的牙体结构的彩色摄影对比，确定了修复配色方案（图2）。使用透明比色板（Venus 2Layer Shade System）来确定形成合适的牙本质层和牙釉质层的空间层次。完成的粘接预备设计如图3和图4所示。

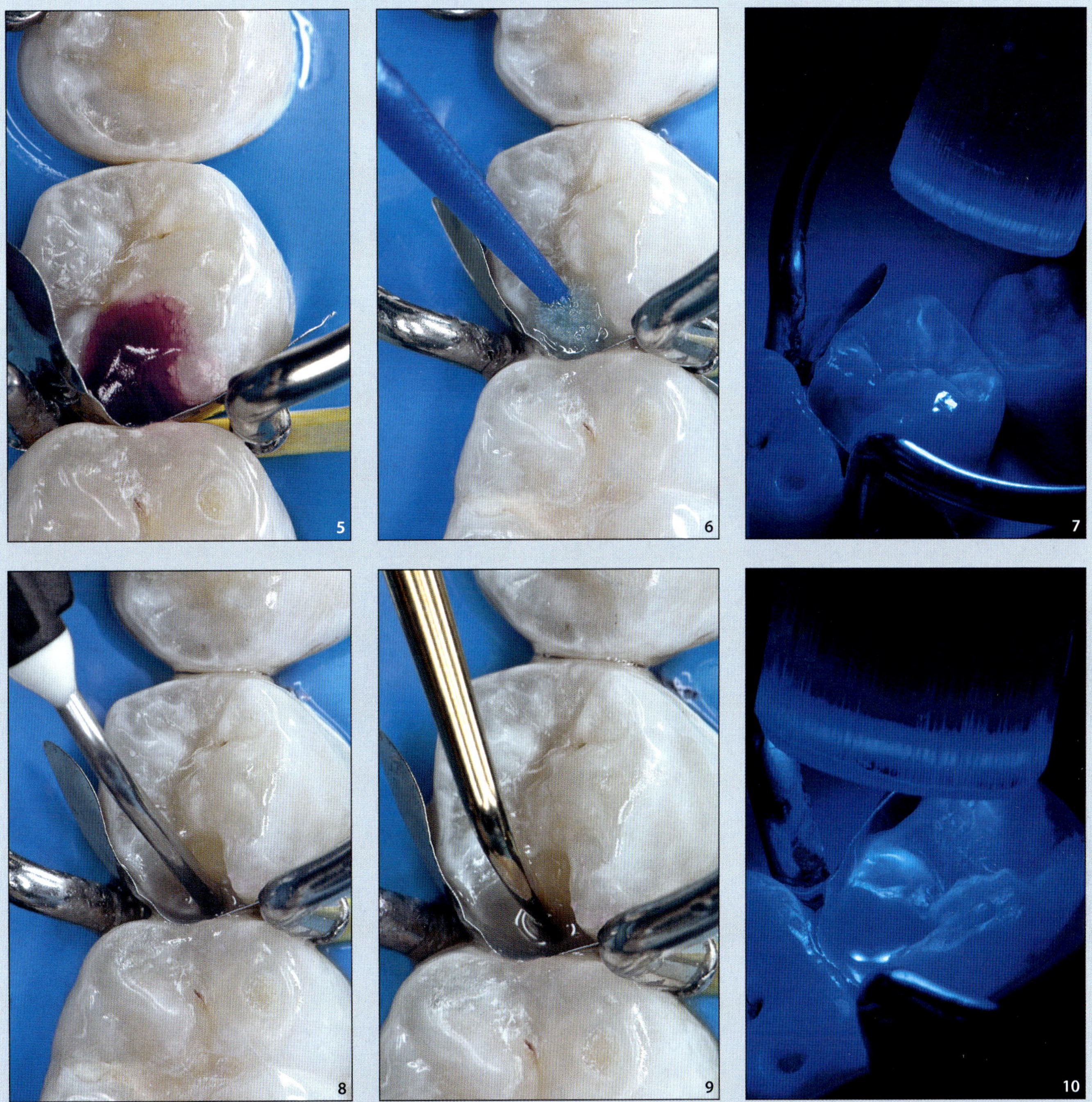

预备组织面使用37.5%磷酸（Gel Etchant）酸蚀15秒，冲洗5秒，然后轻轻吹干（图5）。将光固化粘接剂涂在整个预备组织面上20秒（图6）。用气枪将粘接剂吹薄5秒，然后光固化20秒（图7）。用注射头将A3色流动复合树脂（Clearfil Majesty，Kuraray）注射入邻面盒状洞形中作为洞衬（图8）。用球头成形器（M-1 Ball Burnisher XP）（图9）使流动复合树脂均匀涂布，并使用LED光固化灯（图10）光固化40秒。

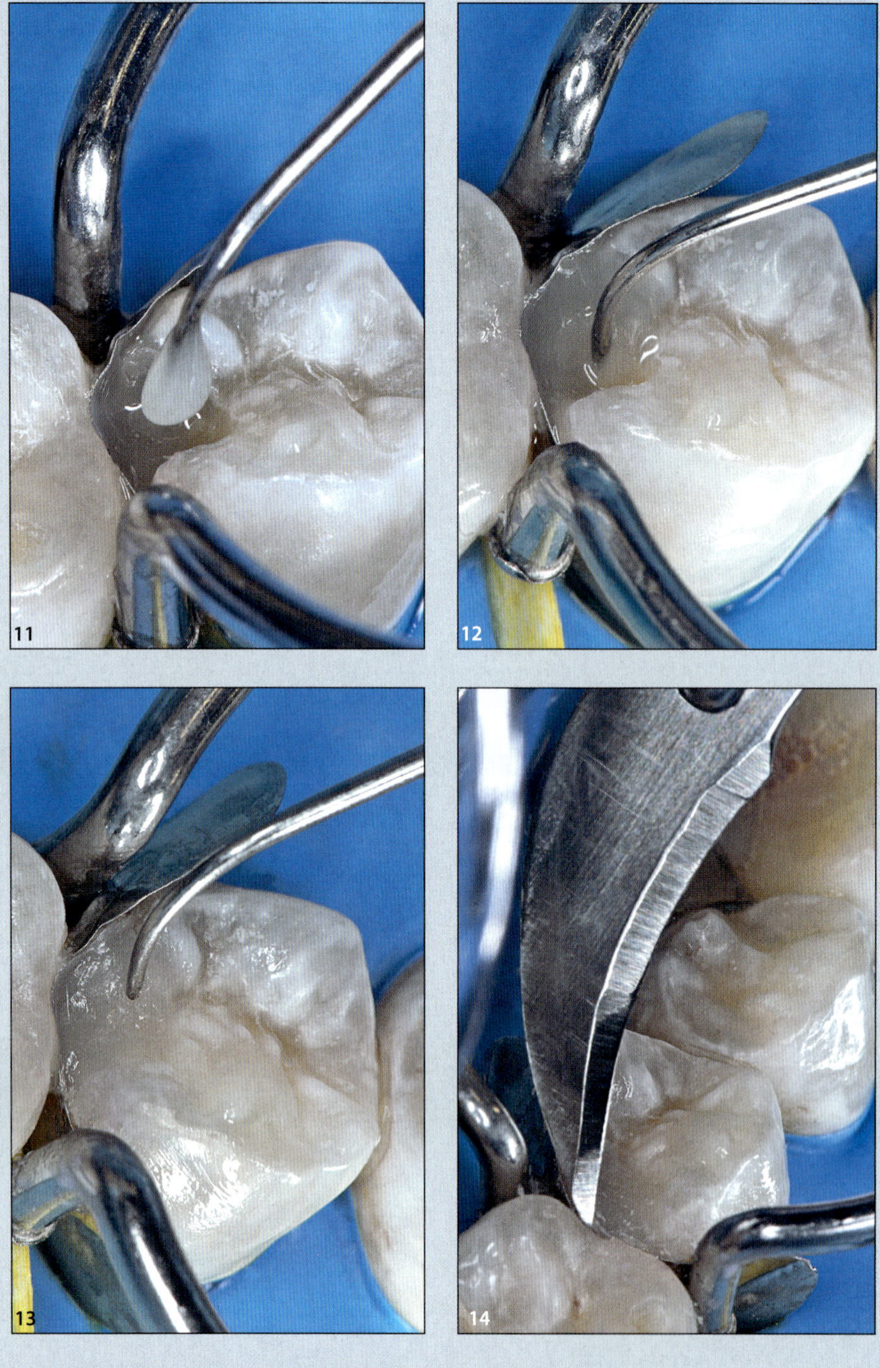

使用斜行分层技术（图11和图12）将A2色流动复合树脂通过连续分层递增（Clearfil Majesty）形成人工牙本质层（图11和图12）。每一分层用LED光固化灯光固化10秒。最终牙釉质层复合树脂就位，在材料尚未固化时用探针勾画和雕刻解剖轮廓（11/12）（图13）。最后的牙釉质层用LED光固化灯光固化40秒。在去除成形片后，用手术刀片（#12 BD Bard-Parker）在邻面复合树脂和牙齿交界处去除多余的已固化的复合树脂（图14）。

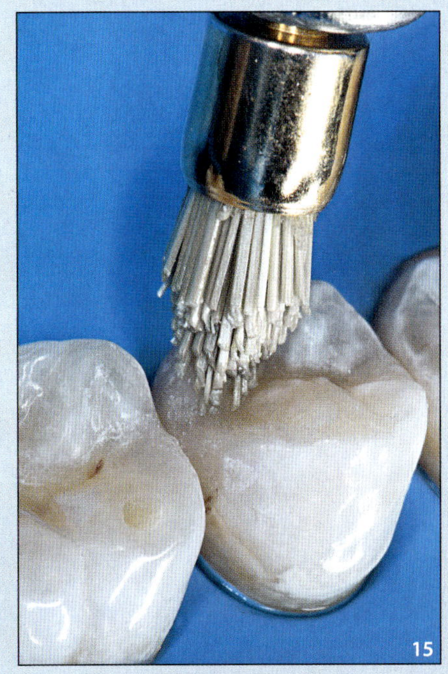
15

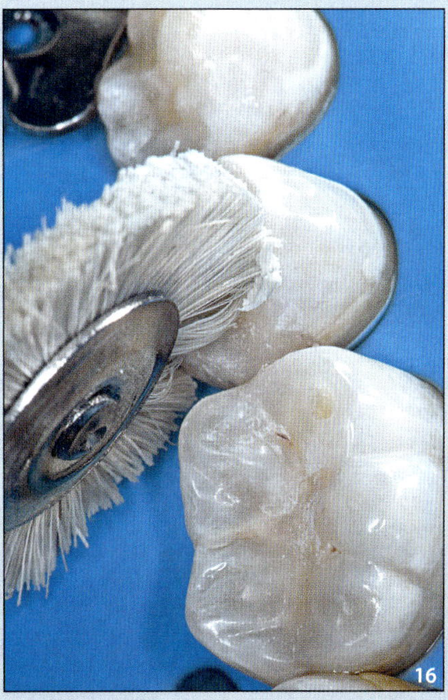
16

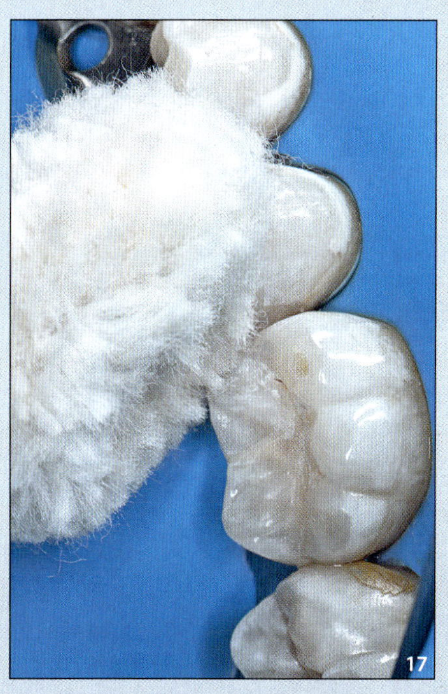
17

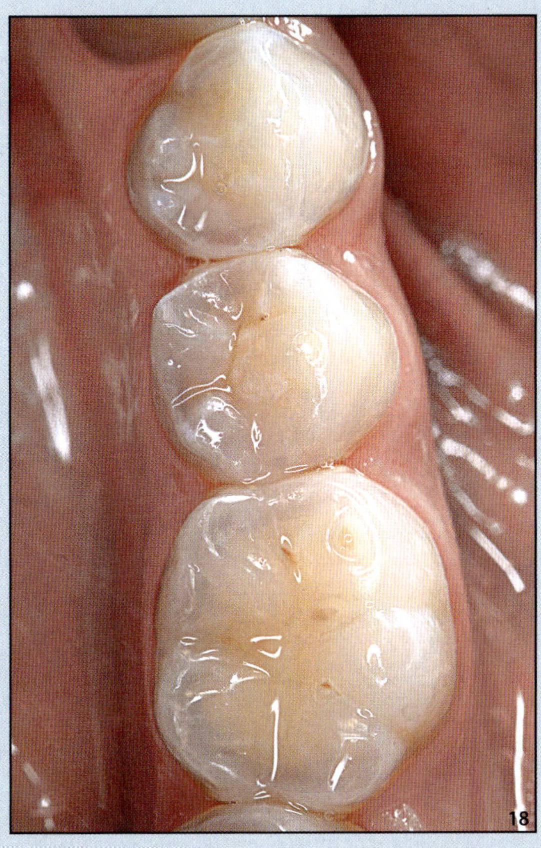
18

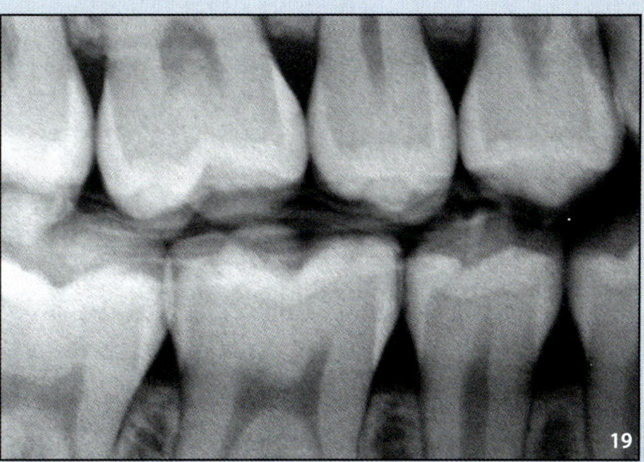
19

初始抛光是用浸渍了碳化硅的抛光刷完成的，该毛刷可去除任何残余的表面缺陷（图15）。羊毛毡轮（Soft Goat Hair Brush）和金刚砂抛光膏被用来进一步改善复合树脂的表面光泽（图16），高光泽度是通过使用干棉轮（Cotton Buff Wheel，Brasseler USA）以间断手法抛光实现的（图17）。完成的复合树脂修复体和影像学检查显示复合树脂与邻面牙体结构的和谐整合（图18和图19）。

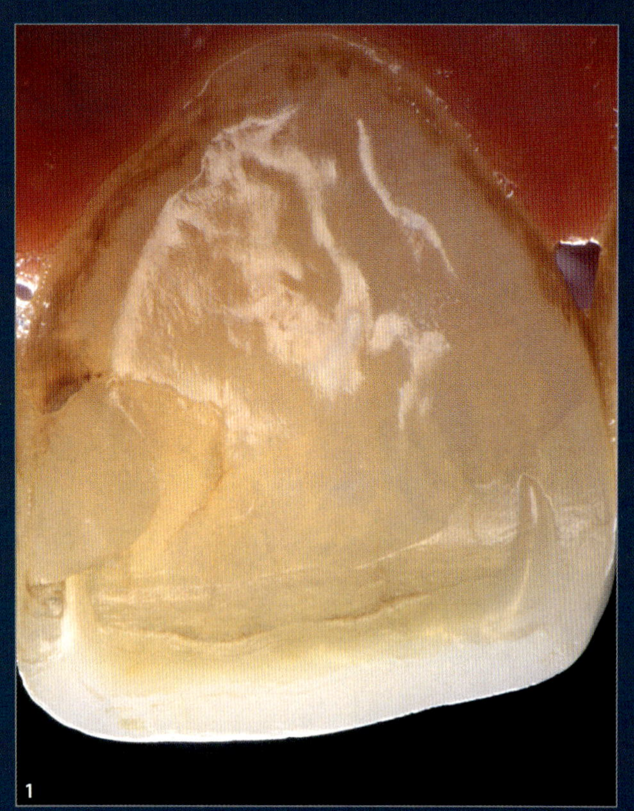

1

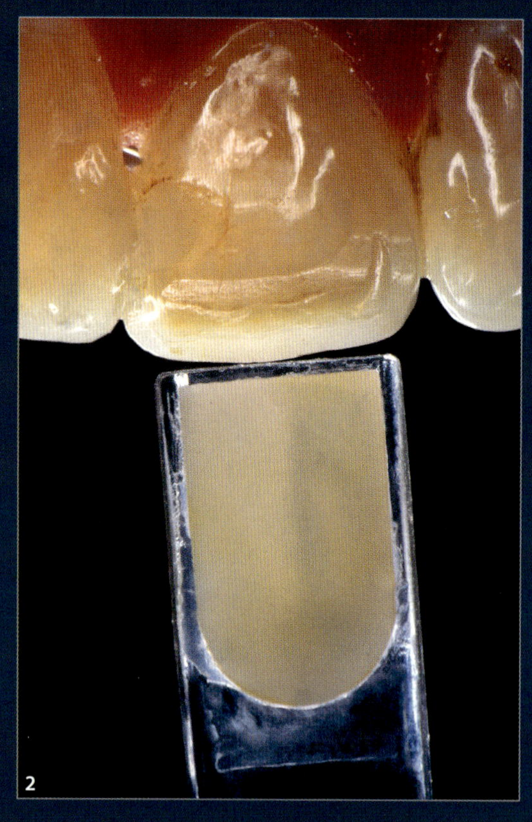

2

Ⅲ类洞复合树脂修复

简化分层充填技术

图1显示了11术前腭面观，可见有缺陷的复合树脂修复体伴有变色和继发龋。通过与天然牙牙体结构的彩色摄影比较，确定了修复配色方案。透明比色板（Venus 2Layer Shade System）用来确定形成合适的牙本质层和牙釉质层的空间层次（图2）。Ⅲ类洞的备洞设计是使用#2高速球钻在喷水下完成的（图3）。整个预备过程中在牙釉质上制备0.5mm的短斜面（图4）。需要注意的是，之所以允许在腭侧制备短斜面，是因为在修复界面上没有来自对颌牙的咬合接触。预备组织面用37.5%磷酸酸蚀15秒，冲洗5秒，然后轻轻吹薄5秒（图5）。用连续涂抹方式涂布光固化粘接剂20秒，每5秒重新涂抹一次，气枪吹薄5秒，光固化20秒（图6）。遮色牙本质核用0A3色混合填料复合树脂（Premise）分层堆塑，采用递增光强固化模式从复合树脂颊侧光固化40秒以最大限度地减少聚合收缩应力并增强边缘适合性（图7）。然后应用琥珀色的混合填料复合树脂（Premise），用弯头的金属成形器（TINL-R，Brasseler）进行雕刻和平滑，然后固化60秒（图8和图9）。这一简化的双层纳米复合树脂系统（Premise）的术后结果揭示了复合树脂与牙体结构的和谐整合（图10）。

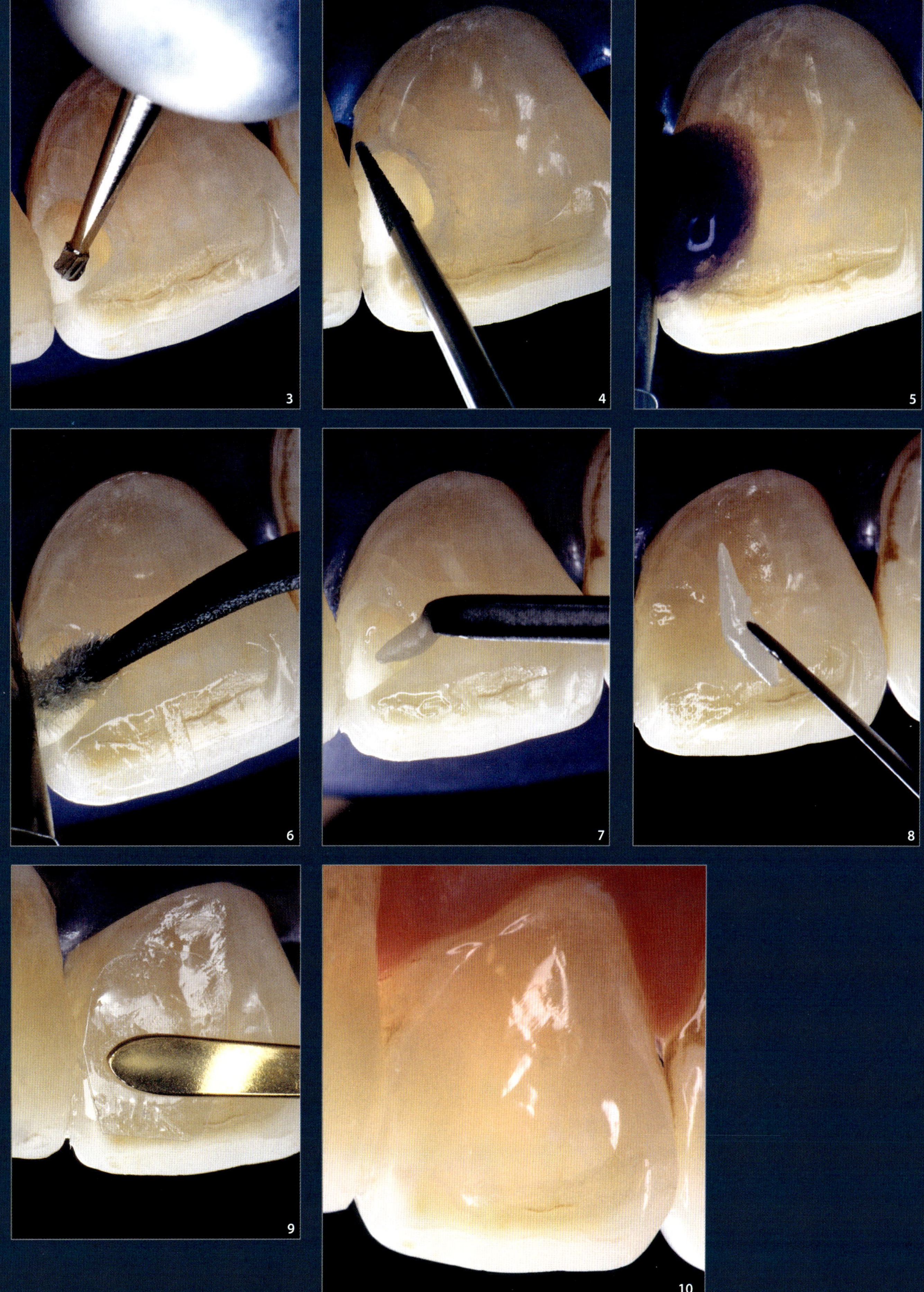
3
4
5
6
7
8
9
10

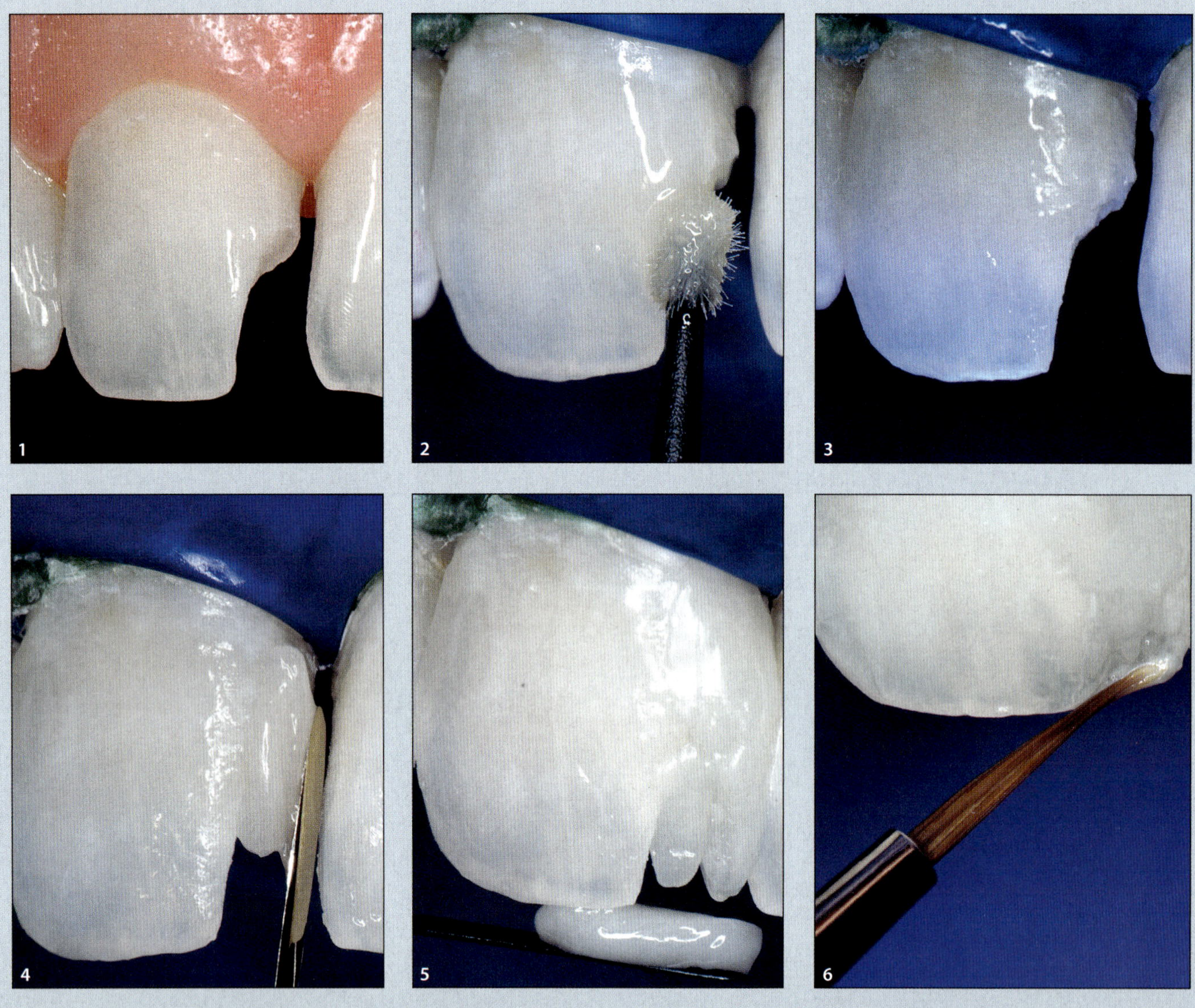

Ⅳ类洞复合树脂修复

简化分层充填技术

图1显示了术前11纵折的唇面观。组织预备体表面酸蚀后，用一次性小棉棒连续搅动涂抹光固化粘接剂（OptiBond Solo Plus，Kerr/Sybron）20秒，每5秒重新蘸取涂布一次（图2），然后气枪吹薄5秒，光固化20秒（图3）。牙本质主体的第一层用B1色混合填料复合树脂（Point 4）充填、成形，并用专业的#4紫色貂毛刷（图4）抹光滑。将XL1色混合填料复合树脂（Point 4）沿切舌向成形以形成切端背板（图5）。

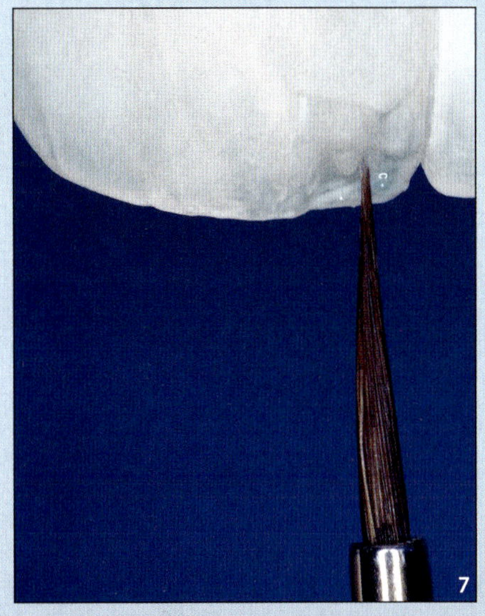
7

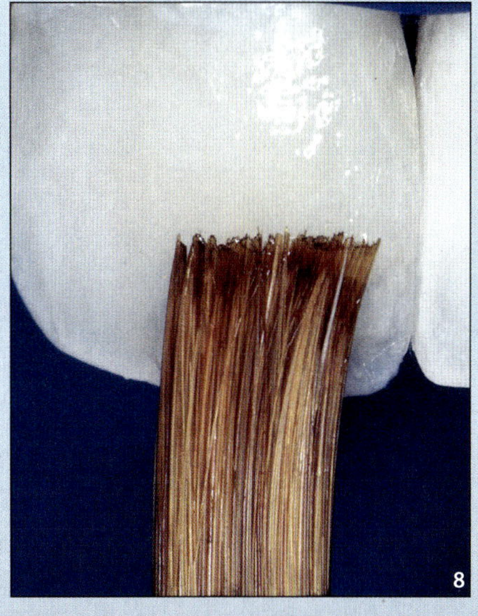
8

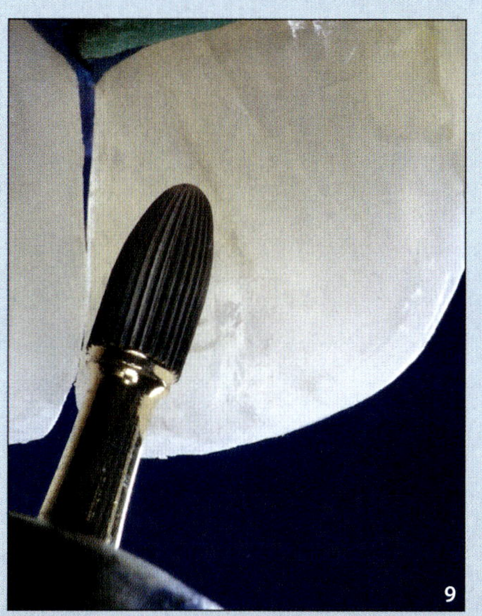
9

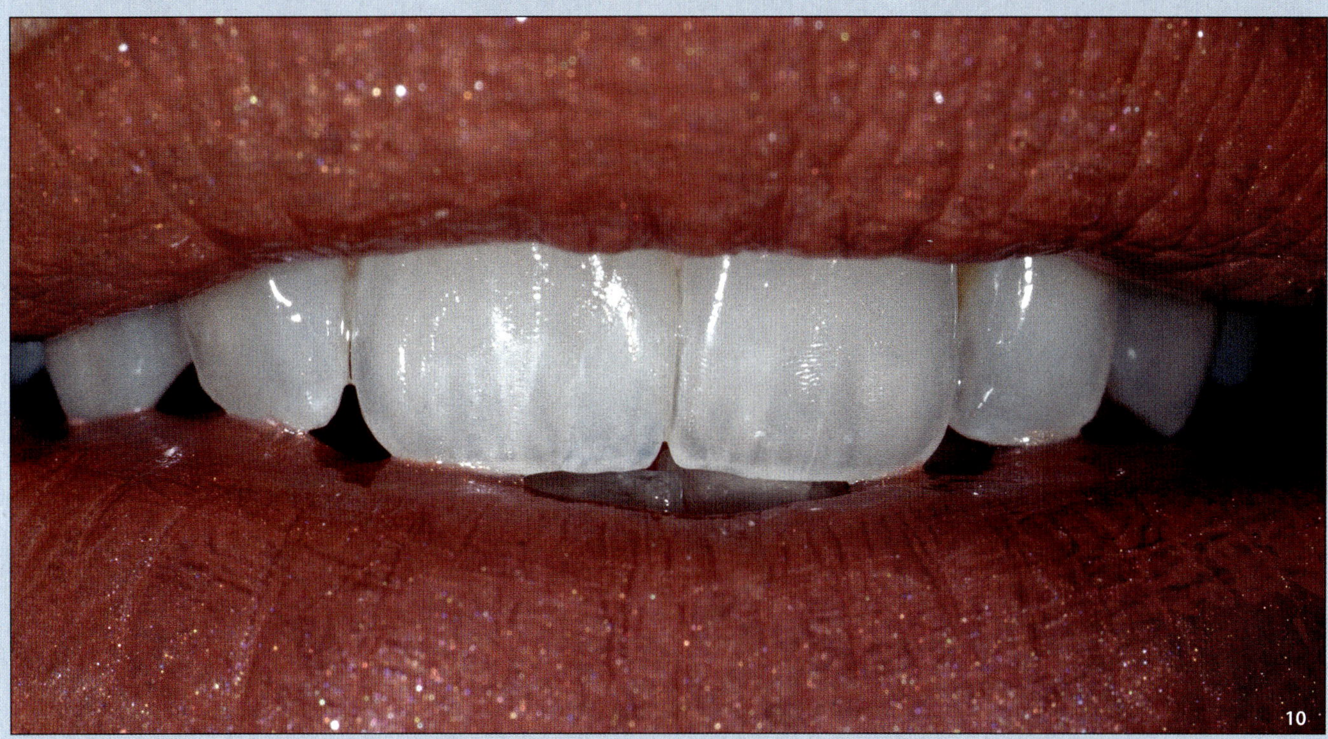
10

将稀释的白色染料（Kolor+Plus）沿水平凹陷部位放置并光固化40秒（图6）。将稀释的蓝色染料（Kolor+Plus）放置在垂直凹陷中，以形成半透明的错觉（图7）。最后的人工牙釉质层，使用半透明色混合填料复合树脂（Point 4）充填、塑形，并用#4专业紫色貂毛刷调整并平滑成理想的解剖外形，然后光固化40秒（图8）。为了完善腭侧的解剖外形，使用30刃卵圆形精修车针，施加较轻的压力以防止产热（图9）。这种使用直接复合树脂修复的术后效果反映了天然牙的牙体结构与修复材料和颜色的和谐整合（图10）。

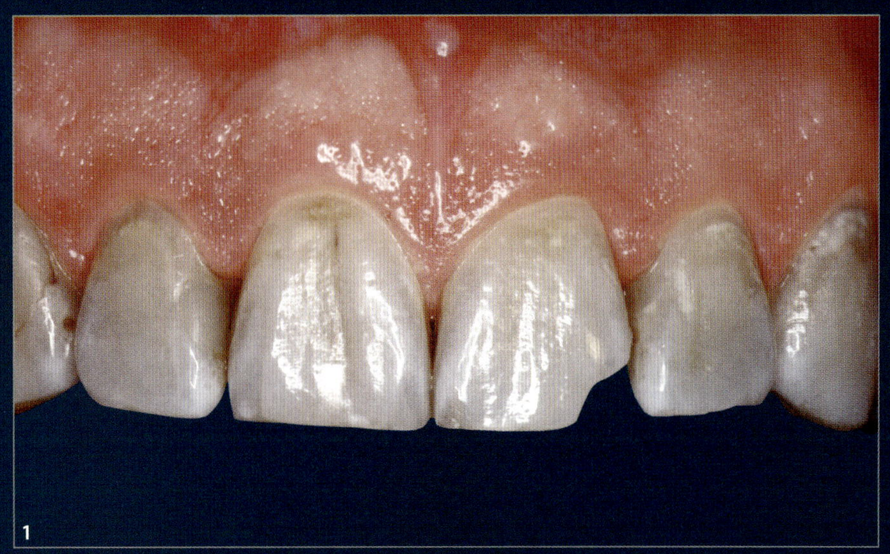

1

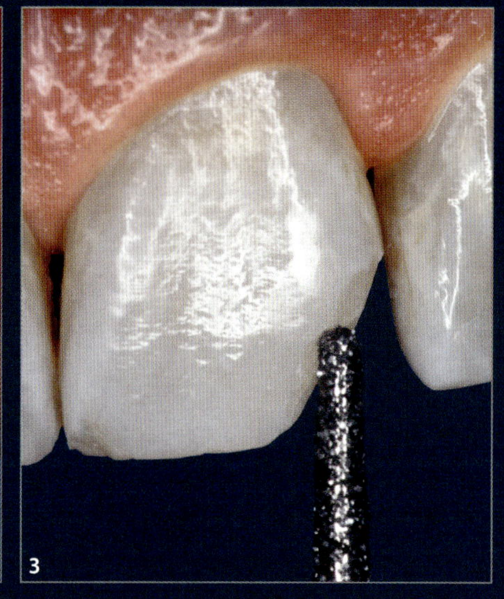

3

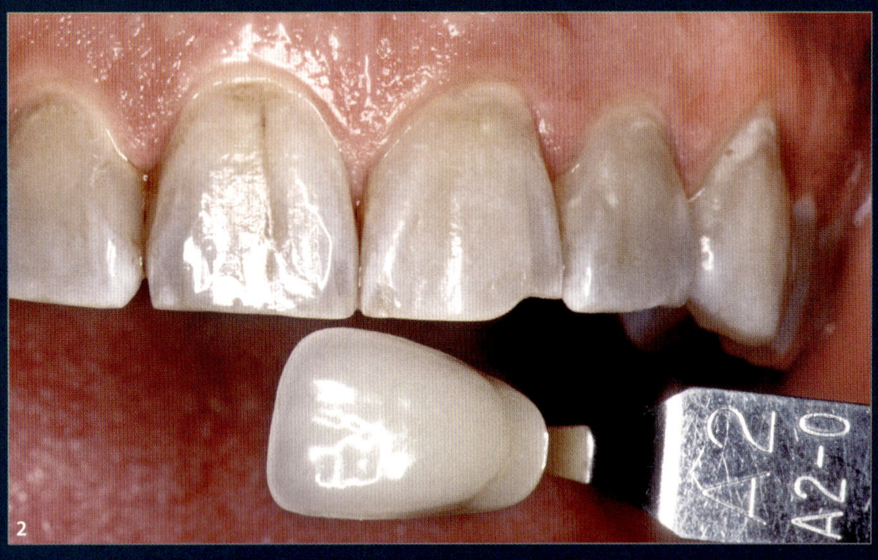

2

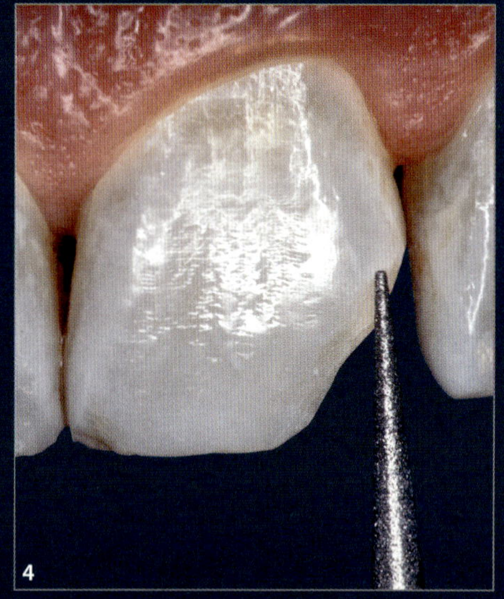

4

Ⅳ类洞复合树脂修复

复杂分层充填技术

图1显示了21冠折的术前唇面观。在修复过程之前进行比色（图2）。釉柱中水分子耗尽使牙齿脱水，会导致比色不正确。在整个边缘周围预备0.3mm深和2mm长的浅凹（图3）。然后用锥形长金刚砂车针预备0.5mm的扇形斜面（图4）。使用波纹边缘而不是直的浅凹线的粘接式预备设计，打破了光线反射并改善了颜色匹配（图5）。

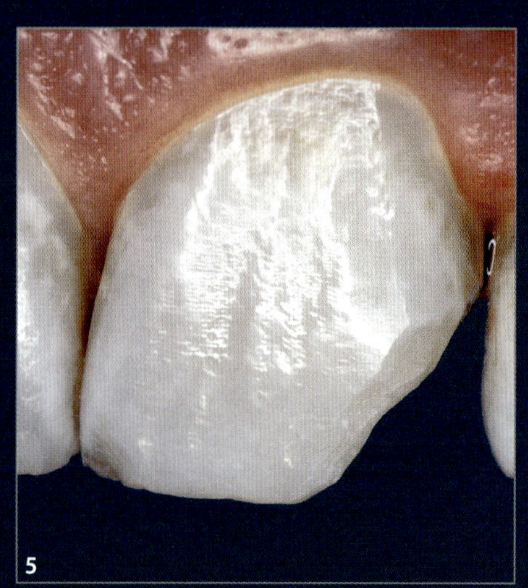

5

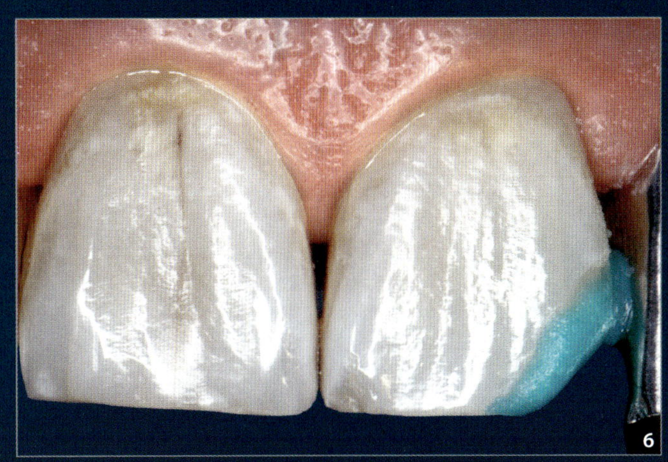
6

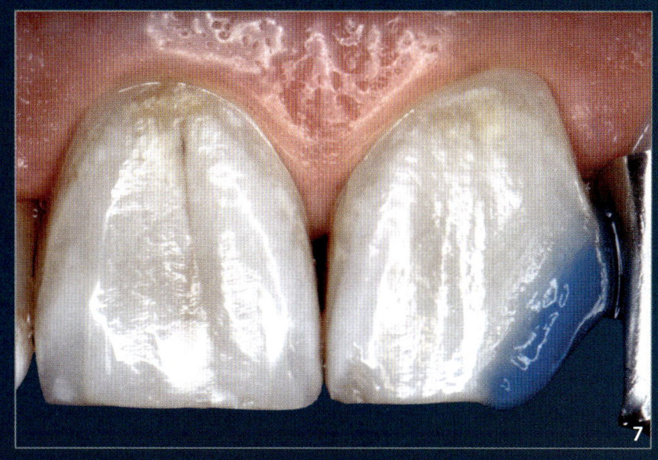
7

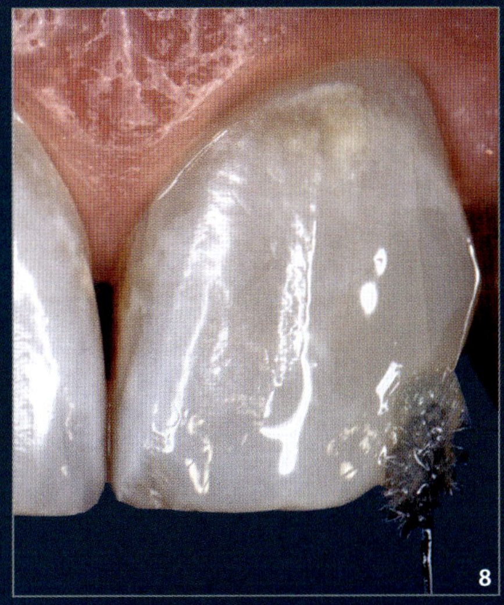
8

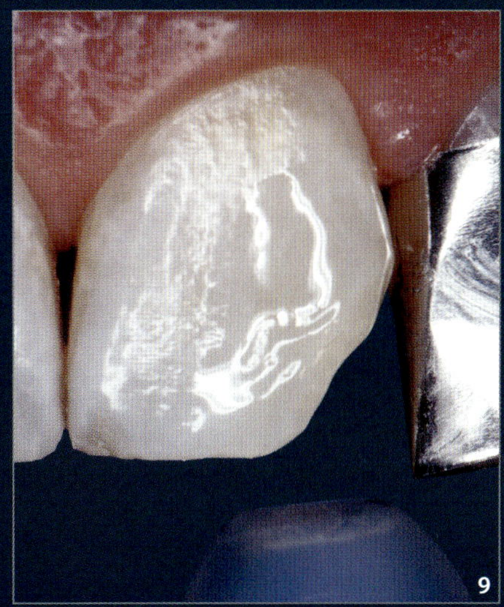
9

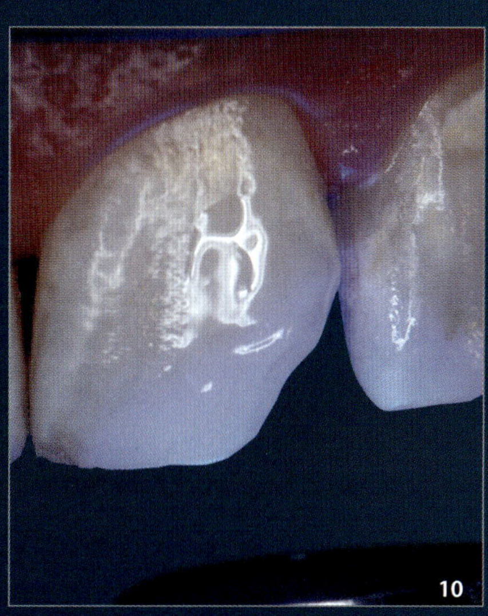
10

用2%氯己定（Consepsis）冲洗预备组织面，冲洗，吹干（图6）。预备体表面用35%磷酸（Gluma Etch 35 Gel）酸蚀15秒，冲洗，轻轻吹干（图7）。使用小毛刷将单组分粘接剂（OptiBond Solo Plus）涂在所有表面上（图8）。将粘接剂用气枪吹薄并光固化20秒（图9和图10）。

用无蜡牙线作为分离介质将甘油涂于上颌侧切牙邻面（图11）。第一层人工牙本质层体部用不透明的A2色混合填料复合树脂（Aelite LS）充填，并用长刃成形器勾勒出轮廓（图12和图13）。用#2紫色貂毛刷将材料涂在对侧牙齿上并沿颈部-切端方向抹光滑。刷子的边缘可以用来形成唇面和切端的外展隙（图14和图15）。第二个层增加的混合填料复合树脂（Aelite LS）通过邻面成形器放置以完成内部牙本质核堆塑（图16）。为了防止牙本质核心树脂充填过多侵占牙釉质区域，从切端向最终预测的牙釉质尺寸是很重要的。用#000貂毛刷涂上稀释的白色染料（Kolor+Plus）以突出发育叶（图17）。用#08根管锉（K-Flex）将稀释的黄色染料树脂（Kolor+Plus）置于修复的特定区域（图18）。为了改善饱和度整合效果，使用无色树脂轻轻拂刷的方式/（Kolor+Plus）稀释黄色染料，以降低颈部-切端的饱和度（图19）。

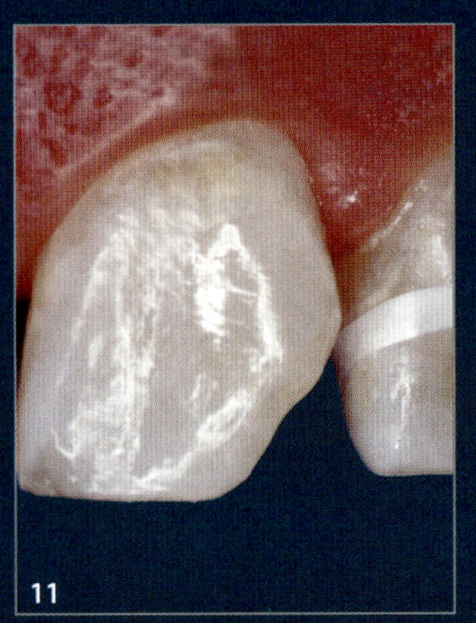
11

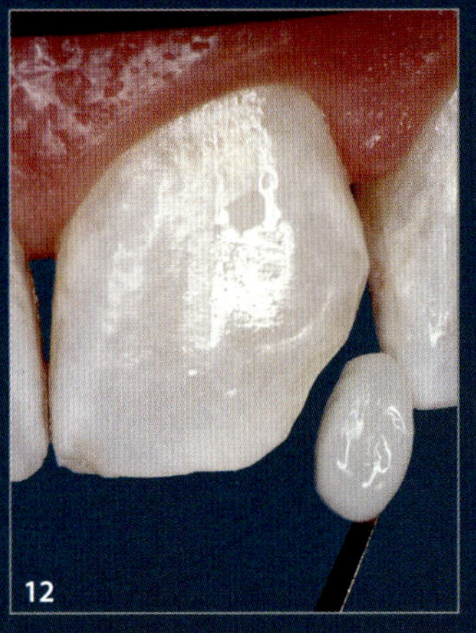
12

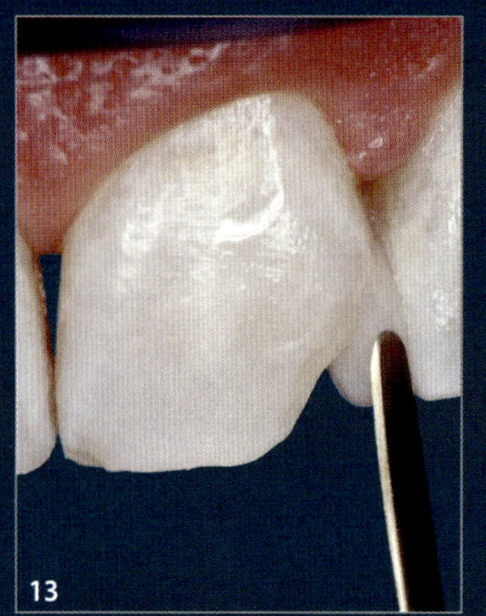
13

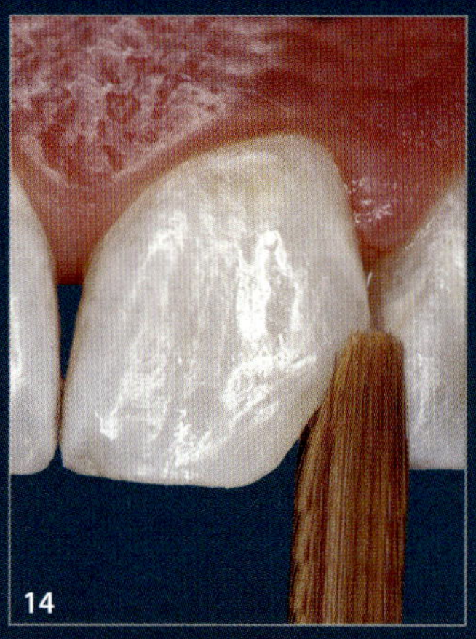
14

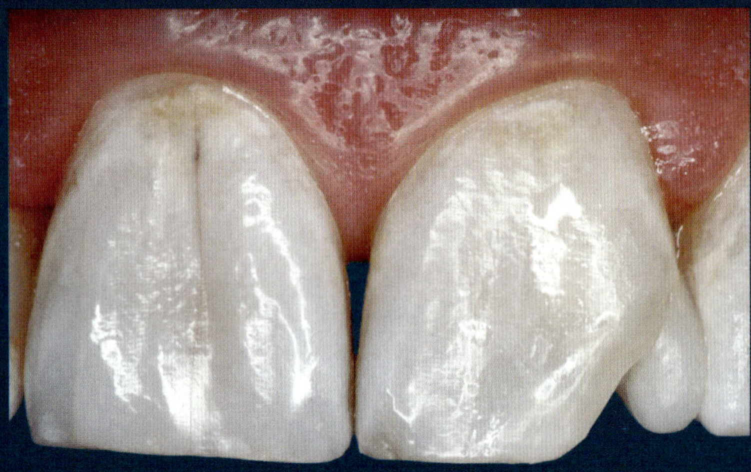
15

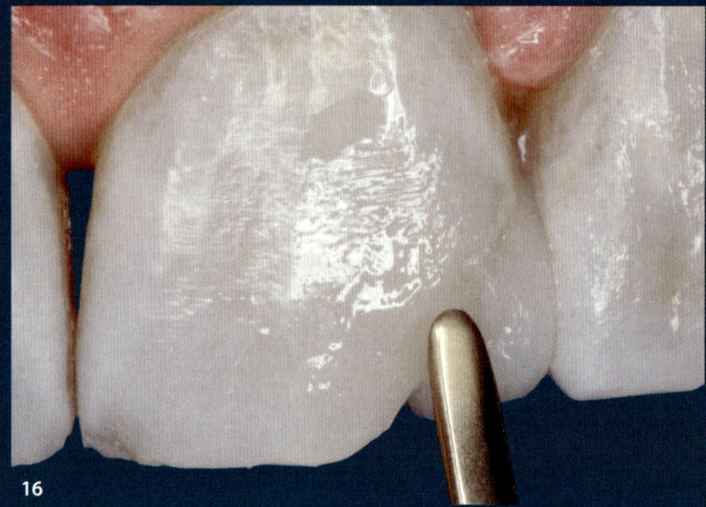
16

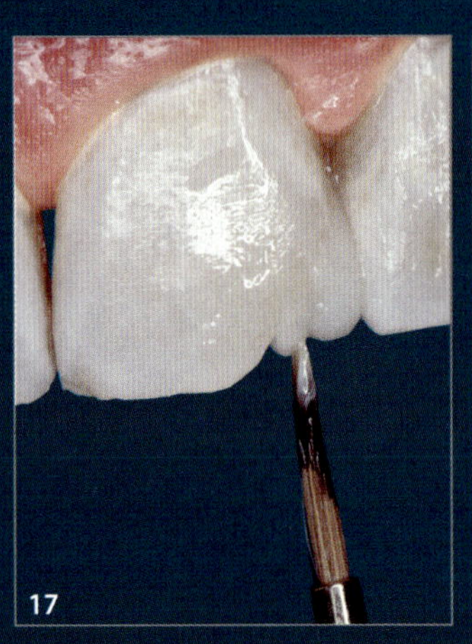
17

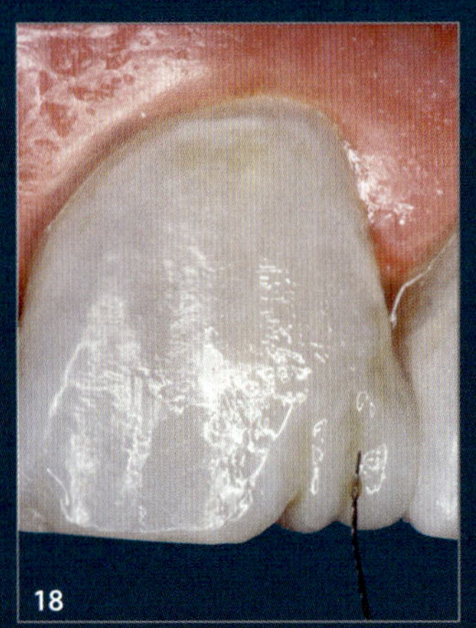
18

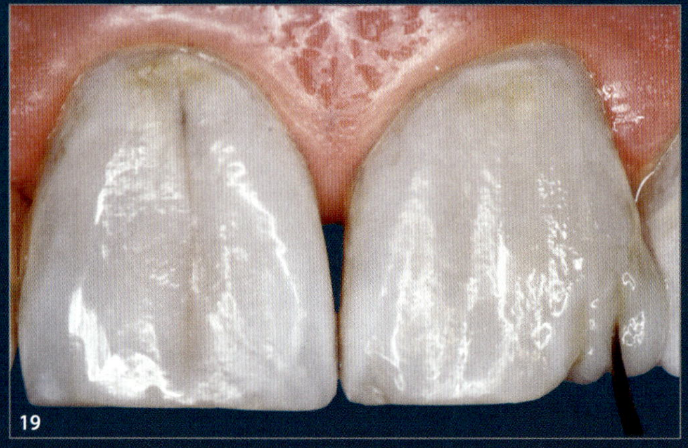
19

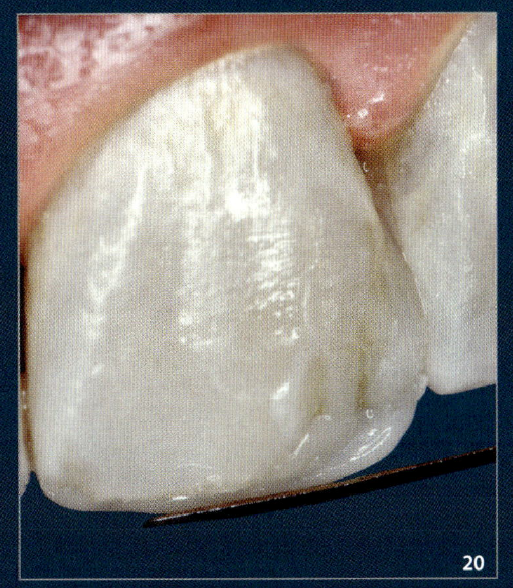
20

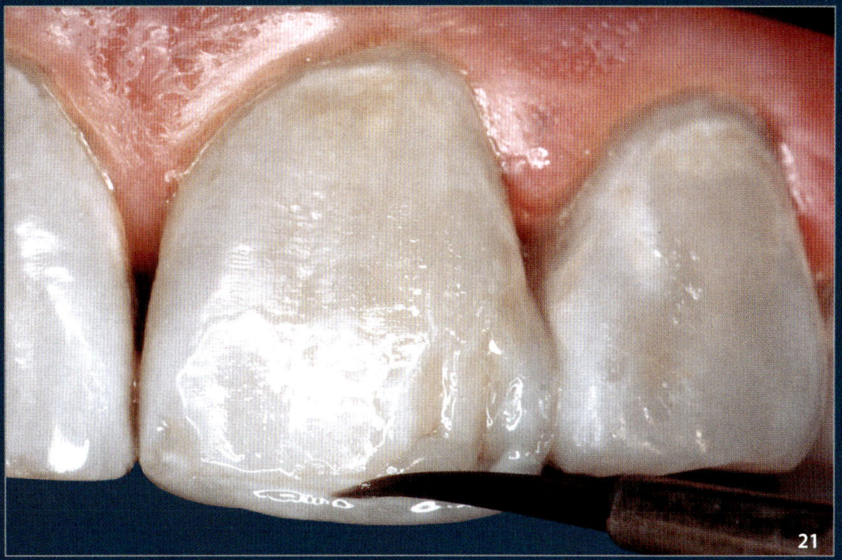
21

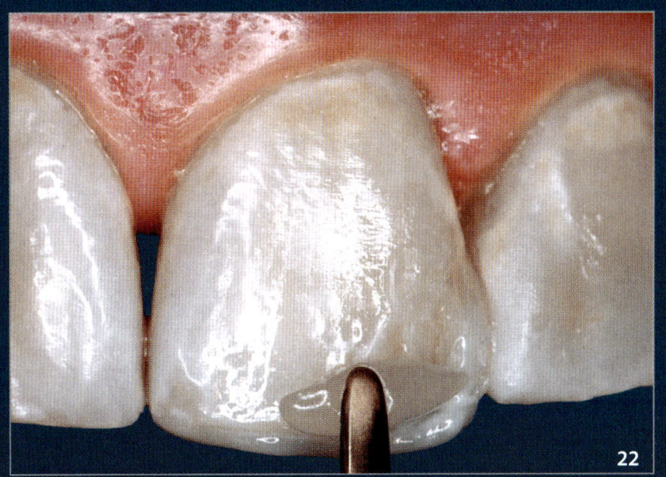
22

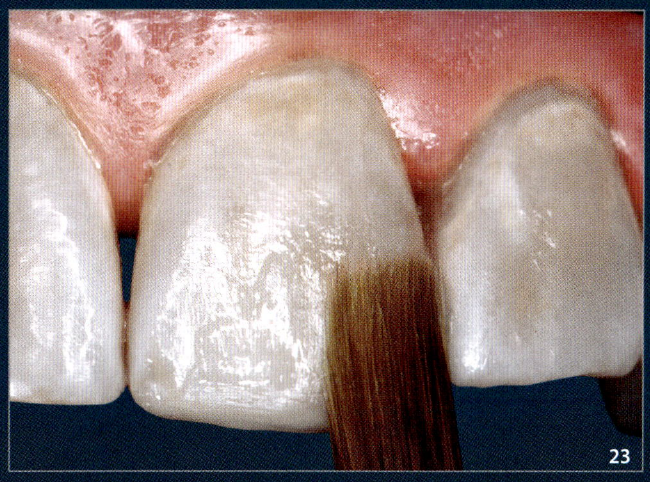
23

通过长刃成形器放置初始的人工牙釉质层（Aelite LS），以便切舌向包裹发育叶（图20）。材料用#000貂毛刷进行调整和平滑（图21）。最终的人工牙釉质层（Aelite LS）放置在牙齿的唇侧（图22），并用#2紫色貂毛刷将其沿颈部-切端方向平滑至适当的解剖外形（图23）。初始的唇面轮廓外形是用一个30刃针状精修车针完成的（图24）。使用卵圆形车针对舌面进行额外的修形（图25）。初始的抛光是用橡胶尖在常规转速下完成的，可消除任何的表面缺陷（图26）。使用泡沫抛光杯加少量蓬松磨料抛光膏和少量水来增强表面光滑度（图27）。最后的光泽是通过干布轮（Ceroshine，Brasseler USA）以间断手法抛光完成的（图28）。修复单颗中切牙是临床最大的挑战之一，完成的修复体（图29）揭示了采用外形、颜色和微创程序来应对挑战的重要意义。

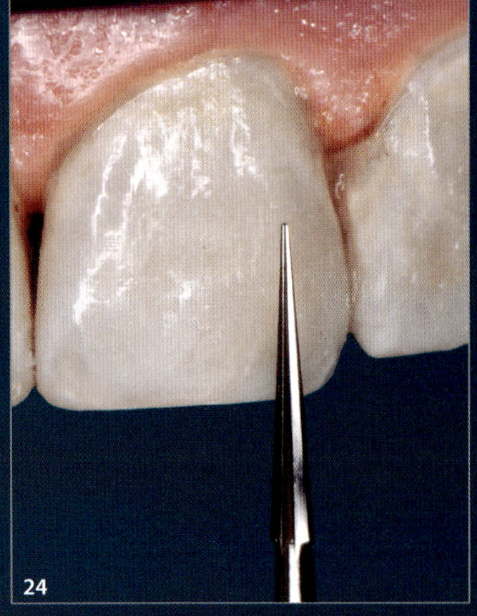
24

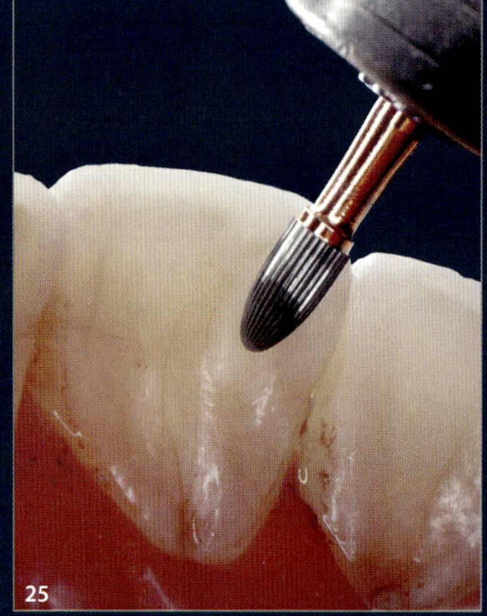
25

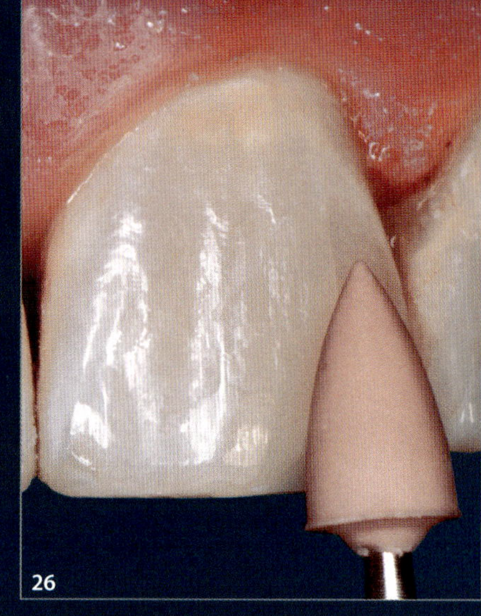
26

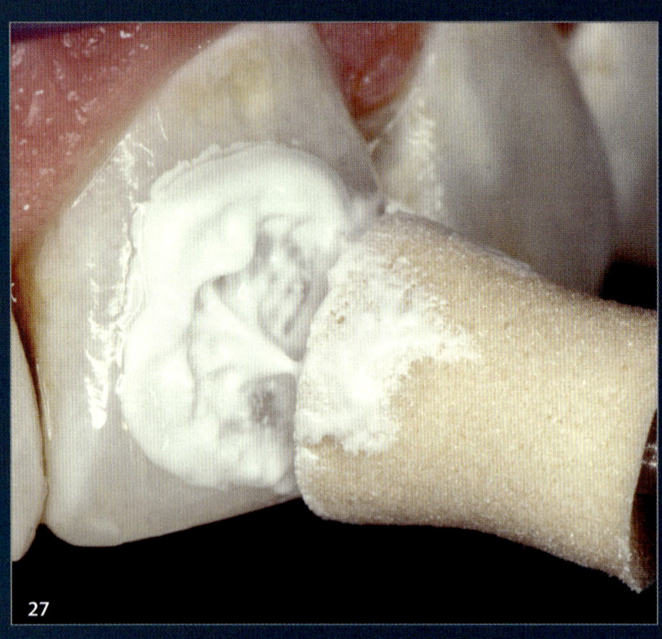
27

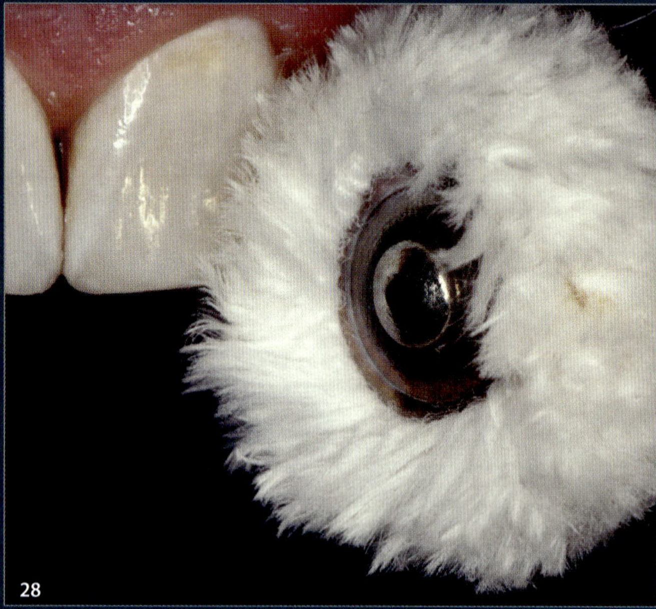
28

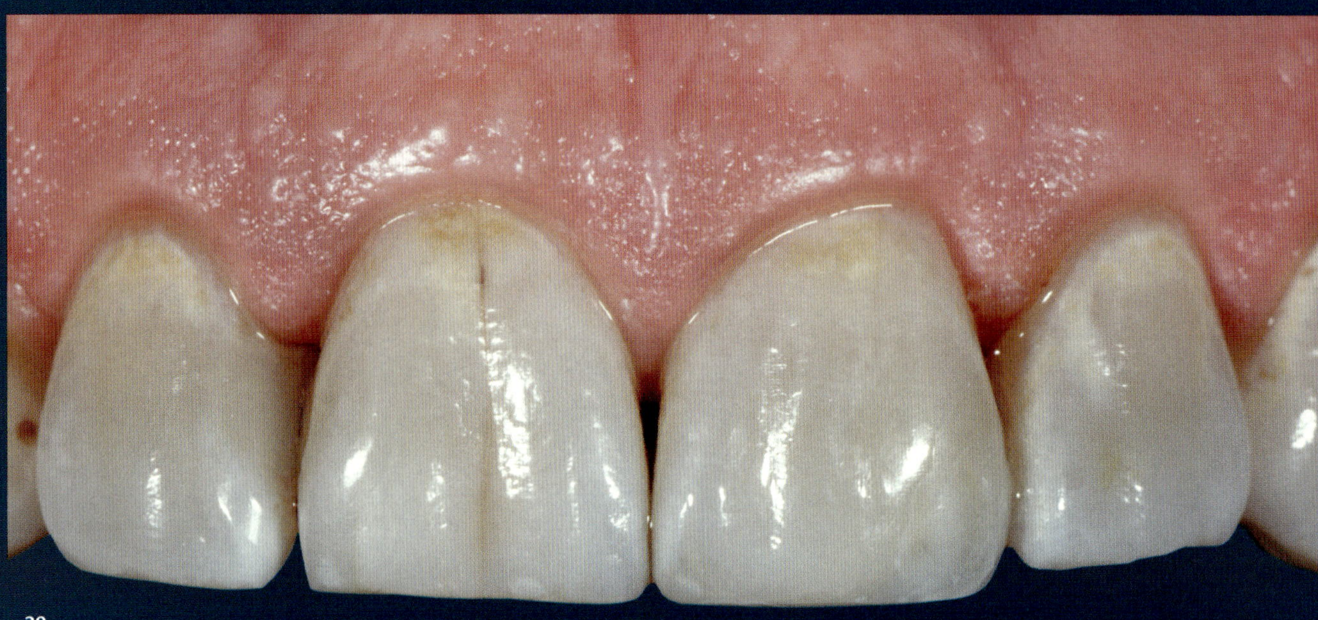
29

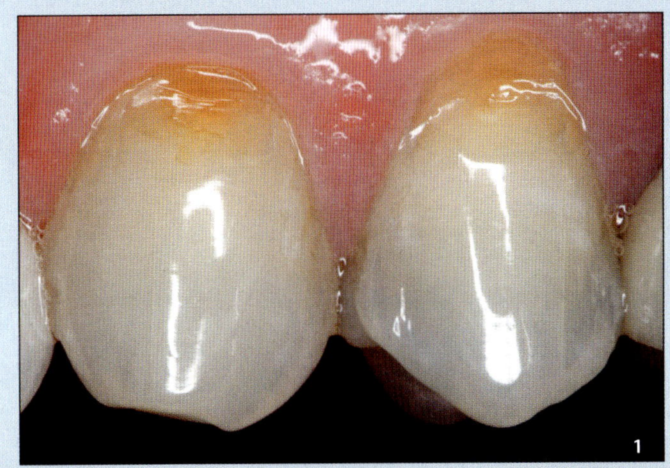
1

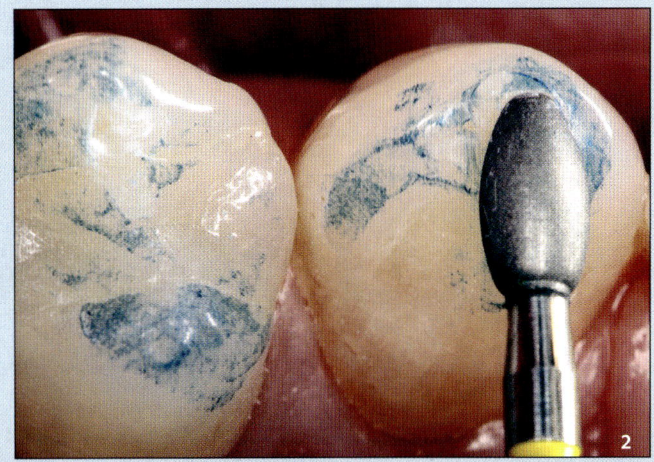
2

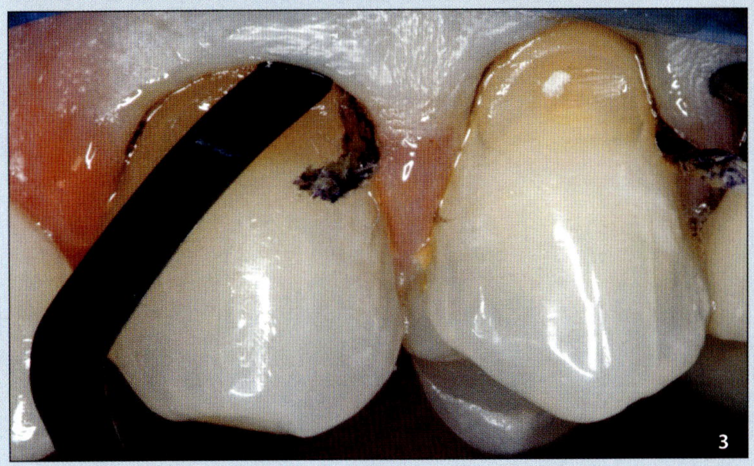
3

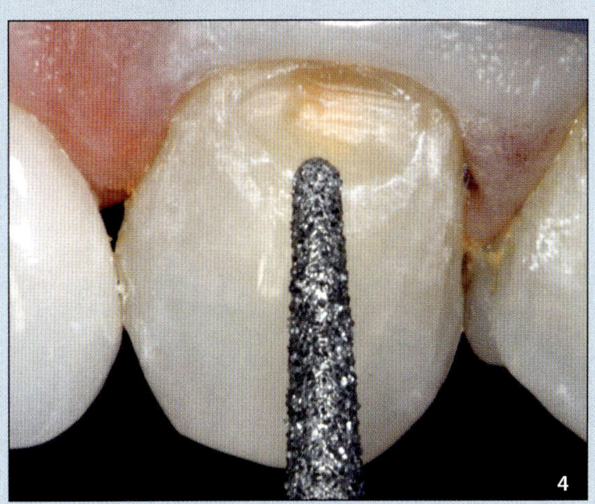
4

V类洞复合树脂修复

多色充填技术

图1显示了23和24的碟状非龋性颈部病变的术前视图。碟状病变提示与咬合压应力有关，而V形病变提示与拉应力有关。在进行任何修复治疗之前，应对偏侧接触的咬合平衡进行调殆获得牙尖保护殆（图2）。放置一根排龈线以获得足够的牙龈边缘操作空间（图3）。沿殆方边缘预备浅凹（图4）。在牙釉质上预备0.5mm的扇形斜面，以中断浅凹的连续直线，减少微渗漏的可能性，并改善复合树脂与牙体结构的混合过渡（图5）。用消毒剂（Consepsis）和浮石的液状混合物擦洗预备组织面（图6）。

预备组织面用37.5%磷酸（Gel Etchant）酸蚀，冲洗，然后轻轻吹干（图7）。用小毛刷涂抹单组分粘接剂（One Coat Bond）20秒（图8）。将粘接剂用牙科热吹风机（A-dec）吹薄，然后光固化30秒（图9和图10）。在牙本质层，用A1/B1色混合填料复合树脂（Synergy D6）充填于预备洞形的殆方1/2，并用长刃复合树脂成形器成形（图11）。每个充填层都用#2专业貂毛刷进行平滑，以防止出现表面不平整（图12）。

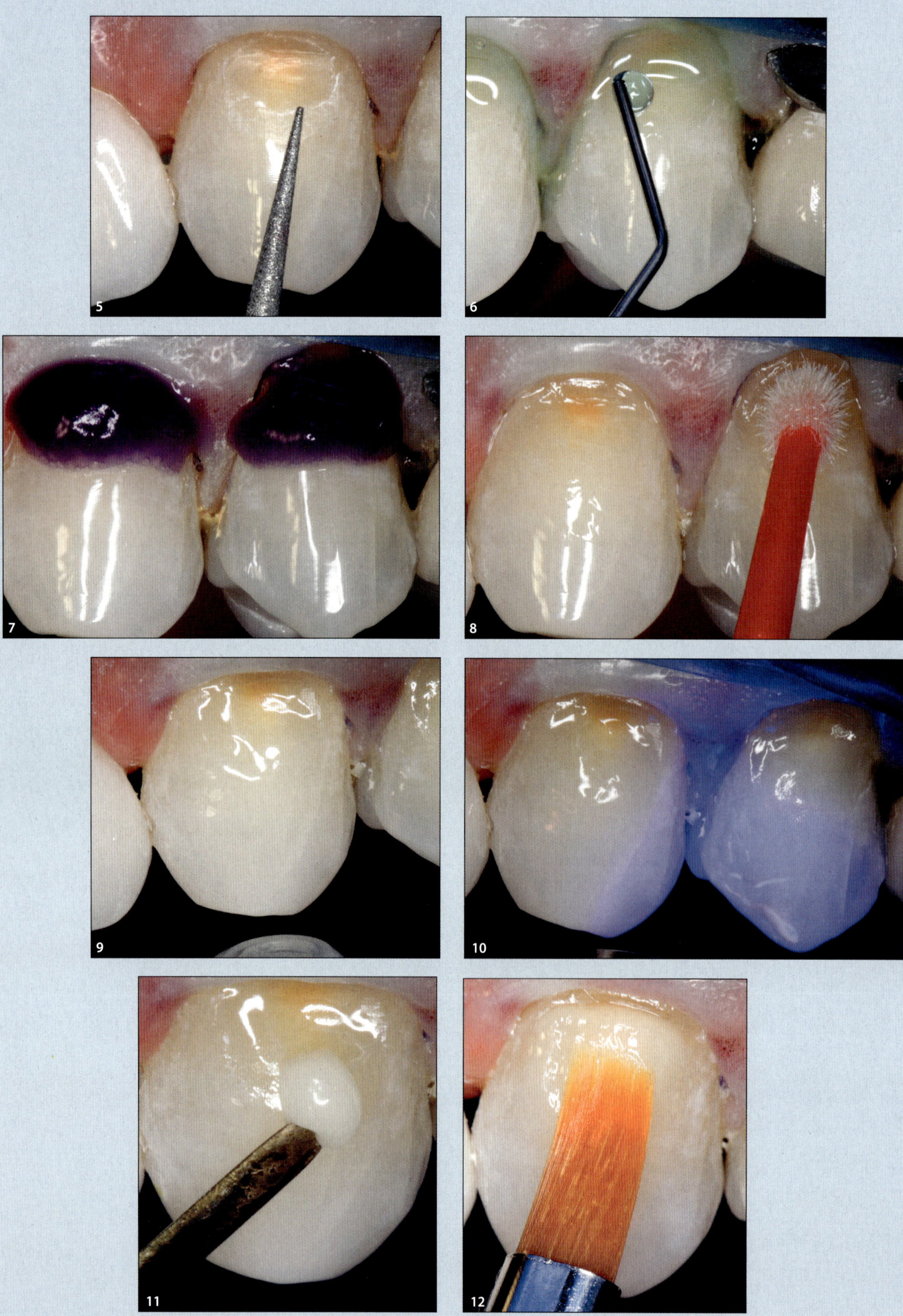
5
6
7
8
9
10
11
12

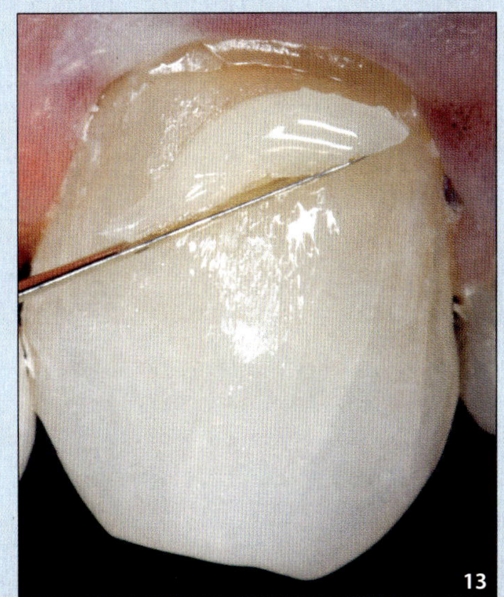
13

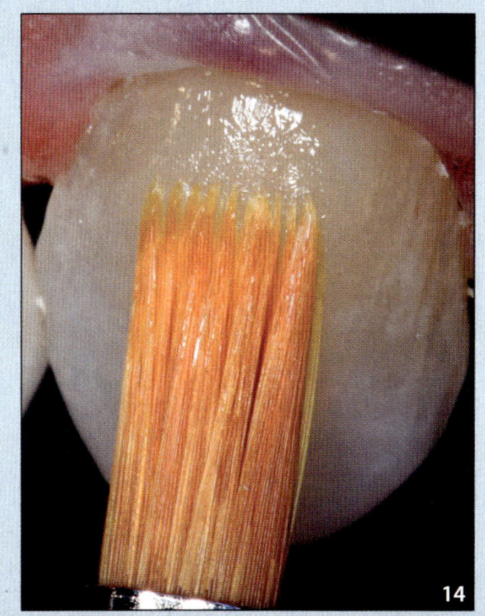
14

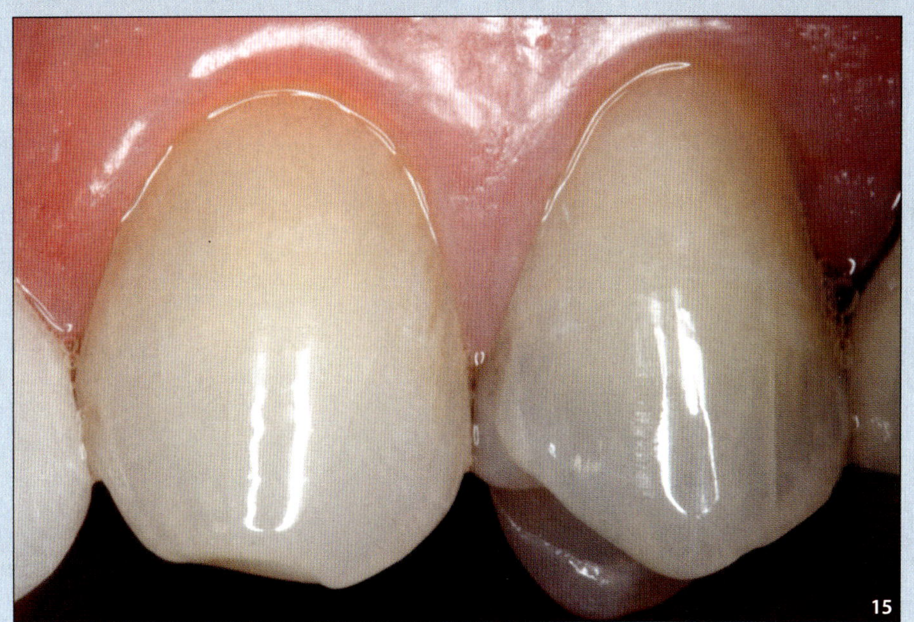
15

将第二层混合填料复合树脂（Synergy D6）放置在预备洞形的龈方1/2并成形（图13）。从殆方观察材料轮廓，使其不要侵占预期的牙釉质区域是很重要的。将通用牙釉质色混合填料复合树脂（Synergy D6）放置在牙齿的颈部，并用#2紫色貂毛刷进行平滑，以覆盖底层牙本质基质（图14）。图15显示完成了修形和抛光修复体的术后视图，它展示了复合树脂、牙体结构和软组织的和谐整合。咬合平衡和牙尖保护可以提供一个相对无应力的牙齿-牙龈界面（图16）（对于修形和抛光的流程，见第10章）。

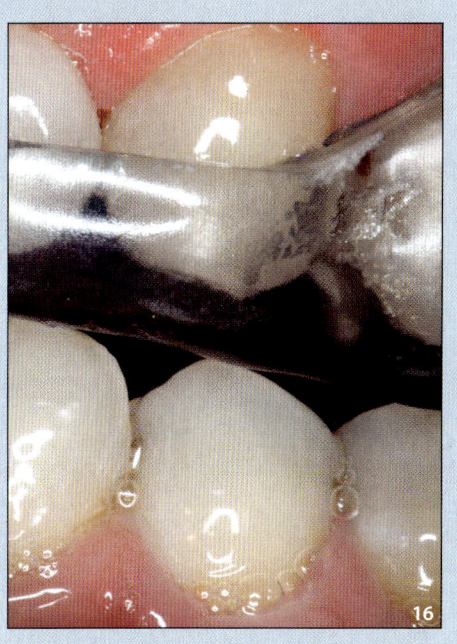
16

Reprinted with permission from Terry DA, Leinfelder KF. Managing stress with composite resin, part II: The Class V restoration. Dent Today 2007;26:104,106,108–113.

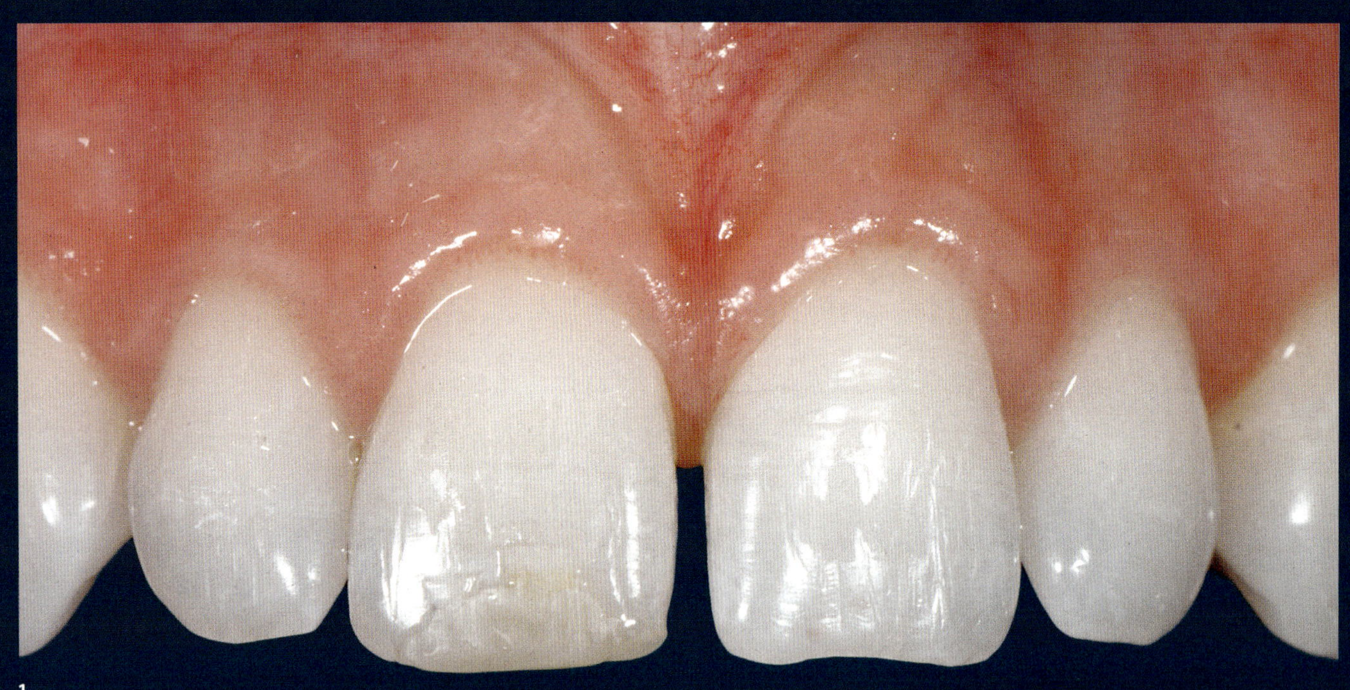
1

前牙间隙关闭

邻面适应技术

37岁女性患者，正畸治疗中，上颌中切牙有间隙并存在复合树脂修复体（图1）。正畸医生进行了单一学科的治疗，并在患者提出她的担心后转诊以进行咬合和美学评估。去除正畸托槽后做了美学参数评估。患者在诊断和治疗计划期间表示，她希望进行保守的美学治疗。新的多学科治疗计划表明，利用复合树脂直接粘接调整间隙和外形，而通过正畸治疗调整咬合参数以达到前伸殆引导和后方无殆干扰。

用纳米混合填料复合树脂（Kalore）制作个性化比色板，并与现有的牙齿进行比较（图2）。在上颌中切牙、侧切牙和尖牙的邻面和切缘上制备保守的牙釉质内扇形浅凹（图3）。在牙釉质上制备0.5mm斜面，以减少微渗漏的可能性，并改善复合树脂与牙体结构的混合过渡（图4）。预备组织面用35%磷酸（Gluma Etch 35 Gel）酸蚀15秒，冲洗，然后轻轻吹干（图5）。用小毛刷涂抹单组分粘接剂（OptiBond Solo Plus）（图6）。气枪吹薄，并光固化20秒（图7）。

将不透明色混合填料复合树脂（Kalore）拉长置于11的切端和近中端，随后成形、平滑和光固化（图8）。从切端看邻面和唇面的外形参数，以便为人工牙釉质层预留出足够的空间是很重要的。

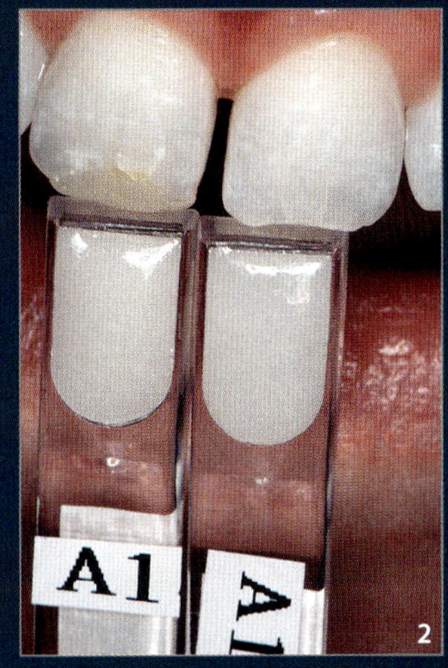

2

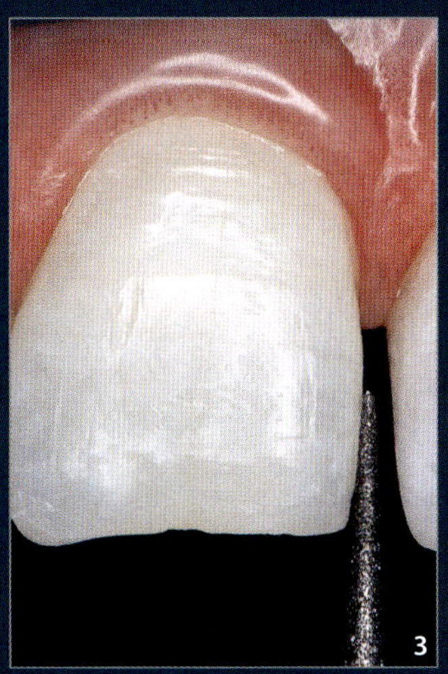
3

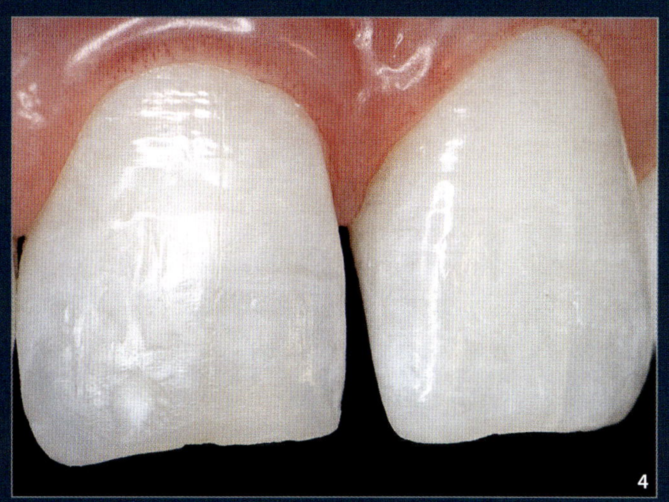
4

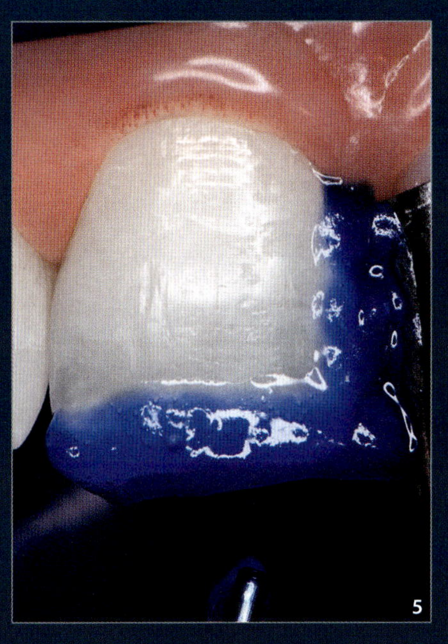
5

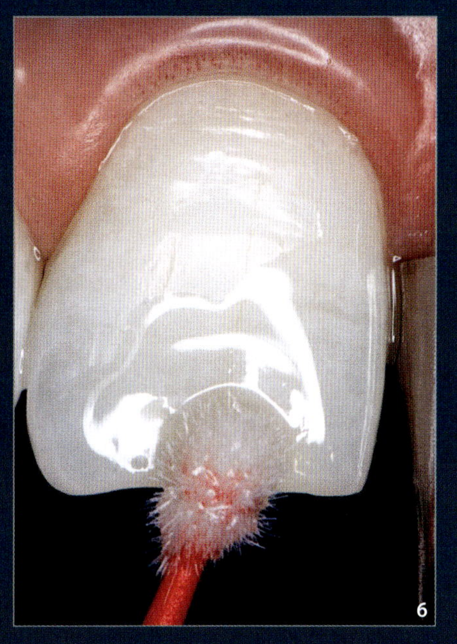
6

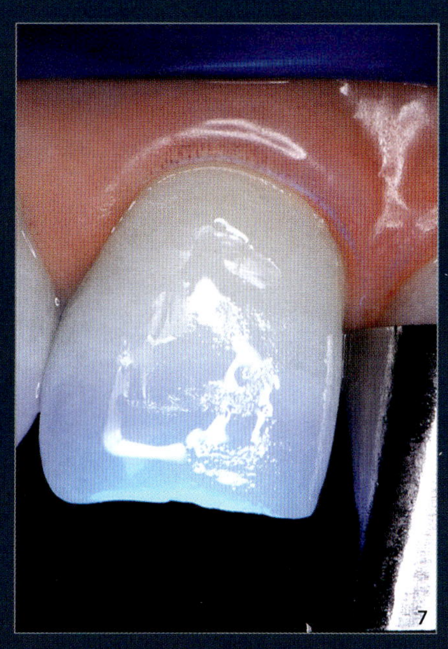
7

将一层薄的半透明色切端混合填料复合树脂（Kalore）置于不透明的核心上并进行平滑（图9）。邻面外形轮廓通过依次使用精细和超细粒度的邻面抛光条进行平滑处理（Finishing and Polishing Strips，Kerr/Hawe）（图10）。用无蜡牙线作为分离介质将甘油涂抹在11的邻面（proximal adaptation technique）[272–274]（图11）。重要的是只需使用少量的甘油，以避免污染相邻的表面，因此建议使用放大镜。

牙齿做完粘接处理后，将薄的不透明色混合填料复合树脂（Kalore）置于21的切端和近中邻面，随后进行雕刻成形、平滑和光固化（图12）。在不透明的核心上放置一层薄的半透明色混合填料复合树脂（Kalore），并用#2貂毛刷进行平滑（图13）。用氧化铝修形碟完成邻面、唇面和切角的修整（图14）。使用粗抛和细抛硅橡胶抛光头（Diacomp）增加复合树脂修复体的光滑度（图15）。完成的修复体以先进的生物材料实现了复合树脂与现有牙体结构的和谐统一，从而揭示了注重形态、颜色和微创程序的重要性（图16）。当美学和修复性原则与多学科团队方法相一致时，可预期获得一个具有患者个性化的自然审美结果（图17）。

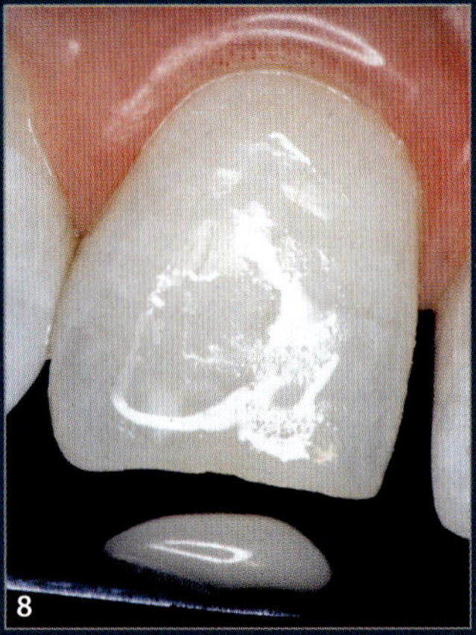

8

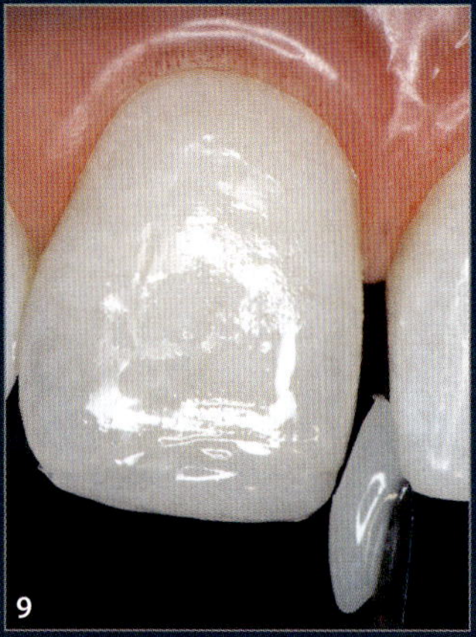

9

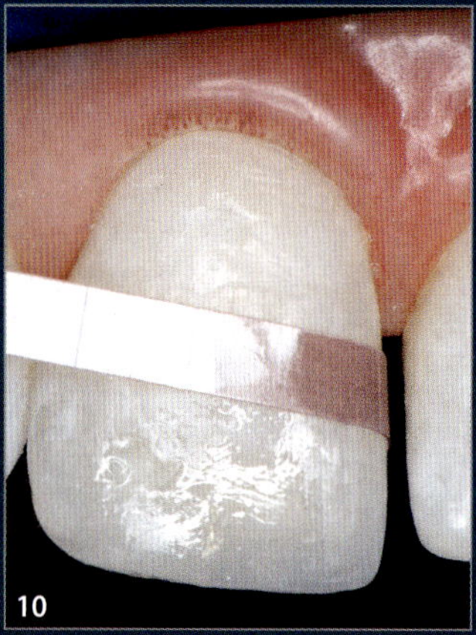

10

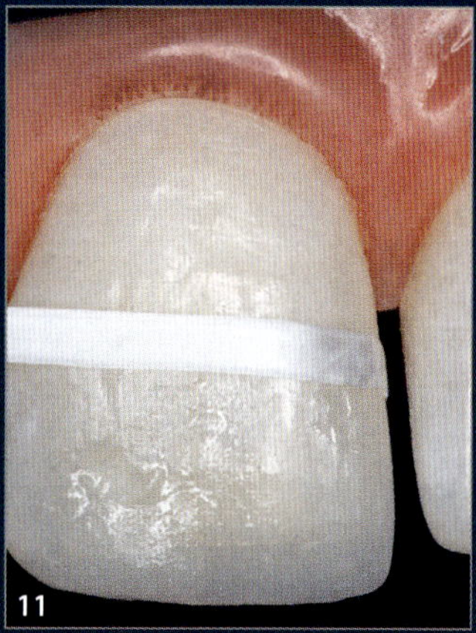

11

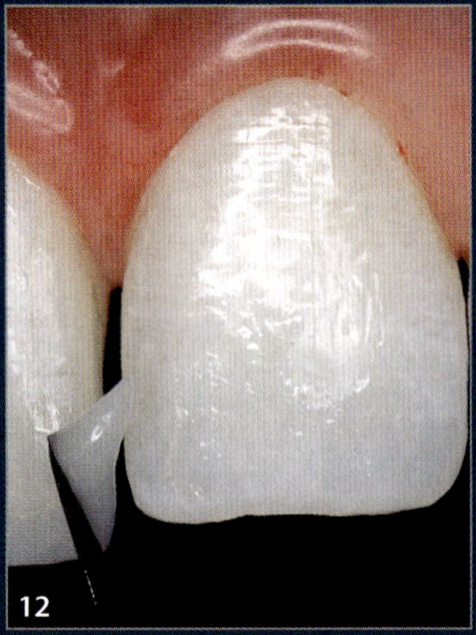

12

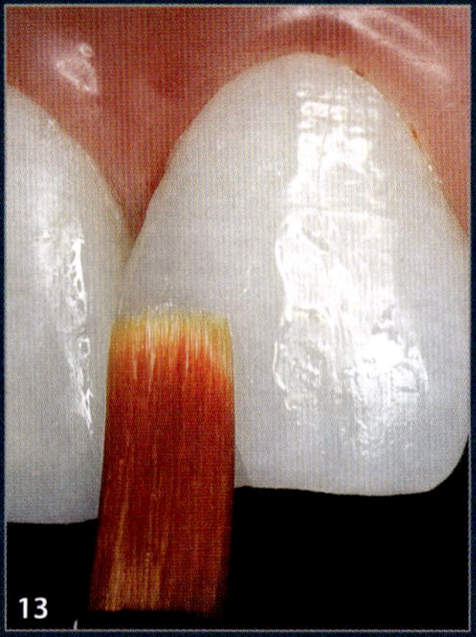

13

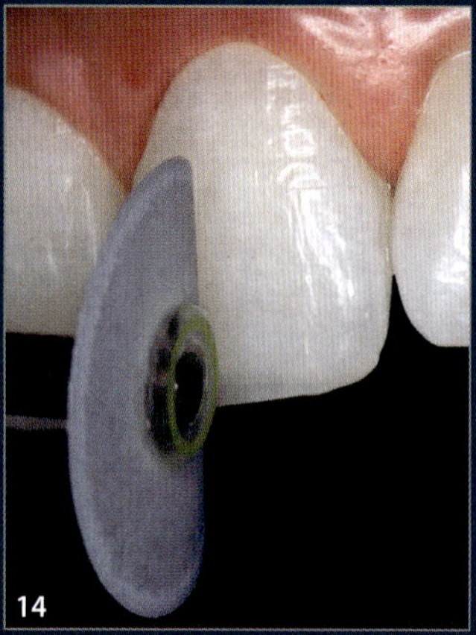

14

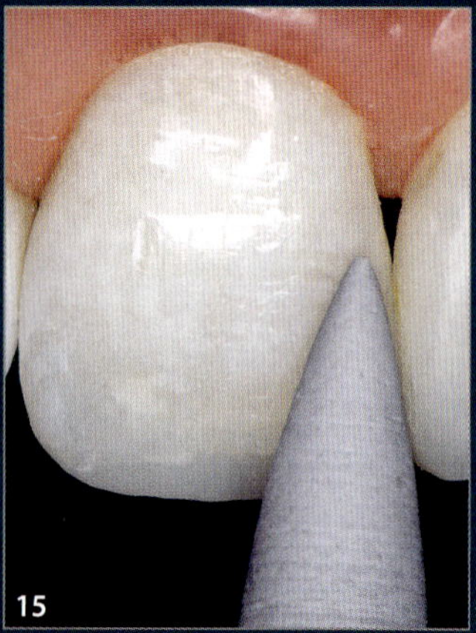

15

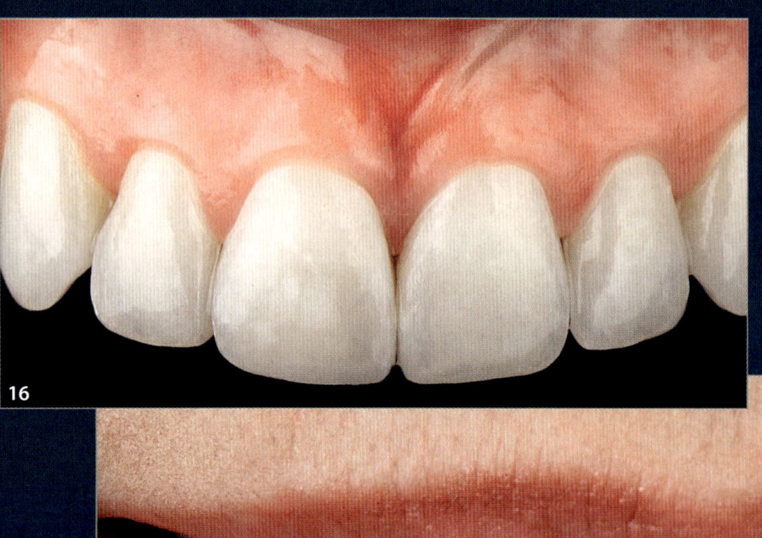

16

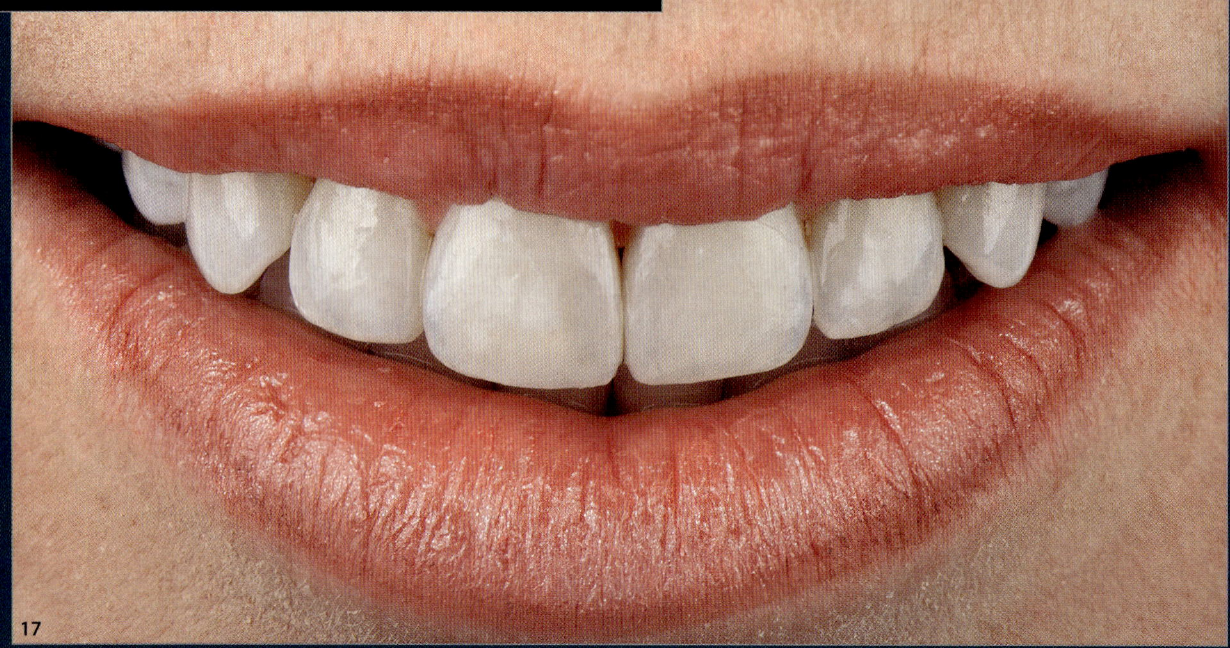

17

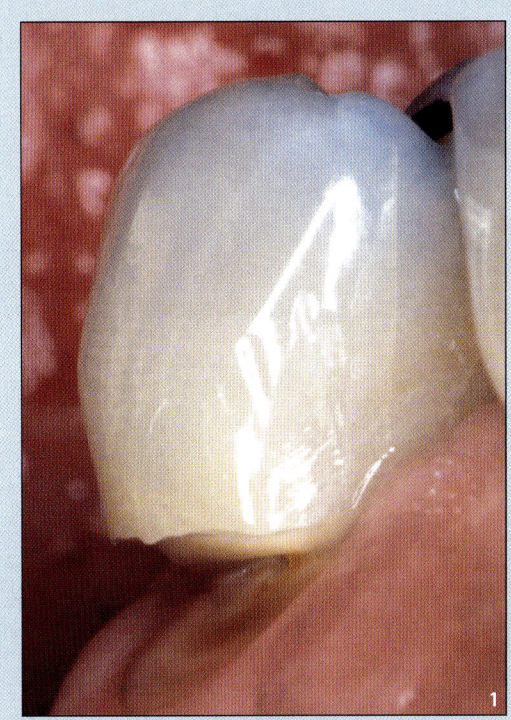
1

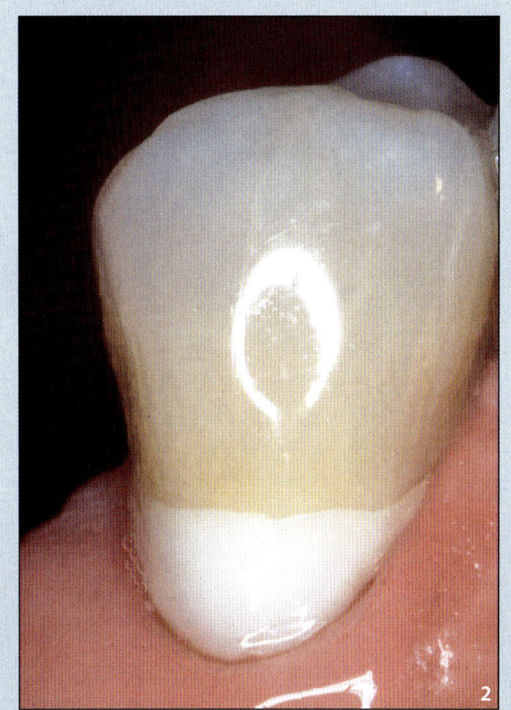
2

封闭三明治技术

树脂改性玻璃离子/复合树脂

图1显示了45颈部楔状龋损的术前视图。这些病变是由拉应力引起的。初始的龋病控制程序去除了感染牙本质并放置树脂改性玻璃离子密封病变，同时再矿化受龋损影响的牙本质（图2）。沿咬合边缘预备浅凹（图3）。在牙釉质上预备0.5mm的扇形斜面，以消除肩台的直线，从而减少微渗漏的可能性（图4）。

用浮石和2%氯己定（Consepsis）预混合液清洁组织预备体表面（图5）。轻轻润洗预备体表面并轻轻吹干。使用双组分自酸蚀系统（UniFil Bond，GC America）。将自酸蚀底胶涂布于预备体表面，等待反应20秒，轻轻吹干5秒（图6），将粘接剂涂布于牙釉质和牙本质表面，光固化10秒（图7和图8）。用长刃成形器将不透明的A4色复合树脂（GRADIA Direct）沿䄂方1/2充填、成形获得初始牙釉质层（图9），用#2貂毛刷（图10）进行平滑处理。将第二层不透明复合树脂增量放置在预备体表面的龈方1/2中（图11），用#2貂毛刷平滑，并光固化。

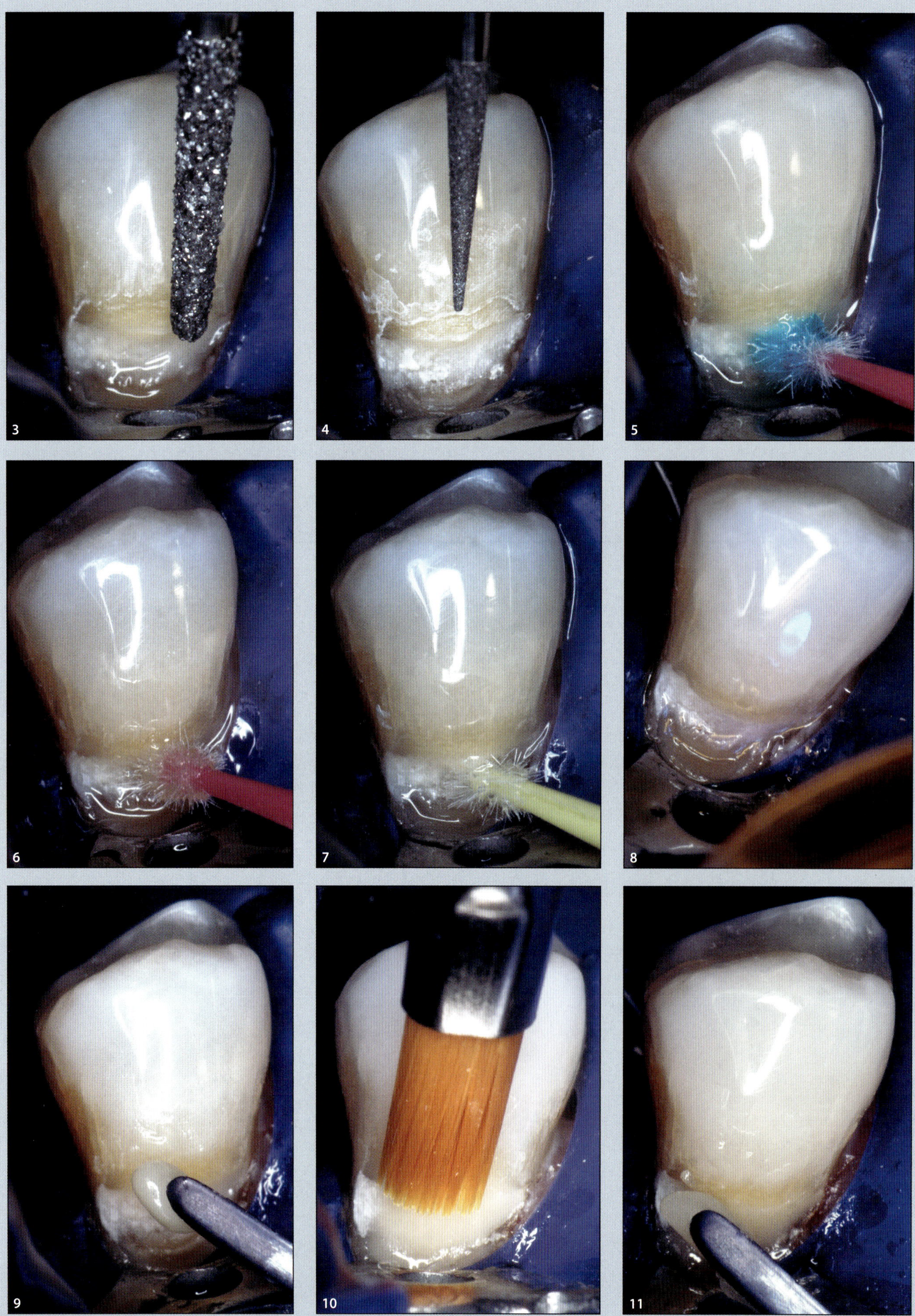
3
4
5
6
7
8
9
10
11

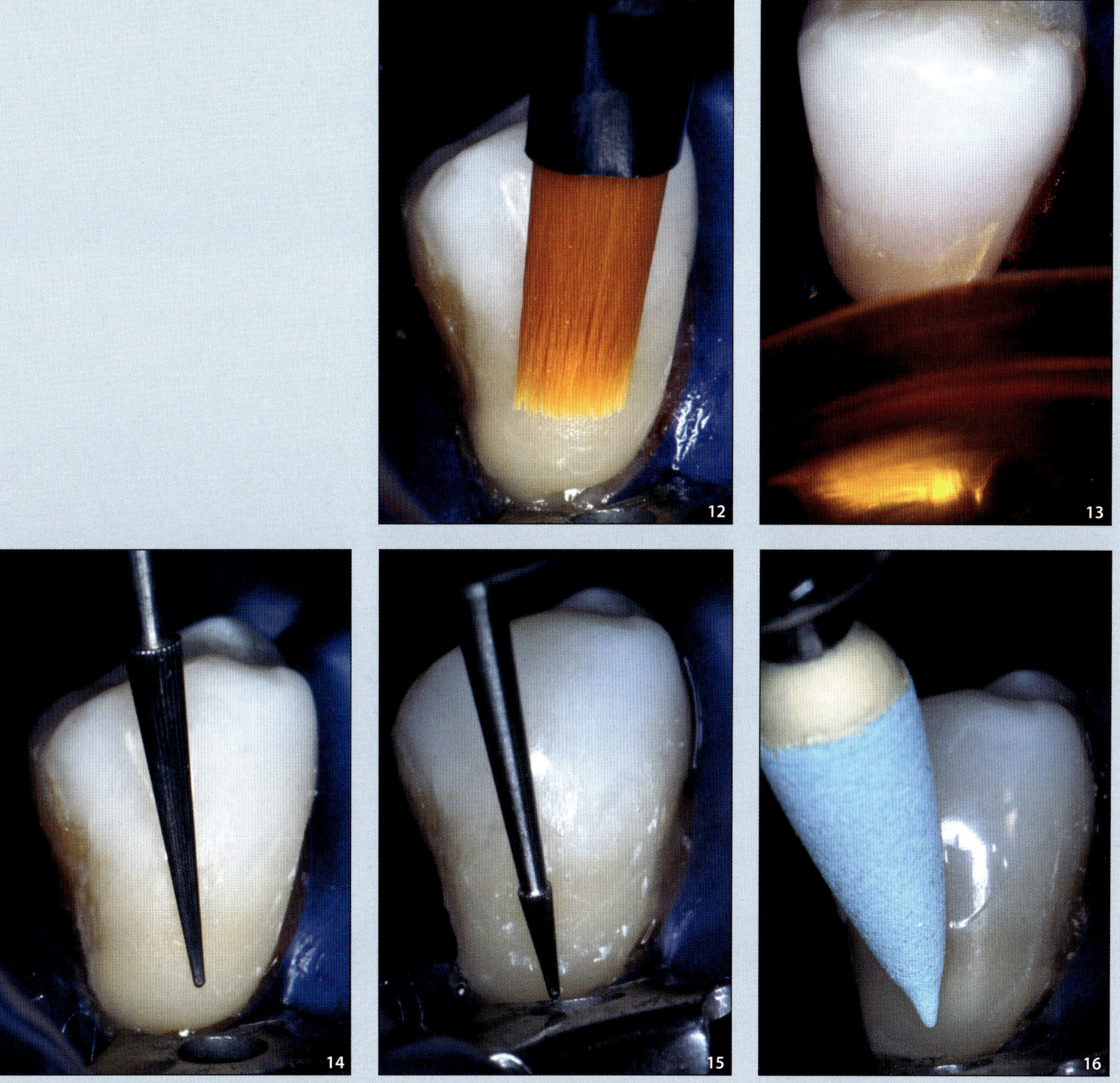

最后的人工牙釉质层（GRADIA Direct）堆塑后用#2貂毛刷平滑，以获得正确的解剖凸度和轮廓（图12）。为了确保完全聚合，复合树脂的表层涂步一层薄的甘油，并在光固化后进一步聚合固化2分钟（图13）。解剖轮廓是用30刃针状精修车针修整完成（ET6 Series，Brasseler USA）（图14）。牙龈区域的轮廓修整用30刃锥形精修车针（ET3 Series）完成（图15）。最终的抛光用粗抛硅橡胶抛光头（Diacomp）完成（图16）。使用细抛硅橡胶抛光头（Diacomp）增加表面光滑度（图17）。这样可以有效地消除任何表面缺陷。修复体表面的高光泽度是通过合成泡沫杯、氧化铝抛光膏和水的逐步添加使用来呈现的（图18）。术后照片反映了复合树脂、牙体结构和软组织在龈牙结合部的完美整合（图19）。

Reprinted with permission from Terry DA, Leinfelder KF, Ngo H. The intermediate layer. Inside Dent 2007;3:64–71.

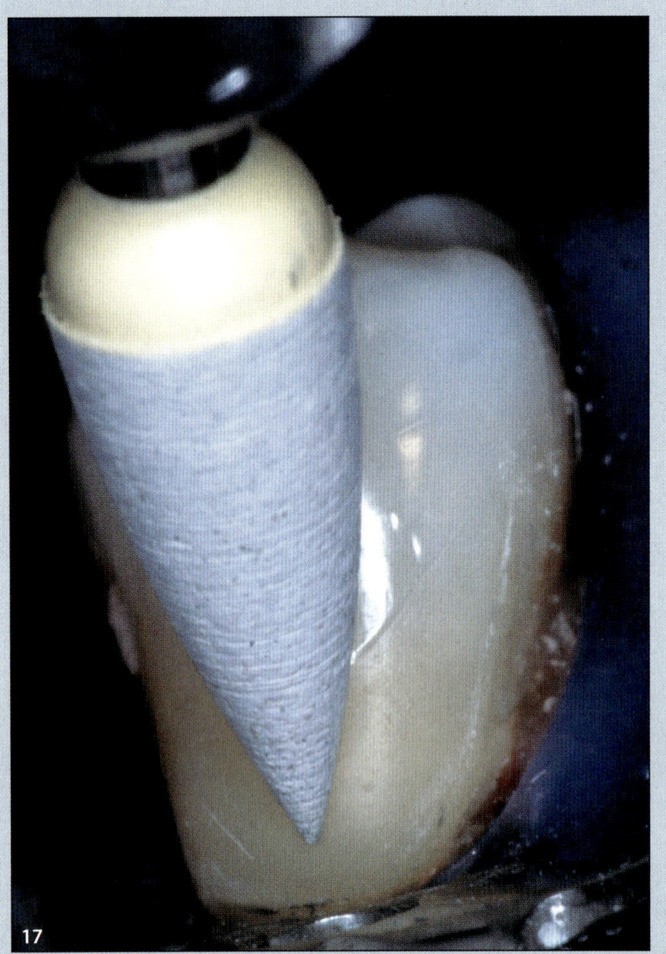
17

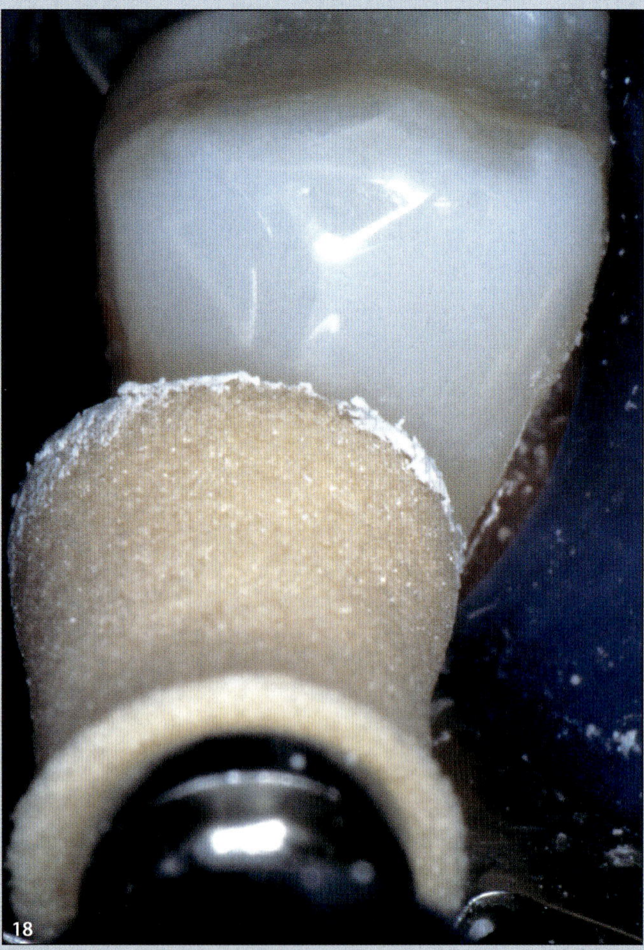
18

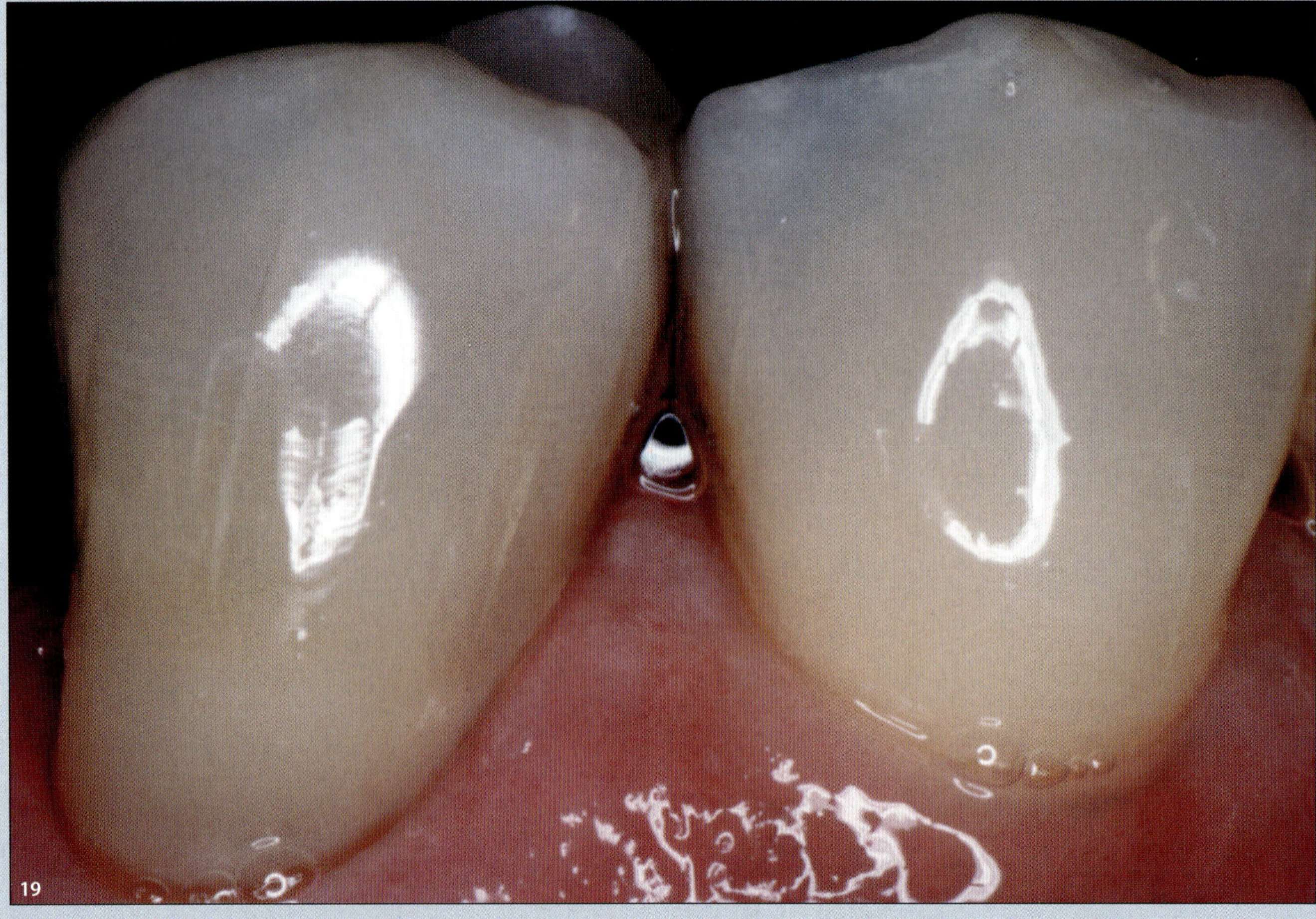
19

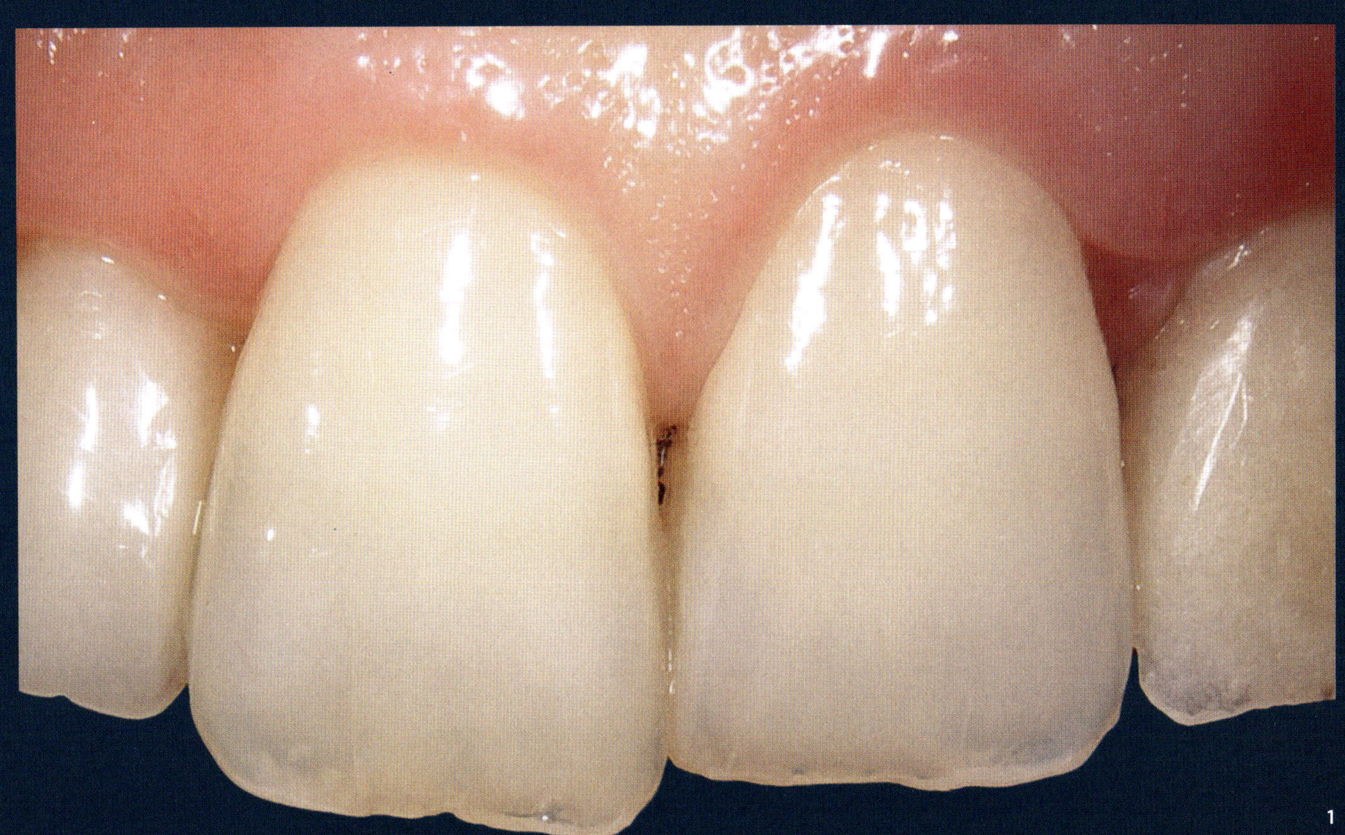

1

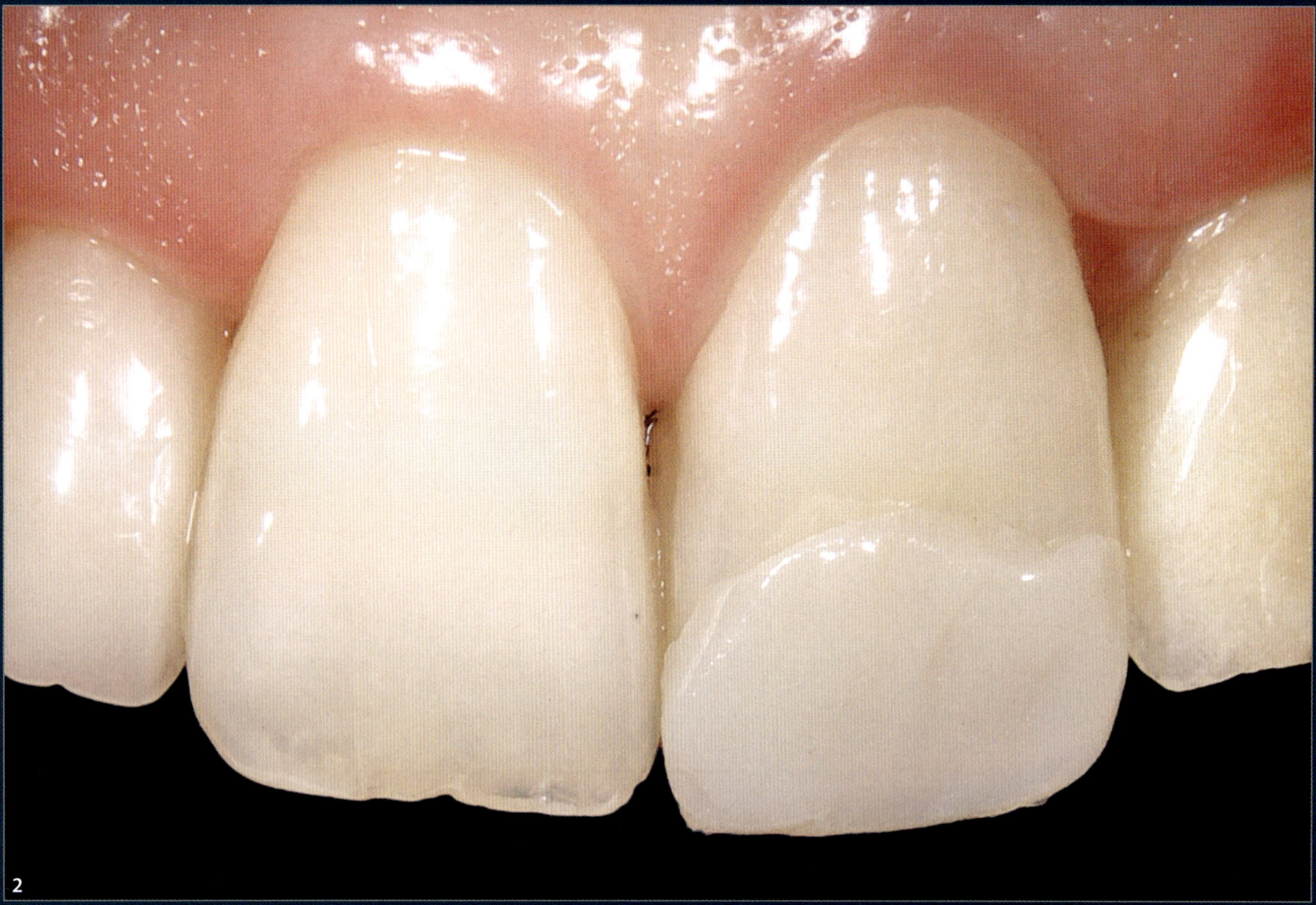

2

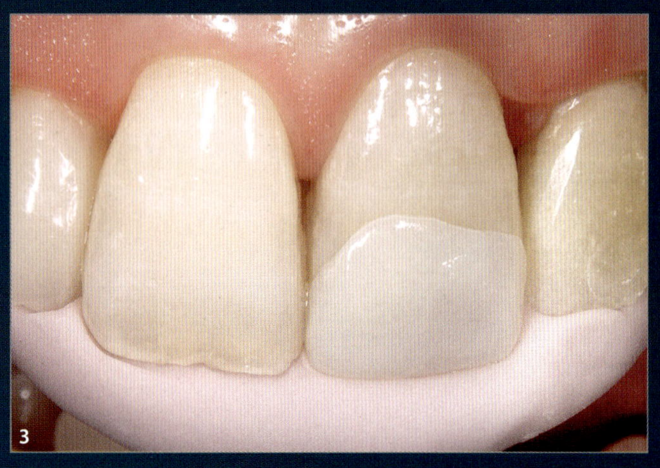
3

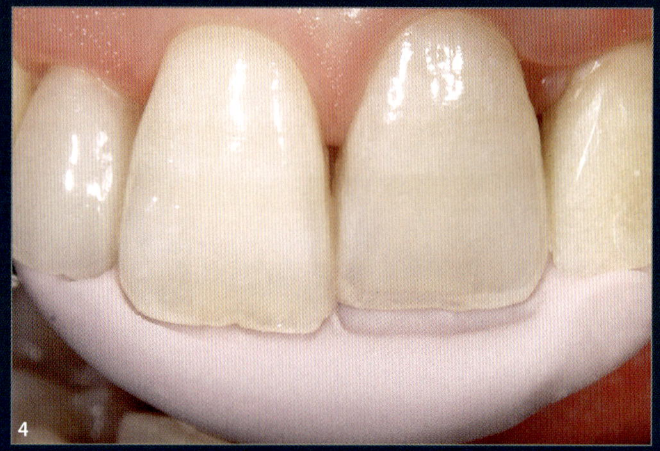
4

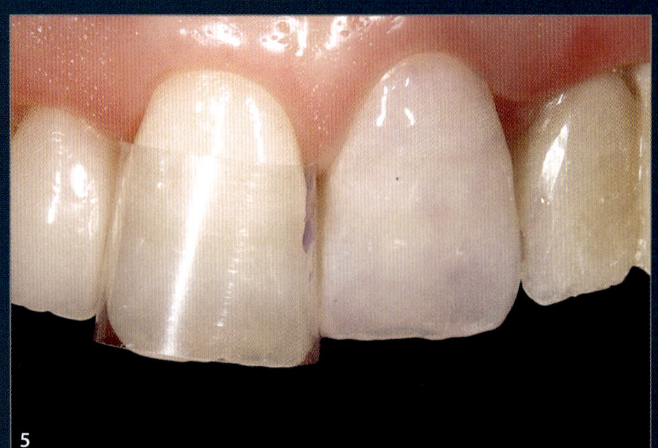
5

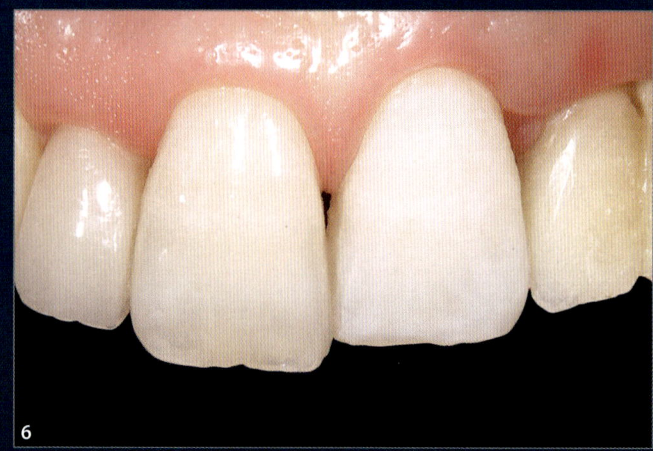
6

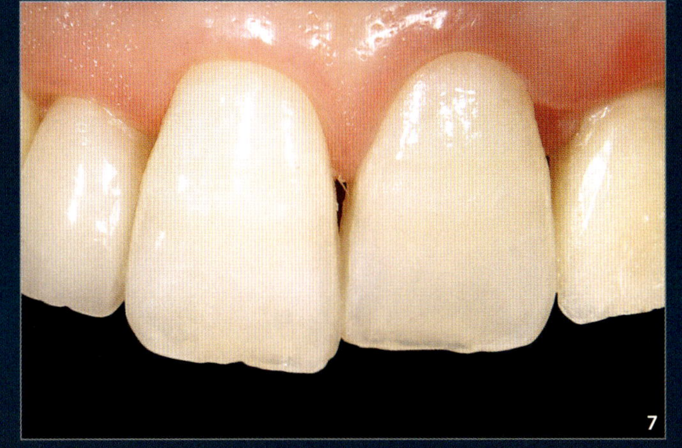
7

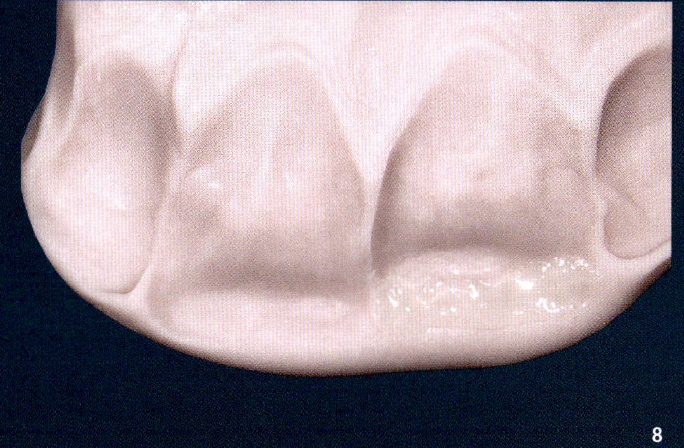
8

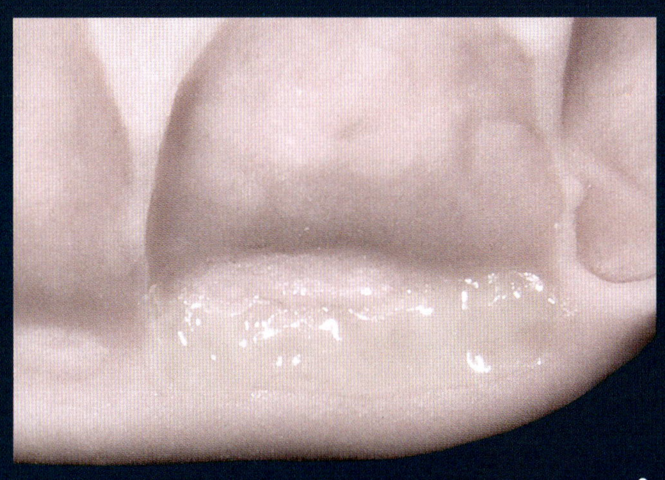
9

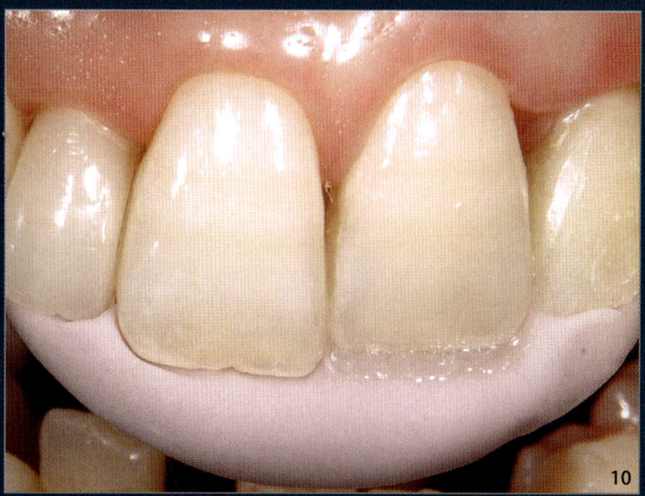
10

将单组分粘接剂（OptiBond Solo Plus）涂步在牙釉质表面，气枪吹薄，光固化40秒。用手术刀片（#12 BD Bard-Parker）将周围所有残留的复合树脂悬突去除（图7）。将不透明色纳米混合填料复合树脂（Premise）充填于硅橡胶背板的切端处（图8和图9）。

将硅橡胶背板重新就位到前牙上（图10），在21上形成舌侧复合树脂支架，光固化40秒。将预先选择的半透明色和不透明色纳米混合填料复合树脂放置在舌侧支架上（图11），用长刃成形器调整成形，并使用#000貂毛刷平滑。请注意所创建的切端光晕以及切端1/3的外观的细微差别可通过调整不透明色和半透明色的使用量及其厚度获得。从切端观察唇面的凸度和外形轮廓是很重要的，以便为人工牙釉质层留出足够的空间（图12～图15）。将半透明色切端混合填料复合树脂（Premise）放置在唇面以覆盖牙本质核（图16）。21上完成的复合树脂贴面展示了一种无创的粘接修复程序，可提供最佳的功能和美观效果（图17和图18）。

Dentistry and photography courtesy of Tetsuji Aoshima, DDS.

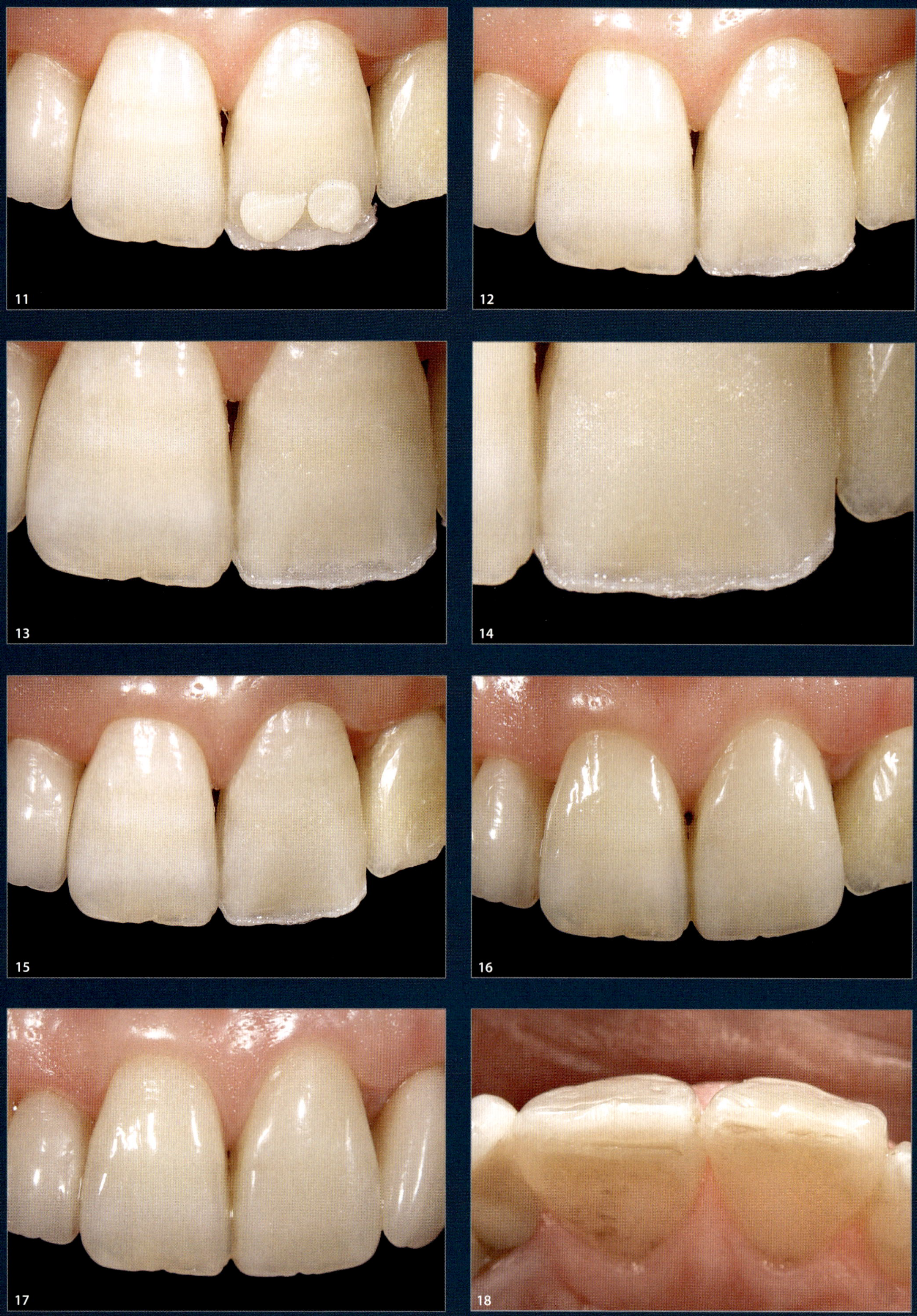
11
12
13
14
15
16
17
18

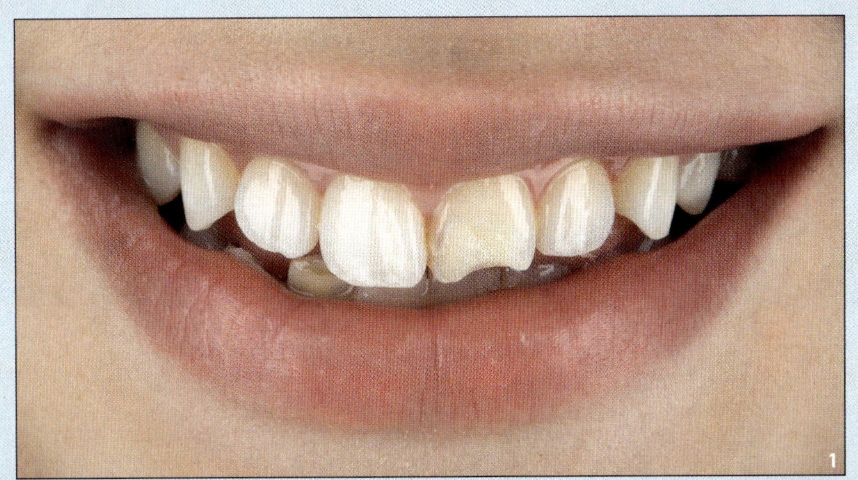
1

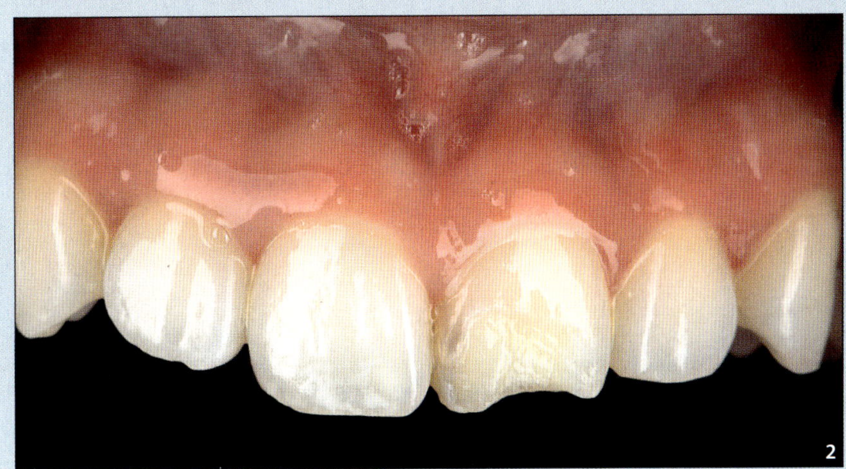
2

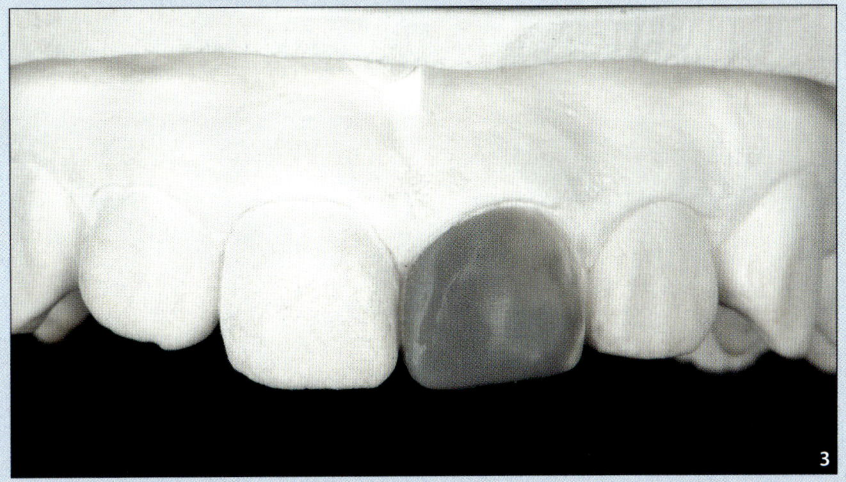
3

前牙贴面

通过回切的注射技术

图1和图2显示了21冠折的术前唇面观。制作诊断性蜡型以恢复该牙齿的原始形状和轮廓，并将其定位在与相邻的11的最佳唇侧平面（图3）。在牙釉质层内做了保守的贴面预备（图4和图5）。使用全酸蚀技术完成预备体表面的粘接准备处理（图6～图8）。

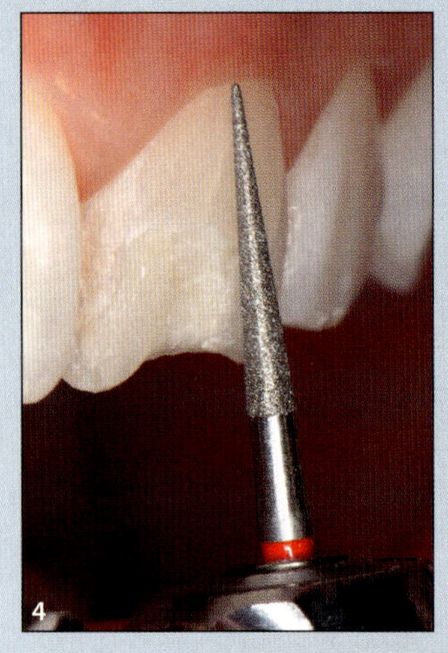
4

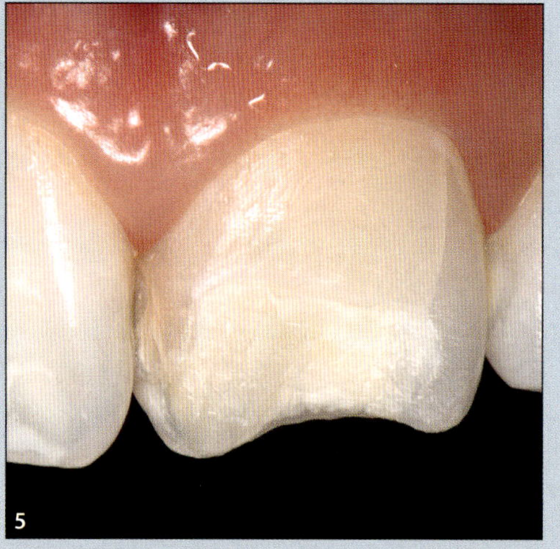
5

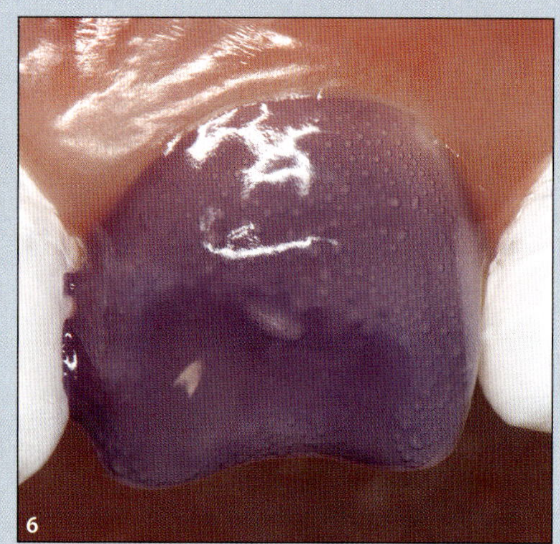
6

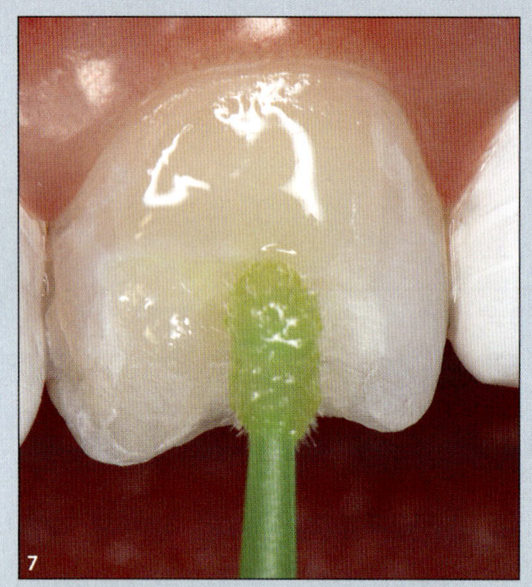
7

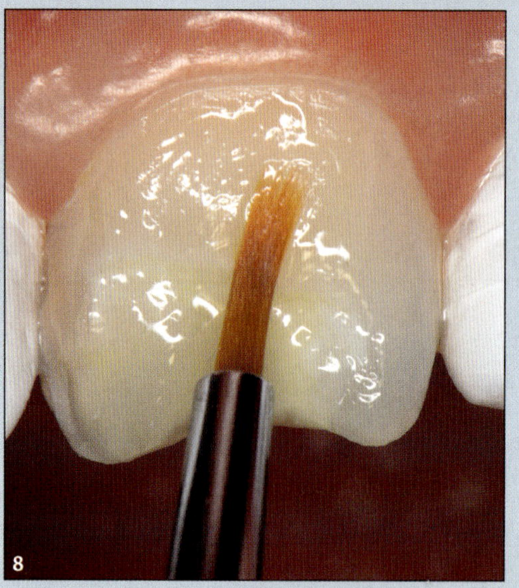
8

从诊断蜡型设计透明聚乙烯硅氧烷导板（Exaclear，GC America），将其放置于上颌牙弓的前牙段上，首先将不透明的A1色流动复合树脂（G-aenial Universal Flo）在预备好的牙齿上方的小孔注射，然后通过反向注射分层技术注射半透明的B1色流动复合树脂（图9和图10）。复合树脂通过透明树脂导板的切端、唇侧和舌侧进行固化，每次40秒（图11）。在去除导板后，用30刃钨钢精修车针（ET6）去除复合树脂流入道（图12和图13）。用手术刀片（#12 BD Bard-Parker）去除多余的已聚合复合树脂（图14）。用牙龈排开保护器（8A，Hu-Friedy）排龈，使用锥形金刚砂修形车针（DET3，Brasseler USA）完成唇侧牙体组织-复合树脂界面（图15）。舌侧牙体组织-复合树脂界面也使用30刃锥形精修车针（H274，Brasseler USA）完成（图16）。唇面用硅橡胶抛光头打磨，牙龈区域用硅橡胶中空杯打磨（图17）。使用羊毛毡轮和金刚砂抛光膏进一步细化复合树脂表面光泽度（图18），用干棉轮以间断手法抛光获得高光泽度。图19展示了完成后的具有理想解剖形态的复合树脂贴面。反向注射分层技术可获得复合树脂修复体与周围牙列的和谐比例，复合树脂贴面为自然微笑建立了最佳美学参数（图20）。

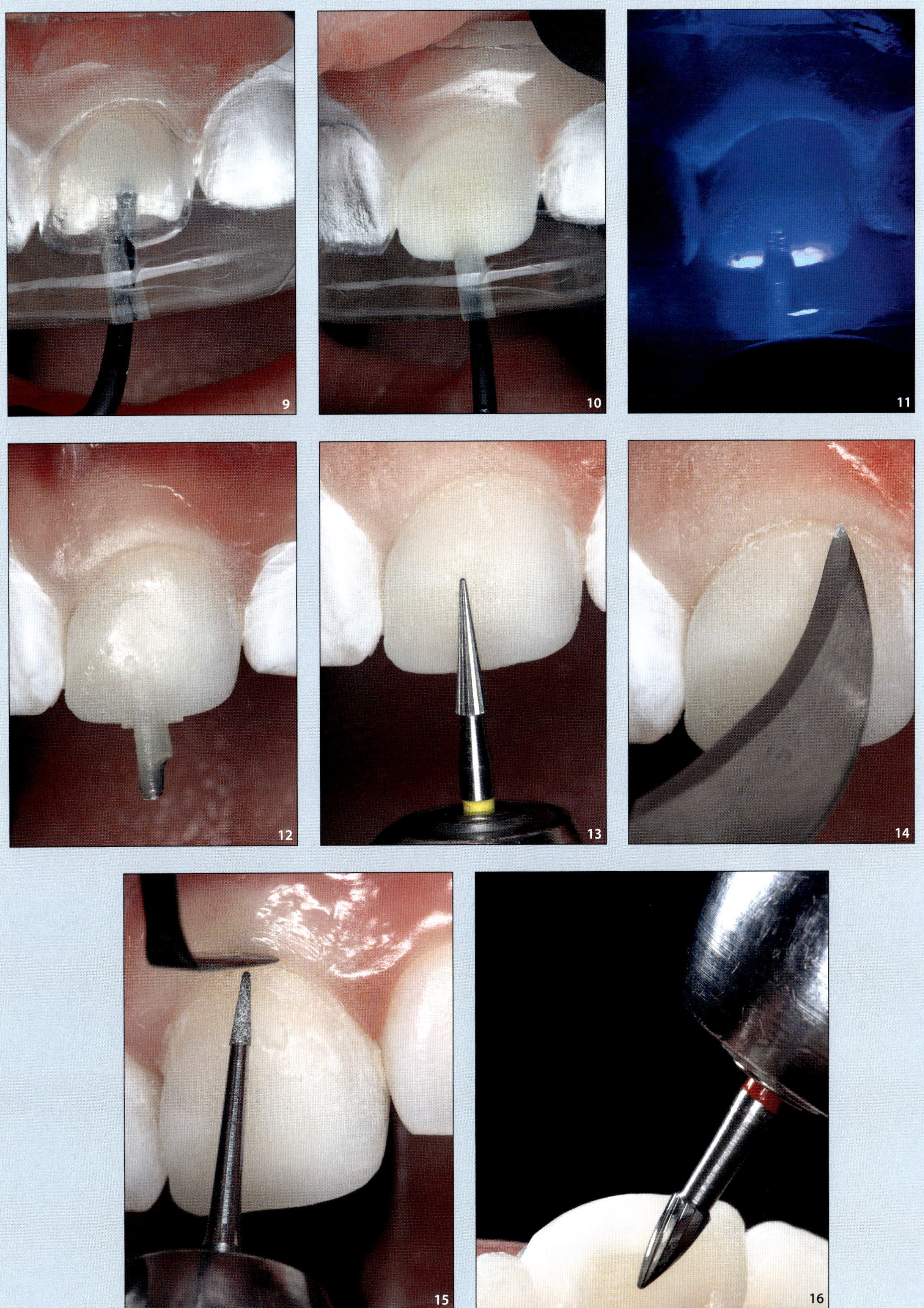
9
10
11
12
13
14
15
16

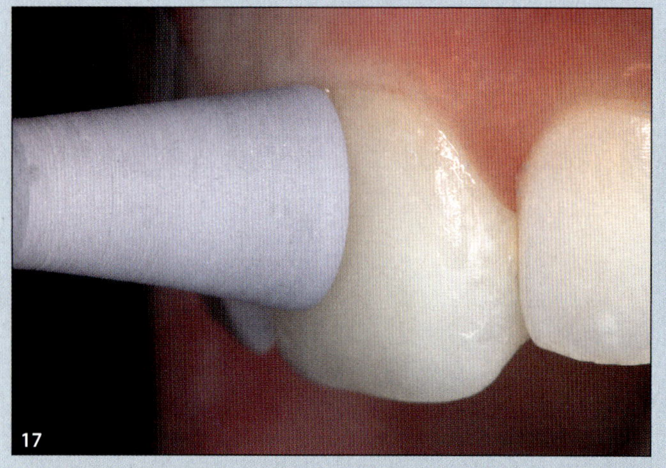
17

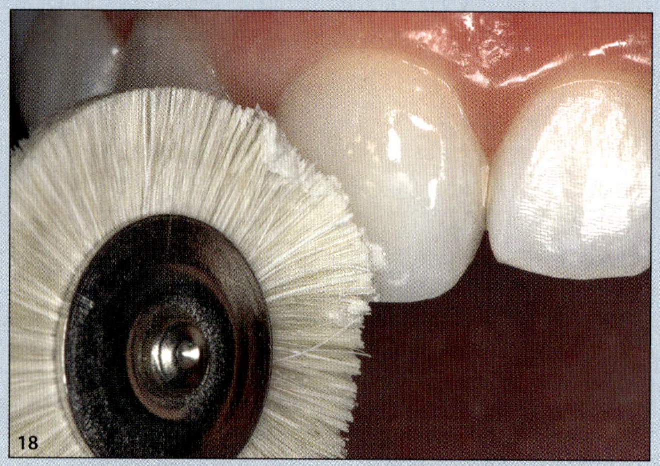
18

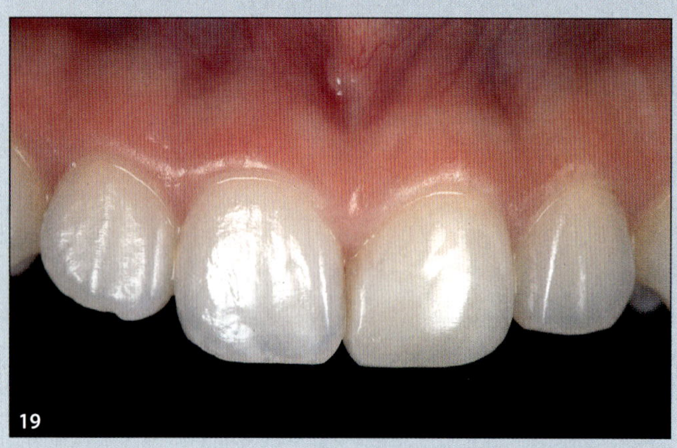
19

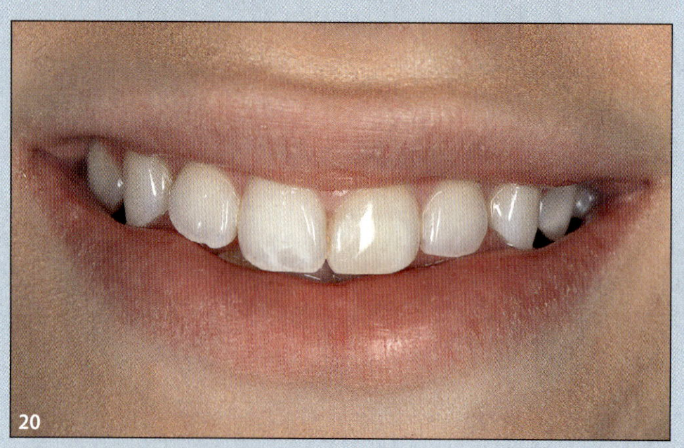
20

在随后的复诊中，使用复合树脂回切技术完成了最终修复。上橡皮障隔离后，去除复合树脂贴面的人工牙釉质层，并在整个边缘周围用锥形长金刚砂车针（DET9）预备0.3mm深的波纹状浅凹（图21和图22）。整个复合树脂表面用37.5%磷酸（Gel Etchant）酸蚀15秒，然后冲洗5秒（图23）。复合树脂材料的酸蚀可以清洁表面。将含硅烷的粘接剂（G-Premio Bond）涂布于复合树脂表面，并等待10秒，气枪吹干5秒，然后使用LED光固化灯光固化10秒（图24）。根据对侧牙齿的外观和颜色完成内部特征。用#1圆形貂毛刷将稀释的白色染料（Kolor+Plus）沿切缘、邻面区域和体部涂布，再光固化40秒。这样可以稳定颜色并防止颜色混合。然后用#1圆形紫色貂毛刷将稀释的灰色染料（Kolor+Plus）沿切缘和邻面区域放置，光固化40秒。正是这些修饰剂和染料的颜色变化创造了切缘内的三维效果和细微差别（图25）。最后的人工牙釉质层，用长刃成形器充填半透明色纳米混合填料复合树脂（G-aenial Sculpt）（图26），用#1扁平紫色貂毛刷（图27）平滑成理想的解剖轮廓（图27），并光固化40秒（图28）。完成的复合树脂贴面显示出理想的解剖形态和颜色（图29～图31）。请注意使用复合树脂回切技术创建的切缘的细微差别。

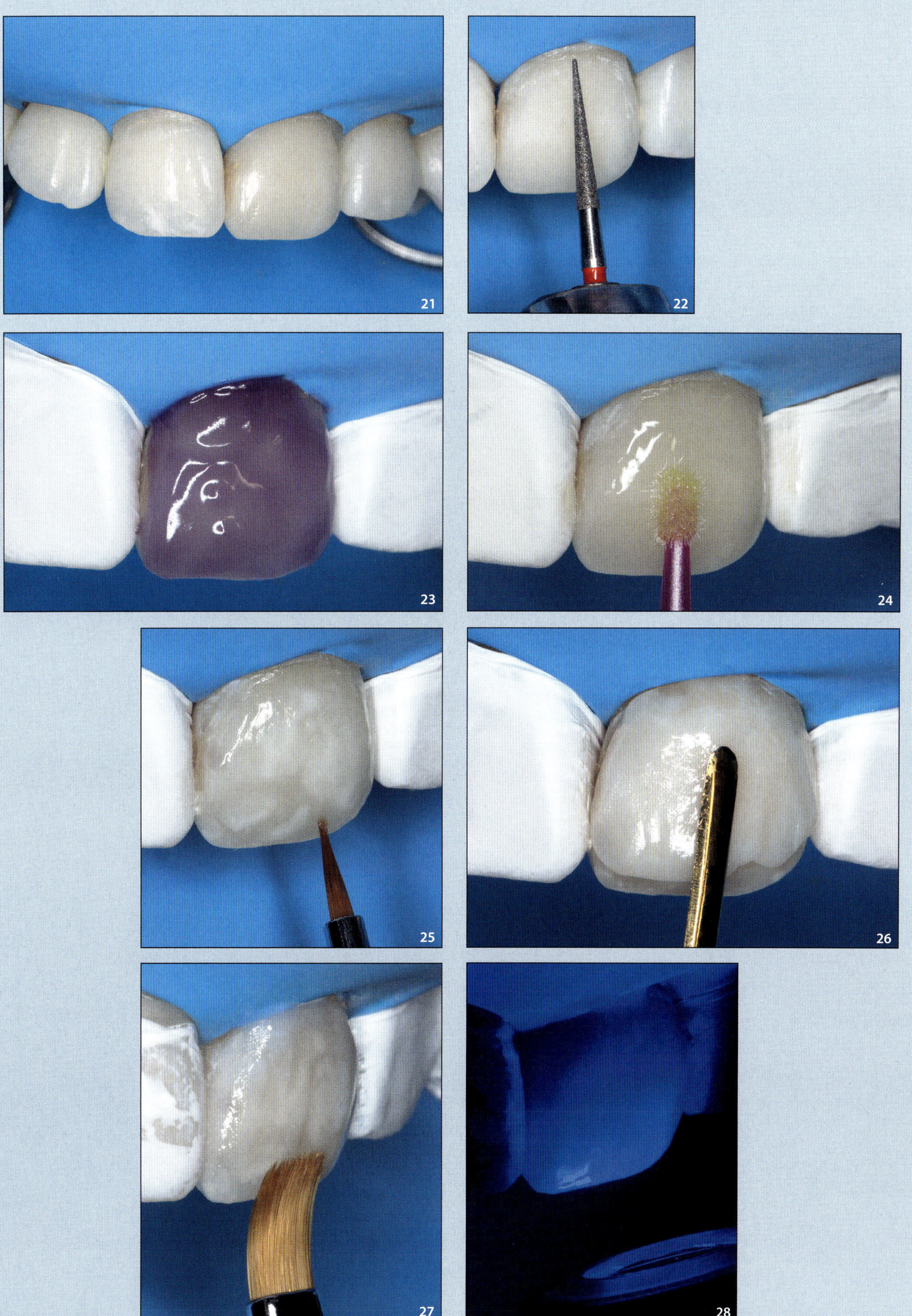
21
22
23
24
25
26
27
28

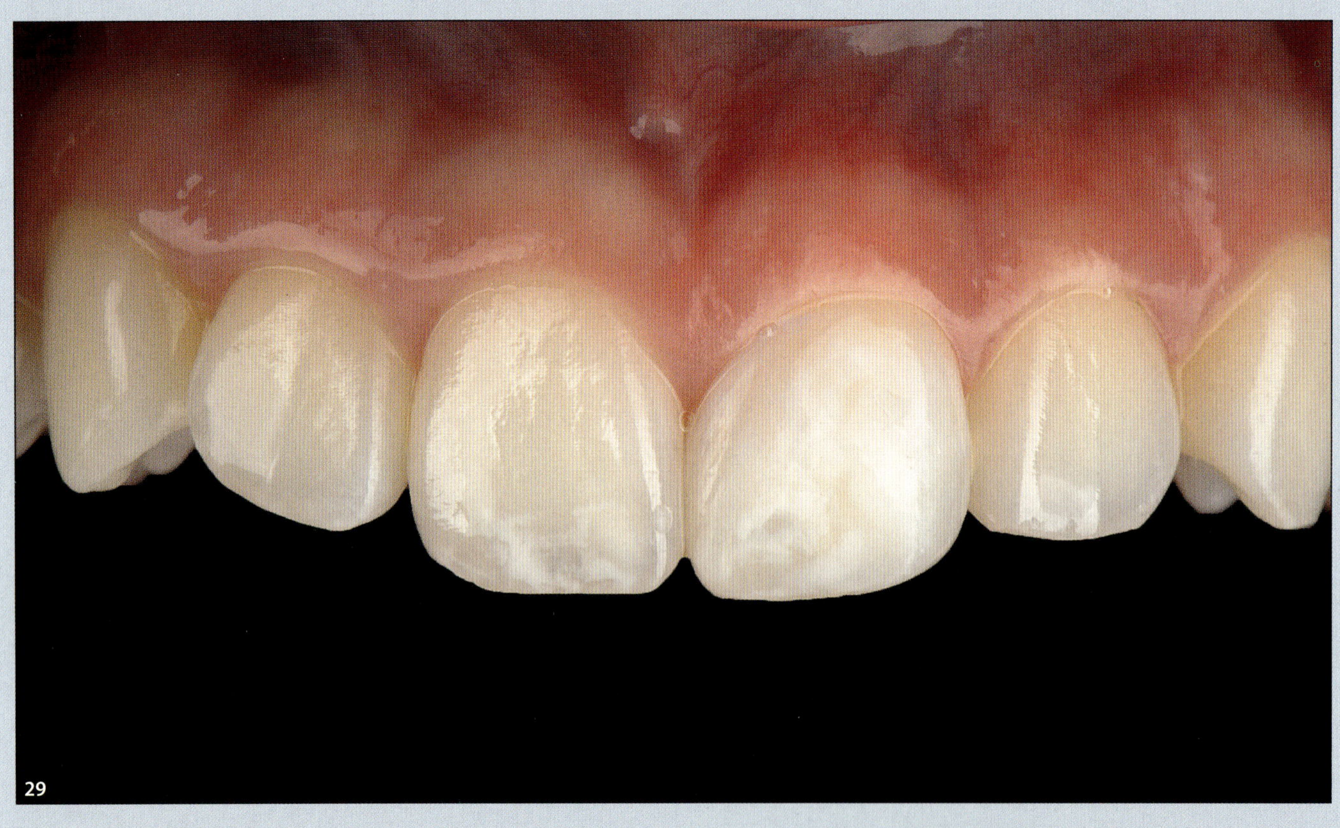
29

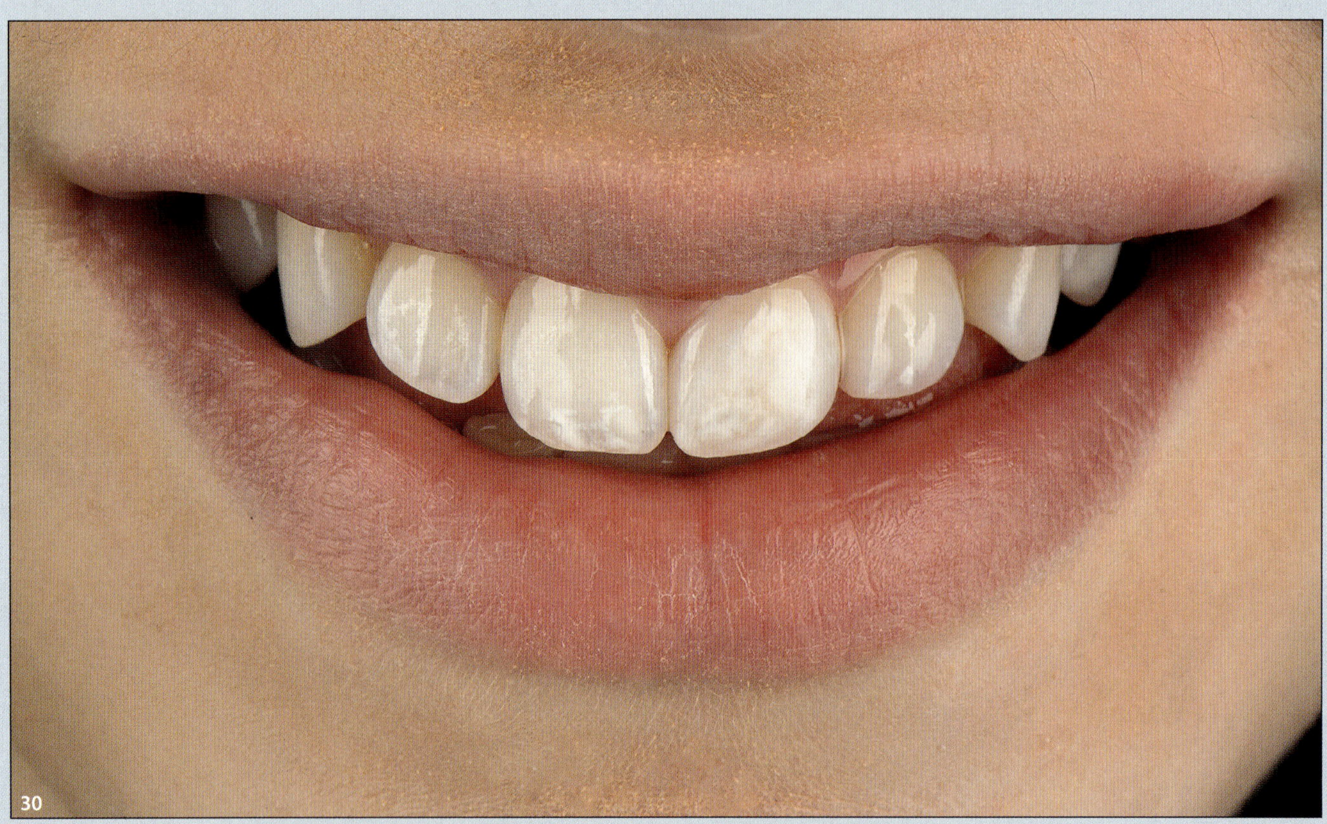
30

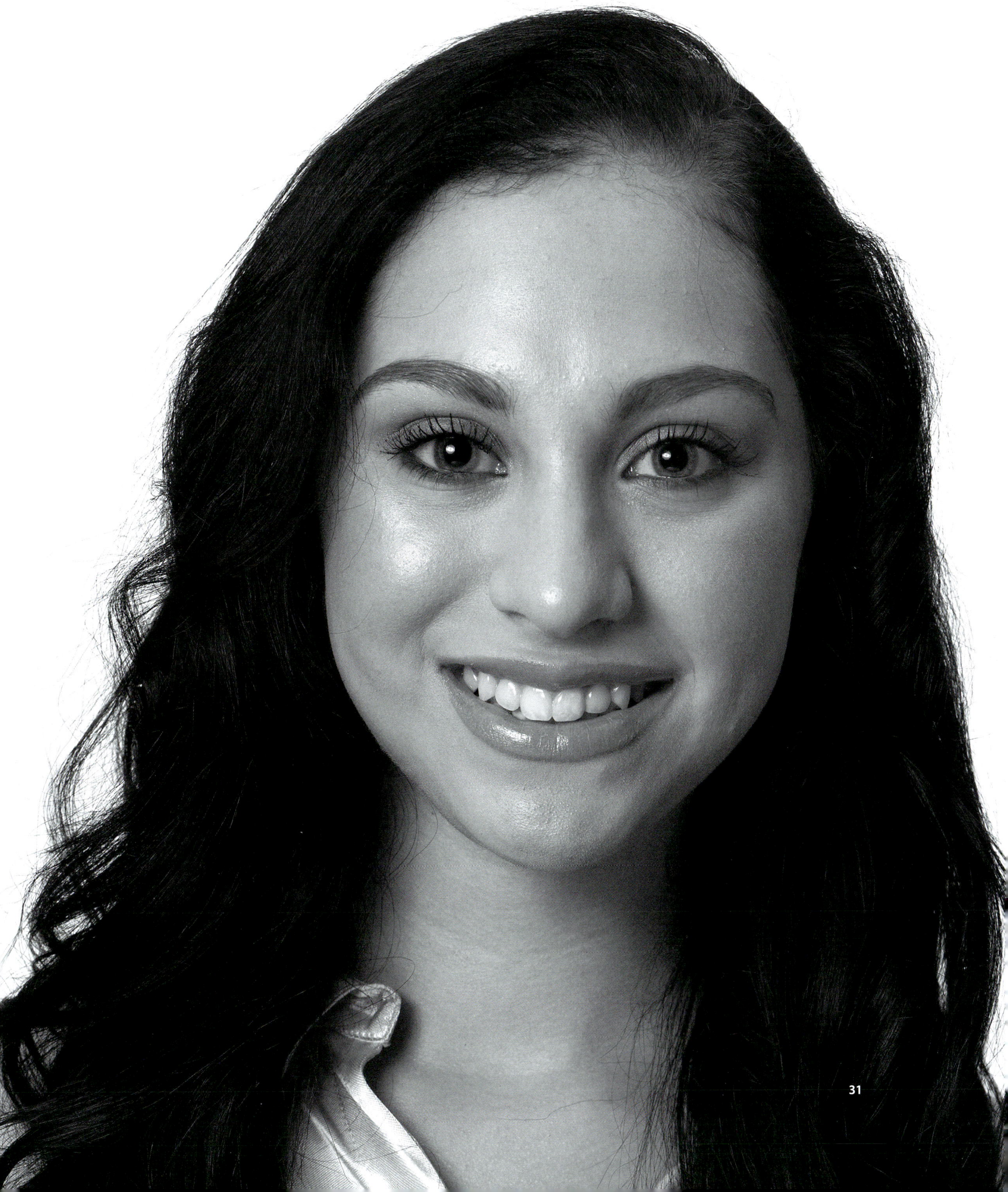

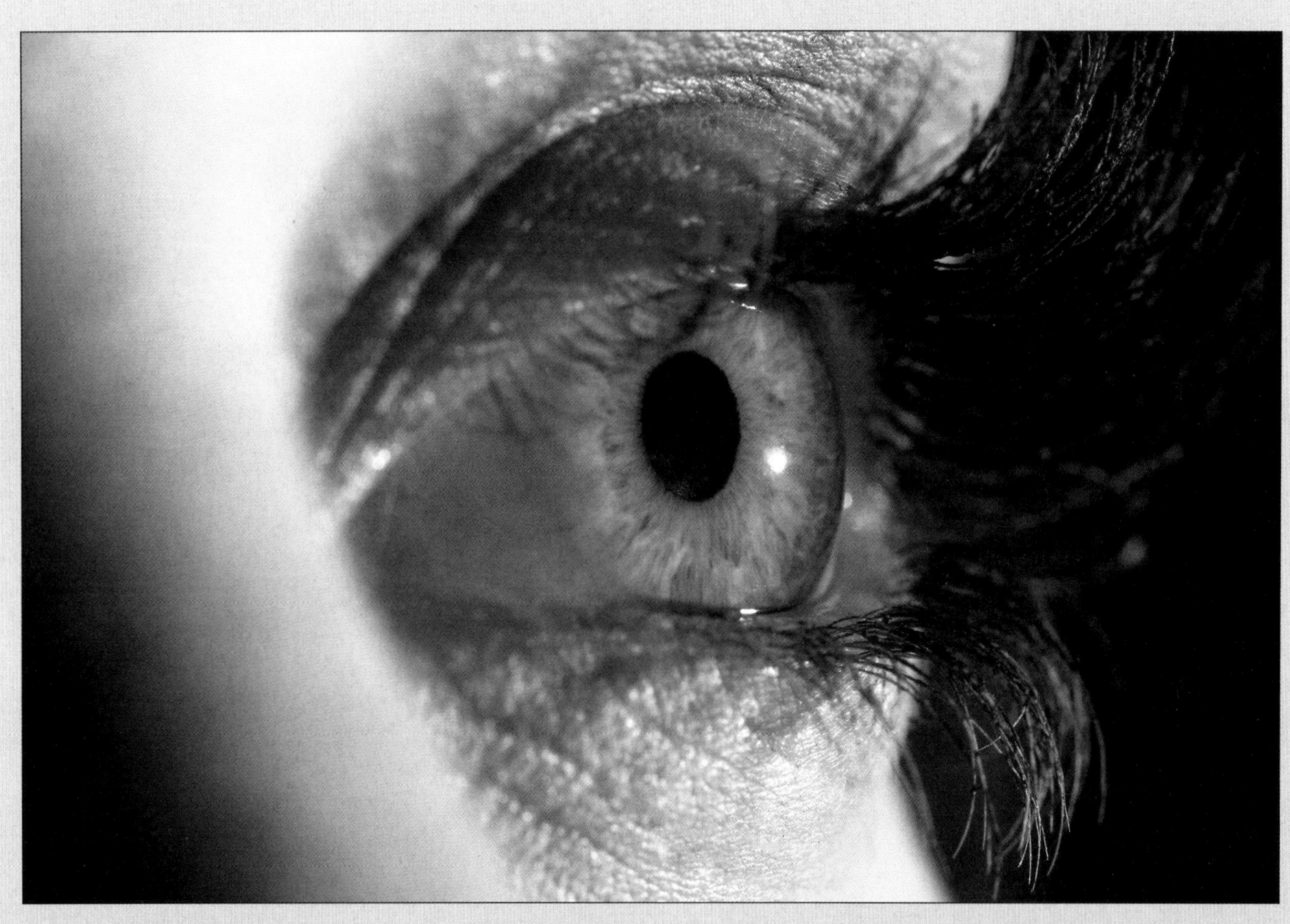

当你的想象力失去焦点时，你不能依赖你的双眼。

——Mark Twain

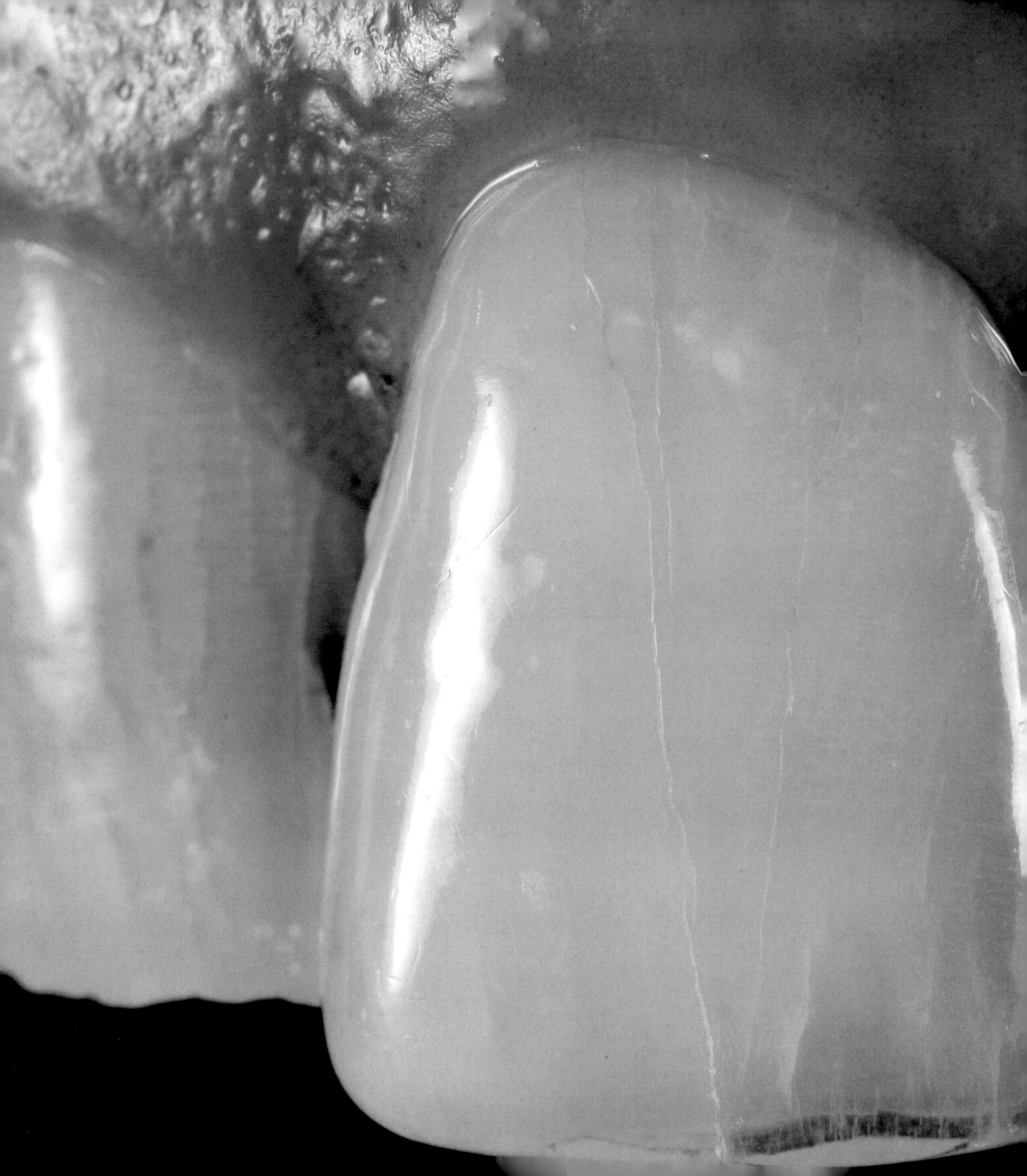

第4章 陶瓷材料

Ceramic Materials

4

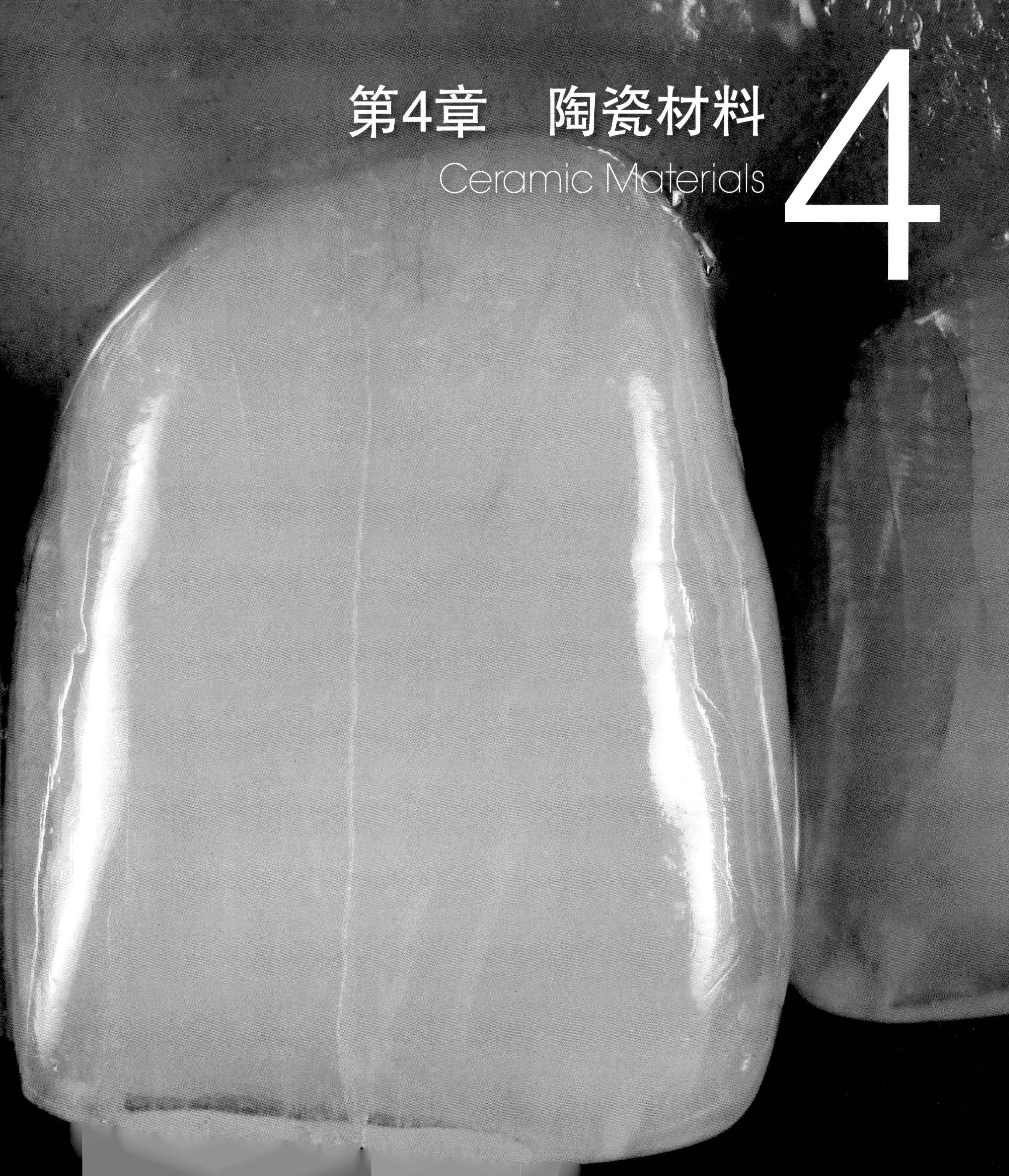

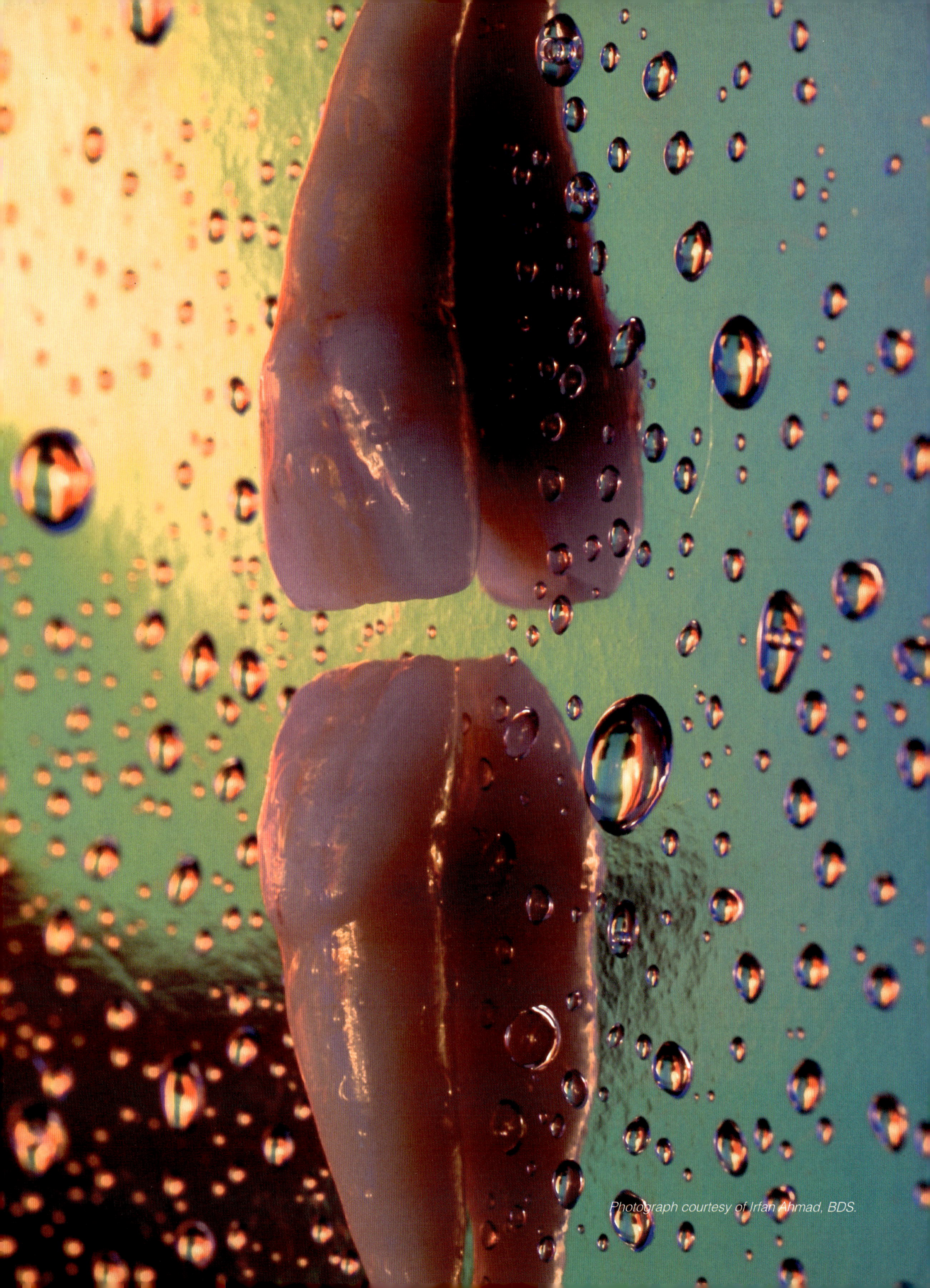

Photograph courtesy of Irfan Ahmad, BDS.

英语中“陶瓷（ceramics）”一词来源于希腊语keramos，含义是一种古老的制陶艺术。这个词可能起源于梵语，意思指烧过的土，因为其主要成分就是地下挖出的黏土（高岭土），这些黏土烧结后可以形成陶器[1-2]。尽管现在的制陶技术在原料获取、提纯以及加工方法等方面已经发生了显著的变化，但基本的原材料和加工技术依然变化不大。传统陶瓷以黏土为主要成分，同时混合其他金属氧化物，包括长石（$K_2O\ Al_2O_3\ 6SiO_2$）、氧化铝（Al_2O_3）、氧化钾（K_2O）和氧化钠（Na_2O）等。陶瓷制品制作过程仍然是首先将这些原料粉碎成精细粉末，然后加水将粉末混合，以便于雕刻和成形。最后将粗坯体干燥并放入烘箱（窑）中，加热到特定温度，使颗粒发生团聚最终成形。颗粒的团聚过程称为烧结，烧结后胚体通常会发生体积收缩和强度增加。传统的陶瓷制品包括石器（瓦片）、陶器、瓷器（餐具）、电绝缘体、瓷砖和卫生洁具（洗脸盆和坐便器）[3]。

牙科陶瓷的组成

牙科陶瓷是由非金属元素和金属元素组成的化学混合物，元素间通过离子键和共价键结合形成规律排列的晶体结构。常见的牙科陶瓷由金属氧化物（SiO_2、Al_2O_3、K_2O）和其他传统陶瓷成分组成，多为半晶质的硅酸盐氧化物及其衍生物。陶瓷中简单的结构单元通常是靠离子键结合，而复杂的结构通常包含离子键结合和共价键结合[4]。

牙科陶瓷的基本原料与传统陶瓷相似，包括长石、二氧化硅和高岭土（黏土）。但与传统陶瓷相比，牙科陶瓷中上述主要成分的比例是不同的。牙科陶瓷以长石为主，而传统陶瓷以黏土为主。长石是一种灰色的晶体材料，其主要化学成分为硅酸钾铝（$K_2O\ Al_2O_3\ 6SiO_2$）。长石中还含有云母和铁，可通过将原材料石块粉碎后使用强磁铁将这些成分去除。最后，将提纯后的长石磨碎成粉末[1]。

石英晶体是二氧化硅（SiO_2）的主要来源，可通过加热后在冷水中淬火的方法将其分裂成小块，随后研磨成细粉，用磁铁去除其中铁杂质。牙科陶瓷约含15%的石英粉[1]。石英粉在瓷烧结温度下不会熔化，而是被易熔成分包围。石英晶体形成了分散相，并被连续的无定形相包围。结晶相决定了陶瓷的半透明性，并减小了烧结过程中的收缩。

高岭土是从河床中获得的一种天然黏土。黏土经过洗涤、干燥和筛分后制成纯净的细粉末。在牙科陶瓷中，通常使用低浓度的高岭土（4%）作为颗粒粘接剂。高岭土覆盖在非熔颗粒上并且呈黏性，将湿润的瓷颗粒粘接在一起。这使技师可以通过控制粉-液比例来塑形修复体。

为使烤瓷修复体着色，会在瓷粉中加入少量着色剂。这些着色剂主要是金属氧化物，将其研磨成细粉后与长石粉末混合，然后进行烧结，熔融到玻璃中，再重新研磨成粉末。这些氧化物包括氧化铁（棕黄色）、氧化铜（绿色）、氧化钛（黄色）、氧化锰（紫色）、氧化钴（蓝色）、氧化锡（遮色）。此外，添加少量的稀土元素可以获得荧光效应。

历史背景

在20世纪，牙科陶瓷材料的发展是功能与美学相互影响的结果。历史上，对瓷修复体强度的过度关注导致了一定程度上美学效果的牺牲。当时主要通过将工厂预成的瓷饰面粘固到金铸件基底上来制作修复体，这种方式限制了临床医生，使其难以制作出可媲美天然牙齿的修复体。

随后，陶瓷材料的设计和制造工艺有了很大的改进。20世纪50年代出现了一项重大突破，学者们开发出了可用于真空或低压烧结的精细陶瓷粉[5-6]。20世纪60年代，学者们将瓷与金合金或高强度氧化铝核结合，开发出金-瓷修复体和铝瓷冠[7-11]。同时，技师开始理解光透射以及瓷材料不同折射率的重要性，并研发出相应的加工技术，使制作的瓷修复体外观更加自然[12]。20世纪70年代，开发了肩台瓷和无金属颈环的金-瓷冠技术[13-14]。20世纪80年代是牙科陶瓷发展的一个关键点，制作高强度氧化铝基底的粉浆注塑工艺得到优化，使修复体同时达到了强度和美观的要求[15]。此外，树脂粘接技术与陶瓷酸蚀刻理念也在这一时期出现，使瓷贴面的制作和粘接获得成功[16-17]。20世纪90年代，推出了可压铸陶瓷系统，通过失蜡热压铸技术加工白榴石增强玻璃陶瓷修复体[18-23]。20世纪90年代末，牙科二硅酸锂玻璃陶瓷问世，可通过压铸技术制作修复体，凭借其高强度和良好的断裂韧性，也可用于制作修复体的基底结构。20—21世纪之交见证了计算机辅助设计/计算机辅助制造（CAD/CAM）氧化锆支架技术的发展，以及材料强度和美学性能的不断提高[24-36]。计算机技术带来的陶瓷材料配方及加工方法的进展，扩大并创造了未来修复治疗可能性的新维度，同时改善了质量控制并简化了技师的工作流程[23,37-38]。因此，临床医生只有深入了解这些修复材料和加工技术的内在特点，才能在瓷材料选择中做出正确的判断。

瓷材料的特点

陶瓷材料是重要的口腔修复材料之一，其应用范围相当广泛，包括全瓷冠、烤瓷熔附金属（PFM）修复体、嵌体/高嵌体、核材料和贴面等[1,4]。陶瓷材料最重要的性能包括良好的颜色稳定性、耐腐蚀性和优异的耐磨性。

陶瓷的抗压强度较高，但延展性和冲击强度较低。因此，其应用范围受到一定的限制。烤瓷熔附金属（PFM）概念的提出，使陶瓷可以作为固定桥材料用于前、后牙修复[21]。随后，氧化锆基底的出现克服了金属基底在美学上的不足。当然，无论金属还是氧化锆陶瓷基底都能提高修复体的抗折性。

可切削氧化锆陶瓷不仅不含金属，还能够阻止裂纹或断裂线扩展，是广受关注的基底材料。氧化锆材料内裂纹前部区域处于压应力状态[9,39-41]，这种现象称为相变增韧[21,42-44]，是由一种晶体结构向另一种晶体结构的转变引起的[23]。由于两种相结构的体积不同，通过相转化形成一种压应力状态，从而增强抵抗裂纹扩展的能力[41]。

许多力学性能参数对评价陶瓷材料的临床表现具有重要意义，包括挠曲强度、断裂韧性和弹性模量。挠曲强度也称为横向强度或断裂模量，测量的是在中心应力加载下梁结构的变形或断裂[45]。在目前所有可用的全瓷材料中，可切削氧化锆陶瓷具有最高的挠曲强度（990MPa）[31-32,46-48]，其次是粉浆涂塑陶瓷（378~604MPa）和热压铸二硅酸锂玻璃陶瓷（350MPa）。虽然氧化锆陶瓷具有优异的挠曲强度，但偶尔也有断裂的报道，可能与修复设计有关。

断裂韧性也是一个重要的力学性能参数。断裂韧性反映的是脆性材料在外应力作用下对突变性裂纹扩展的抵抗性能[49]。传统长石质瓷的断裂韧性与钠钙玻璃（0.78MPa）非常相似。二硅酸锂热压铸陶瓷的断裂韧性是钠钙玻璃的4倍，是白榴石增强玻璃陶瓷的2倍。

另一个重要力学性能是弹性模量，反映了材料的相对硬度或刚性，通过测量应力-应变曲线中弹性区域的斜率而获得[50]。长石质瓷的弹性模量约为70GPa，而二硅酸锂热压铸陶瓷的弹性模量为110GPa，氧化锆为210GPa[51]。

此外，除了完全烧结的切削瓷块和热压铸陶瓷，烧结收缩仍然是全瓷材料应用中需考虑的重要因素。可切削氧化锆修复体在高温烧结过程中的收缩可以通过计算机设计时放大印模尺寸进行补偿。氧化铝陶瓷和二硅酸锂玻璃陶瓷的热膨胀系数（CTE）约为10×10^{-6}/℃。氧化锆陶瓷的热膨胀系数为10.5×10^{-6}/℃，而白榴石增强玻璃陶瓷的热膨胀系数为（14~18）$\times10^{-6}$/℃。

基底瓷和饰面瓷间CTE的匹配非常重要。如果氧化锆和饰面瓷之间的CTE存在显著差异，则可能发生饰面瓷剥落[52-54]。当饰面瓷的CTE低于氧化锆基底时，施加应力时会发生压缩破坏。因此，CTE间存在显著差异可导致过大的压应力和饰面瓷的剥脱。修复体冷却到室温时，基底材料应比饰面瓷发生更大的收缩，使饰面瓷内部呈轻度压缩状态。然而，如果饰面瓷的CTE高于氧化锆基底，则会在修复体内部产生拉应力。最佳的状态是在室温下修复体内部产生轻微的压应力（John Powers，个人沟通，2017）。这和陶瓷材料与贵金属及非贵金属合金基底结合的原理是相同的。

全瓷系统的分类

临床医生和技师经常面对不同修复需求的挑战，要求他们能够选择合适的陶瓷材料以最大限度满足功能和美观要求。媒体和大众传播为人们提供了认识美学材料的机会。如今的患者不再满足于仅能提供理想的功能，而不能再现天然牙齿美学效果的修复方案。由于市场上充斥着大量令人困惑的材料信息，而同时材料制造商也在不断生产新的材料并改进材料的机械性能和美观性能，因此，如何针对临床实际选择合适的材料仍然是牙医必须面对的一个挑战。为了简化决策过程，临床医生和患者都应该对各种牙科全瓷材料有充分的了解。

牙科陶瓷有多种分类方法，包括基于成分、加工方法、熔融温度、微观结构、耐磨性、抗折性、半透明性和临床应用的分类[21,23,38,55–56]。但是，随着材料学和计算机技术的不断发展，这些不同的分类方法可能会让临床医生和技师产生混淆。本章节主要根据陶瓷成分和加工方法对目前牙科全瓷系统进行了分类，并提供了其临床应用指征。

基于成分的分类

陶瓷材料可以根据其结晶度进行分类，包含有高度结晶的、半结晶的以及几乎完全无定形的（非晶态；例如玻璃）材料[21,23,38,55–56]。根据晶体组成，牙科陶瓷材料可分为玻璃基陶瓷和多晶陶瓷材料。一般而言，美学性能高的材料主要是非晶态的，而高强度的陶瓷则结晶度更高。市场上有一系列具有不同成分/晶体结构的牙科陶瓷材料可供选择。

玻璃基陶瓷

长石质无定形玻璃：玻璃相为主的陶瓷

这类传统陶瓷材料主要由玻璃相构成。玻璃是原子组成的三维网络结构，其原子的间距不规则，因此形成一种无定形的结构，或者说没有形状[56]。牙科陶瓷中的玻璃来源于一种称为长石的矿物，主要含有二氧化硅（硅石或石英）和不同含量的氧化铝（矾土）。这些材料属于铝硅酸盐玻璃家族[21,23,37–38,57]。这些长石质材料在烧结过程中不发生结晶，烧结温度范围较大，并且具有良好的生物相容性[56]。通过改变玻璃中的钠离子和钾离子，可以改变玻璃的材料性能（例如，烧结温度或热膨胀/收缩行为），使其与基底材料相容[21,23,56]。这类陶瓷材料能够很好地模拟天然牙齿的光学特性。但由于其机械性能较低（例如，挠曲强度60～70MPa），这类材料通常用作金属或陶瓷基底的表面饰瓷，或者使用铂箔或耐火模型技术制作贴面。长石质瓷包括VITA VMK Master、VITABLOCS、VITA PM9、VITA VM7、VITA VM9和VITA VM13（VITA）。

具有不同玻璃相含量的晶体颗粒充填玻璃

这类陶瓷材料包含玻璃基质以及不同含量的晶体结构（包括白榴石、二硅酸锂或氟磷灰石）[7,21,23,58–59]。在结晶过程中，这些晶体颗粒在玻璃基质内生长，改善材料的机械性能并调节材料的光学效果，例如颜色、乳光性、半透明性和不透明性[21,23,57]。通过分散强化工艺[60–61]，在玻璃基质中添加颗粒增强物并将其均匀分布，可以提高材料的强度和抗折性[38,56]。这种分散强化过程在晶体周围产生压应力，将能量从裂纹中转移并阻止其扩展[38]。晶体与基质的比例随陶瓷系统的不同而变化。

含白榴石的长石质玻璃可以分为两类：中低含量白榴石（浓度为17%～25%体积分数）[21,23,38,57]和高含量白榴石（浓度为35%～55%体积分数）[21,23,62]。将中低含量的白榴石玻璃陶瓷材料添加到玻璃基质中，可以改变其热膨胀/收缩行为，使材料在烧结至金属基底上时具有热相容性[23,59]。添加浓度可根据基底的类型和所需的热膨胀系数进行调整[23]。这些材料多用作金瓷修复体的表面饰瓷。高含量白榴石玻璃陶瓷材料由白榴石晶体及其周围的玻璃基质组成。通过特殊的热处理，这些晶体在玻璃基质中生长，赋予材料更好的机械和物理性能，例如增加抗折性、抗热冲击能力和耐腐蚀性[23,38]。35%~55%浓度的白榴石可用作增强材料。白榴石晶体的这种强化效果与晶体尺寸、形状、方向以及晶体与玻璃基质之间的相互作用密切相关[23]。作为一种美学修复材料，白榴石的折射率与长石质玻璃相似，从而可以保持半透明性[21,56]。此外，白榴石的蚀刻速度比长石质玻璃快，可以与树脂水门汀形成理想的微机械嵌合[21,56]。白榴石陶瓷包括IPS Empress Esthetic和IPS Empress CAD（Ivoclar Vivadent），以及Noritake EX-3、Cerabien和Cerabien ZR（Kuraray）。

含二硅酸锂的长石质玻璃陶瓷由富含硅酸锂的玻璃基质以及分散于其间的微米级二硅酸锂晶体组成[23,38,63]。这类材料最初是由义获嘉公司（Ivoclar Vivadent）引入市场的，可应用失蜡法/热压铸工艺进行加工（IPS Empress 2）[22-23,56,64]。新一代的升级产品IPS e.max Press晶体尺寸更小，物理性能得到进一步改善。由于采用了不同的烧结工艺，半透明性也得以提高。此外，基质内晶体的形状和含量的变化显著增加了材料的弯曲强度（400MPa）[55,64-66]。尽管晶体含量高，二硅酸锂晶体的低折射率仍然使材料保持高透明度[23]。二硅酸锂玻璃陶瓷及其衍生材料包括IPS e.max CAD和IPS e.max Press（Ivoclar Vivadent）、Obsidian（Glidewell）、Suprinity PC（VITA）、Celtra Duo（Dentsply）和Initial Lisi Press（GC America）。这类材料可采用热压铸或CAD/CAM加工。

氟磷灰石基玻璃陶瓷由铝硅酸盐玻璃基质和氟磷灰石晶体组成[67]。这类材料主要用作陶瓷基底的表面饰瓷，以改善修复体的最终形态和色泽[38]。玻璃基质中的氟磷灰石晶体大小不同，通过控制成核和结晶，晶体可以生长到所需的尺寸[68]。这些纳米级氟磷灰石晶体有助于改善材料的光学性能（即乳光性、明度、不透明性和半透明性）和热膨胀/收缩行为[68]。氟磷灰石基陶瓷材料包括IPS e.max Ceram、IPS e.max ZirPress和IPS d.SIGN（Ivoclar Vivadent）。这类材料可使用分层堆塑或热压铸工艺加工（注4-1）。

多晶陶瓷

多晶陶瓷材料主要由细颗粒晶体构成，所以材料具有高强度和高断裂韧性，但半透明性有限。由于缺少玻璃相，多晶陶瓷很难被氢氟酸酸蚀[26]。目前推荐使用50μm的氧化铝颗粒喷砂对氧化锆修复体进行表面处理。

氧化锆的特征与性能

锆（Zr）是自然界中的一种金属，氧化锆（ZrO_2）是锆的氧化物。与其他传统牙科陶瓷相比，氧化锆具有优异的力学性能，使其作为牙科生物材料应用日益广泛。氧化锆是一种多形材料，根据温度和压力条件的不同，存在多个相或晶体结构。氧化锆有3种不同的晶体结构：立方相、四方相和单斜相。氧化锆晶体结构的正常密度为6g/cm^3，而氧化锆的理论密度（即100%密度）为6.51g/cm^3。这两个密度值越接近，晶粒之间的间隙就越小，材料的强度越高，表面也更光滑[69]。

纯氧化锆在2370℃以上为立方体结构[70-71]。立方相氧化锆的形态为侧面方形的立方体，具有中等力学性能，密度为6.27g/cm^3[24]。氧化锆在1170℃和2370℃之间为四方相[70]。四方相结构为侧面矩形的直棱柱体，密度为6.1g/cm^3，具有最令人满意的机械性能[24]。温度介于室温和1170℃之间时，氧化锆呈单斜相，呈变形的平行管形（即六面棱柱体），密度为5.6g/cm^3，机械性能最弱[24]。因此，为了提高氧化锆陶瓷的机械性能，必须限制单斜相的比例[24]。当烧结的氧化锆同时存在立方相和四方相时，机械和物理性能最佳[72-73]。

纯氧化锆具有晶相转化现象，当氧化锆烧结后从高温冷却时，会发生从立方相向四方相、单斜相的转变，并伴随有体积变化，导致烧结材料不稳定[73]。由于晶相转化伴随着材料的密度以及其他物理和机械性能的变化，常使用稳定剂来控制和维持相转化[32,70]。掺杂了稳定剂的氧化锆可获得高强度和高断裂韧性[43]。为了在室温下稳定氧化锆和控制相变，可以向晶体结构中添加各种金属氧化物，例如氧化钇（Y_2O_3）、氧化钙（CaO）、氧化镁（MgO）和氧化铈（CeO_2）[74-75]，最常用的是Y_2O_3。在氧化锆中加入特定含量的稳定剂（略低于稳定氧化锆所需量）可以制备出多相材料，称为部分稳定的氧化锆[76]。加入3%～6%质量分数的Y_2O_3使氧化锆完全稳定在四方相，通常称为钇稳定的四方相氧化锆多晶陶瓷（Y-TZP）[70,72,77]。

如上所述，氧化锆包含3种晶相：立方相、四方相和单斜相，晶型的组成主要取决于稳定氧化锆的氧化钇含量[43,78]。不同的晶相组成赋予材料不同的物理和机械性能。第一代氧化锆含有3mol%氧化钇和0.25%氧化铝，不含立方相（Lava，3M ESPE；Zircon，Dentsply；Argen，Argen）。氧化铝的添加是为了防止水腐蚀、氧化锆晶界弱化以及强度损失[79]。虽然第一代氧化锆强度很高，但几乎是不透明的。为了获得足够的美观效果，可以在氧化锆基底上用长石质瓷或白榴石陶瓷进行饰面。氧化锆长石质饰面比抛光的氧化锆更易磨损对颌牙的牙釉质，并且比全锆修复体更容易发生崩瓷。

为了提高氧化锆的美学性能，第二代氧化锆中氧化铝含量降低至0.05%（Lava Plus，3M ESPE；BruxZir，Glidewell），而氧化钇含量没有变化。降低氧化铝含量可以在不影响氧化锆强度的情况下提高材料的半透明性。

第三代氧化锆（Lava Esthetic Fluorescent Full-Contour Zirconia，3M ESPE；Katana，Kuraray；BruxZir Anterior，Glidewell）通常称为高透氧化锆或立方氧化锆（完全稳定氧化锆）。第三代氧化锆与二代氧化锆相比氧化钇含量提高（5mol%～11mol%），氧化铝含量降低。在第三代氧化锆中，立方相的比例提高到约50%。Rietveld分析显示，在晶相组成和晶格结构方面，3mol%氧化钇稳定的氧化锆中约含90%的四方相和10%的立方相，而5mol%氧化钇稳定的氧化锆中立方相约为54%[80]。较弱的立方相晶体会降低氧化锆的断裂韧性和挠曲强度。因此，随着立方相成分的增加，氧化锆的强度降低，但透明度增加[56]。其他因素（例如，晶粒大小）也会影响氧化锆的透明度，最新上市的高透氧化锆就是通过这种方法提高透明度[56]。第三代氧化锆包括BruxZir、Lava Esthetic Fluorescent Full-Contour Zirconia、Zenostar（Ivoclar Vivadent）和Katana（John Burgess，个人沟通，2017）。

氧化锆的一个特性是它能够通过相变增韧作用来抑制裂纹的扩展[77,81]。当裂纹开始在陶

表4-1 基于材料组成的全瓷系统分类及修复应用

全瓷系统	制作方法	基底冠（F），全解剖冠（M），饰面（V）	可酸蚀	临床适应证				
				贴面	覆盖部分牙面的修复体	全覆盖牙冠，前牙（A）或后牙（P）	固定桥	种植基台
玻璃基陶瓷								
长石质瓷（VITA VMK Master，VITA-BLOCS，VITA PM9，VITA VM7，VITA VM9，VITA VM13）	耐火代型、铂箔、热压铸、CAD/CAM	M/V	是	✓				
白榴石（IPS Empress Esthetic，IPS Empress CAD，Noritake EX-3，Cerabien，Cerabien ZR）	压铸或CAD/CAM	F/M	是	✓	✓	✓(A)		
二硅酸锂及其衍生物（IPS e.max CAD，IPS e.max Press，Obsidian，Suprinity PC，Celtra Duo，Initial LiSi Press）	压铸或CAD/CAM	F/M	是	✓	✓	✓(A/P)	三单位（不超过前磨牙）	✓
氟磷灰石基[a]（PS e.max Ceram，IPS e.max ZirPress，IPS d.Sign）	压铸或层塑	V	是					
多晶陶瓷								
高强氧化锆［NobelProcera Zirconia（Nobel Biocare），Lava Zirconia Block，In-Ceram YZ（CEREC），DC-Zirkon（DCS），Katana Zirconia PS Block，IPS e.max ZirCAD，BruxZir Solid Zirconia Crowns and Bridges］	CAD/CAM	F/M	否		✓	✓(A/P)	✓	✓
美学氧化锆［Katana Zirconia ML，HT，UT；Zirlux FC（Pentron）；Lava Plus；Zenostar；Prettau Zirconia（Zirkonzahn）；Cercon HT（Dentsply Sirona）；BruxZir Anterior Solid Zirconia］	CAD/CAM	M	否			✓(A/P)	✓	✓

[a]氟磷灰石基陶瓷被用作金属合金或氧化锆基底上的饰面瓷材料

瓷材料中扩展时，裂纹前缘呈现高能量的拉伸应力状态。从而导致氧化锆在应力作用下的区域从四方相晶体转变为单斜相结构，并伴有3%～5%的体积膨胀。这种尺寸变化在裂纹尖端产生压应力。压缩力抵消外部拉伸力并使裂纹闭合，从而抑制裂纹扩展[31,81-82]。这是改善陶瓷材料在受拉应力作用下的力学性能的理想机制[43]。氧化锆的这一特性使它比其他陶瓷的应力疲劳敏感性低，断裂韧性更优异[83-84]，且挠曲强度更高[31]，因此享有“智能陶瓷”的美誉[85]。此外，氧化锆不像其他陶瓷材料那样对水分引起的强度退化那么敏感[81]，并且具有足够的化学稳定性[86]。

根据陶瓷材料成分和制造商的建议，表4-1向临床医生和技师提供了这些全瓷系统在修复治疗中的应用建议。

氧化锆瓷块的加工方法

氧化锆原材料是以不同大小的瓷块形式提供给口腔制作室的，可切削成单冠、联冠或多单位的固定桥（FPD）基底。氧化锆瓷块可通过两种方法制备，即单轴干压法和冷等静压法。以下内容介绍了氧化锆的加工方法及其在牙科中的应用潜力。

单轴干压法：这种方法从单轴方向上对模具中的陶瓷粉末施加压力[87]。粉末具有不同的晶粒尺寸和分布，粉末中使用不同的混匀方法添加了不同的添加剂（均匀分布或在晶界处浓度更高）。晶粒尺寸和浓度的变化会影响材料的机械性能，而不同的分布会影响孔隙率，从而影响材料的半透明性。通过对瓷粉进行单轴方向上的压制，并调整压制参数，获得坯块用以预烧结。压制方法影响材料的均匀性和密度分布，进而影响修复体边缘完整性。压制条件也会导致强度和透明度的差异，并会影响氧化锆的最终烧结温度。不规则形状的陶瓷颗粒通过互锁和塑性变形获得“粗体”强度。然后将压制的氧化锆粉末在烧结炉中以最佳温度预烧结。这种方法的最大挑战是由于颗粒-颗粒之间和模具壁-颗粒之间存在摩擦效应，氧化锆坯块中会形成不同的密度。由于氧化锆坯块密度差异的存在，切割的氧化锆基底的完整性可能会随磨切的坯块位置而发生变化。通常这些单轴干压坯块呈方形或矩形。

冷等静压法：在这种方法中，将氧化锆粉末放置在一个可变形的模具中，该模具在常温下受到均衡（在所有方向上均匀）的外部压力，从而将瓷粉压制成一个具有均匀密度的类似粉笔性状的氧化锆坯块，通常是圆柱形的。

这个阶段的氧化锆块体称为粗坯。随后，将其置入特殊熔炉进行无压力烧结，使坯块进一步稳定和致密化（即理论密度的95%）[31]，形成具有一定强度的可切削瓷块。这个状态的瓷体称为预烧结块。进一步压缩和热处理能够去除材料内所有的残余孔隙[88]，使瓷块完全致密化并获得更高的强度，这一过程称为热等静压处理（hot isostatic postcompaction，HIP）。

由于在烧结阶段会出现20%～25%的收缩，通常预烧结氧化锆块体需要放大尺寸进行研磨[83]。预烧结块体（部分烧结）比HIP氧化锆块体密度小，因此更易于研磨，对研磨机产生的磨损最小。相比之下，完全致密（完全烧结）的HIP氧化锆块体（即“白色”块体）需要以1：1的比例进行研磨，由于瓷块的硬度增加，研磨效率低，并会对研磨器械造成更多磨损。

预烧结的氧化锆系统包括：Cercon（Dentsply Sirona）、Lava Crowns and Bridges（3M ESPE）和Lava Plus; Zirkonzahn Blanks（Zirkonzahn）、Hint-Els Zirkon TZP-G和TZP-W、DigiDent（Amann Girrbach）、VITA In-Ceram YZ Cubes（CEREC inLab）、Everest ZS-Blanks（KaVo）以及DC-Shrink（POPP DCS）。而HIP或完全烧结的氧化锆系统包括Denzir Premium HIP Zirconia（Etkon USA）、Hint-Els Zirkon TZP-HIP和DigiDent、ZirKon Pro50（Cynovad）、BruxZir、Crystal Zirconia（CRYSTAL）、NexxZr（Sagemax）以及Everest ZH-Blanks。

基于加工方法的分类

除了基于微观结构的分类之外，全瓷系统还可以通过其加工方法进行分类。因为陶瓷的最终物理和机械性能[89]以及临床性能[38–39]很大程度上取决于它的加工方法，因此了解全瓷系统的各种加工方法有助于在制作室和临床上更好地选择和应用陶瓷材料。

传统粉浆涂塑陶瓷系统

粉末涂塑法是制备长石质瓷修复体的一种传统技工方法。这种方法使用了一系列不同颜色、遮色性和半透明性的瓷粉。将这些部分晶化的粉末与去离子水或制造商提供的特殊调拌液混合，制成一种称为粉浆的湿润瓷粉[21,23,57]。用小毛刷将粉浆手工堆塑在代型（即耐火材料、锡箔）、基底或支架上，通过振荡去除多余的水分和气泡，随后将其塑形成所需的修复体形状，然后在烤瓷炉中进行真空烧结，去除多余的水分，材料也进一步致密化[38,55]。在烧结过程中，当陶瓷或玻璃晶粒达到烧结温度时，晶粒间的接触区域发生熔融、黏性流动，使材料致密化，密度和美观性都得以改善。一般而言，制作修复体时需将尺寸放大约25%，以补偿烧结过程中的收缩[55]。一般需要多次分层堆塑和烧结以弥补烧结收缩。

粉浆堆塑工艺技术敏感性高，需要有经验的技师操作。这种手工操作可能会在制作过程中产生气孔，从而影响修复体的最终强度[23,38,57,90]。残余孔隙率取决于陶瓷材料的化学成分、晶体粒度和分布、烧结温度、烧结时间、熔体的黏度[23,91]以及技师的经验。

粉浆涂塑技术常用于全瓷或金属基底上的饰瓷，也可以用来制作具有高度美学效果的硅基陶瓷贴面[92]和嵌体/高嵌体[93–94]。后面两类修复体没有基底结构，通过树脂粘接到起支持作用的牙齿组织上，进而获得物理强度[95]。研究显示粉浆涂塑工艺制作的瓷嵌体和高嵌体在粘接后的碎裂率仍较高。通过增加白榴石或金属氧化物颗粒的含量以增强硅基玻璃基体，能够显著提高其断裂强度[93,97]。这类增强的长石质瓷可用于殆力不大的前牙区域的全冠制作（注4–1）。

压铸陶瓷系统

在20世纪80年代末，Arnold Wohlwend发现，玻璃基陶瓷在足够高的温度下会产生黏性流动，能够被压铸到失蜡的模具内[22,56]。在这种制作工艺中，材料只在冷却过程中发生尺寸变化，可以很好地控制膨胀[56]。热压铸技术避免了孔隙的形成和二次结晶，从而提高了修复体的机械性能[98–101]。第一代热压铸陶瓷是填料颗粒含量高的白榴石玻璃陶瓷（IPS Empress）。第二代产品是二硅酸锂陶瓷材料（IPS e.max Press，IPS e.max），由高含量的针状二硅酸锂晶体和玻璃基质组成。

这些预制的可压铸陶瓷材料通常是高结晶度的单色瓷块。这些瓷块是由无孔玻璃制成的，通过热处理，将部分玻璃转变成晶体，形成一种结构可控的均质材料。瓷块加热到特定温度后转变为黏性状态，能够在压力作用下流入失蜡模型中。一般来说，热压铸制作的陶瓷修复体是单色的，可以使用回切技术、内染色、长石质瓷分层堆塑或简单的外染以改变颜色。也可以用热压铸技术制作基底，然后在其表面用长石质瓷进行饰面，以获得最终的解剖形态和颜色。外染法有明显的缺点，因为打磨、抛光和长期磨损都可能去除外染形成的个性特征。热压铸系统的优点包括边缘适合性更佳、准确性和精确度更高，并且强度相对更强。

热压铸陶瓷材料的表面硬度和殆面磨损特性与牙釉质非常相似[4,102–103]。这类材料主要用于制作高美学修复体，有一系列的瓷块可供不同临床情况选择。然而，由于这类材料的高透性[104]，当需要遮盖颜色较深或轻中度变色的基牙、金属桩或种植基台时，临床医生需选择中度或高度遮色的瓷块。

热压铸陶瓷可用于制作嵌体、高嵌体、贴面、单冠、前牙及前磨牙区的小跨度固定桥。用这类材料制作的前牙全冠表现出优异的成功率[105–106]。热压铸陶瓷修复体的强度依赖于其与牙体结构的良好粘接。这类陶瓷材料易被氢氟酸酸蚀和硅烷化，提高了与低黏度树脂水门汀的粘接强度。此外，粘接后热压铸陶瓷嵌体的碎裂率低于长石质陶瓷嵌体，但高于CAD/CAM系统制作的嵌体[4]（注4–1）。

机加工陶瓷系统

牙科CAD/CAM技术是在预备体、印模或代型的光学印模上设计瓷修复体。计算机辅助设计（CAD）系统将基牙及其周围结构的三维图像投射到计算机显示器上，操作人员可在其上设计修复体的各种参数（咬合、边缘）[1]。计算机辅助制作（CAM）系统通过计算机指导切削设备，将工业预制的陶瓷坯块切割成符合操作人员设计要求的、尺寸精确的陶瓷基底、支架和修复体[23,107–108]。目前主要有两种加工方法：软加工和硬加工。

软加工或粗体加工是一种减法CAD/CAM过程，首先从预烧结的瓷坯块中研磨出放大尺寸的基底结构或全解剖外形的修复体，然后进行致密化烧结，消除孔隙[23]。在这类系统中，每个瓷块都根据其实际密度对应有独立的条形编码，计算机软件能够计算烧结过程中产生的收缩，以保证最终基底和/或修复体的尺寸精度[23,37–38]。由于多晶陶瓷材料在烧结过程中存在约30%的体积收缩，因此需要准确地预测和补偿收缩量。计算机获取三维（3D）数据，按特定比例放大以补偿收缩，从而使最终的支架精确适合[21]。

硬加工也是一种减法CAD/CAM方法，主要使用全烧结瓷块。硬加工需要更长的加工时间，对刀具的磨损也更严重。此外，陶瓷表面产生微裂纹的风险也更大，可能会导致修复体的使用寿命降低。用于CAD/CAM修复的可切削瓷块包括长石质瓷、白榴石增强玻璃陶瓷、二硅酸锂玻璃陶瓷和氧化锆[55,109]。玻璃陶瓷和氧化锆系统在持续改进，新一代系统将具有更多的扩展功能和更高的精度[1,110]。

氧化锆陶瓷可以用作修复基底，表面用白榴石或硅酸锂基陶瓷进行饰面，也可用于制作全锆修复体。目前氧化锆主要用于制用作单层结构修复体，但透明性很低。氧化锆瓷块一般是单色均匀材料，必要时可以使用浸透法染色。通过染色可调整修复体的颜色或实现外部特征染色。切削成形的修复体在烧结前使用Lava着色剂，着色剂通过修复体的孔隙进入其内部，并非表面染色。渗透着色剂后，再完成修复体的烧结。氧化锆的外染色也存在与热压铸陶瓷外染色相同的缺点。

因此，目前更多地倾向于使用多色的（或混合色）CAD/CAM陶瓷坯块或坯盘以模拟从牙本质到牙釉质（例如，Katana Zirconia ML、Kuraray）的颜色变化。此外，制造商也通过去除部分氧化铝成分生产透明性更高的氧化锆材料[78–79]。目前，市场上已有不少商用的高透美学氧化锆材料［例如Lava Esthetic Fluorescent Full–Contour Zirconia、Cercon HT、NexxZr T、Zenostar MT和Zirlux FC2（Pentron）］。

氧化锆因其优越的机械性能（挠曲强度高）、生物相容性和美学性能[111–115]，而具有广阔的临床适用范围，包括全冠[93]、粘接桥和传统固定桥[116–117]、种植基台[118]、根管桩[119]、大跨度的种植体支持的支架或杆[35,120–122]。短期临床试验和寿命预测显示，氧化锆修复的成功率较高[26,123]。许多使用氧化锆作为修复体或基底材料的CAD/CAM全瓷系统最近被引入市场［包括Cercon、DCS系统（DCS）、Lava冠和桥、Procera Allzirkon（Nobel Biocare）、Bruxzir和Etkon（Straumann）］。

虽然氧化锆的强度在牙科修复材料中是无与伦比的，但其较差的透明性是美学修复的一个主要问题[80,124–125]。限制氧化锆透明性的主要因素是光的反射和吸收，以及气孔、缺陷和晶界对光的散射[56,78–80,126–129]。由于氧化锆和空气的折射率不匹配，气孔是高度散射的，另外晶界也充当散射中心。因此，晶粒尺寸越小，晶界数量越大，透明度越低，而当晶粒尺寸大于平均值时，氧化锆透明性增高，但强度下降[56]。过去10年的研究已经在提高氧化锆透明性方面取得了一些进展。最新观点是在维持较小的晶粒尺寸的同时减少氧化铝的含量[130]，同时用光学各向同性的立方相氧化锆晶粒替代部分四方相氧化锆晶粒以降低晶界的光散射[78]。然而，这种权衡有其潜在的局限性，即氧化锆的强度随着透明度的增加而减小[78]。美学氧化锆陶瓷包括BruxZir Anterior、Lava Plus、Zenostar和Katana。

根据加工方法和制造商的建议，注4–1向临床医生和技师提供了这些全瓷系统修复应用的基本信息。

注4-1　基于加工方法的全瓷系统分类与修复应用

<table>
<tr><th colspan="3">长石质瓷</th></tr>
<tr><td>多用途</td><td>这类陶瓷材料主要用于金属烤瓷修复体，大多数系统能够适用于多种金属。其中许多瓷材料可能仅仅在色相和半透明性上有所不同。此外，这类瓷材料也可用于制作贴面、嵌体、高嵌体和全瓷冠</td><td>适应证：
• 前牙和后牙金属烤瓷全冠的饰面
• 金属烤瓷固定桥的饰面
• 嵌体
• 高嵌体
• 贴面</td></tr>
<tr><td colspan="3">修复材料：Willi Geller Creation（Creation International）、Ceramco 3（Dentsply）、IPS d.SIGN、HeraCeram（Heraeus Kulzer）、Noritake EX-3、Initial、VITA VMK Master、VITABLOCS、VITA PM9、VITA VM7、VM9、VM13</td></tr>
<tr><th colspan="3">热压铸瓷</th></tr>
<tr><td>白榴石增强玻璃陶瓷</td><td>白榴石增强玻璃陶瓷（IPS Empress Esthetic）依靠白榴石晶体颗粒增强玻璃陶瓷结构。这种材料因其较好半透明性，主要用于制作高美学要求的修复体。由于挠曲强度仅为112MPa[131]，这类材料主要依靠与牙体结构的粘接以获得内在的强度和长期的成功</td><td rowspan="3">适应证：
• 前牙与前磨牙区的单冠
• 贴面
• 嵌体
• 高嵌体
• 前牙与前磨牙区的三单位桥（二硅酸锂玻璃陶瓷）
• 后牙冠（二硅酸锂玻璃陶瓷）</td></tr>
<tr><td>二硅酸锂玻璃陶瓷</td><td>二硅酸锂（$Li_2Si_2O_5$）是一种高强度陶瓷材料（IPS e.max Press），其显微结构是在玻璃基质中析出70%体积的针状二硅酸锂晶体，长度为3～6μm。失蜡热压铸技术既可以制作基底然后进行饰面，也可以用高强度瓷材料直接制作全解剖形态的修复体。由于这种材料有一系列不同半透明性的瓷块可供选择，所以可用于制作高美学要求的修复体。此类材料挠曲强度约400MPa，断裂韧性为2.5MPa $m^{0.5}$。由于瓷块加热后黏度低，这种材料可以压铸到0.3mm薄，同时还能保持400MPa的挠曲强度。因此，其可以用于制作微创预备或无预备贴面。此外，二硅酸锂玻璃陶瓷修复体不但耐磨性较好，其还与对颌天然牙列有很好的磨耗相容性[132]</td></tr>
<tr><td>氟磷灰石基玻璃陶瓷</td><td>氟磷灰石基玻璃陶瓷由铝硅酸盐玻璃基质和氟磷灰石晶体组成。这类材料可用作陶瓷基底的饰面材料，以形成修复体的最终形态和颜色</td></tr>
<tr><td colspan="3">修复材料：白榴石增强玻璃陶瓷：（IPS Empress Esthetic、Noritake EX-3、Cerabien ZR）；二硅酸锂玻璃陶瓷：［IPS e.max、IPS e.max Press、OPC 3G All-Ceramic System（Pentron）、Finesse All-Ceramic（Dentsply）、Authentic（Jensen）、VITA PM9、Initial LiSi Press］；氟磷灰石基玻璃陶瓷：（IPS e.max ZirPress）</td></tr>
</table>

注4-1（续） 基于加工方法的全瓷系统分类与修复应用

机加工		
氧化钇稳定的四方相氧化锆（氧化锆陶瓷）	Y-TZP（例如，Lava冠和桥）是一种高强度、无玻璃相的多晶陶瓷材料，用于制作前后牙全冠的基底和固定桥的桥架。体外研究表明，Y-TZP挠曲强度为900～1200MPa[31]。一些Y-TZP修复系统使用CAD/CAM技术或通过蜡型复制切削技术以制作基底结构。在其表面可通过分层堆塑技术或压铸技术应用美学饰瓷进行饰面	适应证： • 前后牙全冠的基底 • 固定桥基底 • 种植义齿基台 • 嵌体 • 高嵌体 • 全解剖形态冠桥
二硅酸锂玻璃陶瓷	二硅酸锂玻璃陶瓷（例如，IPS e.max-CAD）是一种在不同阶段具有两种晶体类型和微观结构的材料。蓝色状态含有约40%体积分数的偏硅酸锂晶体（Li_2SiO_3），晶体尺寸约为0.5μm。烧结后，材料在热处理过程中转变为二硅酸锂晶体。最终烧结后的材料含有约70%体积分数的二硅酸锂晶体，晶体尺寸约为1.5μm。该材料可用于前、后牙冠修复。CAD/CAM技术可用于制作陶瓷基底和全解剖形态冠	
白榴石玻璃陶瓷	高含量白榴石玻璃陶瓷材料由白榴石晶体以及围绕单个晶体的玻璃基质组成。这些微晶体经特殊的热处理后在玻璃基质中生长，从而增强了材料的机械和物理性能，例如抗折性、抗热冲击能力和耐腐蚀性	
修复材料：氧化锆陶瓷：CEREC（Dentsply Sirona）、NobelProcera Zirconia（Nobel Biocare）、Lava Zirconia Block（3M ESPE）、In-Ceram YZ（CEREC）、ZirKon（Cynovad）、Katana Zirconia PS Block、BruxZir Solid Zirconia Crowns and Bridges、Katana Zirconia ML/HT/UT、Zirlux FC、Zenostar、Prettau Zirconia（Zirkonzahn）、Cercon HT、BruxZir Anterior Solid Zirconi、 Lava Plus；二硅酸锂玻璃陶瓷：IPS e.max CAD、IPS e.max ZirCAD；白榴石玻璃陶瓷：IPS Empress CAD		

氧化锆单冠或固定桥基底的制作方法

有两种不同的方法制造氧化锆单冠或固定桥基底：①手动控制或手动辅助设计/手动辅助制造（MAD/MAM）方法。②计算机辅助设计/计算机辅助制造（CAD/CAM）方法。

手动控制或MAD/MAM方法

这种方法称为仿形切削（copy milling），它使用精确的机械–触觉模型测量和仿形切削[133]以确保形态信息传递的精准性。首先用复合材料或丙烯酸树脂手工制作一个冠或桥基底的熔模，然后将熔模放入一台比例绘图仪中。当机器的仿形臂接触熔模时，切割臂同时用硬质合金刀具切削预烧结的氧化锆坯块。由于在烧结过程中会发生收缩，一般会使用比最终形态放大20%～25%的比例进行切削。

尽管这种切削方法比CAD/CAM系统需要更多的制作时间，但牙科技师可以在一定程度上弥补代型的缺陷，这是CAD/CAM系统无法做到的，从而创建更复杂的结构。另外，这类切削仪［即Zirkonzahn、Ceramill（Amann Girrbach）、Tizian Mill（Schütz Dental）］比典型的CAD/CAM系统需要的投资更少。

CAD/CAM方法

这种方法是利用计算机进行3D设计，用于制作单冠和固定桥基底。虚拟代型和基底都是数字化创建的，不需要制作蜡型。应用计算机控制的自动切削仪[134]加工放大的基底，然后进行完全烧结。CAD/CAM系统由扫描、设计和切削3个部件组成。每一部分都可以外包给切削中心，目前更经济的台式扫描和切削设备使小制作室也可以使用这项技术。

不同系统的扫描方法

CAM阶段的数据信息来源于CAD设计（例如，Lava Crowns and Bridges、Zirkonzahn、Everest ZS–Blanks）或扫描基底冠/桥架的蜡/复合材料代型（例如，Cercon）。在每个系统中，首先获取预备好的基牙（CAD/CAM）或基底蜡型（仅限于CAM）形态信息，并将其用数字化的方法传递至计算机显示器上。

不同的系统使用不同的扫描方法。这类扫描方法包括光学相机、接触式扫描（机械式扫描仪）和白光/彩色光/激光投影[135–136]。CEREC 3D系统（Dentsply Sirona）使用口内光学相机生成基牙预备体和相邻牙齿的数字图像。Everest系统采用电荷耦合器件（CCD）相机，通过计算、记录和合并来自15个不同角度和位置的密集点云用于生成数字3D模型[135]。Procera系统（Nobel Biocare）使用与基牙预备体石膏工作代型表面接触的扫描球或扫描笔记录代型的表面轮廓信息，然后这些信息通过电子方式发送到切削中心，进一步制作基底冠或桥架。Lava系统（Lava Chairside Oral Scanner C.O.S.，3M ESPE）使用三角测量白光光学系统实现工作模型的数字化。利用该系统，不仅可以对基牙预备体进行数字化，还可以从内部数据库或手动扫描获得的信息中生成完整的解剖轮廓。

椅旁CAD/CAM系统（E4D Dentist，E4D Technologies；CEREC 3D）为设计和制作修复体提供了另一种选择。这些CAD/CAM系统使临床医生能够：①在诊室内制取数字化印模、设计修复体和研磨修复体。②将数字化印模发送给制作室，由技师进行设计、切削（或外包给切削中心）以及分层堆塑、染色和上釉。制作室CAD/CAM系统可以是独立的系统，能够实现扫描、设计和切削修复体，或者外包给第三方切削中心制作。制作室CAD/CAM系统既可以接受口内扫描数据，也可以通过扫描诊室内获得的传统印模用来制作修复体。

CAD软件

CAD/CAM技术出现之初，大多数系统都是封闭的体系（即CAD软件信息是专门针对其CAM单元的），只允许与来自同一个制造商的设备相互兼容。封闭式系统的缺点是仅限于加工制造商提供的指定产品。近年来，越来越多的公司正在对接工业标准格式[137]，通过使用标准模板库（STL）开放文件格式，数据可以发送到任何接受STL的CAM系统。这样制作室就可以选择不同品牌的材料，而不再仅仅局限于一个制造商的技术。一般来说，CAD软件可以让操作者一步一步地设计出合适的修复体。软件程序可以模拟牙科技师制作单个金属基底冠或固定桥桥架的相同步骤（即确定颈缘、填倒凹、粘接剂间隙预留）。多个基牙情况下，可以分析就位道，必要时还可以对基牙进行外形补偿以优化就位方向。数据可以通过电子方式发送到兼容的第三方切削中心（图1～图10）。

在临床医生和制作室技师之间采用数字化印模制取技术进行临床交流时，一定要明确所使用的系统是开放式、封闭式或半开放式。椅旁CAD/CAM数字化印模系统与制作室CAD/CAM系统的兼容性可以为治疗计划制订、材料选择和修复应用提供多种选择。

CAD硬件

氧化锆基底冠或局部义齿桥架的制作可以在制作室或第三方切削中心完成，包括减法或加法技术[89]。减法技术较为常见，是从固体坯块上切割出修复体或基底。切削时间和使用的工具取决于所使用瓷块的类型（即预烧结或完全烧结）。由于预烧结氧化锆瓷块需要最终烧结才能获得最大强度，因此切削的尺寸需考虑烧结过程中的收缩量。从完全烧结瓷块中直接切削出的修复体，也就是硬加工的方式形状会更准确，尺寸也会更精确[138]。然而，硬加工需要更多的时间，加工设备的磨损更严重，设备寿命也较短。此外，陶瓷表面出现微小裂纹的风险也更大。软加工过程中不会出现表面缺陷，因为修复体外形是在烧结之前切削完成的。切削预烧结瓷块所需时间较短，对加工刀具的磨损也较小。然而，形状和轮廓的准确性对于软加工修复更为重要，因为烧结收缩必须得到完全的补偿和控制。这两种系统都会产生

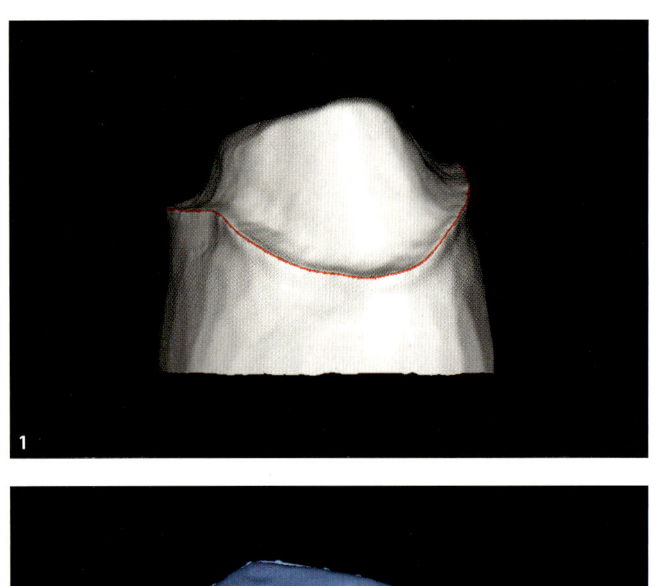
1

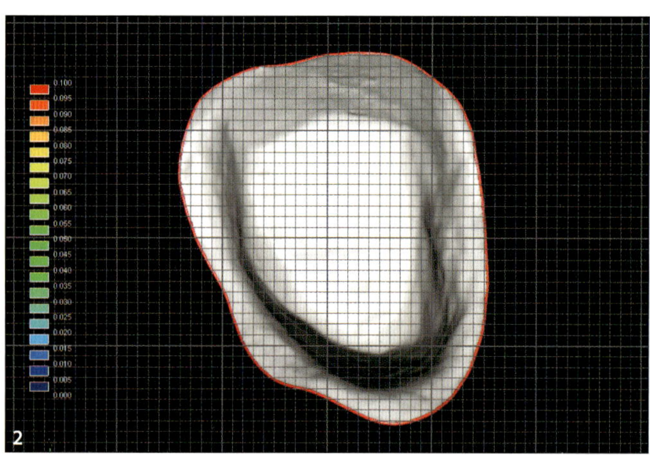
2

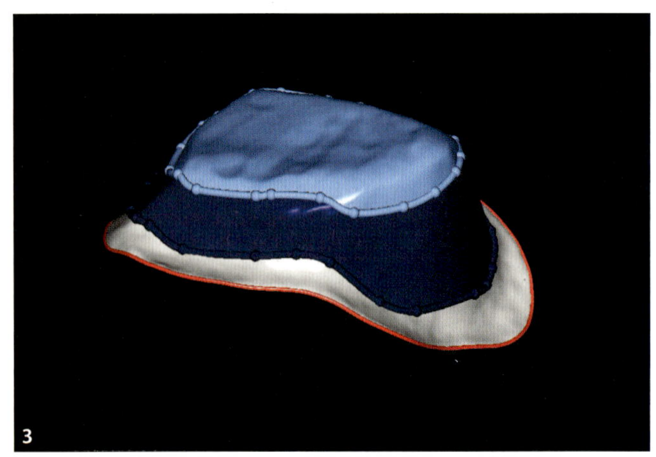
3

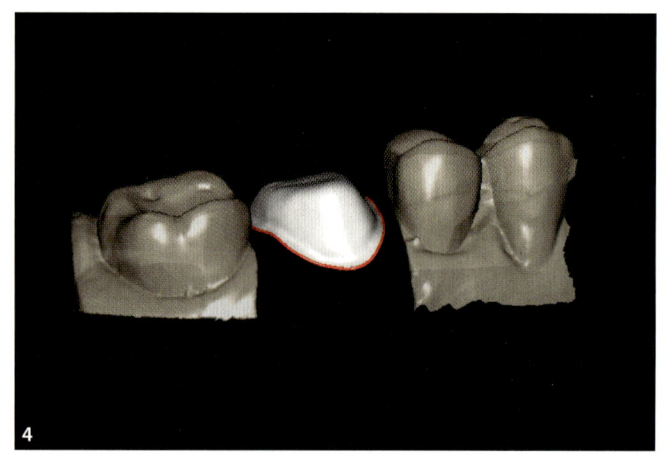
4

大量的原材料浪费。氧化锆瓷块上有一个显示密度的条形码；CAM系统通过密度值来确定放大比例，以补偿烧结过程中的收缩。

加法技术是在代型上添加材料来制作修复体或局部义齿的基底。当使用氧化锆材料进行加法加工时，首先需要制作一个放大的金属代型以补偿烧结过程引起的收缩。然后将氧化锆粉末逐层添加到金属代型上，等静压下压实形成粗坯。在粗坯上，利用CAM切削程序形成修复体或基底的外部轮廓。然后从代型上取下修复体或基底，并在1550℃下烧结。

另一种可供选择的加工方法是选择性激光烧结或熔化，目前主要用于制作金属基底，氧化锆中的应用仍处于研发中。激光烧结法利用CAD数据创建三维自由形式的对象。用扫描激光束将薄层热熔粉末熔合逐渐形成修复体或基底。每个扫描层代表修复体或基底CAD模型的数学横截面。这种加工方法的优点是速度快，而且不浪费原材料。

3D扫描和基底设计（Lava软件）

图1显示的是计算机边缘修整前上颌磨牙预备体的虚拟模型。红线表示计算机软件自动检测的边缘位置。图2显示的是自动检测的倒凹，标尺显示了倒凹充填材料的厚度。图3为修复参数的设置——厚度、粘接剂间隙、尖锐线角的调整。技师可以将

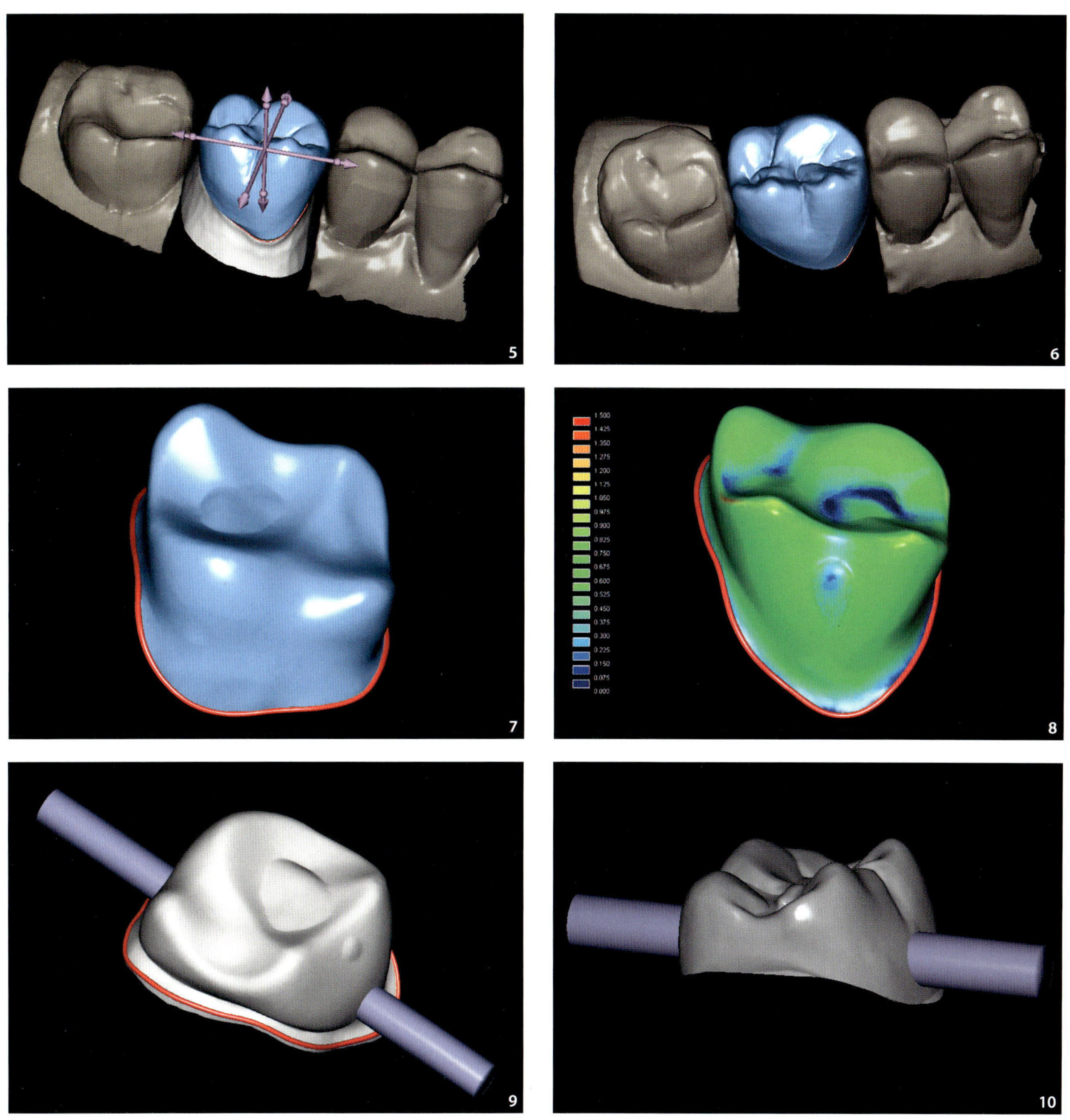

粘接剂间隙设计为0～100μm。请注意，浅蓝色（绿松石色）表示对锐利的线角进行了钝化处理。计算机生成的基底冠与邻牙放置在一起（图4）。利用数据库生成全解剖修复体，并使用模型工具对外形进行修改（十字箭头）（图5）。患者牙齿数据库可以按照设计偏好进行个性化定制。图6展示了对全解剖修复体的接触、咬合和外形调整完成后的情况。图7显示的是自动回切饰瓷空间。颜色代码可以指示基底厚度（图8）。图9显示的是经过正确设计的基底冠，可以支持所选的饰瓷材料。为切削过程设置虚拟铸道。图10显示添加了虚拟铸道的全解剖修复体。准备用于打印蜡型或切削。

Scanning courtesy of 3M ESPE and Valley Dental Arts Laboratory.

打磨对氧化锆基底的影响

表面打磨对氧化锆的影响在文献中仍存在争议，与发生相变的氧化锆体积比有关，主要取决于t·m相变的亚稳定性、打磨的严重程度以及局部产生的温度[139-143]。陶瓷打磨可能会产生两方面的作用[144]。一种认为，打磨可以提高Y-TZP氧化锆的强度[145]。如前所述，打磨产生微裂纹，导致表面相变增韧。事实上，这种转变本身引起表面几微米的体积增加，导致表面残余压应力的产生[146]。相变也导致氧化锆表面粗糙度的增加。表面压应力的存在能够阻止微裂纹扩展，从而提高了氧化锆的挠曲强度[145]。

另一种观点认为，表面打磨可形成深的表面缺陷，作为应力集中点使断裂韧性下降[84,147]，如果材料的表面缺陷深度超过打磨诱导的表面压应力层，则会降低材料的挠曲强度[84,139-148]。Kosmac等[139]发现，表面打磨和喷砂磨损对Y-TZP陶瓷的强度的影响有抵消作用。表面打磨降低了平均强度和Weibull模量，而喷砂研磨则具有强化作用，但同时会降低预制氧化锆的可靠性。喷砂研磨比机械打磨更能有效诱导t·m相转变，从而提高陶瓷的平均挠曲强度[140]。Guazzato等[71]研究了喷砂研磨、打磨、打磨方向、抛光和热处理对Y-TZP陶瓷表面挠曲强度的影响。结果表明，如果后期不进行热处理，喷砂研磨和打磨可提高牙科Y-TZP的强度。精细抛光会去除压应力层，从而降低材料的平均挠曲强度[71]。

Curtis等[149]研究了修复体粘接前表面改性处理对氧化铝的影响，包括临床医生常用的氧化铝喷砂和粗化打磨。结果如下：氧化铝喷砂会同时引起表面粗糙度降低和表面压应力层形成，进而使材料的双轴挠曲强度得到提高；而粗磨由于增加了表面粗糙度，导致材料的双轴弯曲强度和Weibull模量显著降低[149]。因此，仍然需要对氧化锆基底表面处理的长期临床效果进行进一步研究，才能最终选择出最优的处理方案。一些制造商建议使用压力不超过30psi的气压喷砂。

制作室和临床操作会影响全瓷修复的成功率与强度。在外形调整、咬合调整或去除影响修复体适合性的内部缺陷时，都会造成损伤[89]。目前正在使用不同氧化锆系统的牙科技师和临床医生一致认为，进行适合性调整时首选的方法是调磨基牙，而不是手动打磨修复体组织面，因为在制作室和临床过程的打磨会意外损坏氧化锆基底（即微裂纹、产热、基底冠穿孔），导致早期失败[89,150]。然而，如果缺陷是在基牙边缘位置，则应在氧化锆基底上进行内部调整。Kosmac等发现[139-140]，使用粗颗粒的金刚砂车针以150000r/min的高速打磨，会导致局部温度超过发生m·t反向相转变的温度。如前所述，四方相转变为单斜相会增加挠曲强度。而局部产热导致的逆相变会降低挠曲强度。Swain和Hannink[151]证明，在水冷下用91μm粒度的金刚石砂轮（3300r/min）进行磨切有利于保持单斜相，进而维持挠曲强度。当然需注意的是像这样保持单斜相的方法并不是可取的，因为如果一旦进一步施加应力，可能会导致失败。

金刚砂砂粒的数量、形状和尺寸是打磨过程中需要考虑的重要参数。随着金刚砂粒度的增加，磨切效率也随之增加[152]。然而，磨切效率与粒度之间的关系不一定是线性的。Yin

等[153]发现，使用粗金刚砂车针能将长石质瓷的磨切效率提高约15%，而对氧化锆的磨切效率提高了近50%。使用粗金刚砂车针增加了表面裂纹形成的倾向，同时造成强度降低[154]。因此，要调磨氧化锆基底，多数牙科技师或者使用带有水冷的高速手机或者使用低速手机，在轻压下用粒度均匀的金刚砂车针进行调磨。如果在修复体内部进行调磨，金刚砂车针的尺寸、形状和颗粒数量会影响表面粗糙度和裂纹深度，从而影响挠曲强度[84]。对于口内调磨已粘接的高强度陶瓷修复体（即氧化锆），建议使用专门切割高强度材料的30μm或15μm圆头锥形金刚砂车针（8856DF或8856DEF，Brasseler USA）。

CAD/CAM技术的进展

计算机技术的应用已成为临床医生修复工作的一个重要部分。虽然就牙科领域而言，CAD/CAM是一项比较新的技术，但其在汽车、医疗和航空航天工业领域的应用已经有相当长的时间。精确扫描设备的发展、软件功能的扩展、CAD/CAM系统的精密切削以及新的非金属材料的研发使牙科成为CAD/CAM技术发展最快的学科之一。这项技术将改善牙科技师和临床医生之间的依赖性，增强两者之间的交流与理解。以前，椅旁和制作室CAD/CAM系统是相互独立的。而现在，椅旁和制作室的数字化工作流程可以结合起来。过去，传统金属修复体的主要制作流程是制取印模、制备模型、制作蜡型和铸造。而计算机辅助技术可以直接将基牙预备后的形态数字化，在制作室中可以根据这些数据同时设计和切削模型和瓷修复体或基底。这些技术的进步可以减少制作室时间以及人工方法产生的固有误差，同时使修复体的最终效果更佳且更易预测。

数字化技术的进步也极大地促进了陶瓷材料的研发。CAD/CAM技术彻底变革了陶瓷材料的应用（例如，氧化锆、二硅酸锂），使我们能够用具有高结晶度和良好机械性能的陶瓷材料制作修复体。CAD/CAM技术能够使用传统陶瓷加工技术无法使用的生物材料来制作具有低孔隙率和低残余应力的修复体[155]。作为一种高强度陶瓷材料，氧化锆陶瓷因具有良好的生物学、机械和光学性能，目前已成为CAD/CAM技术的常规材料，在保存、修复和种植牙科中得到广泛应用。氧化锆可用于制造全冠和部分冠、固定桥、联冠、桩和/或核、种植基台、种植体和各种氧化锆辅助部件（精密附着体、正畸托槽、切割钻和外科钻）[156]。而另一种陶瓷材料二硅酸锂玻璃陶瓷也显著增加了全瓷修复体的临床应用。这种陶瓷系统可以通过多种方法进行加工，包括传统热压铸工艺加工和CAD/CAM切削技术。虽然最终产品都归属于二硅酸锂玻璃陶瓷，但其挠曲强度略有不同：热压铸材料约为400MPa，而烧结后的CAD/CAM材料约为360MPa。二硅酸锂玻璃陶瓷（IPS e.max Press）可用于制作贴面、嵌体、高嵌体、前后牙冠、前牙区和前磨牙区的固定桥、种植体上部结构、混合基台和基台一体冠。

材料科学与技术的持续发展有可能提高临床修复的可预测性和可靠性。牙科CAD/CAM技术将与多学科深入融合，同时在精度、通用性、可重复性和成本效益方面持续发展。

当前全瓷修复体的临床表现

牙科专业人士、材料科学家和工程技术团体在开发更强、更可靠的陶瓷材料方面付出了大量的资源与努力。与之前的材料相比，当前的陶瓷材料具有更好的物理和机械性能，其临床表现也在长期临床研究中得以证实[23,26,56,89,122,157–203]。然而，这些高强度陶瓷修复体的机械性能不仅取决于材料的微观结构，还取决于基底和修复体的制造工艺[32,71,204–205]。修复体制作和试戴过程中不恰当的处理都会直接影响全瓷修复体的临床生存率[89]。大量的研究分析了切削、热处理、表面处理以及打磨和抛光操作对高强度陶瓷（例如，氧化锆）临床表现的影响。许多因素都会影响这些高强度修复体的临床性能，包括饰瓷工艺[89]、基底材料和饰瓷厚度[89]、不同的基底表面处理[89]、基底和修复体的设计[206–207]、低温老化[89,205,208]、水门汀的模量和厚度[89]、邻面轴壁高度[89]、负荷条件[89]以及饰面瓷和氧化锆基底的热相容性[209]。

尽管过去和目前的临床与试验室研究对全瓷修复体的临床性能都有良好的报道，但文献回顾也表明[84,89,132,139–140,144–145,147,149–151,153,200,204,206,209]，单纯提高这些生物材料的物理和机械性能，不一定能显著提高其未来的临床寿命，可能还需要充分地理解这些材料所使用的特定技术。正如所述，“重要的不是你用什么材料，而是你如何使用它。”

Sections adapted with permission from Helvey GA. Zirconia and computer-aided design/computer-aided manufacturing (CAD/CAM) dentistry. Funct Commun Esthet Restorative Dent 2007;1(3).

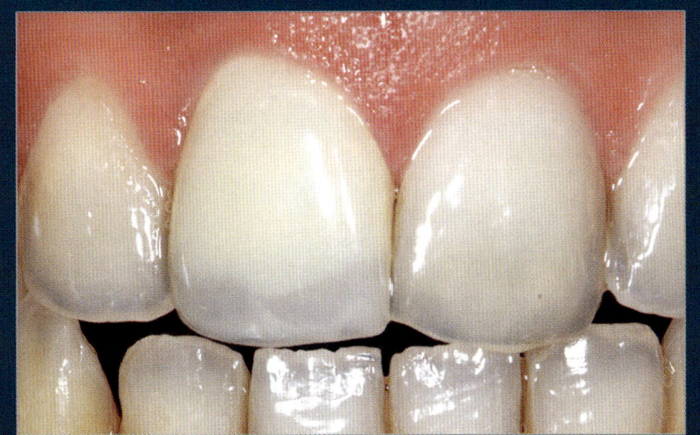

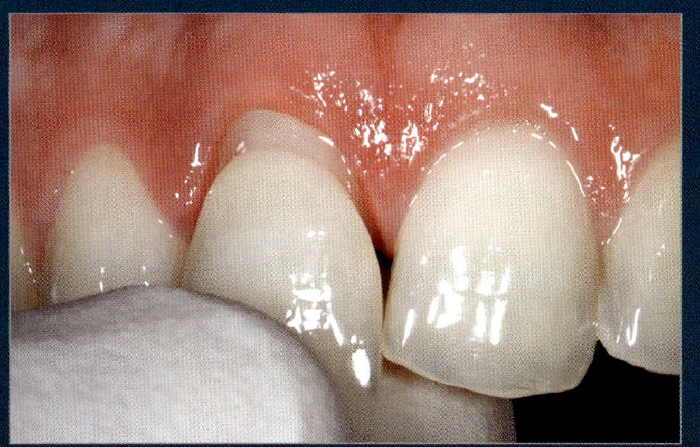

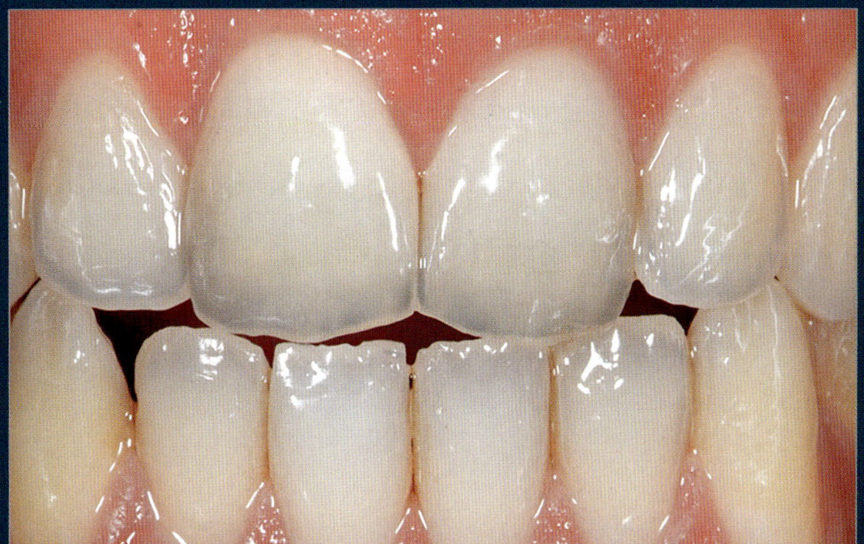

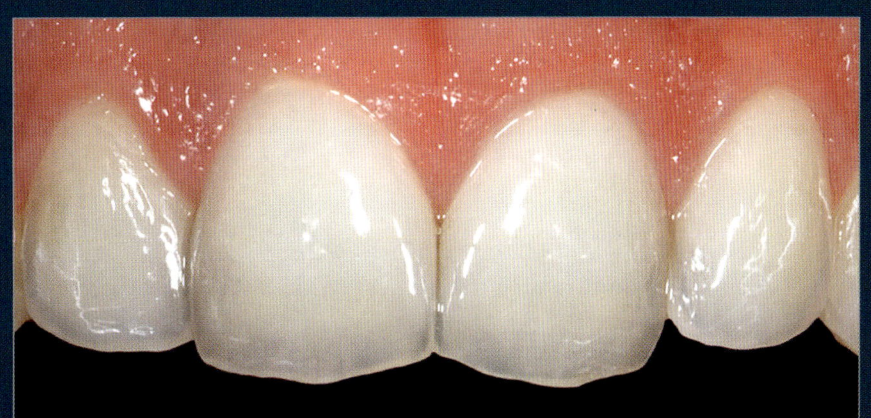

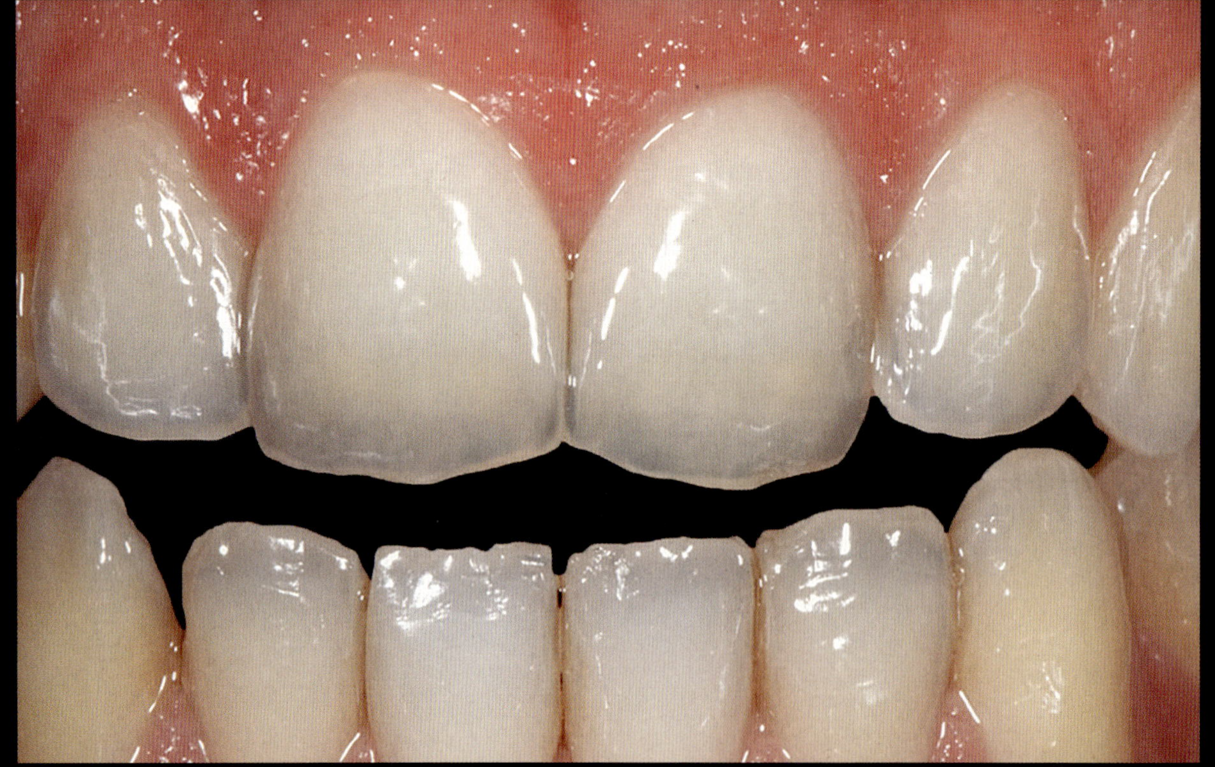

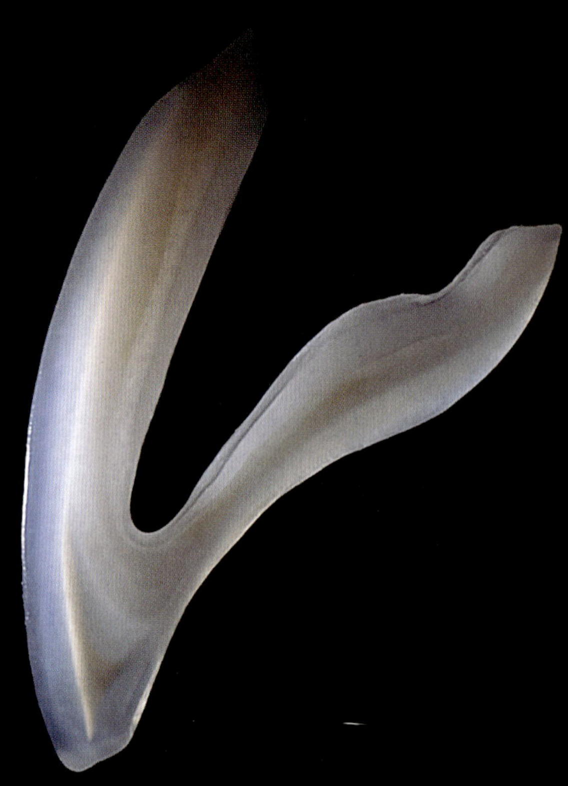

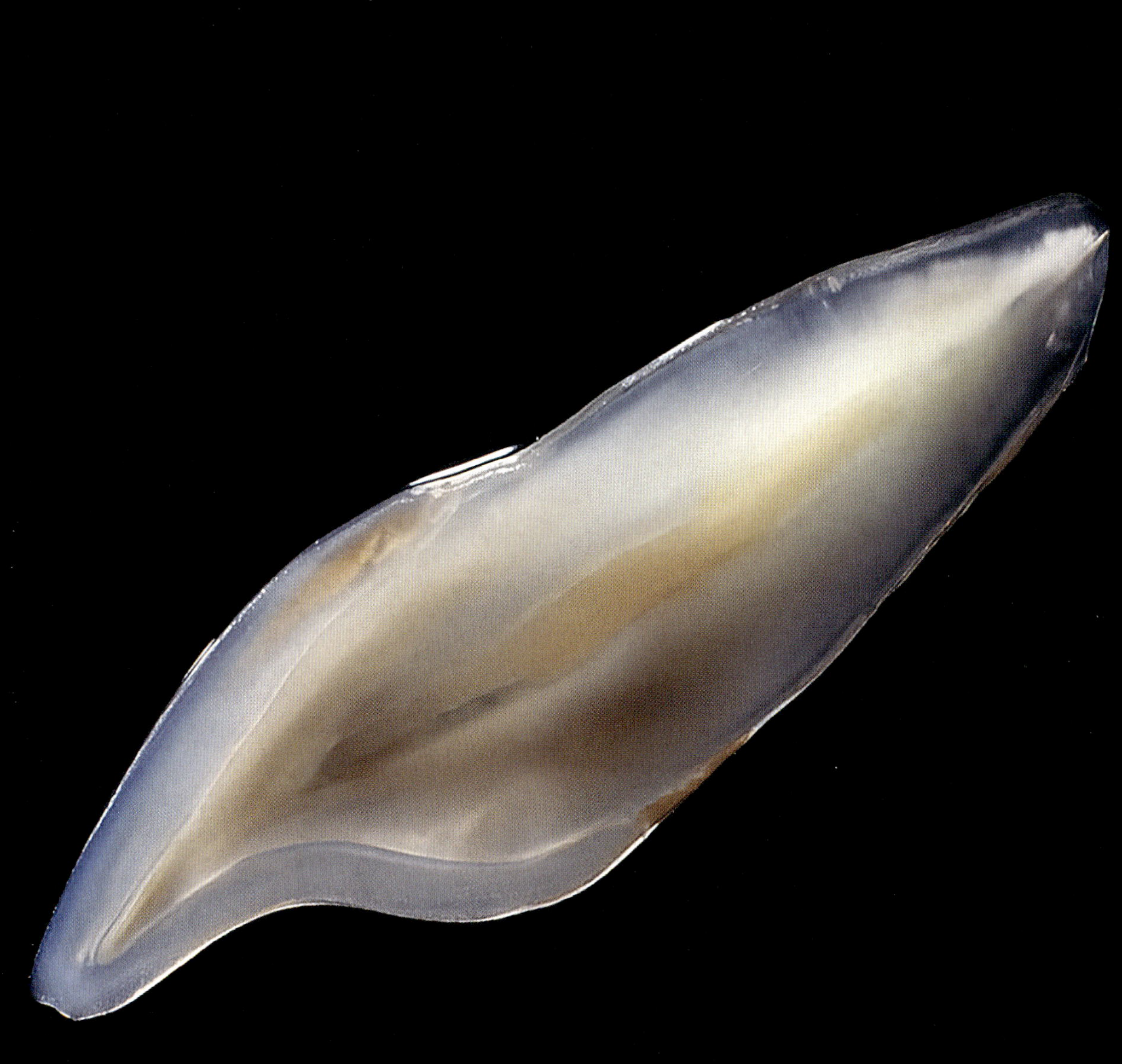

Claude Sieber, CDT, MDT

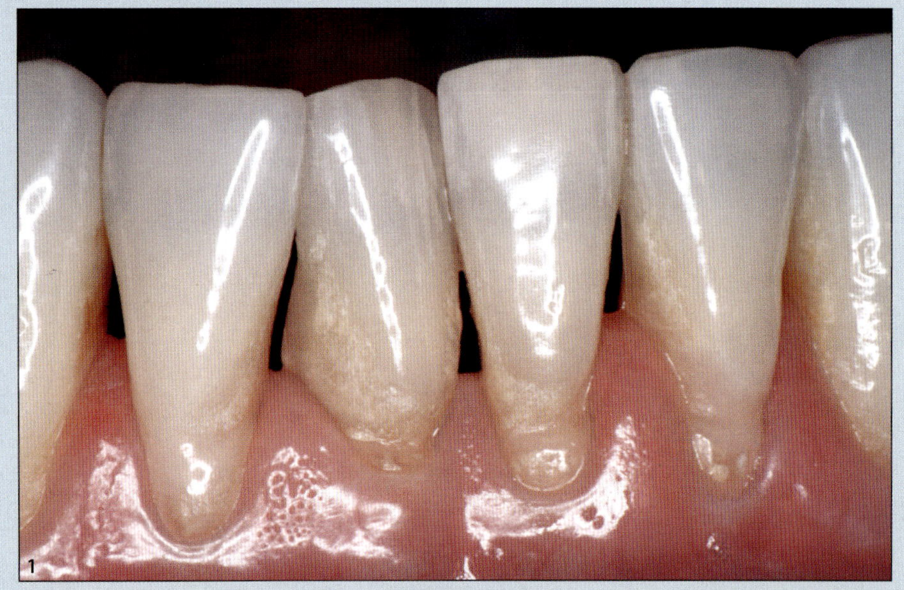

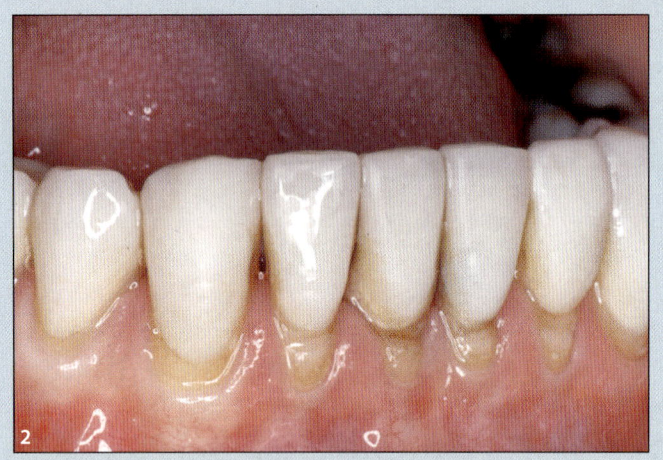

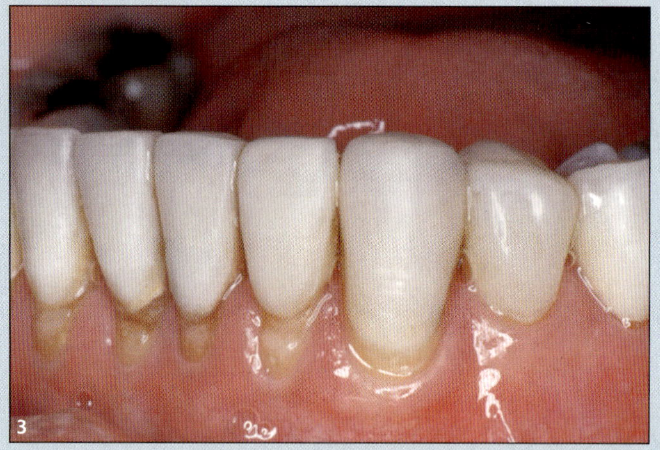

长石质瓷贴面

耐火代型技术

患者的下颌前牙呈现Ⅲ类牙龈退缩。图1显示牙齿与软组织之间的关系不协调，表现为龈边缘不规则，同时伴有下颌牙齿大小、形状、轮廓以及方向的不一致。采用自固化型树脂（ZETA CC，VITA）制作长期佩戴的临时修复体，在切牙的切缘位置进行回切后，用透明树脂再现牙齿的内部特征。临时修复体的边缘位置为外科医生恢复软组织的预期位置提供了指导（图2和图3）。

图4和图5显示了结缔组织移植术后的效果。通过以循证牙科医学为基础的术前设计，术后实现了预期的效果。软组织恢复4个月后，去除最初的临时修复体，完成基牙预备体的精修（图6～图11）。制取加聚硅橡胶印模，连同口内数码照片、比色片、比色照片、详细的比色示意图、咬合记录以及功能性和美观性的面弓转移一起送达制作室。传递给技工的信息还应包括一份详细的记录，内容包括对患者的病史和个性化需求的描述和一些其他的具体需求，例如基牙的颜色、所选的陶瓷材料以及在粘接修复体要使用的树脂水门汀的颜色和类型。

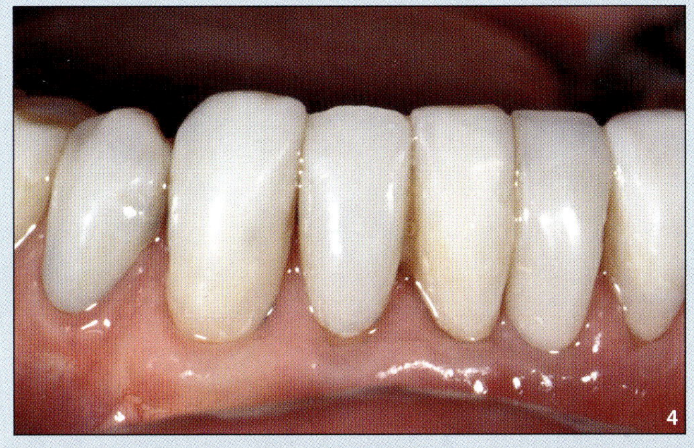
4

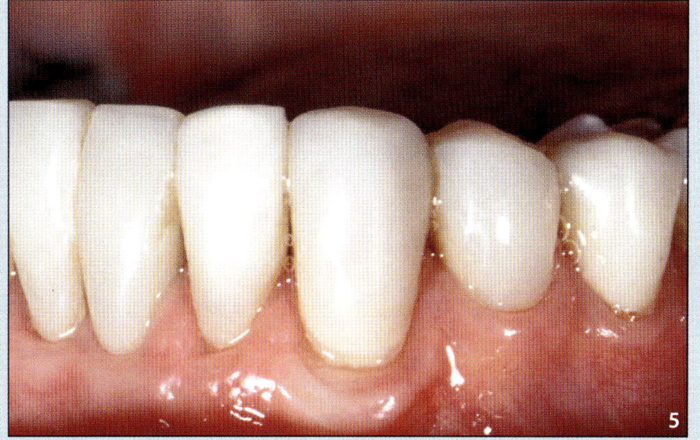
5

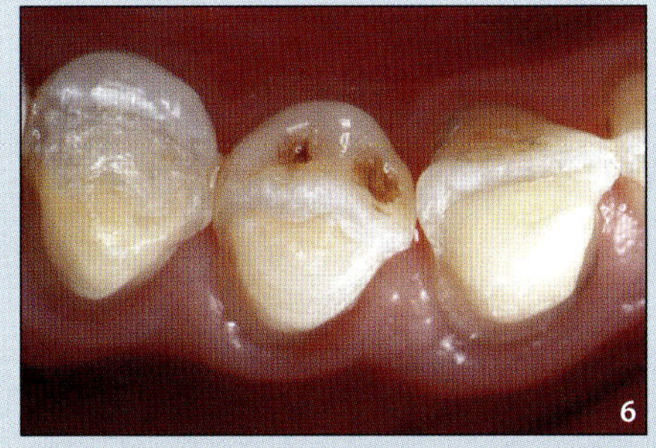
6

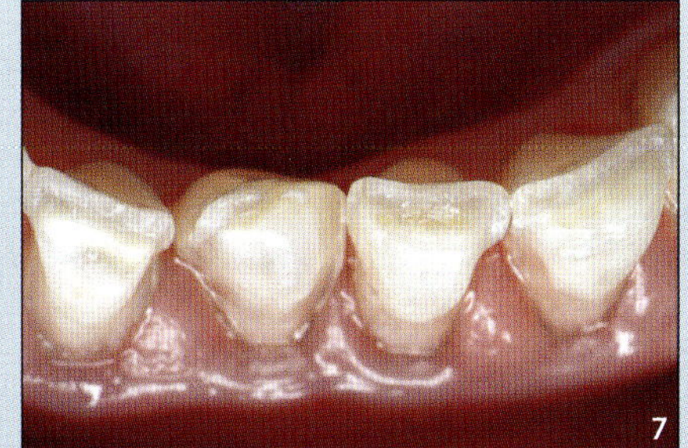
7

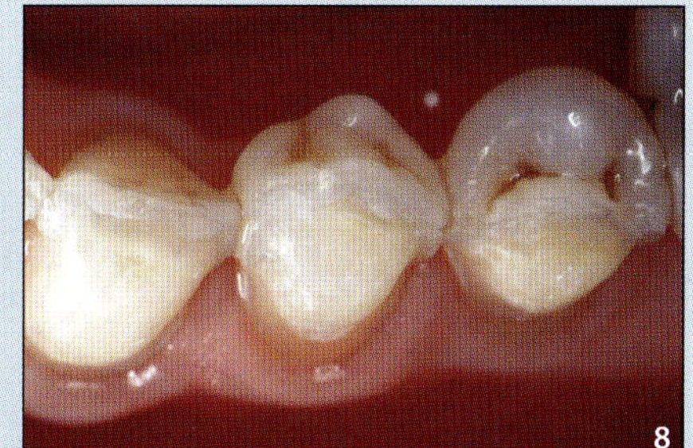
8

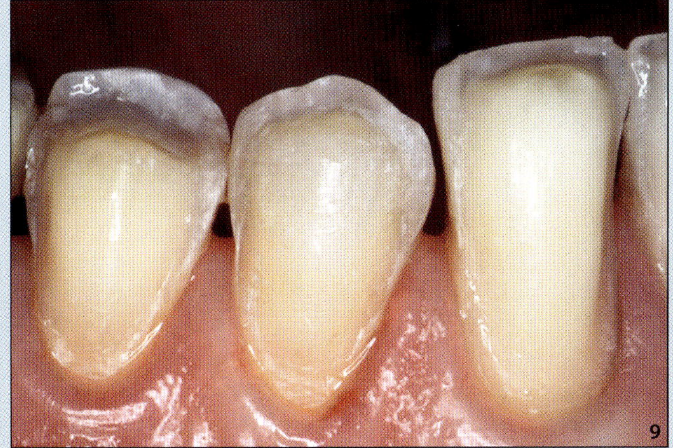
9

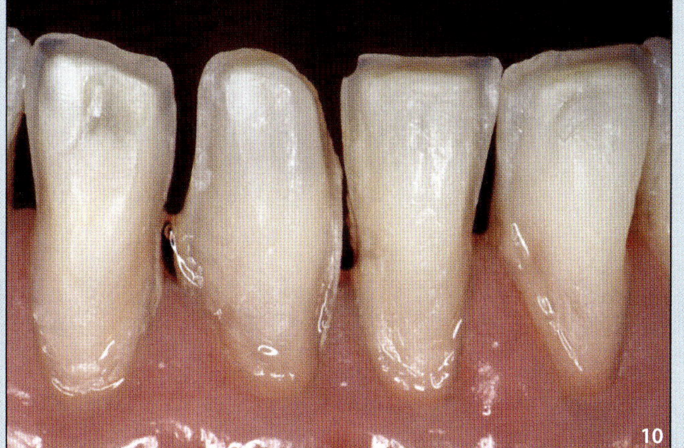
10

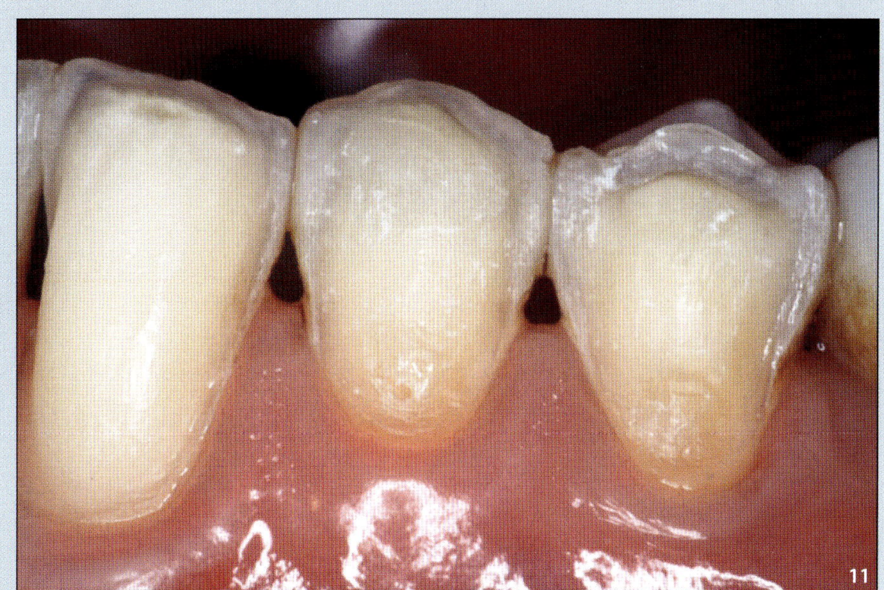
11

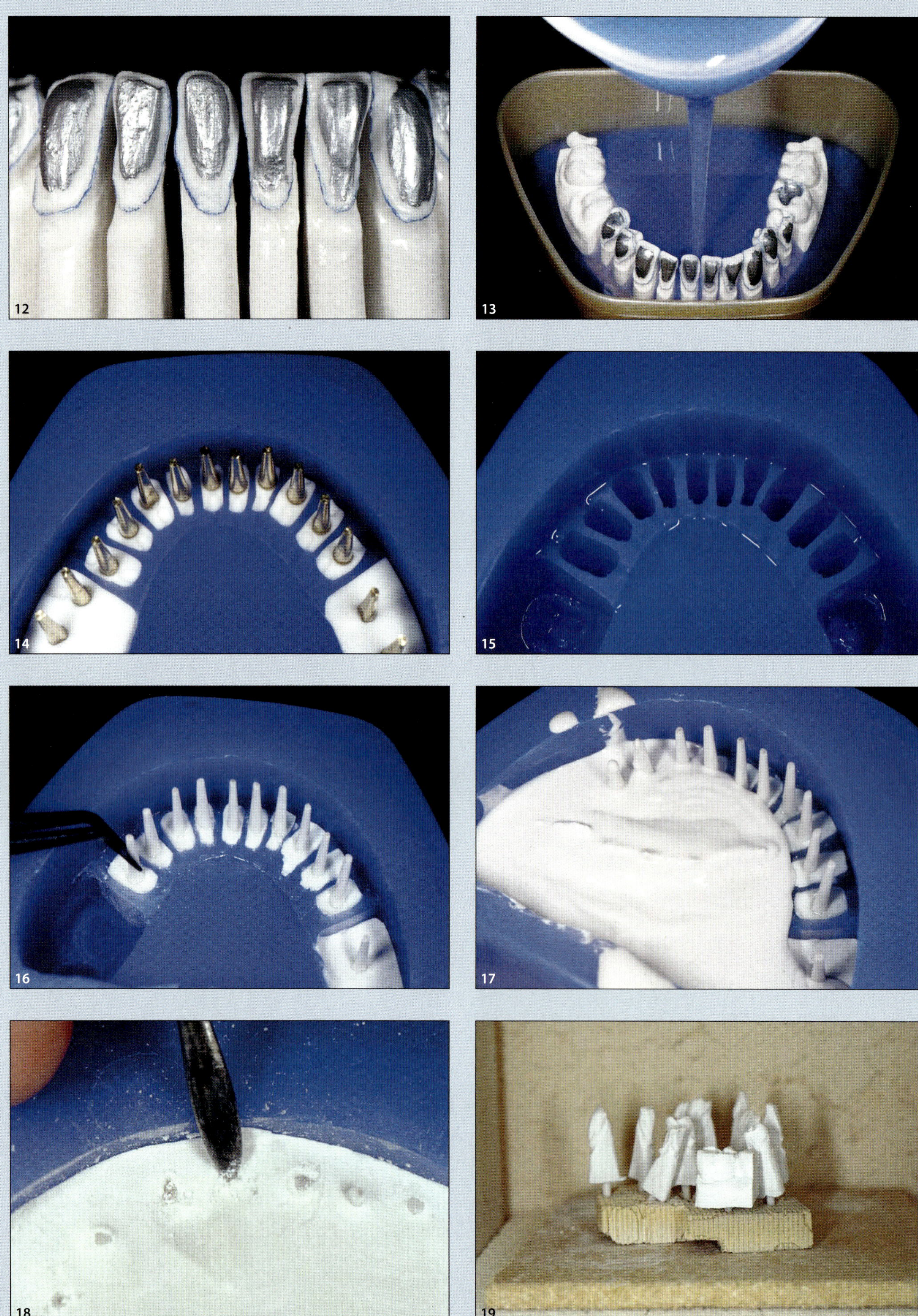
12
13
14
15
16
17
18
19

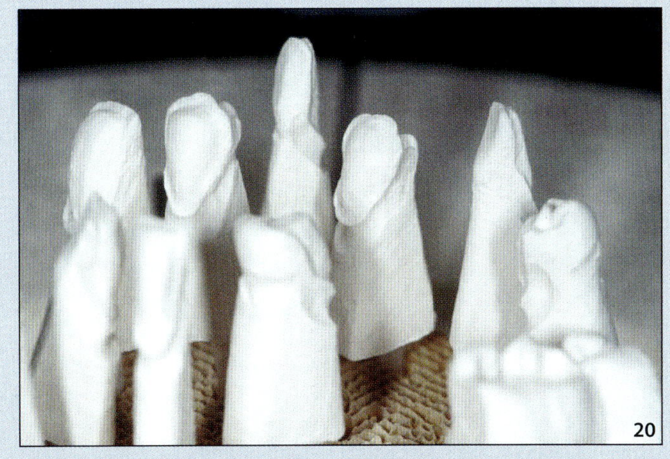
20

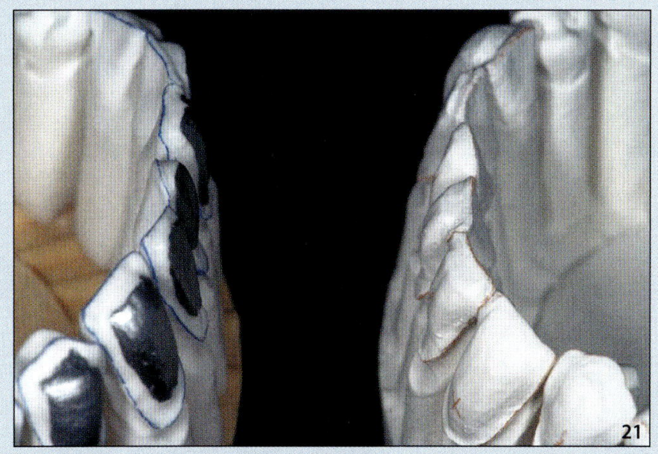
21

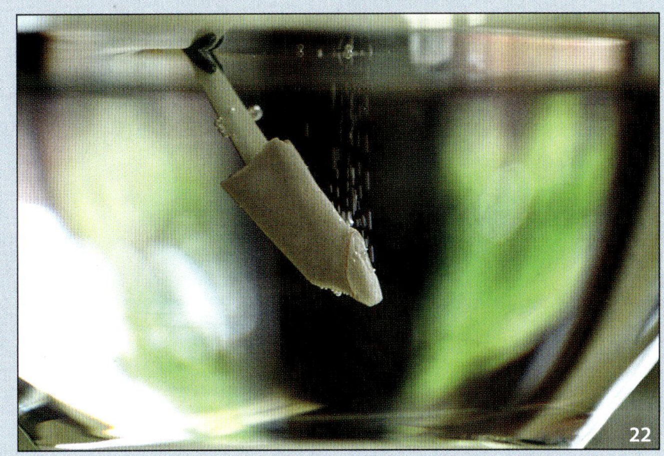
22

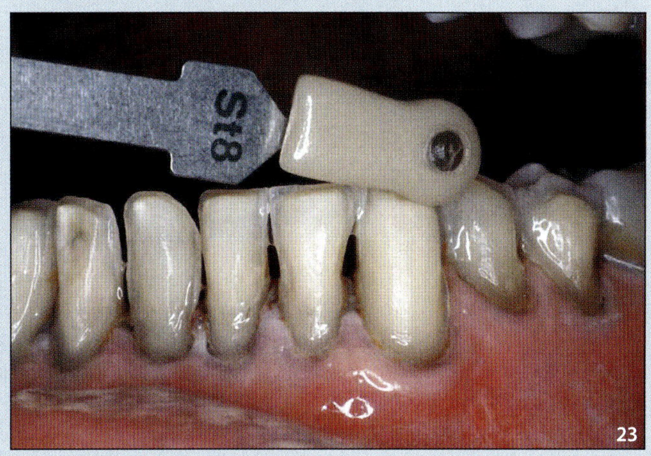

23

图12显示了制作完成的工作模型钉代型。注意在各代型之间要留出足够的空间，使硅橡胶有一定厚度能够达到理想的强度。使用硅橡胶材料复制工作模型钉代型（图13）。图14所示为处于复制过程中的工作模型钉代型。从硅橡胶阴模中取出代型（图15），静置40分钟使其凝固。将耐火材料倒入硅橡胶阴模中，并将代型钉彼此平行放置（图16），静置2小时使其凝固。用速凝石膏灌底座（图17）。速凝石膏可以防止水分进入到模型中，如果水分进入会增加工作代型的易碎性。为避免损坏代型的边缘，用调拌刀将每个代型在硅橡胶中压实（图18）。

从硅橡胶中取出耐火代型，在高温炉中放置1小时。将炉中温度从室温缓慢升高至760℃以排出氨气（图19）。然后将代型放入烤瓷炉中，并将温度从室温升至1050℃，以增加耐火材料的硬度（图20）。耐火模型与最初的工作代型完全相同，但在贴面加工过程中，耐火模型能够承受更高的温度（图21）。在初始的分层堆塑过程中，代型表面的多孔结构可以非常迅速地吸收陶瓷中的水分。为了保持瓷泥的恒定水分，需先将代型放入蒸馏水中浸泡（图22）。对于技师来说，在堆塑瓷层的过程中，查看基牙的颜色是十分重要的，因为基牙的颜色将决定选用瓷粉的遮色程度或半透明性。基牙的变色区域可采用不透明的瓷粉进行遮盖，而颜色自然的牙本质可以使用半透明性更佳的瓷粉来呈现（图23）。

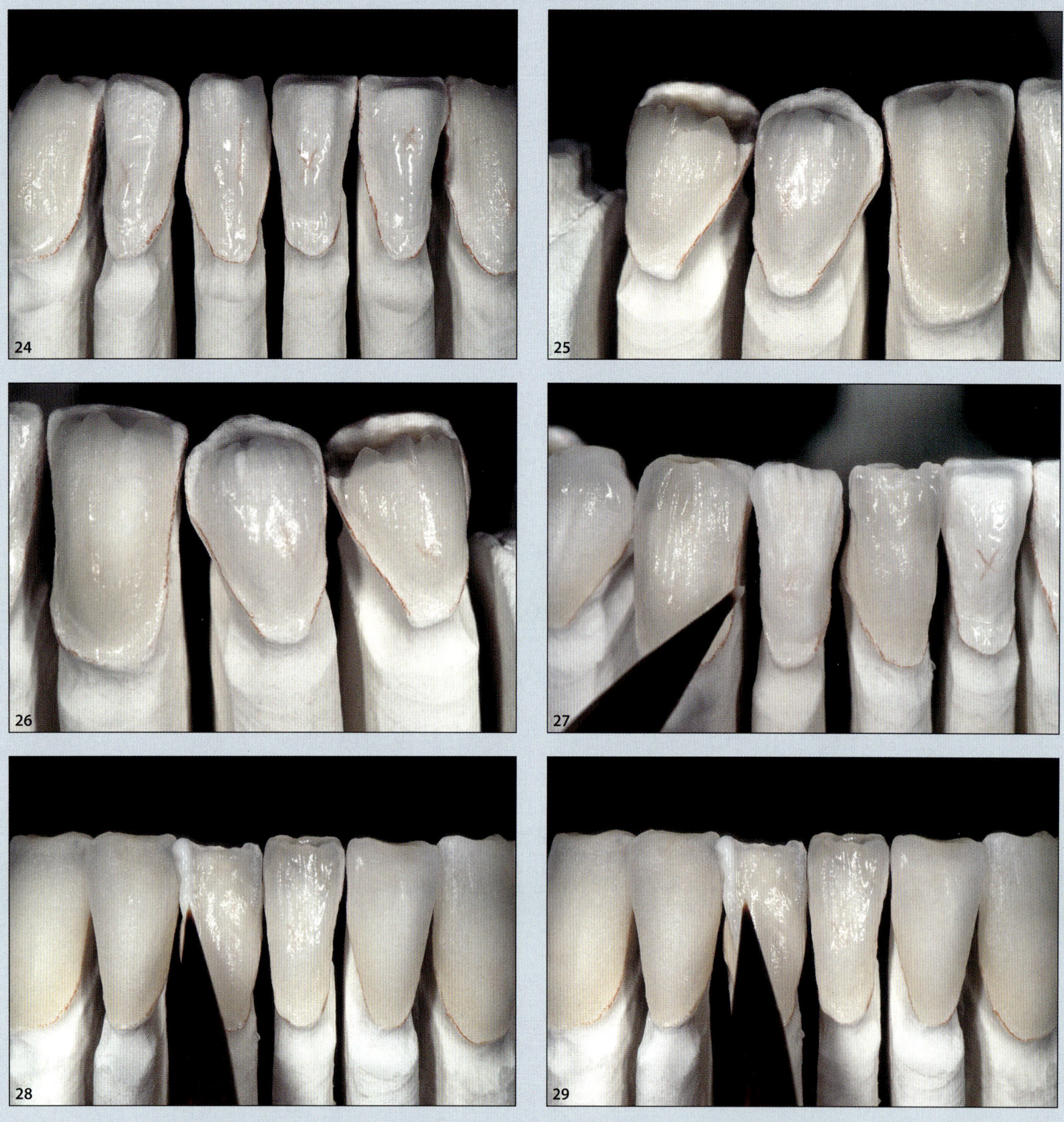

在代型上堆塑半透明瓷粉作为表面折射层，可以使光线在各个方向上散射，提高修复体的明度。在标有红色X的特定变色区域（图24），堆塑不透明瓷进行遮色（图25和图26）。第一次烧结后，技师可以使用不同颜色和透明度的瓷粉进行校正。这种颜色的变化会使修复体内部呈现3D效果。每个瓷贴面都有各自不同的堆瓷方法。上瓷的小毛刷底部宽、头部尖，以便使其底部能够存留充足的水分，保持瓷粉中的水分恒定。较细小的头部便于将少量瓷粉堆塑在特定区域，从而创造出颜色的变换，进而呈现出更佳的美学效果（图27～图29）。

在完成堆塑、表面纹理修饰、上釉和最终抛光后，应将每个瓷贴面单独在未修整的石膏模型上复位检查。未修整的石膏模型可以模拟临床情况，也不存在代型移位的问题。采用不同的就位顺序调磨并抛光每个瓷贴面的邻面接触点，达到理想的邻接关系（图30和图

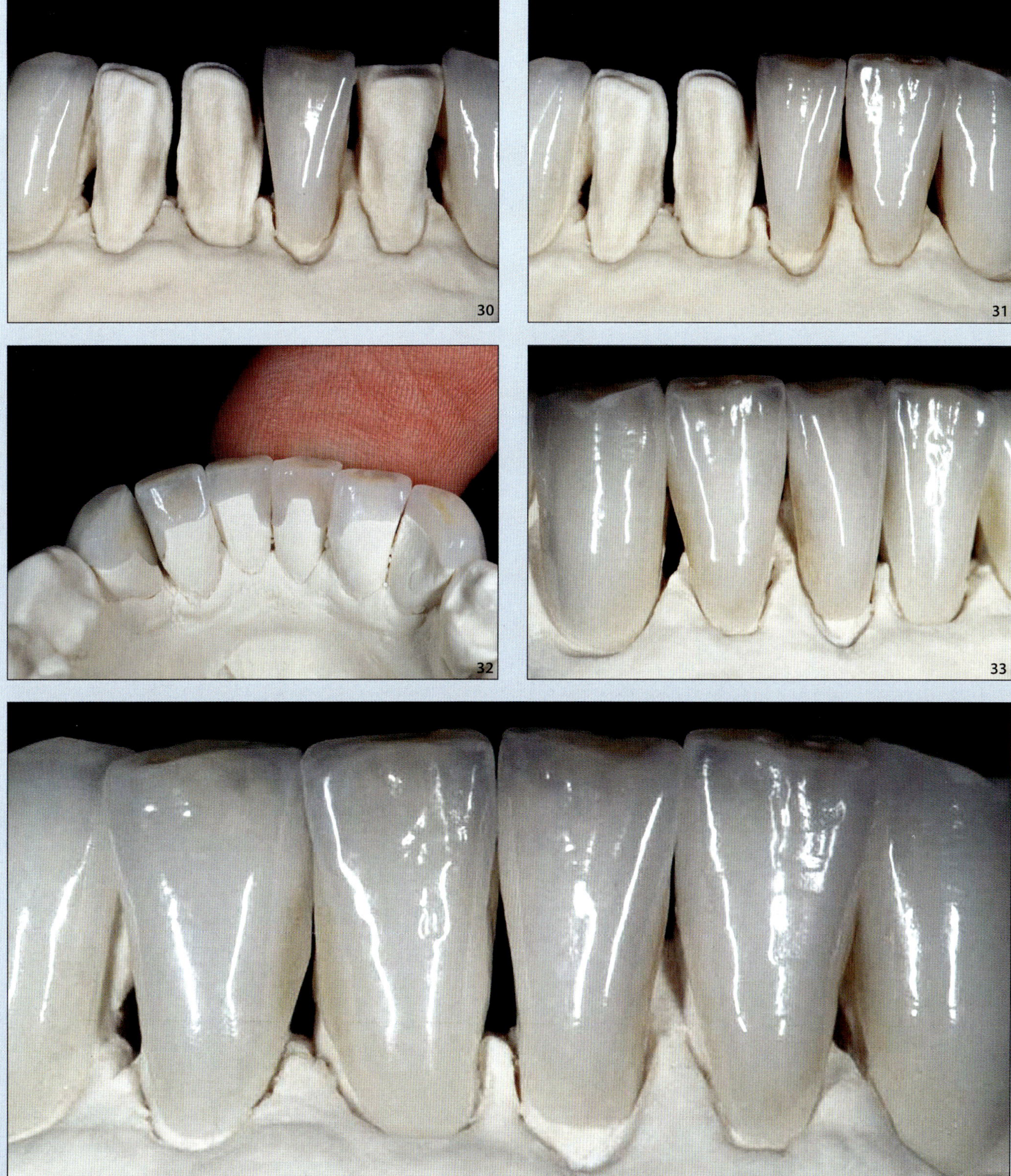

31）。所有邻接调磨和抛光完成后，将全部瓷贴面在石膏模型上就位，从唇面向每个瓷贴面加力，观察瓷贴面是否发生移动或者轻微移位。只有制作室的精细制作才能确保临床戴牙的顺利（图32和图33）。图34显示的是邻接关系良好的瓷贴面制作完成并在模型上就位的情况（Initial，GC America）。

Laboratory work and photography courtesy of Olivier Tric, MDT.

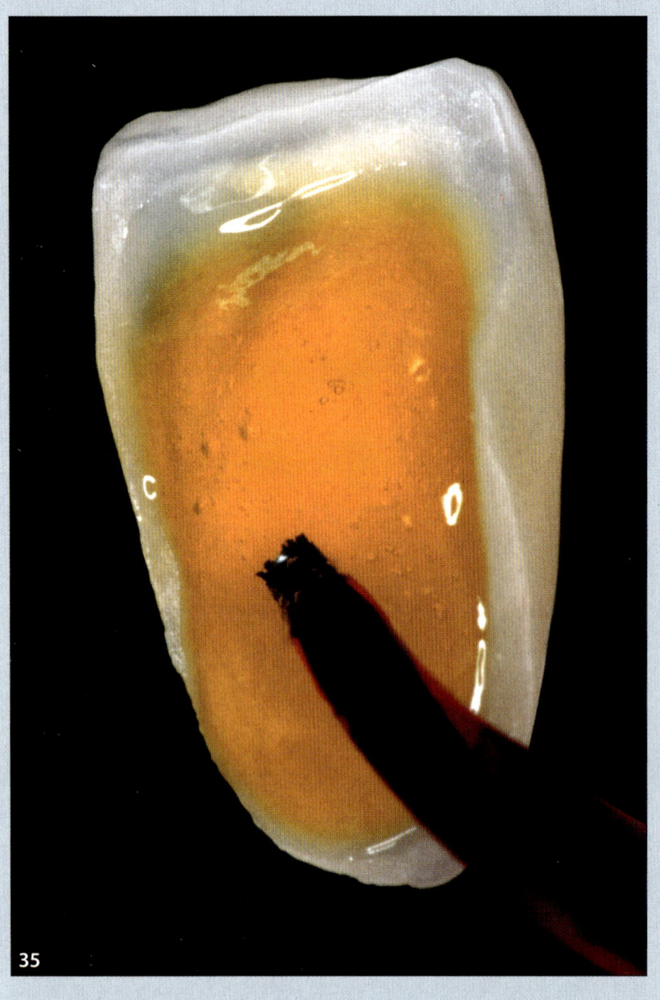
35

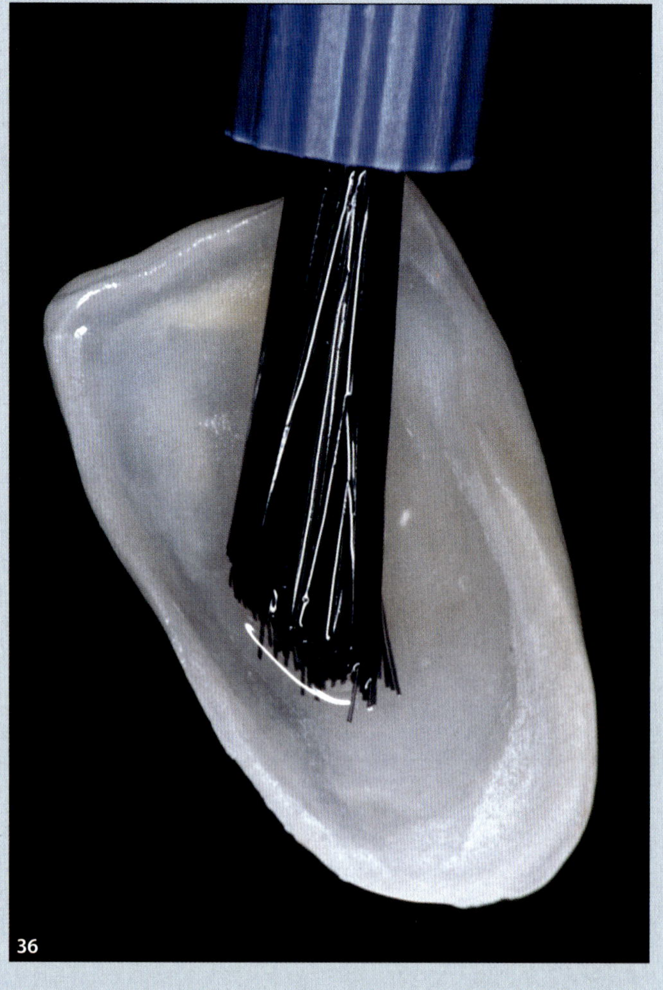
36

复合树脂和二氧化硅基陶瓷材料之间的可靠粘接是通过两种机制形成的，即氢氟酸（Porcelain Etch，Ultradent）提供的微机械嵌合和硅烷偶联剂（Porcelain Bond Activator与Clearfil SE Bond Primer的混合物，Kuraray）提供的化学结合（图35和图36）。采用改良隔离屏障技术，用金属薄膜将基牙与邻牙分隔开，在龈沟中注入排龈膏（Expasyl，Kerr），使游离龈收缩并去除龈沟液（图37和图38）。贴面预备体表面采用2%的氯己定（Consepsis，Ultradent）清洁，冲洗并吹干（图39）。将37.5%的磷酸凝胶（Gel Etchant，Kerr）涂在基牙表面上，处理15秒后，冲洗并轻轻吹干（图40）。均匀涂布粘接剂（OptiBond Solo Plus，Kerr / Sybron），吹成薄层后光固化（图41）。瓷贴面的内表面涂布双固化树脂水门汀（Nexus 2，Kerr），将两个贴面准确就位。使用湿刷技术，用#00貂毛刷刷去多余的树脂水门汀，剩余少量水门汀以补偿聚合收缩（图42）。同时从唇侧和舌侧进行光固化40秒，然后用手术刀片（#12 BD Bard-Parker，BD Medical）清除多余的树脂水门汀（图43）。

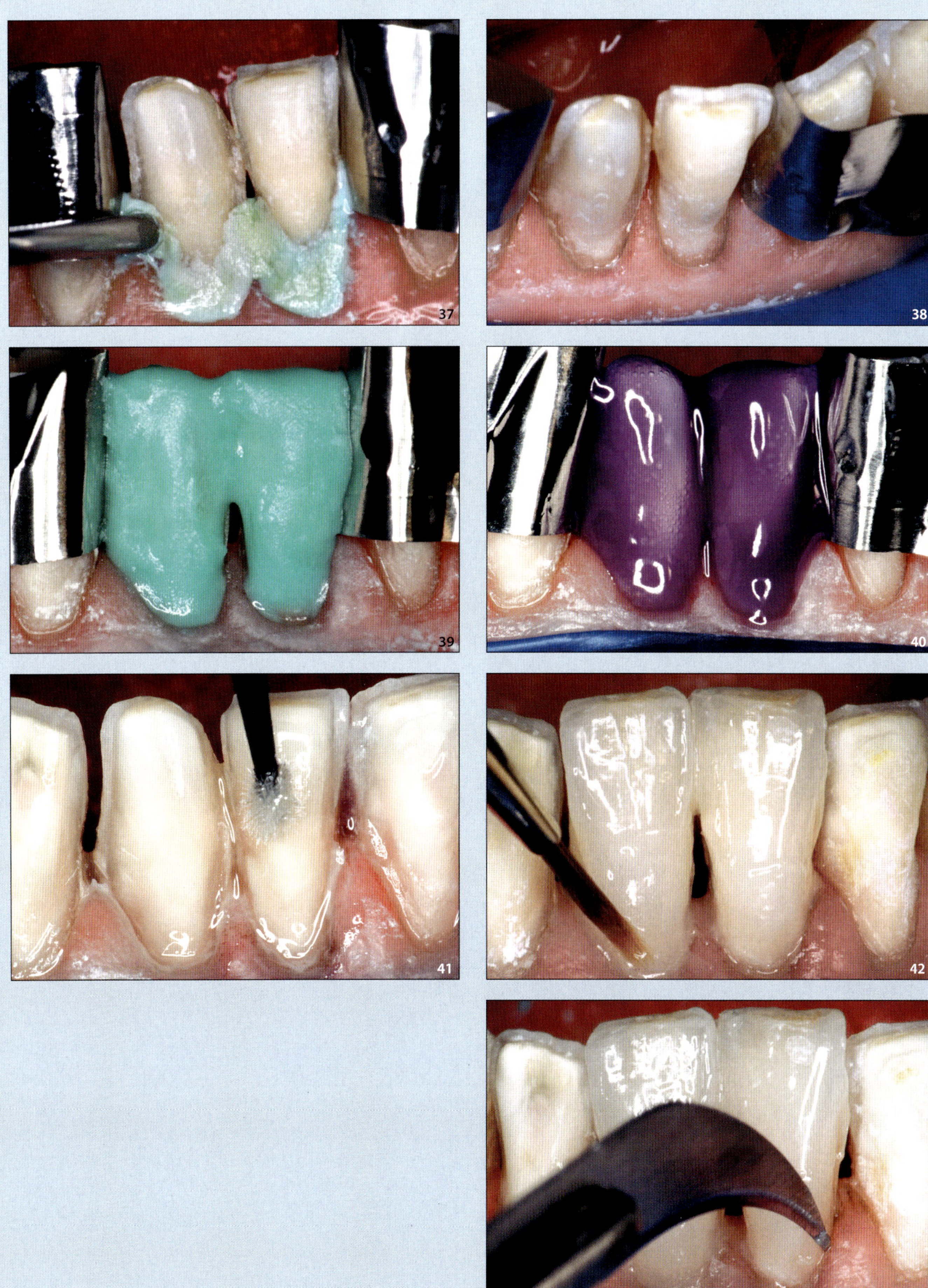
37
38
39
40
41
42
43

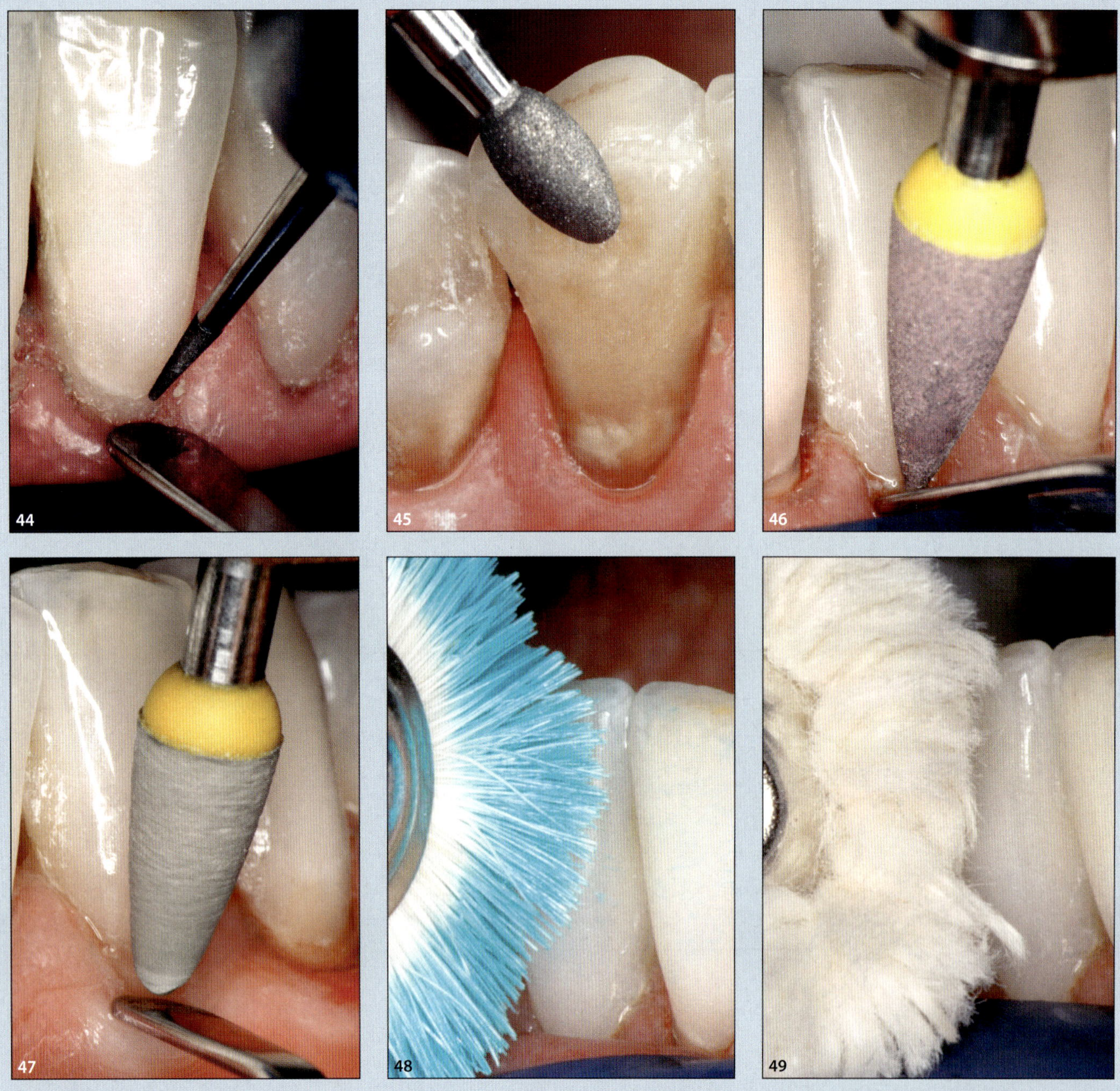

使用8A树脂充填器（PFI8A，Hu-Friedy）推开并保护牙龈，用锥形金刚砂车针对龈缘进行精修（图44）。切端舌侧边缘使用与牙齿表面和修复体的曲度相吻合的卵圆形金刚砂精修车针（DOS1，Brasseler USA）进行精修（图45）。采用粗抛和细抛硅橡胶抛光头（Dialite，Brasseler USA）（图46和图47）。使用蘸有金刚砂抛光膏的羊毛毡轮进一步提高瓷修复体的表面光泽度（图48）。为了提高表面光泽度，使用干布轮以常规转速间断地进行最终抛光。抛光可以使瓷修复体表面更光滑、更透明，同时改善颜色[210]（图49）。术前与术后照片对比发现术后软硬组织的生物学关系较术前更协调（图50和图51）。可以看到软组织与瓷贴面修复体之间形成了良好的生物整合。图52所示为10年后的随访观察，可见修复体具有良好的组织稳定性和美学效果。通过多学科联合制订计划并遵循科学合理的治疗原则，才能取得最佳的红白美学效果。

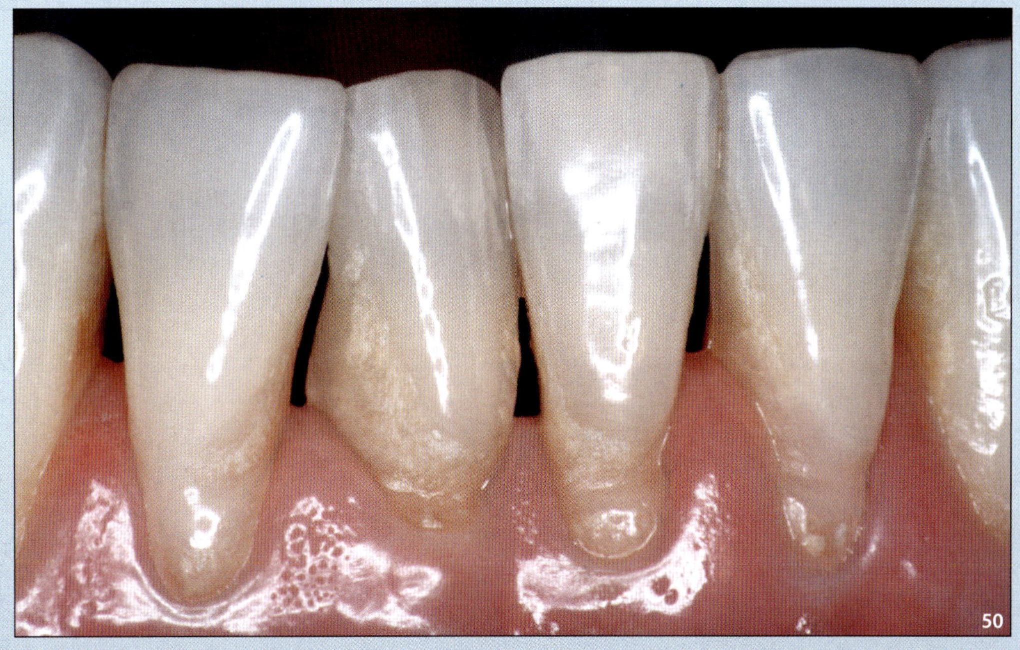
50

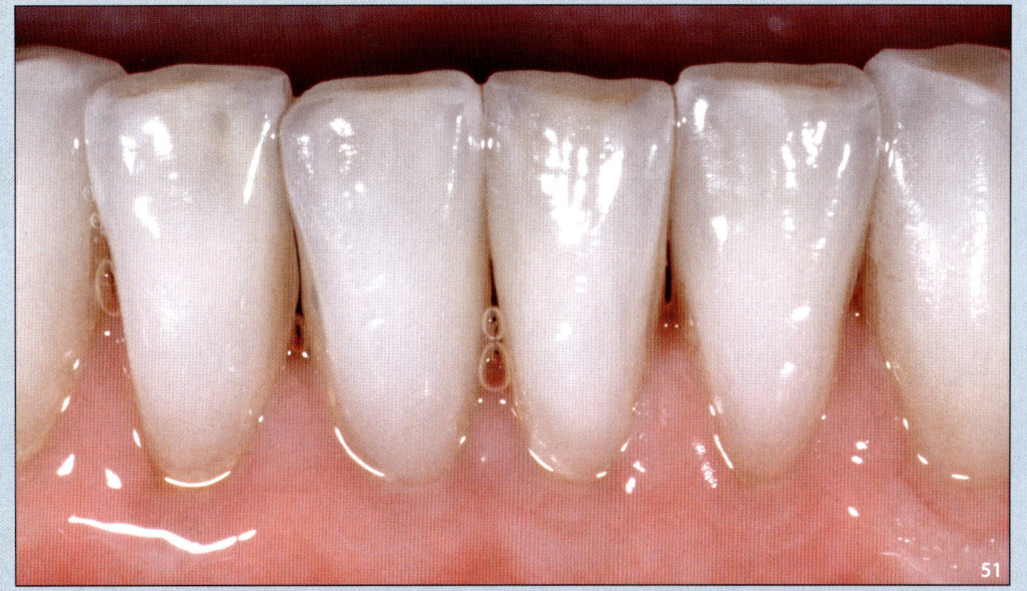
51

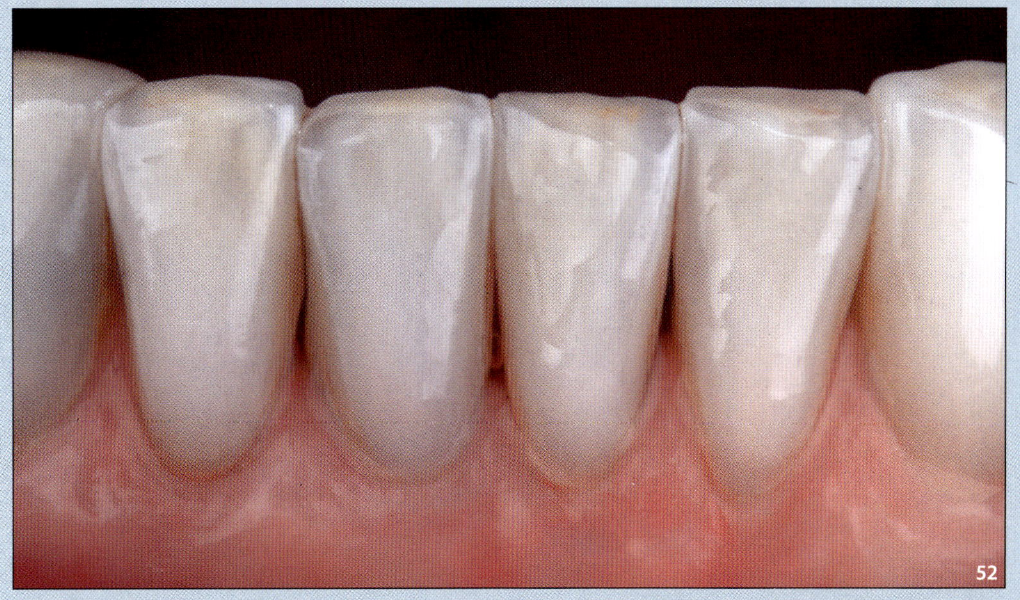
52

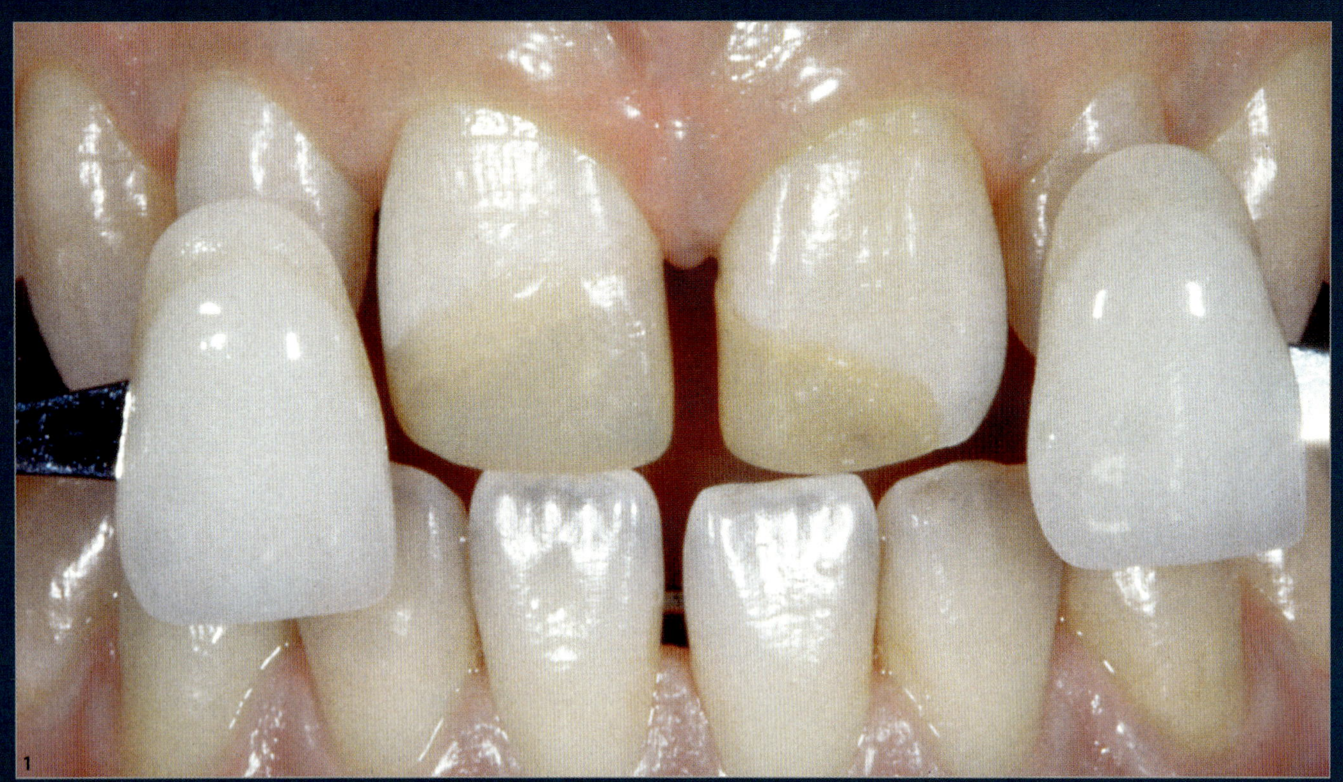
1

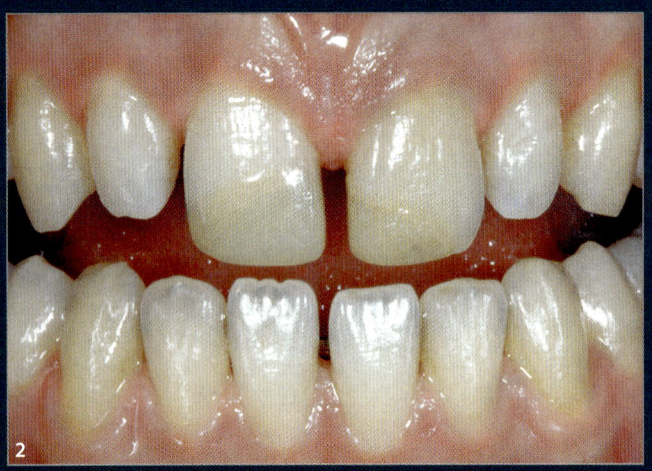
2

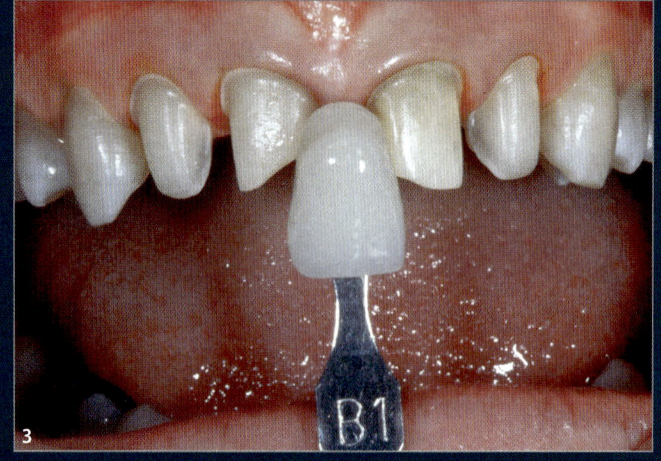

3

长石质瓷贴面

铂箔技术

铂箔技术与耐火代型技术相似，但其模型制备更为简便。通过这种技术，可以在分层堆塑中呈现出特殊的颜色和半透明效果。应用适宜的表面处理技术，这些全瓷材料可以与树脂形成良好的粘接。铂箔技术提高了陶瓷材料的成熟度，因为金属箔片不会像耐火模型那样吸收热量。应用这种技术不需要考虑热膨胀系数的匹配，因此它可以与任何陶瓷材料一起使用。此外，这项技术允许在分层堆塑过程中和修复完成之前精确地测量修复体的厚度。

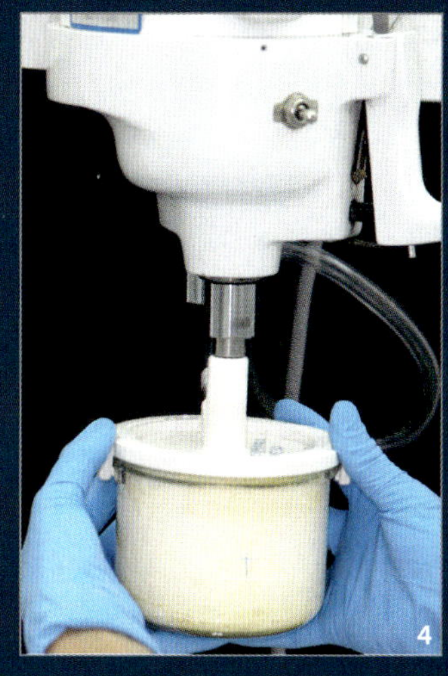
4

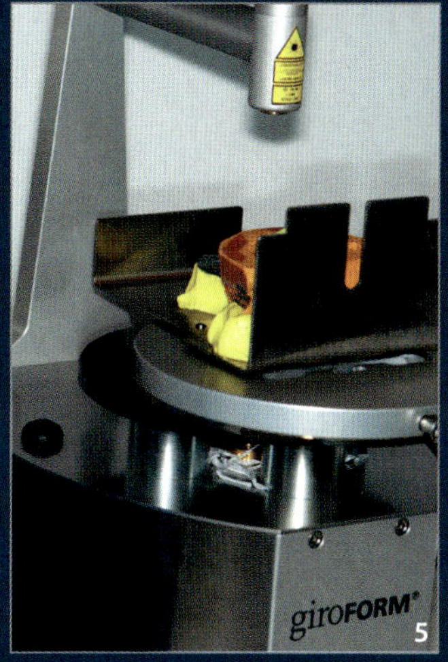

5

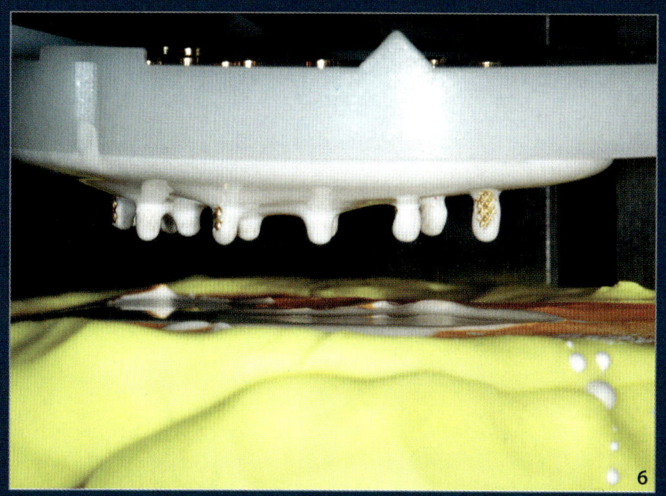
6

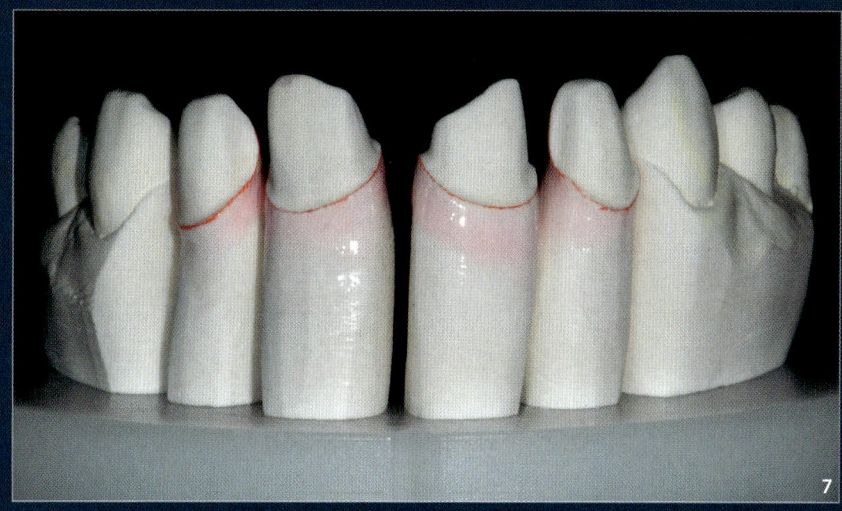
7

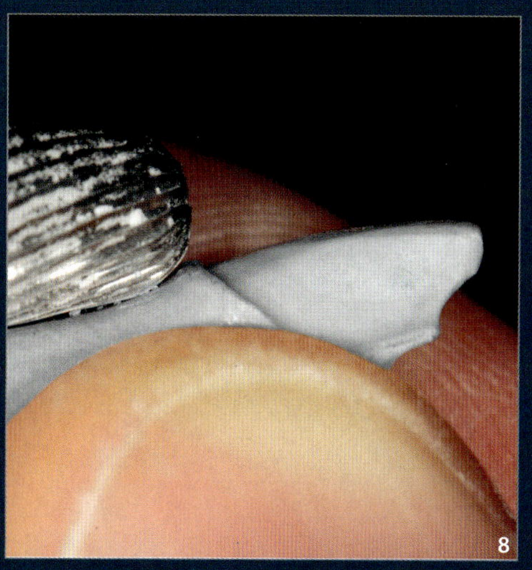
8

将备牙前口内的比色照片发送至制作室（图1和图2）。修复前牙齿颜色介于Vita A2和B2之间。将期望的修复体颜色以及基牙颜色的对比照片发送给技师（图3）。技师可以通过照片评估基牙颜色对修复体的影响，并选择合适的瓷粉进行分层堆塑，以创造出更好的美学效果。在真空调拌机下将水和石膏粉末混合（图4），用石膏（GC Fuji Rock EP，GC America）灌注印模，使用Giroform系统（Amman Girrbach）制作高精度的工作模型和代型（图5和图6）。将模型分割成单个代型，用石膏修形钻修整多余的石膏，暴露修复体边缘完成线。使用技工用大号钨钢车针（H351，Brasseler USA）修除多余的石膏，形成光滑的圆柱体形态，便于修整修复体与牙龈的边缘位置（图7和图8）。因为代型是基牙预备体的精确复制，因此单个石膏代型修整时必须非常仔细。

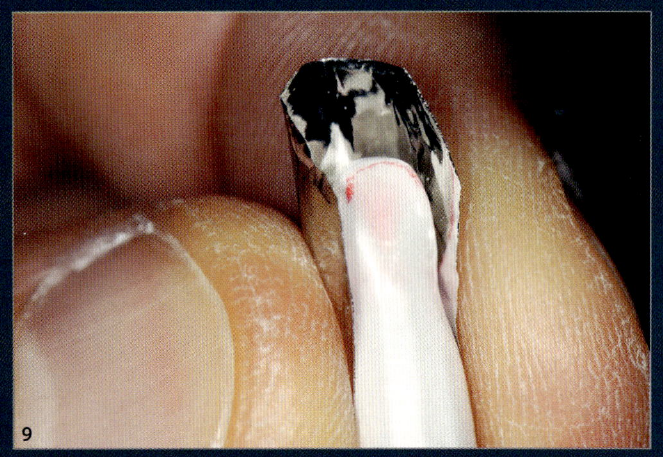
9

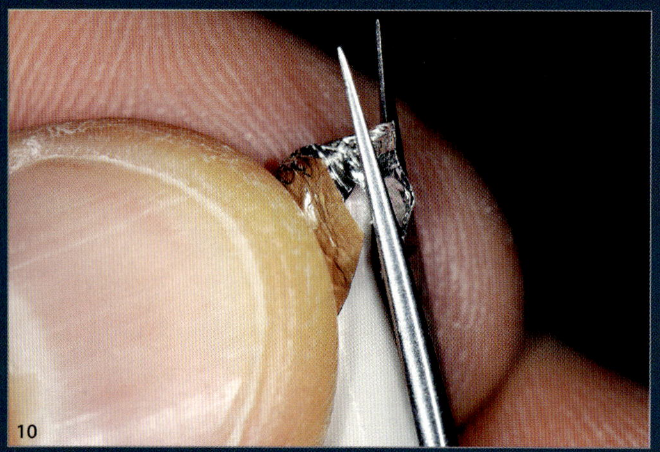
10

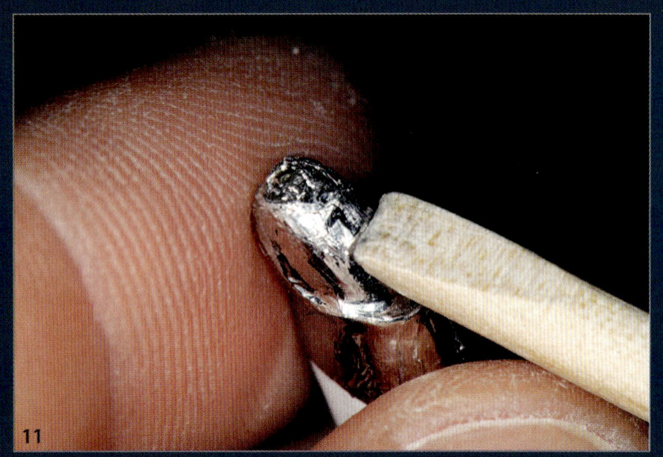
11

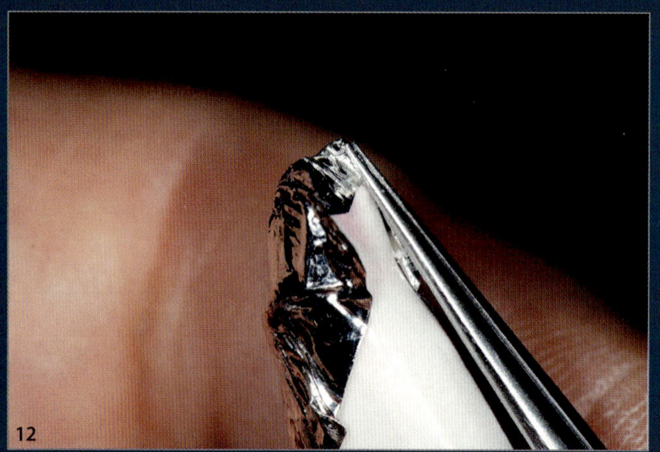
12

使用专为贴面工艺技术设计的模板，将铂箔切割成特定的形状。然后将铂箔包过代型的唇面，将边缘置于龈缘以下，用剪刀修剪多余的箔片（图9和图10）。将铂箔在切缘处反折，并用木刮板从唇面中央向边缘仔细压实磨光，使箔片固定在代型上（图11）。使用尖头直镊折叠起边缘的箔片。用手术刀片（#11 BD Bard-Parker）切除近远中边缘和切缘舌面以外的多余箔片。然后将箔片放在圆锥形煤气灯或酒精喷灯上，直到箔片烤成亮橙色。这个过程可以去除箔片中的杂质，之后的退火过程使铂片完全软化（图12）。退火后的铂箔代型可以为后续的堆瓷、雕刻和烧制无金属的瓷基底过程提供支持。先在铂箔代型上堆塑一薄层的牙本质瓷并烧结（图13和图14）。

再堆塑等量的牙本质瓷和不透明牙本质瓷粉的混合物（即1：1），用于恢复基牙的缺损（图15）。这种分层堆塑能够消除牙体组织的断端的界限，使边界自然和谐。注意陶瓷在烤瓷炉中烧结后存在一定的收缩（图16）。因为需要多次烧制，因此需要将温度降低5℃，以防止陶瓷材料的过度烧结。

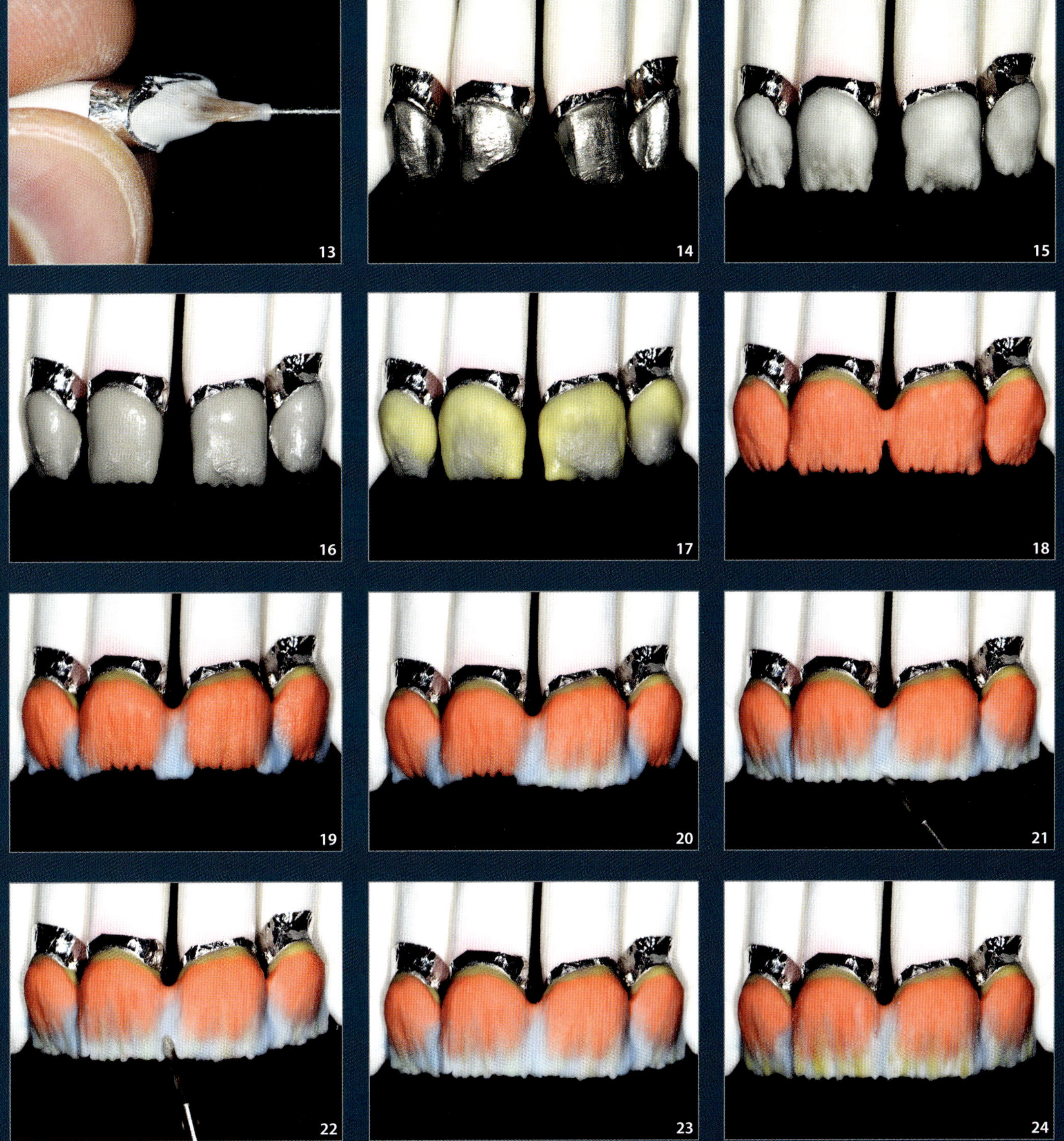
13
14
15
16
17
18
19
20
21
22
23
24

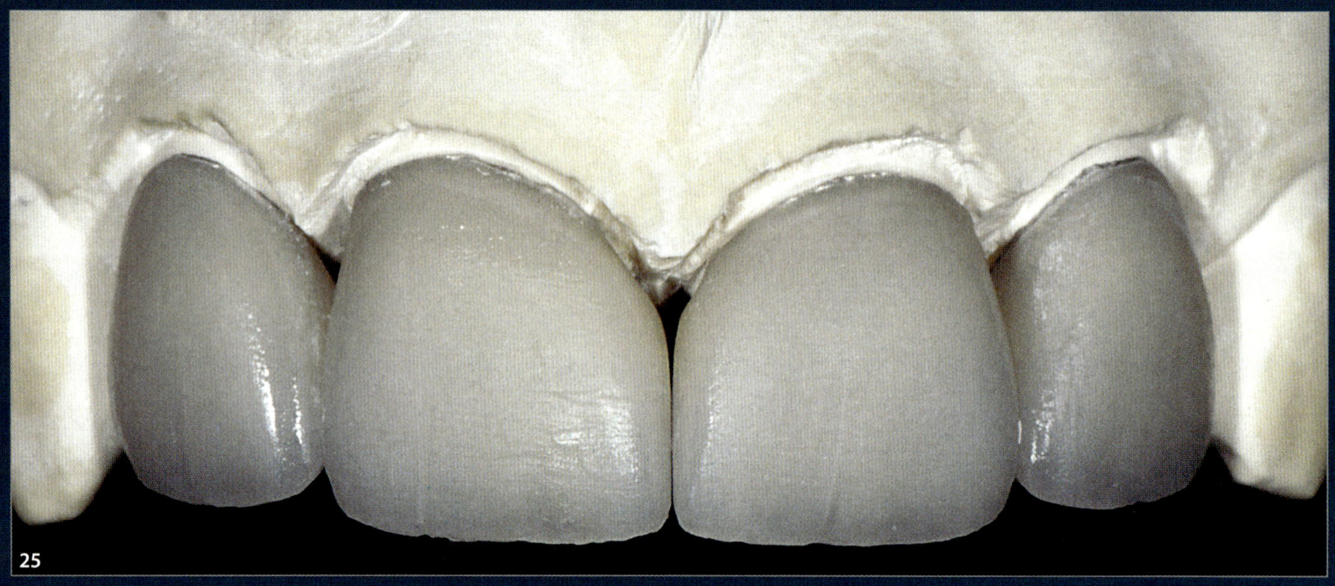

25

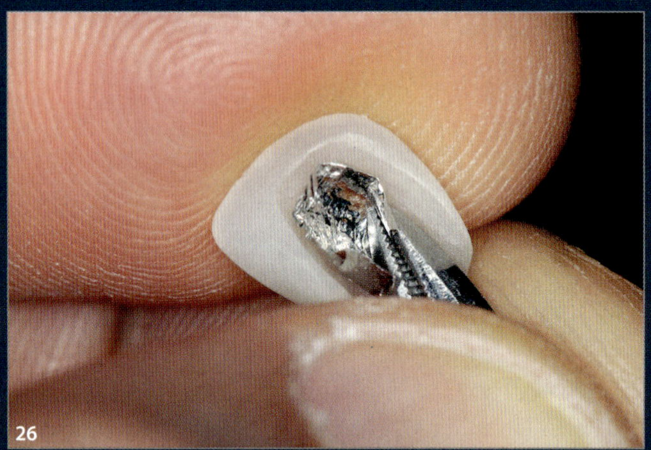

26

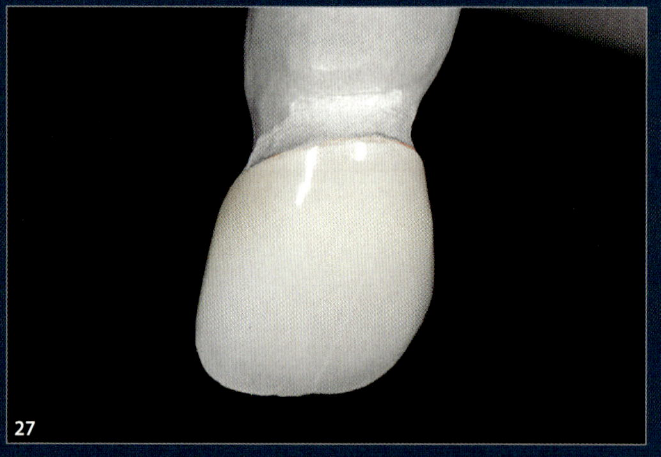

27

在修整完贴面轮廓、纹理形态并完成抛光后，需要对每个修复体分别进行检查，检查完成后将所有修复体放在石膏模型上进行检验，以确保在最终上釉之前，贴面具有良好的邻面接触和边缘完整性（图25）。上釉完成后，用锯齿镊从贴面的内表面去除金属箔片，露出光滑的玻璃样组织面。在工作代型上检查贴面的边缘密合性（图26和图27）。制作完成的贴面和全冠酸蚀后，便可以在口内用水进行试戴，让患者能够在永久性粘接之前预览最终修复的效果。患者对修复效果满意后，即可以对贴面进行清洁、酸蚀和硅烷化处理。用橡皮障对术区牙齿进行隔离，以确保边缘完成线的清晰显露，同时避免在贴面粘接过程中渗出的龈沟液导致的污染。用金刚砂抛光膏和抛光杯进行最终抛光（图28～图30）。通过在上颌中切牙上进行少量预备和瓷贴面修复，最终瓷修复体和软组织获得了良好的整合（图31）。如图32所示，修复完成2周后的舌面观可见软组织、瓷修复体和牙体结构获得完美和谐的整合。在微笑状态下，完成的瓷贴面修复体（Willi Geller Creation，Creation International）无论从颜色还是形态上都比较自然，使患者重新绽放出符合其个性特征的美好笑容（图33和图34）。

Dentistry, laboratory work, and photography courtesy of David A. Garber, DMD, and Pinhas Adar, MDT, CDT.

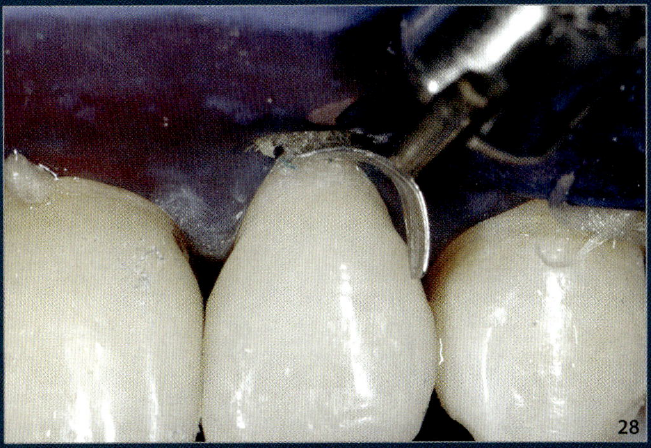

28

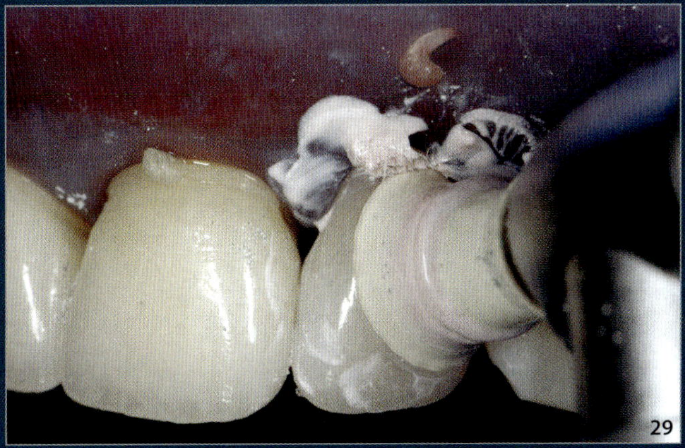

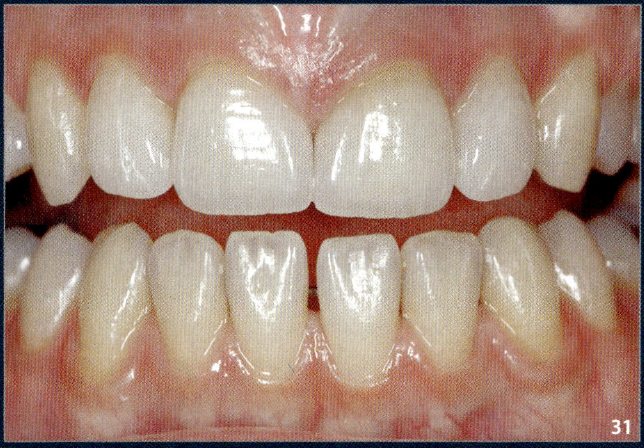

31

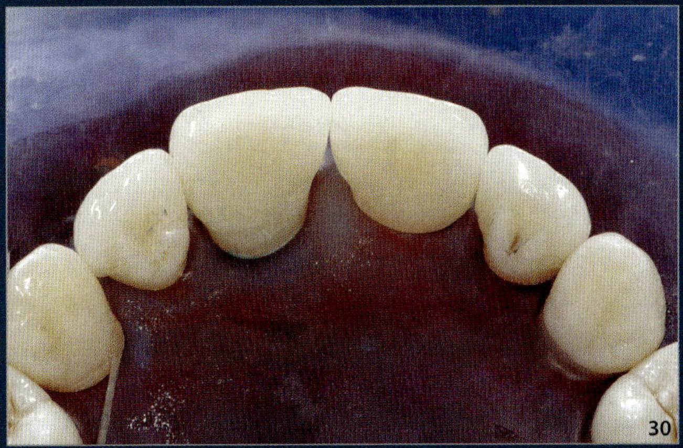

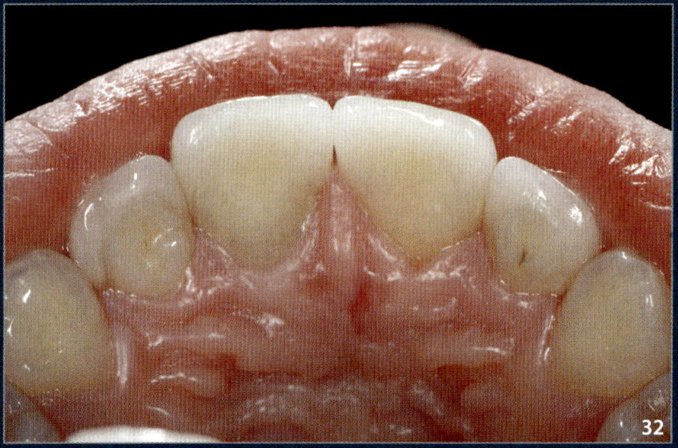

29

32

30

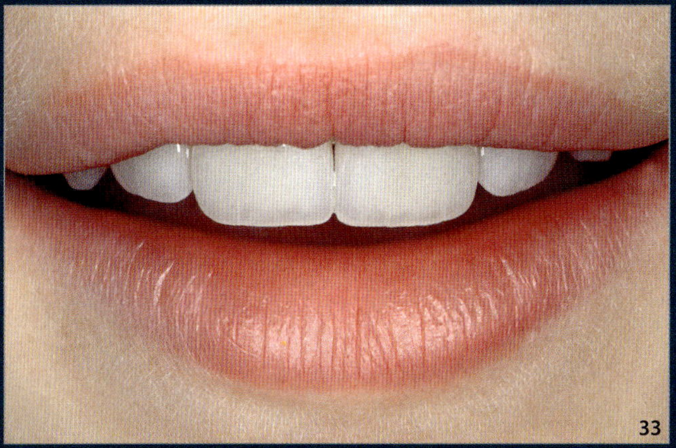

33

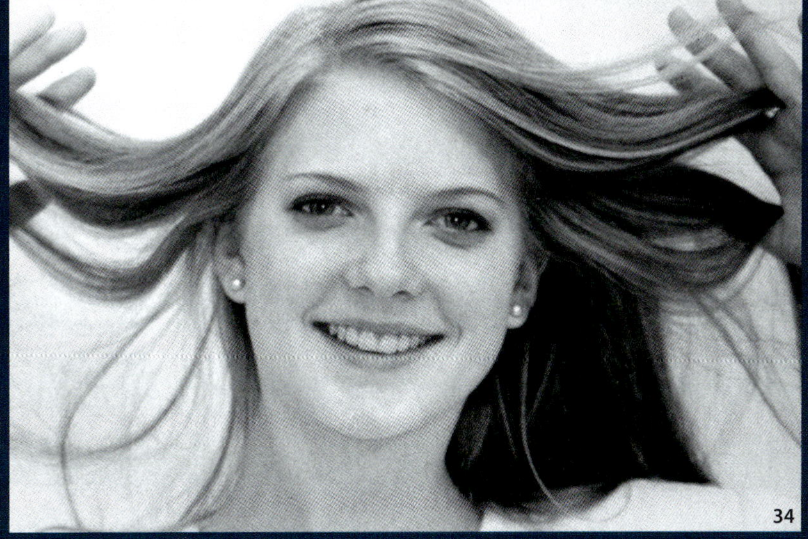

34

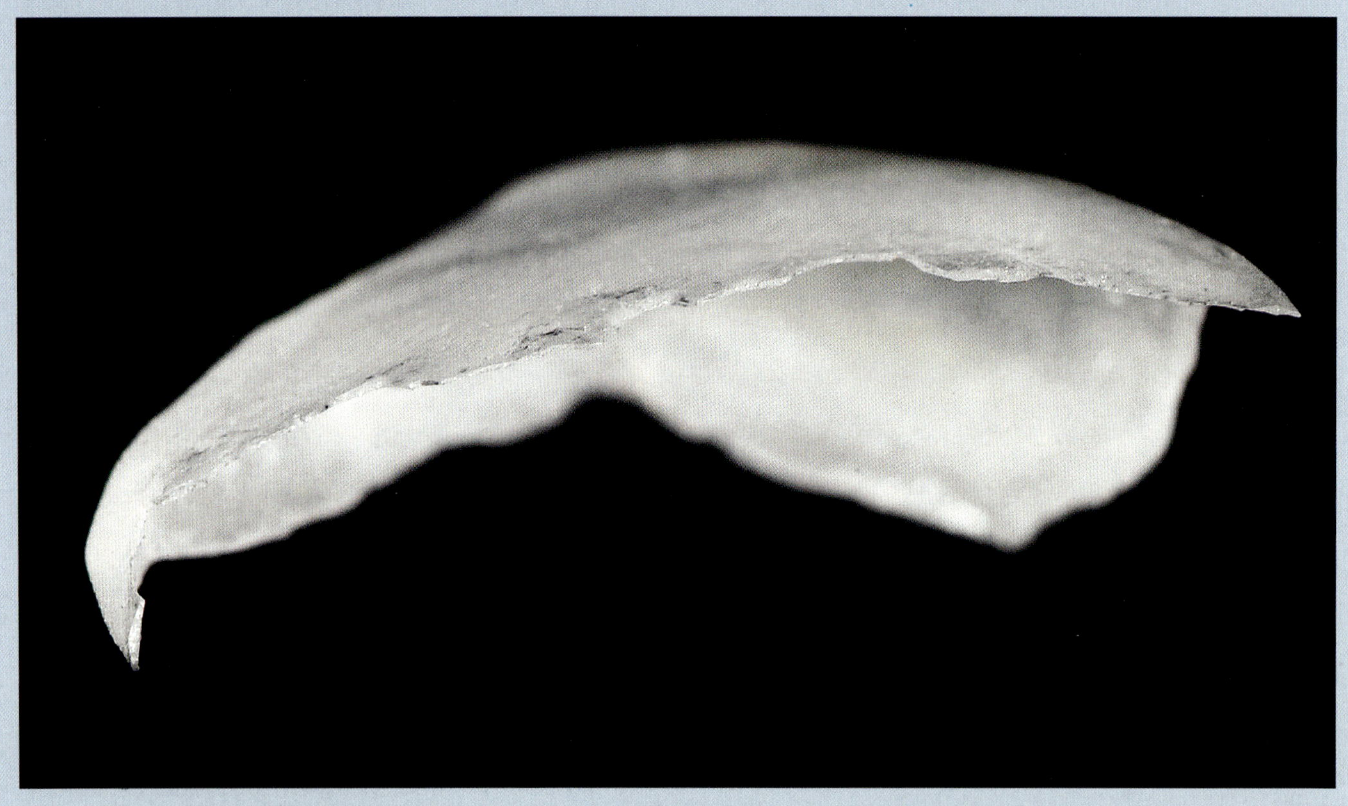

不备牙贴面（切牙）

随着生物材料的发展，替代天然牙体组织和/或原有修复体的牙体预备方法也在不断发生变化。尽管牙本质粘接系统的发展并未促进全瓷贴面技术的显著提高，但进行微创牙体预备，并将贴面修复体局限在牙釉质层已被证实有利于延长修复体和牙齿的寿命。长期临床试验表明，不符合牙釉质粘接要求的树脂固位的瓷贴面修复体，发生微渗漏、断裂和脱落的失败风险更大[211-212]。不备牙贴面引起了许多临床医生和技师的关注，针对不同患者的情况可实现的多种设计方案，为各种美学挑战提供了新的解决方案。尽管在合理的计划和设计下，不备牙贴面也不能解决所有修复难题，但这种贴面可以在不损伤天然牙和牙周组织健康的情况下，为医生提供应对各种临床情况的替代方法。不备牙贴面可用于以下临床情况：龋病、牙折、前牙区的磨耗（包括磨耗、磨损、酸蚀症和颈部碎裂）、牙釉质非龋性缺损和关闭牙间隙等。其他临床应用还包括改善前导、调整咬合关系，改变牙齿的大小、形状、长度、排列、颜色和轮廓[213]。

图1显示了术前上颌切牙的唇面观。患者的上颌中切牙出现了切端磨损和折裂。在制取印模前，拍摄照片记录牙齿的透明度和比色情况（图2）。咬合检查显示该患者具有合适的前导足以使后牙脱离咬合接触（图3）。拍摄患者在息止颌位、微笑和大笑时的术前照片，用来评估和指导修复体的切端设计（图4~图7）。将制取的加聚硅橡胶印模，与选定的比色片和照片一同交送给技师，用于制作瓷贴面。

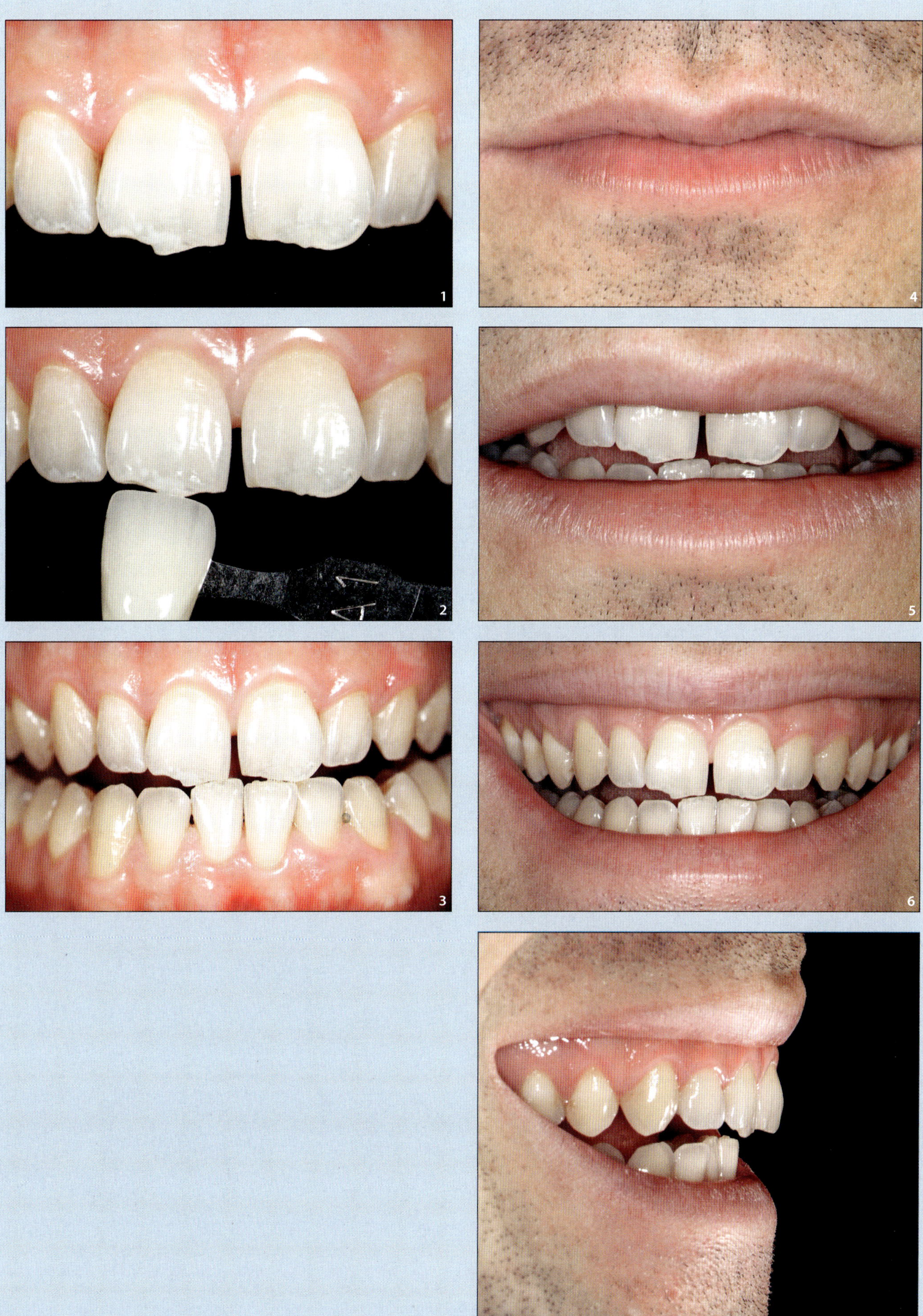

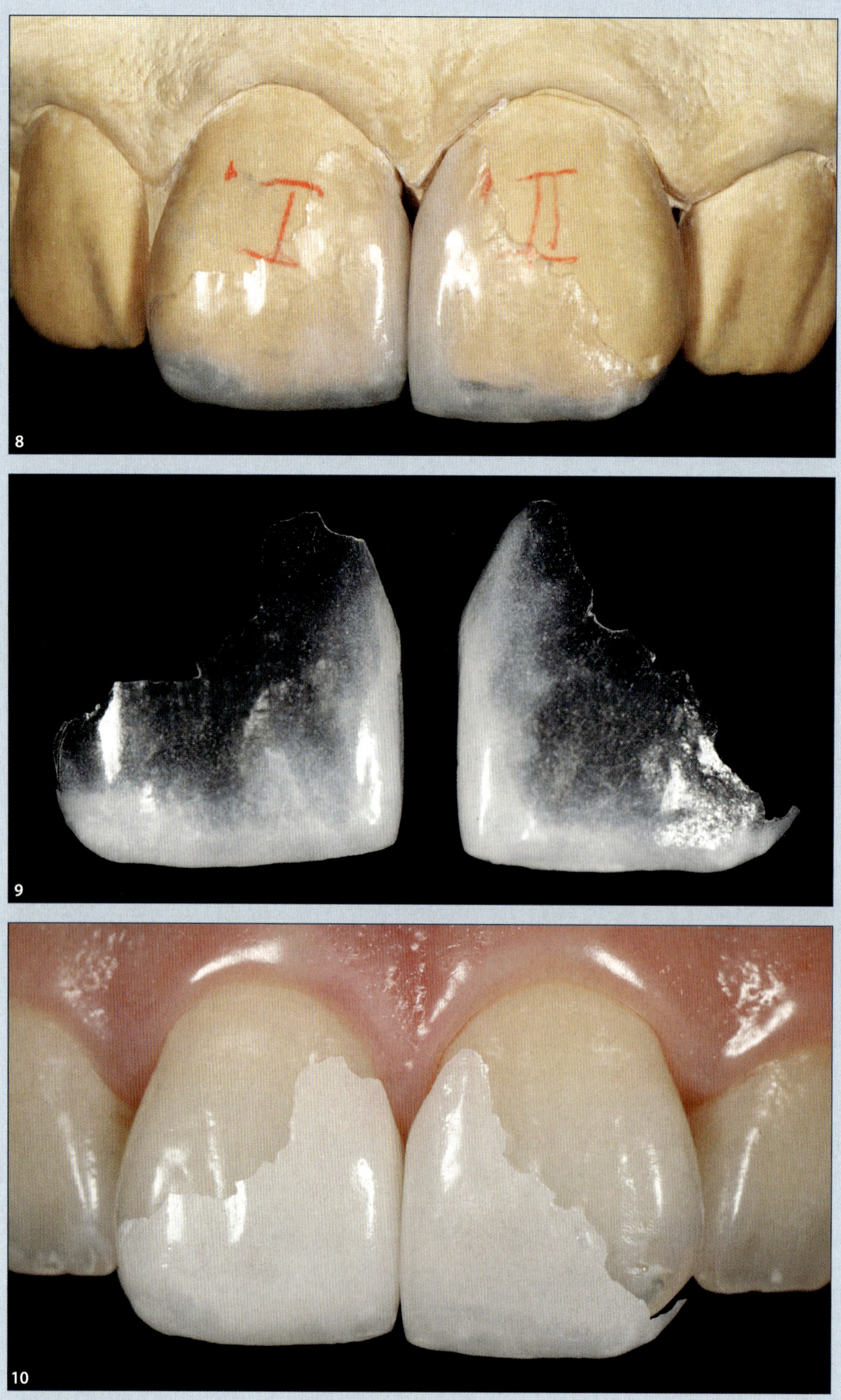

瓷贴面制作完成后，进行初步试戴（图8～图10）。检查修复体的颜色、轮廓、邻接和边缘密合性。在此阶段可以对其进行修改。对二氧化硅基瓷贴面的内表面进行处理（Willi Geller Creation）会改变瓷材料的微观结构（图11～图14），首先采

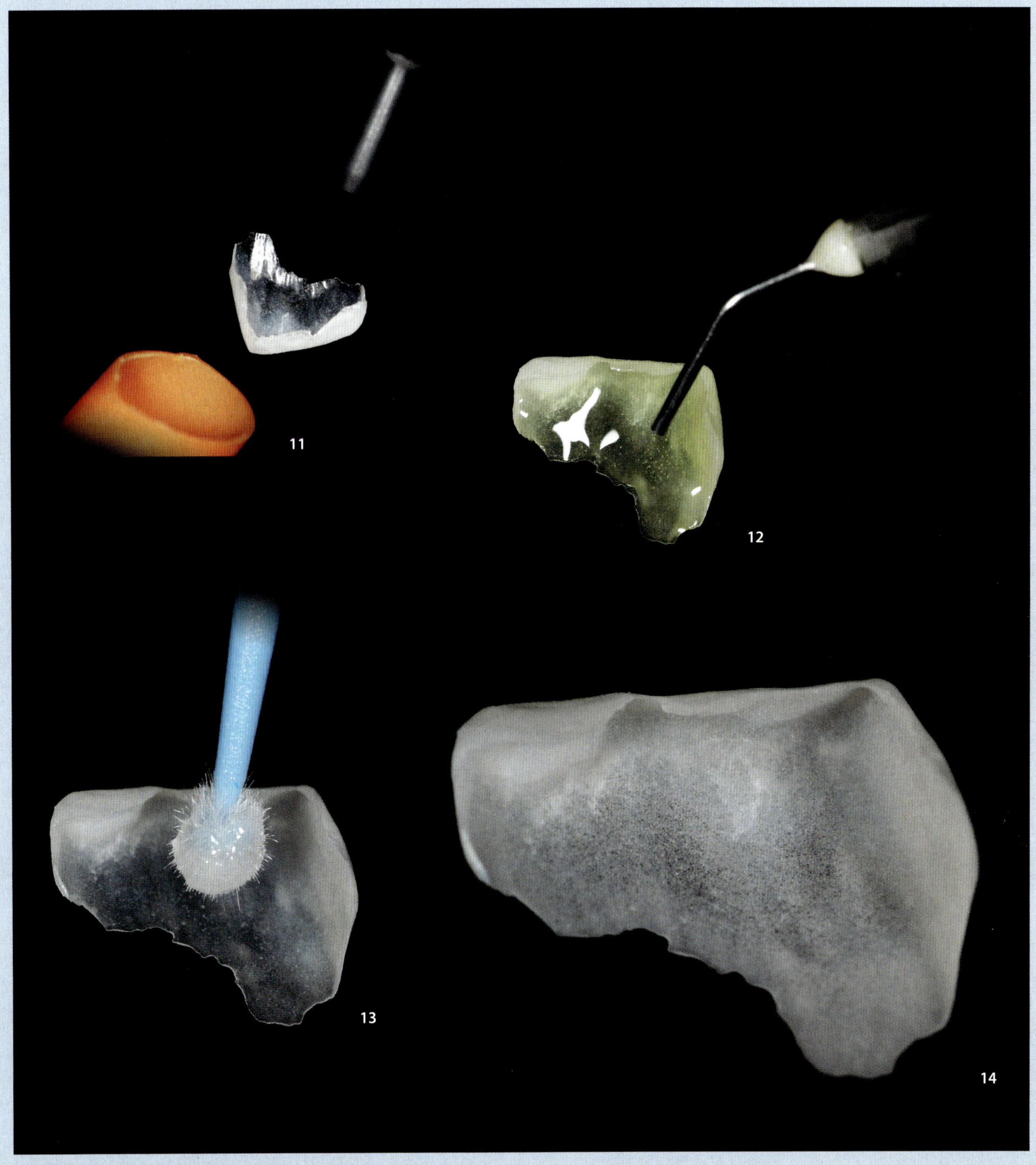

用9%的氢氟酸（Porcelain Etch）酸蚀2分钟，用水冲洗并吹干。然后涂布硅烷偶联剂（Porcelain Bond Activator与Clearfil SE Bond Primer的混合物），吹干备用。树脂水门汀与瓷材料之间的粘接结合通常是通过两种机制建立的：机械嵌合和化学结合[214]。在机械嵌合机制中，氢氟酸作用于陶瓷材料的玻璃相，溶解其表面并暴露基质中的硅酸盐晶体。在化学结合机制中，硅烷偶联剂可在陶瓷基质中的二氧化硅之间形成化学共价键连接[215-217]，并通过硅氧烷键与甲基丙烯酸酯基团共聚[218-219]。

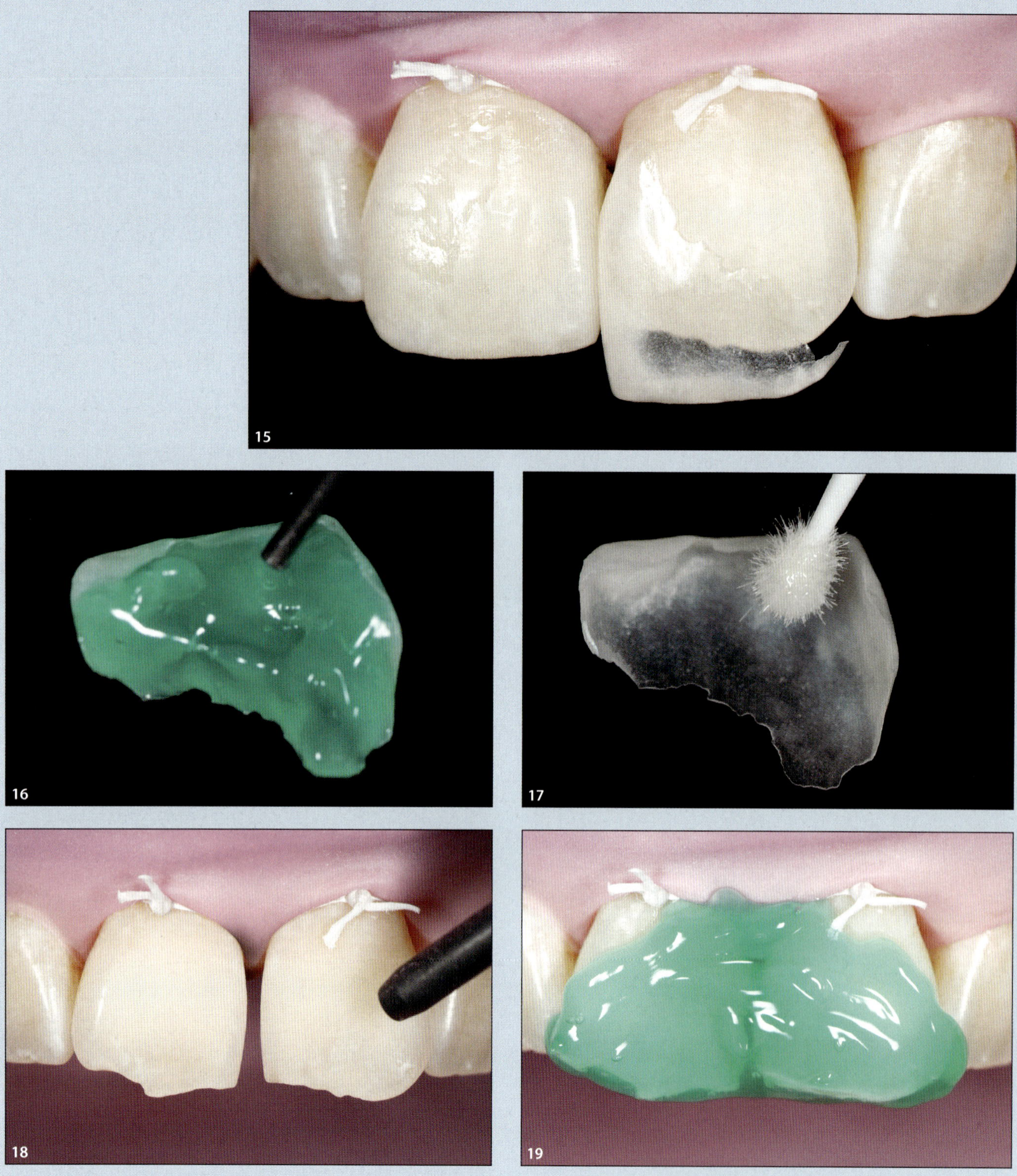

橡皮障隔湿后，在口内再次试戴贴面，在放置粘接剂之前检查邻接关系和就位方向是否正确（图15）。取下贴面，用磷酸凝胶（Gel-Etch，Temrex）（图16）处理瓷贴面的组织面15秒，冲洗并吹干。不必在组织面重新涂布硅烷偶联剂。将粘接剂涂在组织面上，并吹匀（图17）。用浮石清洁上颌中切牙的牙釉质表面后，涂布2%氯己定（Consepsis）并不断涂抹，最后冲洗吹干（图18）。

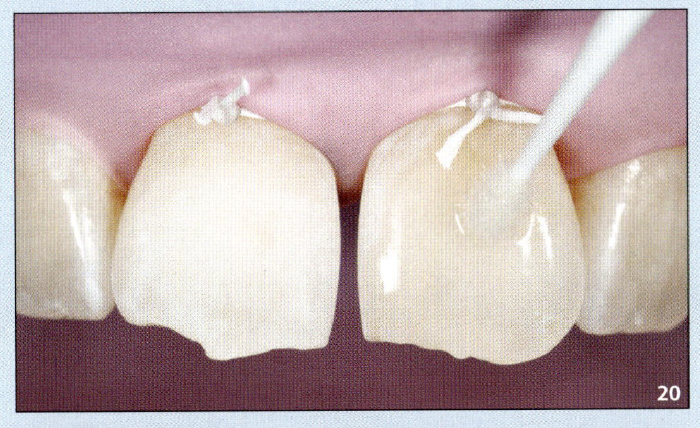

20

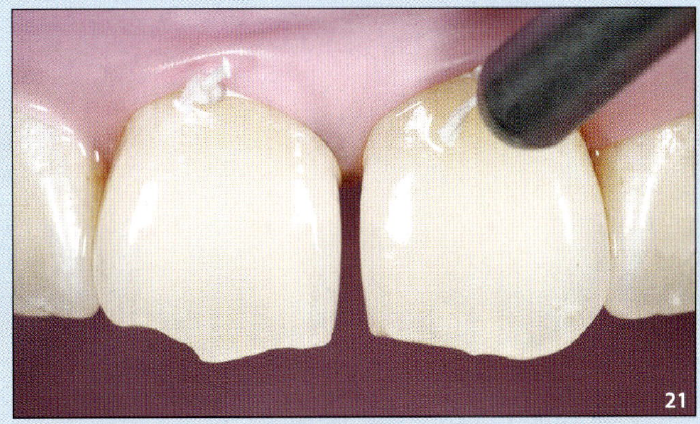

21

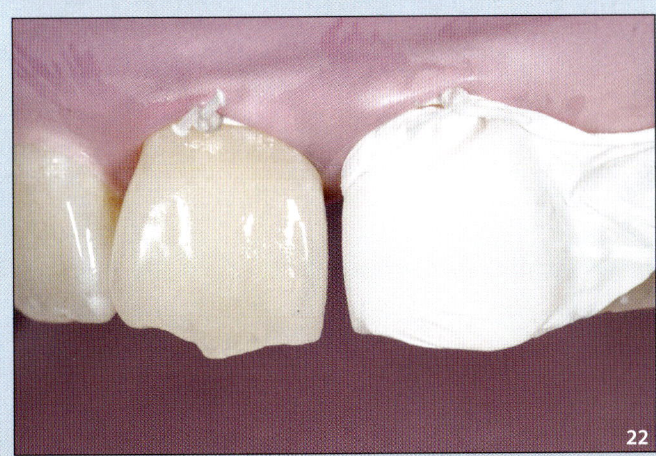

22

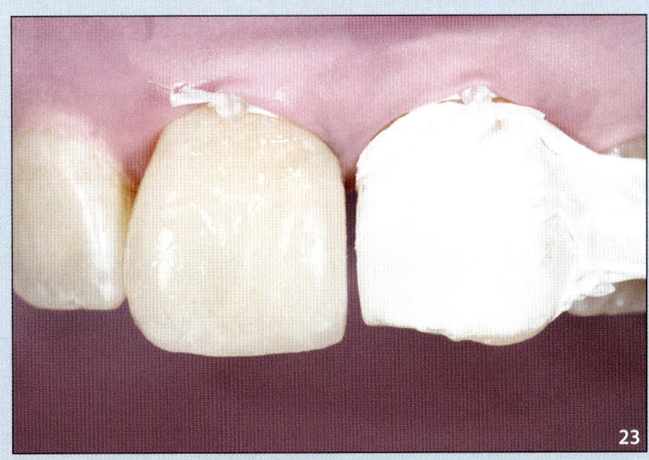

23

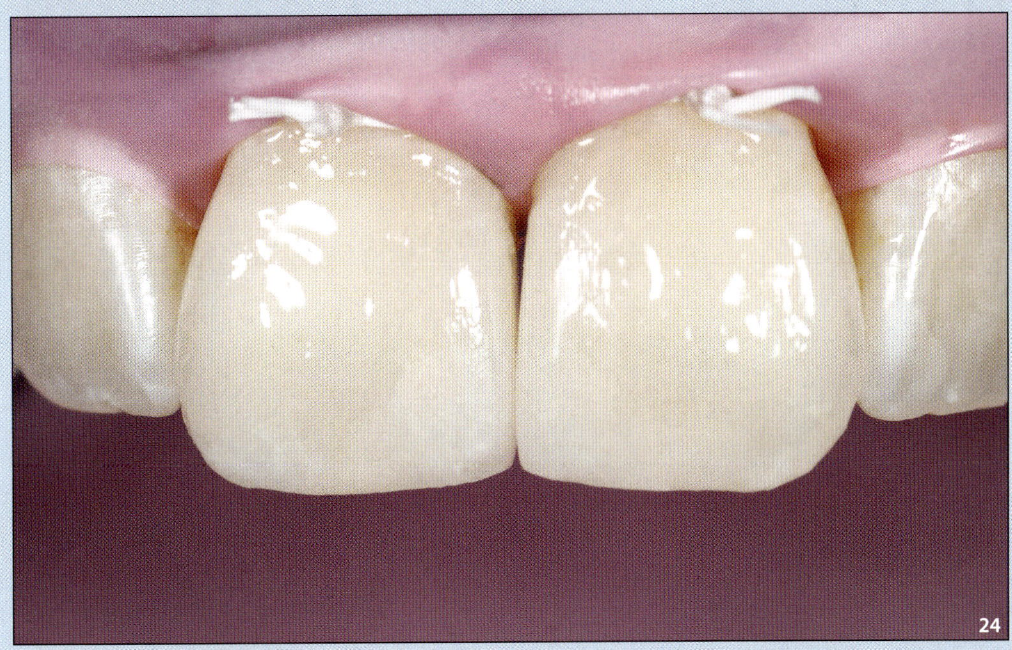

24

用磷酸凝胶（Gel-Etch）酸蚀牙釉质，冲洗并吹干。注意磷酸酸蚀凝胶应覆盖粘接面并延伸到修复体边缘以外（图19）。

在酸蚀后的牙釉质表面涂布粘接剂，吹薄并光固化（图20和图21）。用Teflon生胶带（即聚四氟乙烯胶带）隔离邻牙（图22）。瓷贴面准确就位后，去除多余的树脂水门汀，余留少量以补偿聚合收缩（图23）。每个修复体从唇侧和舌侧分别光固化40秒（图24）。

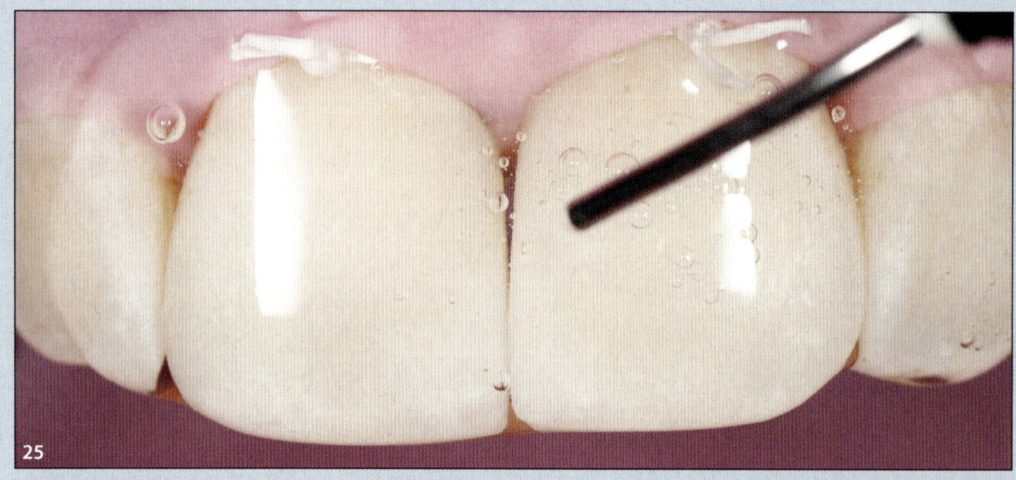
25

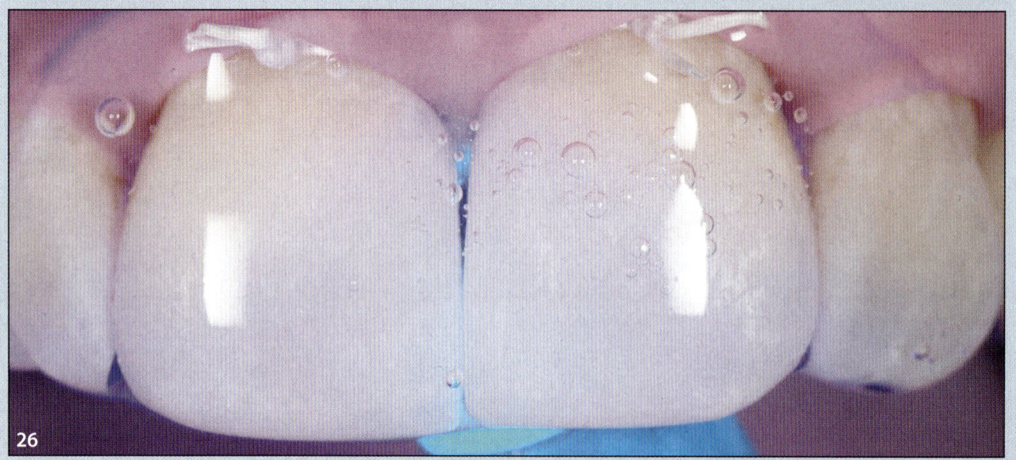
26

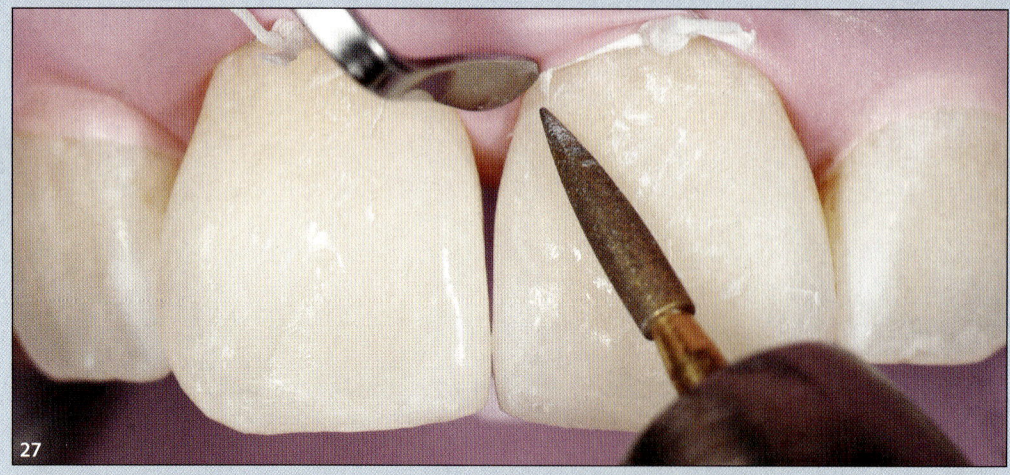
27

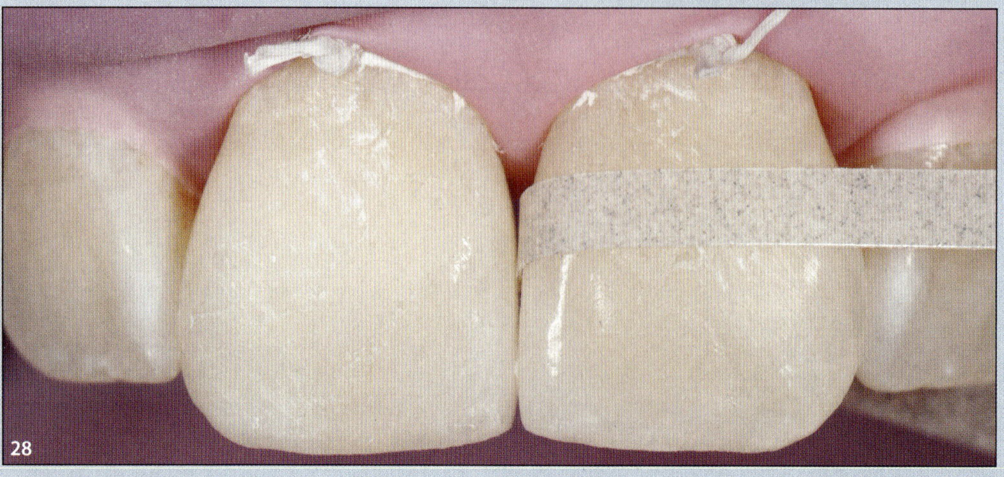
28

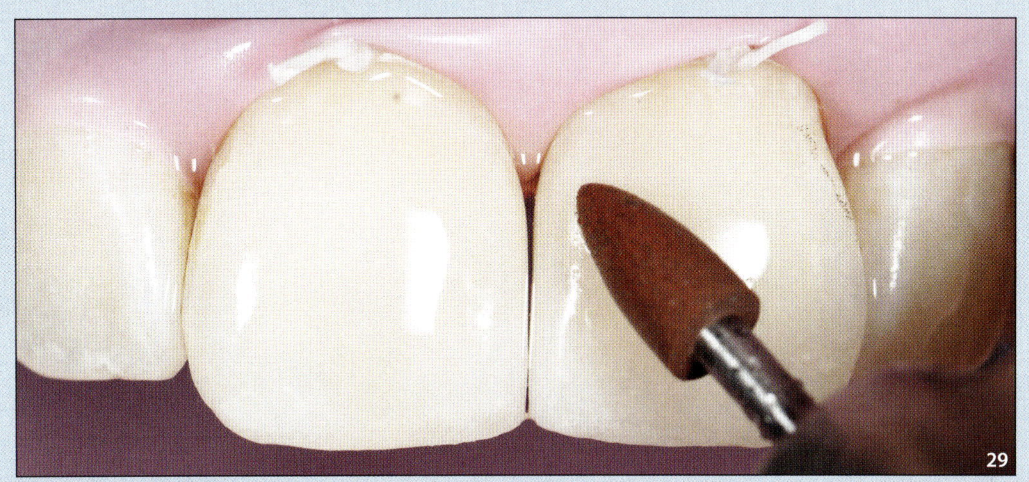
29

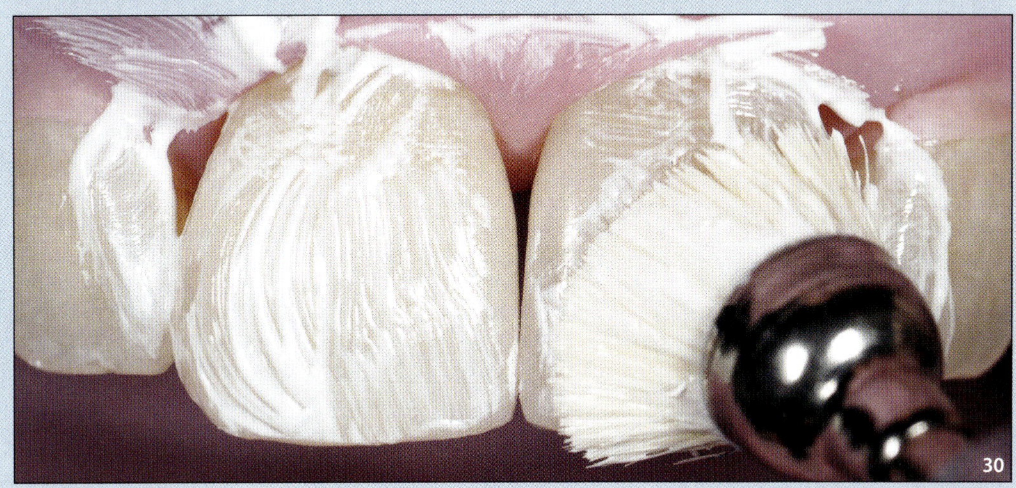
30

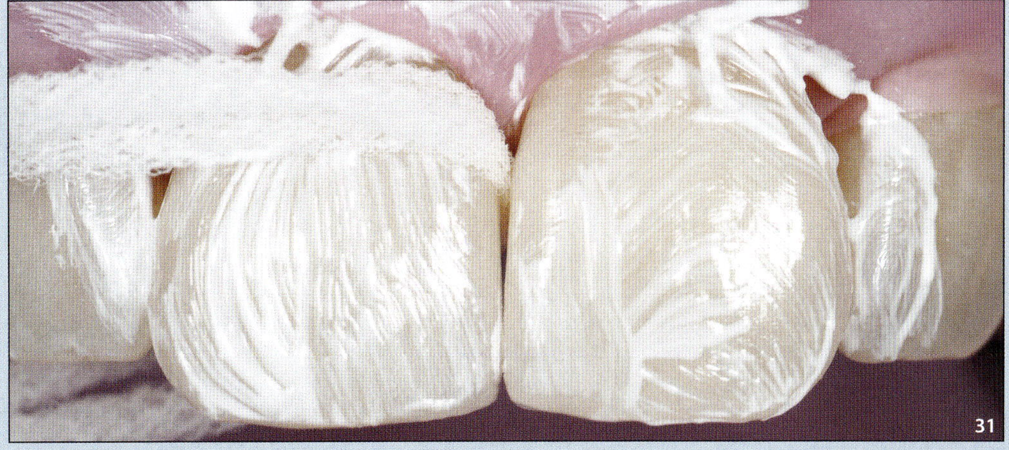
31

粘接完成后，将甘油凝胶涂在修复体边缘去除阻氧层，并光固化2分钟（图25和图26）。使用8A器械推开牙龈组织，用30μm的锥形金刚砂车针修整修复体与牙体组织的界面（图27）。使用氧化铝抛光条抛光，从粗到超细依次抛光牙齿邻面（图28）。采用粗抛和细抛硅橡胶抛光头和抛光杯沿牙齿与修复体的解剖轮廓抛光瓷表面（图29）。用蘸有蓬松磨料金刚砂抛光膏的硅橡胶毛刷抛光，提高修复体的表面光泽度（图30）。用蘸有金刚砂抛光膏的牙线进入邻间隙，提高修复体龈边缘位置的表面光滑度（图31）。通过这种微创的治疗方法使修复的功能和美学效果都得到了改善（图32～图41）。

Dentistry and photography courtesy of Giuseppe Allais, DDS, and laboratory work courtesy of Willi Geller, MDT.

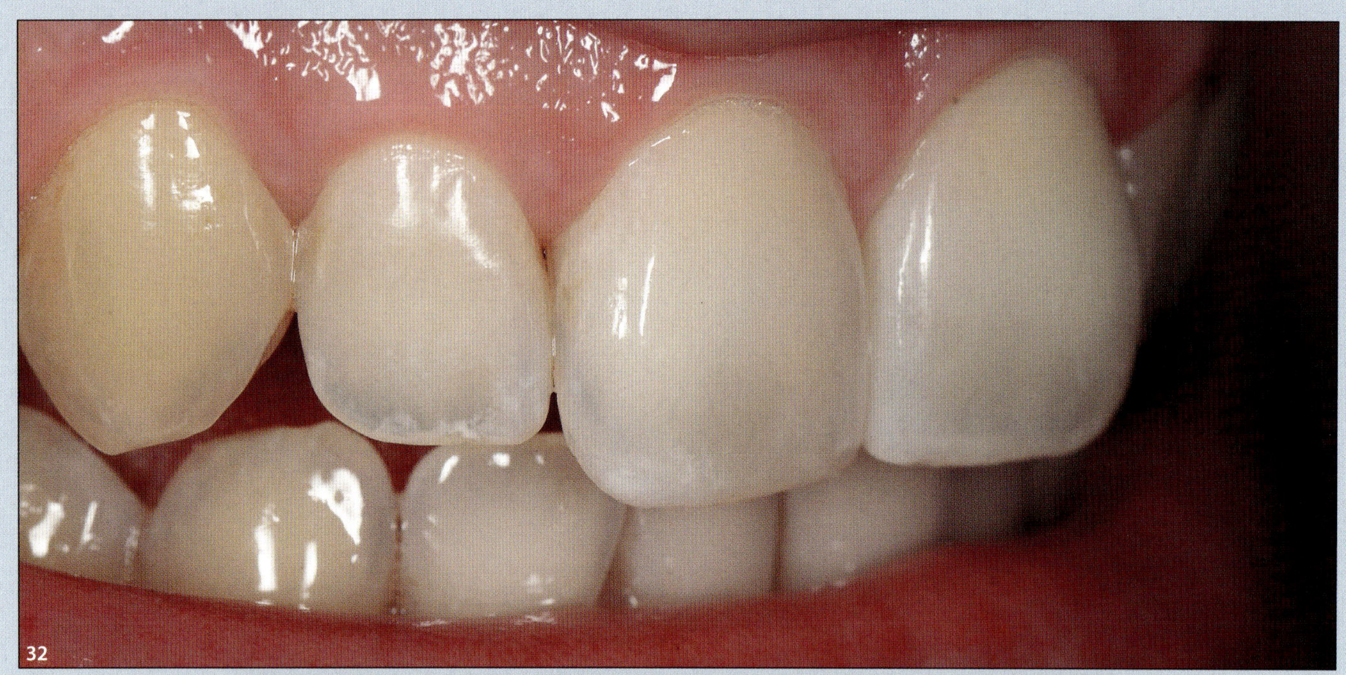
32

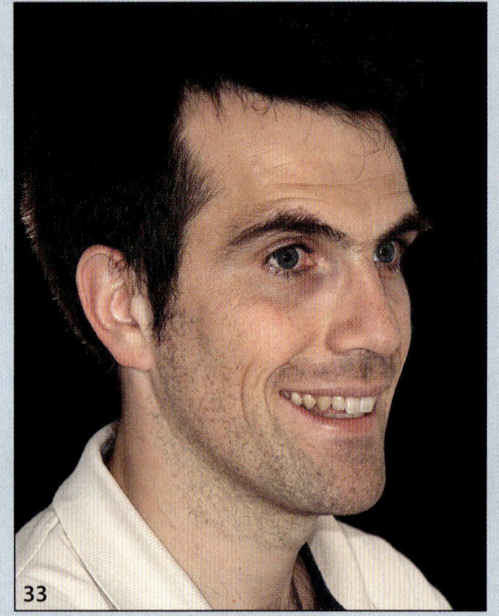
33

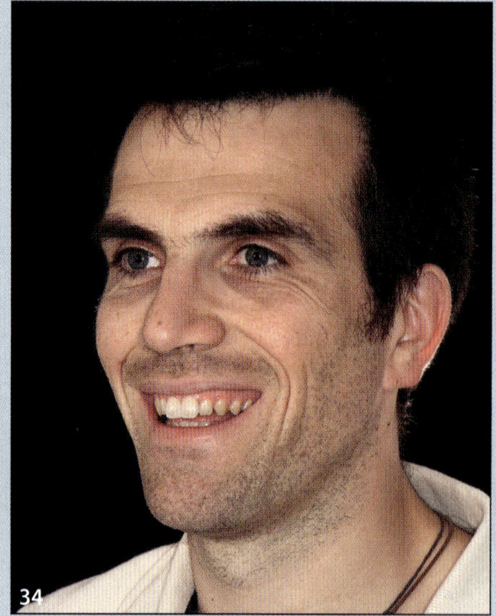
34

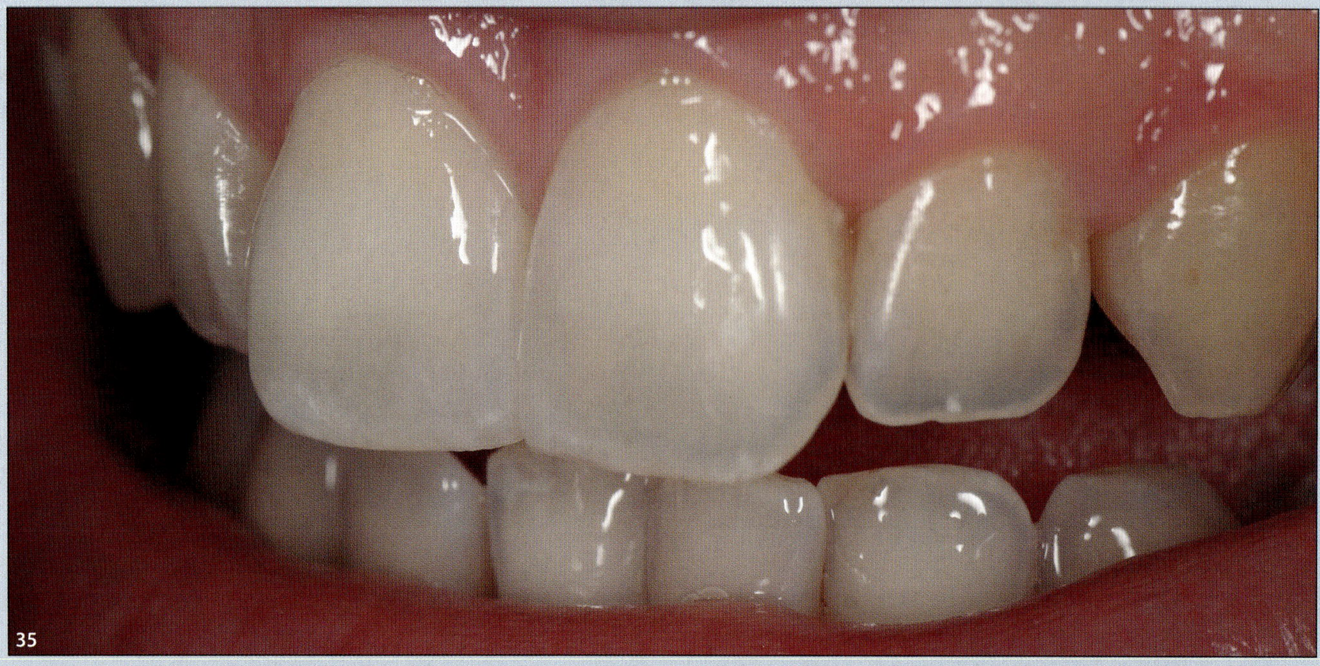
35

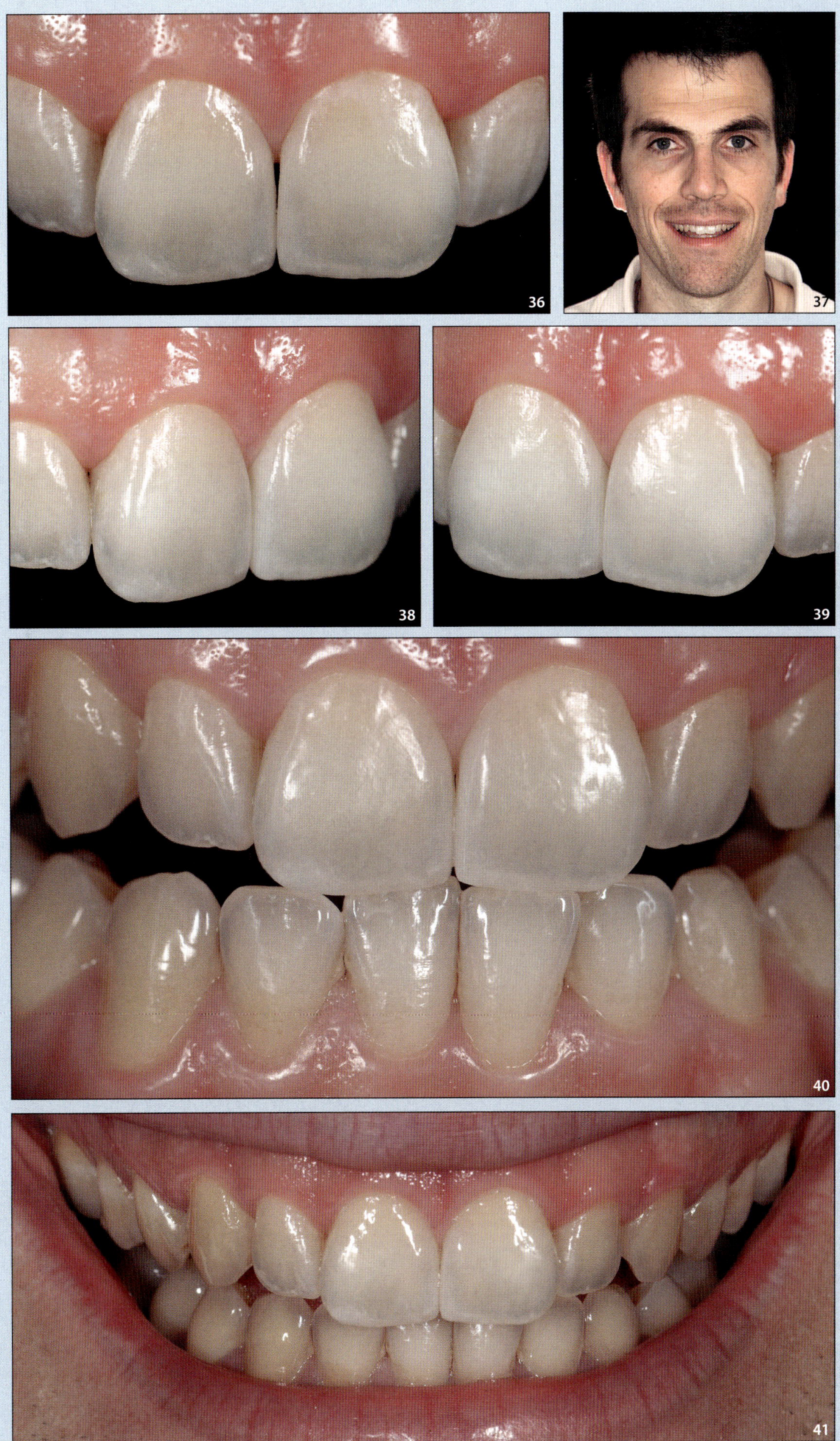
36
37
38
39
40
41

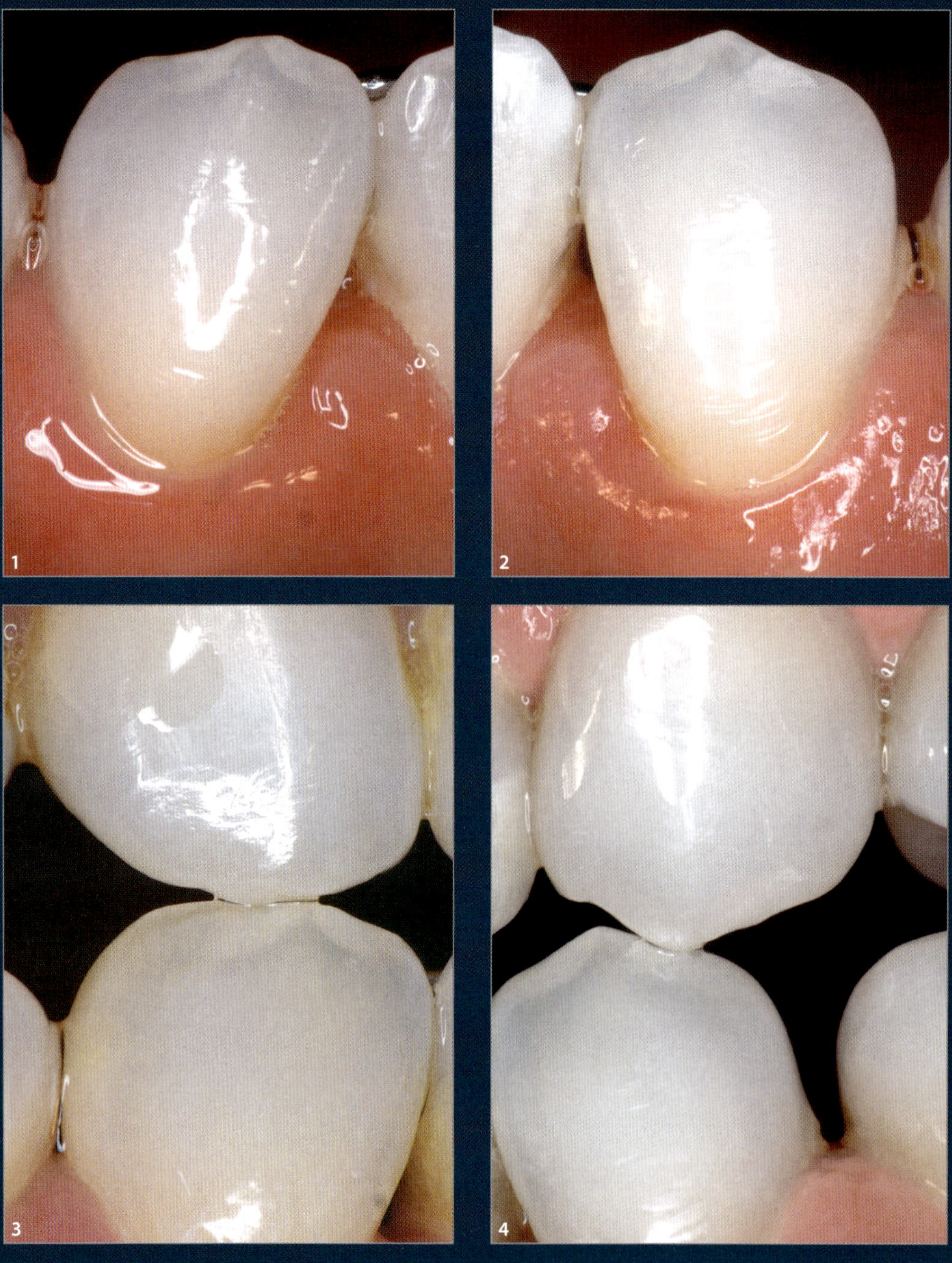

不备牙贴面（尖牙）

图1和图2显示了33、43的术前唇面观。患者已完成正畸治疗，切牙切端磨损。咬合检查显示该患者没有足够尖牙引导和后牙分离（图3和图4）。用9%缓冲的氢氟酸（Porcelain Etch）酸蚀二氧化硅基陶瓷（Willi Geller Creation）贴面的组织面2分钟，冲洗并吹干（图5）。涂布硅烷偶联剂（Porcelain Bond Activator与Clearfil SE Bond Primer的混合物）（图6）。一些制造商在其粘接系统中添加了硅烷偶联剂，在陶瓷粘接过程中会与其他组分（例如，粘接剂/底涂剂）混合。将透明的光固化树

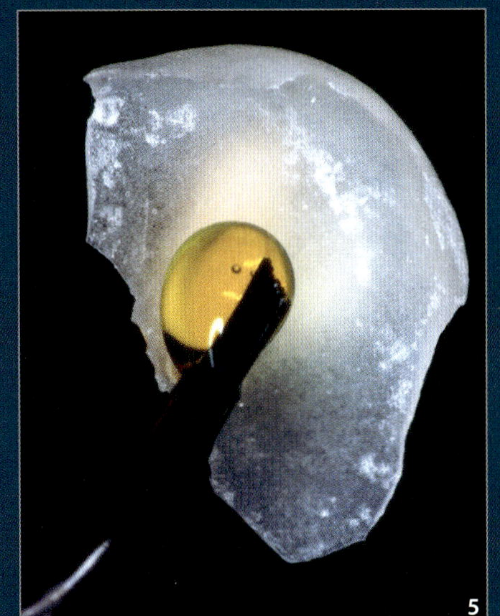
5

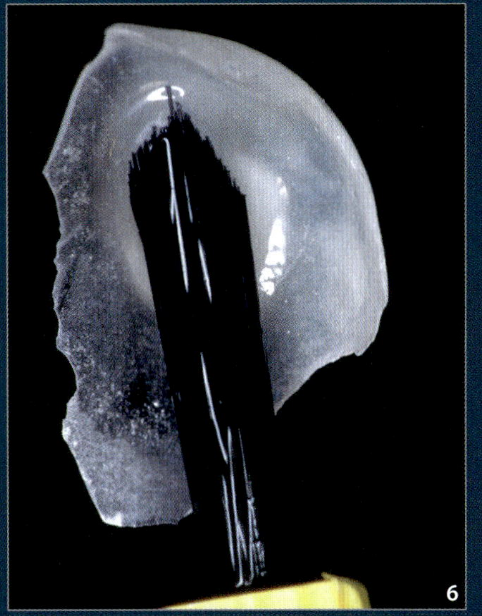
6

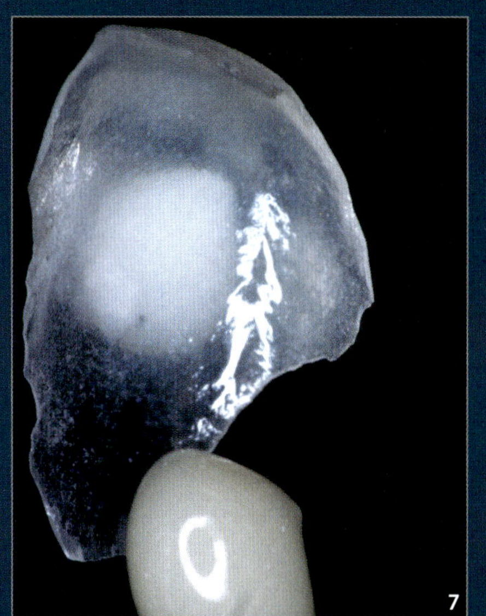
7

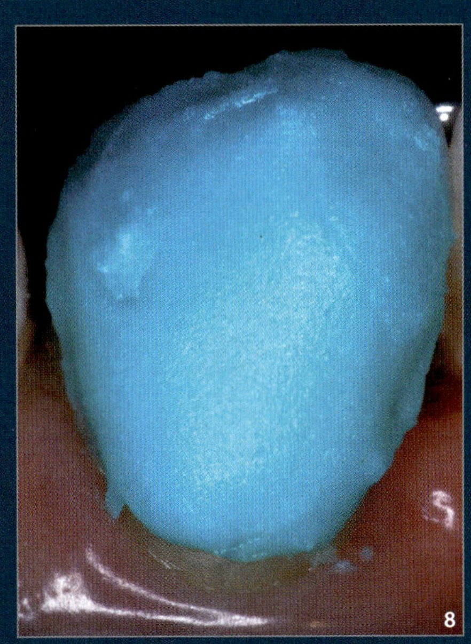
8

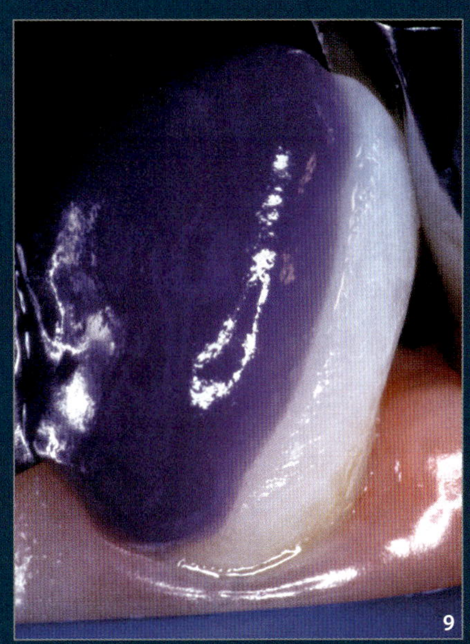
9

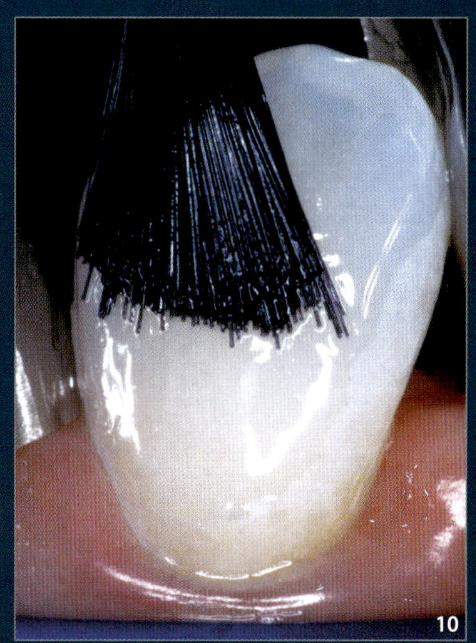
10

脂水门汀（Illusion）置于瓷贴面的组织面上（图7）。43牙釉质表面用浮石清洁后，用2%氯己定反复涂抹对患牙进行消毒（图8）。消毒步骤完成后，用37.5%磷酸（Gel Etchant）酸蚀牙釉质。将凝胶涂满粘接面并超出修复边缘数毫米（图9）。随后在酸蚀后的牙釉质表面涂布粘接剂（OptiBond Solo Plus），吹薄，然后光固化40秒（图10）。将贴面就位，并使用湿毛刷技术去除多余的树脂水门汀（图11）。注意要在界面处保留少量的树脂水门汀，以补偿聚合收缩。最后将贴面光固化40秒。

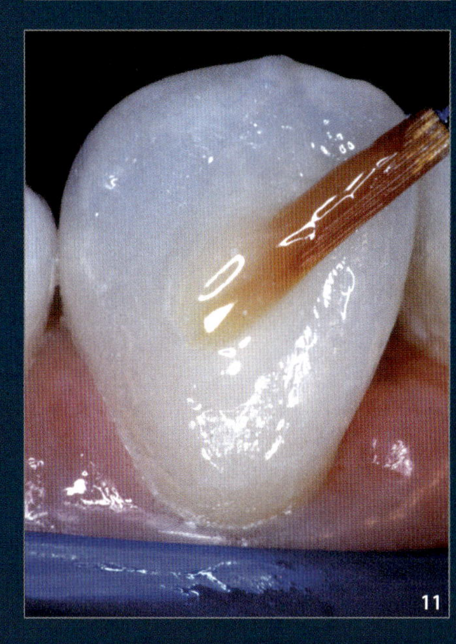
11

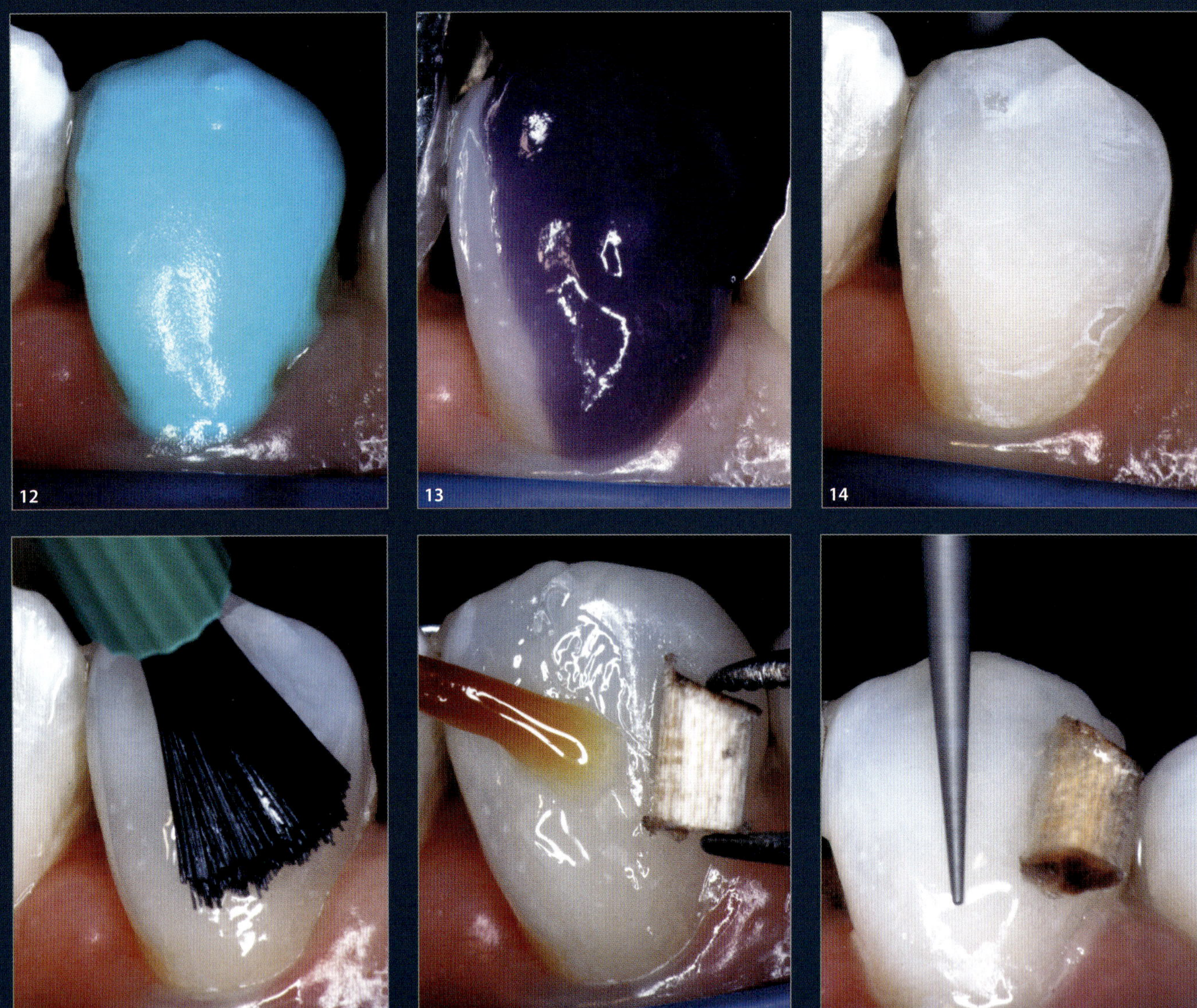

33牙釉质表面经浮石清洁后，用2%氯己定处理牙面（图12）。使用37.5%磷酸（Gel Etchant）酸蚀牙釉质，冲洗并吹干（图13）。注意，酸蚀剂应超出预期的修复体边缘（图14）。将粘接剂（OptiBond Solo Plus）涂布酸蚀后的牙釉质表面，吹薄后光固化（图15）。待贴面正确就位，去除多余的树脂水门汀，留下少量以补偿聚合收缩（图16）。表面光固化40秒。使用手术刀片（#12 BD Bard-Parker）刮除多余的树脂水门汀，并使用锥形金刚砂车针（DET6，Brasseler USA）精修修复体表面（图17）。用硅橡胶抛光头或抛光杯进行粗抛后，使用蘸有蓬松磨料金刚砂抛光膏的羊毛毡轮提高表面光泽度（图18）。通过这种微创的治疗方法使修复的功能和美学效果都得到了改善（图19和图20）。

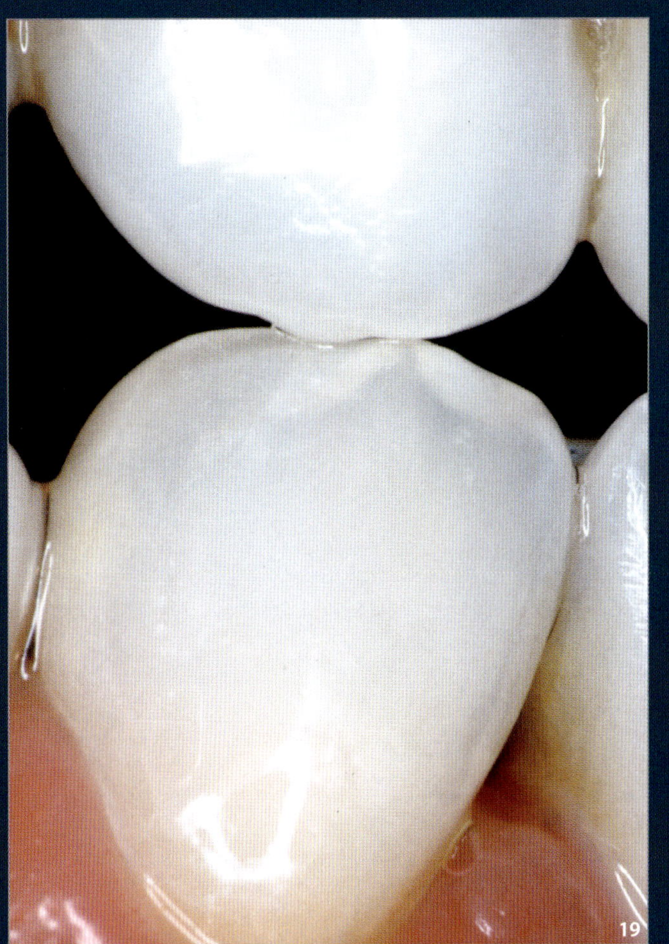
19

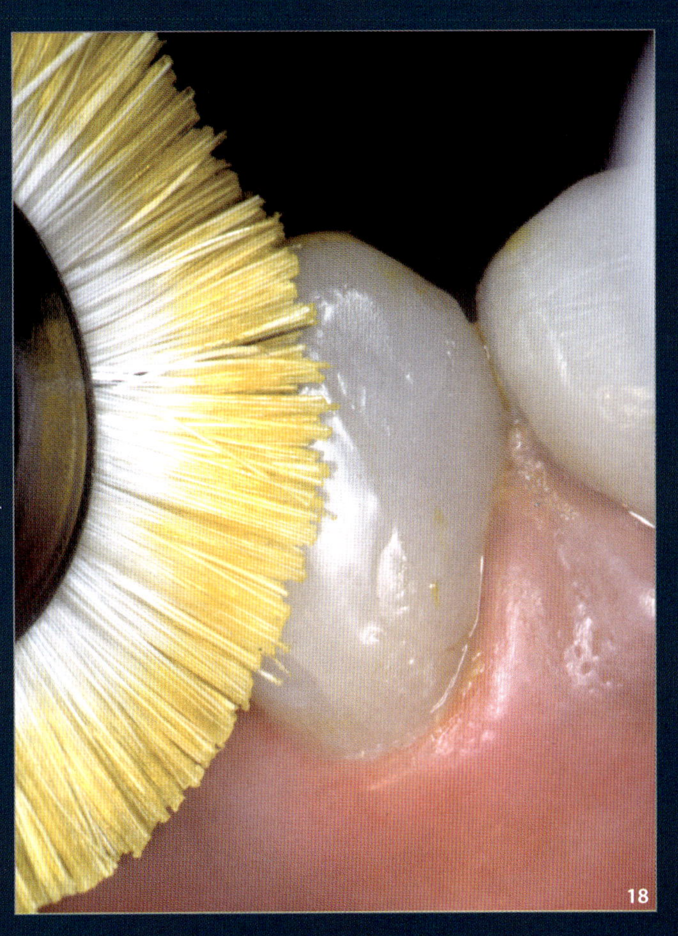
18

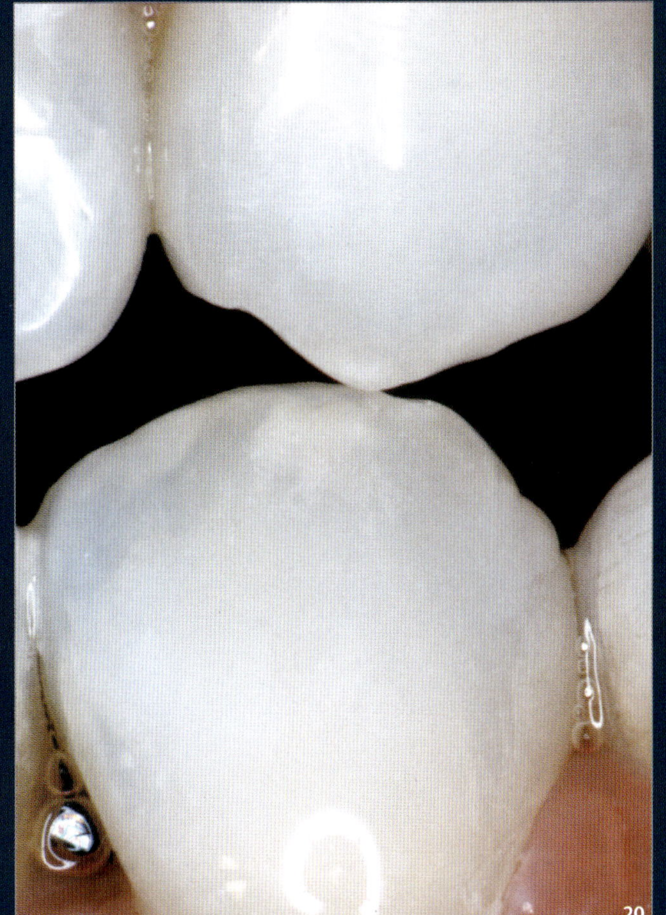
20

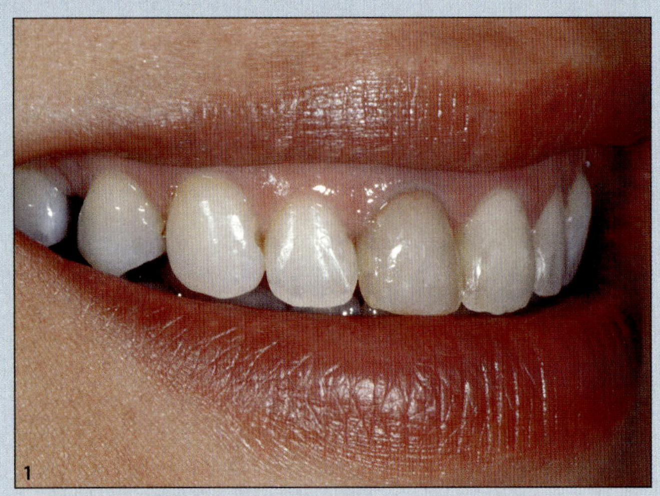
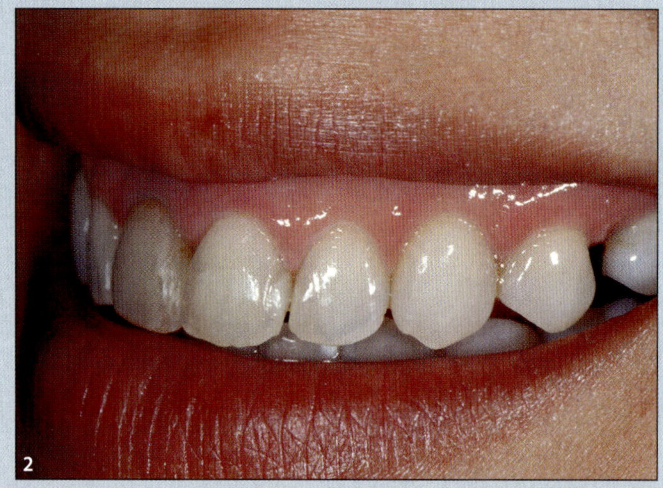
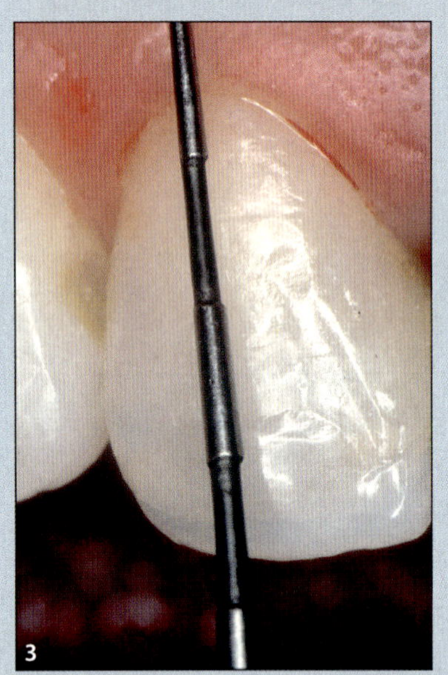
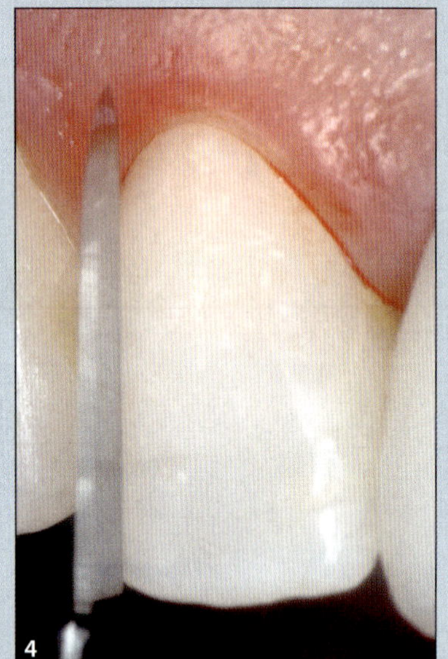
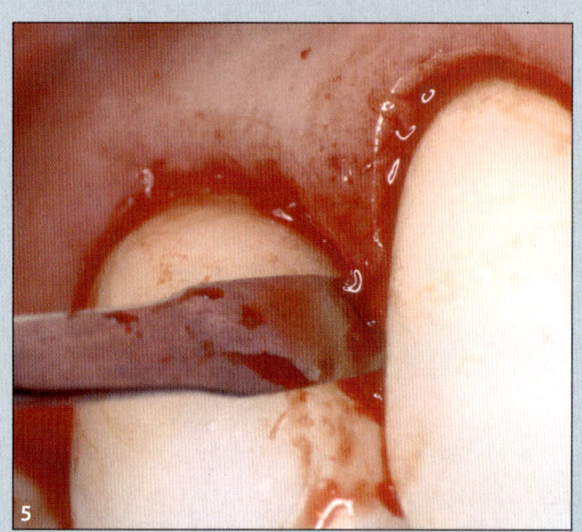

全瓷颈缘设计的前牙金属烤瓷冠

Geller技术

患者希望能够改善前牙美观。11根管治疗后变色，并且2颗中切牙以前都做过大面积复合树脂充填（图1和图2）。进行局部麻醉后，检查上颌前牙的软组织至牙槽嵴顶的距离。检查发现生物学宽度足够，可以直接进行软组织切除（图3）。沿釉牙骨质界做内斜切口。锐性分离后，用刮匙除去多余的软组织。在牙冠延长术之前就确定好切缘的位置（图4和图5）。在修复治疗前，制作了诊断蜡型（图6）。预先确

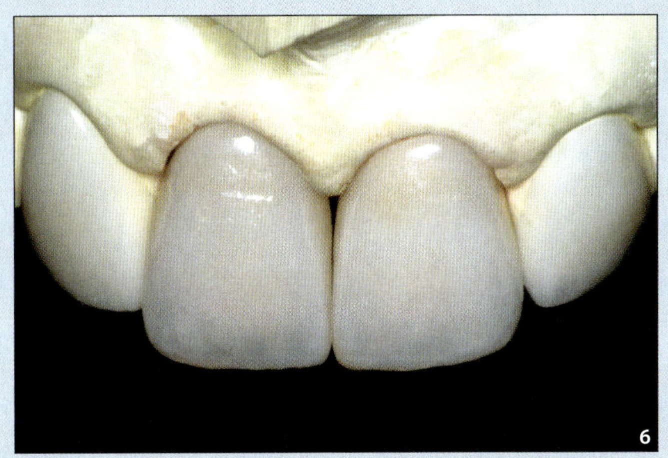

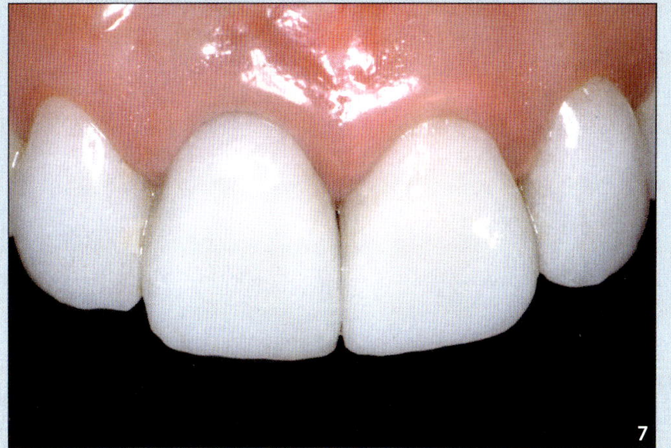

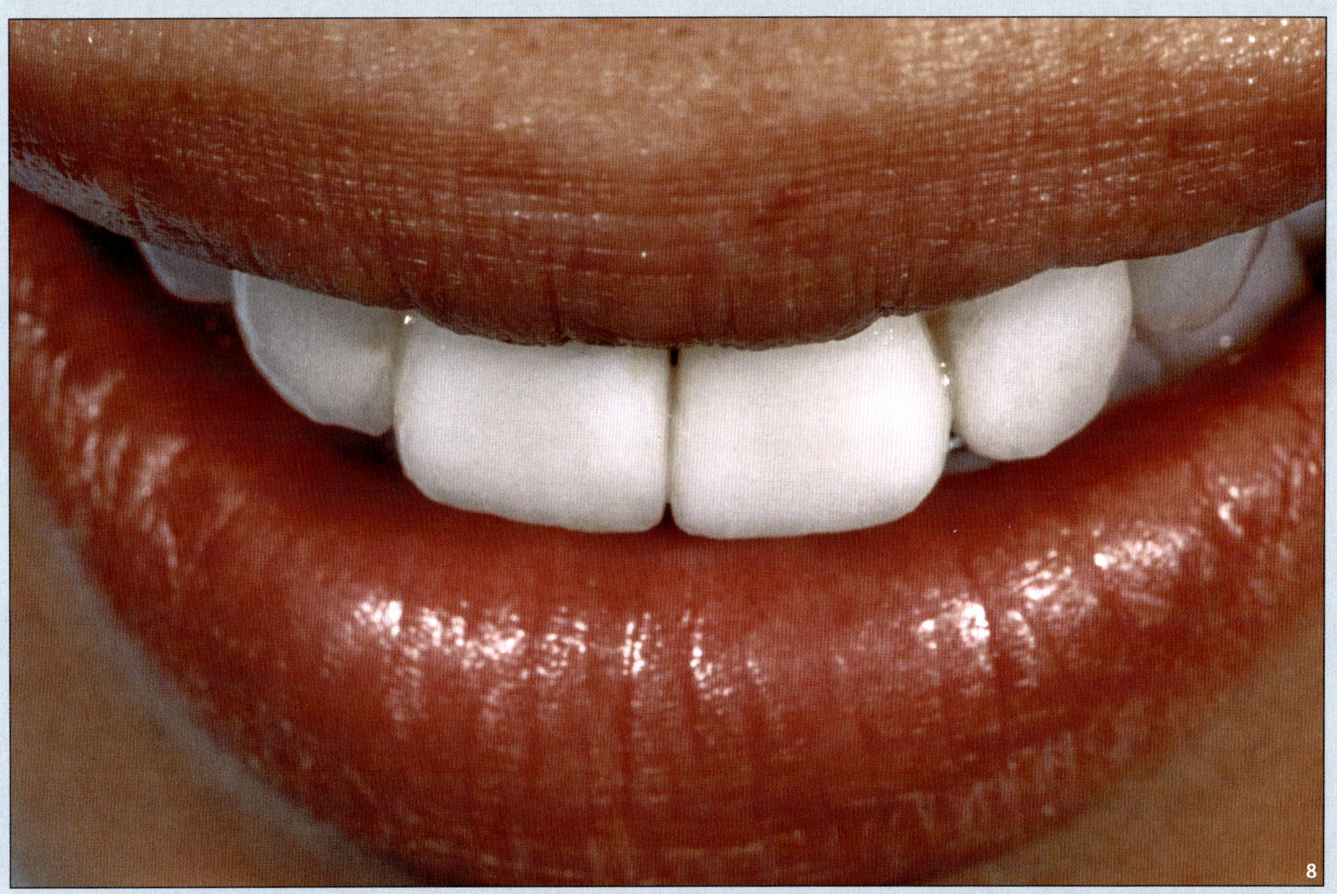

定了修复方案，上颌中切牙制作金属烤瓷冠，上颌侧切牙制作长石质瓷贴面。使用复合树脂（光固化的GRADIA，GC America）制作间接临时修复体（图7）。微笑像显示，上颌前牙切缘轮廓曲线自然（图8）。

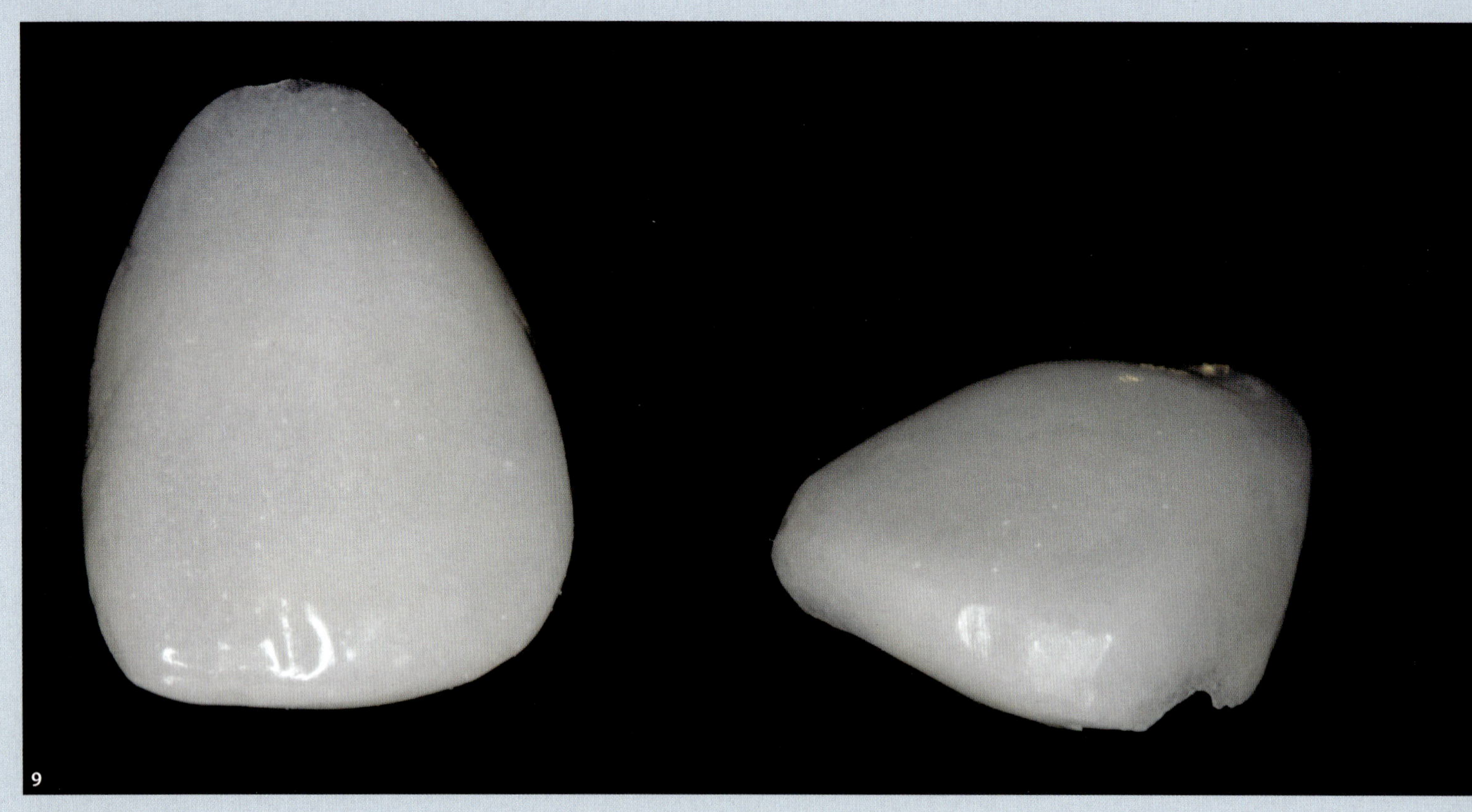
9

根据诊断蜡型的参数和患者满意的临时修复体，在没有备牙的情况下制作了瓷贴面（Willi Geller Creation）（图9），应用同样的方式也制作了金属烤瓷冠（Willi Geller Creation）。为了增加光的传导制作了360°的瓷肩台（图10）。

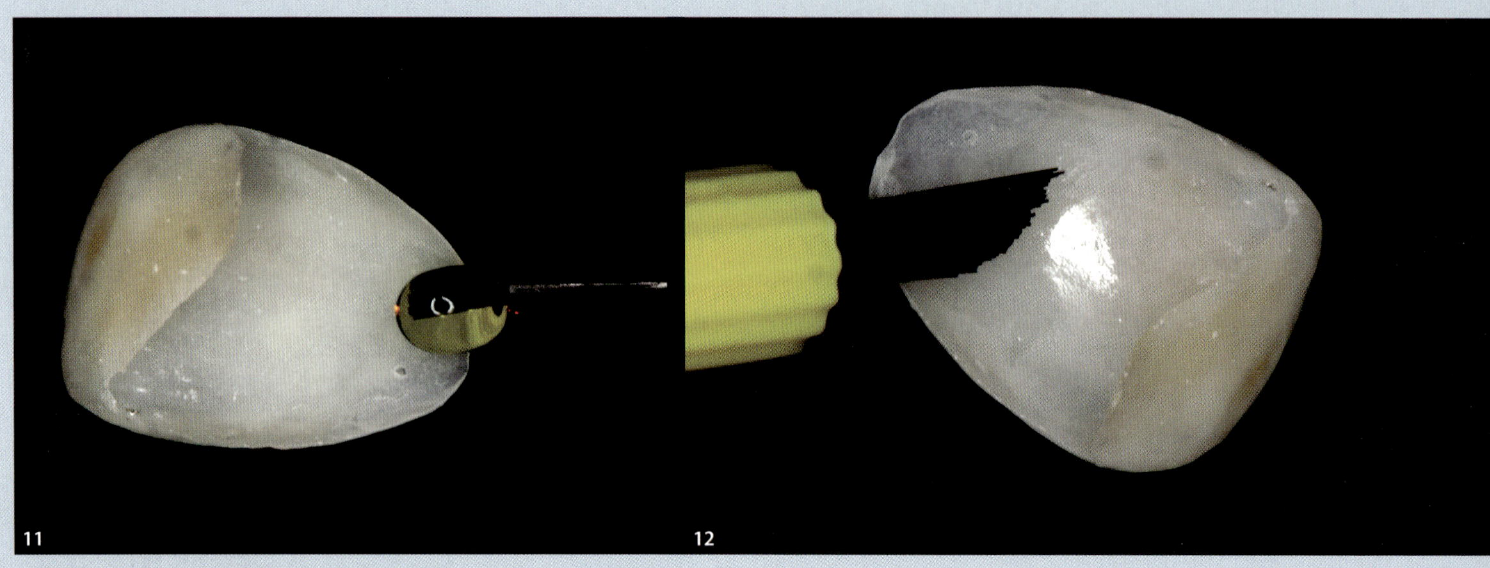
11 12

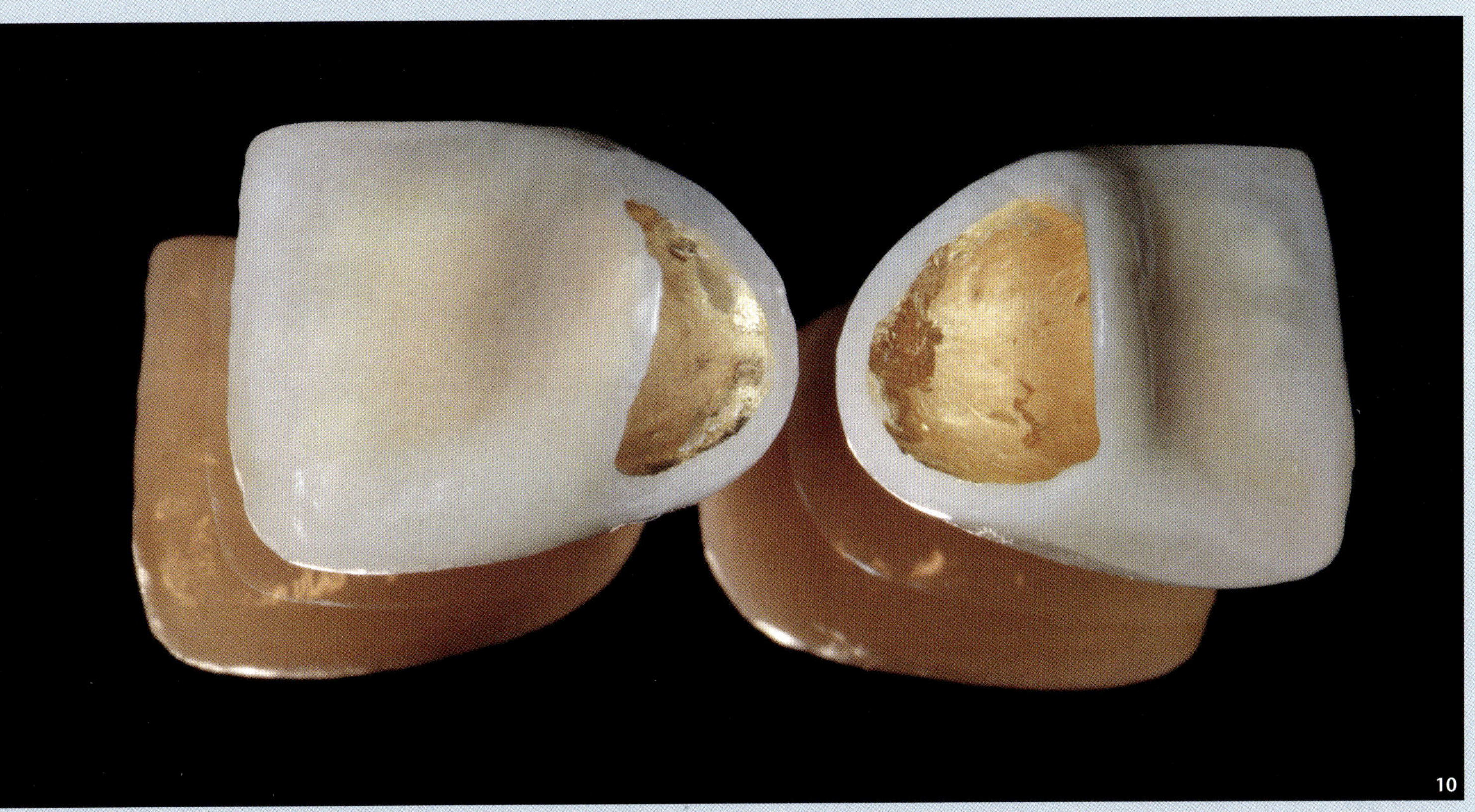
10

二氧化硅基陶瓷（Willi Geller Creation）的内表面用9%缓冲的氢氟酸（Porcelain Etch）酸蚀2分钟，冲洗并吹干。涂布硅烷偶联剂（Porcelain Bond Activator与Clearfil SE Bond Primer的混合物）并吹干（图11~图14）。一些制造商在其粘接系统中添加了硅烷偶联剂，在陶瓷粘接过程中会与其他组分（例如，粘接剂/底涂剂）混合。

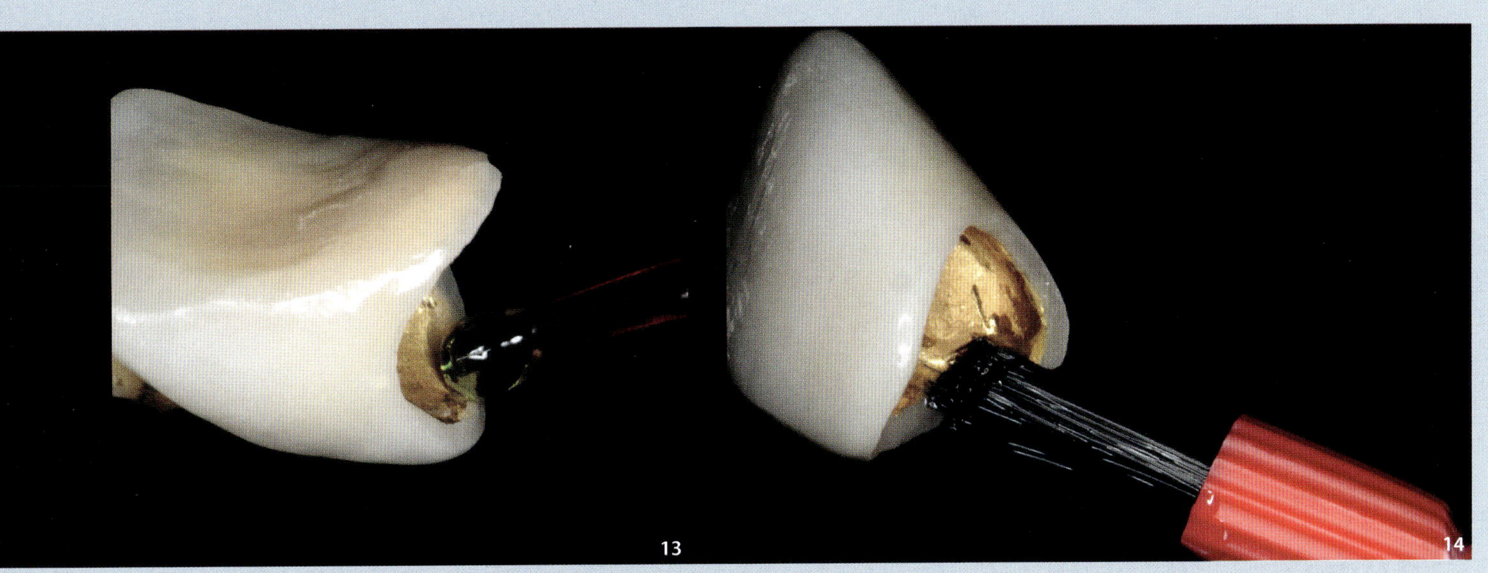
13　14

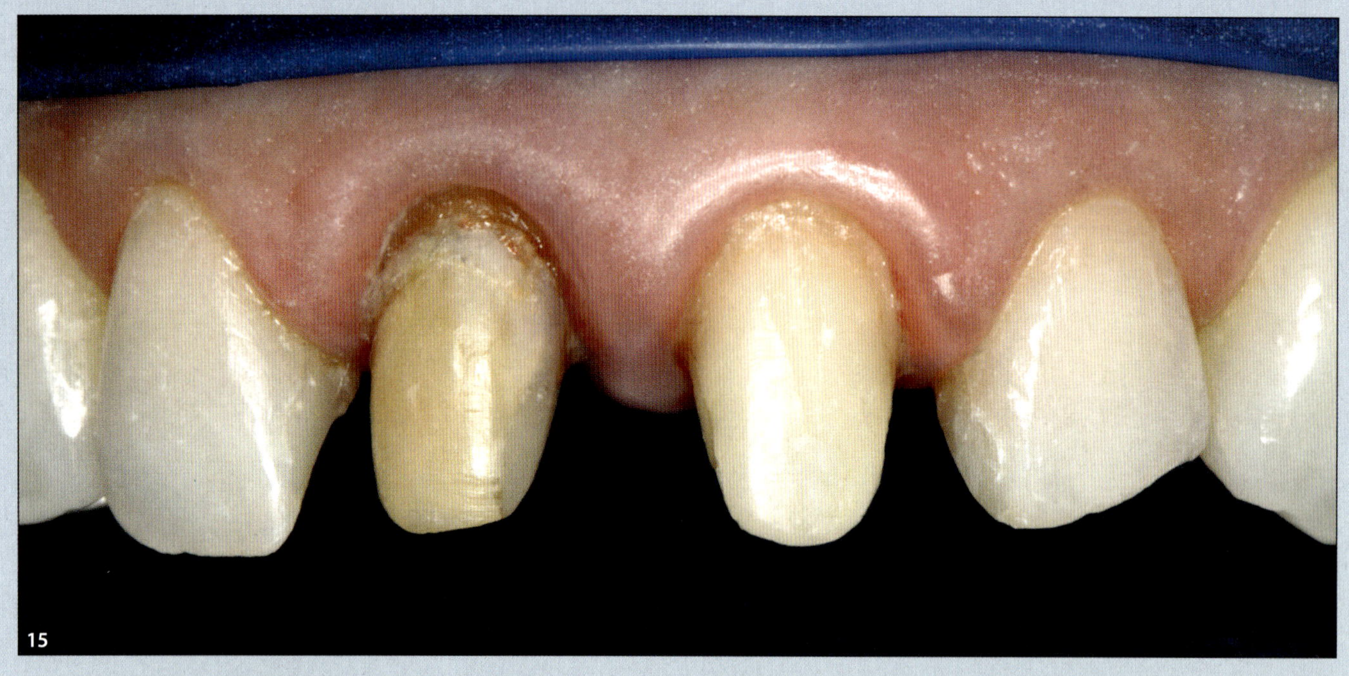

15

使用改良屏障技术将基牙预备体用橡皮障隔开。去除临时修复体后，用浮石和2%氯己定（Consepsis）的混合物清洁牙齿表面。侧切牙没有进行牙体预备（图15）。先粘接2颗侧切牙。用37.5%的磷酸（Gel Etchant）酸蚀12的牙釉质，冲洗并吹干（图16和图17）。注意未预备的牙釉质表面的酸蚀范围。将粘接剂涂到酸蚀后的牙釉质表面，吹薄，然后光固化（图18）。正确就位贴面后，去除多余的树脂水门汀，留下少许以补偿聚合收缩（图19）。表面光固化40秒。用37.5%的磷酸（Gel Etchant）酸蚀22牙釉质，冲洗并吹干（图20）。将粘接剂（OptiBond Solo Plus）涂到酸蚀后的牙釉质表面，吹薄后光固化（图21）。贴面完全就位后，去除多余的树脂水门汀（Nexus 2），留下少量以补偿聚合收缩（图22）。表面光固化40秒。

金属烤瓷冠粘固之前，将一根细的排龈线（3-0 Silk Suture，Ethicon）放置在龈沟中，以防止水分和龈沟液的污染。选择一种自固化水门汀（Panavia 21TC，Kuraray）。将自酸蚀底涂剂（ED Primer，Kuraray）涂在基牙上并吹干（图23）。将少量的树脂水门汀放在基牙表面和牙冠内部。金属烤瓷冠在之前已经通过试戴检查了适合性，无须再调整。试戴完成后，用37.5%的磷酸（Gel Etchant）清洁瓷肩台内表面15秒，冲洗并吹干（图24）。不需要再次涂布偶联剂。就位后，应用阻氧剂（Oxyguard II，Kuraray）封闭修复体边缘3分钟以加速树脂水门汀的固化（图25）。用手指在牙冠上加力3分钟。

使用手术刀片（#12 BD Bard-Parker）去除多余的树脂水门汀（图26）。使用8A器械推开游离龈缘，并用18μm的锥形金刚砂车针（ET3，Brasseler USA）对修复体边缘进行精修和抛光（图27）。

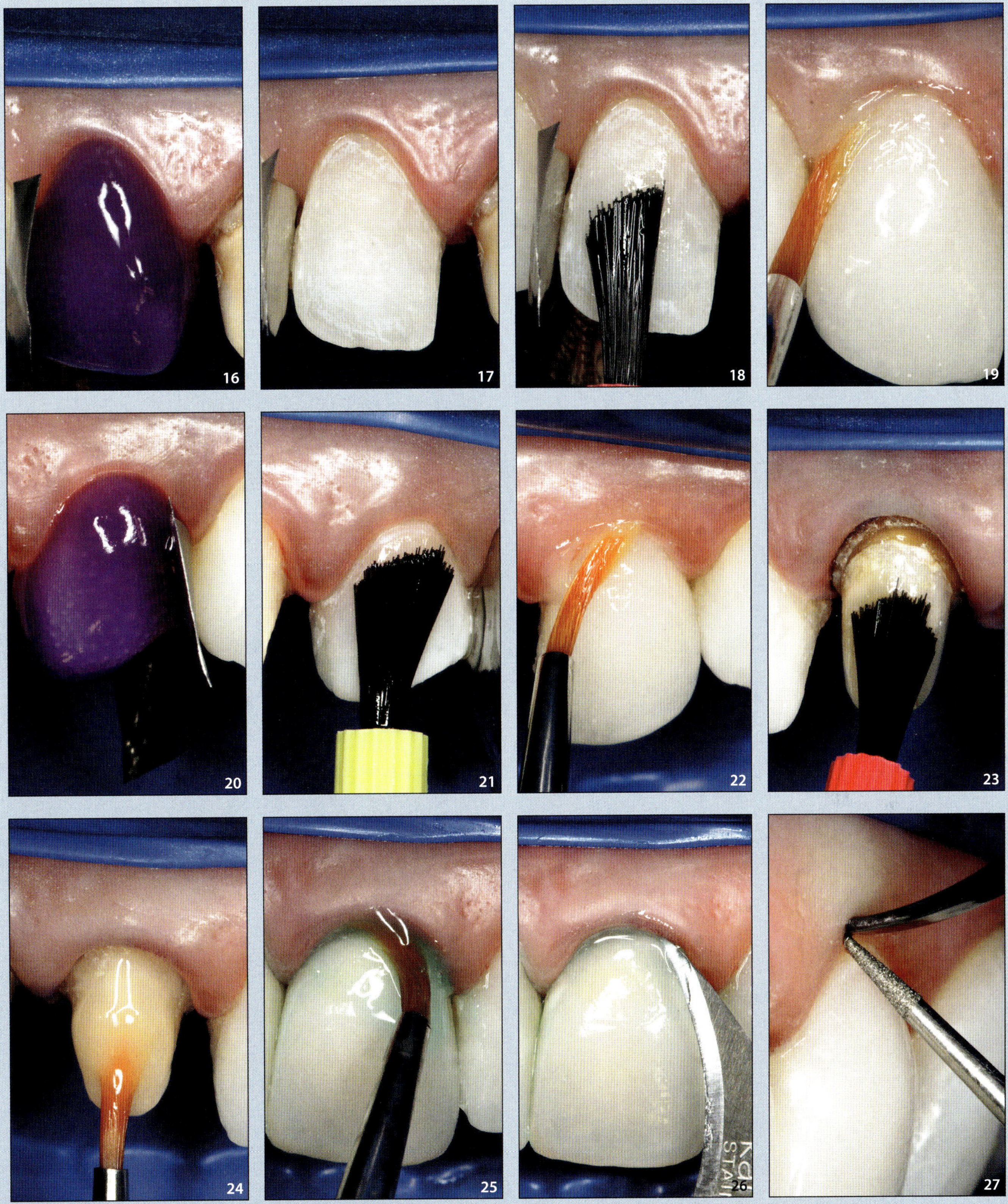
16
17
18
19
20
21
22
23
24
25
26
27

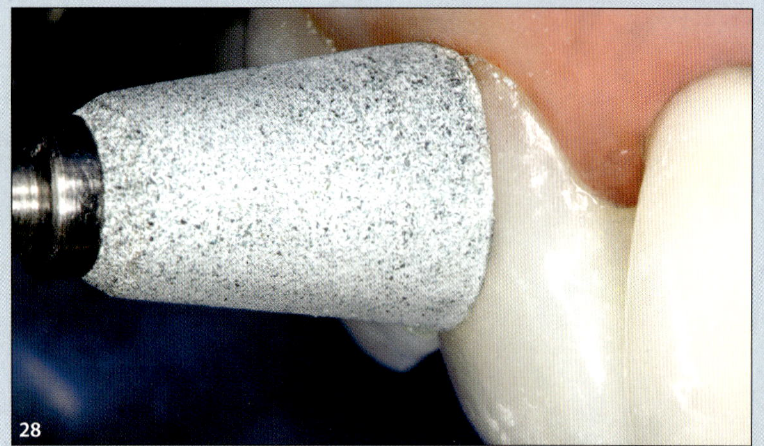
28

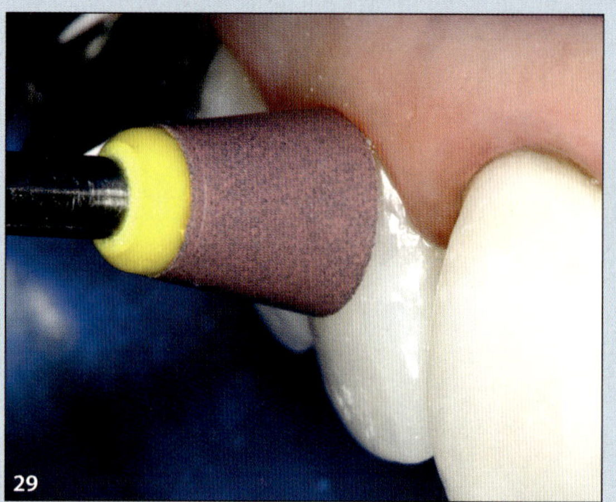
29

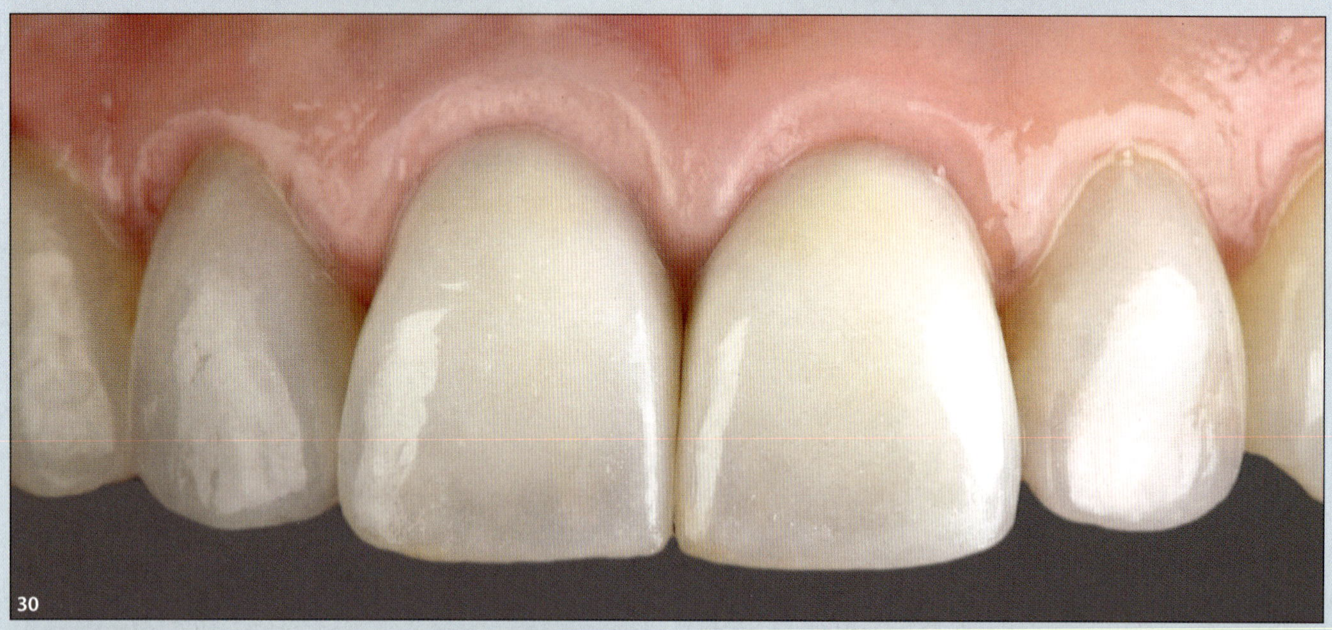
30

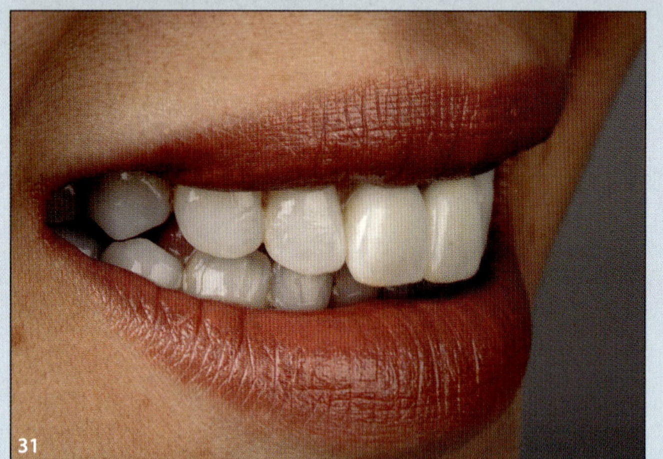
31

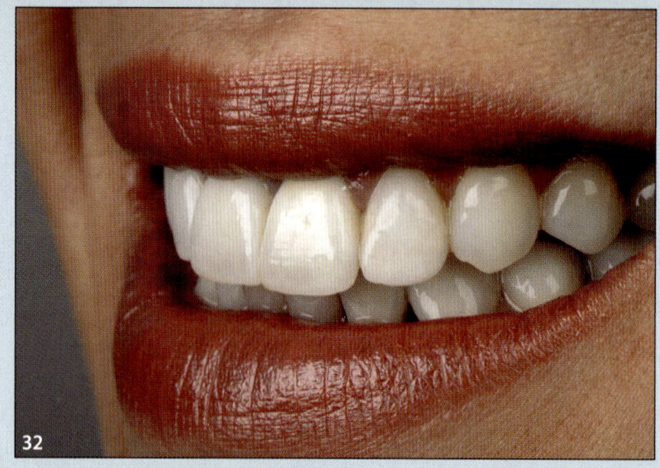
32

应用粗抛和细抛硅橡胶抛光杯（Dialite）抛光修复界面（图28和图29）。这些抛光杯的边缘可沿牙龈颈部的轮廓伸入龈沟内，抛光粗糙位置。采用了多学科联合治疗计划，实现了陶瓷材料、牙体结构和软组织以及微创修复的生物学与美学的结合（图30～图33）。

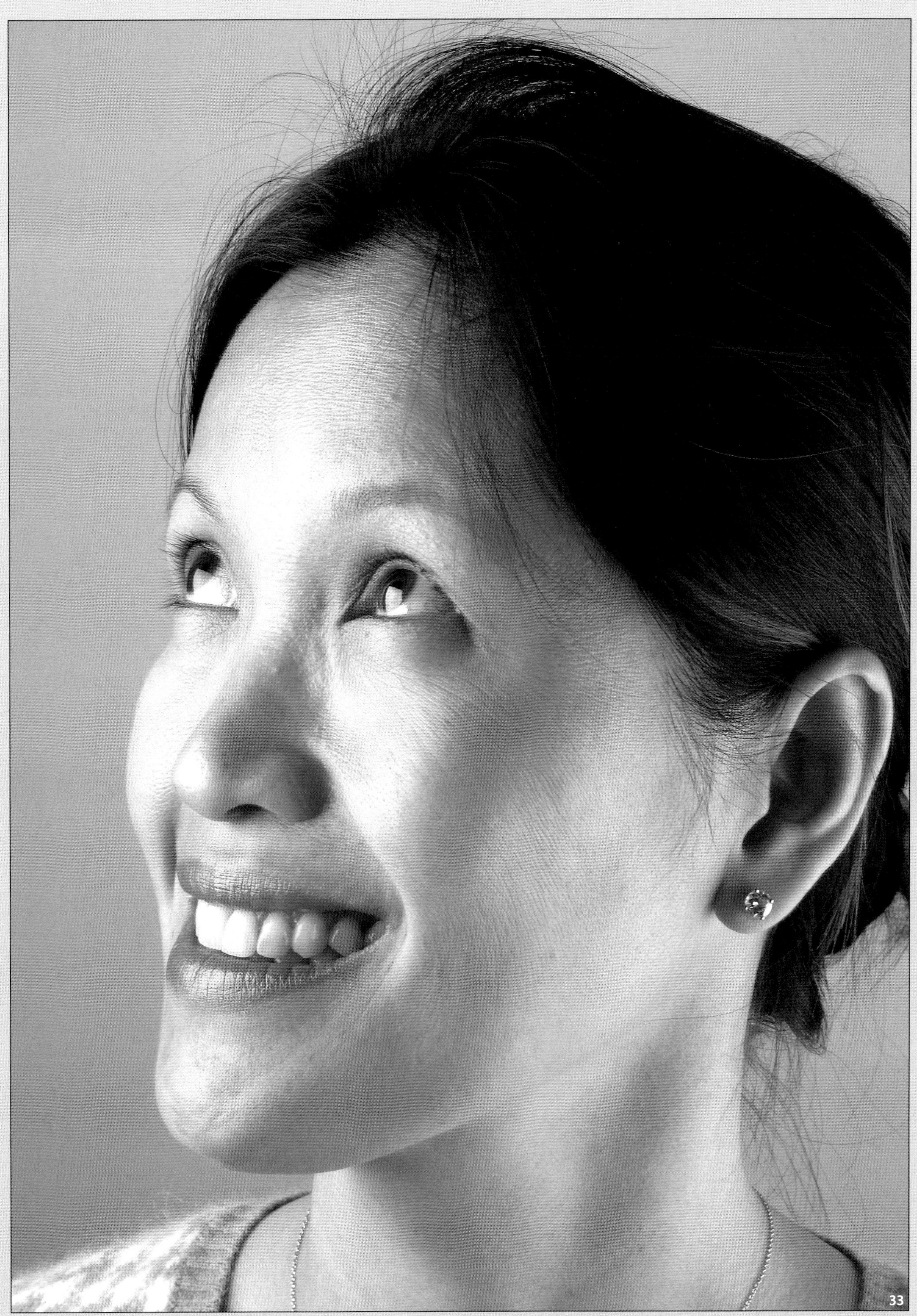

33

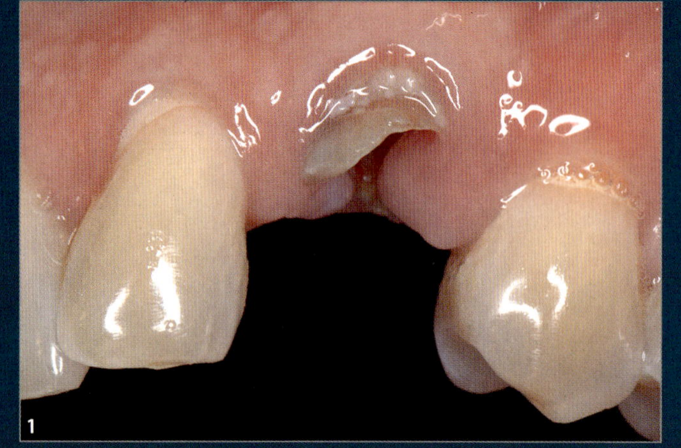
1

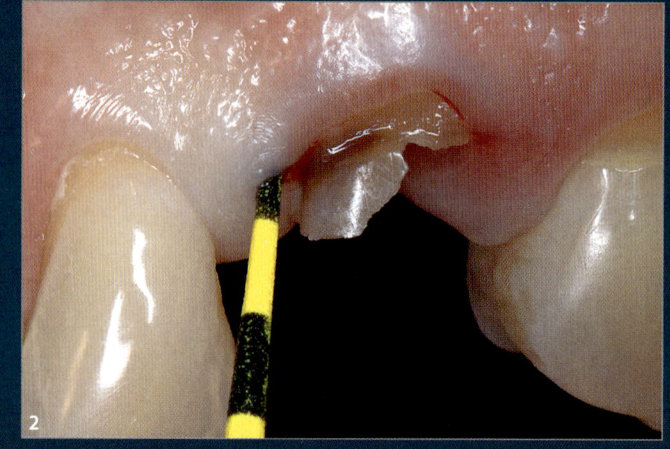
2

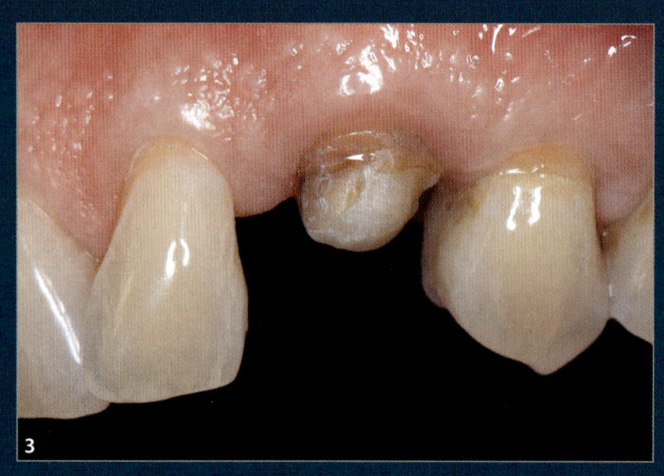
3

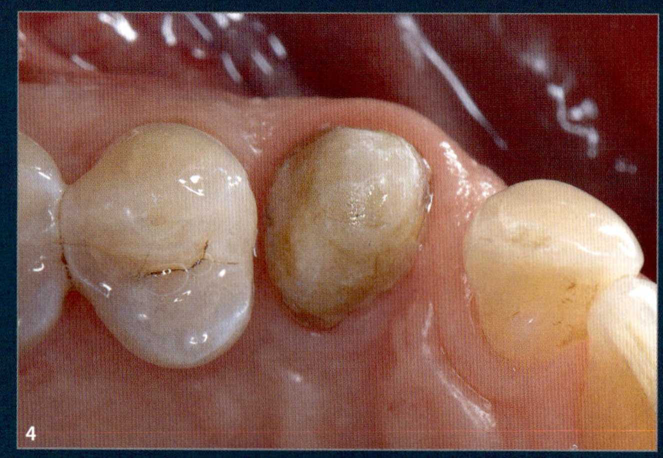
4

前牙全瓷冠

这名患者表现为23折裂达龈下并伴有龋损（图1）。麻醉后，探查显示牙龈切除后能暴露足够的牙本质肩领，而不会影响生物学宽度（图2）。与患者讨论了以下治疗方案，包括对尖牙进行牙冠延长术以形成1~2mm的牙本质肩领、根管治疗、制作纤维桩核系统以及全瓷冠修复。在修复治疗开始之前，行牙龈切除术以暴露健康的冠部牙体组织（图3和图4）。进行根管治疗后，完成了纤维桩和树脂核修复（图5）。临时修复体（G-aenial Universal Flo，GC America）是借助加聚硅橡胶印模材料翻制的诊断蜡型透明导板制作的（Exaclear，GC America），用A1色和B1色复合流动复合树脂（G-aenial Universal Flo）采用分层注射堆塑的方法在口内制作完成（图6）。制作个性化漂白托盘，嘱患者用10%的过氧化脲凝胶（Opalescence，Ultradent）每天在家进行2小时的家庭漂白（图7）。

图8显示了理想的回切后的形态和理想的氧化锆基底设计，图9显示了对诊断蜡型的全型扫描。

复诊粘固时，先去除临时修复体，清洁基牙预备体，然后试戴检查全瓷冠。修复体仅需要少量调整。橡皮障隔湿后，将#1排龈线（Soft Twist，Gingi-Pak）放置在龈沟内，防止在粘接过程中水分和龈沟液渗出造成污染（图10）。用浮石和2%氯己定（Consepsis）的混合物清洁基牙。选用自固化树脂水门汀（Panavia 21TC）进行粘固。使用自酸蚀底涂剂（ED Primer）对周围的牙本质进行处理，并使用牙科热吹风机（A-dec）吹干。将自固化

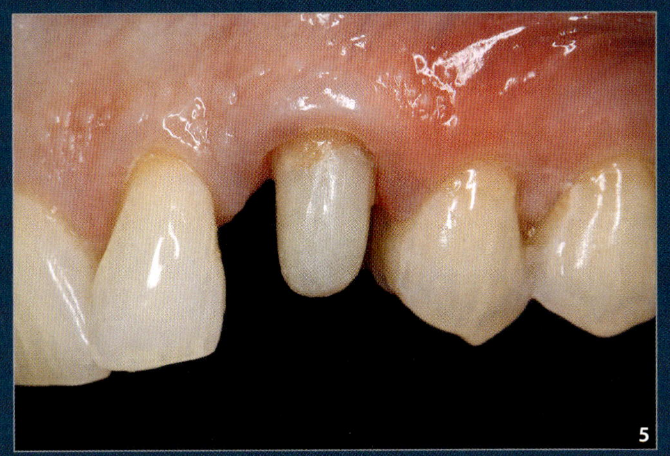

5

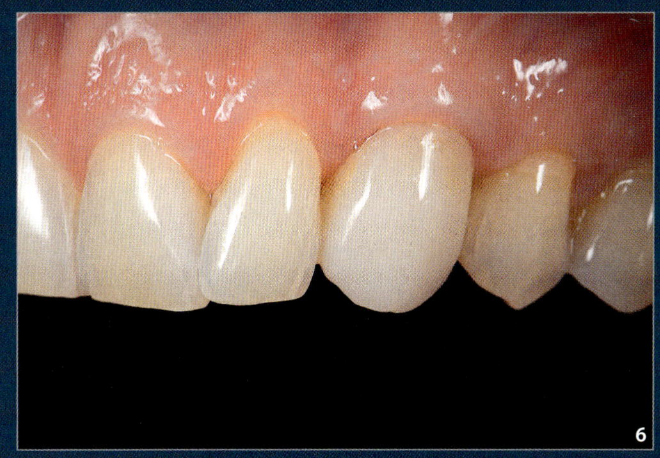

6

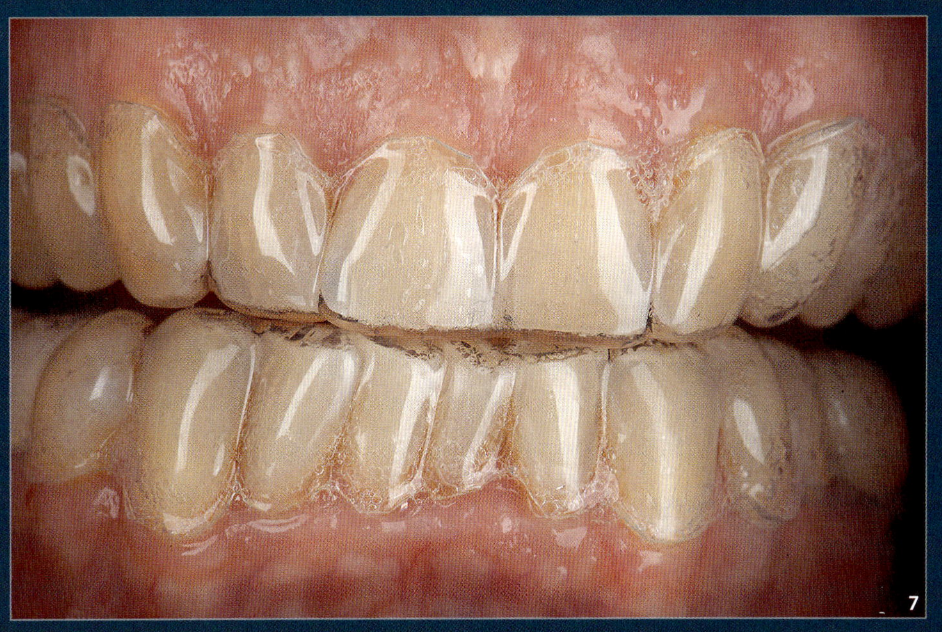

7

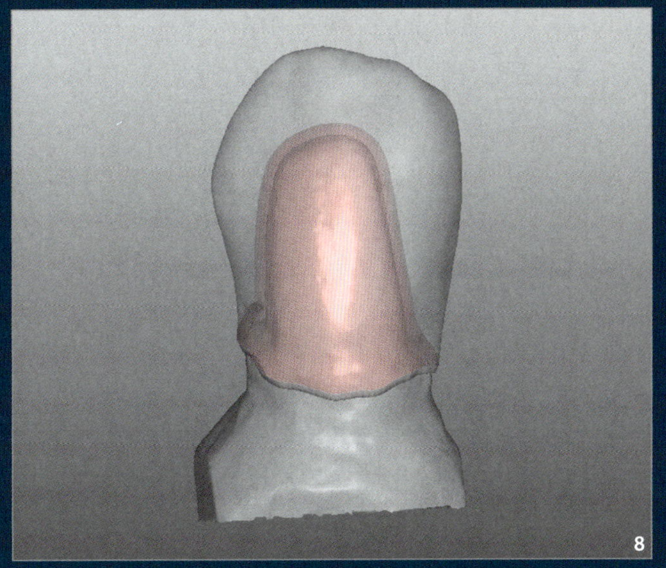

8

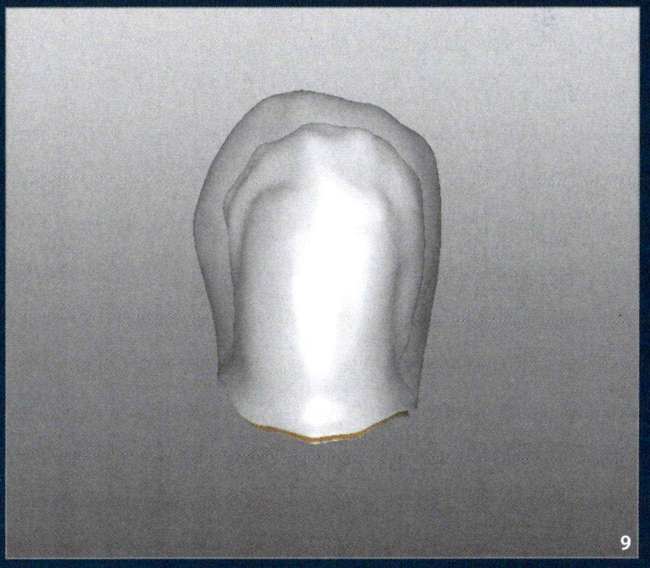

9

树脂水门汀调拌后，涂布于全瓷冠的内表面，然后修复体就位（图11）。使用#000貂毛刷刷去多余的树脂水门汀，留下少量以补偿聚合收缩。在边缘处放置阻氧剂（Oxyguard II）用于加速树脂水门汀的固化。3分钟后冲掉阻氧剂，并用手术刀片（#12 BD Bard-Parker）去除多余的固化的树脂水门汀。冠边缘用粗抛和细抛硅橡胶抛光头（有关这种情况下粘接过

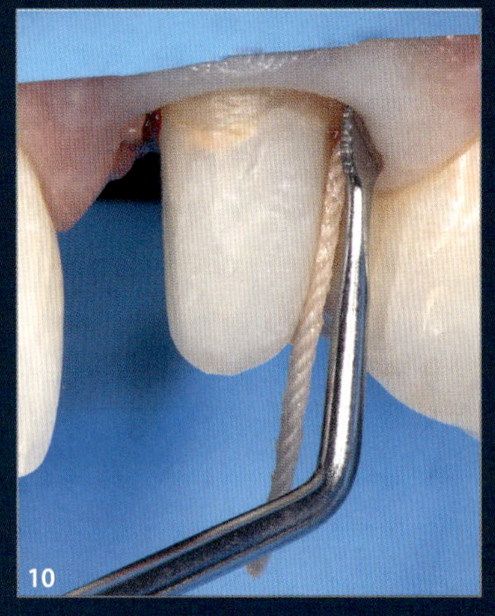
10

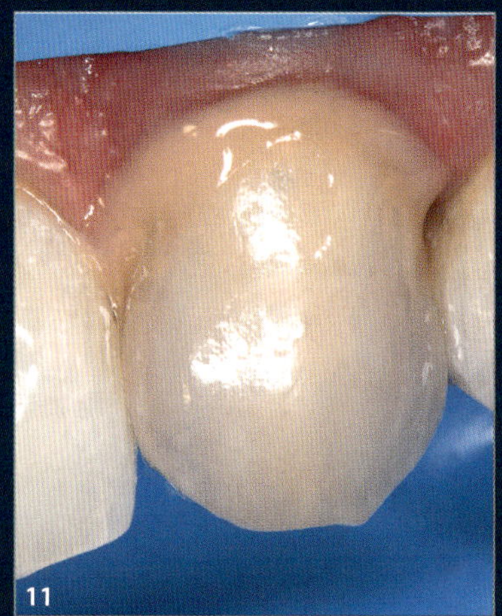
11

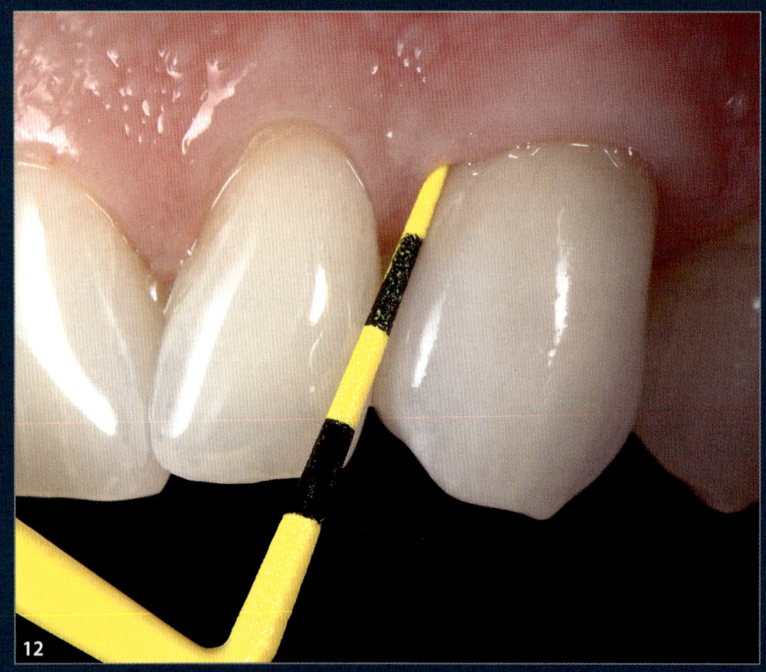
12

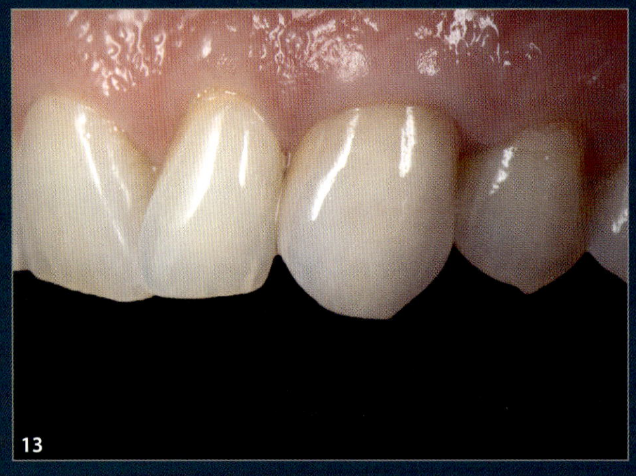
13

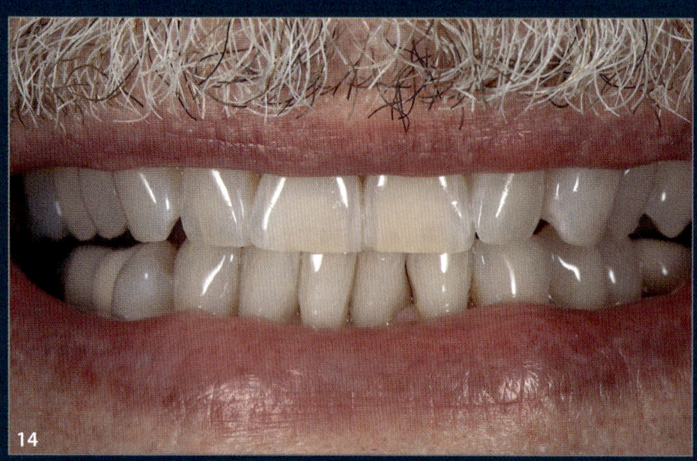
14

程的更多信息，见第7章）。

图12～图14所示为完成全瓷冠修复后的23。可以看到修复体与软组织健康整合，且颜色与牙列中其他牙齿协调一致。

Laboratory work courtesy of Jungo Endo, RDT.

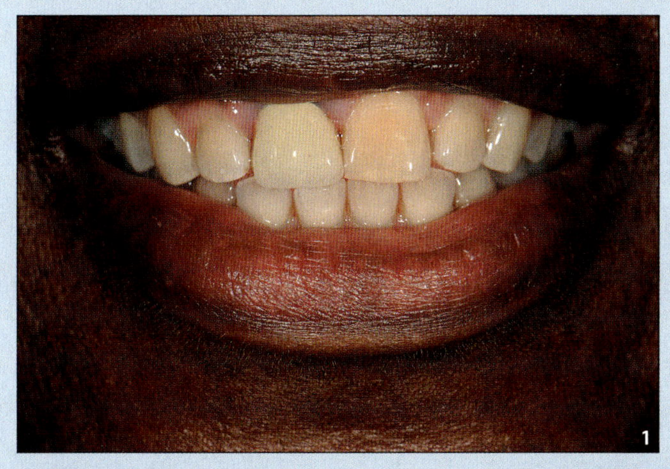
1

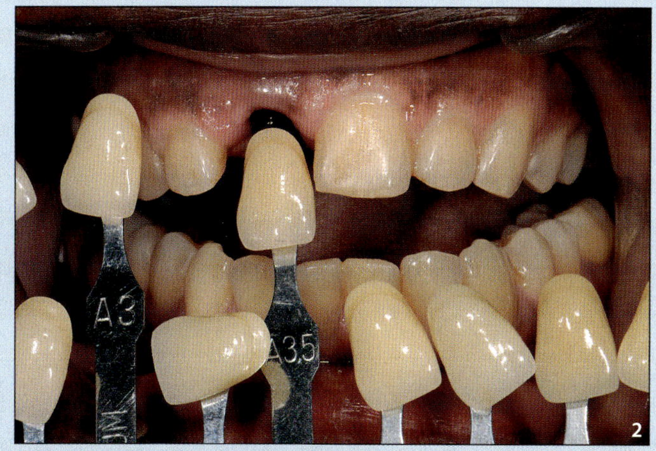

2

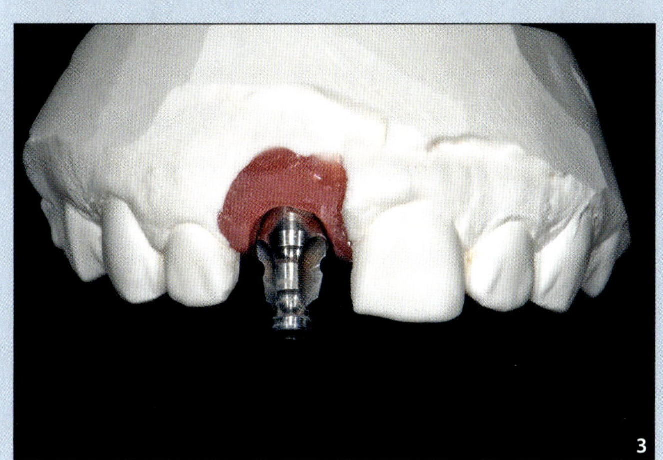
3

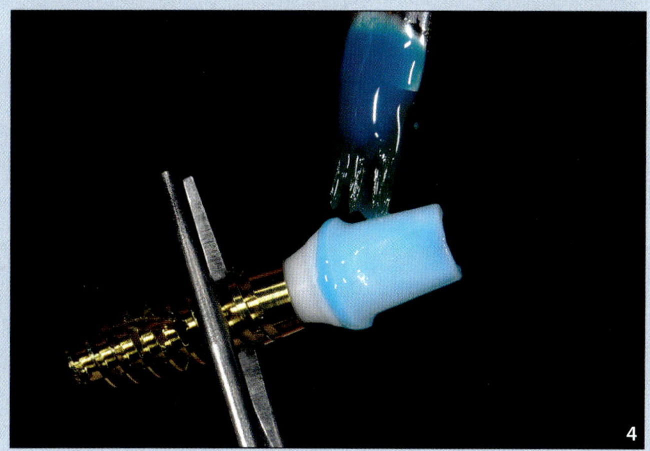
4

种植体支持的单颗中切牙的颜色管理

患者因11金属烤瓷冠修复后持续创伤而就诊（图1）。在植入种植体之前，上颌前牙区域需要进行软硬组织增量。在完成外科手术并且组织愈合后，进行比色，并考虑采用分层堆塑法以实现与对侧中切牙的和谐一致（图2）。应用印模帽采用开窗式印模获得种植体周围生物组织的精确外形（图3）。在预成的氧化锆基台上创建了一个粘接界面（图4）。

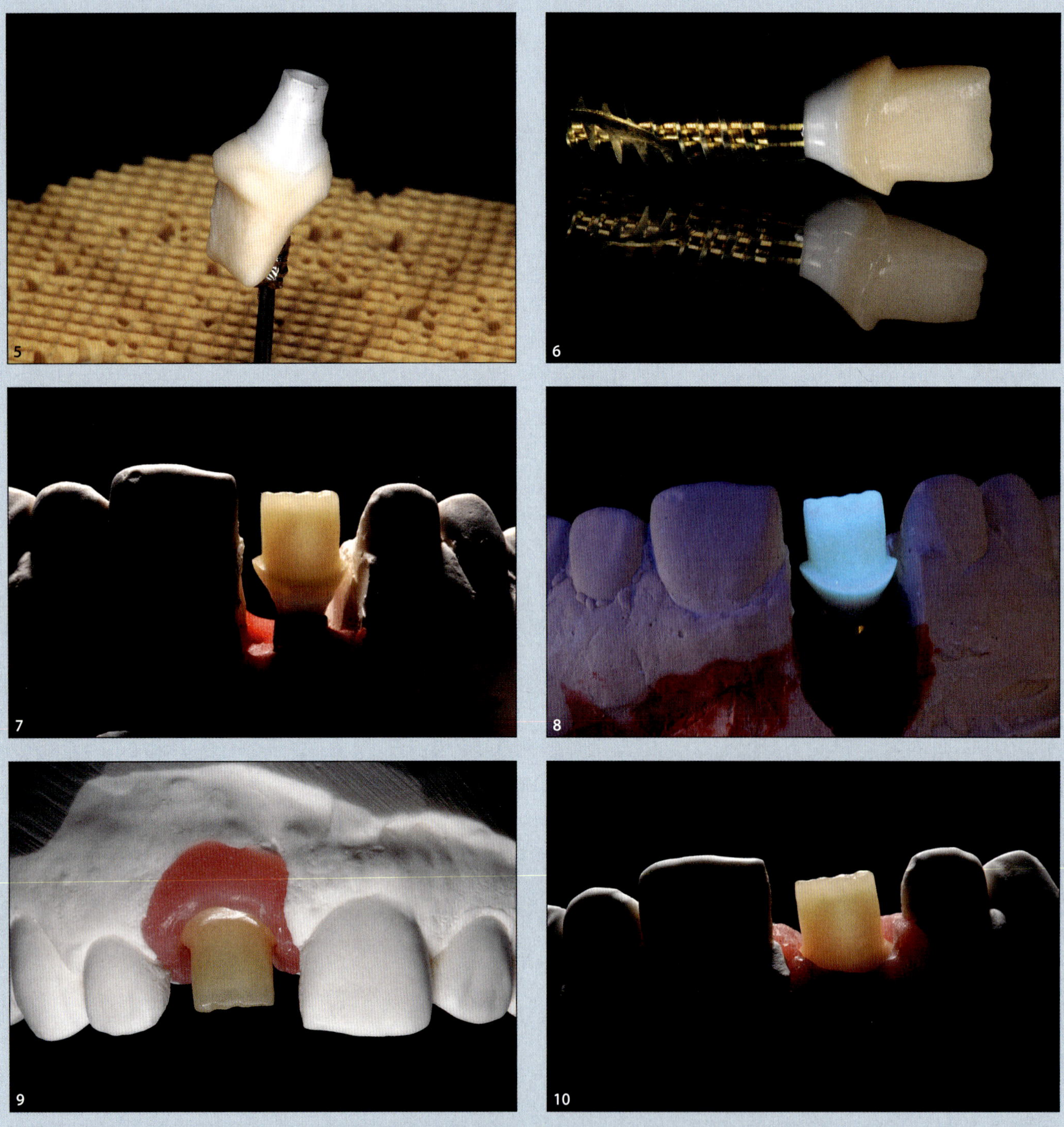

图5显示对基台穿龈部分进行塑形使其能够支撑软组织并使修复体获得良好的穿龈轮廓。为了获得更好的基台底色、外形以及荧光效应，基底采用肩台瓷（Willi Geller Creation）和高透的颈部透明瓷（Willi Geller Creation）的1：1混合物制作完成。在氧化锆基台上添加饰瓷后，对龈下区域进行修形，以创建理想的穿龈轮廓并支撑软组织（图6）。可以看到，基台具有良好的透光性，为后期修复体呈现出自然的外观打下了基础（图7）。同时可以看到，用瓷材料再现了个性化基台的荧光性（Willi Geller Creation）（图8）。在石膏模型上复位牙龈硅橡胶，试戴个性化基台，评估软组织的形状、基台对软组织的支撑能力以及基台的透光性（图9和图10）。

使用长石质牙本质瓷（Willi Geller Creation ）分层堆塑人工牙本质，将牙本质瓷与具有高饱和度、高荧光性的高透瓷粉混合，以模仿天然牙列的色彩特征。用切瓷和蓝瓷的1：1混

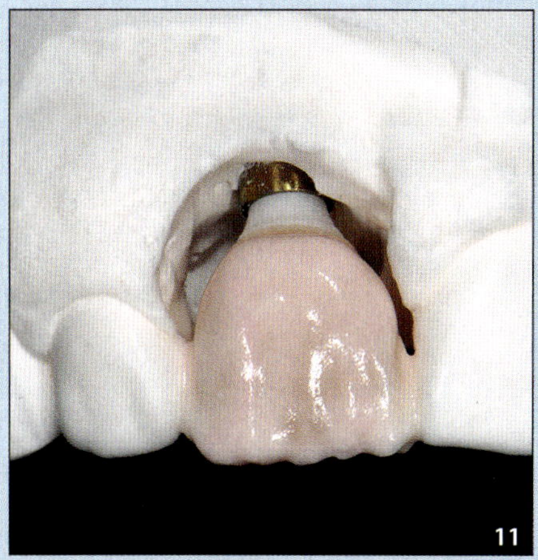

11 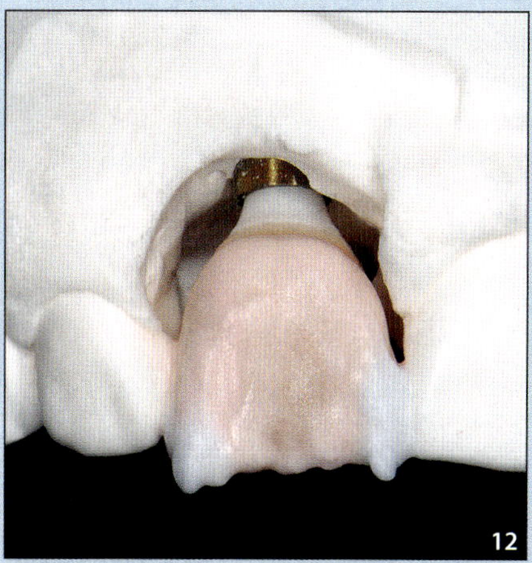 12 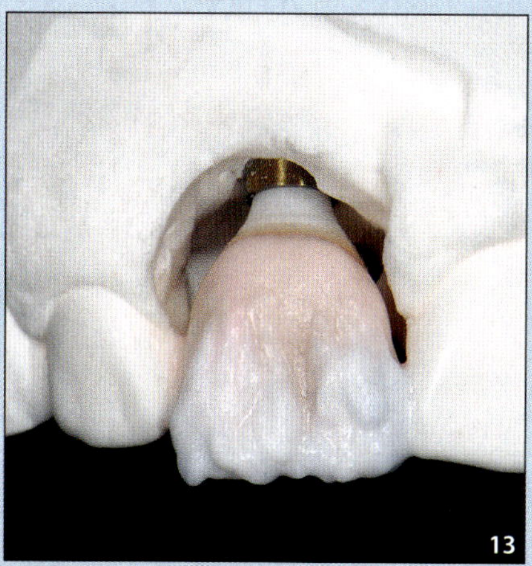 13

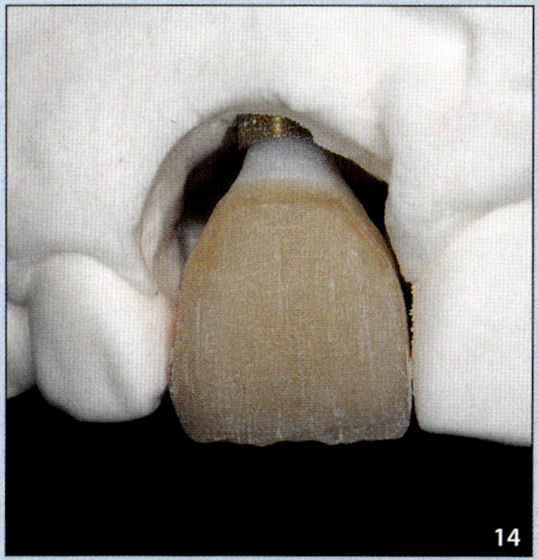

14 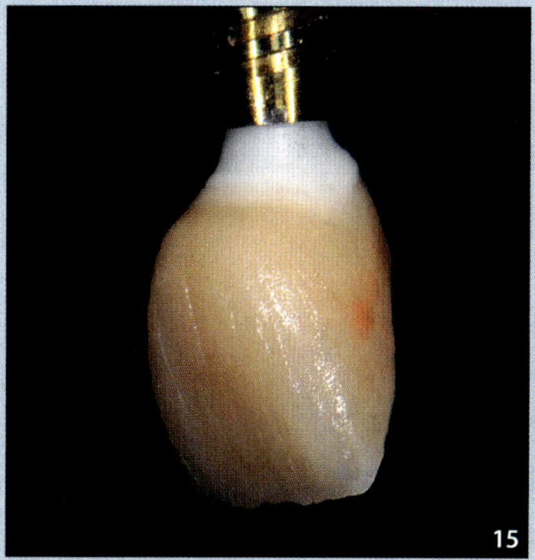 15 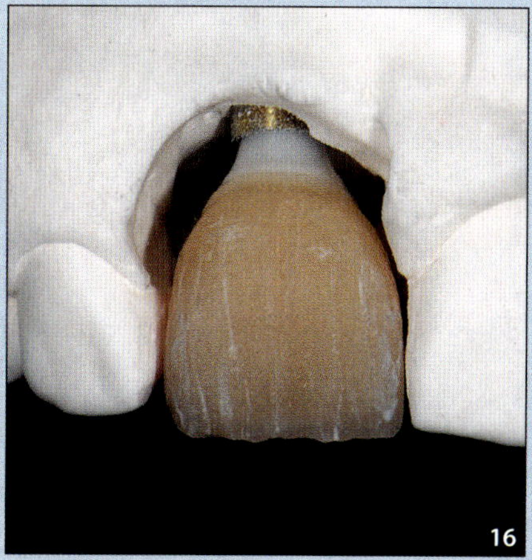 16

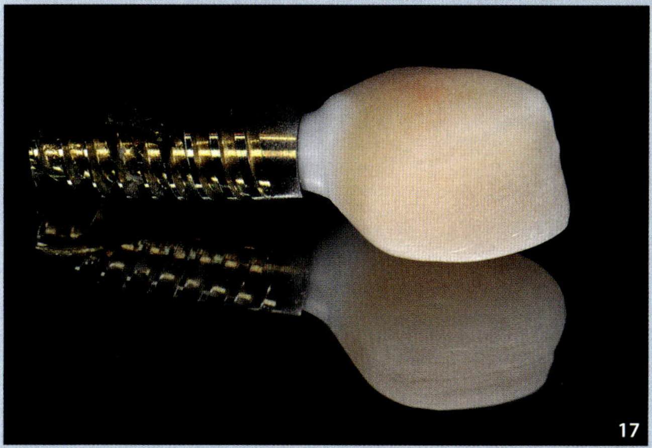

17 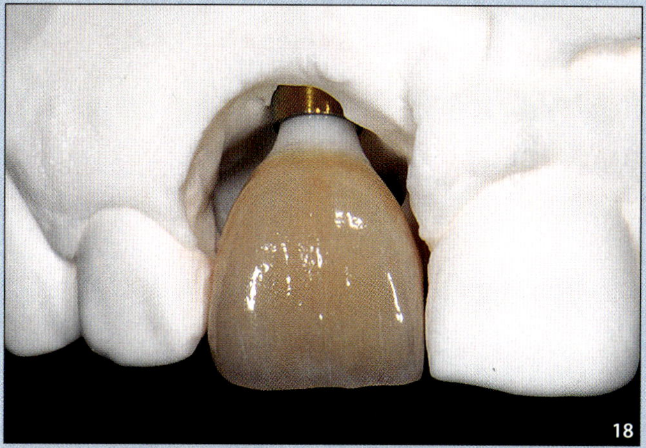 18

合物进行横向分段分层堆塑（图11～图13）。初次烧制后，将修复体在模型上试戴（图14）。使用瓷改性剂和内染色制作内部特征与特殊效果。注意制作出的裂纹线、白色斑点、小褐色斑点和邻间隙染色（图15和图16）。之后将其在低温烤瓷炉中烧结。然后，在这些特殊效果表层再堆塑一薄层瓷粉，使它们变成自然的内部特征（图17）。图18显示了上釉和手工抛光后的修复体。从模型上可以看到，在完成的氧化锆基台上制作的全解剖形态分层全瓷冠具有良好的透光性（图19）。

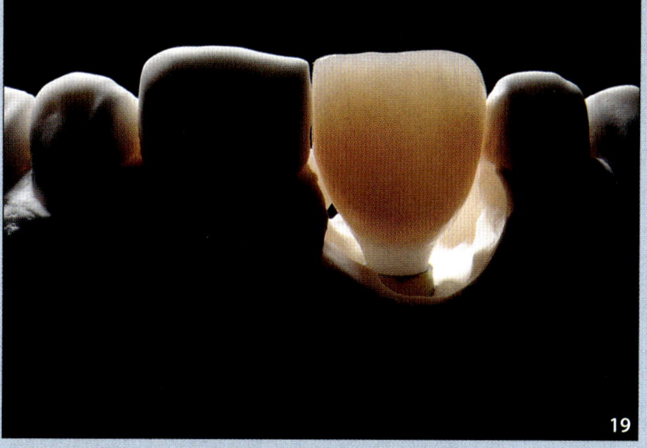
19

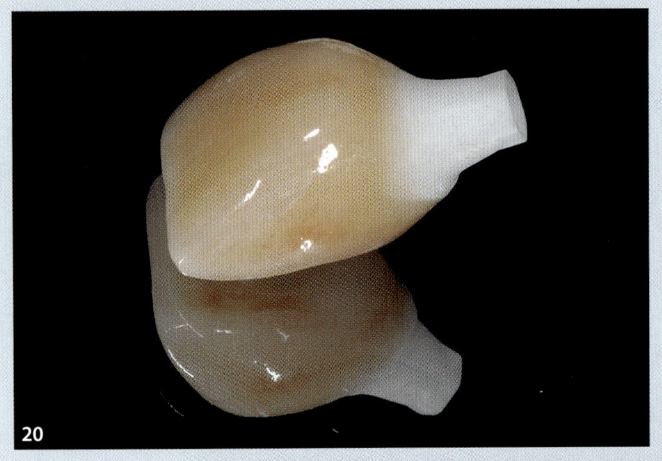
20

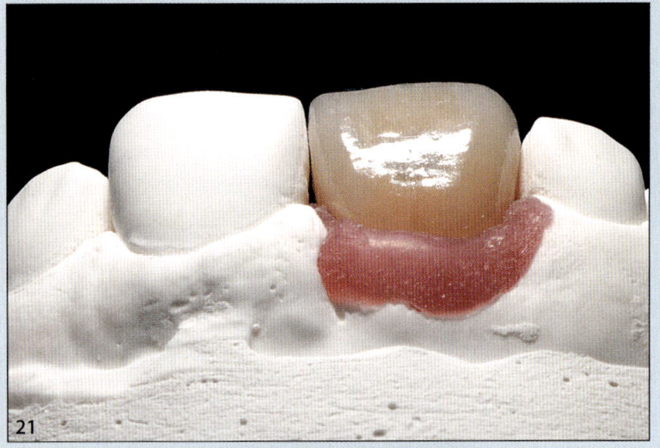
21

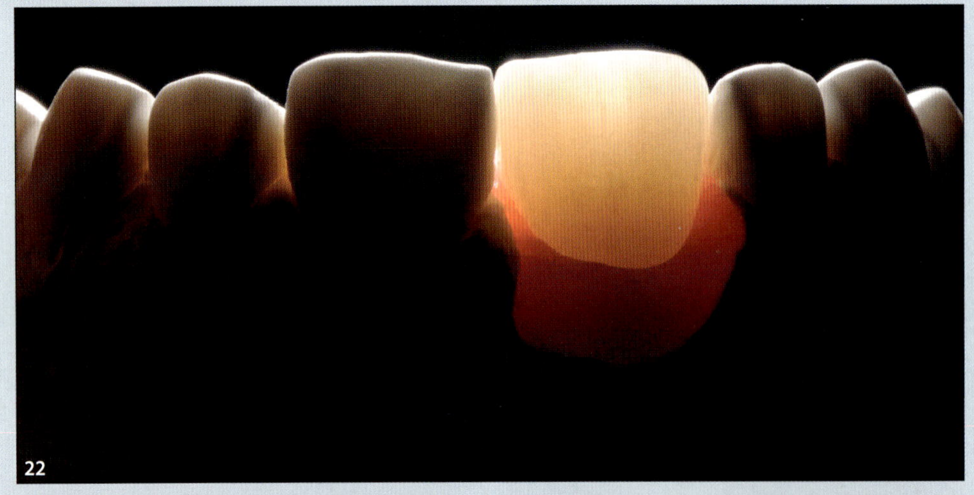
22

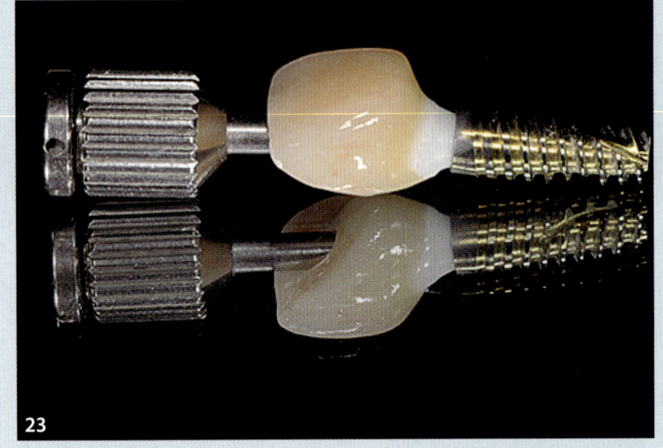
23

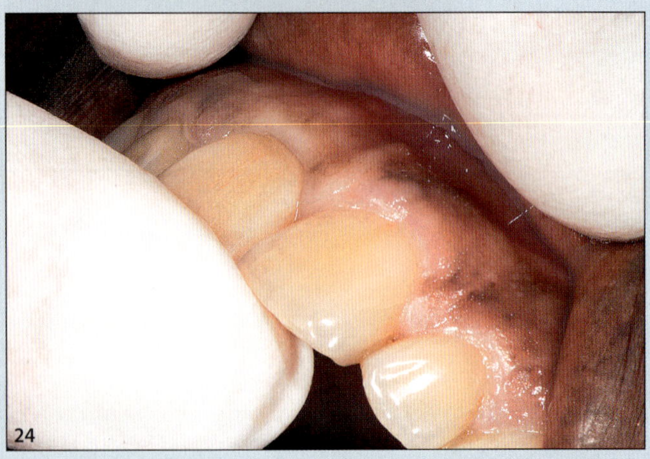
24

图20显示了预成的氧化锆基台上制作完成的螺丝固位修复体。应用牙龈硅橡胶模拟牙龈外形，将修复体准确地固定到石膏模型上（图21）。可以看到修复体穿龈轮廓佳、唇面平坦、线角明确、表面纹理逼真且光泽度高。图22显示了牙龈硅橡胶复位后该螺丝固位修复体良好的透光性。可以看到，修复体的光学特征与天然牙齿相似。完成后，将螺丝固位的修复体固定在替代体上（图23），请注意修复体是如何从植体的基部穿出并支撑软组织的。图24所示为最终修复体的口内试戴情况，评估修复体颜色、外形和邻接关系。可以看到，初戴修复体使软组织会因压迫而变白，修复体会对软组织进行塑形。

图25～图27所示为在预成氧化锆基台上制作完成的螺丝固位、全解剖形态分层瓷堆塑的单颗中切牙修复体。

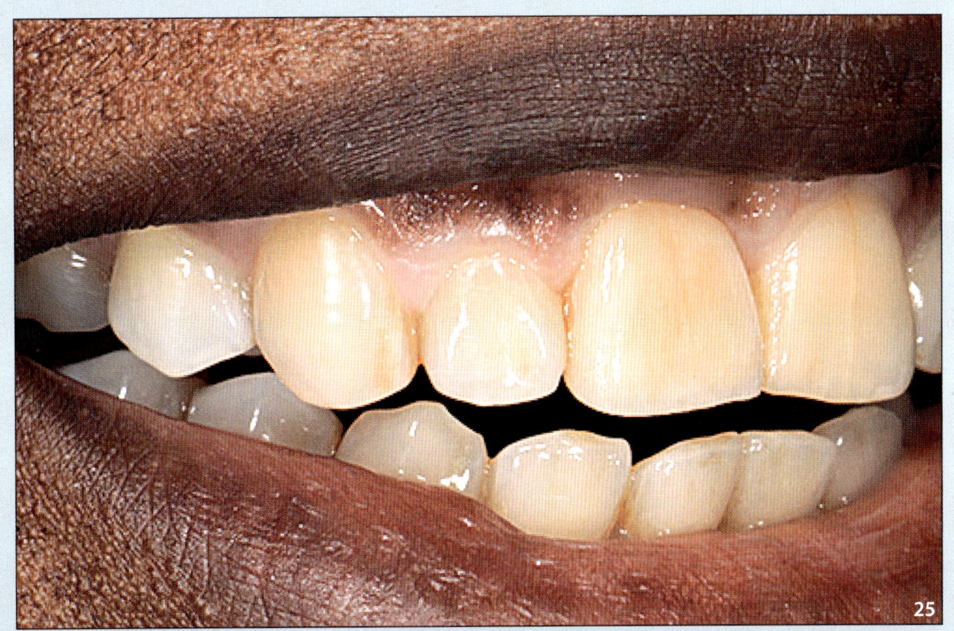

25

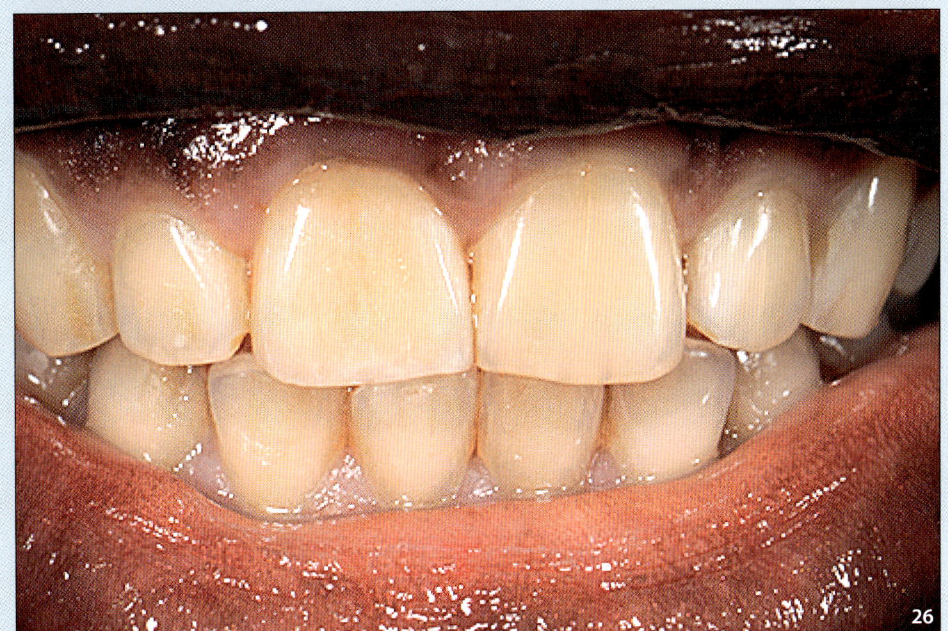

26

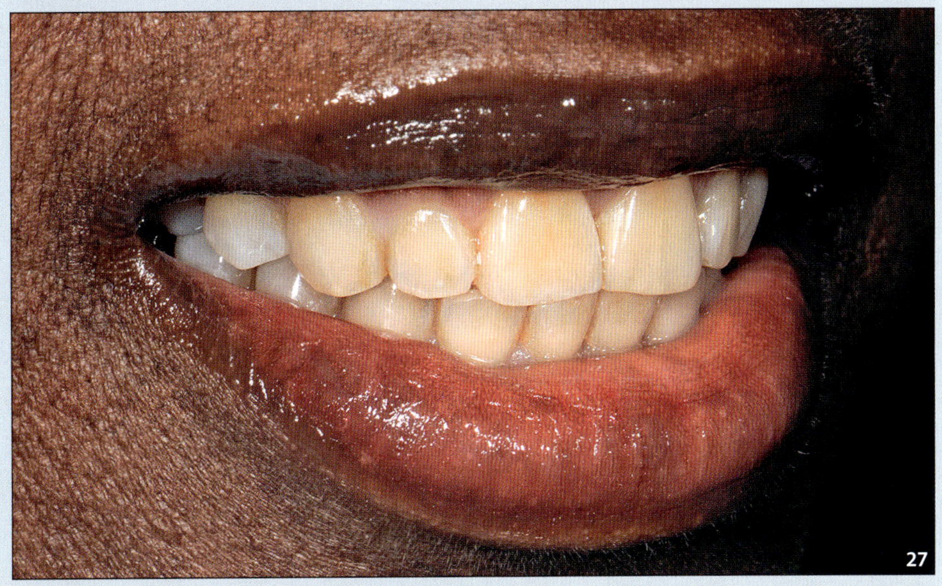

27

Dentistry, laboratory work, and photography courtesy of Marilyn S. Gaylor, DDS, and Pinhas Adar, MDT, CDT.

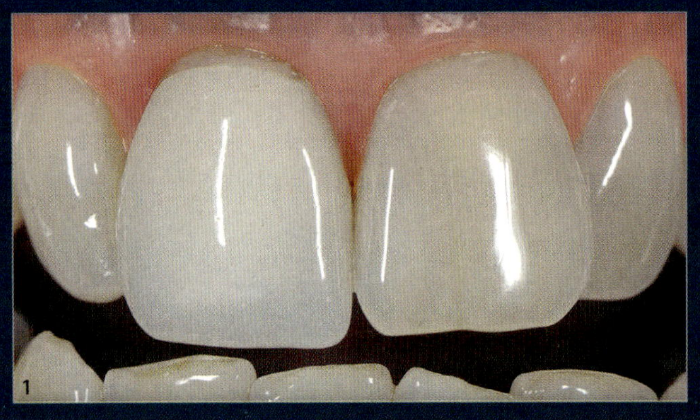
1

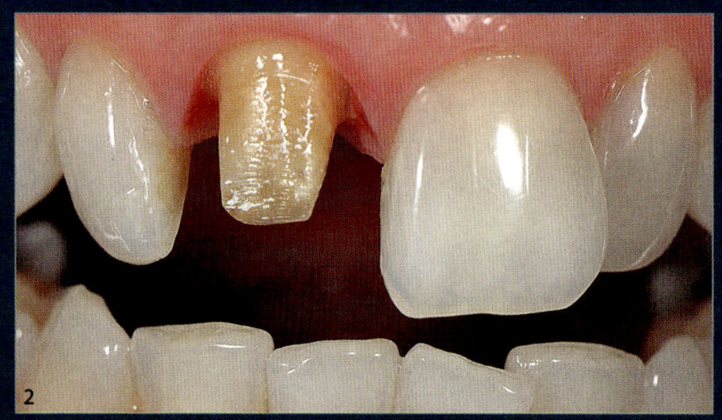
2

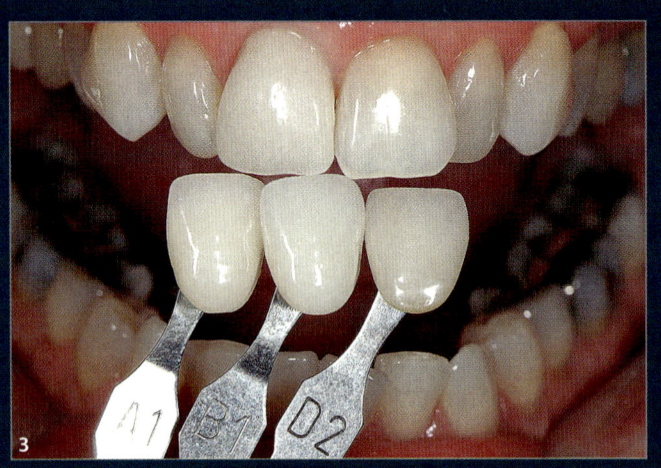

3

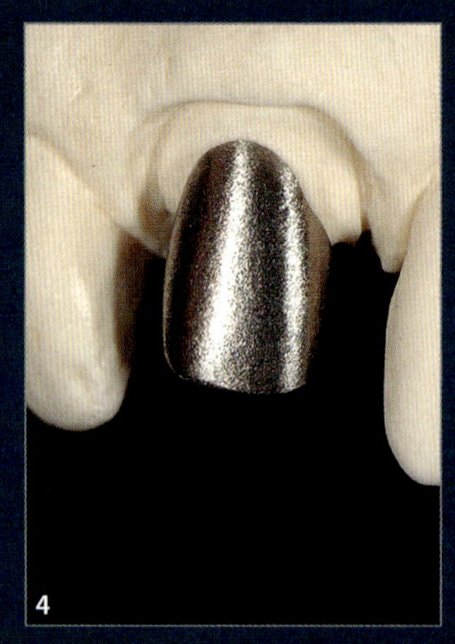
4

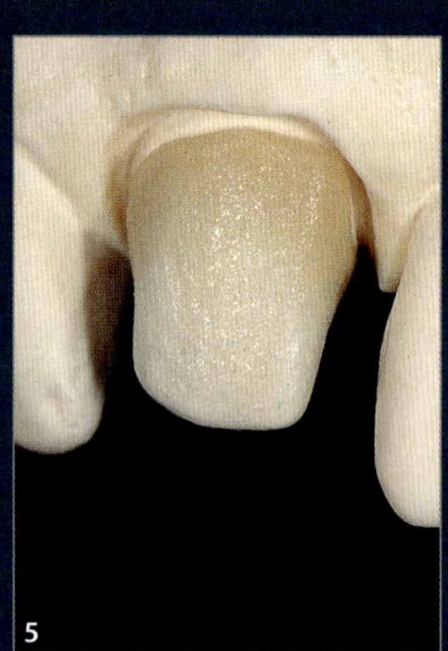
5

单颗中切牙

患者因对在11现有的金属烤瓷冠颜色不满意而就诊并要求更换。能够看到现存修复体与相邻中切牙在明度、长度、外形轮廓上的差异以及软组织的退缩（图1）。拆除现有的金属烤瓷冠，并根据所选修复材料的要求，对基牙预备体进行精修（图2）。为了评估牙齿的明度、色相和饱和度，拍摄带有所选比色片的比色照片（图3）。

在制作室制作完成并抛光的金属基底冠如图4所示。使用Geller回切技术形成颈部的全瓷肩台。Geller技术使光能够透过生物材料和牙体结构进行传导，减少金属基底对光的遮盖。对基底冠进行遮色（图5）。因为肩台瓷的烧结温度更高，因此可以实现对肩台瓷的单独烧结，进而保证肩台边缘的稳定。

图6显示了在唇面堆塑遮色性能较好的牙本质瓷以对遮色层进行遮盖。此时牙齿形态已大体成形。对颈部牙本质瓷进行堆塑，使其平滑过渡（图7）。使用B1和A1混合瓷堆塑具有牙本质色的牙齿体部（图8）。根据牙齿的外形进一步完成牙本质层的堆塑（图9）。

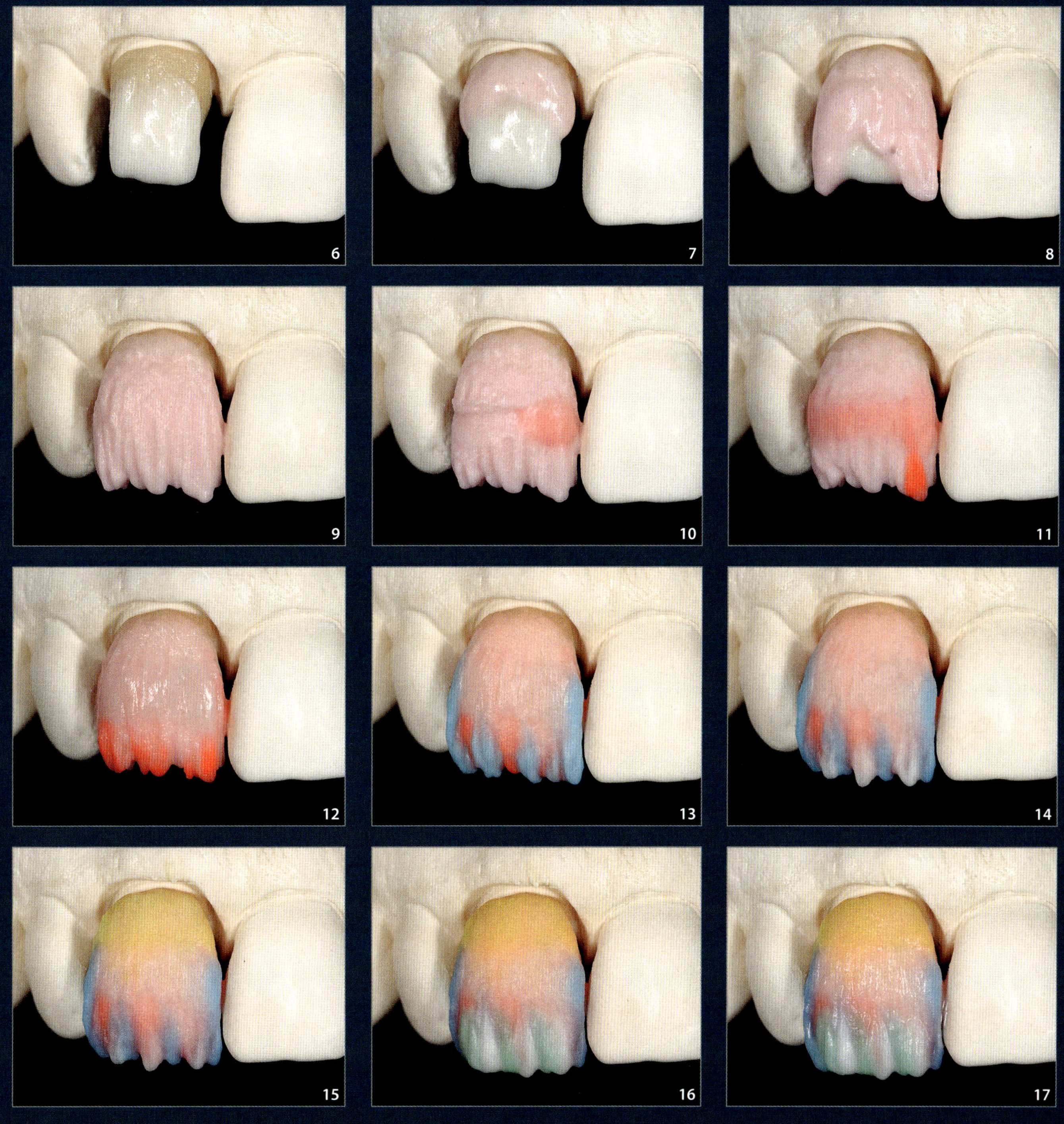

在牙本质体部中间处构建凹陷，使用低明度的D2色牙本质瓷构建灰色区域（图10）。使用一系列的瓷粉（FD91和FD92，Creation International）在于牙本质层构建切缘结节（图11和图12）。然后在切缘结节的旁边涂布透明蓝瓷以形成对比（图13）。可以看到远中边缘嵴呈圆弧形，而近中边缘嵴较平直。在不透明的切缘结节旁建立牙釉质的乳光效应（图14）。在颈部增加颈切层（cervical incisal layer），以降低颈部边缘修复材料和牙本质的高饱和度（图15）。这层瓷粉饱和度低，可以遮盖颈部并产生半透明效果。然后添加中度透明和乳光材料的混合物以产生绿色效果（图16）。注意牙齿中间的紫色光泽效果（图17）。

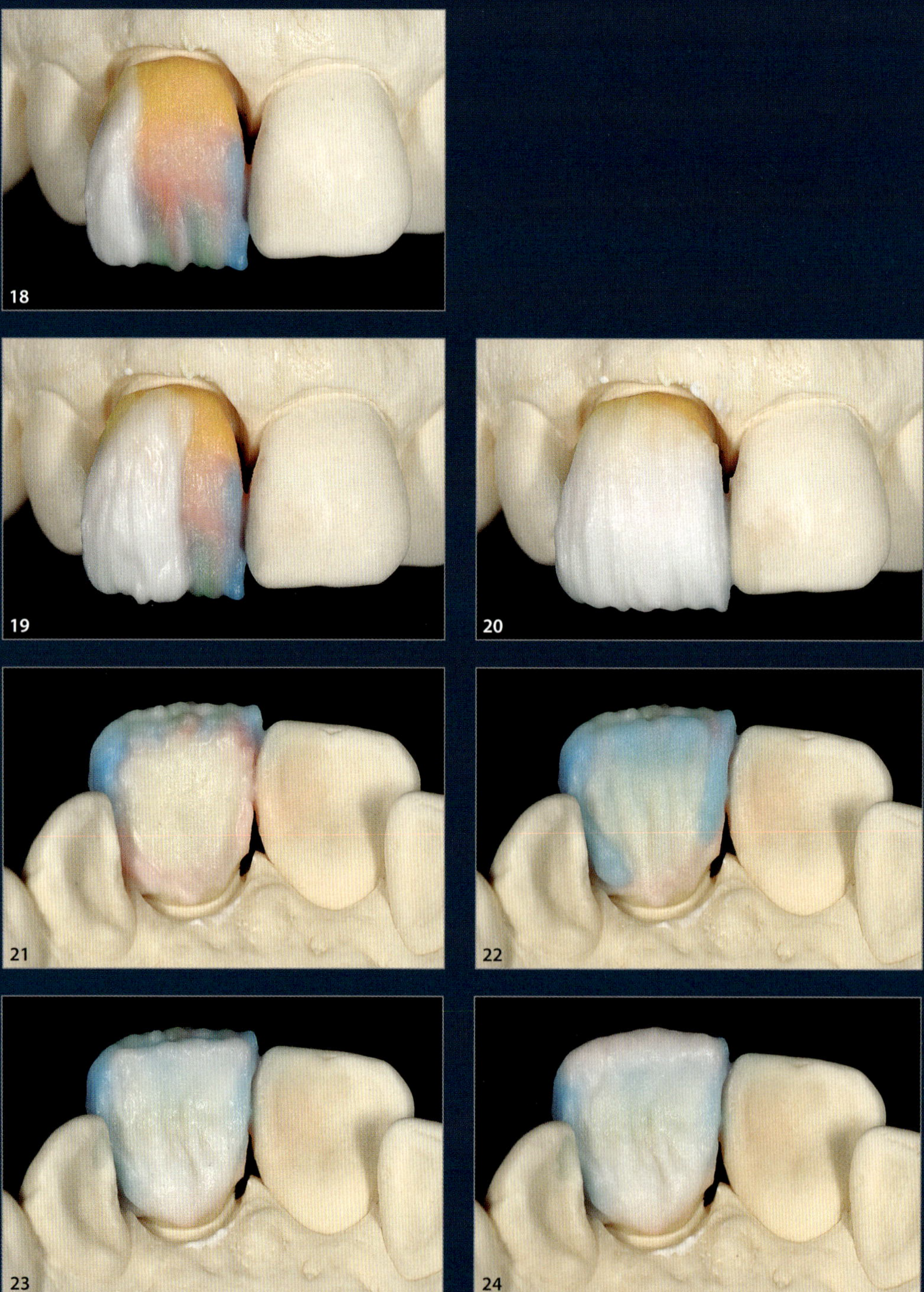

在牙本质灰色区域应用染色剂（Incisal，Initial），以降低明度并吸收光线。混合中度和高明度的切端瓷以覆盖并柔化所有的效果（图18～图20）。在舌面覆盖一层不透光的橙色牙本质，同时应用透明蓝色和乳白色的混合瓷覆盖切端和邻面区域（图21和图22）。应用切釉57（Initial）形成舌隆突的形态（图23）。牙本质瓷和牙釉质瓷混合后用来完成切缘和边缘嵴的构建（图24）。

图25展示了第一次烧结后的全冠修复体。虽然釉质很薄，但可以调节底色的亮度。修复体的明度范围由人工釉瓷层决定。初次烧结的釉瓷层出现了细微的特征。

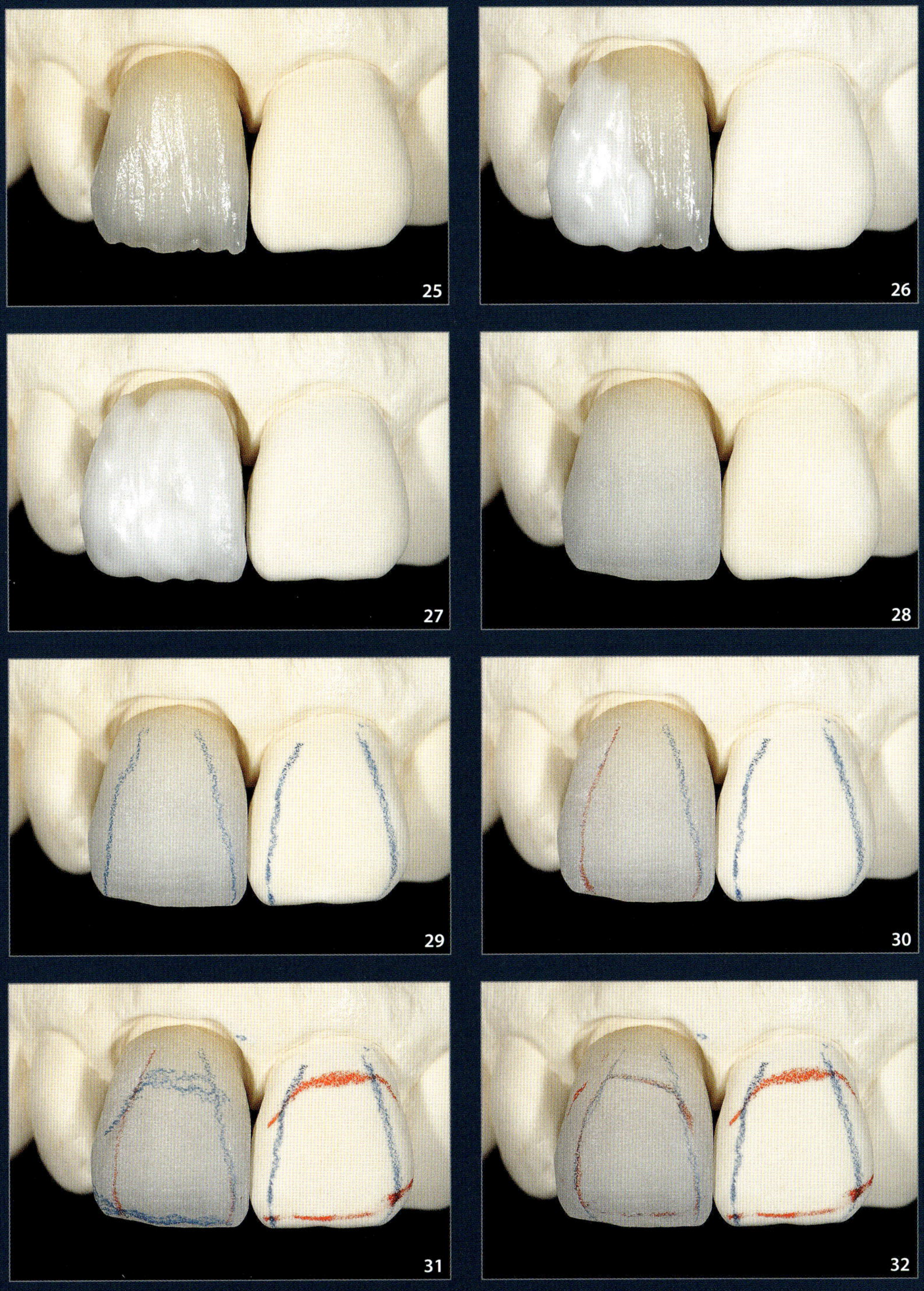

这些细微特征在口内可能辨识不出来，但对于与天然邻牙的协调性十分重要。注意第一层牙釉质瓷的收缩。在第二次烧制之前，通过牙釉质瓷和透明瓷进行校正（图26～图28）。

外形比颜色更重要。线角决定牙齿和/或牙冠的宽度。用蓝色铅笔沿唇面切线方向标记光线反射的位置（图29）。用红色铅笔根据对侧中切牙的形态，笔尖与牙面垂直，标记光线转折和线角的位置（图30）。用金刚砂车针磨除蓝色区域，只剩下红色部分，使修复体与天然牙完美对称。重复相同的步骤来获得与对侧天然牙匹配的宽度和高度（图31和图32）。

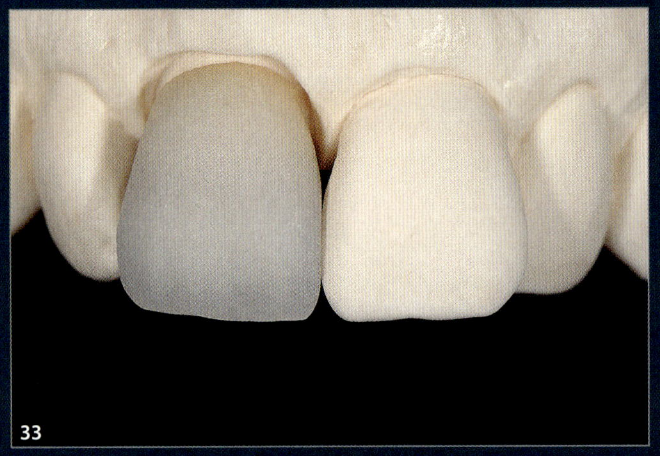
33

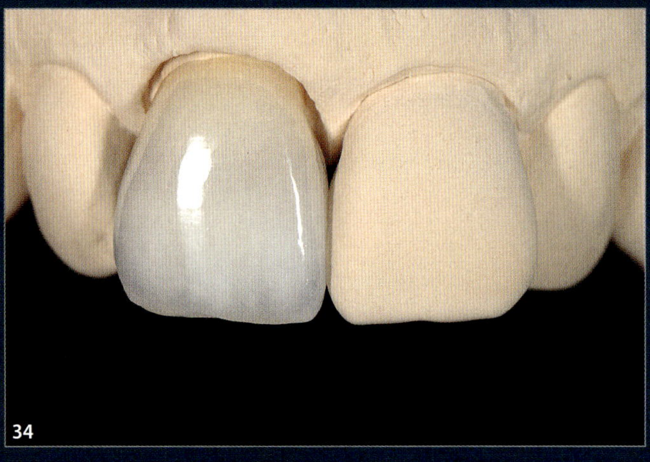
34

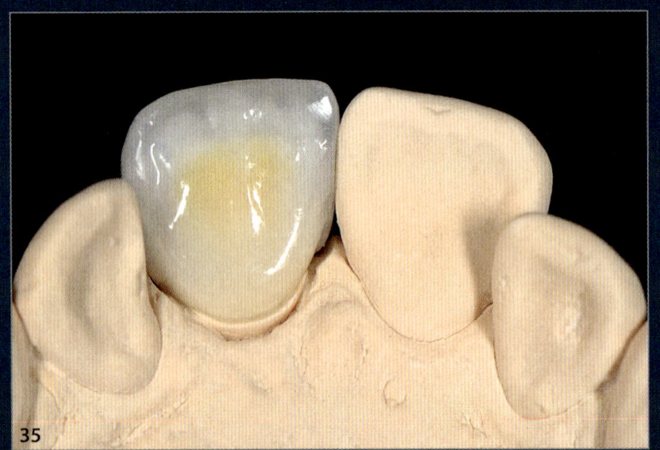
35

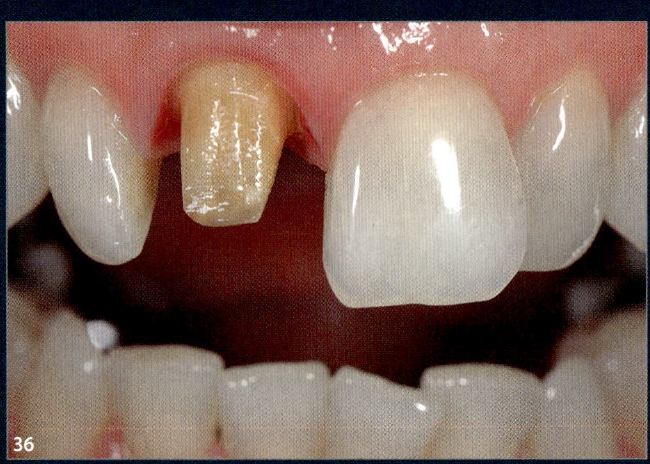
36

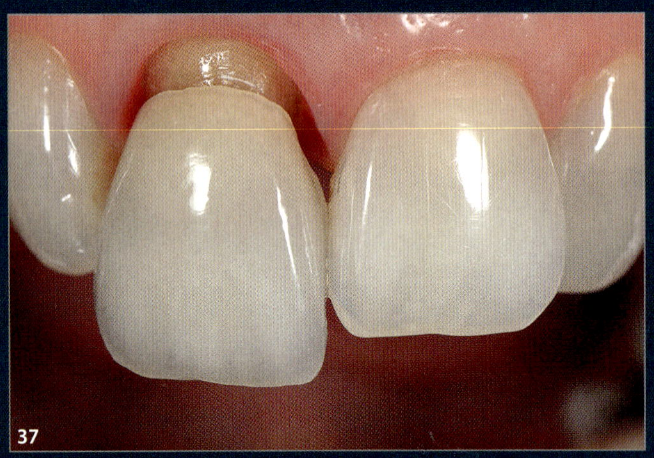
37

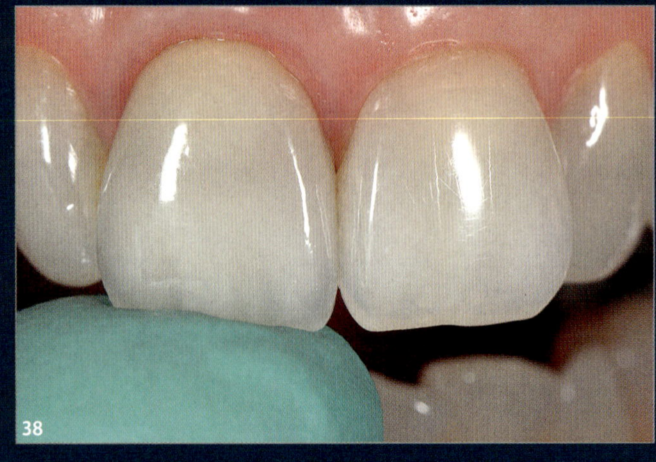
38

图33显示了上釉前的最终轮廓。如果瓷层制作合适，仅需要少量的外形修整。这一点非常重要，因为过度研磨会去除一些关键的颜色。图34和图35所示为上釉和抛光完成后的金属烤瓷冠的唇面与舌面观。抛光时先用硅橡胶抛光轮磨除线角处的粗糙纹理，之后用羊毛毡轮加金刚砂抛光膏（Diamante，Olivier Tric）进行间断抛光。图36～图38展示了牙冠的试戴，检查其颜色、外形、与软组织的协调性以及邻接关系。最终完成的金属烤瓷冠如图39和图40所示。可以看到，修复体形态逼真，与自然牙无法区分。

Laboratory work and photography courtesy of Olivier Tric, MDT.

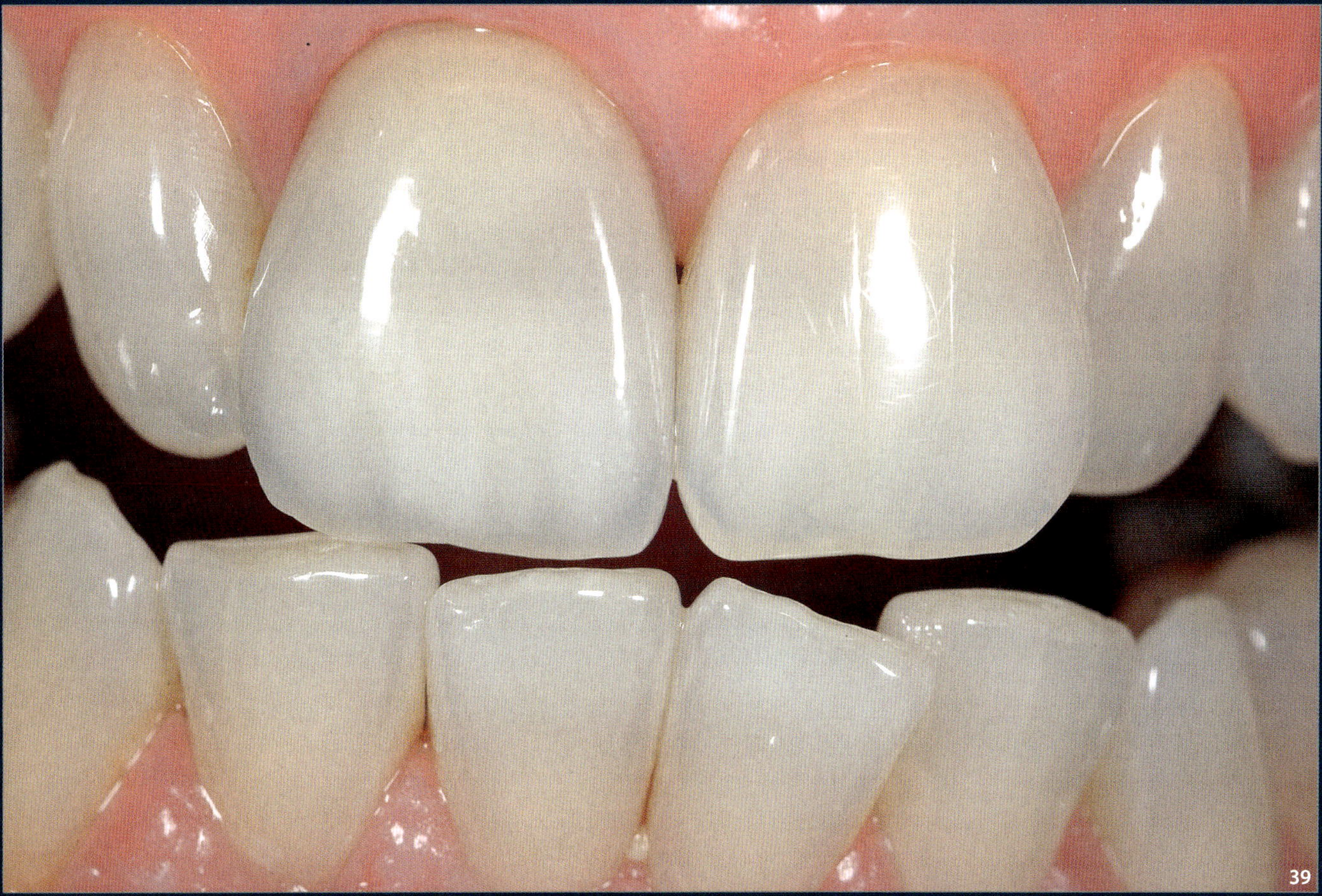

39

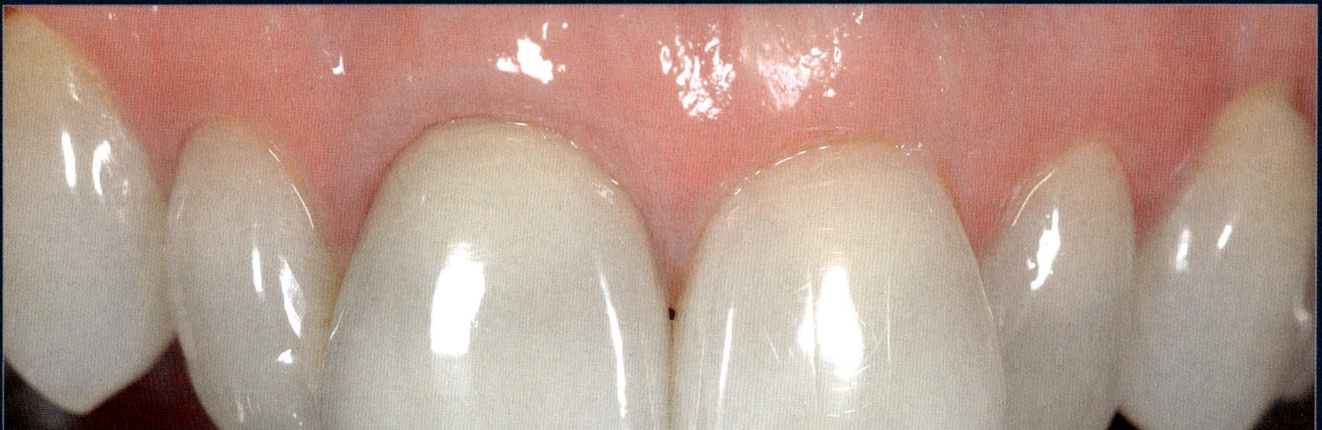

40

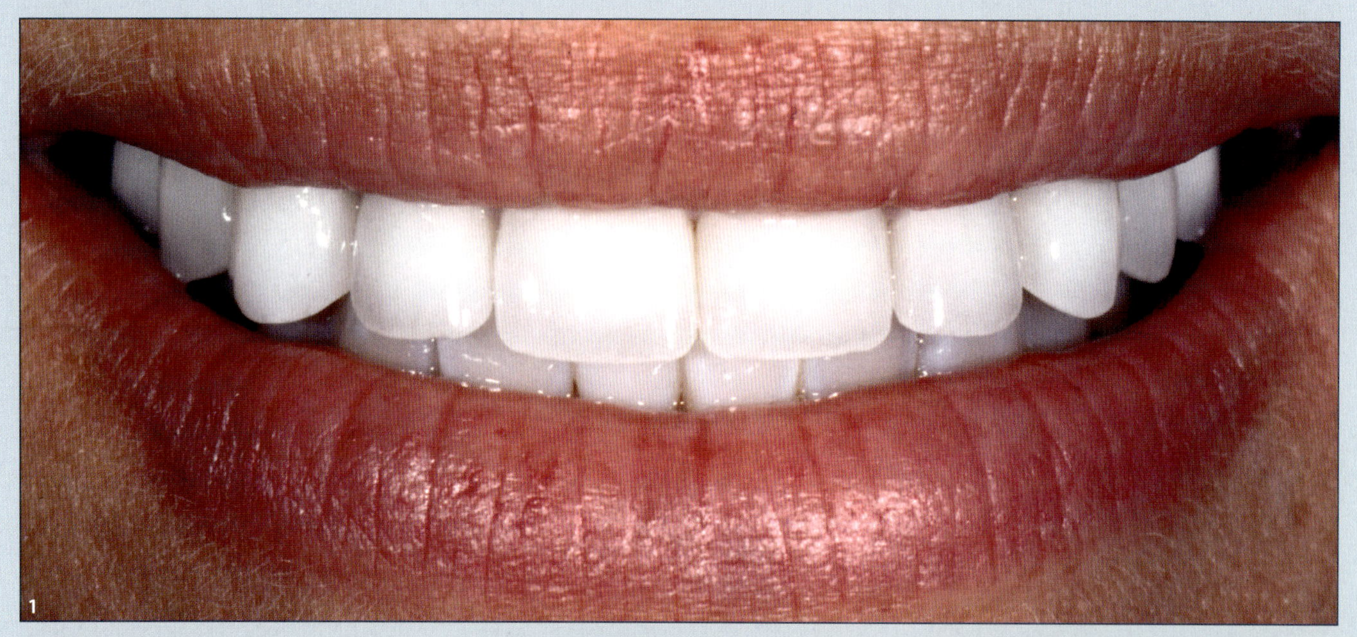

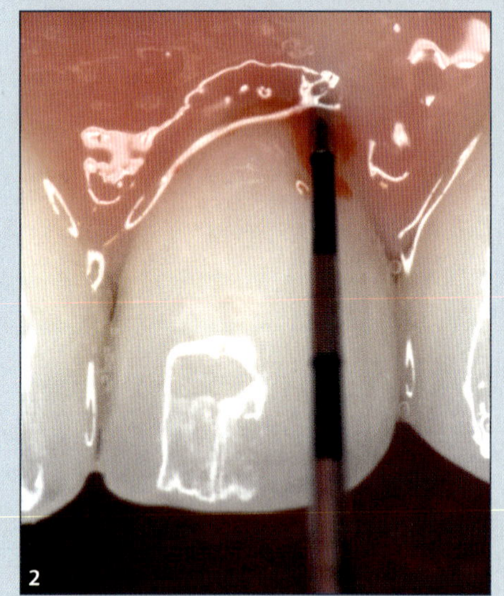

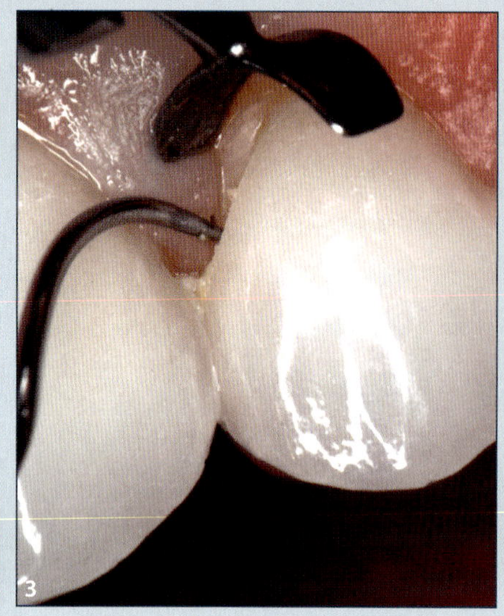

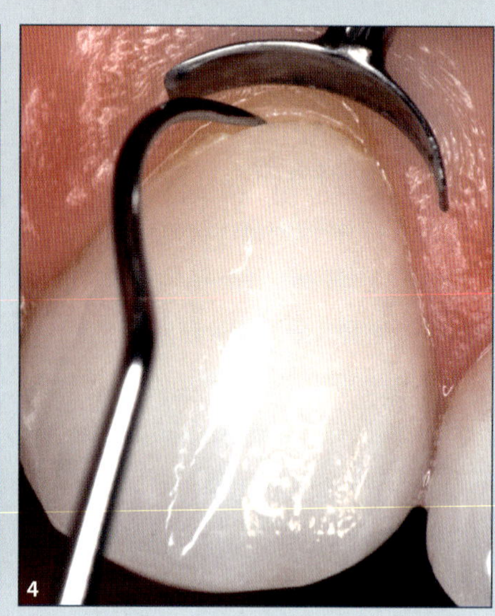

瓷贴面

再修复

在这个临床病例中，修复理念与美学没有形成高度的统一。造成这种美学上困境的主要原因是由于诊断不当、治疗计划设计不充分、缺乏沟通以及缺乏理论知识和高水平的培训。当前，在“追求美”的趋势下，医生往往会忽视微创理念、患者的治疗需求以及多学科的联合诊断和计划制订，常常采取更激进方式进行基牙预备。现代修复治疗理念将预防、保存和耐久的理念合为一体，力求减小对天然牙齿的损伤。临床医生应该选择一种渐进的治疗理念去面对修复和美学上的挑战，从最微创的修复治疗开始，按照需求逐步过渡到更有创的治疗。此外，应告知患者与侵入性治疗方式相关的远期的生物力学风险，引导患者选择更适当的治疗方案。这一病例的微笑照片可能会误导患者和大众（图1），但是下面的照片向我们展示了口内的真实情况。

图1显示患者的口内照片显示，在瓷贴面修复体与牙龈交界处存在牙周炎症。探诊出血提示有修复后的牙周并发症（图2）。龈下边缘不密合和对生物学宽度的侵犯都会影响邻近牙龈组织的健康。修复体边缘密合性越差，对损伤牙周组织的可能性就越大。因为边缘不密合导致的牙龈组织学反应提示存在超过100μm的边缘间隙（图3和图4）。在临床检查的过程中，患者表示在接受修复治疗后出现了牙齿敏感和头痛的症状。咬合检查显示在正中咬合时存在咬合紊乱，有侧方和前伸偏斜（图5）。去除现有瓷贴面后，发现存在牙体组织过度预备问题（图6～图8）。在不考虑牙釉质厚度在解剖学上的差异和最终修复体外形的情况下，按照常规的预备方法磨除预定深度的牙体组织就会导致不当及过度的牙体预备，并可能导致潜在的临床并发症和损害。

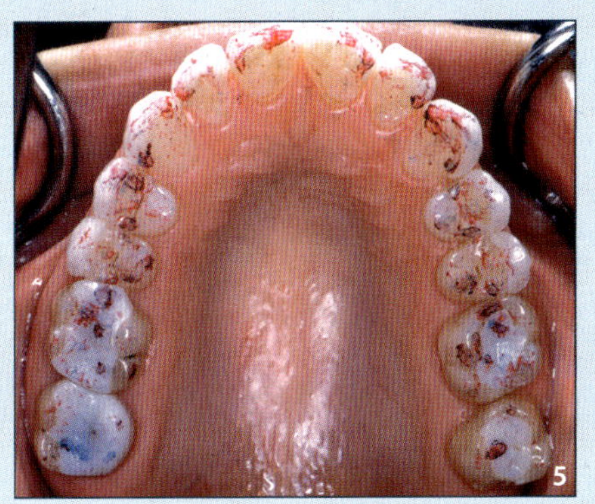
5

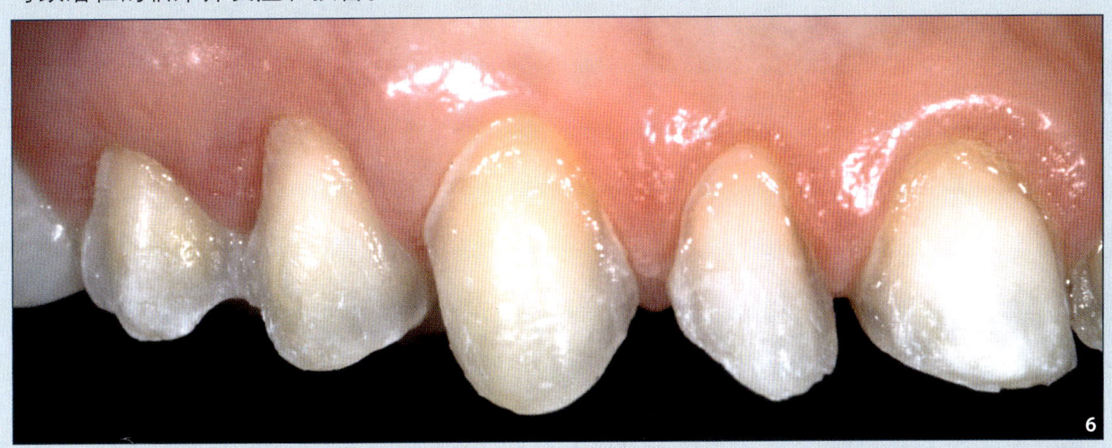
6

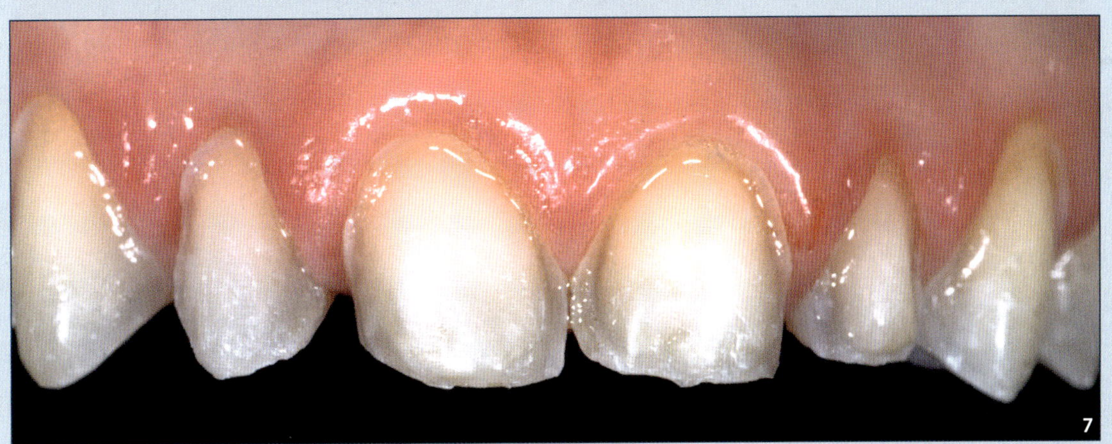
7

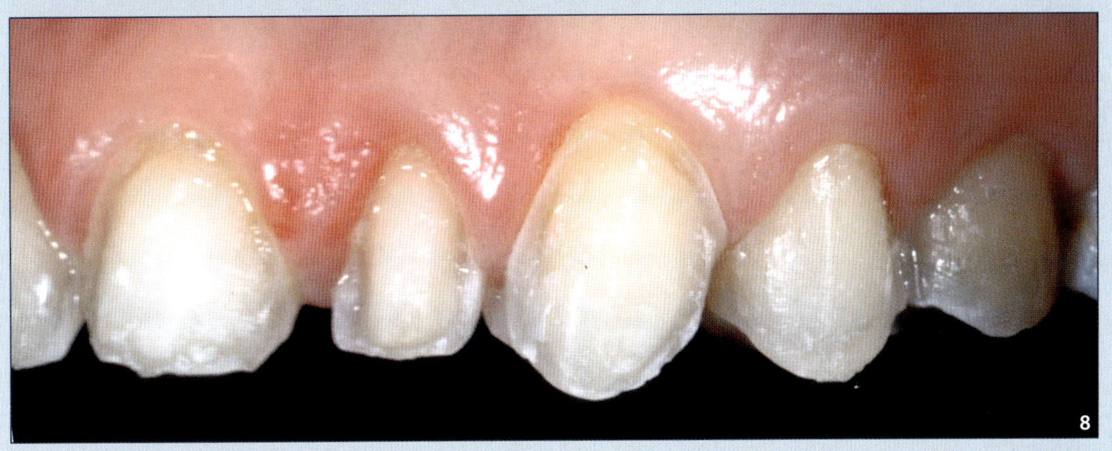
8

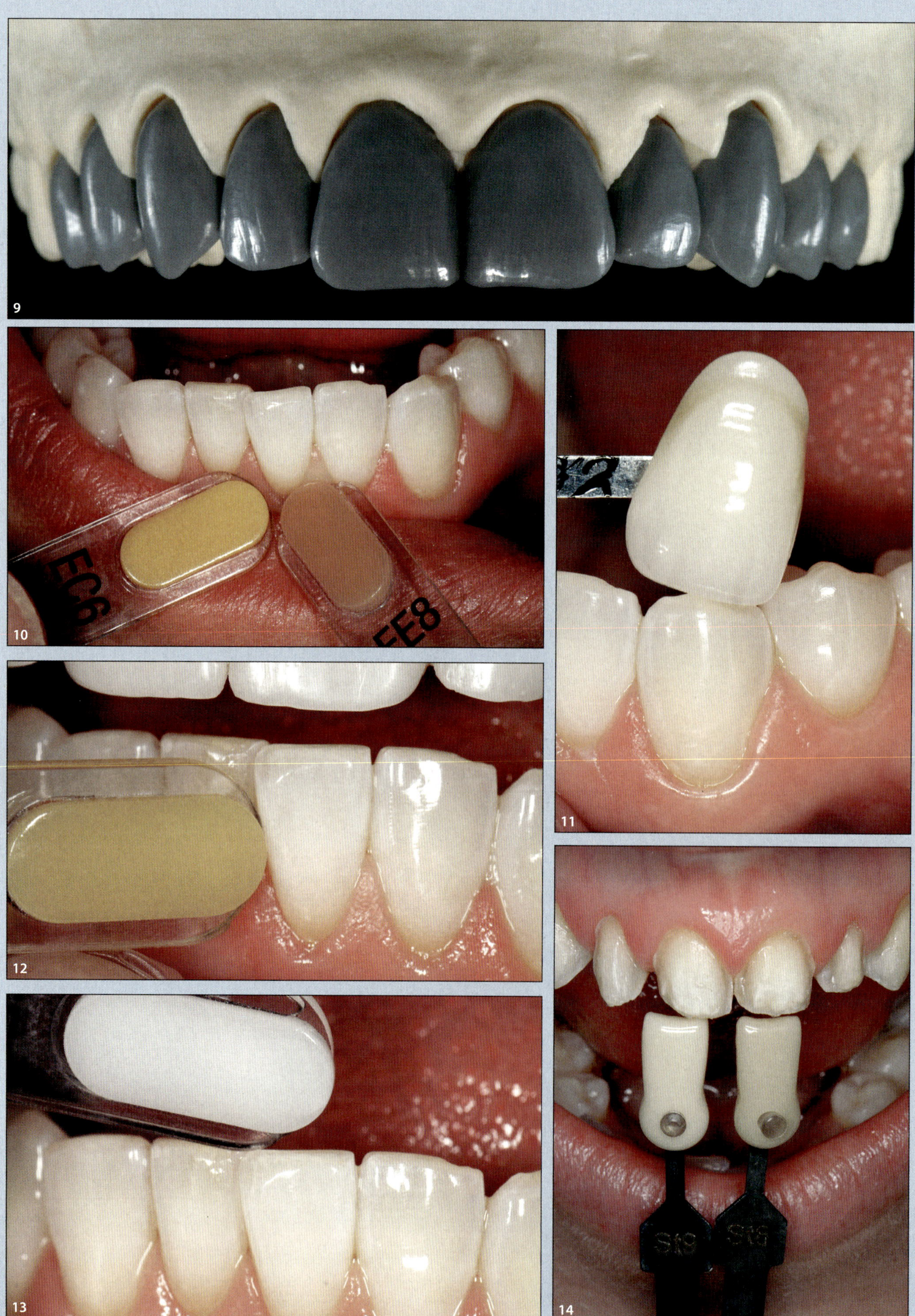
9
EC6
EE8
10
11
12
13
14

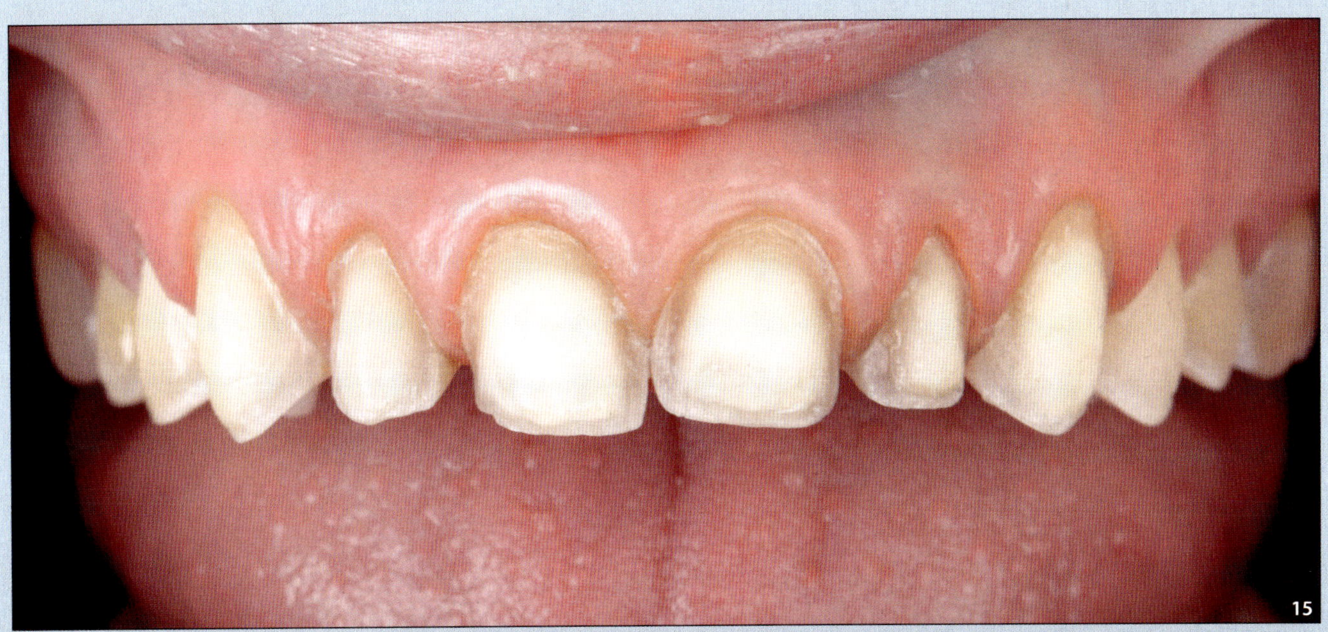
15

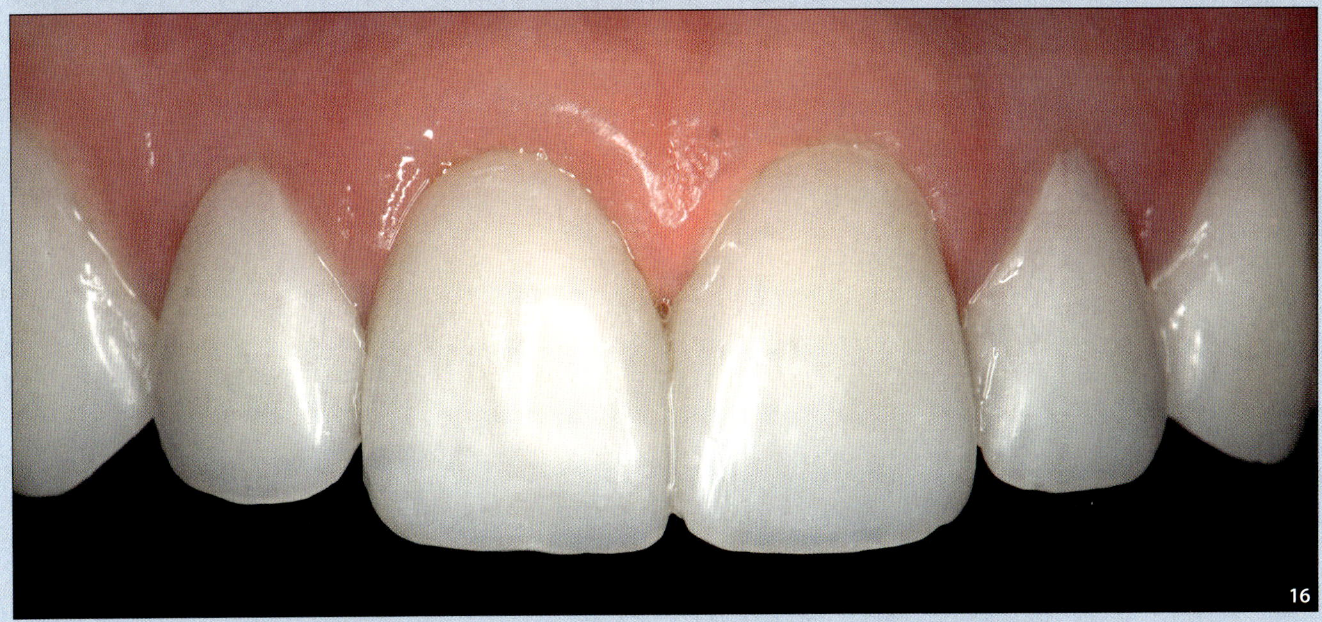
16

在拆除贴面前制作诊断蜡型，重建牙齿解剖外形和穿龈角度（图9）。诊断蜡型是必要的沟通工具，应在开始任何修复性治疗之前完成并获得患者认可。用不同的比色片对牙齿不同部位进行比色，并拍摄照片，可以为技师提供丰富的信息。在选择颜色时，应考虑所有可用的比色系统中的颜色。只用一个比色片很难同时为牙本质颜色和牙釉质透光性的选择提供参考。因此通常需要使用多个比色片进行比色（图10～图14）。在评估牙髓活力之后，用复合树脂充填不平整的区域使其变光滑，将锐利的线角修整圆钝（图15）。利用诊断蜡型，用含小颗粒填料的复合树脂制作临时修复（GRADIA Direct，GC America）（图16）。

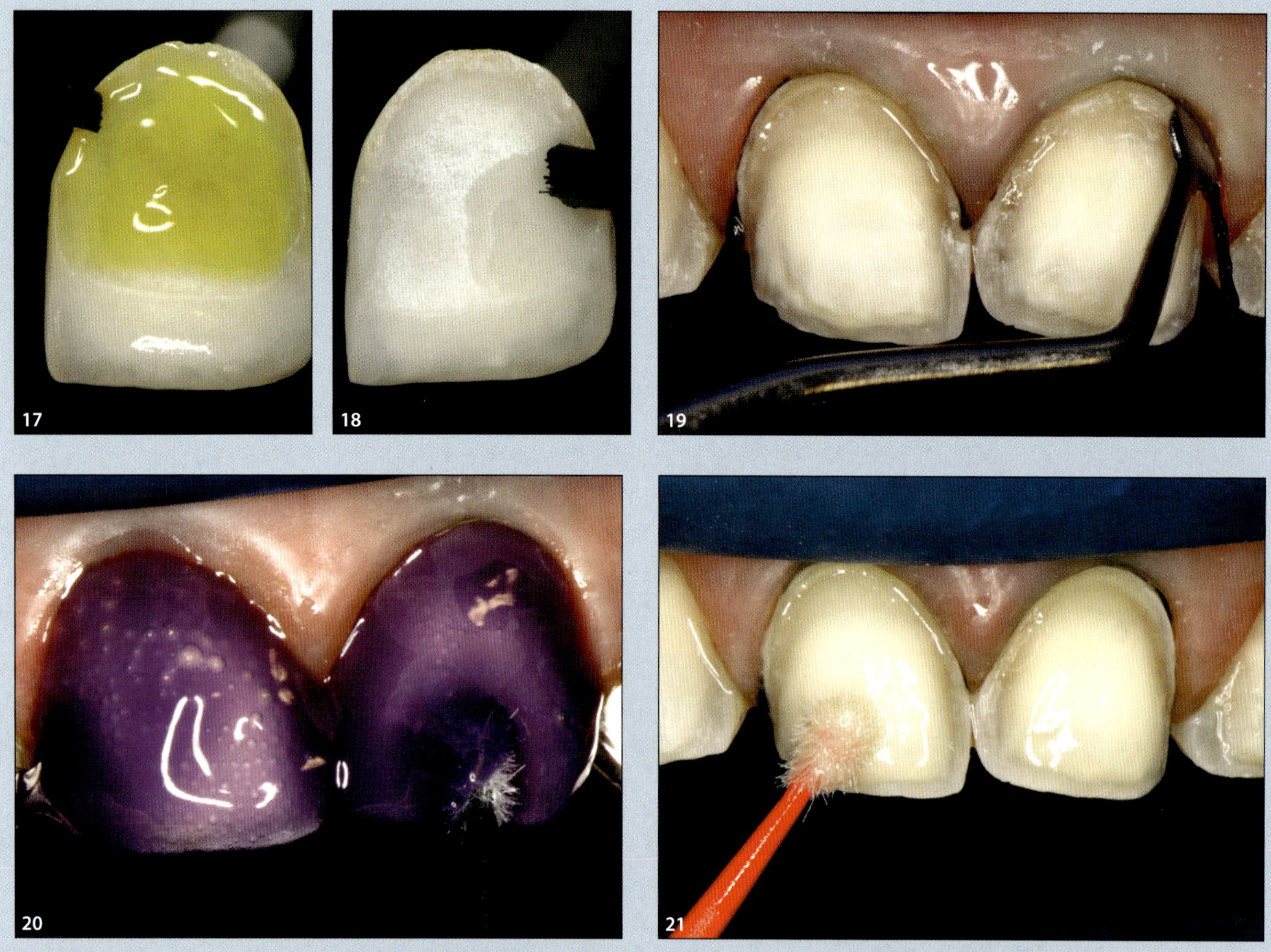

制作室制作完成后，对瓷贴面进行试戴、检查，并得到患者认可。用9%缓冲氢氟酸（Porcelain Etch）酸蚀每个陶瓷贴面的组织面2分钟，冲洗并吹干（图17）。为了提高修复体和树脂水门汀之间的粘接强度，在贴面组织面涂布硅烷偶联剂并吹干（图18）。用2%氯己定（Consepsis）清洁基牙后，用排龈器（Ultradent）将#00排龈线压入龈沟（图19），以减少水和龈沟液对粘接界面的污染。基牙表面用37.5%磷酸凝胶（Gel Etchant）酸蚀15秒，冲洗并轻轻吹干（图20）。涂布粘接剂（All-Bond 3，Bisco），吹成薄层后光固化（图21）。

每次放置并粘接2个瓷贴面（IPS d.SIGN）。用#000貂毛刷采用湿刷技术去除多余的树脂水门汀（图22）。所谓湿刷技术，即在毛笔刷的刷头上蘸取少量的粘接剂，在修复体边缘处擦拭，可以在去除多余的树脂水门汀的同时，在边缘上留下少许的树脂水门汀，以补偿树脂的聚合收缩。完全聚合后，用手术刀片（#12 BD Bard-Parker）刮去多余的树脂水门汀（图23）。

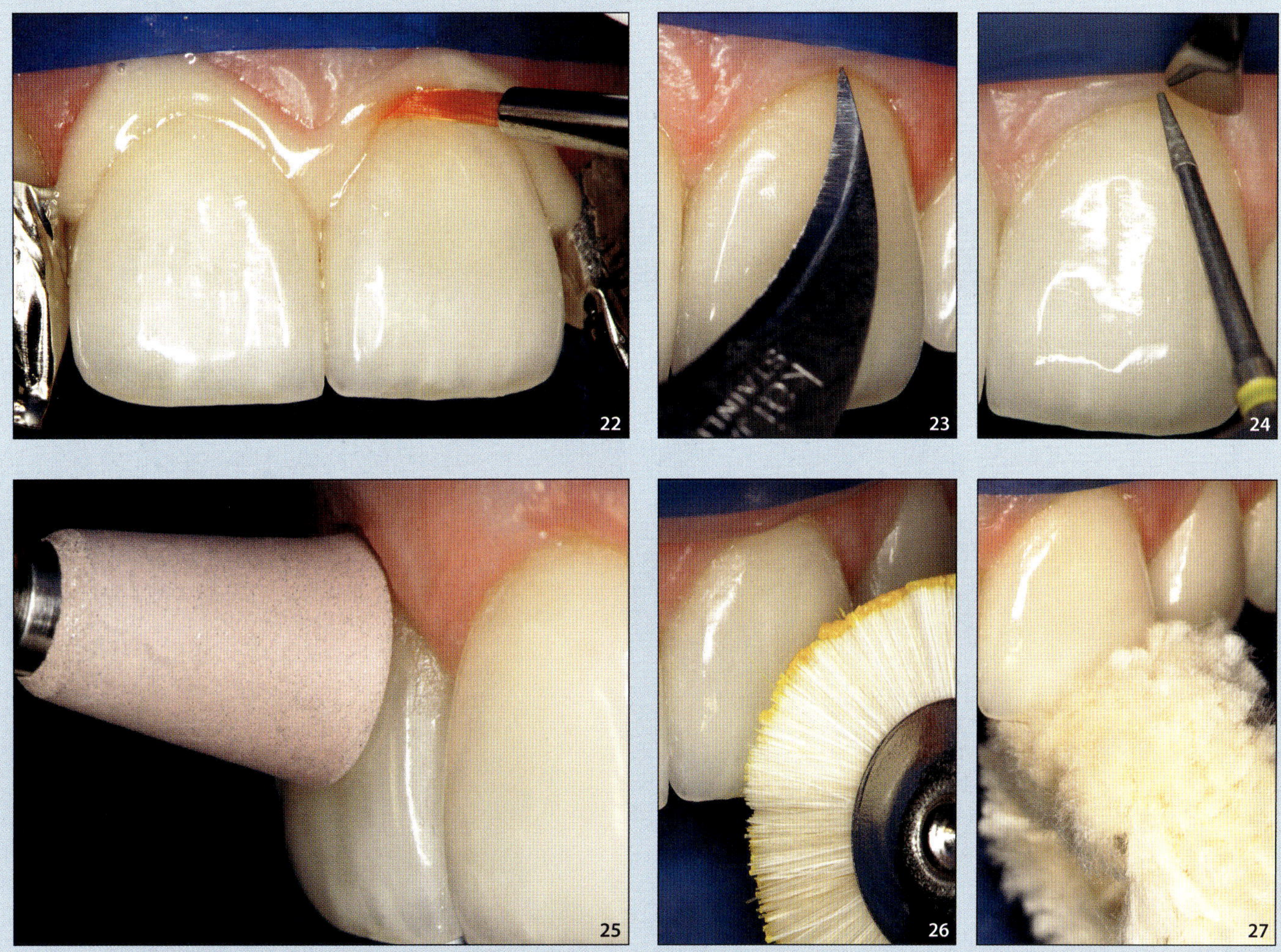

用标号为8A器械（PFI8A）推开并保护牙龈组织，使用锥形火焰状金刚砂车针（DET3）精修修复体边缘（图24）。这一过程需要尽量减少对牙体组织的磨切，车针只需在修复体边缘扫过一遍即可。使用粗抛和细抛抛光杯（Cerami-Pro，Brasseler USA）对修复体边缘抛光（图25）。这两类抛光杯在修复体的颈部区域具有较好的弹性。最终抛光程序使用蘸有金刚砂抛光膏（GRADIA Diapolisher，GC America）的羊毛毡轮和布轮间歇性进行，以提高修复体的光泽度（图26和图27）。

修复体边缘的高度密合是维持牙周组织稳定的前提。从照片上可以看到，重新修复后瓷修复体、牙体组织和软组织三者在生物学健康上和谐统一（图28～图30）。术后结果显示上下颌牙弓在美观和功能方面实现了和谐统一，创造了自然而美丽的微笑（图31～图34）。

Laboratory work courtesy of Francisco Zárate, DDS, CDT.

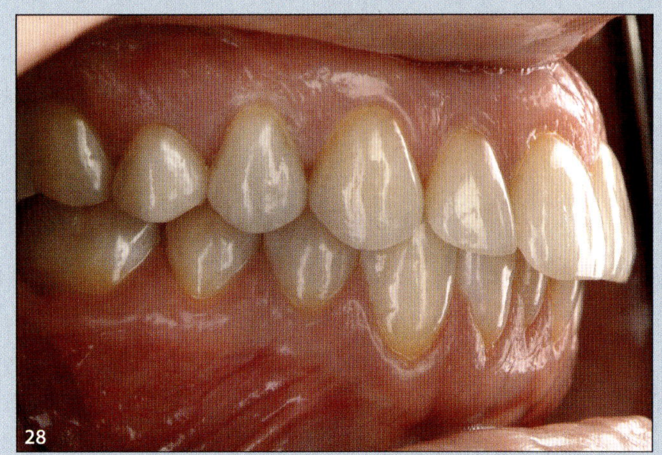
28

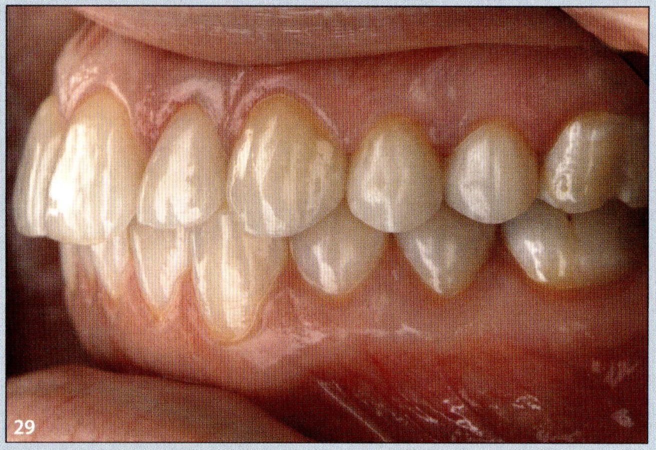
29

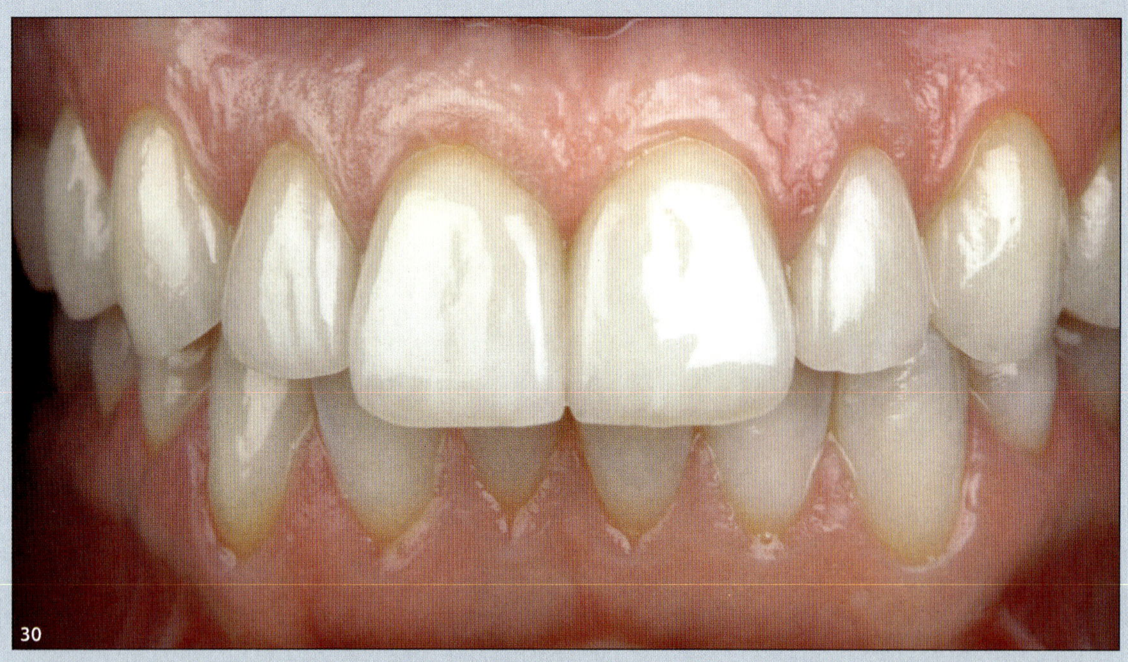
30

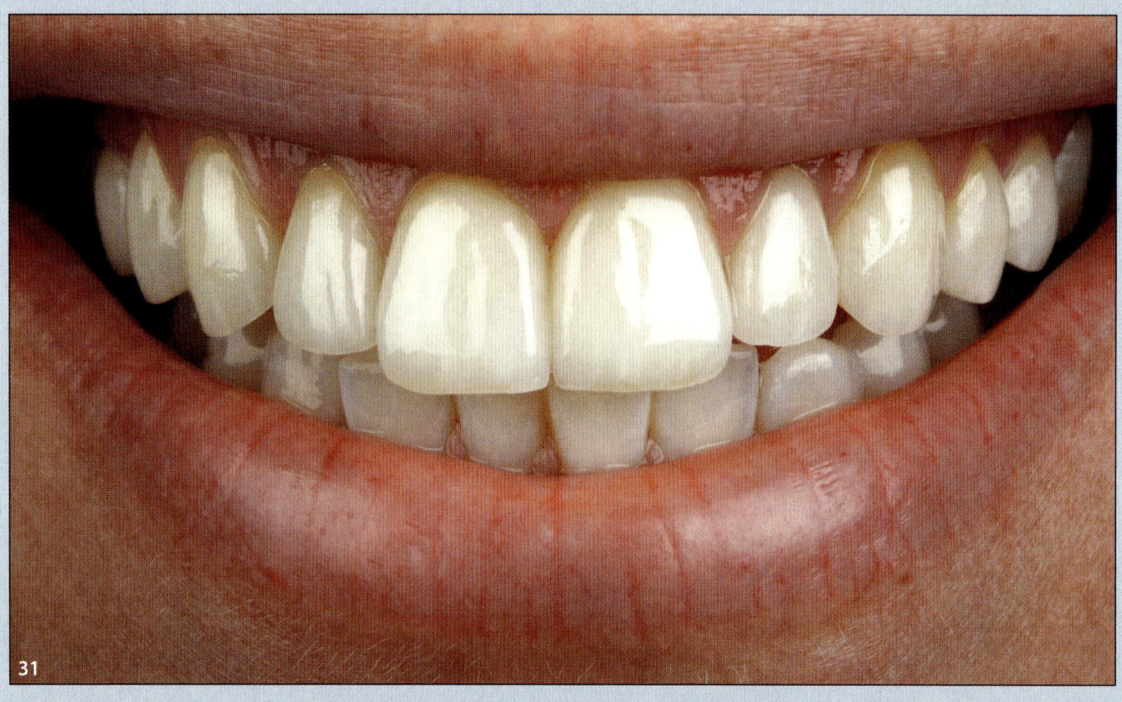
31

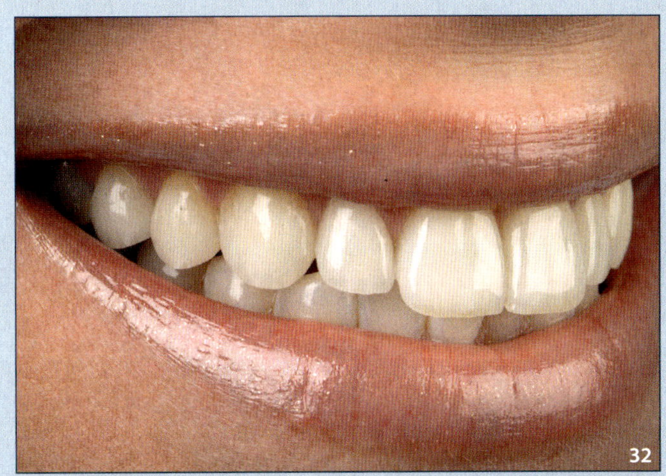
32

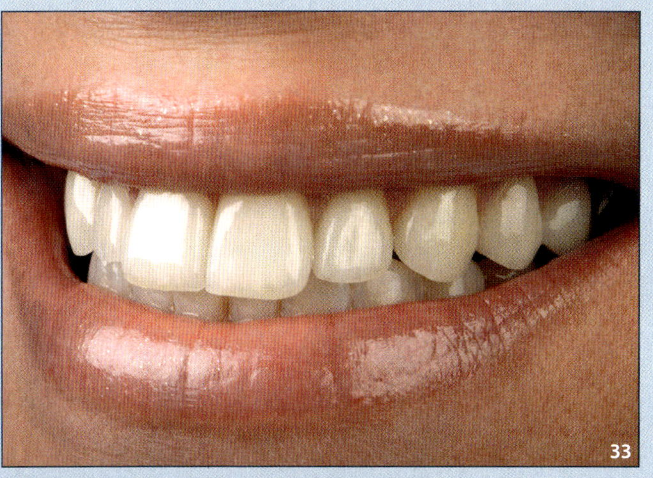
33

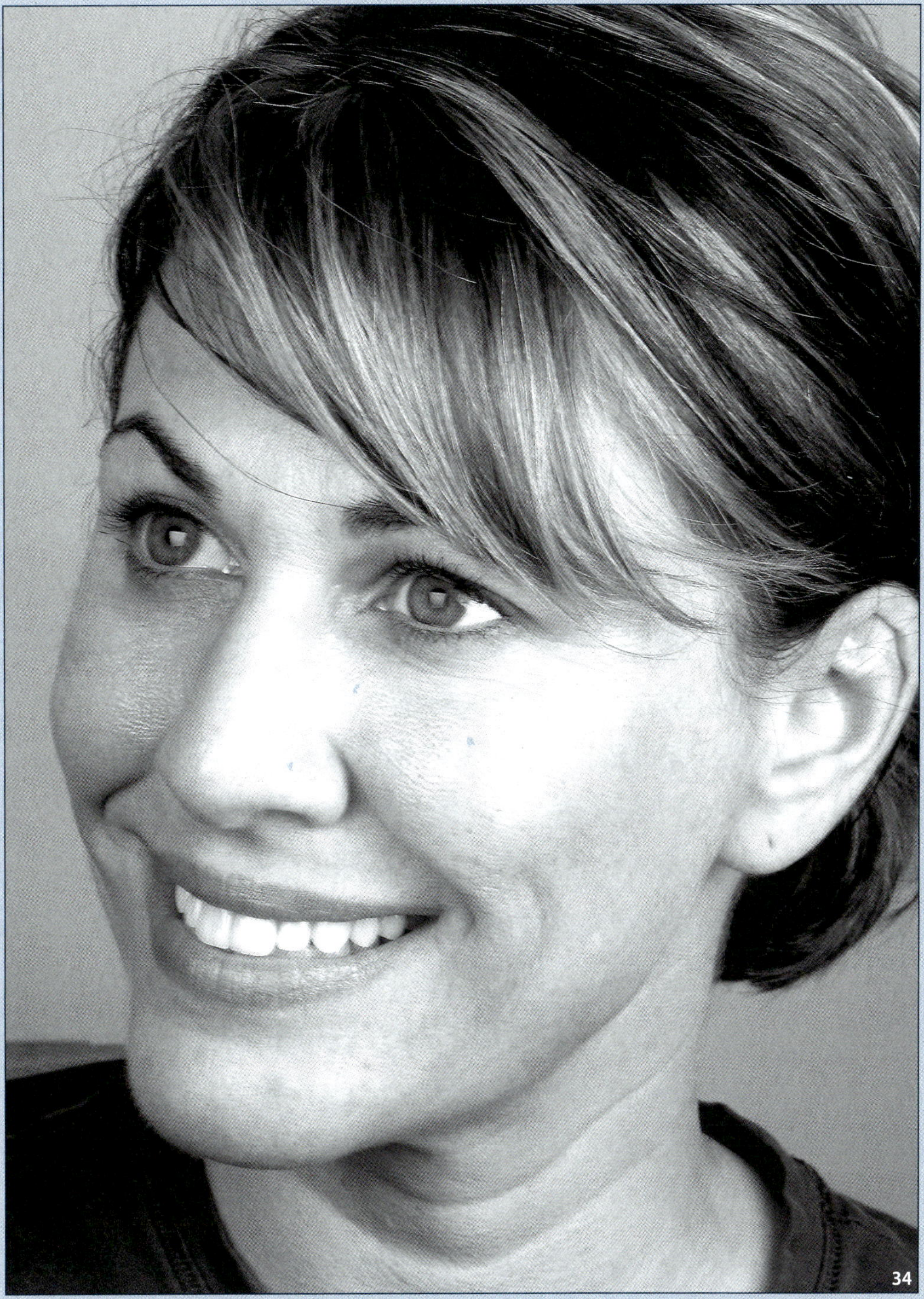

34

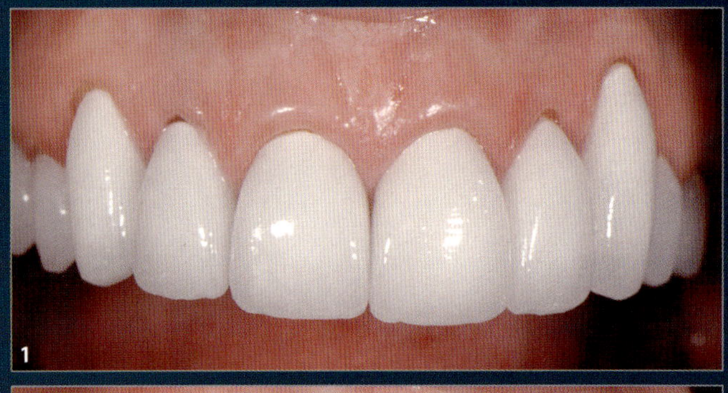
1

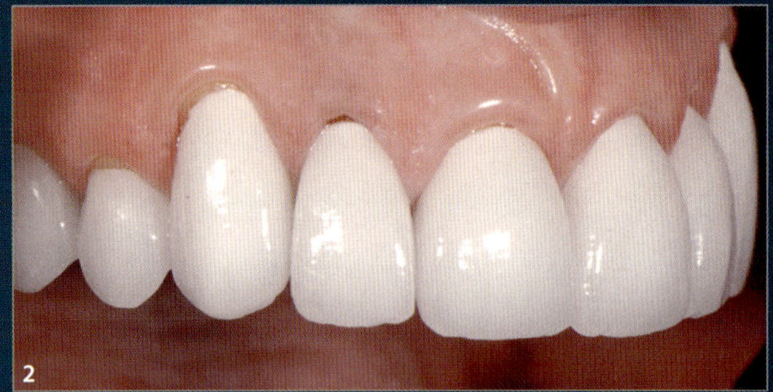
2

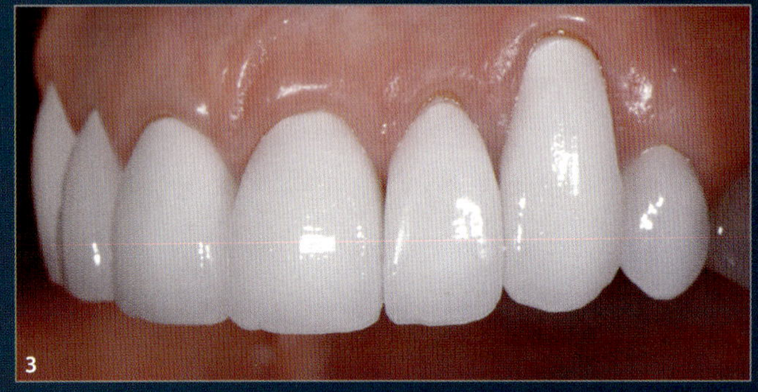
3

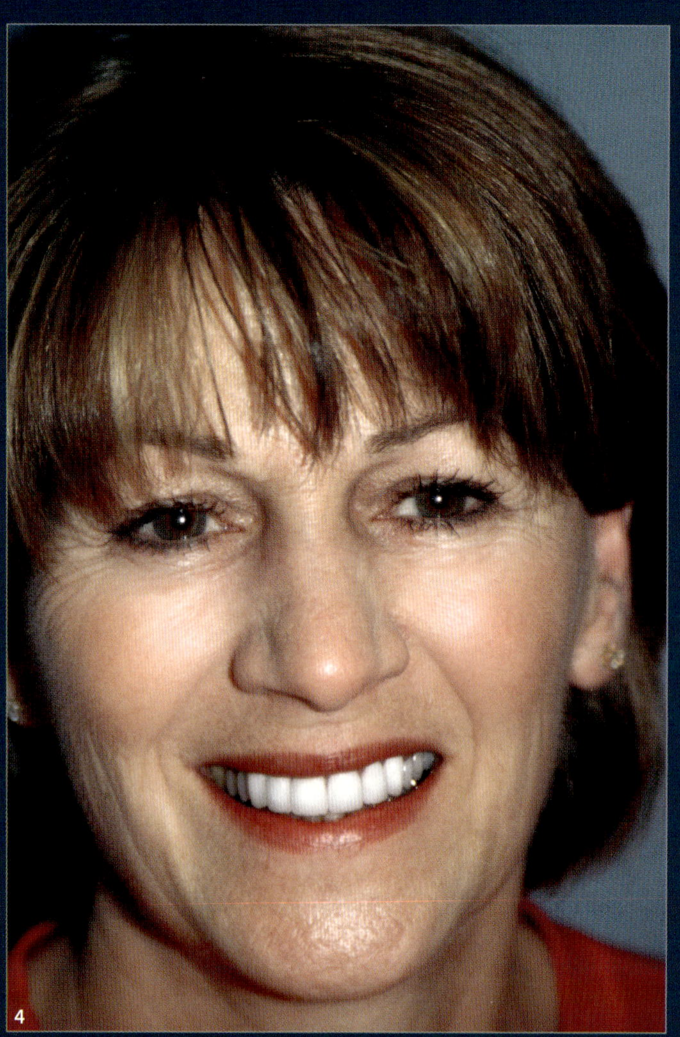
4

全瓷修复体

多学科联合的发展

患者经过上颌前牙和前磨牙的美学修复后对自己的微笑不满意（图1~图4）。患者自述存在牙齿敏感、食物嵌塞和头痛等症状。在该病例中，修复和美学理念没有达到统一。经过和患者交流，并了解患者的治疗史之后，认识到造成这种不良效果的原因是显而易见的，主要原因包括不恰当的诊断和治疗计划，医患之间缺少沟通，经治医生缺乏足够的理论知识和临床操作经验等。对于这名患者，最初的诊断应从咬合评估开始（图5~图9）。将诊断模型上䶩架，可以看到该患者的咬合存在早接触。在进行口内调䶩之前，先在石膏模型上对早接触点进行调磨以实现咬合的平衡。下颌前牙在之前的修复治疗中已经使用金刚砂车针进行过调䶩，本次需对上次调䶩产生的粗糙面进行梯度抛光（见第10章“打磨抛光：磨损的天然牙体结构”）。

采用Cvar和Ryge生物材料临床评价标准，对每个修复体进行了评估、诊断以及记录，临床结果显示为不良修复体[222]。临床评价标准包括颜色匹配度、界面着色和微渗漏、边缘密合性、解剖形态和龋损。

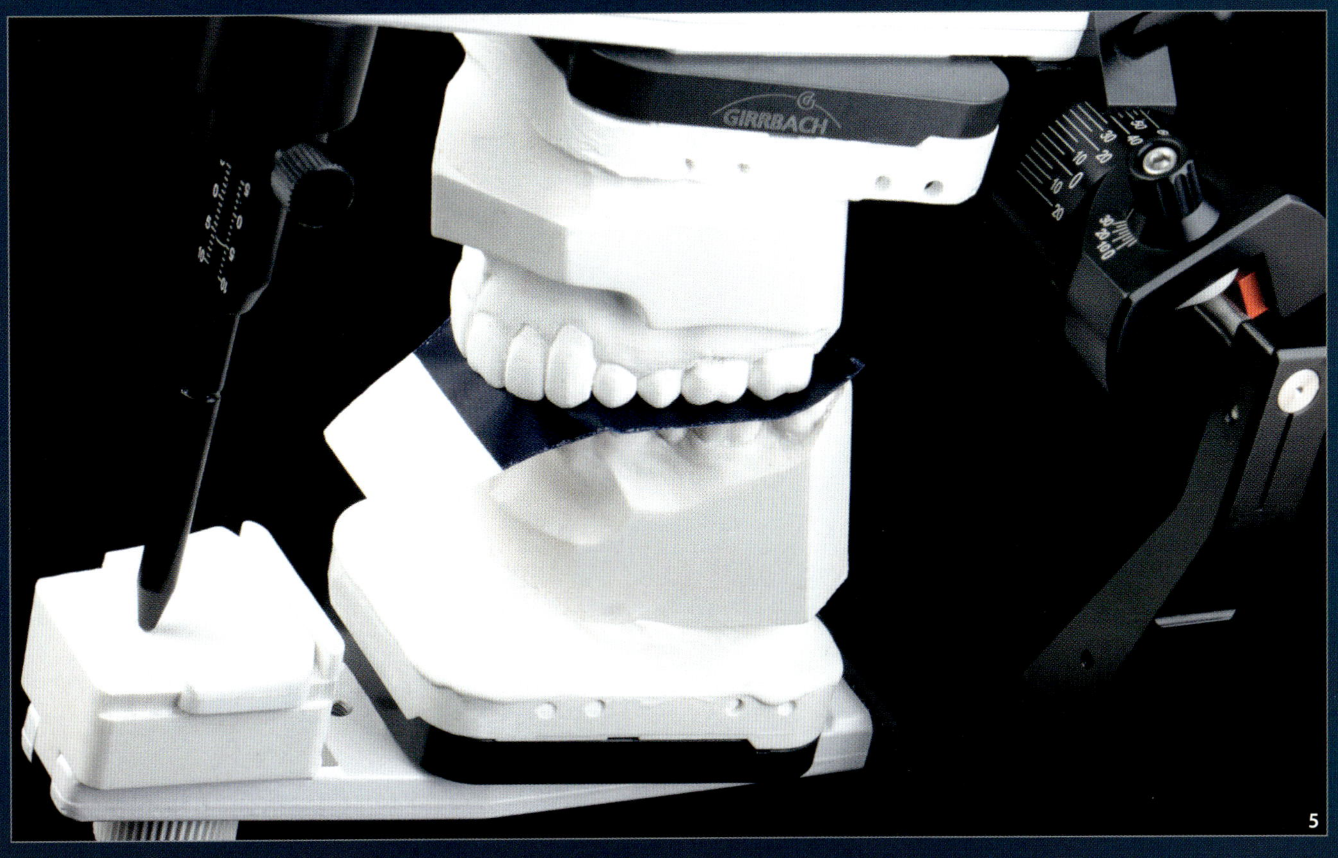

5

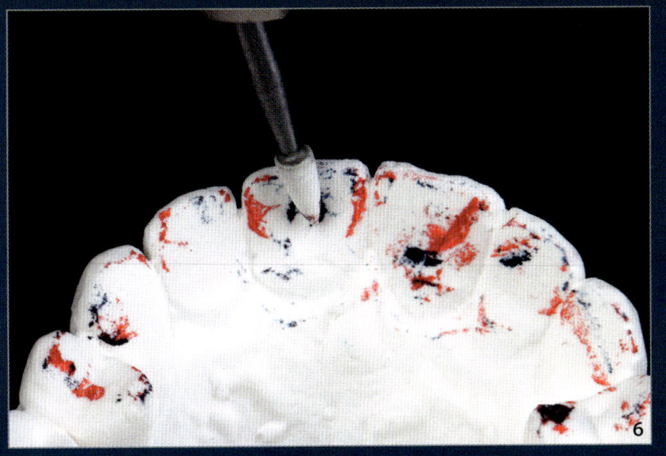
6

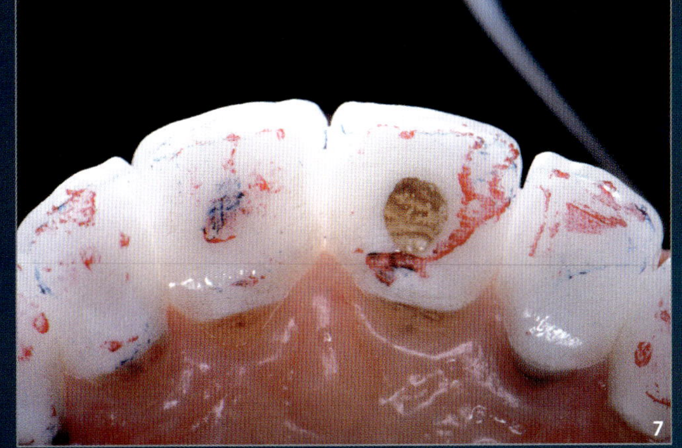
7

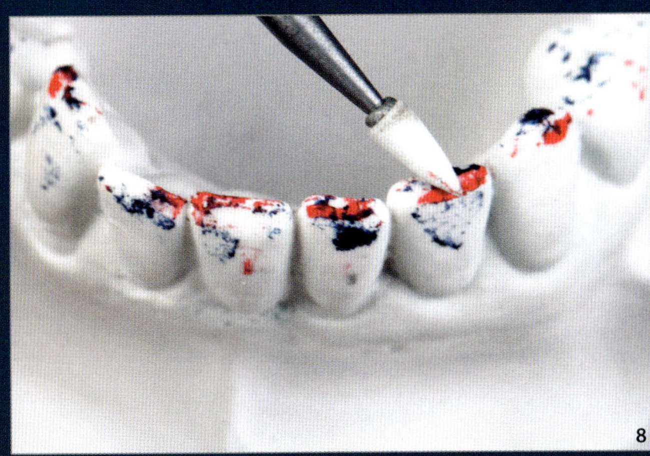
8

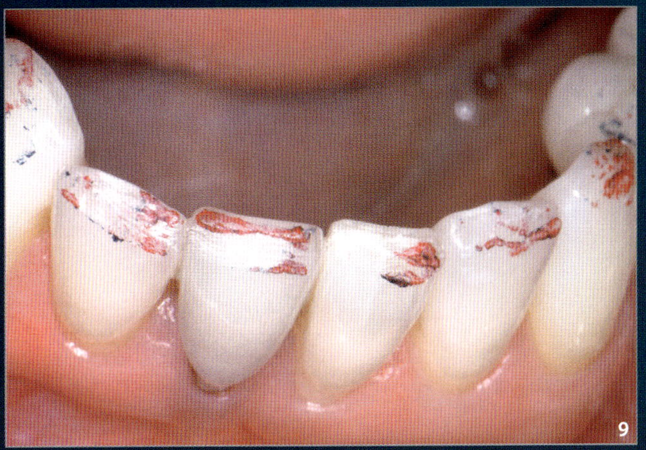
9

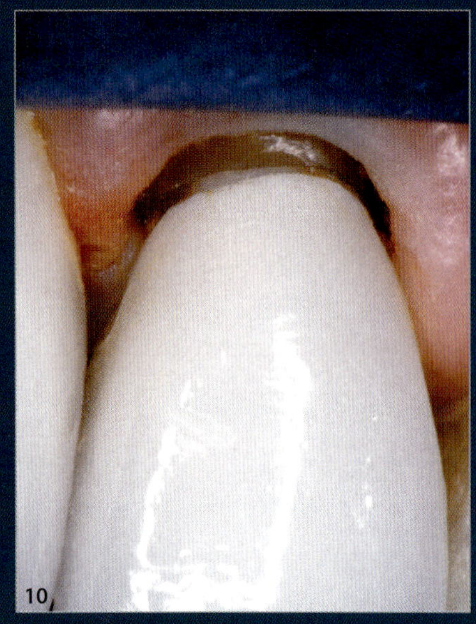
10

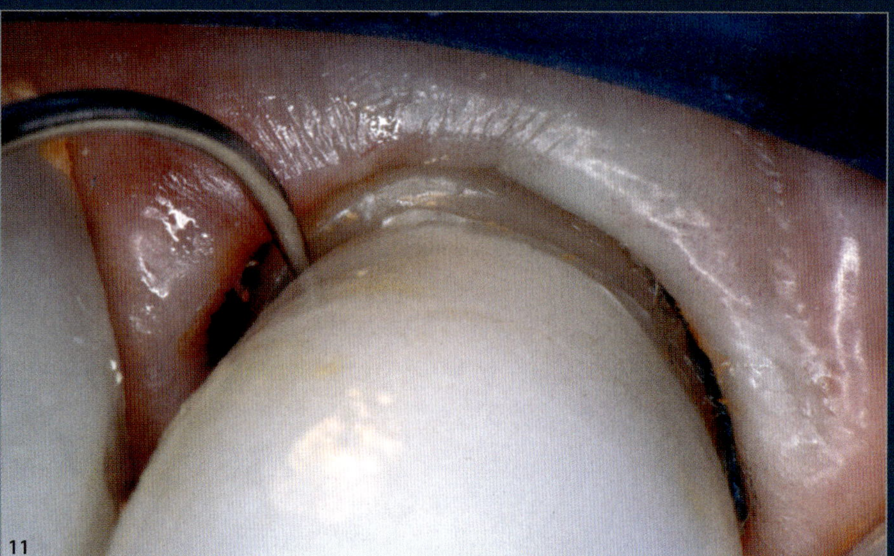
11

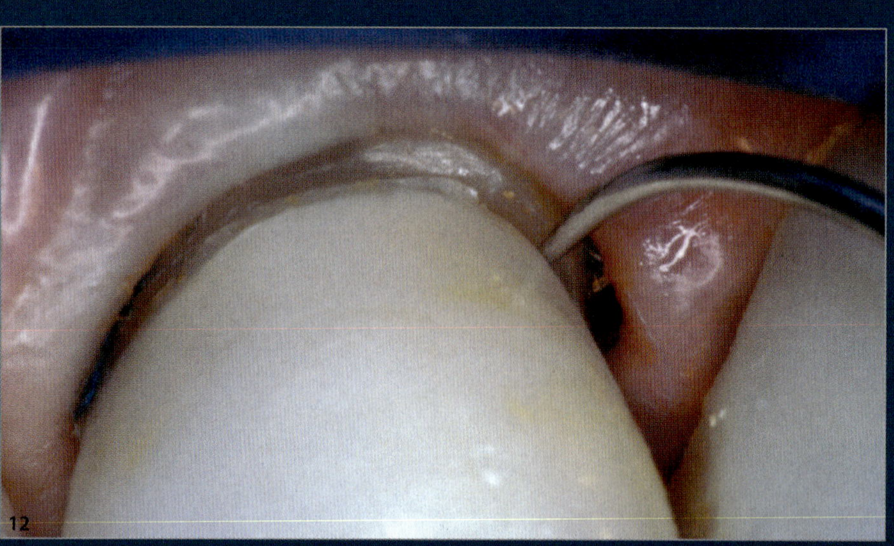
12

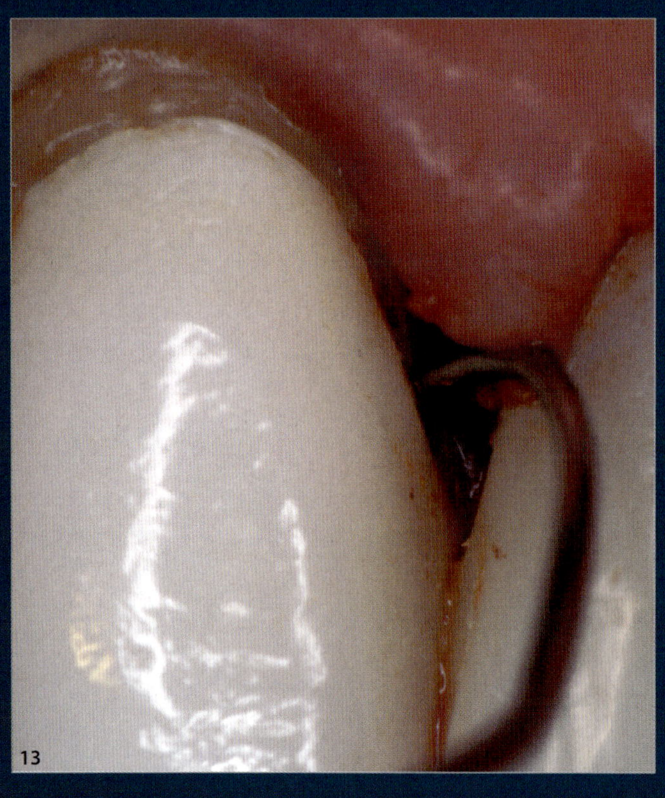
13

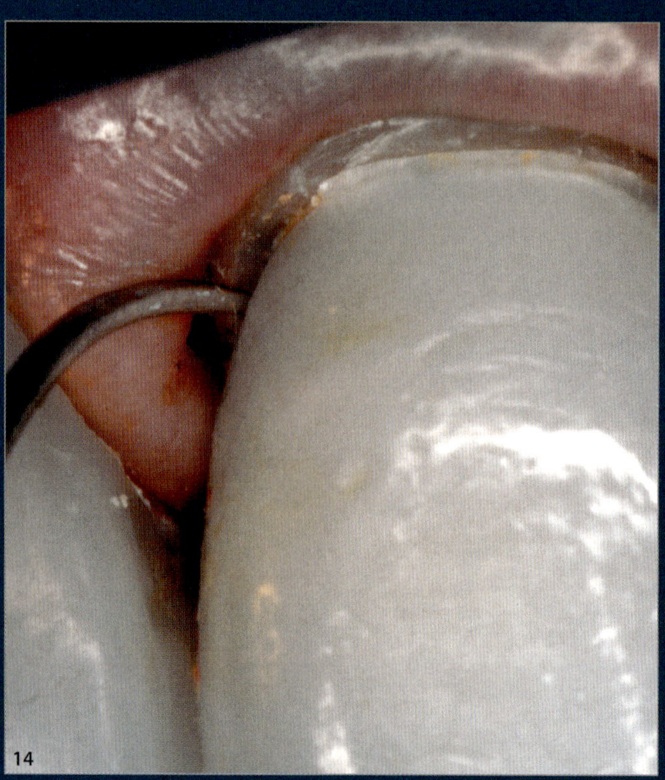
14

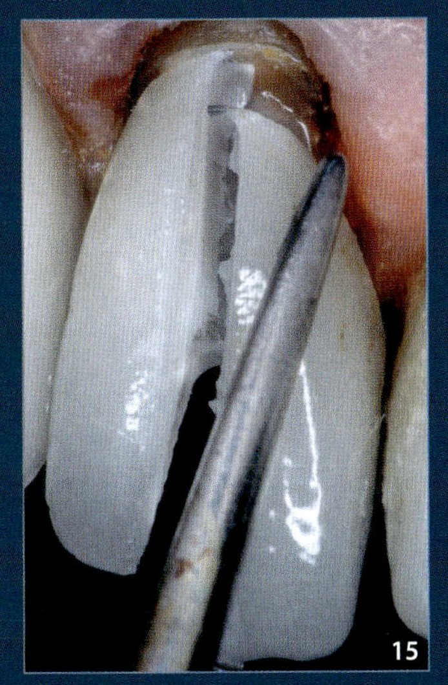
15

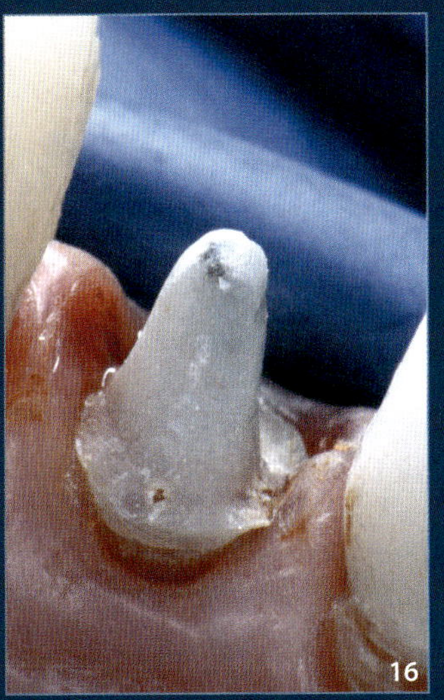
16

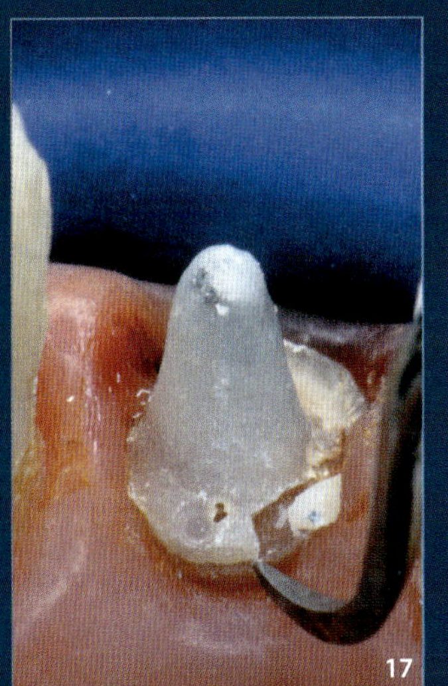
17

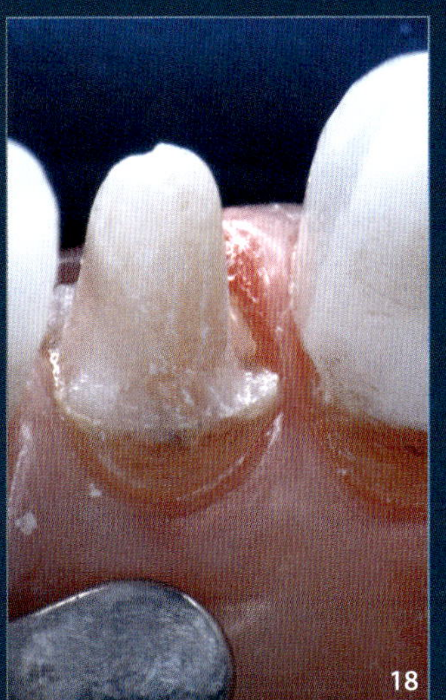
18

通过检查可以看到修复体边缘密合性不良，有300～400μm的缝隙，同时可看到水门汀溢出到粘接界面以外（图10～图14）。在邻间隙肩台位置设计不当，侵犯了生物学宽度。从照片中可以看到，邻面肩台没有遵循牙龈的扇形轮廓，并且唇面牙体组织磨削过多，形成一个平面，侵犯髓腔（图15～图19）。唇面应进行两段式预备，遵循牙冠在唇/颊侧原有的两个殆向汇聚角度。

影像学检查显示，11、15和16都进行了根管治疗（图20）。经过进一步牙髓评估，建议对已修复的11颗牙齿中的10颗牙齿进行根管治疗或再治疗。可以清楚看到11原来的根管治疗是不符合治疗规范的。

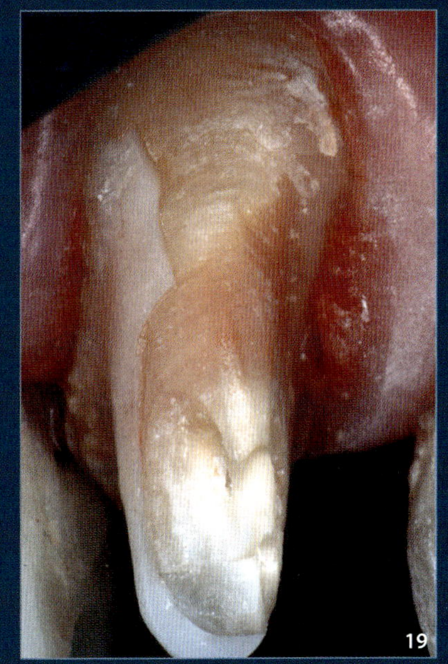
19

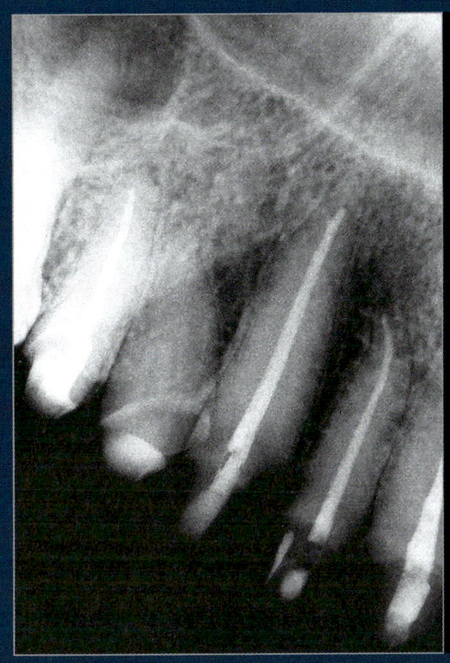

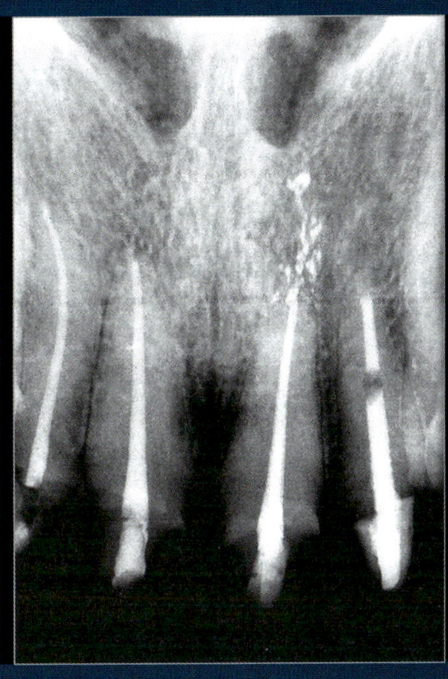

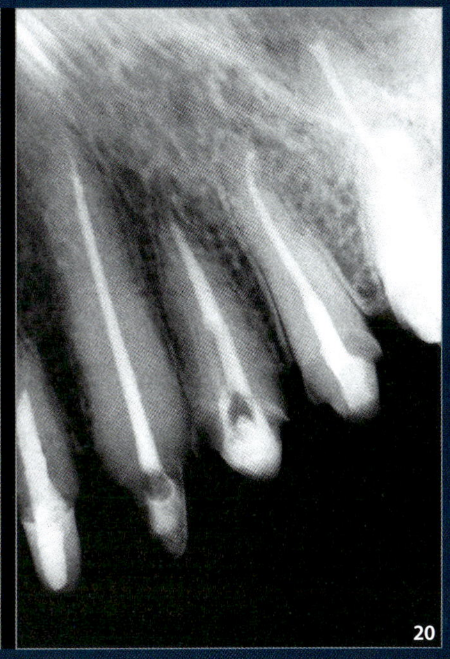
20

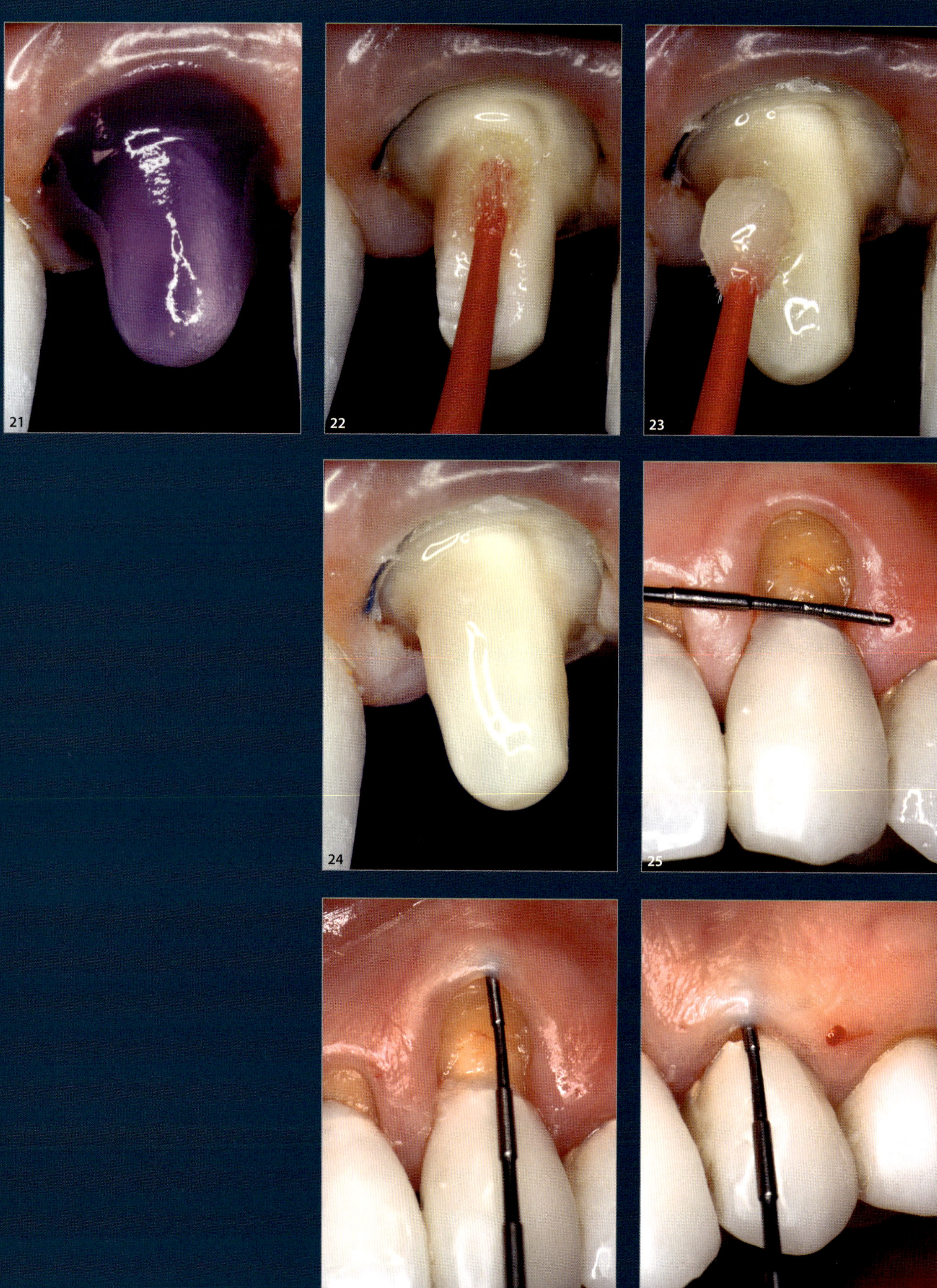
21
22
23
24
25
26
27

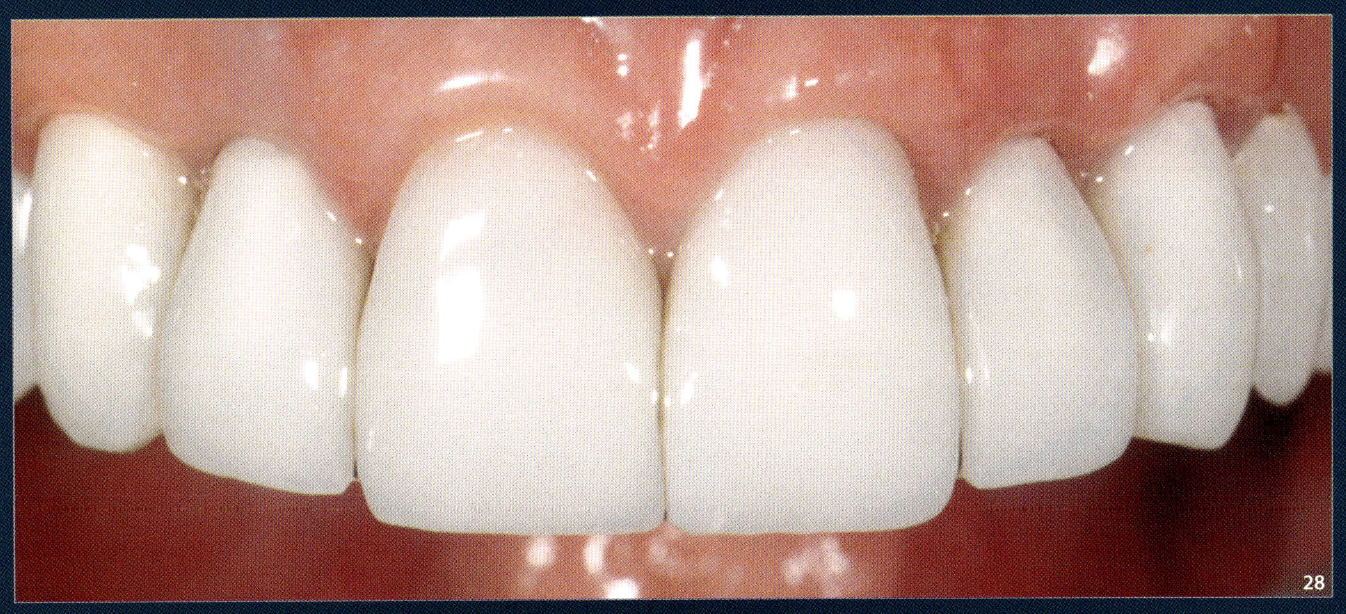

28

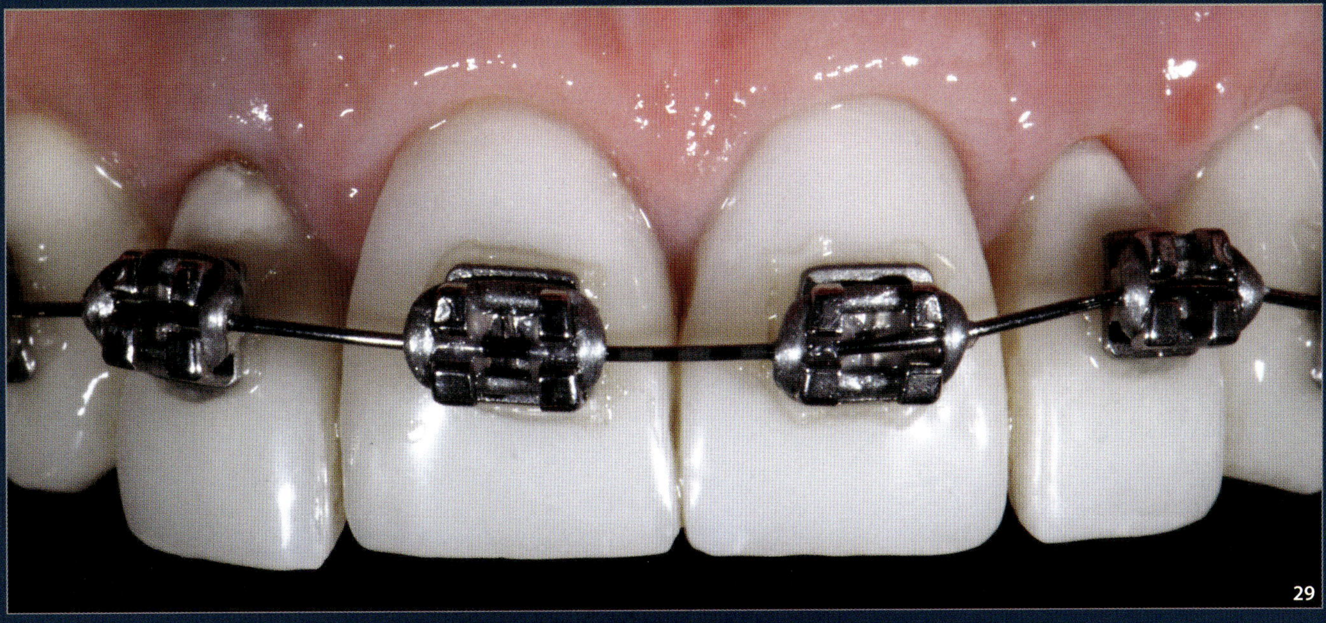

29

采用改良橡皮障技术对基牙进行隔离。经过桩核评估，每颗牙都进行了纤维桩粘固，随后堆塑了树脂核。使用37.5%磷酸凝胶（Gel Etchant）酸蚀15秒后冲洗，涂布粘接剂，光照40秒，堆塑树脂核重塑基牙外形（图21~图24）。根据预期的结缔组织手术后的牙龈位置制作临时修复体。Miller的牙龈萎缩分类方法为预测牙龈位置提供了参考（图25~图27）。图28显示了结缔组织移植术后3个月的效果。由于上颌侧切牙无法形成良好的牙本质肩领，同时存在对生物学宽度的侵犯，因此需要进一步进行正畸殆向牵引治疗（图29）。这种方法可以使基牙形成2mm高的牙本质肩领，为修复体提供较好的抗力和固位，同时可纠正软组织的缺损[223]（见第12章“结缔组织移植：Ⅲ类牙龈退缩”）。

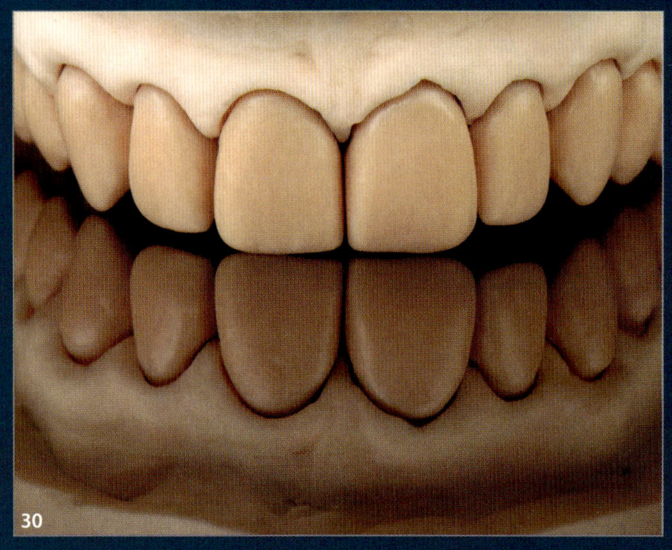
30

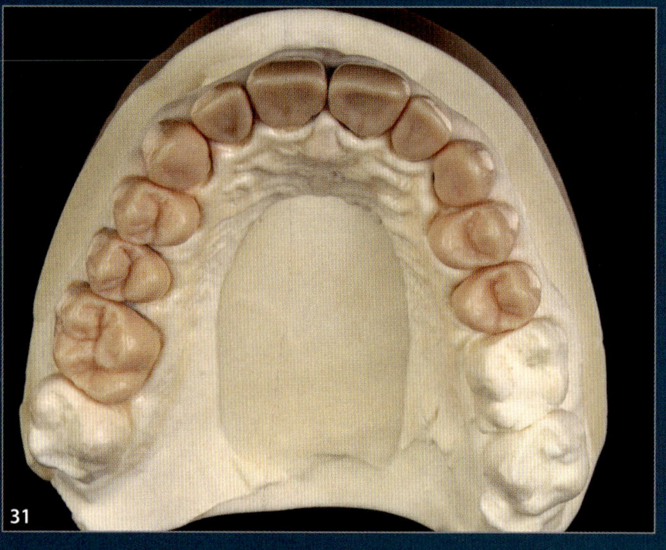
31

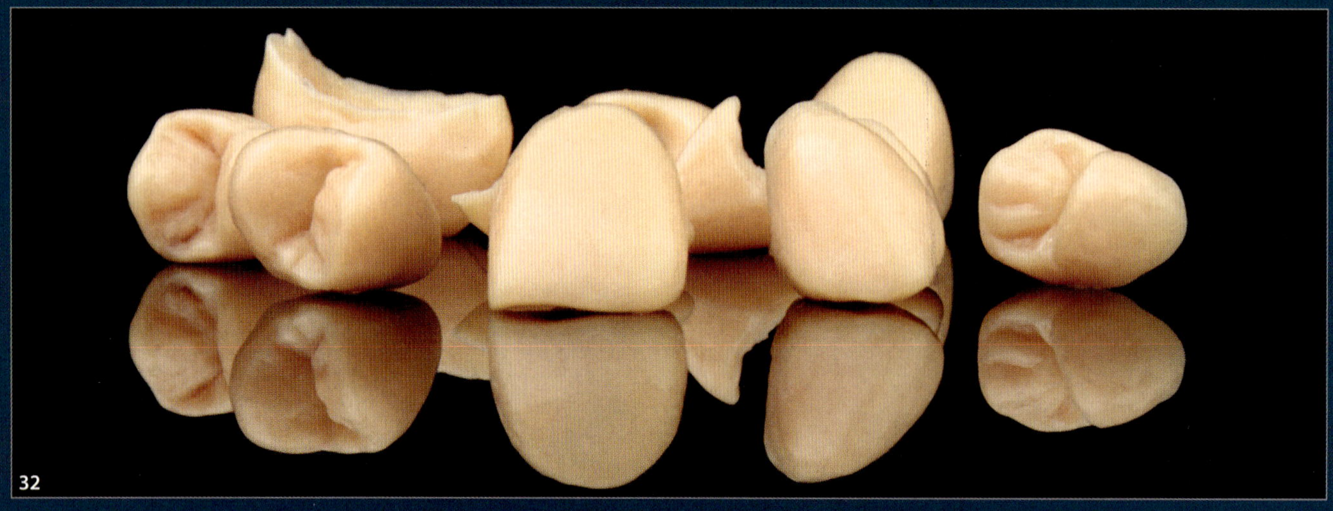
32

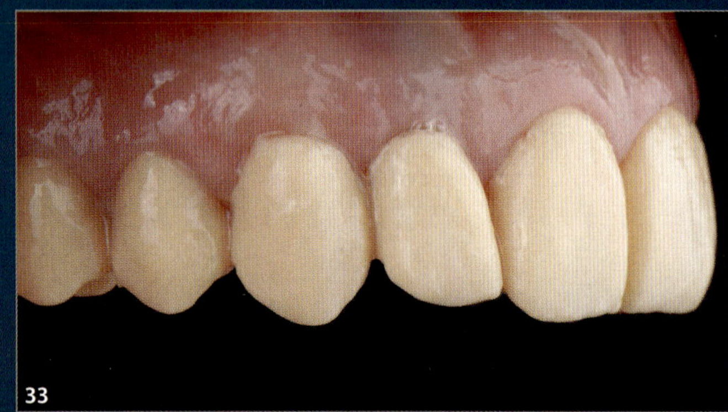
33

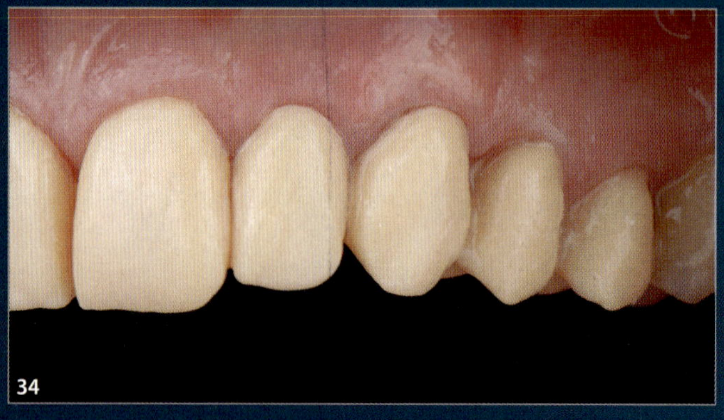
34

在Geller模型上制作可取戴的诊断蜡型，以便于更好地评估软组织轮廓并对其进行塑形（图30～图32）。将牙冠蜡型戴入口内，对蜡型的穿龈轮廓、切端、唇侧和舌侧外展隙的外形以及切端长度进行评估，同时进行微笑分析（图33和图34）。诊断蜡型经医患双方认可后，使用透明的硅橡胶材料（Memosil 2，Heraeus Kulzer）翻制其阴模。应用A1色复合树脂（Luxatemp，Zenith/DMG）制作临时修复体。最后在体部使用B1色流动复合树脂（Aelite LS，Bisco）以修正最终的颜色。从照片中可以看到，由于临时修复体边缘位置准确、密合性良好，且外形符合生理要求，因此牙周组织的健康得到显著改善（图35～图37）。

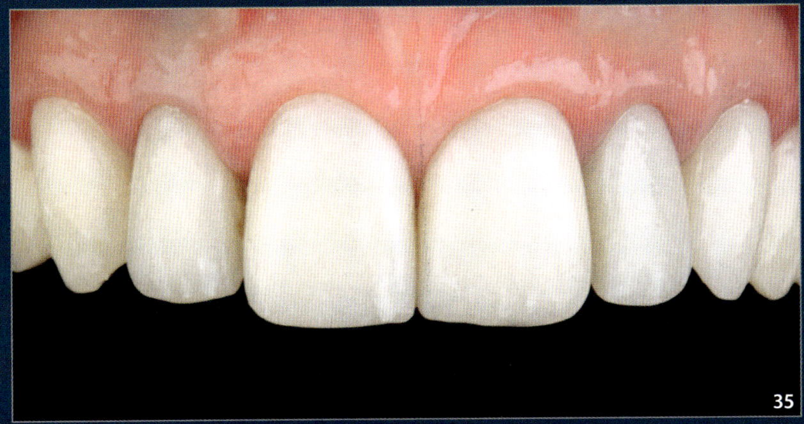
35

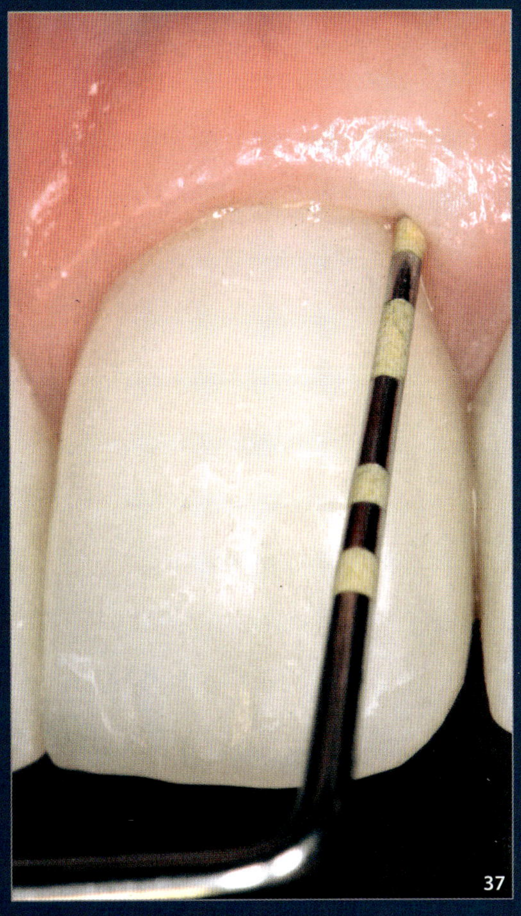
37

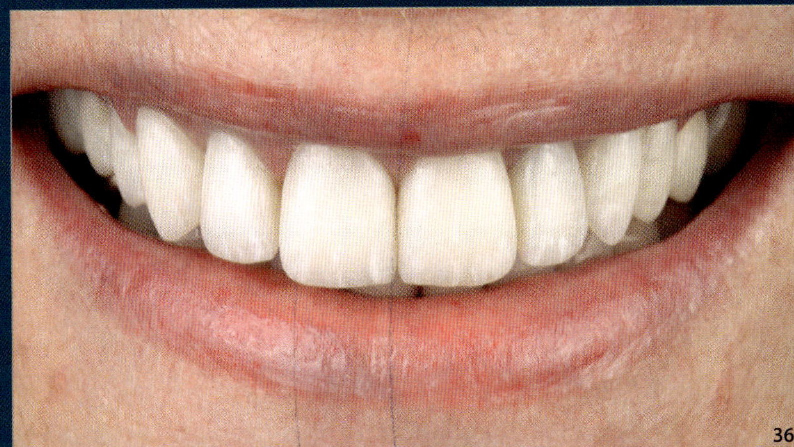
36

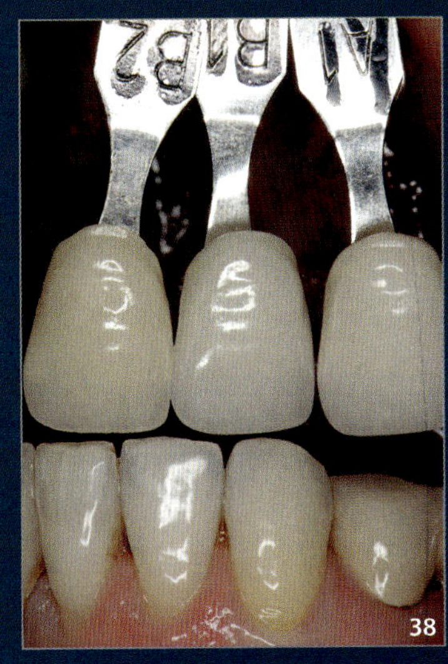
38

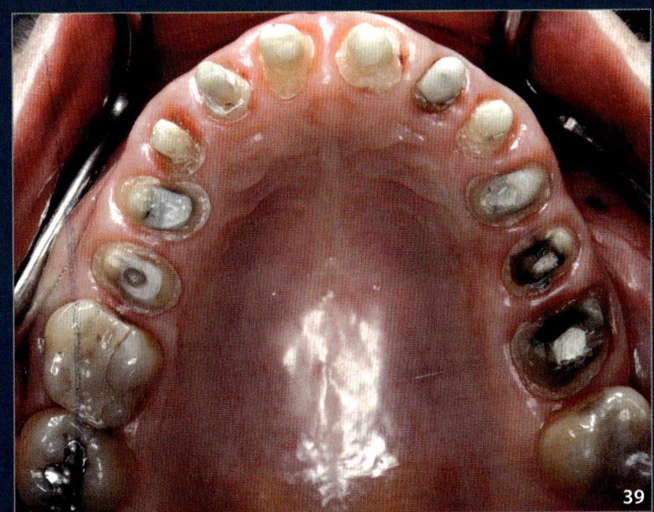
39

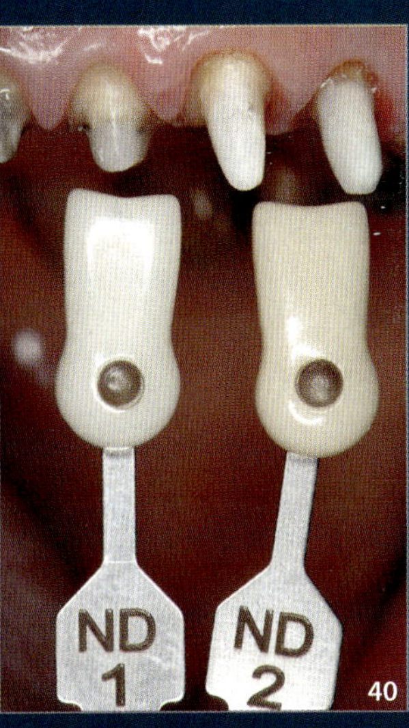

40

临时修复体戴用3个月后软组织获得稳定，对咬合参数进行评估和调整后，使用加聚硅橡胶制取终印模。去除临时修复体后，拍摄对颌牙以及基牙的比色照片（图38～图40）。应将相应的比色片和比色照片转交技师便于对比，这一点非常重要。当使用数码相片时，技师和医生应对计算机屏幕进行颜色修正，使用相同的光源进行颜色的评估和对比。

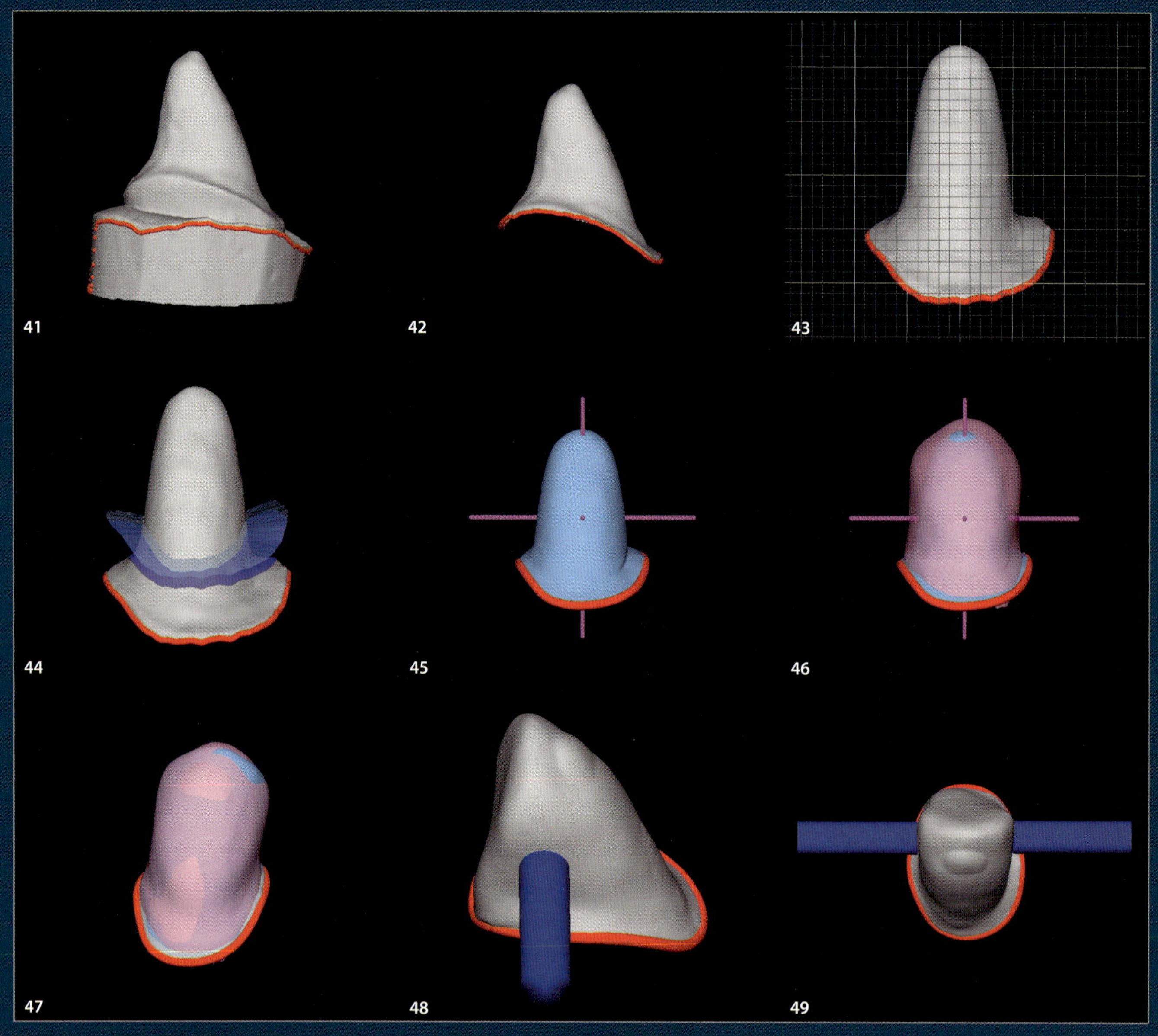

图41所示为在计算机上模拟的、边缘修整前、上颌中切牙预备体的虚拟代型。图中红线为计算机软件自动识别的修复体边缘完成线位置。图42显示的是经过技师修整后的上颌中切牙的最终代型。注意此时的红线显示了技师标记的修复体边缘位置。修整后代型的唇面观显示了上颌中切牙修复体边缘的预期位置（图43）。技师通过计算机软件确定了上颌中切牙粘接剂的厚度和范围，并用蓝线进行标记（图44）。从蓝线一直到代型切端顶部即为粘接剂所占据的空间。技师可以修改粘接间隙的大小，范围为0～0.1μm。图45展示了计算机生成的上颌中切牙虚拟氧化锆基底冠。将诊断蜡型数据与该虚拟基底冠数据重叠（图46）。技师可以对蜡型的三维数据进行修改，可以通过增加蜡来改变瓷修复体垂直向高度和水平向的宽度。可以看到虚拟氧化锆基底冠与蜡型的参数是一致的（图47）。图48和图49分别显示了添加虚拟铸道后的上颌中切牙氧化锆基底冠的矢状面观和殆面观。

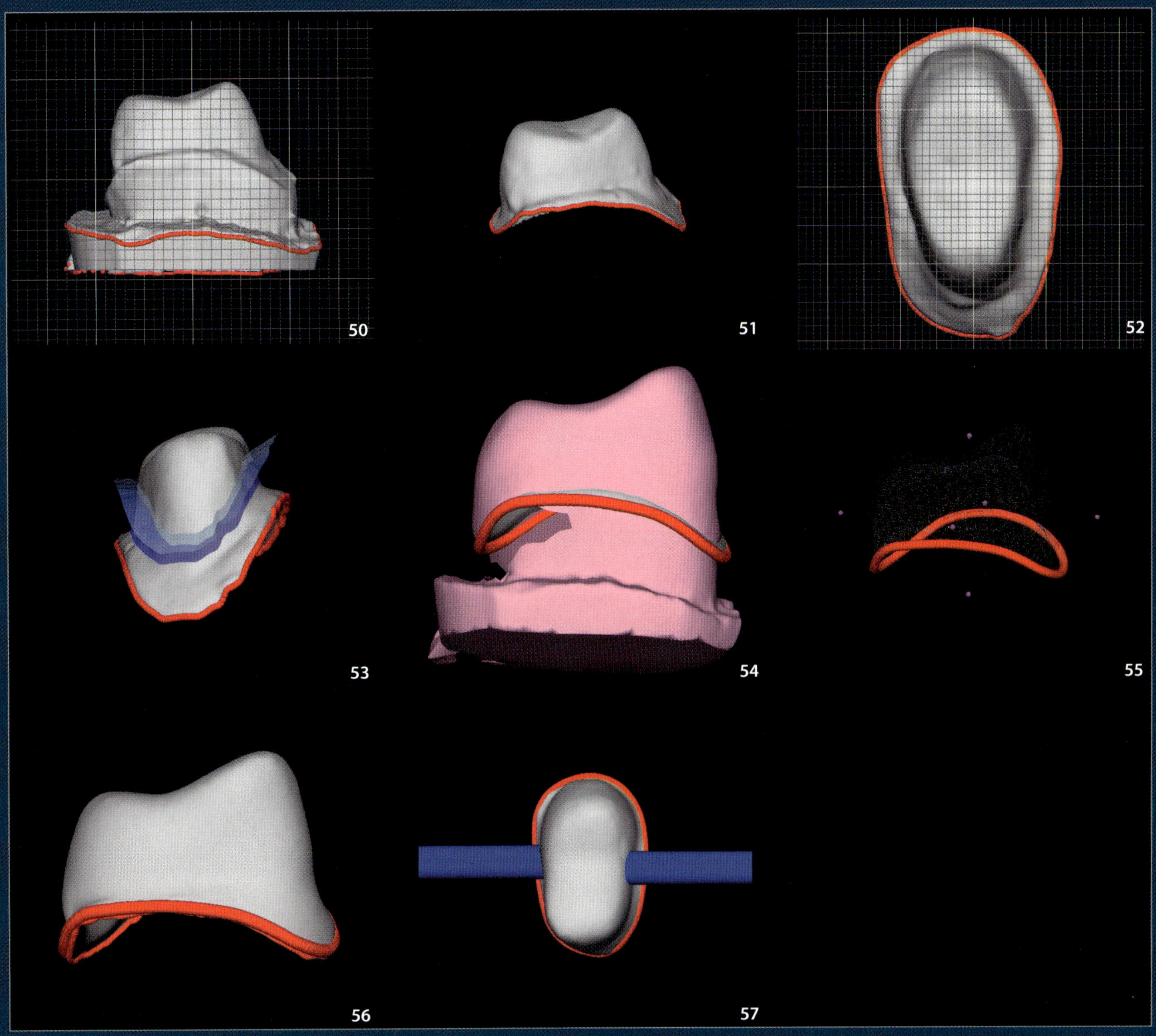

图50所示为在计算机上模拟的、边缘修整前上颌前磨牙预备体的虚拟代型。图中红线为计算机软件自动识别的修复体边缘完成线位置。图51显示了技师在计算机上修整后的上颌前磨牙最终代型。注意此时的红线是由技师在计算机上标记的修复体边缘位置。图52为修整后上颌前磨牙代型的𬌗面观，可以看到修复体边缘的预期位置。技师设定上颌前磨牙的粘接剂厚度和范围，如蓝线所示（图53）。从蓝线一直到代型𬌗面即为粘接剂所占据的空间。技师可通过计算机调整该粘接间隙的厚度，范围为0～0.1μm。将诊断蜡型的扫描数据与虚拟代型叠加（图54），进而在扫描的诊断蜡型上设计虚拟氧化锆基底冠（图55）。注意此时红线显示的是预期的修复体边缘。计算机设计的氧化锆基底冠参数复制了蜡型的参数（图56）。图57为添加虚拟铸道后的上颌前磨牙氧化锆基底冠的𬌗面观。

Scanning courtesy of 3M ESPE and Valley Dental Arts Laboratory.

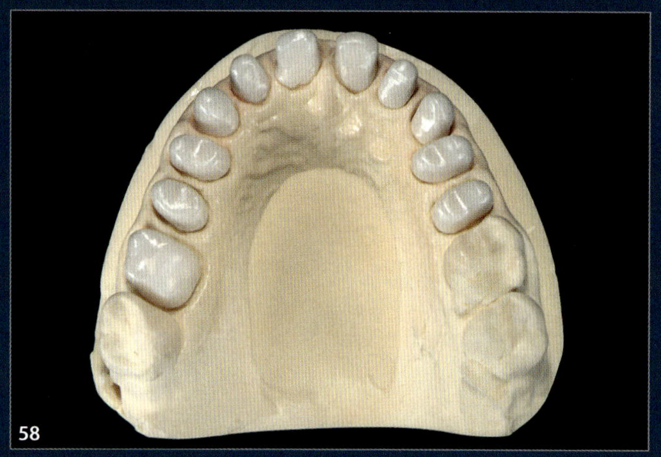
58

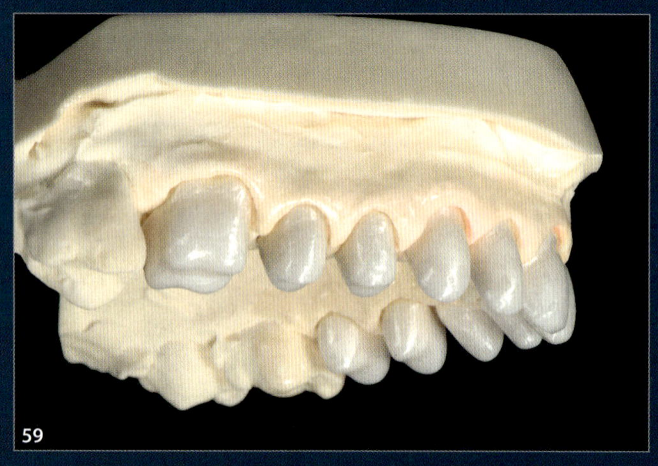
59

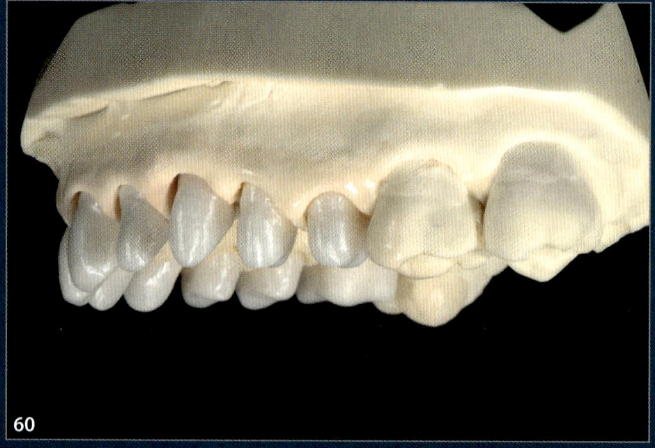
60

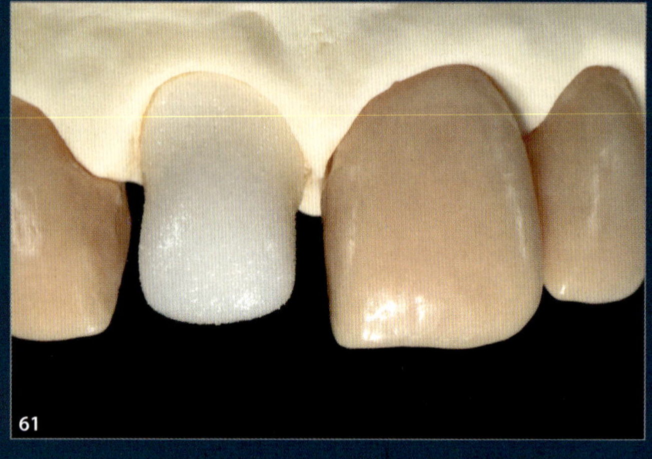
61

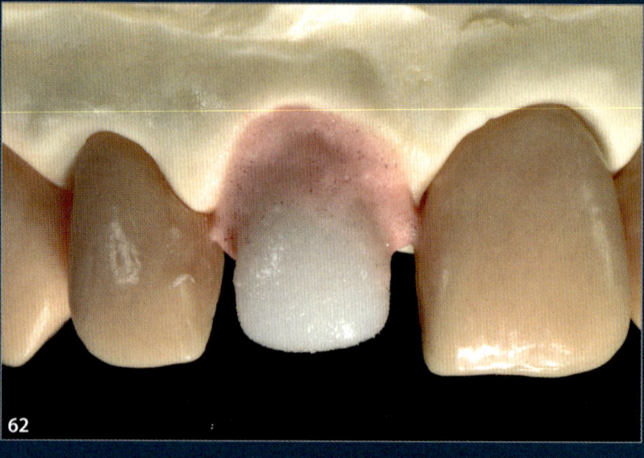
62

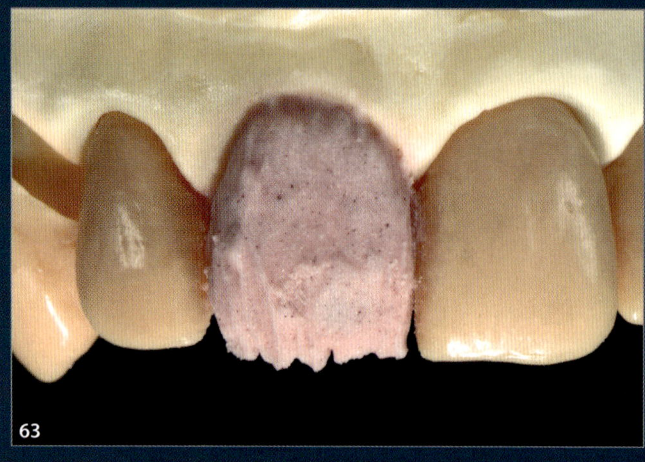
63

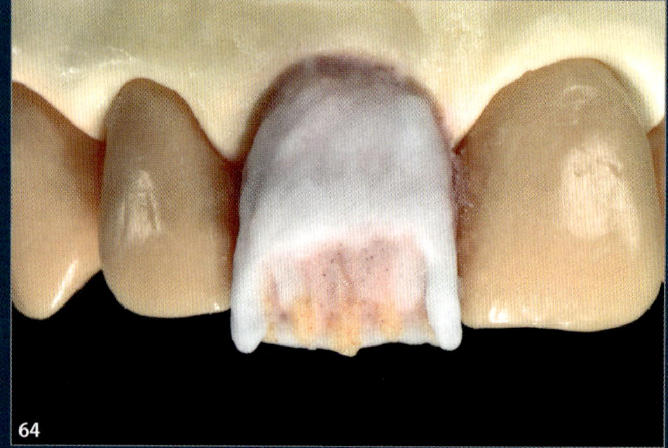
64

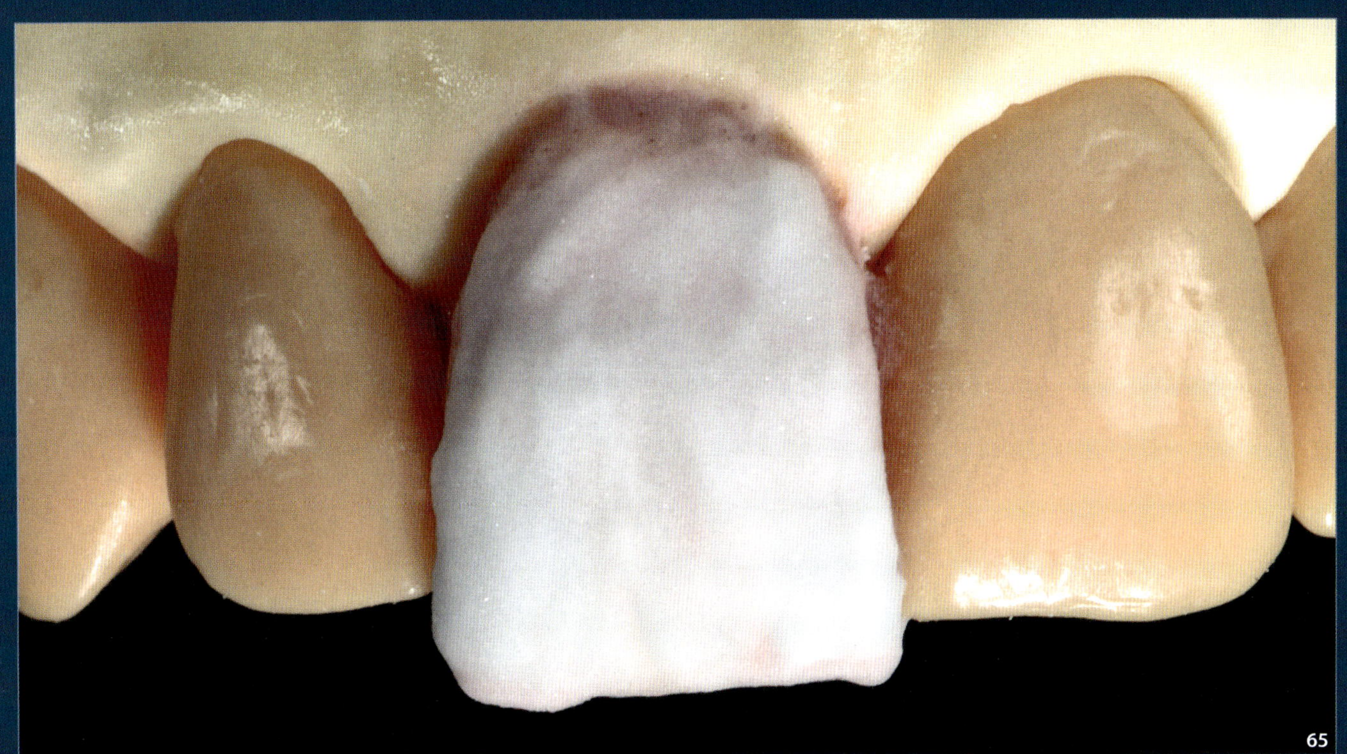

图58～图60分别显示了制作完成的氧化锆基底冠（Lava Crowns and Bridges）在工作模型上就位后的殆面、右侧和左侧面观。可以观察到基底冠具有较好边缘完整性以及软组织的适合性。在Geller模型上根据印模上反映的软组织外形进行修复体的分层堆塑。这种模型使技师能够控制修复体的穿龈轮廓，进而对软组织进行塑形，以提升修复体的美学效果。为了获得更加逼真的外形轮廓，每个瓷修复体可参考其邻近的可取戴的诊断蜡型进行单独制作。可以观察到，制作完成并经过抛光的氧化锆基底冠（Lava冠桥）具有极佳的软组织适合性和外形轮廓。选择颜色合适的底瓷涂布在基底冠表面，烧结后可以增强基底冠和饰瓷之间的结合强度。烧结炉的温度控制在960～980℃之间，这样可以提高氧化锆基底冠和饰瓷之间的结合强度（图61）。肩台瓷由75%牙本质色和25%深橙色瓷粉混合而成。颈部牙本质的这种颜色饱和度实现了向软组织的自然过渡。此外，肩台瓷的荧光特性允许光在这一层被吸收和分散，提高颈部区域的亮度（图62）。

人工牙本质的核心部分采用有序或无序的分层堆塑技术来完成。通过不同牙本质瓷粉的层叠使用，可以实现颜色的对比及多种颜色效果。在堆塑牙本质层的时候，应该从殆面方向上对其厚度进行观察，不要侵犯釉质层的厚度。此外，牙本质不是简单地直线型堆塑而成，而是由多个不规则的切缘结节构成，这一点也很重要。最后需要采用回切技术为效果瓷提供空间（例如，透明层、切端等）（图63）。切端的外形采用横向分段层塑技术来完成，通过交替使用不同特征和颜色的牙釉质瓷粉来营造切端的效果（图64）。使用透明瓷粉和乳白色牙釉质瓷粉覆盖整个修复体的唇面来模拟牙釉质的颜色。为了弥补烧结过程中陶瓷的收缩，整个瓷厚度增加了1mm（图65）。

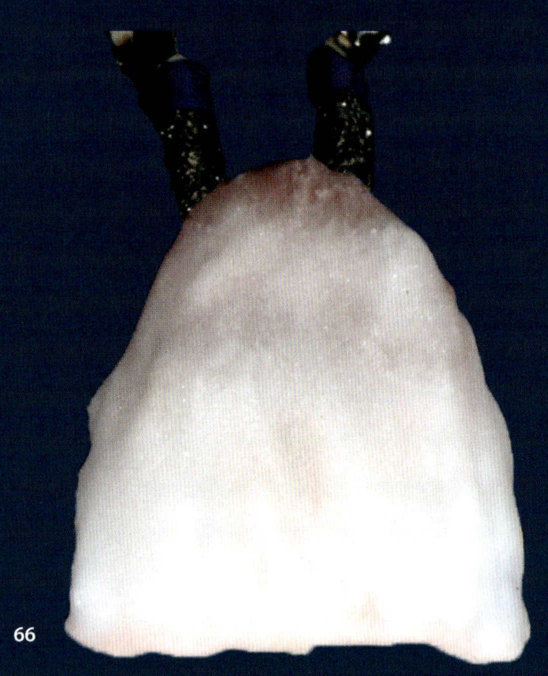
66

邻面轮廓由相同的半透明色和乳白色瓷粉堆塑形成（图66）。腭侧的堆瓷相对较简单，使用高饱和度的橙色牙本质瓷完成牙本质层堆塑。在其表面涂布半透明的乳白色牙釉质瓷粉，完成腭部形态的堆塑（图67）。

烧结后，调磨并精修每个修复体，使其与相邻的蜡型达到理想的接触关系。检查修复体穿龈轮廓是否与基牙的肩台以及软组织外形相适合（图68和图69）。图70所示为上釉前在工作模型上的修复体。在瓷表面涂布釉液，全瓷冠准备烧结。图71展示了经过上釉和抛光处理后完成的最终瓷修复体（VITA VM9，Lava Crowns and Bridges）。

Laboratory work courtesy of Francisco Zárate, DDS, CDT, and Valley Dental Arts Laboratory.

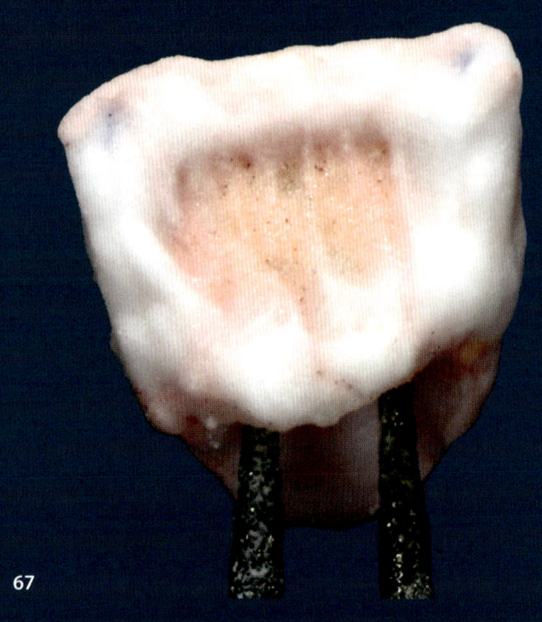
67

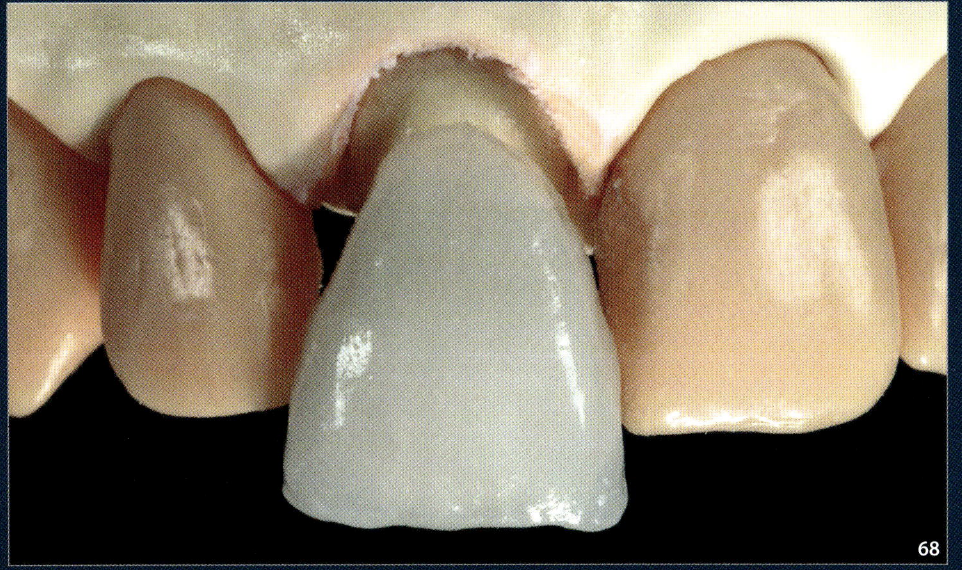
68

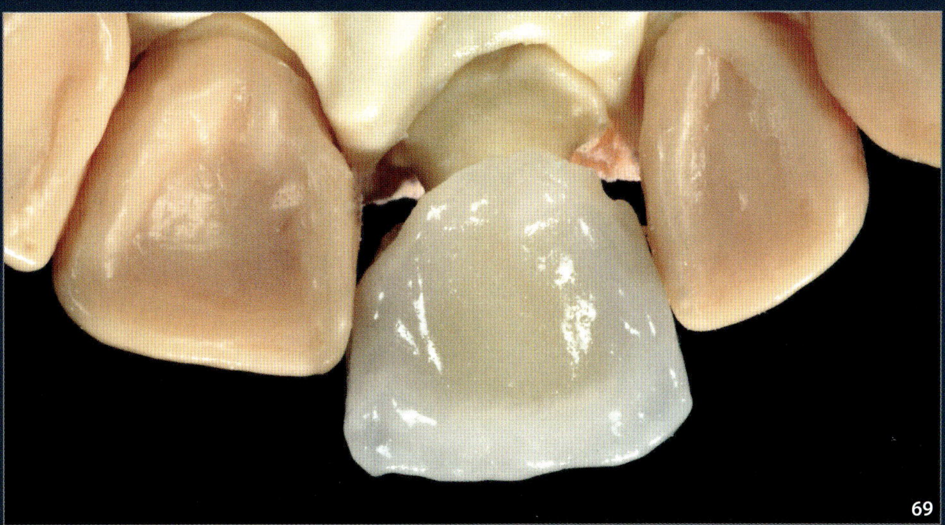
69

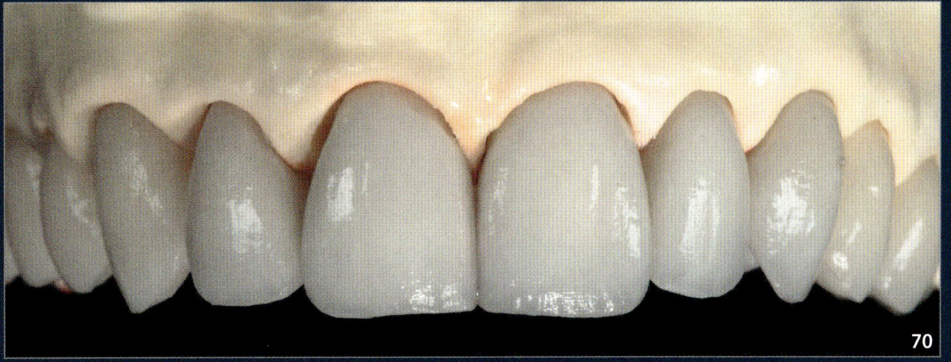
70

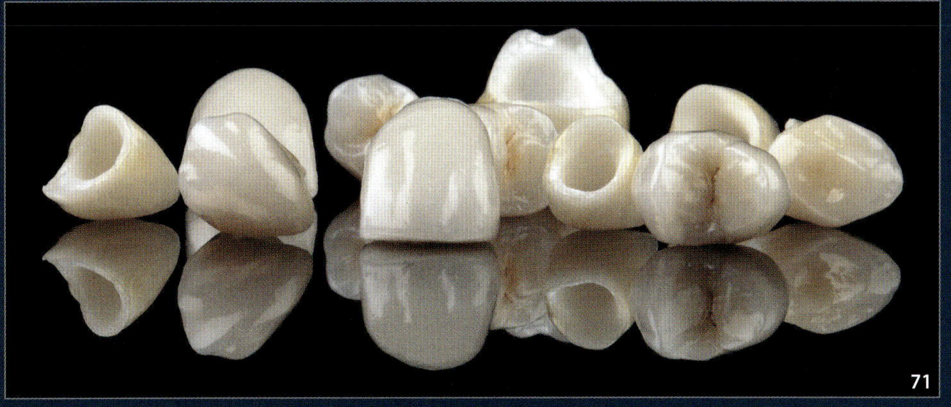
71

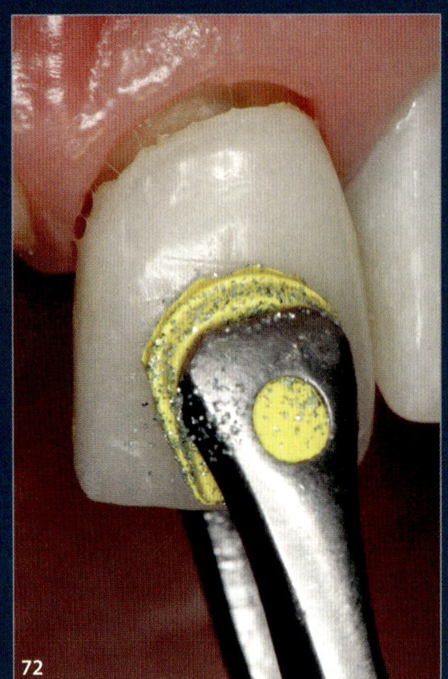

72

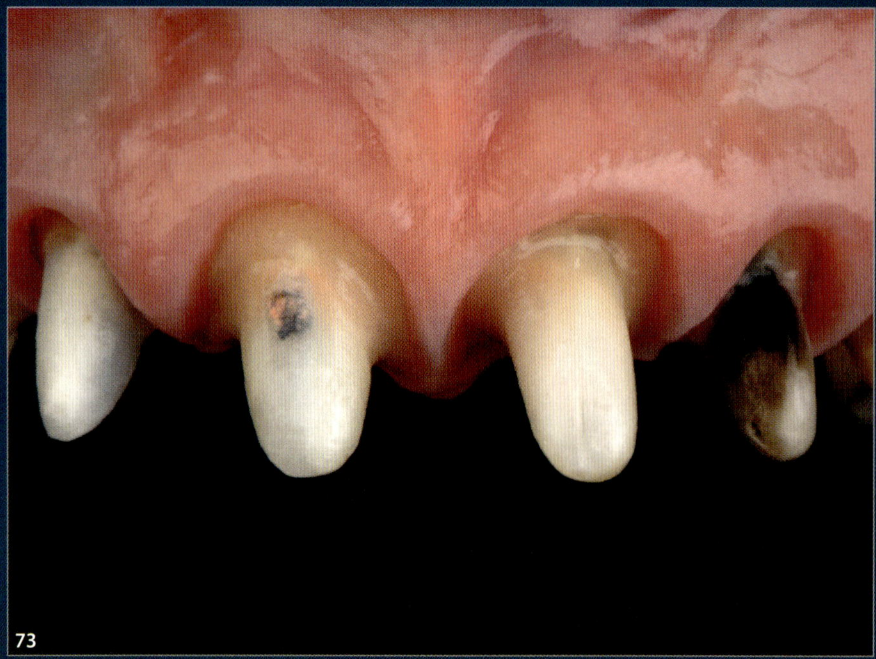

73

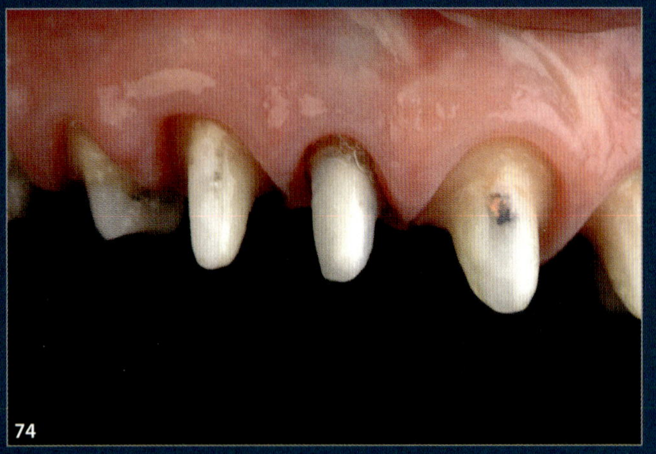

74

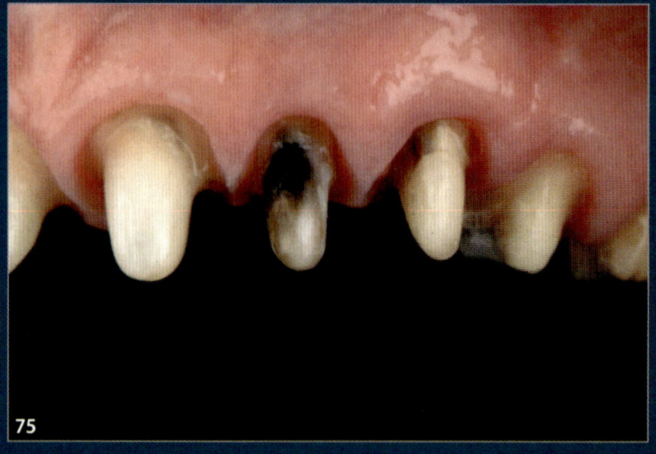

75

在最终修复体制作过程中，临时修复体能够维持牙龈的位置、外形和颜色，以保证牙周组织的健康。在试戴过程中，使用带有金刚砂粉的去冠器（GC Pliers，GC America）取下临时修复体（图72）。注意在使用金刚砂粉之前，需要吹干临时修复体。只有外形合适、边缘密合的临时修复体才能维持和促进软组织的健康（图73～图75）。

在粘接之前，完成对最终修复体的试戴、评估以及调改。为了防止在粘接过程中的污染，使用双手技术将3-0的排龈线轻柔地压入龈沟内。使用龈线可以有效地封闭龈沟，防止粘接过程中血液和龈沟液对预备体的污染（图76和图77）。先用CoJet Sand（Rocatec/CoJet System，3M ESPE）对修复体内表面进行摩擦化学性二氧化硅喷砂涂层，随后使用含MDP的粘接剂/硅烷偶联剂混合物（Porcelain Bond Activator与Clearfil SE Bond Primer的混合物）进行预处理（图78和图79）。利用摩擦化学性二氧化硅喷砂涂层技术对氧化锆类高结晶陶瓷体进行的微蚀刻可为硅烷分子提供粘接位点，而硅烷则增加了修复体的润湿性并能与甲基丙烯酸酯类水门汀产生化学偶联。

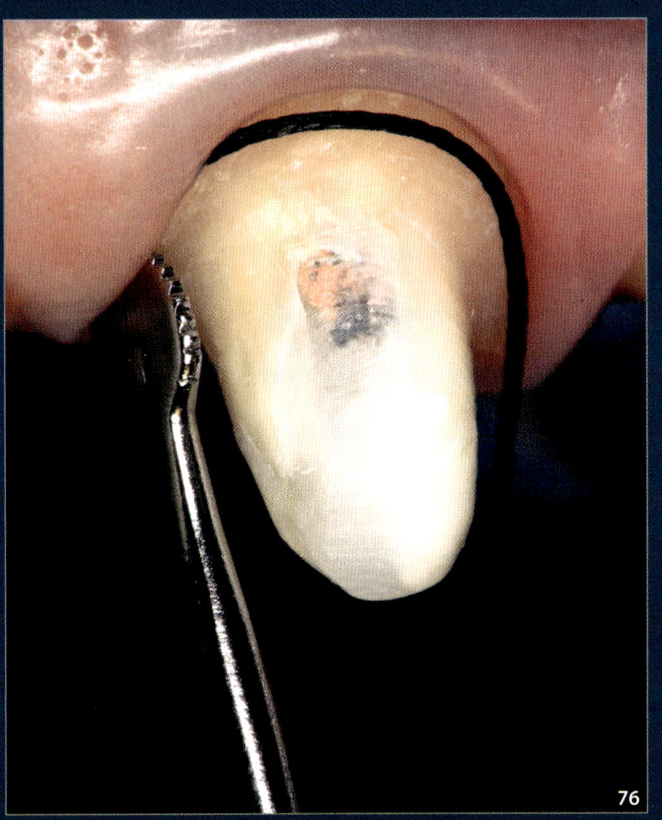
76

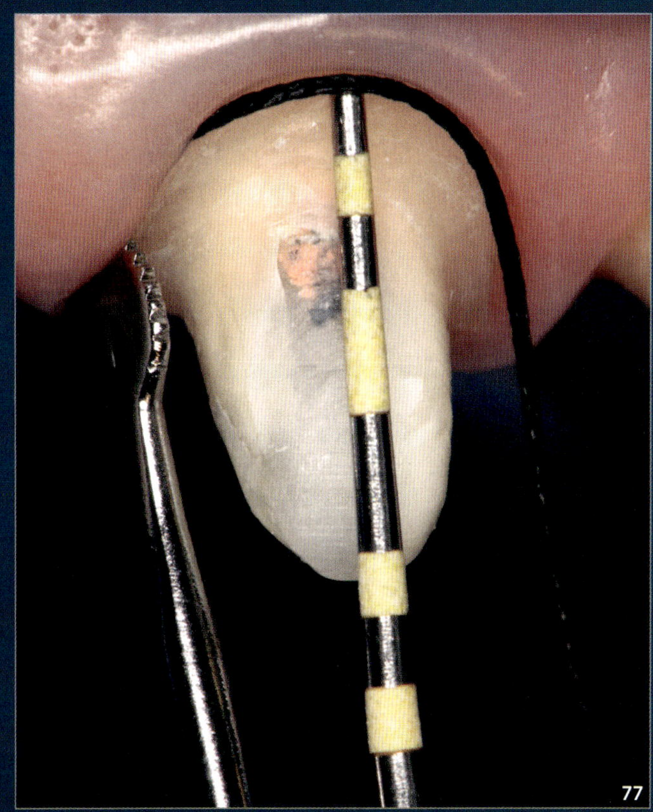
77

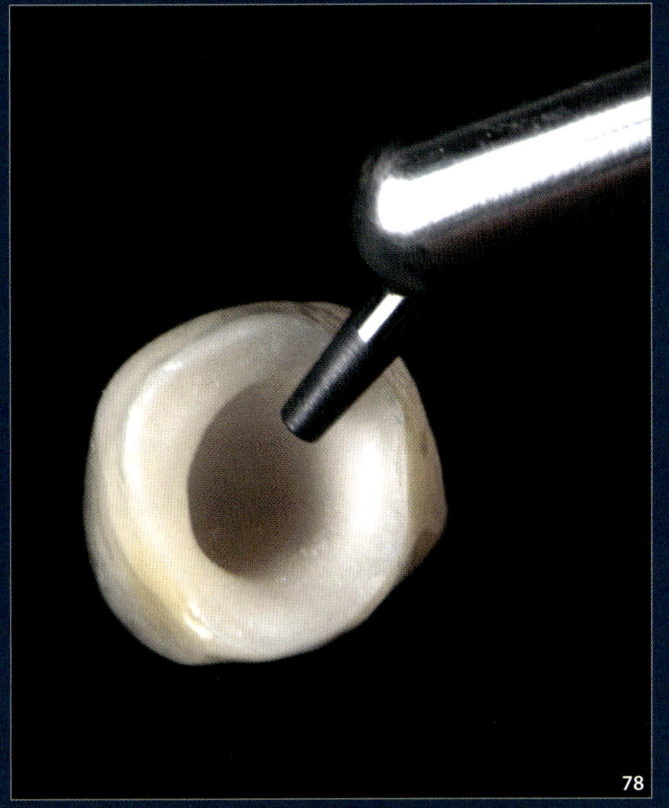
78

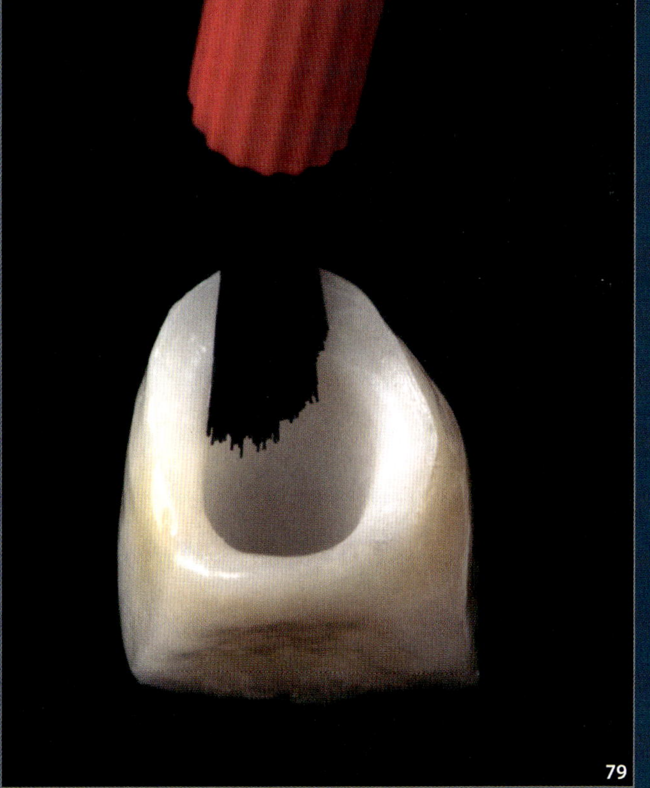
79

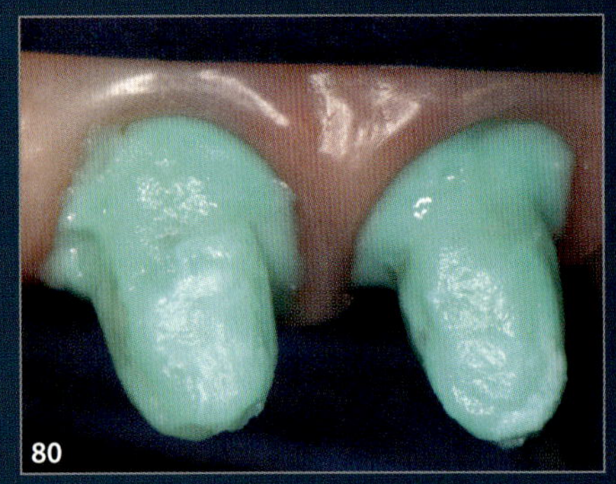
80

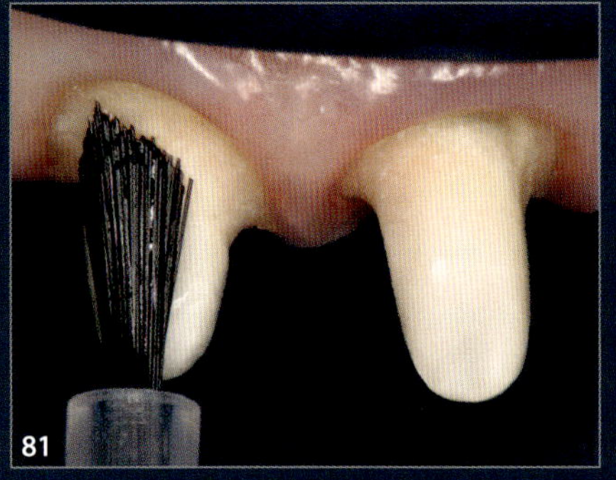
81

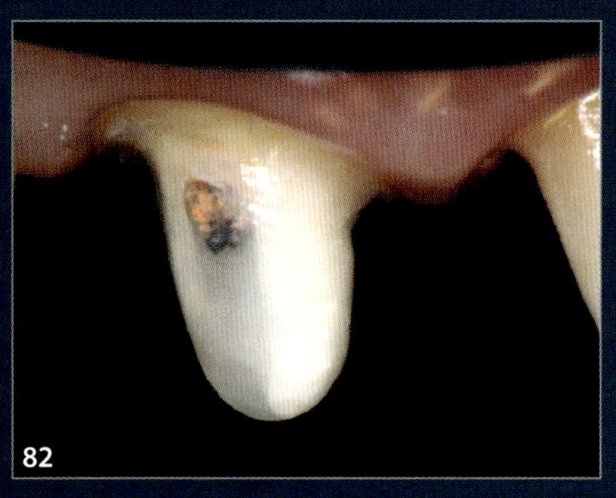
82

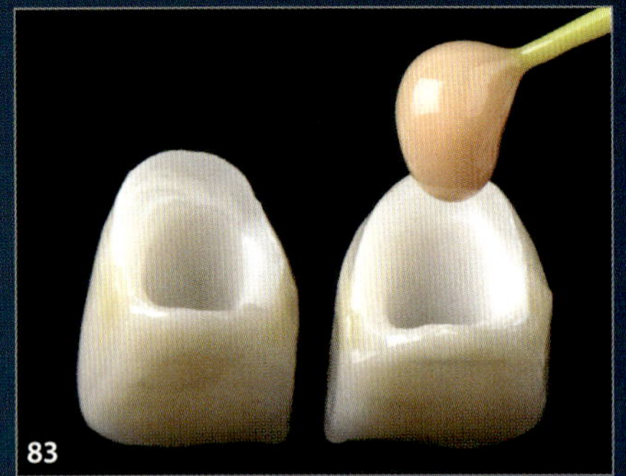
83

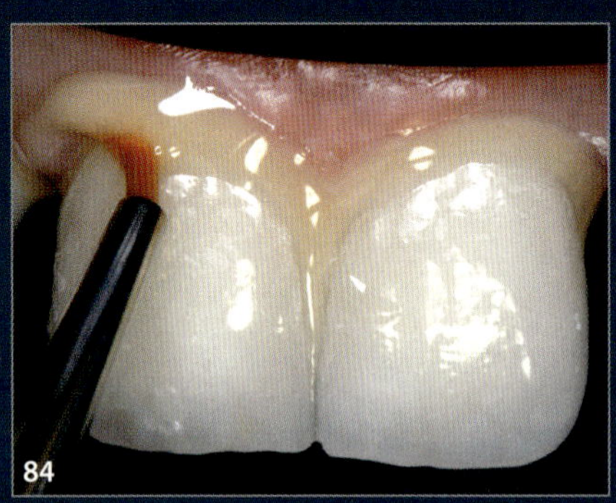
84

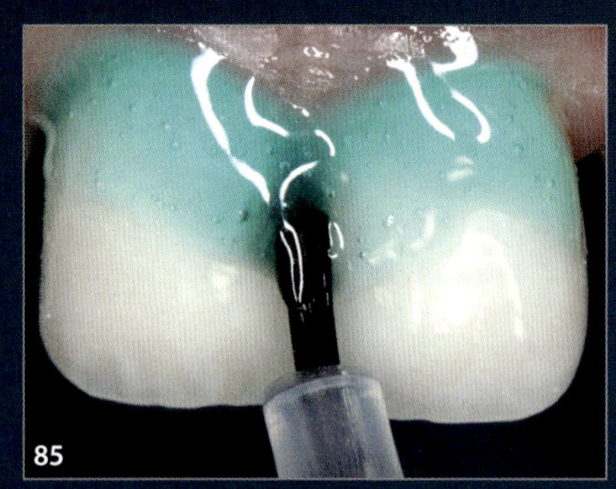
85

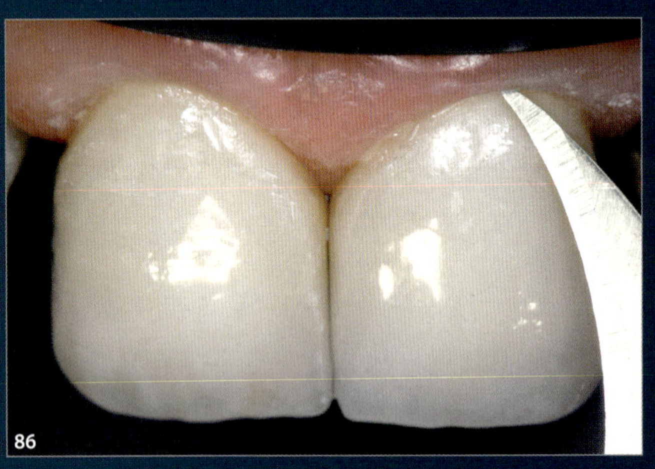
86

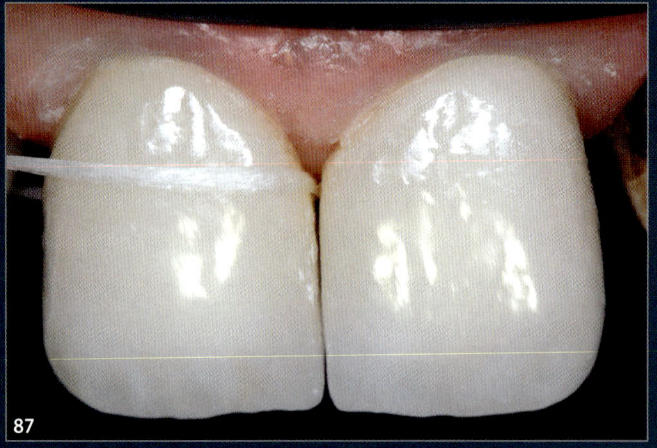
87

使用橡皮障将预备体隔离，从2颗中切牙开始粘固修复体，每次只粘固一个修复体。在粘固前，一定要在放大镜下观察每个修复体邻接和边缘的完整性。用2%氯己定（Consepsis）清洁每个基牙并冲洗（图80）。在预备过的牙本质和牙釉质表面涂布自酸蚀底涂剂（ED Primer），处理60秒，然后用牙科热吹风机（A-dec）轻轻吹干（图81和图82）。每个牙冠组织面均匀地涂布一薄层自固化树脂水门汀（Panavia 21TC），就位后手指轻压3分钟（图83）。

使用#000貂毛刷刷去多余的树脂水门汀（图84）。修复体边缘处涂布阻氧剂（Oxyguard II），以加速树脂水门汀的固化（图85）。使用手术刀片（#12 BD Bard-Parker）去除多余的固化水门汀，用无蜡牙线检查邻间隙是否存在树脂水门汀残留（图86和图87）。

良好的边缘密合性是牙周组织稳定和健康的先决条件，这与修复界面密切相关（图88～图90）。当多学科综合治疗方案符合修复和美学原理时，就可以实现术前预期的自然、美观而且个性化的修复效果（图91～图94）。更重要的是，能够帮助有过治疗失败经历的患者对我们的职业重建信任与信心。

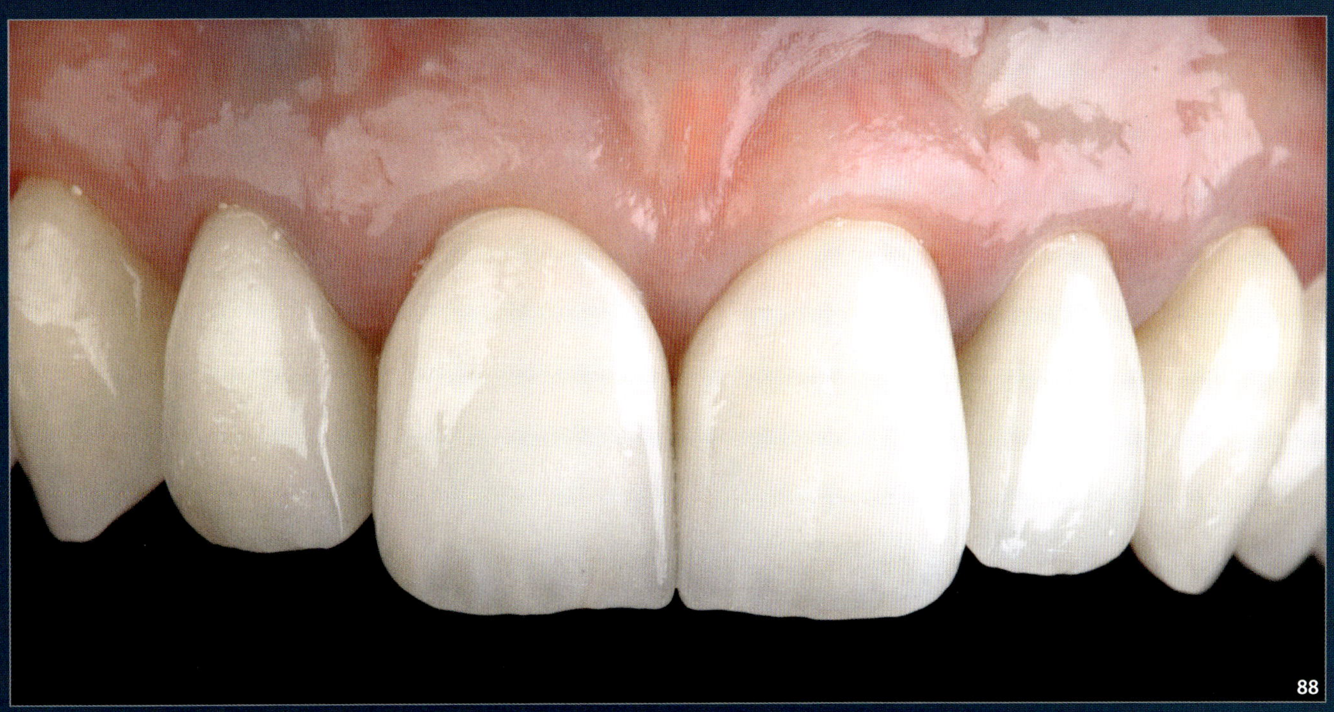
88

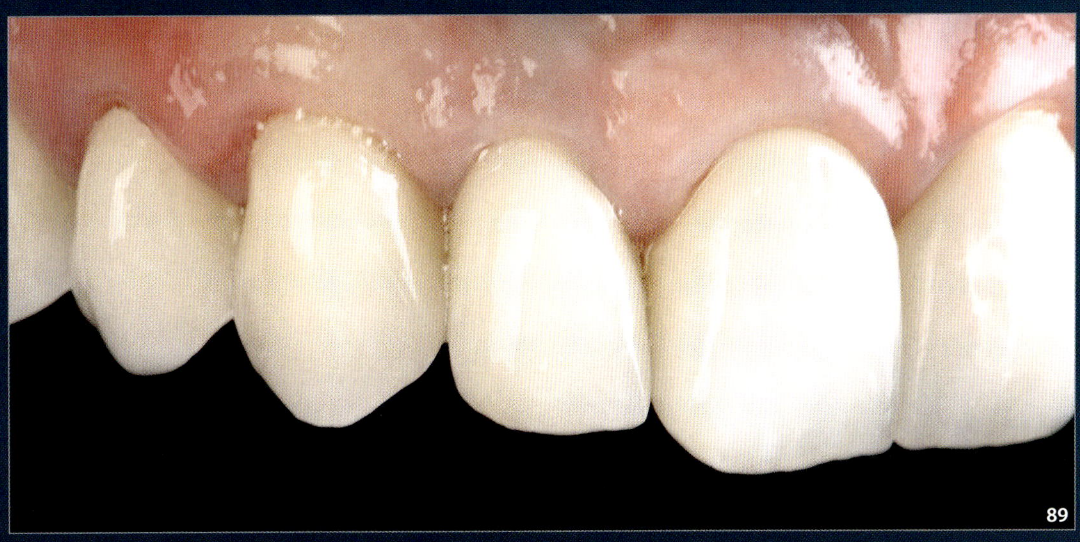
89

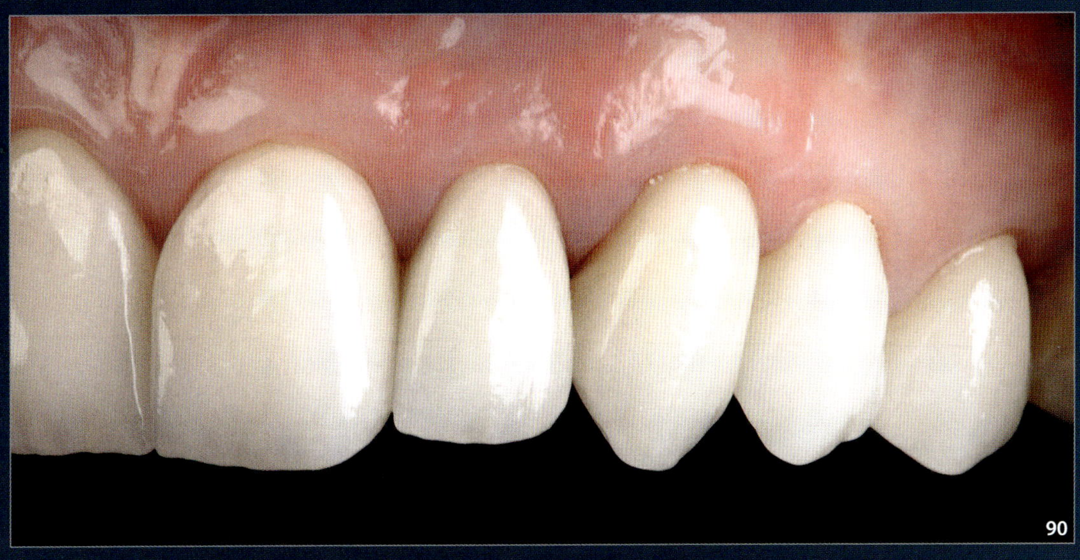
90

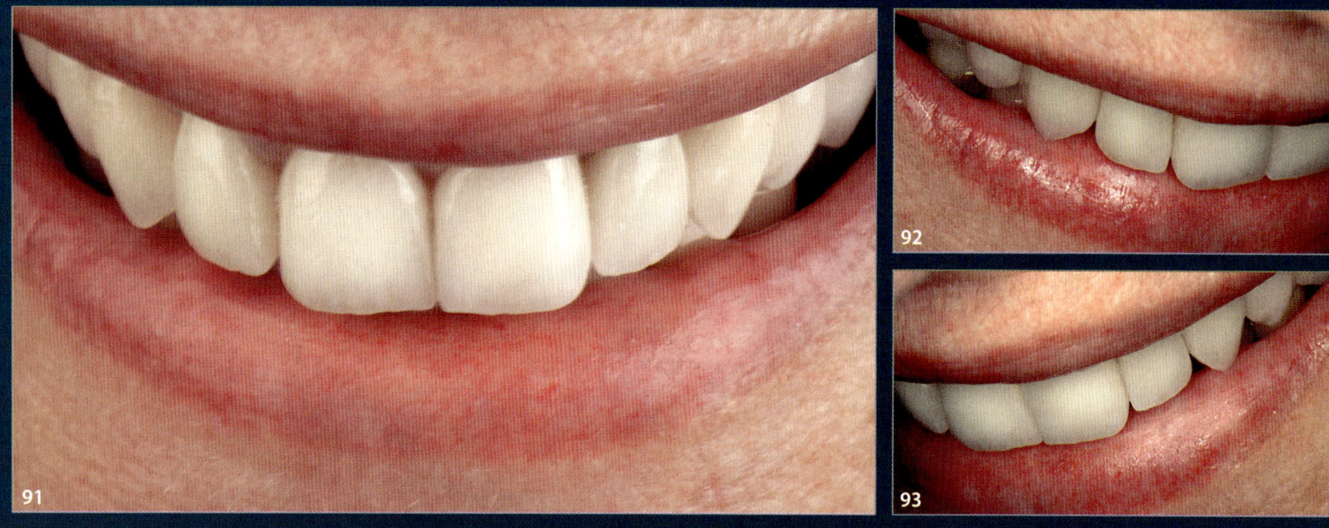

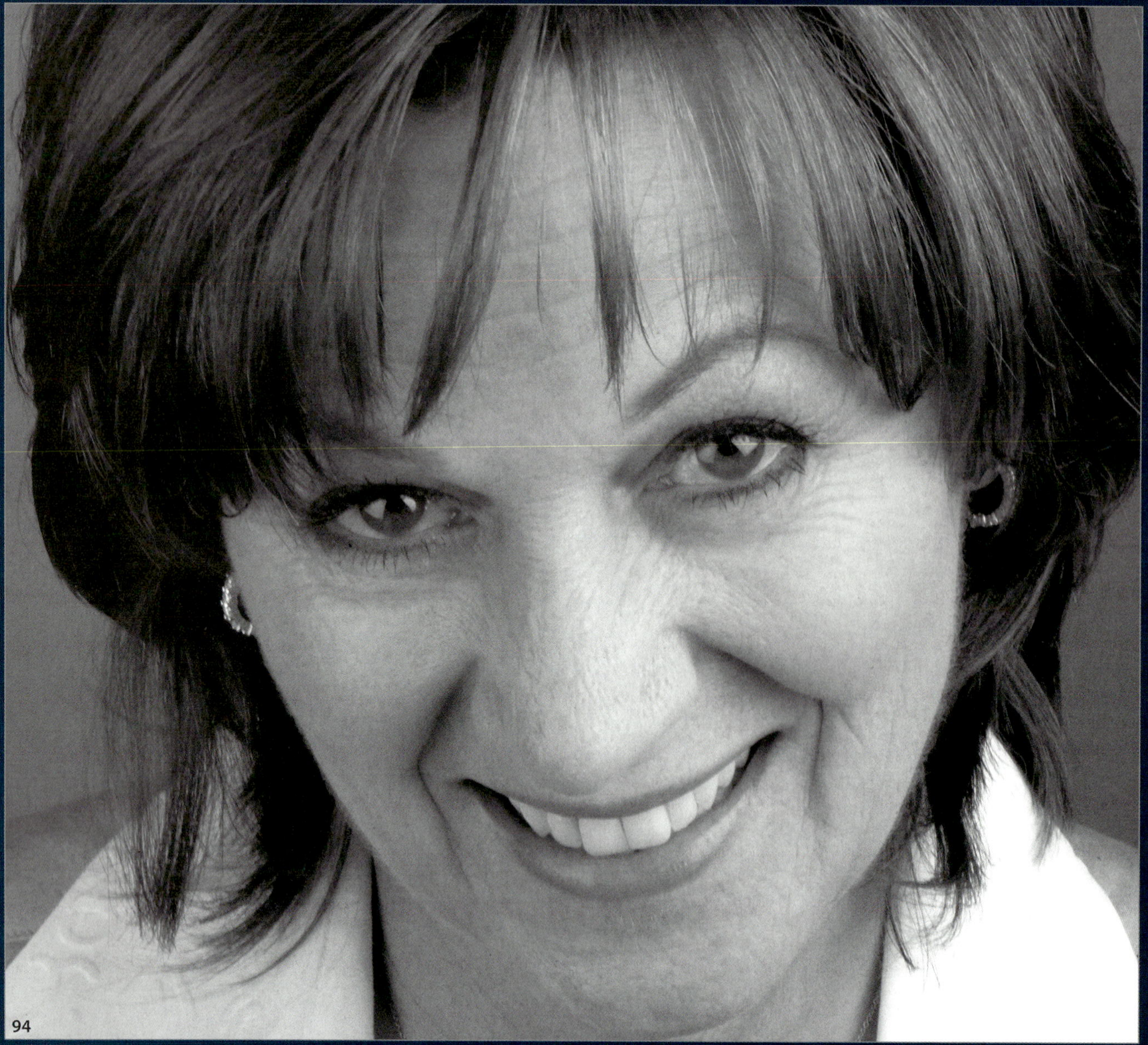

94

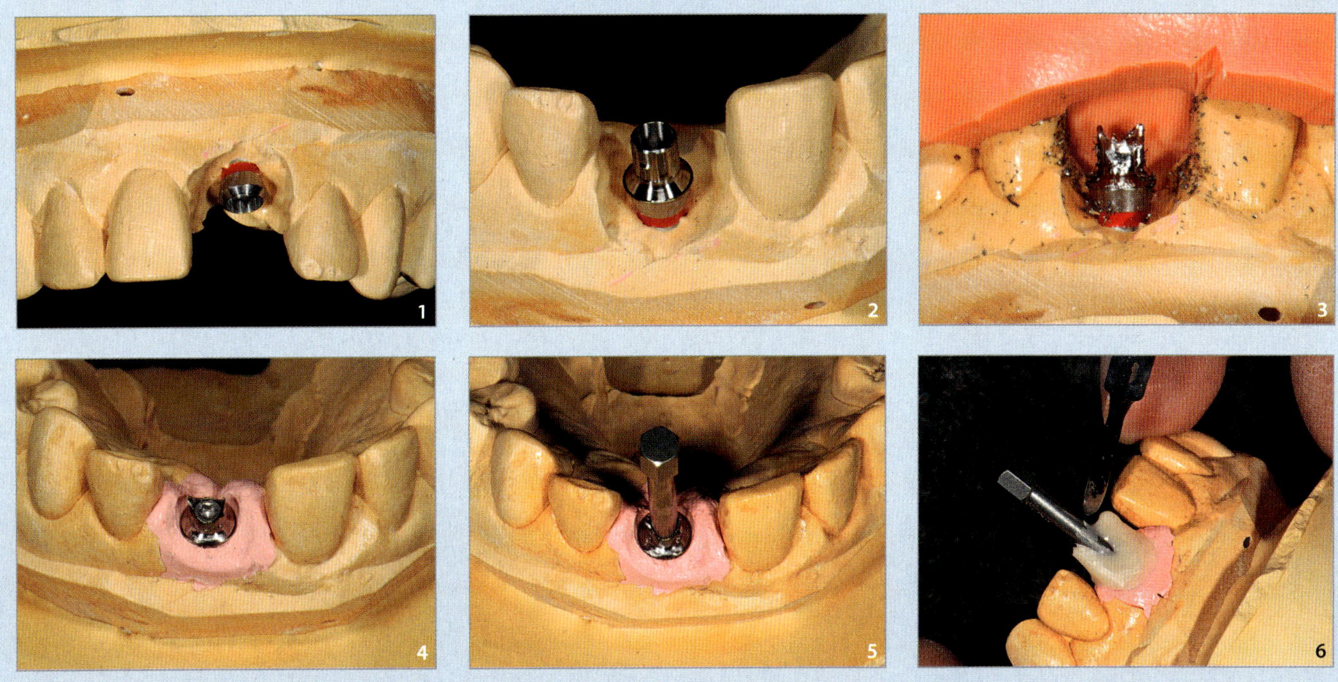

美学区的平衡

种植牙和贴面

修复前的治疗计划不完善会使造成美学修复进入困境。在这个病例中，制作室收到了21种植位点欠佳的印模（图1和图2）。对空间位置关系的仔细检查可以发现该种植体在唇侧位置不够理想，为了取得美学区的平衡，需要在空间和颜色方面处理好种植义齿和天然牙之间的关系。患者对上一个医生的治疗结果不满意。通过回顾前期治疗后的并发症，并分析现阶段所面临的挑战，我们重新确定了治疗方案，并得到了患者的认可。治疗方案包括调整螺丝固位的钛基台，制作氧化锆基底冠，并在其上面设计贴面，最后在2颗上颌中切牙上完成贴面修复。此外，为了达到更好的美学效果，技师邀请患者到制作室对修复体外形和颜色进行评价，并且一次次地试戴调改。前期不恰当的治疗方案导致了前牙的美学缺陷，下面的技工照片说明了为纠正和改善美学效果所需的步骤，以及可能需要的妥协。

图3显示唇面螺丝通道方向不理想，图4显示对钛基台（Straumann）的唇面进行调磨。可以看到，螺丝通道的开口位于唇面，且其角度与11的唇面外形基本呈平行状态。图5所示为在钛基台上放置了印模柱，图6显示在基台上堆塑蜡和复合树脂形成与邻牙贴面预备体相协调的效果。这样能使2颗中切牙呈现出相似的基底背景。

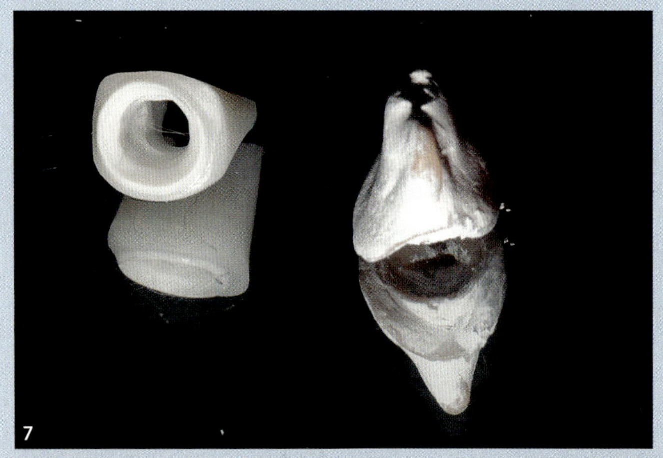
7

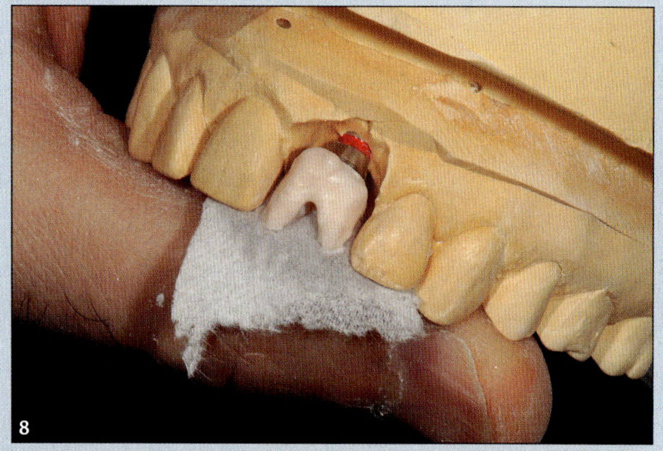
8

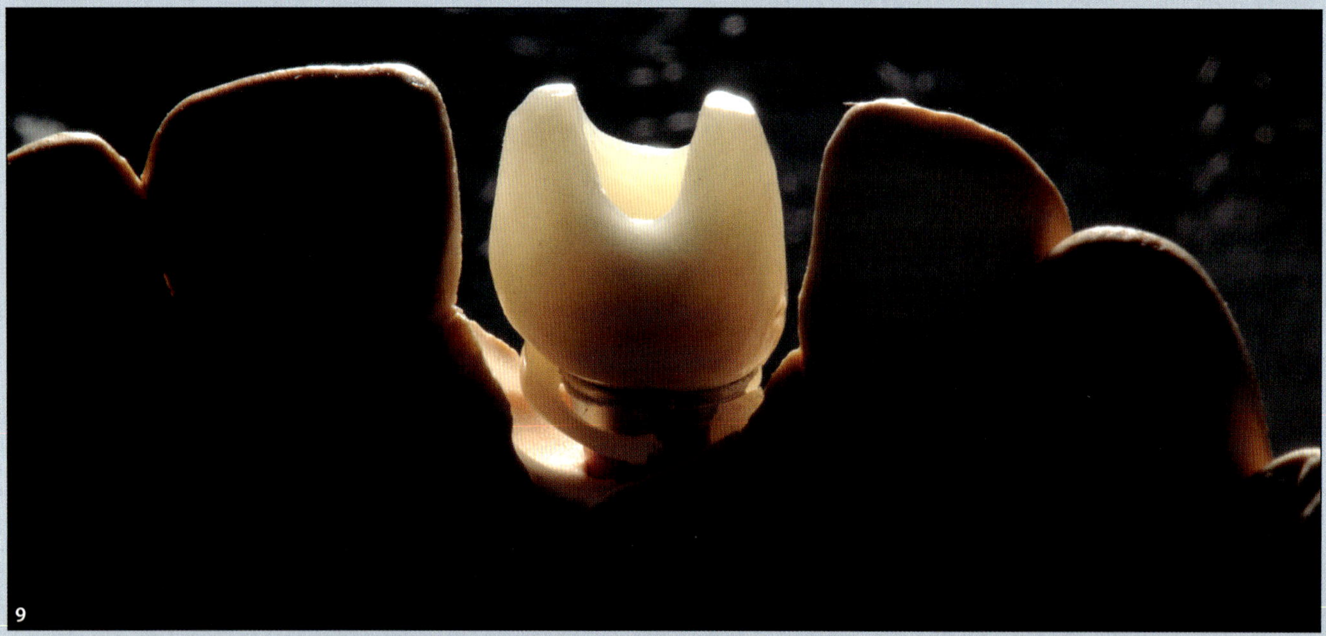
9

扫描预备体的蜡型，切削制作氧化锆基台（图7）。在制作好的氧化锆基台表面堆塑高透明度的肩台瓷（Willi Geller Creation），以营造良好的荧光效应及基底颜色（图8）。这样可以使2颗上颌中切牙基底颜色尽量协调。鉴于空间有限，仅进行了一层堆塑。在堆瓷之后，我们能够看到由两部分组成的金属基台具有了透光性（图9）。

在新的基台上用蜡填补倒凹，复制模型以制作超硬石膏代型。将代型切割后，按照患者之前认可的形态制作贴面蜡型（图10～图12）。在制作完成的贴面蜡型上安插铸道、包埋，以完成瓷的压铸流程（图13）。这里额外制作了2个贴面以备后期修改需要。选择两个中度透明的瓷块（MT BL3，e.max）制作贴面，制作完成的贴面在代型上顺利就位（图14）。图15显示了贴面精确地就位在翻制了氧化锆基台外形的模型上，修复体从舌侧封闭了切削的氧化锆基台的螺丝通道。图16显示的是贴面就位在基台上的情况，可以看到11的贴面进行了最少量的回切。图17和图18展示了二硅酸锂贴面修复体类似于隐形眼镜的效果及其超薄的厚度。

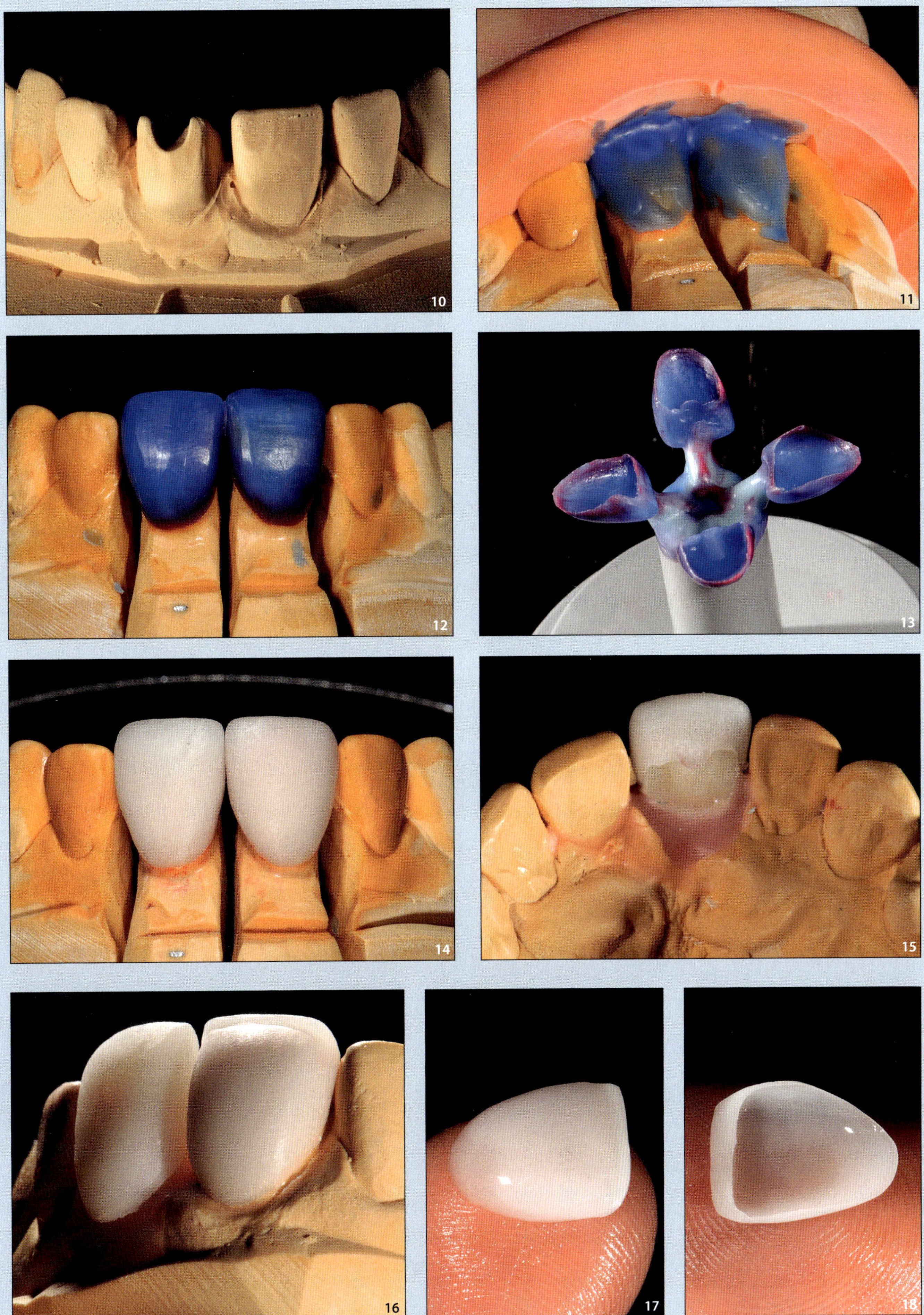
10
11
12
13
14
15
16
17
18

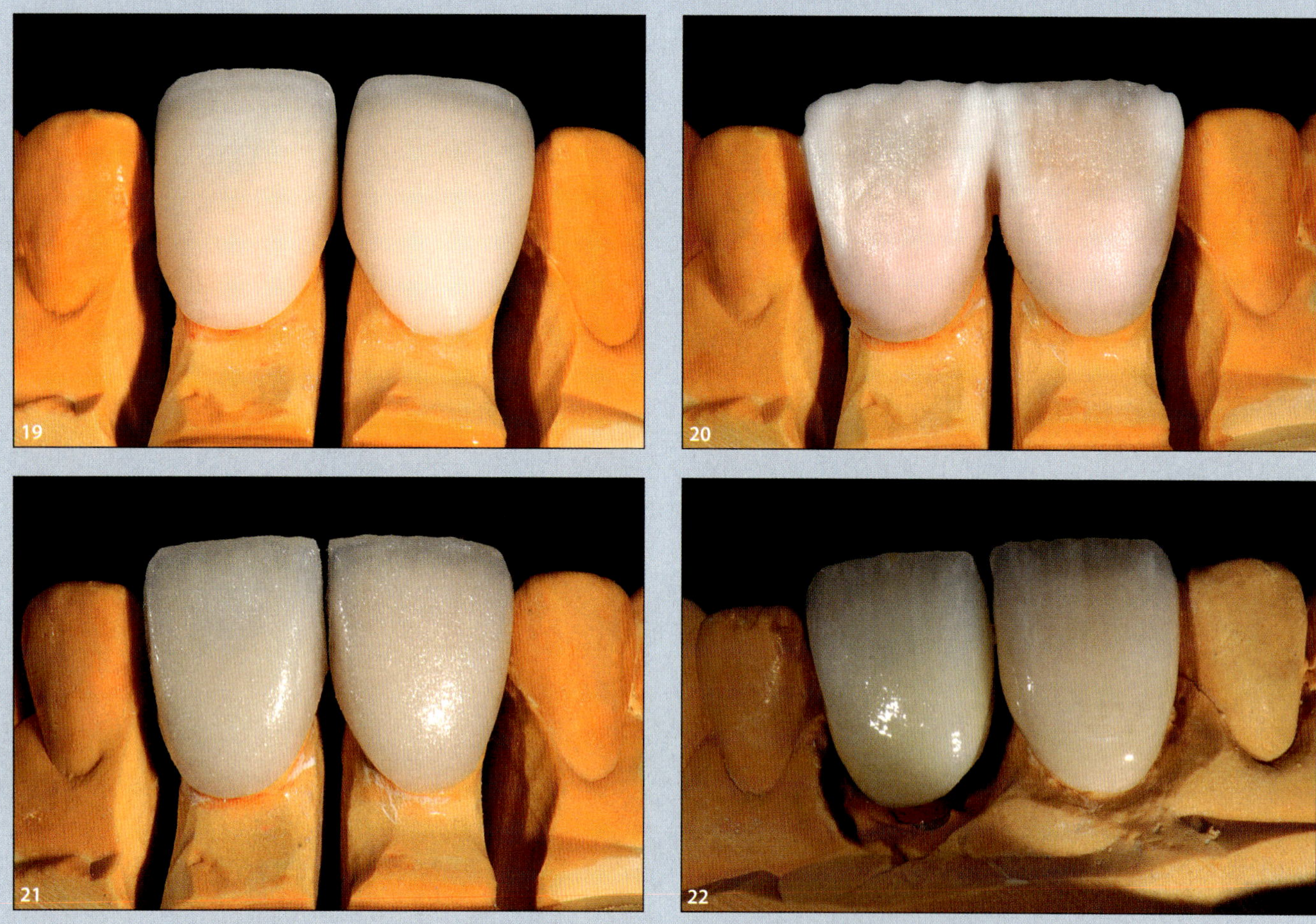

采用横向分段层塑技术同时在2个贴面的表层进行薄层牙本质瓷堆塑（图19和图20）。图21显示了第一次烧结后的修复体，仅需进行少量的调整。接下来进行贴面个性化内部特征的塑造，可以看到隐裂纹和白色斑点等特征。还可以看到，在模型上2颗中切牙的基底颜色存在差别。但是，由于在口内2个基底的颜色是匹配的，而且2个贴面的厚度也一致，因此在口内可以获得匹配的效果（图22）。完成表面纹理塑造、上釉和抛光后，一定要在未分割的模型上对两个贴面先分别进行检查，然后再放在一起检查其边缘密合性和邻接情况。未分割的模型可以最大限度模拟口内情况，代型不会发生移动。对邻接区进行调整并抛光。随后将修复体就位到未分割的模型上，并从唇侧对每个贴面施加一定的压力，保证在施压时修复体不会发生移位或微移动。这一检查可以使后续的临床试戴效率更高。

图23显示了完成后的修复体就位于未分割的模型上，邻接关系良好。检查种植体上部结构三组件的内部适合性及边缘密合性（图24）。用自固化树脂水门汀粘固金属基底和玻璃基陶瓷饰面的氧化锆个性基台。先用CoJet Sand（Rocatec/CoJet System，3M ESPE）对基台的氧化锆表面进行摩擦化学性二氧化硅喷砂涂层，随后用氢氟酸酸蚀基台的玻璃基陶瓷面2分钟，冲洗并吹干（图25）。氢氟酸酸蚀玻璃基陶瓷贴面2分钟，冲洗并吹干（图26），使修复体组织面形成蜂窝状凹坑结构，从而与树脂水门汀获得微机械粘接力。可以看到，贴面的组织面在氢氟酸酸蚀后呈现白

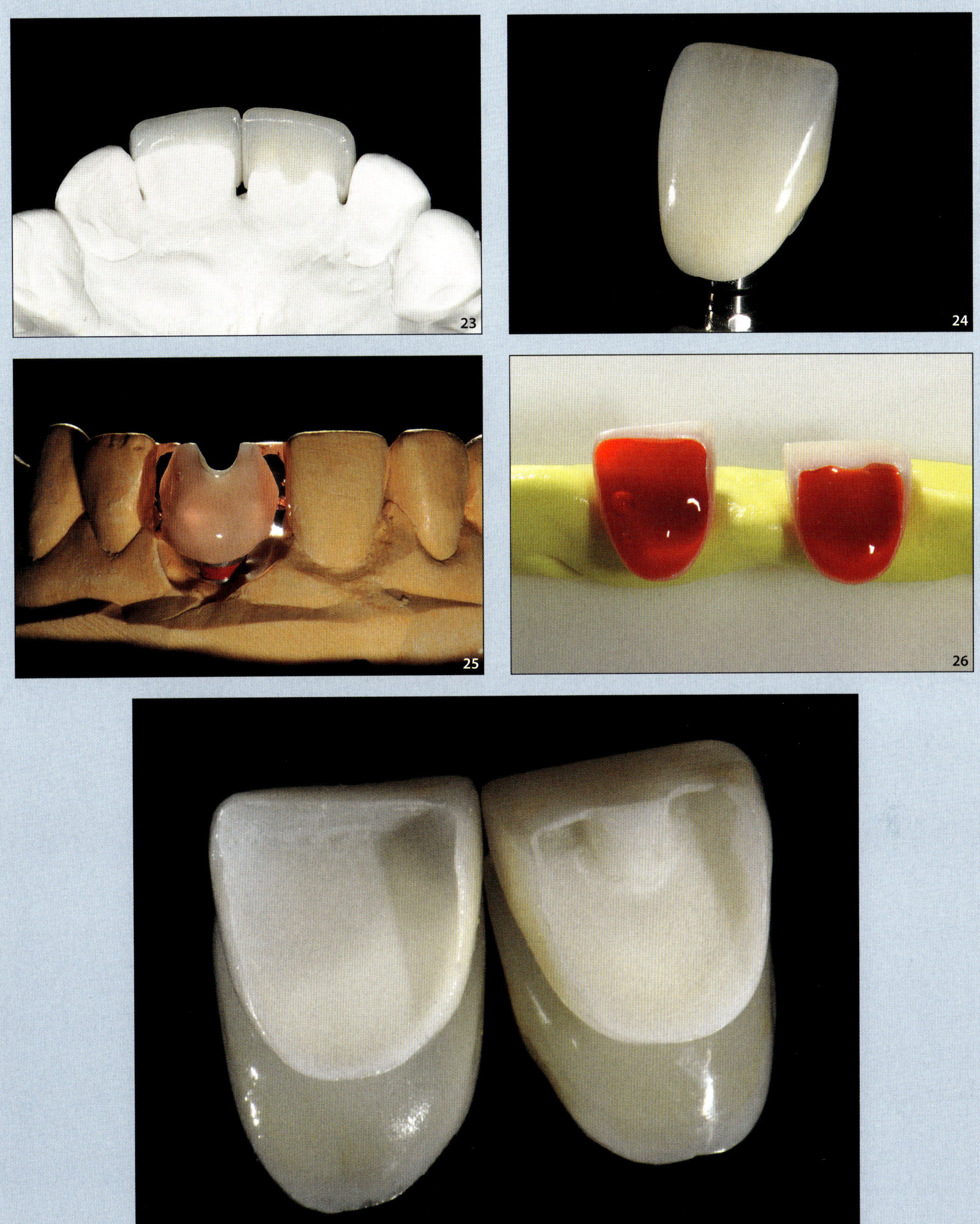
23
24
25
26
27

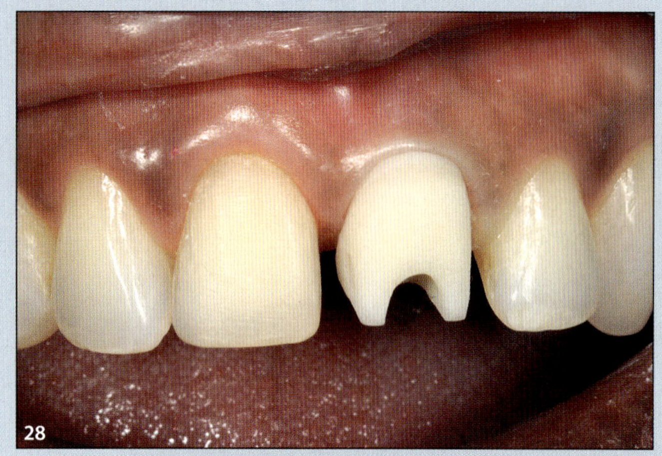
28

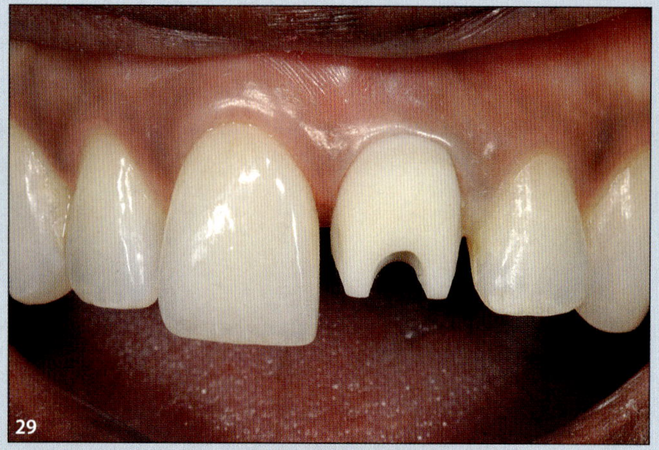
29

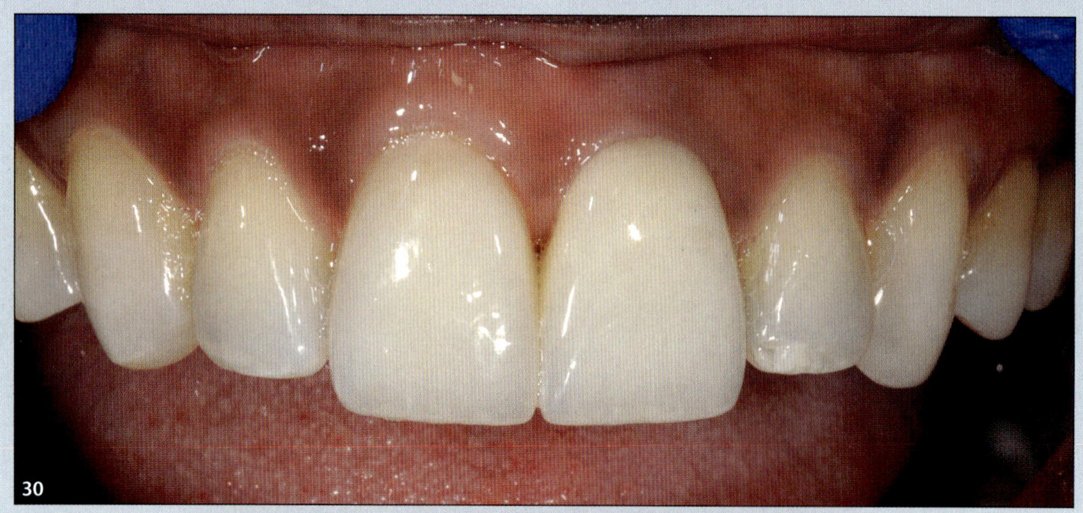
30

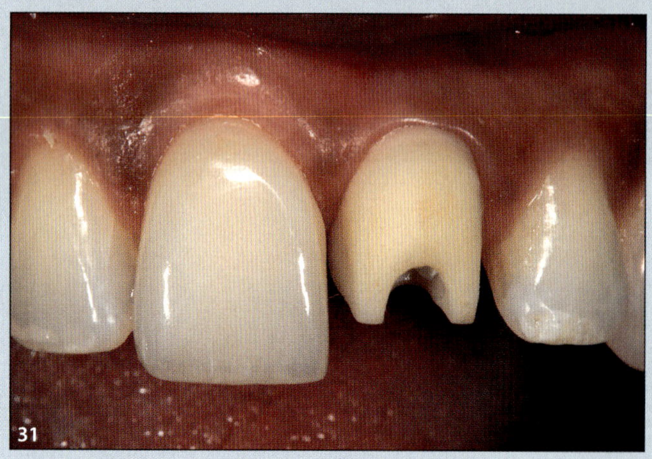
31

垩色（图27）。在贴面的组织面涂布硅烷偶联剂、吹干，以增强修复体与水门汀之间的粘接强度。将基台在口内就位，检查其组织适合性（图28），然后拍片确认是否完全就位。将修复体就位，评估其颜色、外形及邻接关系，在粘固之前进行必要的调改（图29和图30）。图31显示了用水完成11贴面试戴的情况，可以看到在氧化锆基台上进行玻璃基陶瓷饰面，可以较好地模仿出天然基牙的颜色特征。

图32～图35显示了树脂水门汀粘固的最终修复体，并且22完成树脂充填后的效果。这一病例展示了如何利用不同的生物材料来获得美学区修复效果的改善和平衡。最终，患者重新获得了自然、个性化的微笑。

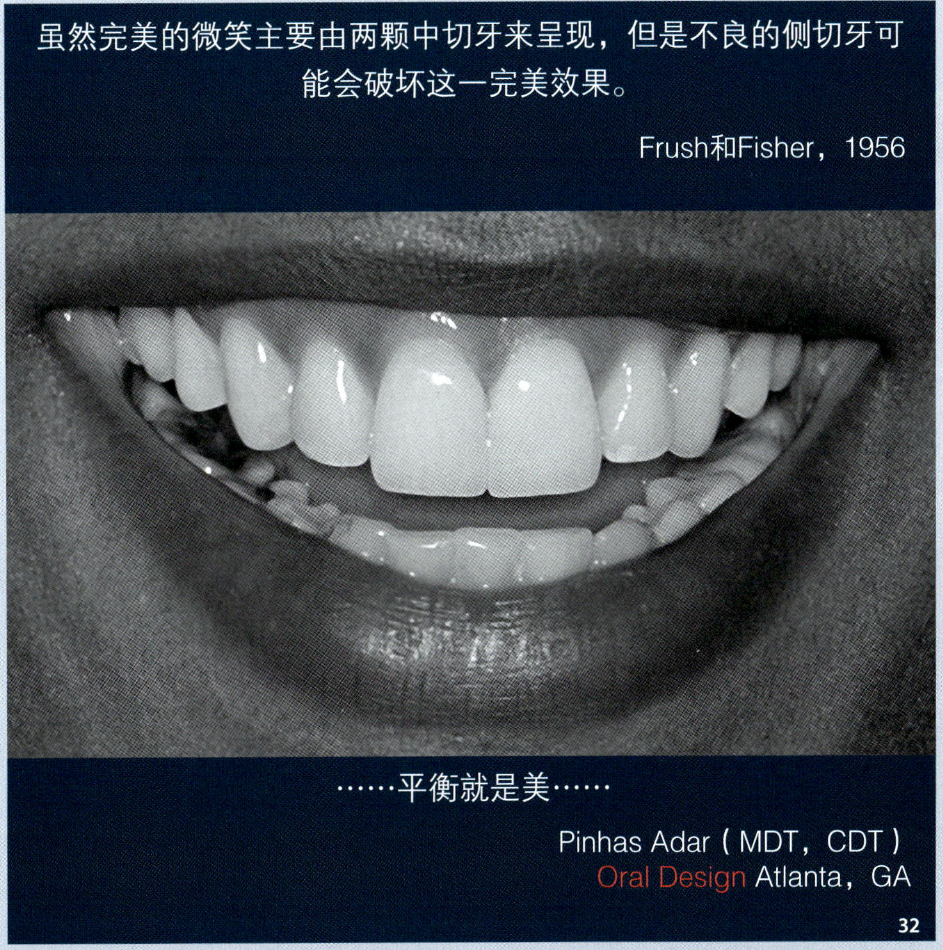

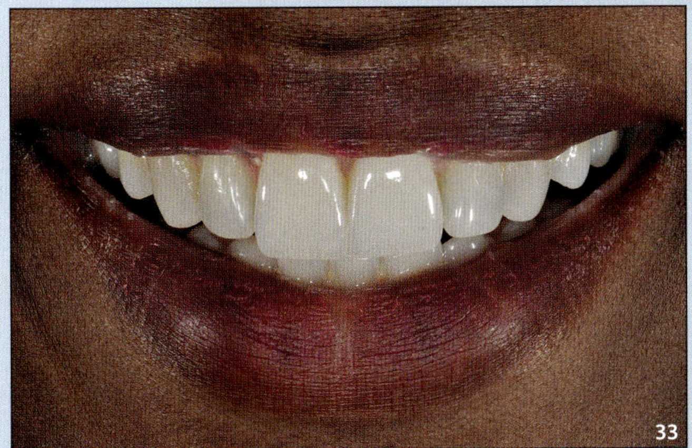

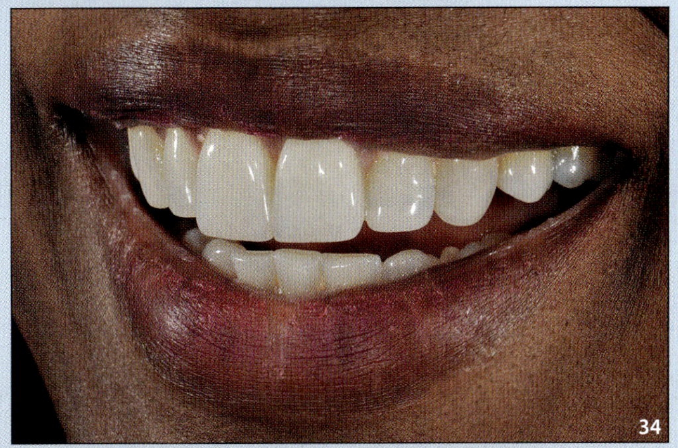

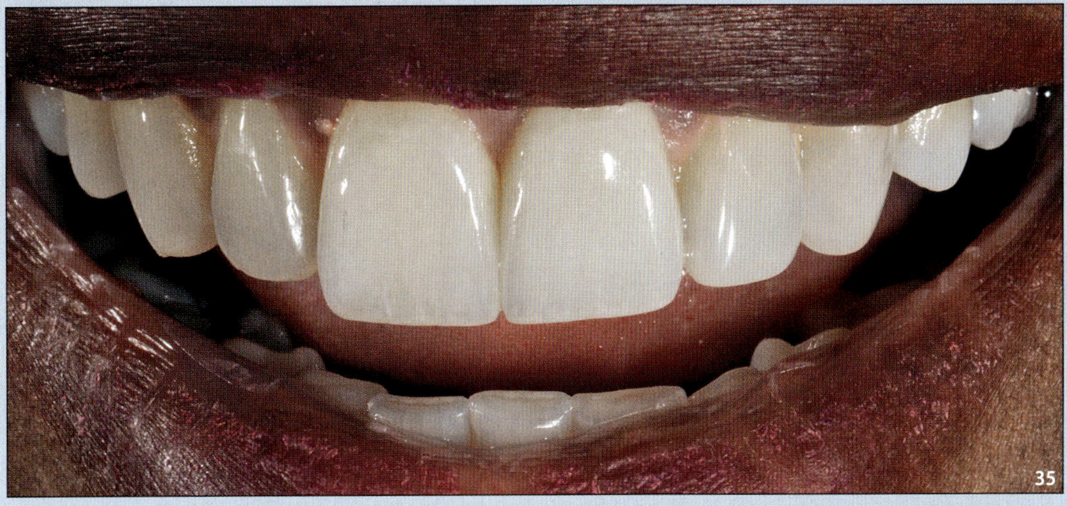

Dentistry, laboratory work, and photography courtesy of Jeff Sims, DDS, and Pinhas Adar, MDT, CDT.

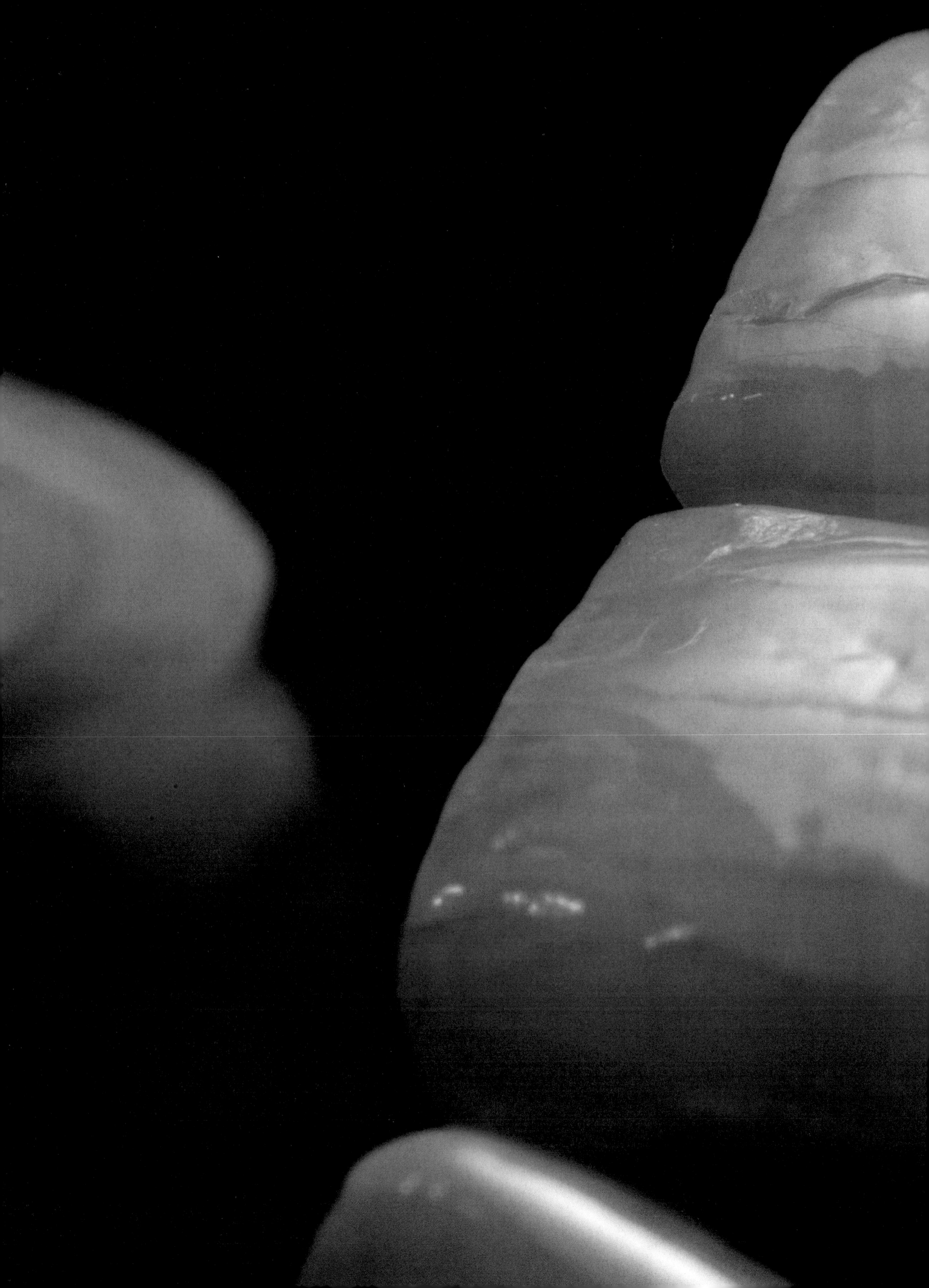

第5章 印模制取

The Impression Process

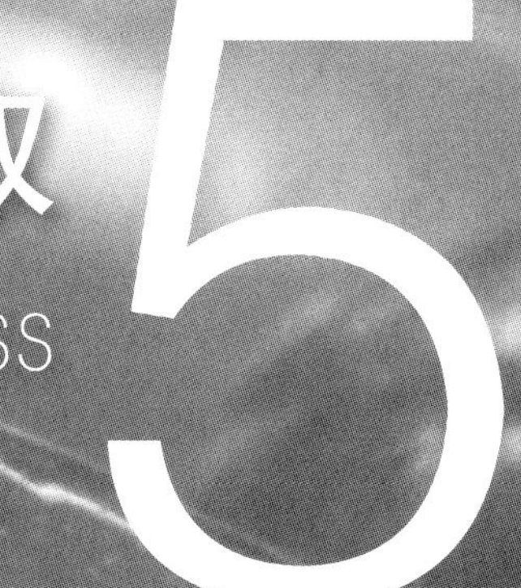

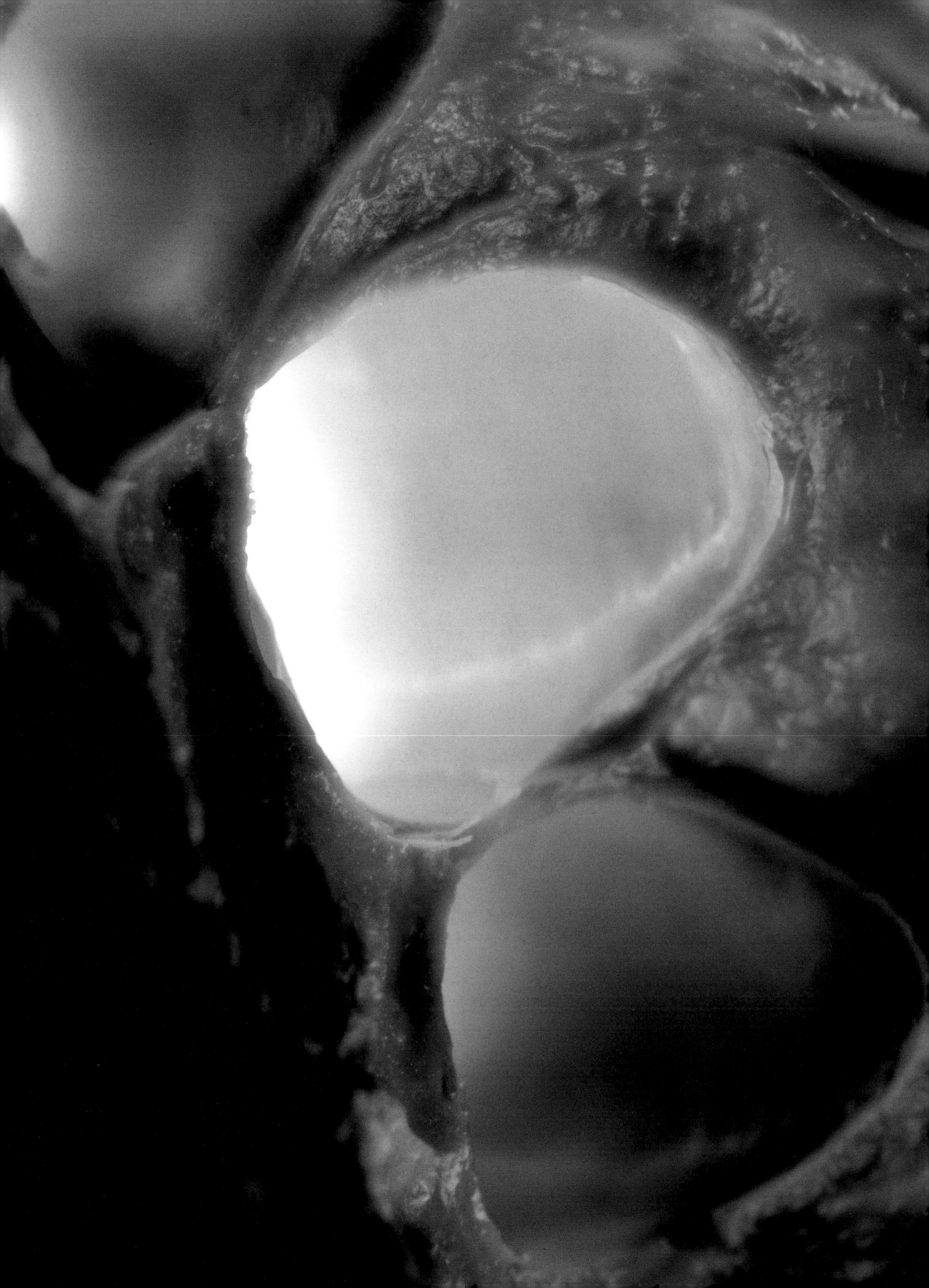

早在1755年，Philip Phaff就研发出利用软蜡来制取印模的技术[1]。在接下来的250年中，印模材料和临床印模技术得到了飞跃性的发展。20世纪30年代水胶体材料（琼脂和藻酸盐）问世[2-6]。20世纪50年代，聚硫化合物基弹性印模材料取得重大突破，这种材料通常称为“橡胶基”材料，最早用作混凝土缝隙结构的工业封闭剂[7]。20世纪60年代出现了聚醚材料，接下来的70年代发明了缩聚型和加成型硅橡胶[1,8]。过去的30年，已见证了印模材料化学成分的不断改进（例如，亲水性加成型硅橡胶和新一代聚醚材料的研发）、动态混合系统的发明、印模制取技术的优化和印模时对牙龈组织处理要求的深入理解等。

现在，印模制取的过程已经发展成为科学与艺术的结合。从科学角度而言，临床医生要对印模材料的物理性能、机械性能、牙列的解剖形态及牙周组织的生理和结构特征有所理解。而从艺术角度而言，临床医生需要将科学与技术、技能与经验有机结合。印模制取过程包含多个互相关联的步骤，包括印模材料的选择、牙体预备、临时修复和取模。在这一过程中，许多环节都存在产生误差的可能，所以获得一个精确的终印模是所有步骤协调配合的结果。印模制取中最关键的是印模材料的选择和制取技术。

准确的印模是制作精准的间接修复体的主要决定性因素之一，也是保证修复体使用寿命的关键[9]。牙科印模材料用于复制口腔解剖结构，这些材料在使用中通常为流体或可塑状态。流体材料通过物理变化、化学反应或者高分子聚合反应等形成牙列结构的阴模，向阴模灌注高强度石膏材料可形成口腔结构的模型[10]。2个世纪以来，有9种不同印模材料用于牙科取模。非弹性材料包括石膏、印模膏和氧化锌丁香膏。弹性材料包括藻酸盐（不可逆水胶体）、琼脂（可逆水胶体）、聚硫橡胶、缩合型硅橡胶、加成型硅橡胶（聚乙烯基硅氧烷）及聚醚橡胶。

间接法制作修复体的成功要素是需要精确的工作模型，而模型又依赖于准确的终印模。有大量的体外研究[11-13]通过检测工作模型或最终修复体的精确性对各类印模材料进行了比较分析[11-13]。以聚合体为基质的弹性印模材料具有良好的尺寸稳定性，能够精确地复制预备体和周围组织的形态，并能用来灌注形成精确的工作模型。理想的弹性印模材料需具备以下物理和机械特性[14-15]：

- 具有亲水性
- 能完全转化为具有一定弹性的固体
- 就位前具有适宜的流动性
- 凝固后具有良好的尺寸稳定性
- 能够在不损伤表面细节和准确性的情况下消毒
- 良好的生物相容性和安全性，可接受的气味和口感
- 适宜的工作时间和固化时间
- 保质期长
- 抗撕裂强度高
- 多次灌注后细节无损失
- 良好的弹性以防止印模取出时产生永久形变
- 精确复制表面细节
- 与模型材料匹配

目前尚没有能够完全满足以上所有特性的印模材料，但对不同材料理化性质的理解和认识可以指导医生在特定的临床情况下选择合适的印模材料。现代口腔临床治疗中涉及大量间接修复过程，弹性印模材料在这一过程中获得了患者、技师和临床医生的广泛认同。3种使用最多的弹性印模材料为聚醚、聚乙烯基硅氧烷、乙烯基聚醚复合材料[14]。这些材料被应用于牙体、修复和种植等领域[16]。

印模材料的选择

关于弹性印模材料流变性的研究已有大量报道[17-19]。对印模材料性能的研究可以指导临床工作中印模材料的选择，也能对取模中的问题提供解决方案。印模材料最重要的物理特征包括黏度、亲水性、凝固时间、尺寸稳定性、抗撕裂性和弹性回复力。

黏度

黏度是对印模材料未凝固时流动性特征的描述。低黏度的材料具有高流动性，高黏度的材料具有低流动性。印模材料的黏度随着填料比例的增加而增加[20]。黏度受施加在材料表面的剪切力影响。印模材料在高剪切应力作用下，可表现出黏度降低的现象，称为剪切稀化。因此，印模材料的黏度会随着剪切应力的变化而发生变化。材料的黏度越大，剪切稀化的作用也会越明显。这个现象被认为与小颗粒填料相关[21]。低黏度的材料称为轻体、注射型材料或流体。低黏度的材料可以顺利流入牙面上的窝、沟、点、隙以及龈沟与邻间隙，并记录这些精细结构，但不能单独使用，需与另一种黏度更高的材料匹配使用以为低黏度材料提供液压推力和支持力。

亲水性

印模材料可依据其亲水性分为：亲水型、疏水型和获得性亲水型[1]。亲水性的重要评价指标是表面润湿性，指的是液体在固体表面铺展的能力，可通过接触角测量。接触角越大代表润湿性越差，0° 接触角代表表面完全润湿[10,16]。印模材料的润湿性显著影响其记录口腔细节结构的精确性。亲水型的材料对水分具有高亲和力（接触角小），表面润湿性好，表面细节记录精确度好。疏水型的印模材料对水分具有低亲和力（接触角大），表面润湿性差，细节记录精确度低[1,8,22-23]。获得性亲水型印模材料通常具有疏水性，通过涂布表面活性剂可获得亲水性。这些材料可获得良好的表面润湿效果（接触角小）和高精度的细节形态记录[1]。然而，因为印模材料的润湿性与所接触的材料性质相关，而每种材料的可湿性可能存在差异，讨论印模材料的润湿性时需要考虑所接触的材料是软组织、硬组织还是石膏材料[16]。

凝固时间

印模材料的凝固时间指从开始调拌到完全凝固并可从口内取出而不发生变形的总时间。工作时间是从开始调拌算起，直到材料无法再操作，且不会导致终印模变形或不精确所经历的时间[1]。印模材料必须在工作时间内彻底混匀，并完成口内就位。弹性印模材料的工作时间约为2分钟，其凝固时间为2～6分钟（即快速或常规凝固时间）。一般情况下，印模材料的工作时间与凝固时间是相对应的。快速凝固材料通常具有较短的工作时间，慢速凝固材料的工作时间较长。因为弹性印模材料的凝固时间受到温度的影响，所以有一种延长工作时间的方法是在混合前对印模材料进行冷却。将印模材料冷藏至2℃最多可以延长90秒的工作时间[16,24–25]。但是，在使用自动混合头或动力混合系统对印模材料进行混合的条件下，对印模材料的冷藏应更加谨慎。此外，印模材料的温度低于65℉（18.3℃）会影响其流动性并改变底物与催化剂的比例。

影响凝固时间和工作时间的其他因素包括湿度、底物——催化剂比例及调拌方式。此外，延长印模材料在口内就位后的维持时间可以确保材料聚合完全，这样可以提高弹性回复力和减少永久形变[20]。取模所需工作时间的影响因素有：预备体的数量、使用的是自动混合还是手动混合材料、材料的黏度、是否有助手。印模材料混合、预备体周围印模材料注射及托盘就位的时间都受到上述因素的影响。多单位预备体适合使用具有更长工作时间的自动混合材料，配合使用低黏度轻体，同时也需要一名助手的帮助。

尺寸稳定性

印模材料精确复制口内结构的能力依赖于其尺寸稳定性。弹性印模材料尺寸变化的原因有：聚合反应引起的体积收缩；副产物或催化剂的释放；潮湿或湿度变化的环境引起的吸水；温度的变化[16]。尺寸稳定性好的印模材料可保存长达7天，能够克服运输中极端温度的影响，可用于多次灌注精确的模型[8]。

抗撕裂性和弹性回复力

印模材料应具有充足的强度，以便从口内取出时不会发生撕裂。具有高撕裂能的材料能更好地抵抗取模时的撕裂风险[19]。弹性使材料能够抵抗撕裂并能恢复到原始未受力时的状态。出现这种情况的程度是衡量材料弹性恢复的一个标准。当材料拉伸超过弹性回复力的极限时就会发生永久形变。我们希望印模材料在使用中超过弹性极限时发生撕裂而不是变形，尤其是在边缘部分。永久形变与高分子聚合物的交联程度、温度和取模时施加应力的速率有关[16,26]。

抗撕裂性和弹性回复力这两种印模材料的物理特性对印模的精确性起着重要作用，尤其是当印模从口内取出或与石膏模型分离时。具有足够的抗撕裂性和弹性回复力的材料能用来多次灌注模型，制作数个精细模型。这是现代口腔修复学的一个重大进步[8,27–28]。

聚醚、聚乙烯基硅氧烷和乙烯基聚醚因为具有这些良好的性能，而成为临床常用的弹性印模材料。通过对每种材料的描述与比较，医生就可以明确各类印模材料用于各种间接修复和保存牙科治疗时的优缺点。

注5-1　聚醚印模材料的优点和缺点

优点	缺点
聚合收缩少	口感和气味不佳
长期的尺寸稳定性	凝固后非常坚硬
固有亲水性	从口内或模型上取下困难
多次灌注精确性好	价格高
表面细节准确性高	吸水变形
弹性回复力高	可选择的品牌少
口内取出时形变小	
适当的撕裂强度	
润湿性非常好	
乳胶手套不影响其聚合	
保存期长	

聚醚印模材料

聚醚材料已经有很长的临床应用历史了[14]。这类材料最初于1960年出现在德国，是一种一步法中等黏度材料[8,29]。从那时起，对聚醚材料的化学改性使它的黏度、凝固时间、硬度等性能得到不断改进。聚醚印模材料通常为双糊剂包装（基质和催化剂），两种组分混合后形成高聚物。聚醚通过离子聚合反应和末端亚胺侧基的开环反应凝固成高分子量的弹性体。形成的开环结构成为相邻聚醚链的阳离子开环，继续与其他聚醚分子反应，形成级连反应直至聚合反应完全。因为没有挥发性副产物形成，聚醚材料聚合反应后的聚合收缩量很少，有助于维持长期的尺寸稳定性[30]。聚醚材料的最大特点是自身的亲水性、良好的表面润湿性以及精确的表面细节复制能力[31]。但因为可吸收水分，聚醚材料的储存和消毒较为困难。印模在水中或高湿度条件下保存会发生形变。因此建议聚醚印模使用戊二醛消毒10分钟，这样干燥保存长达7天仍能保持尺寸稳定性[8,31]。聚醚印模材料包括Impregum Penta（3M ESPE）、Permadyne（3M ESPE）、Polyjel NF（Dentsply Sirona）和P2（Heraeus Kulzer）。聚醚印模材料的优点和缺点见注5-1[1-2,8,14,30,32-33]。

聚乙烯基硅氧烷印模材料

加成反应型硅橡胶又称聚乙烯基硅氧烷（PVS），是一类目前最常用的印模材料。20世纪70年代缩聚型和加成型硅橡胶问世[1,8,29-30]，这类材料的化学性质在过去的30年中不断得到改进。加成反应型硅橡胶通常为双糊剂型（基质和催化剂），当两种糊剂混合后，硅氧烷和乙烯基团之间发生加成反应，并形成交联硅橡胶。与缩聚型的硅橡胶不同，加成反应没有挥发性副产物的产生，减少了聚合收缩及尺寸变化[8,14,29]。此外，和聚硫橡胶、缩聚型硅橡胶、聚醚橡胶持续数小时的逐步反应相比，加成反应型硅橡胶反应速度快、几乎能够转化完全[24,29,34]。这一特点使其印模从口内脱位后就具有了尺寸稳定性，在脱位后的任何时刻都能用来灌注模型，而其他弹性体印模材料要求有20～30分钟的黏弹性回复时间。

使用加成型硅橡胶需考虑的因素有氢气的释放、乳胶手套的阻聚效应及隔湿的要求。产生氢气的副反应与材料的凝固反应无关，这一状况称为除气。若在氢气逸出的过程中灌模，会在模型表面形成气泡[1,10]。现在使用的聚乙烯基硅氧烷材料中含有少量的铂或钯作为清除剂，能减少氢气的释放，从而减少工作模型表面的气泡[24,29,31]。阻聚效应的原理是硅橡胶材料中铂催化剂（氯铂酸）被乳胶手套中的含硫复合物污染而影响硅橡胶的聚合反应[29,35]。建议在取模过程中使用乙烯手套、腈橡胶手套或新一代不以硫作为催化剂的手套[29,36]。甲基丙烯酸树脂、丙烯酸树脂和凡士林的残留也会影响聚乙烯基硅氧烷的聚合反应而影响材料的细节再现性。因此，取印模前应当对预备体及周围组织进行彻底清洁[29,37]。PVS印模材料的另一个缺点是它的疏水性要求取模时进行很好的隔湿。尽管一些制造商添加了表面活性剂以增加材料的亲水性，但其实只是稍稍降低了PVS的疏水性[10,29]。表面活性剂能够减小接触角，改善润湿性。然而对于新混合形成的硅橡胶来说，表面活性剂并不能很快地迁移到材料表面，因此在最初接触口腔潮湿环境时材料并不亲水[14,29]。PVS印模材料的疏水性也限制了这类材料在难以隔湿部位的应用。

加成型硅氧烷最显著的特征是精确性、尺寸稳定性和良好的弹性回复力[14,39]。这些材料有不同的黏度以适应不同的取模技术。加成型硅橡胶可浸泡在戊二醛、酚类戊二醛、次氯酸钠、复合酚醛、碘伏等溶液中进行消毒，且不影响印模的准确性，并可在长达7天的时间内保持尺寸稳定。聚乙烯基硅氧烷类的印模材料包括Flexitime（Heraeus Kulzer）、Aquasil Ultra（Dentsply/Caulk）、Splash!（DenMat）、Virtual（Ivoclar Vivadent）、Imprint II（3M ESPE）。在注5–2中总结了聚乙烯基硅氧烷印模材料的优点和缺点[18,14,24,35,63,40]。

注5–2　聚乙烯基硅氧烷印模材料的优点和缺点

优点	缺点
精确性极高	疏水性，需要在干燥部位使用
抗撕裂性优异	易被硫/乳胶污染
聚合收缩少	延迟放入口内时容易形成褶皱表面
尺寸稳定性高	部分品牌的产品会产生氢气副产物
口味和气味可接受	部分品牌价格高
可多次灌注模型	
凝固后硬度低于聚醚橡胶，容易从口内脱位	
根据填料比例和黏度的不同，抗撕裂强度有所差异	
尽管通过控制温度是调整工作时间的首选方法，也可通过化学缓凝剂延长工作时间	
良好的弹性回复力	
变形率低于其他印模材料	
可用于各种取模技术	
凝固时间短并可调整	
性能稳定、保质期长	
可浸泡于多种消毒液消毒并保持精确性	
尺寸稳定性可维持长达7天	

乙烯基聚醚复合印模材料

乙烯基聚醚复合印模材料是最新的弹性印模材料。乙烯基聚醚复合印模材料结合了加聚型硅橡胶和聚醚材料的特点。通常为双糊剂型（基质和催化剂），当基糊剂和催化糊剂混合时，通过两种加成反应形成了含有聚醚和硅氧烷基团的聚合物。第一种反应与聚乙烯基硅氧烷类似，而第二种反应则是在硅氧烷中加入端乙烯基聚醚[28,39]。在该体系中，聚硅氧烷和聚醚以共聚物的形式连接在一起，这种复合材料结合了这两种弹性体各自的性能特点。聚合物上的聚醚基团赋予该材料亲水性，而不需要额外添加表面活性剂；聚合物上的硅氧烷基团赋予材料尺寸稳定性和形变回复力。然而，这种复合材料的性能取决于弹性体中聚醚和聚硅氧烷的比例。因此，共聚物将呈现出比例更高的弹性体的特征。这种材料中含有铂催化剂，聚合反应可被乳胶手套中的硫污染；具有不同黏度（腻子型、重体、普通型和高流动型）以适应不同的印模技术；结合了聚乙烯基硅氧烷优良的弹性特征和聚醚的亲水特征，但需要进一步的独立检测来确定这些优势。乙烯基聚醚复合印模材料（例如，EXA'lence、GC America）最显著的特点是凝固过程中和聚合后的亲水性、尺寸稳定性和弹性回复力[14,29,39]。

个别托盘

使用个别托盘和弹性模印材料可以提高工作模型的精确性[41]。有多种材料和技术可用来制作个别托盘，包括自凝和热凝的丙烯酸树脂、热塑性树脂和可见光固化（VLC）树脂。个别托盘的制作技术也有多种，有直接口内法和在制作室利用初模型制作的间接法。

与商用成品托盘相比，个别托盘的设计和使用具有明显的临床优势。首先，弹性印模材料在聚合过程中所发生的尺寸变化与材料的厚度成正比[41]。个别托盘可以使托盘各处的印模材料具有均匀厚度，使印模具有尺寸精确性和稳定性[42-44]。使用成品化托盘容易导致印模材料厚度不均匀，最终导致模型的尺寸变化和精确性降低。其次，与易发生弯曲的成品化托盘相比，刚性的个别托盘降低了印模变形的可能性[45-46]。易弯曲的托盘会增加印模材料在聚合时或从口内脱位时在粘接剂处脱离的概率[47]。研究还证实，托盘的弯曲会造成印模和石膏的变形[45,48-49]。最后，设计制作个别托盘能精确控制托盘大小尺寸，使之与患者牙列大小更加适合，减少了印模制取所需的印模材料，降低了印模材料的使用成本。流线型的设计可减小托盘体积、减少材料的用量，从而降低患者在取模过程中的不适。此外，减少弹性印模材料的用量，可以减少聚合反应引起的收缩，同时抵消制作个别托盘增加的成本。

制作和使用个别托盘的注意事项

VLC树脂固化后立即表现出尺寸稳定性，可在制作完成后立即使用[50-51]。研究表明自凝丙烯酸树脂托盘应该在取模前24小时制作完成[50,52]。弹性印模材料的尺寸稳定性与材料的体积有关，印模材料的体积可以通过托盘内表面到印模表面的距离来衡量[43,53-54]。当弹性印模材料的厚度为均匀2～4mm时稳定性最高[55]。在天然牙或在其他黏膜组织区域制作的印模止点可以在取模时使印模材料厚度尽量均匀一致。

将VLC树脂材料直接铺于用于预留间隙的蜡片上可能会导致托盘中残留蜡。这种残留污染会干扰弹性印模材料与印模托盘之间的结合。即使小面积的脱模也会造成印模的变形，所以去除托盘上的残余蜡是极其重要的。建议使用沸水、加压蒸汽或除蜡剂清洗托盘表面。另一个推荐的方法是在铺好的蜡片上放置锡箔纸[58]。

印模材料必须牢固地附着在托盘上，尤其是从口腔取出凝固后的印模时。个别托盘的表面预处理可显著影响印模材料的固位，并可改善印模材料与托盘之间的粘接力。提高固位和粘接力的方法包括在个别托盘表面打孔或使用碳化钨钢车针粗化托盘表面，以及使用托盘粘接剂[59-60]。

粘接剂干燥时间小于15分钟可降低弹性印模材料与个性化托盘的结合强度。因此，涂上粘接剂后的干燥时间应至少为15分钟以确保稳定的粘接力[60-61]。此外，应该牢记每种粘接剂都只能应用于特定的印模材料（例如，聚硫粘接剂不能与加成反应型硅橡胶材料一起使用）；见后文“制作和使用光固化树脂个别托盘”。

印模技术

准确的印模是间接法成功制作修复体的基础[31,62–63]。用于修复牙科的现代印模技术要求排龈以记录预备体的确切尺寸、软组织的位置、预备体的边缘、预备体与软组织和邻牙的关系[64–65]。不合适的龈下边缘、对软组织的创伤性操作、薄龈生物型和球状纤维型龈乳头是引起修复及牙周并发症的常见原因[63,65–66]。要获得准确的终印模，需要牙体预备、临时修复、印模制取中多个相关步骤互相协同配合。

精确印模的标准

许多相互关联的因素可影响终印模的质量、准确性和可预测性。这些因素包括材料选择、患者舒适度、隔湿、止血、排龈方法和时间、印模托盘的大小和类型、印模材料的体积、取模时间、印模调拌的方法、用于软组织成形的临时冠的精确性、牙体预备和取模期间的牙龈处理以及临床医生的经验和技能[2,62,67]。文献认为采用最新的材料并不意味着临床取模的成功，印模的准确性受取模技术的影响也较大[66,68–69]。不同的修复方法会采用不同的取模技术。这些技术包括重体–轻体一步法和两步法、双颌取模法、同时使用不同黏度材料的取模方法（例如，一步法/双混合印模技术）。

评价印模准确性的标准如下[31,62,66]：

- 轻体印模材有足够的厚度以承受从口腔内取出时的变形和撕裂
- 没有空隙、气泡、拉痕或撕裂
- 材料均匀混合
- 印模材料、托盘粘接剂、托盘之间均匀结合
- 表面细节的精确复制，无唾液和血液等污染
- 从口内取出后印模完整，无变形

数字化印模技术

数字化取模法已发展了30多年[70-76]，并在不断改进[70-96]。在此期间，计算机处理能力、计算机辅助设计/计算机辅助制造（CAD/CAM）技术和数字化扫描仪的进步已经彻底改变了牙科治疗[85,92-93]，同时也促进了修复学、牙周病学、正畸学、牙体学、正颌外科学中的数字化进程。临床医生和技师可以利用三维（3D）相机复制口腔内环境，并将图像转换成数字化几何数据[79,97]，利用这些数据可以完成不同材料修复体的制作[72]。

数字化技术对新型生物材料的处理和使用潜力促进了医生、技师对它的接受与使用[78]。此外，这项技术在牙科的应用加强了疾病诊断、治疗计划制订、治疗操作之间的相关性[72]，也增进了牙科技师和临床医生之间的联系与理解。

不久之前，CAD/CAM技术在椅旁和制作室的相关工作还是相互独立的，但现在，椅旁和制作室的数字化工作流程可以结合起来。传统金属修复体制作流程是制取印模、灌制模型、制作蜡型和铸造。计算机辅助技术可以直接获取预备体的数字化数据和光学印模，并且通过这些数字化数据可以在制作室中同时设计和切削全瓷修复体或支架。技术的进步可以使义齿的制作流程完全实现数字化[79,98]，减少临床和制作室操作步骤中的误差。同时，数字化技术的应用减少了临床操作步骤，例如，托盘选择以及印模的调拌、凝固和消毒，也减少了患者的不适[2,81,84-85,99-107]。制作室的操作也得到了简化，例如模型灌注、代型切割、修整及上𬌗架；涂布模型硬化剂和间隙涂料、制作蜡型、熔模、铸造或压铸[81,108-109]。此外，为医生和技师节省了包装、运输的成本与时间。

数字化技术的潜在优势包括用高度精确和耐用的树脂模型来淘汰石膏模型。促进了制作室和牙医之间及时有效的沟通；实现预备体的可视化[93,110]用于即刻评估预备质量、边缘和咬合间隙；允许在特定区域的修改和/或重新扫描来提高临床医生的基牙预备技能[85-86,90,111]；通过放大和质量控制工具检查缺陷区域[86]，增加了牙体预备的准确性和连续性，从而降低了返工的比例。此外，数字化数据可以作为数字文件无限期地存档和保存以备将来的获取与使用[79,93,112]，而不需要对易变化的实体印模或模型进行保存[88]。

然而，数字化印模系统也有几个潜在的缺点：由于技术不足，数字化印模有可能出现更大的失真[86]；特定扫描技术缺乏校准[96]和自身局限性[86,113]；由于相机移位导致的尺寸误差，需要预先喷粉以减少牙面反光的扫描仪精度较低[84-85,114-115]；当相机倾斜角度超过牙齿的轴壁汇聚角时，在数据采集过程中会出现视觉干扰的误差[76,115]；扫描过程中扫描仪的位移影响扫描精度[85]；口腔内环境影响扫描准确性。

牙科扫描仪主要有两种类型：口外扫描仪和口内扫描仪[80,117]。口外扫描仪在诊室和制作室用于扫描模型或印模。口内扫描仪用于椅旁扫描患者的牙弓。部分研究表明，口内扫描仪对窝沟的扫描效果优于口外扫描仪[83-84]。Ting-Shu和Jian的结论与这些研究相反，他们认为口外扫描的重复性优于口内扫描[85]。另一项研究显示iTero（Align Technology）扫描仪在口内的扫描精度低于对模型的扫描，表明口内环境（血、唾液和受限空间）会降低扫描精度[94,118-119]。

目前使用最多的口内数字化印模系统有CEREC AC Bluecam（Dentsply Sirona）、CEREC AC Omnicam（Dentsply Sirona）、Lava Chairside Oral Scanner C.O.S.（3M ESPE）、3M True Definition Scanner（3M ESPE）、iTero、E4D（E4D Technologies）和TRIOS and TRIOS Color（3Shape）。这些系统在操作流程、工作原理、光源、对反射式粉末涂层的需求和输出文件格式方面都有所不同[85]。

口内成像系统使用视频技术或静态照片技术进行扫描，也可以综合使用多种技术进行数据收集。这些系统中大部分采用基于视频的扫描方法进行连续图像采集。Lava C.O.S. 3M True Definition扫描仪使用主动波阵面采样技术进行数据采集，由此形成视频成像。CEREC AC Bluecam使用主动三角测量技术和光学显微镜来产生静态图像。CEREC AC Omnicam使用视频进行数据采集。iTero和TRIOS使用平行共焦法产生数字化数据[90,120-121]。这些系统的光源包括可见蓝光（CEREC）、红色激光（iTero）、激光（E4D）和脉冲可见蓝光（Lava C.O.S.）。

部分扫描系统需要在扫描前在牙齿表面喷涂一层不透明的二氧化钛粉末，使光能形成均匀色散并提高扫描效率[85,122]和准确度。使用CEREC Bluecam和Lava C.O.S系统需要喷涂二氧化钛粉末[82]，CEREC AC Omnicam、iTero[85,123]、E4D和TRIOS[82,85]无须喷粉。

这些扫描系统的软件有开放式、封闭式、半开放式。封闭式系统仅允许将数字化印模数据导出为专有格式文件，只能与特定制造商的加工工艺（支持CAD软件和CAM设备）和材料匹配。在封闭式系统中，所有步骤都在独立系统中完成，与其他系统不兼容[85]。CEREC采用的就是封闭式系统。开放式系统允许将数字化印模数据导出为可由其他系统（CAD软件和CAM设备）共享的标准模板库（STL）文件。使用开放式系统的扫描仪包括iTero和TRIOS。半开放式系统也是专有系统，但具有数据传输功能，可将数据转换为STL文件。半开放式系统包括Lava、C.O.S.和E4D。开放式系统可将STL文件发送到任何接受此类文件的椅旁切削设备、制作室或切削中心。此外，开放式系统允许将数字化印模数据与锥形束计算机断层扫描（CBCT）数据相匹配，用于诊断和制订种植、正畸和正颌手术的治疗计划[75]。

经验数据和相关研究

精确的印模在口腔修复学中至关重要[71,94,124-125]。许多研究通过检测修复体边缘和内部的适合性对数字化印模技术与传统印模技术的准确性进行了比较[70,77,84,86,90,94,98,113,126-143]。目前，比较了数字化印模和传统印模制作固定义齿的边缘或内部适合性的体外及临床研究都没有取得一致的结果[77,83,144-145]。Syrek等在一项体内实验中，对比了口内数字化印模与传统硅橡胶印模制作氧化锆单冠的适合性，证实利用数字化印模制作的全瓷冠具有更好的适合性[85,143]。这项研究还显示，与传统印模组相比，数字化印模组的邻接关系更合适[85]。相反，Ender等[86,113]发现在全牙弓的治疗中，传统印模组明显比数字化印模组更准确。此外，Flügge等[86,146]发现口内扫描仪的精度随着扫描体之间距离的增加而降低。在比较数字化印模技术和聚合材料印模技术的研究中，利用数字化印模制作的冠的适合性等同于或优于传统技术[89,133-135]。体外研究结果也支持使用数字化印模技术，认为它可以获得临床可接受的边缘密合性和内部适合性[89,94,98,128,136-137]。

从文献回顾中可以看出，对于间接法制作修复体，使用传统印模与口内数字化印模方法获得的边缘和内部适合性基本相同[83,113,147-148]。在种植体支持的全冠和固定桥的制作中，数字化印模也提供了临床可接受的结果。然而，对于大跨度的固定义齿，常规印模的精度优于数字化印模[77,90]。新技术的各种参数仍需在临床试验中进行验证。传统工作流程和数字化工作流程的对比将在本章的临床与制作室操作部分进行展示。

数字化产业已经革新并促进了牙科治疗操作和患者就诊体验的改善[85]。由于许多牙科治疗的操作都整合了数字化方案[88]，这使数字化技术在牙科的临床和制作室中的应用正在稳步增加[81]。在不久的将来，数字化技术的发展会促使数字化口内扫描成为更多牙科诊室的常规操作[88]。未来的牙科治疗可能需要对口腔内部结构进行超声扫描成像，以促进软硬组织形态的扫描和整合[75]。将来，铣床或打印机可以制作出颜色和解剖形态经过精确设计的修复体，而技师和临床医生只需进行极少量的调整[92]。然而，修复体的美学效果仍然需要人为掌控。无论我们使用传统还是数字化印模技术，临床医生和技师都需要更好地了解牙龈组织的处理要求。

软组织处理

健康的牙周组织是成功获取精确的终印模的先决条件。印模制取前牙龈组织的炎症会增加取模操作的难度。龈沟中的血液和水分会占据印模材料的空间，导致气泡和不清晰的边缘完成线，这些都会造成模型的不准确[2,66]，影响最终修复体的适合性。此外，若在牙龈有炎症的情况下预备龈下边缘，则有牙龈退缩和修复体边缘暴露的潜在风险[8,66,149]。因此必须对软组织进行处理。

初次诊疗时要注意控制和消除所有刺激与炎症。可以通过控制牙菌斑相关病因和调整不良修复体来实现[27,66]。然而，这可能需要在完成牙体预备后延迟取模时间以等待软组织状态的改善。进行临时修复是初次治疗的重要内容，有助于提高印模质量。临时修复体可帮助维持牙龈的位置、形状和颜色，在取模之前和制作最终修复体期间保持牙周健康[66,150]。

在牙体预备和取模阶段对软组织的处理需要医生对牙龈组织结构有所理解。预测牙龈对牙体预备和印模技术的反应的重要依据是游离龈边缘与牙槽嵴的位置关系。术前对基牙唇颊侧、邻面骨高度的记录以及对生物学宽度的测定和维护，能够获得术后可预期的龈缘水平和牙周健康[65]。

软组织处理临床技术

印模材料只能对清洁、清晰和干燥的牙齿表面进行精确复制，因此预备龈下肩台时需要排龈。文献中的排龈技术有电刀切龈法、高速旋转器械切龈法和激光切龈法等[66,151-153]。排龈线法在实现微创排龈方面是最可靠的。且排龈线法被证实在控制由取模引起的牙龈退缩中具有高度可预测性。一项研究表明，最小龈沟宽度为0.2mm时才能保证印模的准确性和无缺陷，并且这个龈沟宽度维持的时间应大于4分钟[64,66]。

也可使用排龈膏进行排龈[75]。排龈膏法是将由高岭土组成的糊剂注射到龈沟中，利用机械方法将牙龈与牙体组织分开，在预备体和牙龈之间形成间隙。这些材料含有硫酸铝或氯酸铝，使牙龈回缩和止血。可供使用的排龈膏有Retraction Capsule（3M ESPE）、Expasyl Gingival Retraction Paste（Kerr）和Traxodent Hemodent Paste Retraction System（Premier Dental）。另一种无线排龈技术使用PVS材料，PVS材料在凝固过程中由于氢气的释放而在龈沟中膨胀。这些产品包括Magic FoamCord retraction paste（Coltene/Whaledent）和GingiTrac Gingival Retraction Material（Centrix），后者含有止血剂。此外，可以使用泡沫或棉圈将材料压到沟槽中。文献表明，使用排龈膏（Expasyl和Magic FoamCord）可达到良好排龈效果，且牙龈损伤比排龈线法小[154-156]。临床研究表明，排龈膏法与排龈线法相比，对牙龈的结合上皮损伤小[75,156]，造成牙龈退缩少[75,157]。但是也有文献认为排龈膏渗入龈沟的深度有限，推开游离龈的能力也有限[75,158]。

有几个原则可以帮助判断修复后牙龈边缘水平和牙齿预备、排龈及取模后的牙周健康状况。应该在诊断阶段和修复治疗之前就对这些原则进行仔细考量，以在基牙预备、取模、戴牙后最大限度维持患者牙周组织的稳定和健康。

牙体预备前可测量基牙唇颊侧和邻面牙槽嵴位置并对其进行分类。牙槽嵴位置可分为3类：正常、低位和高位。正常前牙的唇面牙槽嵴在龈下3mm，邻面牙槽嵴在邻牙存在时位于龈下4mm，大约85%的患者符合以上数据[63]。当牙槽嵴到牙龈边缘的深度大于以上数值时，称为低位牙槽嵴，13%的患者属于此类位置关系[63]。如果深度小于以上数值，则称为高位牙槽嵴，2%的患者属于此类位置关系[63]。当牙槽嵴位置正常时，牙龈与牙槽嵴的位置关系将在软组织处理和取模后恢复正常[62,159]。然而在高位牙槽嵴关系中，创伤性操作和龈下肩台的预备将使修复体的位置过于靠近牙槽嵴，破坏生物学宽度[62,160]。低位牙槽嵴关系并具有薄龈生物型的病例预后最不稳定，最终牙龈位置的变化很大[63,161]。为了获得最佳修复效果，在诊断阶段就应判断是否存在低位或高位牙槽嵴关系，并在修复治疗前通过牙槽骨手术或正畸治疗进行纠正。在不进行辅助治疗的临床病例中，取模时对龈组织的操作要格外小心和轻柔。因此在排龈时，应根据牙槽嵴位置和牙龈生物型来选择排龈线的粗细与数量。建议在高位和低位牙槽嵴关系时使用单线技术，在正常牙槽嵴位置关系时使用双线技术。以下照片展示了正常牙槽嵴关系时的排龈技术。

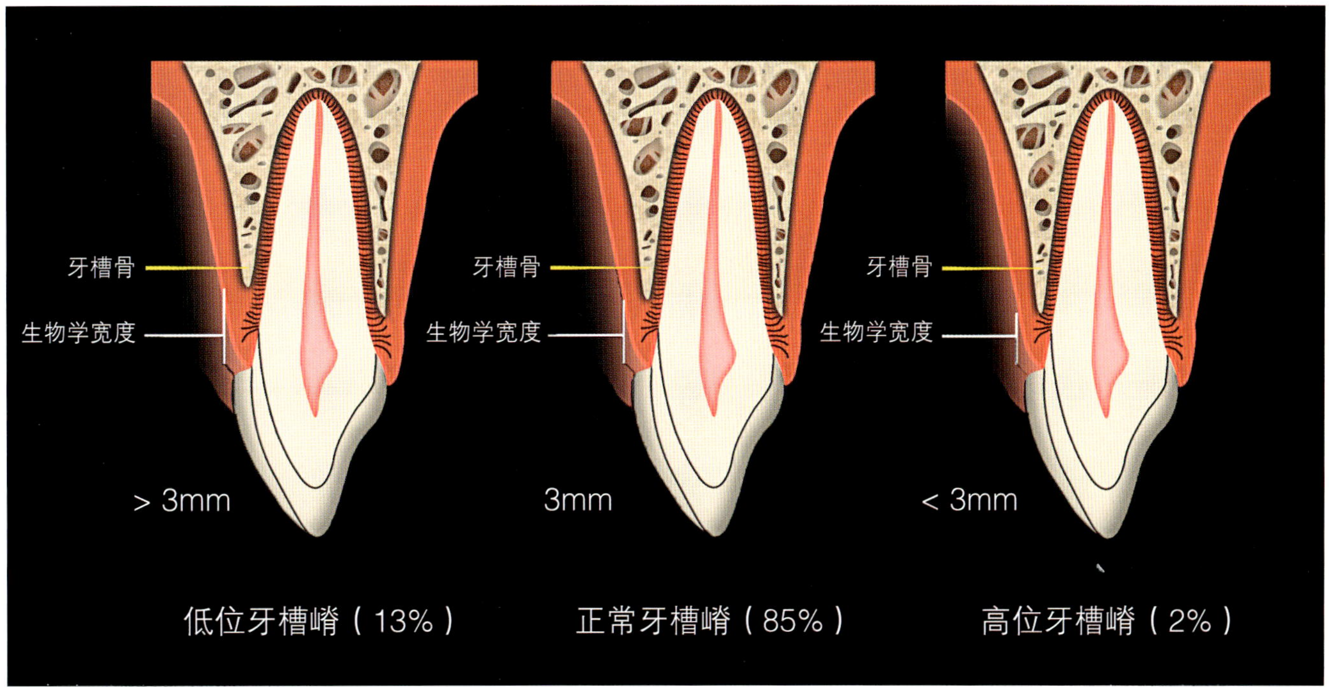

结论

制取精确的印模是修复学中最具挑战的操作步骤之一，也是修复治疗成功的基础和前提。多年来，研究者在取模技术和材料方面进行了不断的研究以提高印模的准确性与可预测性。随着CAD/CAM技术的应用和流行，近些年来取得了一些具有前景和振奋人心的发展。口内光学扫描技术的进步可能简化甚至取代使用印模材料和托盘的传统取模法。牙齿预备后的数字化信息可用于精确的、计算机辅助的工作模型和修复体制作，并且可作为数字文件保存，而不是对易发生变化的印模材料进行保存。随着数字化技术的发展，口内扫描在不久的将来会成为更多牙科诊所的常规治疗程序。

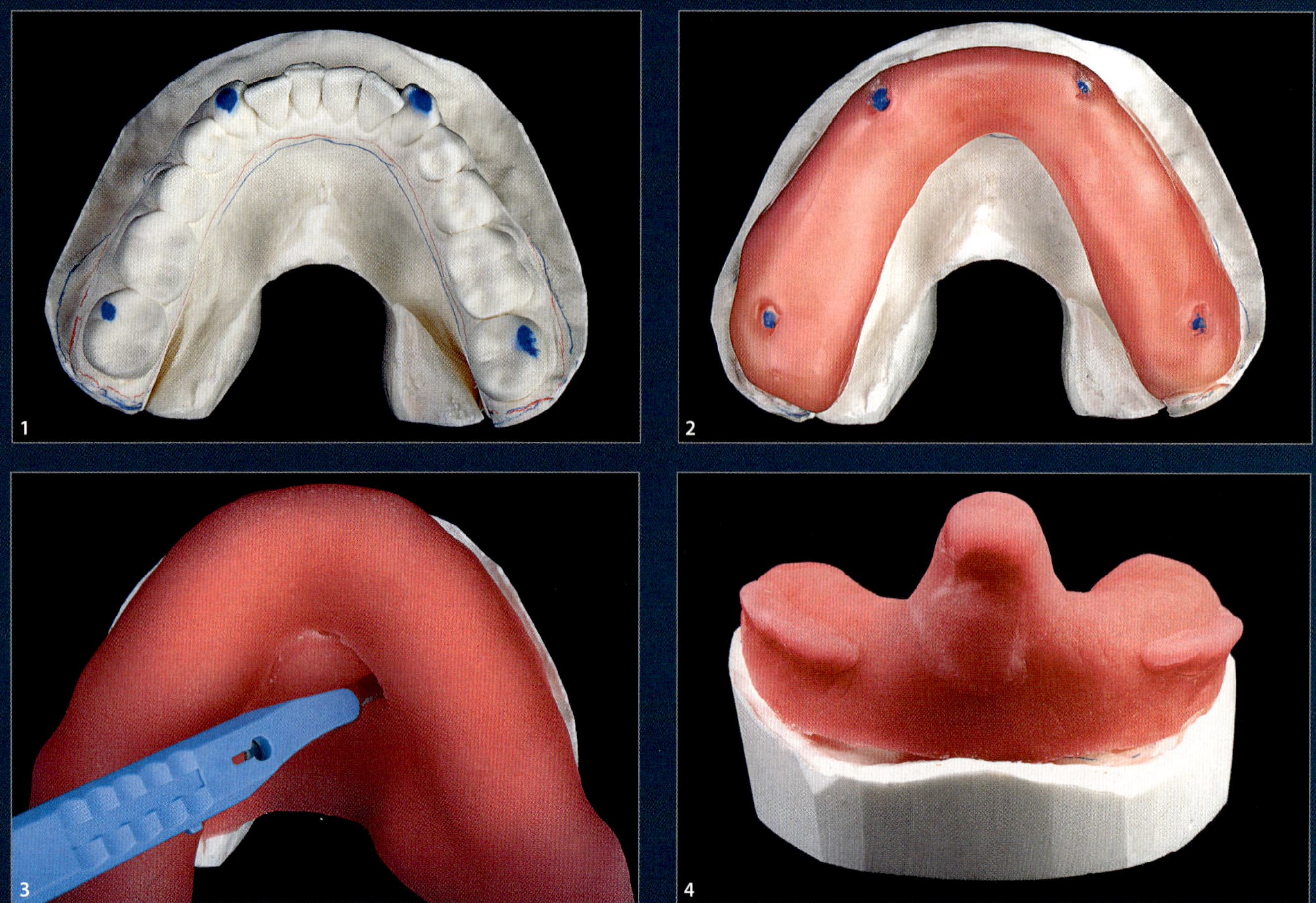
1
2
3
4

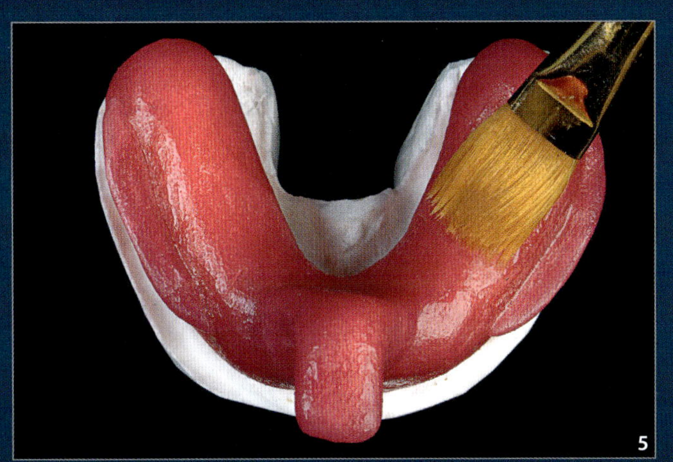
5

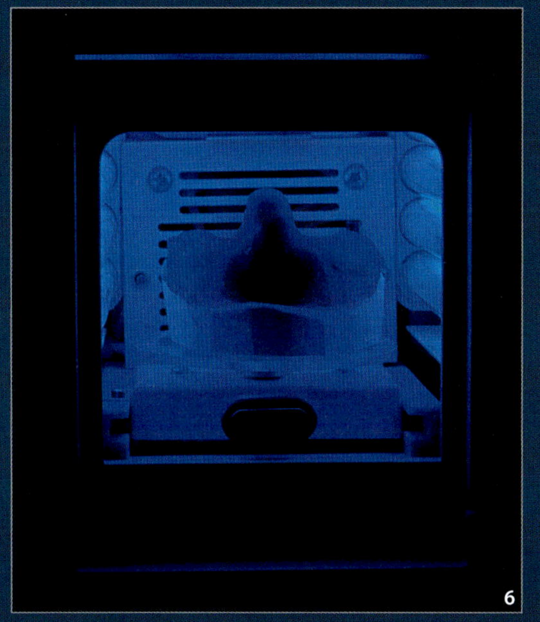
6

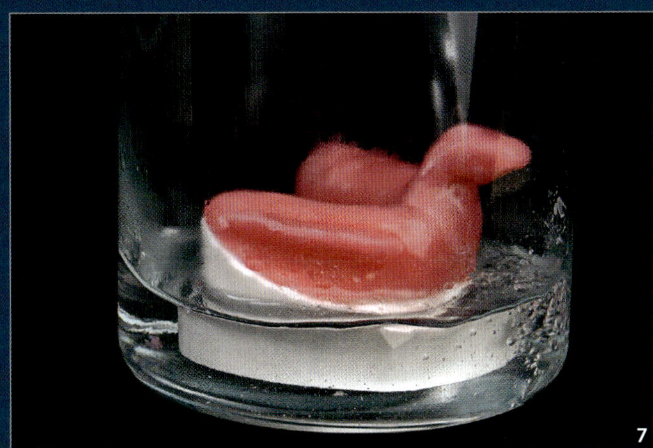
7

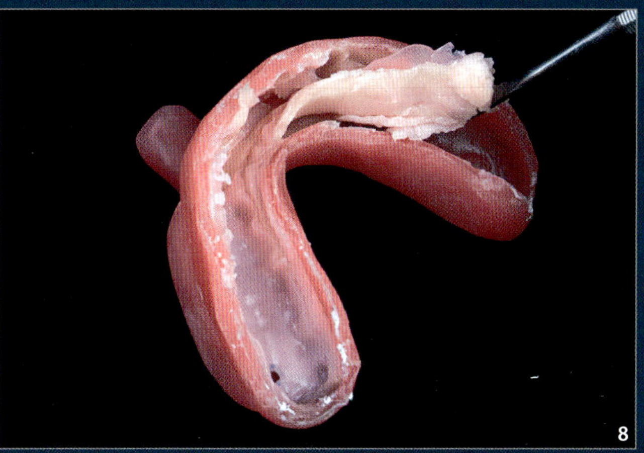
8

制作咬合止点（(#12 Disposable BD Bard–Parker，BD Medical），3个止点位置为三角形排列以提供稳定性。将光固化材料铺于间隙材料上，使边缘达到设计的标记线处。使用手术刀片（#12 Disposable BD Bard–Parker）切除标记线外多余的材料（图3）。制作中心手柄和脱位手柄（图4）。位于托盘后部的翼状脱位手柄可以提供均匀的轴向脱位力。

在托盘（图5）上涂布隔氧涂层（Triad air barrier coating，Dentsply）后，将个别托盘放置于光固化机（Lablight LV–III，GC America）中，进行两次5分钟的光固化（图6）。在取下个别托盘之前，先将个别托盘和模型一起在沸水中浸泡几分钟（图7）以去除间隙蜡，然后在托盘的内表面涂布隔氧涂层，再次将个别托盘放置于光固化机进行5分钟的内表面固化。使用高压气枪清理托盘内表面，并使用除蜡剂彻底去除残余蜡（图8）。

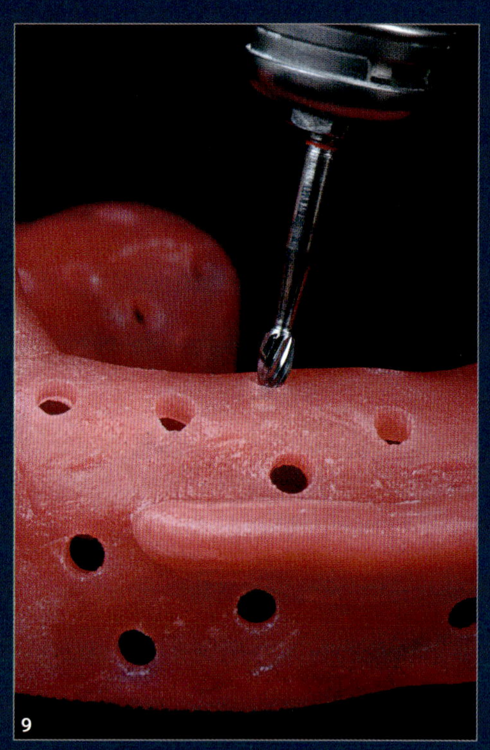
9

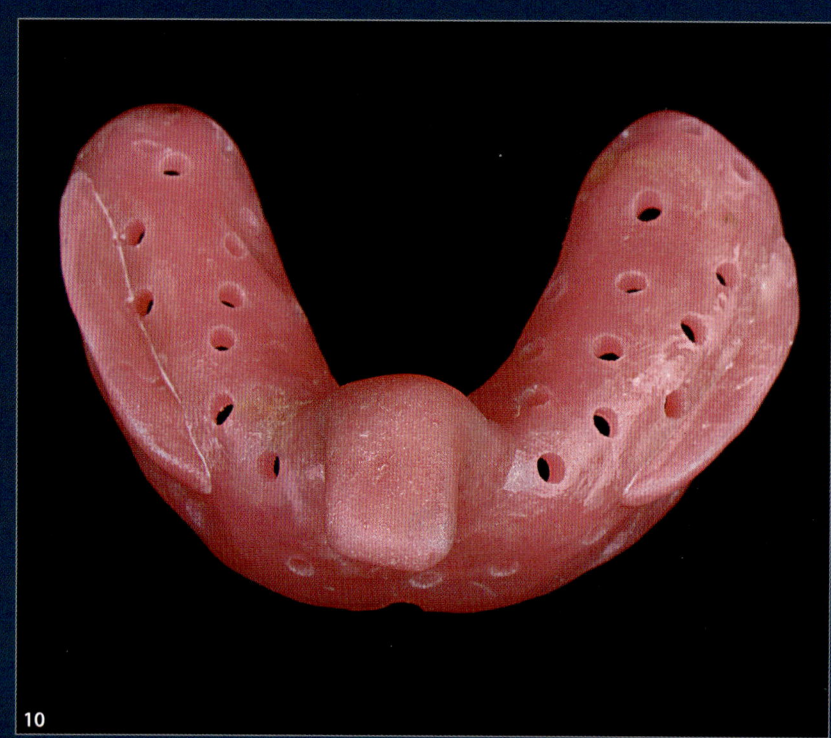
10

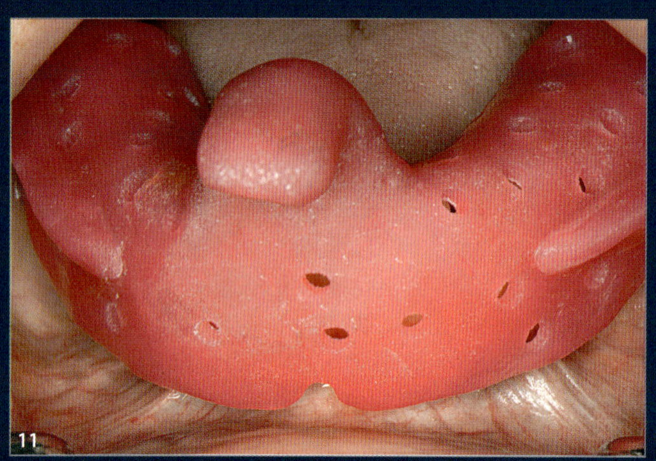
11

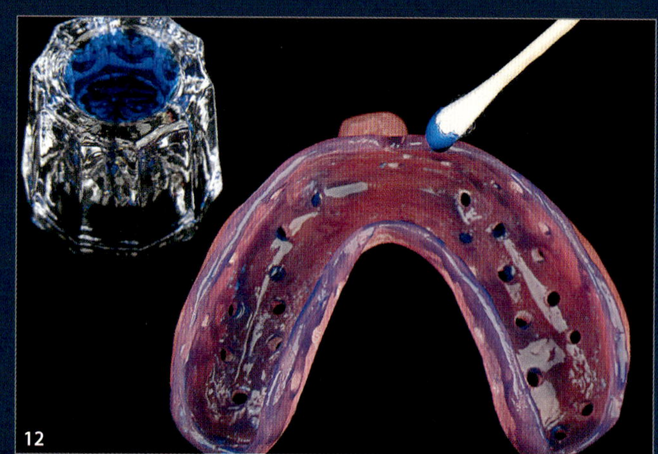
12

将个别托盘放置于诊断模型上进行检查，使用碳化钨钢车针（H251Q，Brasseler USA）磨除锐边或不规则边缘。用钨钢车针（H379，Brasseler USA）在托盘上打孔以提高印模材料与托盘的结合力（图9）。图10显示了制作完成的光固化个别托盘。在患者口内检查个别托盘的边缘位置、稳定性和就位方向（图11）。在托盘的内表面涂一层薄薄的托盘粘接剂，粘接剂应延伸出托盘的边缘外数毫米以达到其外表面（图12）。托盘粘接剂在取模前应至少干燥15分钟。

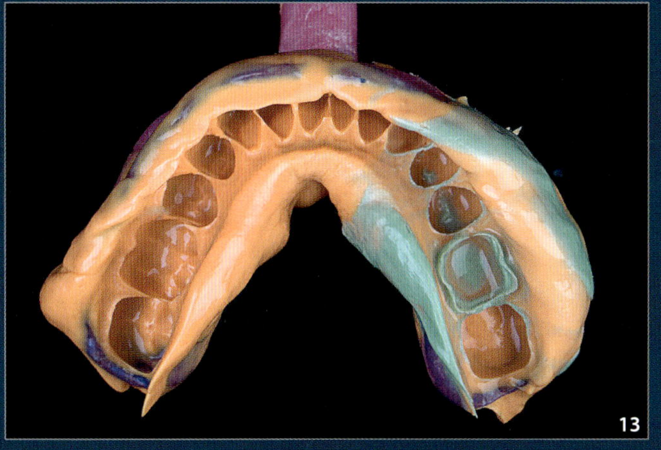
13

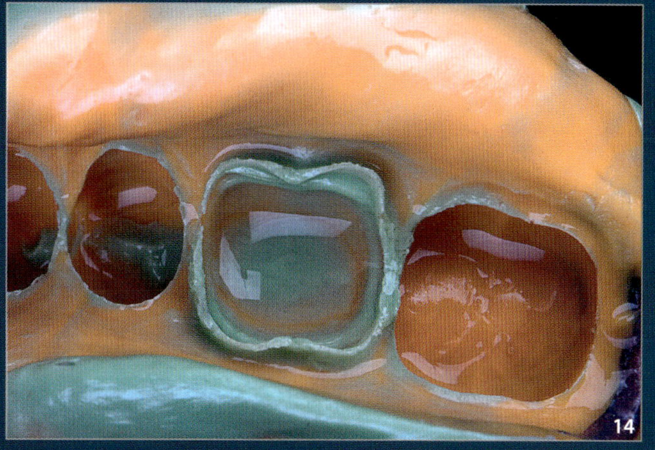
14

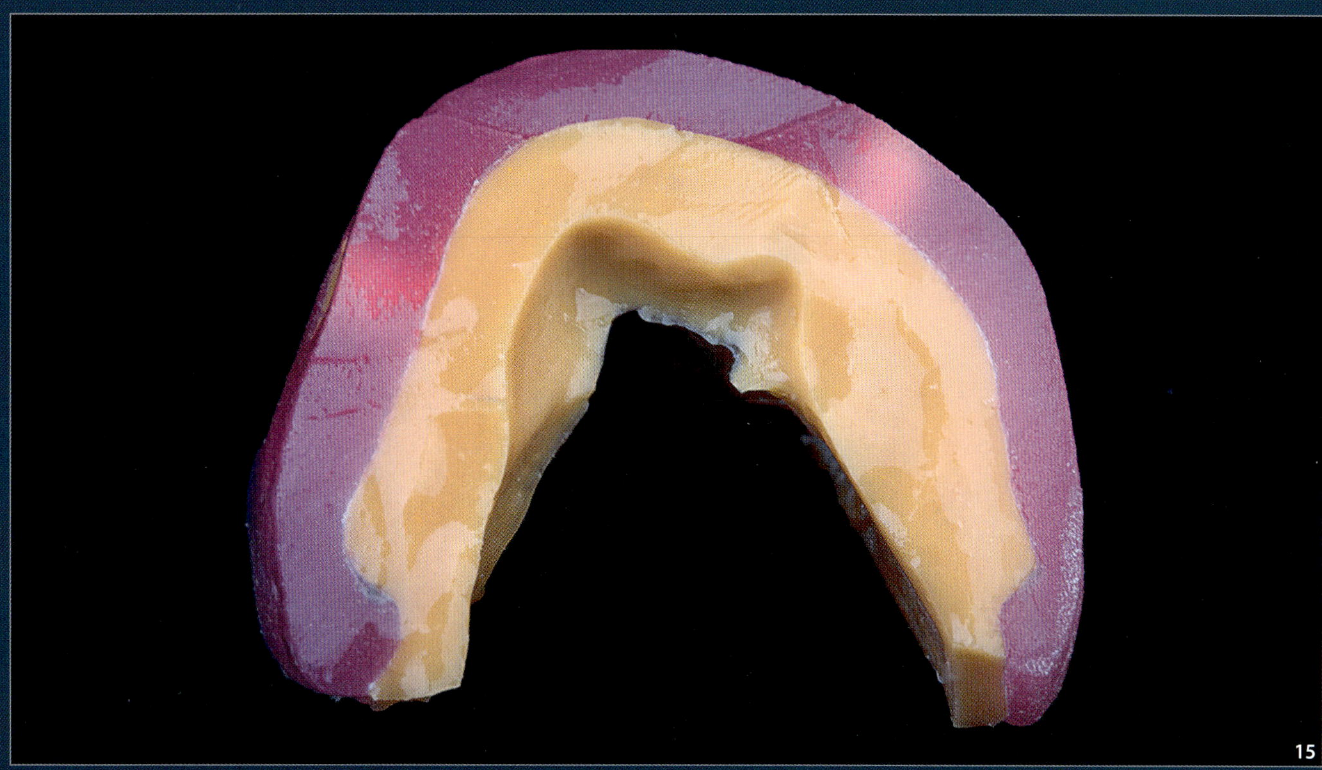
15

图13和图14显示了利用光固化个别托盘获得的准确、清晰和尺寸精确的橡胶印模。可以看到使用个别托盘取模时印模材料在托盘上的厚度是均匀的，而图15显示了使用易变形的成品托盘所制取的印模，两者具有明显的差别。

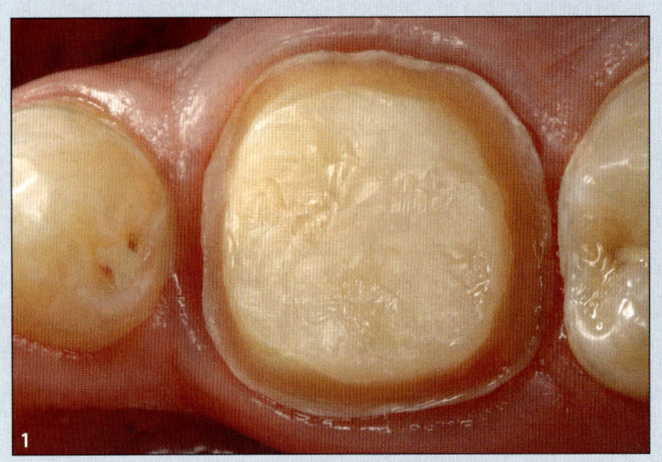
1

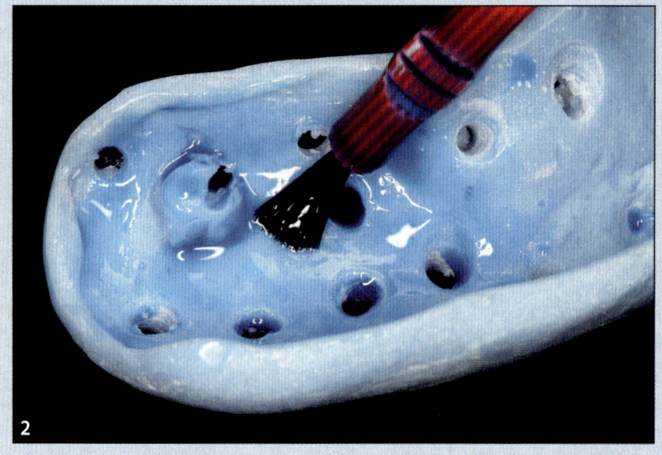
2

双线排龈法

后牙

印模制取要求精确记录基牙预备体的确切尺寸、软组织的位置、预备体边缘形态以及基牙与周围牙列的关系（图1）。将托盘粘接剂（聚乙烯或聚醚）均匀涂布于个别托盘的内表面，在印模材料、粘接剂和托盘之间形成均匀的粘接力（图2）。使用牙周探针和排龈器将一根细排龈线（3-0 Silk Suture，Ethicon）轻压入龈沟底。第一根排龈线的作用是避免第二根排龈线移除后结合上皮的撕裂和出血（图3和图4）。图5显示放置第一根排龈线使游离牙龈边缘顶端降低0.5～1mm，以防止在边缘修整时金刚砂车针损伤牙龈上皮。使用圆头锥形车针将修复体完成线预备至排龈线冠方。使用这种方法预备的修复体完成线位置在龈缘下0.5～1mm（图6）。然后将第二根较粗的排龈线（#2 Ultrapak，Ultradent）压入龈沟开口处，使游离龈被横向推开（图7和图8）。第二根排龈线放置后应保持5～10分钟，使排龈线吸水后体积膨胀从而增加龈沟宽度。图9显示了理想的排龈效果，龈沟至少加宽0.5mm，龈缘高度至少降低0.5mm，在预备体边缘完成线根方未预备的牙体组织周围形成足够的印模材料空间。

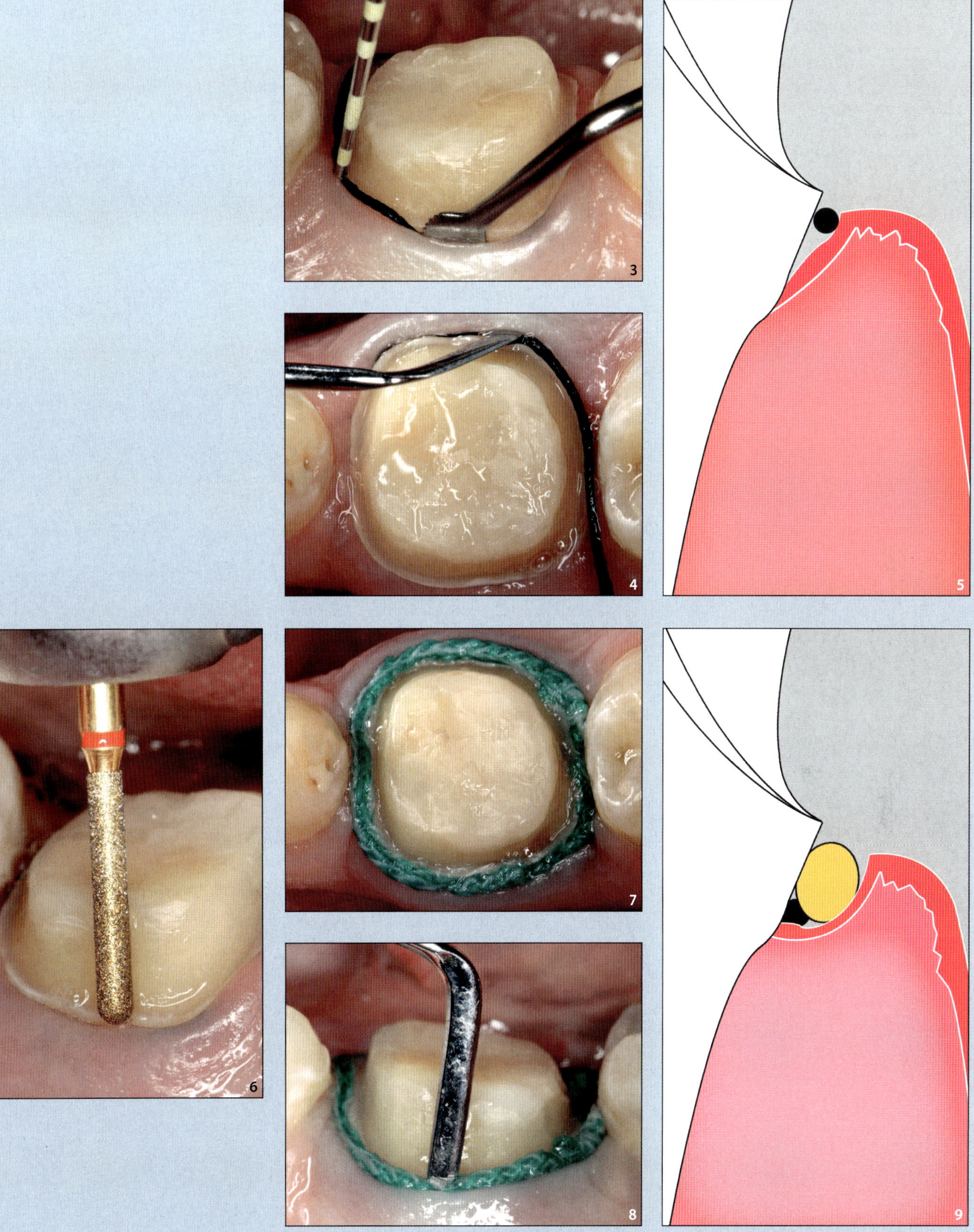
3
4
5
6
7
8
9

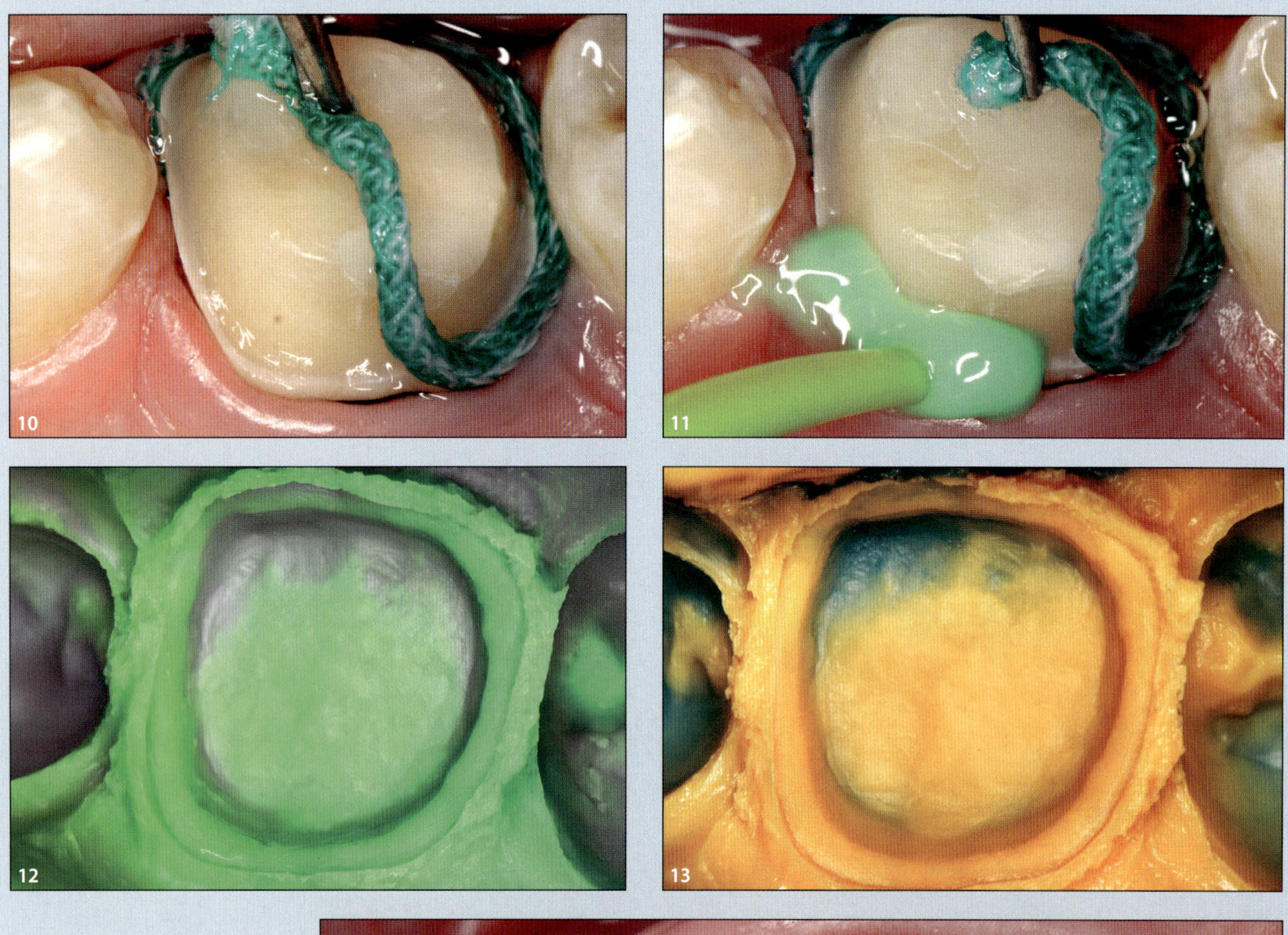

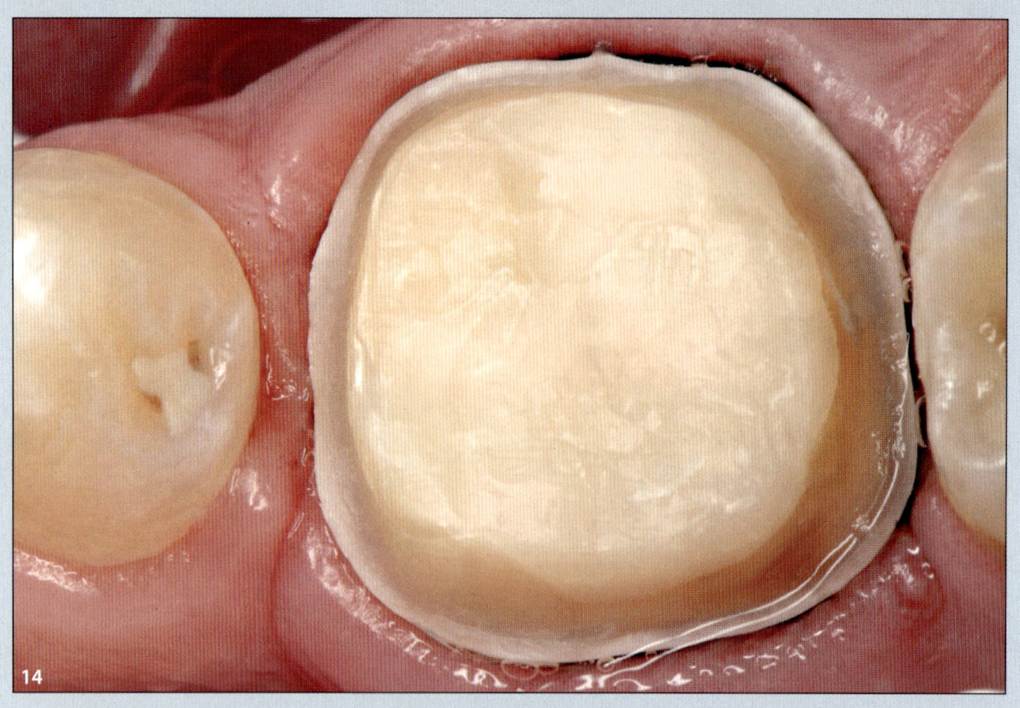

清除多余的水分，轻轻移除第二根排龈线（图10）。将低黏度印模材料立即注入龈沟内（图11）。利用排龈线将牙龈适度地向根方和水平方向推开可以使聚乙烯基硅橡胶印模材料（Fleitime）和聚醚印模材料（P2）顺利进入龈沟（图12和图13）并记录预备体完成线的外形。当牙龈向水平位移大于0.5mm、向根方位移大于0.5mm时，以记录预备体边缘完成线根方足够的未预备牙齿组织形态（图14）。

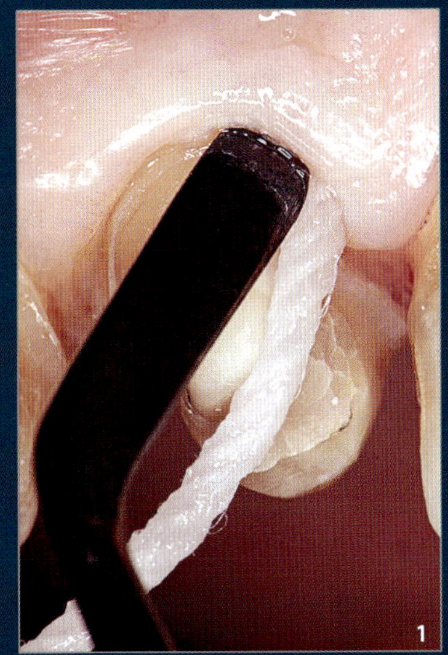

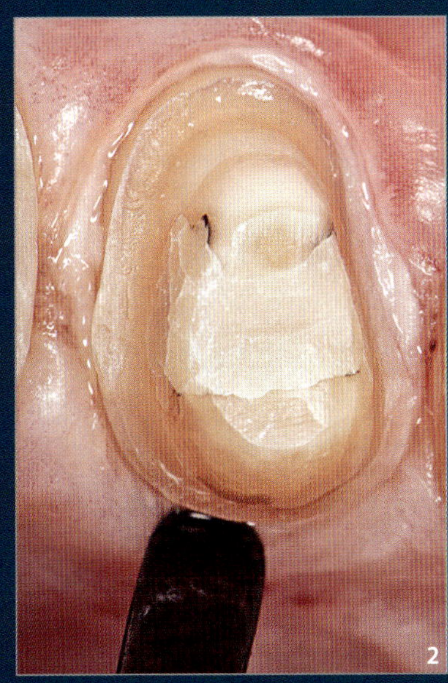

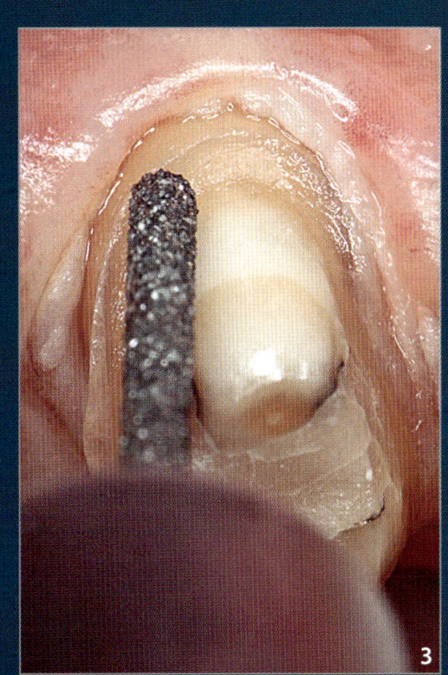

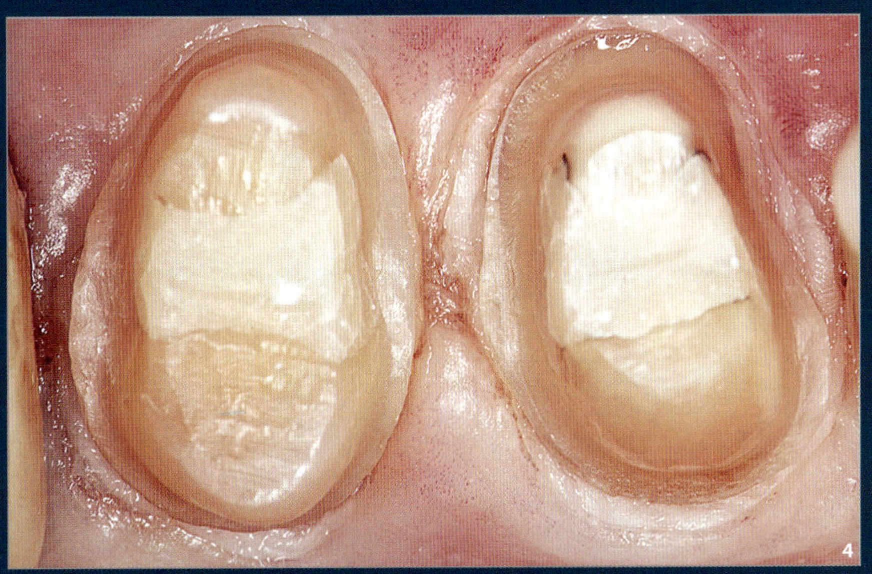

单线排龈法

后牙

上颌前磨牙龈边缘最初预备时是根据牙槽嵴的位置形成扇形边缘完成线。将中等粗细的排龈线（#2 Gingi-Pak，Gingi-Pak）浸泡在氯化铝缓冲液（Hemodent，Premier）后，紧紧围绕在基牙颈部，使用薄而平的器械将排龈线（图1和图2）轻压入预备体周围的龈沟中。在排龈后使用车针和手动器械精修完成最终的边缘完成线（图3）。将排龈线置于龈沟中停留5～10分钟，使牙龈充分侧向移位。在这一过程中排龈线也发生了吸水膨胀，增加了龈沟宽度。排龈线直径和排龈时间应根据牙龈生物型确定。牙龈应水平方向推开0.5mm，并具有足够的根向移位，以记录足够量的预备体边缘完成线根方未预备牙齿组织形态（图4）。

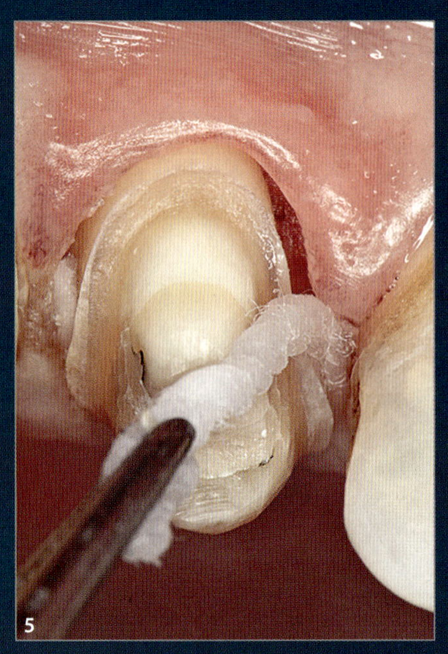

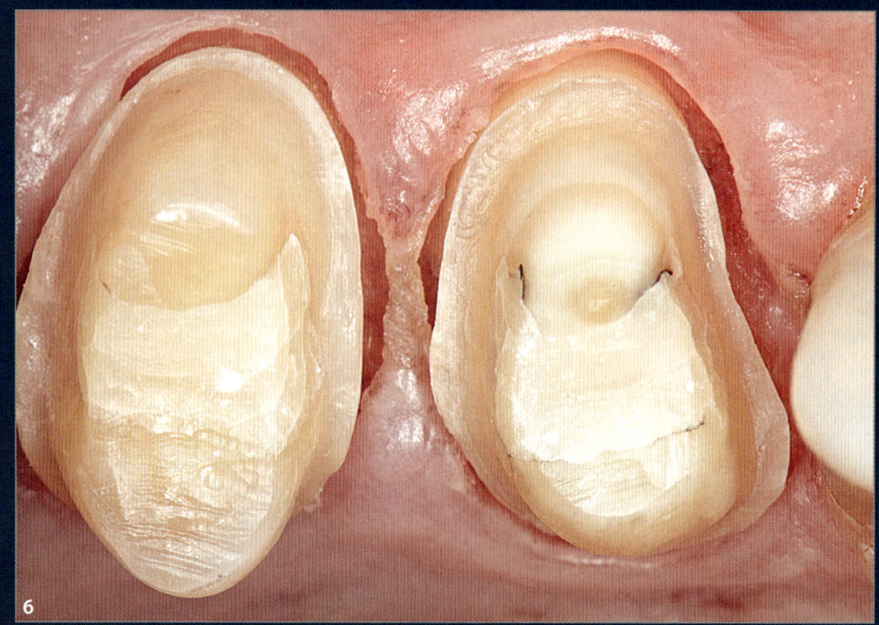

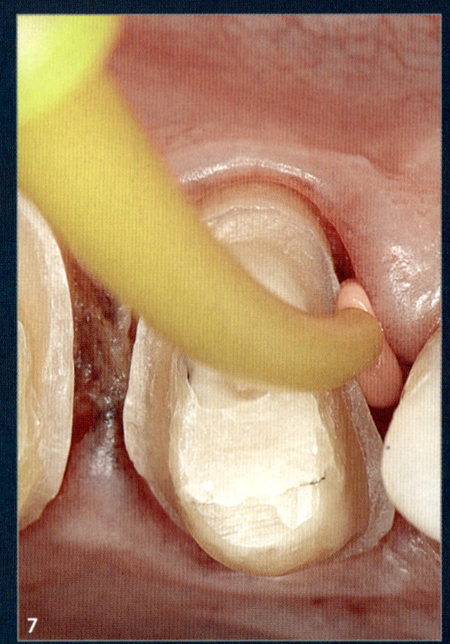

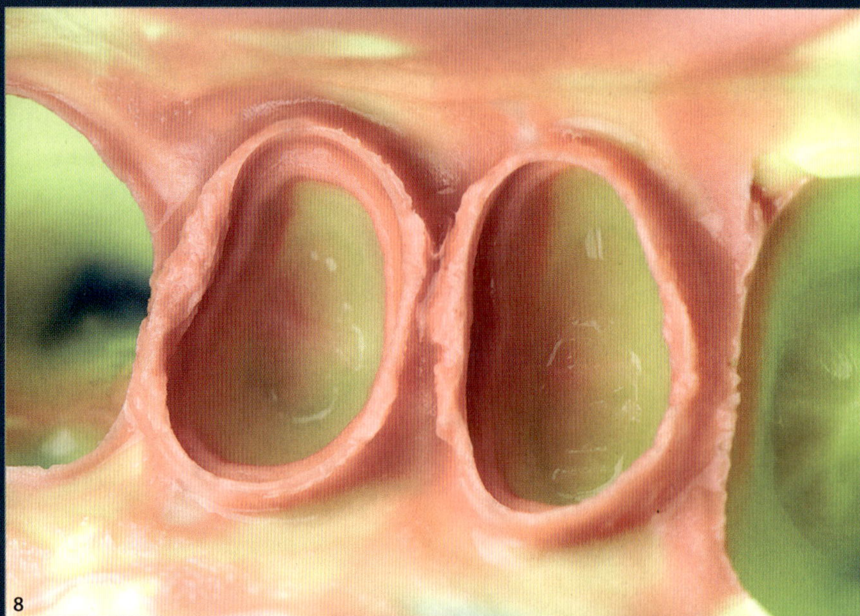

在取出排龈线后，检查龈沟形态，判断牙龈是否被充分推开和龈沟内止血情况（图5和图6）。将低黏度印模材料立即注入龈沟中，然后使用个性化托盘放置重体印模材料（Examix NDS，GC America）（图7）。如图8所示，聚乙烯基硅橡胶精确复制了预备体精细的表面细节，并且没有气泡、拉痕、撕裂和血液。在放大镜下检查印模的准确性很重要。

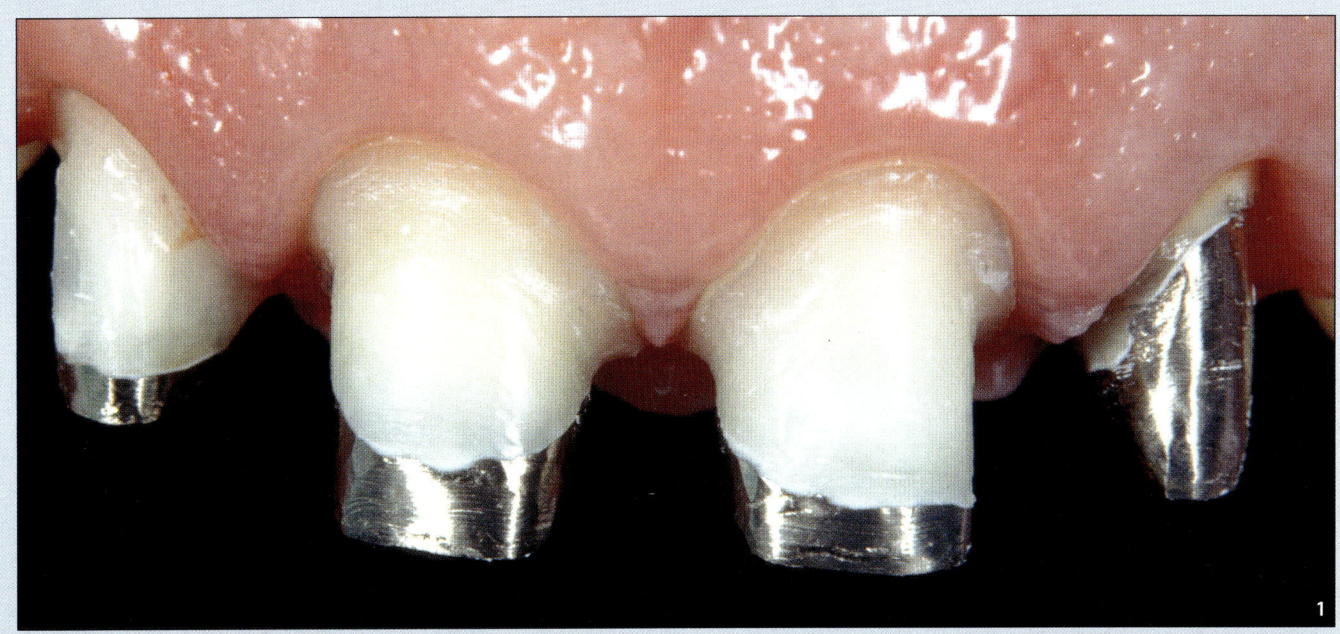
1

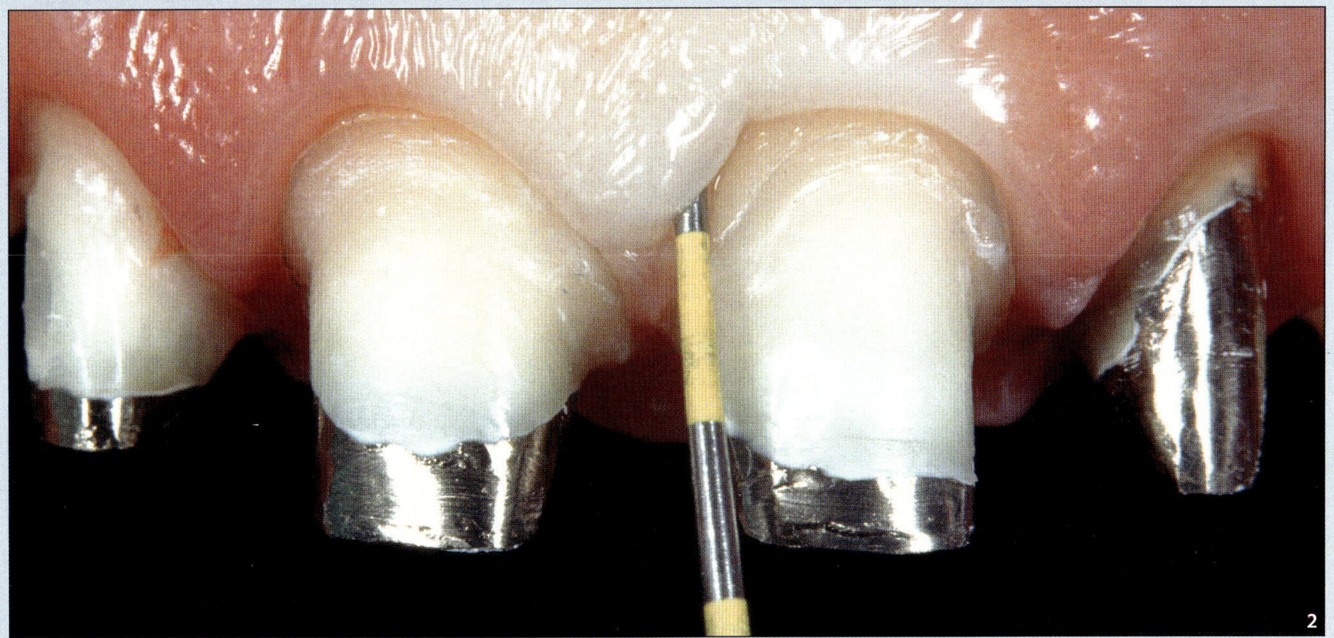
2

双线排龈法

前牙

前牙全瓷冠牙体预备时使用硅橡胶导板作为指示（图1）。使用牙周探针确定龈沟深度（图2）。使用排龈器（#170 Fischer's Ultrapak）将一根浸满氯化铝缓冲液（Hemodent）的细排龈线（#000 Ultrapak）轻轻压入预备体周围的龈沟底（图3），使游离龈边缘根向移位，暴露预备体的初始边缘完成线（图4）。

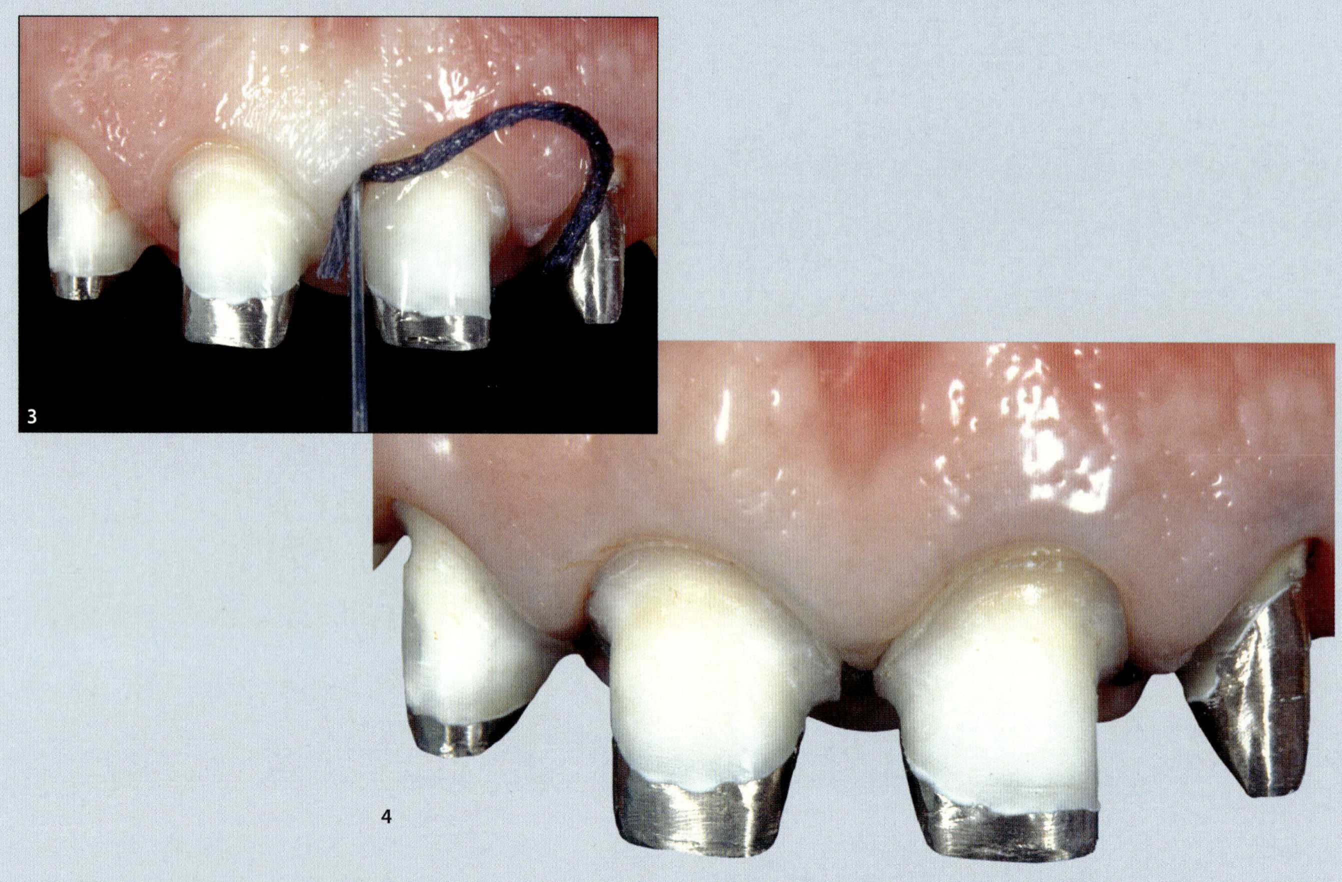

3

4

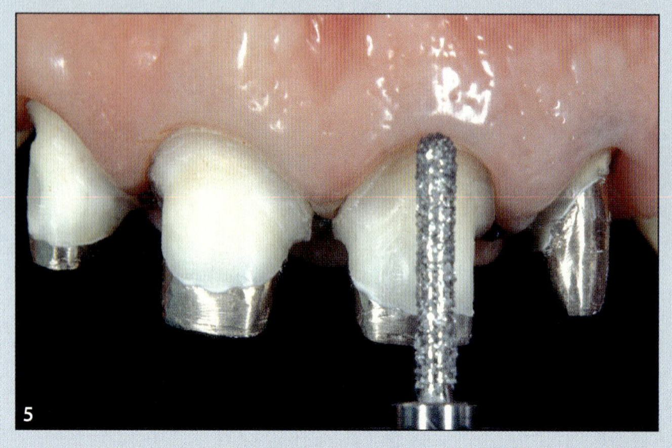

5

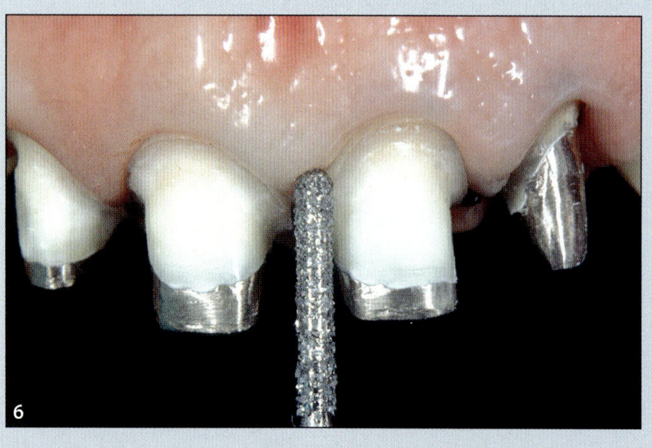

6

使用圆头金刚砂车针将预备体颈缘线降至排龈线冠方（图5和图6）。使用牙龈保护器（Zekrya，Zenith）防止牙龈损伤（图7和图8）。牙体预备完成后预备体的边缘位于龈下0.5～1mm（图9）。将第二根较粗的排龈线（#1 Ultrapak）放置在细排龈线之上，位置更为表浅（图10和图11）。这条排龈线使牙龈向外侧移位，放置约5分钟后可通过吸水膨胀而进一步增加龈沟宽度。一旦移除第二根排龈线，应确保第一根排龈线可密封龈沟，以防止血液或龈沟液污染预备体边缘。牙龈应向侧方位移0.5mm，且向根部有足够的移位，使印模材能够记录颈缘线下未预备的牙体组织（图12）。制取终印模时要想精确复制基牙周围的软组织，需要了解牙龈的组织结构，并在牙体预备和印模制取时对牙龈进行正确处理。在评估牙龈对牙体预备和印模制取的反应时，最重要的考虑因素是游离龈边缘与牙槽嵴的关系。术前测量唇颊侧和邻面牙槽嵴的高度，确定和保护生物学宽度，可为修复后的龈缘位置和牙周健康状况提供可预测性[65]。

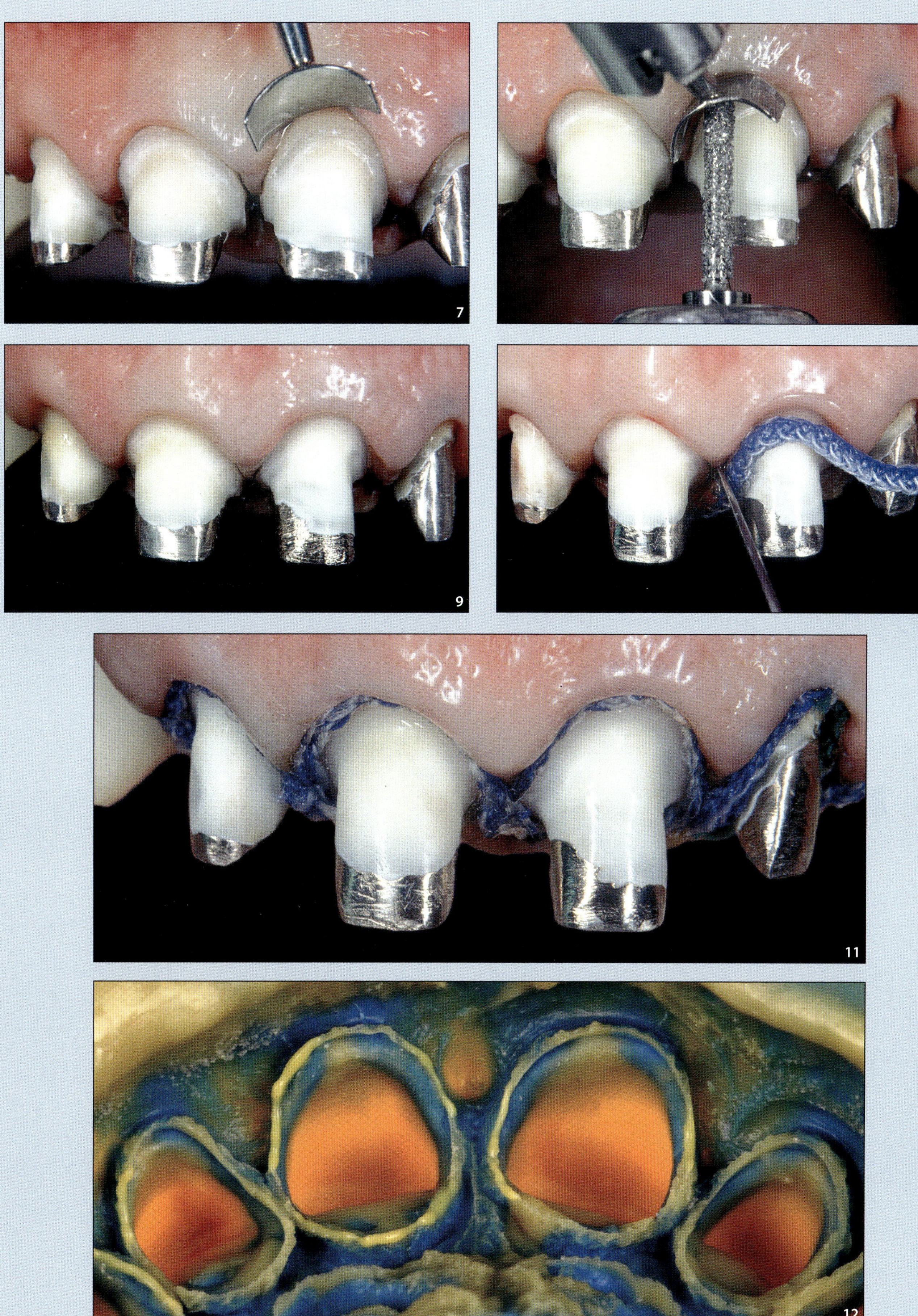

Dentistry and photography courtesy of Alejandro James, DDS, MSD.

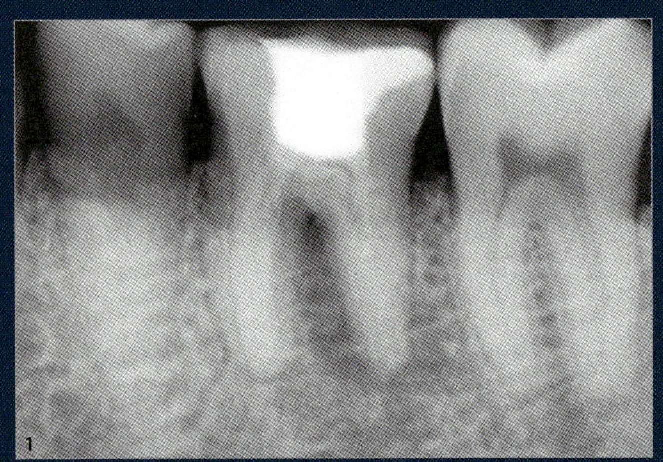
1

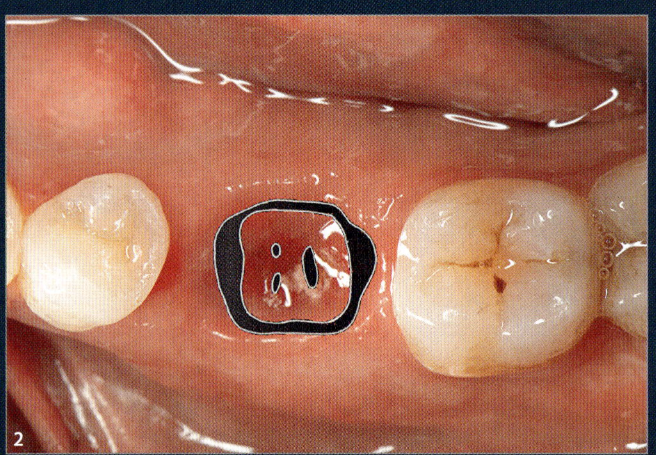
2

复制和转移种植体周围软组织轮廓

在种植牙周围形成合适的软组织轮廓并实现最佳美学效果在种植修复中具有重要意义，也是一项挑战[162-167]。种植修复后最终修复体美学效果的实现需要在植体、修复体和种植体周围组织之间建立生物平衡，以形成能模拟相邻牙列的、自然的穿龈形态。种植支持的临时修复有助于预测、处理、改建和维护种植体周围组织[168-169]。此外，临时修复体可以作为设计最终修复体的参照[170]。有大量文献[164,171-183]介绍了直接和间接记录、转移软组织外形轮廓及种植体位置的方法与材料。下面展示了一种改良直接/间接转移技术，这种方法使用流动复合树脂来精确复制组织形态并将其转移到最终印模上。

该患者36的临床表现为叩痛，X线片上显示根分叉与远中根的透射影（图1）。牙髓科诊断为纵折，修复医生认为该牙没有保留价值，建议拔除并进行种植修复。在拔牙和位点保存术后的愈合阶段，采用具有卵圆形桥体设计的可摘义齿进行暂时修复以形成软组织轮廓（图2）。使用种植导板预备种植窝洞至合适的直径（图3）。在种植术中采用有颜色标记的种植系统（Bone Level Implant System，Straumann）。使用机用扳手和手动扳手旋入种植体，扭矩为在40N・cm。使用导板确保种植体按照设计方向植入（图4和图5）。

在第一前磨牙到第一磨牙的腭部黏膜做两个平行切口获取结缔组织瓣，包括皮下结缔组织层和上皮角化层。翻开一个半厚瓣，取下方大约1.5mm厚的结缔组织瓣（图6）。修整软组织瓣并去除腺体和脂肪组织。将结缔组织瓣移植于骨膜和颊侧牙龈瓣之间（图7）。旋入树脂制作的个性化愈合基台，可以模拟所拔除天然牙的颈部结构（图8）。这种解剖形态的愈合基台有助于形成最佳的种植体周围组织形态和轮廓。

Periodontal surgical procedures courtesy of Wesam Salha, DDS, MS.

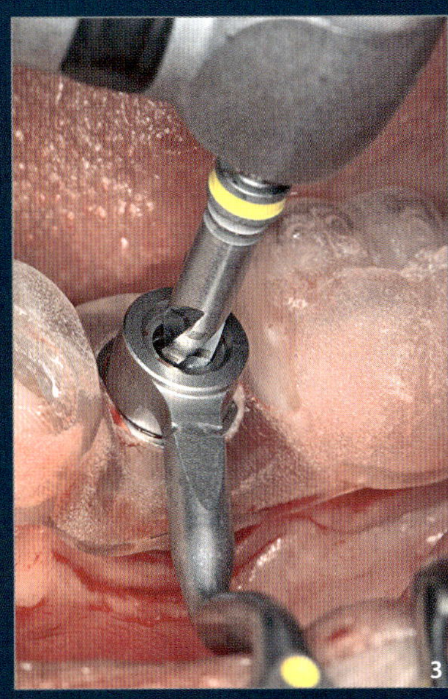
3

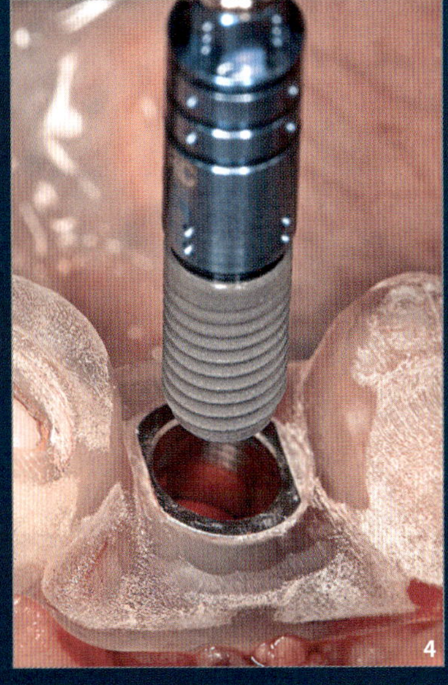
4

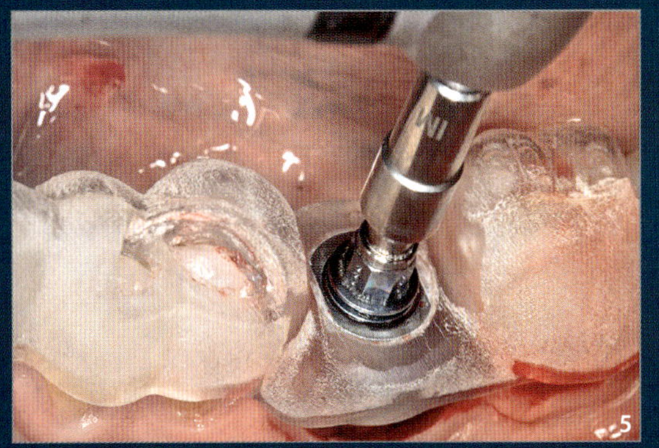

5

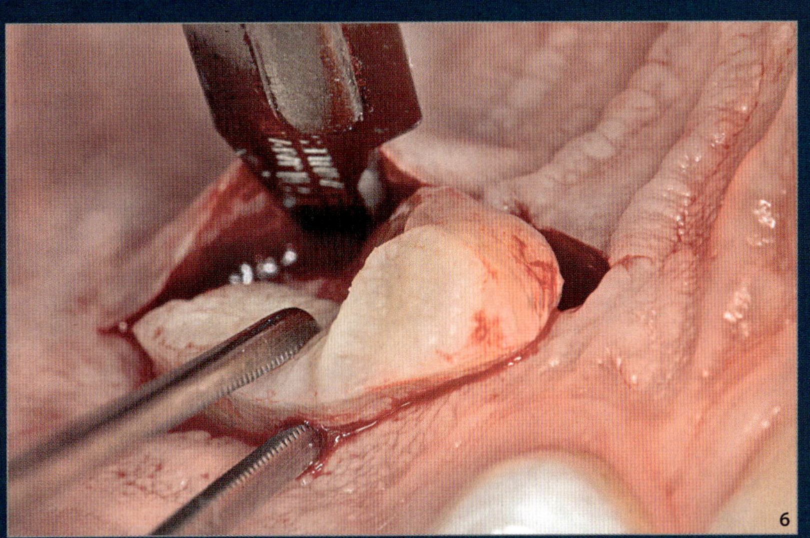
6

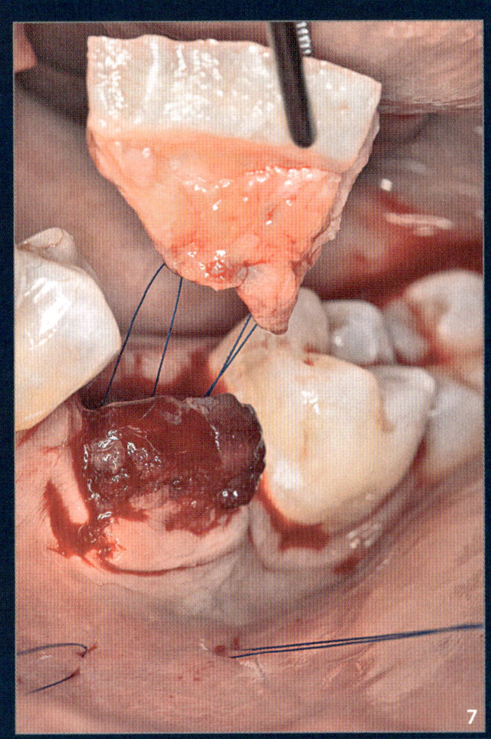
7

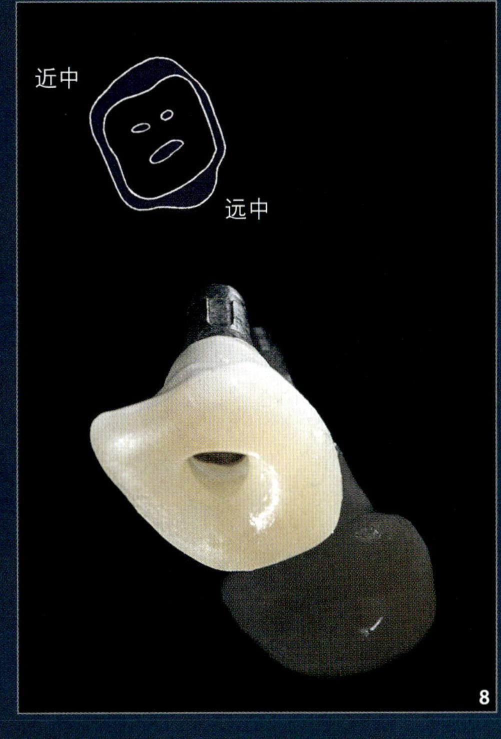

8

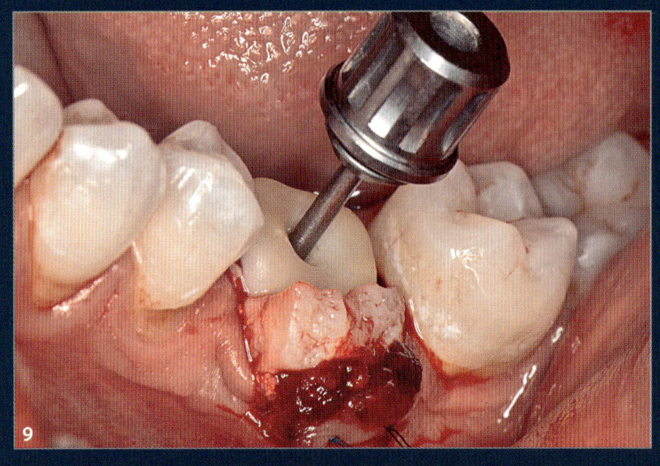
9

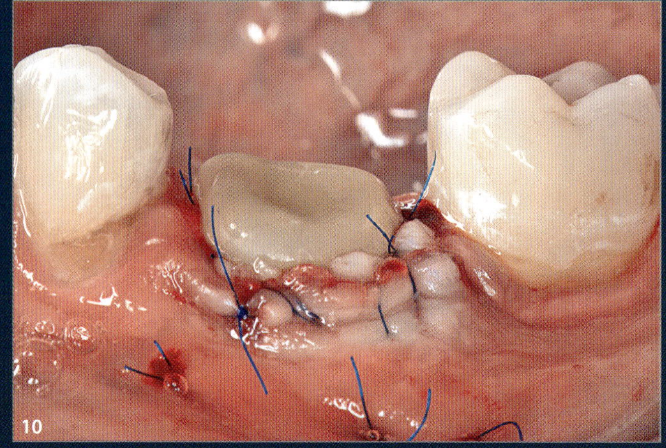
10

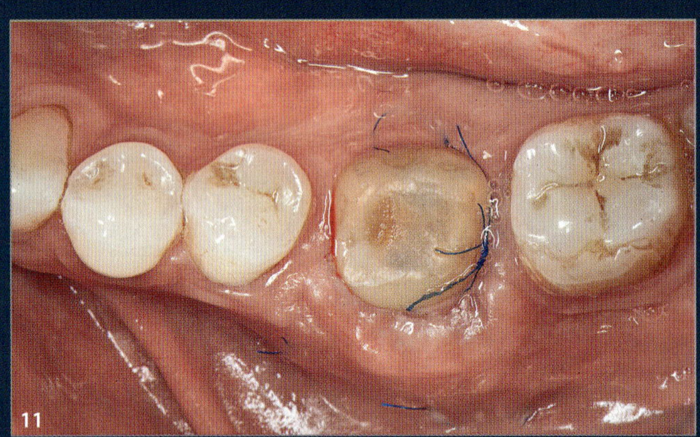
11

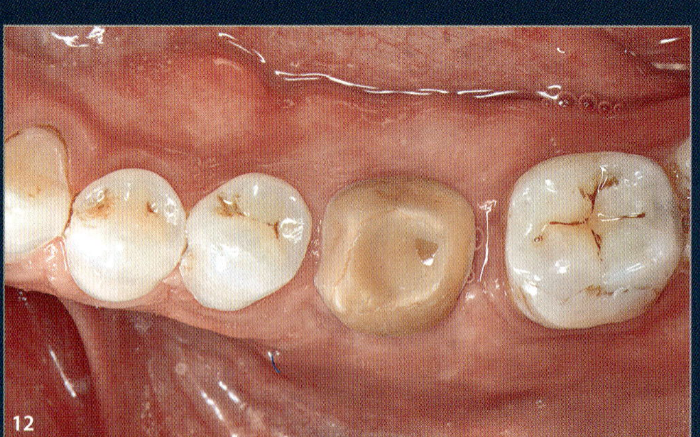
12

将个性化愈合基台手工旋入种植体（图9），使用6-0聚丙烯缝线将移植的组织瓣固定到所需位置（图10）。图11为术后10天时拆线前的术区状况，图12为术后6周时的口内照片。

将个性化愈合基台旋入种植体替代体上（图13），在基台周围注射PVS印模材料并待其凝固（图14）。在印模材料凝固后，去除个性化愈合基台，并将印模柱旋入替代体（图15）。将流动复合树脂（G-aenial Universal Flo，GC America）注入印模材料和印模柱之间的空隙中（图16）。用LED光固化灯将流动复合树脂光固化60秒（图17）。取出所制作的个性化印模柱（图18），观察到个性化印模柱与个性化愈合基台具有相同的穿龈形状和轮廓（图19）。将印模柱在口内就位，检查软组织轮廓的正确性（图20）。采用开窗式取模法进行取模（图21）。

灌注的模型可以显示种植体周围组织的生物学形态（图22）。这项技术为种植体周围软组织形态记录和临床与制作室的沟通提供了一种准确的方法。图23显示了蜡型与软组织间的精确关系。

Laboratory work courtesy of Jungo Endo, RDT.

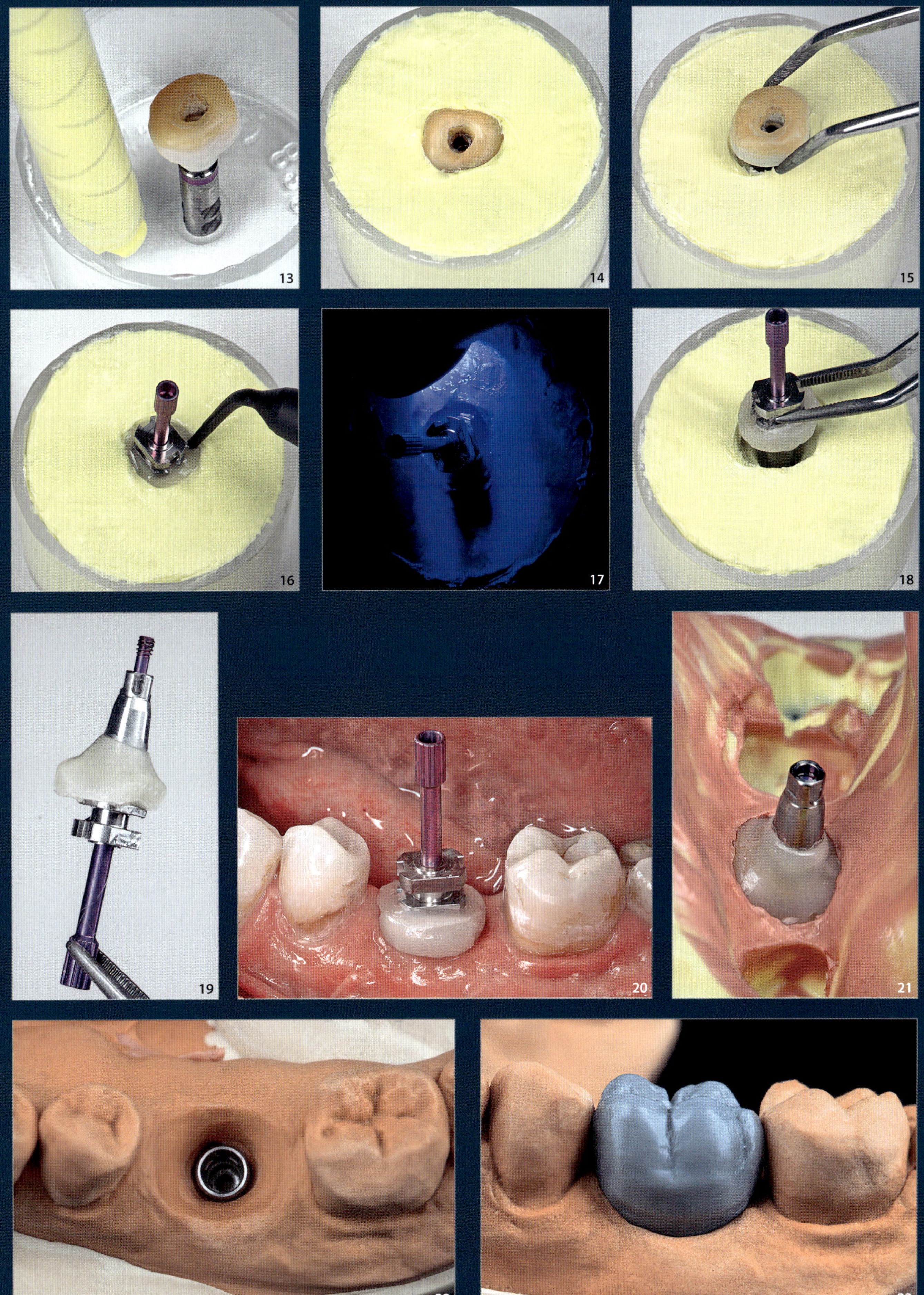
13
14
15
16
17
18
19
20
21
22
23

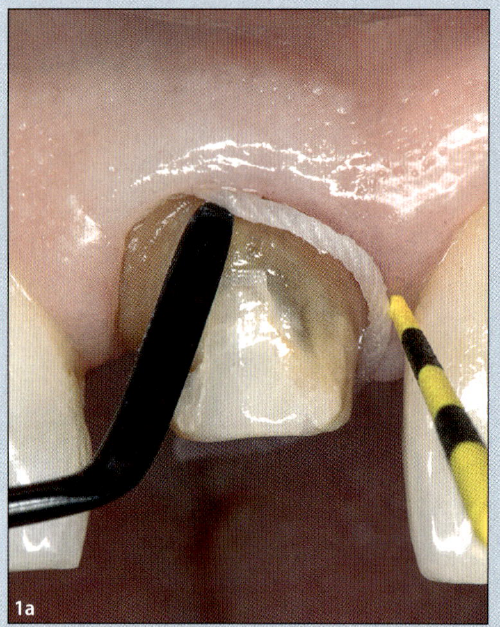
1a

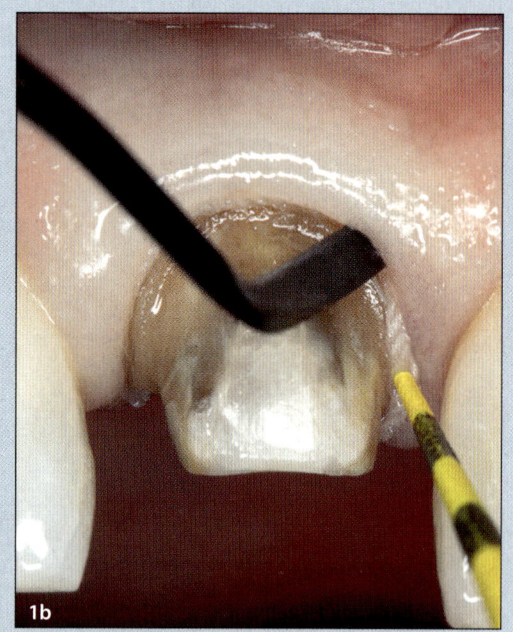
1b

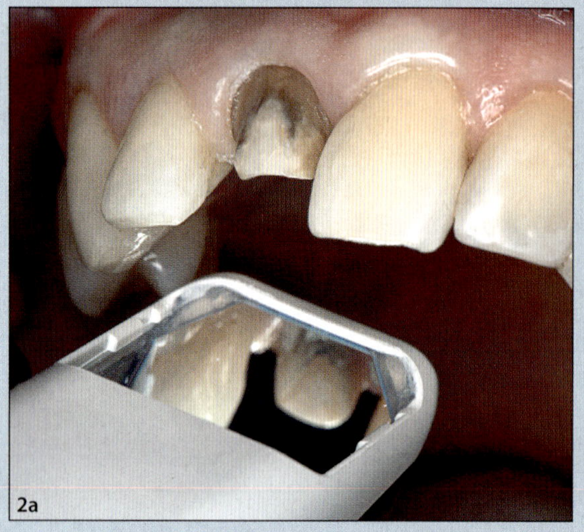
2a

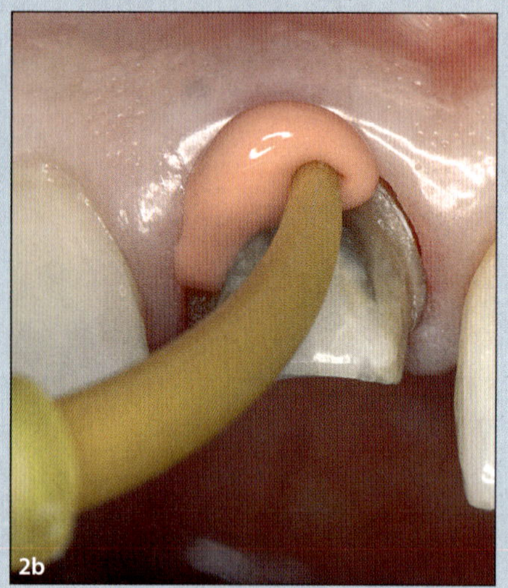
2b

数字化方式取模与传统方式取模流程对比

数字化印模和传统印模的制取都需要排龈。将浸满氯化铝缓冲液（Hemodent）的中等粗细的排龈线（#2 Gingi-Pak）紧紧围绕在基牙颈部周围，并使用薄而平的排龈器轻压入预备体周围的龈沟中（图1a和1b）。在取出排龈线时，检查龈沟确定软组织被充分推开并获得良好止血。图2a显示了使用TRIOS系统进行口内数字化扫描，无须喷粉。图2b显示了将低黏度的印模材料立即注入龈沟中，然后将放有重体印模材料（Examix NDS）的个性化托盘就位。

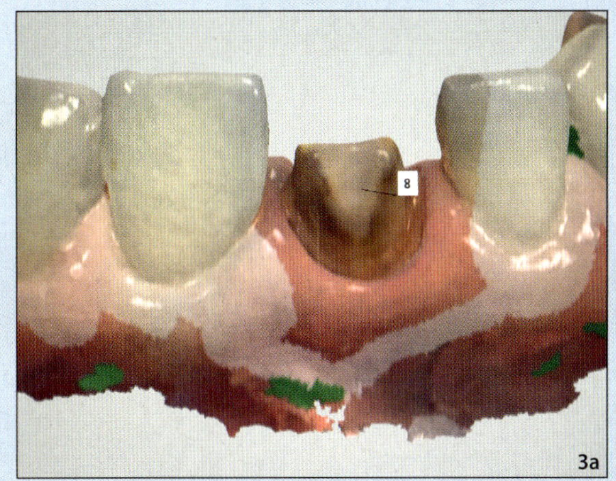

3a

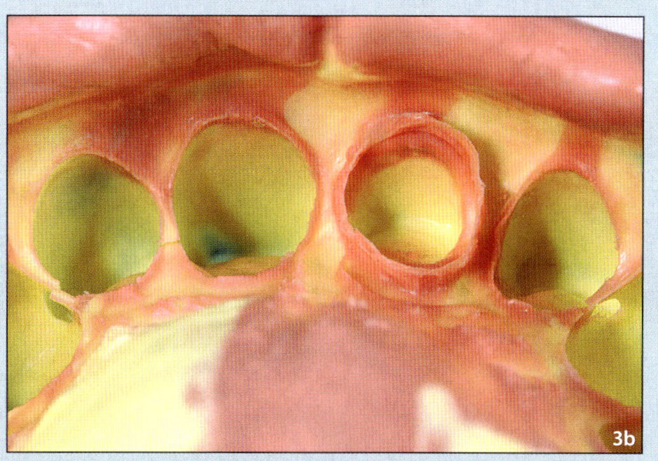
3b

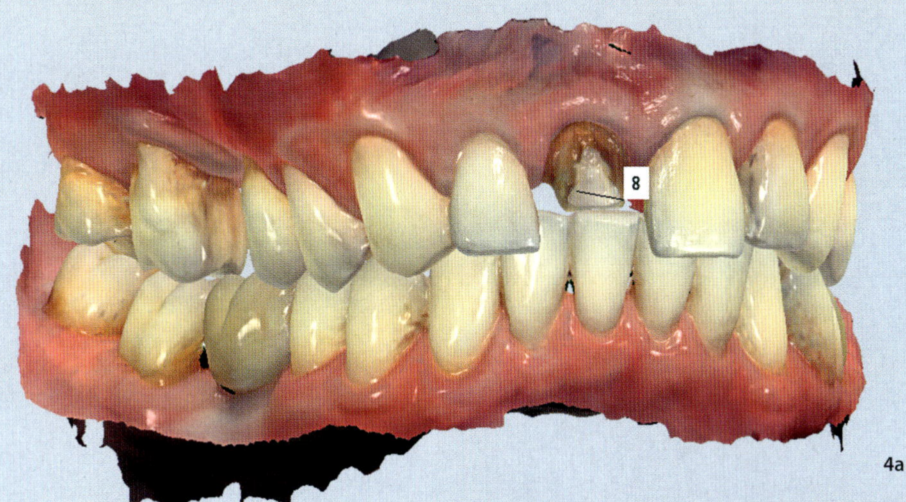

4a

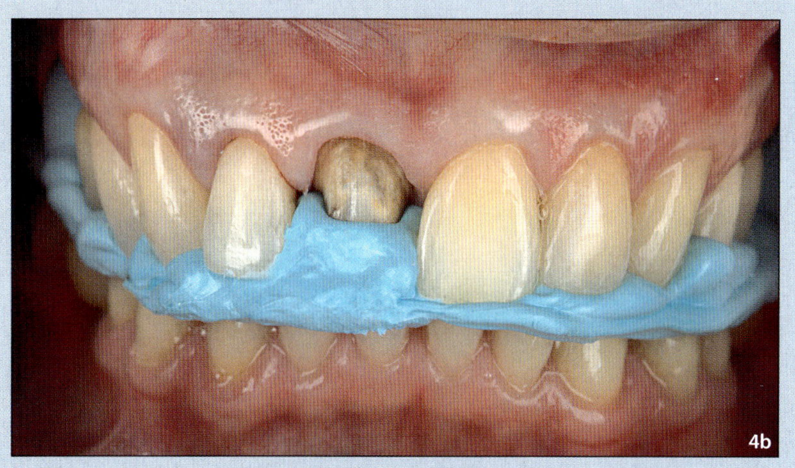
4b

图3a显示了口内数字化扫描预备体后形成的3D图像，图3b显示了聚乙烯基硅橡胶印模准确复制了预备体表面的精细特征，没有气泡、拉痕、撕裂或血液。在放大镜下检查印模的准确性非常必要。印模在送到牙科制作室前需要进行消毒。

牙列处于最大牙尖交错位时通过唇颊侧扫描获得颌间咬合记录。扫描系统输出的数字文件被直接传输到CAD软件，用于设计临时树脂修复体。此外，利用此数据在加工中心打印树脂工作模型，通常采用光固化树脂和LED技术进行打印（图4a）。在传统过程中，使用自固化聚乙烯基硅橡胶材料记录最大牙尖交错位时的咬合关系（图4b）。咬合记录在送到牙科制作室前需要消毒。

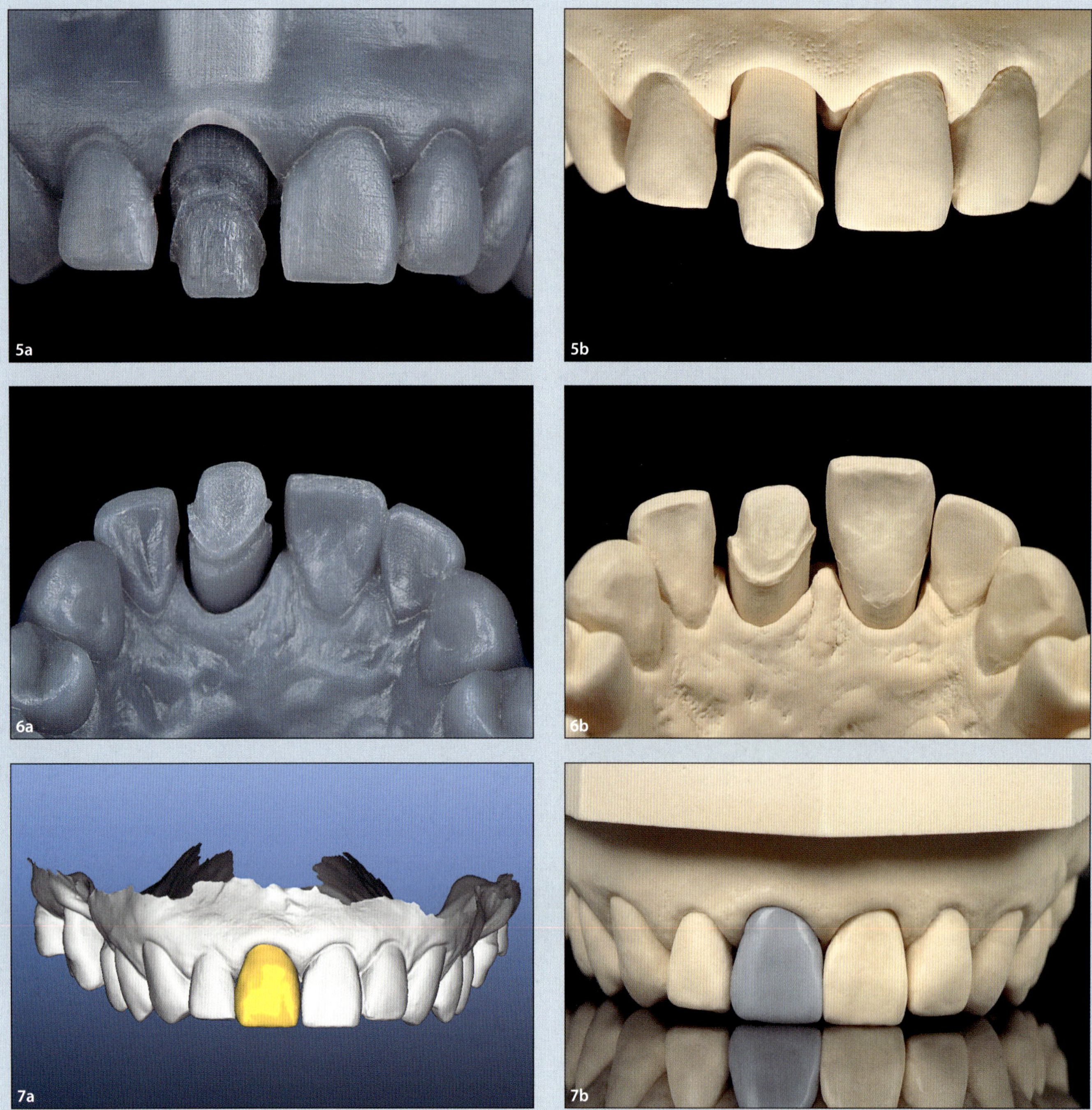

图5和图6显示了3D打印的立体光刻树脂模型和牙科技师制作与修整过的石膏模型，图中显示了两种模型的唇面观和舌面观。这些模型可以用于虚拟数字化蜡型设计（图7a）和技师制作传统诊断蜡型（图7b）。

图8～图10对比了治疗前以及戴临时修复体后上颌前牙区的效果，图8显示的是11原烤瓷修复体，图9显示的是数字化方式制作的临时修复体戴牙后，图10显示的是使用传统制作室技术制作的临时修复体戴牙后。

Digital fabrication courtesy of Mark Willes, CDT, and laboratory work and photograph courtesy of Olivier Tric, MDT.

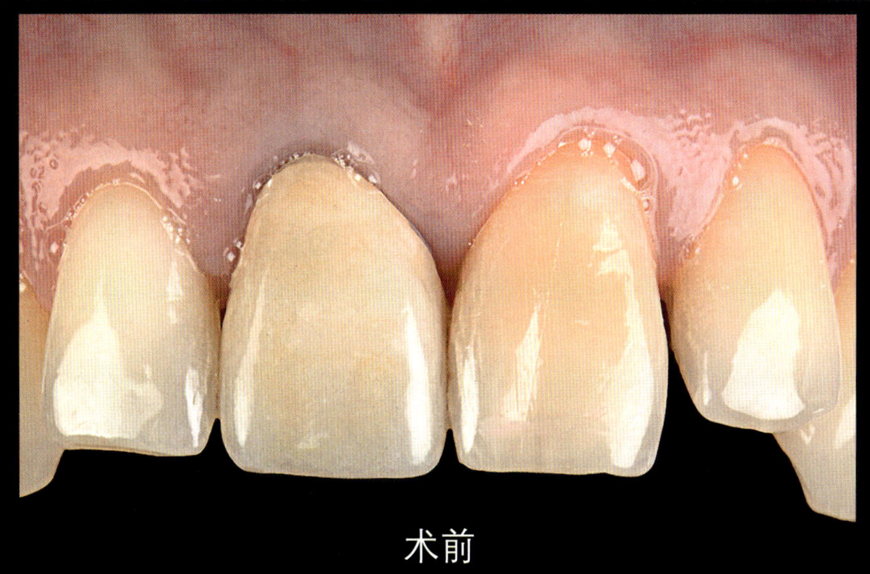
8
术前

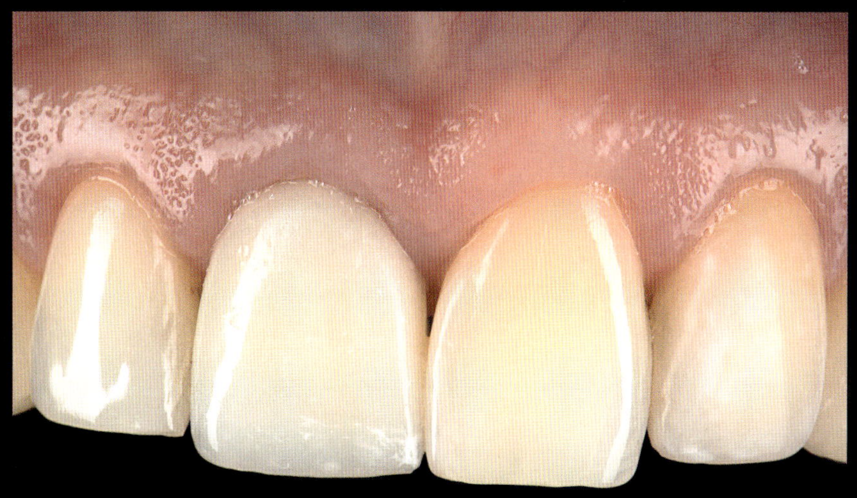
9
数字化方式制作的临时冠

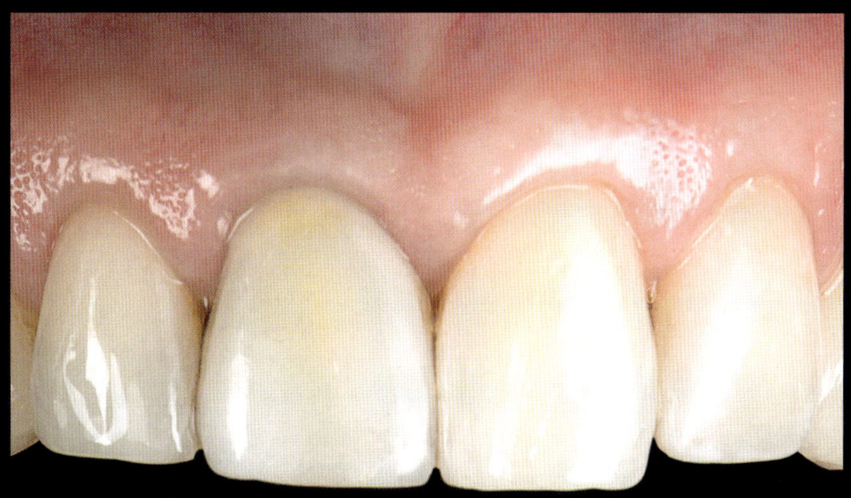
10
传统方式制作的临时冠

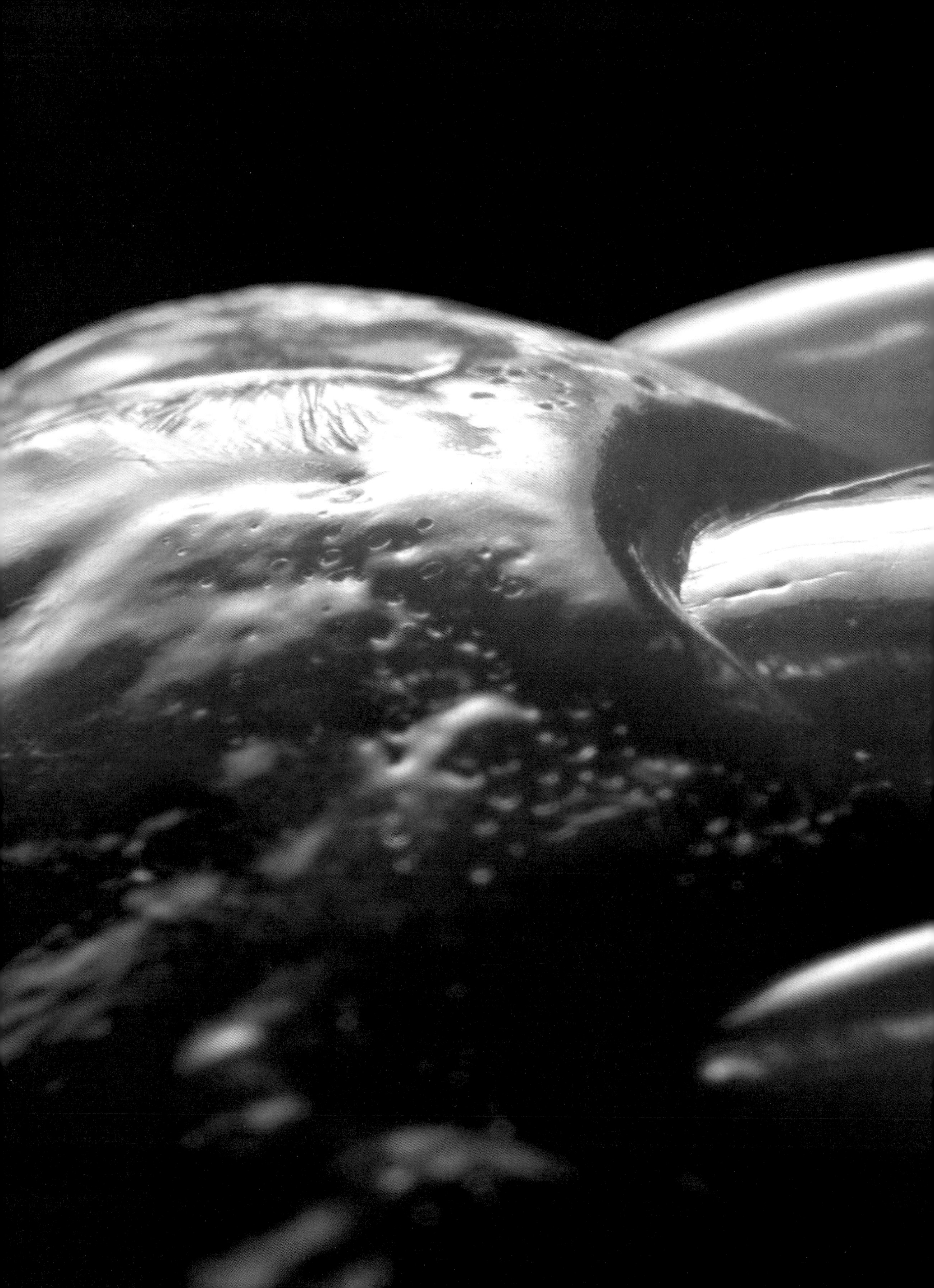

第6章　粘接机制

Mechanisms of Adhesion

6

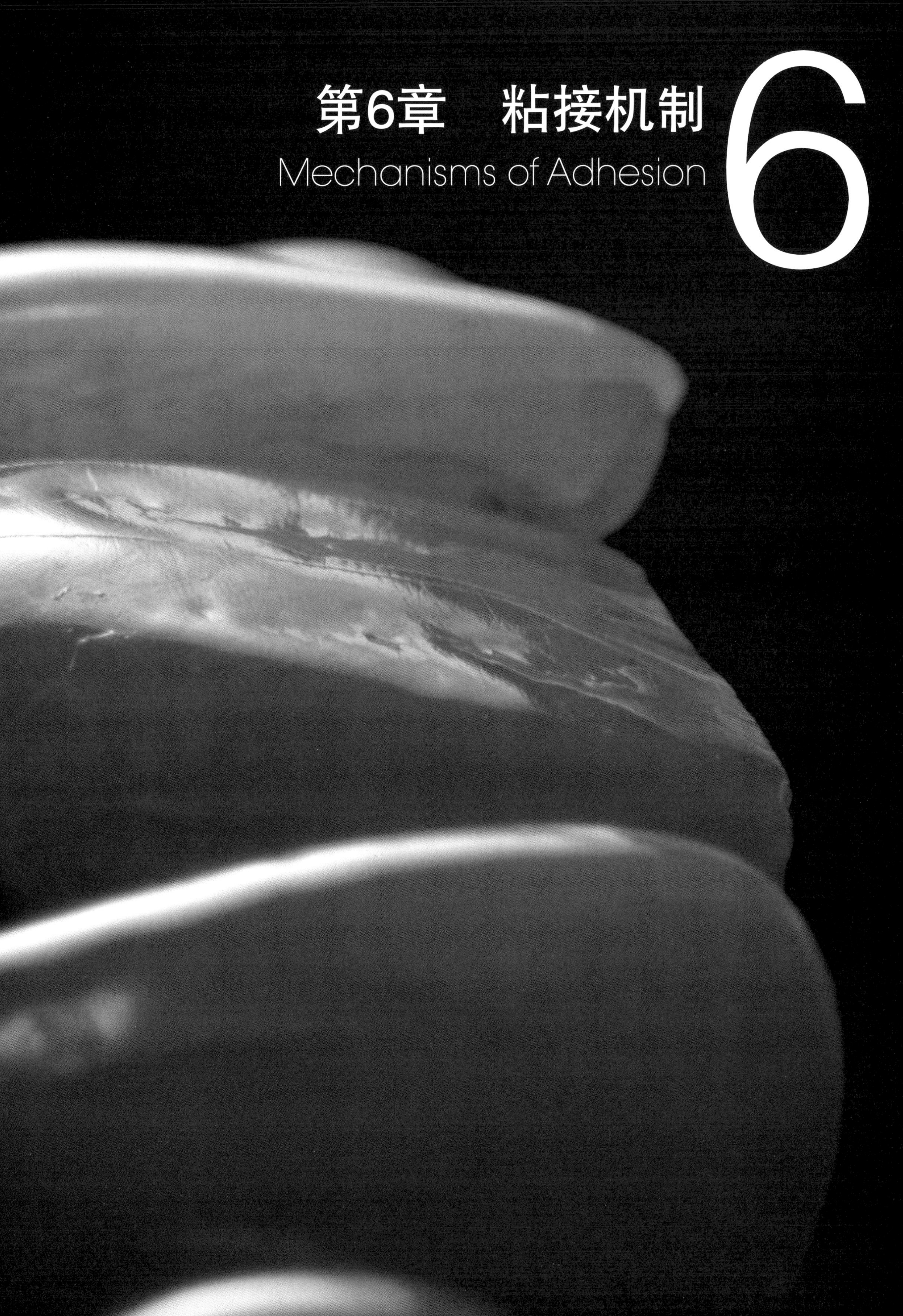

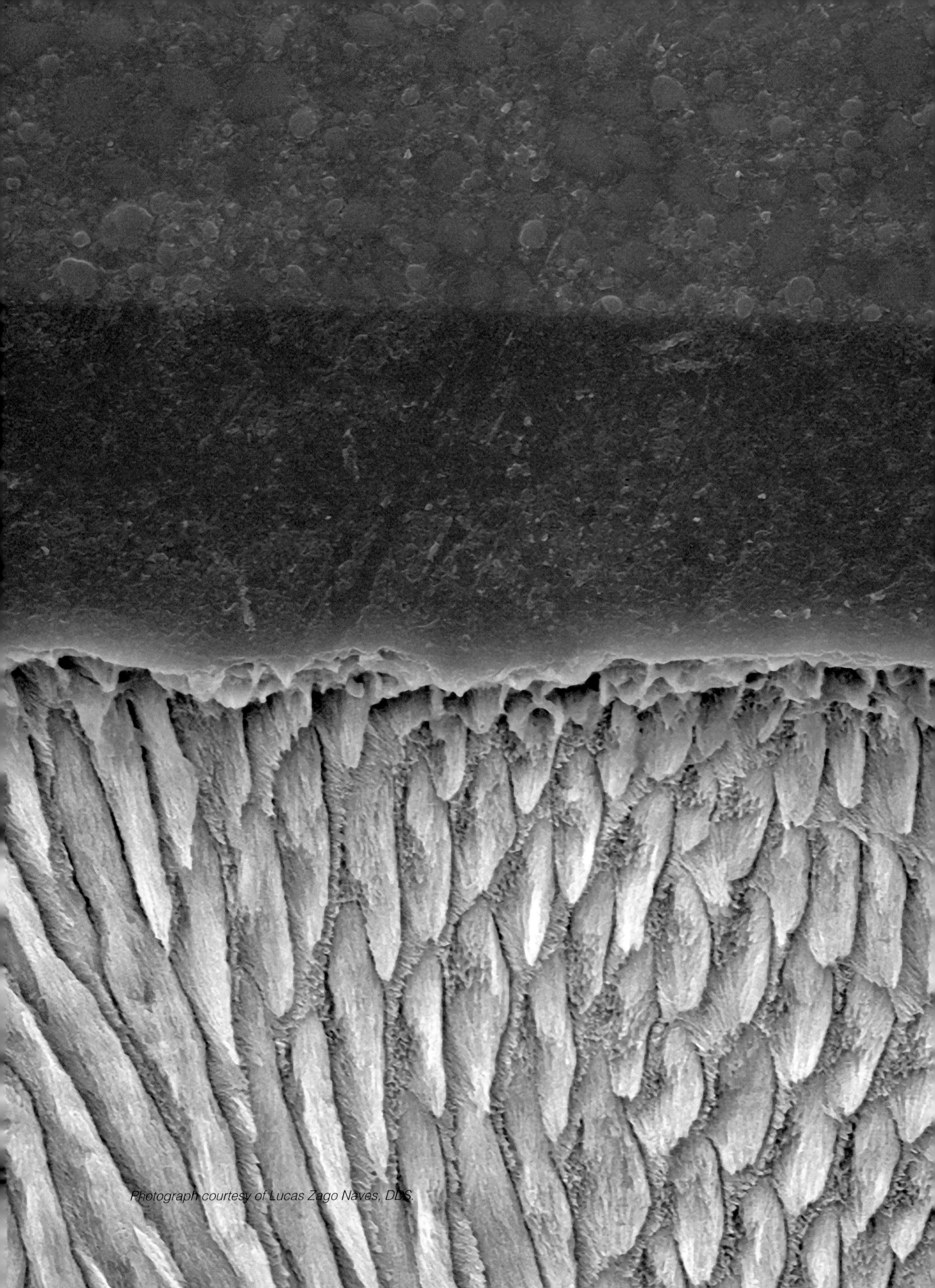

Photograph courtesy of Lucas Zago Naves, DDS.

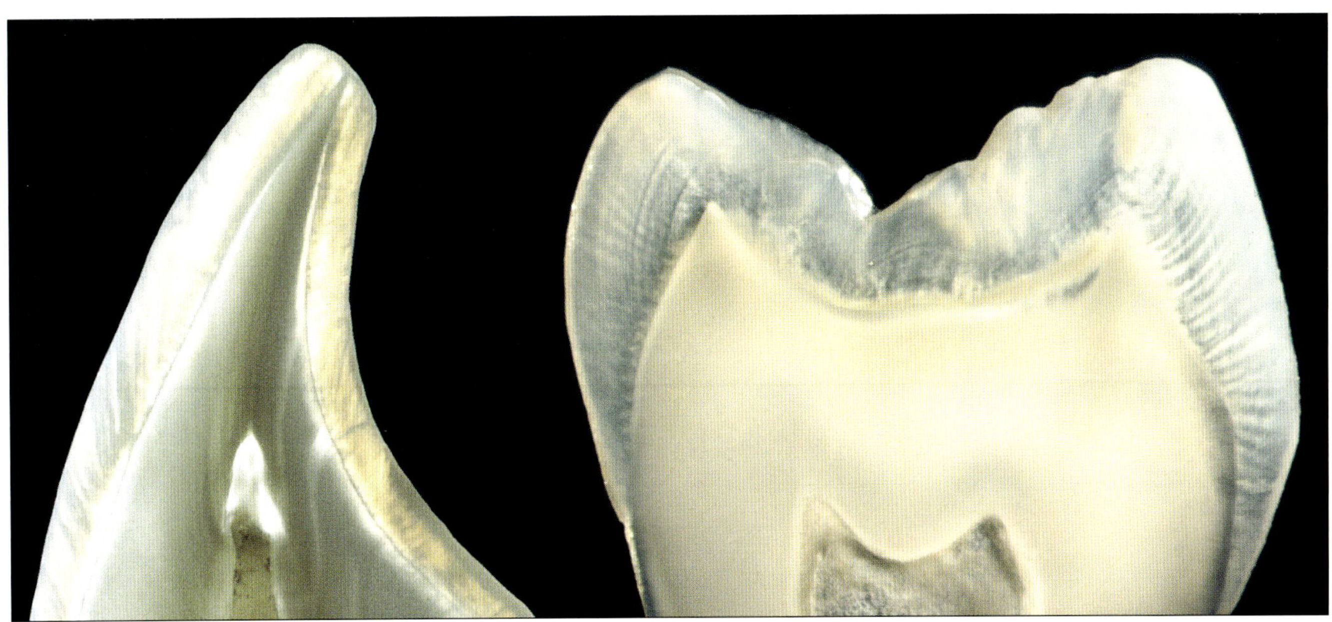

图1 牙齿切片展示了牙釉质厚度随着牙齿形态和牙釉质在冠部位置的变化而变化的情况［(left) Courtesy of Stephan J. Paul, DMD; (right) Courtesy of Didier Dietschi, DMD, PhD.］

粘接（adhesion），指通过聚合材料实现牙体硬组织的粘接或结合，在现代牙科学中至关重要。基于粘接程序和仿生学原理的综合理念，为临床医生提供了恢复牙齿生物机械性能、结构和美学特征的方法。粘接材料及其应用的不断研究和发展推动了粘接牙科学的发展，极大地促进了生物医学层面（健康组织的经济性与牙齿活力的维持）和社会经济层面（相比传统和更有创的修复治疗降低了费用）的进步。然而，粘接程序具有较高的技术敏感性，医生只有在操作中重视每一个细节才能获得可预期的长久修复效果。

为了优化美学和功能效果，医生需要对天然牙体组织以及牙科材料的复杂生物机械性能有充分的理解。

牙釉质的特性

牙齿的解剖学冠部由无细胞的钙化组织即牙釉质所组成，是机体中最硬的组织[1]。牙釉质的厚度根据牙齿的形状和牙冠的不同部位而有所不同。牙釉质最厚的部分通常位于牙尖顶部和切缘，最薄的部分常位于斜面、颈部或多尖牙的窝沟处[1]（图1）。成年人的牙釉质可以看作为一种生物陶瓷复合体[2]，属于惰性、具有高分子间作用力的高能量晶体结构。由于具有高弹性模量和低抗张强度，牙釉质是一种高脆性和高硬度的结构[3]。牙釉质是无细胞的组织，不能再生[1]。从材料学和生物工程学的观点来看，牙釉质可以看作为一种功能性分级的生物材料，了解其复杂的生物力学原理将有助于充填材料的设计和开发。

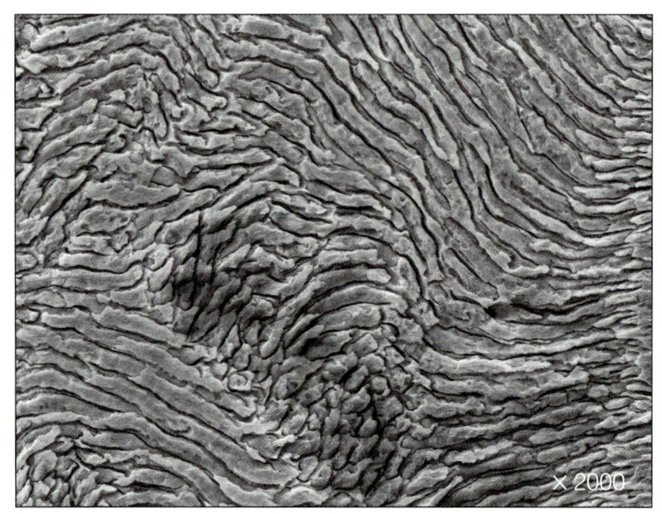

图2 扫描电镜图像显示釉柱排列的各向异性（37%磷酸酸蚀30秒后）（Courtesy of Lucas Zago Naves, DDS.）

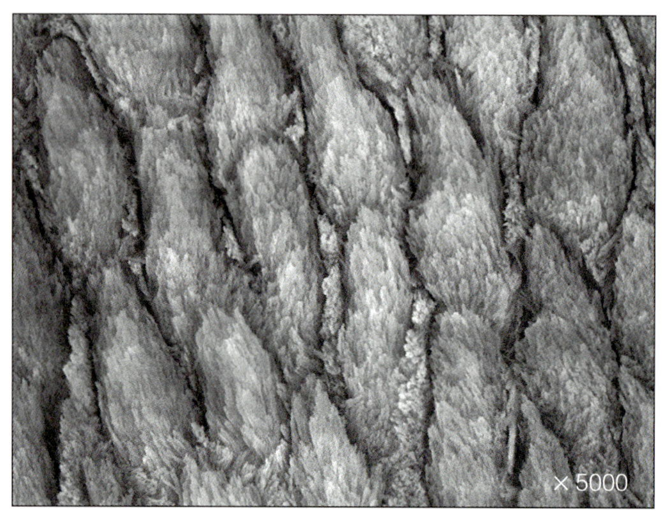

图3 37%磷酸酸蚀30秒后的釉柱显示出釉柱和釉柱间质特性（Courtesy of Lucas Zago Naves, DDS.）

牙釉质最主要的结构成分是釉柱，其相互交错、紧密排列，从釉牙本质界（dentinoenamel junction，DEJ）开始呈波浪状延伸到牙釉质表面下数微米处[3]（图2）。这些釉柱的标准结构呈平均宽度约0.5μm的锁眼状形态。从横断面观察，釉柱由较圆的头部或体部以及较长的尾部组成，釉柱之间头尾交错锁结，规律排列（图3）。深层釉柱直径较窄，越向外层之间逐渐增大，其平均直径为4μm。釉柱间互相平行排列，从釉牙本质界处向外呈辐射状散开，走行方向几乎垂直于牙冠外表面。在牙釉质牙尖区域，釉柱的方向与釉牙本质界垂直，而在颈部区域（牙冠的轮廓在此处变窄），釉柱的方向朝牙龈和根尖方向倾斜[3]。在切端或殆方1/3处，越靠近牙尖顶端或切端，釉柱与牙冠表面所成的角度越尖锐。从而使釉柱排列方向与咀嚼力的方向相对相适应[1,4]。这个基本知识在窝洞预备时较为重要，应避免产生无基釉，因为无基釉容易在殆力的作用下沿牙釉质走行的方向发生折裂。同时因为釉柱的走行方向，医生在粘接预备牙体时需在窝洞边缘预备洞缘斜面，这样可以使粘接剂垂直嵌入釉柱之间，以获得更大的粘接面积，提高粘接强度和耐久性[5-6]。

应尽可能保留牙釉质，这是微创保存牙科的核心理念。牙釉质的抗力性能也受到牙本质完整性的直接影响。例如，在窝洞预备时若过度去除牙本质，也会影响邻近牙釉质的抗力性能，导致牙釉质因缺乏足够的支持而发生折裂。窝洞预备时过宽的峡部也常引起剩余牙体组织折裂。

釉柱由数百万不同大小和形状的细长紧密排列的羟基磷灰石晶体组成[3,7]。釉质磷灰石横断面呈六边形，是最大、最长的生物结晶体[4]。这些牙釉质晶体按照特定方向紧密交错排列，提供了牙釉质的同质性和强度。位于釉柱头部中心位置的羟基磷灰石晶体，其长轴与釉柱的长轴几乎平行，位于釉柱尾部区域的羟基磷灰石晶体的长轴一般与釉柱长轴成一定夹角（约65°）。这些晶体对酸的敏感性（例如，龋损或酸蚀）可能与其排列方向有关[3]，而酸蚀后不同的形貌会影响树脂粘接的微机械固位。釉柱之间富含蛋白质的区域称为釉柱间质[3,7-9]。釉柱周围是富含有机质的釉柱鞘[3,7]。这种鞘可以是不同取向的晶体之间增宽的间隙，从而使一个釉柱的尾部与另一个釉柱的头部相连[1,3,9]。

牙本质的特性

牙本质是活体组织，是组成牙体结构的最主要部分。其微结构特性已通过扫描电镜、透射电镜、原子力显微镜、体视显微镜以及各种表层分析方法得以研究[10-11]。过去20年来的研究已扩展了对牙本质天然特性和牙本质–修复材料界面的认知[12]。牙本质的微观结构与牙釉质大不相同。牙本质与骨和牙骨质更加接近，均起源于间充质细胞即所周知的成牙本质细胞。牙本质是特殊的钙化结缔组织，比骨的硬度更高，密度更大[1,3,7,9]。其外表面与牙釉质和牙骨质相接，内层与成牙本质细胞层相连。众多研究者认为，牙本质是牙髓–牙本质复合体的组成部分，成牙本质细胞同时是牙髓和牙本质的一部分，并且矿化牙本质是细胞分化和成熟的终末产物[3]。

牙本质和牙釉质具有相似的无机晶体成分，但在有机物成分和组成百分比方面则有明显的差别[13]。牙本质由羟基磷灰石、胶原和水构成[14]。从体积角度上讲，约50%的牙本质是由水化有机物材料组成的[15]。牙本质的无机物部分由羟基磷灰石晶体组成，其排列不如牙釉质晶体那么整齐。牙本质晶体的大小与骨和牙骨质晶体相似，但呈更细、更小的针状结构[1,3,16]。这些晶体的大部分散在于胶原纤维网之间，可加固胶原基质[4]。胶原纤维的个体原纤维的末端也含有晶体。牙本质的低矿化组成使其具有低弹性模量（即1.67×10^6 psi），在脆性大、弹性差的牙釉质负荷受力时，牙本质可表现出更多的弹性形变[3-4]。

从结构和实体形态方面讲，牙本质由牙本质小管、管周牙本质、管间牙本质、成牙本质细胞和细胞突起以及成牙本质细胞突周间隙构成（图4）[16]。从结构上讲，牙本质由钙化基质以及穿行其中的牙本质小管构成，牙本质小管从牙髓一直延伸至釉牙本质界，与釉牙本质界和髓腔形成轻微的角度[4]。牙本质小管的方向呈S形弯曲，其走向在牙冠区域较为弯曲，在切嵴、牙尖和牙根等区域较为平直[1,9]。牙本质小管的直径从釉牙本质界的0.5～0.9μm到牙髓界面的2～3μm不等[4]。牙本质小管的密度在牙本质分层较高（45000～65000小管/mm^2），在牙本质中层（约35000小管/mm^2）或牙本质浅层（约20000小管/mm^2）密度较低[4]。因此，牙本质在釉牙本质界或牙本质–牙骨质界的表面积较大，在牙髓部分表面积较小。牙本质小管内衬一层薄片状结构，称为限制板[16]，贯穿牙本质小管全长。每个牙本质小管内包含成牙本质细胞的胞浆突起（例如，Tomes纤维）。这些胞浆突起延伸到至少牙本质1/3处，甚至可达牙本质小管全长，因此牙本质可认为是牙髓的解剖学和生理学延伸[13]（图5）。此外，小管内还充满了组织液和血浆渗出液，称为牙本质液[3,16]。初级牙本质小管常通过侧支次级牙本质小管的内部交通支和吻合网络而相互连接，与冠方牙本质相比，根部牙本质中侧支次级牙本质小管更多[3,16-17]。

牙本质的基质包含前期牙本质（指靠近成牙本质细胞、发育中的未矿化牙本质区域）和矿化的成熟牙本质。这些未矿化基质包绕着成牙本质突起，是重要的交换介质，其与成牙本质细胞突起共同形成牙本质的软性成分，称为成牙本质细胞周基质。在牙本质小管中，未矿化基质将胞浆突起与管壁分隔开来[1]。钙化的成熟牙本质有高、中、低3种不同的矿化密度。高密度牙本质（即管周牙本质）具有矿化程度高的特性，包绕着小管并形成小管壁。高矿

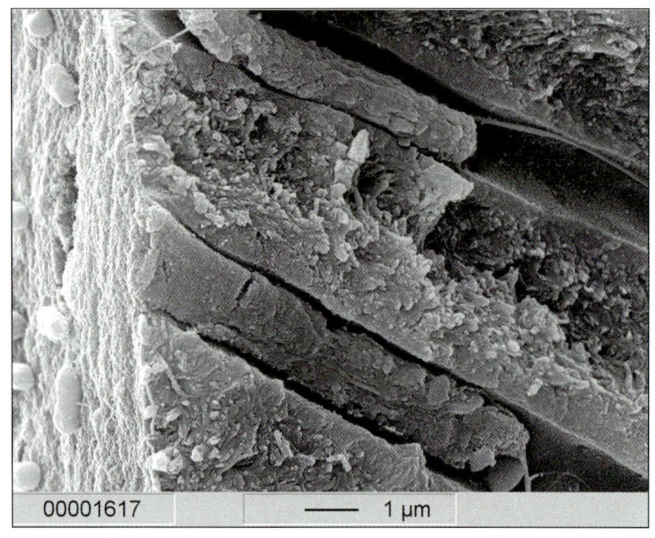

图4 扫描电镜图显示管周牙本质与管间牙本质（Courtesy of Stephan J. Paul, DMD.）

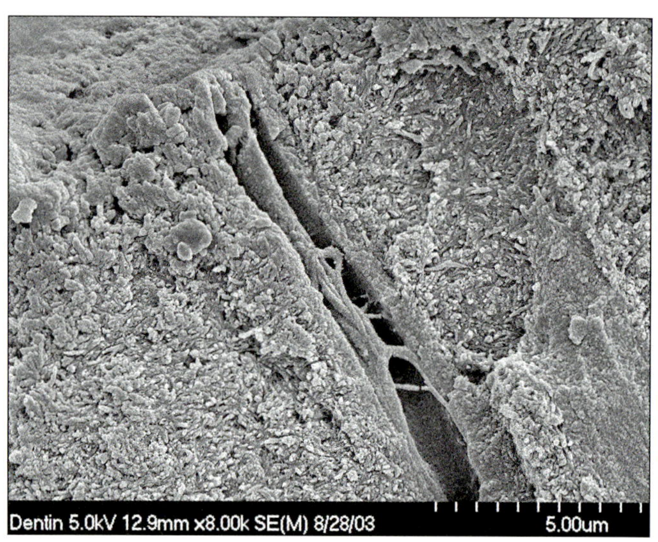

图5 扫描电镜图显示细胞突起至少延伸进入到牙本质1/3处，甚至可达牙本质小管全长，因此牙本质可认为是牙髓的解剖学和生理学延伸（Courtesy of Jorge Perdigão, DMD, MS, PhD.）

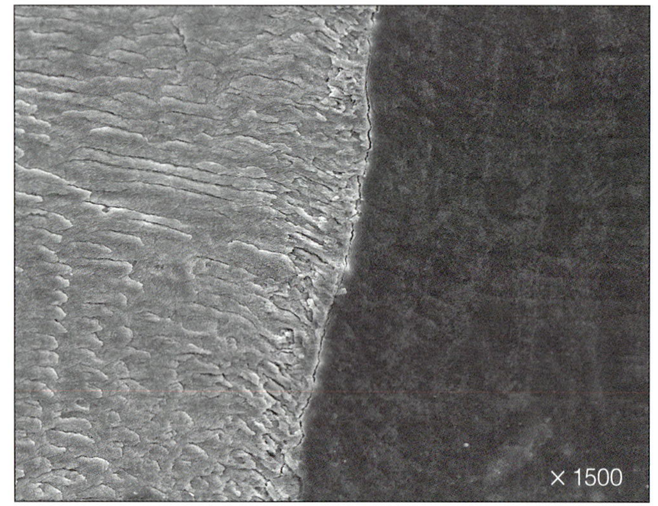

图6 釉牙本质界的扫描电镜图（Courtesy of Lucas Zago Naves, DDS.）

化管周牙本质的宽度受多种因素影响（例如，牙齿年龄）而不同，甚至可能完全封闭牙本质小管。管间牙本质位于相邻牙本质小管的管周牙本质之间，富含胶原，矿化程度中等[16]。低矿化含量的区域位于矿化前沿，介于前期牙本质和牙本质之间。胶原纤维主要见于管间牙本质；在管周牙本质和成牙本质细胞突周围间隙中只含有少量有机成分[16]。

牙釉质一旦在釉柱形成及成釉细胞降解后不能再生。与牙釉质不同，牙本质在牙齿萌出后仍然可持续形成和发育，贯穿整个牙髓的生命周期。只要成牙本质细胞突存在，牙本质的形成［即牙本质生成（dentinogenesis）］就会以不同速度持续进行，其速率取决于生物与功能需求[1]。牙本质之所以被认为是活体组织，具有对生理和病理刺激的反应能力，就是因为这些细胞突起的存在。这些刺激可导致牙齿生命周期中结构特性和牙本质厚度的变化，生成继发性牙本质、修复性牙本质、硬化牙本质以及死区[1,3]。

釉牙本质界的特性

以往，釉牙本质界被认为是位于两种特定矿化结构之间的一层简单的解剖学界面，具有生物惰性[18-19]。然而，随着现代科学研究的认识加深，更多研究揭示釉牙本质界并非只是简单的界面层，而是复杂的相互扩散层，过渡于两种具有不同生化组成和生物力学的特定矿化组织之间[20]（图6）。在此结合区，坚硬的牙釉质和较软的牙本质之间形成平滑的过渡。釉牙本质界与牙釉质和牙本质均大不相同，维持牙体完整性重要连接纽带。由于其单一的种系发生关系、发育以及生物学特性，近来的研究认为釉牙本质界更应该称为釉牙本质交界复合体[20]。不论其术语如何定义，这个界面可作为一种连接不同性质材料的重要的仿生学模型，可能对牙釉质和牙本质粘接系统、牙科修复体界面相关研究有启发意义等。

修复界面的粘接

粘接力（adhesion）一词源于拉丁语词根“ad”和“hes”，译成“向”和“粘到一起”。粘接被定义为“相互接触的物体表面间的分子间吸引力”，在不同种类的分子相互吸引时出现[21]。相反，黏合（cohesion）是指同种类的分子间互相吸引。粘接剂通常是一种黏稠液体，由可将两种底物连接起来并固化的一种物质或薄膜组成。被粘物（adherend）是粘接剂作用的对象或初始底物[21]。

在牙科领域，表面封闭剂可以看作一种单向的粘接接头（joint），因为它仅存在一个界面。粘接（adhesion/bonding）是形成粘接接头的过程[22]，通常包含两种底物，因此粘接剂产生了两个界面，从而形成粘接接头。尽管多数粘接接头包含两个界面，但复合树脂修复体的粘接会更加复杂[22]。粘接剂的理化特性是影响粘接接头表现的最重要因素，可维持整体粘接效果。为了确保粘接接头良好的性能，需要具备多种知识和经验，包括被粘物的种类（即牙釉质、牙本质、金属合金及复合树脂材料）以及表面预处理或底漆的性质。粘接剂、被粘物和粘接面共同影响了粘接结构的耐久性。

粘接结构的机械特征受到粘接接头的设计细节和被粘物之间负荷力传递的方式影响。粘接的黏合能取决于底物和粘接剂的化学、物理及机械性能，决定了形成粘接接头并抵抗失败的能力[22]。要形成坚固稳定的粘接接头，必不可少的首要步骤是形成界面间的分子接触。理想的粘接结合要求粘接剂在被粘物表面具有润湿和扩散能力。表面能高的固体一般更容易被润湿。粘接剂应具有较低黏度，以形成较小的接触角，从而增加润湿性[23]。

一旦达到润湿后，通过机械嵌合、化学吸附、扩散作用等机制或其任意组合，物体间界面便产生了固有粘接力。机械嵌合作用发生在粘接剂流入被粘物表面孔隙中或包绕表面凸起时。在吸附作用中，粘接剂分子吸附到固体表面并与之结合。此过程可包含树脂（粘接剂）和牙体结构中的无机或有机成分（被粘物）之间的化学结合。扩散作用则涉及聚合物分子（树脂）与牙面沉淀物（被粘物）之间的机械或化学结合。通常来说，为了获得不同类型粘接剂和被粘物的预期粘接效果，需要多种机制共同发挥作用[22]。

粘接充填复合体包括底物外层、粘接剂层和充填材料层。粘接界面的完整性易受界面缺陷引起的失败影响，从而导致粘接接头裂缝形成并扩大并发生脱粘接。界面缺陷可能由滞留的气泡造成，也可能来源于溶剂蒸发、润湿不佳的区域、粘接剂中的气泡、聚合收缩、界面污染以及多余的水分污染[22]（图7和图8）。这些典型的气泡分层区通常出现于混合层下方，是由组织水分残留的“过湿现象”或粘接剂单体渗入不足而导致。这些混合层底部的缺陷最终可导致纳米渗漏和粘接的失败。在涂布粘接剂和酸蚀过程中，搅动粘接剂可减少气泡形成。充填材料与牙齿（图9）间形成良好的粘接有以下作用：①边缘封闭[23]，减少聚合收缩产生的边缘缝隙、微渗漏、边缘着色

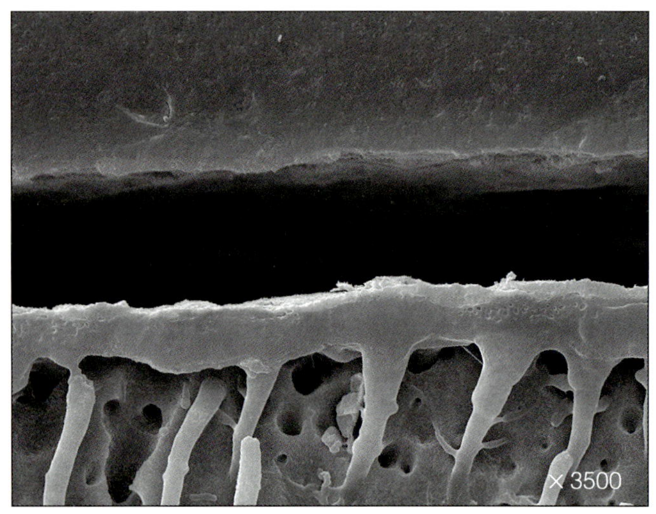

图7 粘接剂层与复合树脂层之间断裂的牙本质混合层，可能与操作过程的污染有关（Courtesy of Lucas Zago Naves, DDS.）

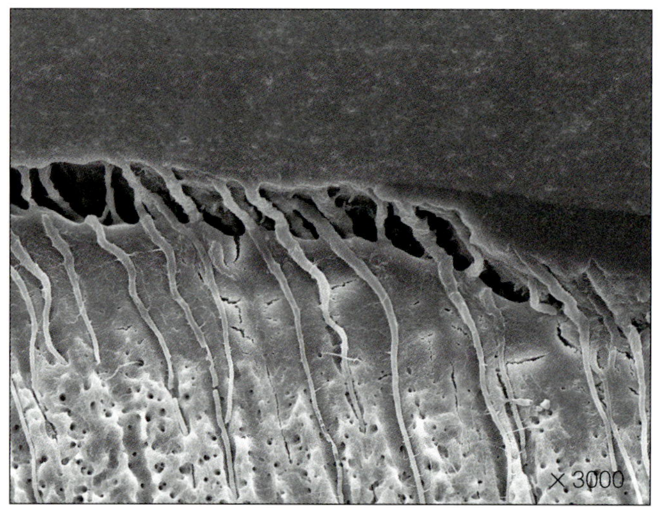

图8 受影响的牙本质与粘接材料之间断裂的牙本质混合层（Courtesy of Lucas Zago Naves, DDS.）

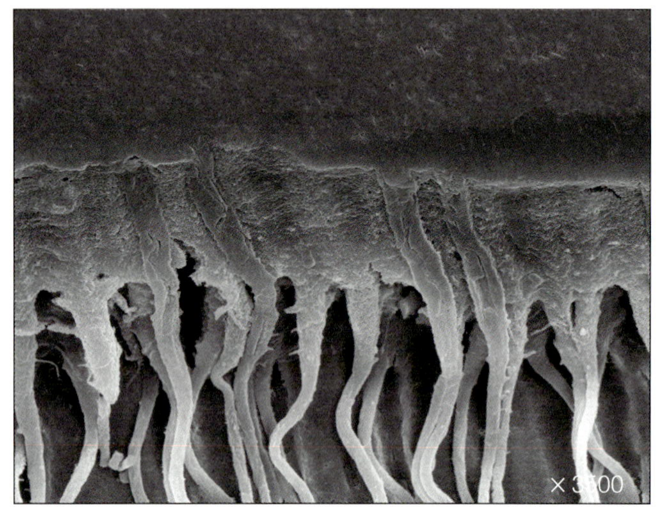

图9 具备正确结合的粘接接头的牙本质混合层。注意界面上管间牙本质的混合效果（Courtesy of Lucas Zago Naves, DDS.）

以及龋损。②牙体与生物材料之间持久的界面粘接使修复体获得良好固位[23]。③牙体–修复体界面应力的下降[24]。④牙体结构组织的生物机械性能得到强化。⑤更多地保存牙体组织，获得牙本质小管封闭以及长期有效的功能[24-29]。

持久的牙体–生物材料界面粘接要求：粘接底物表面清洁、无污染；粘接剂的良好润湿；生物材料与底物之间良好的内部适合性。良好的润湿性使材料和底物能够紧密接触，从而减少气泡的形成，避免粘接失败。此外，粘接界面需要有足够的物理、化学和机械力量来抵抗聚合收缩、咬合作用等因素引起的应力[21-22]。

研究显示，光固化灯头部的方向和设计对传递到充填体的光强与能量有较大影响[30]。光强和能量改变可影响树脂的性能和粘接的强度[31-34]。此外，想要获得良好的粘接，临床医生还需要了解底物（牙釉质和牙本质）的形态学、组织学以及生理学特性和生物材料性能（见第3章和第4章），并掌握其生物改性的方法。

牙体组织底物与修复材料的预处理和粘接

使用缓冲酸对牙釉质与牙本质进行预处理（即化学处理）有利于树脂渗透入牙体基质中，这一操作自20世纪60年代起就已经成为粘接牙科学中的临床标准步骤[35]。酸可以部分或完全地去除玷污层。玷污层的去除可提高牙体组织的表面自由能，减少底物中的矿物成分，形成微固位区，从而帮助预处理剂与粘接树脂的渗透。牙釉质和牙本质的粘接机制类似，都是由单体进入牙体组织中的微孔隙中而获得微机械锁结作用，其中牙釉质中的微孔隙是由釉柱脱矿产生的，而牙本质中的微孔隙则是由胶原纤维外矿化组织的酸蚀脱矿产生的[36-37]（图10和图11）。

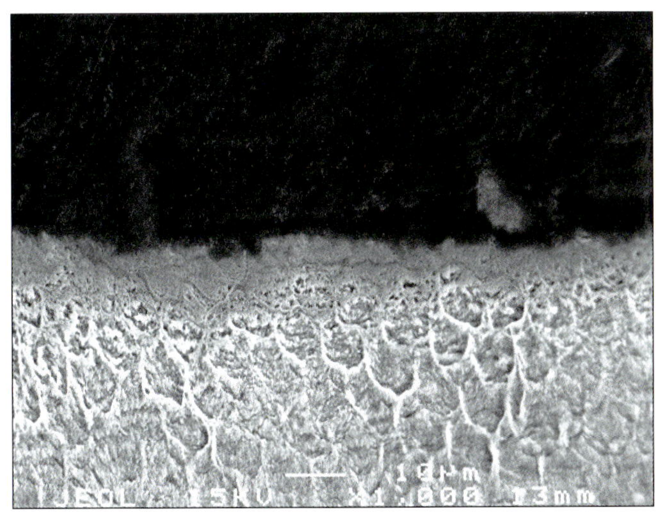

图10 扫描电镜显示胶原纤维与固化的树脂相互交错，形成混合层。此视图显示牙本质混合层形成良好（Courtesy of Cynthia P. Trajtenberg, DDS, MS.）

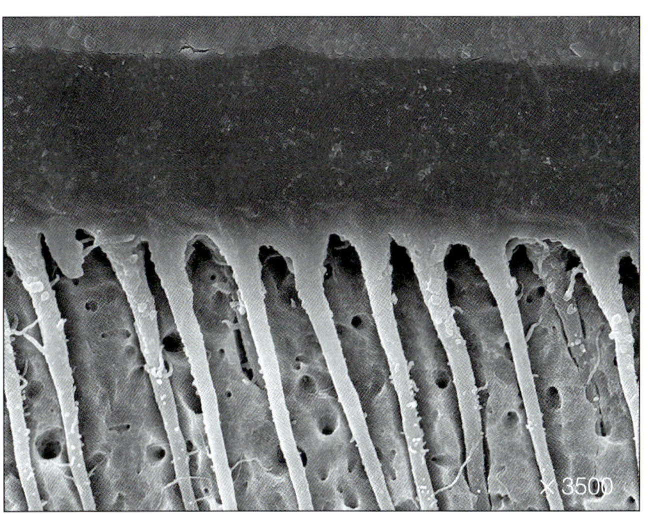

图11 三步法（酸蚀–冲洗）粘接系统与酸蚀后牙本质所形成的混合层扫描电镜图片（Courtesy of Lucas Zago Naves, DDS.）

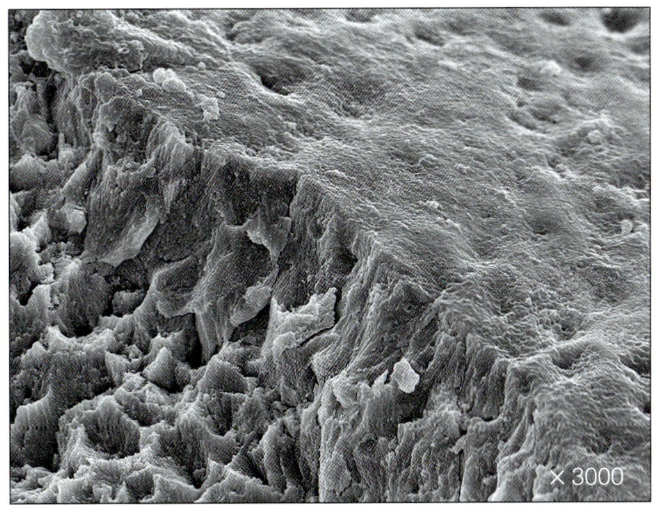

图12 无釉柱釉质（右）与37%磷酸酸蚀30秒后的牙釉质（左）之间的边界。可见两者表面粗糙度不同，因此获得微机械锁结粘接力的能力不同（Courtesy of Lucas Zago Naves, DDS.）

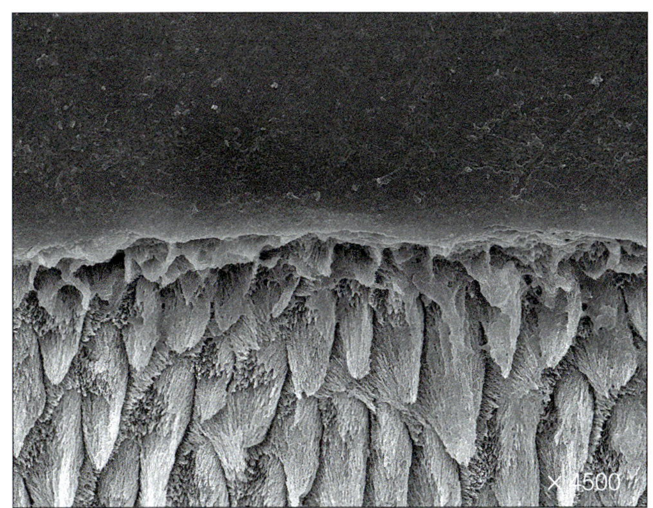

图13 三步法（酸蚀–冲洗）粘接系统与酸蚀后的牙釉质所形成的釉质混合层（Courtesy of Lucas Zago Naves, DDS.）

牙釉质

由于能为树脂与牙釉质间提供不低于20MPa的有效微机械粘接强度，牙釉质酸蚀已成为树脂粘接中的标准步骤[21]（图12和图13）。一般认为临床中可接受的最小粘接强度是19MPa。该酸蚀技术通过使用30%～40%磷酸来获得理想的牙釉质粘接界面[38]。虽然目前有很多研究在探索如何能提高脱矿程度并增加酸蚀的深度，但是一般而言，用37%磷酸酸蚀15秒就足以使牙釉质与粘接剂间形成良好的微机械嵌合作用，进而获得较高的粘接效果[21]。当评估粘接充填治疗是否成功时，最重要的评估标准就是是否通过牙釉质酸蚀粘接技术使修复体获得了良好的边缘完整性，因为良好的牙体–修复体界面在抵抗细菌侵蚀以及维持牙髓–牙本质复合体的界面流体动力学方面具有重要作用。

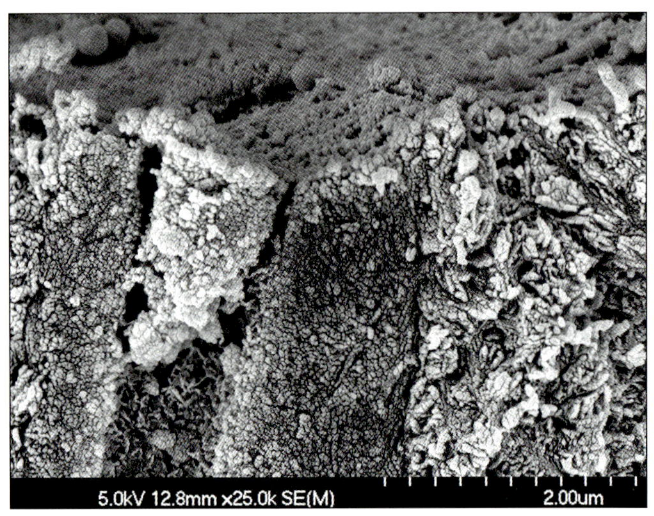

图14 扫描电镜图显示了玷污层的颗粒碎屑。注意其成分包含唾液、血液、微生物、磨碎的牙釉质和牙本质（Courtesy of Jorge Perdigão, DMD, MS, PhD.）

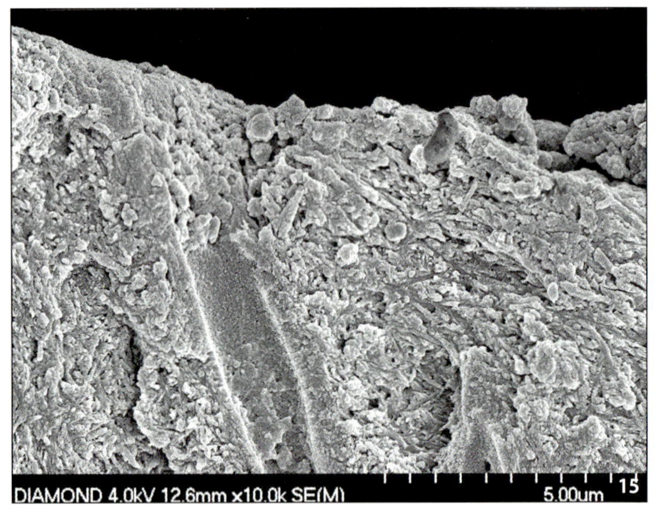

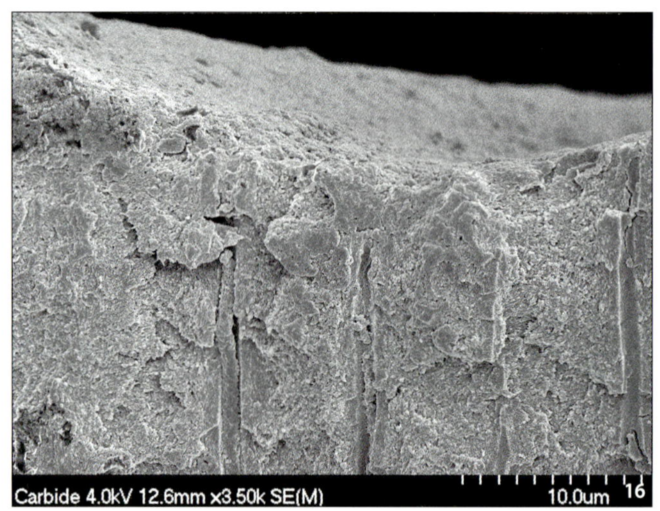

图15和图16 这两幅扫描电镜图显示金刚砂车针（左）预备的表面比钨钢车针（右）预备得粗糙（Courtesy of Jorge Perdigão, DMD, MS, PhD.）

牙本质

为获得成功的牙本质粘接，现代粘接观点采用两种不同的粘接策略（即全酸蚀和自酸蚀）[39]。两种策略均需要了解牙本质的形态改变和预备后的组成（即玷污层），但处理方法和使用的粘接剂系统各有不同。要全面评估两种策略及其各自的粘接剂系统，有必要对玷污层有更好的理解。

玷污层出现在预备后的牙本质表面，牙本质的形态发生了变化，同时含大小不同的碎屑颗粒[39]。这些碎屑在窝洞预备过程中被研磨和挤压到牙本质表面。牙本质的形态改变指表面呈现出粗糙、玷污样外观，同时牙本质小管口被堵塞。其产生原因可能是切削产热导致牙本质表面发生了塑性和弹性形变[40-41]。碎屑颗粒的组成包括唾液、血液、微生物、磨碎的牙釉质和牙本质[41]（图14）。玷污层的厚度（0.5~5μm）取决于所使用的切割器械[41]。不同切割器械和切割方式形成的玷污层表面形态有所不同。金刚砂车针产生的表面比钨钢车针更加粗糙，干燥切削比湿性切削的表面碎屑更多、更粗糙[42-43]（图15和图16）。玷污层可堵塞牙本质小管，起到一种“扩散屏障”的作用，可降低牙本质的渗透性，阻碍树脂渗透到其下方的牙本质中[44]。

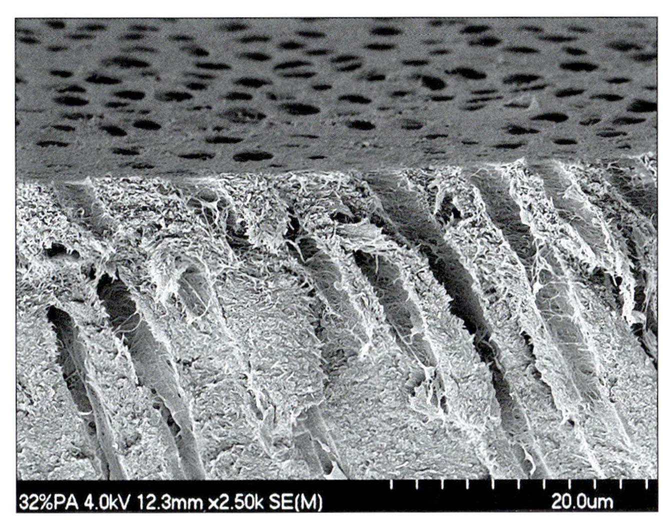

图17 扫描电镜图显示酸处理后外层牙本质脱矿（Courtesy of Jorge Perdigão, DMD, MS, PhD.）

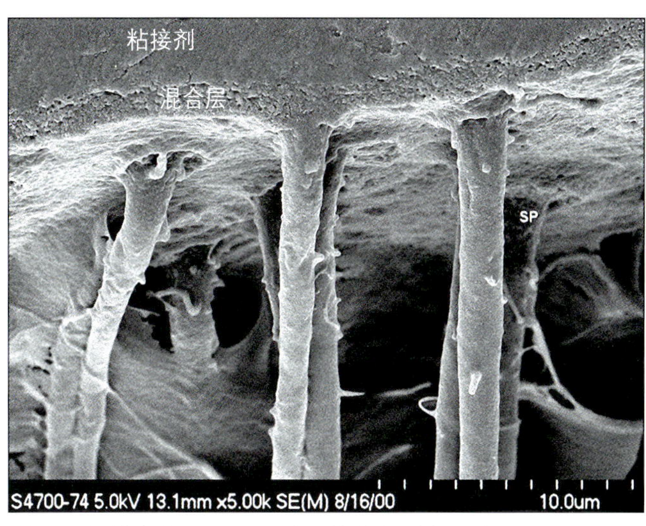

图18 扫描电镜图显示自酸蚀粘接剂引起牙本质脱矿的同时渗透到胶原纤维网中（Courtesy of Jorge Perdigão, DMD, MS, PhD.）

全酸蚀技术

全酸蚀技术需要先通过酸蚀剂或钙螯合剂的使用使外层牙本质脱矿，并单独使用预处理剂和粘接剂。酸蚀过程去除了玷污层和牙本质小管塞，提高了牙本质渗透性，并使管间牙本质和管周牙本质脱矿（图17）。去除了无机支持组织（即羟基磷灰石晶体）后，暴露出牙本质胶原纤维网，而胶原纤维网随后会发生塌陷并覆盖在深层未脱矿牙本质的表面[45–46]。

酸蚀剂冲洗干净后，便可使用含一种或多种亲水单体的预处理剂。这些预处理剂中的单体［即甲基丙烯酸羟乙酯（hydroxyethyl methacrylate，HEMA）、联苯二甲基丙烯酸（biphenyl dimethacrylate，BPDM）和4–甲基丙烯酰氧基偏苯三酸酸酐（4–methacryloxyethyl trimellitate anhydride，4–META）］包含两个功能基团：亲水基团和疏水基团。亲水基团与牙本质内的水具有亲和力；疏水基团与树脂单体具有亲和力。预处理剂润湿并渗透到胶原纤维网中。涂布无填料粘接树脂使其渗透到预处理后的牙本质中，与预处理剂共聚并与牙本质基质相互嵌合。胶原纤维网与树脂紧密嵌合所形成的混合层（也称为树脂增强的牙本质或树脂增强区）是目前商品粘接剂的主要粘接原理[45–46]。

自酸蚀技术

自酸蚀预处理剂/粘接剂的策略是保留玷污层。此类牙本质粘接系统采用一种弱酸性单体对玷污层进行渗透和改良，与全酸蚀系统的强酸完全溶解玷污层截然不同。其目的是将玷污层与脱矿的牙本质共同形成混合层的一部分。这些酸性更弱、pH更高、亲水性的预处理剂可渗入玷污层，并与玷污层下方脱矿牙本质形成微机械锁合效果。这项技术使树脂在胶原纤维网中渗透的深度与牙本质脱矿的深度一致，从而降低脱矿牙本质固化不全的风险（图18）。此外，这种技术可避免预处理和干燥后的胶原纤维网塌陷。树脂可渗入玷污层和牙本质的浅层（0.1～0.5μm），最后发生共聚[47]。

自酸蚀技术与全酸蚀粘接技术相比的临床优势包括简单的操作程序以及更少的术后敏感性。但目前对于自酸蚀粘接的耐久性临床证据仍有不足。自酸蚀系统不需要单独的酸蚀和冲洗步骤。

自酸蚀粘接比全酸蚀粘接的技术敏感性更低，其原因包括：

- 可减少与底物水合作用相关的技术敏感性，因为水是自酸蚀系统中的基本成分。自酸蚀粘接剂中的水使酸性单体发生离子化，进而对牙齿硬组织产生脱矿作用[48]
- 与全酸蚀粘接剂相比，自酸蚀粘接剂中由于脱矿与树脂渗透两者是同时进行的，因此不会造成脱矿层深度和树脂渗透层深度之间的差异[36]
- 由于在涂布粘接剂之前不必去除玷污栓，因此与全酸蚀粘接系统相比发生术后敏感的风险更小。然而，也有对Clearfil SE（Kuraray）和Prime & Bond NT（Dentsply）的临床研究报道全酸蚀与自酸蚀粘接剂的术后敏感性之间无差别[49-52]
- 最后，全酸蚀粘接系统进行牙本质粘接时需要采用湿粘接技术，技术敏感性较高。但自酸蚀粘接剂不需要湿粘接技术[36]

选择性酸蚀技术

另一种粘接技术称为选择性酸蚀，指对牙釉质用磷酸进行酸蚀处理，而牙本质则直接使用自酸蚀粘接系统。这项技术结合了全酸蚀和自酸蚀系统的优点。这种对牙本质的选择性脱矿降低了潜在的牙本质敏感风险，同时获得更可预测的、良好的牙本质粘接效果。但是这项技术在硬化牙本质粘接中却并无上述优势，因为硬化牙本质的矿化程度高，需要用磷酸进行单独酸蚀。对牙釉质的选择性脱矿能使牙釉质获得充分的蚀刻，提高牙釉质粘接强度，进而提高充填体的边缘适应性和粘接持久性。

所有上述的粘接系统均能在牙本质中形成混合层（也称为树脂渗透层或树脂增强区域）。这也是目前许多粘接系统的主要粘接机制[45-46]。一些研究者认为，这种由暴露的牙本质与粘接系统形成的混合结构是保护牙髓-牙本质复合体的最有效方式，同时复合树脂与牙体的良好粘接能抵抗微渗漏的形成，并增强了充填体的固位力。因粘接层可受到树脂聚合收缩带来的应力，混合层可使复合树脂与牙本质的粘接界面发生自适应，进而使应力获得释放，同时消除敏感性[53-54]。这一过程可通过减少缝隙的产生，为使充填体牙体组织界面获得更佳的边缘密合性和内部适合性。

通用型粘接系统

新型粘接剂的一项非常重要的改进是通过使用10-甲基丙烯酰氧癸二氢磷酸酯（10-methacryloyloxydecyl dihydrogen phosphate，10-MDP）单体，与牙体组织中的钙离子形成化学粘接。将这种新型粘接系统通过前面讲到的各种粘接技术进行应用是目前材料学科学家和研究者们取得的重大成果[55]。近年来研发的通用型粘接系统可以配合使用前面讲到的各种粘接技术进行应用（全酸蚀、自酸蚀、选择性酸蚀）[56-57]。这些通用型粘接剂为牙体组织提供了微机械固位[55,58-61]和化学粘接[55,62-65]。化学性粘接通过功能性粘接树脂单体与羟基磷灰石晶体之间的离子键[56,61,66]，以及钙沉积物与磷酸化树脂单体的纳米层化实现[55,62-65,67]。另外，许多粘接预处理剂在无须任何其他预处理剂的帮助下，也具有能与其他多种底物相结合的潜力，这些底物包括硅基陶瓷材料[56]、氧化锆[56,68-72]、贵金属和非贵金属[73]以及复合树脂[56]。目前的粘接剂是优化的化学混合物，使用了化学相容的、疏水性的、粘接功能性的、亲水性的各种单体、溶剂、底物特异性组分以及催化剂的组合，从而组成稳定混溶的粘接剂[55-56]。这些粘接剂除去其中一种商品之外均含有乙醇，它们不含或含有4%～8%的填料，有的含有硅烷，有的含有10-MDP单体。它们能与各种不同的底物反应，例如，能与具有化学兼容性的含有树脂成分的修复材料和水门汀发生共聚反应，因具有亲水性能而可在湿润的牙本质表面获得良好浸润，并且在聚合反应后又表现出疏水性，从而抵抗粘接界面因吸水和水解而发生生物降解[55-56]。

这些通用型粘接剂包括Clearfil Universal Bond（Kuraray）、G-Premio Bond（GC America）、Adhese Universal（Ivoclar Vivadent）、All-Bond Universal（Bisco）、Prime & Bond Elect（Dentsply）、Futurabond U（VOCO）、Scotchbond Universal（3M ESPE）、Peak Universal Bond（Ultradent）、iBond Universal（Heraeus Kulzer）、OptiBond XTR（Kerr）和Prelude One（Danville Materials）。这种新一类的通用型粘接剂解决了以往不同粘接系统与粘接策略不兼容的问题[55]，可以通过任何一种粘接策略进行应用而不影响最终粘接效果。但是，即使有了以上改进，上一代牙科粘接系统的一些挑战依然存在，例如，如何在具备抗菌性能的同时避免基质金属蛋白酶导致的胶原降解[74-78]，如何应对牙菌斑生物膜附着问题，以及如何去除树脂与牙本质界面间多余的水分[55]。

树脂粘接前的全瓷修复体表面处理

目前已研发了不同的瓷表面处理方法用于预处理陶瓷内表面，以提高瓷-树脂界面的粘接力[79-83]。全瓷修复体与牙体组织之间的粘接力取决于被粘物的表面能和可润湿性（即瓷的内表面）。陶瓷材料和复合树脂之间的粘接力是通过瓷-树脂接触界面的物理化学作用而形成，该作用同时包括两种机制——化学粘接和微机械嵌合。促进不同类型全瓷修复体与牙体组织之间微机械嵌合力的预处理方法有很多，常见的有：用粗糙的金刚砂车针将瓷表面机械粗化，用氧化铝颗粒进行喷砂和用氢氟酸进行表面酸蚀[75-79]。由于硅基陶瓷和高强度陶瓷的化学结构不同，因此需要不同的表面处理方法。

硅基陶瓷修复体

硅基陶瓷修复体由于其光学和美学性能，在瓷贴面、嵌体和高嵌体、全覆盖冠修复体等领域有广泛的应用。这种脆性修复材料的强度来自最终修复体和牙体支持组织的黏合力[84-85]。因此在粘接之前进行合适的表面处理对提高临床远期成功率显得尤为重要[85-86]。硅基陶瓷的粘接通常是通过前文所述的化学粘接和微机械嵌合两种机制实现[87-98]。氢氟酸酸蚀陶瓷材料的玻璃相，溶解表面并暴露出基体中的硅酸盐晶体。而硅烷偶联剂与陶瓷基体中的二氧化硅之间形成化学共价键[93-95]，并通过硅氧烷键与甲基丙烯酸酯基团进行共聚[99-100]。笔者推荐使用4%～9.8%的氢氟酸酸蚀处理以获得粗糙表面；其酸蚀时间根据具体的瓷底物中的晶体含量而定。随后将硅烷涂布至酸蚀后的瓷表面。

高强度陶瓷修复体

目前关于氧化锆（ZrO_2）修复体远期成功率的临床研究并不多，但现有文献提示其短期成功率较为理想[101-102]。对于水门汀的选择是否会影响氧化锆修复体的临床成功率，目前尚未报道。一些短期研究显示玻璃离子和树脂改性玻璃离子类材料能与氧化锆获得“粘接”。然而，仍有研究者们认为使用树脂水门汀粘固修复体能增加氧化锆修复体的固位力并减少边缘渗漏[84]。

硅基陶瓷的表面处理方式不能用于氧化铝和氧化锆等高强度陶瓷材料。传统的硅基陶瓷粘接处理方式（即酸蚀和应用硅烷偶联剂）并不能为高强度陶瓷材料提供长期持久的粘接力。常规的酸蚀剂无法使这些高强度陶瓷的致密表面充分粗化[103]，并且这些无硅基陶瓷材料也无法与硅烷偶联剂发生化学反应。但是，硅烷偶联剂的使用能增加其修复体的可润湿性[89-100,103-104]。

一项体外研究显示联合使用二氧化硅涂层和含有磷酸单体的粘接剂/硅烷偶联剂混合物，可以增加喷砂处理后的氧化锆陶瓷与树脂水门汀之间的剪切粘接强度[105-106]。此外，一些体外研究还证实喷砂和磷酸改性的树脂水门汀具有提高远期粘接性能的潜力[107]。另一项长期体外研究显示二氧化硅涂层和硅烷化处理能增加Lava氧化锆修复体（3M ESPE）与不同树脂水门汀的粘接强度[108-109]。但是，二氧化硅/硅烷涂层不能为致密烧结的氧化铝陶瓷材料提供良好的远期粘接性，仅对氧化锆陶瓷有一定的促粘接作用[110-111]。虽然使用任何一种水门汀粘固方式都能获得远高于自然咀嚼力的折裂强度，但是使用树脂水门汀和含酸性功能单体的瓷处理剂粘固高强度瓷修复体可以进一步提高抗折强度。

目前的证据支持使用改良的预处理剂和/或包含功能单体（例如，MDP）的复合树脂水门汀，可满足与金属氧化物的化学粘接，因此与高强度陶瓷材料能达到长期持久粘接效果[105-107,110,112-121]。一项研究结果显示，虽然与用Rocatec表面处理剂（3M ESPE）的一些组合方式相比没有显著差异，但先喷砂、再涂布含MDP的预处理剂（Porcelain Bond Activator与Clearfil SE Bond Primer的混合物，Kuraray），接着使用含MDP的复合树脂水门汀（Panavia F 2.0，Kuraray）能获得最强的剪切粘接强度[122]。笔者常用的高强度氧化锆陶瓷的表面处理方案如下：先用CoJet Sand（Rocatec/CoJet System，3M ESPE）对修复体内表面进行摩擦化学性二氧化硅喷砂涂层，随后使用含MDP的粘接剂/硅烷偶联剂混合物进行预处理。利用摩擦化学性二氧化硅喷砂涂层技术对氧化锆类高结晶陶瓷体进行的微蚀刻可为硅烷分子提供粘接位点，而硅烷则增加了修复体的润湿性并能与甲基丙烯酸酯类水门汀产生化学偶联。

对陶瓷修复体进行表面处理时需考虑如下因素。首先，在完成陶瓷表面预处理后要避免污染，因为唾液或手指残留等有机物污染可降低粘接强度。如果已完成预处理的修复体在粘接前被污染，仅需用磷酸清洁修复体15秒，而不需要再行硅烷化处理。其次，需要强调的是，不同硅烷偶联剂或“陶瓷预处理剂”成分是不相同的；对高强度陶瓷，必须使用含有能与金属氧化物发生结合的功能性单体的硅烷偶联剂。传统的硅烷偶联剂和复合树脂粘接剂可为硅基陶瓷提供优异的长期化学粘接。然而，这类偶联剂不能为不含硅基的高强度类陶瓷提供良好的粘接效果[114]。此外还需注意，用于硅基陶瓷的硅烷偶联剂具有不同的化学成分；但它们必须与其兼容的粘接剂和树脂水门汀。基于此，建议临床医生在工作中尽量常规使用某一种粘接系统，并严格依照制造商建议的流程和处理时间[85]。另外，硅烷偶联剂有单瓶和多瓶的配方。单瓶产品易发生溶剂蒸发、水解和聚合，进而使硅烷偶联剂失效。因此，有必要定期检查其有效期，并在使用后即刻封闭容器。溶剂的颜色改变可提示其有效期；如变成乳白色则需丢弃。

制作室加工的复合树脂修复体粘接前表面预处理

制作室加工的复合树脂的表面高度聚合，具有很少的未反应游离端自由基，可与树脂水门汀粘接。有研究报道不使用树脂软化剂时，嵌体/高嵌体内表面和树脂水门汀间会出现微渗漏[123]，建议采用一些表面处理方法以提高树脂水门汀和间接复合树脂修复体之间的粘接力。可用微粒金刚砂车针进行嵌体内表面的机械粗化，或用50μm氧化铝颗粒或30μm二氧化硅涂层硅烷化的氧化铝颗粒进行微蚀刻，在修复体材料与树脂水门汀间产生微机械固位粘接。除机械粗化以外，特定软化剂、润湿剂或硅烷的使用也可提高修复体与树脂水门汀之间的粘接强度[124]。

间接树脂系统的制造商推荐了多种预处理方案。笔者针对制作室加工的复合树脂的标准粘接方案如下：使用硅酸盐陶瓷砂（Cojet Sand）进行微蚀刻，随后使用硅烷恢复在喷砂过程中流失的原始填料上的涂层。硅烷作为一种双功能分子，在间接树脂充填体的填料颗粒表面和树脂水门汀之间起到了偶联剂的作用。包含单体（即无填料树脂）的新型配方硅烷偶联剂使粘接的程序更加简化了。用二氧化硅涂层的氧化铝颗粒对老化复合树脂进行微蚀刻，与其他复合树脂口内修补的表面处理方法相比较，可产生更高的粘接强度[125]。在喷砂过程中硅酸盐颗粒被包埋在修复体的表面，它们可以与硅烷偶联剂发生反应进而提高粘接强度[126]。然而，也有研究发现如果在上述表面处理后进行酸蚀或冲洗会降低剪切粘接强度[124,127]。

提升界面粘接力的标准

成功的粘接修复始于粘接界面。牙体与生物材料的持久粘接有赖于：清洁的底物表面，较小的接触角（使粘接剂底物表面获得良好润湿），以及粘接剂中的单体在底物中的良好渗透。以下的治疗策略是获得持久的粘接界面的先决条件：

- 充分的术区隔离[128-131]。唾液、口内湿气、血液、龈沟液引起的牙釉质和牙本质污染对接界面造成不良影响，降低粘接强度[132]
- 避免使用收敛剂或止血剂、龋显示剂、漂白剂中的过氧化物、氧化锌和丁香酚，因为它们会污染粘接界面，同时将粘接强度减弱至原来的一半或更多[133]
- 避免联合使用自固化修复材料和单瓶装自酸蚀粘接剂[35]。这样做会阻碍材料聚合过程中的氧化还原反应，导致接触界面上的材料无法固化
- 通过减小洞形体积、控制光固化灯强度、选择低收缩率复合树脂和降低应力的充填等方法降低界面收缩应力[134]
- 学习和理解粘接剂中不同种类的溶剂（例如，水、乙醇、丙酮）对操作技术以及牙本质湿度控制的影响
- 评估牙体组织微观结构对粘接效果的影响。例如，磨切过的釉质微观结构会发生变化；硬化牙本质等发生了微观结构变化的牙本质也会难以获得持久的粘接效果。有微观结构改变的牙本质（即硬化性牙本质）是对长期、稳定粘接的挑战
- 修复体修整抛光过程中，应注意维持修复体边缘的完整性。修整和抛光步骤会影响粘接性修复体的耐磨性[134-137]。减少和/或延迟修整抛光可能有助于修复体边缘完整性的保护。避免对牙体结构的过度切削
- 在粘接界面涂布表面封闭剂。完成初始修整后，涂布一层树脂表面封闭剂可以帮助在修整过程中产生的微裂纹或微孔隙，这也被证实可以减少后牙复合树脂修复体的磨耗[138]
- 治疗前获得良好的咬合关系。修复治疗前通过调整咬合或殆垫治疗获得稳定的咬合关系能减小过大的颌间咬合负荷，而过大的咬合负荷会引起粘接界面发生形变和失败[139]

结论

自20世纪中叶Haggar[140]和Buonocore[141-142]发现并介绍了牙体组织的表面处理技术以来，修复理念一直在不断发展。从没有粘接理念的G.V.Black时代发展到粘接时代，修复技术也经历了从机械模式向保留牙齿结构的生物微创模式的转变。界面完整性、耐久且有效的粘接以及修复体与牙体结构的边缘密合性，是影响直接和间接修复体临床成败的关键因素[143]。因此，改进生物材料与牙体硬组织之间的粘接是提高修复体远期成功率的重要措施。通过对天然牙的微观结构进行研究，目前已能模拟这种天然结构获得仿生化的牙体-修复体粘接界面，使陶瓷、树脂等修复材料与牙体硬组织之间获得了良好的微机械固位。临床医生、科学家和制造商在粘接修复生物材料与表面处理方法方面取得的这些进展，使我们获得了固位更好、边缘密合性更佳和微渗漏更少的粘接性修复体。粘接材料与技术的应用促进了粘接牙科学的发展与变革，已经极大地改变了当前临床医生和技师在诊室与制作室中实施修复牙科治疗的方式。

Sections reprinted with permission from Terry DA, Trajtenberg CP, Blatz MB. A review of dental tissue microstructure, biomodification, and adhesion. Funct Esthet Restor Dent 2008;2(1):10–17.

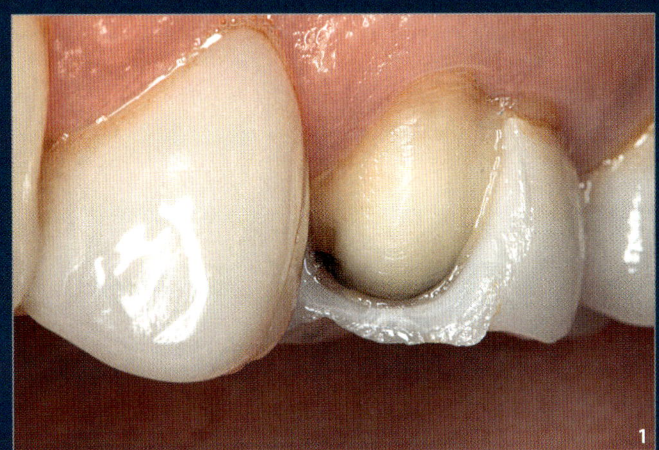
1

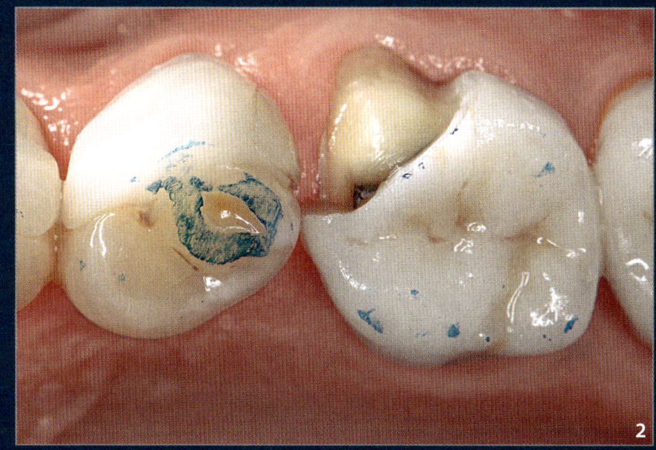
2

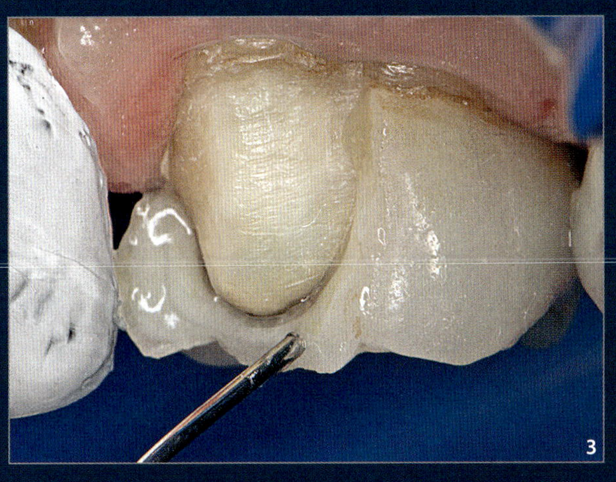
3

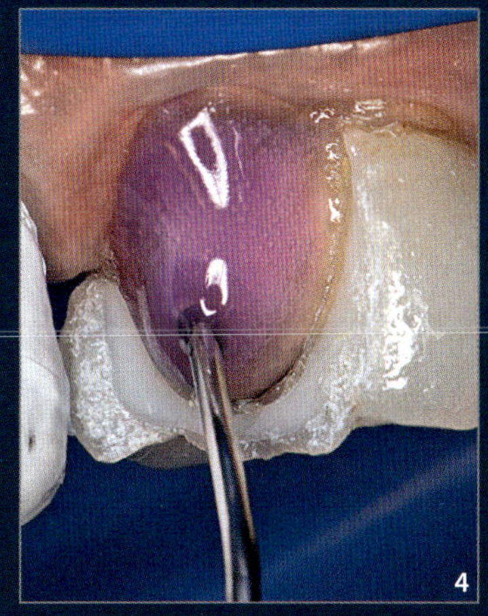
4

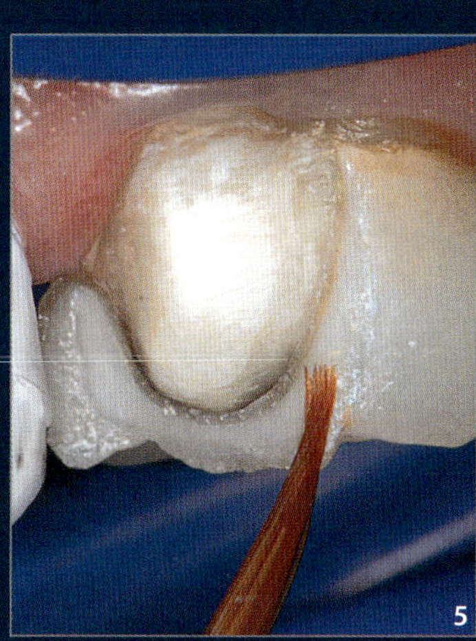
5

全酸蚀技术

后牙全瓷冠折裂后的口内修复

图1和图2显示26的全瓷冠处理前的颊面观和殆面观。修复处理前进行的咬合接触评估显示无早接触点。改良法上橡皮障后，用消毒特氟隆胶带将26与相邻的前磨牙隔开。用浮石粉喷砂将患牙去污抛光，用2%氯己定（Consepsis，Ultradent）清洁消毒。随后用9%缓冲氢氟酸凝胶（Porcelain Etch，Ultradent）酸蚀全瓷冠口内部分的崩瓷断面，流水冲洗5秒（图3）。37.5%磷酸凝胶（Gel Etchant，Kerr）酸蚀暴露的牙体组织表面15秒，流水冲洗5秒，吹干（图4）。硅烷涂布于酸蚀后的全瓷冠崩瓷断面，轻轻吹干（图5）。

然后涂布通用型粘接剂（G-Premio Bond）于牙体组织与瓷表面，10秒后用牙科热吹风机（A-dec）轻轻吹干（图6）。二氧化硅涂层的氧化铝颗粒（CoJet Sand）对断裂的瓷碎片内表面进行微蚀刻处理（图7）。硅基陶瓷碎片的内表面用9%缓冲氢氟酸凝胶（Procelain Etch）酸蚀2分钟（图8）。将含MDP的粘接剂/硅烷偶联剂混合液（Porcelain Bond Activator与Clearfil SE Bond Primer的混合物）涂布于酸蚀后的陶瓷碎片内表面（图9）。A2色流动复合树脂（G-aenial Universal Flo，GC America）注射在陶瓷碎片的内表面（图10）。

将陶瓷碎片复位，并用#0貂毛刷去除多余的树脂，在粘接界面余留一些树脂以补偿聚合

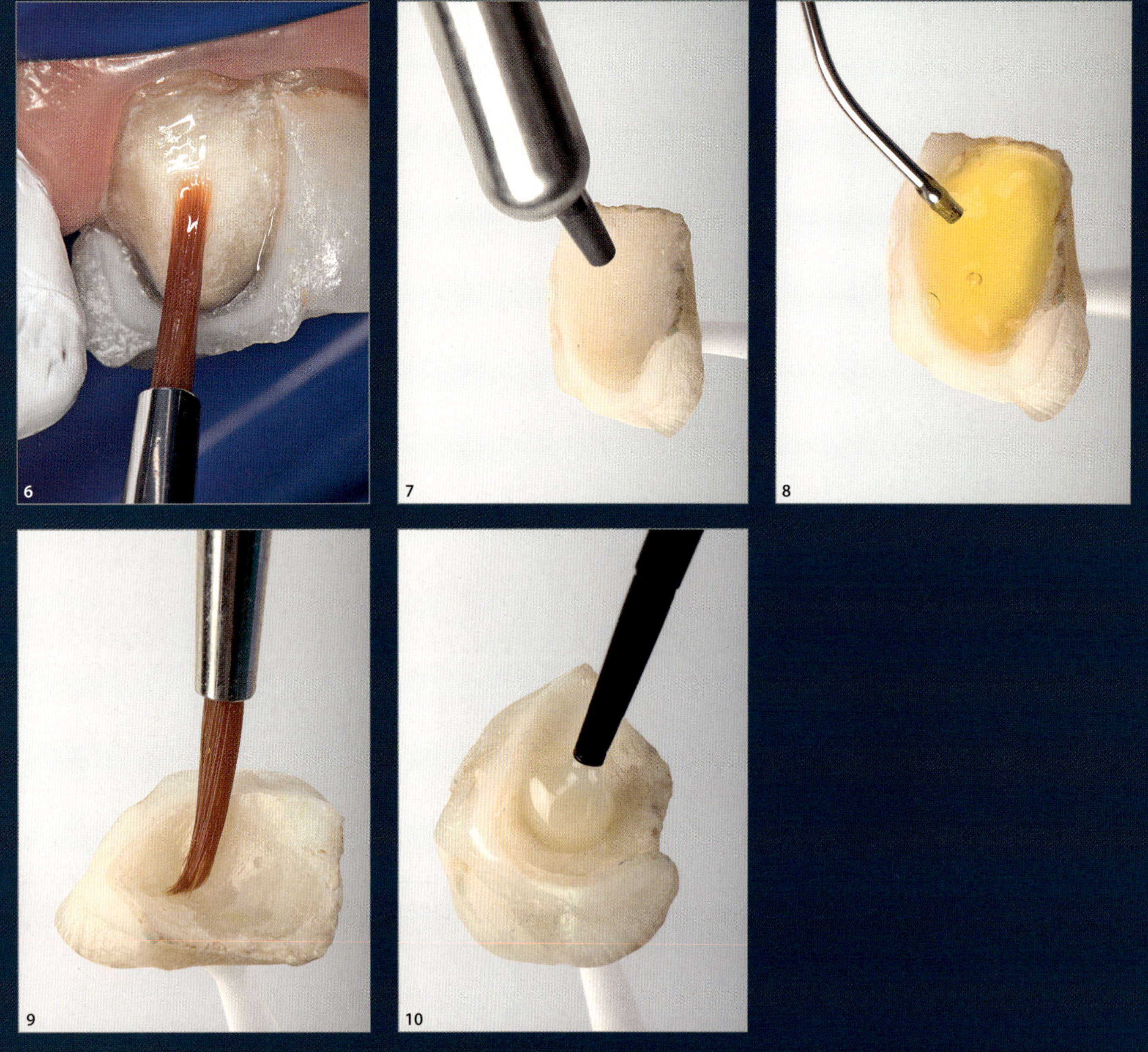

收缩（图11）。随后分别在颊侧、殆面和邻面各方向光照聚合60秒（图12）。用手术刀片（#12 BD Bard-Parker，BD Medical）去除已聚合的多余树脂，并用无蜡牙线检查邻接面是否有残留的树脂附着。随后依次使用以下几种掺有金刚砂的抛光旋风轮对瓷表面进行抛光处理（FL26MHP，FL26FHP，Dialite Feather Lite Polisher，Brasseler USA）（图13）。羊毛抛光轮蘸合成的金刚砂抛光膏将瓷表面抛光至高表面光泽度的程度（图14）。最后用干棉轮在常规转速下以间断手法抛光瓷表面，以获得较好的光泽度。

崩瓷碎片再粘接最终的修复效果显示，修复体整体的形态、颜色和质地协调自然（图15和图16）。

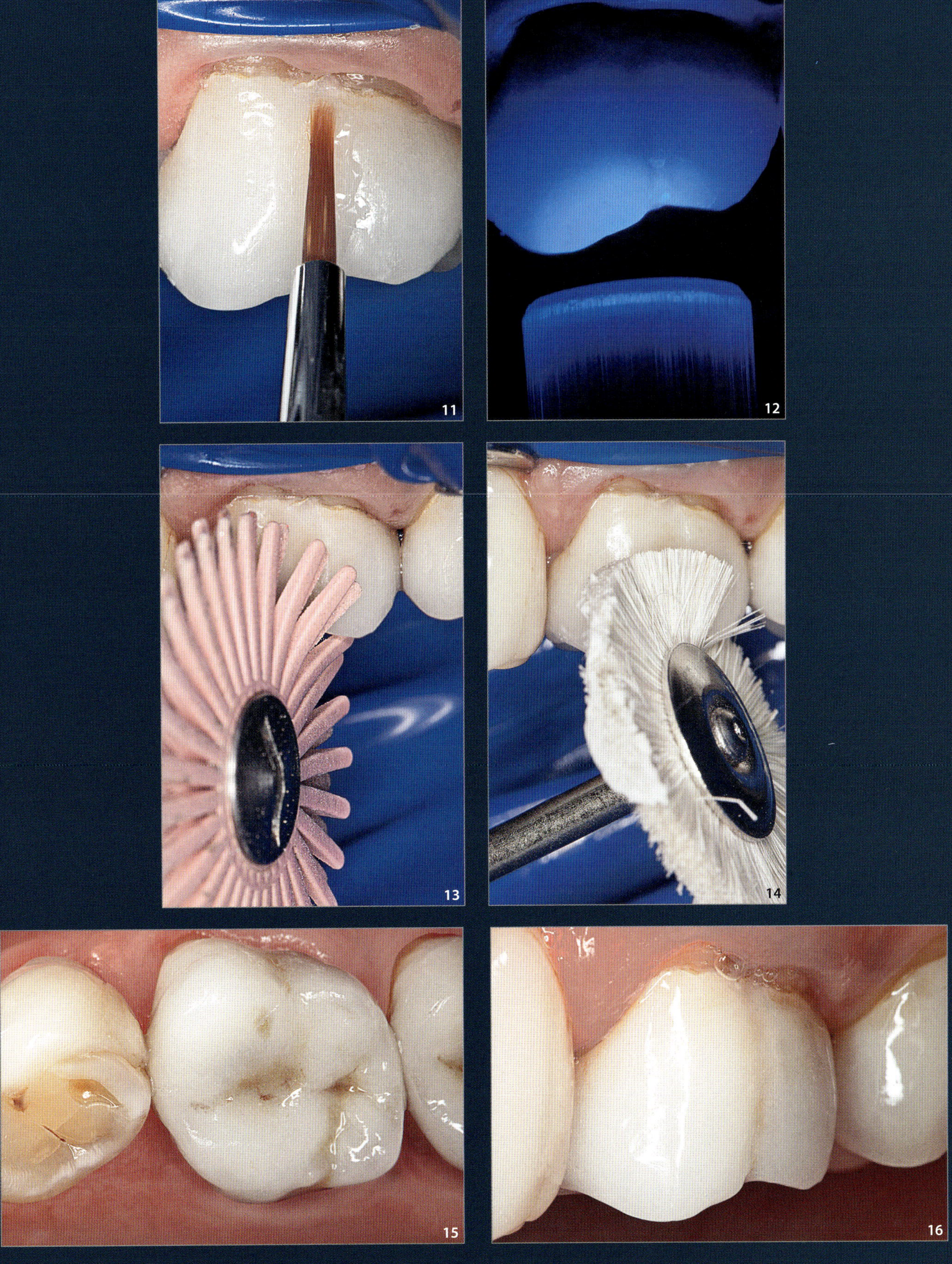

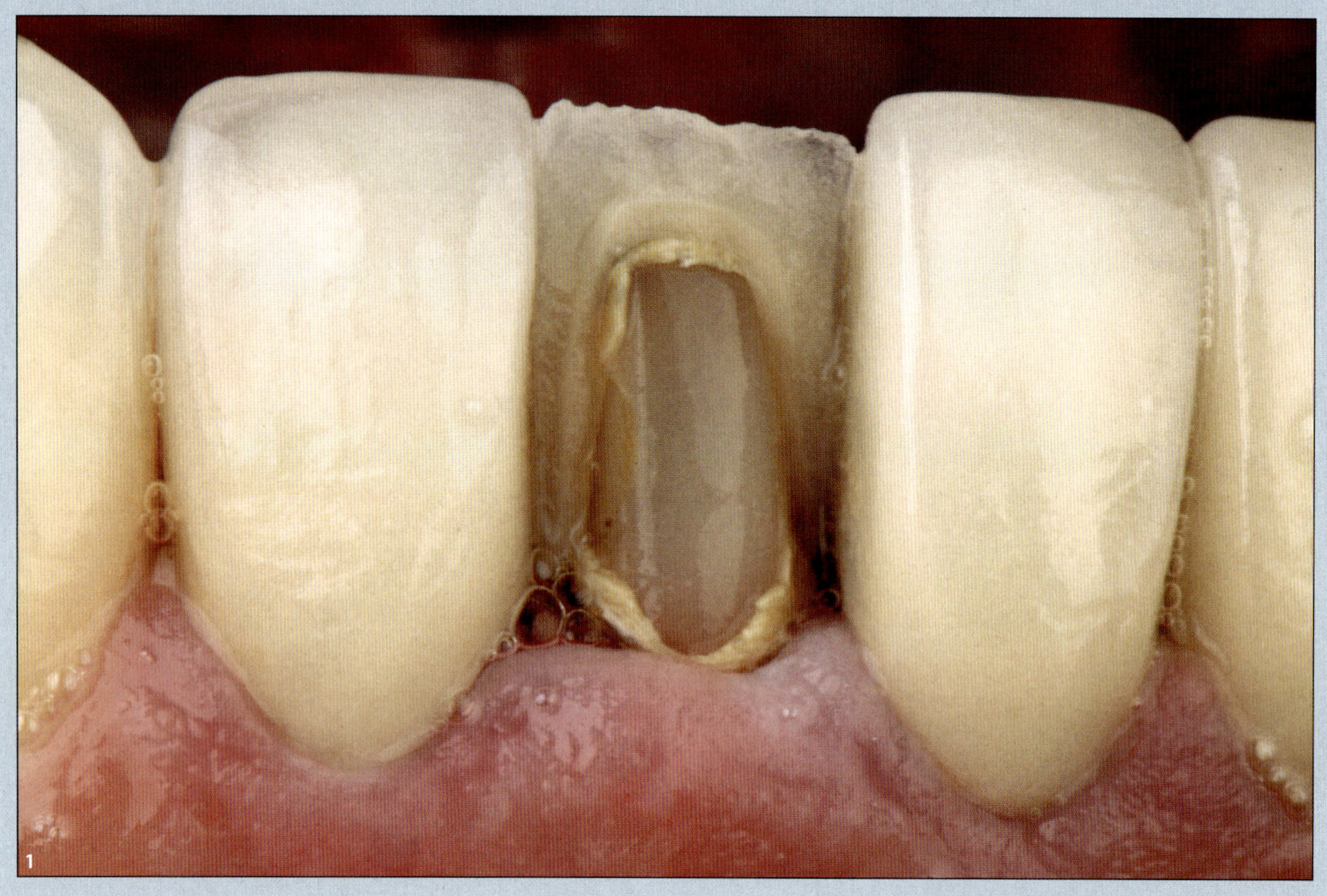
1

全酸蚀技术

全瓷冠折裂后的再粘接

图1显示31全瓷冠崩瓷后的术前颊面观。先用CoJet Sand对高强度陶瓷内表面进行摩擦化学性二氧化硅喷砂涂层（图2）。用9%缓冲氢氟酸凝胶（Procelain Etch）酸蚀硅基陶瓷部分2分钟（图3）。含MDP的粘接剂/硅烷偶联剂混合液（Porcelain Bond Activator与Clearfil SE Bond Primer的混合物）涂布于陶瓷碎片内表面（图4）。

用37.5%磷酸凝胶（Gel Etchant）酸蚀暴露的牙体组织15秒（图5）。随后用9%缓冲氢氟酸凝胶（Porcelain Etch）酸蚀口内全瓷冠的硅基陶瓷部分2分钟（图6）。首先，涂布硅烷于全瓷修复体的折裂断面，轻轻吹干。其次，将双组分粘接剂（All-Bond 3，Bisco）涂布于牙齿，轻轻吹干，光照（图7~图9）。将双固化粘接剂（NX3 Nexus，Kerr/Sybron）注射到牙齿表面以及折裂陶瓷片的内表面（图10）。将陶瓷碎片复位，用#000貂毛刷去除多余的树脂水门汀，使剩余树脂的量足以补偿聚合收缩（图11）。修复体各个面光照聚合60秒。用手术刀片（#12 BD Bard-Parker）去除已聚合的多余树脂水门汀，并用无蜡牙线检查邻接面是否有残留的树脂附着（图12和图13）。图14显示修复后的最终效果。

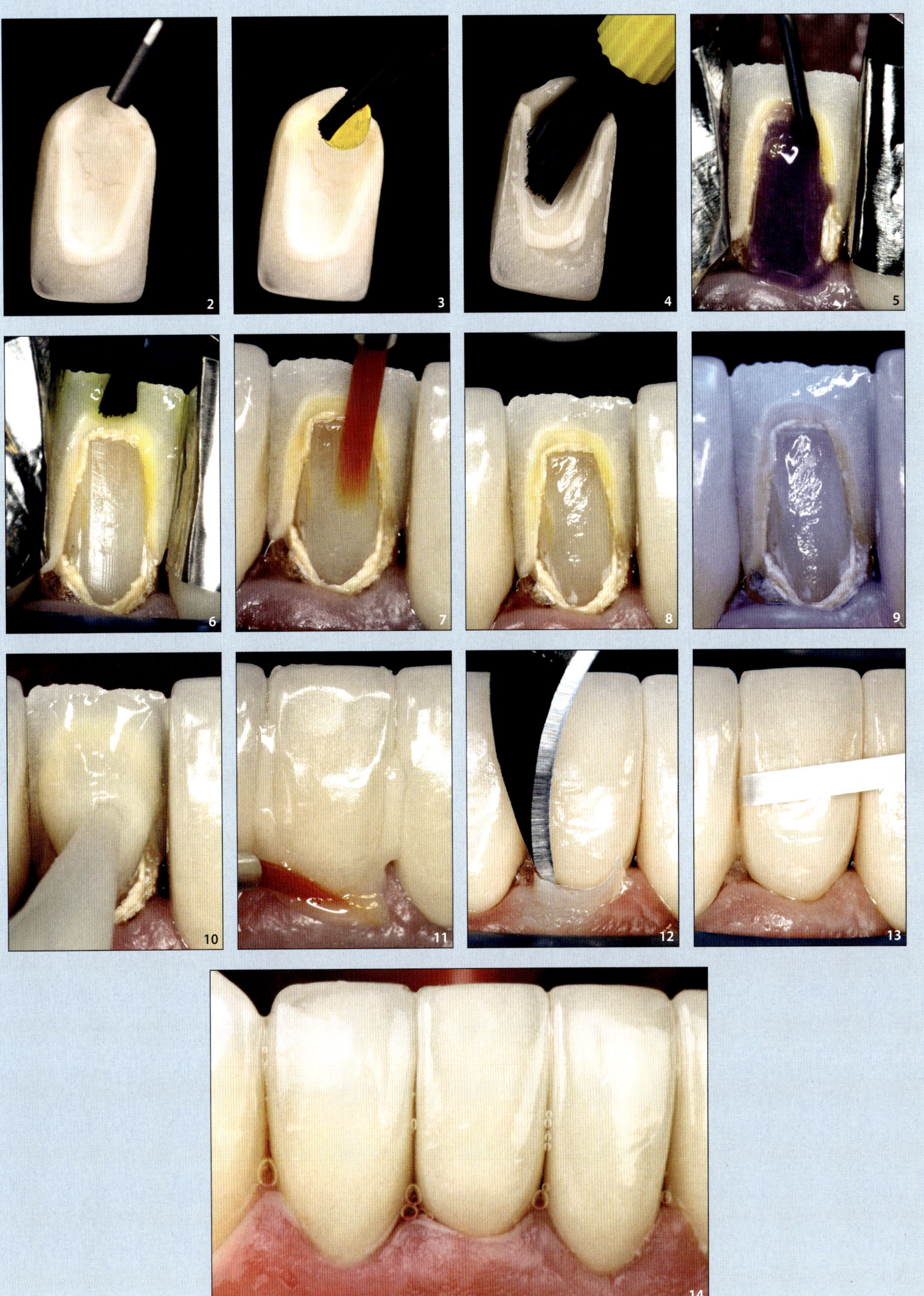
2
3
4
5
6
7
8
9
10
11
12
13
14

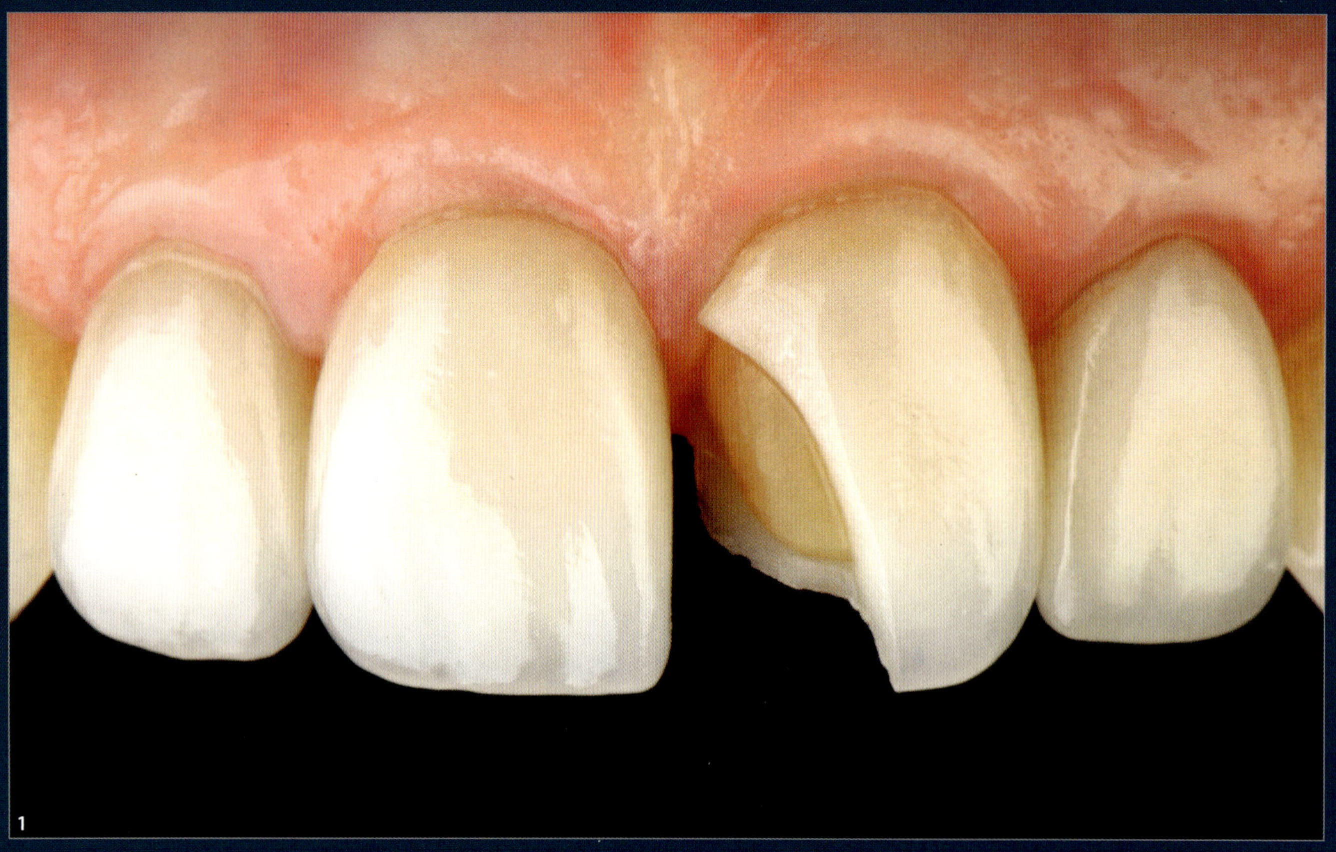

全酸蚀技术

瓷贴面折裂后的再粘接

图1显示21瓷贴面崩瓷后的术前颊面观。用CoJet Sand二氧化硅涂层的氧化铝颗粒对断裂的瓷碎片内表面进行微蚀刻处理（图2）。硅基陶瓷碎片用9%缓冲氢氟酸凝胶（Procelain Etch）酸蚀2分钟（图3）。涂布含MDP的粘接剂/硅烷偶联剂混合液（Porcelain Bond Activator与Clearfil SE Bond Primer的混合物）（图4）。用9%缓冲氢氟酸凝胶（Porcelain Etch）酸蚀全瓷贴面口内部分的崩瓷断面（图5）。37.5%磷酸凝胶（Gel Etchant）酸蚀暴露的牙体预备体15秒（图6）。

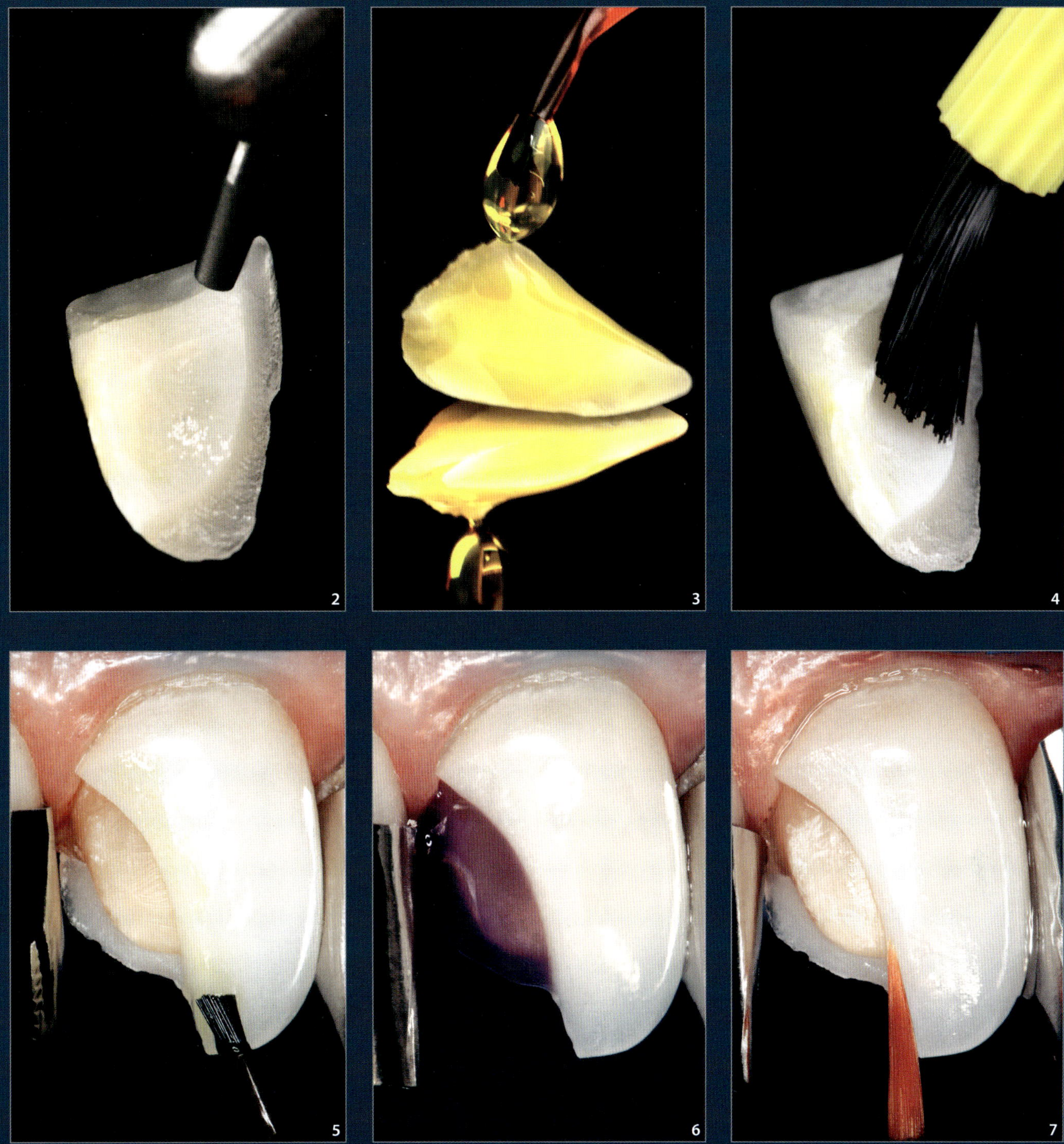

涂布硅烷于酸蚀后的全瓷贴面瓷表面，轻轻吹干（图7）。涂布粘接剂（All-Bond 3）于牙齿和瓷表面，轻轻吹干（图8和图9）。双固化树脂水门汀（Illusion，Bisco）置于瓷片内表面（图10）。将陶瓷碎片复位，用#000貂毛刷去除多余的树脂水门汀（图11）。在颊侧、舌侧、聆面和邻面各方向分别光照聚合60秒。

图12显示最终的修复效果，崩瓷贴面修复体再粘接后修复体整体的形态、颜色和质地协调自然。

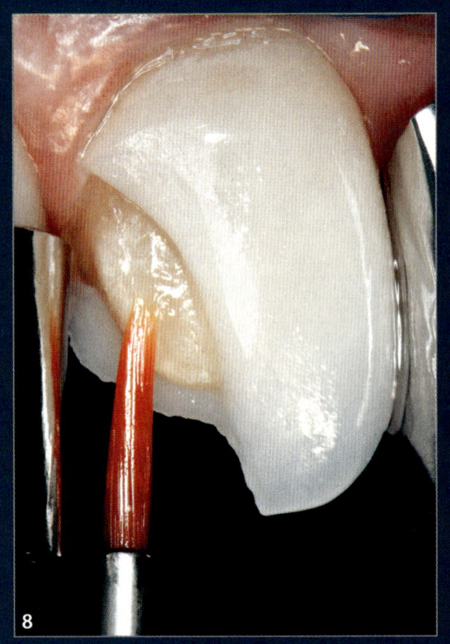
8

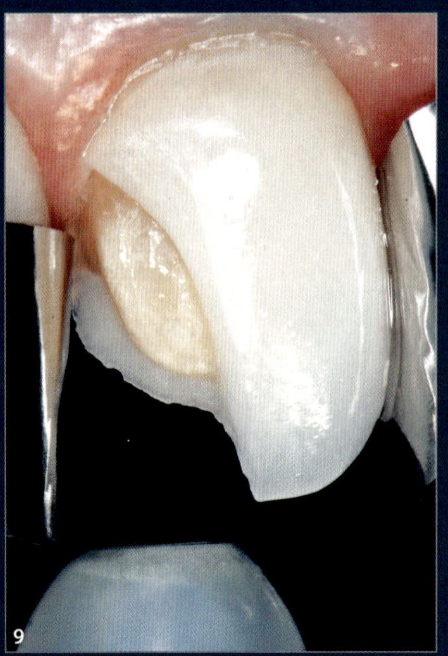
9

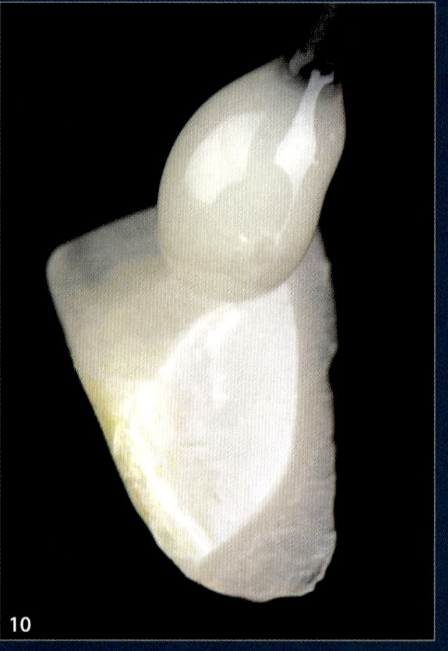
10

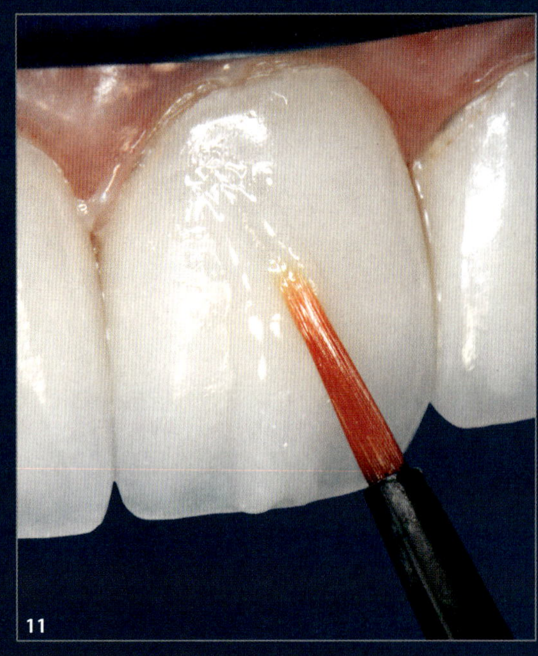
11

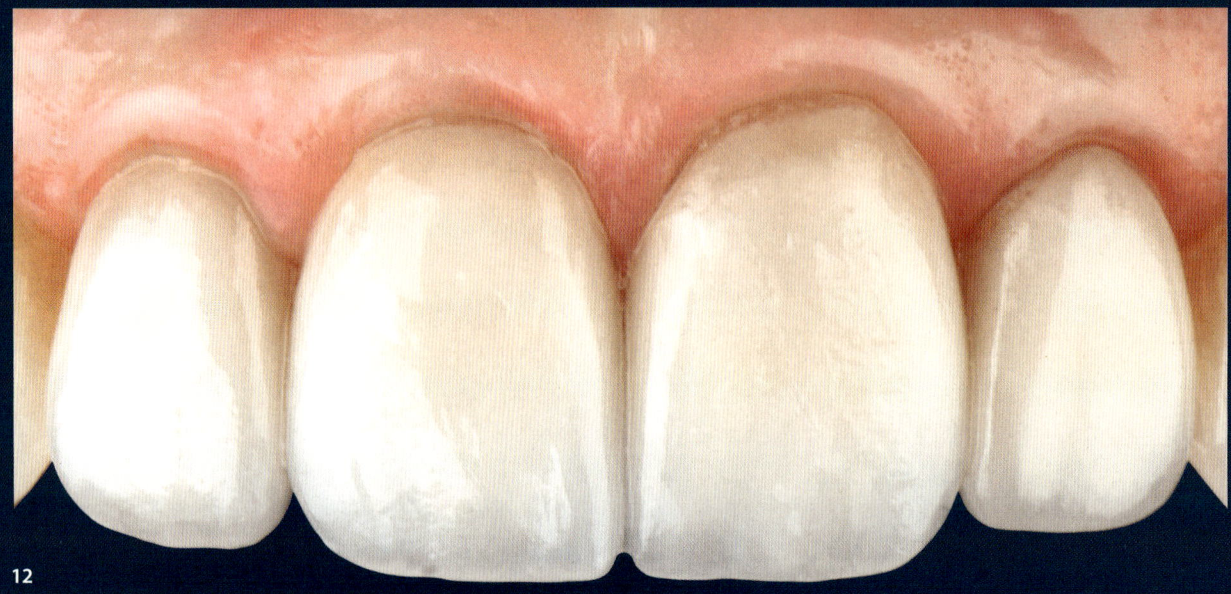
12

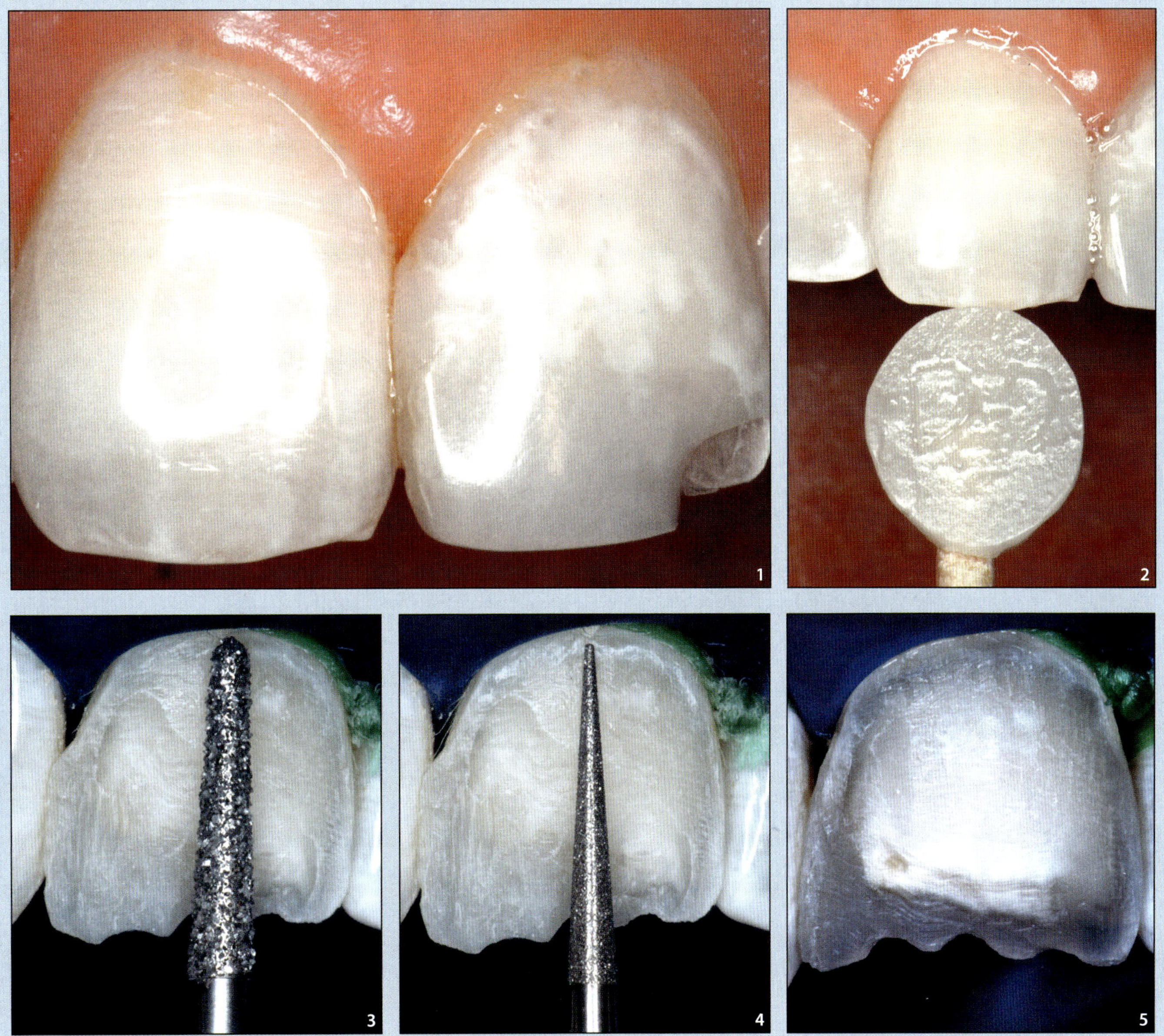

全酸蚀技术

复合树脂修复体折裂后的修补

修复已有的复合树脂修复体，需要医生在生物材料的化学组成和特性方面有足够的知识储备。该患者之前的微填料复合树脂充填体的切缘部分折断（图1）。术前要进行比色并仔细观察颜色的分布情况，选择合适的复合树脂、染色树脂和调色树脂并记录下来（图2）。比色需在放置橡皮障之前完成，以免脱水后明度增加而影响比色效果。

磨除微填料复合树脂的人工牙釉质层，用长锥形金刚砂车针在整个边缘预备出深度为0.3mm的浅凹型肩台。釉质区域预备宽0.5mm的波浪状斜面，与直线型边缘相比，波浪状边缘更容易获得良好的美学效果并减少微渗漏（图3～图5）。用2%氯己定（Consepsis）清洁全部预备体表面，流水冲洗（图6）。完成消毒步骤后，用37.5%磷酸凝胶（Gel Etchant）酸蚀整个表面（即牙本质、牙釉质和复合树脂）15秒（图7）。对现有复合树脂的酸蚀可清洁表面。

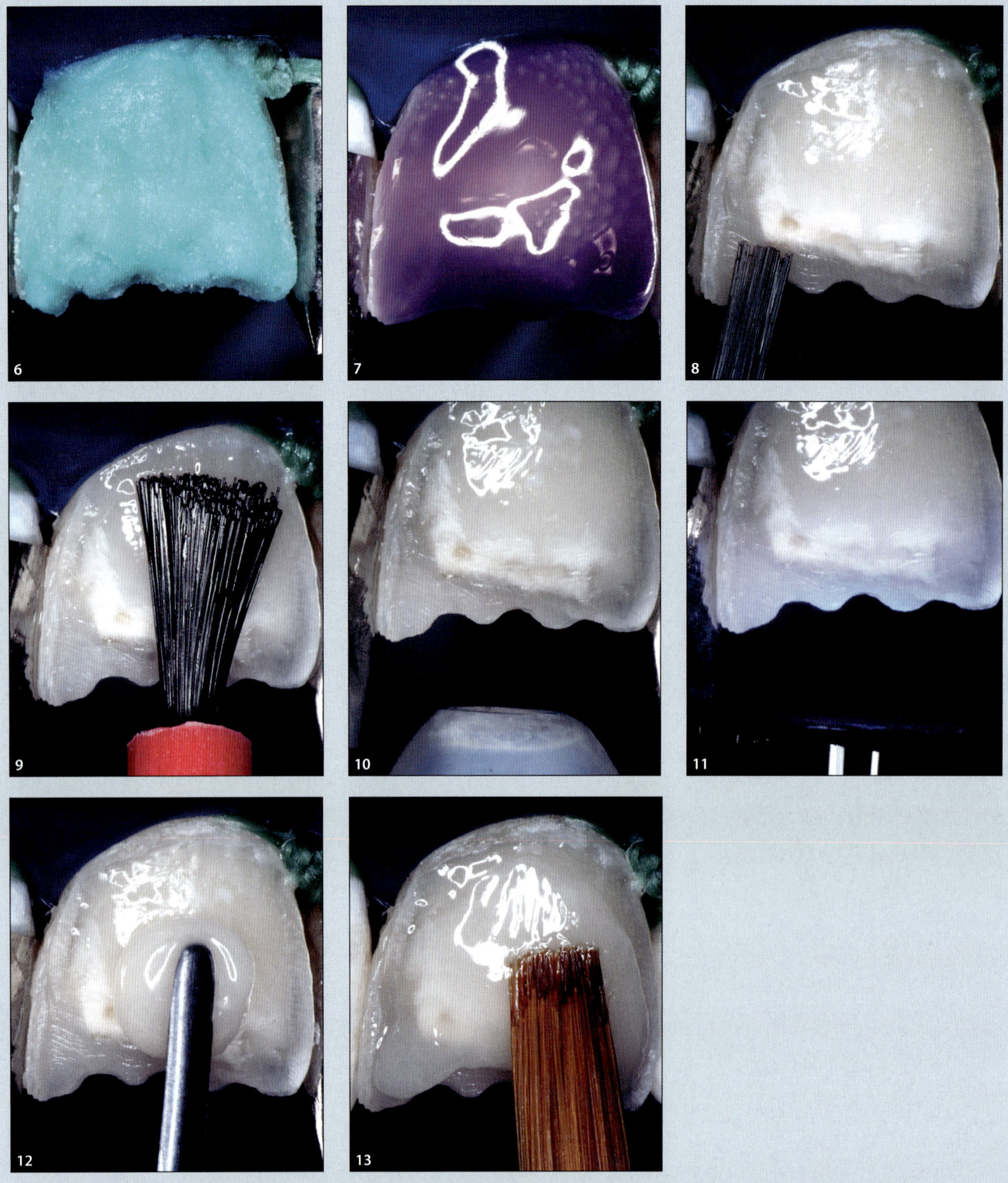

涂布硅烷（Bis-Silane，Bisco）于全部复合树脂表面，轻轻吹干（图8）。涂布单组分粘接剂（OptiBond Solo Plus，Kerr/Sybron）于牙体表面和全部复合树脂表面，轻轻吹薄（图9和图10）。

粘接剂光固化40秒（图11）。用长刃成形器将D2色混合填料复合树脂（Premise，Kerr/Sybron）置于牙面，用#2貂毛刷沿颈-切方向修整出合适的牙本质核的解剖轮廓（图12和图13）。取长条状B1色混合填料复合树脂（Premise）置于患牙切端，形成切端基质轮廓（图14）。

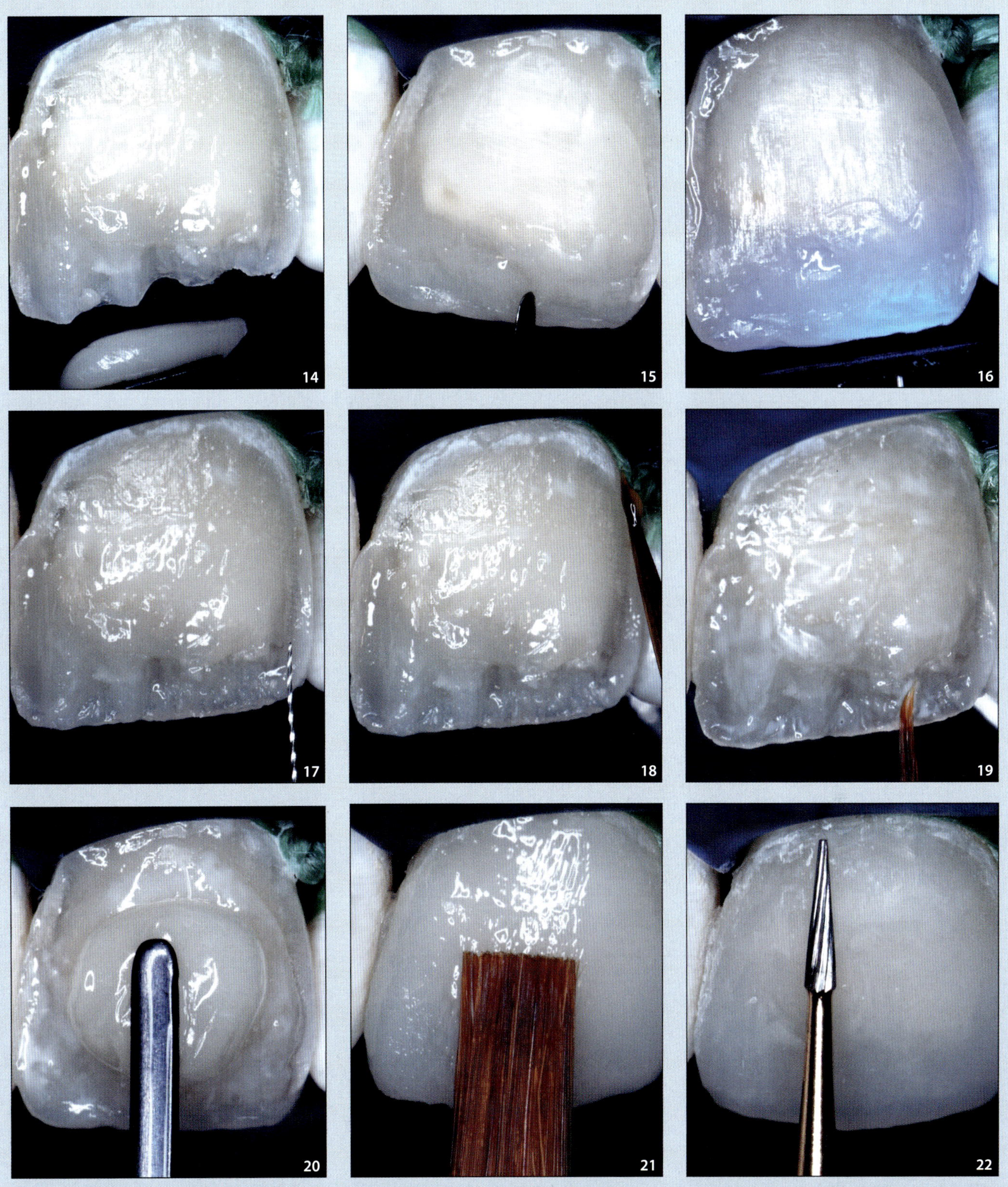

用长刃成形器在波浪状切缘处放置树脂，从唇侧和舌侧光固化40秒（图15和图16）。用#08牙髓锉在切端凹陷处沿水平方向放置浅灰色染色树脂并光固化（图17）。根据对侧牙齿外观和比色，在颈部放置浅黄色染色树脂并光固化（图18）。根据相同的模式再在切端凹陷区的特定区域充填少量染色树脂（图19）。正是这些调色树脂和染色树脂的颜色变化，创造了切缘内的三维效果和细微差异。人工牙釉质层用透明纳米颗粒混合填料复合树脂。这一层可透出下方牙本质的颜色（图20和图21）。

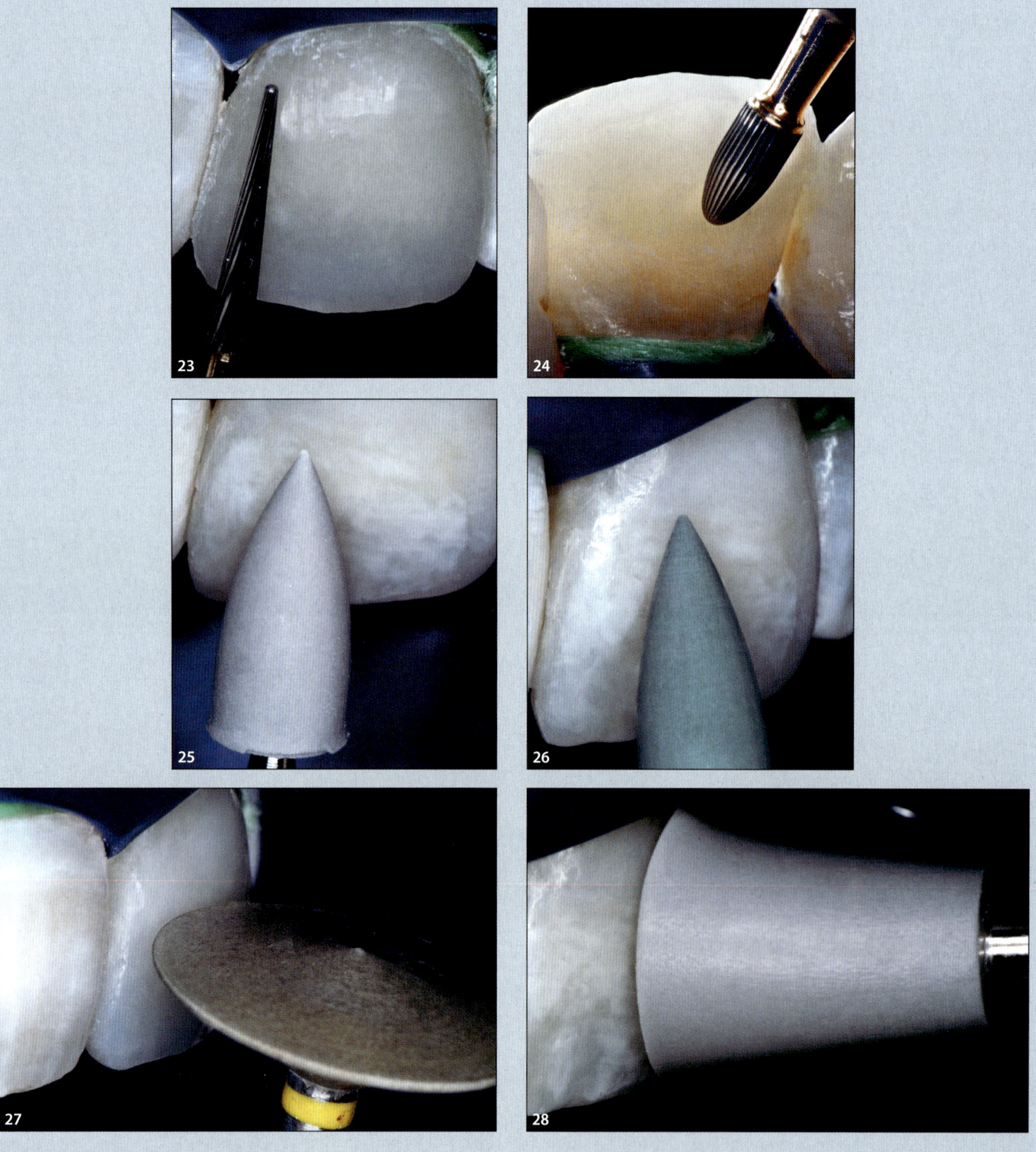

用短锥形精修车针（7214 BluWhite Diamond，Kerr/Sybron）完成龈缘和邻面轮廓塑形（图22）。用30刃螺纹针形精修车针（9714 BluWhite Diamond）修整初始唇面轮廓，以再现自然形态和质地（图23）。舌侧修整用卵圆形精修车针（9406 BluWhite Diamond）使充填体和牙体组织形成光滑连续的舌窝形态（图24）。使用粗抛硅橡胶抛光头修整出凹痕、发育叶及切嵴形态个性化特征。粗抛后，用细抛硅橡胶抛光头清除表面缺陷（图25和图26）。用刃状轮（Ceramiste，Shofu）通过间断手法水平方向抛光，以产生与对侧中切牙相似的表面质地（图27）。用粗抛和细抛硅橡胶抛光杯对舌侧进行抛光，使龈缘光滑，同时改善复合树脂的色彩和光泽。抛光杯因具有良好的弹性可用于修复体龈缘的抛光（图28）。

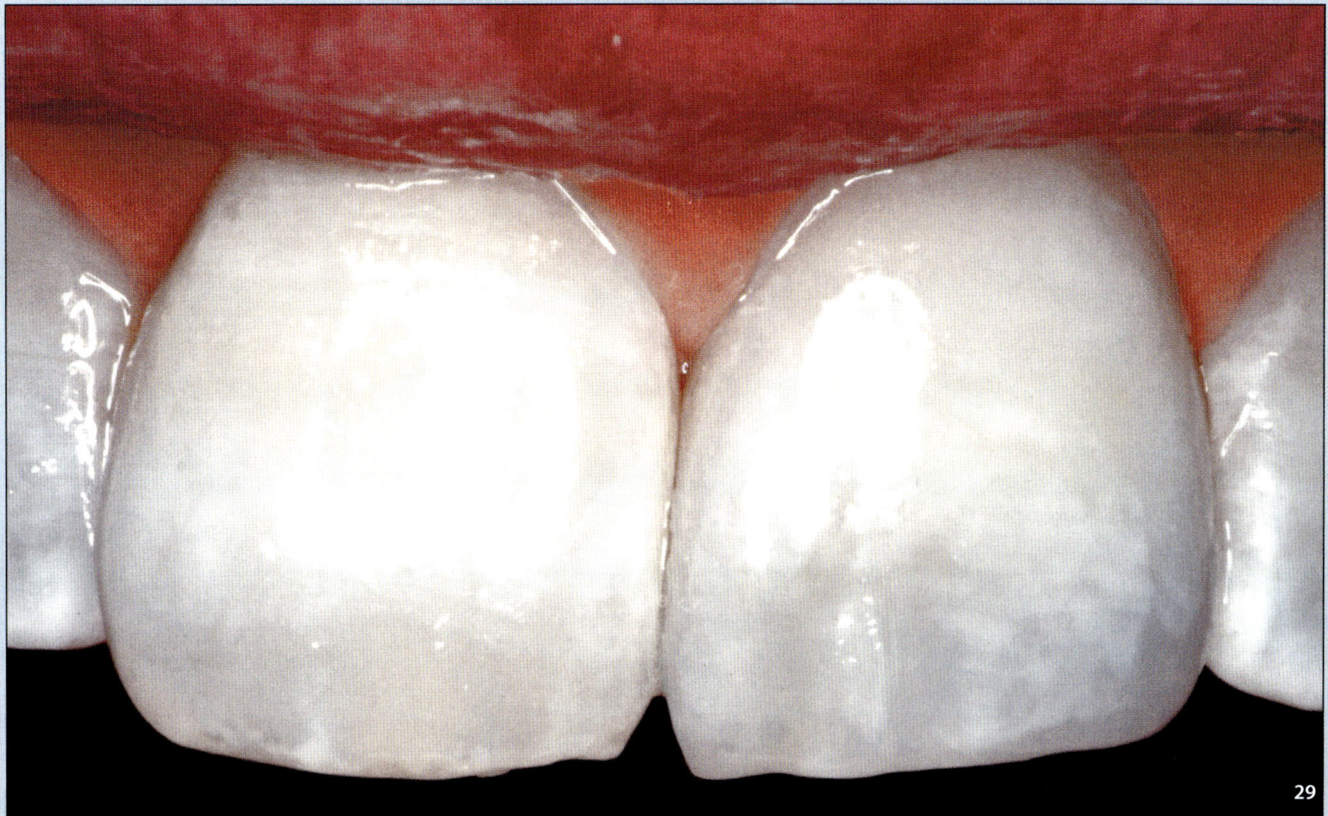

29

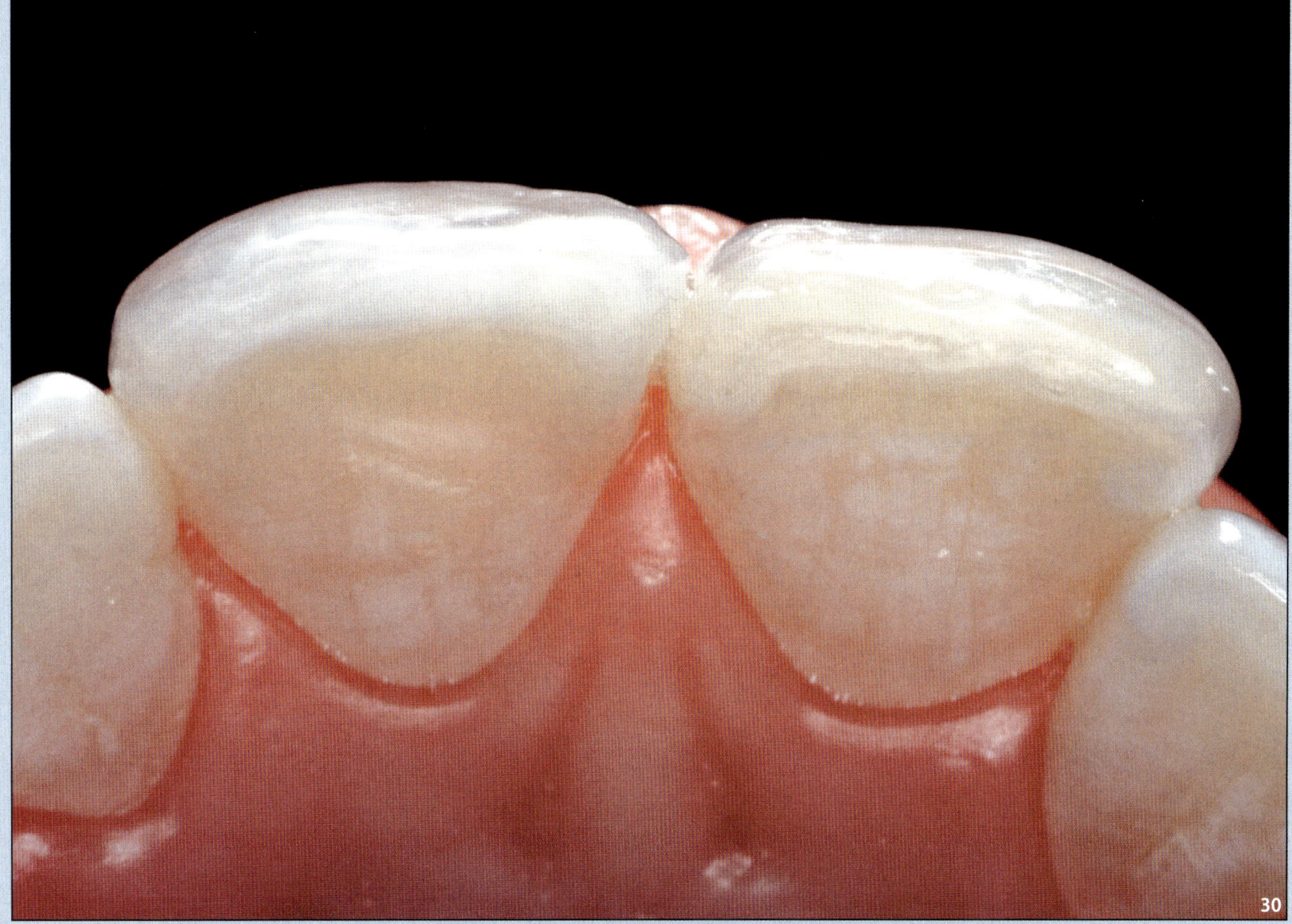

30

粘接知识与正确的修形抛光技术，使折裂的复合树脂修复体以最微创的方式得到修复，并获得了天然的美学效果（图29和图30）。

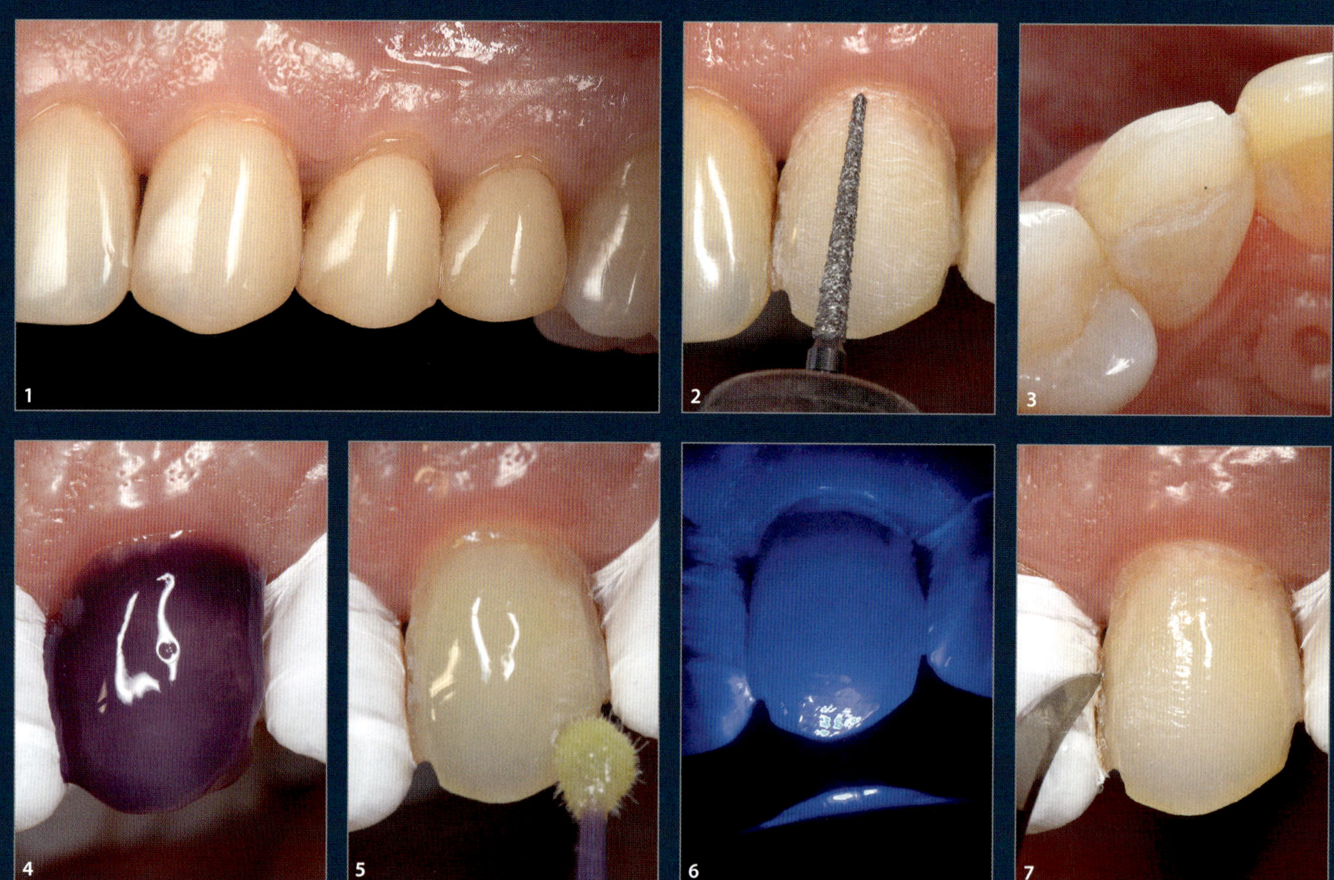

全酸蚀技术

老化树脂修复体的翻新

图1显示复合树脂贴面修复18年后变色。去除复合树脂贴面的人工牙釉质层，用长锥形金刚砂车针沿整个边缘预备出0.3mm深的波纹状肩台（图2）。舌侧面预备牙釉质内肩台（图3）。全部操作的完成无须局部麻醉。用37.5%磷酸凝胶（Gel Etchant）酸蚀全部老化复合树脂和暴露的牙体组织15秒，冲洗5秒（图4）。对现有复合树脂的酸蚀可清洁表面。涂布含硅烷粘接剂（G-Premio Bond）于复合树脂表面，停留10秒，气枪干燥5秒，LED光固化灯光照10秒（图5和图6）。用刀片去除已聚合的多余树脂（图7）。

利用预先完成的蜡型制作透明树脂导板，置于上颌左侧牙弓区域，通过导板上的小孔，将A1和B1透明色复合树脂的混合物（G-aenial Universal Flo）注入到患牙原修复体牙本质层的表面（图8和图9）。透过透明的树脂导板，从唇面和切端分别光固化复合树脂40秒（图10）。去除导板后，用手术刀片（#12 BD Bard-Parker）去除已聚合的多余树脂，用30刃锥形精修车针去除切端的树脂注入道（图11）。用30刃锥形精修车针修整舌侧牙体-复合树脂界面（图12）。使用硅橡胶抛光尖对颊面进行抛光，牙龈区域用硅橡胶抛光杯进行抛光（图13）。使用羊毛毡轮和金刚砂抛光膏对复合树脂进行抛光，进一步提升表面光泽度（图14）。

图15和图16显示复合树脂表面翻新效果。可见界面理想的整体性和修复体色彩与光泽的提升效果。

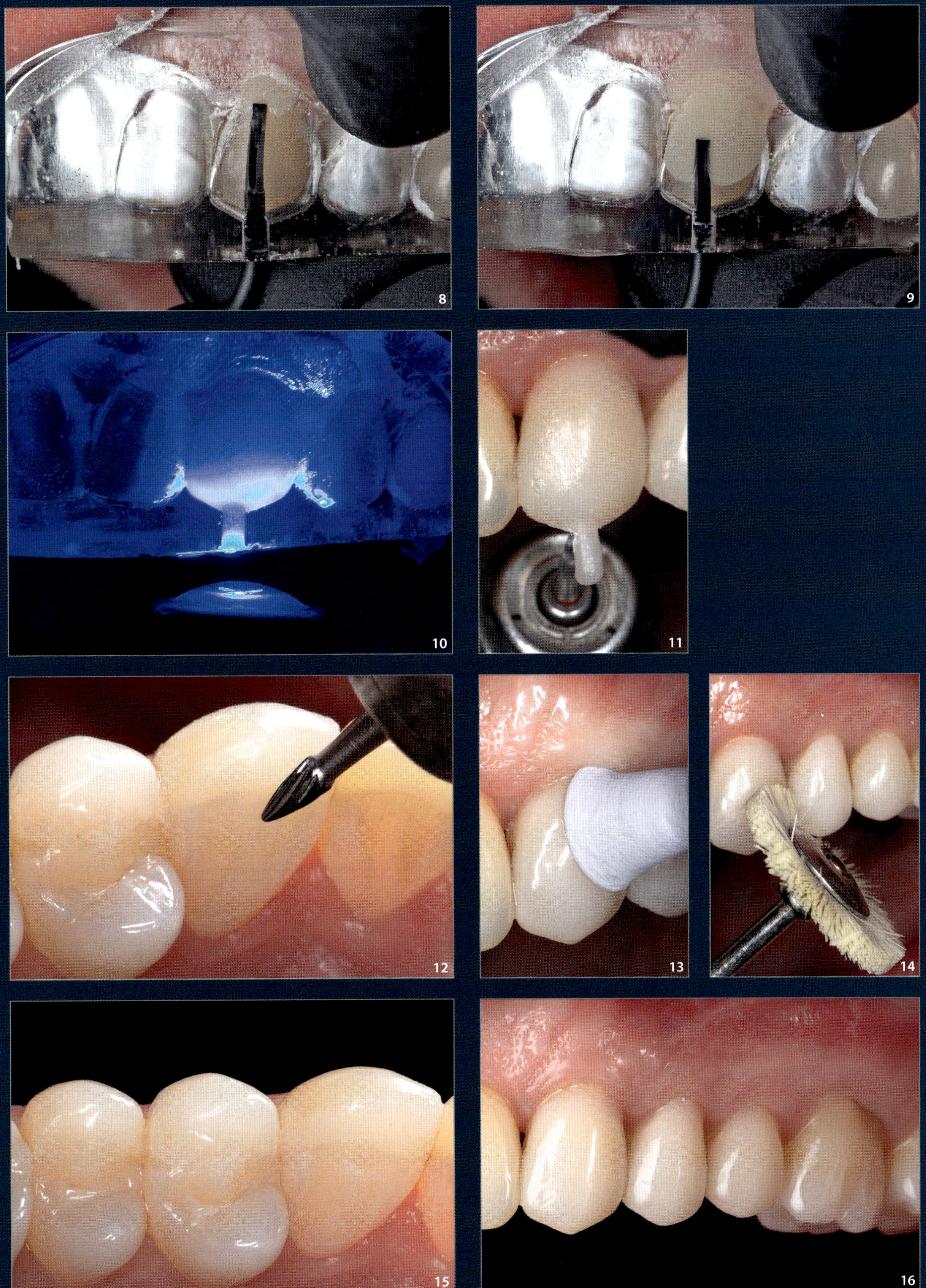
8
9
10
11
12
13
14
15
16

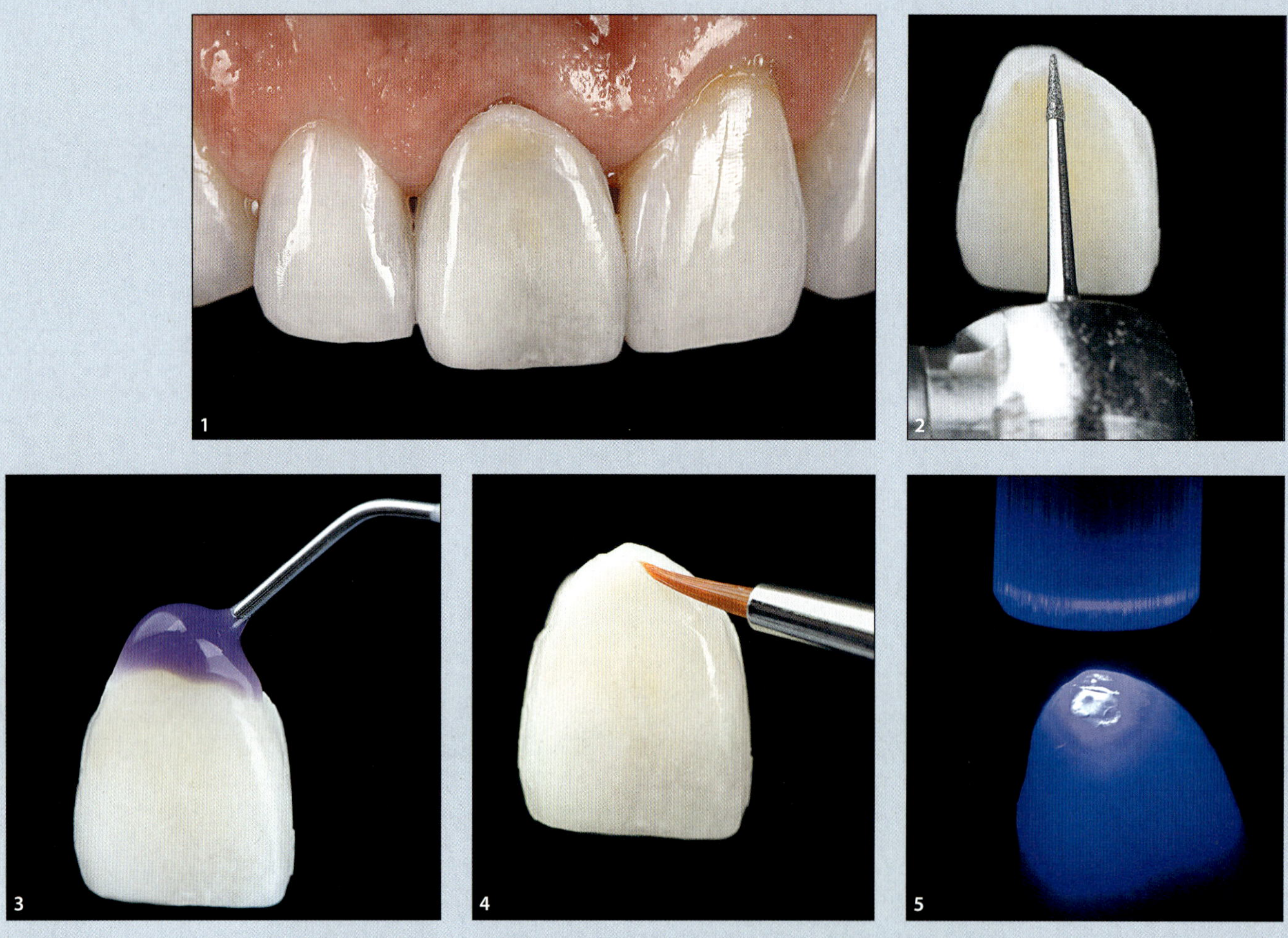

全酸蚀技术

临时修复体的重衬

11丙烯酸树脂临时冠。临时冠制作完成后试戴，冠的颊侧龈缘适合性较差并且位于龈缘以上，因此需要使用流动性好的复合树脂材料进行重衬（图1）。使用锥形金刚砂车针（DET Serirs，Brasseler USA）对临时冠颊侧龈缘的表面进行打磨处理，以增加表面的粗糙度（图2）。预备后的临时冠表面使用37.5%磷酸凝胶（Gel Etchant）酸蚀15秒进行清洁（图3）。使用貂毛刷涂布硅烷至预备后的复合树脂表面，轻轻吹干。用貂毛刷将通用型粘接剂（G-Premio Bond）涂布在预备后的复合树脂表面，停留10秒后吹薄，使用LED光固化灯光固化20秒（图4和图5）。重衬前，在预备后的牙齿表面涂布分离剂（甘油）（图6）。

在临时冠的颊侧龈缘处注入流动复合树脂材料（G-aenial Universal Flo），然后将临时冠准确戴入。使用貂毛刷使龈缘处的流动复合树脂形成理想的穿龈形态，使用LED光固化灯光固化40秒（图7和图8）。将重衬后的临时冠小心取下，使用锥形金刚砂车针（DET Series）初步修形（图9）。使用抛光套装和高光硅橡胶轮（DiaComp Feather Lite，Brasseler USA）对树脂表面抛光使其更光滑（图10）。使用羊毛毡轮和金刚砂抛光膏提

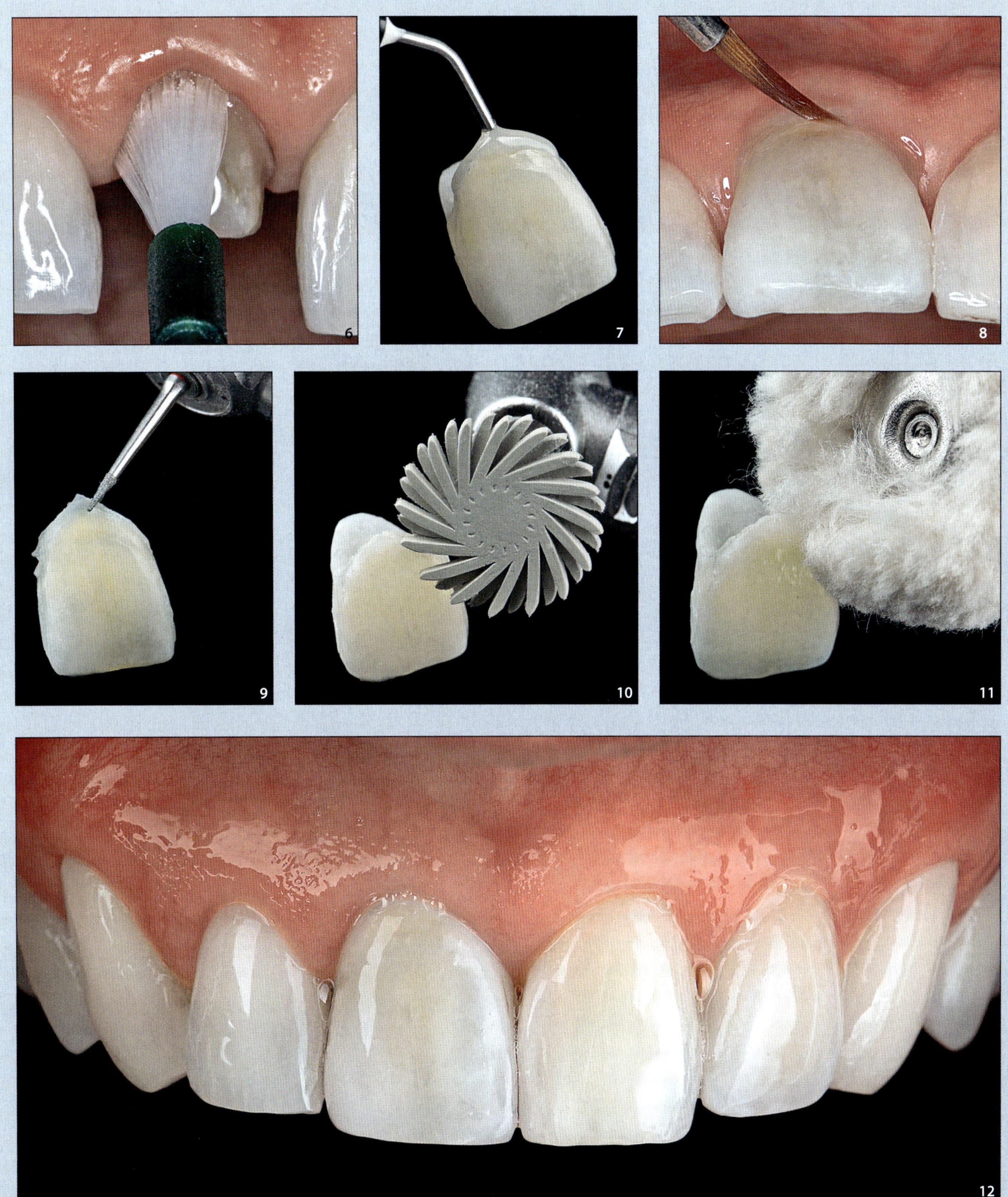

高复合树脂的表面光泽。使用干棉轮以间断手法处理树脂表面，使表面达到高光效果（图11）。

临时冠简单的复合树脂修改后，其边缘适合性更好，形态更理想，并且临时冠与牙龈之间形成一个更健康的生物交界面（图12）。

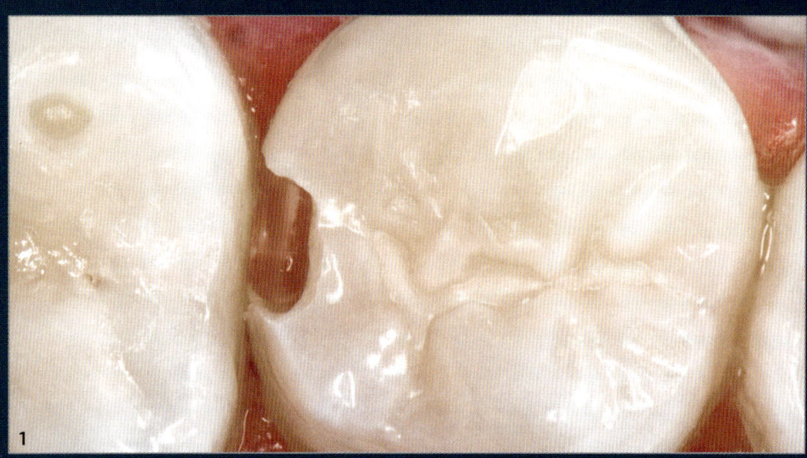
1

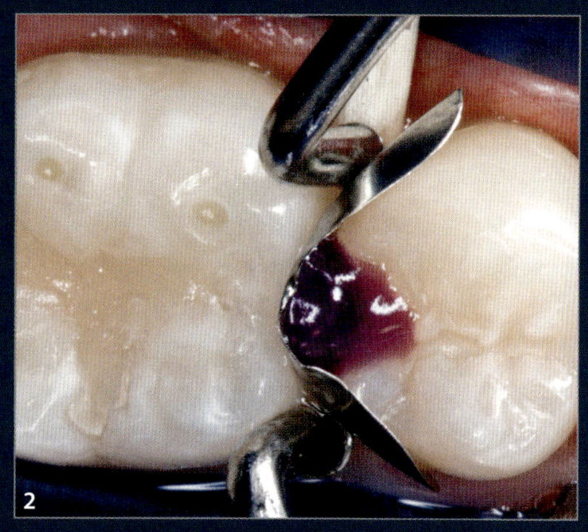
2

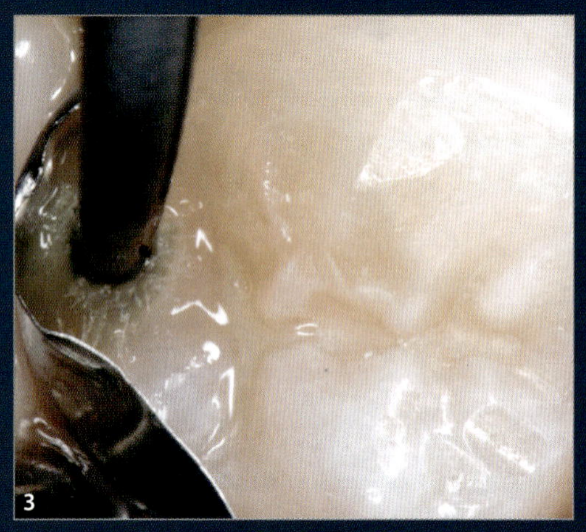
3

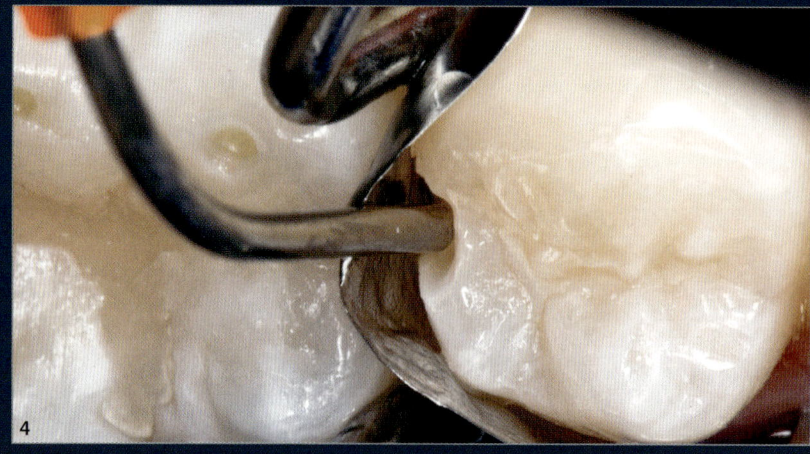
4

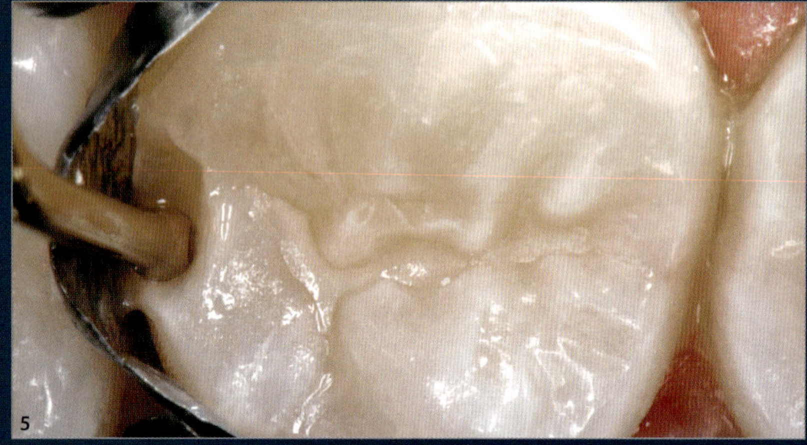
5

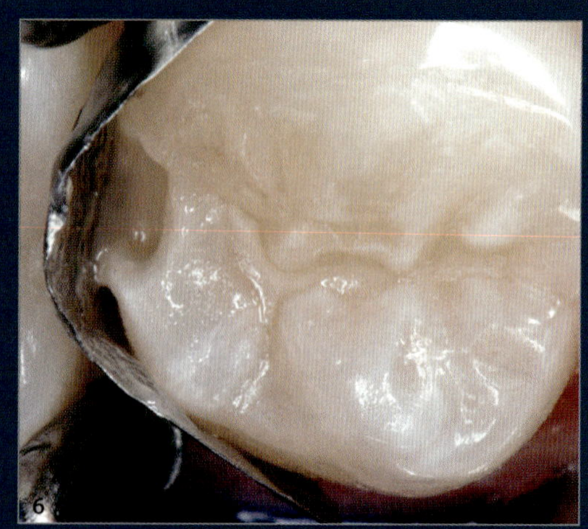
6

全酸蚀技术

Ⅱ类洞复合树脂直接修复

37.5%磷酸凝胶（Gel Etchant）酸蚀预备体15秒，冲洗5秒，轻轻吹干5秒（图1和图2）。用一次性毛刷涂布单组分粘接剂（All-Bond 3）（图3）。用AccuDose针管（Centrix）将X线阻射的自固化注射式复合树脂（Bisfil 2B，Bisco）作为洞衬材料注射至邻面洞的髓壁洞形中，注射时针头慢慢移出（图4）。用球头成形器（M-1 Ball Burnisher，

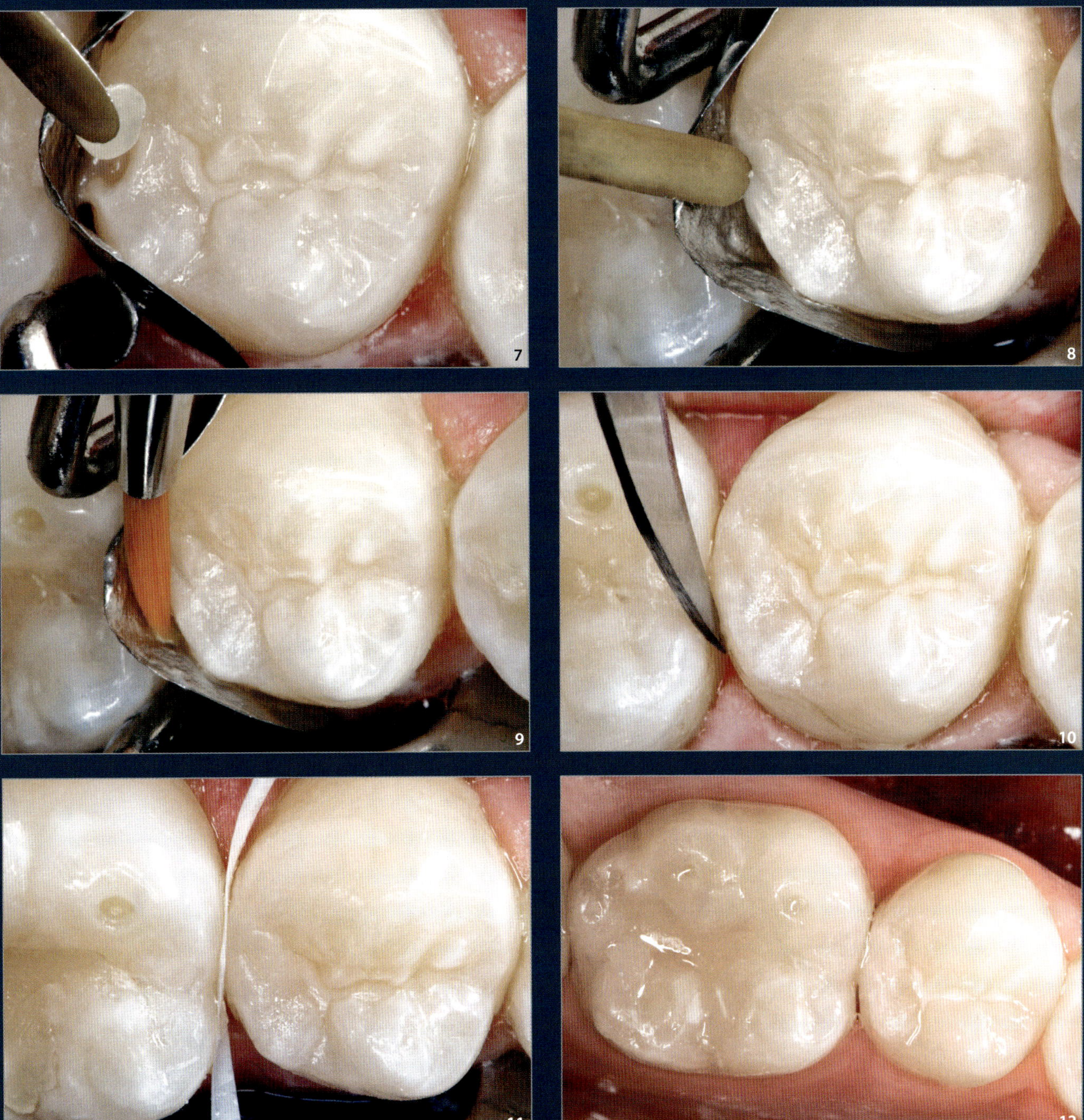

American Eagle Instruments）均匀完成龈壁的堆塑（图5和图6）。

用长刃成形器（IPC-L，American Eagle Instruments）将A1色混合填料复合树脂（Filtek LS，3M ESPE）逐步充填入洞形，光固化40秒（图7）。最后的牙釉质层用长刃成形器充填（图8）。用#2貂毛刷对表面进行光滑处理并形成功能性和解剖𬌗面外形（图9）。聚合后，用手术刀片（#12 BD Bard-Parker）去除多余的树脂（图10）。用无蜡牙线检查邻接面的接触是否紧密，是否有牙龈悬突附着（图11）。完成后的树脂充填体在邻接区展现出复合树脂与天然牙体结构之间的整体协调性（图12）。

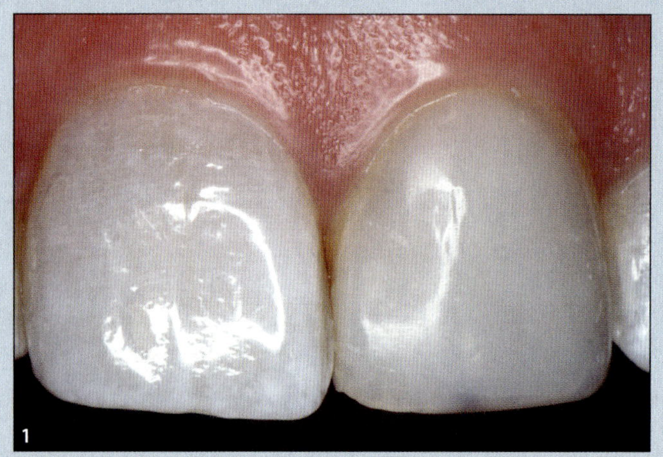

1

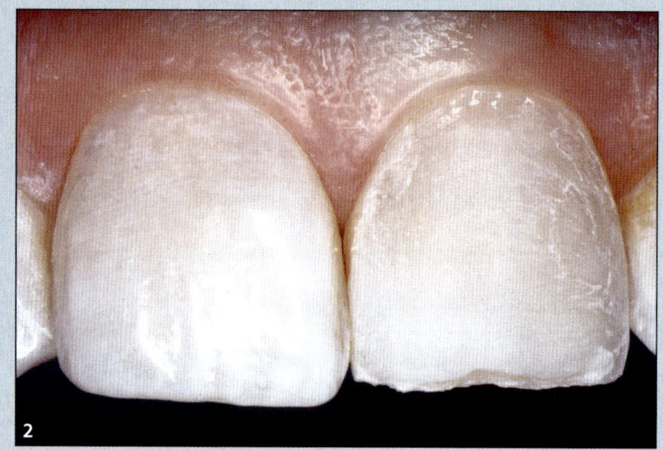

2

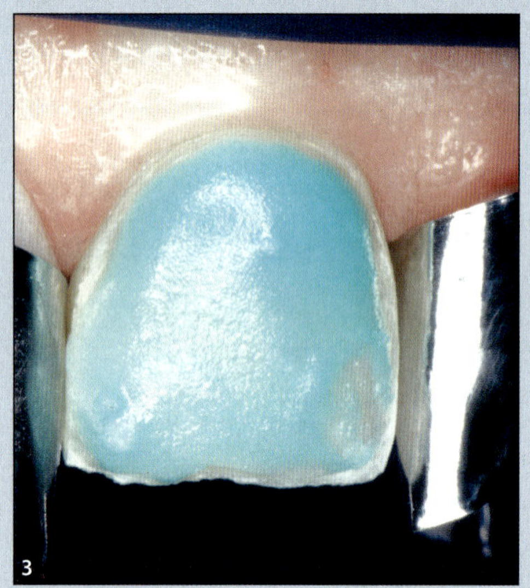

3

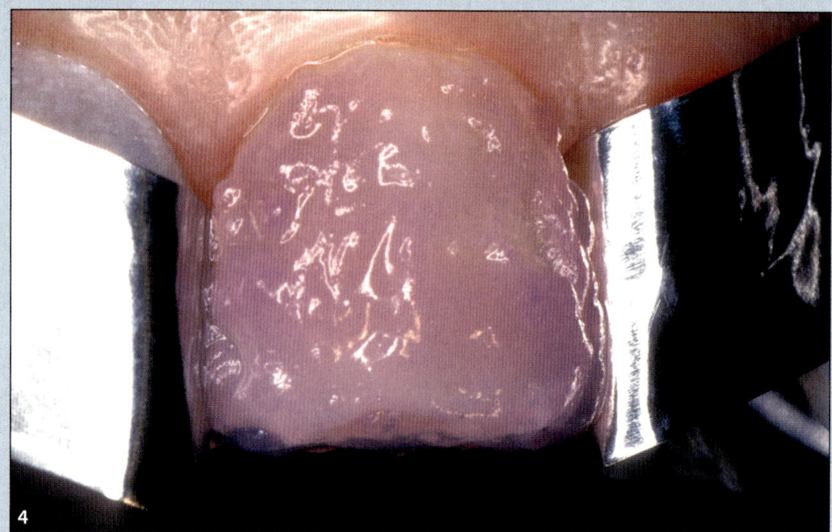

4

全酸蚀技术

树脂贴面直接修复

图1显示21树脂贴面修复后效果欠佳。将现有树脂充填体唇面进行微修整，用6580锥形圆头金刚砂车针（Brasseler USA）在颈部牙釉质边缘预备0.3mm浅凹型肩台。用30μm卵圆形金刚砂车针（DOS1，Brasseler USA）预备包绕型切缘（图2）。使用浮石粉和2%氯己定混合物（Consepsis）清洁预备体表面（图3）。用37.5%磷酸凝胶（Gel Etchant）酸蚀预备体表面15秒，冲洗5秒，轻轻吹干5秒（图4）。对残留的原复合树脂充填体进行酸蚀可起到清洁作用。复合树脂表面进行硅烷化处理并轻轻吹干。

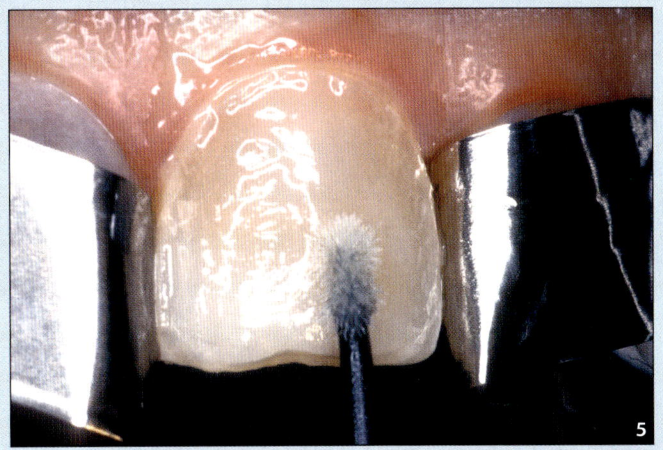
5

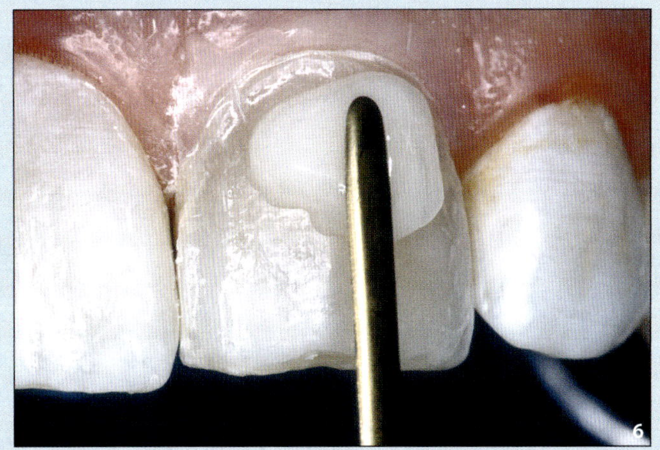
6

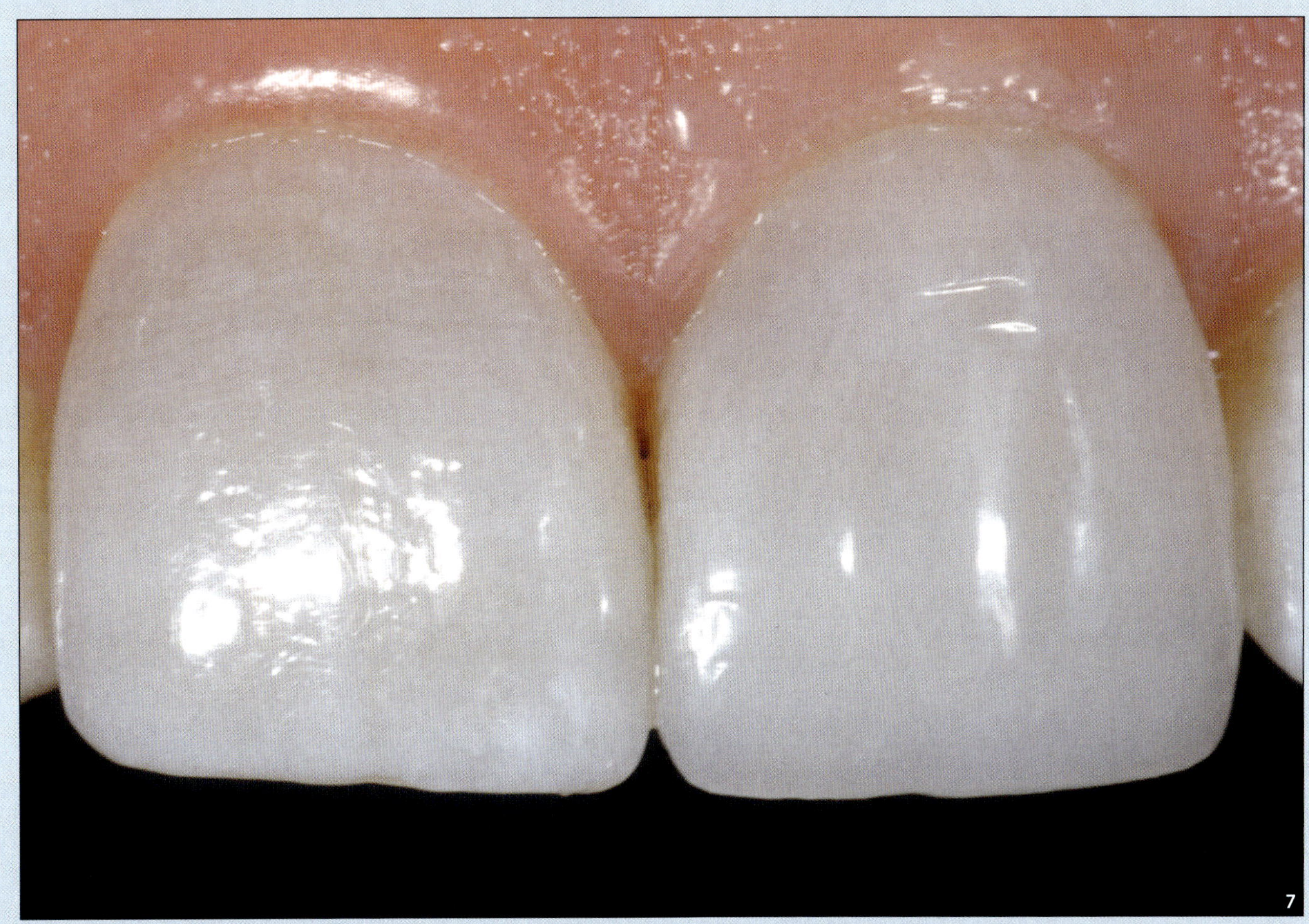
7

用一次性刷头在唇面涂布粘接剂，轻轻吹薄，光固化40秒（图5）。在树脂充填前要去除龈缘和邻面残留的粘接剂。用长刃成形器（IPC-L）在颈部区域充填透明色人工牙釉质层混合填料复合树脂，用#2貂毛刷沿切-颈方向修整出理想的解剖轮廓，光固化40秒（图6）。完成修形和抛光后，可见新的复合树脂贴面重塑了患牙表面的解剖外形特征，2颗中切牙的光学反射平衡协调（图7）。

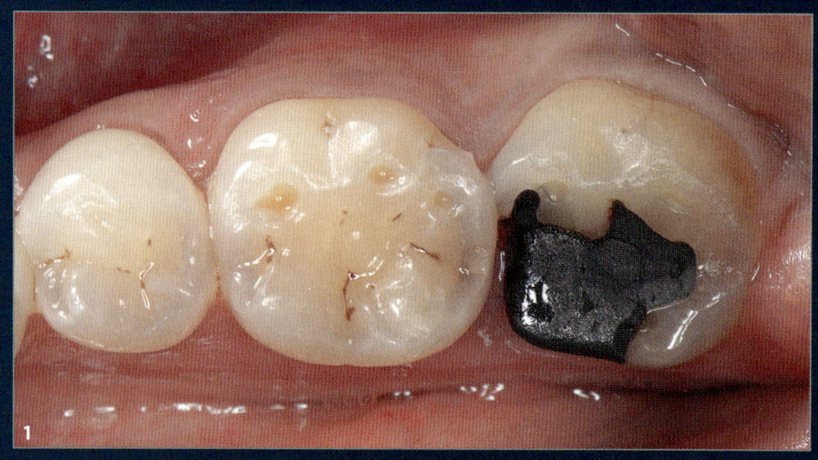
1

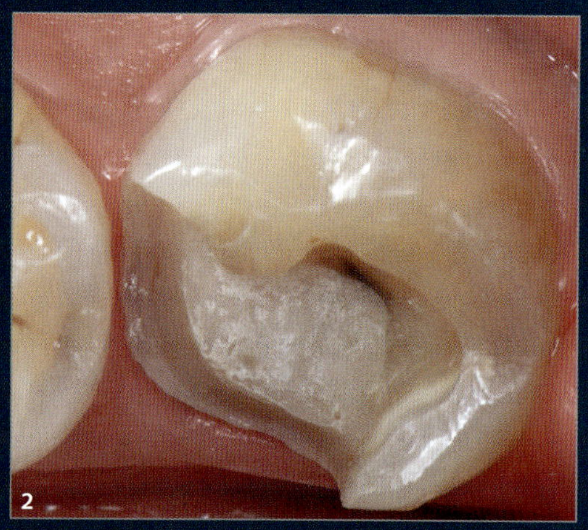
2

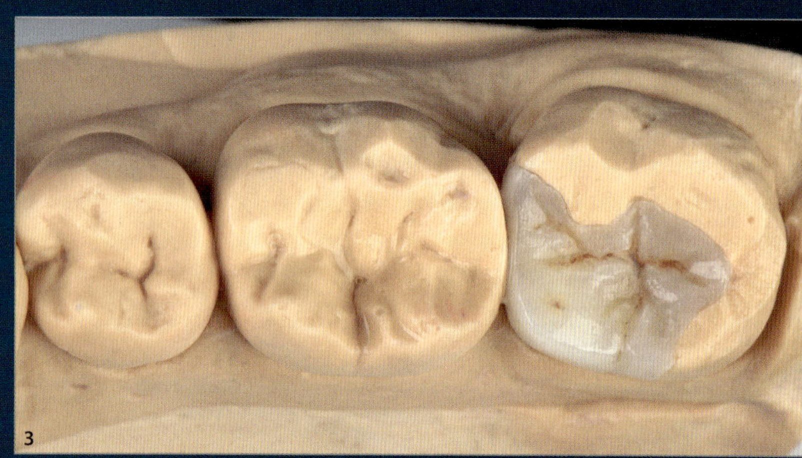
3

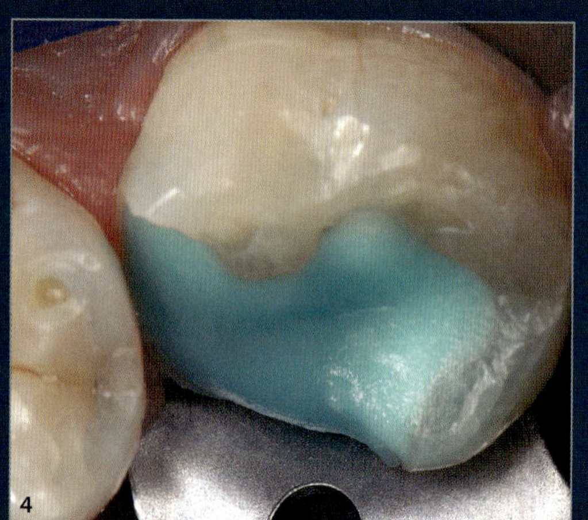
4

全酸蚀技术

全瓷高嵌体

图1显示47银汞充填体缺损伴继发龋的术前殆面观。高嵌体预备完成后如图2所示。选择二硅酸锂修复材料（IPS e.max，Ivoclar Vivadent）进行高嵌体修复（图3）。用2%氯己定（Consepsis）清洁预备体表面（图4）。用37.5%磷酸凝胶（Gel Etchant）酸蚀预备体表面15秒，冲洗5秒，轻轻吹干（图5）。瓷嵌体进行表面处理后，用一次性刷头涂布粘接剂（All-Bond 3）于预备体表面，轻轻吹薄，光固化40秒（图6~图8）。将光固化/双固化树脂水门汀注入预备体中（图9）。瓷嵌体就位，用貂毛刷去除多余的树脂，仅在边缘部位预留少量树脂以补偿水门汀聚合收缩（图10）。聚合后，用手术刀片（#12 BD Bard-Parker）去除已聚合的多余树脂水门汀（图11）。图12显示术后效果，天然牙和生物材料获得了良好的整合，达到了理想的功能和美学效果。

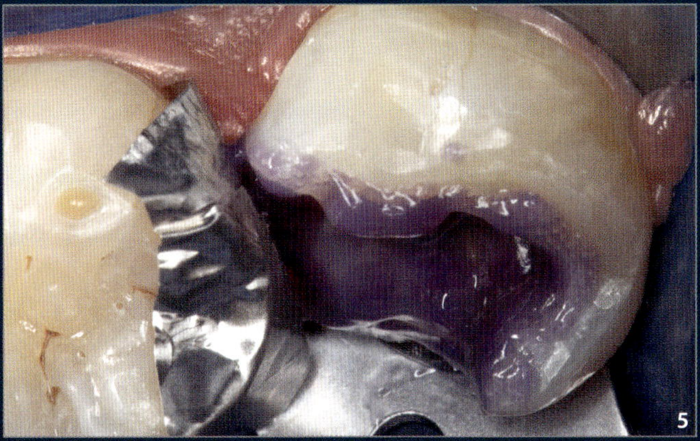

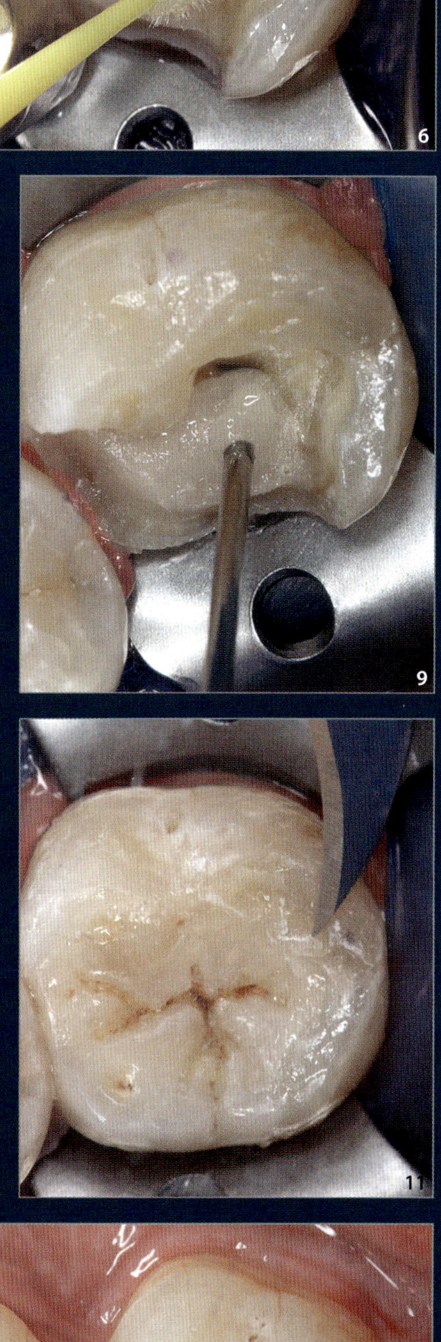
5
6 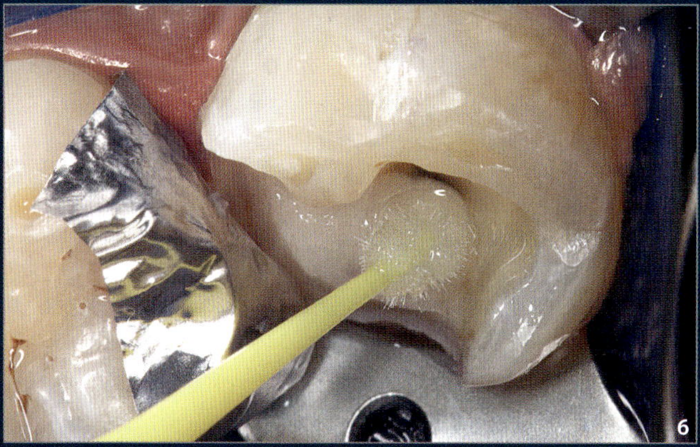
7 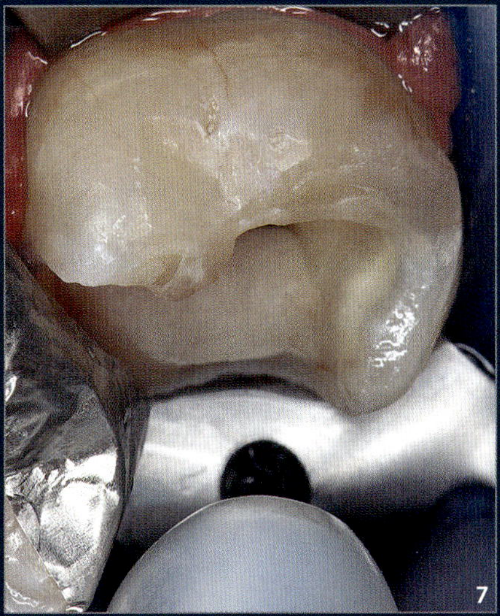
8 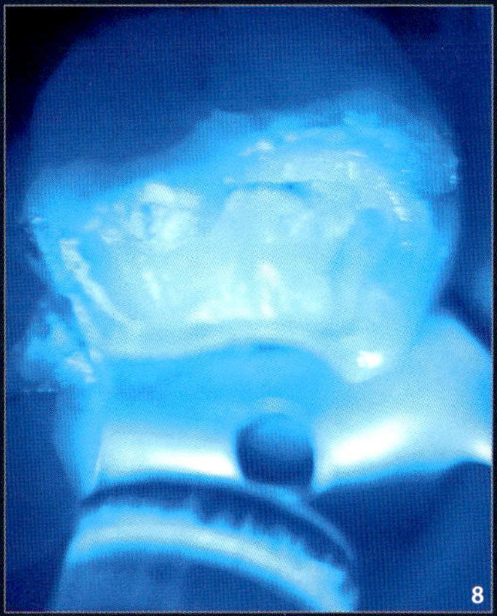
9
10 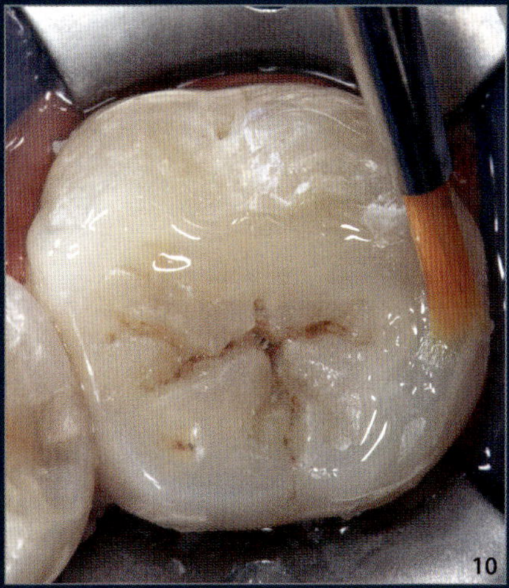
11

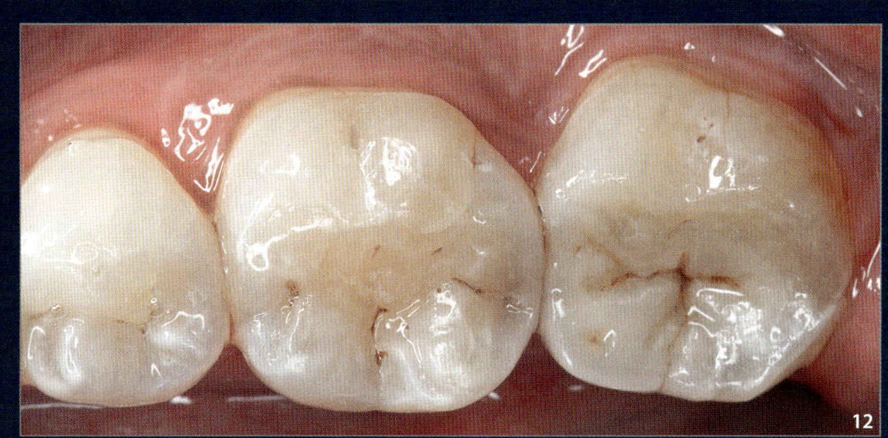
12

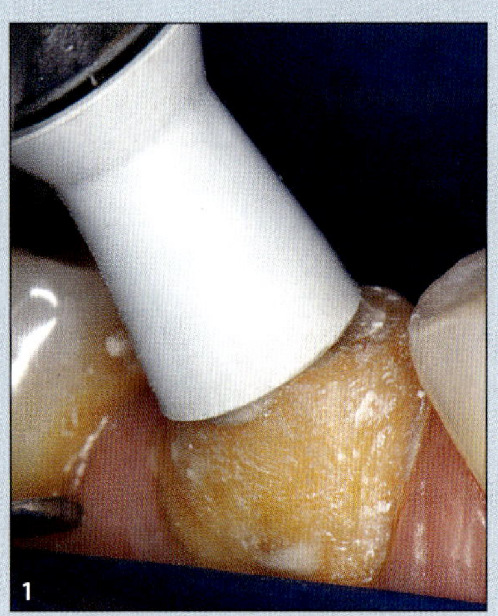

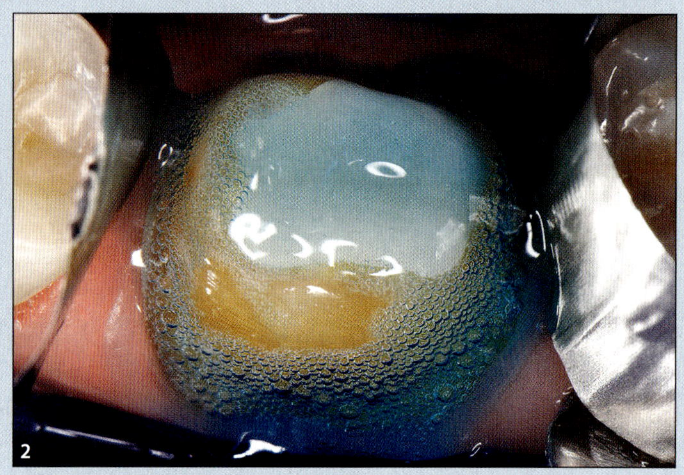

全酸蚀技术

牙本质即刻封闭

在牙体修复的牙体预备和临时性修复阶段，牙体组织的处理对于间接性粘接修复的成功起着至关重要的作用。在修复期间，牙体预备完成之后、戴用临时修复体期间，暴露的活性牙本质容易因细菌渗透和微渗漏污染。细菌和液体可以通过牙本质小管渗透造成微生物定植、术后敏感，并且有造成牙髓刺激的风险。处理这些可能发生的并发症并保护牙髓-牙本质界面最有效的方法，是在牙体预备后、印模制取和临时修复前，采用牙本质即刻封闭技术稳定暴露的牙本质组织。

牙本质即刻封闭技术可以在窝洞预备完成后立即在有活力的牙齿上形成混合层。该混合层为由固化的树脂与胶原纤维组成，通过全酸蚀（酸蚀和冲洗）或者自酸蚀方法形成。尽管这两种策略在牙本质处理方法和采用的粘接系统方面有所不同，但都能形成耐酸层。这样的树脂渗透层可封闭牙本质，防止微渗漏；保护牙髓避免机械损伤、热刺激及细菌侵袭；从而防止在印模制取、临时修复体制作和最终粘接时产生敏感。

树脂涂覆技术也是一种牙本质即刻封闭的方法，先在预备好的窝洞中使用牙本质粘接系统，然后使用低黏度微填料复合树脂。这种方法通过促进自由基从微填料复合树脂中的扩散来减少氧阻聚的未固化树脂层的形成。

牙本质即刻封闭技术的优点还包括：改善边缘和界面的适合性，通过缓解聚合收缩应力降低内应力，预防牙本质干燥，增强树脂水门汀与牙本质的粘接强度，提高工作模型的光滑度，更容易去除临时水门汀，减少修复体粘接过程中牙本质小管中液体压力对粘接的影响，降低术后敏感性。此外，对于死髓牙，这项技术可以减少冠部微渗漏造成的冠方牙本质和根管牙本质的污染。然而，必须记住的是，成功粘接的基本要求是修复期间使用牙科橡皮障。唾液、口内湿气、血液、龈沟液引起的牙釉质和牙本质污染对接界面造成不良影响，降低粘接强度。

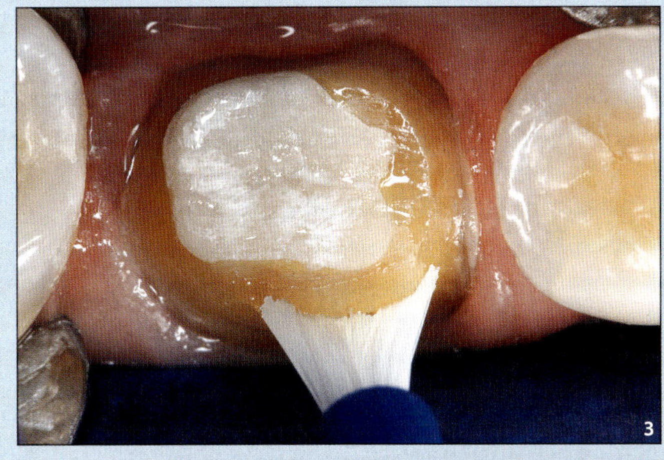
3

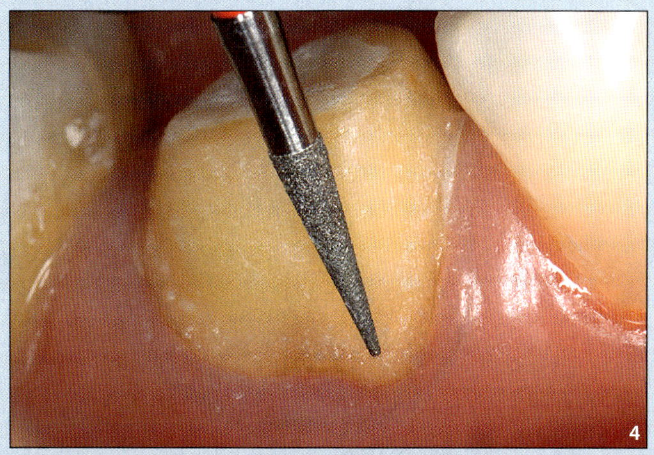
4

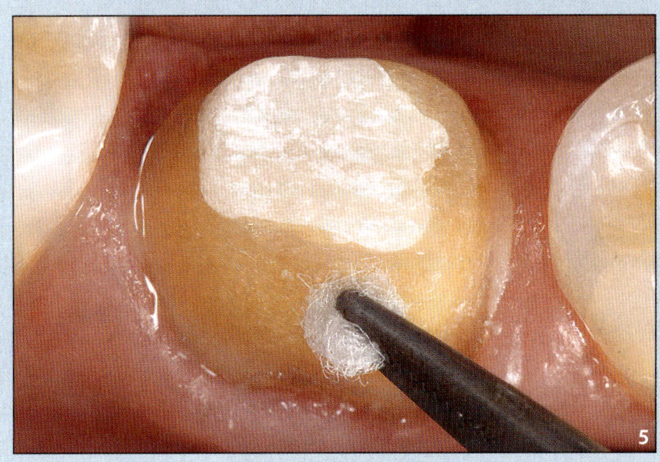
5

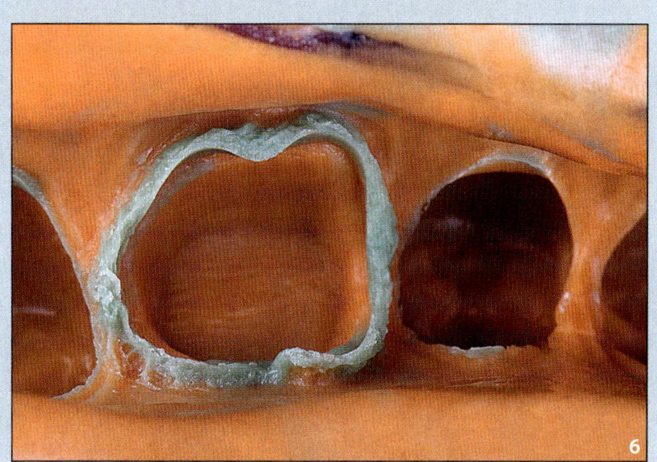
6

保持和稳定牙体硬组织不只需要对新开发的材料和技术有初步了解，还要求对牙齿的内部结构，以及在治疗过程中内部结构的改变和粘接机制之间的复杂相互作用有全面的了解。随着粘接技术的不断发展，临床医生必须一步一步地操作，确保其治疗步骤和技术适应于所用的材料。在修复期间通过早期形成的混合层来确保牙本质的稳定性，可以提高患者的舒适性以及改善间接修复的长期耐久性。以下临床病例展示了用全酸蚀技术和自酸蚀技术进行的牙本质即刻封闭。

消毒剂清洁预备体后，用32%～37.5%磷酸（Uni-Etch with BAC，Bisco；Gel Etchant）酸蚀5～10秒，彻底冲洗（图1和图2）。去除多余水分，但预备体肉眼观呈湿润状态。涂布粘接剂预处理剂于湿润预备体上，轻轻吹干。表面应看上去闪亮，如果没有，需要重复此过程。预备体光固化10秒（对于自酸蚀方法，使用消毒剂清洁预备体后，彻底干燥，涂布自酸蚀粘接剂并持续搅动，吹干，光固化至少10秒）。

涂布薄层粘接剂树脂（All-Bond 3），轻轻吹薄，光固化10秒（图3）。使用流动复合树脂遮蔽倒凹［对于自酸蚀技术，可涂布自酸蚀底衬（All-Bond SE，Bisco；OptiBond All-In-One，Kerr），轻轻吹薄，光固化。用流动复合树脂遮蔽倒凹］。至此就完成了牙本质即刻封闭操作。

精修预备体，包括牙釉质边缘（图4）。用酒精润湿的小棉球去除新鲜粘接表面的氧阻聚层（图5），然后进行印模制取（图6）。

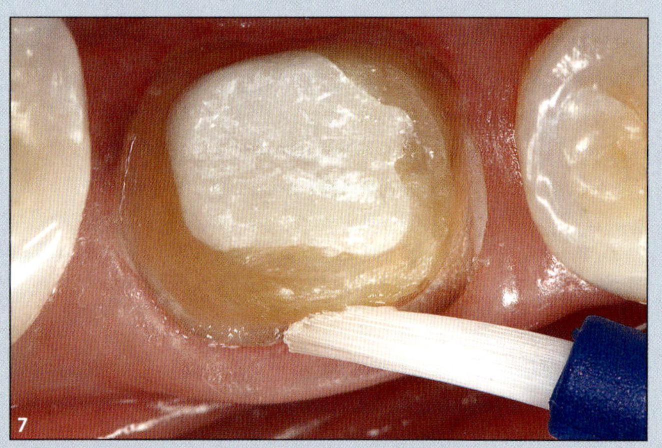

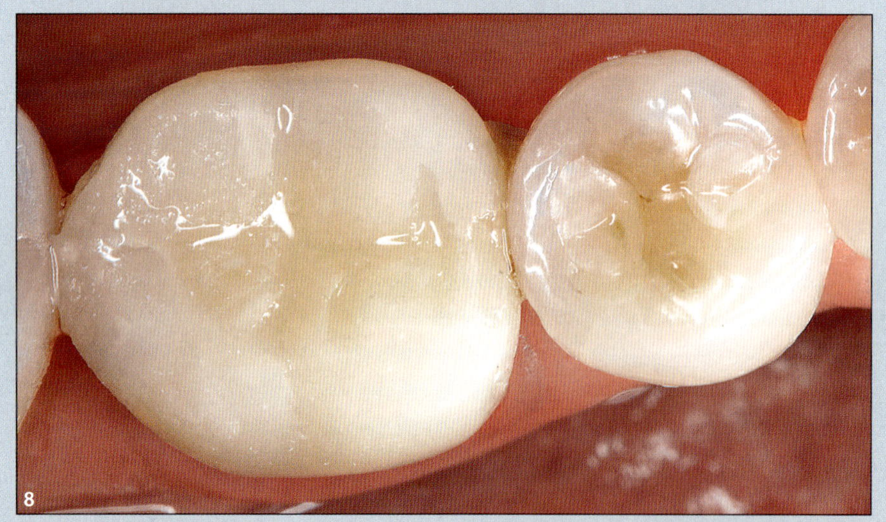

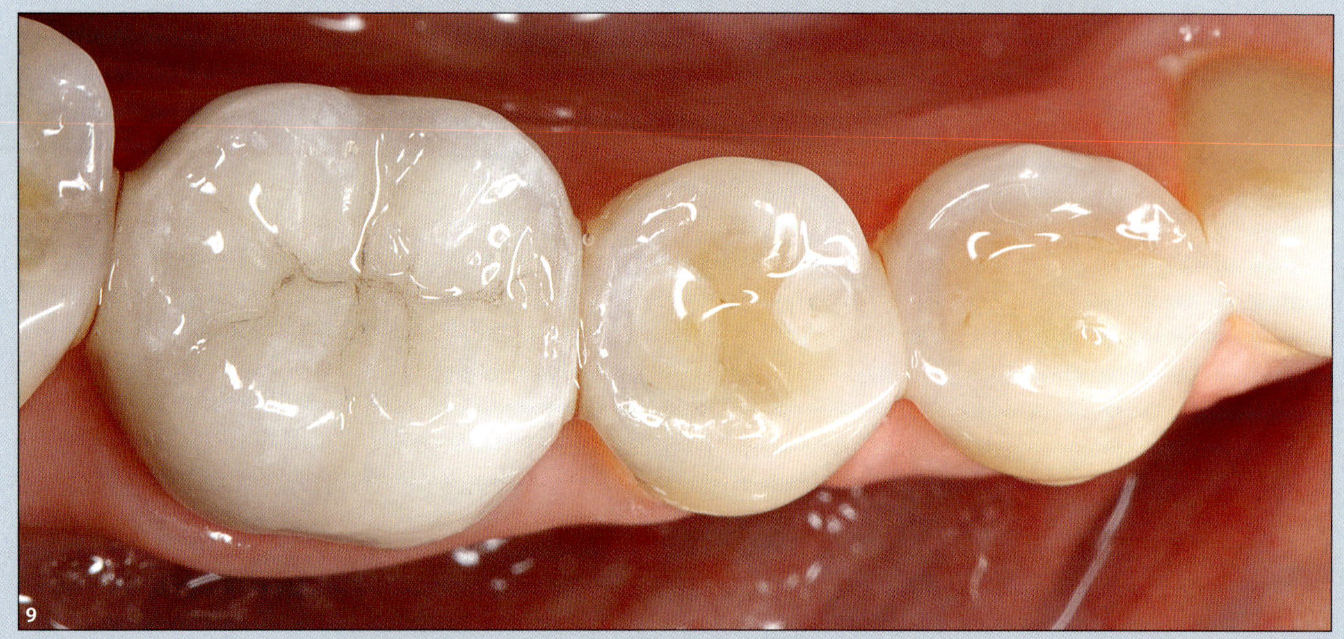

除了距洞面边缘1mm不涂分离介质以确保固位外，整个预备的牙冠应使用分离介质（Pro-V Coat，Bisco）（图7），轻轻吹干10～15秒使溶剂挥发。制作完成临时修复体，流水冲洗预备体上的分离介质，粘接临时修复体（图8）。

正式粘固修复体时，去除临时修复体，用浮石粉和空气喷砂彻底清洁预备体，选择合适的粘接策略完成修复体粘固（图9）。

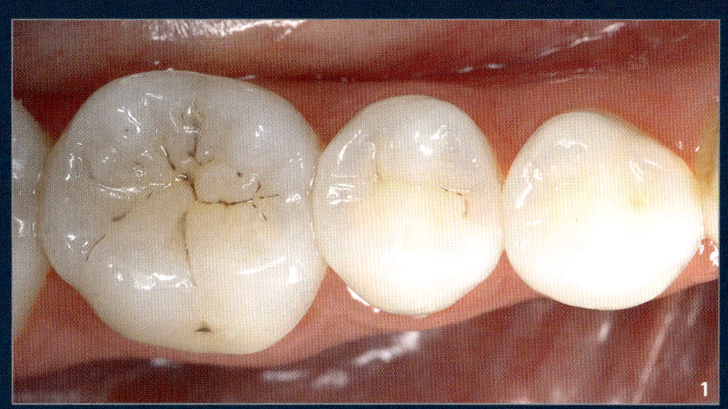

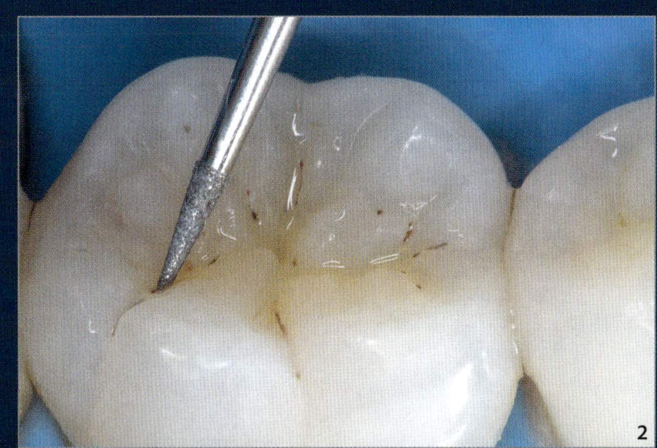

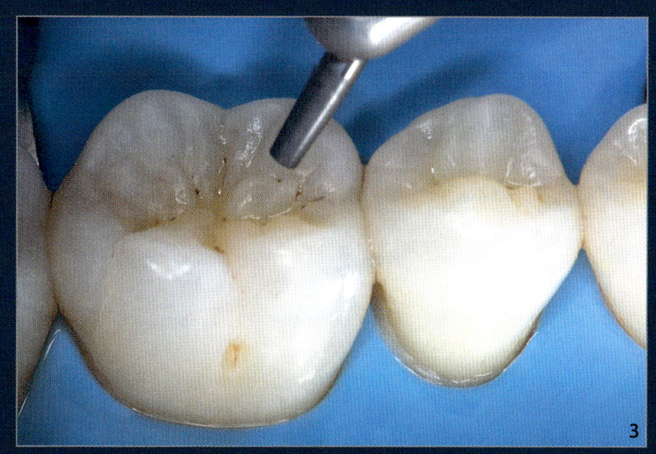

全酸蚀技术

窝沟封闭与预防性树脂充填

保存被定义为保持完美或不变的状态。在牙科领域，保存的原则包括在患者的整个生命周期中保持软硬组织的完整性。随着预防技术相关知识的增长、临床技术的精进以及材料的完善，当前可以通过多种保守的手段实现对天然牙列以及对其发挥支持作用的软硬组织的保存治疗。修复牙科学的保存原则涉及多个学科，也包括可用于多种修复方案的保守治疗方法。在现代保存理念的指导下，应用先进的评估和管理方法，可以减少、控制和/或消除这些疾病进程。无创和微创操作方案能够限制预备范围，因此可以保留能够通过再矿化修复的脱矿牙本质和牙釉质。这些现代修复方案在现代儿童牙科和修复牙科中扮演了重要角色，包括再矿化、窝沟封闭（即树脂表面封闭、玻璃离子窝沟封闭）以及预防性复合树脂修复。此外，目前的研究趋势正朝着具有生物活性的修复材料方向发展，这些材料能够在抑制龋病进展、消除疾病的同时促进软硬组织的再生。

预防性树脂修复是将微创牙体预备及殆面窝沟牙釉质酸蚀技术相结合的一种保存治疗手段。图1显示了44、45殆面着色窝沟与46殆面着色及早期龋的术前殆面照。橡皮障隔离后，用锥形金刚砂钻（DET3，Brasseler USA）去除磨牙殆面窝沟龋（图2）。喷砂去除前磨牙和磨牙殆面窝沟染色（图3）。

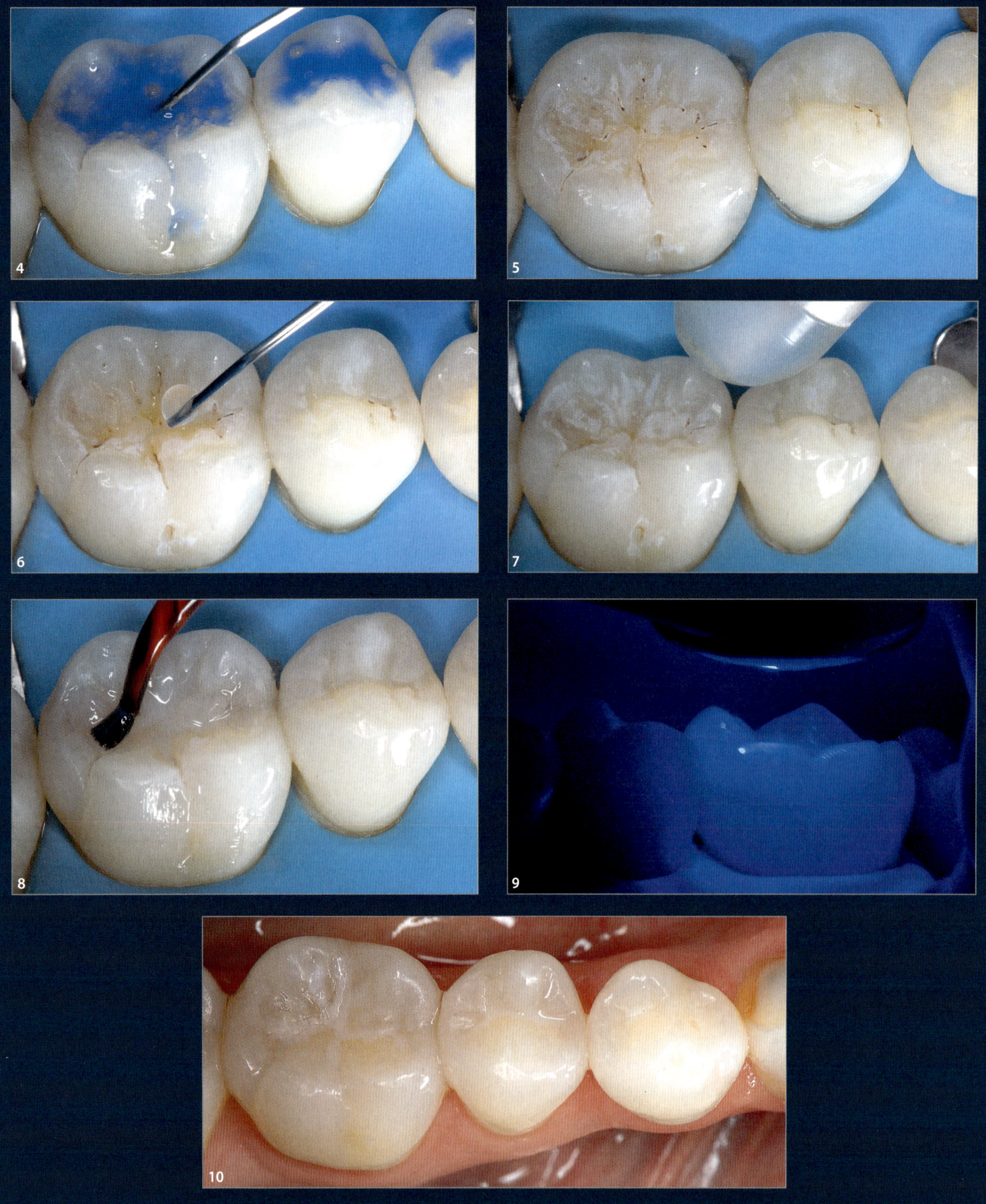

用35%磷酸（Ultra-Etch，Ultradent）酸蚀殆面表面和窝沟深部20秒，冲洗吹干（图4和图5）。用干燥剂（PrimaDry，Ultradent）涂布于殆面表面去除窝沟内多余水分，吹干（图6和图7）。预处理剂能降低封闭剂的表面张力，以增加其在酸蚀牙釉质表面的流动性。用螺旋形刷头（Inspiral Brush Tip，Ultradent）涂布光固化、阻射性、释放氟的封闭剂（Ultra-Seal XT Plus，Ultradent)），以反复涂擦的方式将其均匀涂布于预备后的窝沟中，光固化40秒（图8和图9）。图10显示预防性树脂充填和封闭后的殆面观。

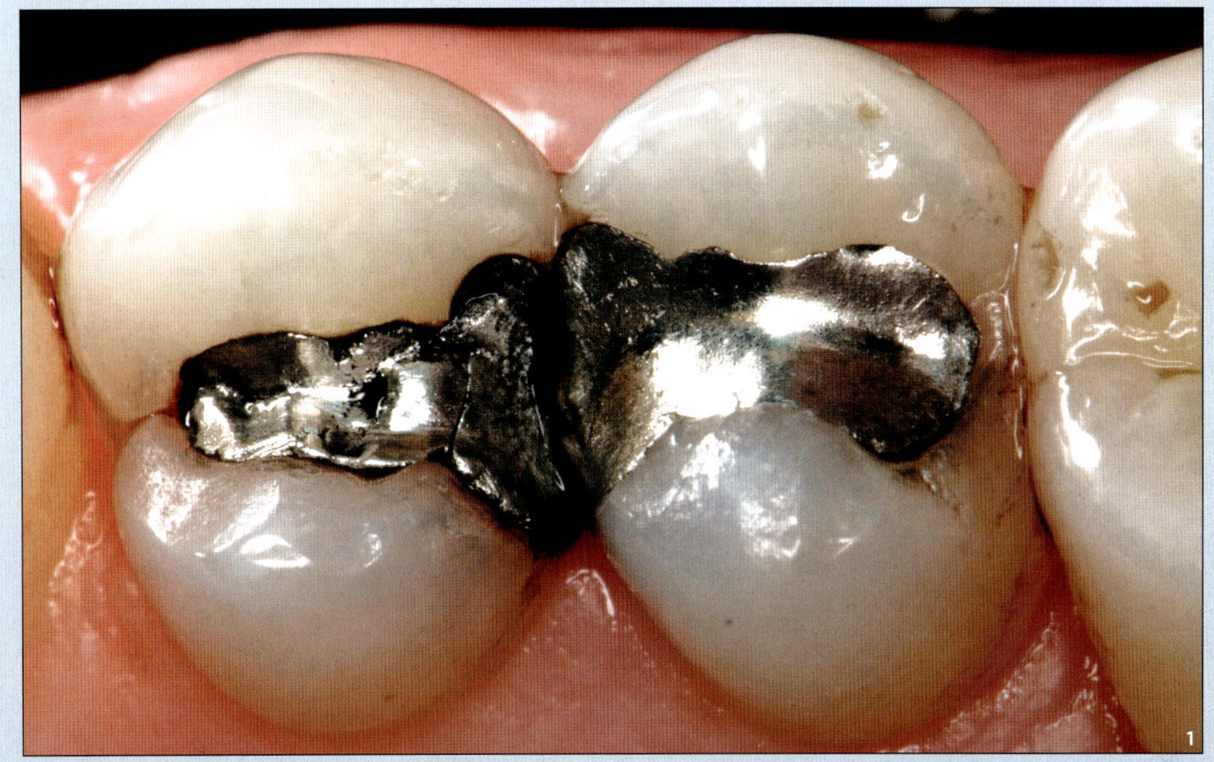

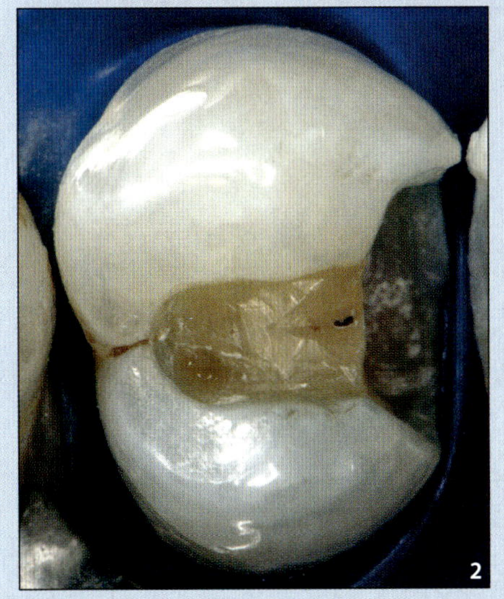

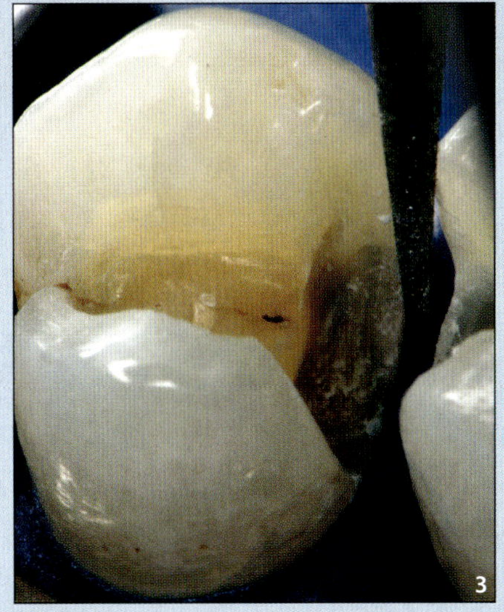

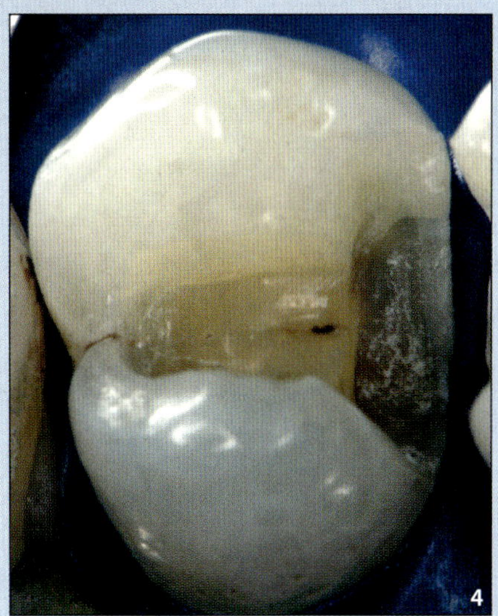

自酸蚀技术

Ⅱ类洞复合树脂直接充填

图1显示14和15的术前殆面观，这2颗牙的不良银汞合金充填体伴有继发龋。去除现存银汞充填体和继发龋，设计树脂充填的Ⅱ类洞（图2）。用锥形金刚砂车针（DET6，Brasseler USA）在龈缘和邻面预备斜面（图3和图4）。

酸蚀牙釉质边缘后，在牙本质表面涂布单组分自酸蚀牙本质粘接剂（Futurabond NR，VOCO），反复涂抹20秒，气枪干燥5秒，光固化10秒（图5和图6）。放置并调整邻

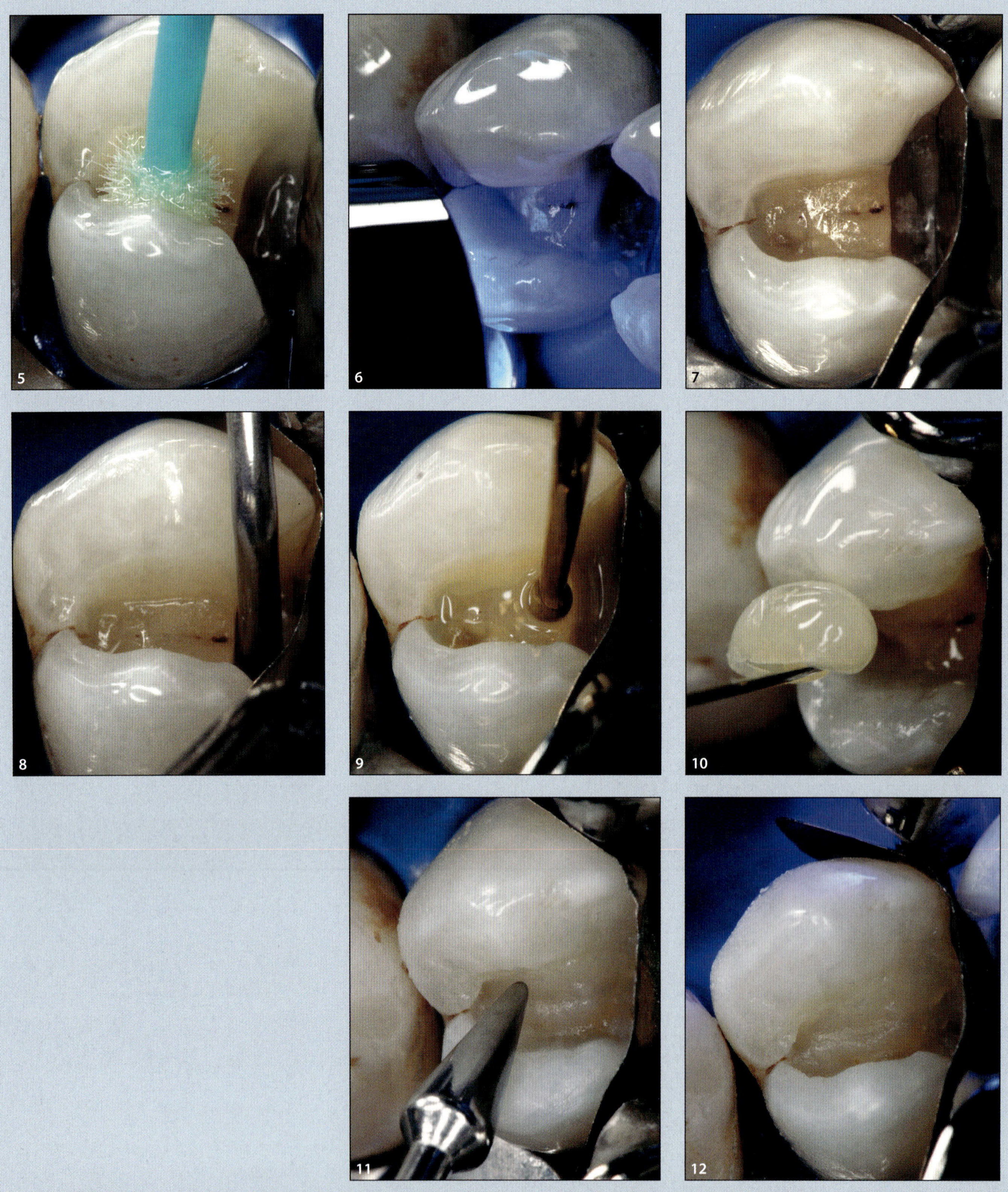

面弧形成形片（Composi-Tight，Garrison Dental）（图7）。用圆形头器械（M-1 Ball Burnisher）将A2色流动复合树脂（Grandio Flow，VOCO）作为窝洞垫底材料均匀分布于髓壁（图8和图9）。

取长条状#02不透明牙本质混合填料复合树脂（Amaris，VOCO）并用锥形器械（PKT 3A，Brasseler，USA）将其堆塑成斜坡状（图10～图12）。每增加一层树脂均用斜面光照模式将其固化以减小聚合收缩应力，提高边缘密合性。最后放置牙釉质色混合填料复合树脂

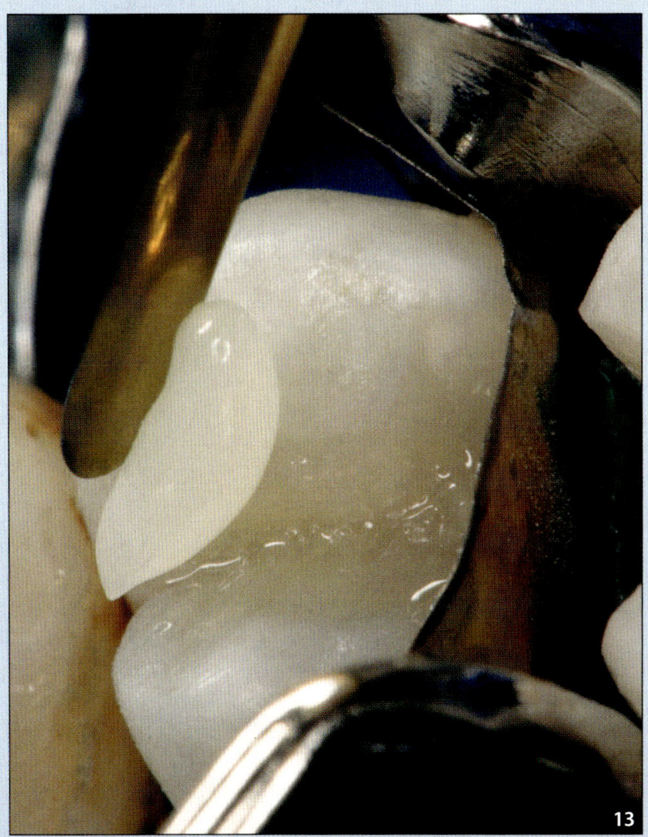
13

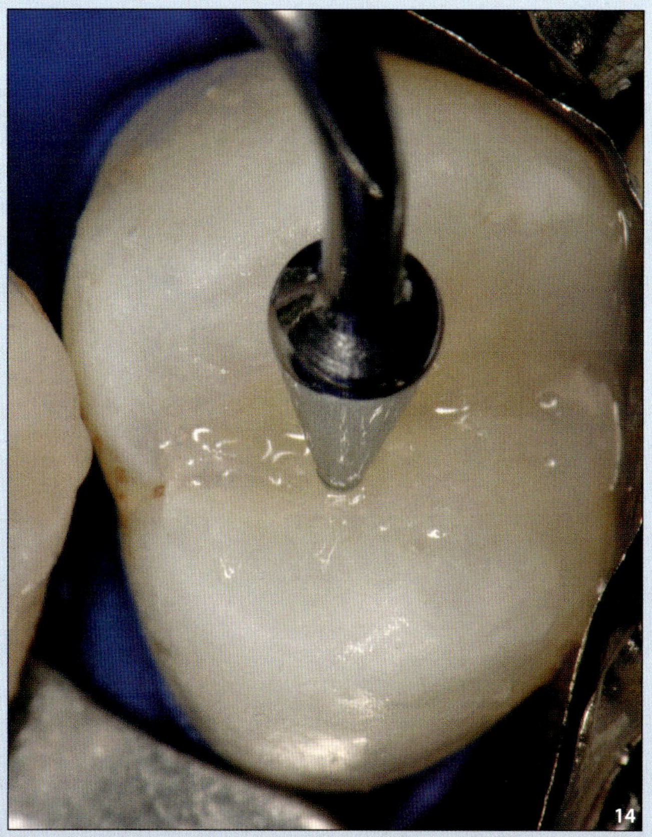
14

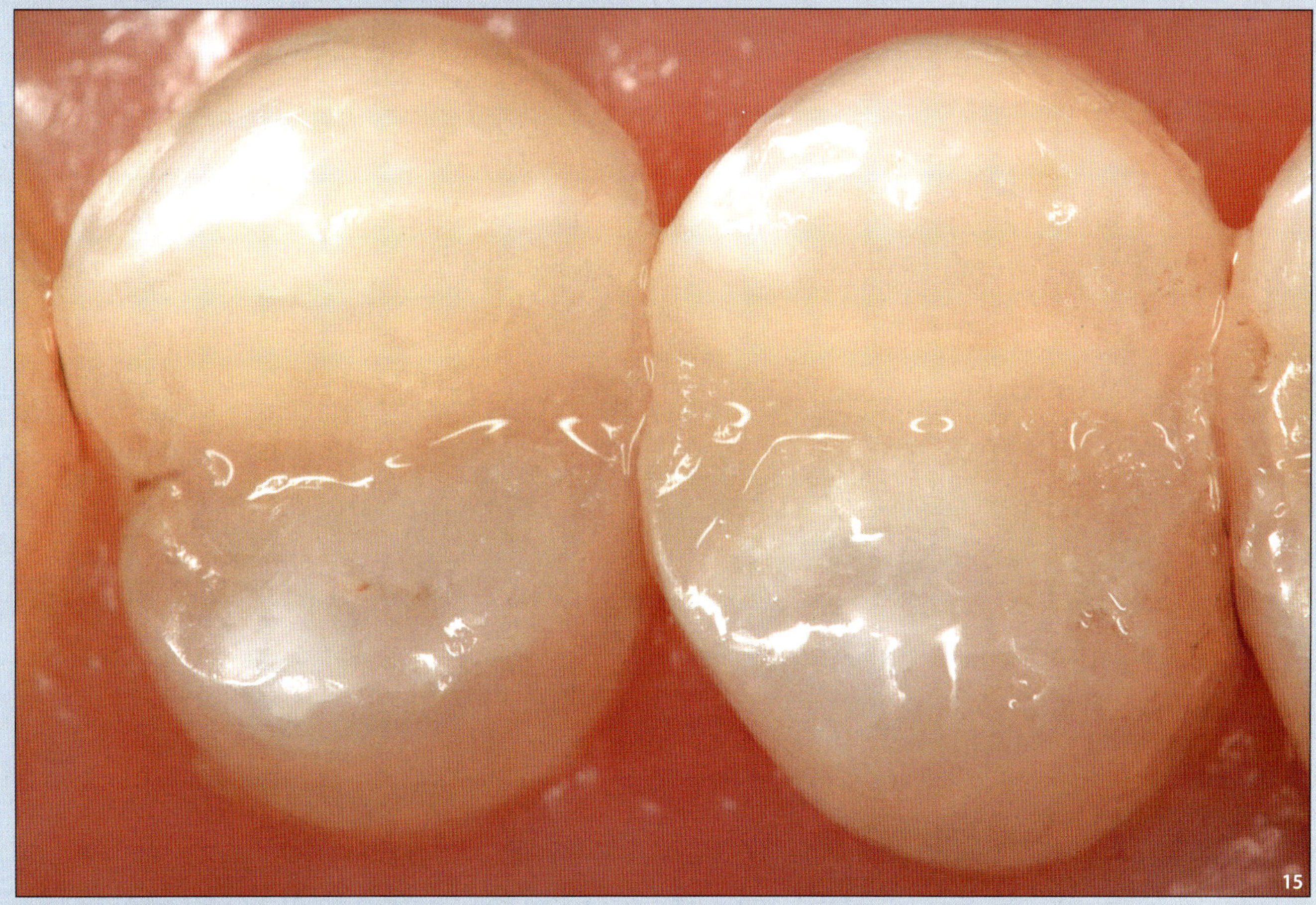
15

（Amaris），用PKT-3A锥形器械雕刻成形（图13和图14）。采用完全粘接程序的简化双层技术可使生物材料与牙体组织达到和谐统一的效果（图15）。

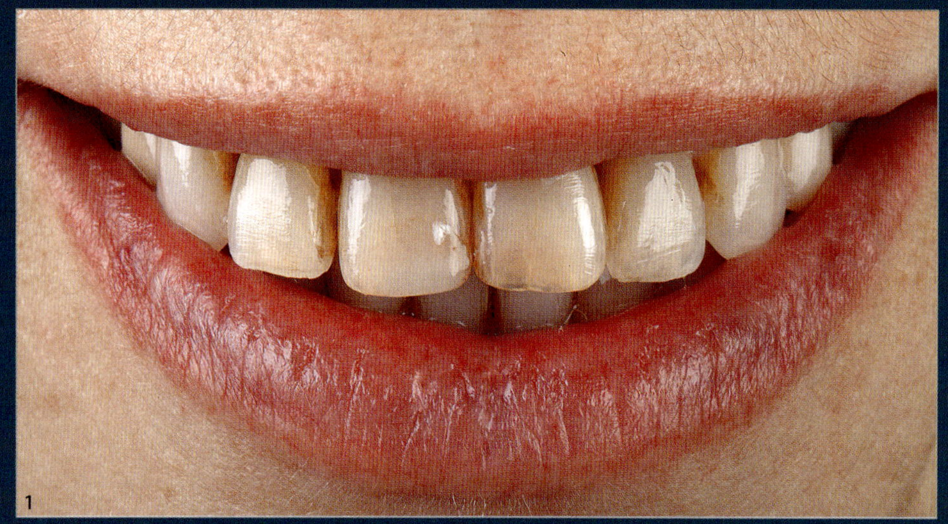

1

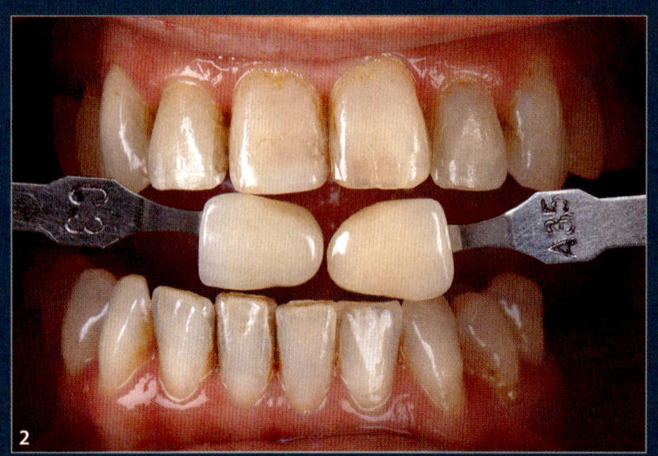

2

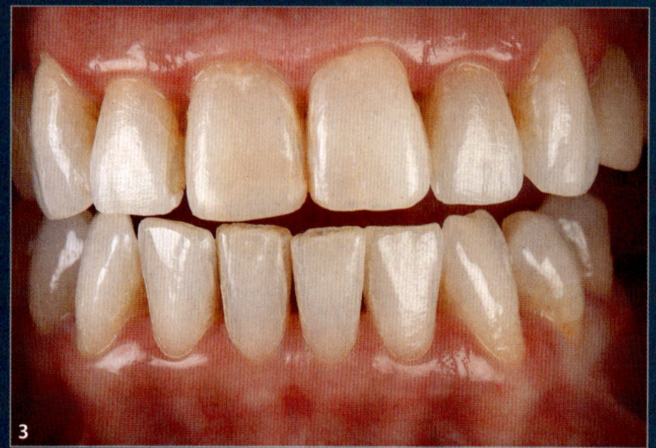

3

全酸蚀技术

全瓷贴面

40岁女性患者，对微笑不满意，要求进行保守的美学改善。临床检查发现上颌中切牙现存树脂充填体缺陷伴随严重着色和切缘磨损及折裂（图1）。治疗前进行比色（图2）。图3显示漂白2周后颜色显著改善，下一步拟更换现存不良复合树脂修复体。

行保守的切端包绕式的釉质贴面预备。这种切端包绕式预备设计可用于牙齿需加长和/或切端缺陷时。这种设计还有利于粘接时贴面的精确就位，提高切端的美学效果（图4）。制作室完成后，瓷贴面试戴、检查、获得患者认可。每个瓷贴面的内表面用9%缓冲氢氟酸（Porcelain Etch）酸蚀2分钟，冲洗，吹干（图5和图6）。为提高修复体和流动性树脂水门汀之间的粘接强度，在瓷贴面组织面涂布硅烷偶联剂并吹干（图7）。用37.5%磷

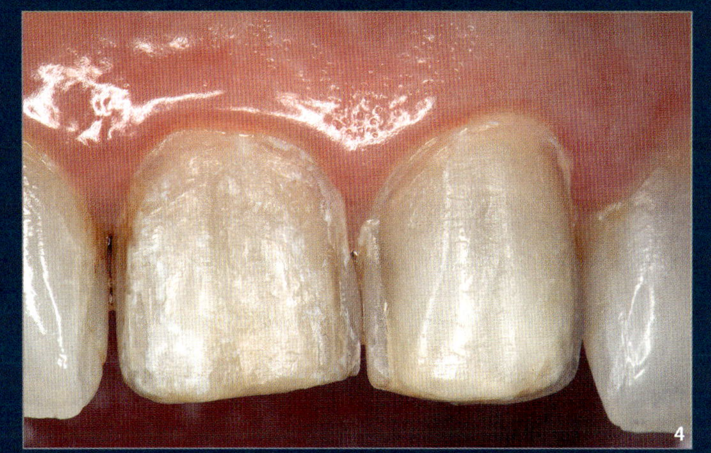
4

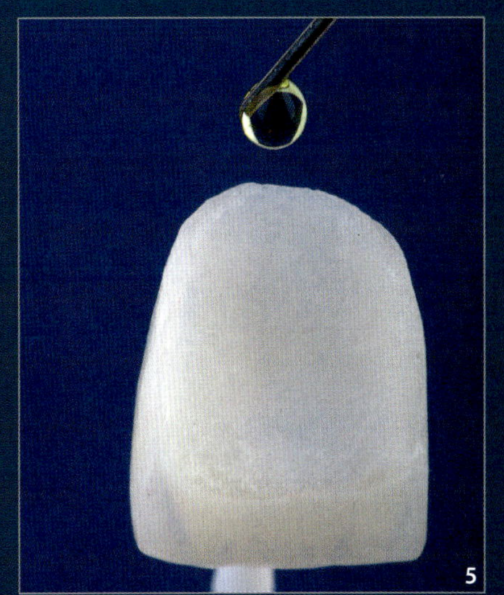
5

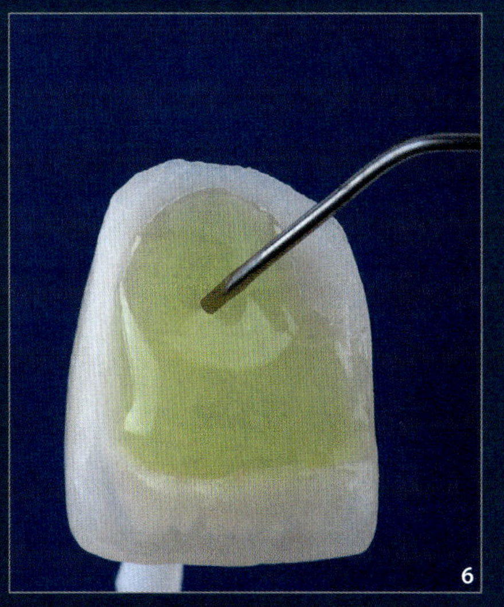
6

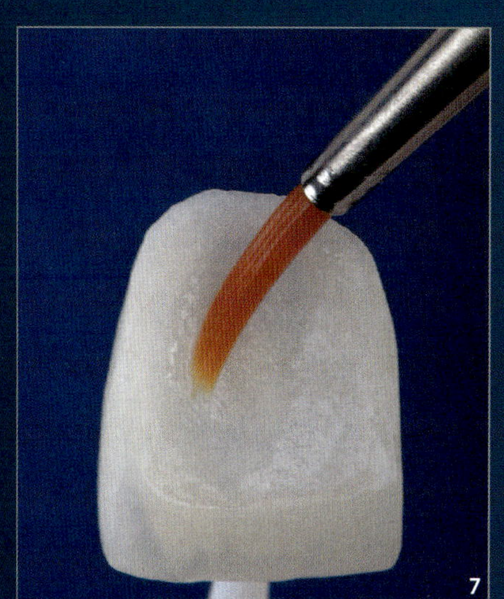
7

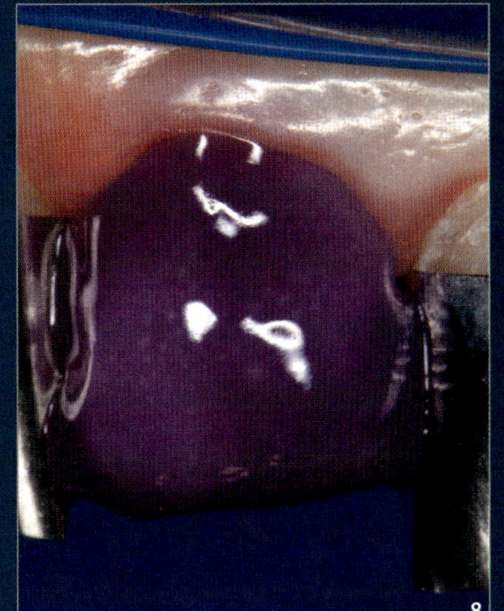
8

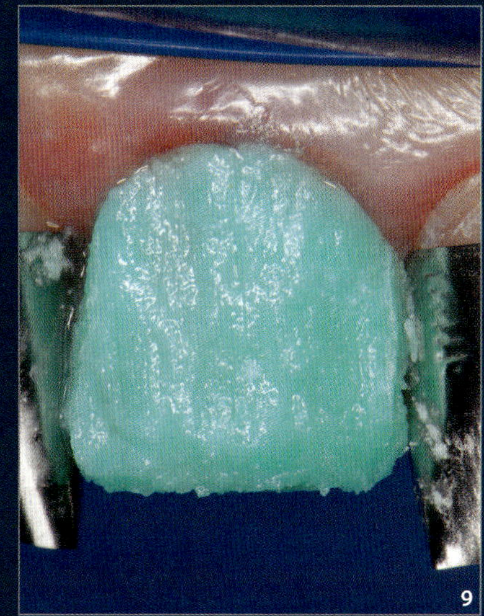
9

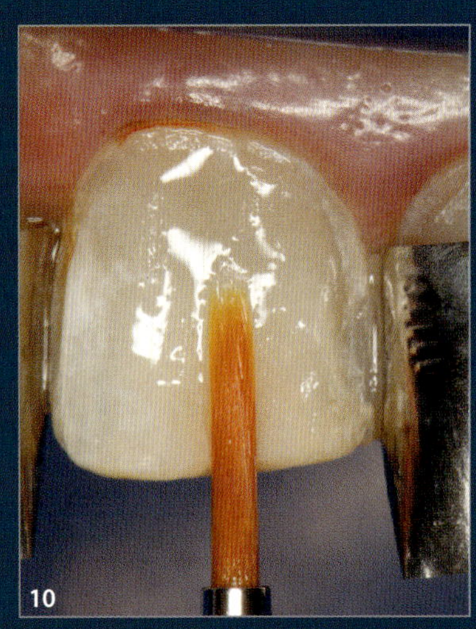
10

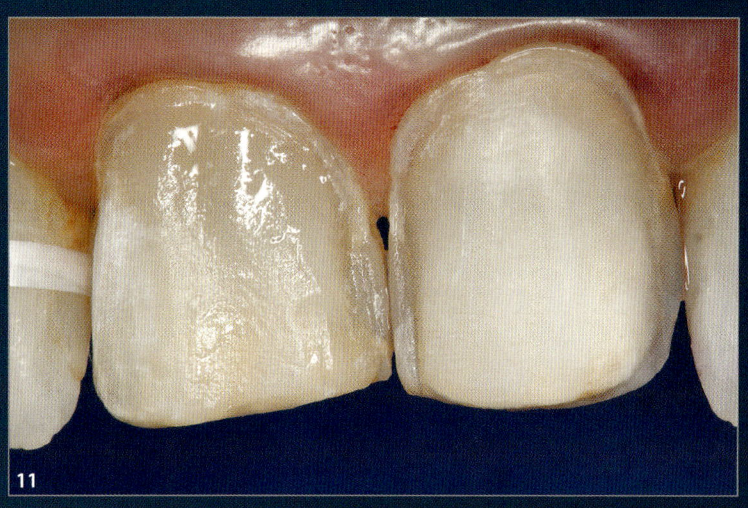
11

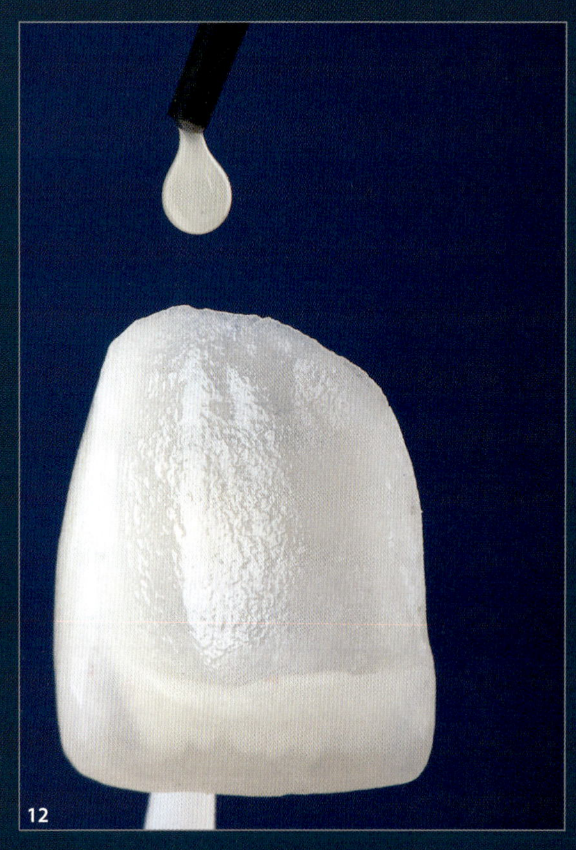
12

用#0貂毛刷涂布通用型粘接剂（G-Premio Bond）于预备体（图10）。用无蜡牙线在12和21邻面涂布甘油作为分离剂（邻面适应技术）[151-152]（图11）。注意不要使用过多的甘油，否则容易引起邻近基牙预备体的污染，因此推荐使用放大系统。透明A1色流动复合树脂（G-aenial Universal Flo）注射入每个瓷贴面处理过的内表面（图12），放置于树脂加热机上（CalSet Warmer，AdDent）。对流动复合树脂进行预热，可降低黏性，提高复合树脂流动性。此外，在生物相容范围内提高复合树脂温度，可减少暴露时间并降低聚合应力（最大及最终的应力），同时维持或提高单体转化率。转化率的提高有利于提升复合修复材料的性能[153-155]。精确就位瓷贴面并粘接。

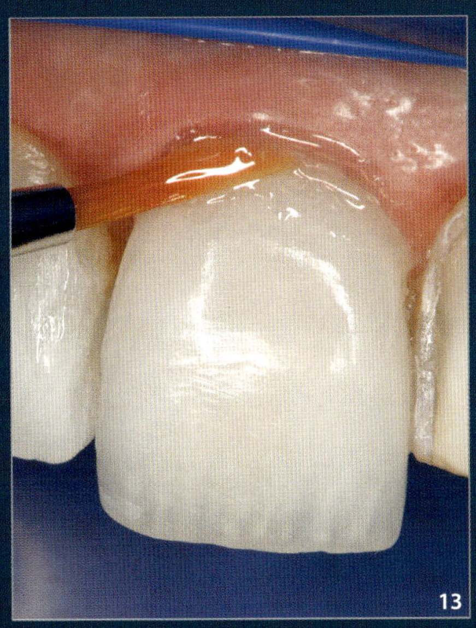

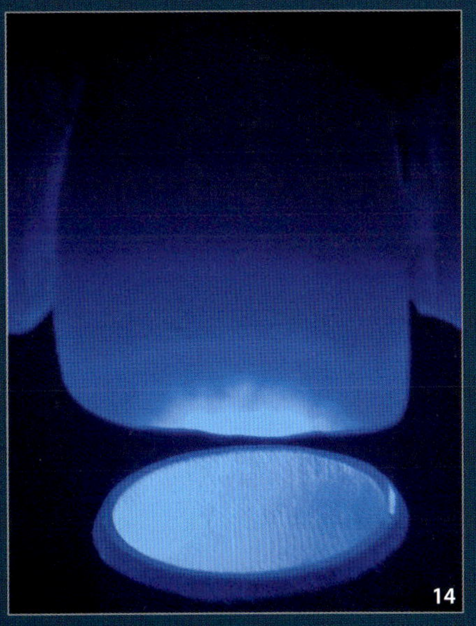

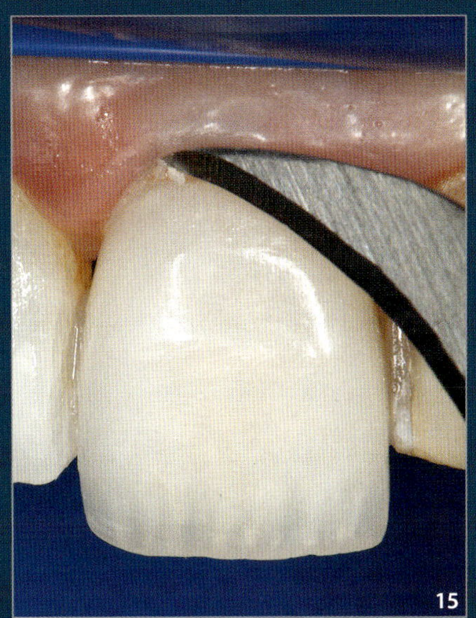

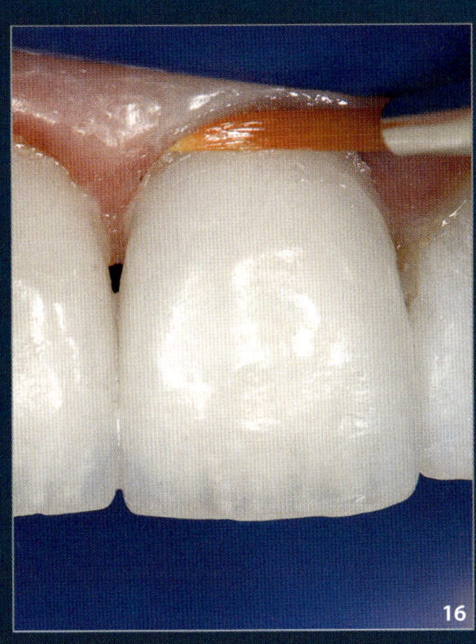

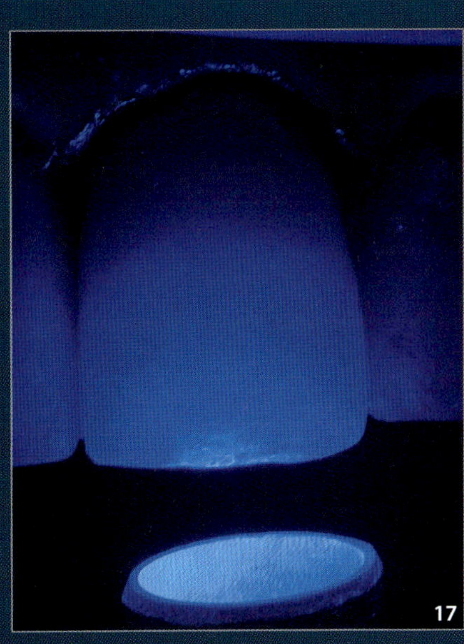

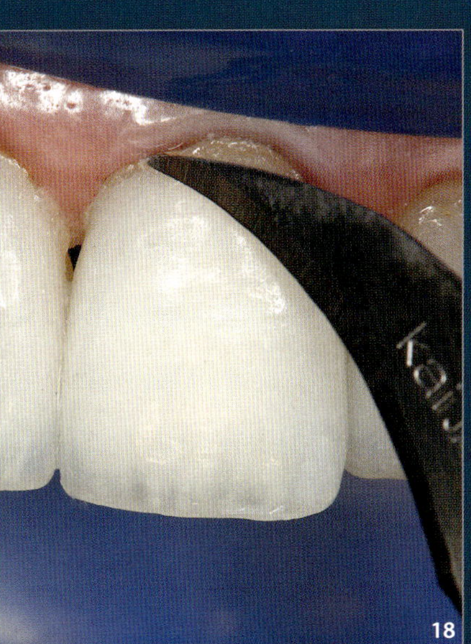

用#0貂毛刷采用湿刷技术去除多余复合树脂。具体操作步骤如下：涂布少量粘接树脂于貂毛刷头处，擦拭修复体界面，去除多余复合树脂，同时在界面保留部分剩余树脂以补偿聚合收缩（图13）。从颊侧、舌侧、切端各方向均光照聚合40秒（图14）。聚合后，用手术刀片（#12 BD Bard-Parker）去除多余的树脂，用无蜡牙线检查邻接面是否有残留树脂（图15）。

用牙科干燥剂（Dry-Bond，DenMat）清洁21预备体，去除残留的甘油。重复同样的粘接步骤，用#0貂毛刷去除多余的复合树脂（图16）。从颊侧、舌侧、切端各方向均光照聚合40秒（图17），用手术刀片（#12 BD Bard-Parker）去除多余的树脂（图18）。采用此粘接设计理念可达到理想的功能与美学效果（图19～图21）。

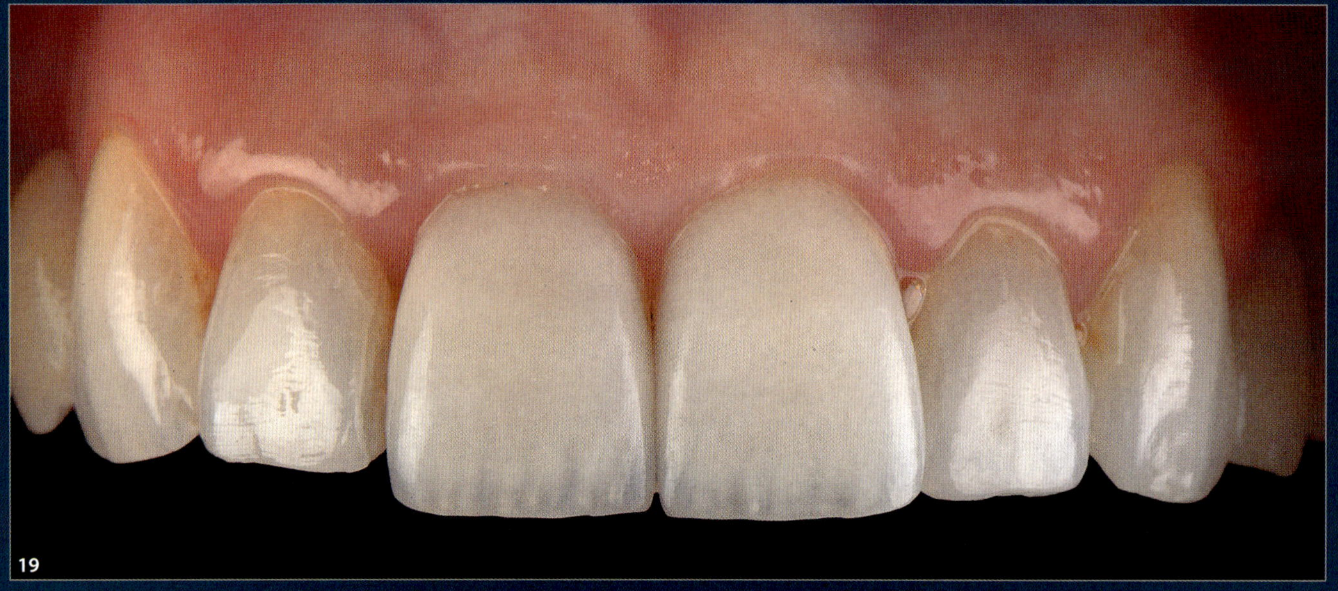
19

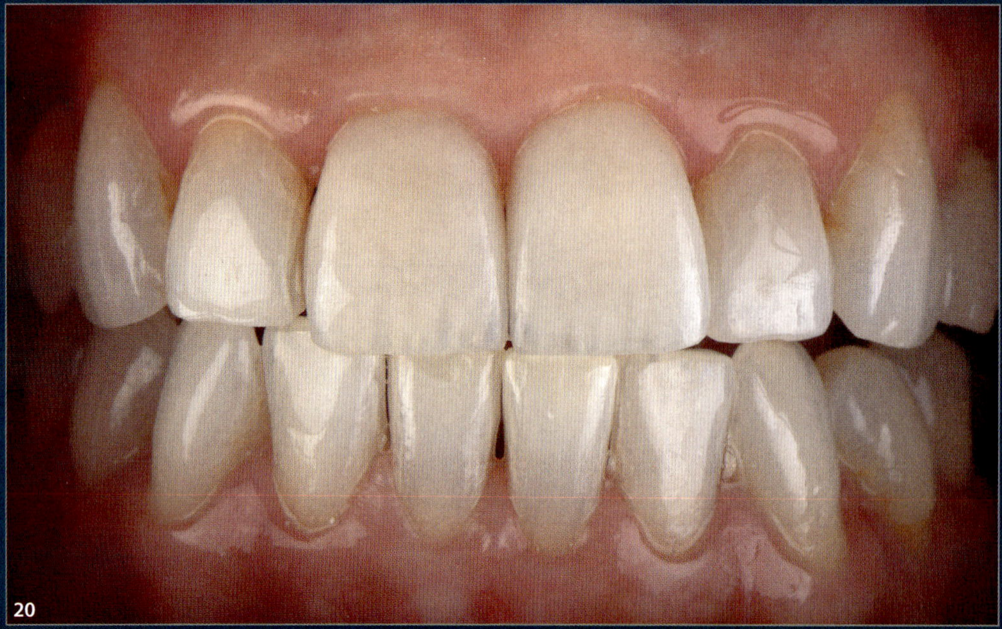
20

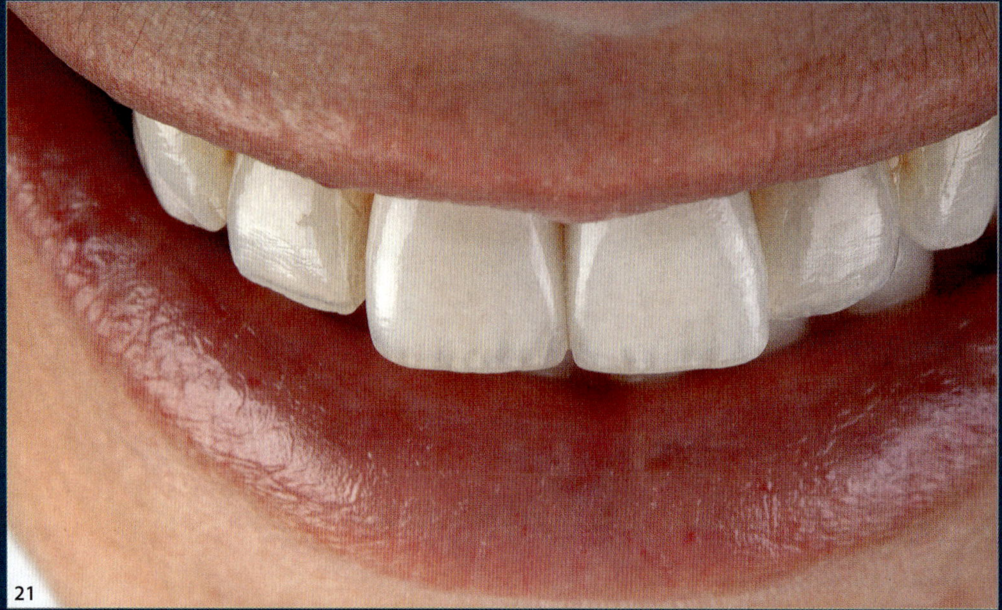
21

Laboratory work courtesy of August Bruguera, CDT.

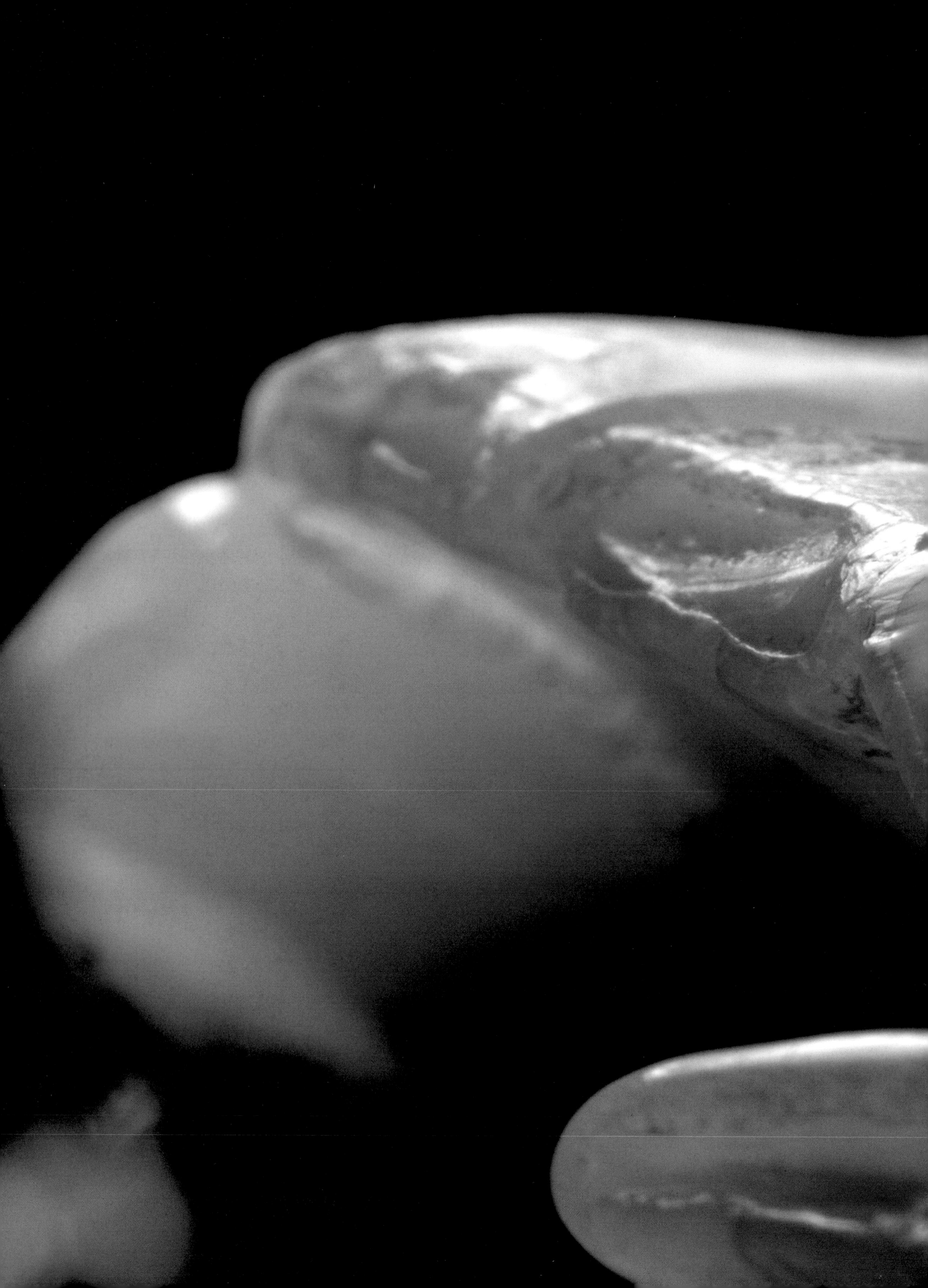

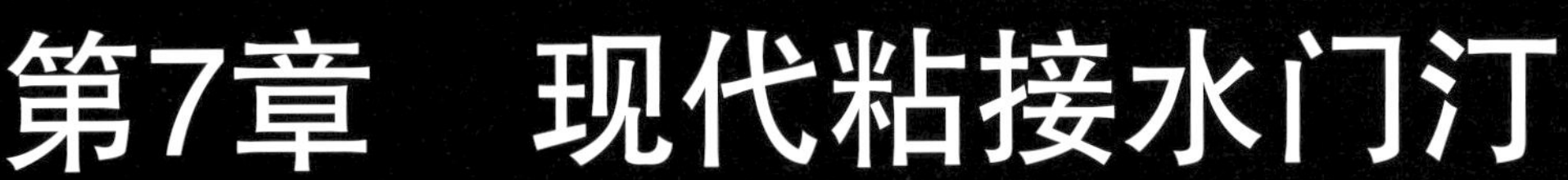

第7章　现代粘接水门汀

Contemporary Adhesive Cements

7

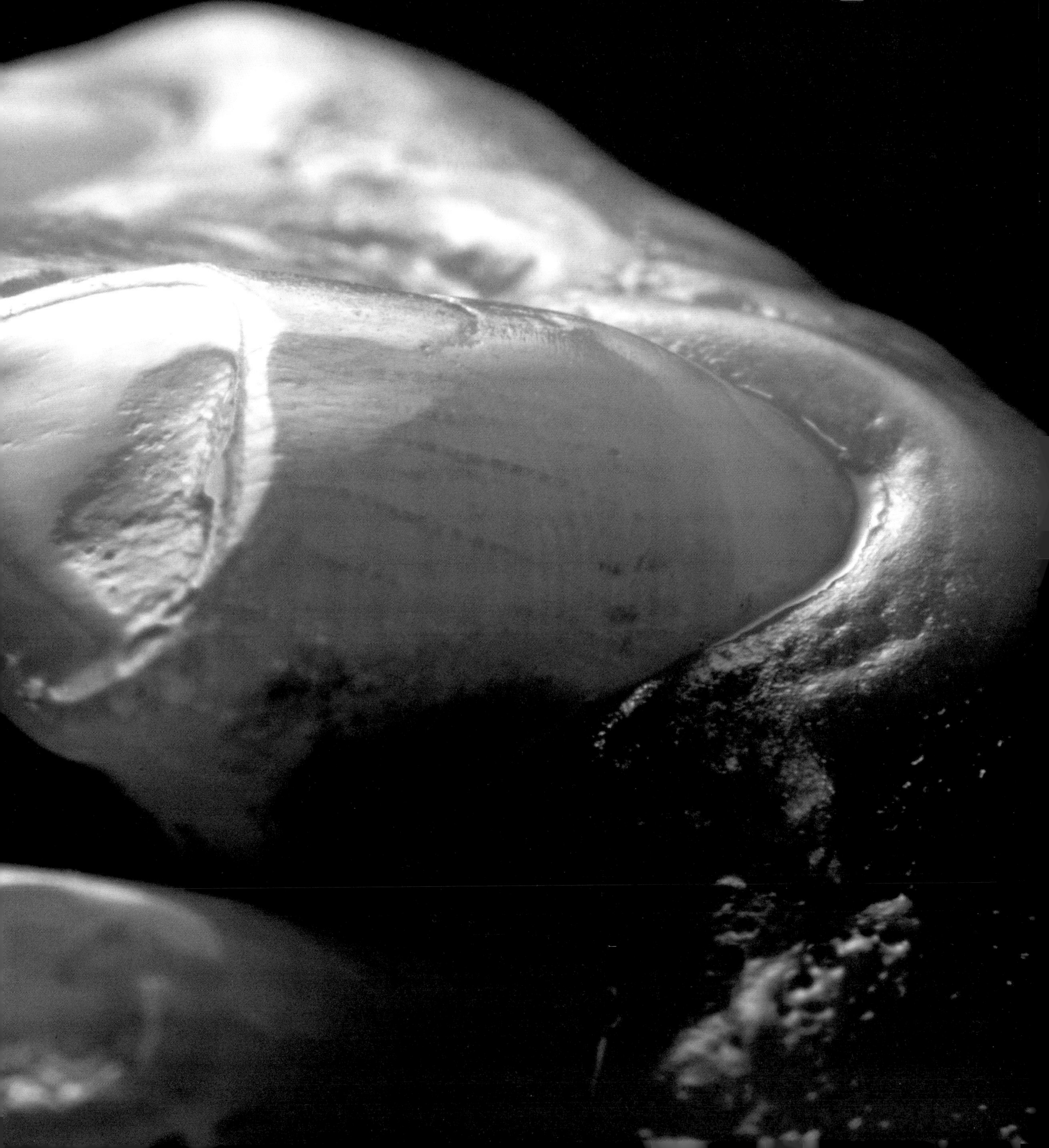

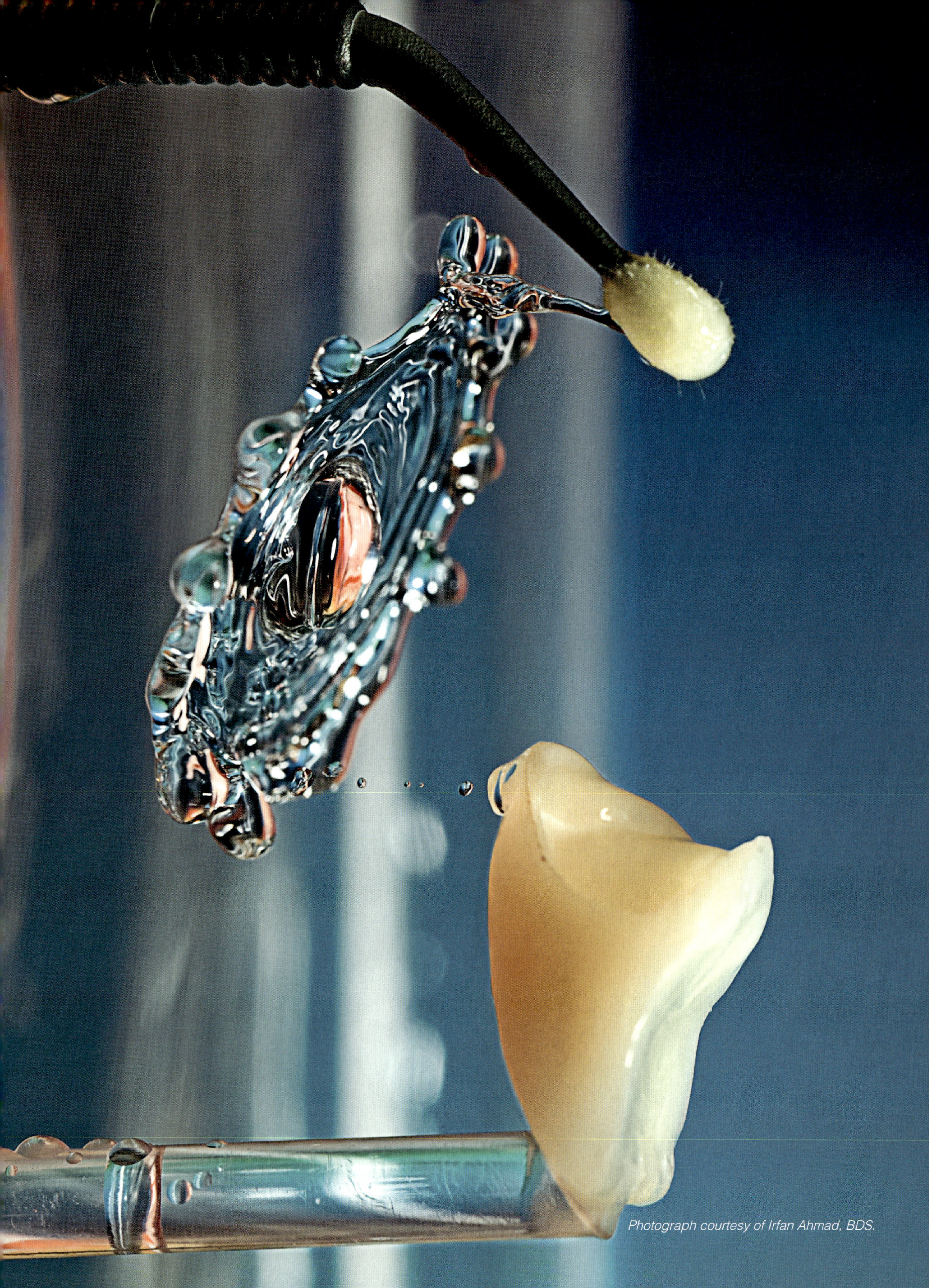

Photograph courtesy of Irfan Ahmad, BDS.

口腔粘接剂粘接是指利用水门汀以某种方式作用于不规则牙体组织表面以防止修复体脱落。每一种粘接程序的主要目的：首先，使粘接材料与修复体和牙齿实现持久的结合以及使修复体的边缘封闭良好[1]。其次，将两者成功结合对于修复体的固位[2-3]、临床表现和使用寿命至关重要[4]。临床上我们仍在继续探寻理想的粘接材料。理想的粘接材料既能保护和稳定牙体硬组织，又在不同材料之间提供持久的粘接力，且具有较高的压缩强度和拉伸强度，能黏附在牙体组织和修复材料表面，并且具有防龋性能，防止修复体与牙齿交界处的龋损。它还应具有牙髓生物相容性和抗菌性，能够防止微渗漏，便于操作，具有较长操作与固化时间；并且厚度可以很薄，溶解度低，比例极限高，具有半透明性和阻射性。此外，该材料应有较高的断裂韧性，以防止界面或内聚破坏导致修复体脱落；其接触角应小，以获得最佳润湿性；能提供足够的粘接力以确保修复体完全固位，并表现出美学兼容性[5-7]。在20世纪，寻求理想的粘接材料受到了这些因素的影响。这些因素包括更保守的牙体预备设计，改良陶瓷和树脂基材料的机械性能，各种牙齿和生物材料表面处理方法，先进的粘接剂系统配方，以及多种多样的粘接技术和粘接过程[8]。回顾粘接水门汀的发展历史，可以为未来不同生物材料的选择和应用提供一些思路。

粘接水门汀的历史发展

在粘接剂广泛应用以前，修复体的固位依靠抗力形和固位形，抗力与固位的获得来源于预备体的几何结构和修复体的密合性。1879年磷酸锌水门汀开始应用[9]，到20世纪使用最为广泛，是公认的铸造修复体粘接的“金标准”[10]。然而，这些水基水门汀具有如下局限性，包括溶解度高[6]、初始pH低易致牙体敏感，以及缺乏防龋作用，不能预防继发龋的发生。

20世纪60年代末，聚羧酸锌水门汀的发展取得重大突破，引发了粘接时代的变革。聚羧酸锌水门汀具有更好的牙髓生物相容性，这弥补了磷酸锌水门汀pH过低的不足[11]。此外，这些材料通过负电荷羧基与磷酸钙离子，与牙体组织发生化学结合，同时提供了比磷酸锌水门汀更低的压缩强度（55～85MPa）和更高的拉伸强度（8～12MPa）。20世纪70年代，玻璃离子水门汀的应用使粘接性能显著改善。玻璃离子水门汀改善了牙体组织和非贵金属合金之间的物理化学黏附性能[10]，其压缩强度比聚羧酸锌水门汀和磷酸锌水门汀更高，还能释放氟离子，促进再矿化，热膨胀系数低，溶解度低。

20世纪80年代中期，间接美学修复体的普及推动了复合树脂水门汀的广泛应用。这些粘接剂为临床医生比色提供了更好的选择，以及其具有较高的压缩强度和拉伸强度，同时增强可酸蚀和硅烷化的陶瓷材料的抗折性[6,12]。然而，树脂水门汀粘接后仍有发生继发龋和术后敏感的风险性。此外，某些树脂水门汀临床操作更为复杂。

20世纪90年代初，具有优良物理和机械性能的树脂改性玻璃离子水门汀开始应用。这种水门汀通过释放氟离子[10]，防龋以及减少边缘微渗漏[7]，从而为过去粘接剂在这些方面面临的挑战提供了解决方案。其特点还包括提高了与牙釉质和牙本质的粘接性能，具有更高的抗折性和耐磨性。此外，与传统的玻璃离子水门汀相比，这些材料表现出更高的耐湿性和更低的溶解性，改善了固化特性，提高了永久变形阻力，可控制工作时间（光固化），降低了粘接层厚度，提高了美学效果，并且易于操作。然而，这些水门汀不适用于全瓷修复体和桩的粘接，因为树脂改性水门汀体积膨胀会导致修复体尺寸变化或根折[5]。上述变量（即预备体设计、生物材料）的变化影响了20世纪粘接剂的发展方向[13-16]。虽然树脂改性的玻璃离子水门汀的发展与传统的粘接剂相比有了很大的进步，但每一种粘接材料都有其局限性。目前，没有任何材料能完全满足理想粘接剂的所有条件。虽然水基磷酸盐水门汀和聚羧酸盐水门汀仍用于保存牙科，但就目前的发展趋势表明，传统的玻璃离子水门汀、树脂改性玻璃离子水门汀和复合树脂粘接剂仍是口腔修复中应用最广泛的水门汀[17-18]。

现代粘接水门汀的分类

目前，鉴于生物材料和牙科粘接水门汀种类繁多、应用广泛，临床医生对它们的正确选择及关键临床要求不清楚，也就可以理解了。因为每种水门汀都有其独特性，没有一种水门汀能适用于所有的临床情况，所以对于特定的临床情况，某种水门汀可能比其他水门汀更为适合。掌握每一种常用水门汀及其特性，可以指导医生在不同的临床情形中，选择最合适的粘接材料。现代粘接水门汀有两种基本类型：玻璃离子水门汀和复合树脂水门汀。

玻璃离子水门汀系统

玻璃离子水门汀可分为传统的玻璃离子水门汀或树脂改性玻璃离子水门汀。玻璃离子水门汀是由各种聚丙烯酸水溶液与磨碎的氟铝硅酸盐玻璃粉之间的酸碱反应生成的水基水门汀。树脂改性的玻璃离子水门汀中添加了约10%的树脂以改善其物理性能[17]。两种类型的玻璃离子水门汀对牙釉质和牙本质有相似的粘接机制。有学者认为，这些水门汀是通过羧基与牙釉质和牙本质中磷灰石里的钙和/或磷离子螯合，在牙-水门汀界面形成离子键，从而与牙面形成粘接[7]。然而，树脂改性玻璃离子水门汀与牙本质的粘接强度更高，而且这类粘接剂也能与复合树脂结合[7]。此外，这两种水门汀都具有低溶解度，并能将氟化物释放到邻近的牙体组织当中。然而，在粘接过程中，树脂改性玻璃离子水门汀对水分不是那么敏感，而传统的玻璃离子水门汀则应使用防水剂或无填料的粘接树脂来提前隔湿。在初固化阶段或完全就位后，可以立即除去边缘多余的树脂改性玻璃离子水门汀；然而，常规的玻璃离子水门汀则应该在完全凝固后去除（表7-1）。

复合树脂水门汀系统

复合树脂水门汀的主要成分与复合树脂充填材料相同，但填料的含量更低（50%～70%质量比的玻璃粉或二氧化硅）[7]。所有这些水门汀都能与适当处理后的牙齿表面结构形成微机械嵌合，并与复合树脂修复材料、硅烷化陶瓷、镀锡贵金属和喷砂后的金属合金形成化学结合。

与其他牙科水门汀相比，这类水门汀的溶解度较低，并具有最高的机械和物理性能。这类水门汀具有良好的临床应用价值，包括较高的压缩强度、较低的热膨胀收缩系数、较高的抗弯强度和良好的断裂韧性，以及最高的刚度[17-20]。这类水门汀的其他特性包括抗拉伸疲劳能力，黏附于多种基质的能力，以及比色潜力；而且与传统水基水门汀相比，它们有更强的修复体固位能力，边缘密合性更高，耐磨耗性能提高，微渗漏减少。这类粘接剂的临床缺点包括：工作时间短；聚合收缩（被认为是粘接后敏感性原因之一）；缺乏防龋作用。不仅如此，某些水门汀操作更复杂。树脂水门汀比其他类型的水门汀成膜厚度更厚，这会影响粘接过程中修复体的就位[17,21-23]。当修复体就位时，为了使水门汀排溢，我们已经提出了几种不同的临床技术。其中一种是使用机械装置，例如往复式手机（Profin，Dentatus USA）和一个木质就位棒，使修复体完全就位。最近的几项研究表明，在粘接过程中持续加压3分钟以上可增加粘接强度，并可提高粘接界面边缘的密合性[17,24]。

树脂水门汀为全瓷修复体提供了最理想的粘接力，同时沿修复体界面分布应力。除此之外，微渗漏相关研究表明，树脂水门汀在封闭性能上优于传统水门汀[25-27]。复合树脂水门汀有两种不同的粘接策略：全酸蚀和自酸蚀粘接。在这组复合树脂水门汀中，有粘接型树脂水门汀和自粘接树脂水门汀。粘接型树脂水门汀需要先用磷酸酸蚀牙齿表面，然后再涂布粘接剂，而自粘接树脂水门汀不需要在牙表面进行额外的酸蚀或者额外的粘接剂涂布。

粘接型树脂水门汀

该类型水门汀通常需要使用全酸蚀或自酸蚀粘接剂[28-32]。粘接型树脂水门汀使用粘接层作为与复合树脂的粘接界面。粘接型树脂水门汀根据聚合机制进行分类，而聚合机制又基于化学引发剂的种类。粘接型树脂水门汀以3种方法聚合：自固化、双固化和光固化。自固化树脂水门汀采用过氧化物-胺引发剂-催化剂聚合材料。双固化树脂水门汀是由化学和光活化（即胺-光引发剂）固化，而光固化树脂水门汀只使用光引发剂固化。光固化树脂水门汀应用于厚度小于1.5mm的具有透光性的陶瓷或树脂间接修复体。而当修复体厚度在1.5～2.5mm时（例如，陶瓷/树脂贴面或修复体），应使用双固化树脂水门汀。自固化树脂水门汀可用于非透光性修复体［例如，全瓷修复体、树脂粘接固定桥、陶瓷或树脂嵌体/高嵌体（厚度>2.5mm），或全金属修复体］的粘接[5]。

使用粘接型树脂水门汀系统的主要问题之一是在粘接过程中需要多个步骤。这一过程不仅费时，而且还会发生技术上的错误，导致粘接失败。因为不当的粘接条件会影响修复体的就位，从而导致边缘适合性差、早接触、微渗漏，以及术后敏感性[8,33]。此外，这类水门汀技术敏感性高，且因为龈沟液和血液都会影响粘接效果，所以要求良好的隔湿（表7-1）。

表7-1 不同修复体选择使用粘接水门汀的临床指征

推荐的粘接水门汀	修复体类型										
	铸造合金，嵌体、高嵌体、冠或固定桥	金瓷冠或固定桥	预成与铸造金属桩	马里兰桥（金属翼板）	纤维增强树脂桩与陶瓷桩	高强度全瓷嵌体、高嵌体、冠或固定桥	硅基全瓷嵌体、高嵌体、冠或固定桥	硅基全瓷贴面	制作室加工的复合树脂嵌体、高嵌体或冠；间接复合树脂修复体与固定桥	种植体支持的冠与桥	儿童不锈钢金属冠
玻璃离子水门汀	●	●	●			●				●	
树脂改性的玻璃离子水门汀	●	●				●				●	●
自固化复合树脂水门汀	●	●	●	●	●	●	●		●	●	
光固化复合树脂水门汀								●			
双固化复合树脂水门汀					●	●	●	●	●		
自酸蚀粘接水门汀	●	●	●	●	●	●	●				

自粘接树脂水门汀

目前，口腔修复学中粘接材料的发展趋势是探索操作便捷的自粘接树脂水门汀系统，这种系统能简化粘接步骤，并适用于更广泛的修复材料。这一亚类中的所有材料的使用方式都类似于树脂改性玻璃离子水门汀；然而，这类材料是真正的树脂，固化后疏水，比树脂改性玻璃离子水门汀更难溶解。目前，所有这类材料都是双固化的，这使操作者既可以光固化修复体边缘溢出的水门汀，也能允许其通过自固化机制完全固化。这些粘接剂与牙本质和牙釉质自粘接，不需要预处理和/或结合其他系统，也不需要在修复体就位过程中使用橡皮障隔离[8,28,34]。此外，自粘接树脂水门汀具有优良的机械性能、美学性能，以及与牙体组织和许多其他基质良好的粘接性能[31,35]（表7-1）。

粘接机制

粘接剂与生物材料和牙体组织的成功粘接对于保持修复体固位及其边缘密合性至关重要[3]。自酸蚀粘接剂与传统的树脂基或水基水门汀有着本质的不同。自酸蚀树脂水门汀结合了多种粘接机制。

其中一种粘接机制是基于甲基丙烯酸酯单体中带负电的磷酸基团与牙体组织中带正电的钙离子的反应。因此，低pH、强酸性和亲水性的水门汀能使牙齿表面脱矿和利于粘接剂渗入，从而产生微机械结合和化学结合。第二种粘接机制是水门汀内部填料释放离子中和磷酸基团，使其pH增大，疏水性增强。同时，由于光和/或化学引发的自由基聚合反应，甲基丙烯酸酯单体通过活化碳双键相互结合。此外，第三种机制是水门汀与涂有底漆的金属或硅烷化的陶瓷表面发生微机械和化学结合。

自酸蚀树脂水门汀的弱酸性会使表面羟基磷灰石部分脱矿并形成混合层。这和自酸蚀粘接系统相似，酸蚀和预处理过程同时发生，这可以解释为什么自酸蚀水门汀术后敏感性低[28,36]。自酸蚀水门汀中的化学填料十分重要，它与粘接过程密切相关，并能够保持水门汀长期稳定性。填料中硅烷化的一部分能在凝固过程中与水门汀基质形成化学结合，另一部分能够中和单体中剩余的磷酸基团。这种中和反应将水门汀从最初的酸性、亲水性转变为中性、疏水性材料。亲水性降低了水门汀的溶解度和膨胀性，能较疏水状态下更好地使水门汀与酸蚀牙面相适应。多种粘接机制的结合在修复材料和牙体组织之间产生了强大的粘接力。

应用简便且有效是未来粘接系统的目标。由于临床医生希望使用便捷的修复材料，因此这些简化的自酸蚀粘接材料提供了另一种路径。然而，当考虑到临床诊断、治疗计划以及修复性护理相关方面的平衡时，这种临床应用的有效性和便利性，不代表操作者降低对细节的要求。

尽管这些自酸蚀粘接生物材料旨在消除修复材料的预处理需要，但笔者认为，对高强度硅基陶瓷的表面处理可以显著提高粘接强度。

结论

粘接过程是间接修复治疗中最具挑战性的环节之一。因为牙体–修复体复合物的强度取决于它最薄弱的环节，所以粘接水门汀是关系到功能、美观和生物相容性等基本要求的关键环节。随着行业不断研发材料、改进方法，我们应该鼓励临床医生去学习新的生物材料知识，以获得更多可预测的美学效果。重要的是要记住，随着树脂水门汀–自酸蚀粘接剂的更新换代，要确定这些材料的远期效果，还需要未来的临床试验。通过充分理解和正确掌握粘接步骤，这些新粘接系统的临床性能是可以得到改进的。虽然目前还没有一种真正的通用型水门汀适用于所有临床情况，但随着材料学的发展，将来很可能会开发出一种真正的通用型水门汀，为临床医生及其患者提供一种一体化的解决方案[37]。

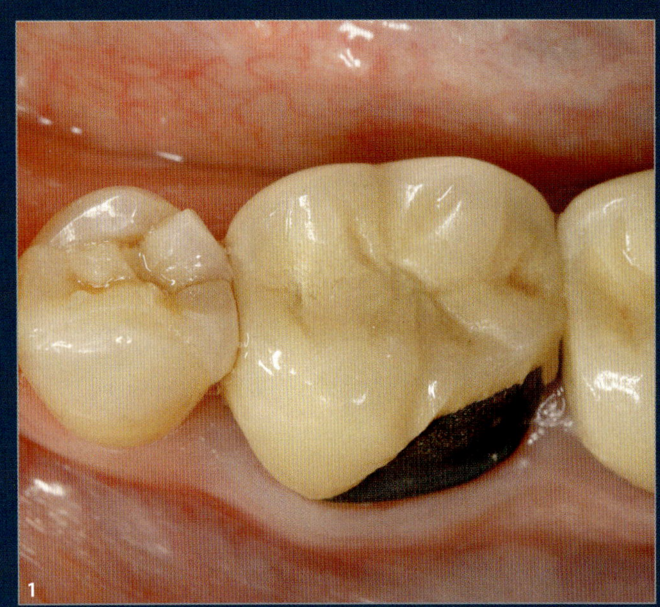
1

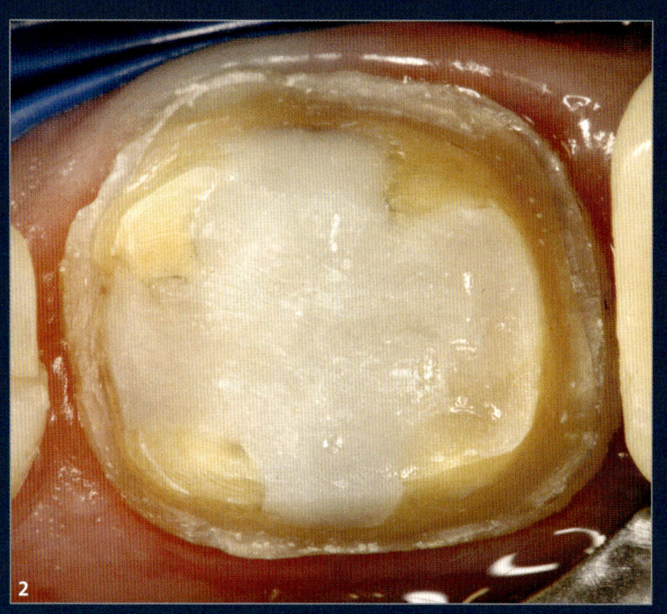
2

采用树脂加强型玻璃离子水门汀的全瓷冠粘接

GC富士升级版（GC Fuji PLUS）

一名患者的36金属烤瓷冠崩瓷。放置橡皮障后，用破冠车针（Solution Restoration Removal System，Braseler USA）去除原有牙冠（图1）。图2显示去除牙冠后并用复合树脂堆塑的预备体修整后的殆面观。在复诊粘接时，先去除临时冠，用橡皮杯蘸取浮石粉和水的混合物，在手机常规转速下清洁预备体表面，并在整个牙齿表面涂布处理剂20秒（Cavity Conditioner，GC America）。由氧化锆内冠和VITA饰瓷（VITA VM9）制作而成的全瓷冠如图3所示。

将水门汀（GC Fuji PLUS，GC America）置于全瓷冠内部，修复体就位，用探针去除多余的水门汀（图4）。最终修复后颊面观显示在修复体和组织交界处的生物美学（图5）。使用这种阻射性树脂加强型玻璃离子水门汀，可以释放高氟化物，降低微渗漏和龋齿的可能性，同时保持粘接的完整性。粘接后的牙片显示了全瓷修复体与剩余牙体完美的边缘密合性（图6）。

Laboratory work courtesy of Francisco Zárate, DDS, CDT.

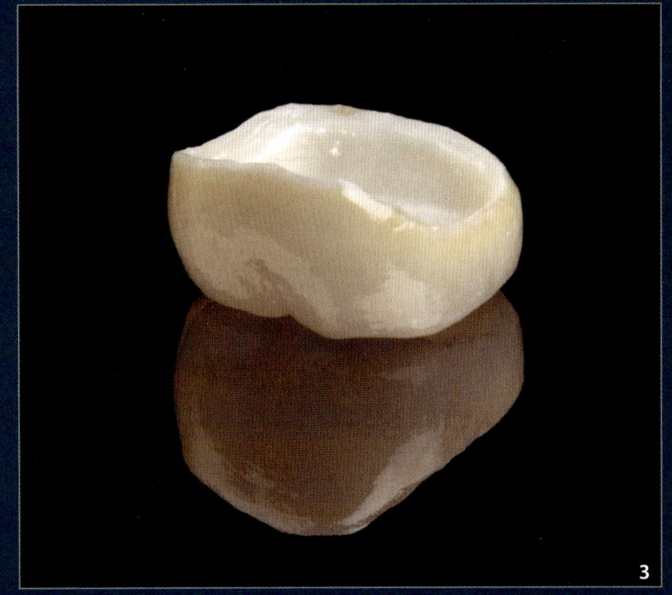
3

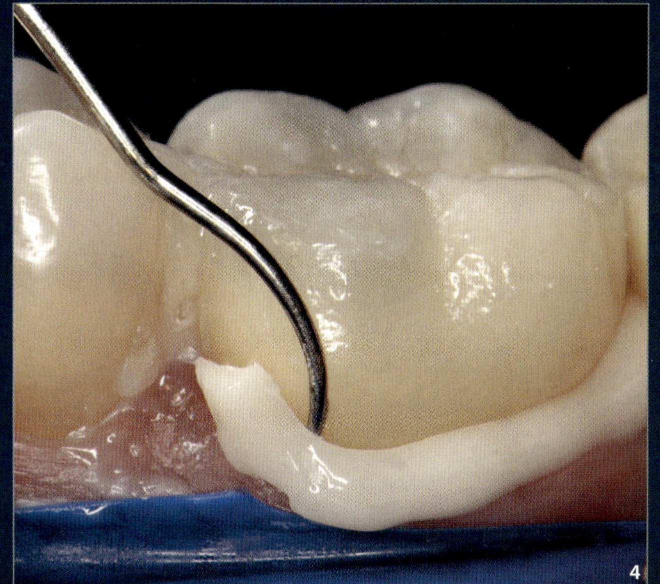
4

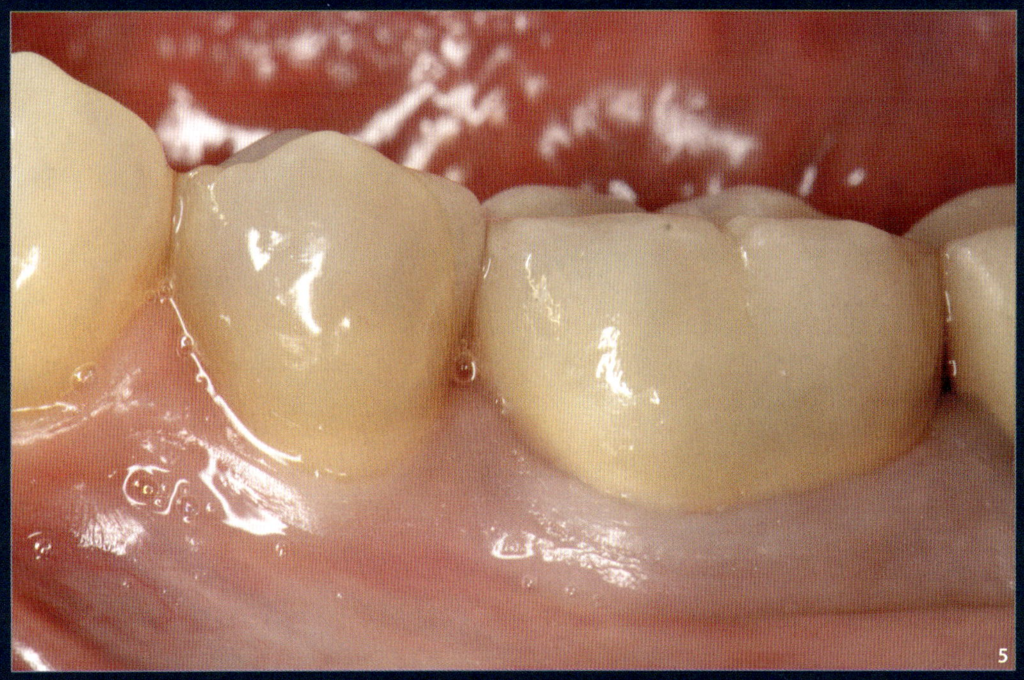
5

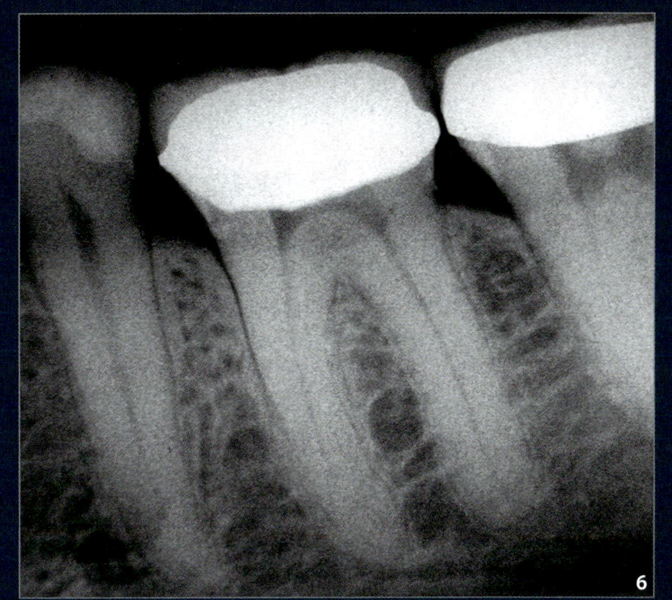
6

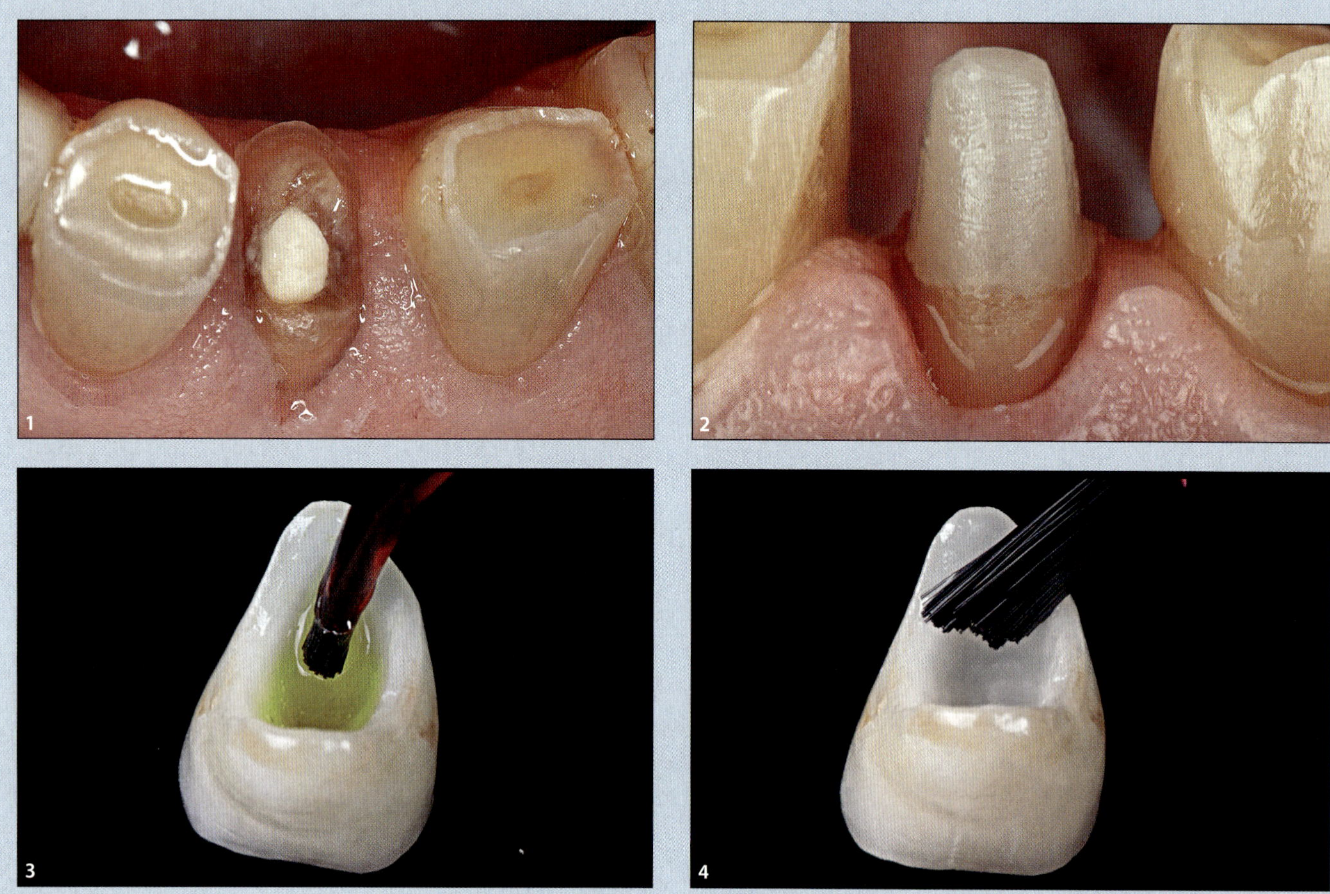

采用自粘接树脂水门汀的全瓷冠粘接

G-Cem自动混合

图1显示了31牙冠折断的术前殆面观。患牙具有足够的牙本质肩领高度，使用纤维增强树脂桩核进行修复（图2）。用9.8%氢氟酸酸蚀二硅酸锂全瓷冠（IPS e.max，Ivoclar Vivadent）内表面，增加其表面粗糙度和粘接面积（图3）。酸蚀后行硅烷化处理，增加复合树脂水门汀的粘接强度（图4）。去除临时修复体，在粘接前使用橡皮障和小号排龈线，将预备体充分隔离（图5）。用抛光刷蘸浮石粉和水的混合物清洁预备体表面（图6）。在试戴并检查全瓷修复体后，用磷酸凝胶酸蚀牙冠内表面15秒，冲洗并吹干。无须在表面重新涂布硅烷偶联剂（图7）。将树脂水门汀（G-Cem自动混合，GC America）注入修复体内冠（图8）。修复体精确就位（同时保持中等压力），光固化2～4秒（图9～图11）。初始聚合后，用刮器（SV38，Brasseler USA）去除多余的树脂水门汀（图12）。去除多余的水门汀后，每个面光固化10秒，水门汀在修复体就位后4分钟内可发生自固化（图13）。用无蜡牙线检查邻接区，以去除任何残留的树脂水门汀（图14）。图15显示了修复完成后殆面观。注意观察修复体边缘的生物美学结合。

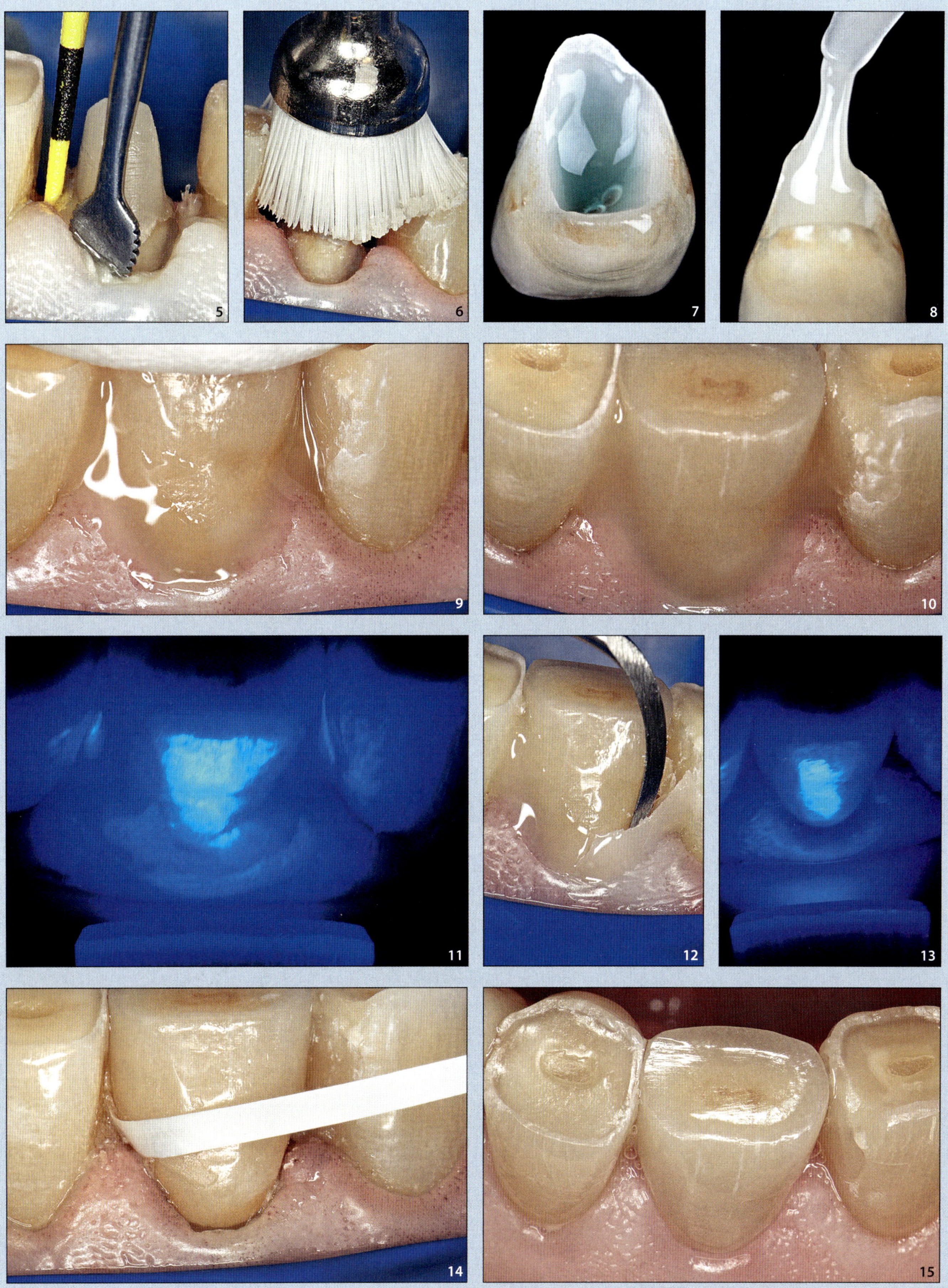

Laboratory work courtesy of August Bruguera, CDT.

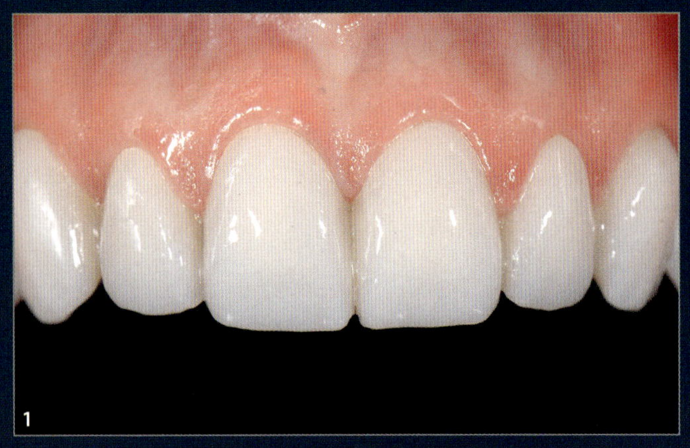
1

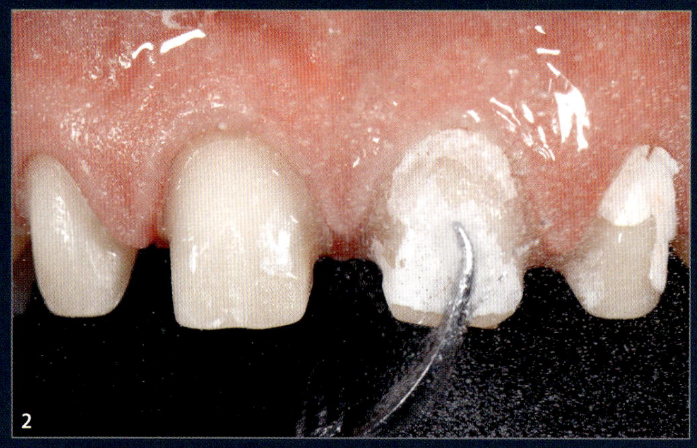
2

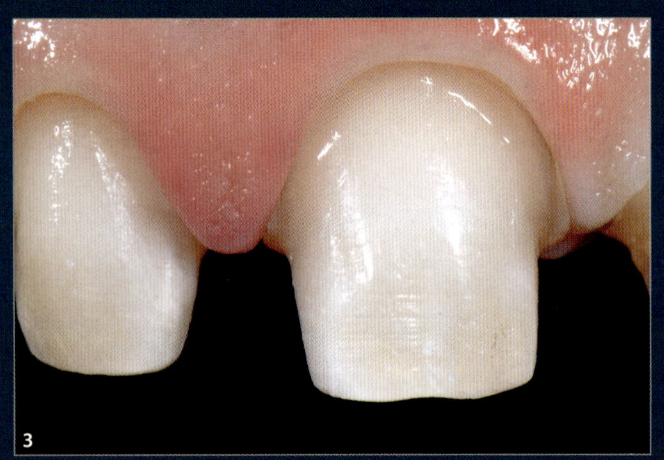
3

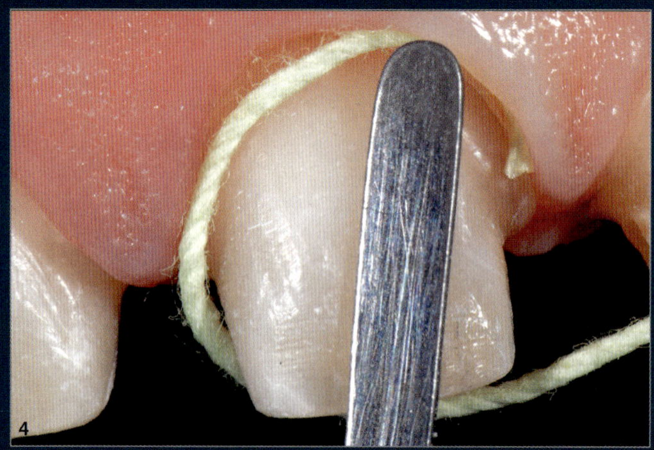
4

采用自粘接树脂水门汀的全瓷冠粘接

RelyX Unicem

上颌前牙全冠预备后，通过诊断蜡型进行临时冠修复。临时修复体用3M聚羧酸锌水门汀粘接（Durelon，3M ESPE），并在随后8周内不断调整临时冠以获得理想的穿龈轮廓和咀嚼功能（图1）。氧化锆全瓷修复体制作完成后，去除临时修复体，用超声洁治器（SONICflex，KaVo Dental）清除预备体表面残余粘接剂（图2）。注意健康的生物学轮廓；最终修复体制作完成前，临时修复体可维持修复空间、外形、牙龈颜色以及牙周健康（图3）。在粘接之前，在龈沟中放置排龈线排龈，从而减少血液或龈沟液对粘接剂的污染（图4）。在工作模型上对每个完成的全瓷修复体进行检查与调整，最终与邻牙形成理想的接触。从修复体边缘和软组织情况检查穿龈形态（图5）。

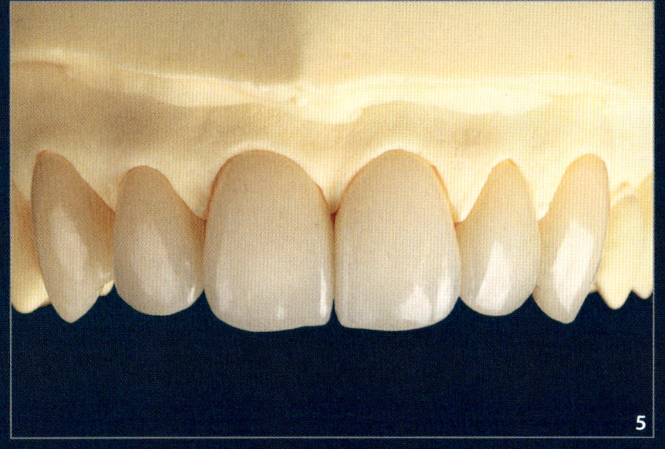
5

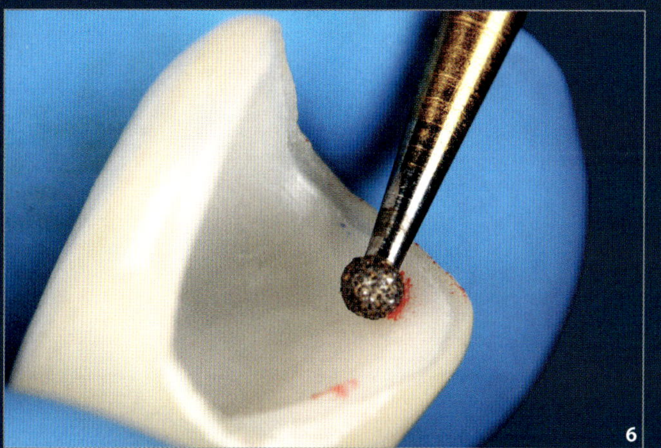
6

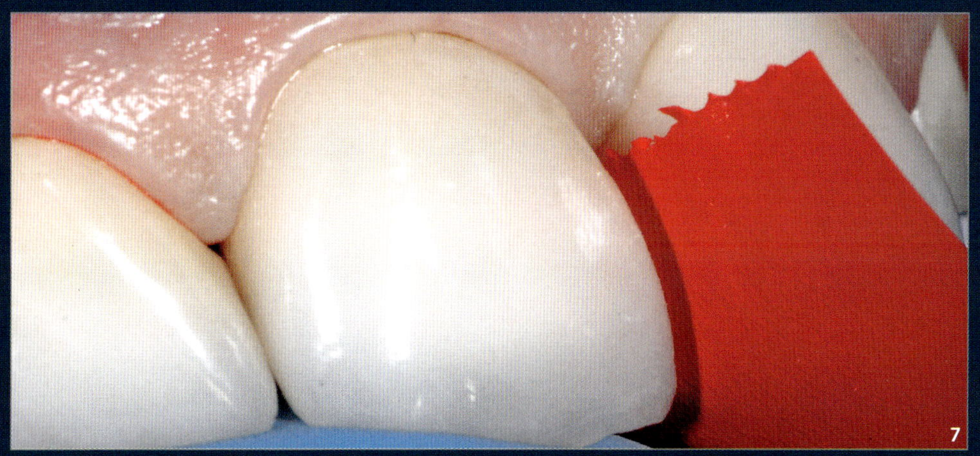
7

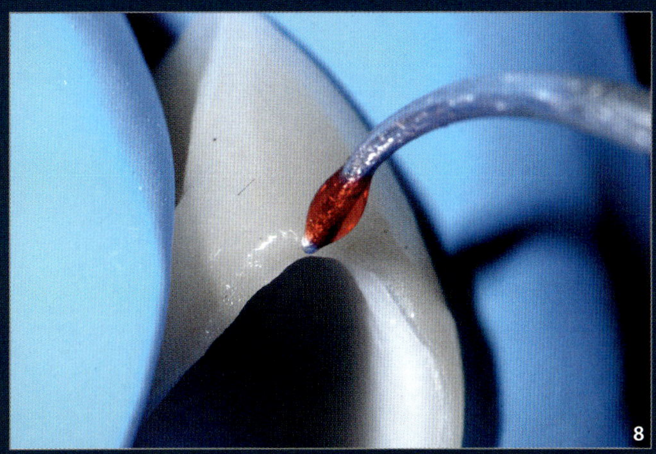
8

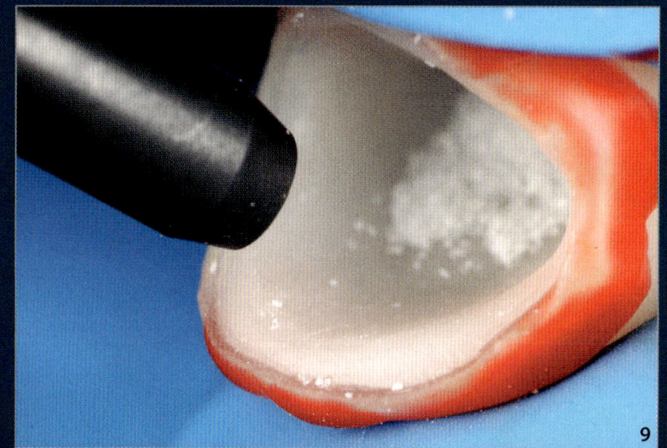
9

最终修复体进行边缘密合性的检查，使用硅橡胶贴合指示剂评估边缘欠密合的情况（Fit Checker，GC America），然后用金刚砂低速磨头调磨（图6）。用咬合纸（AccuFilm II，Parkell）检查邻面接触情况，并进行必要的调磨（图7）。在对氧化锆内表面进行处理之前，全瓷冠的外表面用蜡保护起来（图8）。先用CoJet Sand（Rocatec/CoJet System，3M ESPE）对氧化锆冠内表面进行摩擦化学性二氧化硅喷砂涂层（图9）。随后使用含MDP的粘接剂/硅烷偶联剂混合物（Porcelain Bond Activator与Clearfil SE Bond Primer的混合物）进行预处理。对氧化锆类高结晶陶瓷体进行的微蚀刻可为硅烷分子提供粘接位点，而硅

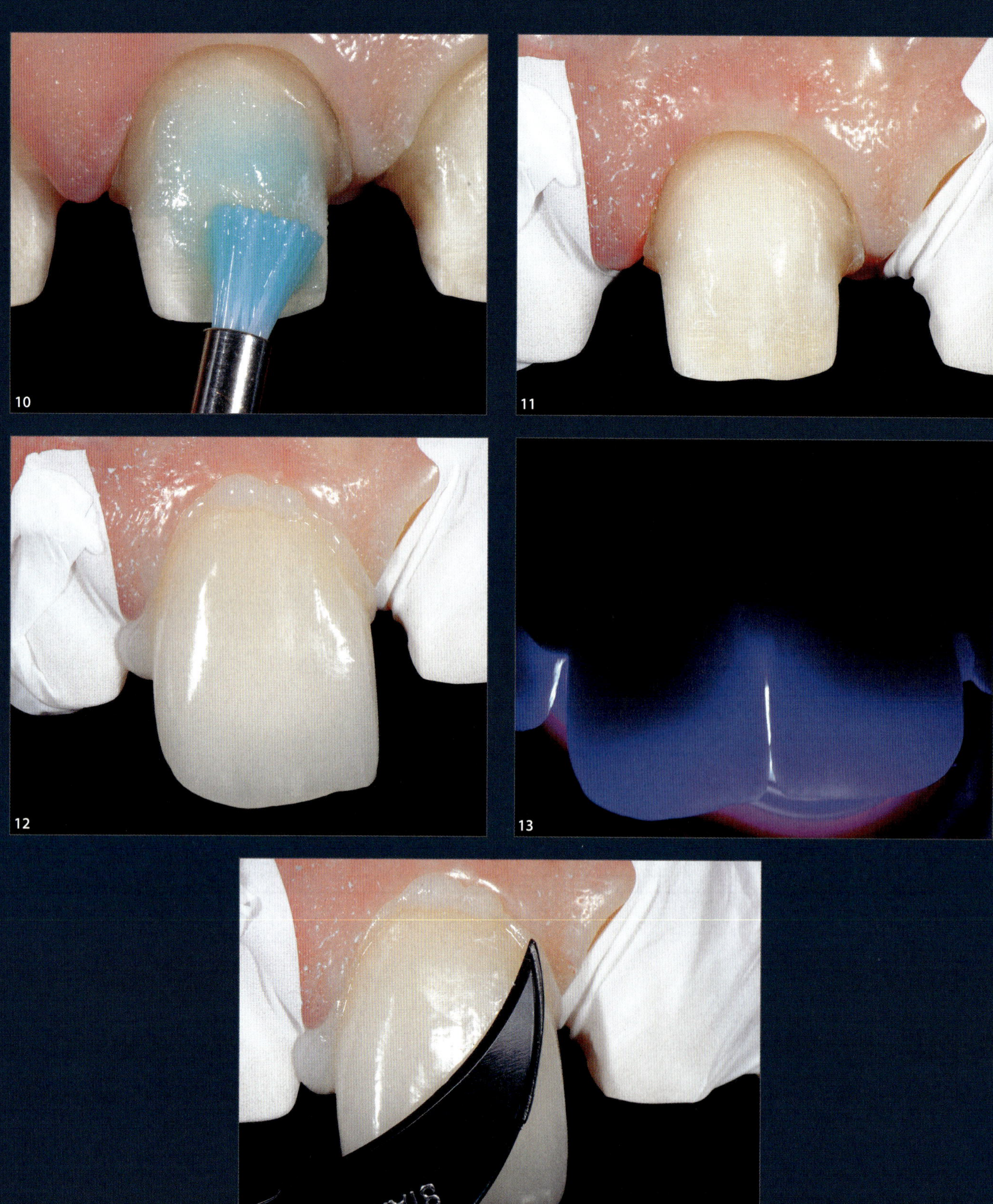

10

11

12

13

14

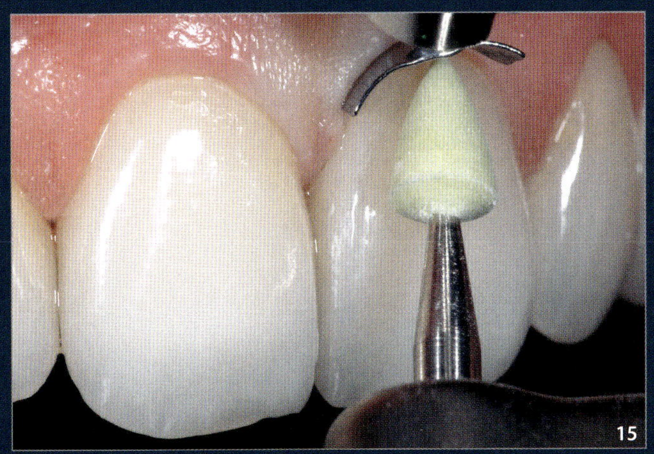
15

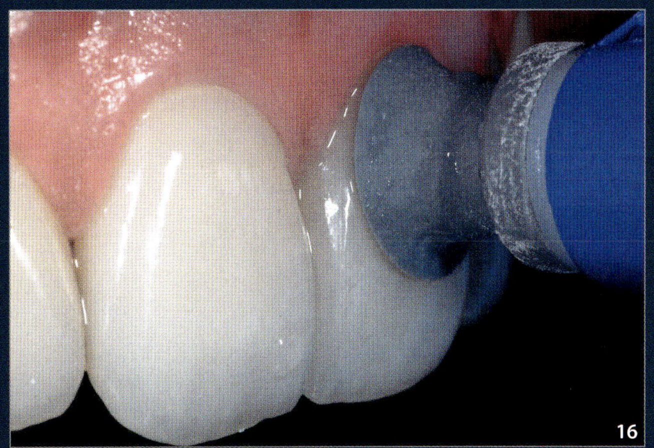
16

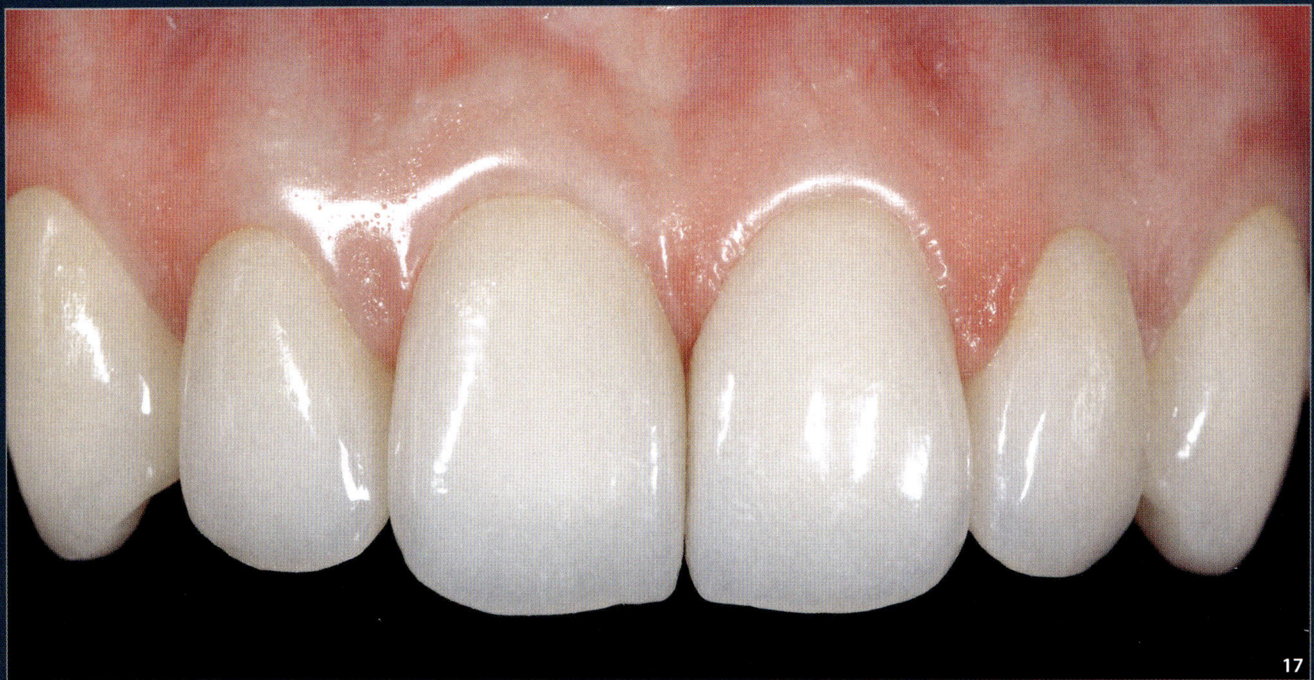
17

粘接前，用2%氯己定消毒剂清洗预备体（Consepsis，Ultradent）（图10），且每个修复体需分别粘固。用聚四氟乙烯薄膜保护邻牙（图11），用自粘接树脂水门汀（RelyX Unicem，3M ESPE）分别进行粘接，唇侧和腭侧各光固化3秒（图12和图13），立即去除多余的粘接剂。任何相邻的修复体应单独就位至理想位置再进行光固化，以保持理想的邻接关系。然后，修复体的每个面再进行40秒的光固化。用手术刀片去除多余的树脂水门汀（#12 BD Bard-Parker，BD Medical），用无蜡牙线检查邻接区域的残余水门汀（图14），连续使用硅橡胶研磨头完成全瓷冠的龈缘处抛光（图15）。以常规转速使用硅树脂抛光杯和金刚砂抛光膏进行最后的抛光（图16）。图17显示了最终粘接完成的氧化锆修复体（Lava，3M ESPE）。这种粘固方式能保证修复体精确就位。

Dentistry and photography courtesy of Alejandro James, DDS, MSD.

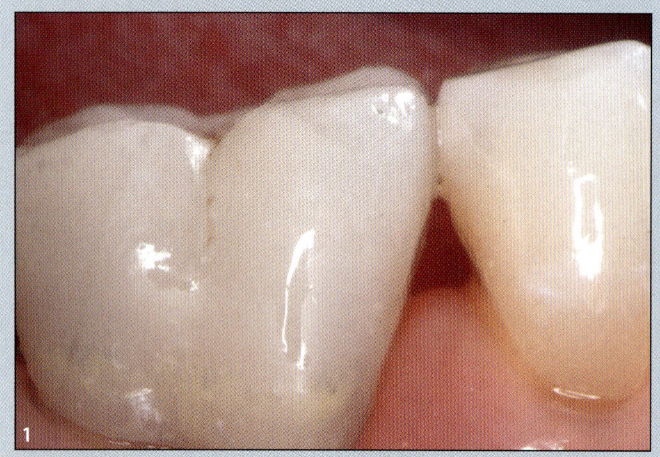

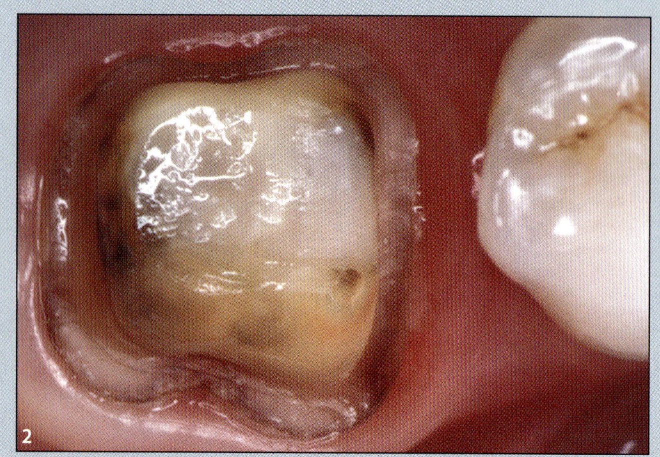

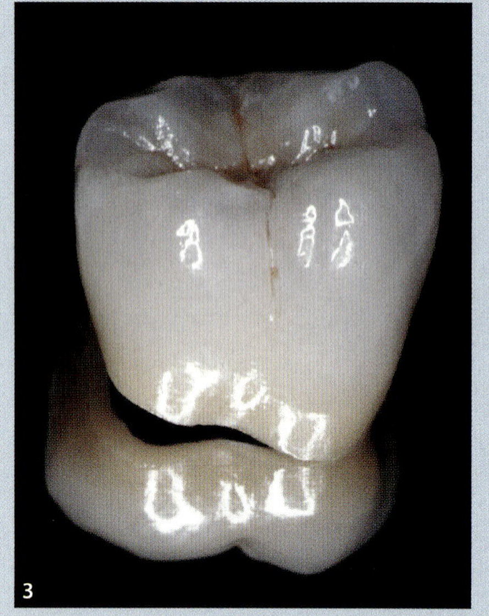

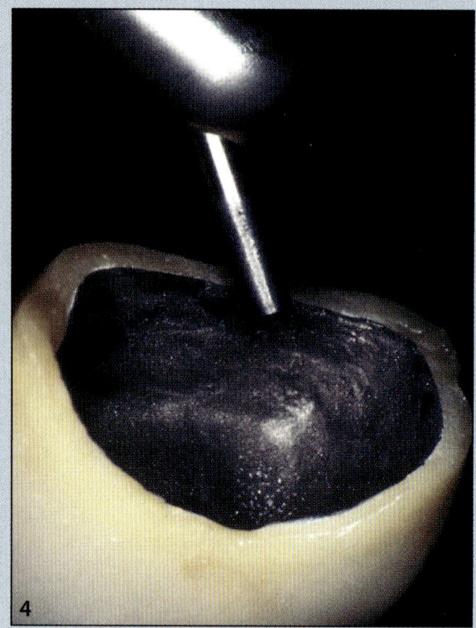

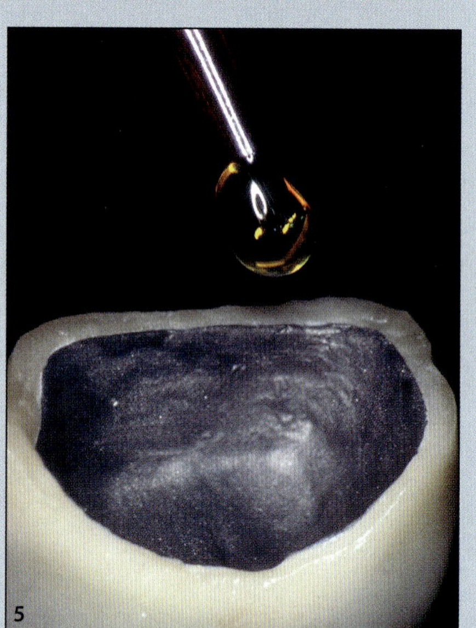

采用自粘接树脂水门汀的金属烤瓷冠粘接

Maxcem Elite

通过诊断蜡型制作临时修复体，用自固化丙烯酸树脂进行粘接（图1）。在最终修复体制作完成前，此46的临时修复体不仅为预备体提供了保护和支撑，而且为其保持修复空间、形状、牙龈颜色以及牙周的健康。注意预备体边缘达到最佳牙龈适应性和软组织稳定性（图2）。图3显示了完成的烤瓷冠，内层为金属，表层为VITA饰瓷。利用Geller回切技术获得最佳的透光性（图3）。内部金属表面的微蚀刻增加了粘接面积（图4）。瓷边缘内表面用9%氢氟酸（Porcelain Etch，Ultradent）酸蚀2分钟（图5）。在酸蚀后的表面进行硅烷化处理

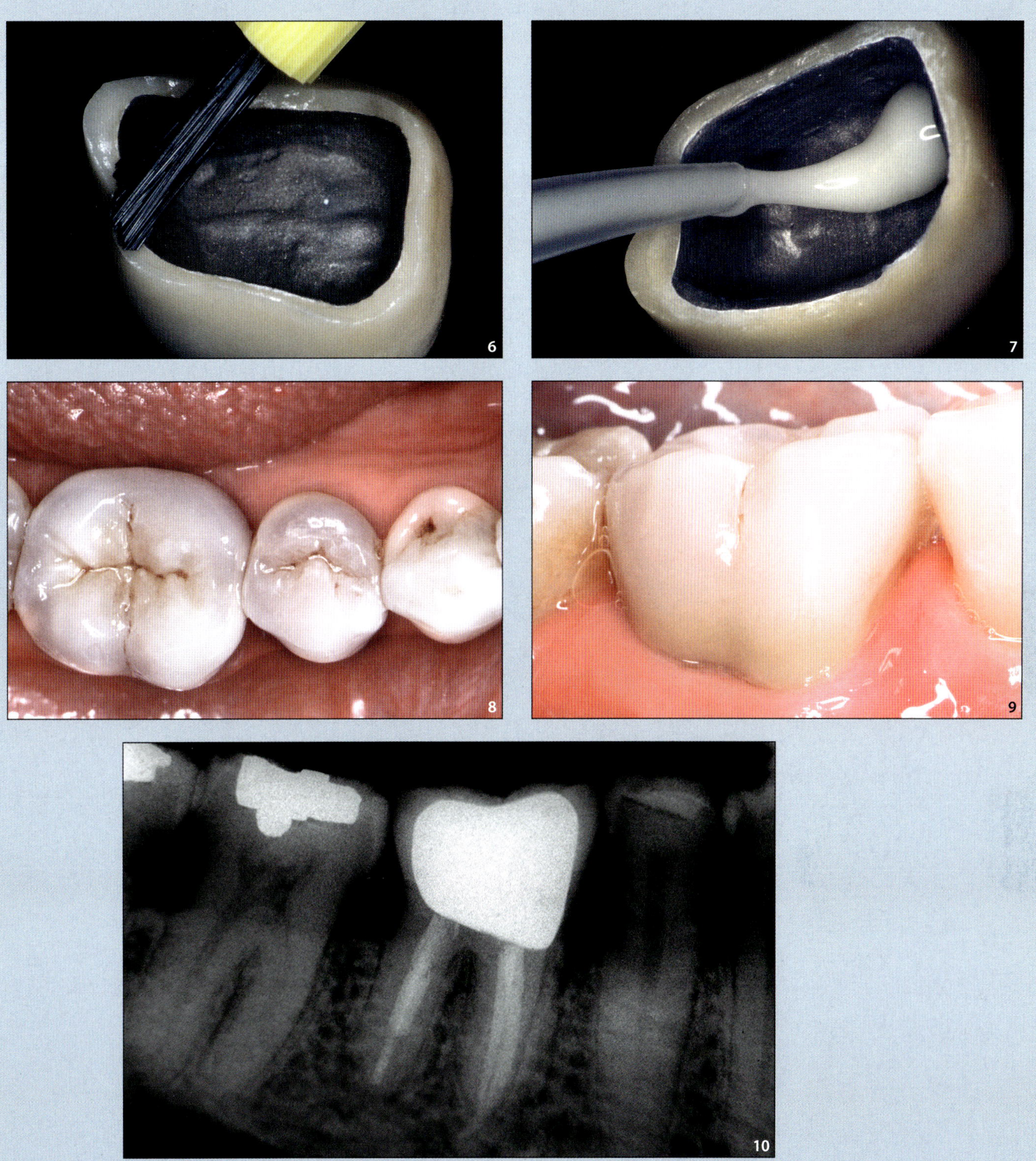

（硅烷偶联剂PBA混合自酸蚀处理剂SE）可以提高对复合树脂水门汀的粘接力（图6）。将自酸蚀树脂水门汀（Maxcem Elite，Kerr/Sybron）注入修复体的内表面（图7）。图8和图9展示了最终修复后的情况。在修复体界面注意软组织的适应性以及生物美学。影像学检查显示修复体理想的边缘密合性，以及理想的邻面外形和邻面接触点（图10）。

Laboratory work courtesy of Olivier Tric, MDT.

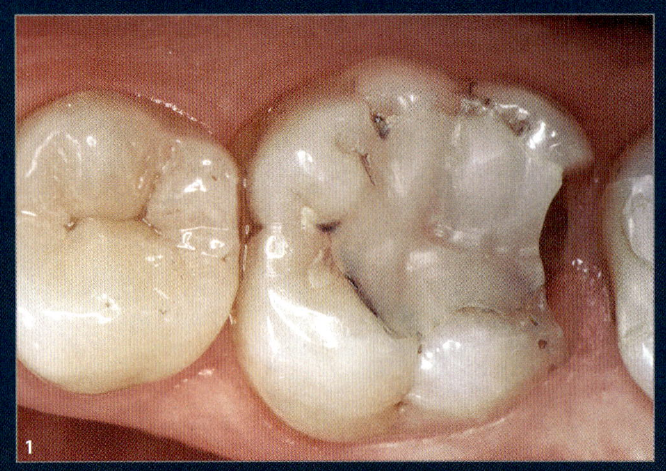
1

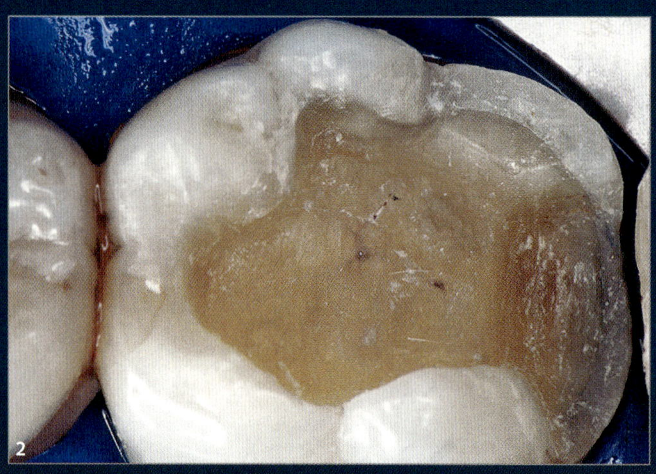
2

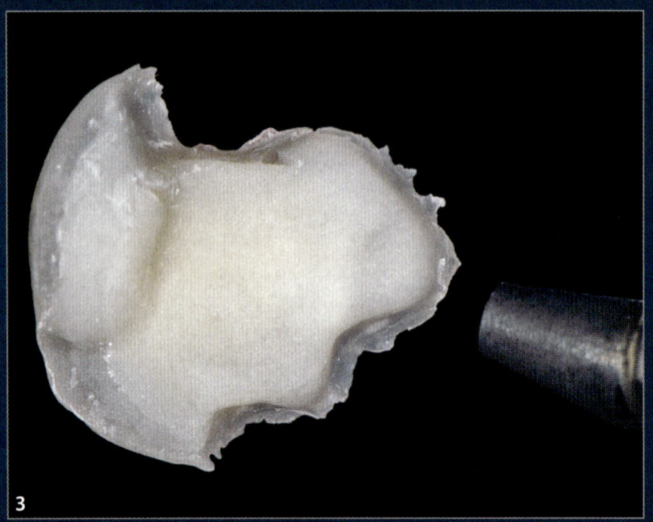
3

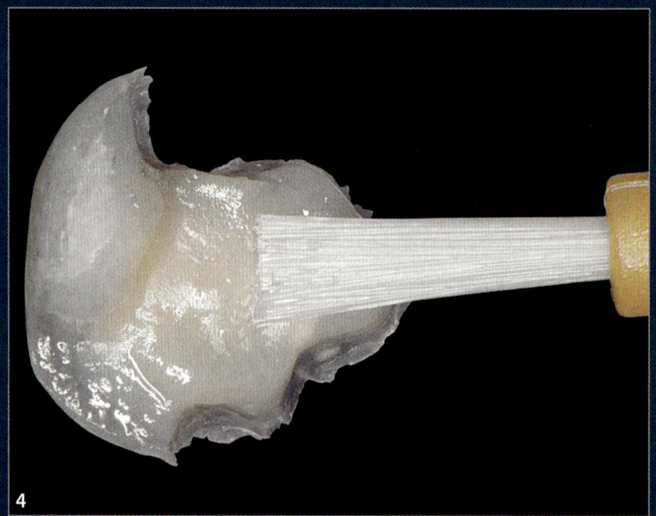
4

采用双固化树脂水门汀的复合树脂高嵌体粘接

NX3 Nexus

图1所示为36复合树脂修复体折裂伴继发龋。图2为预备完成的高嵌体洞形。制作室加工合成的复合树脂高嵌体内表面（belleGlass NG，Kerr/Sybron）用硅酸盐陶瓷砂（Rocatec/CoJet System，3M ESPE）微蚀刻1~2秒，吹干（图3）。用毛刷在修复体内表面涂布复合底漆，涂2层，然后吹干（图4）。用2%氯己定（Consepsis）清洗预备体后，37.5%磷酸（Gel Enchant，Kerr）涂于牙体表面15秒，用水冲洗5秒（图5）。薄薄地涂两层单组分粘接剂（OptiBond Solo Plus，Kerr/Sybron），三用枪吹匀10秒，每个面光固化10秒（图6）。

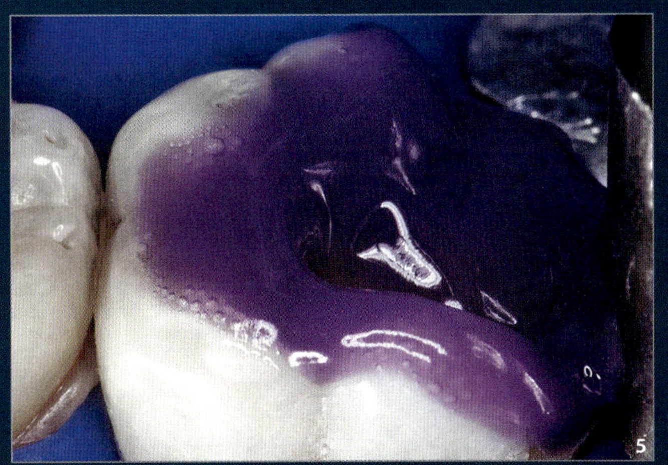
5

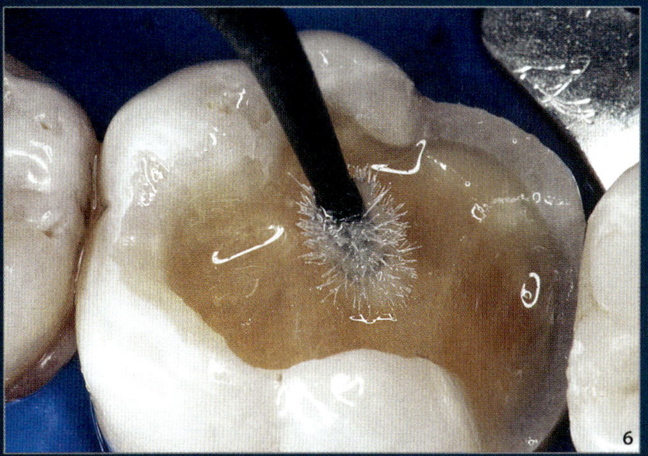
6

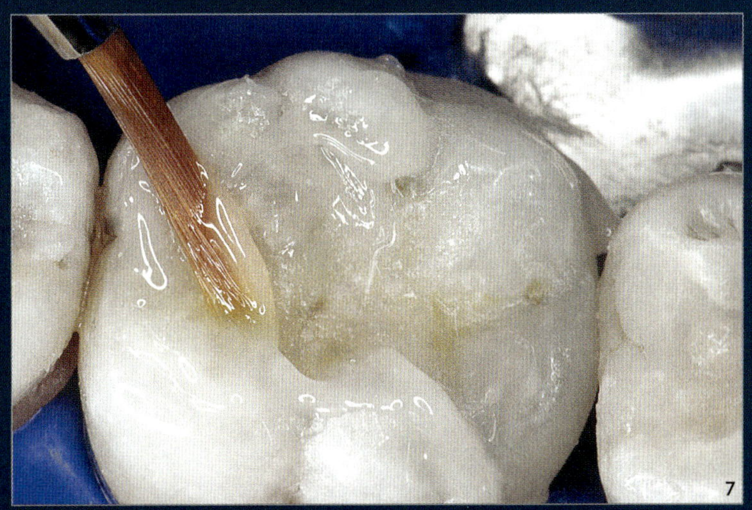
7

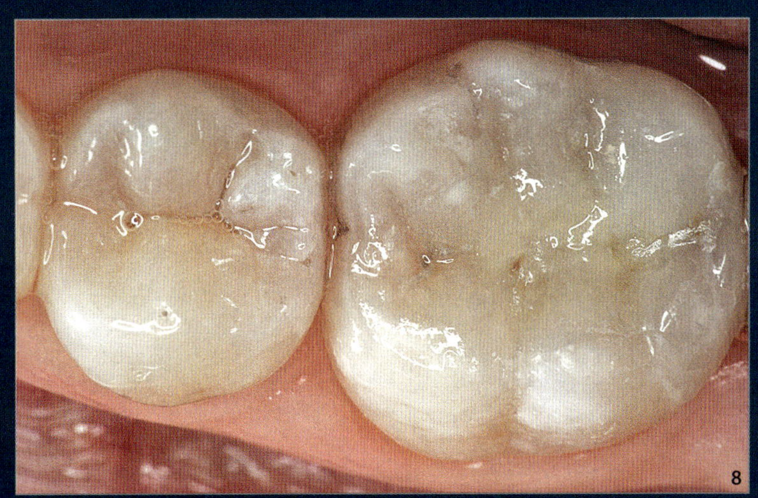
8

将树脂水门汀（NX3 Nexus，Kerr/Sybron）混合后装入针管注射器针头（AccuDose Needle Tubes，Centrix）中，注入整个预备体内表面。将修复体就位，用毛刷去除多余的水门汀（图7）。为了防止产生空隙，以及弥补树脂聚合收缩，必须保留适当多余的树脂水门汀。修复体从颊侧、𬌗面、舌侧、近远中面分别光固化60秒。树脂水门汀聚合后，用手术刀片（#12 BD Bard-Parker）去除边缘的多余部分。完成修复后的𬌗面如图8所示。注意制作室加工的复合树脂嵌体与剩余牙体组织的美学结合和边缘完整密合性。

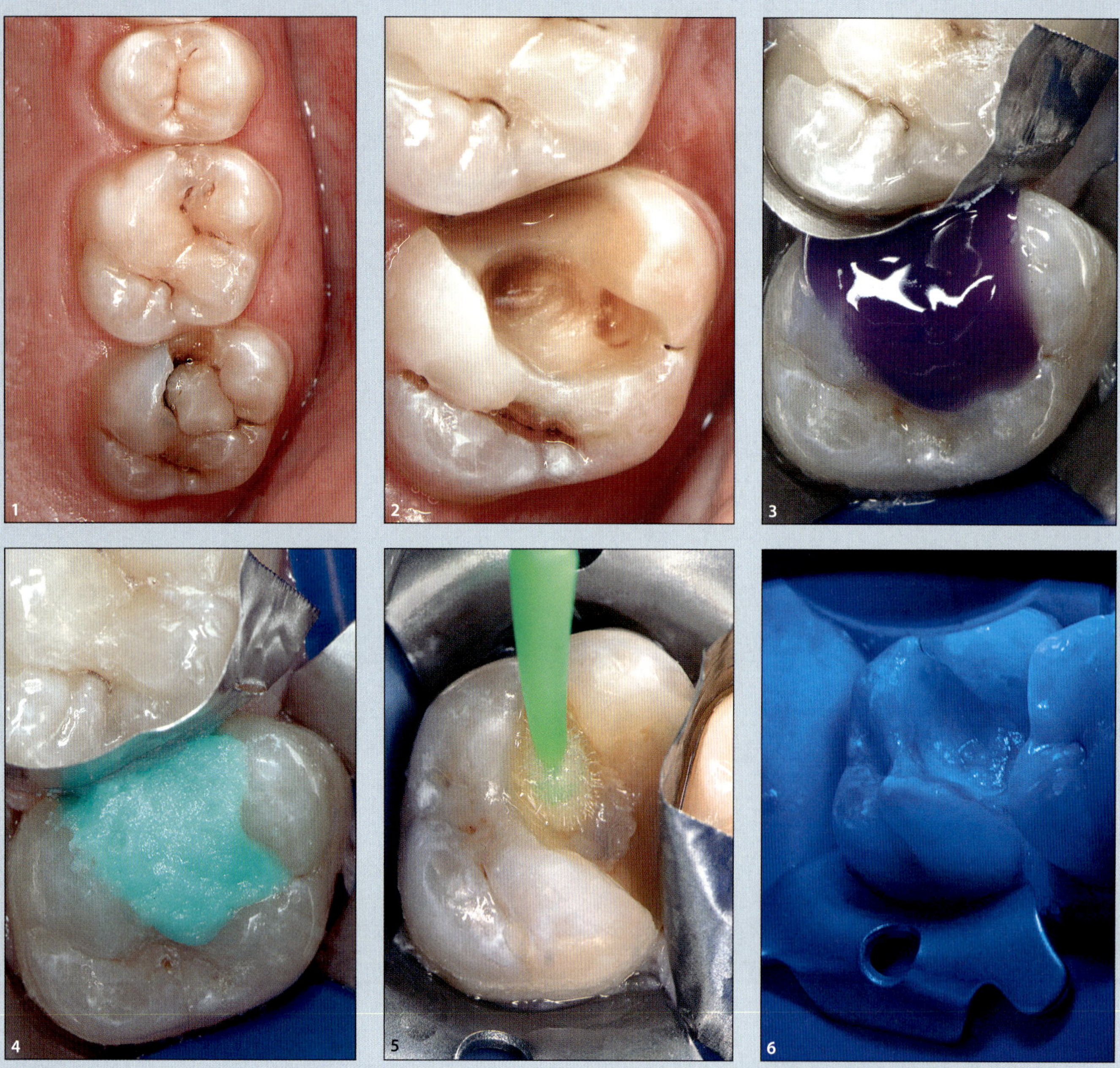

采用流动复合树脂的嵌体粘接

GrandioSO高黏度流动复合树脂

图1所示为17复合树脂修复体折裂伴继发龋的殆面观。图2显示嵌体预备完成后。将排龈线轻轻放置于龈沟内，充分隔离并暴露预备体边缘。修复体试戴后，用37.5%磷酸凝胶（Gel Etchant）酸蚀牙体组织15秒，冲洗5秒，用2%氯己定（Consepsis）消毒，用水冲洗，并轻轻地吹干（图3和图4）。用光固化粘接剂（All-Bond 3）涂布预备体表面20秒（图5），这款粘接剂需要轻吹5秒，LED灯光固化20秒（图6）。制作室加工的树脂嵌体内表面用硅酸盐陶瓷砂微蚀刻（Rocatec/CoJet System）1～2秒，吹干（图7）。

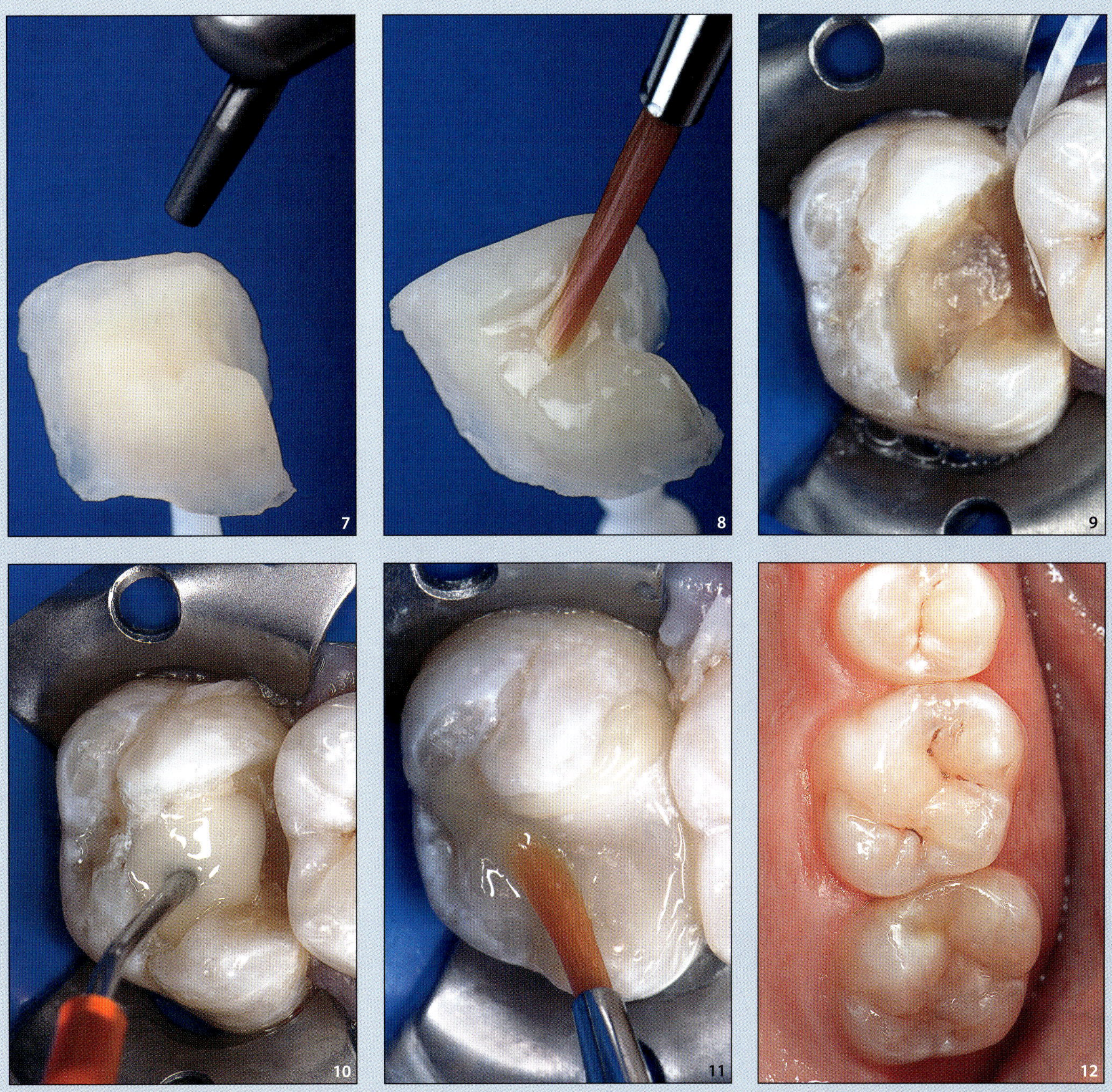

用小毛刷在修复体内表面涂布两层底漆，然后吹干（图8）。采用邻面适应技术，用无蜡牙线作为分离介质，将甘油涂布在16远中邻面（图9）。

将流动复合树脂材料（GrandioOS Heavy Flow，VOCO）装入注射器（AccuDose Needle Tube），注射到整个预备体中（图10）。将修复体就位并固定，用小毛刷去除多余的材料（图11）。为了防止产生空隙，以及弥补材料的聚合收缩，必须保留适量复合树脂材料。分别从颊侧、𬌗面、腭侧和近远中面进行60秒的光固化聚合。树脂材料聚合后，用手术刀片（#12 BD Bard-Parker）去除边缘的多余粘接材料。

完成后的𬌗面观显示，通过这样的粘接方案可以实现牙齿和树脂粘接剂之间最佳且持久的界面粘接（图12）。

Laboratory work courtesy of Victor E. Castro, CDT.

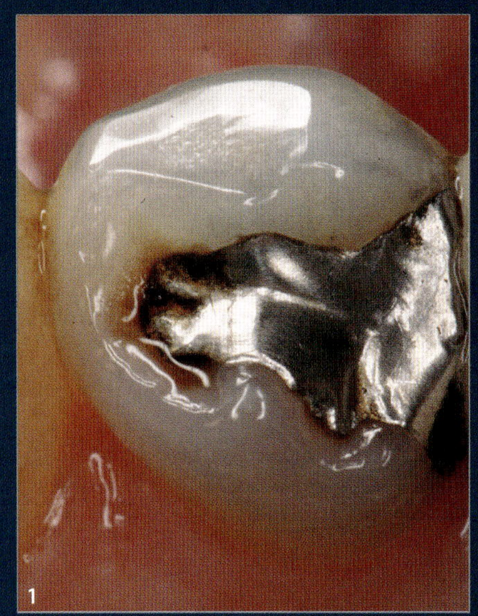
1

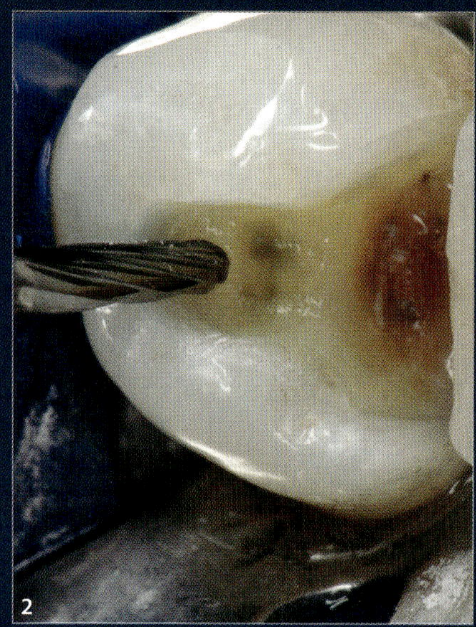
2

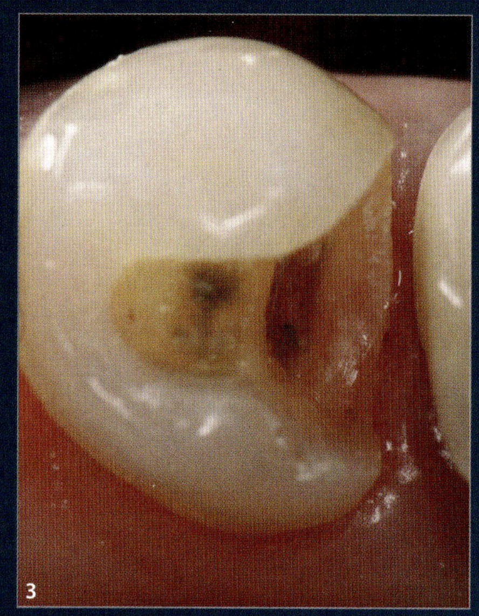
3

采用双固化树脂水门汀的瓷嵌体粘接

Illusion

该患者44银汞合金修复体缺损并发继发龋（图1）。其对颌牙列已长石质陶瓷材料修复。影像学评估后，选择采用远中邻殆面长石质瓷嵌体修复。根据上文提及的嵌体设计，牙体预备应为陶瓷材料提供足够的厚度，并方便制作过程中嵌体在模型上的取戴（图2和图3）。除了陶瓷材料的表面处理外，粘接方案与树脂水门汀的粘接相同（图4～图6）。瓷嵌体的内表面处理取决于修复材料的组成。对于长石质陶瓷，用9%氢氟酸（Porcelain Etch）化学酸蚀2～2.5分钟。这种处理方法使陶瓷表面形态发生变化，形成蜂窝状形态，从而达到理想的微机械粘接。酸蚀使陶瓷表面粗糙度增加，从而使复合树脂水门汀的粘接强度增加。硅烷偶联剂（Bis-Silane，Bisco）是无机陶瓷相与复合树脂水门汀有机相化学结合的重要环节。此外，一些研究表明，将修复体先用80℃的水冲洗15秒，再用50℃的空气吹干30秒，可以减少粘接缺陷。使用橡皮障可以消除牙釉质和牙本质被唾液、水、血液和龈沟液污染的可能性，这种污染会破坏粘接界面，降低粘接强度（图7）。

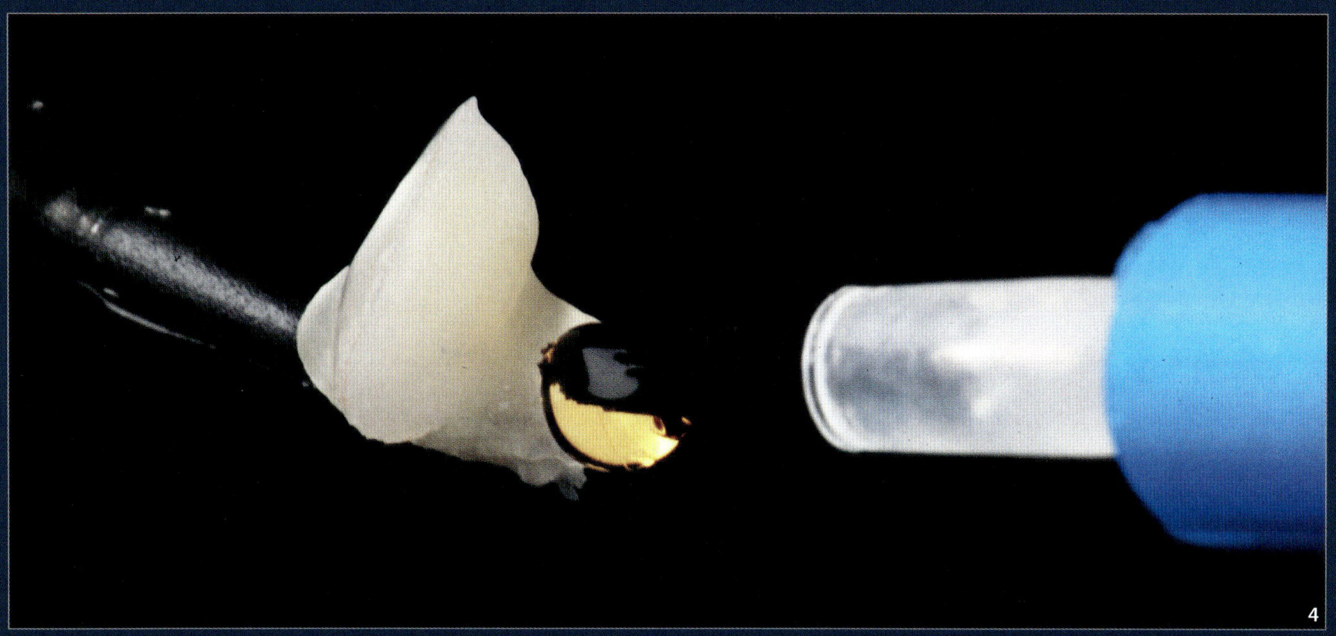

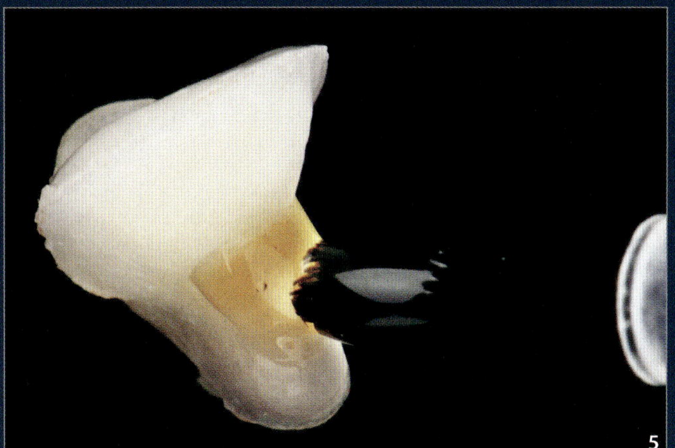

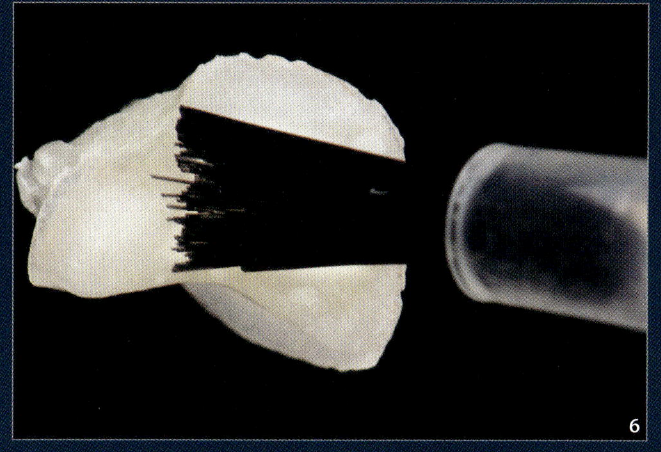

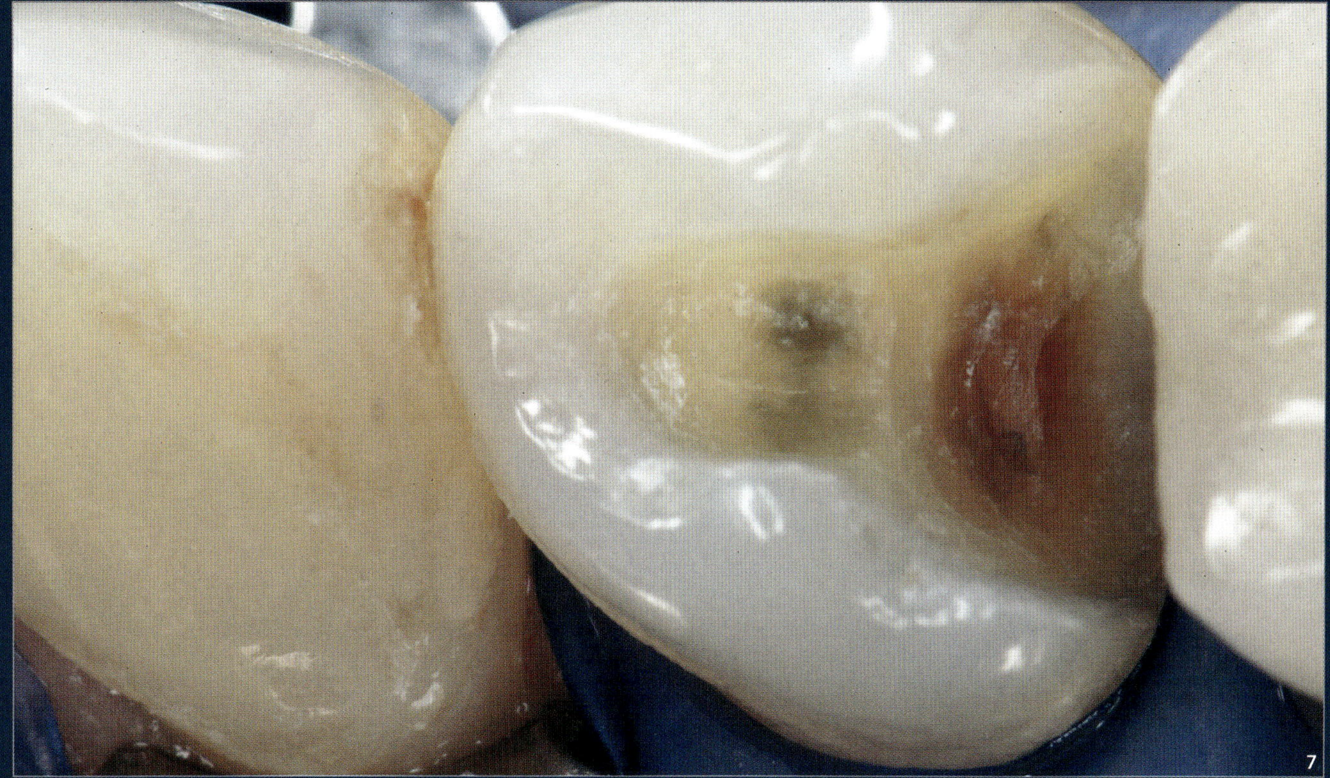

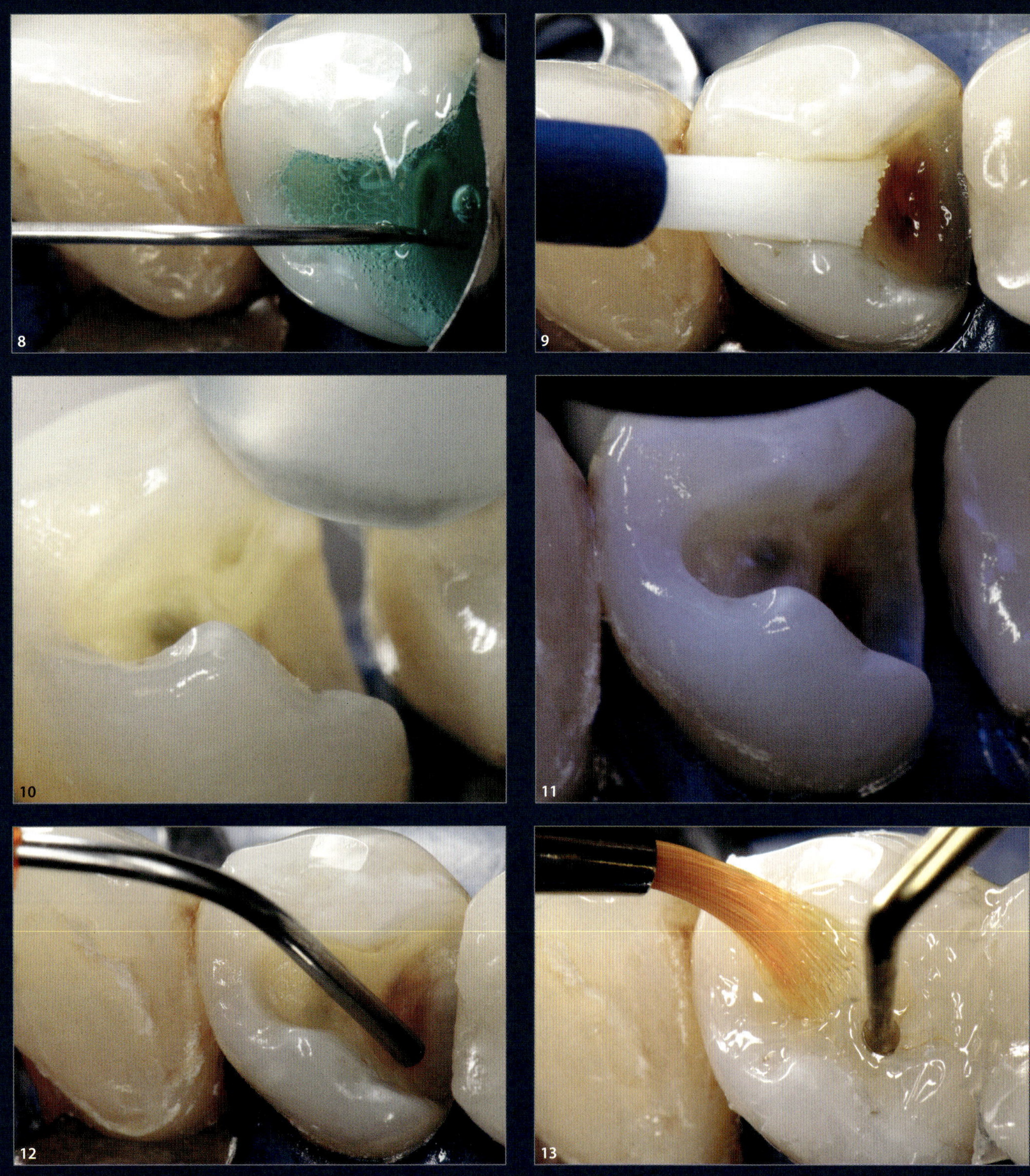

预备体用2%氯己定（Consepsis）清洗后，用32%磷酸（Uni-Etch with BAC，Bosco）酸蚀15秒，然后用水冲洗5秒，再轻轻吹干（图8）。涂布粘接剂（All-Bond 3，Bisco），空气吹匀，光固化40秒（图9~图11）。将复合树脂水门汀（Illusion，Bisco）注射到预备体中（图12），用球头成形器将嵌体就位并固定。用小毛刷除去多余的树脂水门汀，仅在边缘留下少量的残余水门汀以补偿聚合收缩，光固化40秒（图13）。

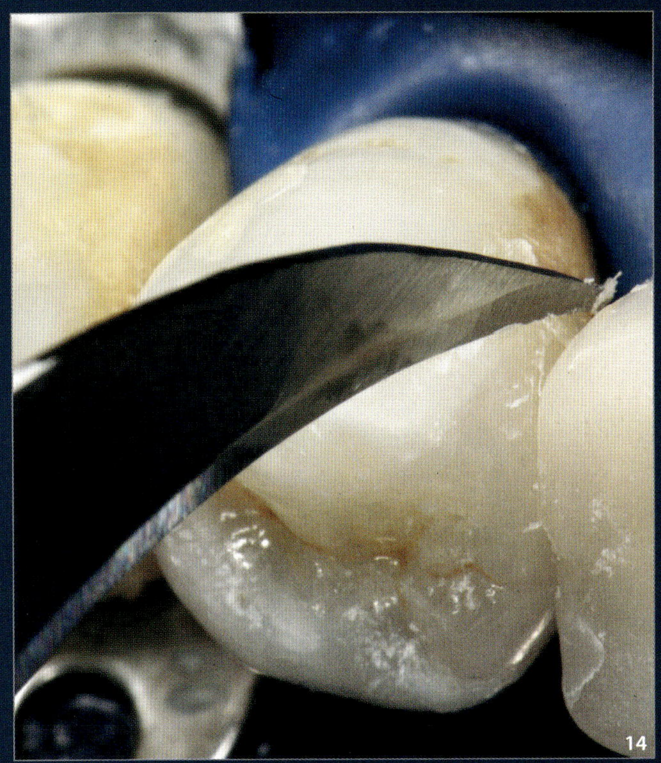
14

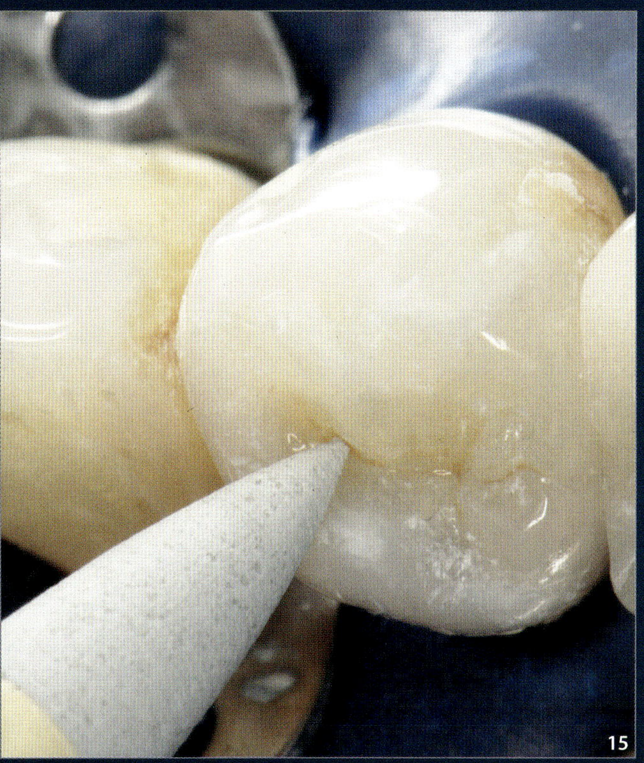
15

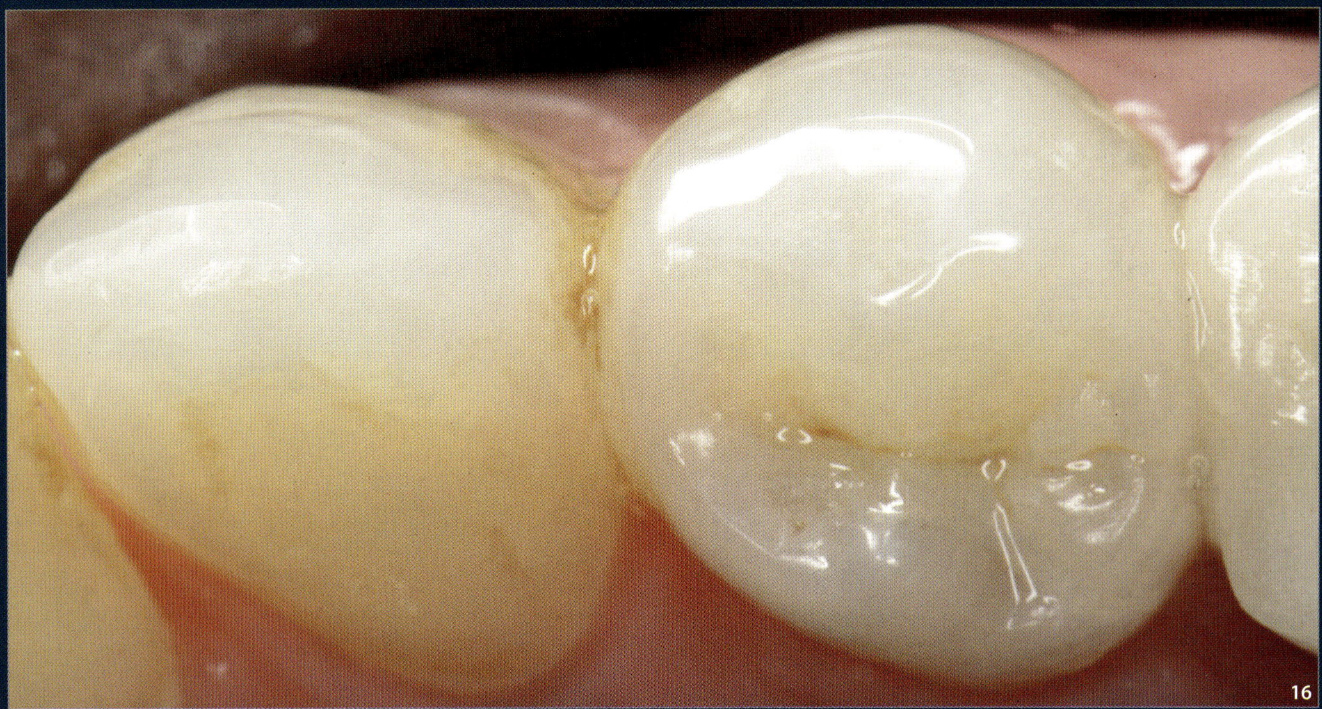
16

用手术刀片（#12 BD Bard-Parker）去除残留的粘接剂，并在所有边缘涂上一层薄薄的甘油，以防止在复合树脂水门汀表面形成氧阻聚层（图14）。修复体从颊侧、殆面、舌侧和近远中分别光固化聚合40秒。通过粗抛和细抛抛光头实现修复界面的最终抛光（DC1M，DC1，CeramiPro Dialite，Brasseler USA）（图15）。修复后的殆面观可见，通过完整的粘接方案可以获得牙齿和陶瓷生物材料之间理想且持久的界面粘接（图16）。

Laboratory work courtesy of Alex H. Schuerger, CDT.

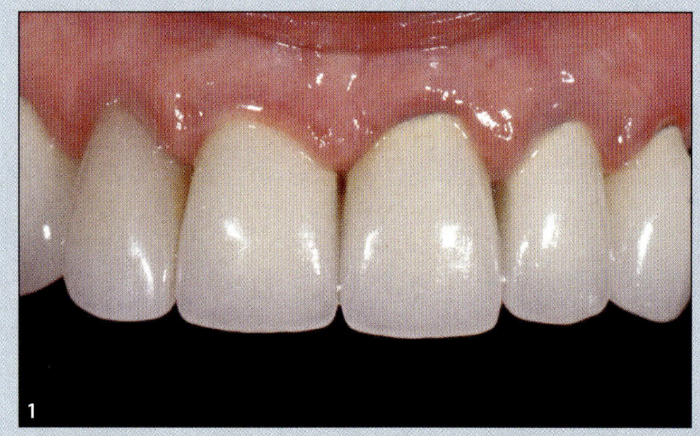
1

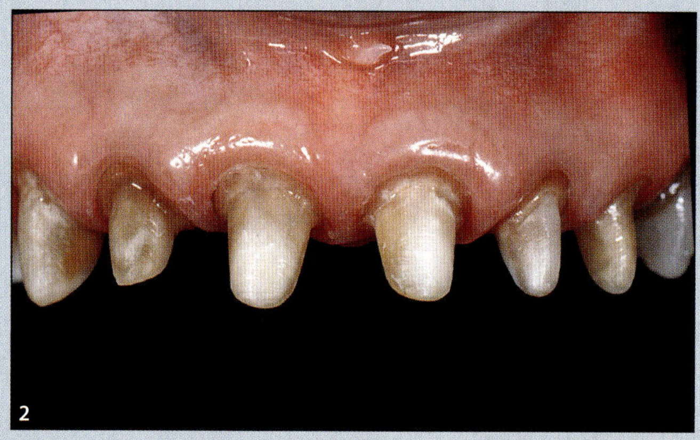
2

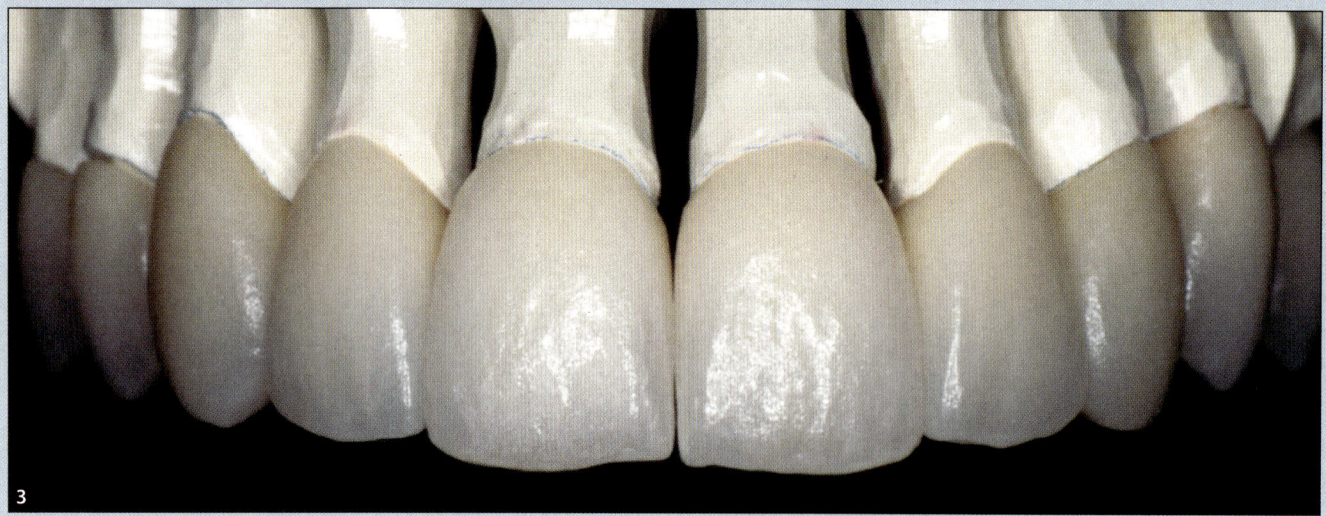
3

采用自固化树脂水门汀的全瓷冠粘接

Panavia 21TC

图1为术前口内唇面观，因现有的金属烤瓷冠边缘不密合，外形欠佳导致牙周炎。图2所示为去除牙冠后，重新修整预备体并取模后的口内像。图3所示为石膏模型上完成的全瓷冠，其底冠为氧化铝（Procera，Nobel Biocare），表面为饰瓷（GC America）。粘接程序之前，应在预备体龈缘内放置排龈线，使预备体外形和边缘更加精确展现。所有预备体都用2%氯己定清洗，然后吹干。用自酸蚀粘接剂处理预备体60秒并吹干（图4）。对高强度的氧化铝内冠进行微蚀刻处理，以增加粘接面积（图5）。在微蚀刻表面进行硅烷化处理，增强水门汀的粘接强度（图6）。将混合后的自固化树脂水门汀（Panavia 21TC，Kuraray）涂布到全瓷冠内表面，牙冠就位后用黑色貂毛刷去除过多的水门汀（图7）。将阻氧剂（Oxyguard II，Kuraray）涂布在冠边缘以加速树脂水门汀的固化（图8）。

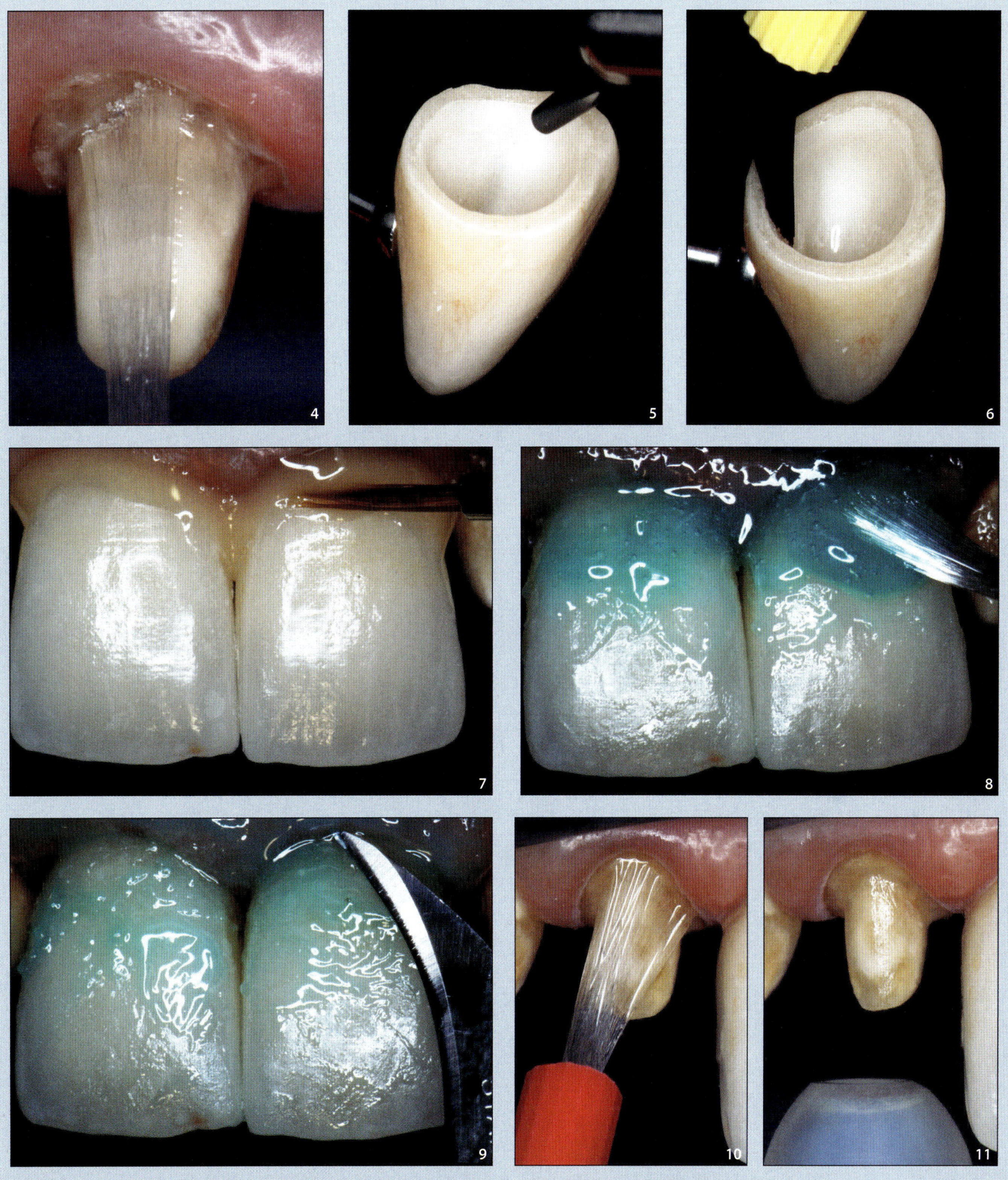

用手术刀片（#12 BD Bard-Parker）去除多余的树脂水门汀（图9）。甘油作为一种分离介质，可通过无蜡牙线将其涂布在牙齿的邻接面。在预备体表面涂布自酸蚀预处理剂，作用60秒（图10）。用牙科热吹风机（A-dec）的热风将预处理剂吹薄（图11）。

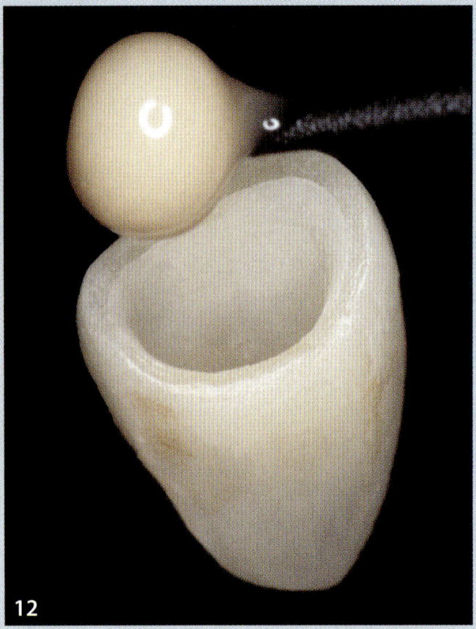

12

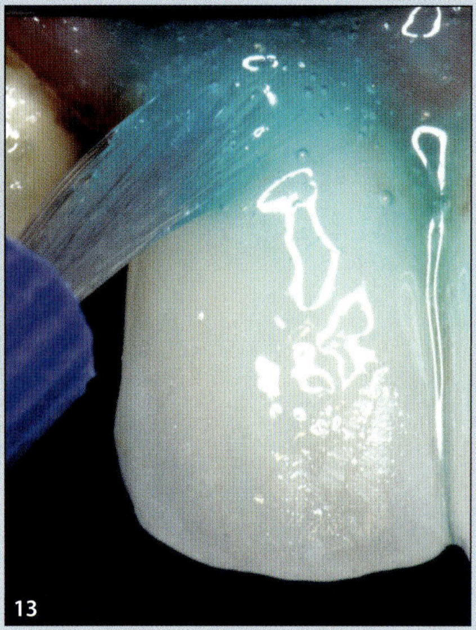

13

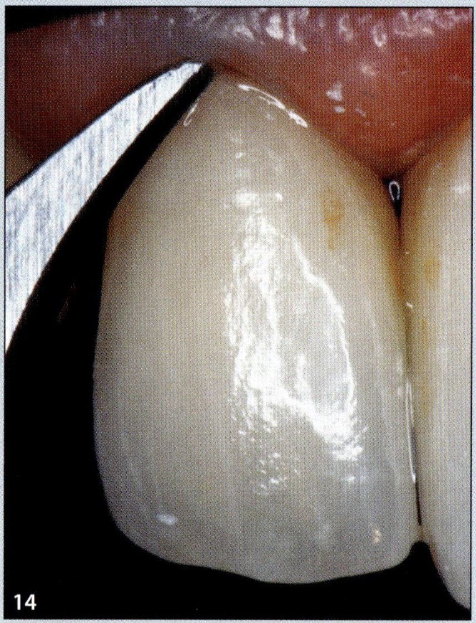

14

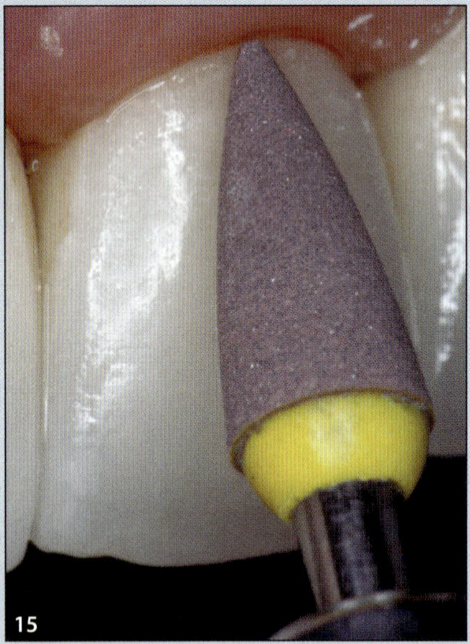

15

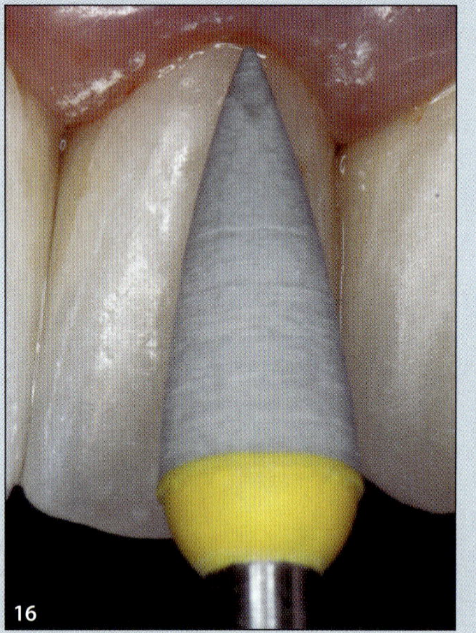

16

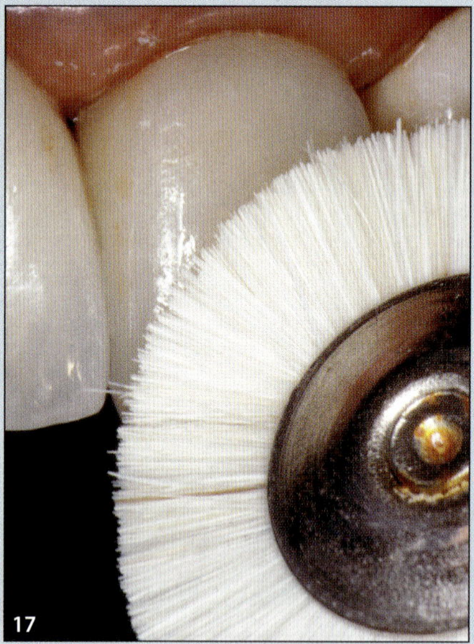

17

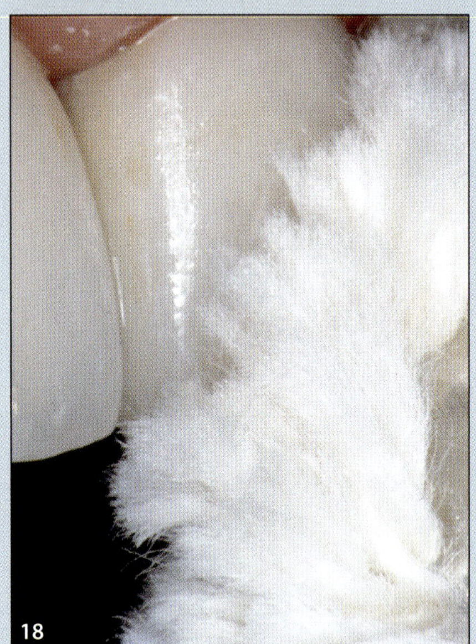

18

将自固化水门汀（Panavia 21TC）涂在全瓷冠内表面进行最后的粘接（图12）。在粘接时将阻氧剂（Oxyguard II）涂布在牙冠边缘，以加速树脂水门汀的固化（图13）。用手术刀片（#12 BD Bard-Parke）去除过多的聚合树脂（图14）。首先用粗抛和细抛硅橡胶抛光头依次进行打磨（CeramiPro Dialite）（图15和图16）。其次用软羊毛刷进行打磨和抛光（图17）。最后用布轮进行抛光（图18）。

全瓷冠修复体粘接术后如图19～图22所示。值得注意的是，全瓷冠外形的变化以及边缘的完整性极大地改善了软组织形态。对切缘形态进行细微调整获得了自然的美学效果。

Laboratory work courtesy of Naoki Aiba, CDT.

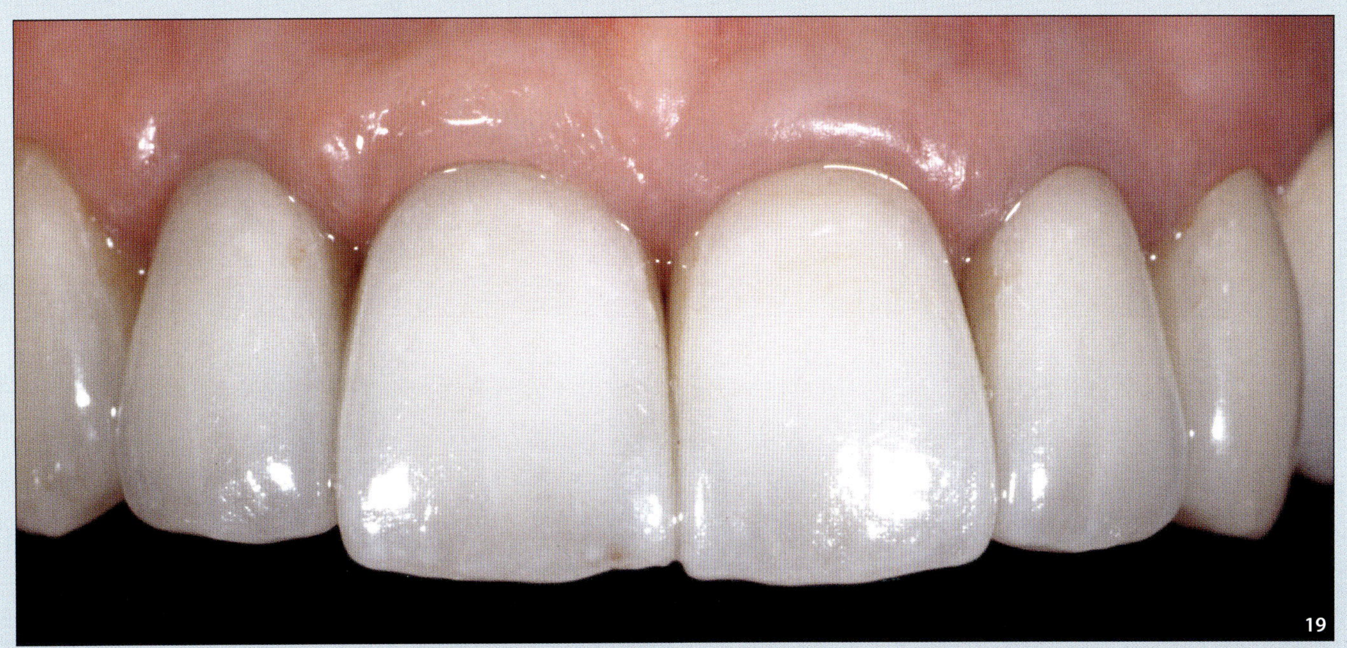
19

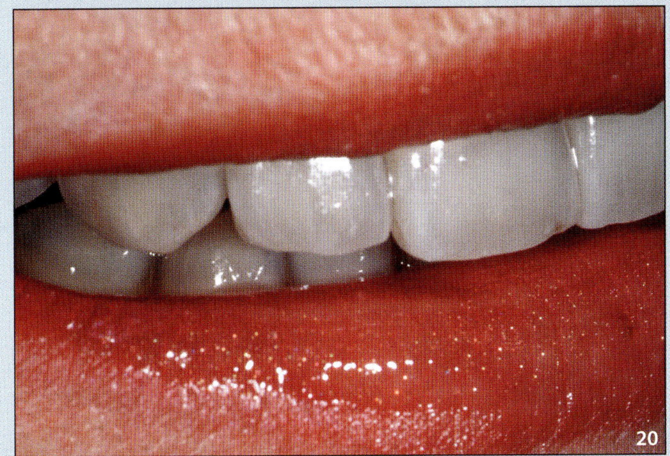
20

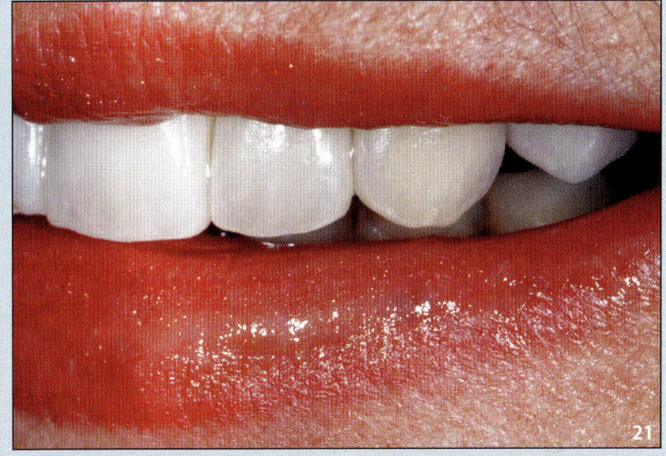
21

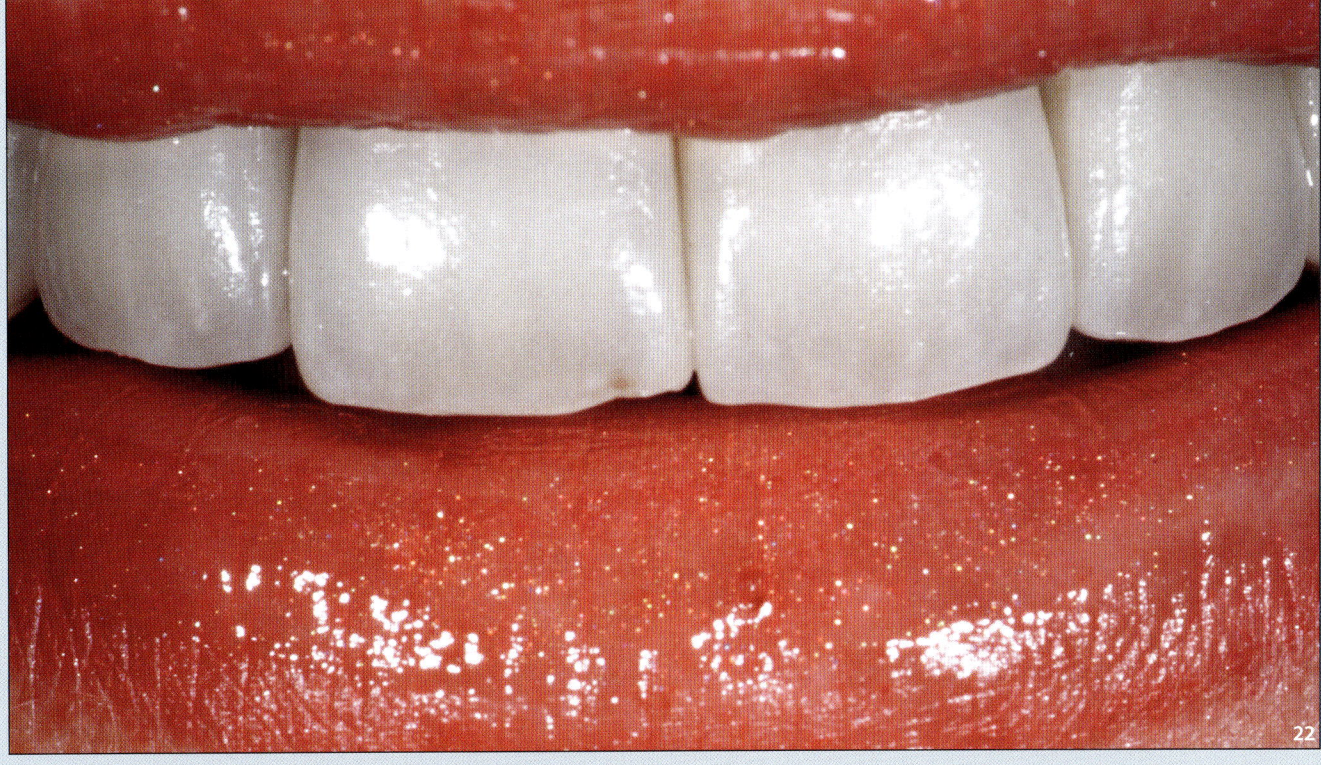
22

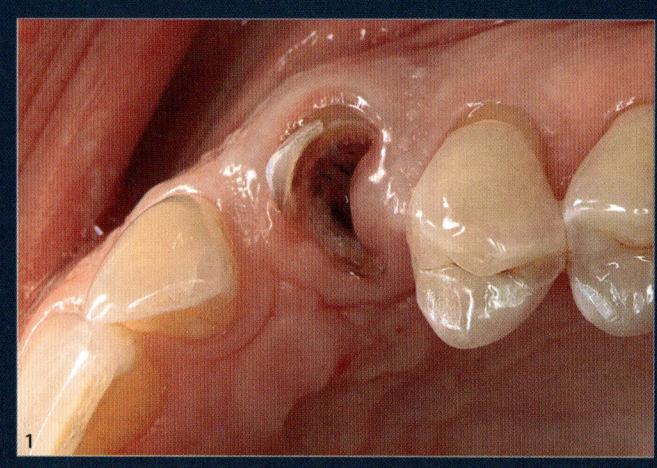
1

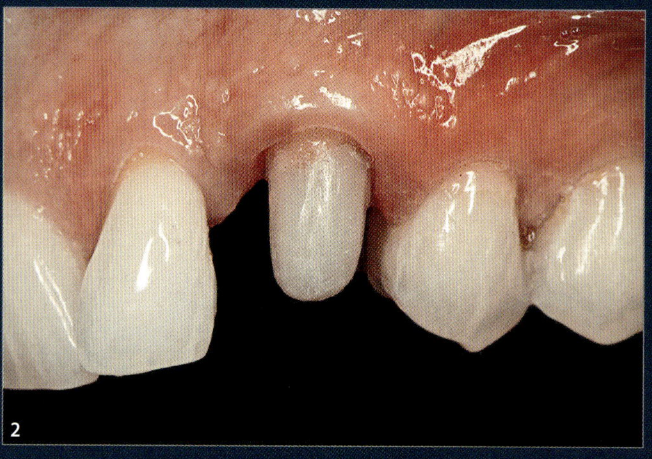
2

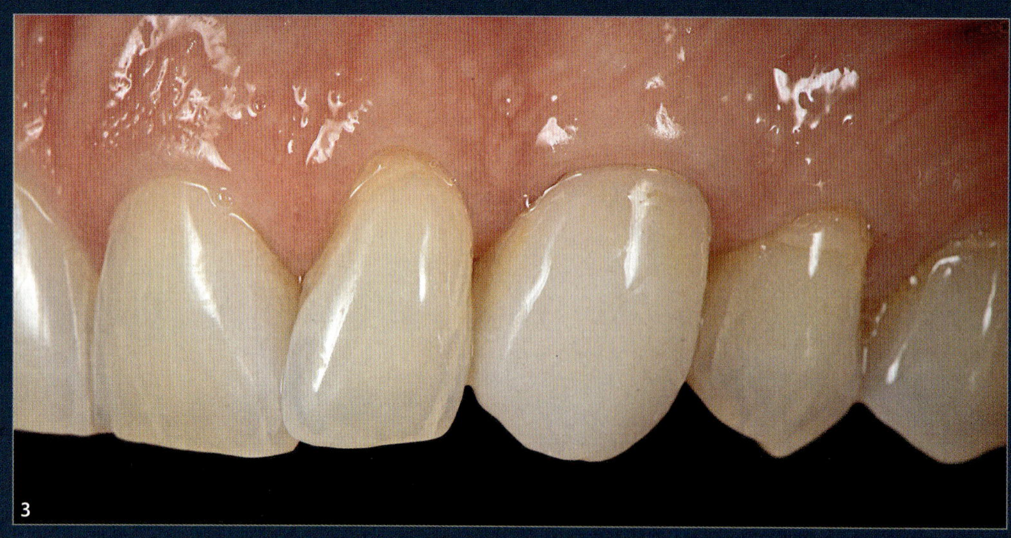
3

采用自固化树脂水门汀的全瓷冠粘接

Panavia 21TC

图1显示了23龈下冠折伴龋损。该牙经过根管治疗和纤维增强树脂桩修复，通过足够的牙本质肩领为牙齿提供抗力形和固位形（图2）。技师和临床医生制作临时修复体后研究发现，改变侧切牙远中外形可以获得理想的尖牙形态（图3）。

尖牙漂白后间隔1周进行粘接（图4）。用流动复合树脂修整侧切牙的远中邻面外形（图5）。用CoJet砂对氧化锆冠的内表面进行微蚀刻处理，再使用含MDP的粘接剂/硅烷偶联剂混合物（瓷粘接剂活化剂与Clearfil-SE粘接剂底漆混合）对其进行表面处理（图6和图7）。然后用橡皮障隔离预备体，2%氯己定（Consepsis）清洗预备体后用清水冲洗。接着在预备体表面涂布自酸蚀预处理剂（ED Primer，Kuraray），作用60秒，最后用牙科热吹风机（A-dec）的热风轻轻吹干（图8）。

在冠的内表面涂上一层薄而均匀的自固化树脂水门汀（Panavia 21TC），并用手指加压3分钟（图9和图10）。用#000黑毛刷去除多余的树脂粘接剂（图11）。

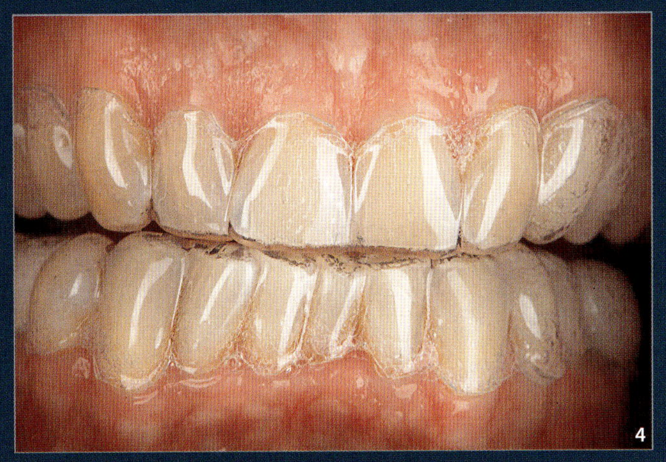

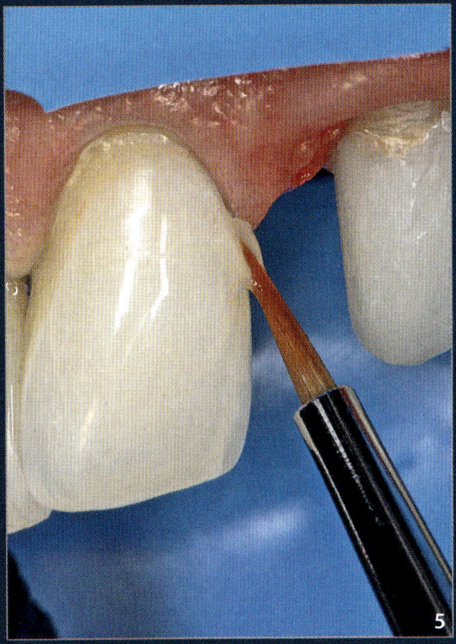

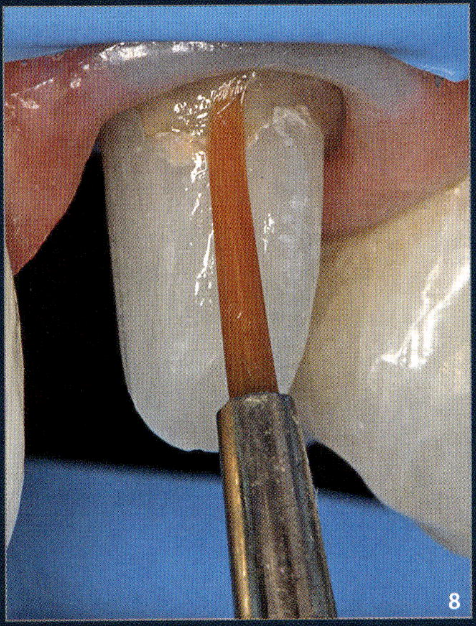

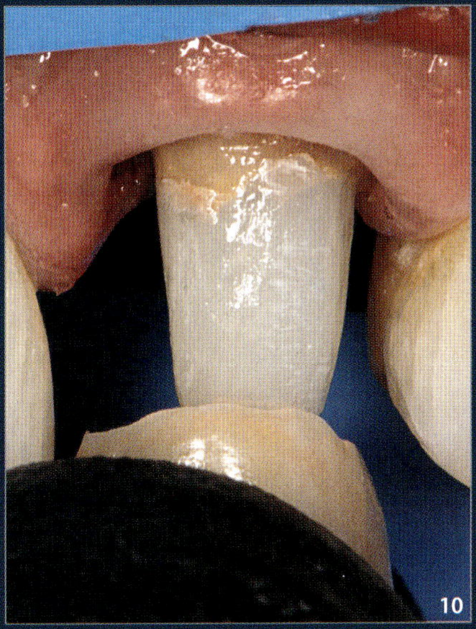

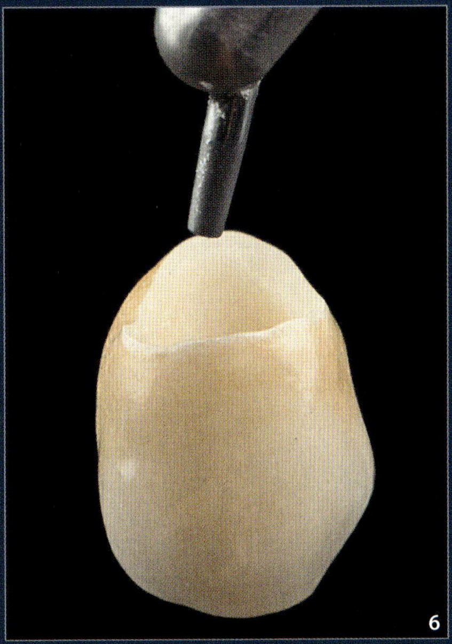

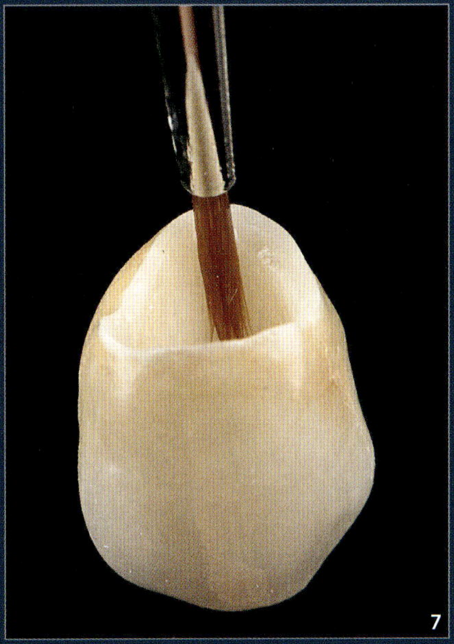

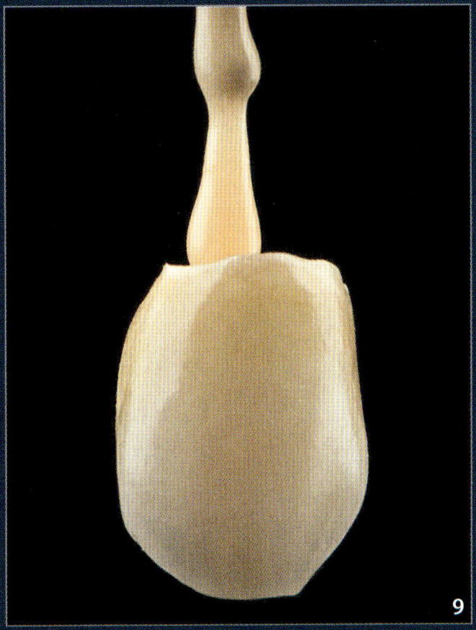

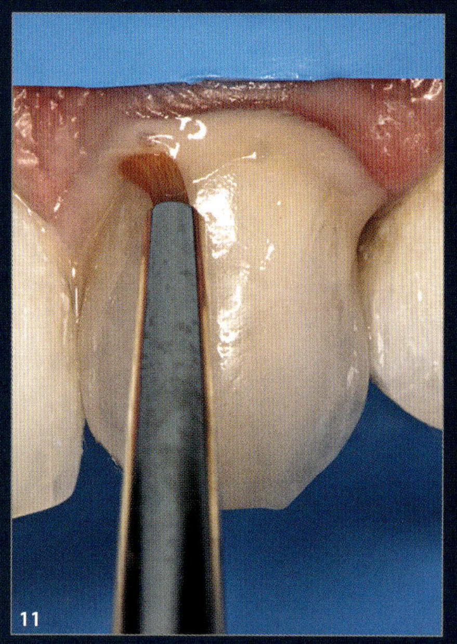
11

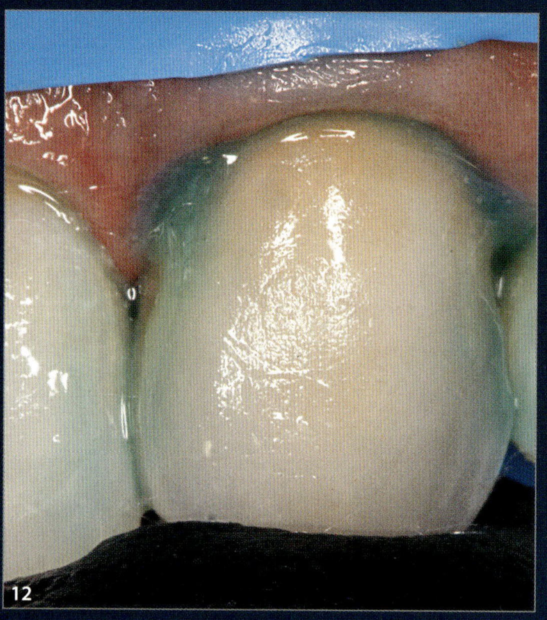
12

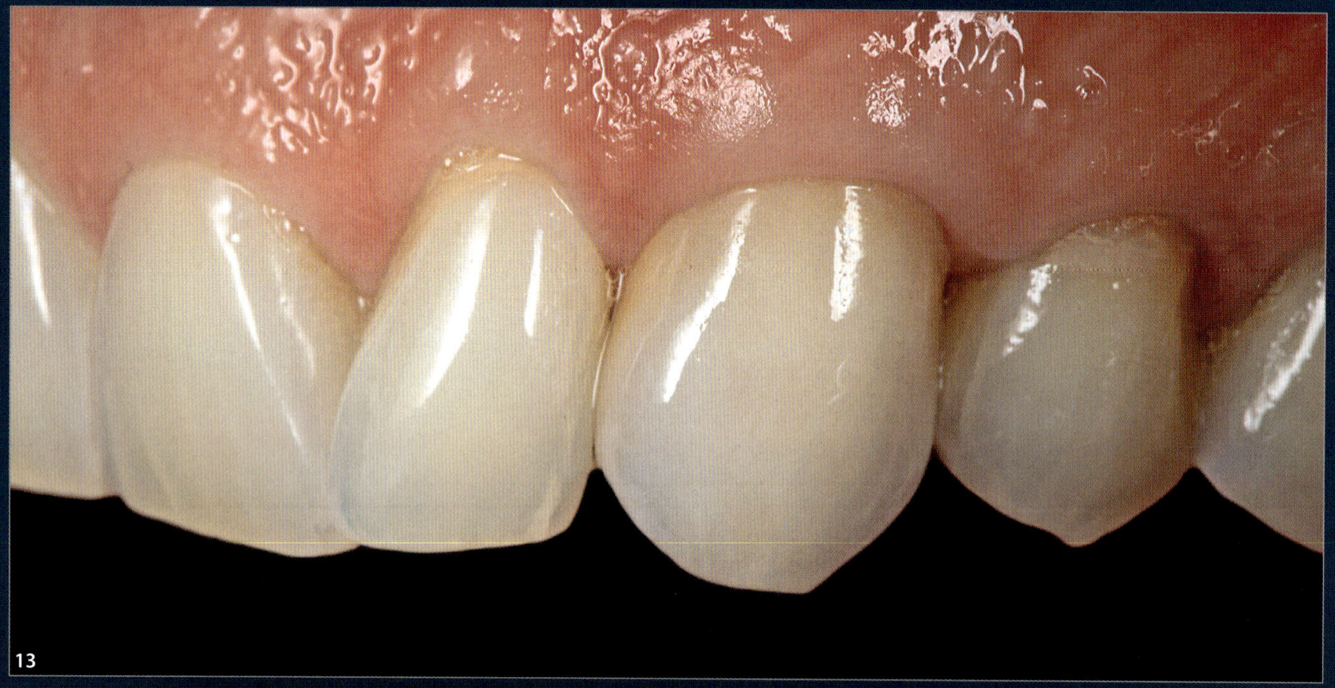
13

在修复体边缘放置阻氧剂（Oxyguard Ⅱ）以加速树脂的固化（图12）。用手术刀片（#12 BD Bard-Parker）去除多余的聚合树脂粘接剂。最后用无蜡牙线检查牙齿的邻面是否还有残余的树脂水门汀。完成的全瓷修复体恢复了功能及自然美学（图13）。

Laboratory work courtesy of Jungo Endo, RDT.

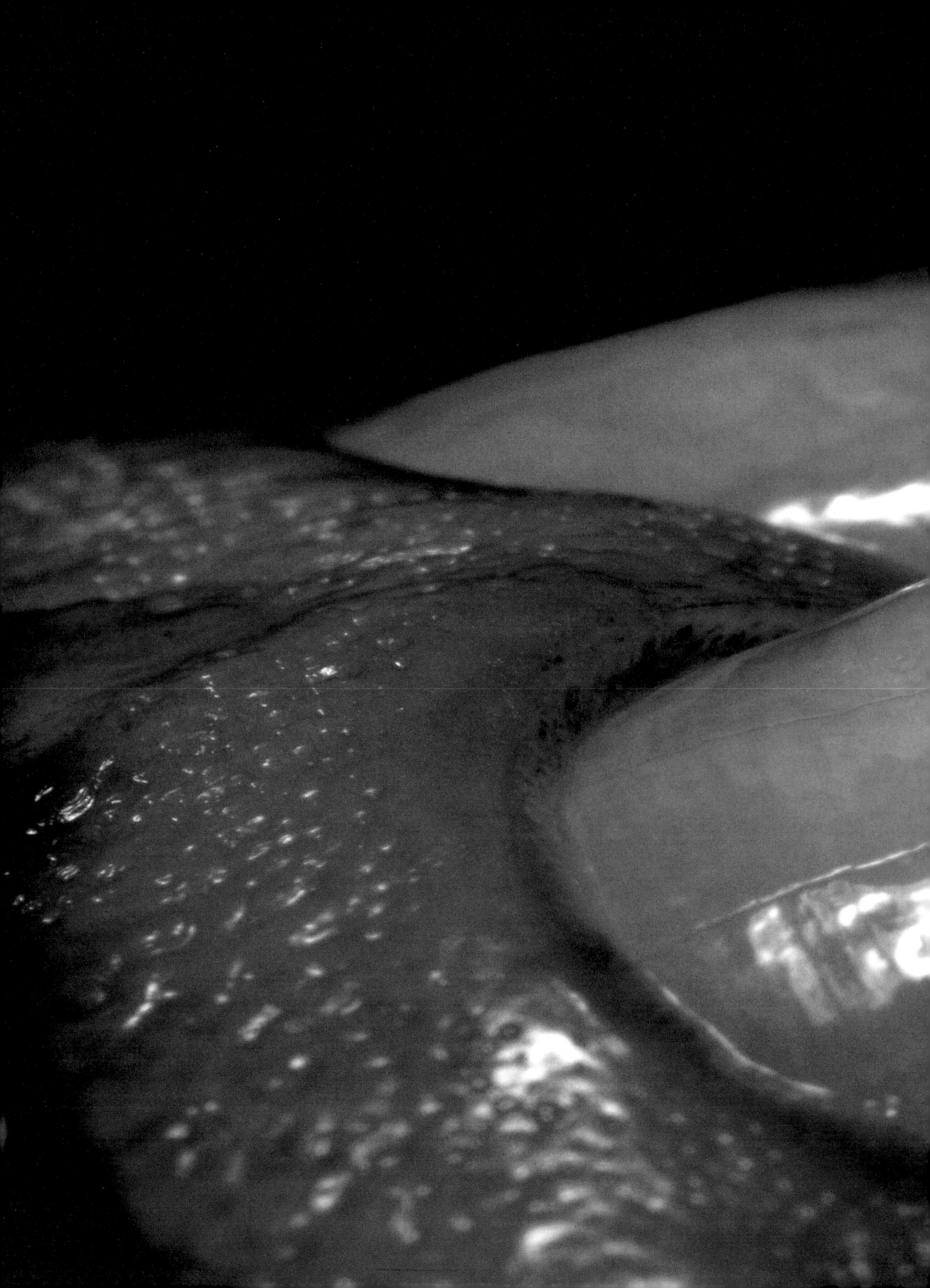

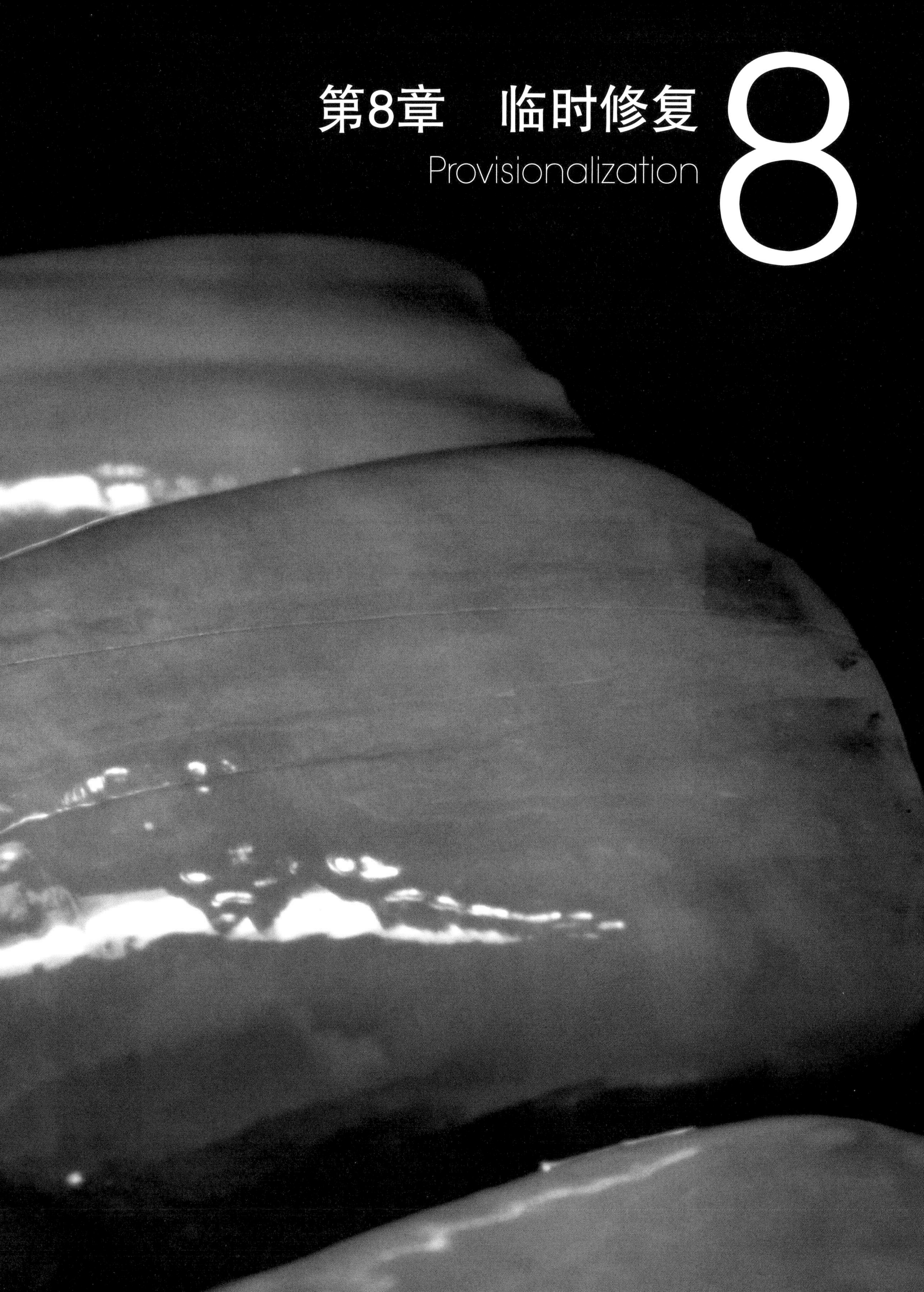

第8章　临时修复

Provisionalization

8

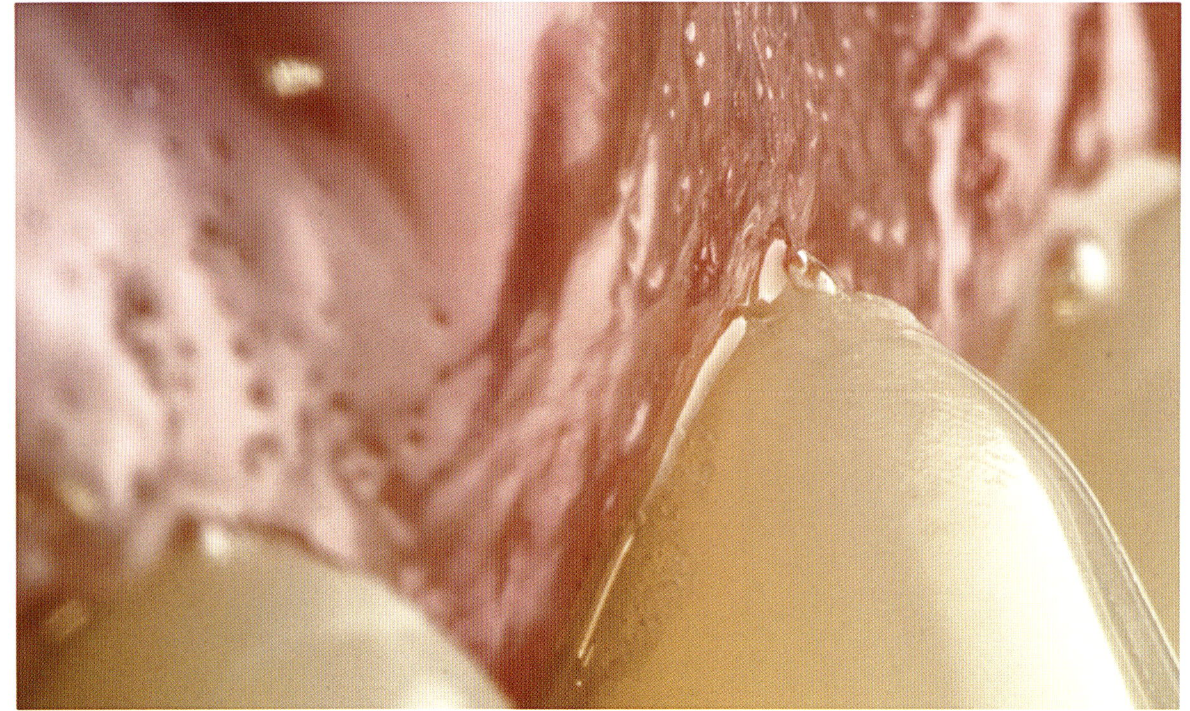

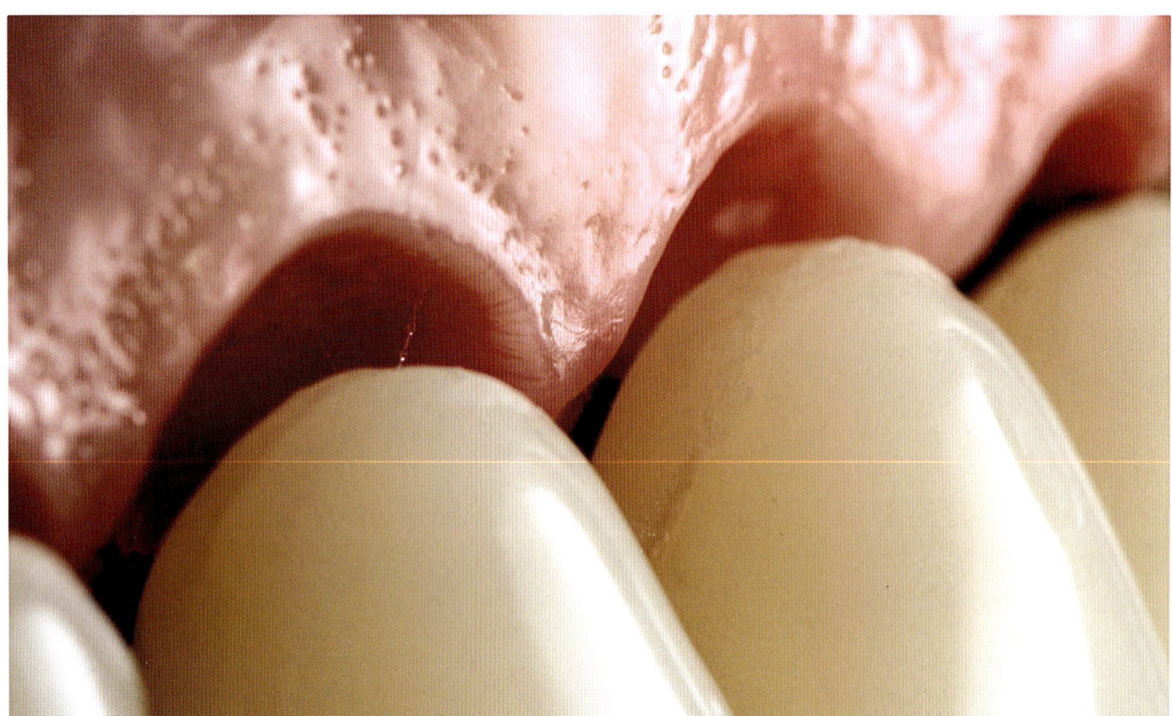

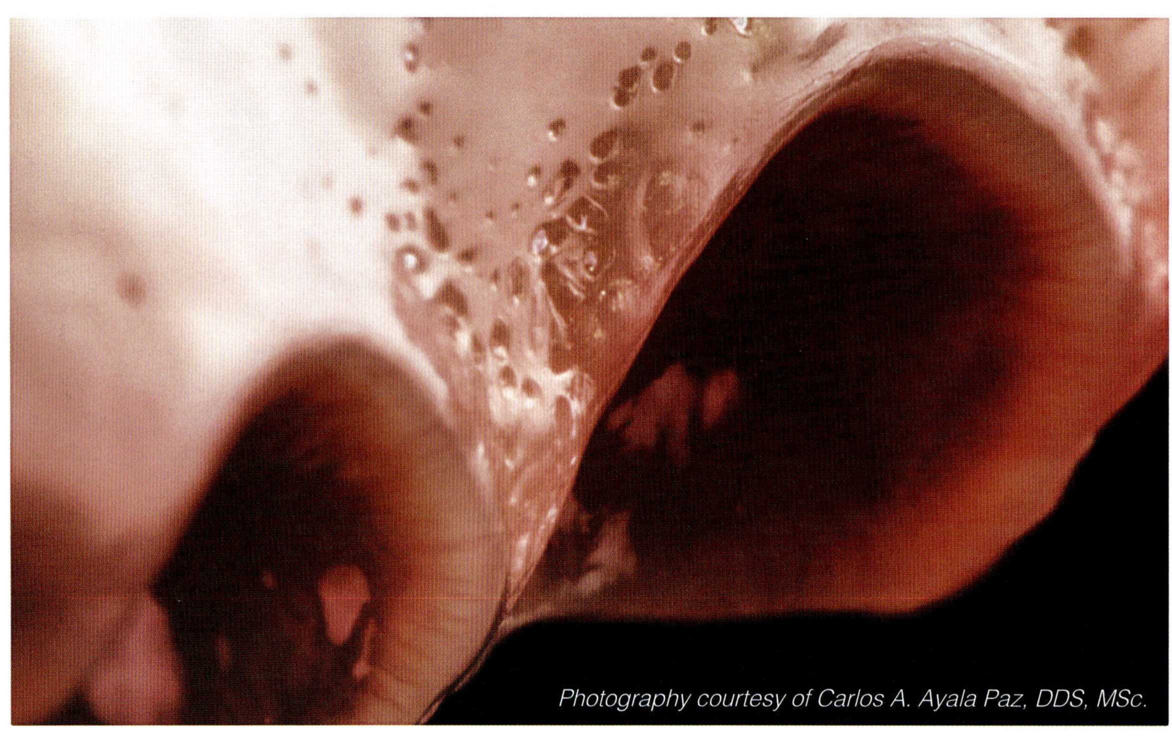

Photography courtesy of Carlos A. Ayala Paz, DDS, MSc.

过去的修复治疗理念认为临时修复体是在制作室完成最终修复体之前，帮助患者行使部分功能的一种间隙保持器。牙医有句老话“不要把临时修复体做得太好，小心患者不回来了”就是源自这种理念[1]。使用制作精美的最终修复体取代质量、美观等性能一般的临时修复体，往往使患者更容易接受最终修复体[2]。但是现代修复治疗逐步摒弃了这种原始的理念，因为修复体的失败不仅仅是源自技术的问题，也可能是来自患者、医生以及技师之间的期望值和认知的差异[3]。所以在现代修复治疗中，临时修复体不再是简单的维持空间，更多的是为患者、医生以及技师提供及时的信息反馈，并辅助三方确认最终的修复目标。从“临时修复体”到“治疗性修复体”或“过渡性修复体”名词的变化也反映了从过去到现在修复治疗理念的变迁。现在，过渡性修复体在软组织塑形以及确定最终修复体的设计中，都成了不可或缺的组成部分[4-7]。

过渡性修复体的临床目标

在现代口腔修复学里，对于需要牙周治疗和修复治疗的患者，过渡性修复体扮演着一个非常重要的角色，并应该遵循下述临床目标[8-23]：

- 保护预备后的牙体组织和牙髓，避免热和化学刺激的影响，防止暴露牙本质受到细菌的侵袭，减少牙本质过敏
- 防止龋损，避免机械性的损伤
- 支持和稳定受损的牙齿
- 为最终的牙齿预备量提供指导
- 在最终修复体制作过程中，维持牙龈的位置、外形和颜色，维持牙周健康
- 作为一个诊断工具确定合适的垂直距离、殆平面和切平面、切牙长度、唇齿位置关系以及面型丰满度
- 维持牙齿的位置，防止移动和咬合的改变
- 通过合适、稳定的咬合关系来稳定上下颌的关系
- 恢复牙齿的咀嚼、美学以及发音等功能
- 评估患者对修复体的外形、质地以及颜色的满意度，为同时满足患者心理和生理上的需求
- 测试种植体的骨结合，并在最终修复之前进行牙龈塑形

在完成最终修复之前评估过渡性修复体是否达到上述临床目标，有利于及时发现问题并提高最终修复体的成功率。这些治疗性修复可以用于准确评估牙尖交错关系，是否存在夜磨牙，前导、咬合垂直距离是否正常，颞下颌关节功能紊乱的症状、牙髓活力、牙周健康状况、义齿的舒适性、功能以及美学效果等[24]。此外，对口腔卫生技术的评估可以为调整最终修复体的解剖外形设计提供有价值的信息，以达到最佳的口腔健康。

理想过渡性修复体的临床要求

有许多临床医生使用不断更新换代的临时修复材料，却仍然固守过去“临时修复体”的概念，还一直在思考为什么他们的最终修复效果总是很一般。殊不知，正是这种“临时修复的心态”，使牙齿预备和最终修复体戴入之间的适应时间过短，而影响了最终的修复效果。此外，过于仓促的过渡性修复体的制作，可能会导致修复体边缘过长、过短、不规则和/或边缘外形不良，从而引起牙菌斑堆积以及随后从牙龈出血到牙龈退缩的一系列牙龈炎症状[25]。因此，过渡性修复时应合理地安排修复体戴用的时间，并掌握基本的形态及生理要求。

与正式修复体一样，与口腔软硬组织高度协调、适应的高质量过渡性修复体应达到以下标准[26–29]：

- 修复材料稳定，强度和耐久性（耐磨性）好
- 无气泡，无刺激性，颜色稳定
- 表面光滑并高度抛光以抵抗牙菌斑堆积
- 与基牙的边缘适合性好，确保良好的修复封闭
- 良好的生理外形和外展隙
- 功能运动时有良好的固位
- 理想的咬合和邻接关系
- 良好的美学效果
- 功能运动时舒适
- 良好的自洁性
- 容易去除并方便再次粘固
- 良好的牙龈适合性

大众对美学需求的持续增长，专业医生对修复效果的精益求精推动了过渡性修复材料的机械性能、物理性能以及美学性能的不断进步。治疗性过渡性修复理念的推广也促进了过渡性修复材料和技术的更新换代。制作临时修复体的材料包括聚甲基丙烯酸甲酯（PMMA）、聚甲基丙烯酸乙酯（PEMA）[30]、双甲基丙烯酸酯复合树脂[15,30]以及制作室加工用复合树脂。这些材料各有优缺点，应该根据具体的临床情况和需求进行选择。

PMMA被用作临时修复材料已有数十年。这类自固化树脂材料相比于其他临时修复材料具有更高的机械性能，几周内颜色稳定性好，易于塑形加工和打磨抛光，也便于修补。但是，由于这种材料的粉液比难以精确量化，导致材料的固化和工作时间较难控制。尽管这些材料与牙齿颜色一致，价格也比较便宜，但是操作性能不佳，物理性能也不理想[31]。这类自固化丙烯酸树脂的其他缺点包括游离单体引起的牙髓和牙龈刺激[13,32]、体积收缩大[13,17]以及聚合反应过程中的高产热[13,31,33–36]，此外，这类材料边缘适合性差、气味刺鼻，会引起大多数患者的不适[31,37–38]。最常用的PMMA材料包括Jet（Lang）和ZETA CC（VITA）。

多年以来，PEMA是最常用于制作临时修复体的丙烯酸树脂材料[39]。这类材料相对便宜，易于加工塑形、打磨、抛光，易于修理。材料强度适中，边缘适合性好，较PMMA材料产热低，但是比其他双丙烯酸复合树脂产热高。这类双丙烯酸材料操作性能差，具有令人反感的气味，强度比PMMA低，颜色也不稳定[39-40]，最常见的PEMA材料是Trim II（Bosworth）和Snap（Parkell）。

材料的强度、稳定性以及耐久性是理想临时修复体的基本要求[41]。丙烯酸树脂暴露于唾液及其他的液体，例如咖啡、茶叶或氯己定，都会导致进行性的颜色变化[42-44]，同时也会导致表面磨损和光泽度损失[41]。随着时间的推移，材料吸收液体后也会导致强度和稳定性下降。因此，这类自固化丙烯酸材料往往适用于短期使用。用于长期临时修复时，热凝丙烯酸树脂较自凝树脂具有更高的强度、耐磨性、颜色稳定性以及抗折性[20,45]。

在跨度较长的固定修复中，丙烯酸树脂临时修复体在殆力的作用下容易弯曲折断。增强大跨度丙烯酸树脂临时修复体抗折性的一种方法是增加辅助加强材料，例如金属丝[22]或玻璃纤维[15]。Samadzadeh等[46]报道了由二甲基丙烯酸酯材料制作而成的临时修复体，使用等离子处理的编织聚乙烯纤维增强后，抗折强度明显增加[47]。而且，Vallittu等[48]发现，使用玻璃纤维和编织玻璃纤维增强都会明显增加临时修复体的抗折性，使用非贵金属铸造支架也可加强热凝临时修复体，使其弯曲强度和抗折性得到提高[41,49-51]。

目前最常用的临时修复体材料是双丙烯酸复合树脂（自固化、双固化以及光固化），继承了过去自固化的丙烯酸特点，且更耐磨、颜色更稳定、耐污渍、气味更小[15,38,52-55]。由于添加了玻璃填料，双丙烯酸树脂材料比丙烯酸树脂收缩更小，有更好的边缘适合性[31,35,38,56]，抗磨损性也更强[31]。这类材料可以被塑形、打磨和高度抛光、聚合过程中产热低，易于被流动复合树脂修补。可以直接用于单颗牙或者短跨度多颗牙临时修复。可使用碳（例如，石墨）以及玻璃纤维等加强材料增加咬合承重区的抗折强度[46,57-58]和抗疲劳性[46]。最常用的双丙烯酸复合树脂材料包括Integrity（Dentsply/Caulk）、Cool Temp（Coltene-Whaledent）、Luxatemp（Zenith/DMG）、Protemp 3（3M ESPE）和Temphase（Kerr/Sybron）。

制作室加工用复合树脂具有更优的机械、物理以及光学特性。间接修复用复合树脂材料是在制作室里，在压力、真空、强光、惰性气体、加热或这些条件的组合下聚合，可优化材料的物理性能[59-63]。在这样特殊的聚合条件下，过渡性修复体强度和均匀性提高、光学特性和荧光性增强，从而使美学性能得以改善，吸水率和溶解度降低，颜色稳定性好，耐磨性和抗变形性好[64]。间接修复用复合树脂在使用的过程中可被塑形、打磨，易于被流动复合树脂修补，并可被高度抛光。此类复合树脂适用于制作多学科联合治疗中需要长期使用的临时修复体，例如种植体骨结合、牙槽嵴增量等场合。此外，在殆力较高的区域，复合树脂在加工过程中、固化前可加入增强纤维[65-67]，以提高临时修复体的抗弯强度和抗折性能[65,68-69]。

尽管上述的传统材料目前仍被广泛使用，临时修复材料也正在持续更新和改进[70]。现在，数字化计算机辅助设计/计算机辅助制造（CAD/CAM）技术能够实现临时修复体的准确和快速制作[71]。目前，很多临床医生和技师开始用CAD/CAM加工的丙烯酸聚合物和树脂材料替代传统的临时冠材料来制作单颗牙与多单位长期临时修复体[70]。许多制造商可提供高密度聚合物材料及复合树脂用于CAD/CAM加工[72-74]。这类材料在适当的压力和温度下进行受控聚合，提高了转化率，减少了残留单体的含量[75]。与传统的树脂材料相比，采用这种加工工艺制备的材料在物理性能[76-77]和机械性能[78-83]方面都有提高。因此，这类临时修复体的临床戴用时间可能更长[72,84]，临床应用范围也更广。CAD/CAM临时冠材料可用于：长期的治疗性过渡性修复，如垂直距离的改变；功能、美学以及发音评估[85-86]；癌症患者的姑息修复治疗；最终修复体的设计和制作；牙周手术中的软组织外形修整；种植体植入过程中种植体周围软组织的支撑；最终修复治疗前对预后不明确的基牙的评估[84]。

直接法加工的临时修复体推荐使用时间取决于材料特性，间接法加工的临时修复体建议使用时间介于1年[84,87]到2年[86]之间。目前可用于CAD/CAM加工的树脂类过渡性修复材料已有不少，包括Telio CAD（Ivoclar Vivadent）、Ambarino High Class（Articon）、Zenotec PMMA（Wieland Dental）、LuxaCAM（DMG Dental）、PREMIOtemp（Primotec USA）、Cercon base PMMA（Dentsply）、CAD-Temp（VITA）、artBloc Temp（Merz Dental）、polycon ae（Straumann）、New Outline CAD（anaxdent），以及Quattro Disc Eco PMMA（Gold Quadrat）。并且，正如第3章提到的，新型CAD/CAM树脂-陶瓷复合材料可以用于制作长期的过渡性修复体，包括MZ100（3M ESPE）、Paradigm MZ100（3M ESPE）、Lava Ultimate Restorative（3M ESPE）、CeraSmart（GC America）、BRILLIANT Crios（Coltene）、CAMouflage NOW（Glidewell）、Katana Avencia block（Kuraray）、TRINIA CAD/CAM（Shofu），以及Enamic（VITA）[82,88-89]。其他一些体外研究报道称，在冷热循环前后，CAD/CAM临时材料比传统双丙烯酸材料更坚固，并具有更好的边缘精密度[88,90]。而且，由于边缘适合性的提升，CAD/CAM制备的临时修复体可以减少细菌通过临时修复体粘接界面对基牙预备体的污染，同时降低由于温度改变引起的牙髓活力的损伤[81,91]。尽管有很多材料和技术可用于制作过渡性修复体，但是每种材料和加工技术都各有利弊。因此临床医生与技师应该根据患者、修复团队的需要和修复的目的，兼顾每一个病例特定的临床条件选择合适的材料和技术，这是至关重要的[70]。

用于冠内临时修复的光固化复合树脂设计的初衷是为了便于操作，这类材料能够直接置于预备体上，不需要成形片或粘接剂，口内塑形后光固化。这类材料固化后呈半柔软性，在复诊试戴前易被去除，不容易残留，包括Telio CS Inlay/Onlay（Ivoclar Vivadent）以及Clip Flow（VOCO）[92]。另一种光固化树脂材料［例如，REVOTEK LC（GC America）］，可以被加工成直接或间接临时修复材料，需要临时粘接固位，该临时材料可以制作嵌体、高嵌体、冠、贴面以及局部义齿，在口内可获得非常高的临时美学修复效果。

临时修复材料的临床考量

临时修复体材料的选择主要取决于口内使用的时间。临时修复治疗的主要目的是临时修复体与周围牙周组织的健康共存。在使用任何临时材料之前，需要考虑很多因素。

临时修复材料的化学成分可能会激惹牙体和牙龈组织[13,32,36,42,93-96]。当用直接法加工临时修复体时[97]，自固化树脂聚合时产热反应可能会损伤牙髓[13,33,36,42,93-94]。损伤机制包括牙本质小管和牙髓内液体的膨胀、管内液体外流的增加、血管的损伤、原生质的凝结以及组织的坏死[97-99]。当自固化丙烯酸树脂用作口内制作临时修复体或重衬时，牙髓内部温度会升高0.42～7.21℃[100-101]，Tjan等[101]研究发现，PEMA聚合产热最多，然而体外研究表明，与相同体积的自固化丙烯酸树脂相比，双组分混合型复合树脂材料的聚合产热仅比自凝树脂稍低一些[102-106]。Stanley[99]报道当修复材料与加工技术导致牙髓温度升高5.6℃时，15%的牙髓失去活力；升高11.2℃时，60%的牙髓失去活力；升高16.8℃时可以造成100%的牙髓不可逆坏死。Driscoll等[36,97]研究了4类树脂材料的产热，确认聚甲基丙烯酸甲酯（PMMA）、甲基丙烯酸乙酯、光固化聚氨酯二甲基丙烯酸酯和二丙烯酸复合树脂材料聚合时均产热。大量研究证实，临时修复材料聚合时产生的热量对牙髓和成牙本质细胞均可造成损伤[36,93,101,107-108]。因此，当使用直接法制作临时修复体时，必须持续喷水降温以抵消聚合时产生的热量[100]。在初步固化后将印模料和临时冠材料在基牙预备体上反复摘戴，也可最大限度地减少牙髓温度升高[109-110]。

临时修复体精确的边缘适合性，可通过保护牙髓、隔热以及维护牙周健康保护基牙预备体[17,23]。牙本质长时间暴露会导致微生物渗透，增加了热和化学损伤的可能性[19,111]。Snuggs等发现[112]，细菌污染可能导致牙髓的炎症，而精确的边缘封闭能够减少微渗漏和牙髓激惹发生的可能性。另外，临时修复体的边缘准确性根据所选用的树脂材料种类的不同而千差万别，与采用的加工技术无关[109,113]。Tjan等[114]发现，化学成分相似的不同材料在边缘精度上也可存在显著差异，根据材料的不同，边缘适合性的平均差异在25～157μm之间[109,115-116]。

树脂材料的聚合收缩对临时修复体的边缘适合性影响较大。PMMA存在约6%的体积收缩，而小颗粒填料复合树脂材料收缩率为1%～1.7%，这也解释了为什么小颗粒填料复合树脂临时修复材料具有良好的边缘适合性[117-118]。甲基丙烯酸酯树脂材料聚合收缩明显、边缘适合性差，需要双层树脂内衬以提高边缘适合性。但是，利用间接法制作PMMA临时修复体可以将边缘适合性提高到70%[117,119]。

一般而言，间接法制作临时修复体的边缘精确性[23,120]高于直接法[11,109,119,121-122]，直接法需要额外的重衬[109,123]。此外，不密合的临时修复体会引起从边缘性龈炎到牙龈退缩等一系列牙周并发症。微间隙和不规则的边缘使临时修复体表面牙菌斑堆积，导致牙周疾病的发生。许多研究表明，临时修复体表面的牙菌斑堆积量多于邻近天然牙的颈部表面[100,124]。因此，临床医生和技师应该提高临时修复体的边缘适合性，改善修复体的穿龈轮廓，以降低牙周并发症[25,100,125]。除此之外，应该提醒患者临时修复时可能发生的牙周并发症，并指导他们维护软组织的健康，例如临时修复体粘固后数天内使用0.12%葡萄糖酸氯己定溶液轻柔地清洁临时修复体的牙龈轮廓。

加工技术：直接法、半直接法和间接法

临时修复体的制作技术取决于特定的临床程序及修复目标。有多种程序可制作短期生物相容性的临时修复体。包括藻酸盐或加成型硅橡胶（PVS）直接印模翻制技术、间接导板技术、封盖技术以及制作室热处理技术[1,6,8,16,29,50,126-134]。以上加工技术可使用自固化丙烯酸树脂[135-136]、光固化树脂[135,137]以及复合树脂[135,138]。直接法和半直接法可以用于制作嵌体、冠、贴面和固定桥

（FPD）的临时修复。直接法包括利用藻酸盐或者弹性印模材料作为模板的翻制印模技术。印模材料直接精确复制了术前口内牙体和软组织外形。印模模板作为一个载体将临时修复材料转移到预备后的牙齿上；此外，直接法还可使用预成的模板转移丙烯酸树脂到已预备的牙齿上[13]。

半直接法是联合制作室和口内操作的方法。制作室内加工程序包括使用预备前超硬石膏模型或者修整过的诊断蜡型制作硅橡胶导板，用硅橡胶导板承托临时材料复位于微量预备的石膏模型上[11,139]，或者口内已完成牙体预备的基牙上。但是，需要牢记的是在制作室利用石膏模型制作的临时修复体，在牙齿预备后，需要使用临时材料对临时修复体进行口内重衬。此外，这些技术都可回切后应用染色剂、调色树脂以及混合填料复合树脂形成最外层的透明层，以改善最终的修复效果。这种改良方法可以提高临时修复体的颜色稳定性、耐磨性及耐久性，改善轮廓外形、表面抛光性以及美学特性。

另一种半直接法是在贴面预备前进行前期美学评估的临时修复技术[140-141]。这一操作能够帮助患者理解和接受已制订的治疗方案，确认预期的最终结果，并指导预备及微笑设计。这种方法包括在制作室已确认美学效果的诊断蜡型上制作透明的PVS导板，在导板上每一颗拟贴面修复的牙齿的切端进行开孔，牙齿表面可行点酸蚀或表面整体酸蚀后涂布粘接剂，然后将透明导板在口内复位，通过切端开孔将流动复合树脂注入至尚未进行牙体预备的基牙上，唇舌侧光固化40秒。临时修复体可以单独或成组加工，然后粘接。半直接法可为后续的微笑设计提供模板，供患者体验修复后的预期效果，也便于患者、医生以及技师进行评估和沟通。此外，还可为牙齿预备提供精确的指导，保存牙体组织，这项技术也可以用于贴面预备后临时贴面的制作。

制作长期生物相容性好的多个临时修复体时，采用间接法会更节约椅旁时间，降低自固化丙烯酸聚合反应时产热的影响。间接三明治技术[142-144]先用牙本质色自固化丙烯酸树脂（New Outline dentin，anaxdent）制作过渡性修复体的牙本质核心，回切后堆塑不同的染色剂和调色树脂（Kolor+Plus，Kerr/Sybron），然后在牙本质核心上压塑透明的丙烯酸釉质树脂（New Outline，高明度或低明度，anaxdent）。这些间接丙烯酸树脂临时修复体可以在型盒加热处理[145]，以提高临时修复体的颜色稳定性、耐磨性、美观性及耐久性。但是，为了获得理想的功能和美学效果，需要对最终的牙齿预备体进行精确的PVS或聚醚印模，使用准确的颌间咬合记录上殆架，并进行个性化的比色以便于制作室制作。使用这种技术时通常在过渡性修复体制作期间还需要为患者额外通过直接法制作常规的临时修复体。尽管间接制作的临时修复体能够提供良好的强度、稳定性以及耐久性，但需要额外的制作室花费，并且比较费时[50,146]。

水门汀选择的考量因素

为临时修复体选择合适的粘接用水门汀材料似乎不那么重要，但事实上不恰当的选择常常会带来很多并发症，包括微渗漏、继发龋、临时修复体的脱落、基牙与邻牙以及对颌牙的移位，还有预备体的折断风险。为了进行最佳的选择，临床医生应该知晓以下情况：

- 临床条件（例如，患者的龋损指数）
  - –预备体设计（机械固位的程度等）
  - –修复基础（核的堆塑、桩的类型等）
- 机械力（例如，副功能习惯）
  - –临时修复体的类型（例如，全–或者半–覆盖、单冠、固定或活动义齿基牙）
  - –最终修复材料
  - –粘接剂的生物、物理以及操作特性
  - –临时修复的计划佩戴时限[147]

因此，为了优化选择的进程，在选择合适的暂时粘固用水门汀时应该考虑以下几种因素。

功能运动时合适的固位

临时修复体脱落常常会给患者和医生造成不便。临时修复体的粘固面临一个两难的困境：既不能粘固太牢，在最终修复体戴入时要便于去掉；也不能太弱，否则早期就脱落了。而且，暂时修复体早期脱落可导致基牙微移动、敏感、细菌入侵、牙龈炎症（例如，出血、牙龈退缩甚至基牙折断。这些变化可能会引起许多其他方面的修复挑战，而这些挑战可能在正式修复体粘固的时候才得以显露。

良好的美学效果

当美学是主要的关注点时，选择颜色合适的临时粘固水门汀成为首要考虑的问题。为了获得与周围牙列和组织相协调的理想的美学效果，基牙和粘固用水门汀的颜色会直接影响最终修复的效果。临时粘固材料的透明度或遮色度和临时修复体材料的厚度也会影响美学修复的效果。当临时修复材料透明度高和/或厚度比较小时，不透明的临时粘固材料会对修复体的明度产生不利影响。当基牙饱和度较高时，使用透明的临时水门汀（市面上很少）和/或透光性好的临时修复材料，或临时修复材料较薄时均会对美学修复效果造成相似的不利影响。

容易去除和清理

临时水门汀的最主要目标是在牙体预备后至最终修复体戴入期间，在临时修复体与预备体之间形成良好的固位合边缘封闭。影响临时修复体固位和/或去除的多种因素包括：牙体预备体的设计、临时修复体的制作技术和材料、临时水门汀以及取下临时修复体的方法。临时修复体应该易于去除，去除过程中不需对预备体及修复体施加过大的力量。而且，临时粘固材料应该易于从临时修复体组织面以及预备体表面去除，以免影响后续正式修复体的粘接，或者必要时方便临时修复体的再次粘固。

充分的口外操作时间

有很多因素影响临时修复体粘固需要的工作时间：需要粘固的临时修复体数量、自动混合或手动混合、粘接剂的成膜厚度以及是否有他人协助。混合粘接剂、水门汀放于临时修复体内以及临时修复体就位过程中所需的时间受多种因素影响，粘固多个临时修复体需要工作时间长和成膜厚度小的自动混合型粘接剂[148]。

临时修复体的使用时间

建议磷酸锌水门汀用于长期粘固单个或多单位临时修复体。不含丁香油的临时水门汀适用于临时修复体的短期粘固。

临时修复体的重衬

当现有临时修复体需要在复诊时重新确定边缘或需重衬时，应该用不含丁香油的水门汀。丁香油类水门汀可能会影响一些树脂材料的聚合，干扰重衬材料的固化过程，若最终修复体粘固时使用树脂水门汀，其固化过程也会受到影响[147,149-152]。

对粘接强度的影响

间接修复体的粘固是修复治疗的最后一步，也是影响最终修复效果的关键一步，其所涉及步骤、材料以及影响因素繁多，因此技术敏感性较高[153]。影响最终修复体粘接的其中一个因素就是临时水门汀的选择，因为有研究发现，最终间接修复体使用的树脂粘接性水门汀会受到前期临时水门汀[148]。很多研究均报道了临时水门汀对树脂水门汀的粘接效果有不良影响[150,154-157]。而且，各种研究表明，临时水门汀对于牙本质的粘接效果依赖于使用的牙本质粘接系统，大多数两步或三步法牙本质粘接剂能获得更高的粘接强度[158-159]。

临时修复体去除后、正式修复体粘接前，可通过以下两种技术对基牙预备体进行处理。第一种是预杂化（prehybridization）技术，即牙本质即刻封闭技术，它是在牙体预备后于牙本质表面即刻形成混合层，进而构建一个抗酸层来封闭牙本质，阻止微渗漏，保护牙髓免受机械损伤、温度刺激以及细菌的侵蚀。这项技术可以在印模制取、临时修复体制作以及最终粘固时预防牙齿敏感[160]。其他临床益处包括减少牙体-修复体组织面的间隙，提高边缘和内部适合性，通过降低聚合收缩应力减小内部应力，避免牙本质干燥，减小某些临时水门汀对树脂水门汀粘接效果的不良影响[157]，利于去除临时水门汀，在粘固最终修复体时可能防止牙本质小管内的液压力升高。第二种是减少临时水门汀对最终修复体粘接影响的技术，是在粘接之前通过微研磨对基牙进行表面处理，这一操作可以减少临时水门汀的污染，避免对粘接材料的聚合形成化学干扰。

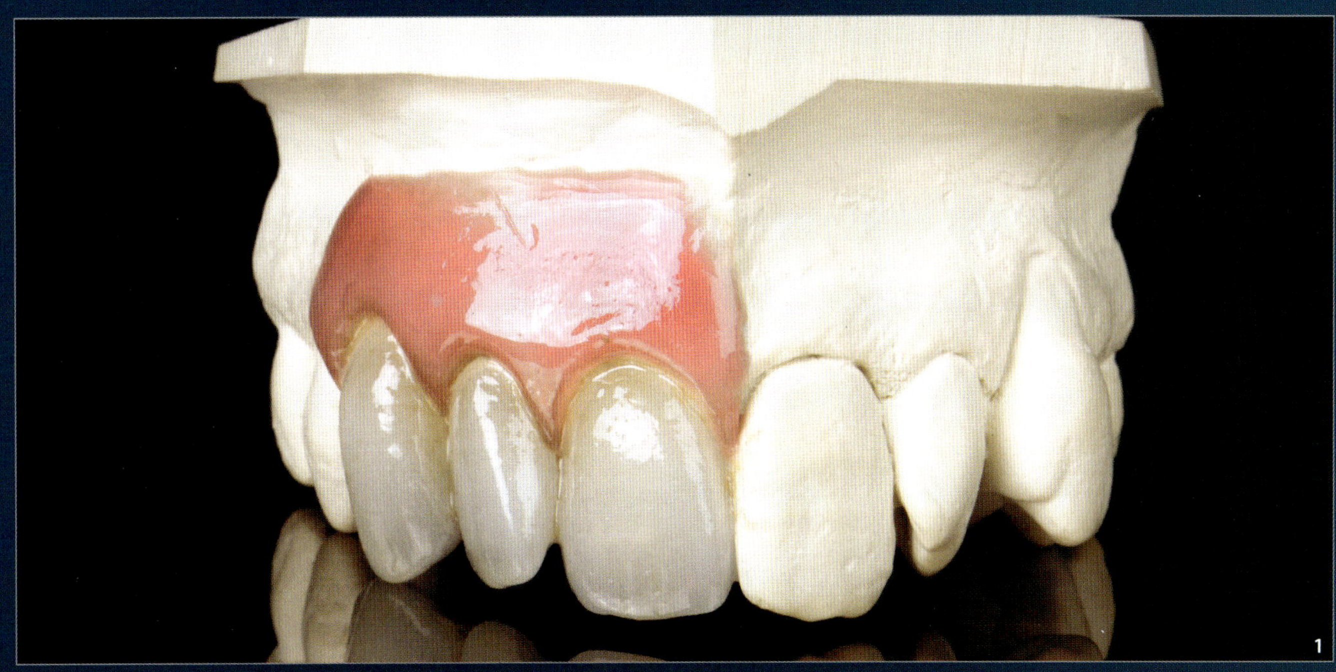

1

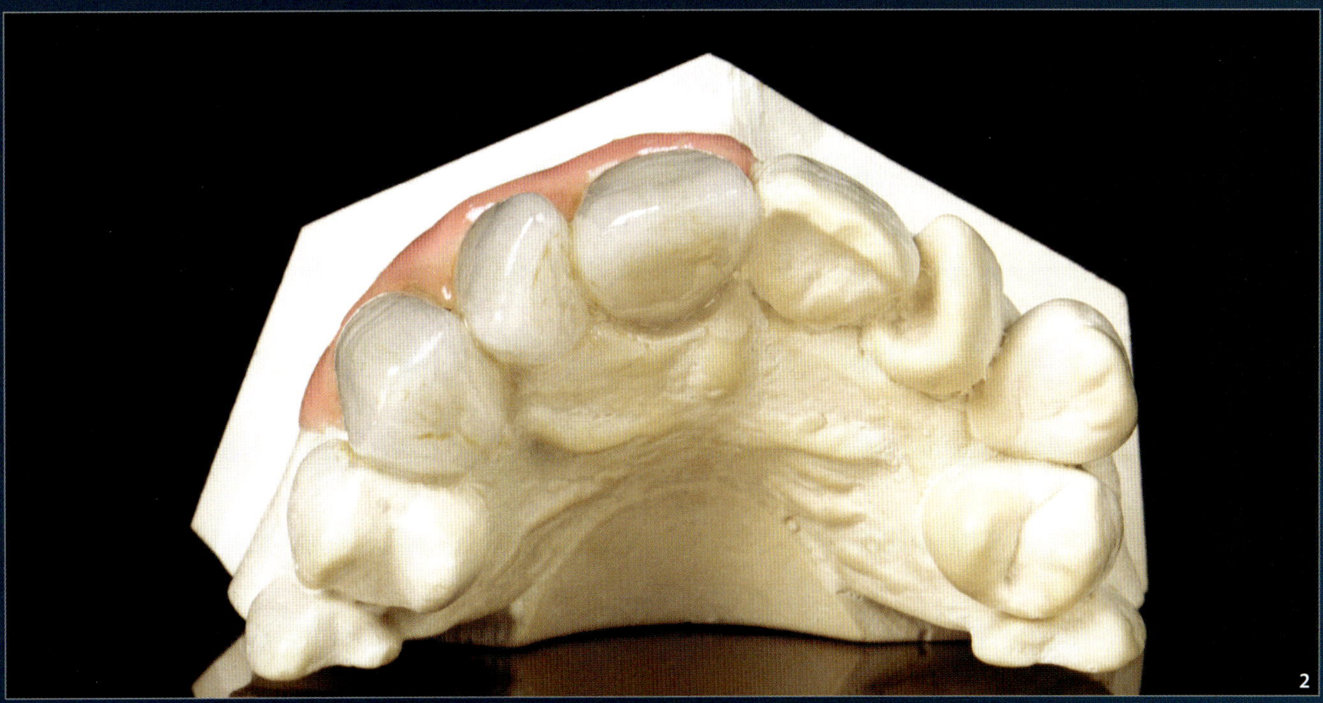

2

复合树脂固定桥的制作室制作

FPD诊断蜡型（Master Diagnostic Model，Valley Dental Arts Laboratory）的唇面观和殆面观（图1和图2）。将诊断蜡型在肥皂水内浸泡10分钟（图3和图4）。再将等量的硅橡胶催化剂和基质（PolyPour，GC America）彻底混合均匀（图5和图6），用混合好的硅橡胶包埋诊断蜡型完成其复制（图7）。

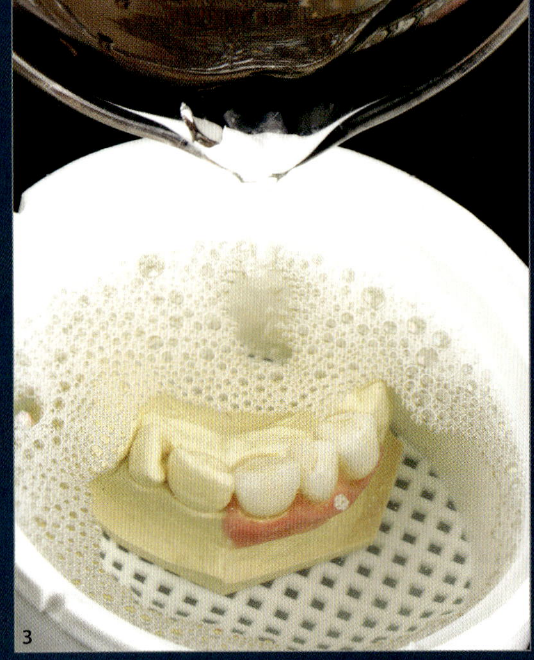
3

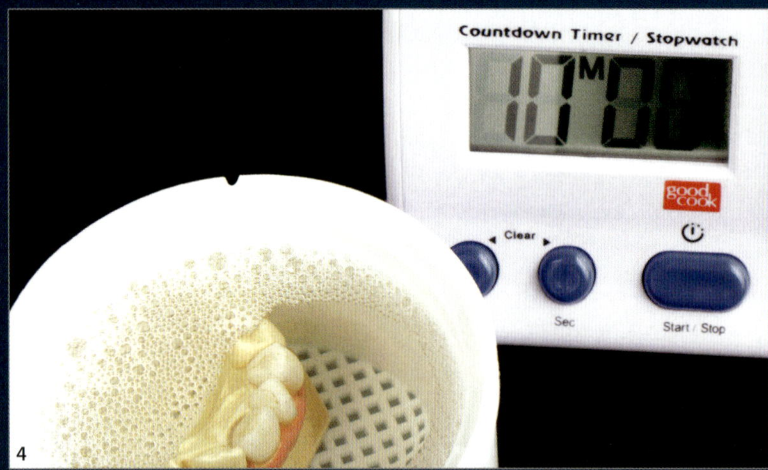

4

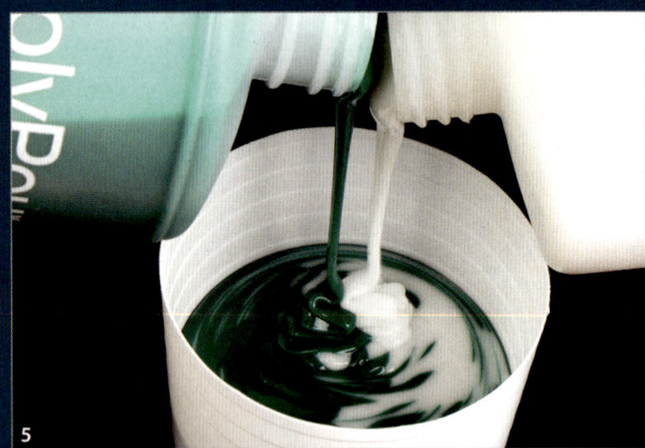
5

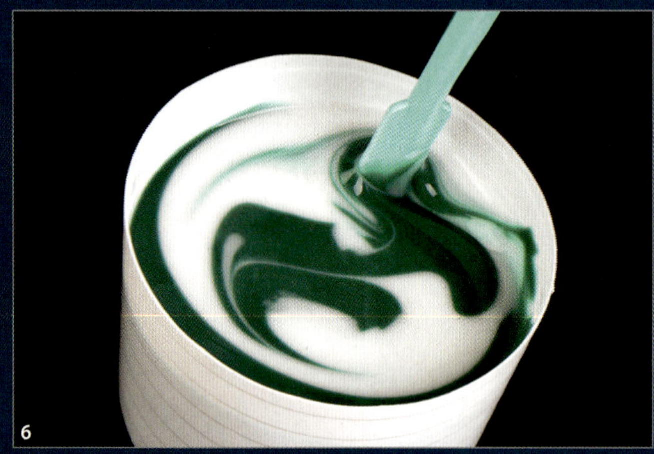
6

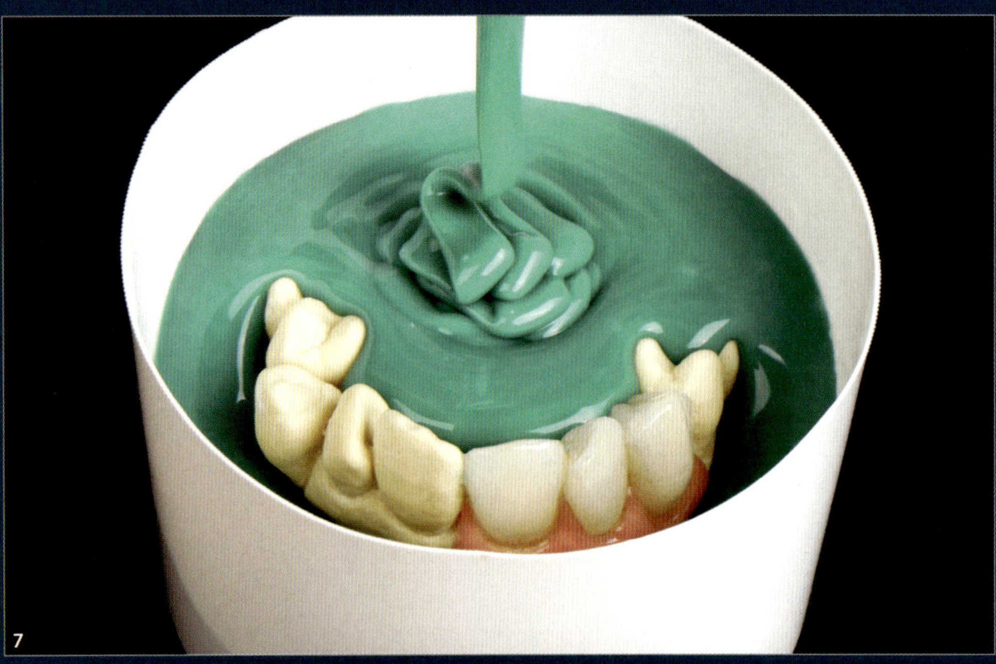
7

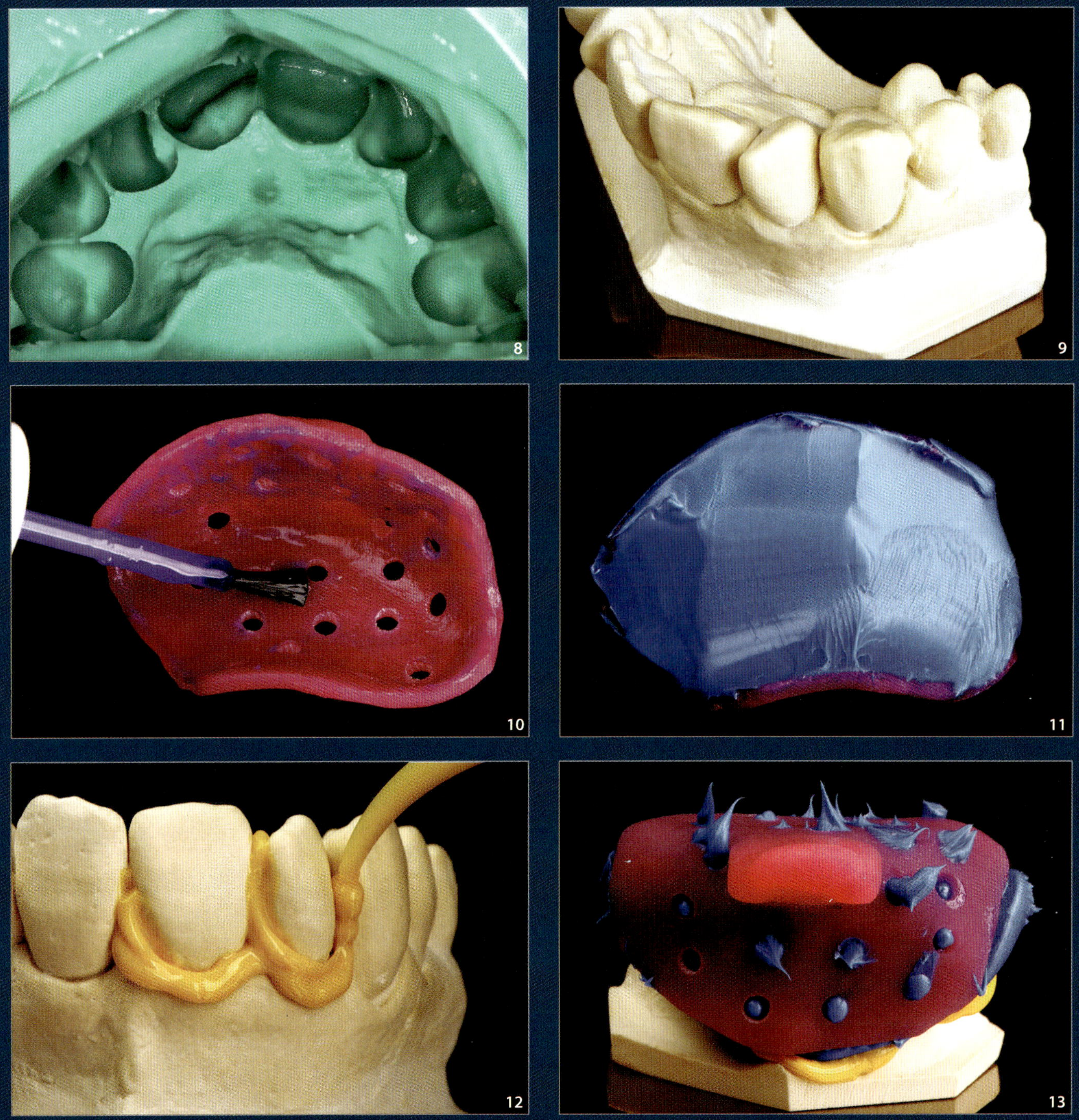

图8展示了诊断蜡型的硅橡胶精细印模，可见其精确复制了石膏模型（Gc Fuji Rock EP，GC America）（图9）。在石膏模型上制作丙烯酸树脂个别托盘（Palatray XL，Heraeus Kulzer），涂布通用型托盘粘接剂（Universal Adhesive，Heraeus Kulzer）（图10）。将加成型硅橡胶重体印模材料置于个别托盘上，将硅橡胶轻体注射到模型上牙齿的颈部区域（图11和图12）。托盘在模型上准确复位，静置4～6分钟等待凝固（图13）。

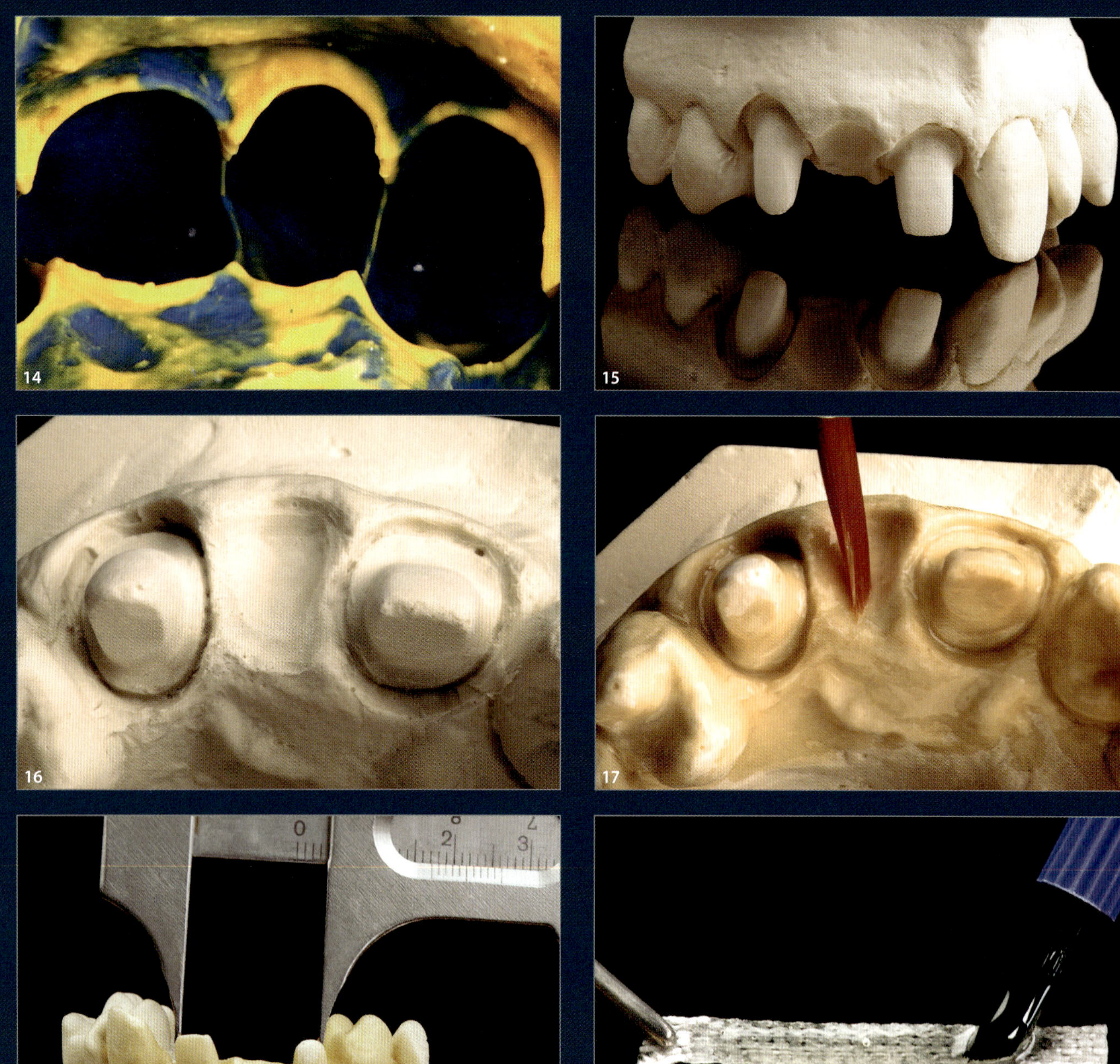

复制模型的硅橡胶印模可以作为双丙烯酸树脂的载体（图14）。图15和图16是预备体模型的唇面观和殆面观。预备体模型可以是口内制取的基牙印模，也可以是工作模型的翻制印模。在模型的基牙和周围涂布分离剂（Multi-Sep，GC America）（图17）。使用Boley测量尺测量基牙之间的距离（图18）。根据这个尺寸，量取一根2mm宽的等离子涂层增强纤维（Ribbond-THM，Ribbond），并在其表面涂布不含填料的光固化树脂粘接剂（D/E Resin，Bisco）（图19），用无绒纱布吸去多余的粘接剂，光固化20秒。

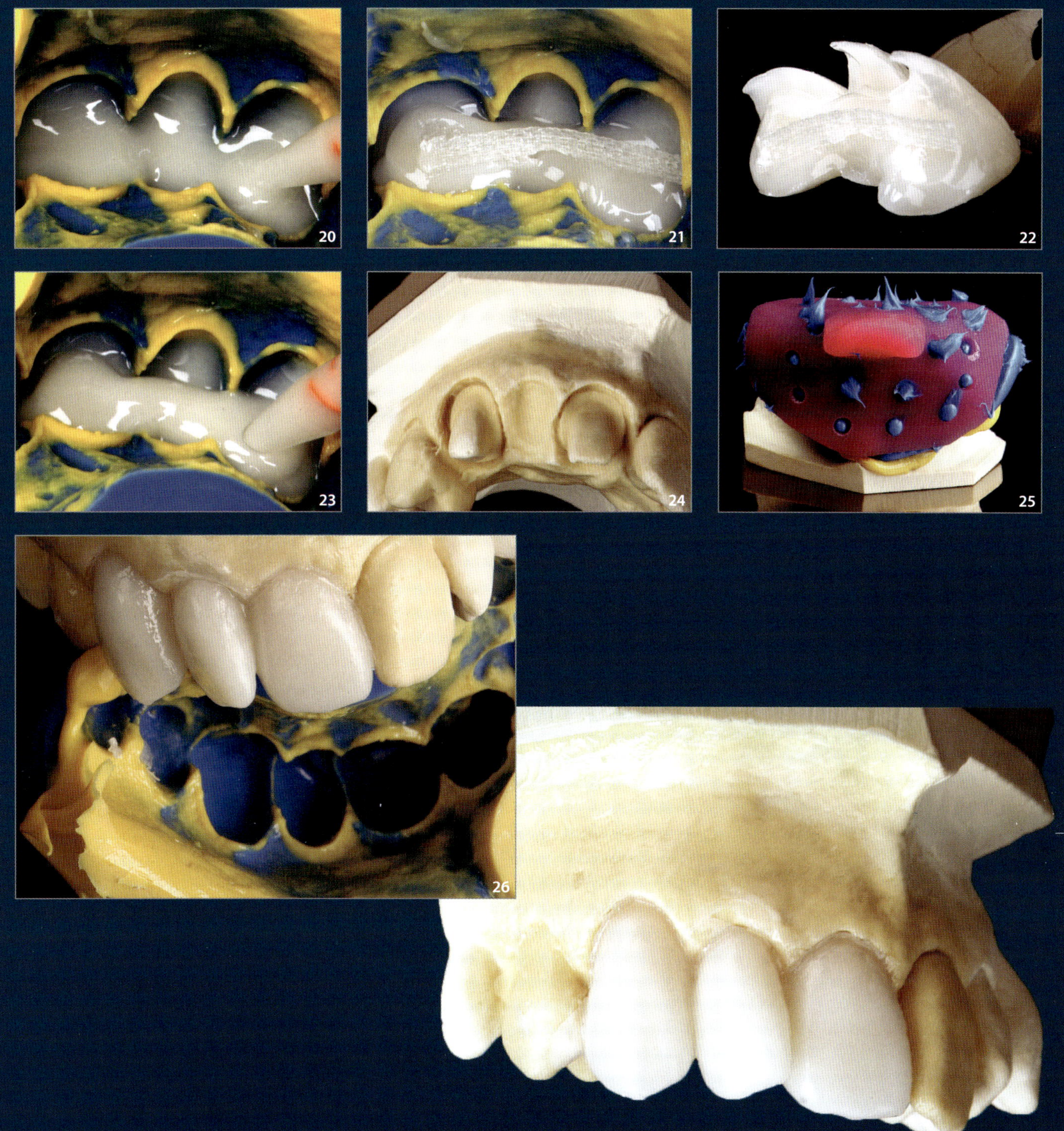

在PVS印模的三单位FPD区域的唇侧和舌侧注入双丙烯酸临时修复材料（Luxatemp）。立刻将预测量好的纤维增强带放入树脂材料中（图20和图21）。横截面照片显示了纤维增强带的位置（图22），在纤维增强带的龈方注入高饱和度的遮色双丙烯酸临时修复材料作为人工牙本质内核（图23）。

在预备体模型上均匀涂布分离剂（Multi-Sep），以便于去除FPD临时修复体（图24）。将临时材料转移到预备后的模型上，固化2分钟（图25），2分钟后将印模托盘从模型上取下（图26），将临时修复体保留在模型上使其继续固化3分钟（图27），注意保证临时修复体与石膏模型的紧密贴合，临时修复体的精确度依赖于模型复制和灌注的准确性。

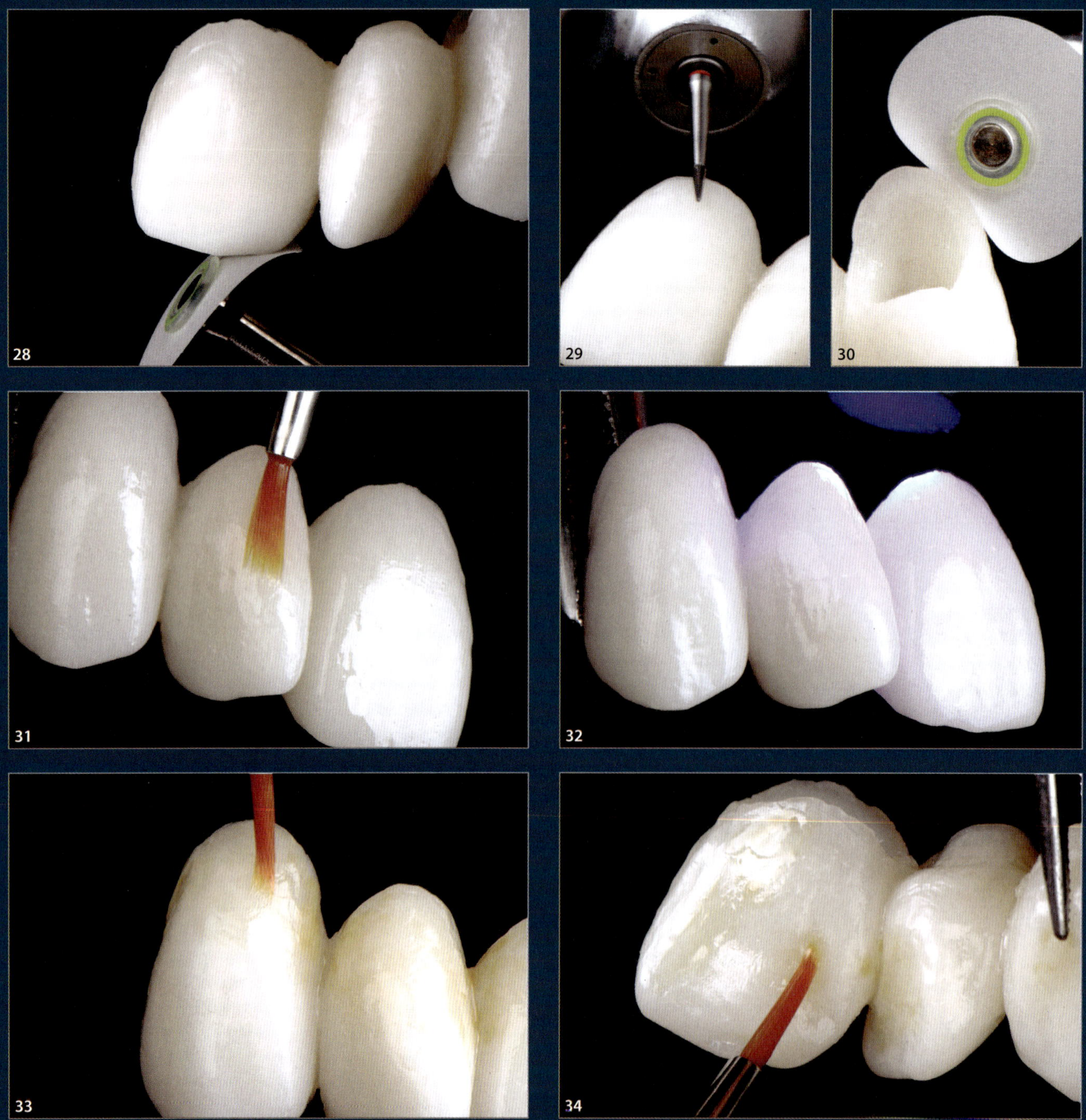

用抛光碟按照由中到细的顺序修整切外展隙（图28），牙龈边缘先使用碳化钨车针（DET3，Brasseler USA）精修，再用抛光碟抛光（图29和图30）。将单组分粘接剂（OptiBond Solo Plus，Kerr/Sybron）涂布在复合树脂表面，吹薄，光固化40秒（图31和图32）。然后，使用一支#000貂毛刷将稀释的土黄色染色剂（Kolor+Plus）涂布在唇面和舌面特定区域，并光固化40秒（图33和图34），如果饱和度太高，可以使用#000的貂毛刷在复合树脂表面用未染色的树脂（Kolor+Plus）稀释。

使用#000的貂毛刷将稀释的白色染色剂（Kolor+Plus）涂布在唇面和舌面的特定区域，并固化40秒（图35和图36），之后，用#000貂毛刷将稀释的灰色染色剂（Kolor+Plus）涂布在唇面和舌面的特定区域，并光固化40秒（图37和图38）。将透明性较高的填料复合树脂添加于唇面和舌面，并用#2貂毛刷进行平滑（图39～图42）。

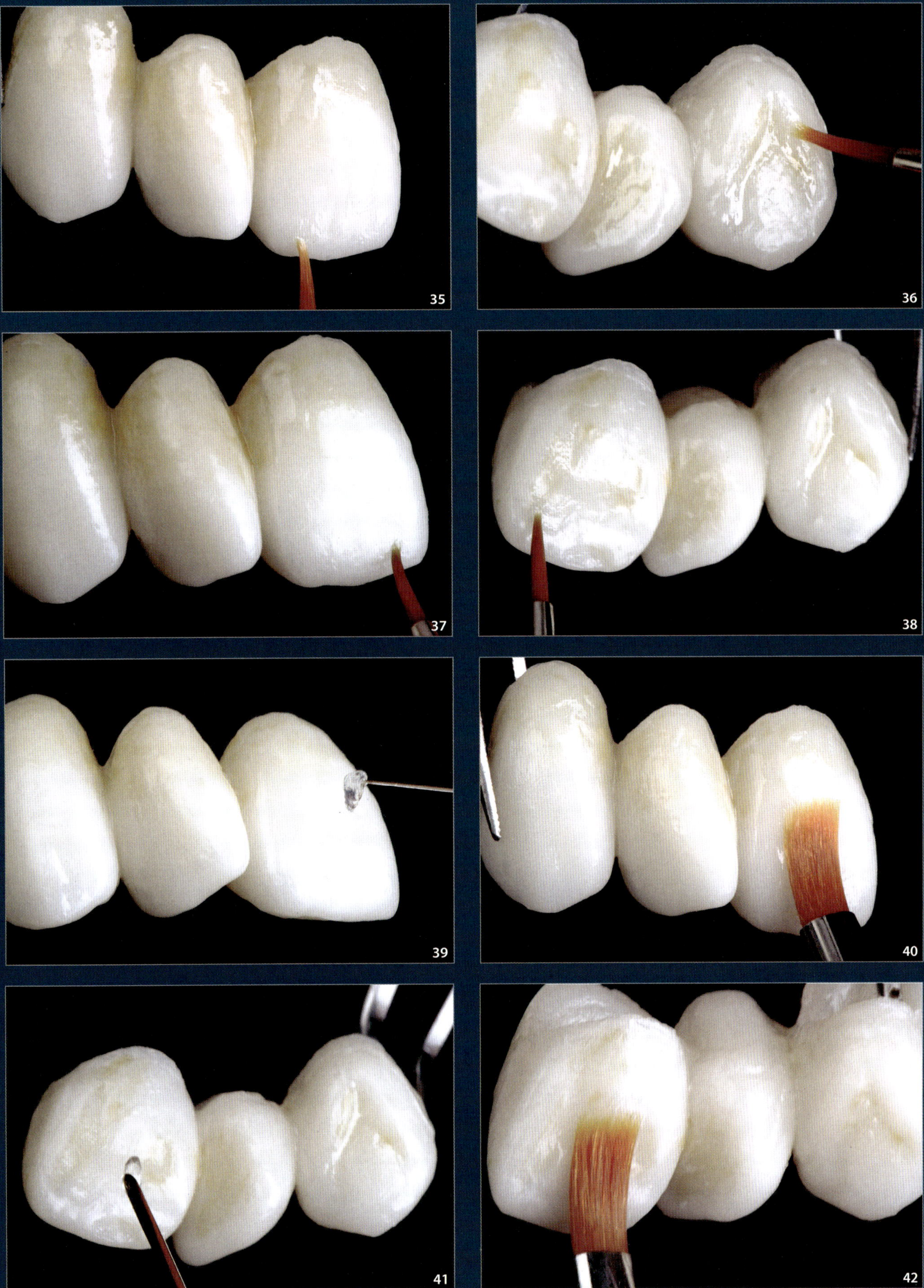
35
36
37
38
39
40
41
42

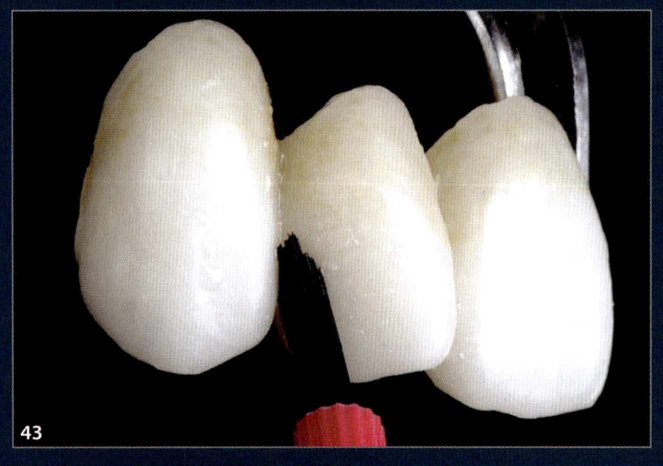
43

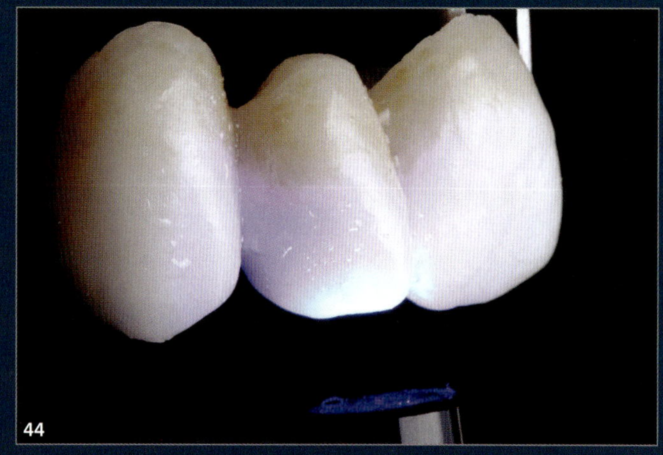
44

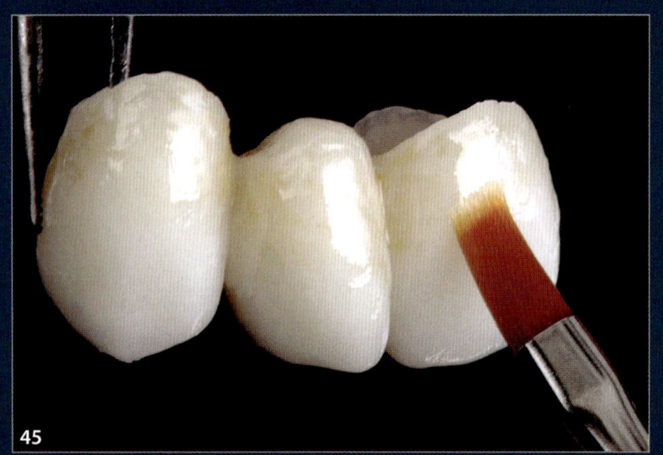
45

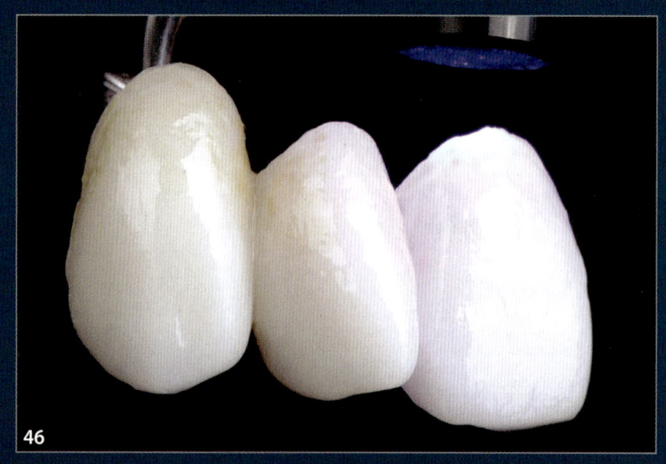
46

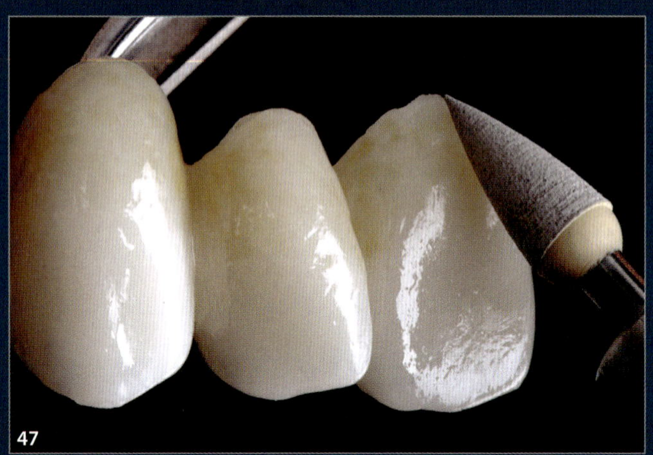
47

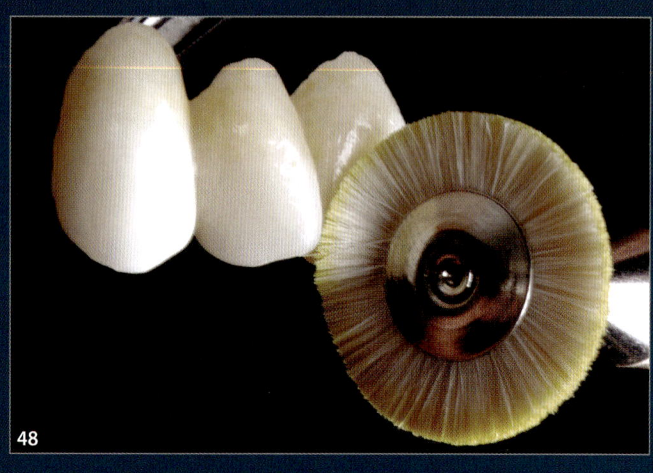
48

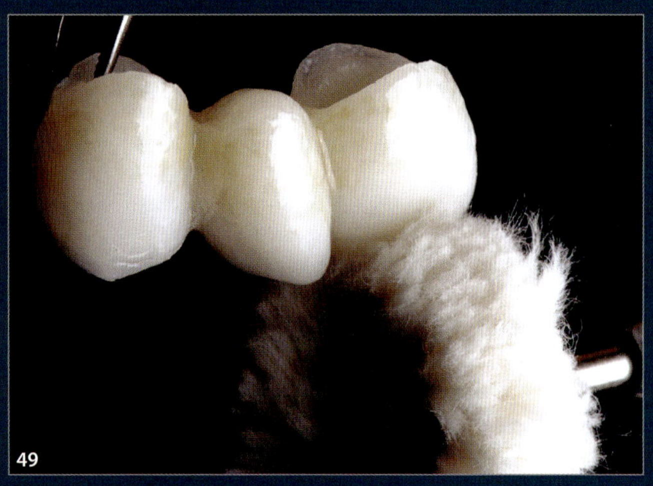
49

将复合树脂表面封闭剂（OptiGuard，Kerr/Sybron）涂布于邻接面，光固化40秒（图43～图46），复合树脂表面通过粗抛和细抛硅橡胶抛光头（Dialite，Brasseler USA）进行平滑抛光，以去除表面缺陷（图47），用羊毛毡轮蘸取含蓬松磨料的金刚石抛光膏，以间歇、往复运动方式完成最后的抛光（图48）。最后用布轮通过间歇、往复抛光方式提高临时修复体的表面光泽（图49）。

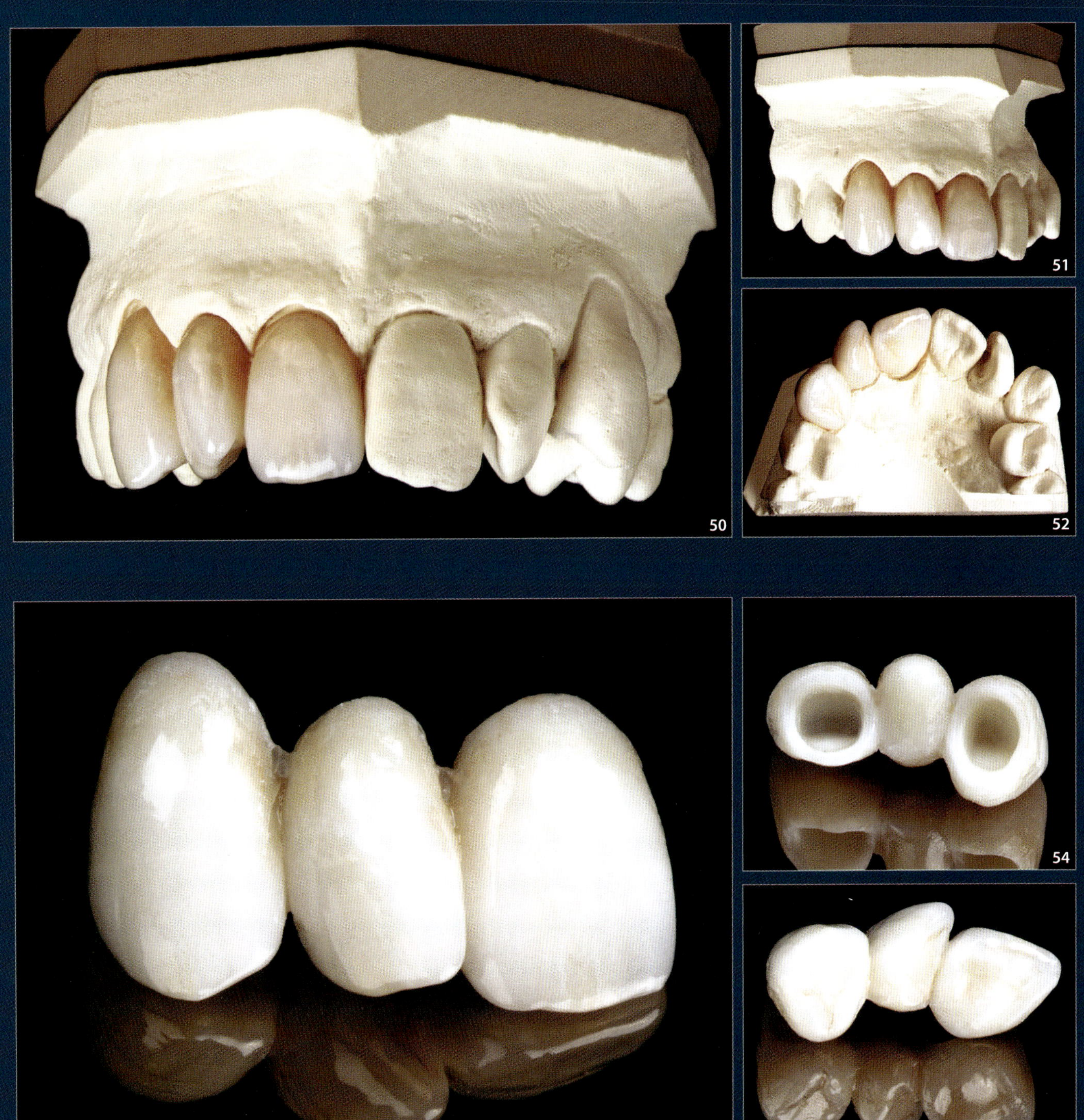

制作完成的三单位临时修复体在模型上就位（图50～图52）。如果该模型是由工作模型翻制而来的，则戴临时修复体时需要在椅旁使用丙烯酸树脂进行重衬，以增强边缘的密合性。图53～图55显示了制作完成的三单位临时修复体，注意邻间隙的染色，使修复体更具个性化特征，通过颜色的变化形成了自然的外形。

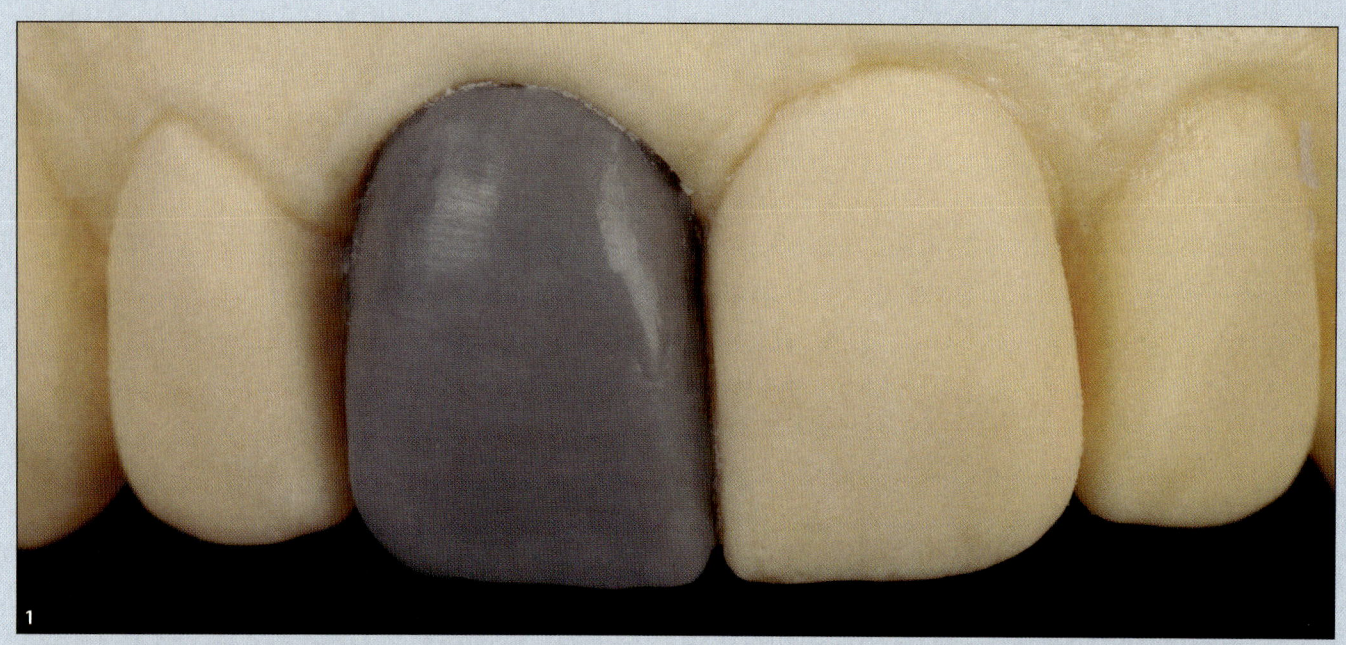
1

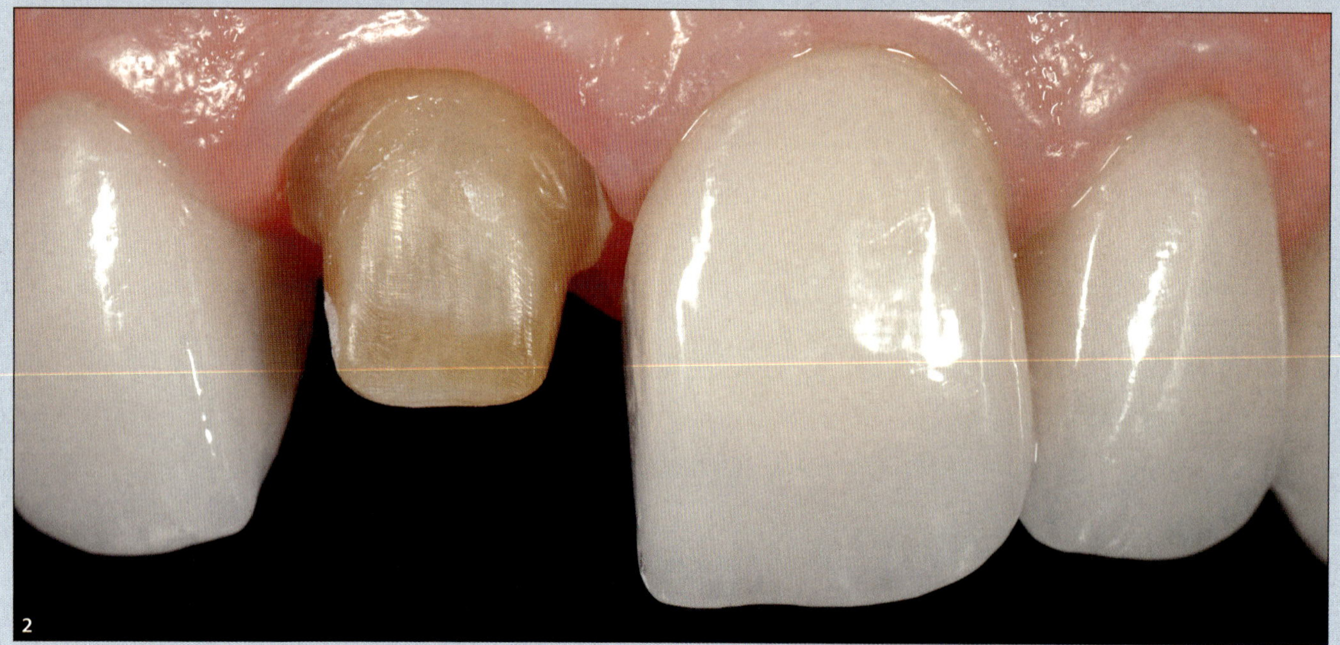
2

前牙临时冠的直接制作

在开始修复之前，应该做好诊断蜡型（图1），在诊断蜡型上制作硅橡胶（Sil-Tech/SilTech Plus，Ivoclar Vivadent）导板，来检测牙齿预备过程中的预备量（图2），此外，硅橡胶导板也可以作为临时修复复合树脂材料的载体，用于制作临时修复体。诊断蜡型随后成为制作室制作最终修复体的参考模板。将A1色复合树脂临时修复材料（Integrity）注入硅橡胶导板内，就位于牙齿预备体上90秒，然后将边缘多余材料轻轻去净（图3）。用硅橡胶研磨轮（SG-1K78，Pacific Abrasive）完成大体轮廓的成形（图4和图5），使用柔软的硅橡胶轮抛光以消除表面缺陷，尽量不破坏天然凹陷痕迹、发育叶以及边缘嵴等解剖结构（图6）。

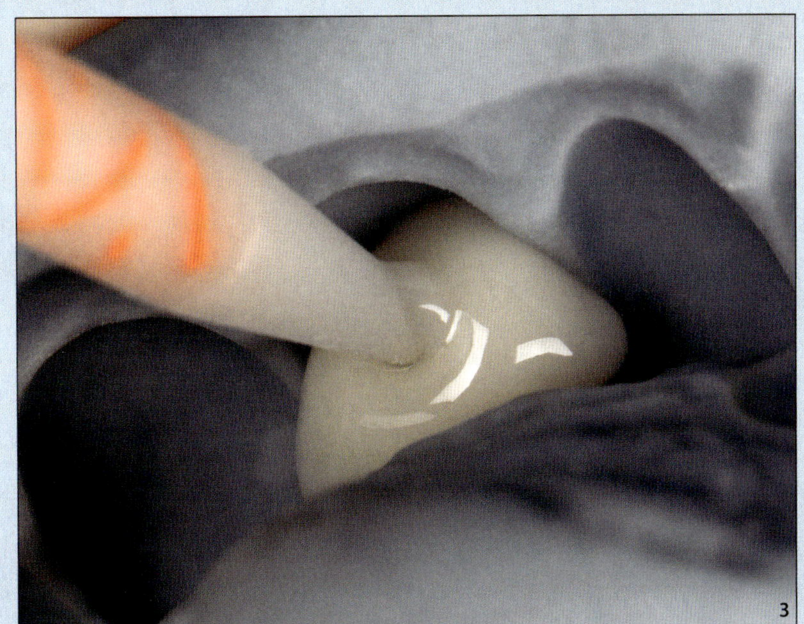
3

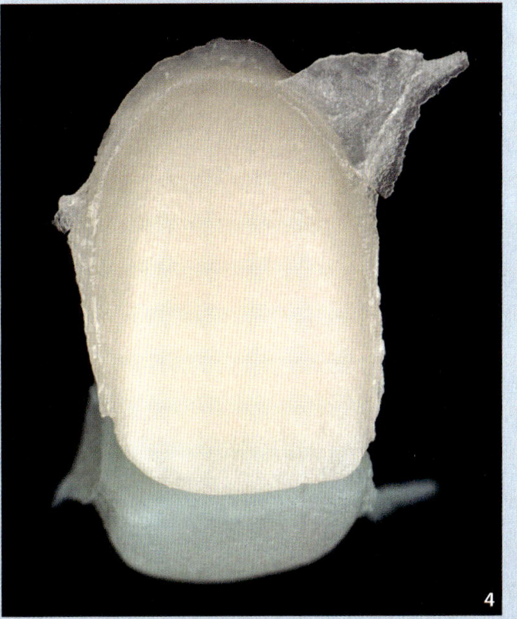
4

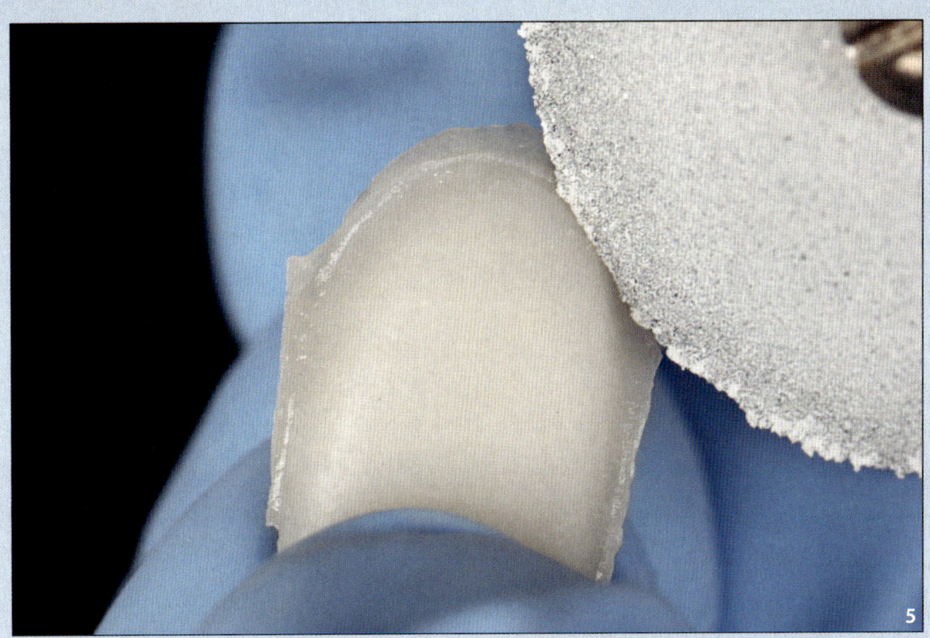
5

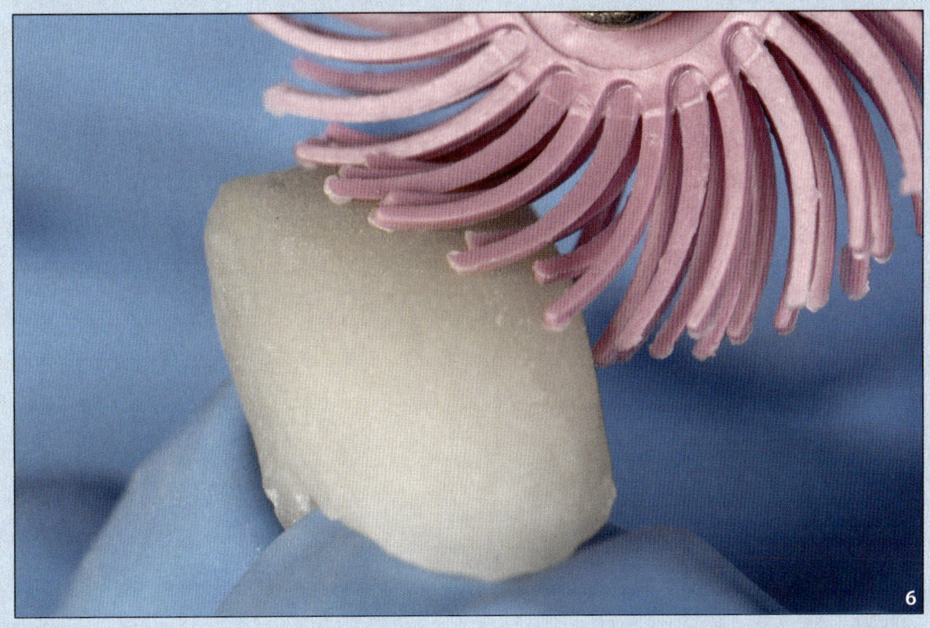
6

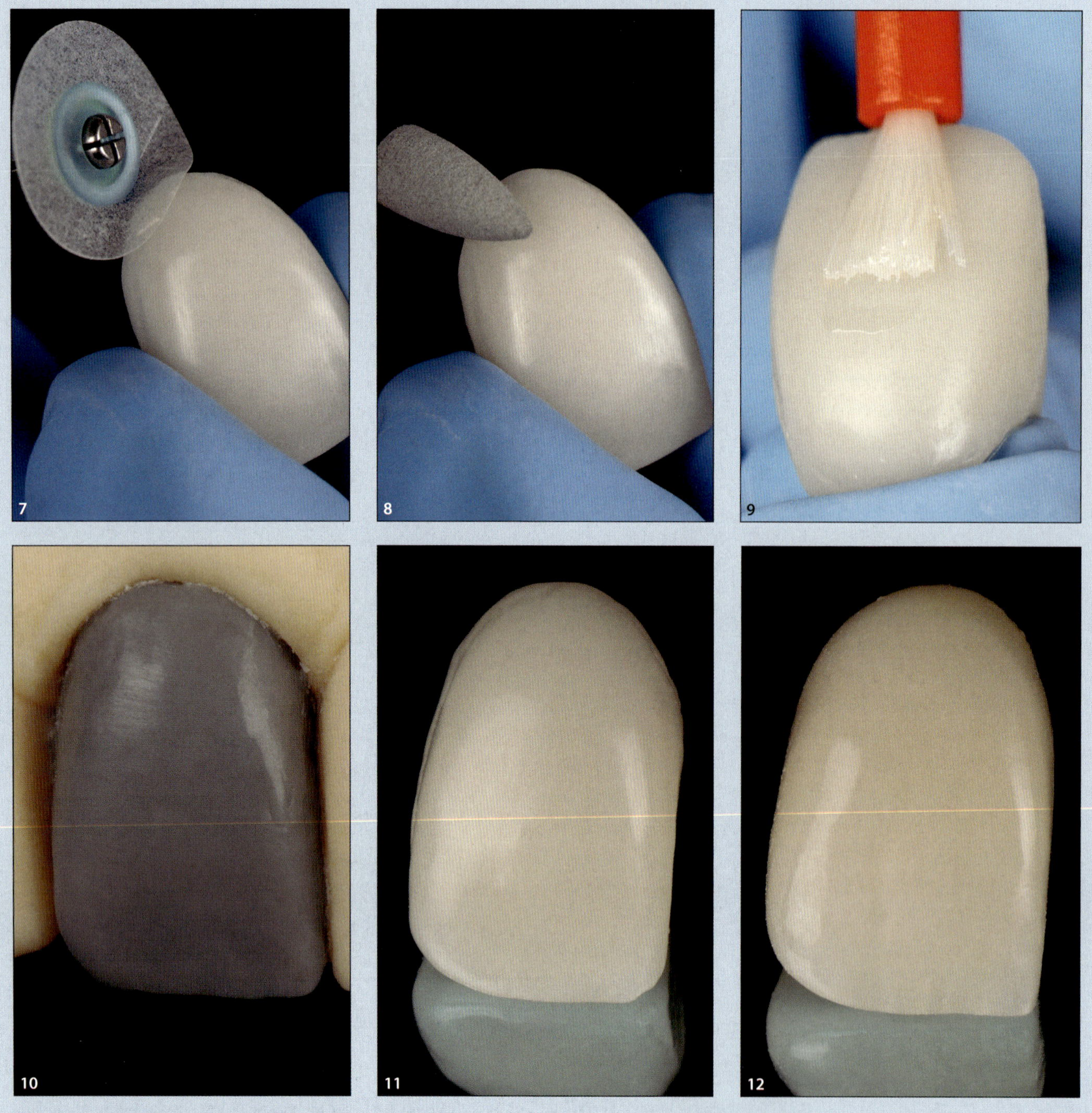

精修是指对复合树脂表面进行精细、精准的修整和抛光。使用精细抛光碟（OptiDisc，Kerr/Hawe）对修复体龈缘进行抛光和轮廓塑形，使用粗抛和细抛抛光头进一步改善材料表面的光泽度（图7和图8），在唇面和舌面上涂布光固化光泽剂（Palaseal，Heraeus Kulzer），并在各面光固化60秒（图9）。临时修复已经成为形成并完善最终修复设计的重要步骤，临时修复和最终修复唯一的区别在于制作材料的差异（图10～图14）。

Dentistry and photography courtesy of Alejandro James, DDS, MSD.

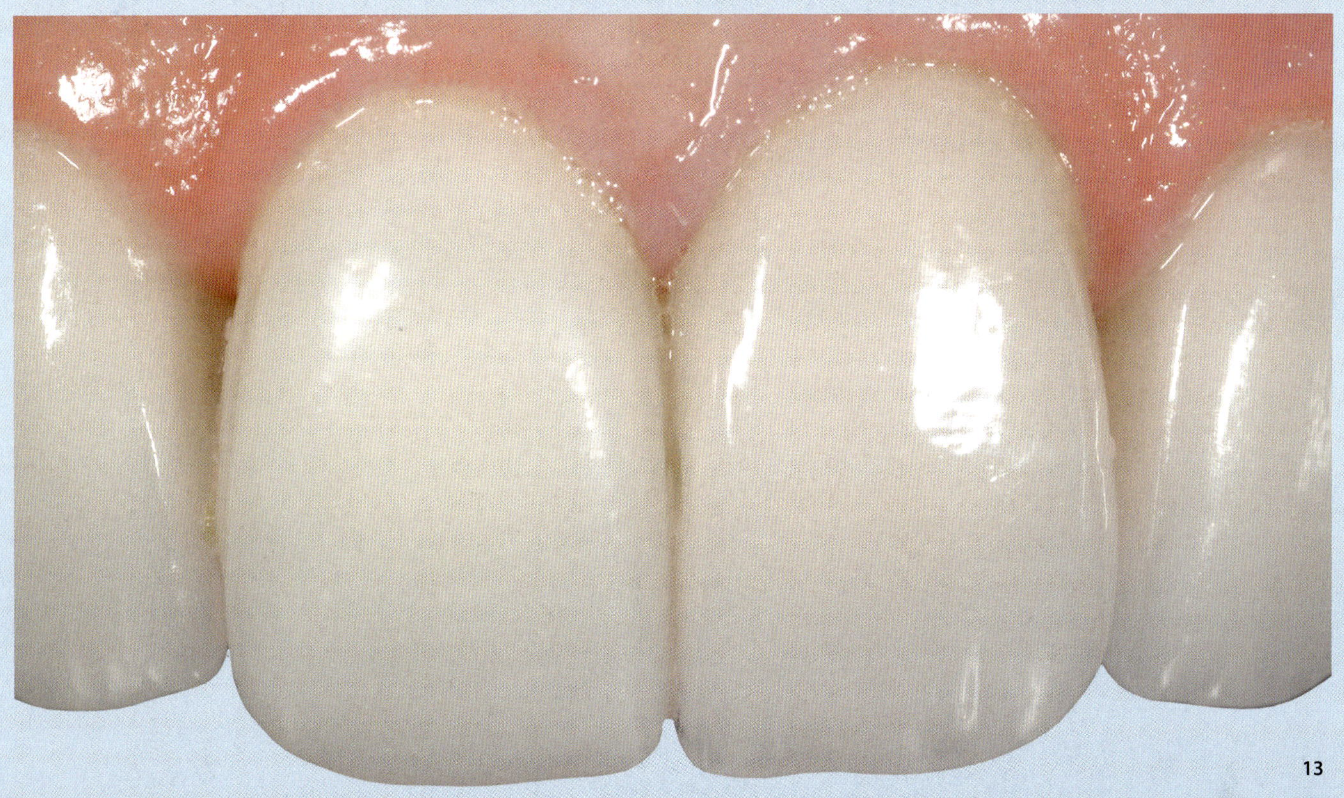

13

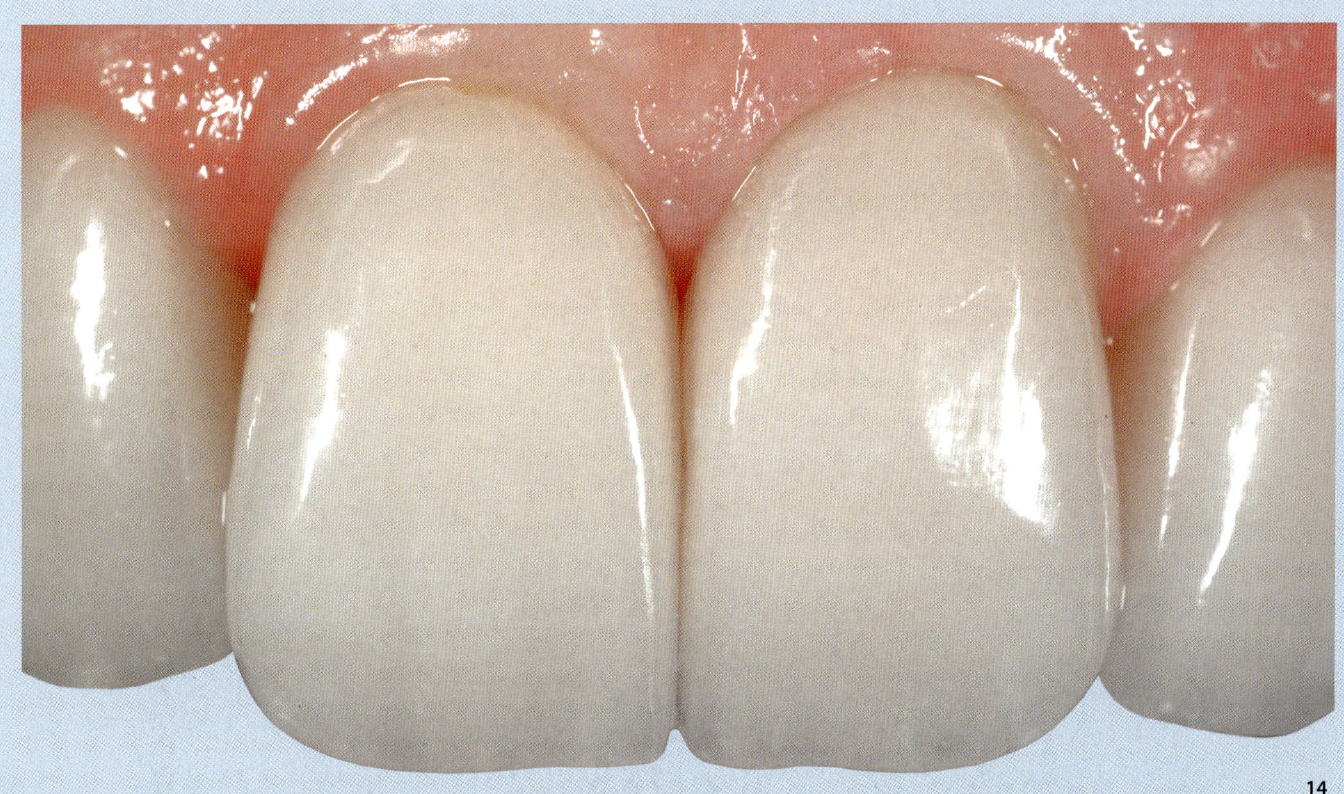

14

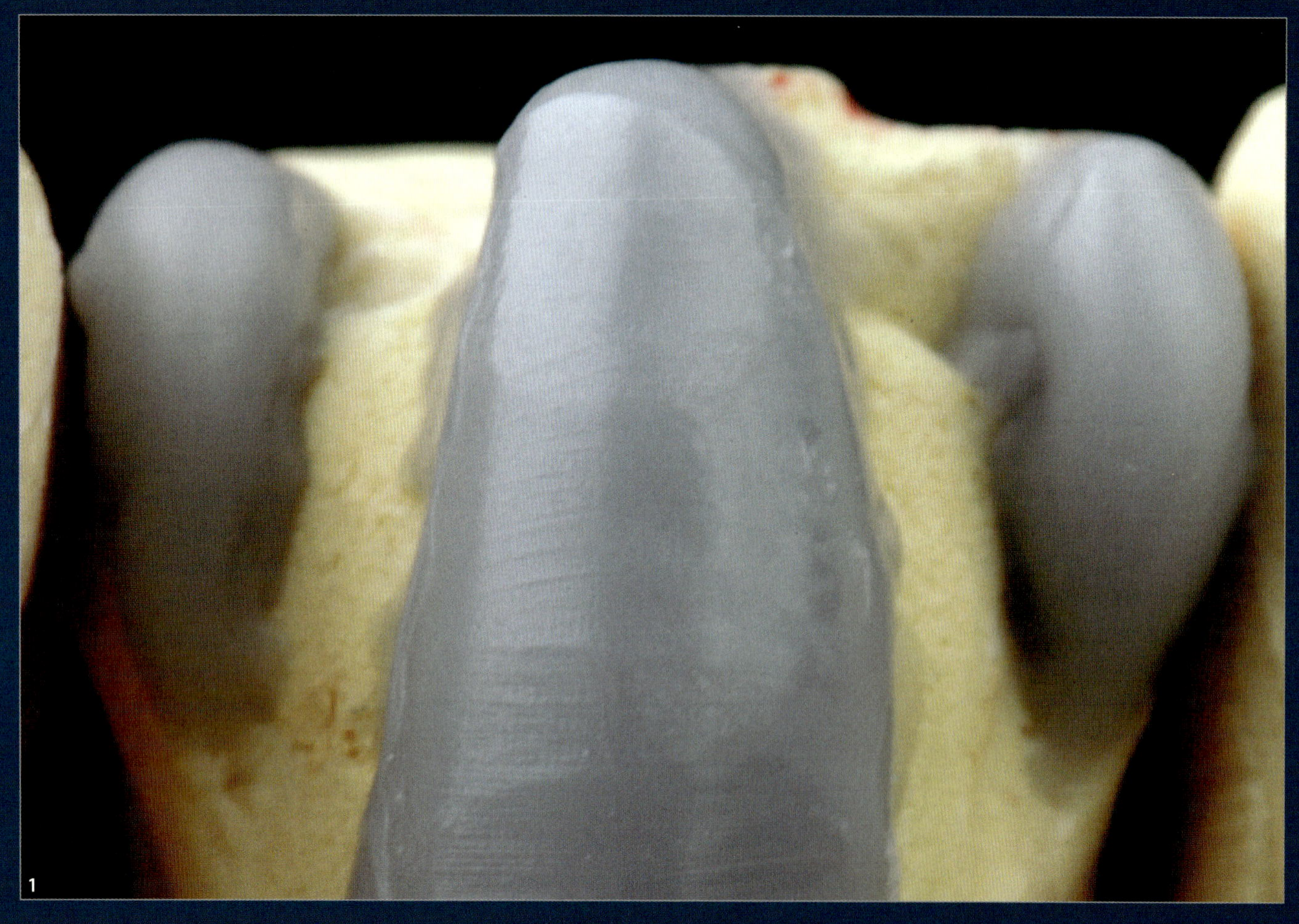

直接法制作临时贴面

在石膏模型上确定了预备参数后，用灰色的蜡制作发育叶（图1），注意首先构建切外展隙和颊侧的外形。图2展示了制作完成的蜡型，可利用该诊断蜡型完成临时贴面的制作。根据诊断蜡型确定基牙预备量并完成精准牙体预备，图3显示的是基牙预备体的唇侧观。用小刷子将一薄层甘油涂在基牙预备体上（图4），使用前述方法在诊断蜡型上制取透明硅橡胶印模（Memosil 2，Heraeus Kulzer）。用ET6精修车针（ET Series，Brasseler USA）在印模的牙尖顶处开孔（图5）。将透明硅橡胶准确地就位于天然牙预备体上，然后注入流动复合树脂（Aelite Flo，Bisco）或双丙烯酸树脂（Luxatemp），直到材料从开孔处溢出（图6），取下注射头，光固化40秒。

从口内移除硅橡胶导板，再固化40秒，注意树脂与基牙预备体之间的紧密贴合（图7），用手术刀片（#12 BD Bard-Parker，BD Medical）去除多余的树脂（图8），将临时修复体从基牙上轻轻取下，并用ET3精修车针进行初步抛光（图9）。

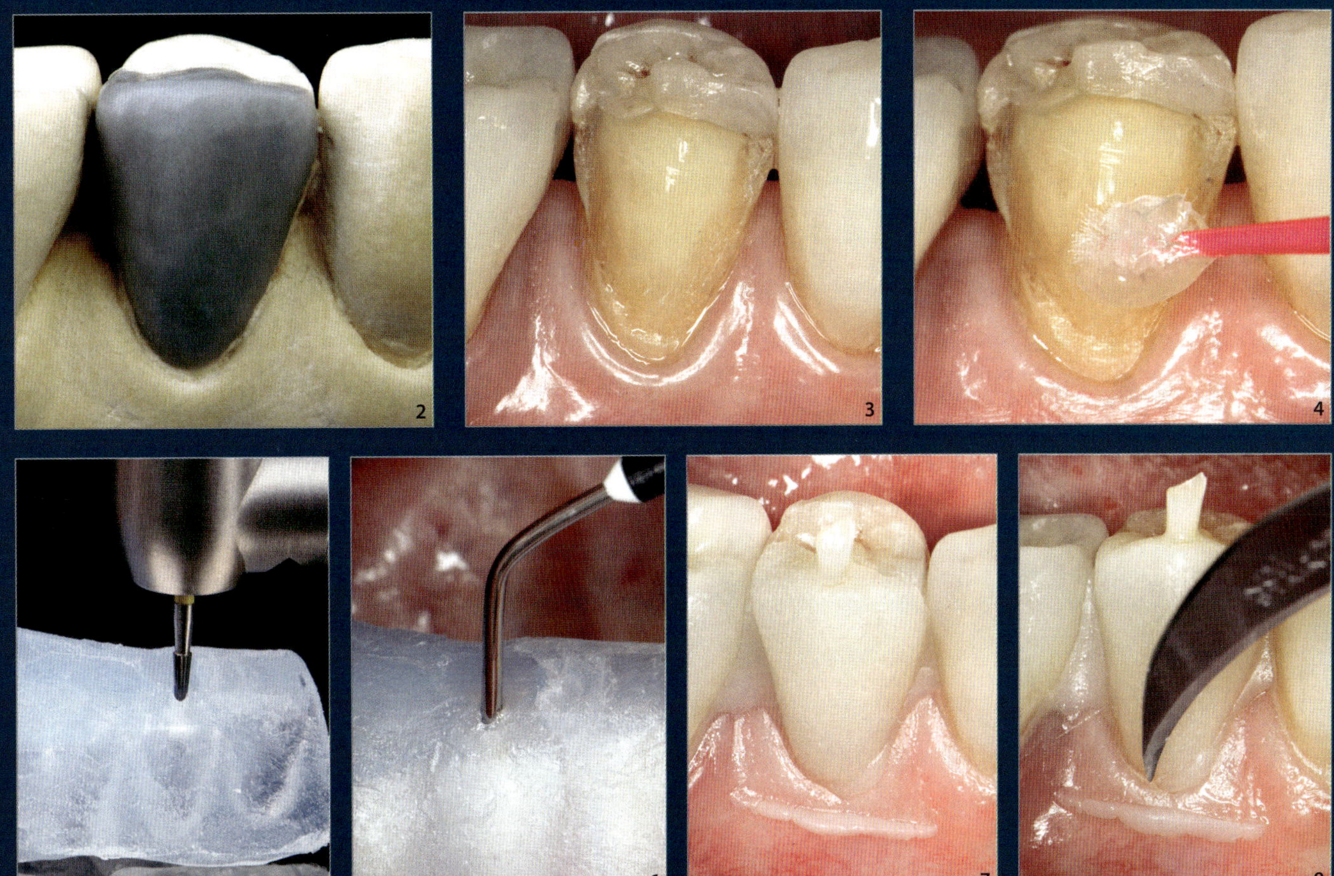

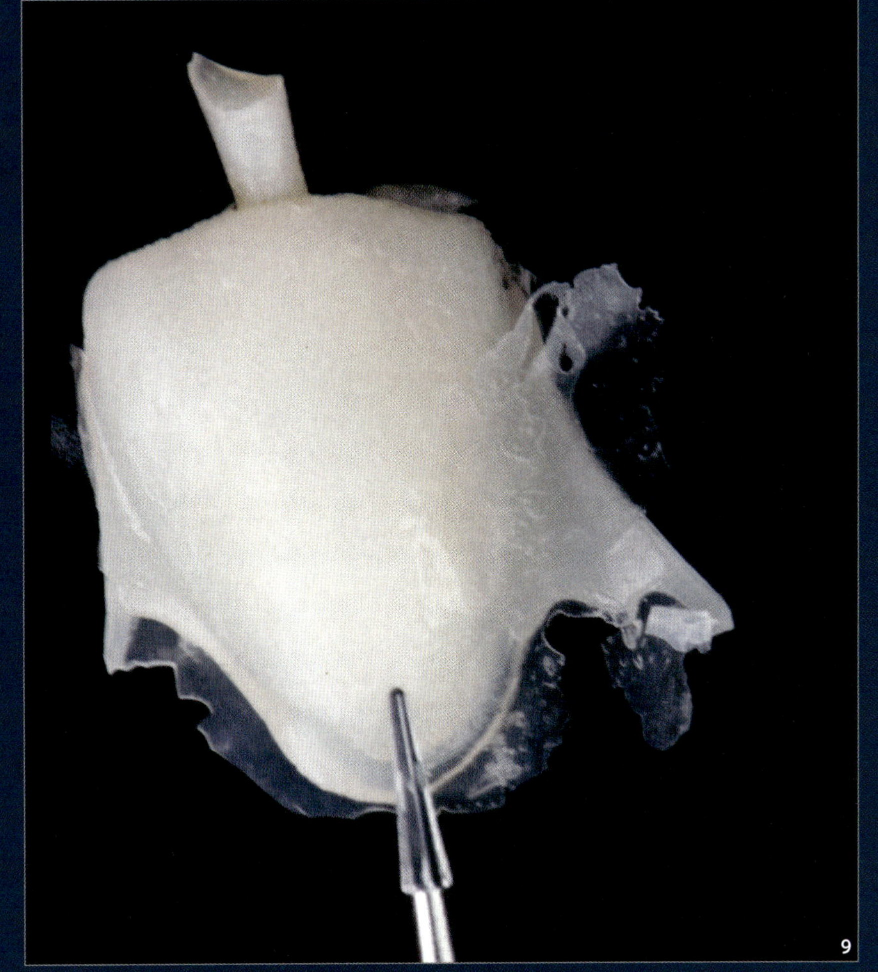

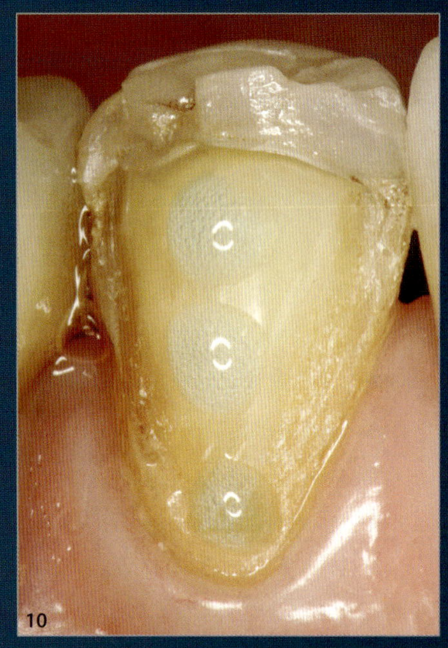
10

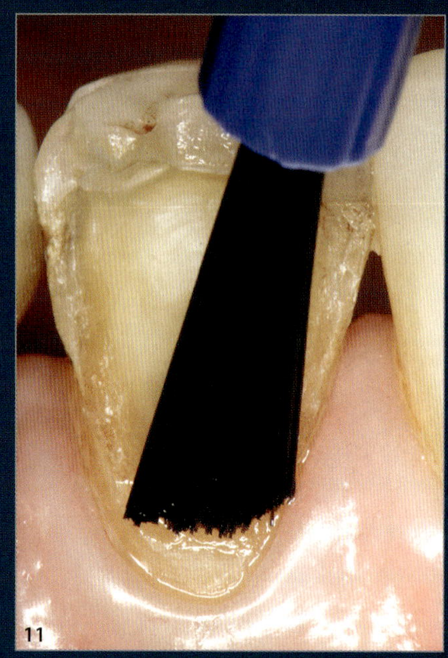
11

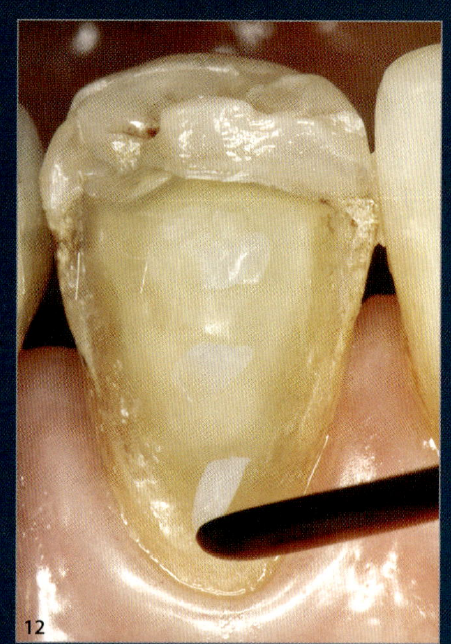
12

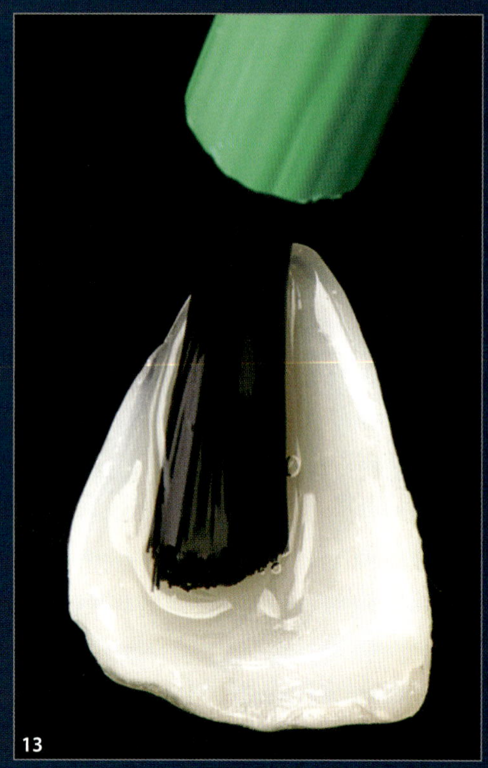
13

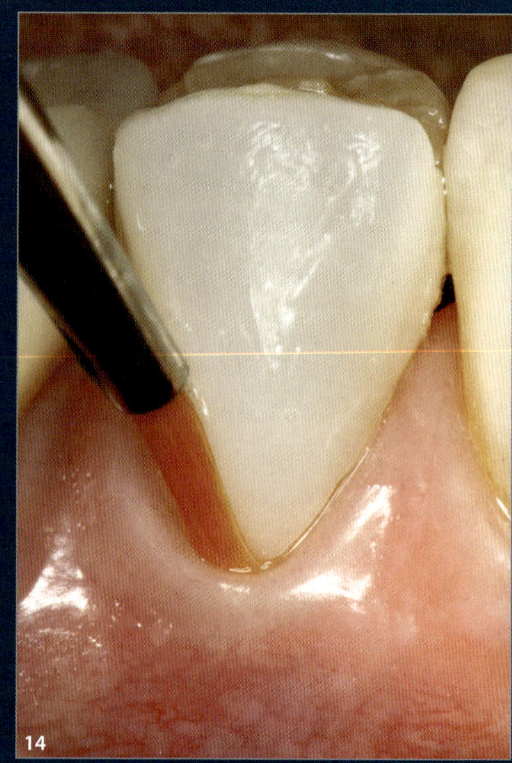
14

基牙预备体的牙本质表面用32%磷酸（Uni-Etch with BAC，Bisco）点酸蚀15秒，然后冲洗（图10）。用毛刷涂布一薄层粘接剂（All-Bond 3，Bisco），光固化40秒（图11）。将少量填料复合树脂（Aelite LS）置于经过酸蚀处理的牙本质区域（图12）。使用比牙本质饱和度低的复合树脂，以便在最终粘接前容易识别和去除。在临时树脂贴面组织面涂布一薄层粘接剂（All-Bond 3）（图13）。将临时贴面精确就位到基牙上，使用#000貂毛刷去除多余的树脂（图14）。图15和图16展示了45临时修复后的殆面观和颊面观。图17是45完成瓷贴面修复后的颊面观。可以看到，最终修复体精确复制了诊断蜡型和临时修复体。

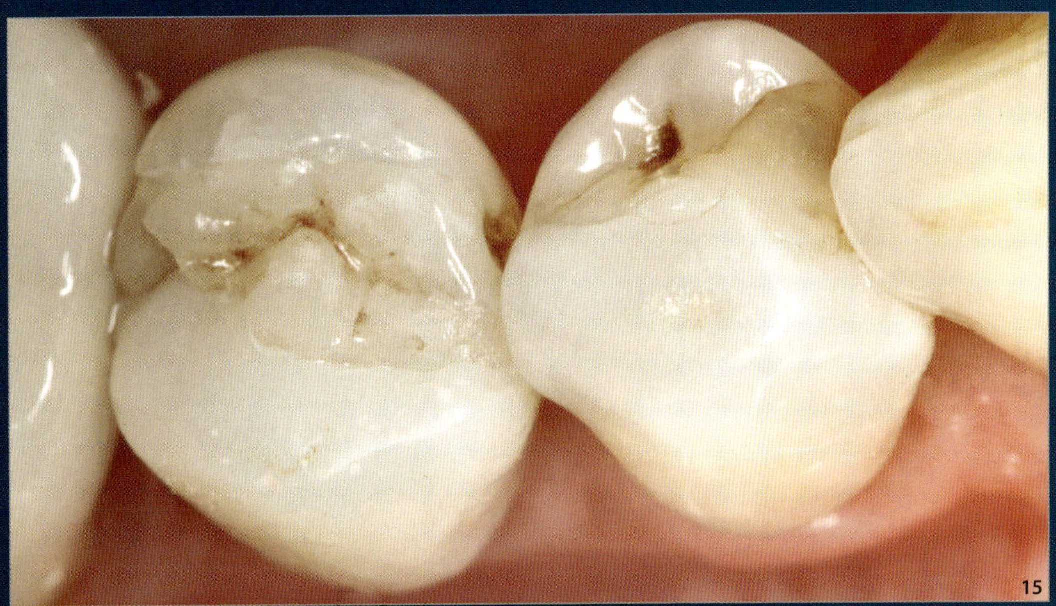
15

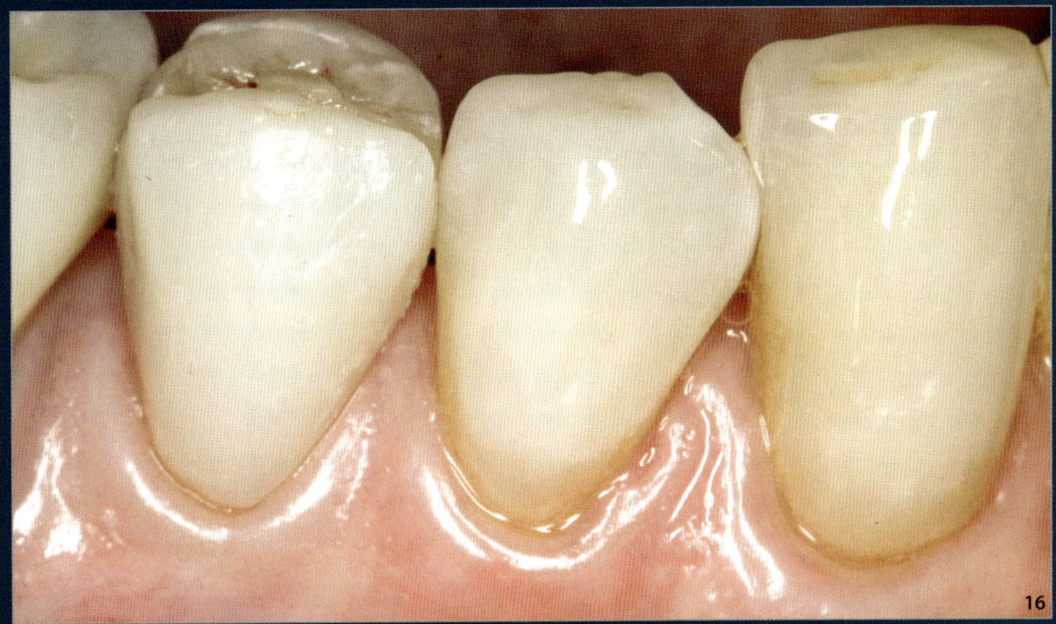
16

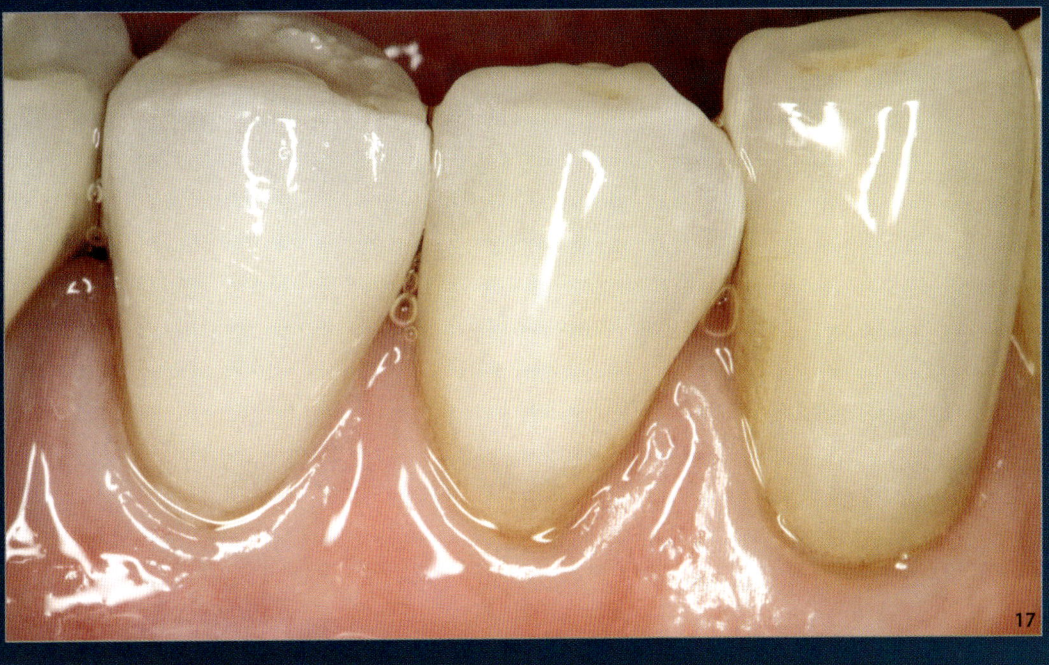
17

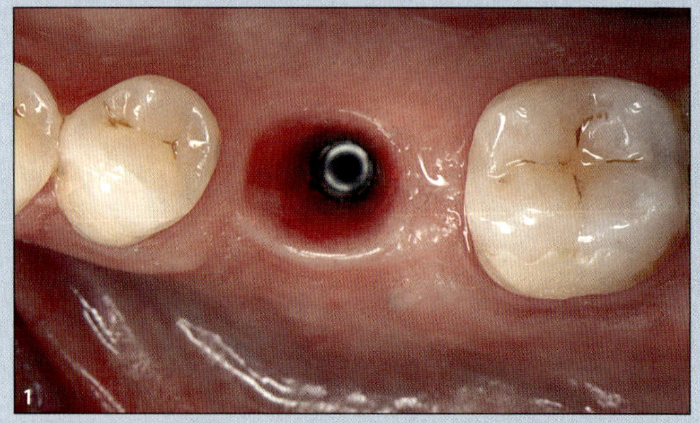
1

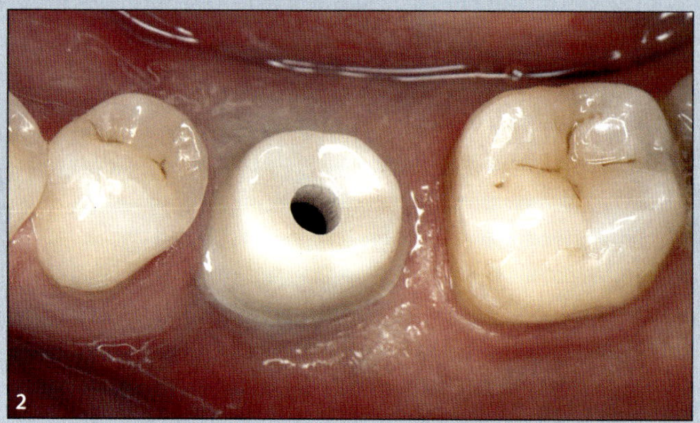
2

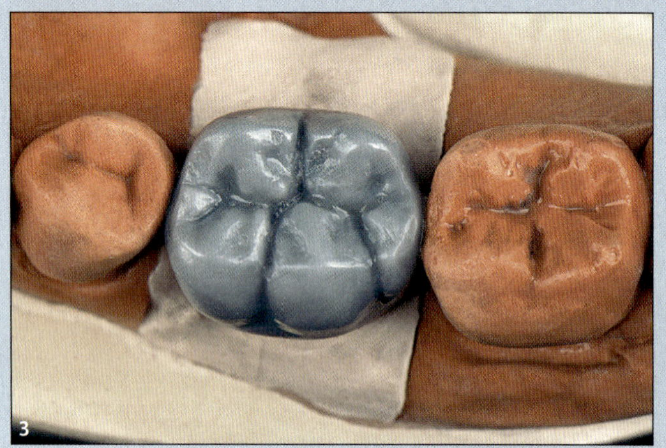
3

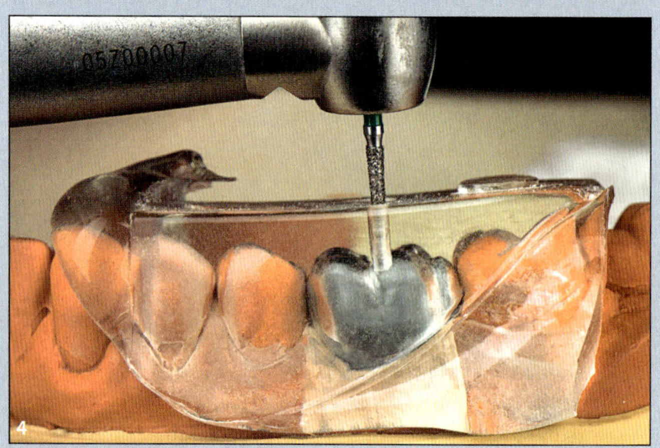

4

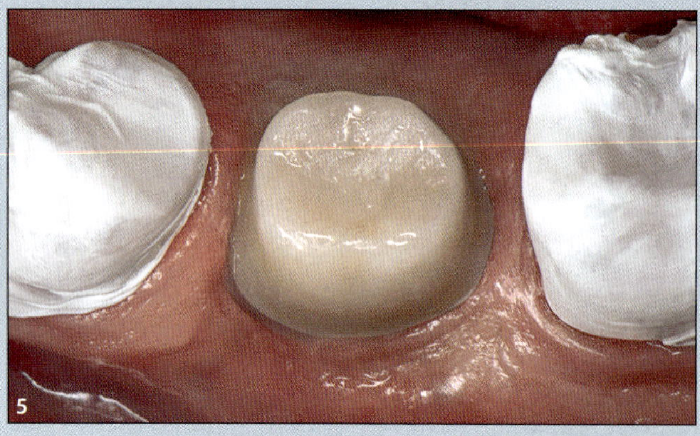
5

间接/直接制作种植体支持的临时修复体

当种植体周围区域的解剖横截面与天然牙根部结构解剖形态类似时，就可以获得自然的美学效果。这就需要选择合适的种植体直径，种植体植入设计必须确保基台的构型能够模拟自然牙的颈部穿龈轮廓。

用复合树脂制作一个能够模拟被拔除牙齿颈部外形的个性化愈合基台。在用个性化基台获得了种植体周围稳定的软组织外形后，安放个性化基台，旋紧固位螺丝，用脱脂棉和树脂改良玻璃离子封闭螺丝通道（图1和图2）。利用术前设计的、用于确定最终修复体与口腔组织结构之间关系的诊断蜡型，制作临时修复体（图3）。使用无孔托盘在诊断蜡型上制作

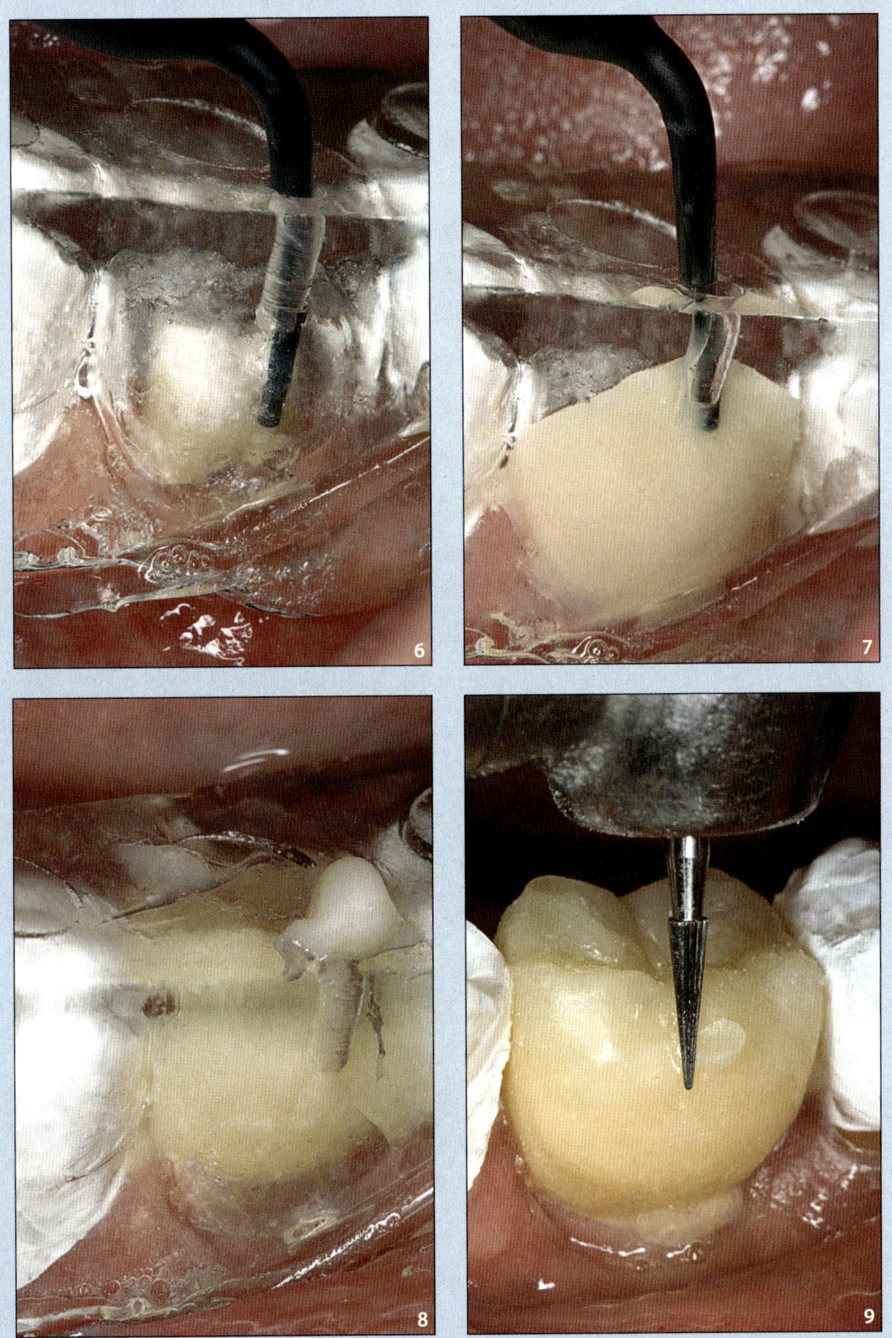

透明硅橡胶（Exaclear，GC America）导板。用锥形金刚砂车针（6847，Brasseler USA）在导板的36处开孔（图4），邻牙使用无菌的特氟隆胶带隔离，整个基台表面涂布甘油（图5）。

将透明硅橡胶导板就位于下颌牙弓的后牙区，通过36区域骀面的小孔注入不透明的A2色流动复合树脂（G-aenial Universal Flo，GC America），然后接着注入透明的A2色流动复合树脂（图6～图8）。用LED光固化灯光照骀面、颊侧以及舌侧，每个面固化40秒。去除导板，用16刃针状精修车针（ET Series）修整解剖外形（图9）。

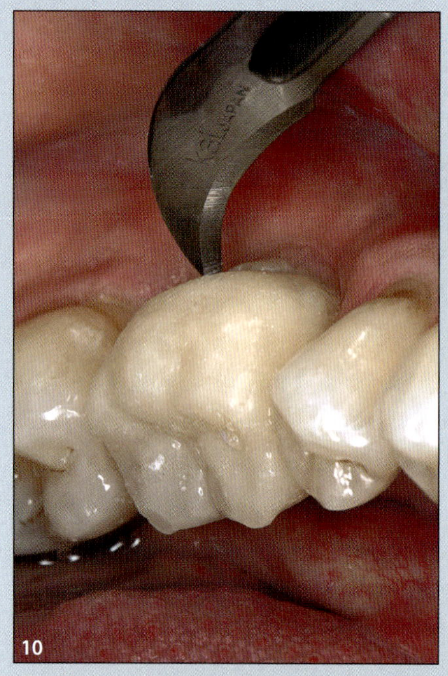

10

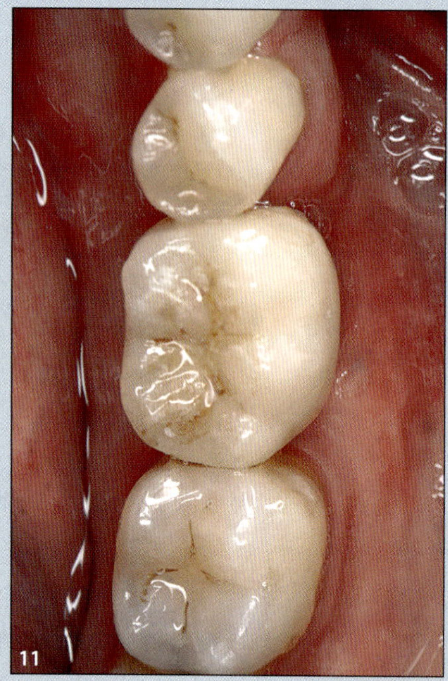

11

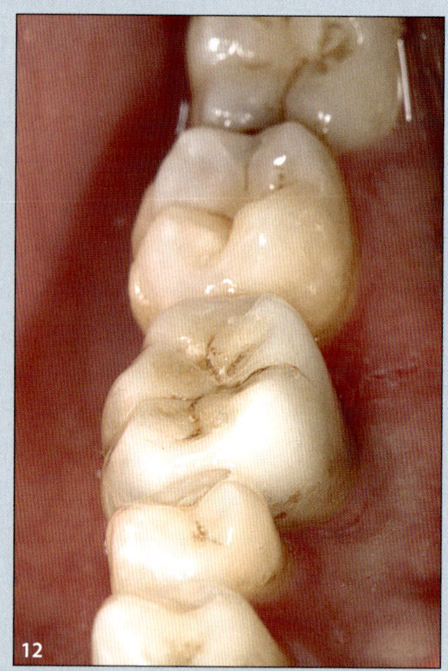

12

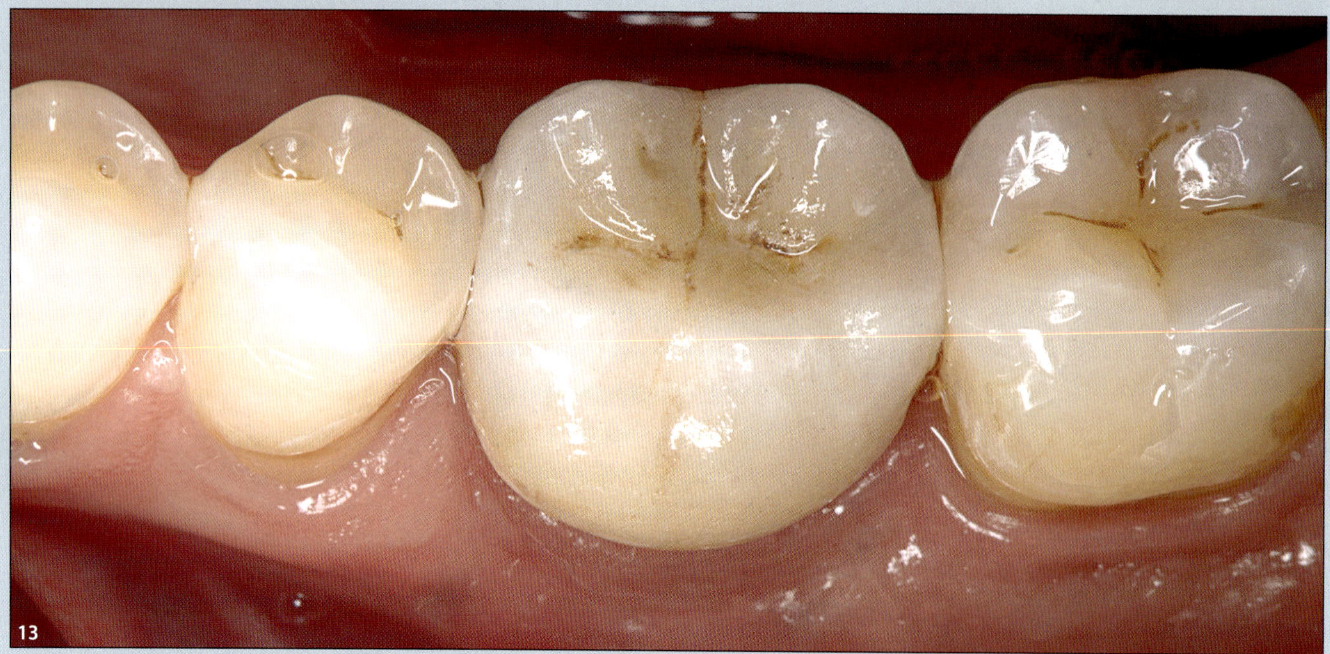

13

用手术刀片（#12 BD Bard-Parker）去除唇面、舌面以及邻间隙多余的已固化的复合树脂（图10）。将临时冠取下在制作室抛光，用临时水门汀进行粘固（GC Fuji TEMP LT，GC America）（图11和图12）。

图13显示了制作完成的全瓷修复体，通过对种植体周围软组织进行塑形，最终获得了理想的美学效果。

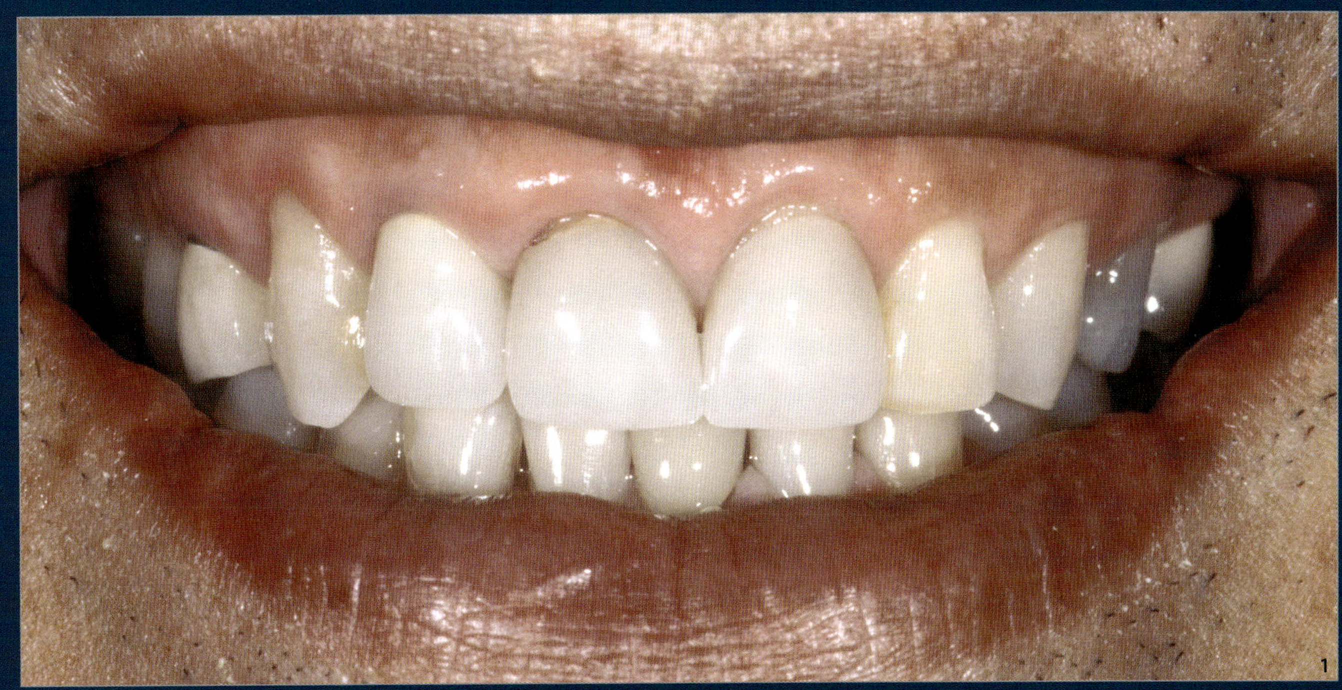
1

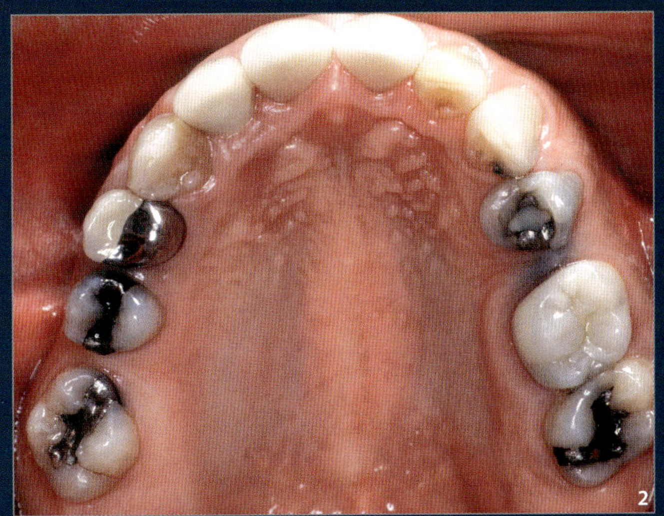
2

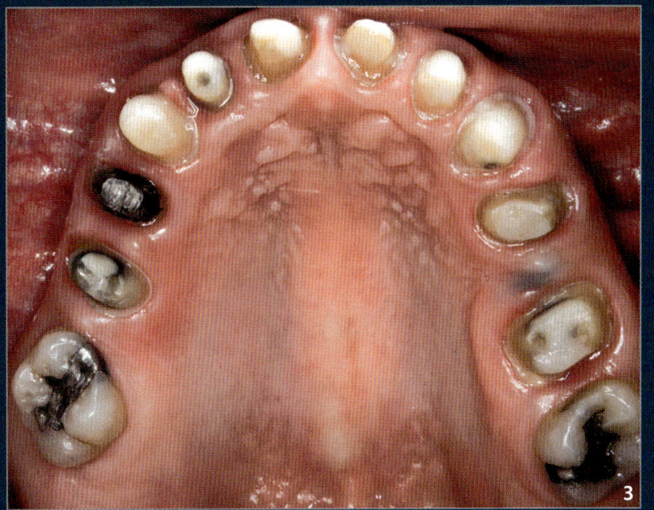
3

制作室加工的丙烯酸酯树脂临时修复体

图1展示了术前上颌前牙区原有金属烤瓷冠的正面照，患者要求进行美学修复。上颌牙弓殆面显示了以往治疗中使用的各种修复方法和材料（图2）。去除原有的金属烤瓷冠和龋损组织，完成15-26全瓷修复体牙体预备（图3）。

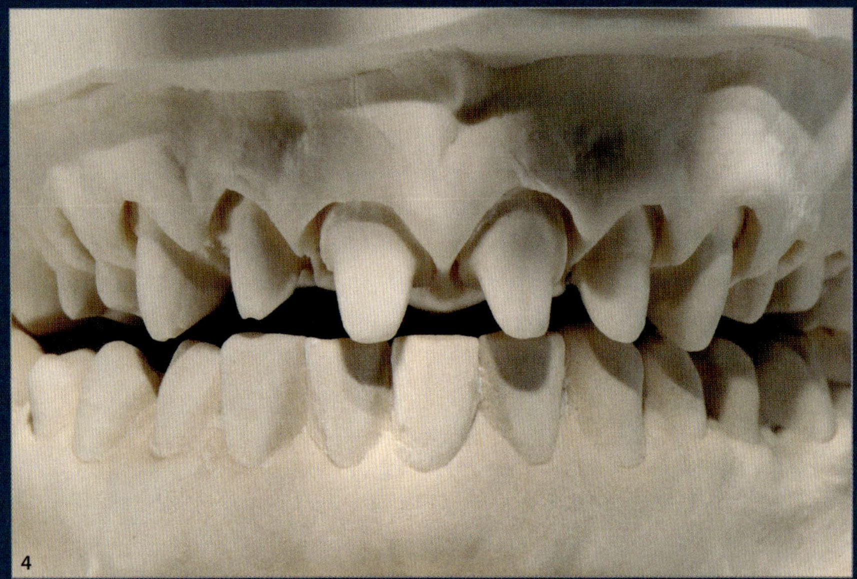
4

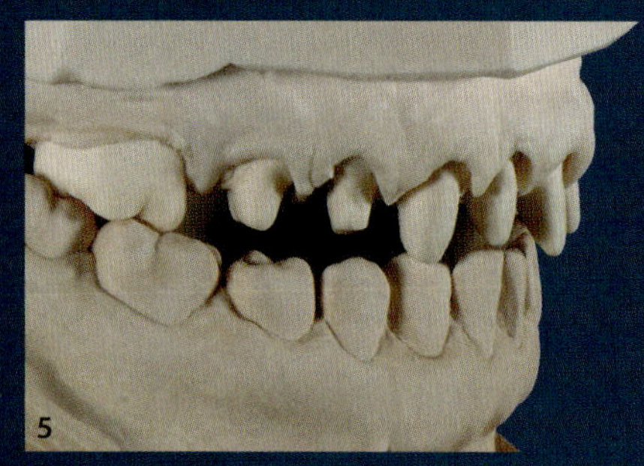
5

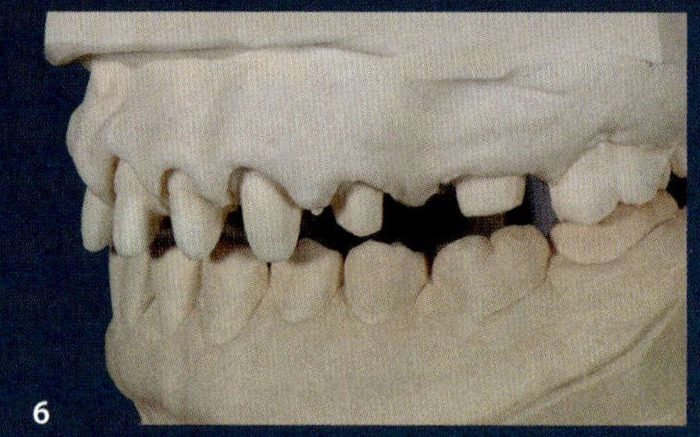
6

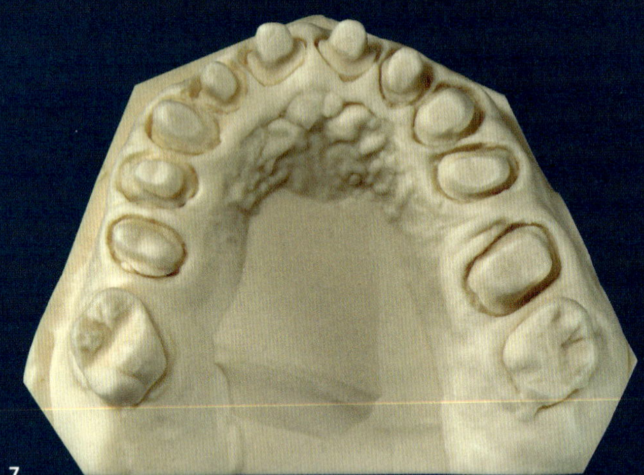
7

制作超硬Geller模型（GC Fuji Rock EP，GC America），将模型固定在全可调殆架上，并检查咬合参数（图4~图7）。

利用诊断蜡型制作唇面硅橡胶导板，将其在工作模型上就位（图8）。随后将雕刻蜡加热并倒入导板中（图9），根据硅橡胶印模导板在工作模型上复制形成诊断蜡型（图10和图11）。

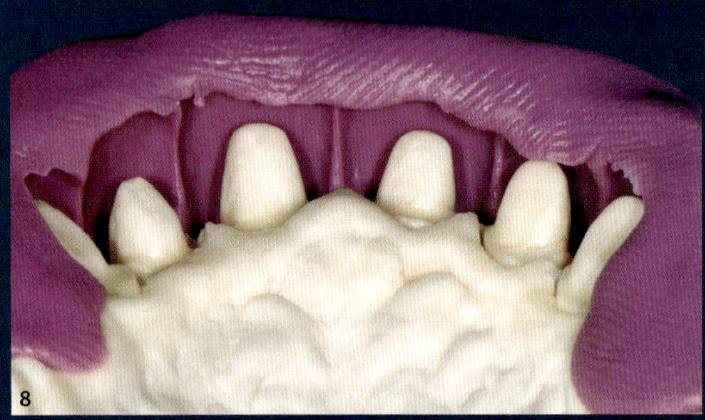
8

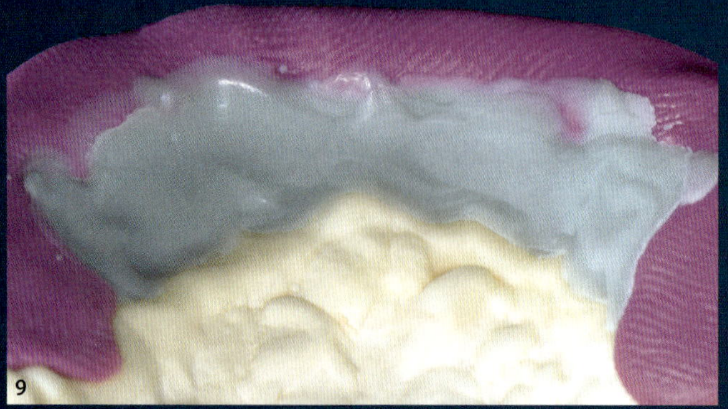
9

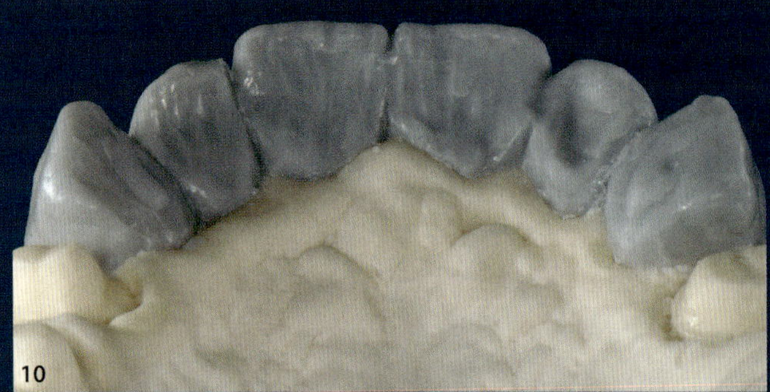
10

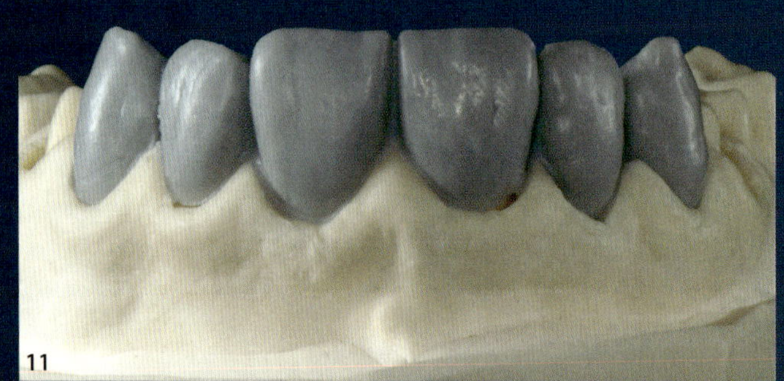
11

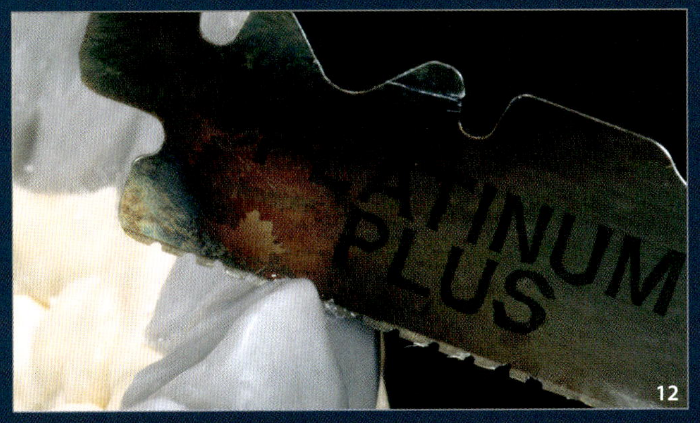

12

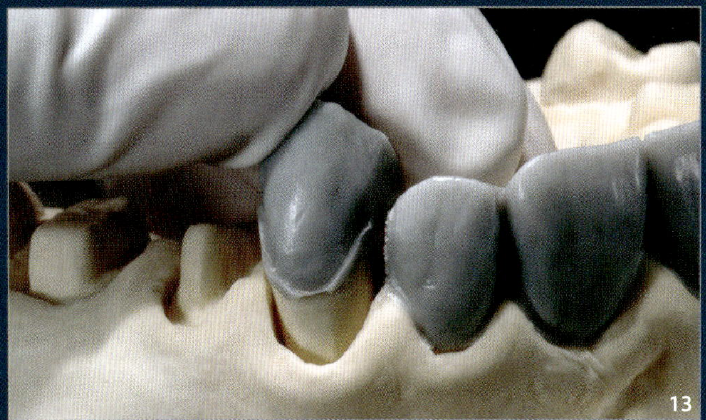
13

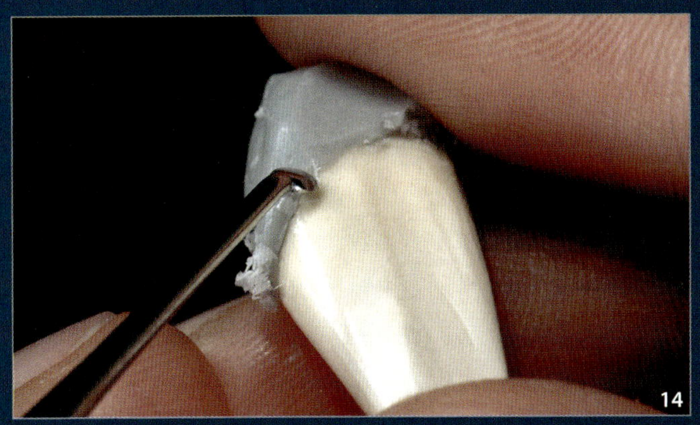
14

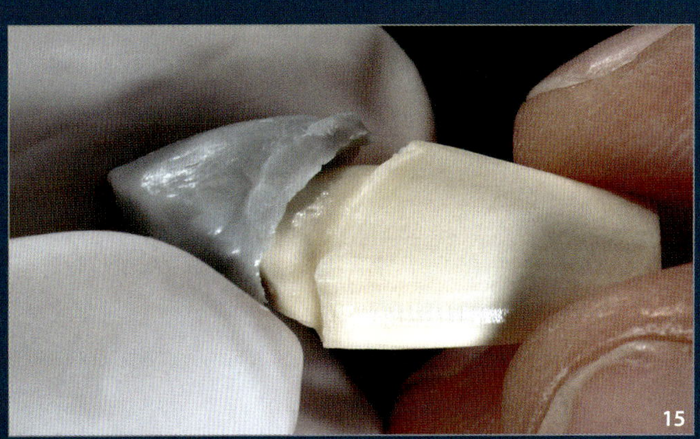
15

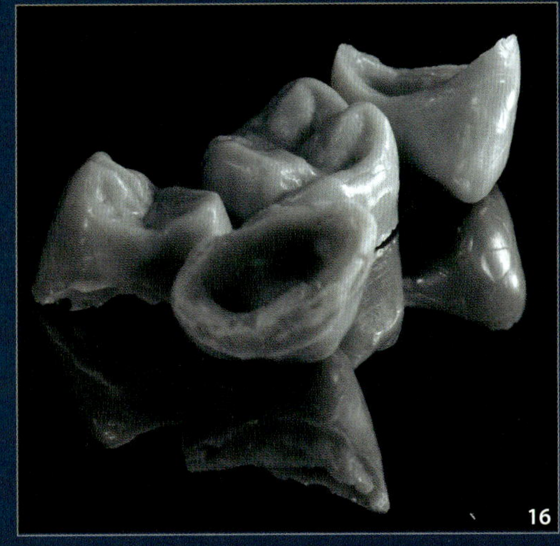
16

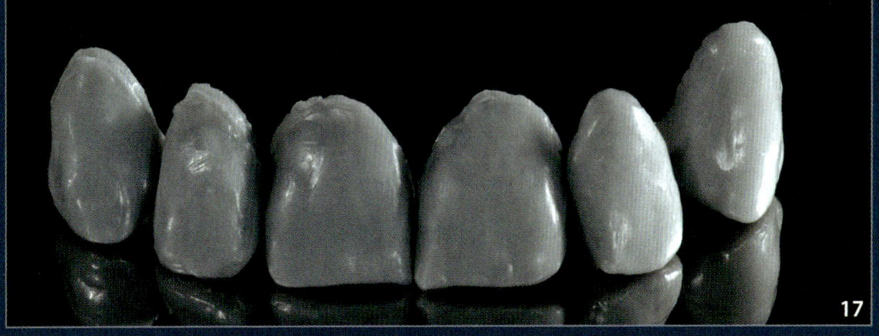
17

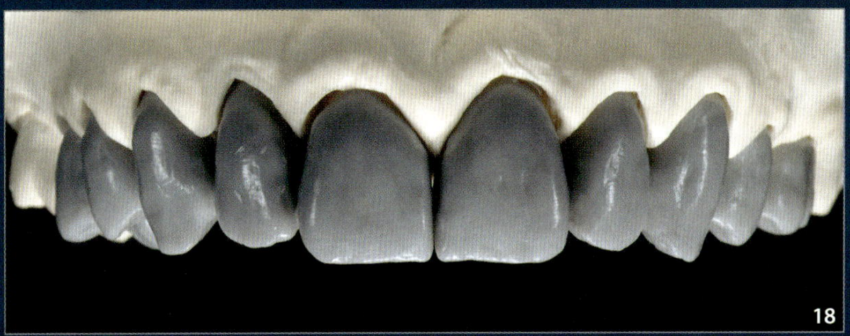
18

每颗牙的蜡型用剃须刀刀片或正畸锯条分开（图12），从超硬石膏模型上取下每个单冠蜡型（图13）。检查牙龈边缘并完成精修（图14和图15）。图16和图17分别展示了制作完成的后牙与前牙蜡型。蜡型就位到Geller模型上，评估它们与软组织的关系（图18和图19）。

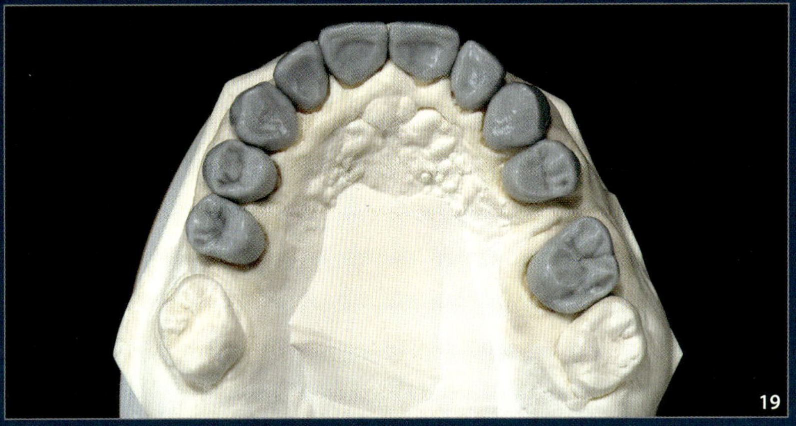
19

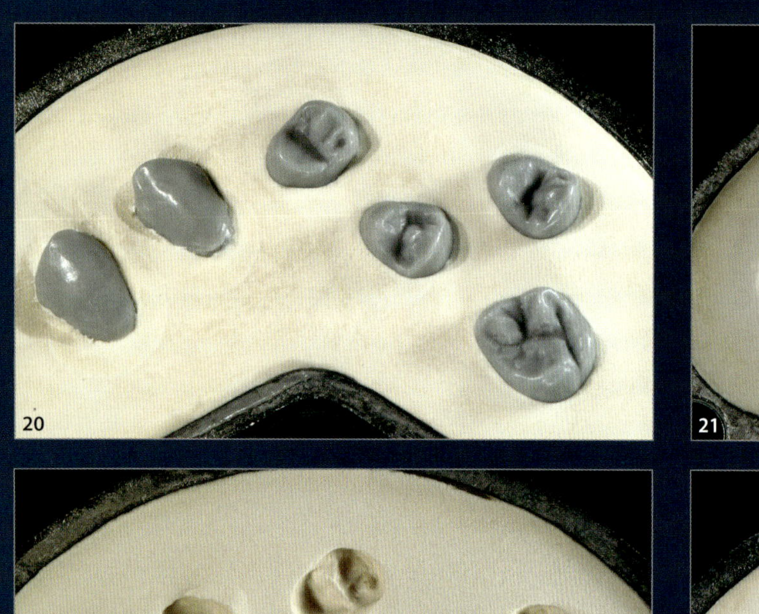
20

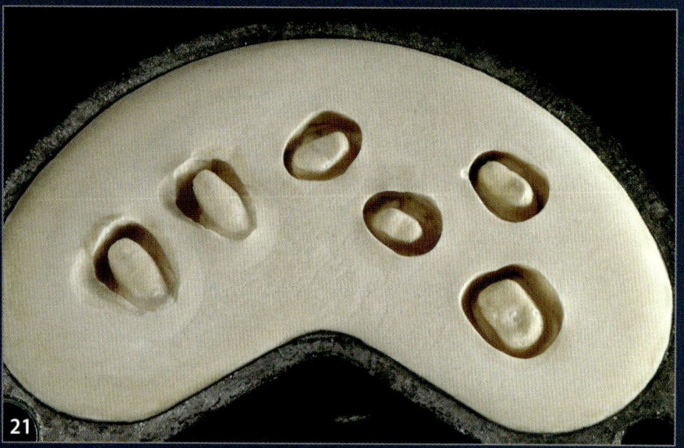
21

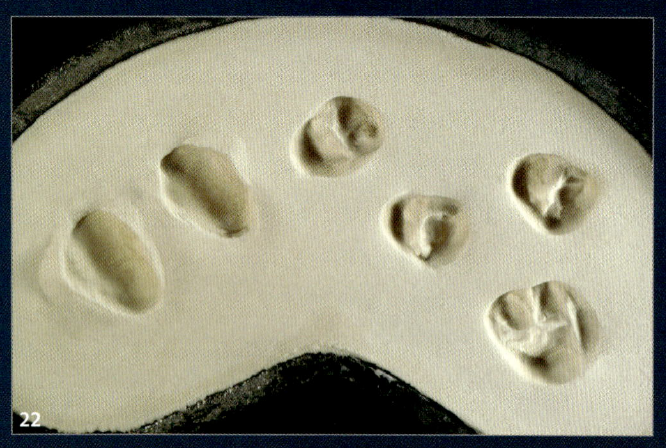
22

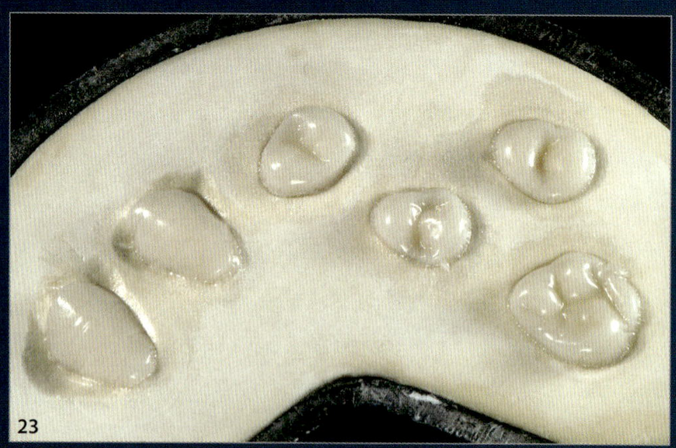
23

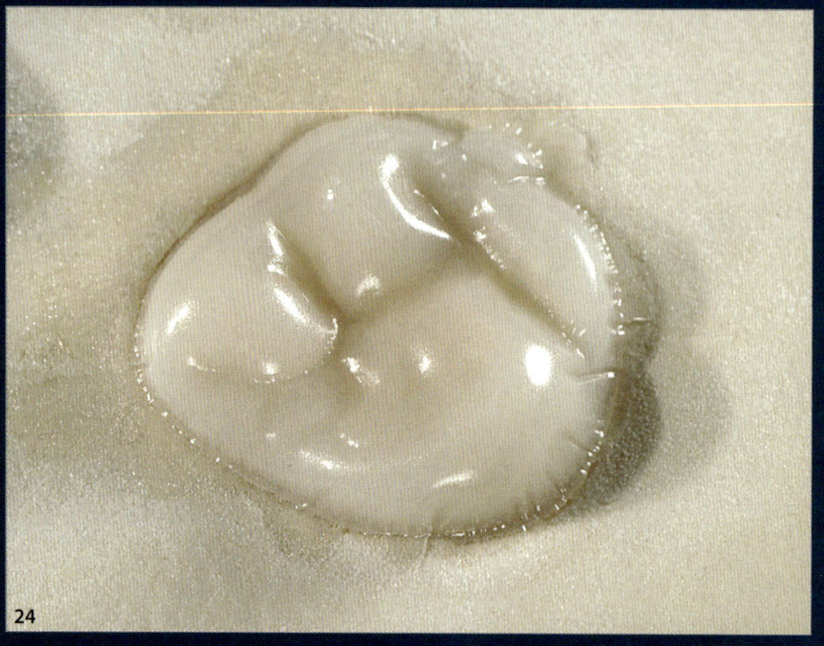
24

在型盒中包埋全冠蜡型（图20），图21和图22分别显示了后牙蜡型包埋完成并打开型盒后的预备体和𬌗面。将混合均匀的牙本质色丙烯酸树脂（New Outline dentin）置于后牙𬌗面，然后将另一半型盒复位，压紧，在水浴箱中进行热处理（图23）。可以看到精细的𬌗面解剖形态和材料密度的改善（图24）。

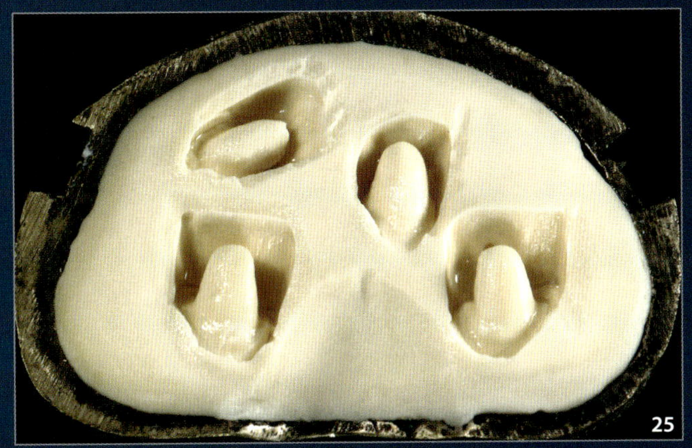
25

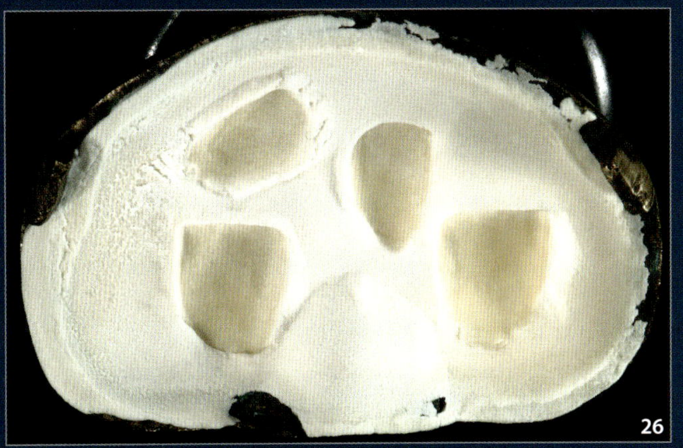
26

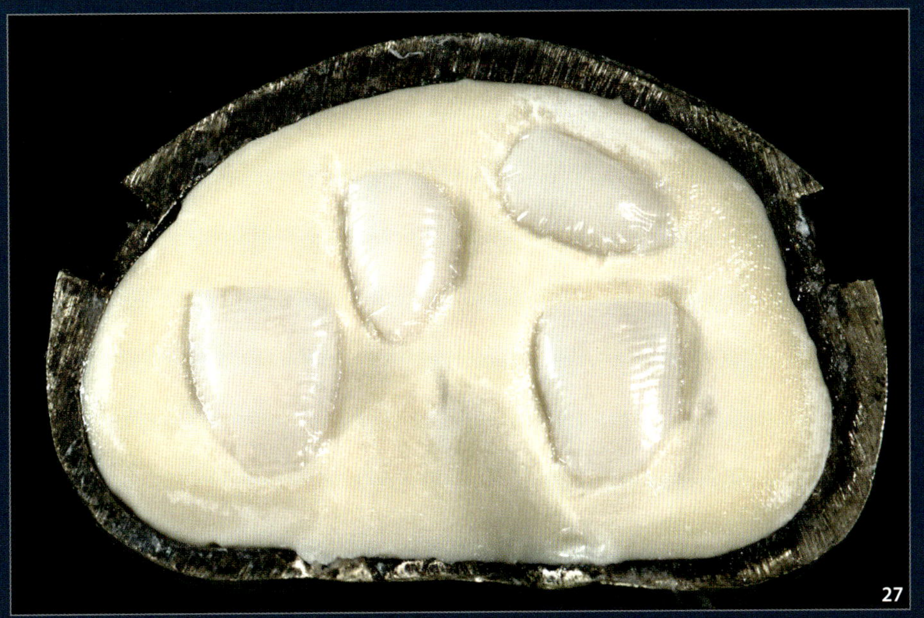
27

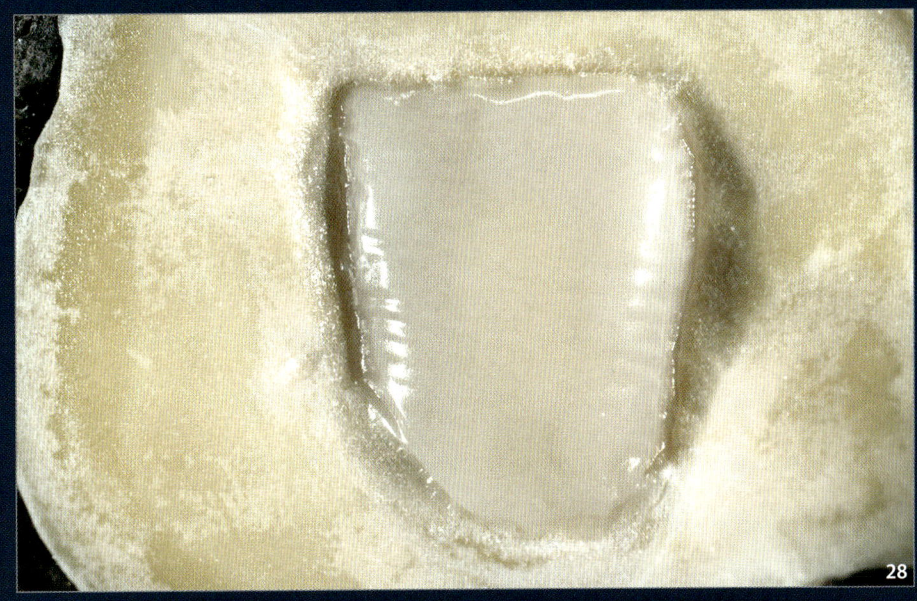
28

前牙预备体在一半型盒内（图25），前牙唇面在另一半型盒内（图26）。将混合均匀的牙本质色丙烯酸树脂（New Outline dentin）置于唇面，然后将另一半型盒压在预备体上，型盒热处理（图27），可以看到精细的唇面结构和材料密度的提高（图28）。

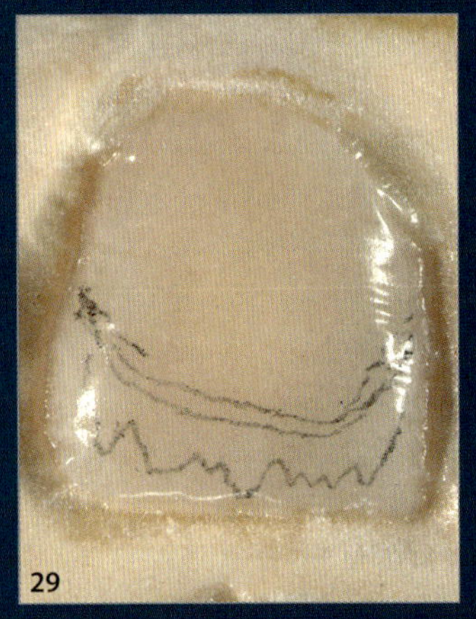
29

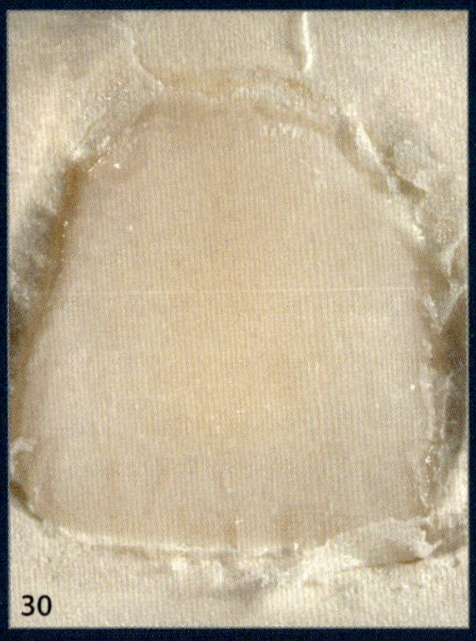
30

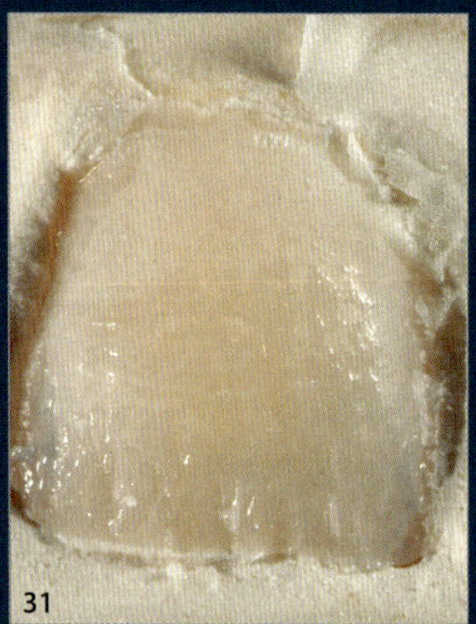
31

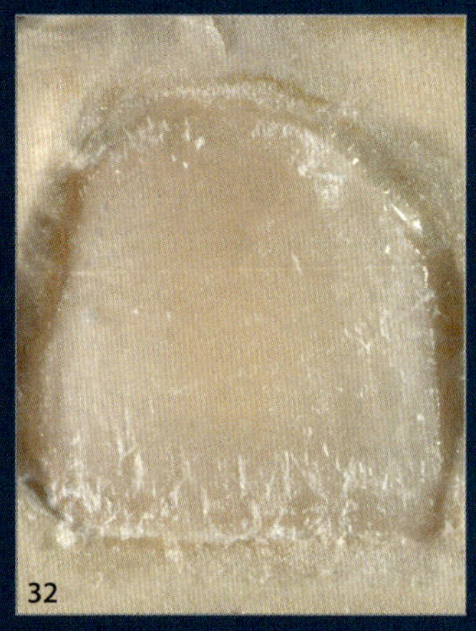
32

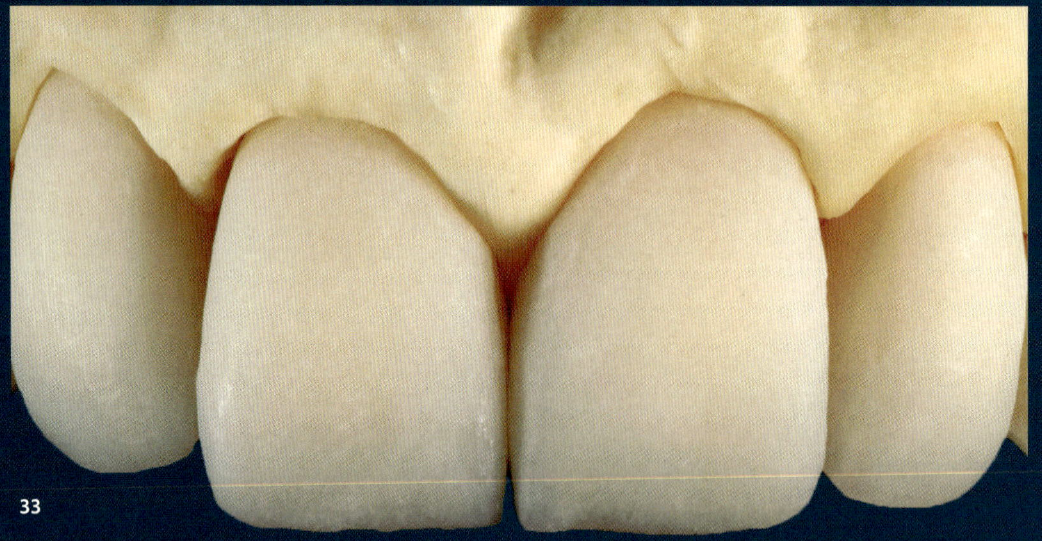
33

用铅笔勾勒出牙本质内部形态（图29），然后用丙烯酸车针回切该区域，这样有效地模拟了天然牙本质内部的发育叶和发育沟等形态（图30）。将光固化染色剂（Kolor+Plus）涂布于牙本质内核，以模拟切端的特征，例如光晕、切端乳光的细微差别以及龟裂纹（图31）。使用流动性极好的半透明和透明树脂的混合物覆盖在牙本质内核上，并在型盒内完成第二次热压固化（图32）。这种制作室的三明治技术[142-144]使临时修复体具有高度美学效果，改善了颜色的稳定性、耐磨性，并延长了寿命（图33）。

图34和图35展示了Geller模型上已经制作完成的丙烯酸临时修复体的唇面与腭侧。临时修复体在口内就位后的正面观如图36所示。与患者进行充分沟通，并对临时修复体进行必要的调改，待临时修复体获得患者认可后，再制作最终修复体。

Laboratory work courtesy of Francisco Zárate, DDS, CDT.

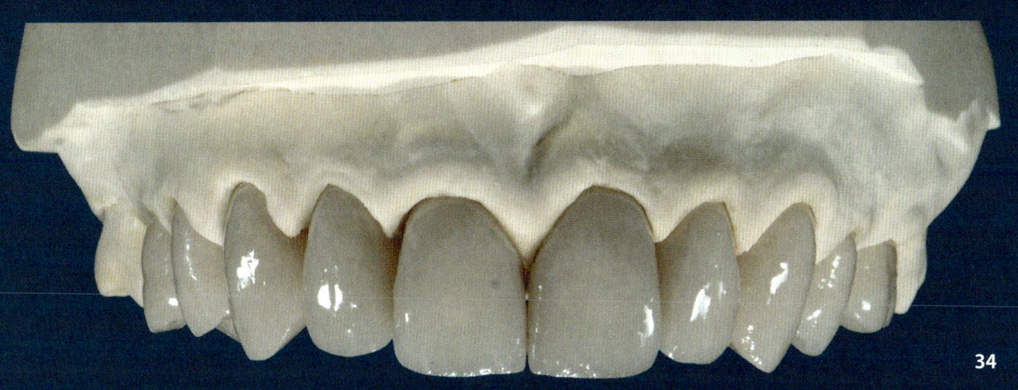
34

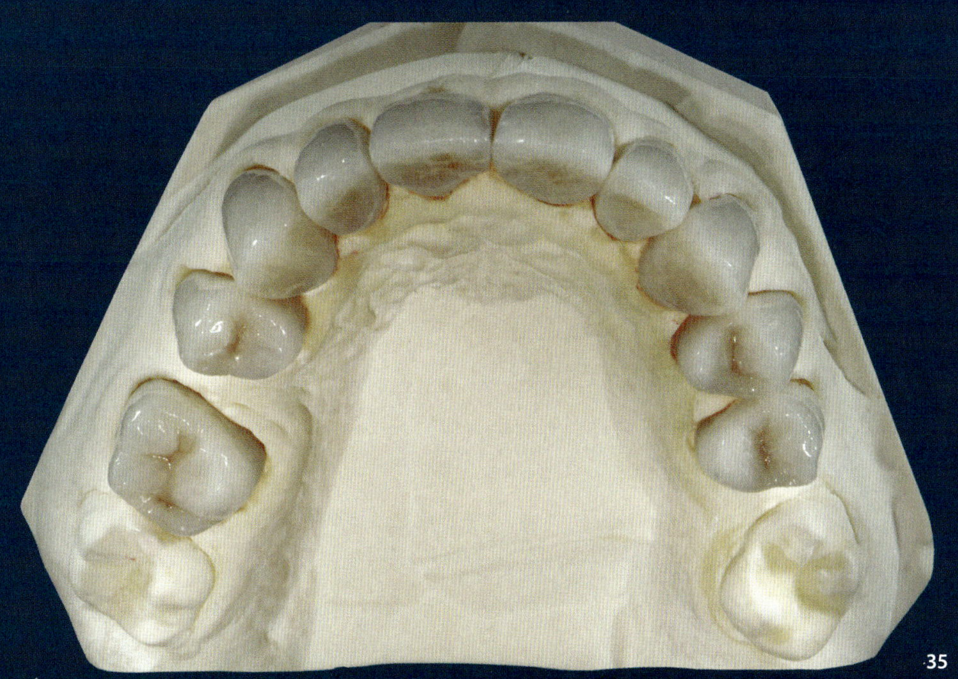
35

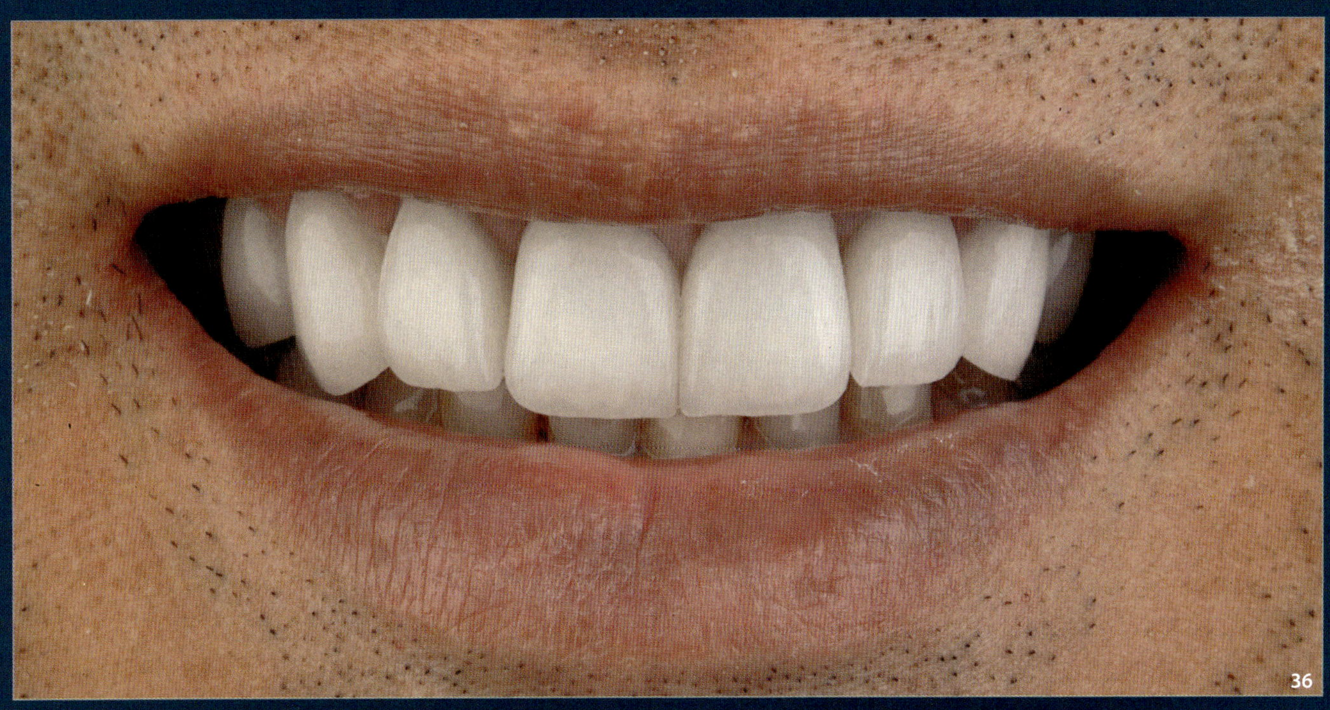
36

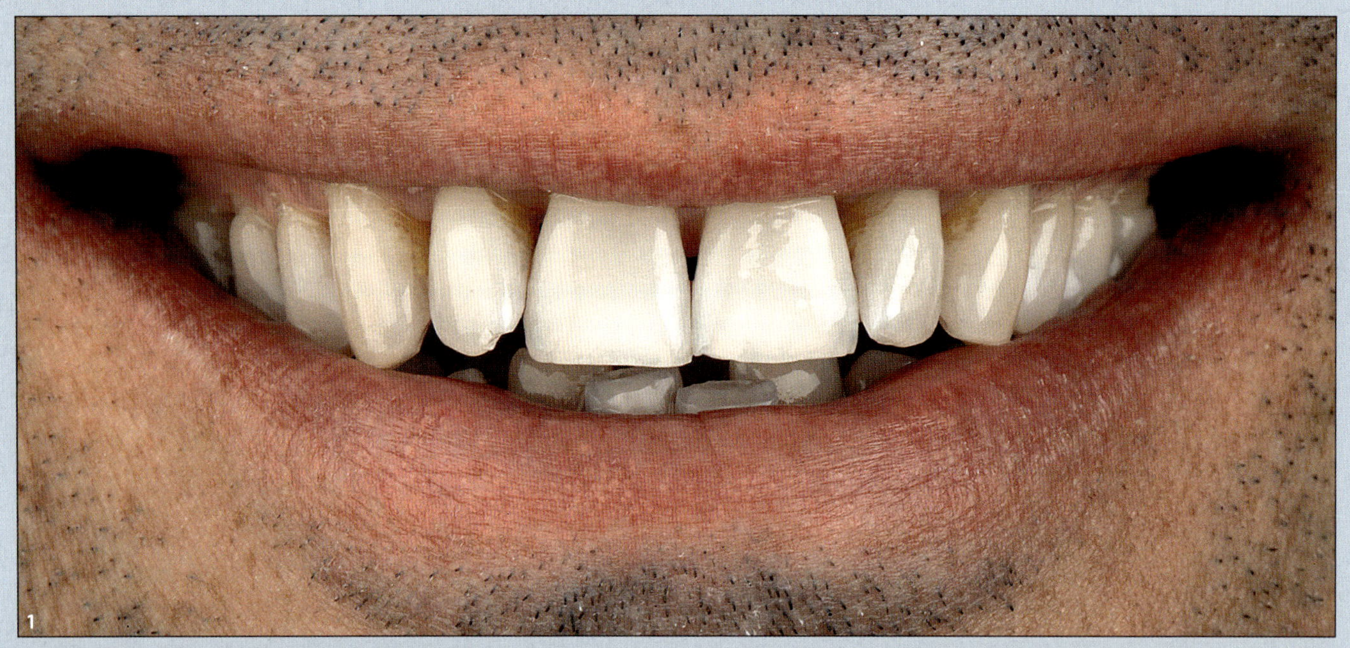

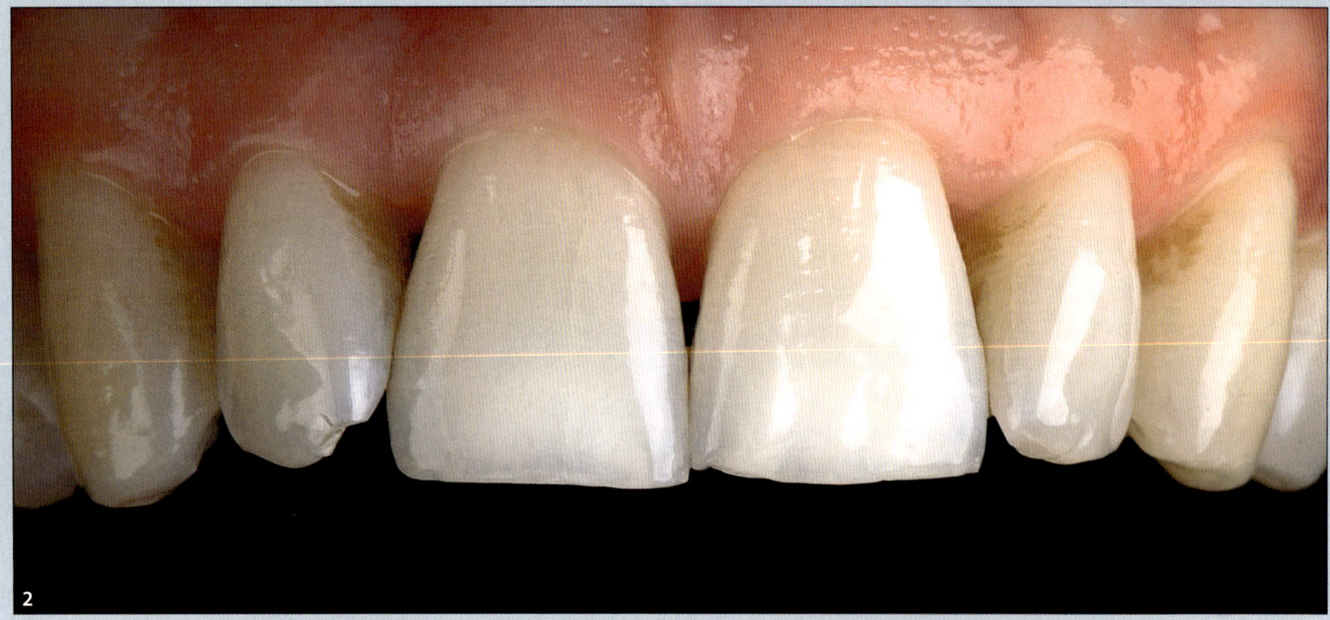

制作功能性复合树脂临时修复体

图1和图2显示了术前患者存在前牙切端的磨损和折裂。咬合评估显示后牙分离不足，前导不足（图3~图5），应用诊断蜡型为最终修复体建立新的美学和功能参数（图6~图8）。

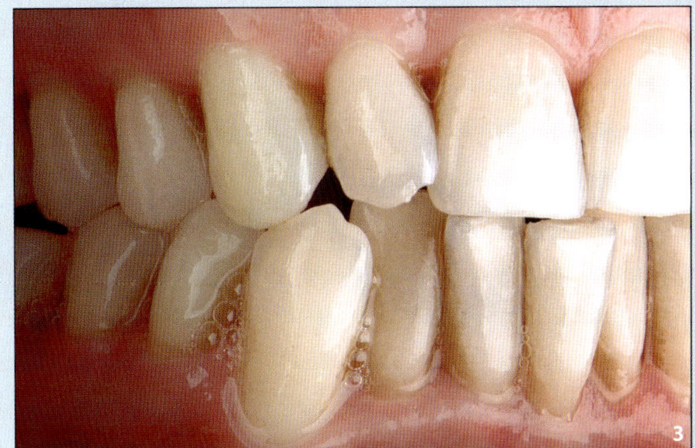
3

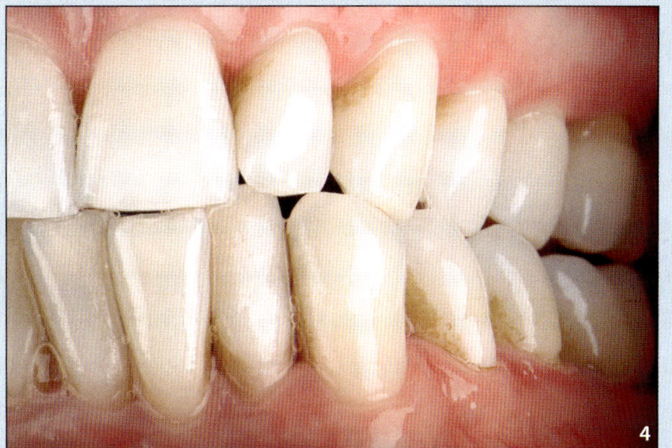
4

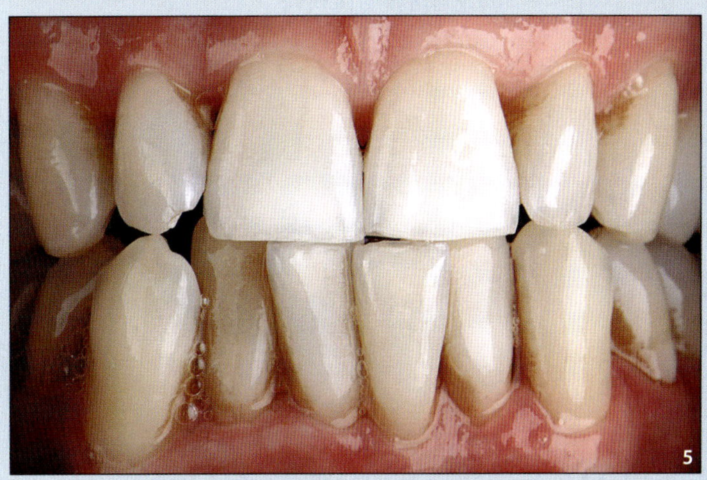
5

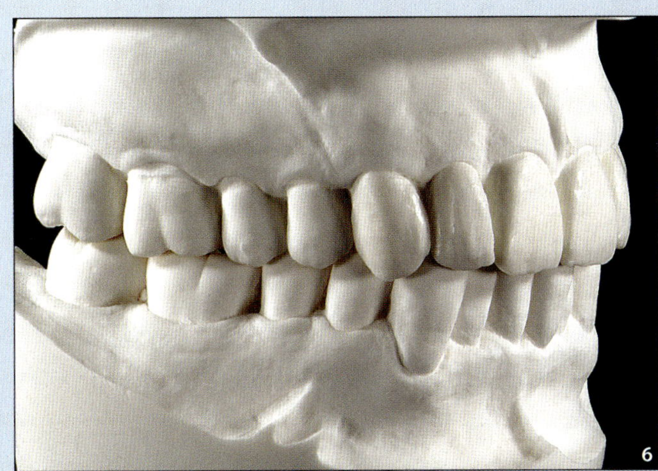
6

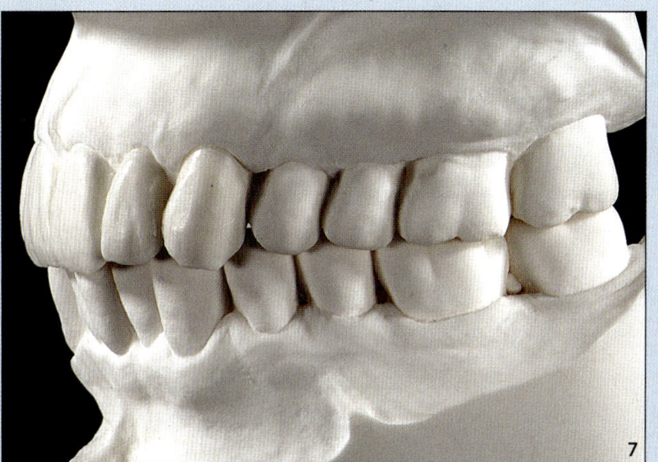
7

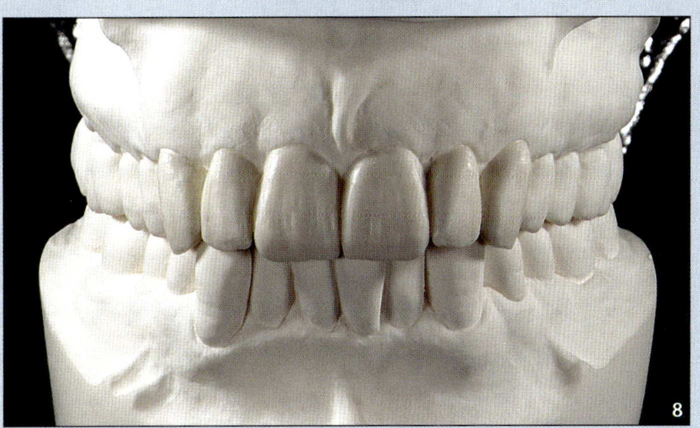
8

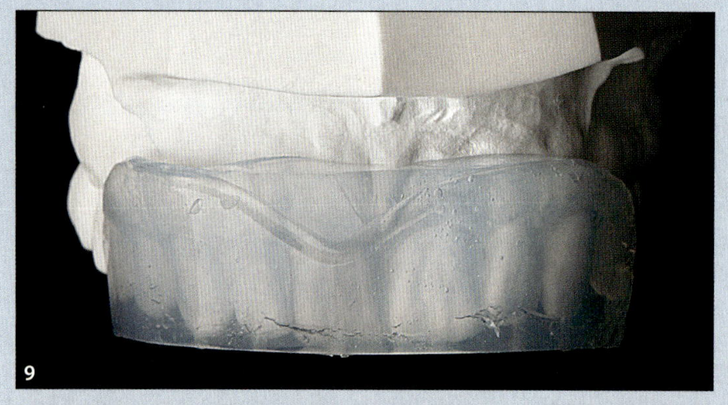
9

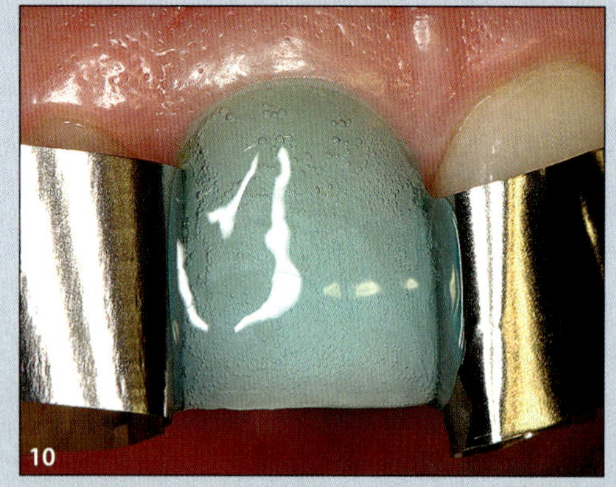
10

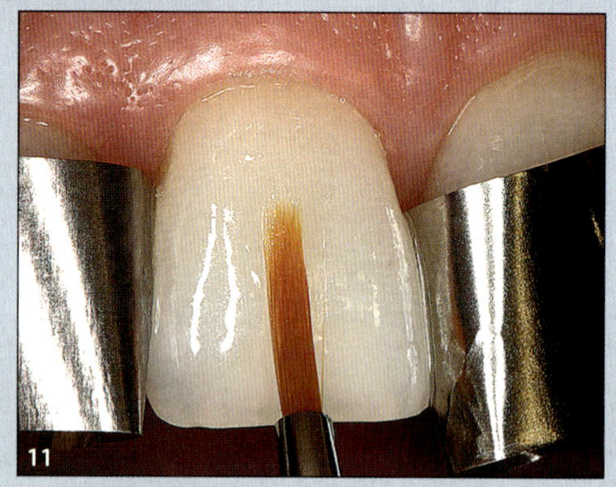
11

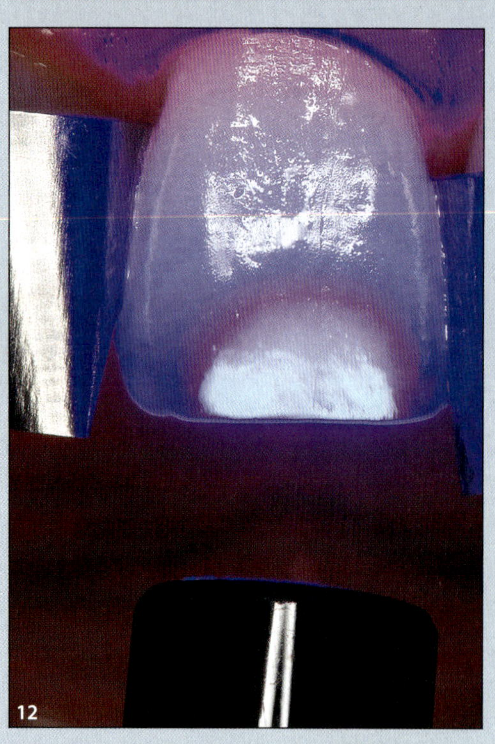
12

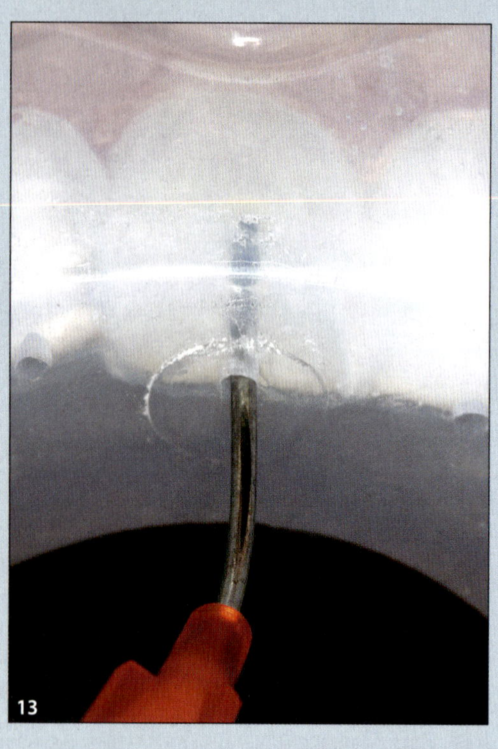
13

利用诊断蜡型制作透明硅橡胶导板（Memosil 2）（图9）。使用全酸蚀技术进行粘接界面处理（图10～图12）。将流动复合树脂材料（Filtek Supreme Ultra，3M ESPE）通过导板上的小孔注入，使材料完全覆盖经过表面处理的牙釉质表面（图13）。多余的固化树脂用刀片去除（图14和图15）。用牙龈保护器排龈，牙体-复合树脂界面用30刃短锥形精修车针进行精修（图16），舌侧的牙体-复合树脂界面也用30刃短锥形精修车针进行精修（图17）。用抛光条对邻面进行塑形和抛光（图18）。

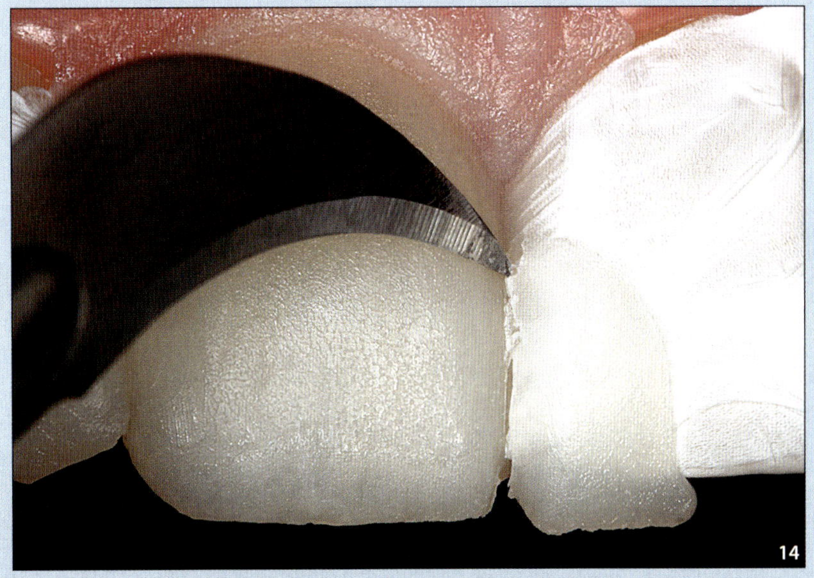
14

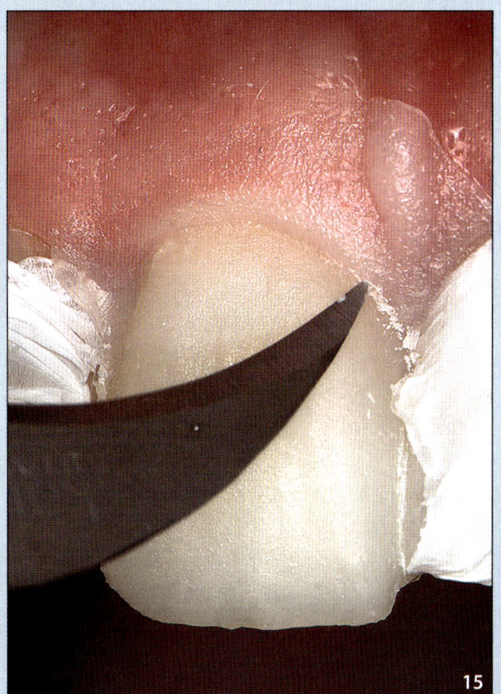
15

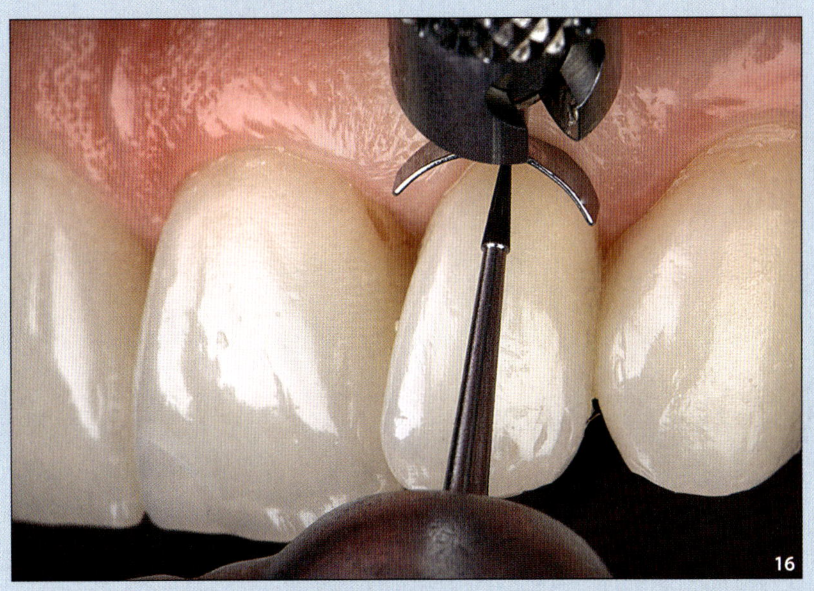
16

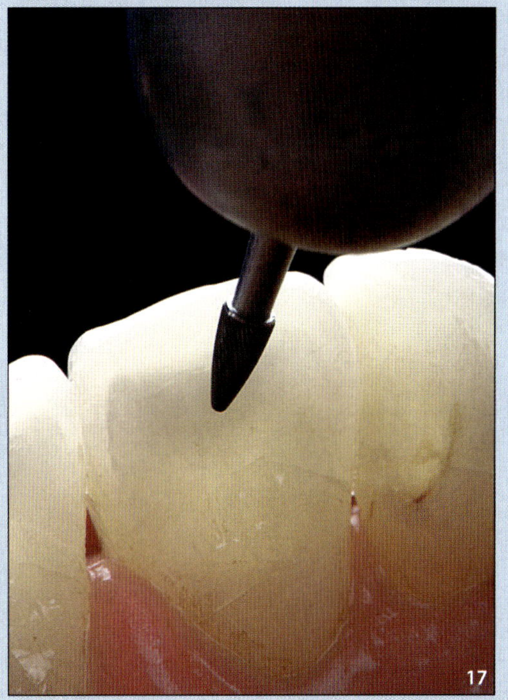
17

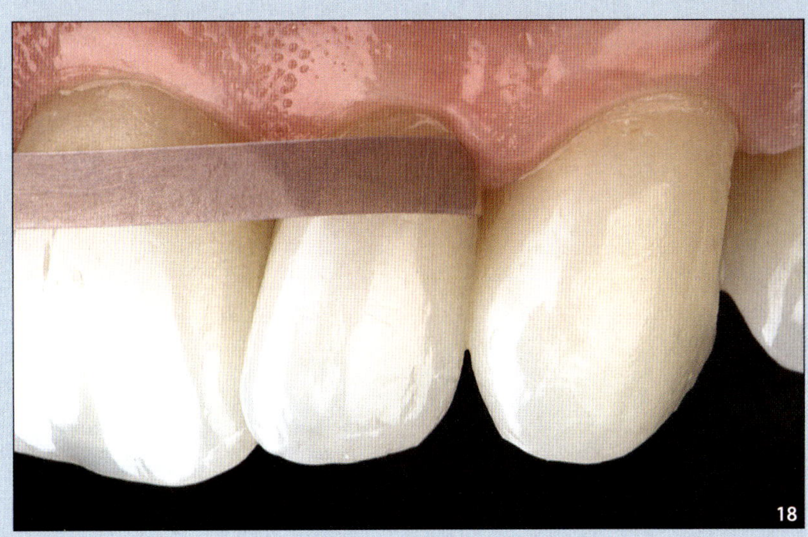
18

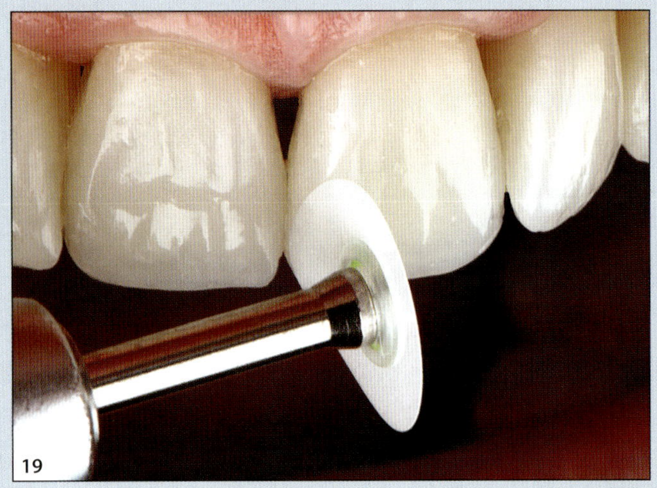
19

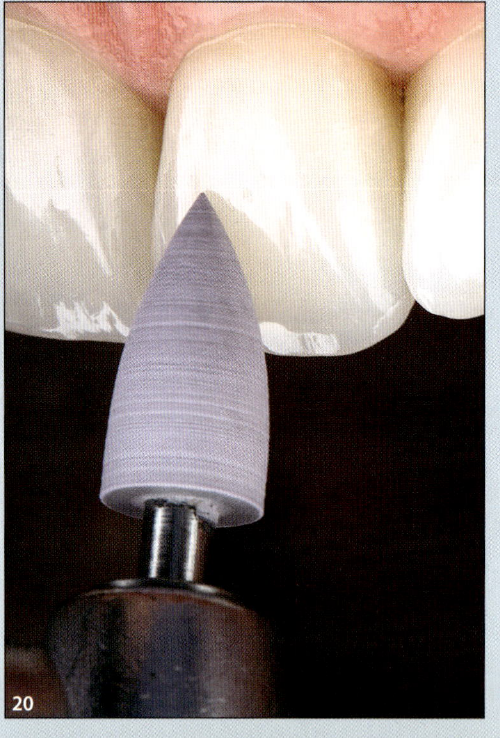
20

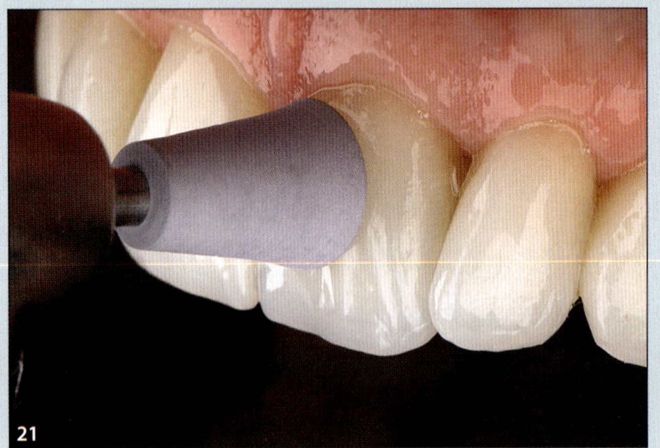
21

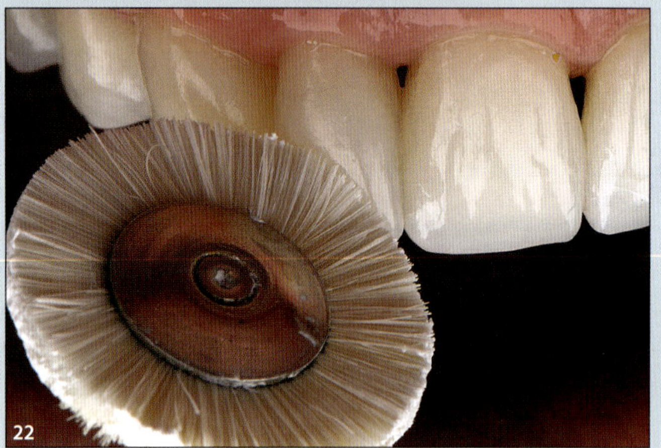
22

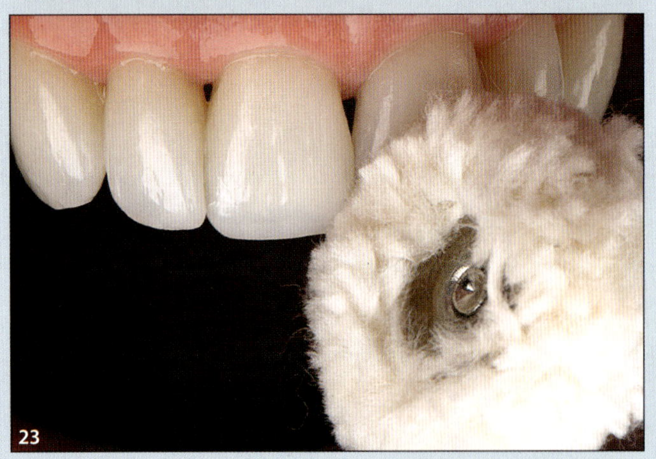
23

切端和邻接区使用抛光碟进行修形和抛光（图19）。唇面用硅橡胶抛光头（图20），牙龈区域用硅橡胶中空杯进行抛光（图21）。用羊毛毡轮和金刚砂抛光膏进一步抛光复合树脂表面（图22），使其产生光泽。表面的高光泽度是通过干棉轮以间断手法抛光实现的（图23）。完成功能性复合树脂临时修复体后检查其正中关系、前伸运动和侧方运动（图24～图26）。

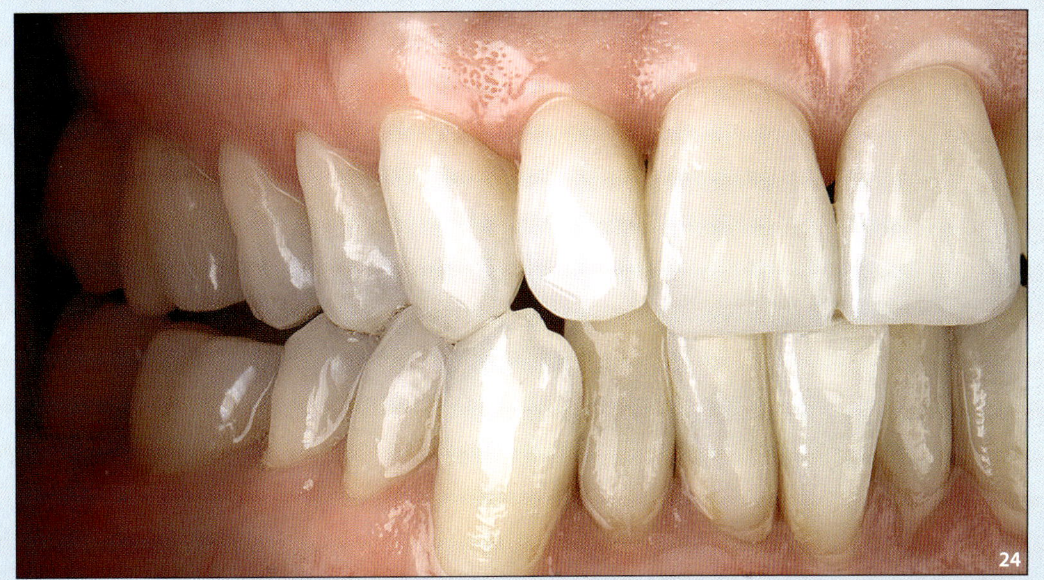
24

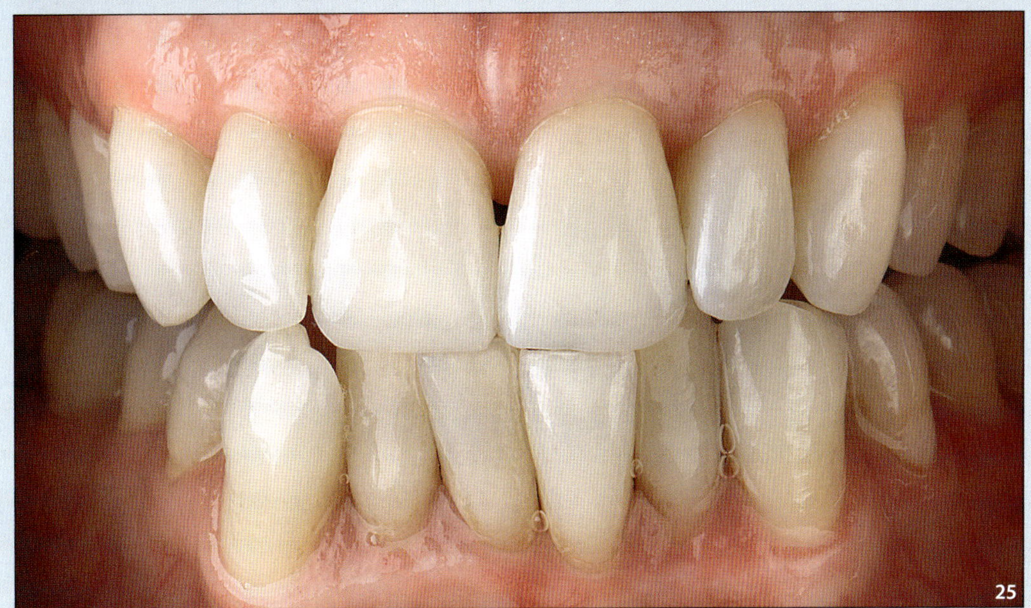
25

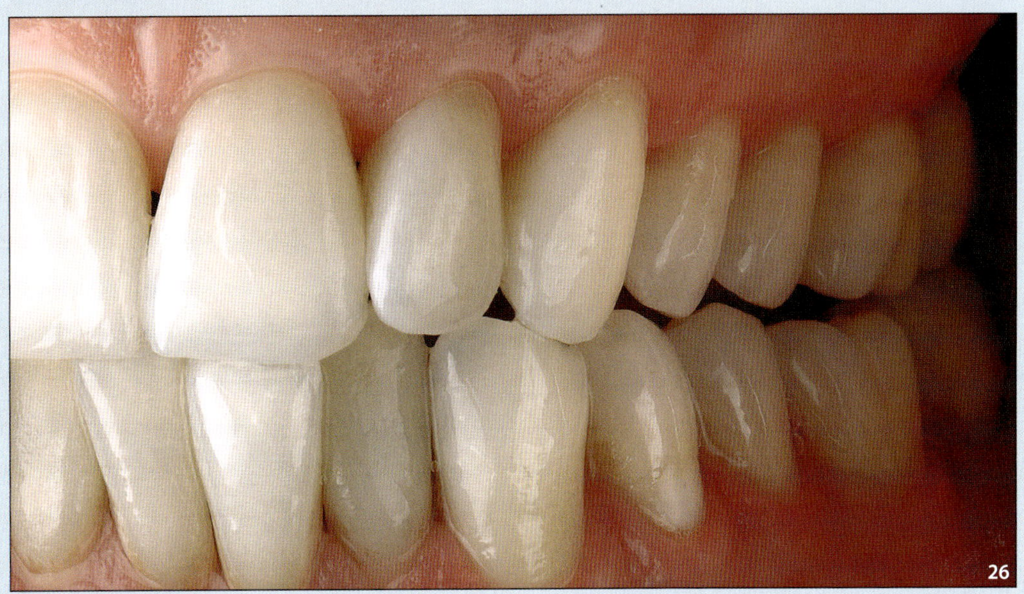
26

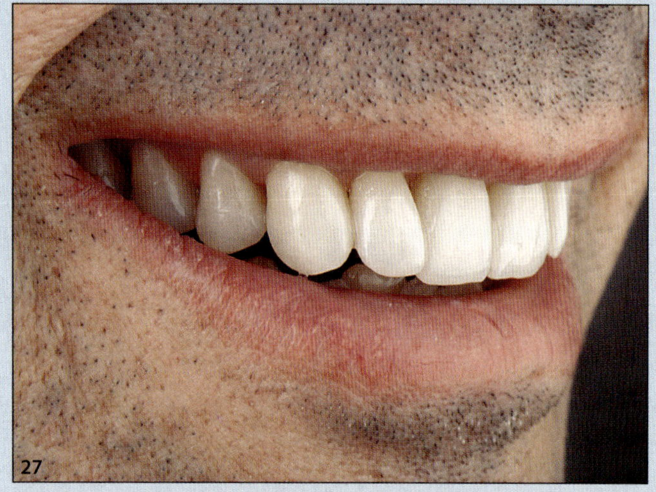
27

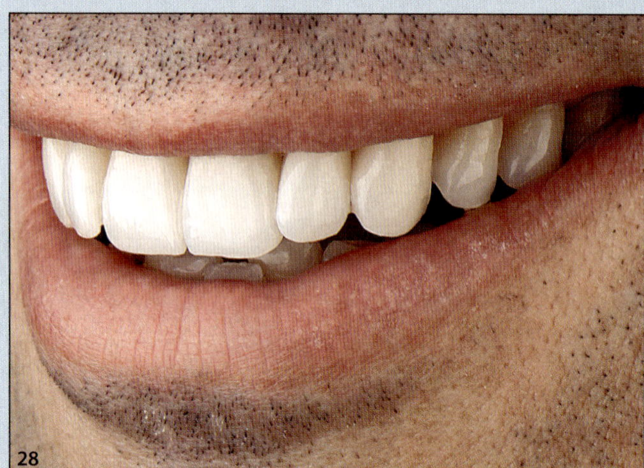
28

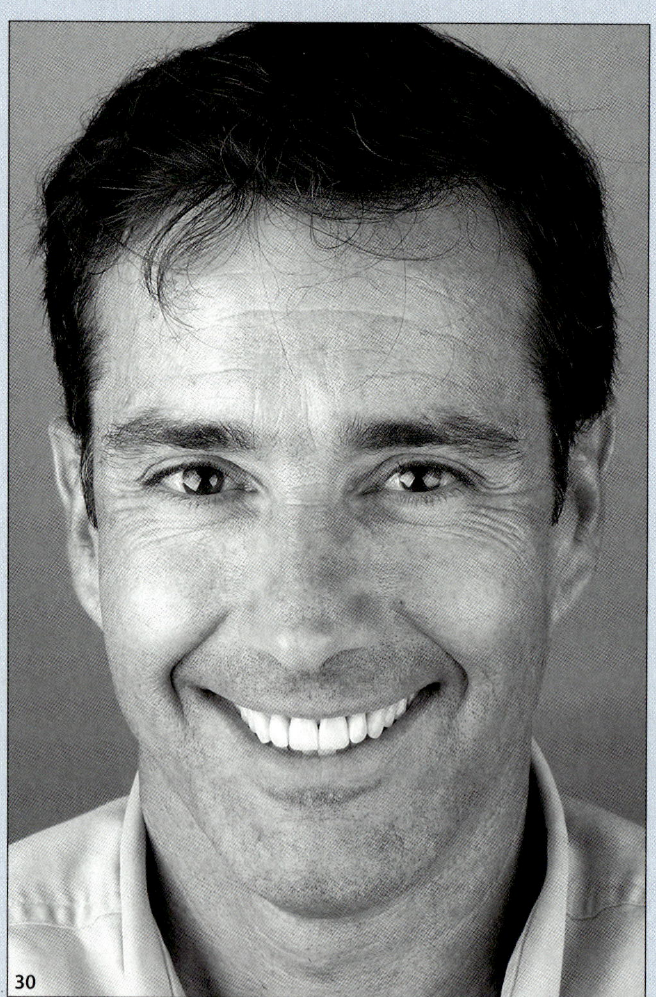
30

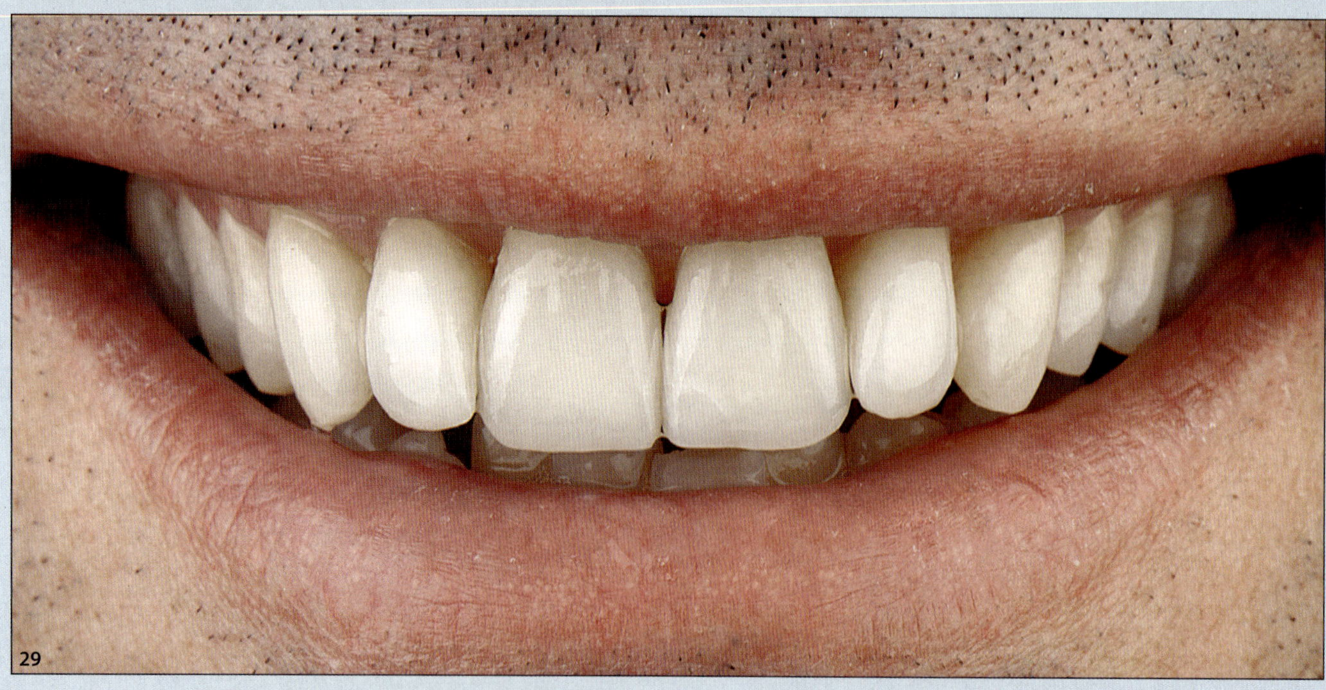
29

临时修复体确定了自然微笑状态下最佳的美学参数（图27～图29）。获得了自然的美学和功能效果（图30）。图31～图34展示了6年后随访的照片。

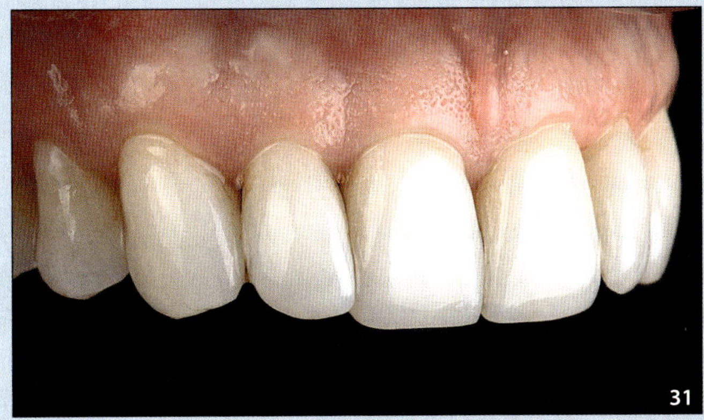
31

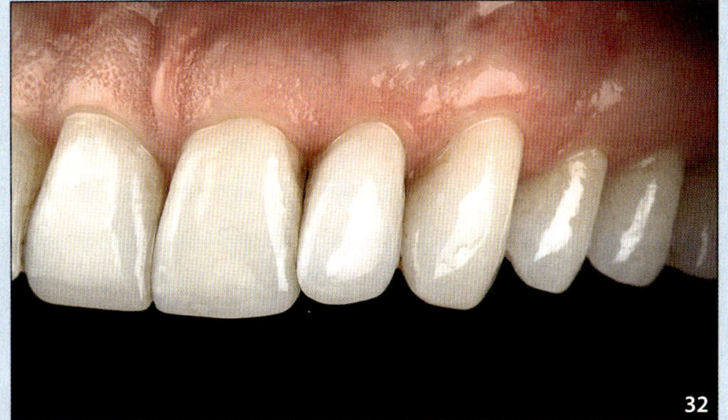
32

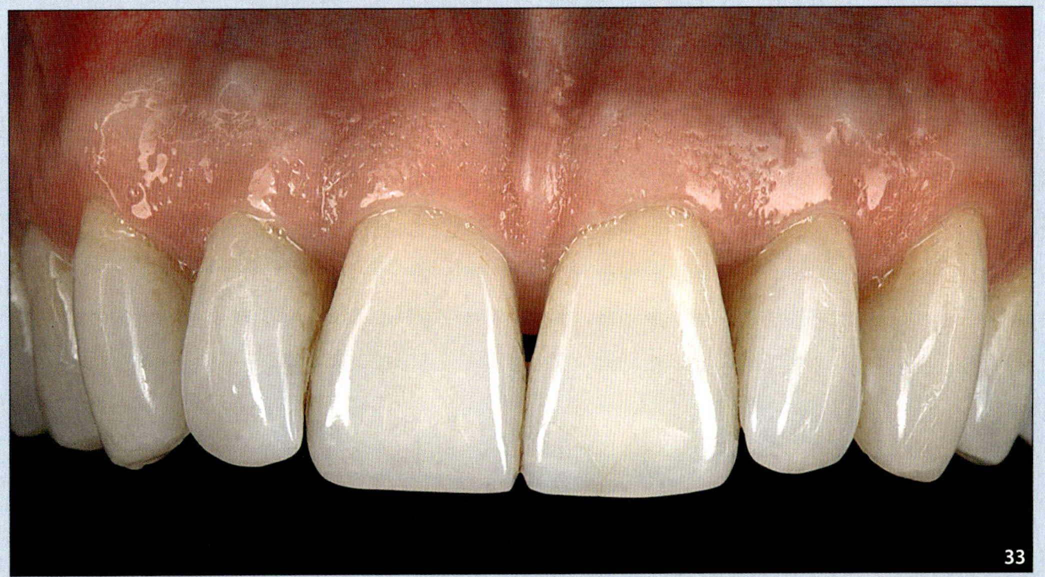
33

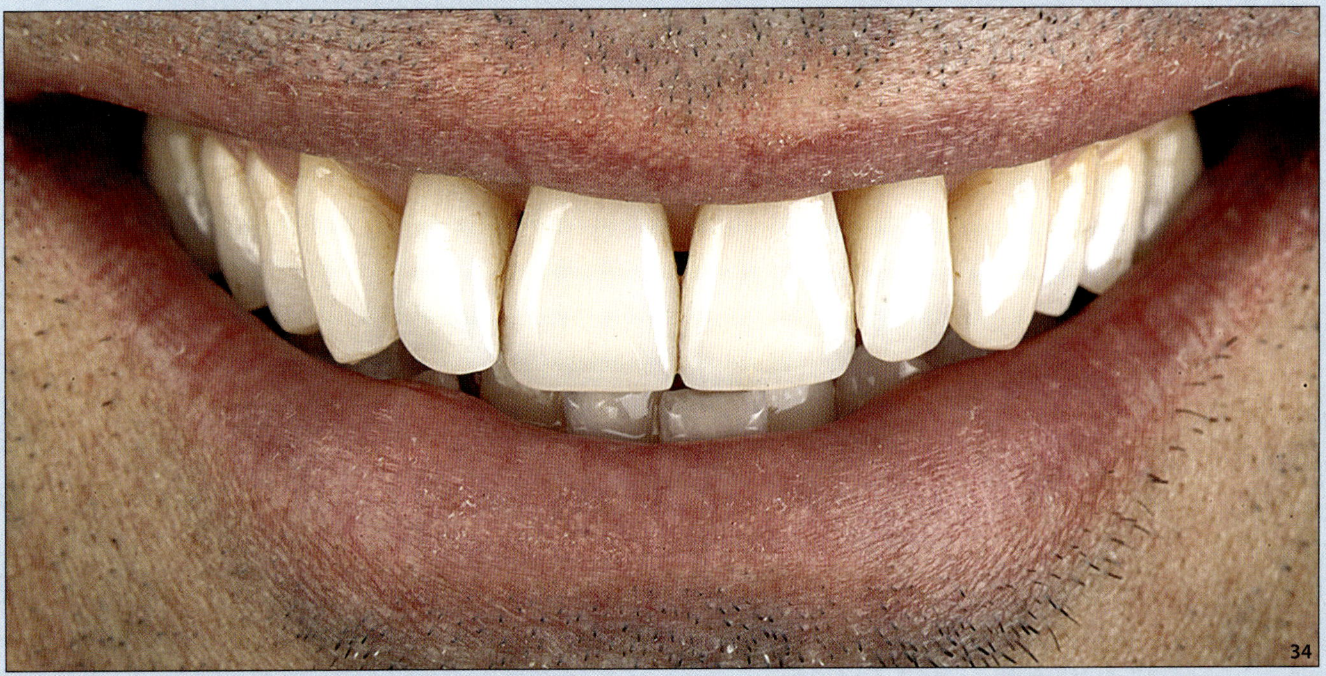
34

Reprinted with permission from Terry DA. Developing a functional composite resin provisional. Am J Esthet Dent 2012;2:56–66.

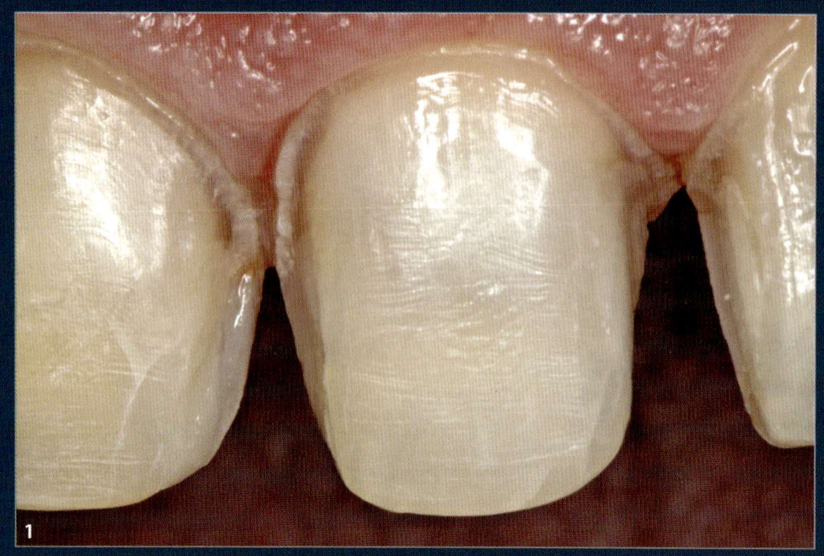
1

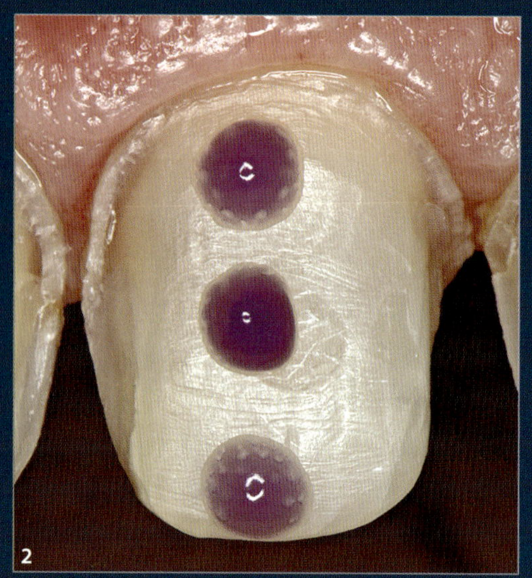
2

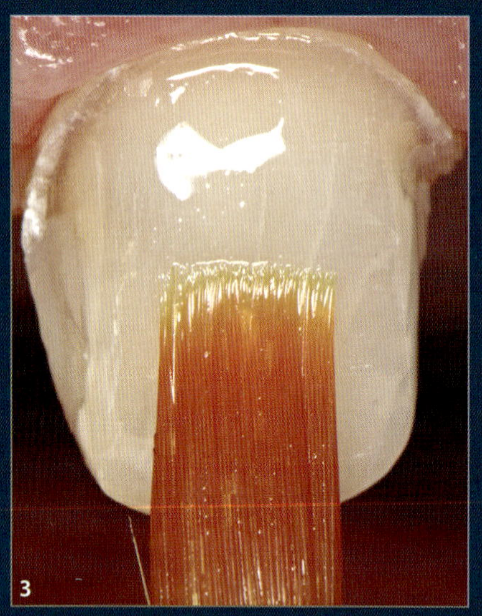
3

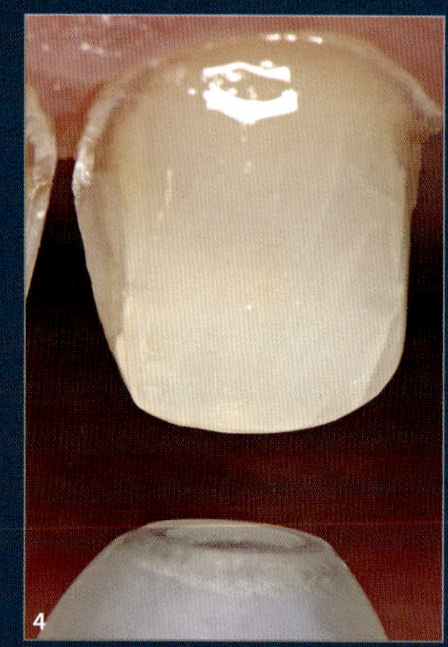
4

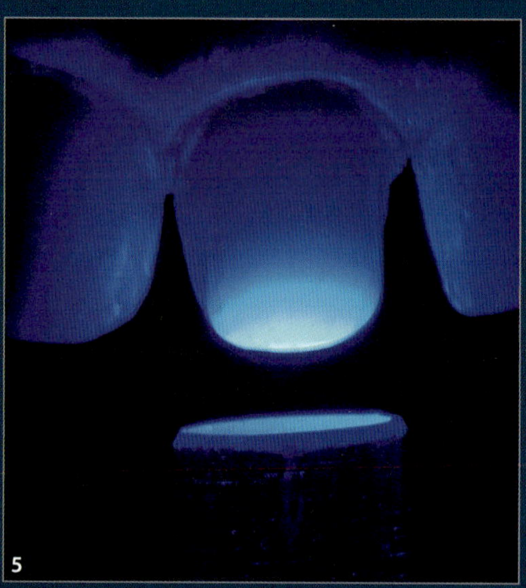
5

采用复合树脂点粘接技术进行临时贴面粘接

贴面预备后（图1），硅橡胶复制诊断蜡型制作导板，利用导板和冷固化聚合体树脂（ZETA CC）制作临时贴面。完成精修和抛光后，用37.5%磷酸（Gel Etchant，Kerr）在基牙局部2～3个区域进行点酸蚀，水冲洗5秒（图2）。在基牙预备体表面涂布单组分粘接剂（OptiBond Solo Plus），吹薄，光固化20秒（图3～图5）。在基牙的点酸蚀区域使用极少量明度高于牙体组织的混合填料复合树脂（图6和图7）。用#2貂毛刷在临时贴面内表面涂布单组分粘接剂（图8）。临时贴面就位，边缘溢出的多余粘接剂用#000貂毛刷去除，贴面光固化40秒（图9）。按照上述程序点粘接每一个临时贴面，用12刃锥形抛光车针（ET3 Series）塑形牙龈边缘并抛光。

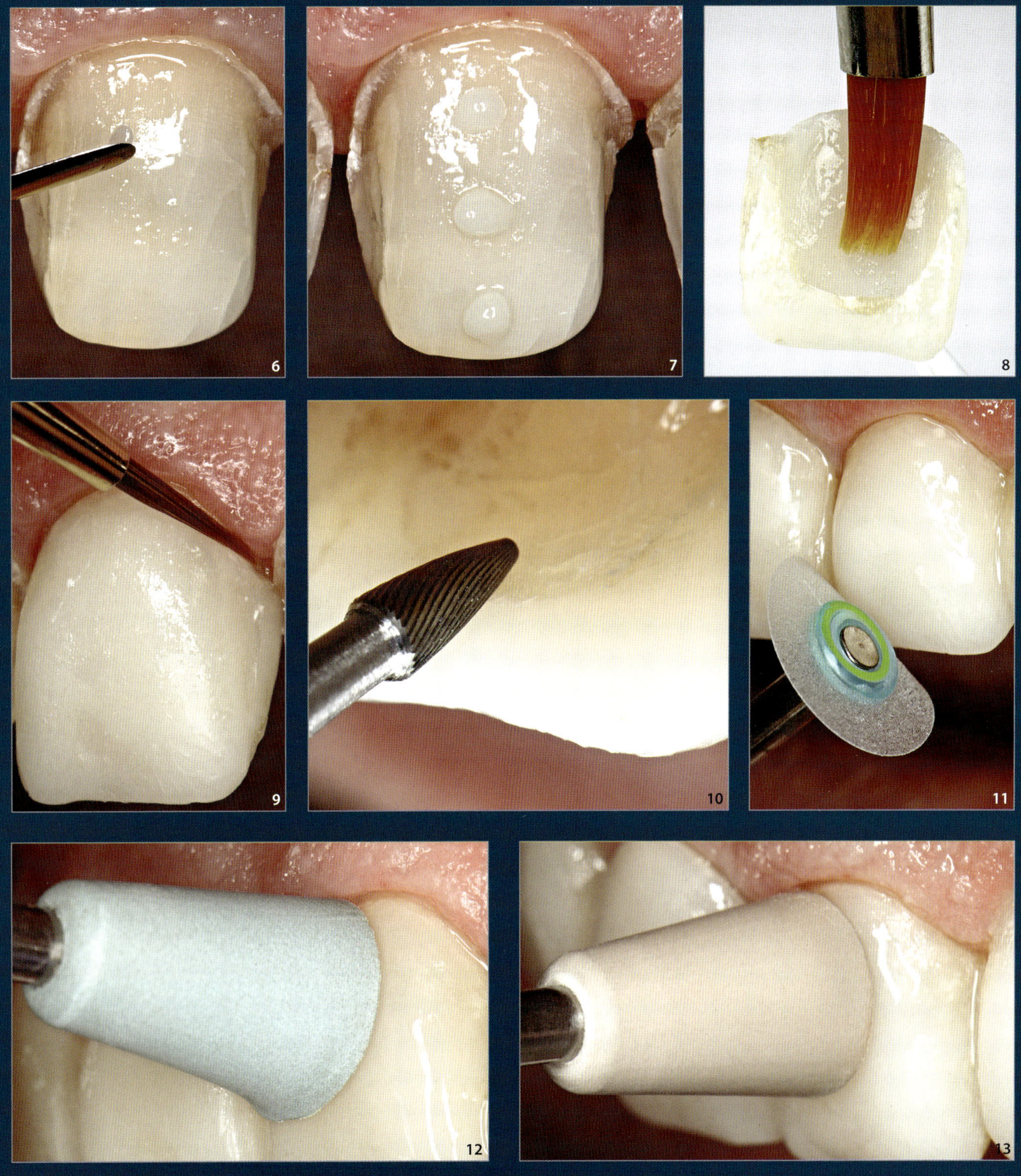

舌侧使用与舌面窝形态匹配的30刃短锥形精修车针（H274，Brassrler USA）完成精修抛光（图10）。用抛光碟（OptiDisc）对复合树脂的切缘进行修形（图11）。使用粗抛和细抛硅橡胶抛光杯对牙龈区域进行平整抛光（图12和图13）。采用粗抛和细抛硅橡胶抛光头（EVE Polisher，GC America）抛光临时贴面的唇面和

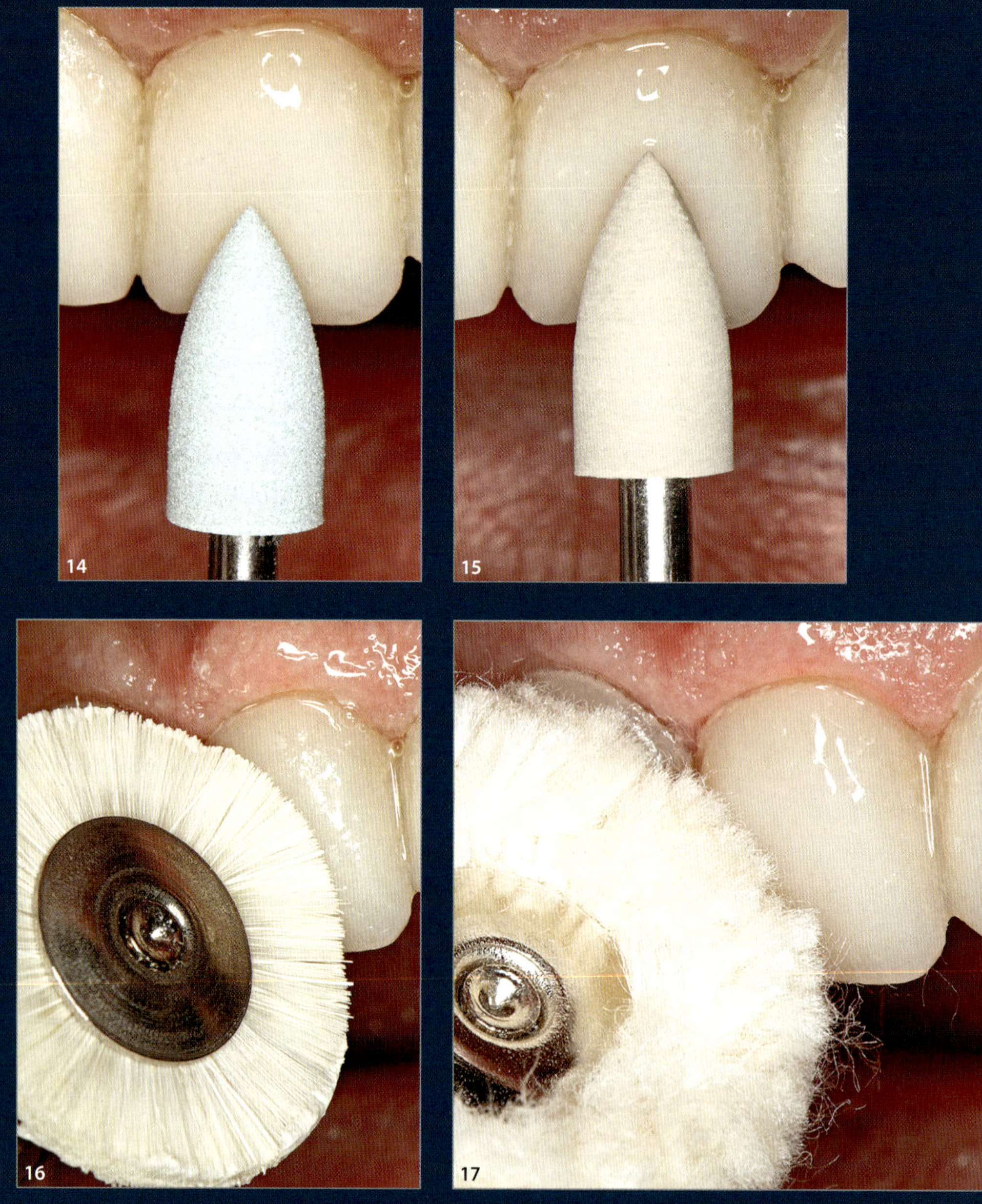

修复界面（图14和图15）。使用羊毛毡轮和人造金刚砂抛光膏抛光唇面，使其形成高光泽（图16），并使用干棉轮在常规转速下，以间断手法抛光，最终达到高光泽度（图17）。美学修复重建的一个基本原则就是最终的修复体与其周围生物结构之间建立和谐的比例（图18～图22）。牙龈唇侧缘与临时修复体之间的关系对于牙周健康和美学至关重要。根据预期的软组织轮廓设计的临时修复体，为最终的瓷贴面修复体龈缘形态的构建和长期的牙周健康的维持提供帮助与支持。

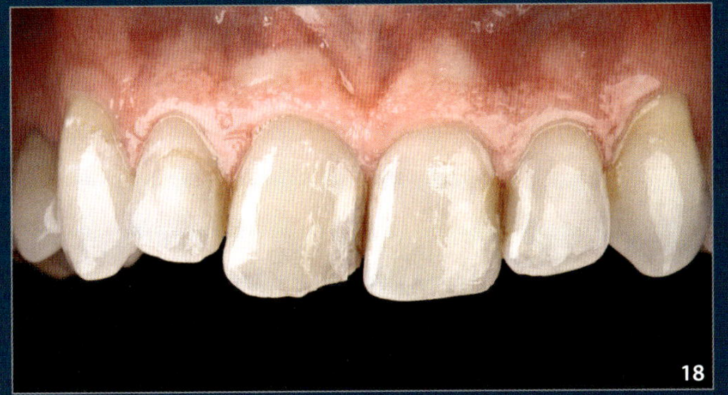
18

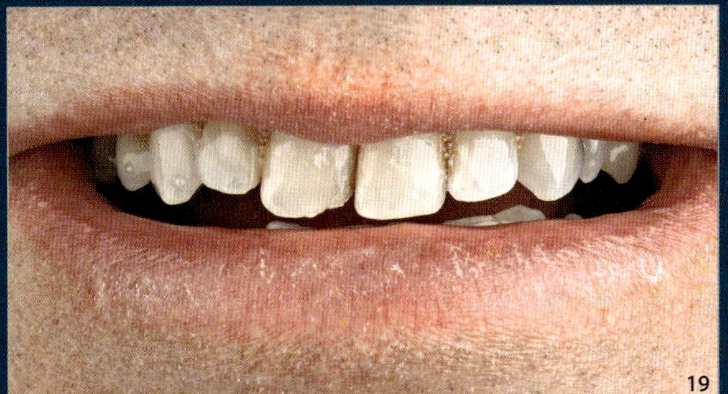
19

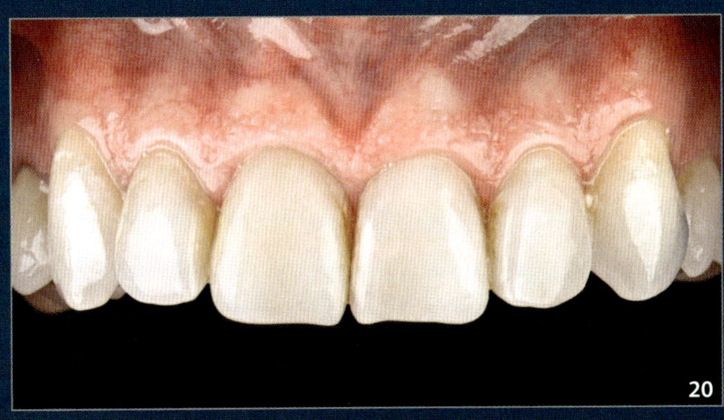
20

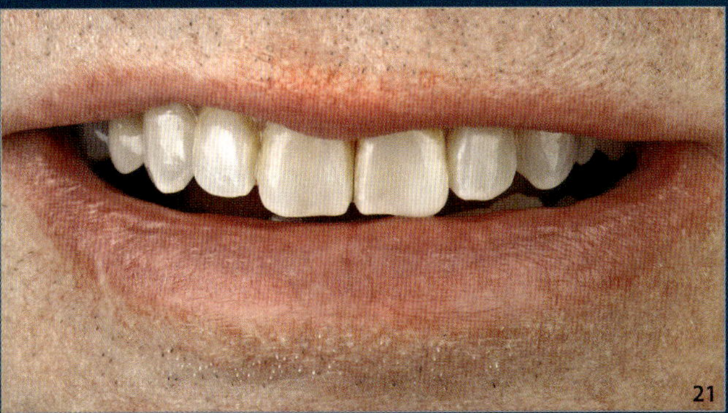
21

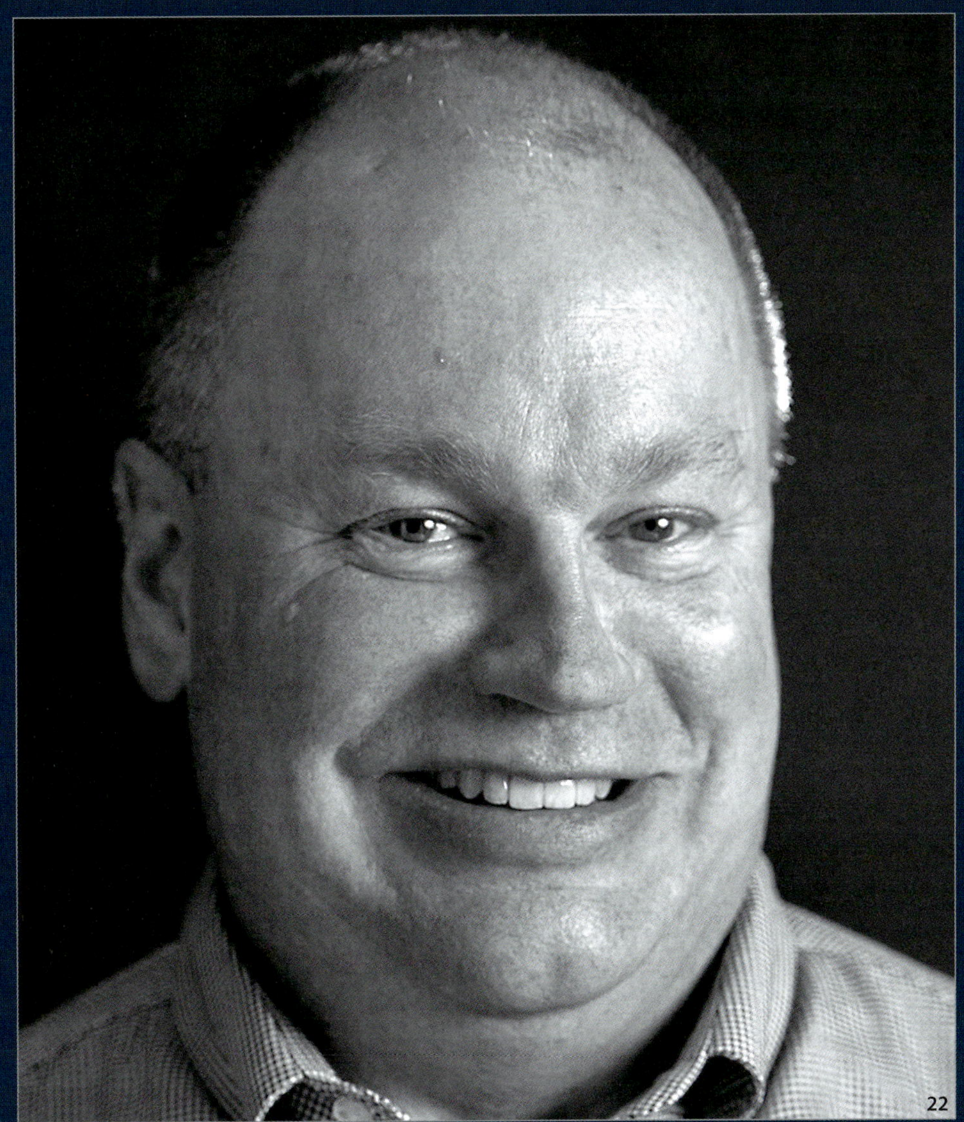
22

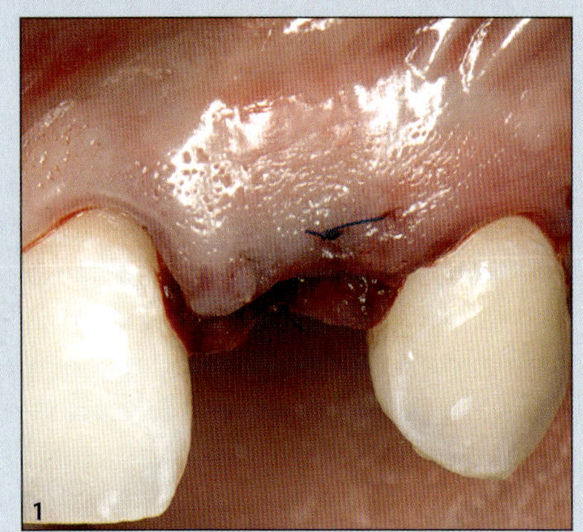
1

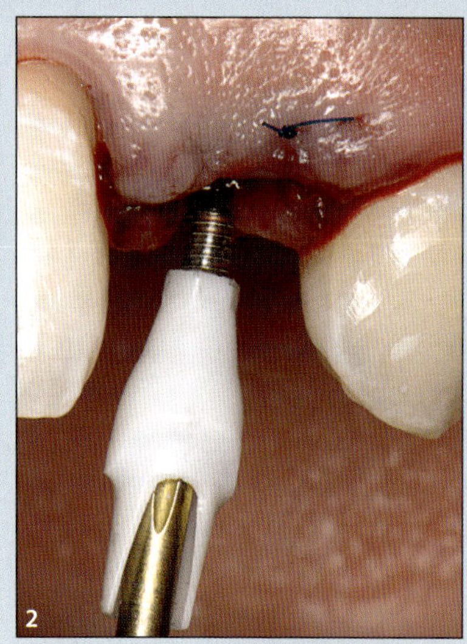
2

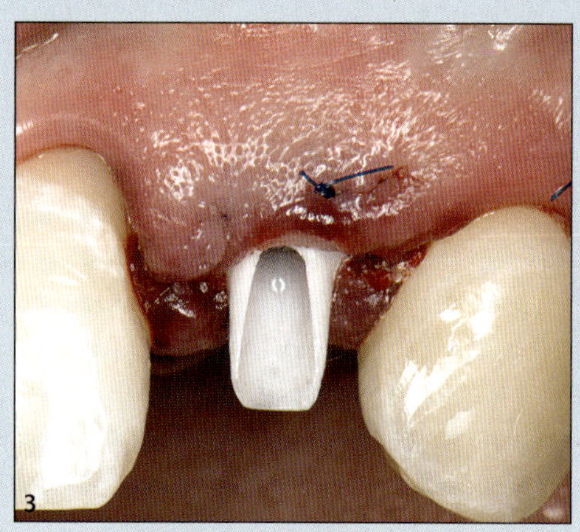
3

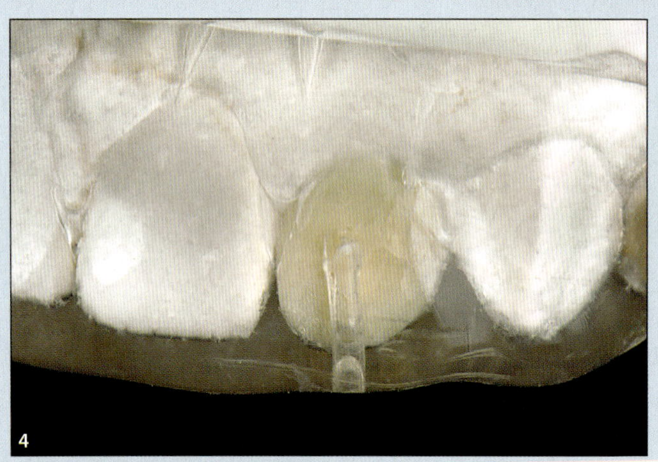
4

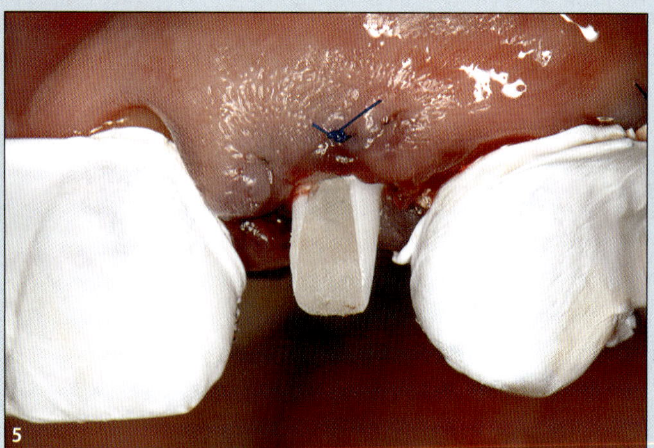
5

即刻种植后临时修复体的直接制作

图1显示了上颌前牙区种植、植骨和牙龈移植术后的即刻情况，将预制的氧化锆基台就位后插入螺丝并旋紧（图2），然后用脱脂棉和树脂改良玻璃离子封闭螺丝通道（图3）。

利用术前制作的、辅助确定最终修复体与口腔组织结构之间关系的诊断蜡型，制作临时修复体（图4）。使用无孔托盘在诊断蜡型上制作透明硅橡胶（Exaclear，GC America）导板。用锥形金刚砂车针（6847）在导板的22处开孔，使用无菌的特氟隆胶带将基台与邻牙相隔离，整个基台表面涂布甘油（图5）。将透明的硅橡胶导板置于上颌牙弓的前段，通过小孔在基台上注入遮色的A3色流动复合树脂（G-aenial Universal Flo），接着注入透明的A3色流动复合树脂（图6和图7）。使用LED光固化灯透过透明硅橡胶导板对复合树脂的殆

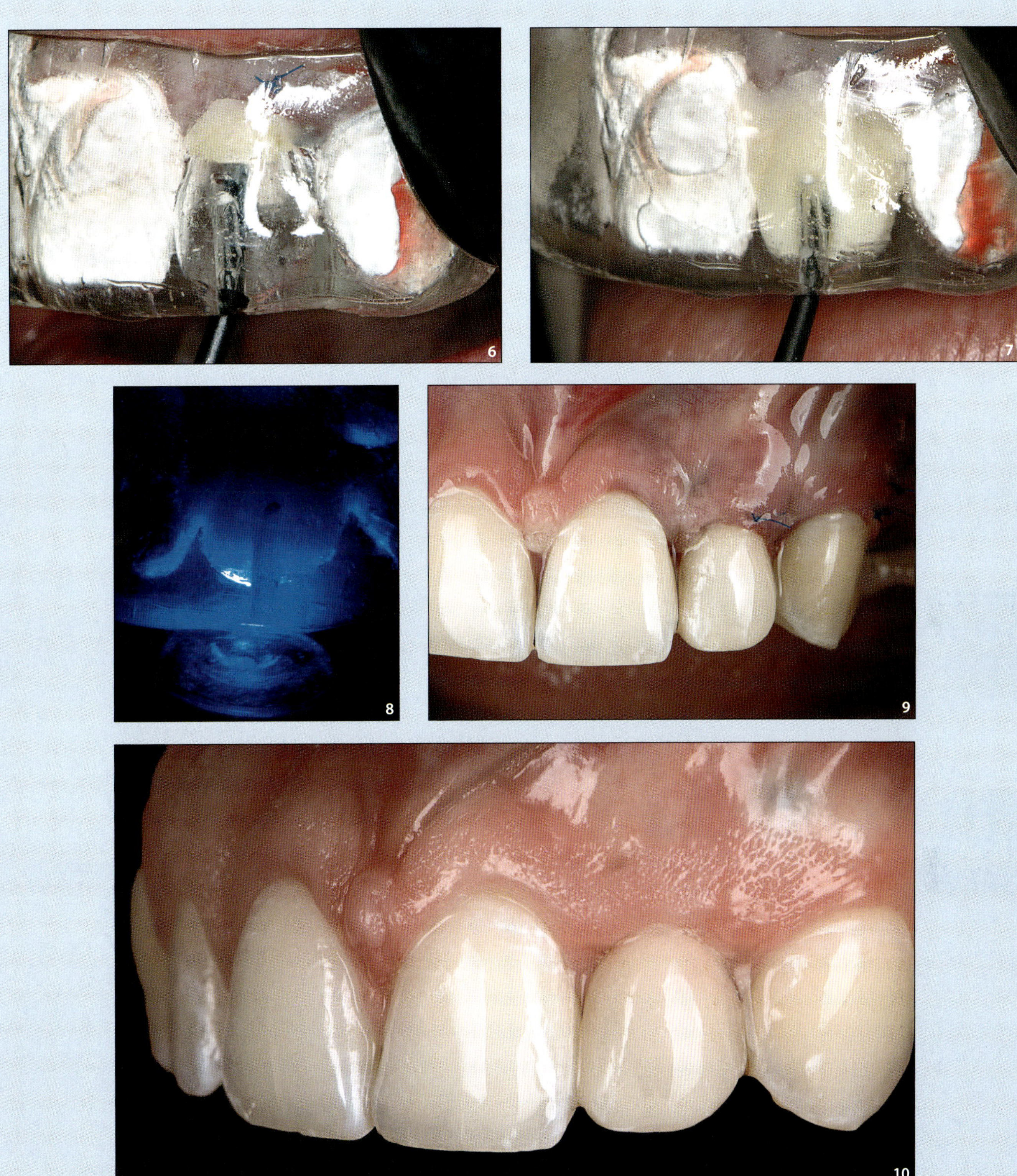

面、颊侧及舌侧进行固化，每个面光照40秒（图8）。取下临时冠，制作室抛光后，使用少量的临时水门汀（GC Fuji TEMP LT）粘固临时冠（图9）。3个月后复诊可见良好的软组织成形（图10）。

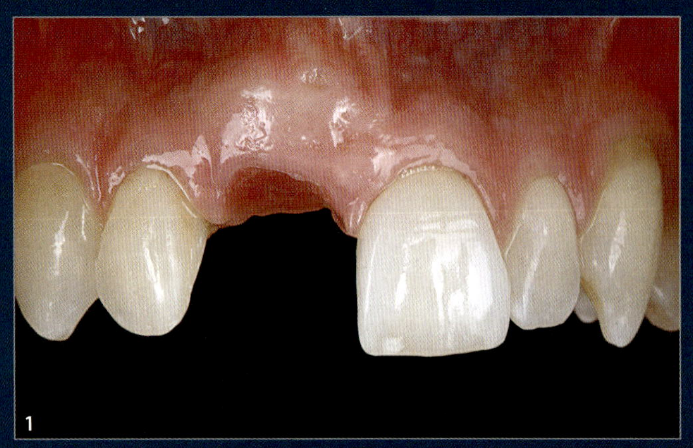
1

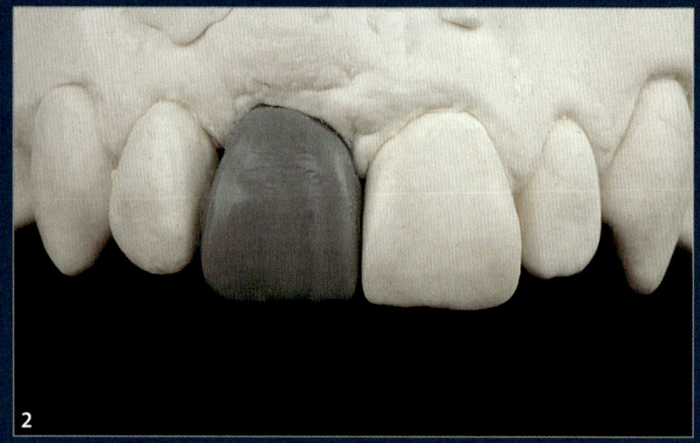
2

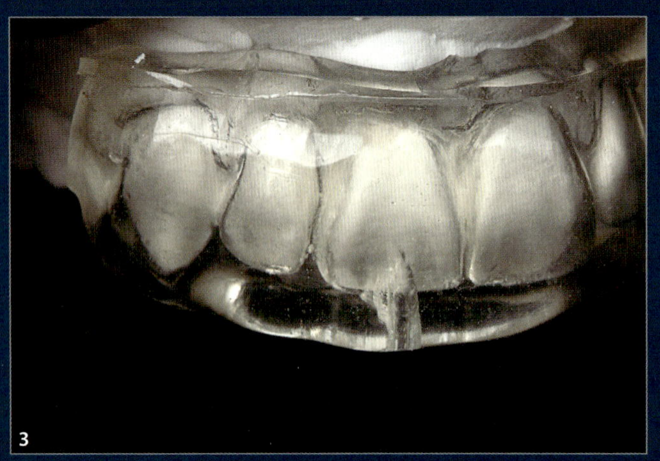
3

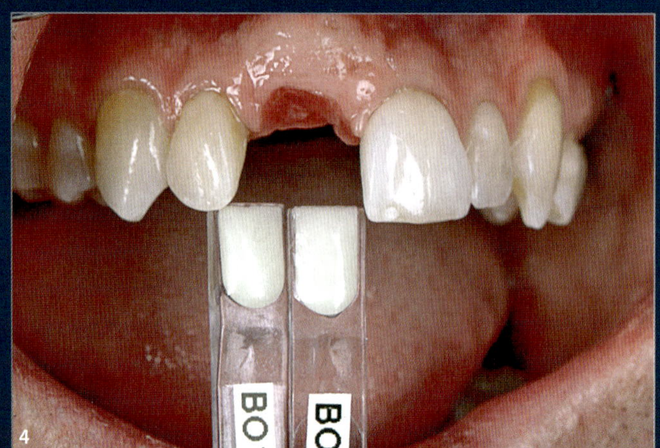
4

树脂粘接桥的直接制作

图1显示上颌前牙区术前唇面观。设计并制作诊断蜡型，用于确定牙齿位置和排列、修复体外形、生理外形和纹理、咬合功能、切端位置以及牙龈方向的参数（图2）。用透明的无孔托盘和透明PVS（Exaclear）制取诊断蜡型的印模，用锥形金刚砂车针（6847）在导板的12和21区域的舌侧开小孔（图3）。注意用喷头清洁印模和小孔的内表面，防止硅橡胶碎屑污染复合树脂材料。比色确定颜色和半透明性并拍照记录（图4）。

选择2mm宽的气体等离子涂层纤维带（Ribbond-THM），根据缺牙区大小切取适当长度的纤维带。用不含填料的光固化树脂粘接剂（D/E Resin，Bisco）涂布纤维增强带，多余的粘接剂用无棉纱布吸收，将纤维增强带置于缺牙区，通过与流体复合树脂点粘接固定于21和12的舌面（图5和图6），整个纤维增强带光固化40秒。

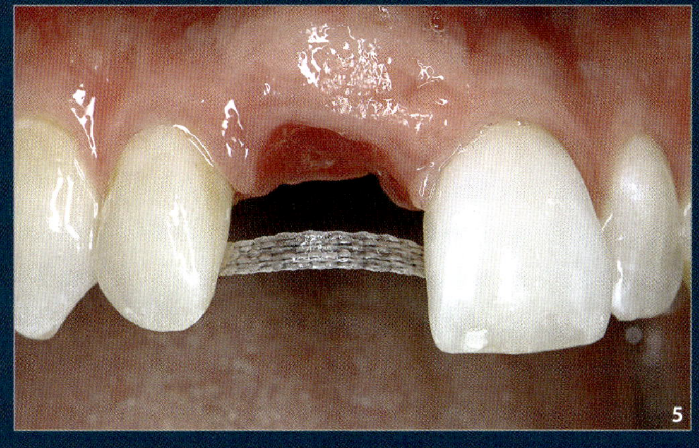
5

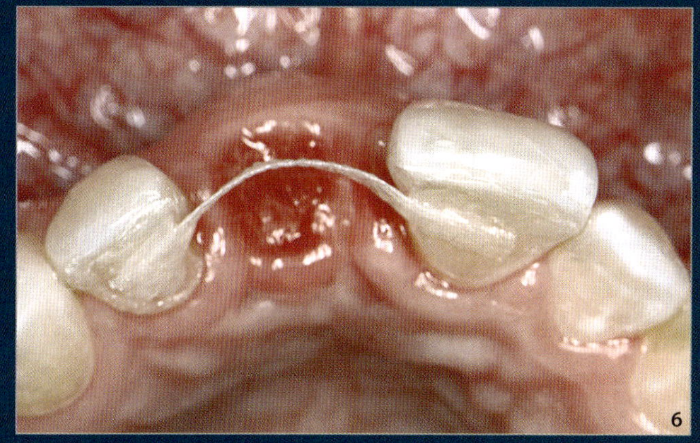
6

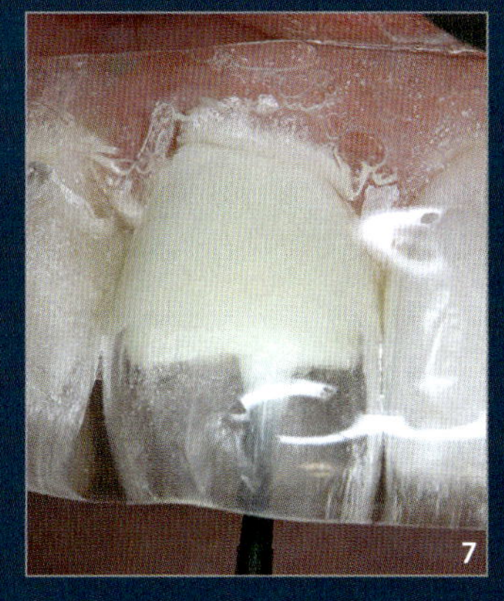
7

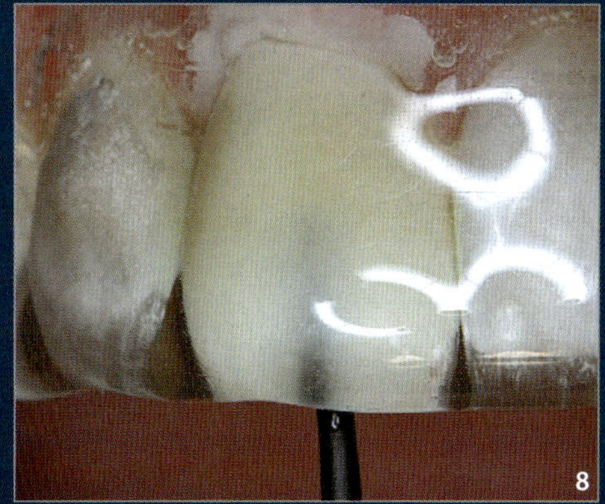
8

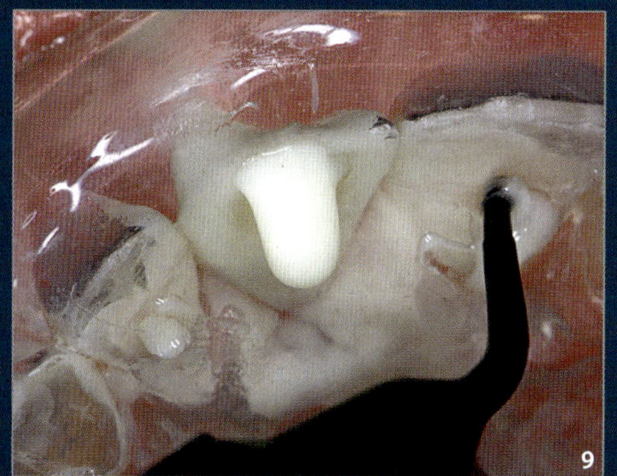
9

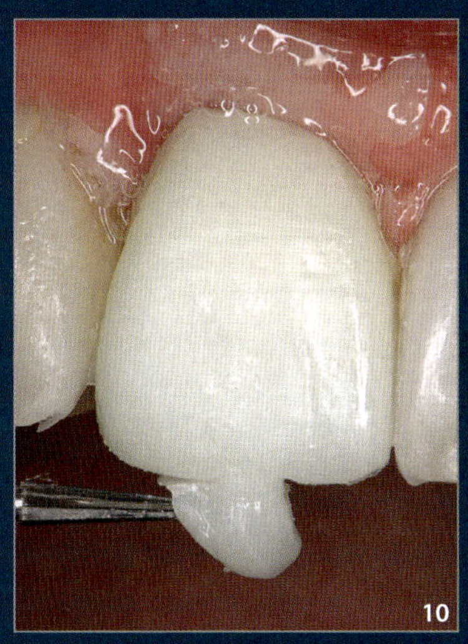
10

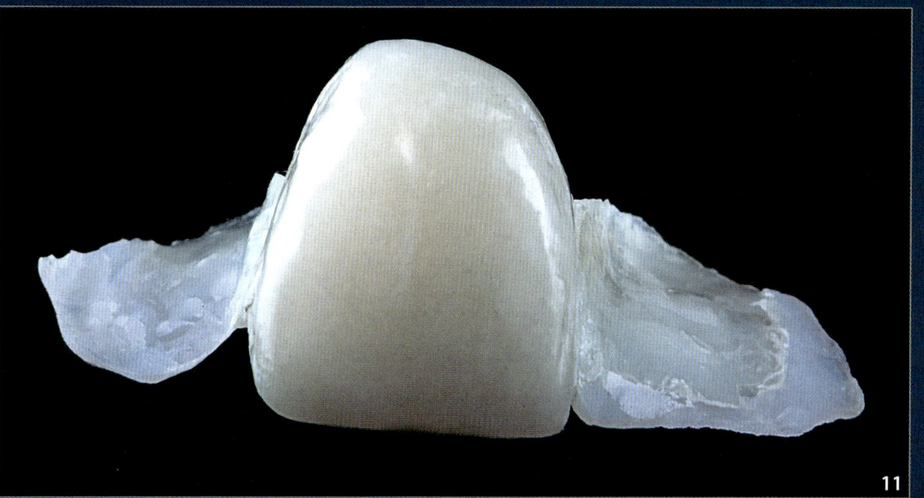
11

将透明的硅橡胶导板就位于上颌缺牙区，先将遮色的A1色流动复合树脂（G-aenial Universal Flo）通过小孔注入到各牙上，接着采用逆向注射分层技术注入B1色流动复合树脂（图7~图9）。透过透明的硅橡胶导板，对复合树脂的切端、唇侧以及舌侧分别光固化40秒。多余的复合树脂使用锥形金刚砂精修车针去除（图10）。从基牙上轻轻取下树脂粘接桥（图11），使用抛光碟对粘接桥的边缘进行精修和抛光。

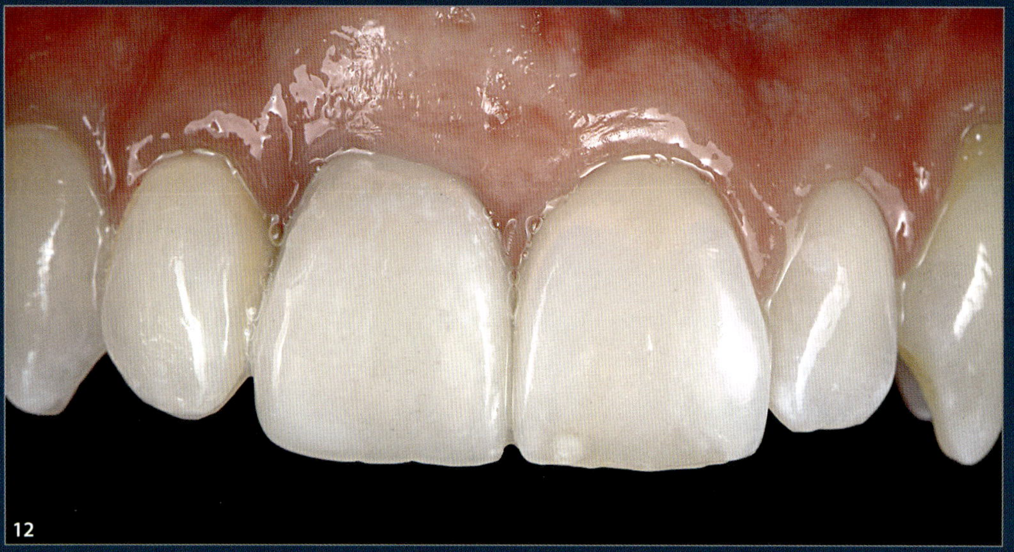
12

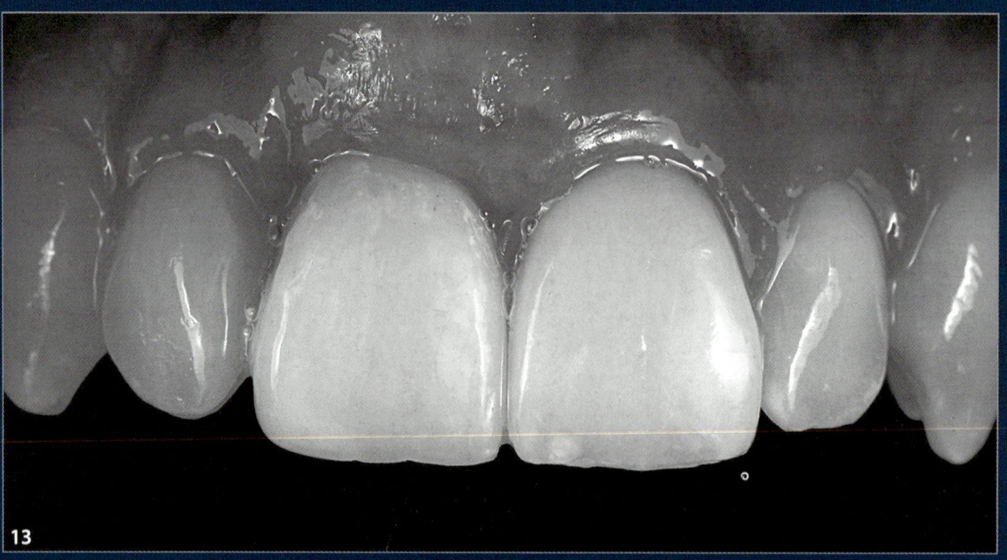
13

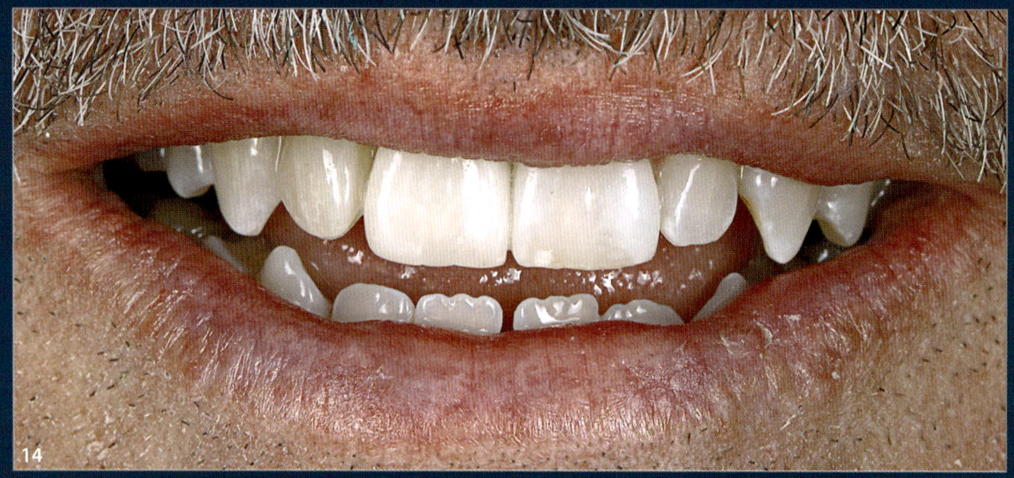
14

图12～图14为口内粘接后的纤维增强树脂粘接桥。点粘接后作为临时修复体使用，或者完全粘接后作为最终修复体使用。在本病例中，纤维增强树脂粘接桥通过流动树脂点粘接粘固到临时冠上，作为种植愈合期间的过渡性修复体。患者对于这种树脂注射技术制作的临时修复体的美学效果非常满意。

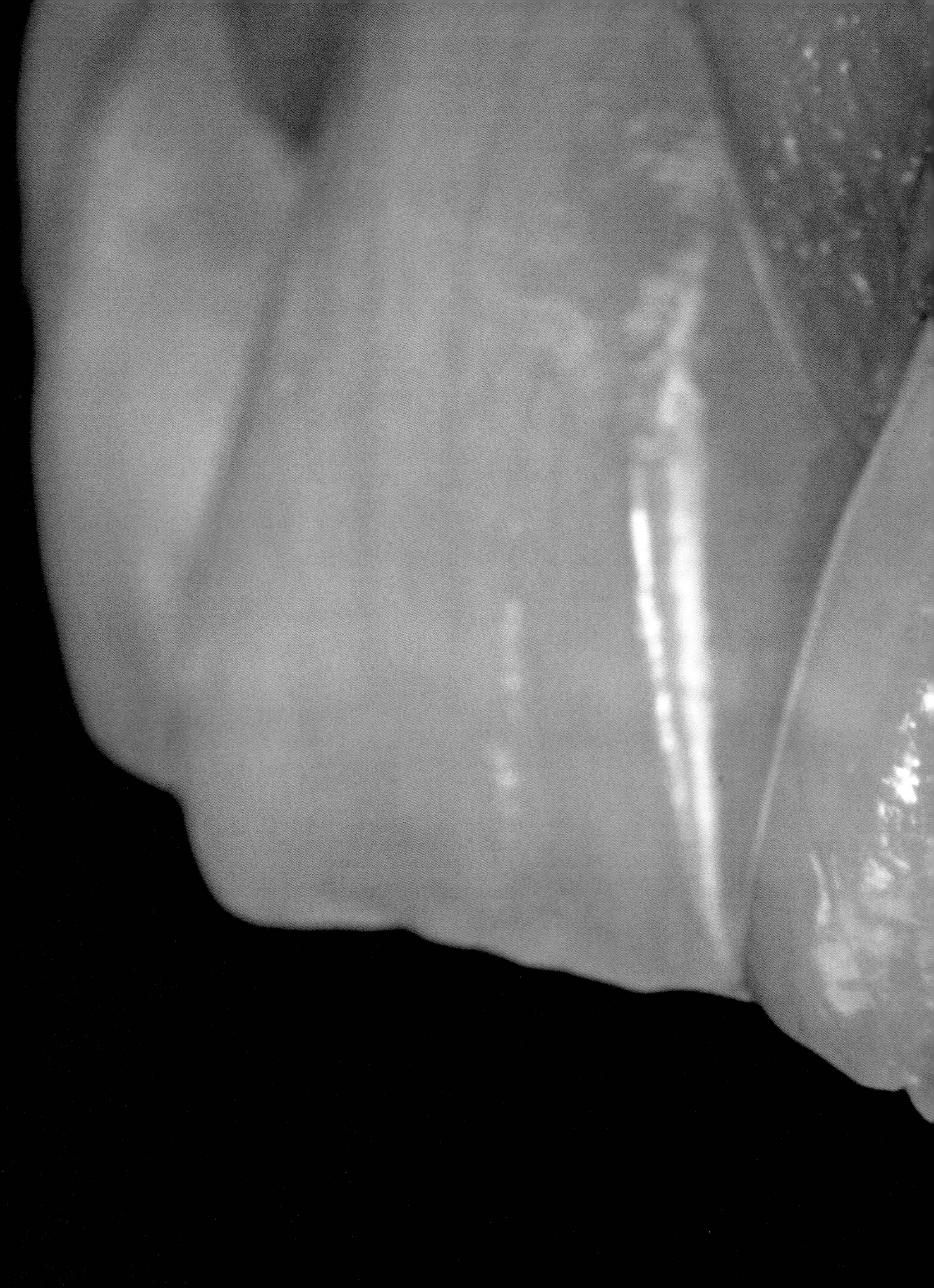

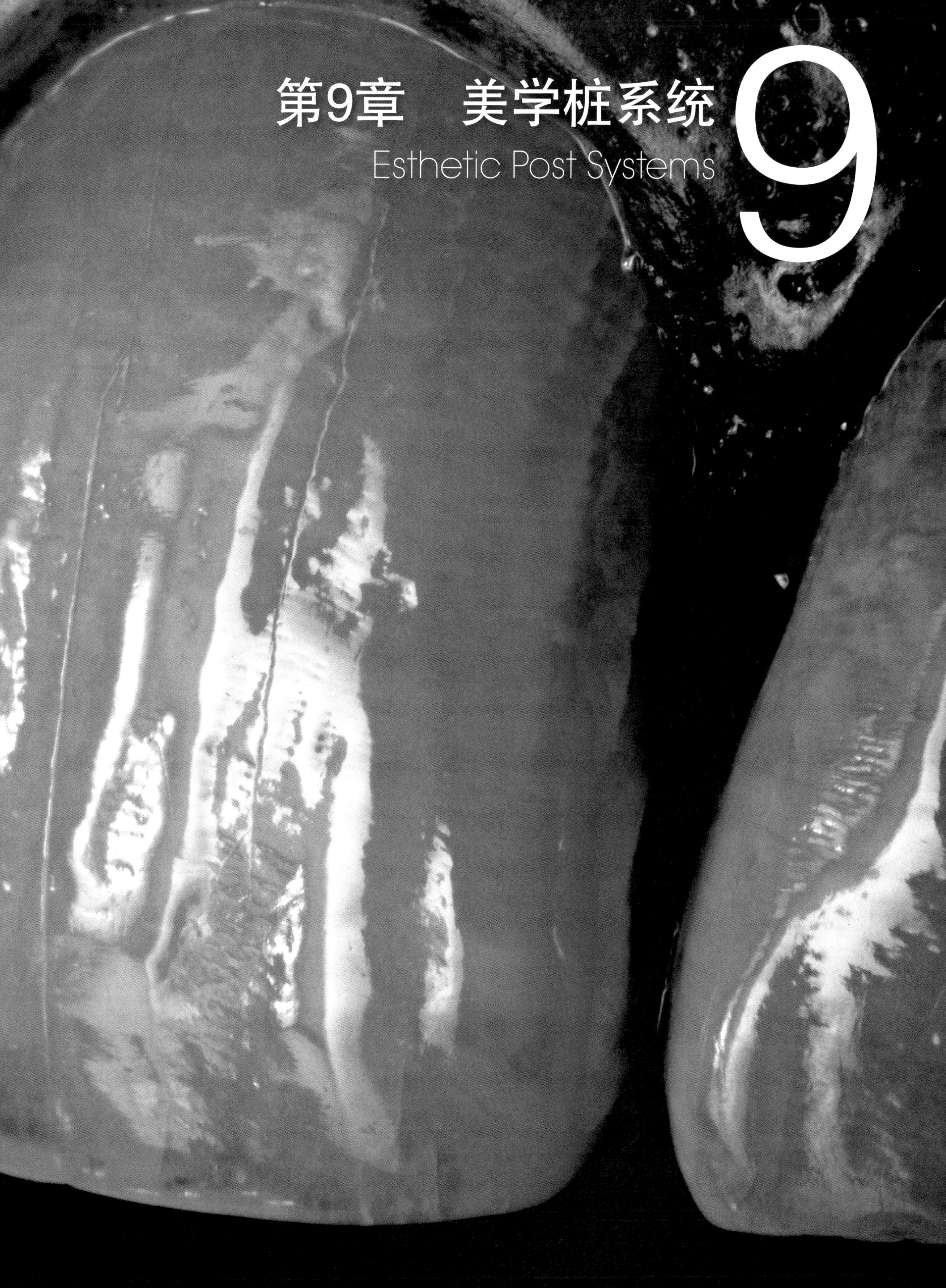

第9章 美学桩系统

Esthetic Post Systems

9

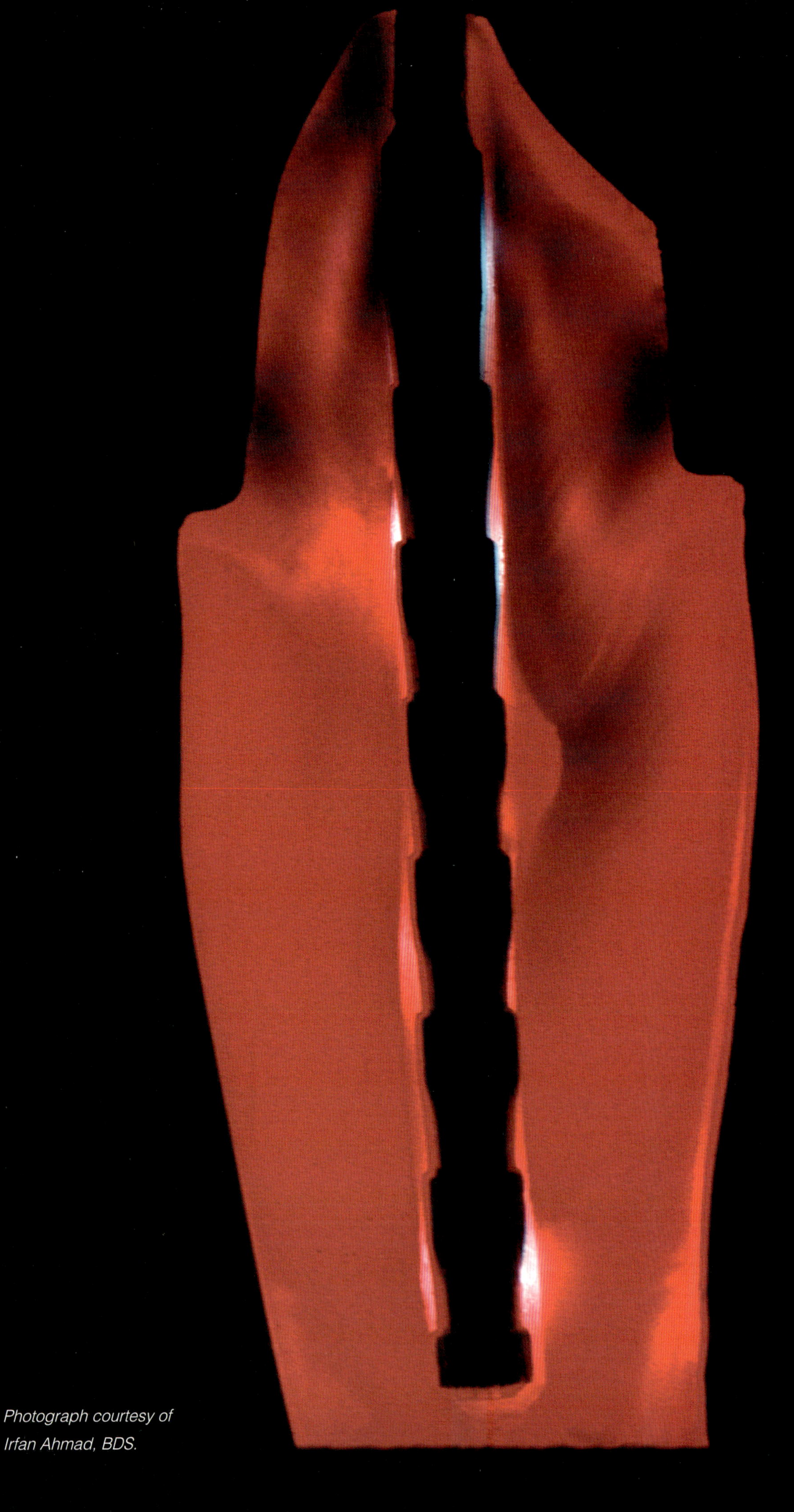

Photograph courtesy of
Irfan Ahmad, BDS.

如今，临床医生可以根据不同的根管类型、牙体修复和美学需求选择多种多样、便于使用的桩核系统。这些桩核系统和修复方式在文献中都有记载[1-9]。但没有任何一个单一的系统能够为每种临床情况提供完美的修复方案，每一种情况都需要具体情况具体分析[1]。而且，根管治疗后的牙体修复对技师和医生都带来了修复与美学上的挑战。一些临床文献记载了桩冠修复的失败病例[10-15]。研究表明，死髓牙桩核冠修复的失败率比活髓牙修复要高[10,16-17]。已经发现桩核修复失败的主要原因有：继发龋[18-19]、根管治疗失败[19]、牙周疾病[19]、桩移位[19]、粘接失败[20]、桩核分离[19]、冠核分离[19]、桩脱落[18]、核折断[17]、冠脱落[18]、桩变形[18]、桩断裂[17-18,20]、牙折[17,20]和根折[17-18,21-22]。此外，金属桩的腐蚀也是造成根折的原因[17]。

传统的个性化铸造桩核更好地适应大开口或椭圆形的根管几何形状，而且基本上仅需磨除最少量的牙体组织[23]。个性化铸造桩核较好地适应过度锥形、非圆形横截面或不规则形状的根管，且能最小地保留冠部牙体组织[1,8]。个性化铸造桩的模型可以在患者口腔中直接完成，也可以在制作室间接形成。不管采取何种方法，都需要两次预约就诊和制作室加工费用。此外，由于铸造桩采用弹性模量是天然牙本质10倍的合金铸造而成[24]，弹性模量的不相容性可能会在不太坚硬的牙根中产生应力集中，导致桩脱落或失败。此外，船力可以通过金属核传递到牙根的特定区域，产生应力集中，导致牙根折断[24]。还有从美学角度考虑，铸造金属桩可导致牙龈和牙颈部变色和形成暗影。

另一种可供选择和目前比较流行的方法是预成桩核系统，它通过其几何形状（外形和结构）和固位方法分类。按固位方式可以分为主动就位或被动就位。主动就位桩在插入过程中接触牙本质壁，而被动就位桩不与牙本质接触，仅靠粘接剂粘接固位[23,26]。常见桩的外形和表面形态有锯齿锥形、光滑锥形、螺纹锥形、锯齿柱形、光滑柱形和螺纹柱形。虽然主动就位桩或螺纹桩比被动就位桩的固位性好，但主动就位桩在放入过程中会产生较高的应力，并且在施加船力时更易导致根折[27]。被动预成桩中固位力最强的是锯齿柱形桩，光滑锥形桩的固位力最差[28]。

传统的预成金属桩是由铂-金-钯合金、黄铜、镍铬（不锈钢）、纯钛、钛合金和铬合金材料制作而成[18,28]。虽然不锈钢强度较高，但镍可能对机体产生不利组织反应推动了钛合金的使用[29-30]。此外，过强刚度（弹性模量）[31-33]和较多金属桩腐蚀[28]导致的根折因素已经引起了人们对其使用的关注。同时，预成金属桩也会对美观产生负面影响。

非金属预成桩是金属预成桩的替代品，包括陶瓷（白色氧化锆）桩、碳纤维桩和纤维增强树脂桩。氧化锆桩具有较好的挠曲强度、生物相容性和耐腐蚀性[34]。然而，这种材料很难用金刚砂车针从内部分开，从根管中取出进行再治疗[18]。碳纤维桩由环氧树脂固定在一起的单向碳纤维和陶瓷组成，具有较高强度和柔韧性，能从预备根管中取出，易于再治疗。但是，其黑色将会对全瓷冠修复的最终美学效果产生负面影响[29]。与传统碳纤维桩设计相同的下一代牙色桩的新进展可能会改善这种美学挑战。制作纤维增强树脂桩系统有两种方法：一种是使用预成桩，另一种是直接成型技术（见后续章节“直接纤维增强桩核系统”）。

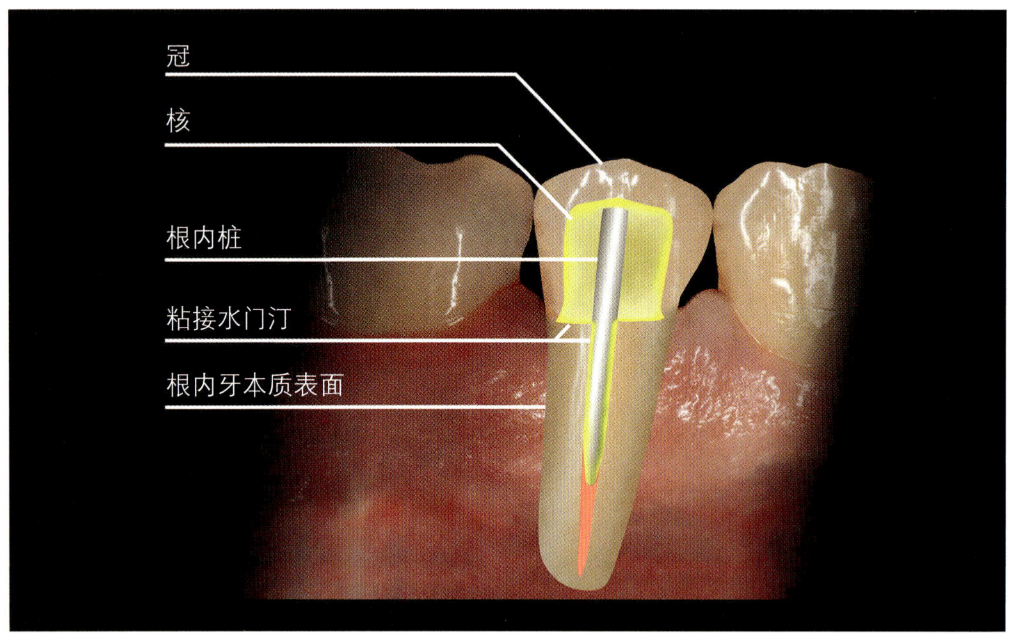

修复材料选择的考量

临床医生仍在继续寻求功能和美学上最为成功的桩冠系统，但目前可选的修复材料及技术可能难以实现。虽然没有哪种系统可以为每种临床情况提供理想的修复方案，但了解基本的设计标准和各个桩核系统的组成将会为临床医生更为恰当地选择保留牙体组织相适应的修复材料与方法，从而达到预期的效果。系统的定义是各个组件协同工作，以实现总体目标的一个整体[23]。针对特定临床情况选择合适的桩核系统需要对不同系统的组成和表面进行评估[35-36]。直接成型的纤维增强复合树脂桩系统包括根部牙本质表面、根管内桩、核、粘接剂和牙冠[37]。该系统可以从4个区域进行分析：根内表面（牙本质表面）、桩–牙本质界面、核内部和冠内部。为了成功地修复根管治疗后的牙齿，我们必须了解这些界面与各种修复材料发生接触时的差异与复杂关系[24]。每个失败的案例都为我们提供了可以在后续桩、核、冠系统修复中使用的设计依据。因此，在牙体修复重建时，使用任何桩、核、冠都应该遵守下列设计原则。对采用这些设计原则的直接纤维增强树脂桩系统进行了评估。

最大的桩固位力及核稳定性

脱落和牙折是导致桩核修复失败的原因。核的稳定与桩的固位对于防止根管治疗后牙体修复失败十分重要[11,18,20,22,33,38-42]。理想的桩系统应替代失去的牙体结构，同时为核提供足够的固位与支持。保证修复体固位，并在行使功能和副功能时传递殆力，避免根折。纤维增强复合树脂桩利用其内部解剖形态、表面结构和不规则度来增加粘接界面。这反过来可以增加剩余根部牙本质结构的完整性，并且在牙本质崩解时增加桩核的固位力及对脱位的抵抗力[22,24,43]，同时降低沿粘接界面分布的功能性应力。

牙体组织的保留

传统的铸造桩系统和预成桩系统通常都需要预备根管来获得就位方向及适应根管形态。在牙髓治疗中或之后的髓腔生物机械预备过程中，桩–髓腔通道的扩大会磨除牙本质以便进入根管内部。一定数量牙本质的减少使牙齿变得脆弱，并可能导致水平或垂直方向的根折[38]。复合树脂材料和粘接技术的改进产生了更为保守的设计理念。直接纤维增强树脂桩系统的其中一个应用就是可以保留根管结构，可用于不规则形状根管的修复。这是由于该系统利用了边缘和表面的不规则度增加粘接面积，因此不需要共同的就位方向，且仅需少量的牙体预备。牙本质的保留降低了患牙在功能状态或外伤时的牙折风险[44]。

内部适合性

传统的粘接剂（例如，氧化磷酸锌），仅充填修复界面之间的空隙，不会黏附在任何一个界面上[24]。而双重固化的粘接剂可能在纤维增强树脂桩和牙本质之间同时形成了物理吸附力与潜在的化学作用力，从而增强了粘接界面的连续性。在粘接系统和增强材料之间使用的复合树脂水门汀，由于其较低的黏度，使牙本质粘接剂之间的接触更加紧密，从而增强了桩核的根内形态适合性[45]。低弹性模量复合材料还起到了弹性缓冲的作用，可通过流动来补偿聚合收缩的应力，从而最大限度地减少微小间隙形成，降低微渗漏[46]。如果弹性模量较低，复合树脂材料将延展开以适应牙体的固有弹性模量。

此外，低黏度的树脂水门汀可以提高润湿能力，从而获得更充分的界面内部适合性，减少可能导致脆弱表面和微渗漏的空腔形成[47]。因此，使用树脂粘接水门汀来充填并加强根管壁，实际上增强了牙根并支撑了牙体–修复体复合体[20,48]。

最佳美学

当美学成为首要关注的问题时，选择合适的修复材料就成了一个重要的考虑因素。传统预成金属桩的透光性能与天然牙不同。入射光完全被金属桩遮挡，形成龈下的特征阴影区域[49]。在使用全瓷修复体时，金属桩的颜色和不透明性可能会导致牙颈部和牙龈变色及形成暗影[25,50]。

复合树脂的二次光学特性（例如，半透明、不透明、乳光色、彩虹色和荧光色）使光在透过天然牙体和修复材料时基于羟基磷灰石晶体、牙釉质和牙本质小管的光学密度进行反射、折射、吸收和透射[51]。因此，在创造与周围牙列最佳的和谐美的过程中，修复材料能够直接影响最终修复效果。

抵抗破坏性根折

根折是桩核系统失败的另一原因[17-18]。根管治疗后牙体修复的首要目标是设计可以均匀分散咬合应力的修复体，便于在咬合应力或牙创伤导致修复失败时，对牙体组织起到保存作用。传统铸造桩的弹性模量是天然牙本质弹性模量的10倍[24]。这种潜在的不相容性会在不太坚硬的牙根中产生应力集中，导致桩脱落或失败。此外，殆力通过金属桩核的传递将应力集中在牙根特定区域，导致根折[24]。纤维增强复合树脂桩的根折发生率可忽略不计。研究表明，牙本质粘接树脂桩核修复体对折断的抵抗力明显低于水门汀粘接的个性化铸造桩核，每一例牙本质粘接的树脂桩核都在根折之前就已经发生断裂[52]。

结构设计中还需关注的是直接纤维增强复合树脂桩材料的可回收性。与全瓷桩核系统不同，树脂材料很容易被金刚砂车针磨开，从根管中取出进行再治疗。

无腐蚀性

在口腔环境中，贵金属和非贵金属的结合可能会产生电化学反应（例如，金属腐蚀）。这可能导致这些材料的破坏和分解，也可能导致生物宿主环境和释放的腐蚀产物之间发生相互作用[53]。传统的预成桩是金属合金制成的，根折发生的原因可能是由于汞合金核与桩中的不锈钢或黄铜间发生电流活动而产生腐蚀产物造成的[17,28]。桩核结构设计中，使用纤维增强复合树脂系统的另一些优点是对腐蚀的抵抗以及修复材料的生物相容性。

抗旋能力

桩可能受到来自咬合的旋转力量。可以通过在桩道内部最冠方开槽或者在桩道旁边预备圆钝的凹痕来对抗旋转力。桩核预备的设计通过防止冠的扭转来影响冠的稳定性。桩核复合体的抗扭转能力要求在健康的牙体组织上预备2mm环形牙本质肩领[29,52-56]。临床研究证明了这种牙颈部“肩领”对根管治疗后的牙修复体形成机械抵抗力具有重要作用[57-60]。

弹性模量接近根部牙本质

弹性模量的定义为修复材料在弹性范围内的相对刚度[61]，同时也被描述为在小应变水平下修复体中单向应力与应变之比[62]。在桩核系统中，理想的修复设计要求该系统的弹性模量与牙本质的弹性模量相似[27]。如前文所述，传统金属桩具有较高的弹性模量[63]，而纤维增强桩核系统具有与牙本质相似的弹性模量。天然牙体硬组织有一定的弹性模量范围，而添加具有不同弹性模量的修复材料会影响牙体-修复体复合体的总体刚度，导致界面应力的产生。这种由弹性模量的差异或不匹配引起的界面应力可能会在修复材料中导致热收缩、机械压力或者收缩形变[61-62]。直接纤维增强复合树脂桩系统具有多种优势，能够耐受聚合收缩与粘接力之间复杂的机制。因为粘接剂和树脂水门汀的弹性模量较低，复合材料将延展开以适应牙体的弹性模量。因此，树脂桩的内层可以通过弹性延展来补偿复合材料的聚合收缩应力[64-65]。这些因素会减少应力集中，并将应力分散到剩余的牙本质上，减少桩脱落或根折的可能性，因此提高了牙体-修复体复合体的临床成功率[24]。

弯曲和拉伸强度接近根部结构

桩核系统修复体的设计和材料的选择都会影响根管治疗后的牙体抗折性能[11,66]。桩系统的突出特点为具有与牙体组织相似的生物力学特性[66-67]。金属桩是各向同性的，这说明它们具有相同的结构，其性质从所有方向测量（导电性、力传递速度等）都相同。相比之下，纤维增强复合材料是各向异性的，这说明它的特性根据测量方向的不同而变化。纤维增强复合材料的机械性能取决于载荷方向和材料结构。各向异性的纤维增强复合材料的疲劳与各向同性材料不同。在各向同性材料进行疲劳负载实验时，一旦裂纹产生，就会迅速扩散，导致材料的突然破坏。各向异性材料的微观结构会影响复合材料的疲劳负载与破坏过程。这些过程较为复杂，包括基体开裂、分层、界面脱粘接、纤维弯曲或断裂，或者是以上情况的组合[68]。

用于直接纤维增强复合树脂桩中的增强材料是由低温离子气体处理过的聚乙烯纤维构成。这些增强纤维通过增加弯曲和拉伸强度来增强牙体-修复体复合体的机械性能[34]。不同的制造商使用不同类型的纤维编织方式，这可以影响纤维的强度、稳定性和耐久性。横向交叉编织方式比平纹编织更能抵抗张力下的移位和滑动，并且能通过阻止树脂基质内的微裂纹聚集成裂纹，来避免修复体的断裂。这种复合增强纤维网络能够吸收施加在牙体-修复体复合体内部的应力，并将应力沿剩余根部牙体组织的长轴重新分散来转移应力，避免根折的风险[22,24,69]。

所有界面上的连续粘接

如前文关于内部适应讨论中所述，传统的粘接水门汀（例如，氧化磷酸锌），仅充填在修复界面之间的空隙中，不会附着在任一界面上[24]。纤维增强复合树脂桩系统则提供了在所有界面上的连续粘接，从而提高了抗疲劳和抗断裂的能力，增强了固位力，同时减少了微渗漏和细菌渗透的发生。这种直接纤维增强复合树脂系统中5种成分（根部牙本质表面、粘接水门汀、桩、核和冠）之间的粘接整合，为根内修复提供了结构完整性[22,43]。

目前，为了替代缺失牙体组织，对临床使用方便的桩核系统的需求日益增加，这种需求为临床医生提供了过多的、简化了的“一次就诊”的桩核修复选择[70]。然而，基于前述的诸多设计考虑，要为桩核修复程序获得理想的结果，在选择修复材料和技术时，临床医生具有一些不确定性就是可以理解的了。尽管寻找理想材料来修复缺失牙体组织一直是现代牙科研究的重点[71]，但对于许多临床程序，仍有许多不同的桩核技术可供临床医生选择，而每种临床情况都应该单独评估[1]。根据临床研究协会（Clinical Research Associates）的调查，纤维增强桩系统较预成金属桩系统性能更优越[72]。在过去的几年中，临床的趋势已经从个性化金属铸造桩核向预成金属桩核及复合树脂桩核转变。而最近则明显出现了使用纤维增强复合树脂桩及树脂堆塑的核[56,73–74]。预成复合树脂桩系统正在取代预成金属桩系统。因为粘接后，树脂桩增加了牙体–修复体粘接界面的强度。因此，纤维增强桩核在粘接后具有更大的优势。纤维增强复合桩系统在粘接后具有与牙本质相似的弹性模量，而金属桩的弹性模量明显更高[24]。

直接纤维增强桩核系统

这种复合树脂桩核系统具有以下优点：一次完成、不需要加工费用、无腐蚀性、根折发生率可忽略不计、无创伤回收和形成微缩合界面增加固位力。它还可以保存牙体组织，也具有与牙体组织相似的生物力学性能，同时对美学无负面影响。这项技术的缺点包括技术敏感性、粘接要求高和需要维持一定材料库存。

直接纤维增强桩系统的制造方法有两种，一种是使用聚乙烯编织增强纤维，另一种是预成纤维增强材料复合桩。预成的纤维增强树脂桩可随着牙体结构弯曲，如果需要进行再治疗时易于去除，对美学没有负面影响。但是，预成桩对根管壁的匹配对于修复体的固位很重要。在有些病例中，选择特定的纤维桩时必须扩大根管，为了获得最佳的匹配，需要磨除更多牙体组织。因此，预成桩核在小的圆形根管中能达到最佳功能，具有最佳的适应性和功能[8]。然而，由于许多根管形态不规则、匹配不合适、需要更厚的粘接树脂材料，因此不适合使用预成系统。这种情况下，可以在不规则根管中使用直接纤维增强树脂系统中的可粘接增强纤维（Ribbond-THM，Ribbond；Construct，Kerr / Sybron）。

直接纤维增强树脂桩核系统包括如下组成部分：

- 桩
- 粘接树脂
- 粘接剂
- 核

注9-1 粘接性桩系统的设计原则

最大的桩固位性和核稳定性[11,18,20,22,33,38-42]

增加根管冠部形态的偏心程度，桩核复合体可获得固有的抗旋性[15,41-42]

最低限度地磨除牙体组织[22,33,41-42]

根管内部形态适合性[22,41-42]

最佳美学[41-42]

抵抗破坏性根折[33,41-42]

无腐蚀性[15,21,41-42,53]

桩的弹性模量与根部牙本质接近，使应力沿桩的长轴方向均匀分布[27,41-42,61-63]

修复材料的弯曲和拉伸强度与根部结构接近[41-42,61]

在所有界面上连续粘接的系统，可提高对疲劳和折裂的抵抗力，增加固位力，减少微渗漏和细菌侵入[24,41-42]

纤维增强桩核系统的第一个组分是桩材料，它使用的是可粘接的增强纤维（例如，Ribbond-THM；Construct）或预成纤维增强复合桩（例如，D. T. Light-Post，Bisco；ParaPost Fiber White，Coltene/Whaledent；FRC Postec Plus，Ivoclar Vivadent；Rebilda Post，VOCO；GC Fiber Post，GC America；EndoSequence Fiber Post，Brasseler USA），两者根据形状和组成进行分类。这些增强材料通过增加抗弯曲强度和抗拉伸强度来加强牙体-修复体复合体的机械性能[34]。

该系统的第二个组分是粘接剂，粘接剂可减少不必要的牙本质-树脂界面间收缩间隙，减少或消除微渗漏和细菌在牙根冠方的入侵[24]。

该系统的第三个组分是双重固化粘接剂（例如，Variolink II，Ivoclar Vivadent；NX3 Nexus，Kerr/Sybron；Duo-Link，Bisco），它与桩材料和牙本质具有物理吸附力与潜在的化学作用力，能增强粘接界面的连续性。使用树脂粘固水门汀和加固根管壁实际上会增强牙根，并支持牙体-修复体复合体[20,48]。最后一个组分是双重固化的复合树脂核（例如，Bis-Core，Bisco；Core-Restore 2，Kerr/Sybron；LuxaCore Smartmix Dual，Zenith/DMG）；牙色树脂核材料的选择对全瓷或复合树脂材料修复体都有显著的美学影响。此外，在核上预备一个2mm高的环形肩领将为根管治疗后的牙体-修复体复合体提供机械抵抗力[29,41,43,54-56]（注9-1）。

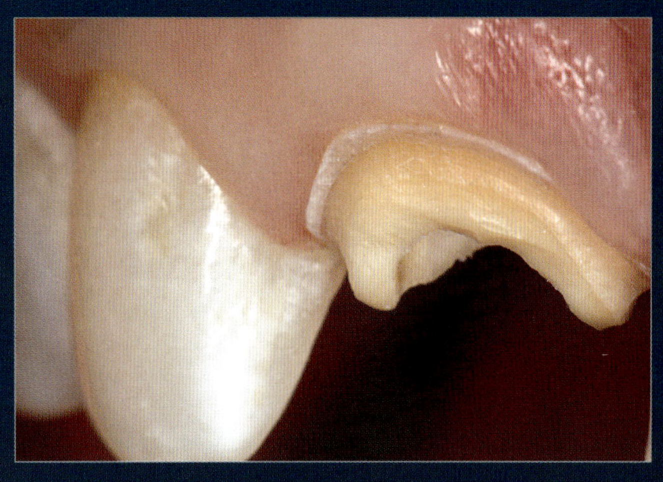

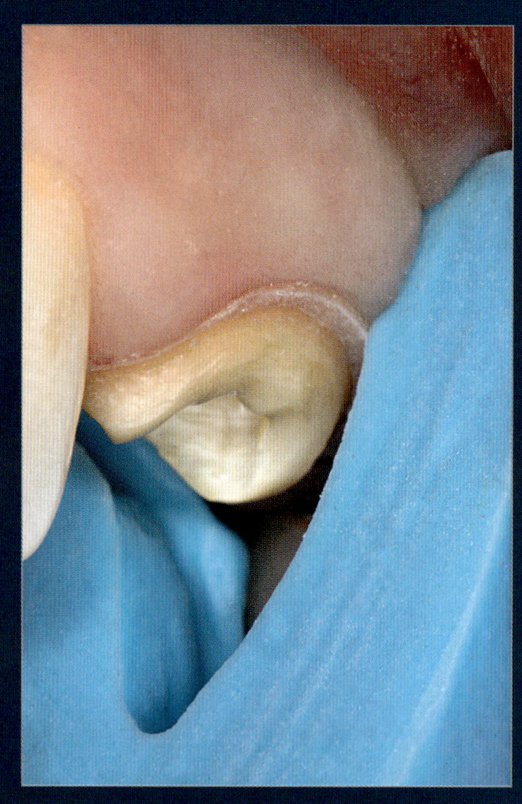

形成箍效应

脱位和牙折是导致桩核修复失败的原因。核的稳定与桩的固位对于防止根管治疗后患牙修复失败十分重要。理想的桩系统应替代丧失的牙体组织，同时为核提供足够的固位与支持，保证修复体固位，并在行使功能和副功能时传递殆力，避免根折。冠的稳定性则受根管治疗后牙体形态预备的影响。在牙体预备时保存牙体组织对避免治疗后患牙的粘接剂–釉质连接界面应力集中和提供对牙折的抵抗力很重要。完成后的牙冠预备体应该有一个颈圈设计，能够包裹住根管治疗后的牙体结构。这种颈部肩领效应为牙冠提供了抗旋转的稳定性。临床研究已经证明了这种颈部环绕的肩领结构对根管治疗后患牙修复体的机械抵抗力和固位性都非常重要[42]。基本指导原则是在健康的牙体组织进行1～2mm的预备。在牙体组织上预备肩台和在核上进行轴向预备将会导致牙本质肩领设计不足。如果没有足够的健康牙体组织，需要通过冠延长和/或正畸牵引来获得该空间。

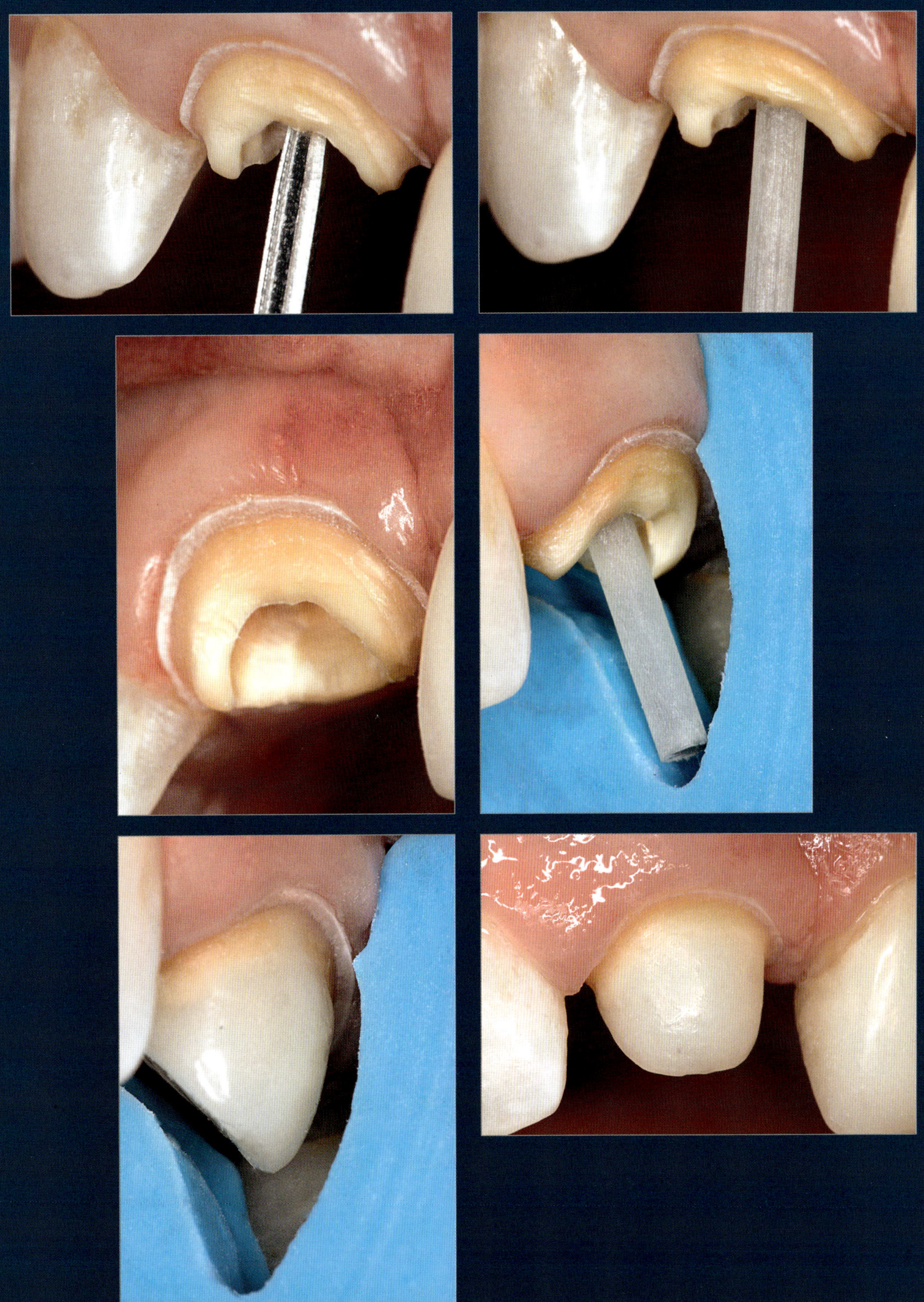

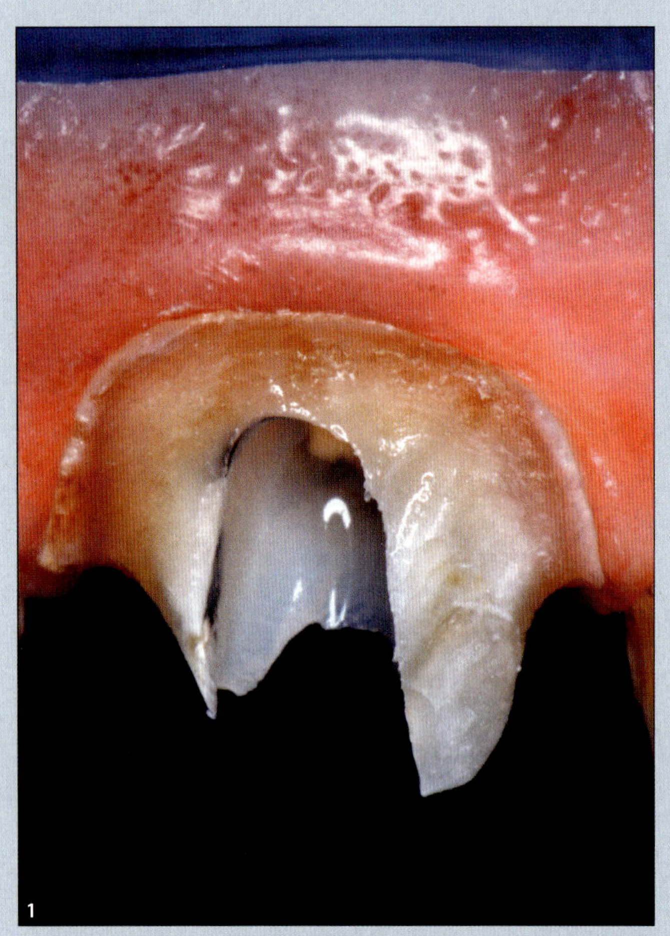
1

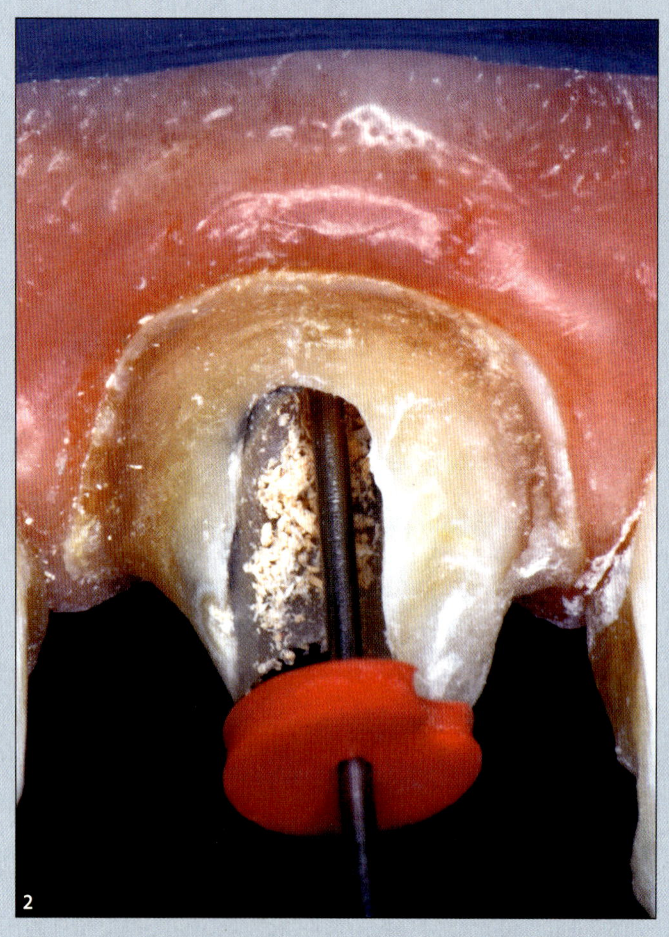
2

直接纤维增强桩系统

前牙

21根管治疗后全瓷冠修复失败（图1）。临床及影像学评估后，和患者讨论了使用纤维增强桩核系统增强牙根和支持牙体-修复体复合体的一个治疗计划。整个根管预备和粘接过程中都需要使用橡皮障。确定桩道长度（根管长度的1/2~2/3）后，用预成形钻（#3 Gates Glidden，SybronEndo）去除牙胶，小心不触碰根管壁（图2）。也可用加热器械去除牙胶。根管壁用37.5%磷酸（Gel Etchant，Kerr）酸蚀15秒（图3），纸尖可以用来涂布酸蚀剂至整个根管空间。冲洗5秒后，用纸尖干燥根管，而不能吹干牙本质结构。用小刷子涂布粘接剂（OptiBond，Kerr/Sybron）至整个桩道，持续20秒（图4）。粘接剂均匀涂布到所有桩道表面，包括桩道最根方。为了避免粘接剂的沉积，涂布完粘接剂后可以立即插入一根干纸尖并快速移动以吸除多余的粘接剂。可以用牙科热吹风机（A-dec）将粘接剂吹薄（图5），光固化20秒（图6）。

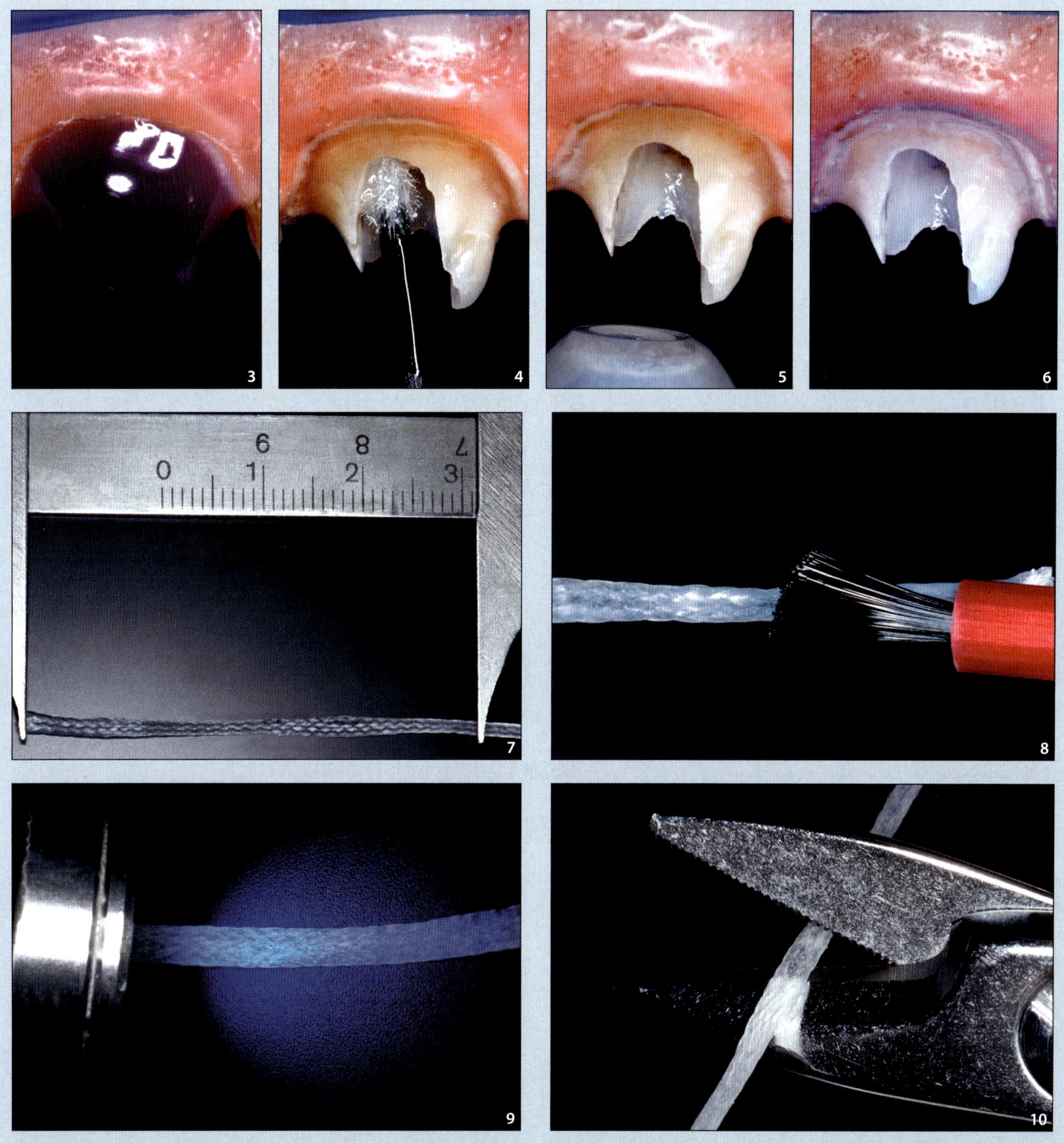

3 4 5 6 7 8 9 10

选择2mm宽的气体等离子体涂层的纤维条带（Ribbond-THM）。测量适宜长度的纤维条带（图7），应该约为预计预备长度的6倍。增强纤维使用无填料的光固化树脂粘接剂（D/E Resin，Bisco）涂层（图8）。多余的粘接剂可用无绒纱布吸除。粘接剂光固化20秒（图9）。修剪增强纤维至预定长度（图10）。在修复程序之前试戴增强纤维可以避免就位错误。可用改良牙胶充填器就位增强纤维（图11和图12）。

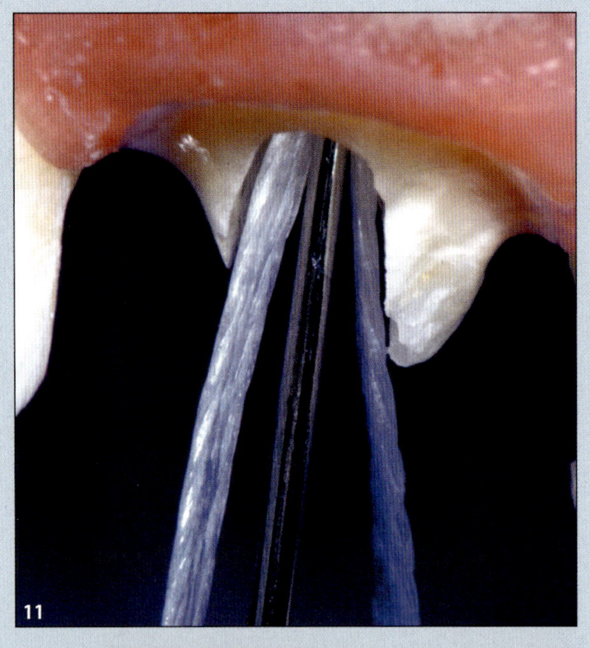
11

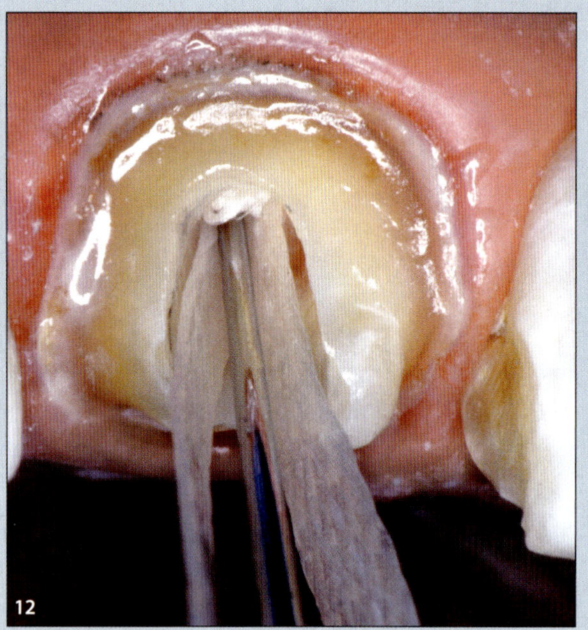
12

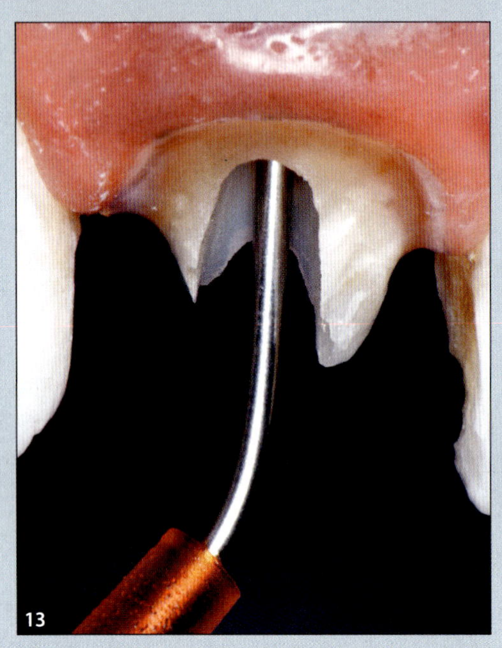
13

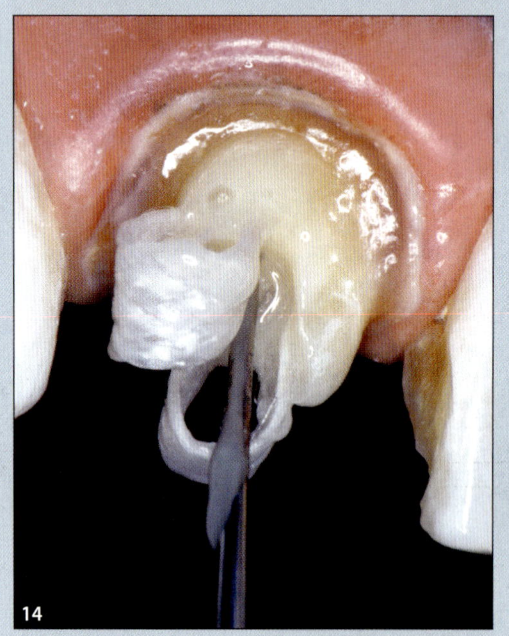
14

双固化树脂水门汀（Duo-Link）注入桩道时（图13），值得注意的是，使用的注射头尖端需要深入到桩道底部，缓慢注射，以避免产生气泡。使用牙胶充填器将增强纤维条带迅速压入桩道底部，纤维末端折回至桩道，排列成核的形状，光固化60秒（图14）。注射双固化或光固化树脂（CoreRestore 2）到冠部纤维条带上（图15）。使用长刃成形器修整复合树脂材料（图16），使用#2毛刷雕塑和平整表面至理想预备体需要的形态与尺寸（图17）。

然后，用锥形金刚砂车针（6850-31-018，Brasseler USA）完成牙体预备（图18），并用超细金刚砂车针（DET6，Brasseler USA）修整和抛光预备体（图19），完成后的纤维增强桩核如图20所示，要求有1～2mm牙本质肩领，以提高最终修复体的固位和抗力，且利于粘接剂封闭。

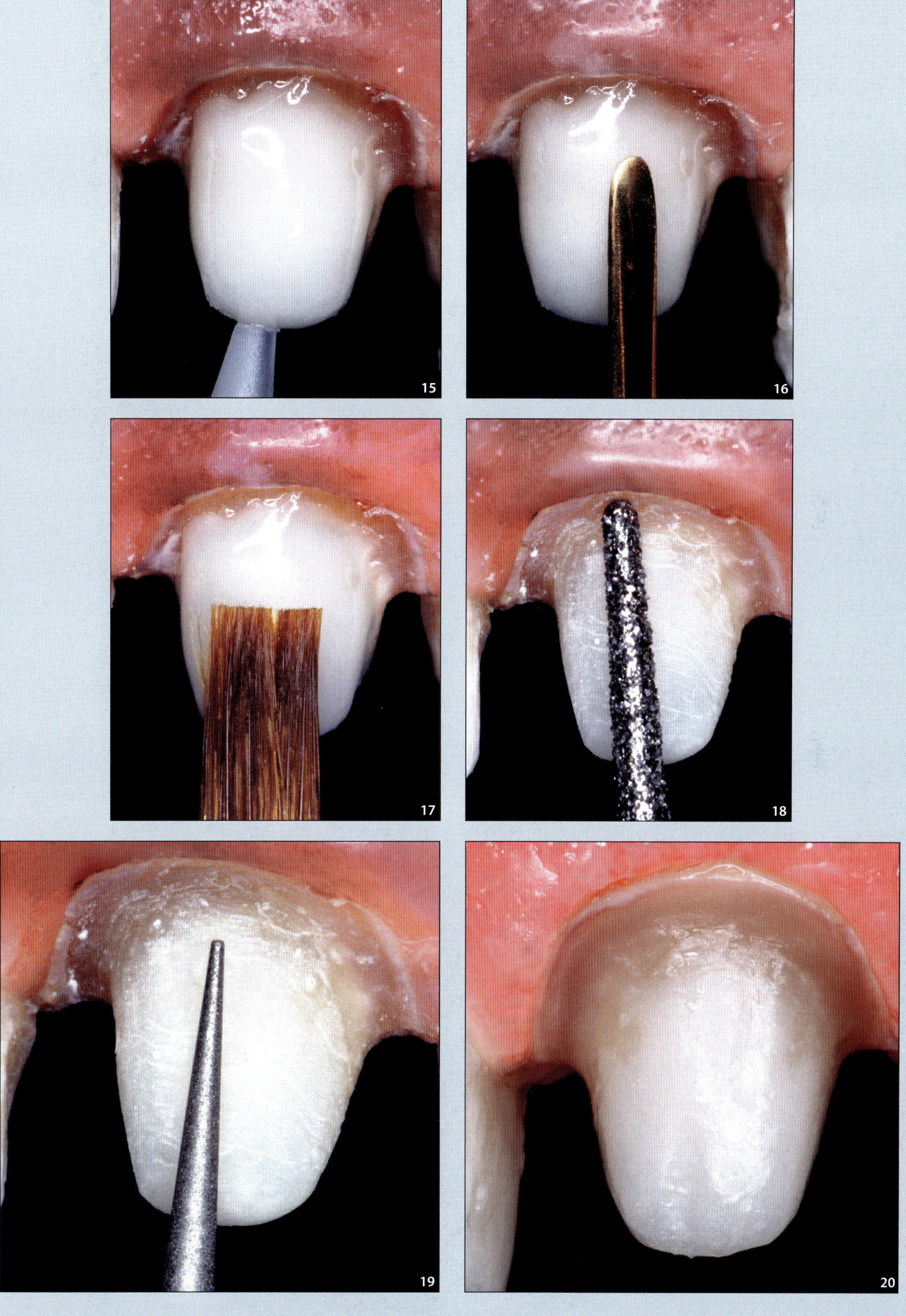
15
16
17
18
19
20

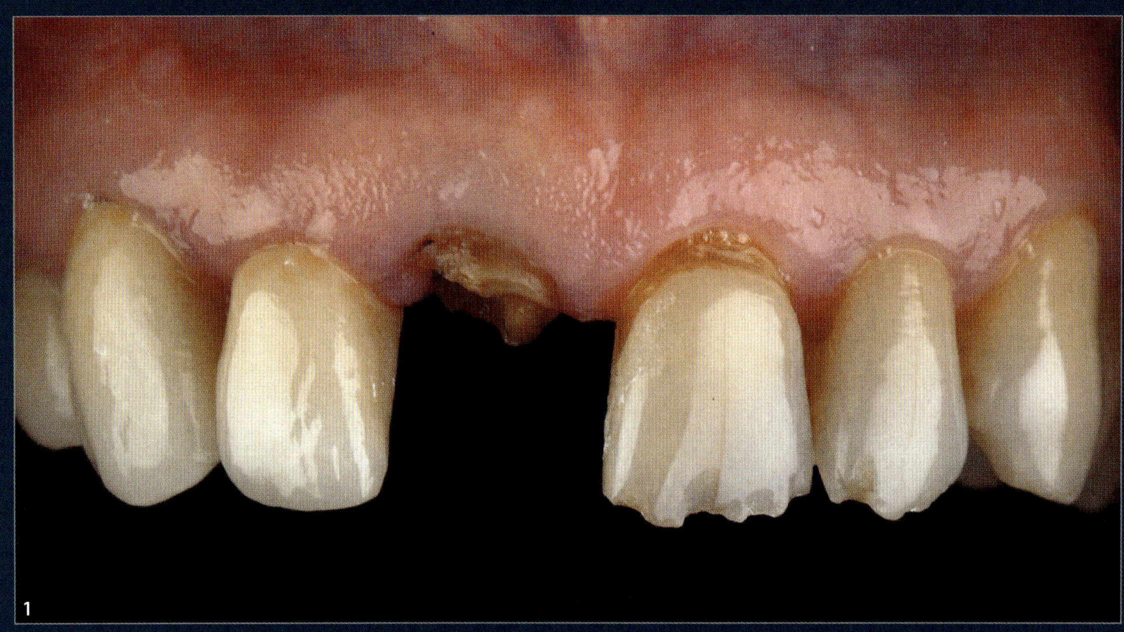

1

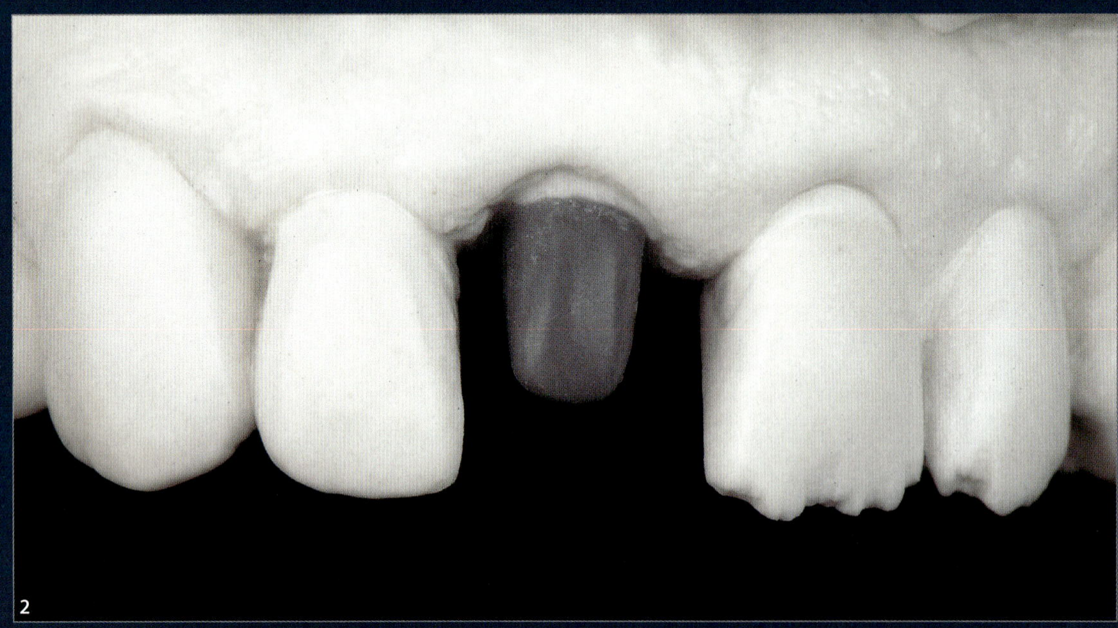

2

使用注射型复合树脂技术进行桩核修复

根管治疗后的11全瓷冠修复失败（图1）。临床及影像学评估后，和患者讨论了使用纤维增强桩核系统增强牙根和支持牙体-修复体复合体的一个治疗计划。首先制作牙冠预备后具有理想几何形状、尺寸和高度的诊断蜡型，用于评估预期的最终树脂核形态（图2）。

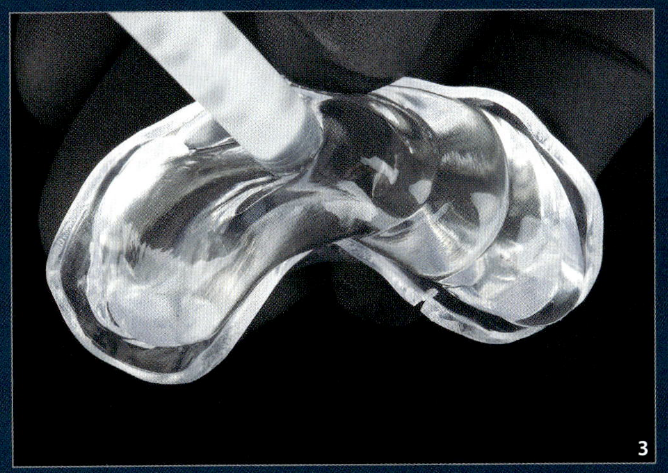
3

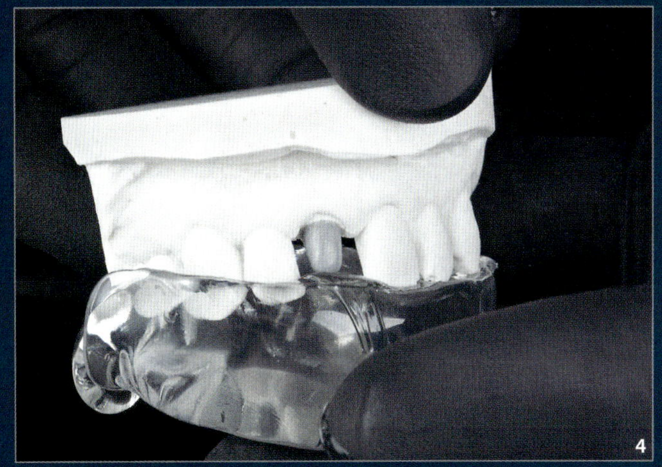
4

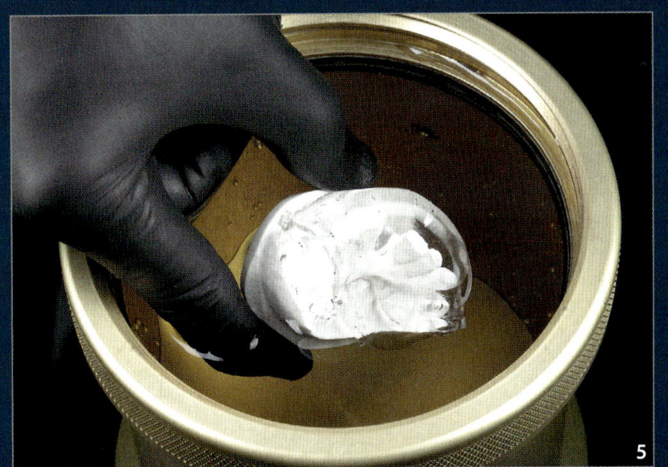
5

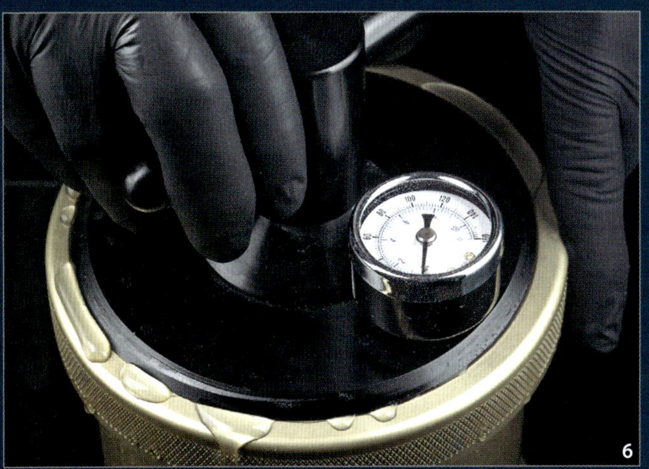
6

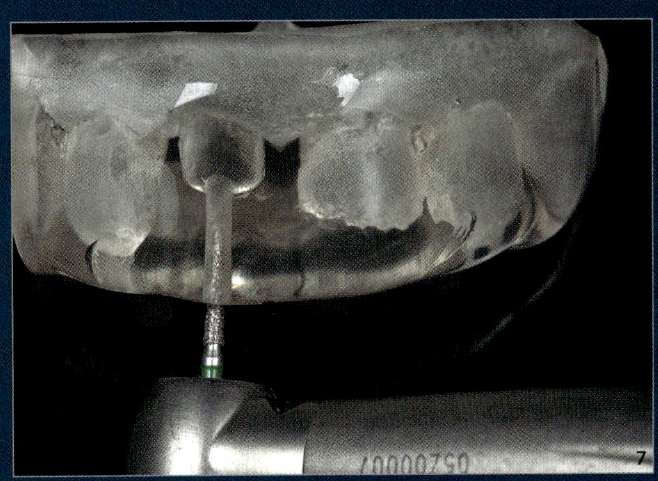
7

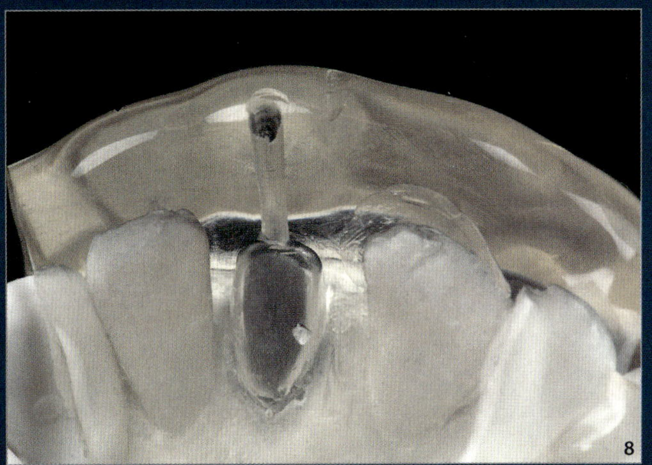
8

将透明的硅橡胶基质（Exaclear，GC America）注射到无孔托盘上，就位于诊断蜡型，然后放在装有冷水的压力锅中5分钟（图3～图6），这样可以减少印模材料形成气泡和缺隙。用金刚砂车针（6847，Brasseler USA）在牙齿上方开一个小孔（图7和图8），注意用小毛刷清理内表面，防止残留硅氧烷进入到流动复合树脂材料。

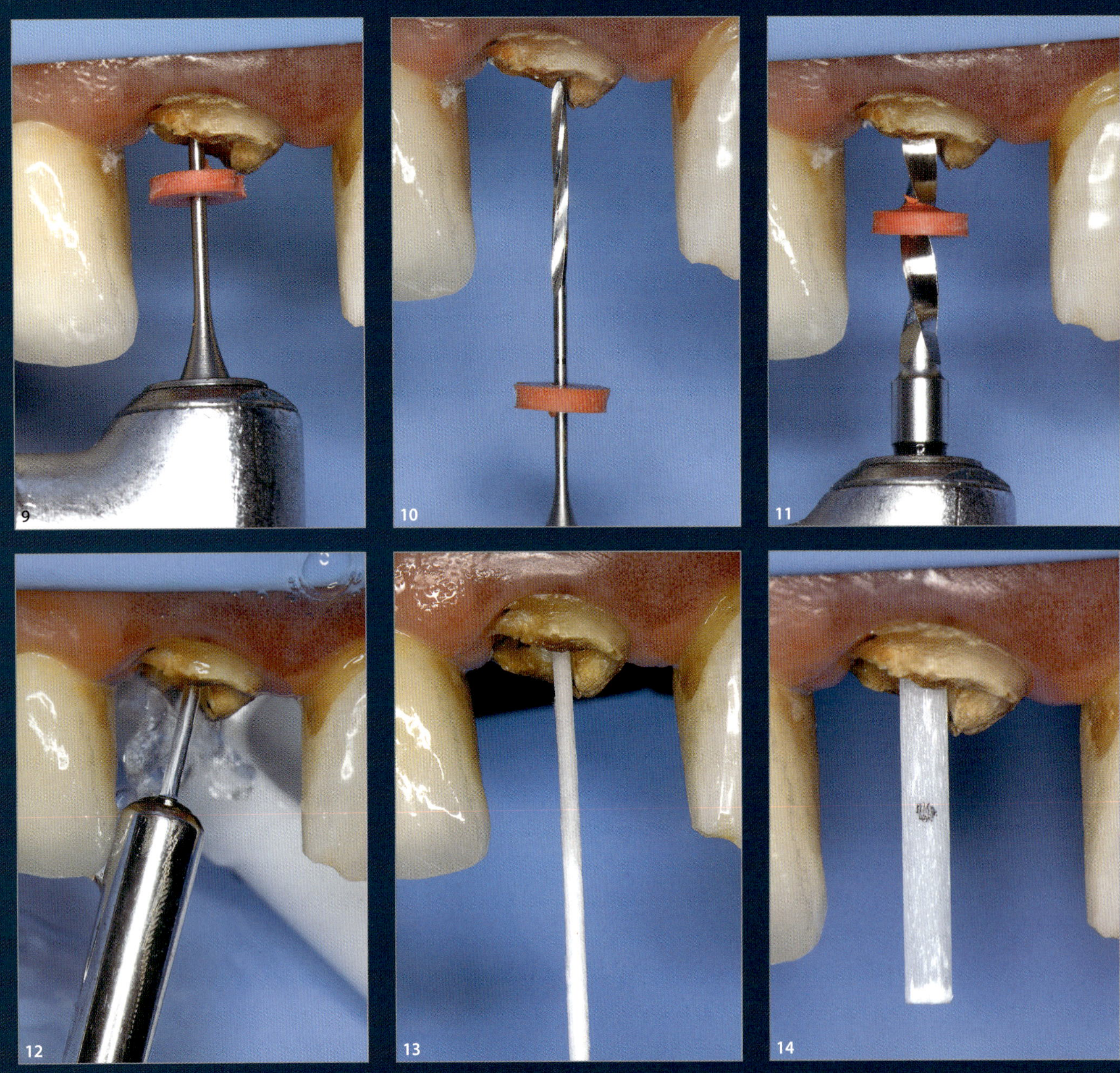

确定桩道长度（根长的1/2～2/3）后，使用改良型橡皮障技术安装橡皮障。预成形钻（Gates Glidden；Rebilda Post Reamers，VOCO）去除牙胶（图9和图10），用颜色标记的车针（Rebilda Post Drill，VOCO）预备预成纤维桩的桩道，选择匹配长度和大小的纤维桩（图11），冲洗预备的桩道（图12），纸尖干燥（图13）。插入选择的纤维增强桩（Rebilda Post），标记出冠部长度。酒精清洁纤维桩，涂硅烷偶联剂（Ceramic Primer，VOCO）60秒，气枪吹干（图14）。使用2%氯己定溶液（Consepsis，Ultradent）清洁桩道，冲洗，纸尖干燥（图15）。

使用涂抹器械（Endo Tim，VOCO）涂布双固化自酸蚀粘接剂（Futurabond DC，

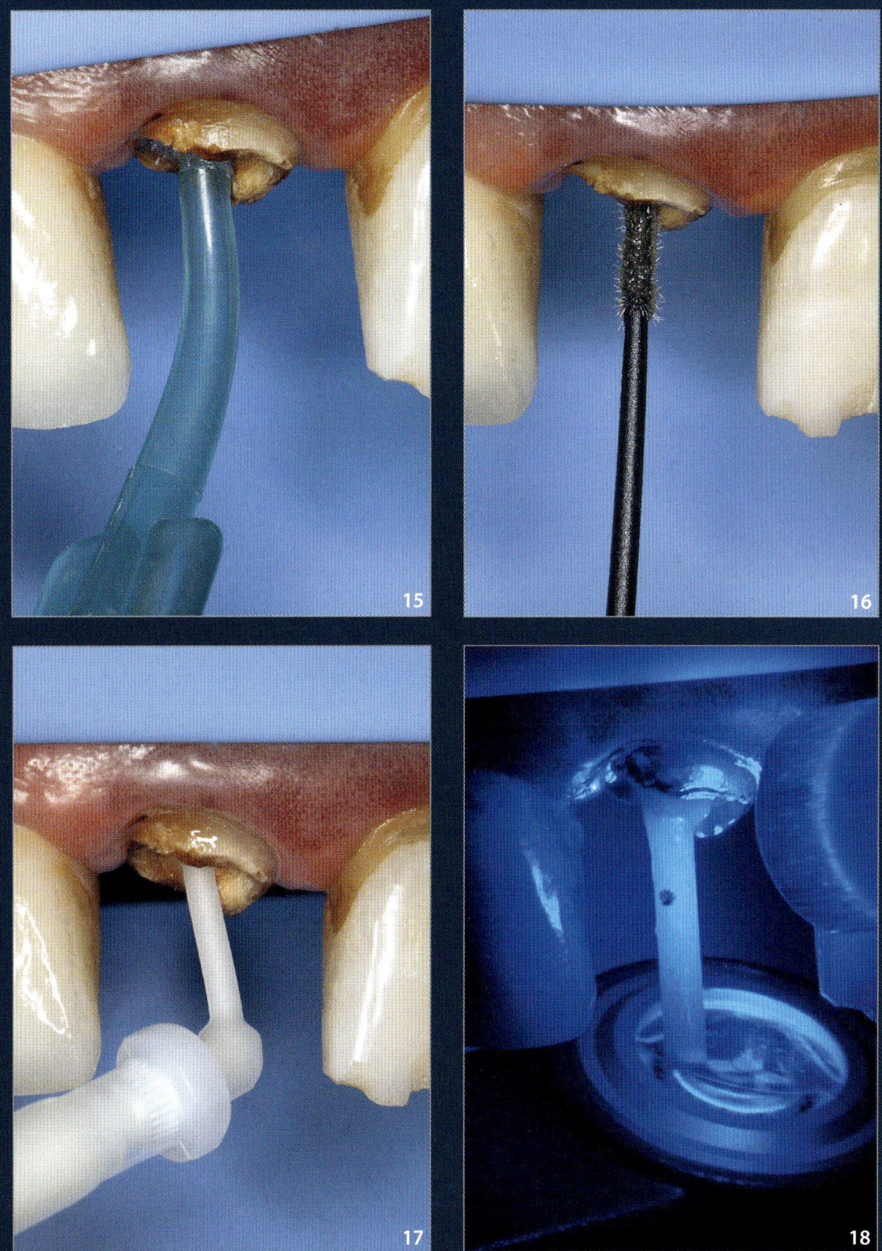

VOCO）到桩道壁和底部，吹干（图16），纸尖快速间断提拉吸除多余的粘接剂，用牙科热风干燥机将粘接剂吹干，光固化40秒。桩道内注射双固化树脂水门汀（Bifix QM，VOCO）（图17），移动注射尖头时应缓慢，以减少气泡产生。立即插入纤维桩至桩道底部，从不同位置（冠方、颊向、舌向）分别光固化2分钟（图18）。聚合完成后，用金刚砂车针切断纤维桩至预定长度。不能使用锯齿形工具或剪刀，因为会损伤桩的完整性（图19）。37.5%磷酸酸蚀（Gel Etchant）剩余健康牙体组织（牙本质肩领）15秒，冲洗5秒，气枪吹干（图20）。涂布硅烷至纤维桩冠部，吹干。牙体组织和纤维桩表面涂布通用型粘接剂（G-Premio Bond，GC America）10秒，吹干后光固化（图21）。

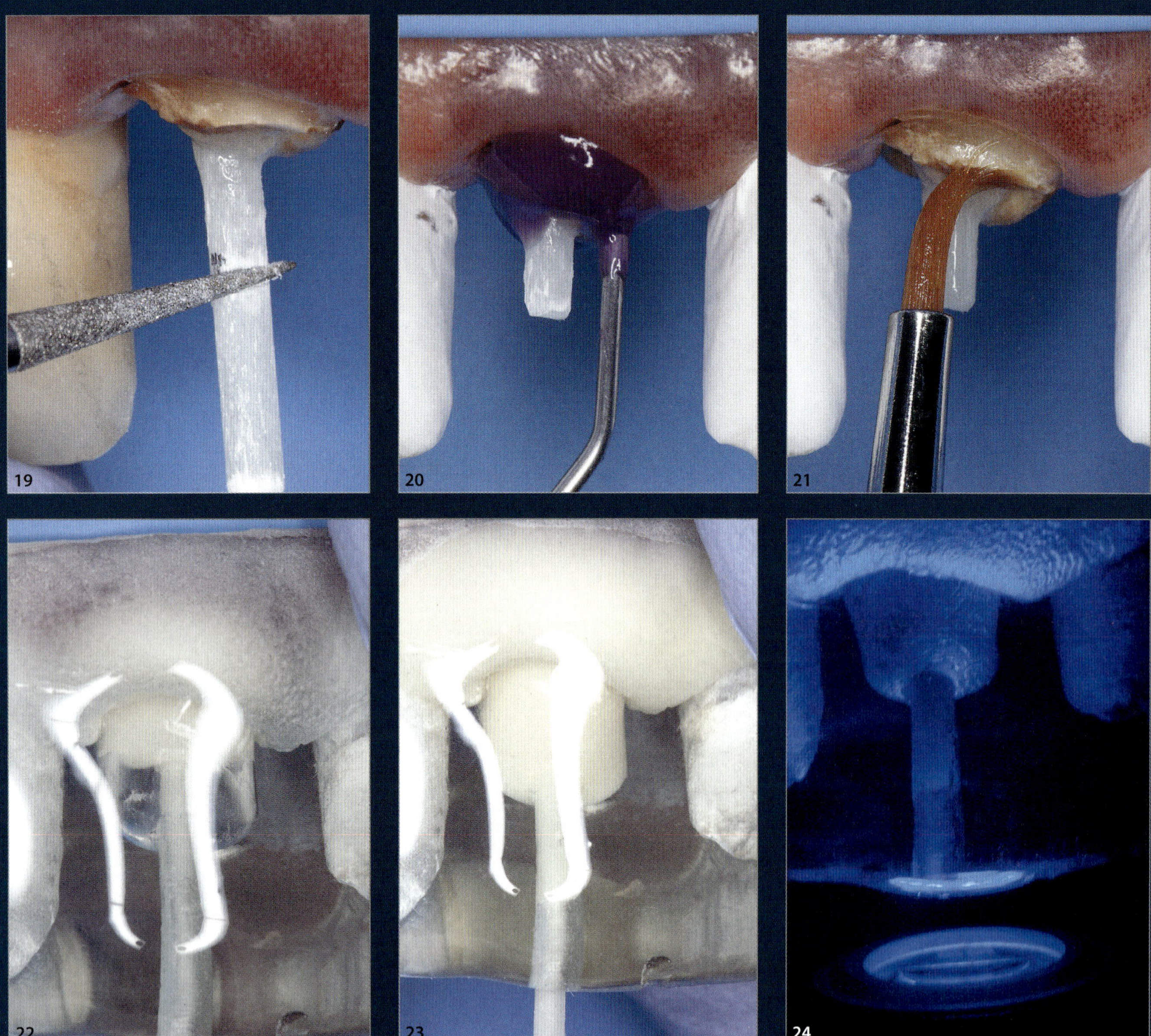

透明硅橡胶导板就位于上颌前牙区后，通过预备好的小孔注入乳白色A2型流动复合树脂（G-aenial Universal Flo，GC America）（图22和图23），从切端、唇侧、舌侧各个角度分别光照40秒（图24）。取下硅橡胶导板后，用手术刀片（#12 BD Bard-Parker，BD Medical）清除多余树脂，用金刚砂精修车针（DET Series）磨除纤维桩道切端的注道（图25）。

图26是完成后的桩核及理想的牙本质肩领尺寸，桩核系统各部分间良好的粘接整合为根内修复提供了结构完整性。

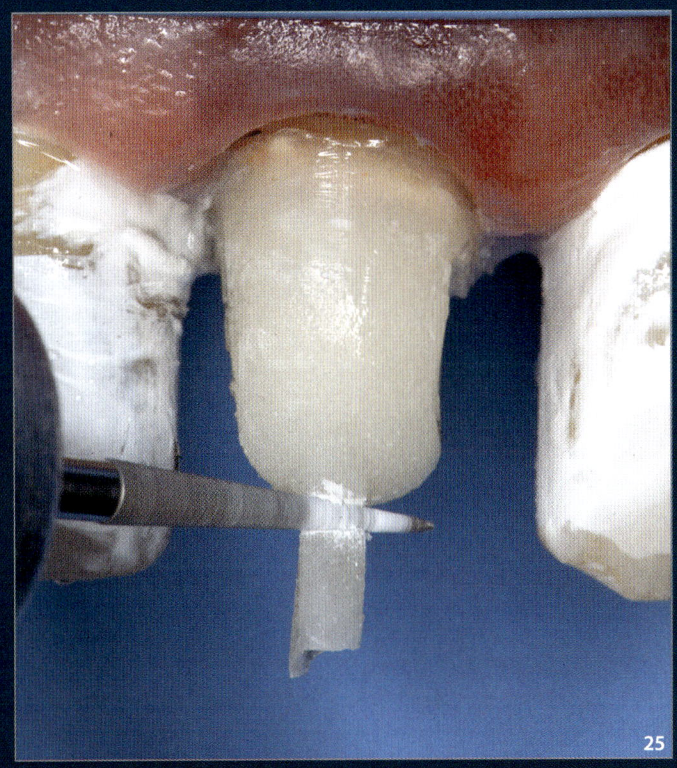
25

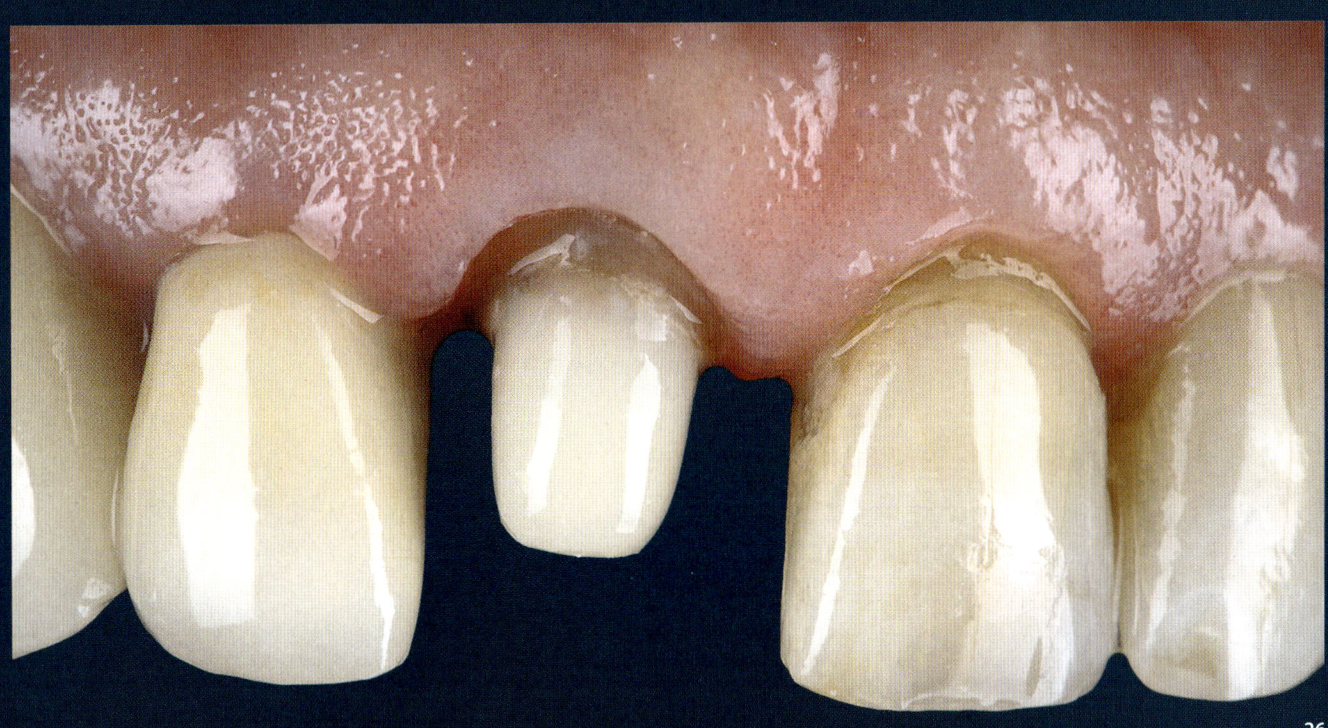
26

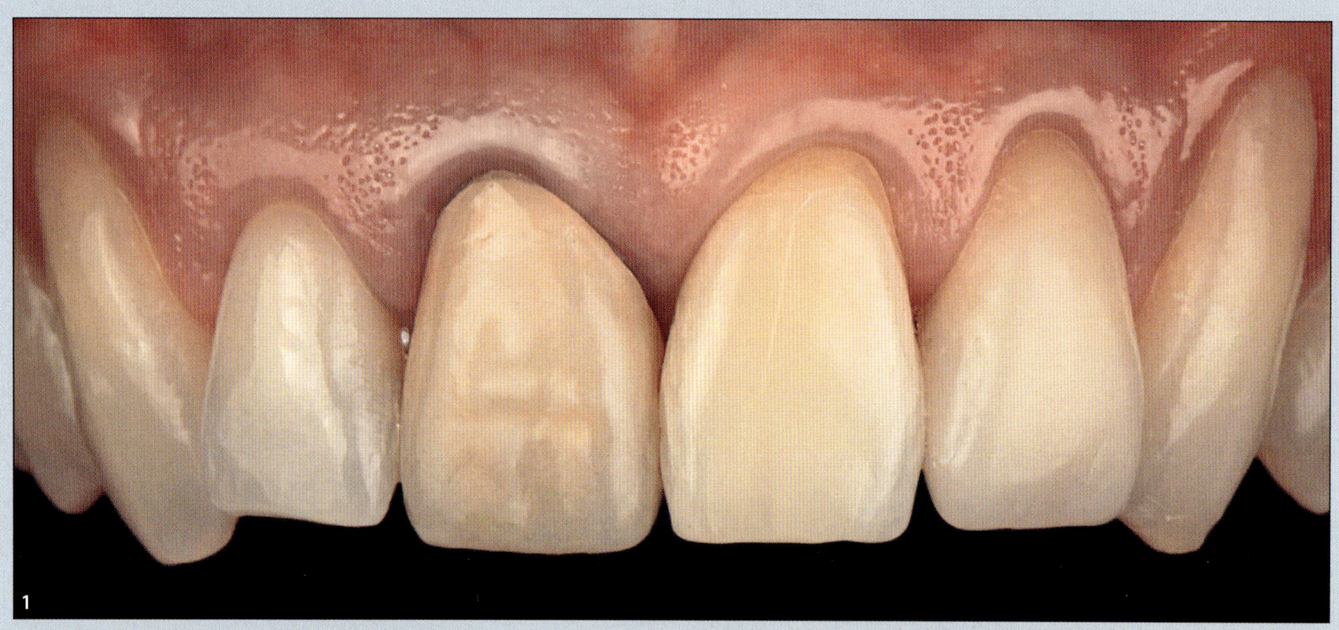
1

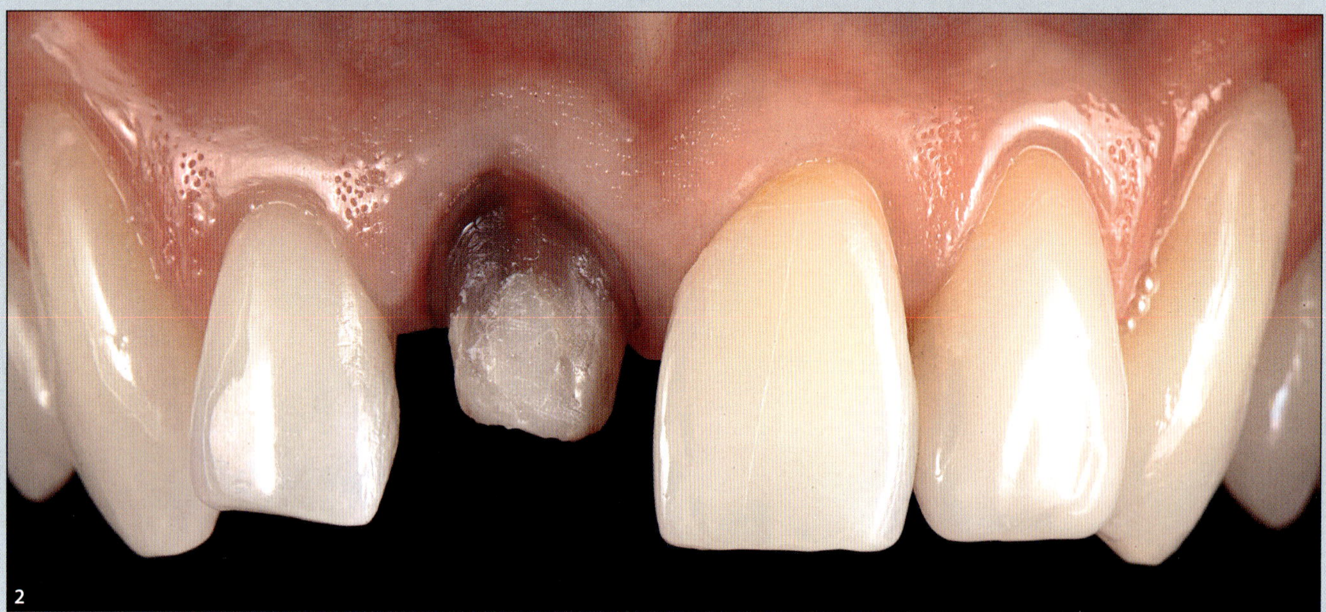
2

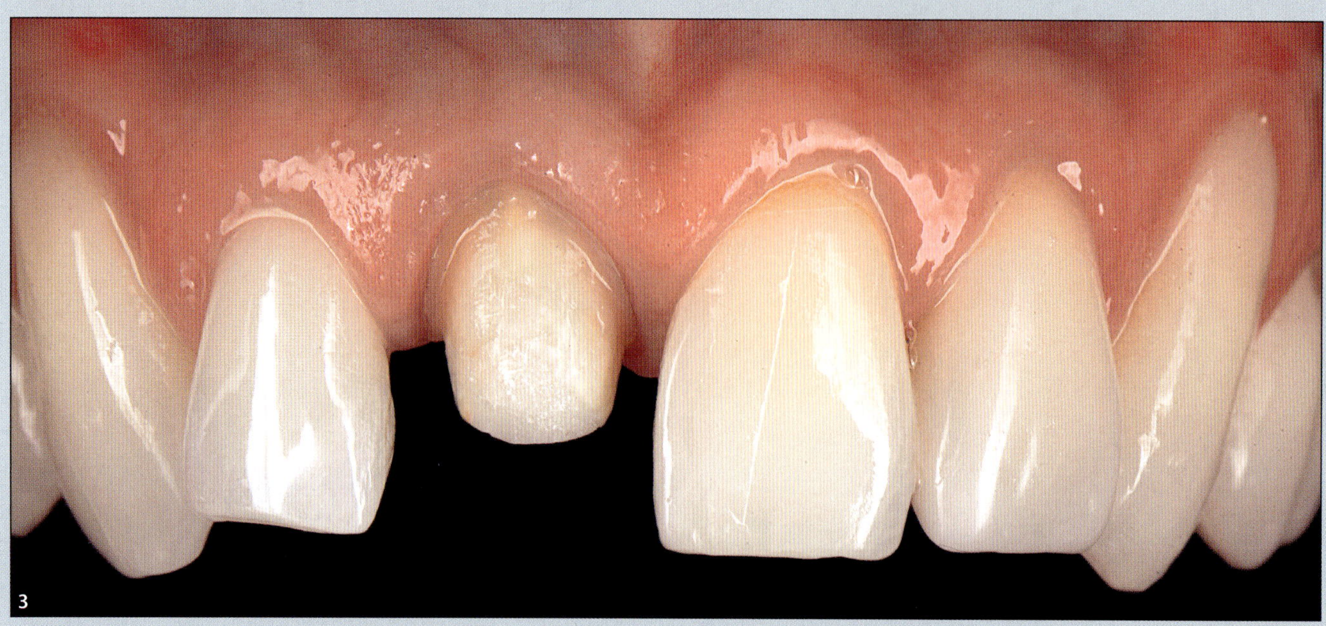
3

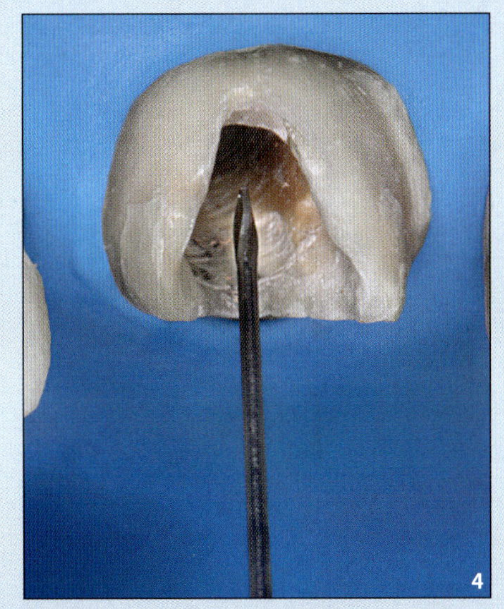
4

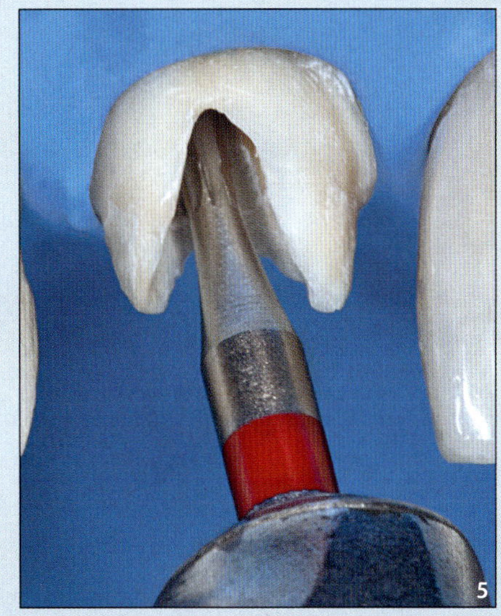
5

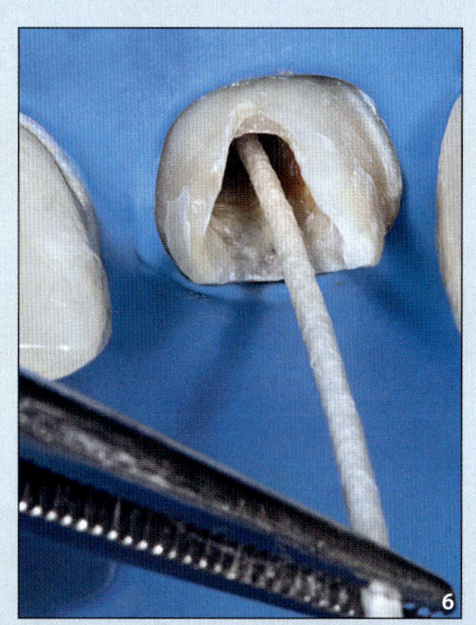
6

注射型复合树脂技术形成桩核复合体

患者11根管治疗后行金属烤瓷冠修复。患者对微笑不满意，期望提高美观（图1）。由于金属底层的存在，光线的传递被阻挡导致冠边缘显著发暗。拆除原烤瓷冠以后，基牙变色（图2）。死髓牙漂白技术漂白11的染色（见第14章“死髓牙漂白：桩核修复前的诊间漂白技术”），其余牙齿采用活髓牙漂白（图3）。漂白后，需要考虑残留氧化物或过氧化物对牙本质和牙釉质的粘接强度的影响。这些残留物对粘接树脂有阻聚作用，建议完成漂白完成至少1周后再行粘接操作步骤[75]。

确定理想桩道长度（根管长度的1/2～2/3）后，安装橡皮障。桩道预备和粘接操作全程使用橡皮障。一套预成形器械（Gates Glidden drills）去除牙胶，避免接触根管壁（图4）。也可以加热器械来去除牙胶，再用不同颜色编码的成形钻（GC Fiber Post Drill，Diameter 1.2，GC America）逐级预备桩道（图5），选择匹配长度和大小的纤维增强桩，根管预备长度要求是牙根长度的1/2～2/3。Zmener等[76-81]指出，根尖超过4mm牙胶封闭可以大大减少微渗漏。用2%氯己定（Consepsis）与浮石粉的混合物冲洗清理桩道，根管治疗纸尖干燥（图6）。

将选择的纤维增强树脂桩（GC Fiber Post & GRADIA Core，GC America）置入桩道，测量冠部所需高度并标记。纤维桩应该与根管有良好的匹配性。酒精清理纤维桩，表面涂布硅烷偶联剂（GC Ceramic Primer，GC America），60秒后气枪吹干（图7）。双固化自酸蚀粘接剂（GRADIA Core Self-Etching Bond，GC America）涂布在根管壁和底部，吹干（图8），纸尖快速间断提拉吸除多余粘接剂，牙科热风干燥机轻轻吹干，光固化40秒（图9）。双固化树脂水门汀（GRADIA Core）注入桩道，注射过程中缓慢移出注射枪头，避免产生气泡。立即放入纤维桩，并完全就位，从不同方向（例如，冠向、颊舌向）进行

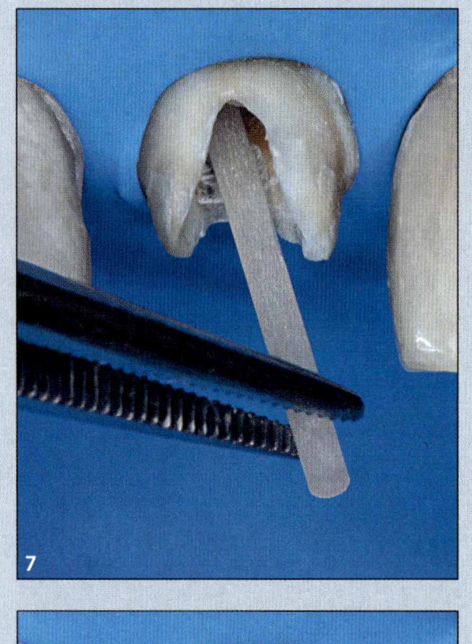
7

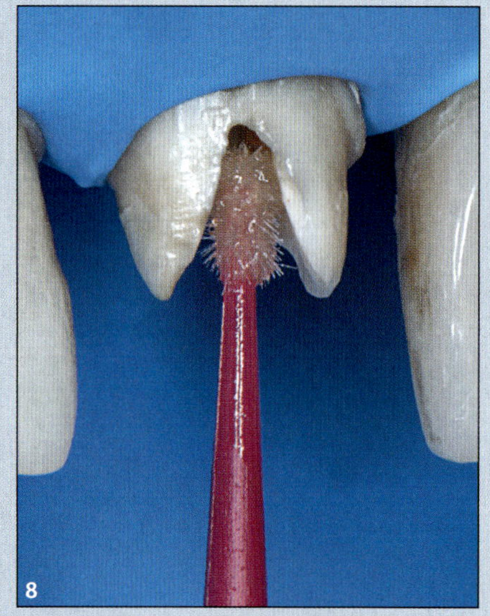
8

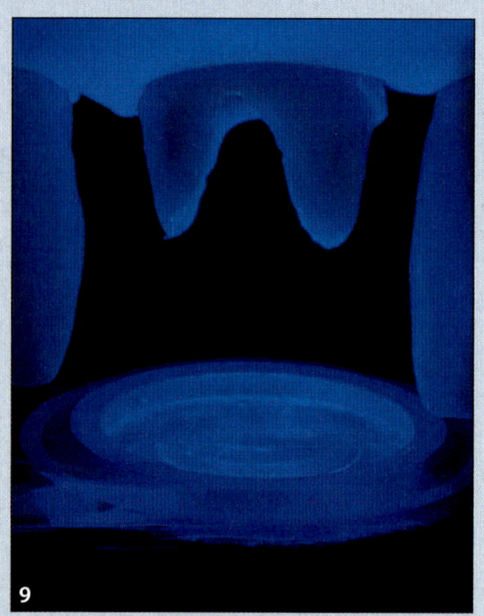
9

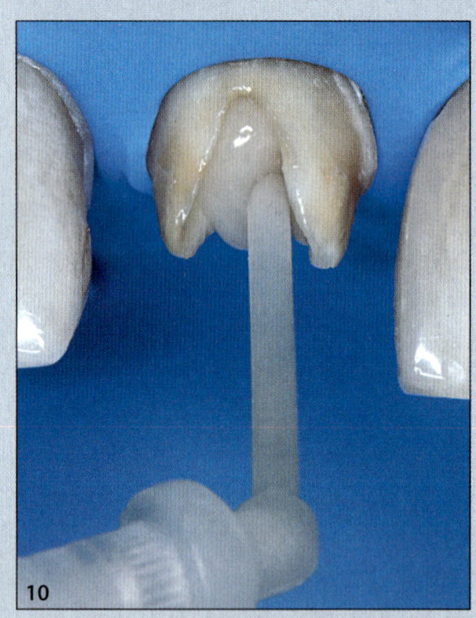
10

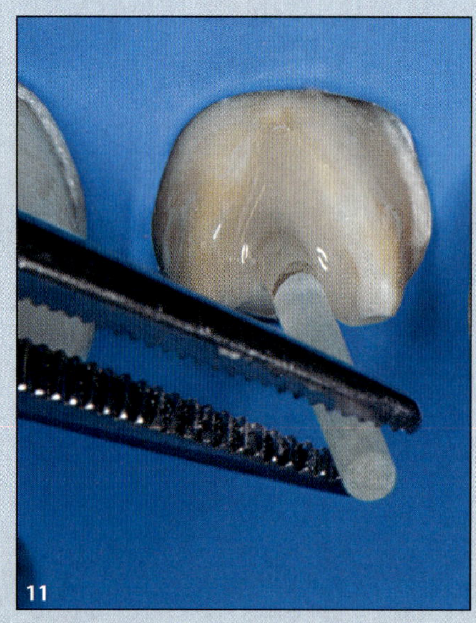
11

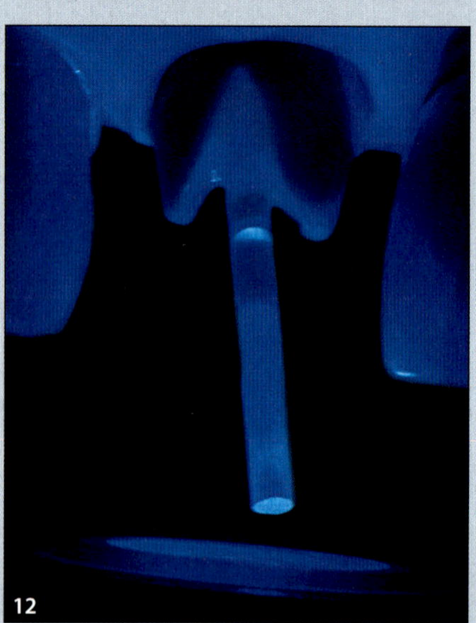
12

光照2分钟（图10～图12）。树脂水门汀聚合后，用金刚砂车针修整纤维桩至预定长度。不能用锯齿形工具或剪刀，避免损伤桩的完整性。在牙体组织和纤维桩表面涂布通用型粘接剂（G-Premio Bond）10秒，吹干后光固化（图13～图15）。将注射型双固化树脂核材料（GRADIA Core）注射至桩的冠方，使用#2毛刷雕塑和平整表面至理想预备体需要的形态与尺寸（图16和图17），切端、唇侧、舌侧各个方向分别光固化40秒（图18）。然后，用细长的针状金刚砂车针（DET9）完成树脂核的预备（图19）。

完成的纤维增强桩核如图20所示（本病例进一步过程见第12章）。

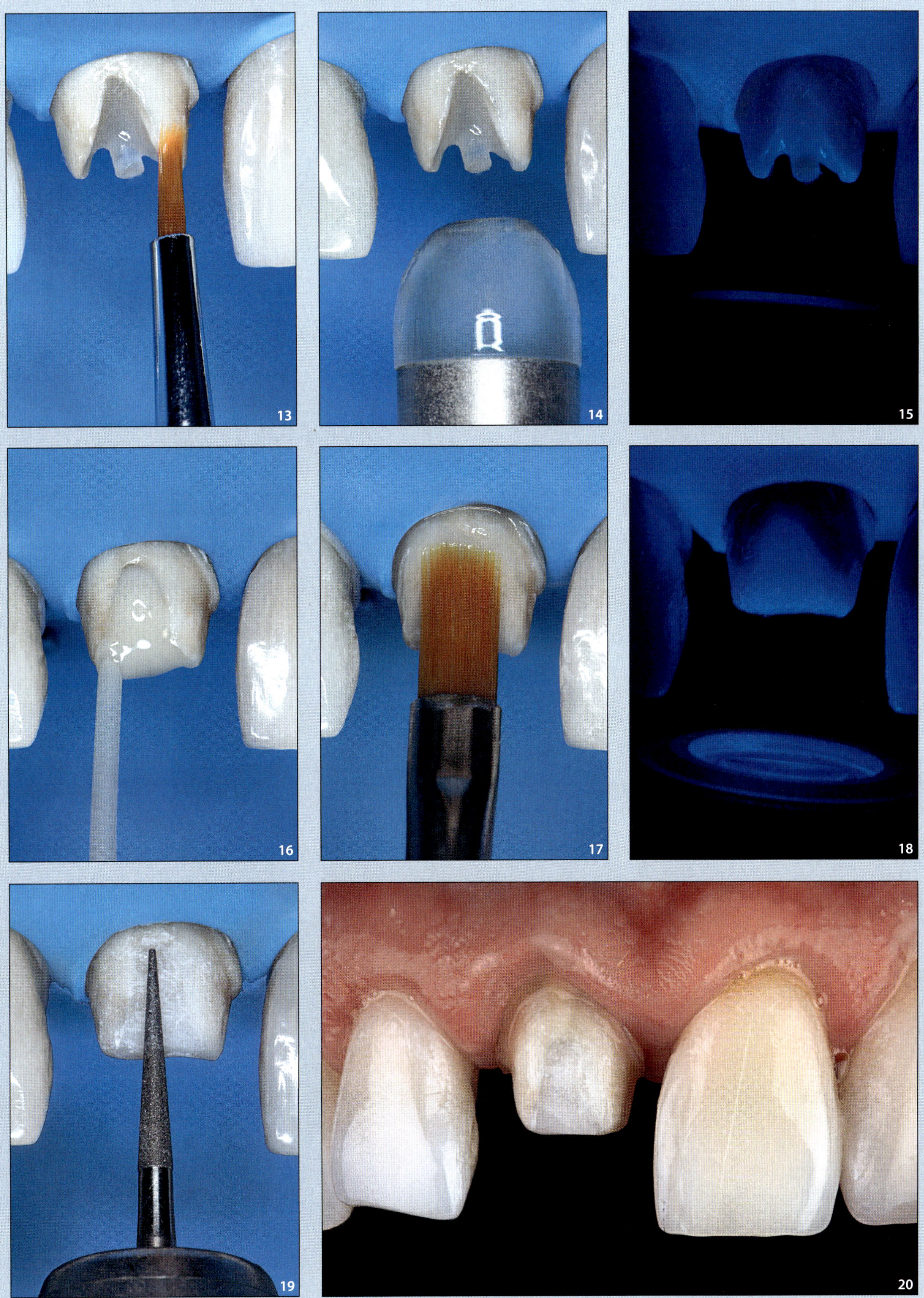
13
14
15
16
17
18
19
20

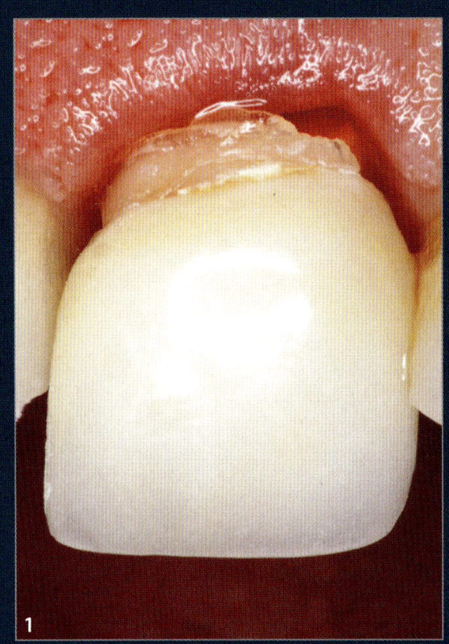

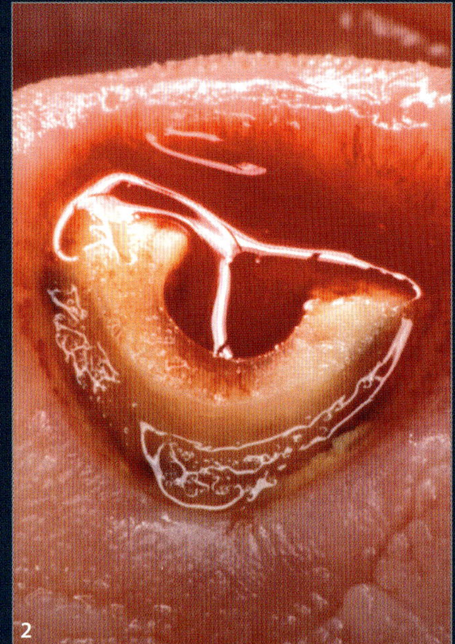

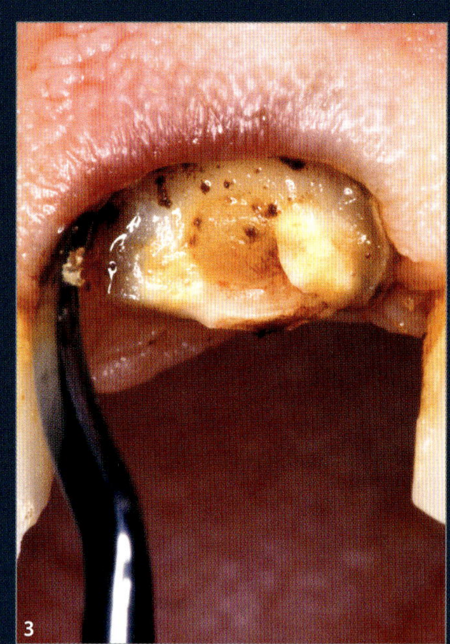

预成纤维增强桩系统

前牙

患者21因龈下折断就诊（图1和图2）。影像学检查和评估后，和患者商定治疗方案，包括：正畸牵引和/或牙冠延长术；纤维增强桩核修复后行全瓷冠修复。但患者拒绝正畸牵引和牙冠延长术。告知患者牙折相关风险后，患者决定只行桩核冠修复。在修复治疗前，行牙周治疗消除牙龈炎症，包括龈沟内刮治和根面平整（图3），以确定冠方牙体硬组织结构。临时性的一体化桩冠修复后，告知患者详细的术后注意事项。

2周后复诊，软组织炎症得到控制，健康牙体组织结构暴露增加。改良型橡皮障技术安装橡皮障，#1、#2、#3Gates Glidden钻去除牙胶至预定长度。成形钻逐级预备桩道至与对应型号纤维增强桩匹配的长度和大小（图4）。用32%磷酸和抗菌性苯扎氯铵溶液（Uni-

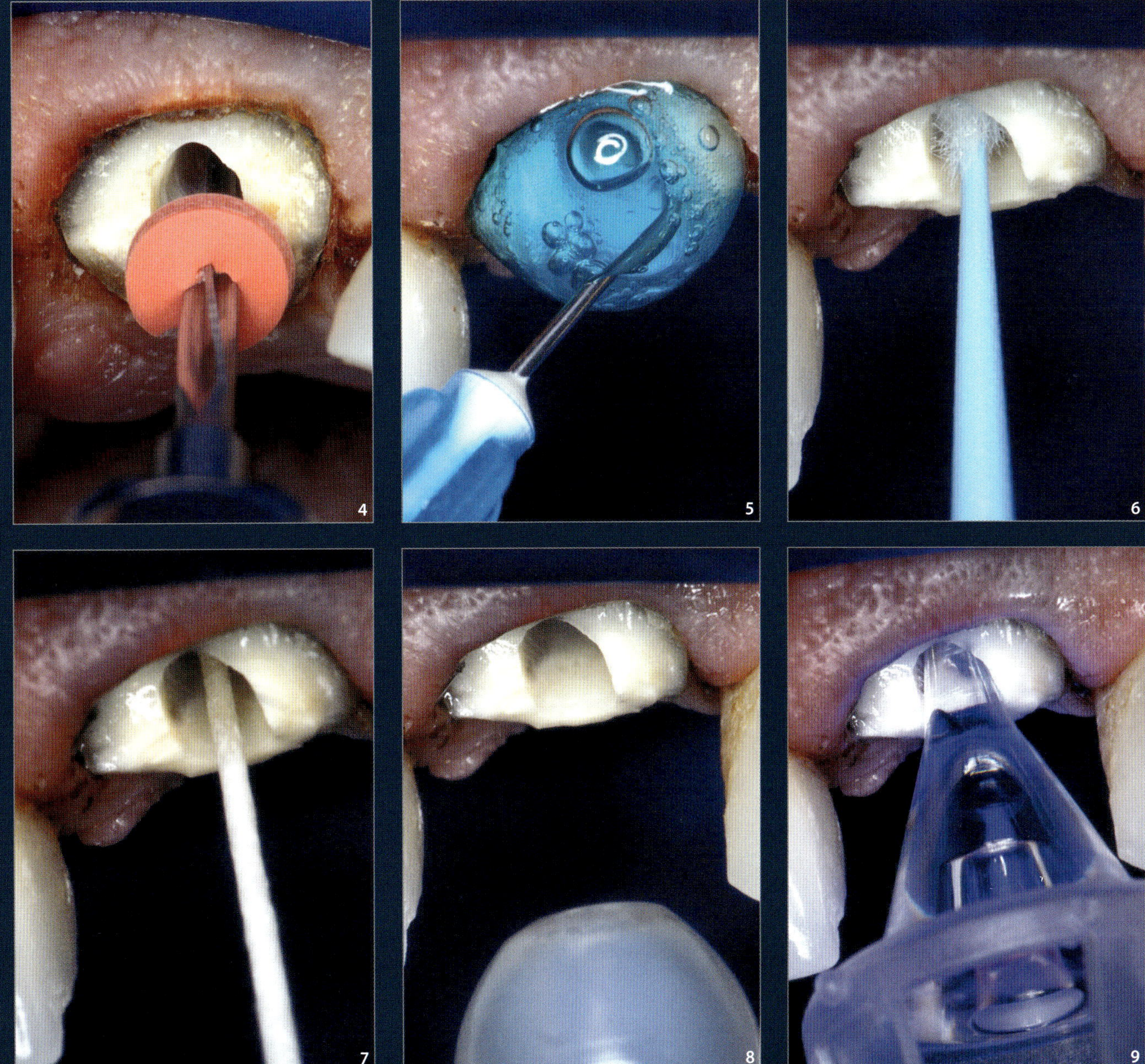

Etch with BAC，Bisco）酸蚀预备好的桩道15秒，冲洗5秒，纸尖吸干而不使牙本质脱水（图5）。用小刷子在根管壁上涂布粘接剂（All-Bond 3，Bisco），纸尖均匀涂布粘接剂至根管粘接面和最根方区域（图6和图7），用热风干燥机轻轻吹薄，光固化（Light-Tip，Denbur）40秒（图8和图9）。试桩（D.T. Light-Post），测量长度，金刚砂盘状车针修整长度（图10）。桩表面涂布粘接剂（All-Bond 3，Bisco），轻轻吹干，光固化10秒。

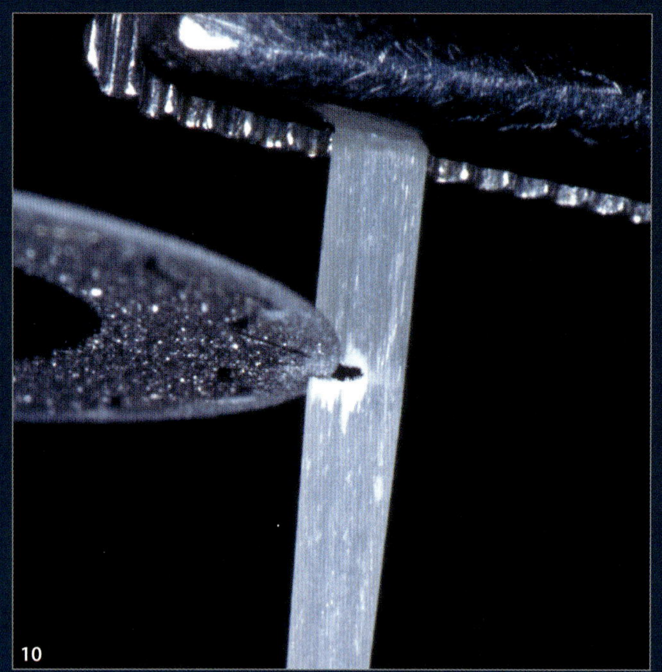
10

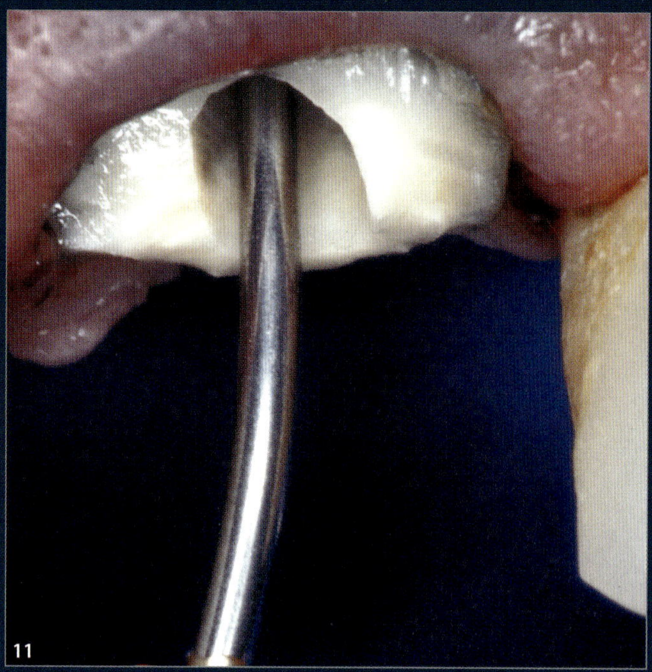
11

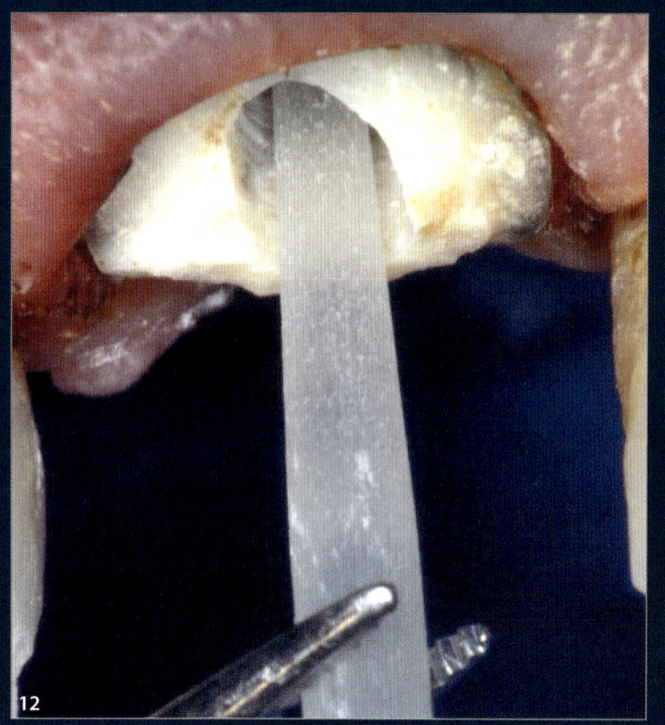
12

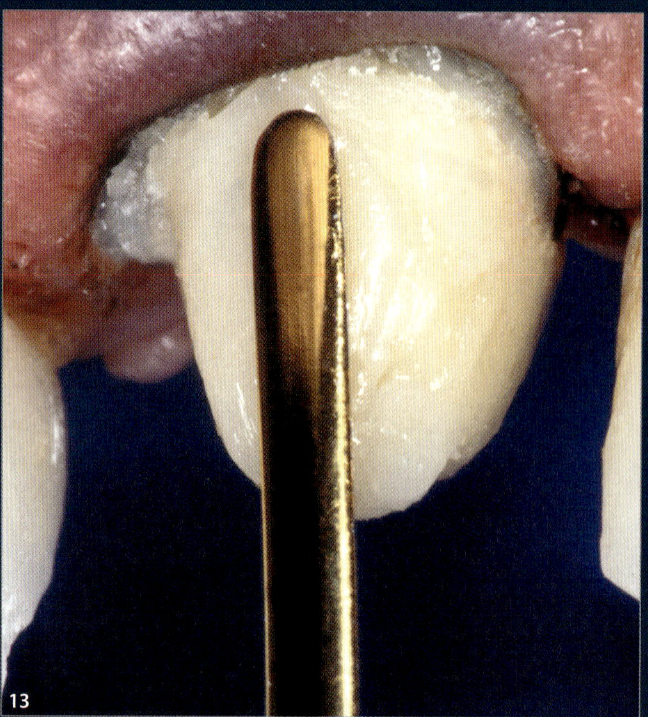
13

将双固化树脂水门汀（Duo-Link）用针形管注射器（AccuDose Needle Tubes，Centrix）注射到桩道内，注射过程中缓慢地移出注射枪头，避免产生气泡（图11）。立即放入纤维桩至预备位置，从不同方向（冠向、颊舌向）进行固化2分钟（图12）。将注射型双固化树脂核材料（Bis-Core）用注射器尖头（AccuDose Low Viscosity，Centrix）注射至桩的冠方，使用长刃成形器（IPC，American Eagle Instruments）修整复合树脂材料，#2毛刷雕塑和平整表面至理想预备体需要的形态和尺寸（图13和图14）。

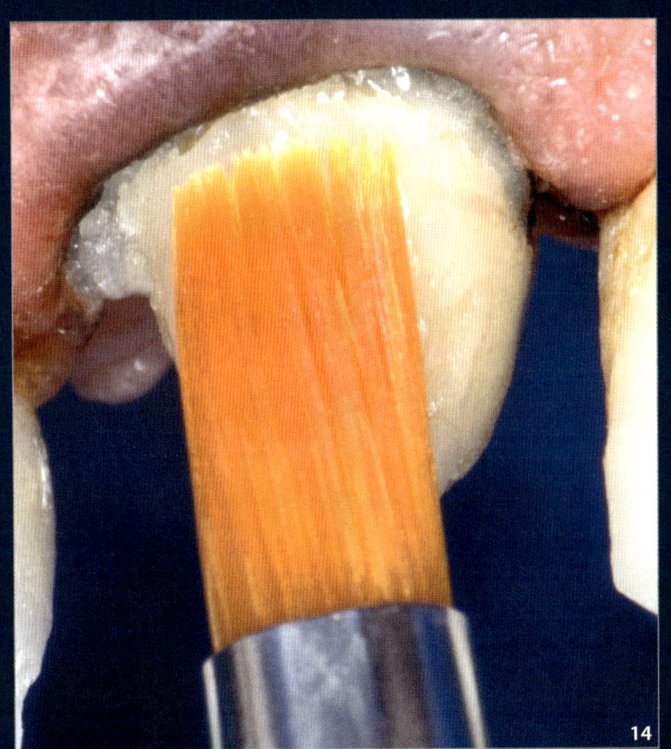

14

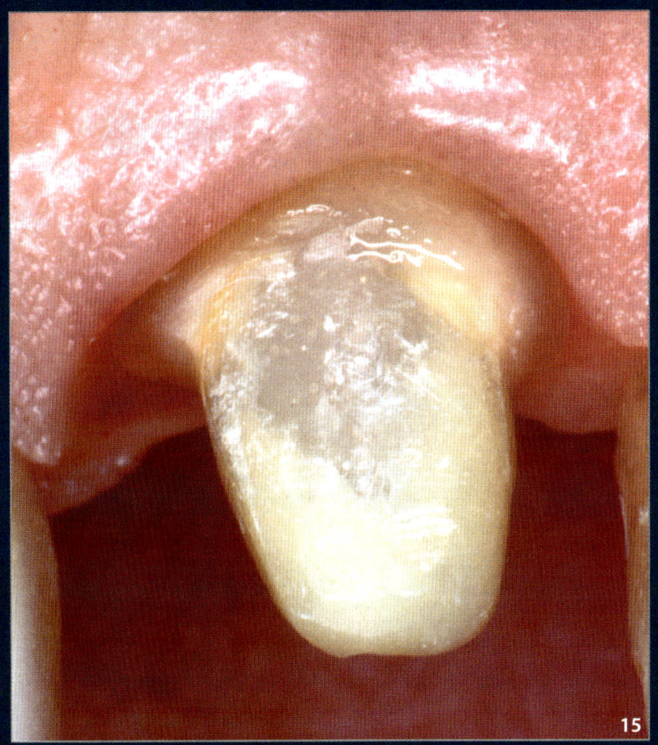

15

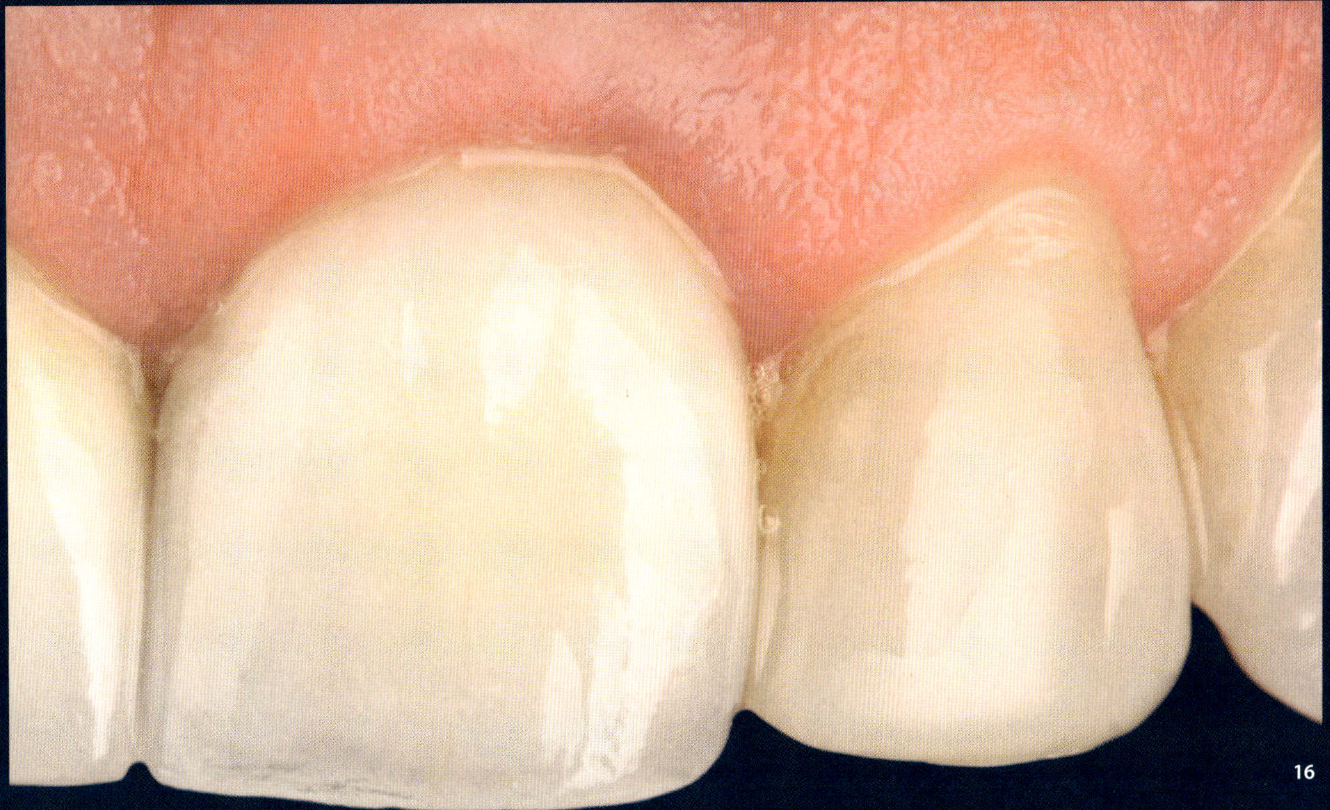

16

全瓷冠预备边缘设计成浅凹型肩台，形成1.5mm牙本质肩领。纤维桩核修复后如图15所示。修复后3年如图16所示。

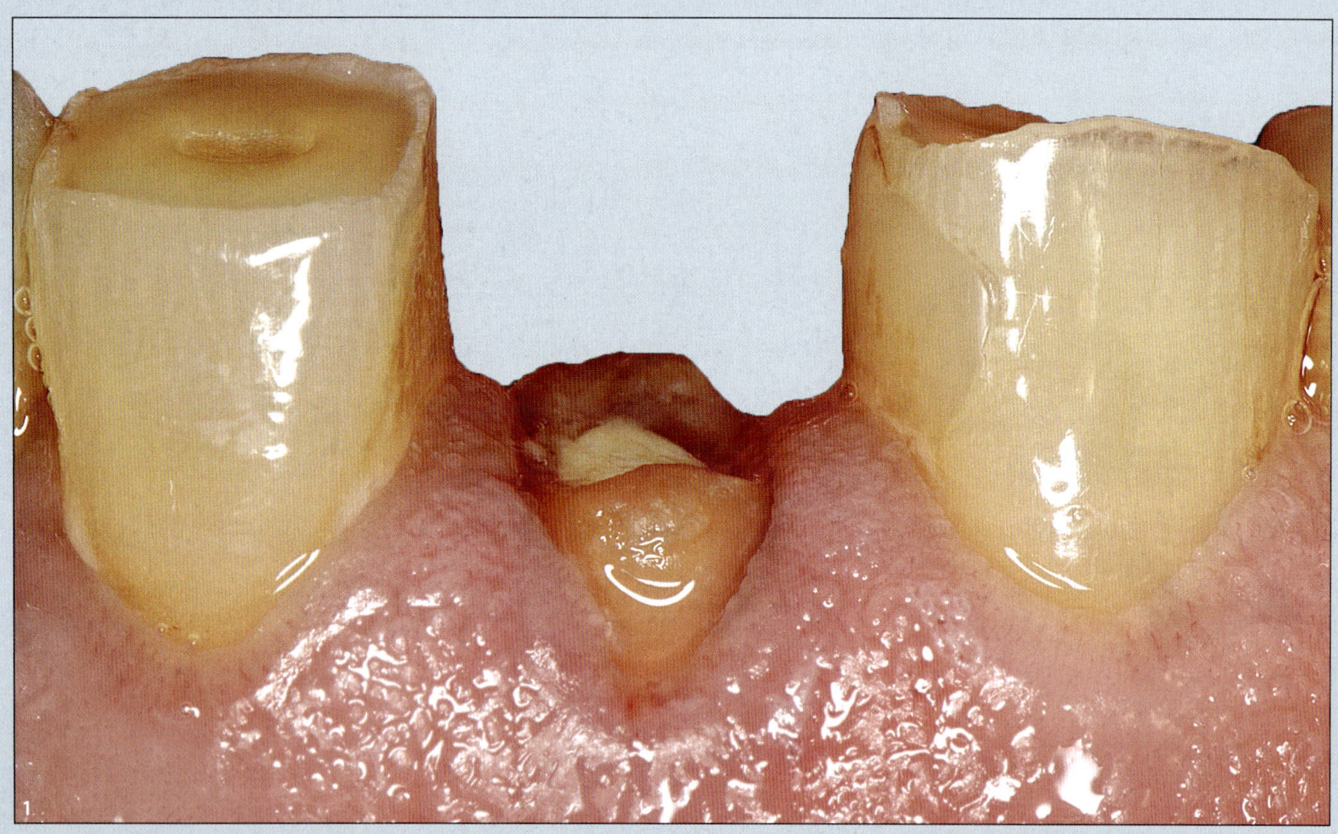

预成纤维增强桩系统

前牙

图1是31根管治疗后金属烤瓷冠修复后失败的病例。牙本质肩领的设计至少需要1mm。确定桩道长度（根管长度的1/2~2/3），橡皮障隔离，预成形钻（Gates Glidden；Rebilda Post Reamers）去除牙胶（图2和图3）。颜色标识的成形钻（Rebilda Post Drill）逐级预备桩道至与对应型号纤维增强桩匹配的长度和大小（图4）。

选择合适的纤维增强树脂桩（Rebilda Post）置入桩道，测量冠部所需高度并用金刚砂盘标记（图5）。酒精清洁纤维桩，表面用硅烷偶联剂（Ceramic Primer）处理60秒后吹干。用小毛刷（Endo Tim）涂布双固化自酸蚀粘接剂（Futurabond DC）至桩道底部（图6）再吹干；多余粘接剂用快速间断提拉的纸尖吸除（图7），热风干燥机轻轻吹薄，光固化40秒（图8和图9）。

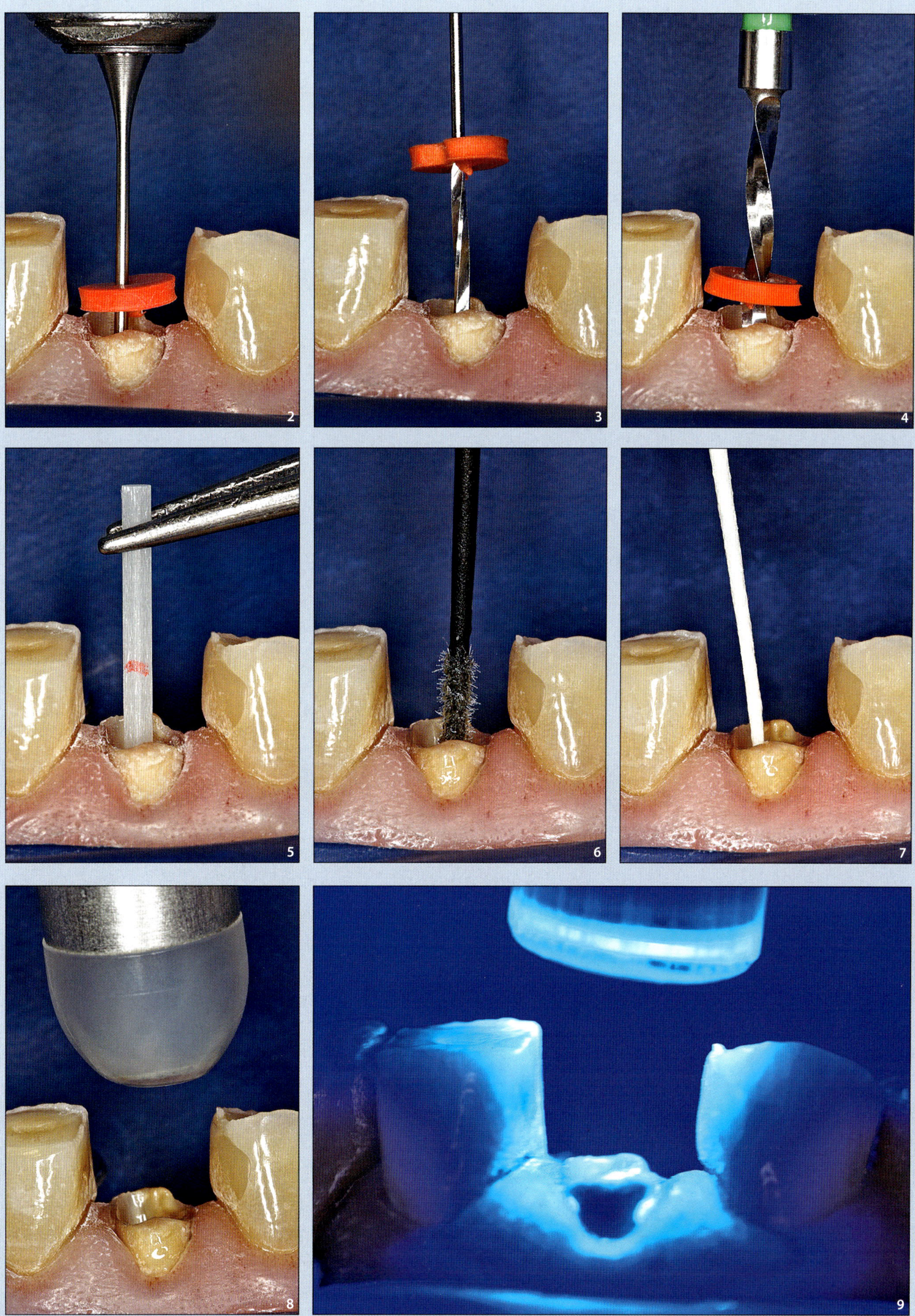
2
3
4
5
6
7
8
9

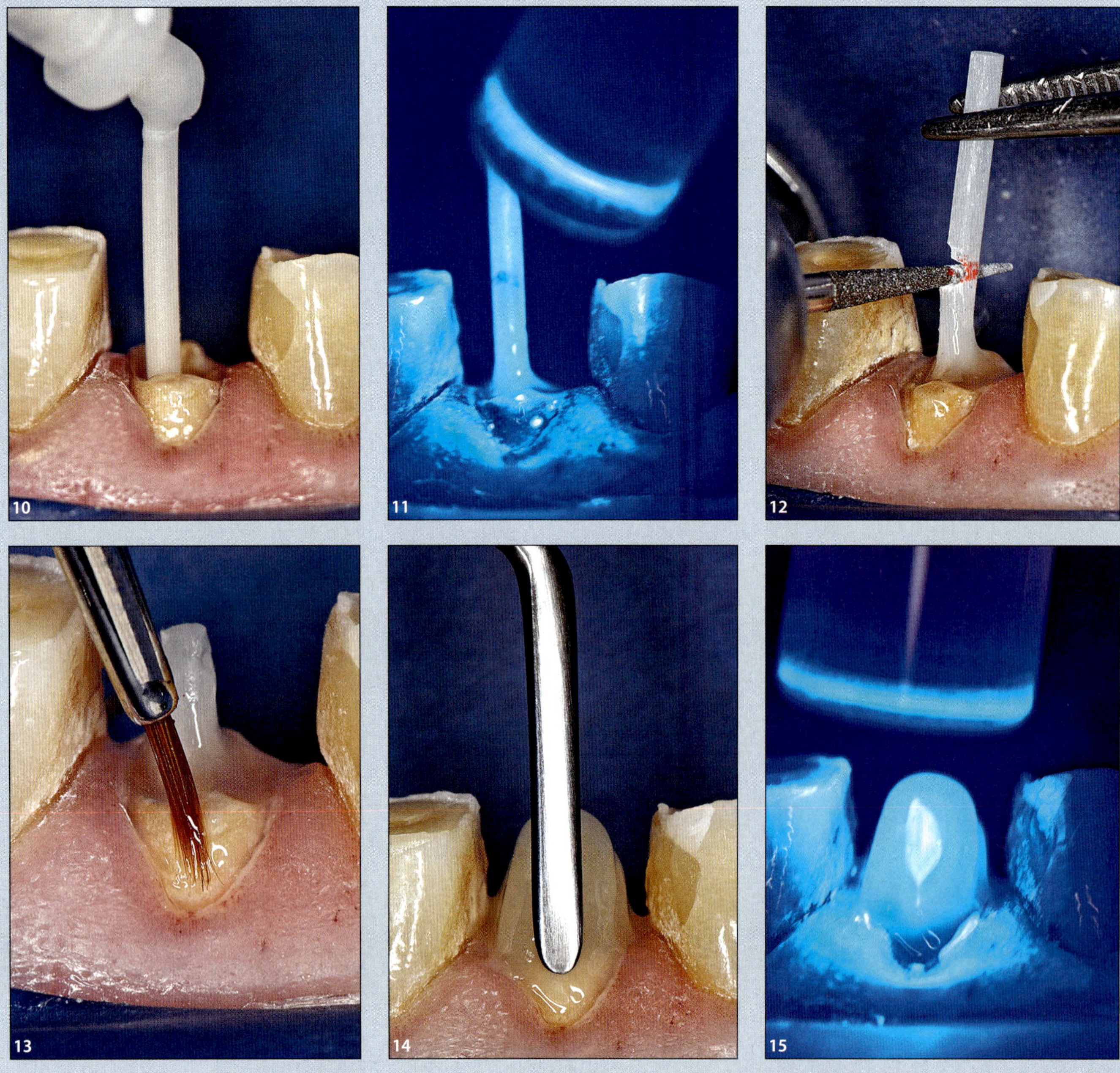

用弯的注射头（Intraoral tip type 1，VOCO）将双固化树脂水门汀（Bifix QM）注入桩道（图10），注射过程中缓慢移出注射枪头，避免产生气泡。立即放入纤维桩至预备位置，从不同方向（例如，冠向、唇舌向）进行光固化2分钟（图11）。树脂水门汀聚合后，金刚砂车针修整至预定长度（图12）。不能用锯齿形工具或剪刀，避免损伤桩的完整性。剩余牙本质表面涂布双固化自酸蚀粘接剂（Futurabond DC）后光固化10秒（图13），将注射型双固化阻射流动核复合树脂材料（Rebilda DC，VOVO）注射至桩的冠方，使用长刃成形器（图14）堆核，用#2毛刷平整表面至理想预备体需要的形态和尺寸，光固化40秒（图15）。

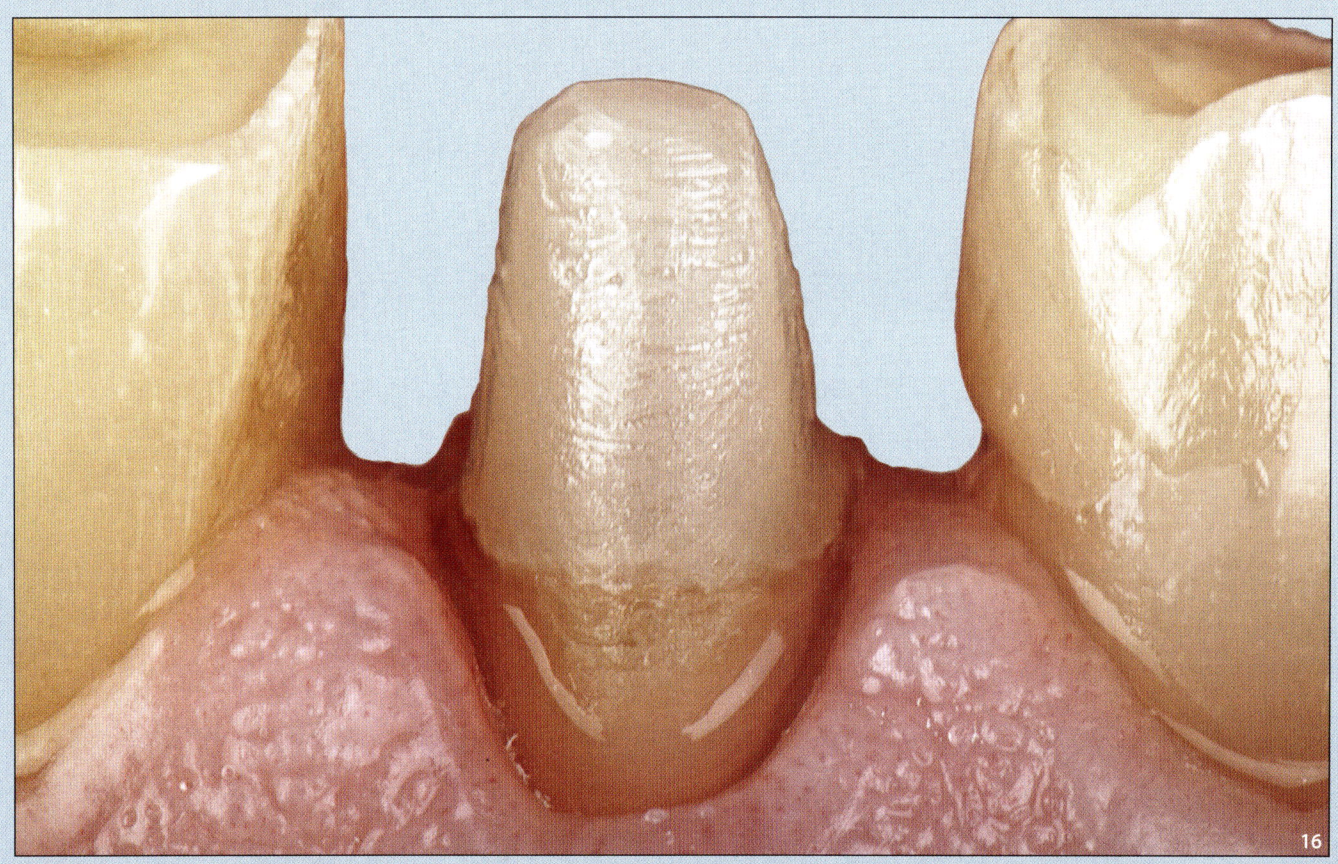
16

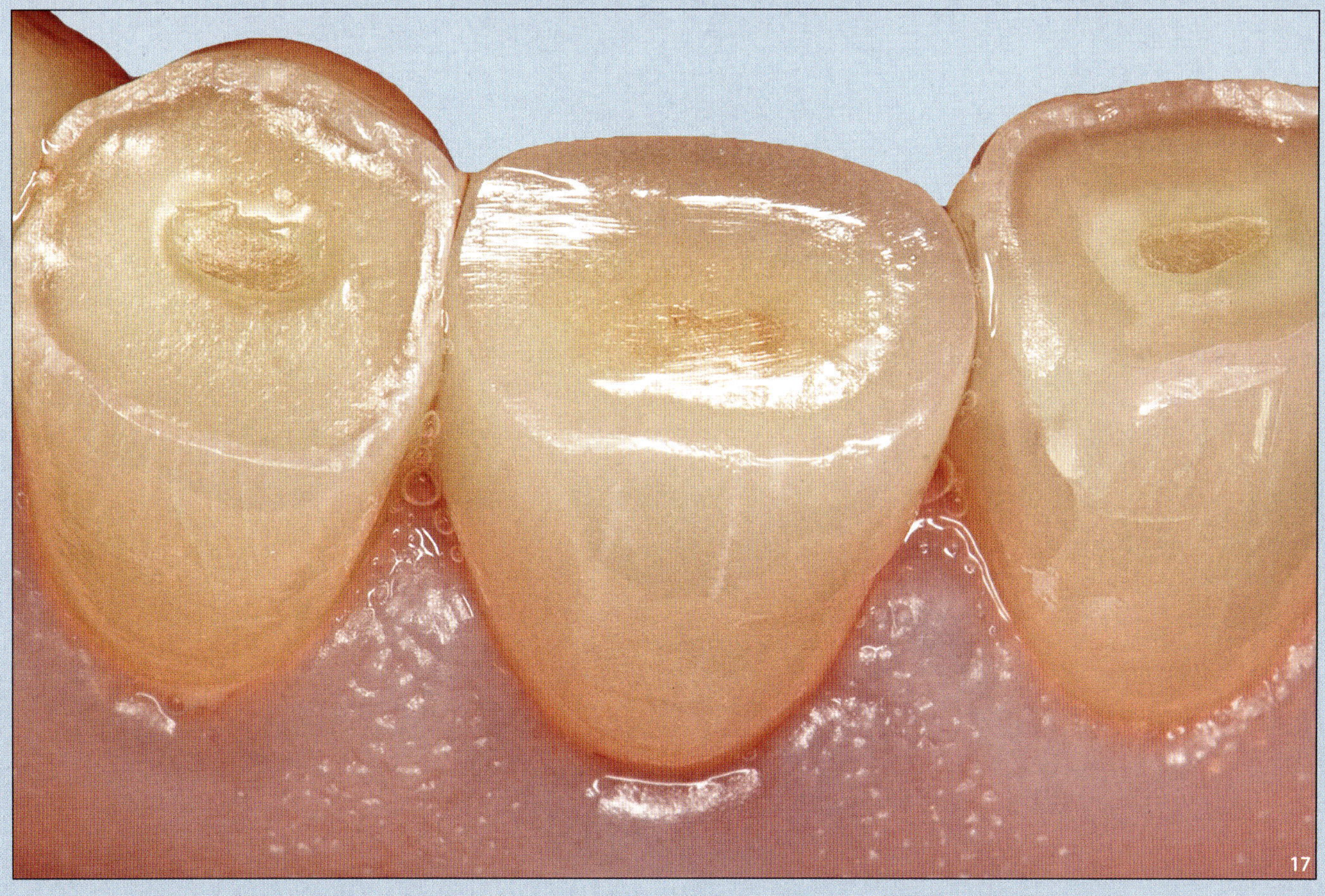
17

完成的纤维增强复合树脂桩核如图16所示。在健康的牙体组织上预备一个1mm高的环形牙本质肩领，以确保机械固位和抗力。图17展示了完成的全瓷修复体。

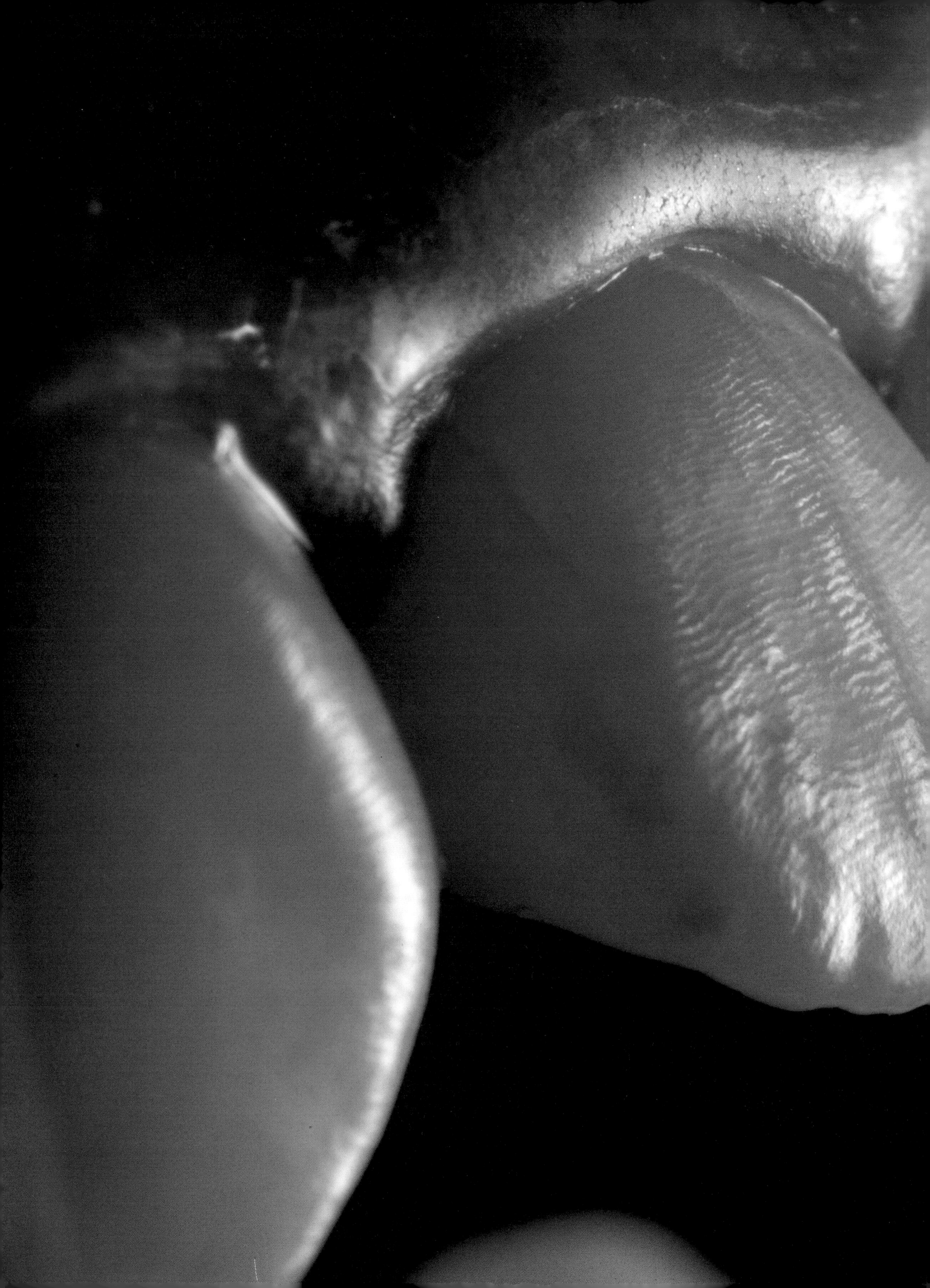

第10章 打磨抛光美学修复材料

Finishing and Polishing Esthetic Restorative Materials

10

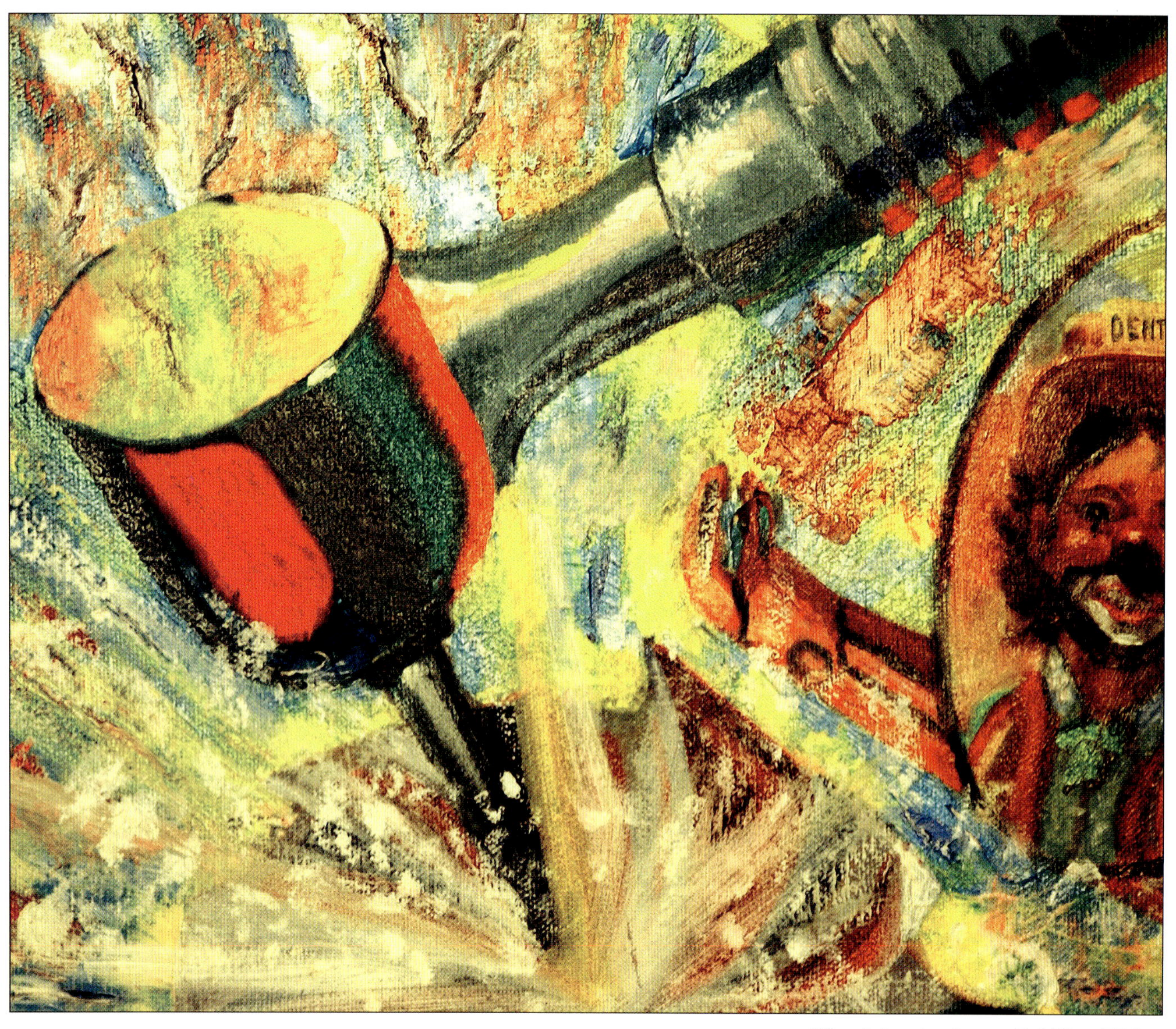

Oil painting by James T. Miller, DDS.

过去的修复材料，例如银汞合金及黄金，需要打磨抛光程序去改善修复体的解剖形态、轮廓外形、边缘完整性及咬合接触，同时提高修复体的表面光滑度。如今，牙色修复体打磨抛光技术的目标也是一样的，但牙色修复材料的发展为修复过程引入了一个新的元素——美学。口腔美学修复的目标已变成制作并展现美观逼真的修复体，这种修复体能够兼顾功能与牙体结构完整性，同时避免在微笑和说话时显露黄金与银汞合金等金属[1]。理想的美学粘接修复体完成后应该具有一个光滑的表面，以防止牙菌斑堆积[2-6]和色素沉着[7]。它还应具有理想的轮廓和轴面凸度，以提高组织相容性[7]。正确打磨的优点还包括解剖形态与咬合协调[7]、颜色协调[7]、与邻牙或对颌天然牙的表面纹理保持对称、具有边缘适合性与完整性[7-8]、耐用和美观[6,8-9]。

通常来说，打磨注重对修复体进行塑形（轮廓修整）、调整、整形和平整，以获得需要的解剖形态；而抛光则注重获得光泽和高反光表面[10]。复合树脂或陶瓷的去除或修整技术可分为3个连续步骤：塑形、打磨与抛光。塑形涉及对复合树脂或瓷修复体进行粗研磨，以获得基于功能和美观参数考量所需要的形态与形状[11]。打磨包括对边缘进行精细和精确的修整，去除表面缺陷和划痕，并获得一个较为光滑的表面[9]。抛光则包括降低表面粗糙度及减少打磨过程中产生的划痕[12]。

抛光的目的是减少表面的不规则性，以便于划痕之间的距离小于可见光波长（约0.5μm），这样可使表面与牙釉质一样反光[13]。当表面粗糙度明显小于1μm时，该表面就会显得光滑[14-15]。这些程序性步骤应在不同器械中使用磨料按顺序进行。原理类似于金属抛光，从粗到细依次选用磨料[16]。一种颗粒或材料对另一种颗粒或材料的磨损性取决于其硬度[17]。硬度被定义为对永久性压痕或穿透的抵抗能力[12]。为了使打磨抛光系统有效，切割颗粒（磨料）必须比修复材料的填料组分更硬[18-19]。因此，打磨抛光的效果取决于所使用的修复材料类型[19-25]。

技师和医生对各种手用、机用旋转器械，以及适用于各种干、湿技术的打磨抛光器械褒贬不一。有大量的打磨抛光器械可供制作室技师和修复医生使用，包括钨钢车针；微米级打磨金刚砂车针；碳化硅涂层和氧化铝涂层研磨碟；白色和绿色磨石；抛光条；光固化树脂尖；浸渍橡胶或硅橡胶的抛光碟、抛光轮、抛光尖、抛光杯以及抛光膏[9,12,26-27]。

任何修复体的打磨抛光都要考虑到器械的形状、牙体和修复体表面的形状与纹理、打磨抛光器械的表面以及修复治疗的顺序[7,28]。任何修复体的成功打磨抛光都取决于所用修复材料的类型（材料的成分和结构）和打磨器械的形状，并由牙体和修复体的表面形态所决定。因为随着时间的推移，天然牙和研磨器械的几何形状几乎保持不变，唯一的变量是持续改进的修复材料配方。

打磨抛光复合树脂

小颗粒及微颗粒填料复合树脂的新配方里改变了填料尺寸、形状、方向或填料比例，改善树脂的物理和机械特性，也使复合树脂能达到更高的抛光程度[14]。这种抛光的改善归因于复合树脂固有的光滑性。复合树脂表面的光滑度取决于固化体系、修复材料的组分和打磨器械[29]。无机填料与基质之间强度有差别，所以临床使用时磨耗程度不一致，从而会改变复合树脂的表面粗糙度[14,30]。因此，在临床需将修复材料与牙齿界面之间表面光泽度达到相似，这一点是非常重要的，因为光泽度会影响修复体和牙体表面的颜色感知与阴影补偿[31-32]。由矿物填料组成并与有机基质紧密结合的微型颗粒，已被证明能达到美学抛光表面[33]。一些学者已经提出，通过打磨抛光程序去除所有树脂修复体的最外层树脂可以产生更硬、更美观、更耐磨和更稳定的表面[6,17,34-43]。但应权衡使用旋转器械时对牙列和牙釉质产生的医源性磨损[17]。

打磨抛光直接影响复合树脂修复体的色彩和光泽等美学质量。正如前面所讨论的，研磨度取决于颗粒或材料的硬度。在复合树脂中，树脂基质和无机填料具有硬度差异，造成不均匀的磨损。由于两组分磨损不均匀，抛光后的复合树脂与商业比色板相比具有较浅的色相（和较高的三原色值）。

针对使用哪种类型的器械设备，仍有许多争议。各种研究发现，大多数设备都存在一些问题[5,44-45]。金刚砂车针可能撕裂填料颗粒，并在复合树脂表面留下不规则形态（特征性纹路），尤其对混合填料复合树脂来说更是一个严重的问题，因其混合了大小各异的颗粒[5,46]。打磨用金刚砂可能会导致树脂基质开裂和大量的填料颗粒损失，影响后牙复合树脂的耐磨性[9]。

在微填料复合树脂上使用钨钢车针会在复合树脂表面产生断裂、颗粒脱落和裂缝。这些影响可能是由于微填料复合树脂内的双酚–甲基丙烯酸缩水甘油酯（bis–GMA）浓度较高，导致钨钢车针的沟槽堵塞所致[20]。虽然使用12刃或30刃钨钢车针用于混合填料复合树脂能获得光滑、平坦的表面，但钨钢精修车针不适合用于微填料复合树脂。

旋转器械应根据所使用的修复材料进行选择[5,7,20]。金刚砂车针应低速运行。金刚砂喷水下打磨更适用于微填料复合树脂。多刃车针研磨微填料复合树脂更易出现微裂纹[9]。用多刃钨钢精修车针在高速运转下对小颗粒混合填料复合树脂进行研磨，易于产生一个平坦、光滑、无损、没有条纹和沟槽的表面[7]。

一项研究表明，复合树脂经过打磨抛光后的表面粗糙度一般不受打磨抛光时间的影响。延迟与即刻打磨抛光技术相比，表面能获得一个相似或更坚固的表面强度[12,45]。延迟打磨的效果似乎取决于特定的粘接系统和成分[8]。虽然有人建议微填料复合树脂充填24小时后进行打磨抛光，以适应其吸水膨胀、较低的聚合收缩和弹性模量，但这一论点是基于一个假设前提，即充填时所有树脂未达到100%聚合。但是，延迟打磨抛光不利于修复体的边缘密封[8]。

因为打磨时边缘质量会受到影响，目前还没有发现打磨微填料复合树脂最有效的车针和磨头，这仍需更多时间来研发。多刃精修车针因为需要较少的程序就可改善邻间隙和龈缘的打磨，可以提高制作室和椅旁的效率。

使用恰当的器械并运用适宜的技术，氧化铝基复合树脂抛光糊剂是用于混合填料复合树脂上的一种优良的抛光介质。可是，当用于微填料复合树脂表面时，只有1μm粒度能起到良好作用，而更细的粒度如0.3μm氧化铝则是禁忌的，因为这个粒度可能会损坏修复体表面，影响修复体表面光泽。临床表明，硬橡皮杯和大多数抛光膏对复合树脂表面与树脂水门汀表面都过于粗糙[22]。

打磨抛光瓷

用于口腔修复的陶瓷材料包括长石质陶瓷、热压铸陶瓷和用于计算机辅助设计/计算机辅助制造（CAD/CAM）系统的机加工陶瓷。瓷的结构与具有填料和基质的复合树脂相似。口腔陶瓷材料是由晶体矿物填料（长石、二氧化硅、氧化铝）分散在玻璃基质中[47]。瓷表面的光滑程度取决于修复材料中的成分、烧结温度与温度曲线以及打磨器械。

瓷的光滑度主要取决于晶体颗粒大小和微结构表面特征。但是，它也需要足够的烧结条件，使瓷颗粒紧密地结合在一起，以产生致密的瓷表面，因为瓷面的孔隙不能通过抛光完全消除[48–49]。

打磨抛光可以影响瓷的外观和耐久性。表面特征和形态可以影响表面光泽。凹凸不平的表面形态允许漫反射，而平坦或光滑的表面则允许镜面反射。这种光散射会影响对颜色的感知，所以在天然牙与修复体的适配性上应该充分利用这一点。瓷的打磨抛光可分为两个过程——制作室（口外）和临床（口内），通常制造商会提供独立的打磨抛光程序套装。在文献中，打磨抛光比较的“金标准”是原色釉质[48]。当然，如果陶瓷是在合适程序下烧制而获得了致密的表面，制作室的打磨抛光可以得到更光滑更致密的表面[49]。然而，对于粘接性瓷修复体，由于未粘接瓷修复体的脆性和折裂风险，最终的调𬌗与抛光必须在粘接后进行。瓷修复体调磨后的粗糙表面可导致邻牙和对颌牙列的磨耗[50-51]、牙菌斑堆积和附着[52-54]、邻近牙周组织的机械刺激[9,54]，并降低瓷修复体的强度[55-56]。因此，应通过打磨抛光尽量减少瓷的表面损伤，提高生物相容性[57]。

Haywood[58-59]和Wiley[51]等的研究表明，口腔内抛光的瓷修复体可达到或超过釉瓷的光滑性[60]。但是，这需要专业人士、足够的操作时间、熟练的技术和合适的打磨器械。本研究表明，效果最佳的表面纹理获得的方法是，喷水下金刚砂车针（粒径逐渐变小）中等速度研磨，然后换为在干燥条件下30刃钨钢车针高速研磨，最后用橡胶杯蘸取金刚砂抛光膏抛光[59-60]。

此外，手工抛光可以提高陶瓷的断裂韧性和强度。联合使用上釉和抛光，也可通过表面特征来改善总体的美观效果[48]。需要谨记的是，适当的打磨抛光无法改善粘接预备设计中的不足、不当的材料选择以及粘接方式的缺陷。

牙色（美学）修复体的维护

除了打磨抛光操作外，临床工作者的最后挑战是维护修复体表面长期光滑。修复团队需意识到使用适当的调改设备、抛光技术和保护修复体表面光泽在维护性复诊中的重要性，以此延长修复体的使用寿命[7,9,16,45]。此外，不当的护理会对修复体的寿命和外观产生不利影响。超声洁治器和气动抛光机等仪器可能会损坏修复体的表面，影响修复体与牙齿的粘接。标准的抛光膏不适用于复合树脂或瓷修复体，因为它们可能增加修复体表面粗糙度，进而增加对染色的敏感性。瓷修复体应使用金刚砂抛光膏抛光，而复合树脂修复体则应使用氧化铝抛光膏和更细粒度的金刚砂抛光膏抛光。此外，应避免将某些氟化物用于牙色修复体。氟化亚锡会使复合树脂修复体变色，而酸性氟磷酸盐（APF）可腐蚀陶瓷，并对混合填料复合树脂中的玻璃填料产生影响。一般来说，中性氟化钠可应用于有美学修复体的患者。对于去除污渍，其原理与抛光相反，即从侵入性最小的技术（即抛光膏）开始，如有需要则只进行到侵入性略强的技术（即抛光碟）。但是这一程序完成后，表面必须重新抛光，并从粗到细使用磨料（即抛光碟、硅橡胶抛光头、蓬松磨料抛光膏）。

如今，牙体美学的首要目标是在维护口腔健康、功能并确保其结构和边缘完整性的同时，实现美观、自然的牙体修复[1,62]。随着患者更加寻求生物相容的、持久的、安全的和美观的保守治疗[63]，人们对美学修复体的广泛应用及维护也愈发关注，以期获得牙体修复的长期成功。

美学修复体维护应遵循的指导方针与现代医学中针对慢性病制订的方案类似。这种医疗模式强调以患者为中心的管理，通过定期回访和维护方案，随着时间的推移改善患者的健康。对复合树脂和陶瓷修复体进行打磨抛光时，应遵循相同的程序进行维护。任何表面的粗糙度都会影响美学修复体的色泽和光泽度[64]，瓷、复合树脂和天然牙体结构的抛光[65]能提高表面光滑度、色泽和透光性。此外，修复材料的表面粗糙会导致染色、牙龈刺激、牙菌斑堆积[66–68]和继发龋[69–74]。修复团队的每名成员（卫生士、牙周病专家、口腔修复专家、全科医生及助理）都应明白，专业维护过程中可能会损伤甚至破坏修复材料和牙体结构的表面[69]。应避免以下医源性的维护程序：

- 声波或超声洁治器不应用于复合树脂或陶瓷修复体上，因为这些设备会去除复合树脂修复体的填料颗粒，使陶瓷界面断裂，并划伤这些材料的表面[75–76]，造成牙菌斑堆积和加速染色[66–68]。用刮匙清洁瓷和/或复合树脂修复体，可达到所需的触觉敏感性而不刮伤材料[76]
- 粗粒度抛光膏会导致复合树脂和陶瓷修复体的表面粗糙、划伤和变暗[76–77]。复合树脂和陶瓷表面的抛光应使用金刚砂抛光膏
- 硬毛刷和磨砂性牙膏会磨损复合树脂修复体[76,78–79]
- 喷砂会使复合树脂修复体表面产生划痕和凹坑，破坏瓷修复体的界面[76,80]
- 不要使用酸性氟磷酸盐（APF），因为它可以腐蚀陶瓷和复合树脂材料[76,81]，增加表面粗糙度并降低修复体的表面光泽。这会加速修复体的着色和斑点形成[76,82–83]

笔者认为，进行美学修复的患者需要终身专业的回访来维护修复体的生物性能和机械性能[84–85]。该方案应针对每名患者的具体需求设计[86–87]，并且应当包括适当的回访复诊、专业的维护方案，以及详细的家庭维护方案[84–85,88]。方案里应包括日常和反复的口腔卫生指导及预防、修复界面的评估、染色或粗糙表面的打磨抛光、咬合评估和适当抛光调整，以及复合树脂修复界面的重修。此外，长期的成功和最佳的美学效果要求患者参与到修复方案里来[89]。日常家庭护理方案应包括使用牙刷和/或机械刷和牙线去除牙菌斑。此外，在家使用局部药物，例如氯己定、氟化物、三氯生和抗氧化剂（AO ProVantage凝胶、PerioSciences）可降低潜在的龋齿、牙龈炎和念珠菌感染的风险。

结论

任何牙色修复材料的打磨抛光技术都需要一个系统的方案才能达到令人满意的美学效果，并在改善牙龈健康的同时提高修复体的寿命[7,52]。打磨抛光的成功不仅是学习创新技术的结果，还需要结合各种口腔修复学原理要素。临床医生和技工必须了解修复材料的成分，掌握打磨仪器设备的使用，了解牙齿的自然解剖和内部结构。将这些要素结合到每个临床情况，操作者可以通过持久性、功能性和美观性来提高患者满意度与美学修复体的临床性能。然而，与大多数修复程序一样，最终效果是基于临床医生与技师的经验和判断创造出的一种兼具功能、想象和艺术，符合解剖外形和颜色的作品[90]。

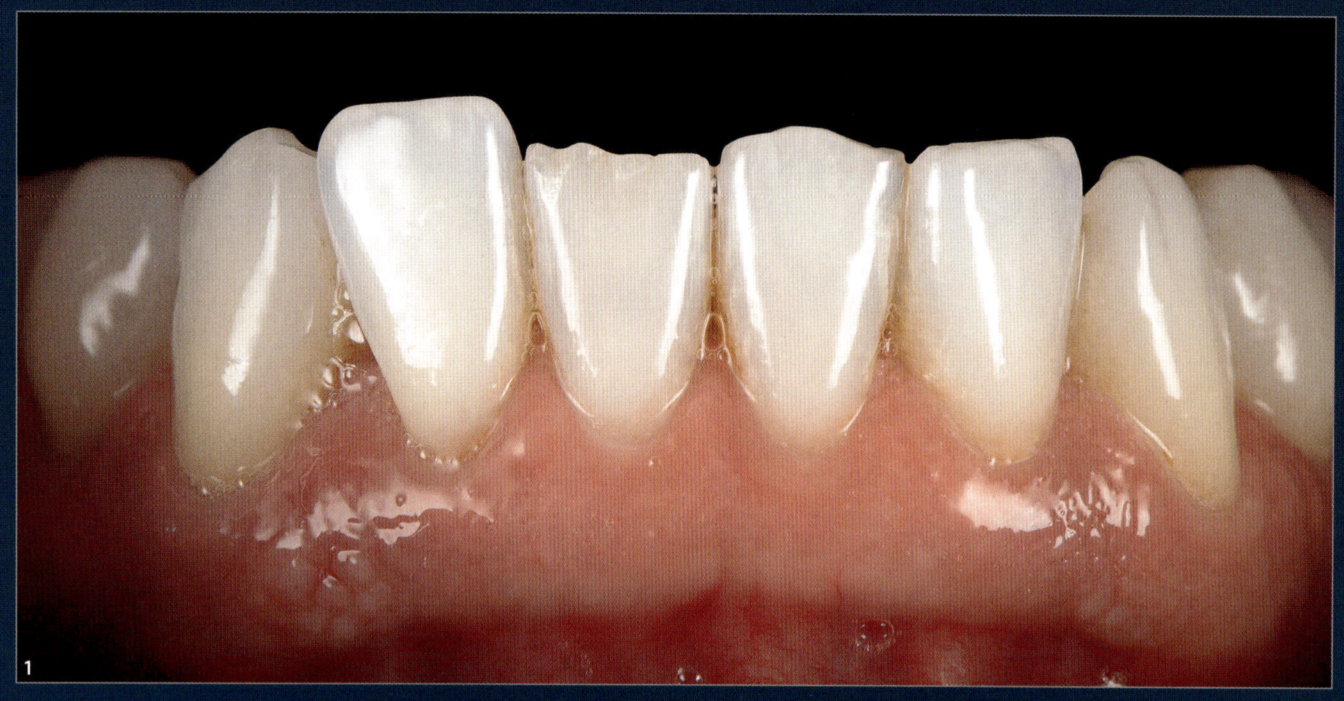

美学塑形

下颌前牙

美学塑形是一种微创手术，通过去除少量的牙釉质（釉质成形术）或生物材料来改变牙齿的形状、长度和/或表面。这种减法方案通常用于牙齿或修复体表面不平整或有小的缺口、外形不规则时。它通常与漂白剂或粘接剂联合使用。为了获得最佳的牙釉质成形效果，临床医生应该了解牙釉质厚度以及其在不同牙齿及牙体不同部位的变化[91]。

图1显示了术前下颌前牙不规则切缘的唇面视图。最初，使用长锥形金刚砂打磨车针（DET9，Brasseler USA）去除表面不规则处（图2）。这一过程是结合理想的咬合引导参数来进行的。按顺序使用一系列圆形和卵圆形金刚砂车针（DOS1，Brasseler USA）打磨下颌切牙的切端表面（图3）。通过使用粒度范围为8～30μm的金刚砂钻进行顺序打磨，以获得更光滑的表面。使用30刃精修车针（H274，Brasseler USA）（图4）进一步打磨切端边缘。切牙发育叶对于微笑美学[92]和牙齿美学水平个性化十分重要。用一个短锥形金刚砂车针（DET3）（图5）勾勒出发育叶的轮廓。注意要在干燥的情况下，近距离密切观察角度位置。在中等速度并有水的条件下，从细（30μm）到超细（8μm）依次使用抛光

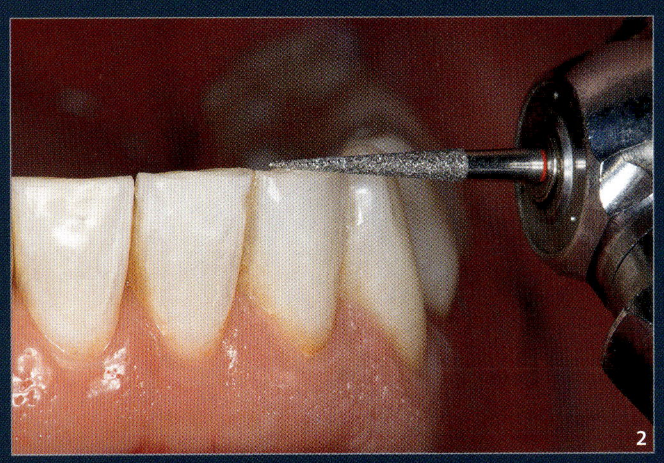
2

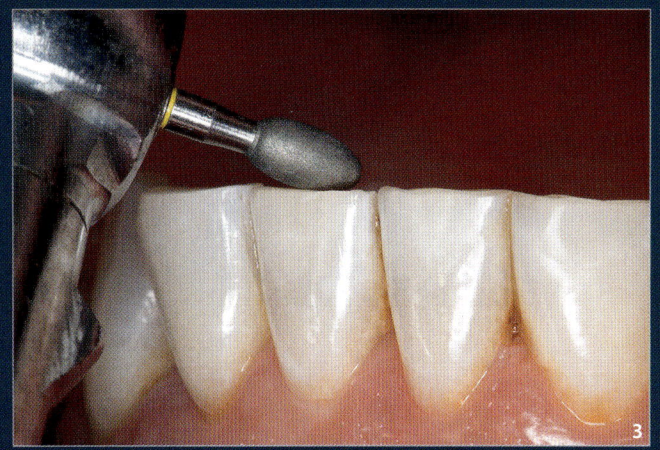
3

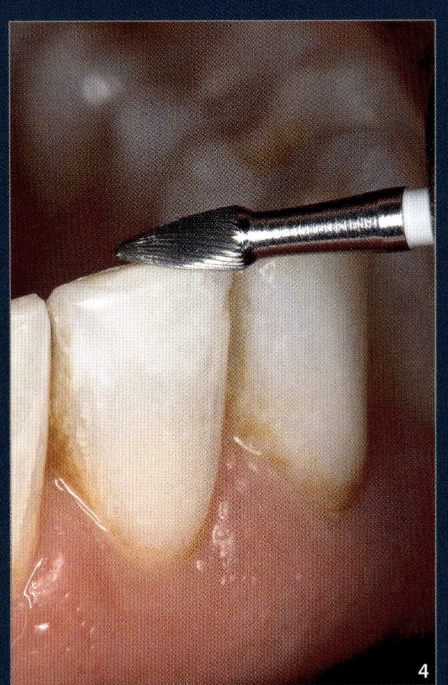
4

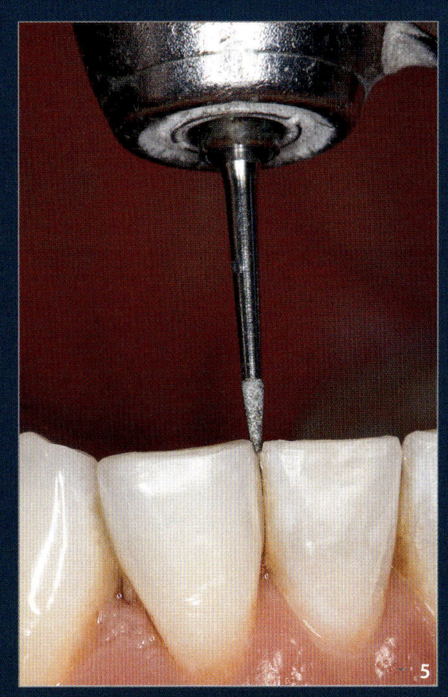
5

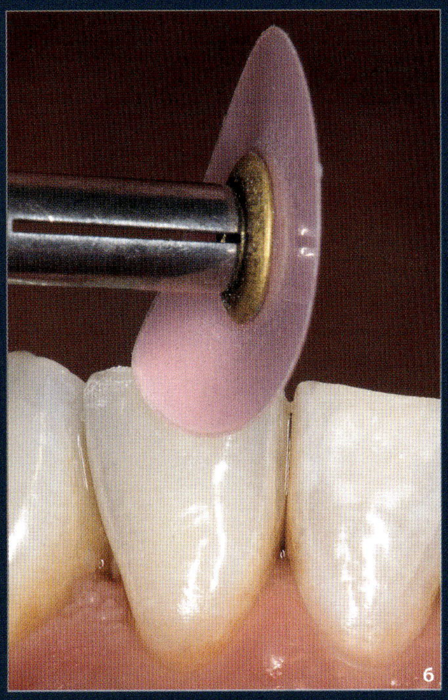
6

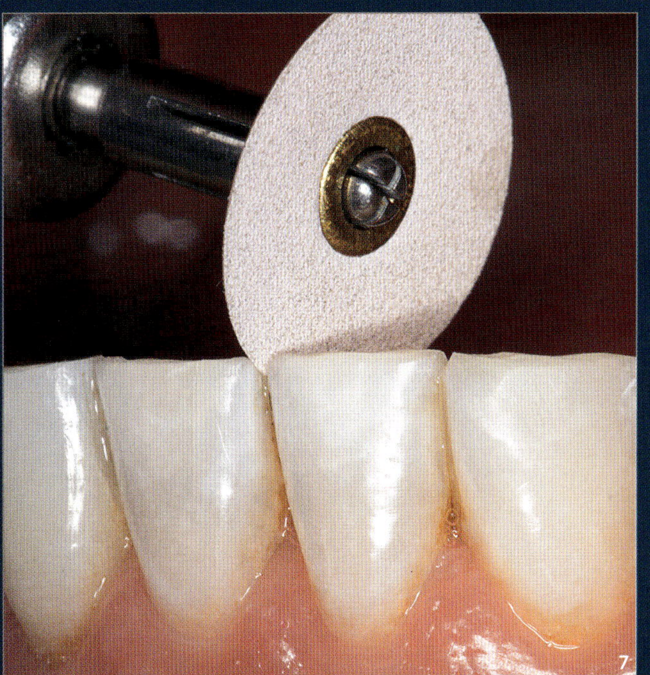
7

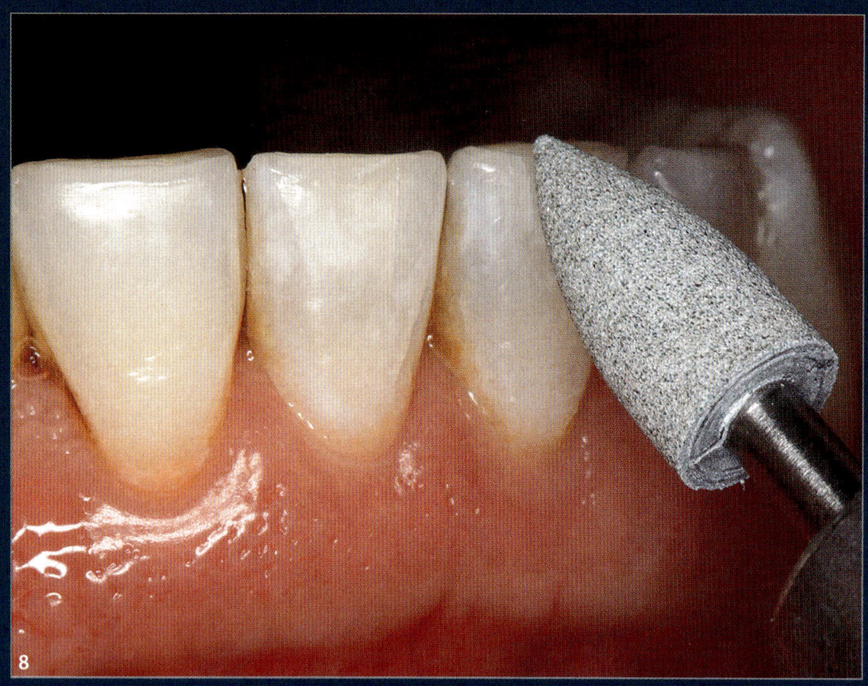
8

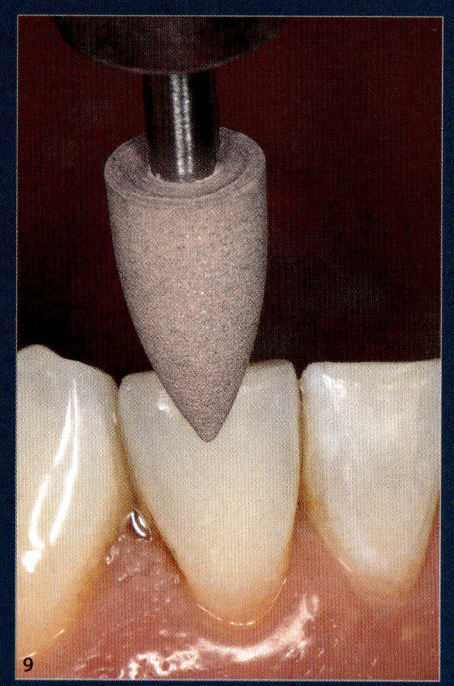
9

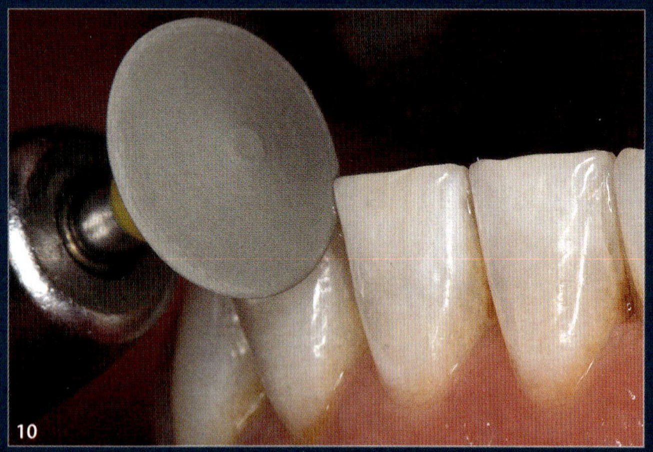
10

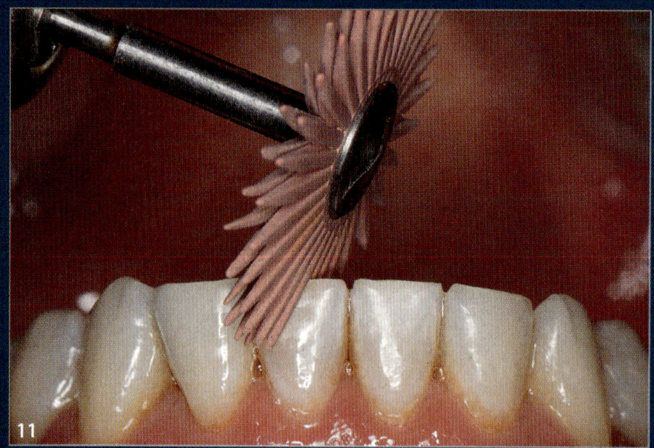
11

碟对外展隙和邻面轮廓进行进一步抛光（图6和图7）。切端表面的初始抛光采用粗抛研磨头（CeramiPro 0352C，Brasseler USA）和细抛硅橡胶研磨头（CeramiPro 0362C）完成（图8和图9）。表面光泽的进一步提升则用硅橡胶刃状轮（W18D，Intra-Oral Dialite，Brasseler USA）和柔性螺旋形硅橡胶轮（Dialite Feather Lite，Brasseler USA）（图10和图11）完成。使用羊毛毡轮和蓬松磨料金刚砂抛光膏来改善牙釉质的表面光泽（图12）。在牙釉质表面被冲洗干净和干燥后，通过使用干棉轮在常规转速下以间断手法抛光来获得最终的表面高光泽度（图13）。

图14显示了下颌切牙的解剖轮廓和牙釉质光滑、高度反射的表面，美学打磨改善了其功能和美观。

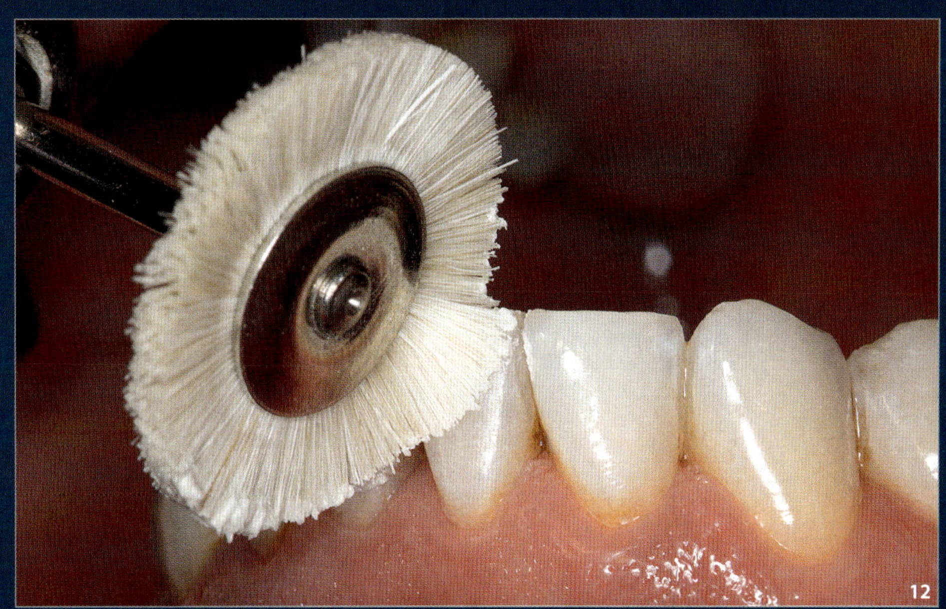
12

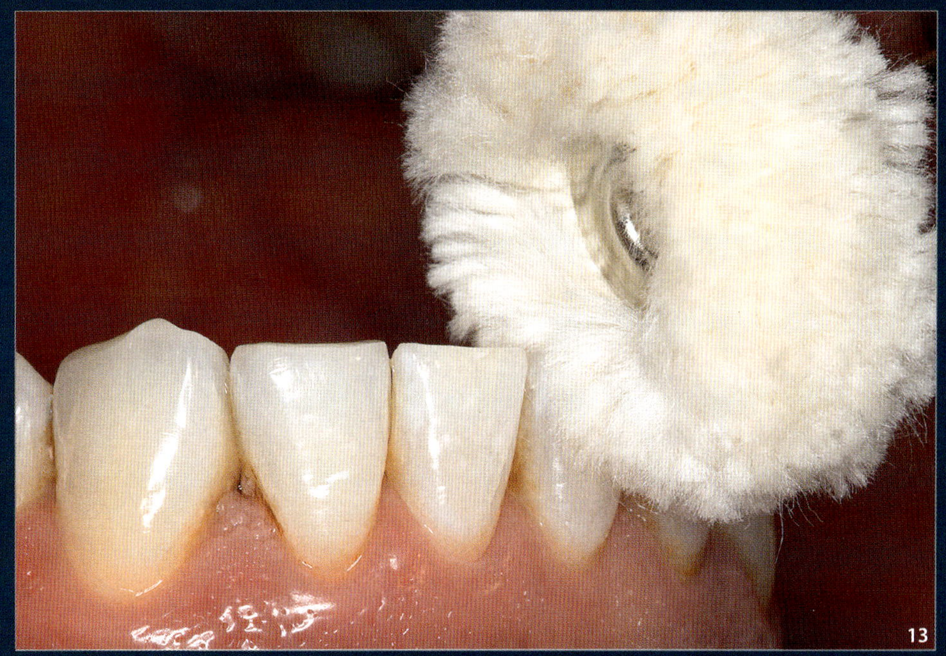
13

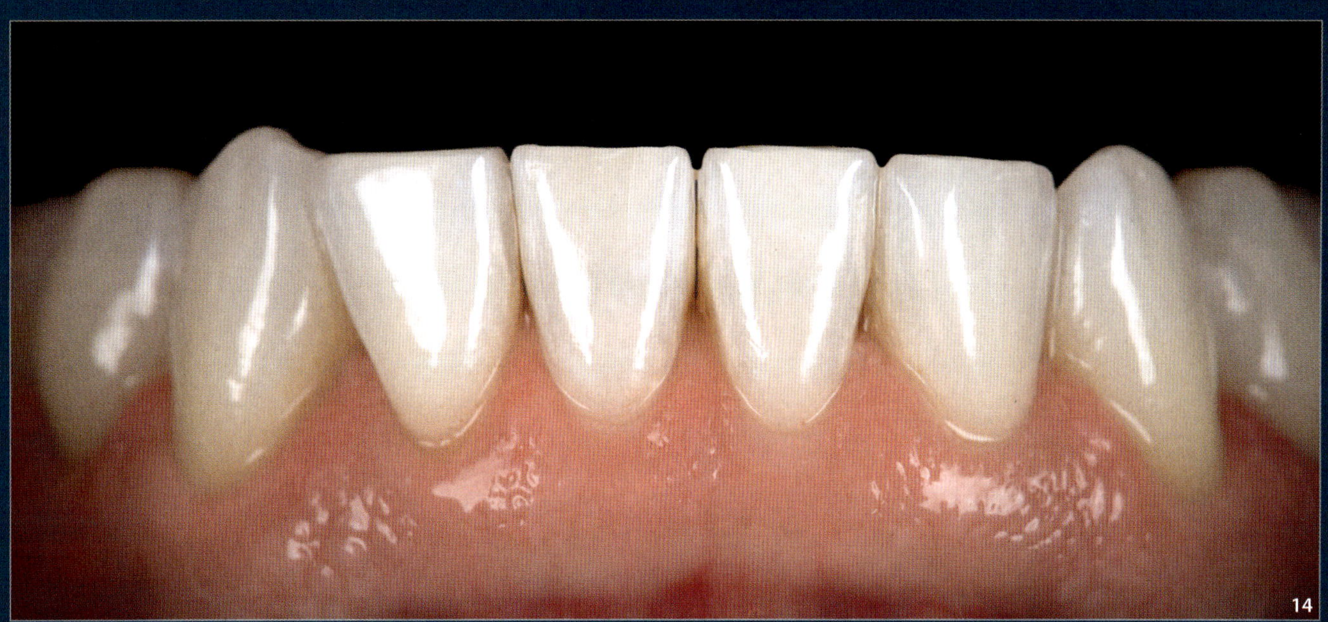
14

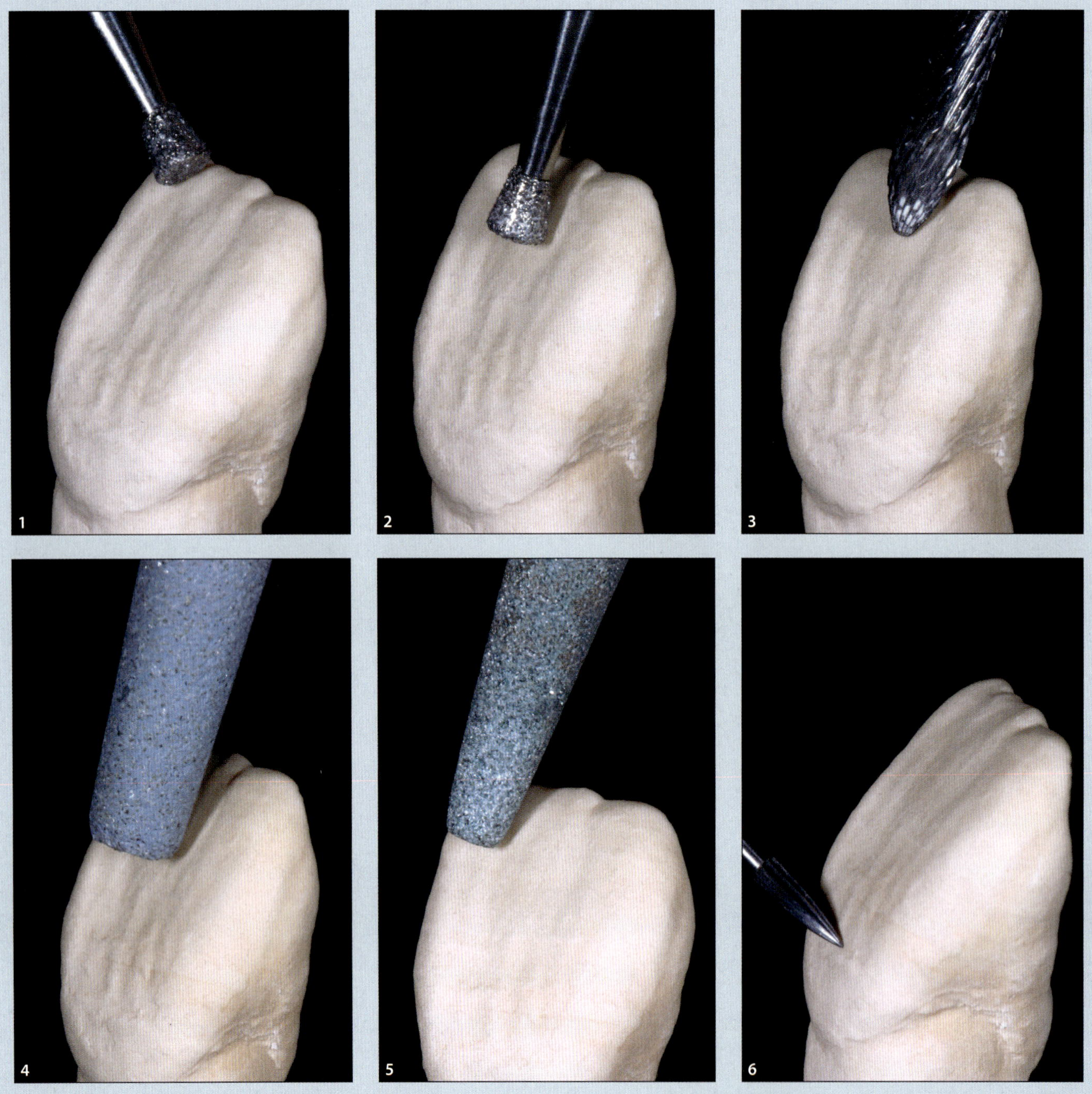

塑造解剖外形

间接法

在进行口腔美学材料的打磨抛光之前，需要对牙齿表面的形态特征和精细的制备方法有一定了解与分析。天然牙的表面是由不规则的宏观结构和微观结构所组成。光线从这些不规则的结构表面反射出来，就像从钻石的切面发射出来一样。光的散射影响了我们对口腔美学材料的颜色、外观以及逼真效果的感知和理解。

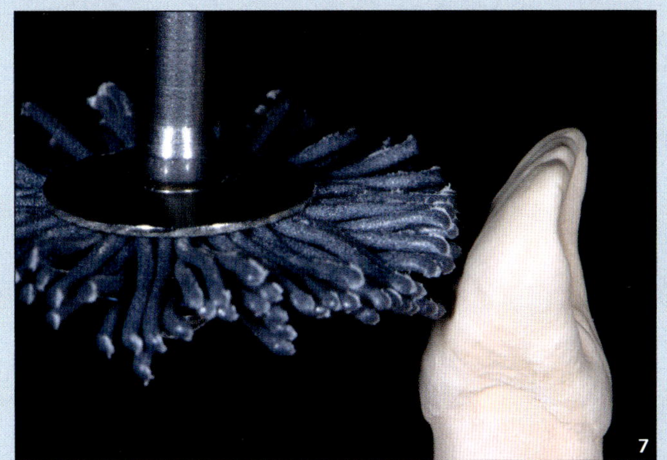
7

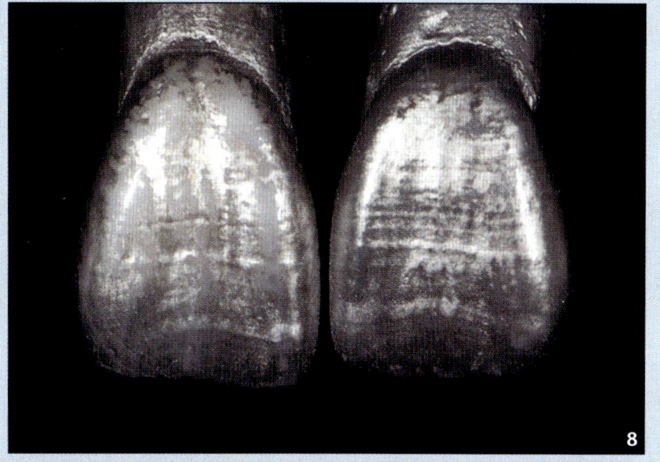
8

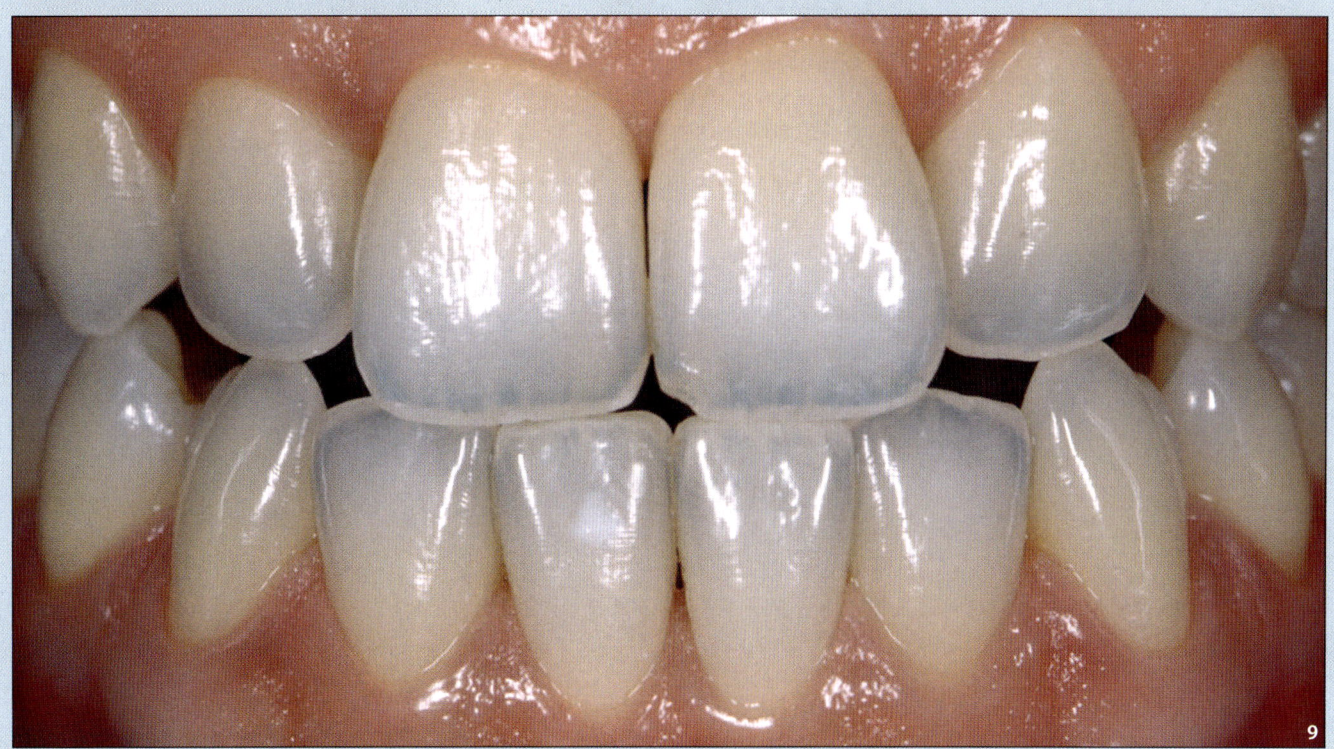
9

生长线用倒锥金刚砂车针机械预备（图1和图2）。生长线通常不是完全相同的，具有不同的形状或尺寸，但都以精确的方式排列。通过单方向地，切龈向和近远中向移动倒锥钻的边缘，可形成垂直向和水平向的生长线。这些生长线不是直的，而是有一定的起伏，可以用圆形或锥形的钨钢车针在陶瓷表面制备出凹凸结构（图3）。其他的表面结构特征则可以利用砂石来制备。利用细粒度的砂石来制备不规则的微观结构，利用粗粒度的砂石制备不规则的宏观结构（图4和图5）。30刃火焰状精修车针可用于在修复体表面的特定区域制备极窄且较深的垂直向或水平向沟槽（图6）。这些较深的沟槽会产生不同的漫反射。具有不同长度纤维丝的硅橡胶抛光轮仅用于陶瓷表面某些特定区域的抛光，以获得高反射的光滑表面（图7）。当光线照射到修复体表面时可发生反射、折射和透射，从而使修复体表现出光泽的变化。陶瓷表面不同的不规则结构组合产生了最理想的光线效果（图8和图9）。

Laboratory work courtesy of Giuseppe Romeo, MDT, and dentistry courtesy of Domenico Massironi, MD, DMD.

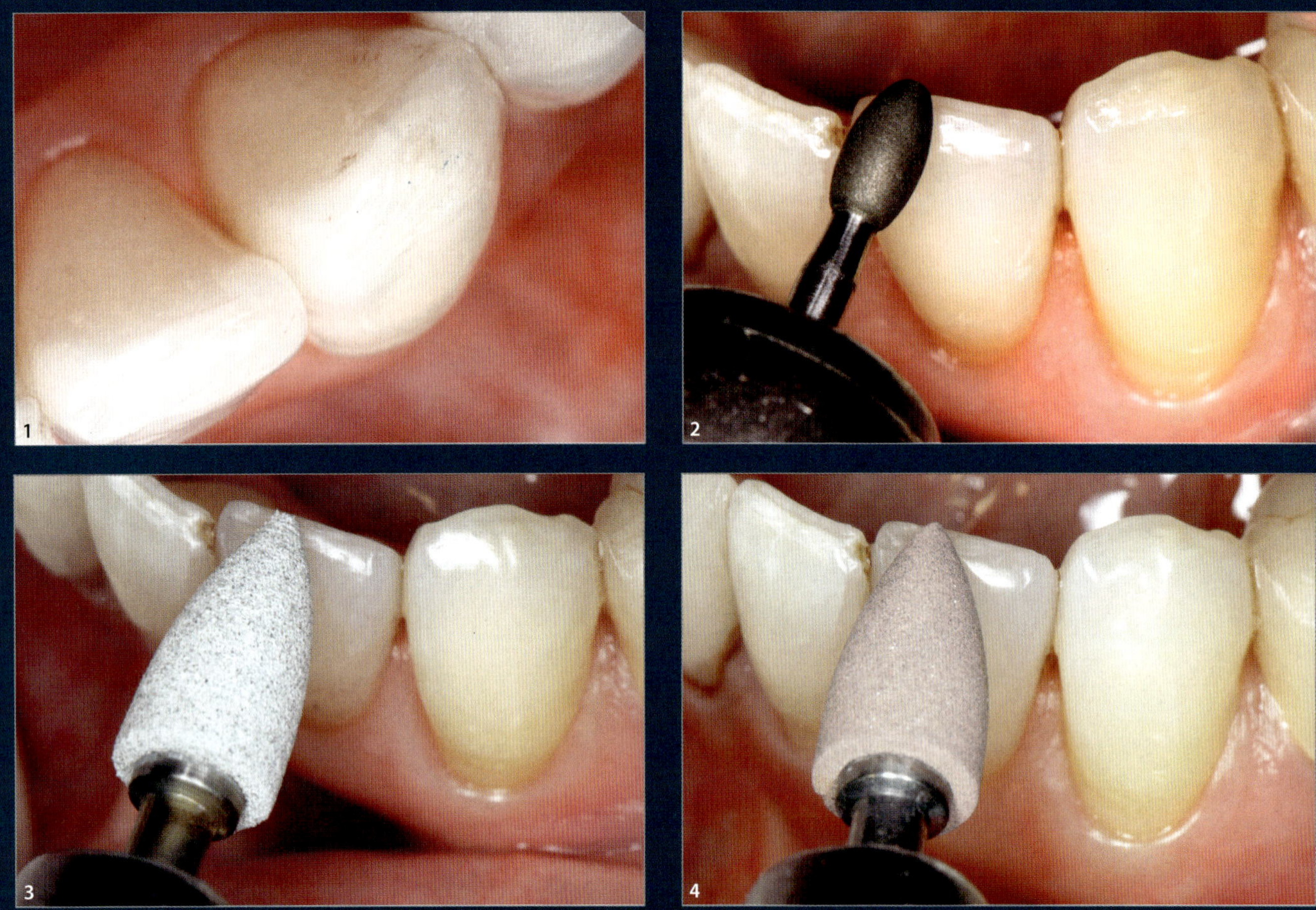

打磨抛光

磨损的天然牙体结构

抛光的目的是为了减少表面的不规则性，使划痕之间的距离小于可见光的波长（约0.5um），从而使表面发生光反射。当表面的粗糙度明显小于1um时，表面就显得光滑。这些抛光步骤应使用各种设备中的磨料依次进行。其原理类似于金属抛光，其中磨料的使用顺序是从最粗的磨料到最光滑的磨料。

磨损的天然牙结构会加速对颌牙的磨损，以及牙菌斑的堆积和黏附。该患者呈现陶瓷冠与对颌的下颌切牙的牙釉质磨损。值得注意的是，由于未对牙齿表面进行适当的抛光，因此在切缘出现了金刚砂车针留下的条纹（图1）。使用一系列圆形和卵圆形的金刚砂车针（DOS1）依次对下颌切牙进行打磨（图2）。依次使用粒度在8～30μm的金刚砂车针打磨以得到更光滑的表面。切端表面的初始抛光用粗抛硅橡胶研磨头（CeramiPro 0352C）和细抛硅橡胶研磨头（CeramiPro 0362C）完成（图3和图4）。然后使用羊毛毡轮和蓬松磨料

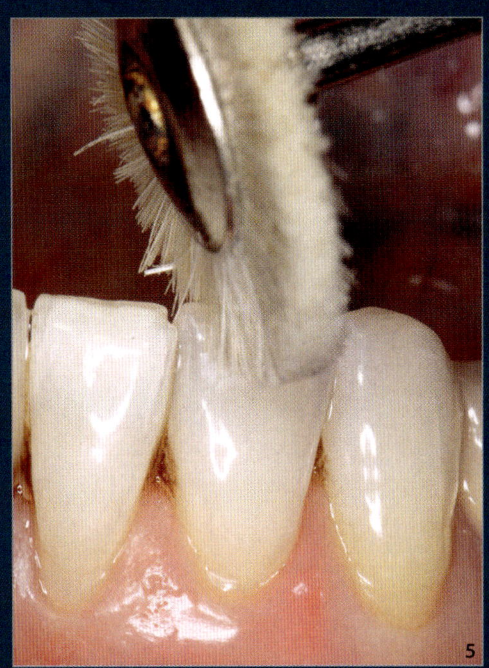
5

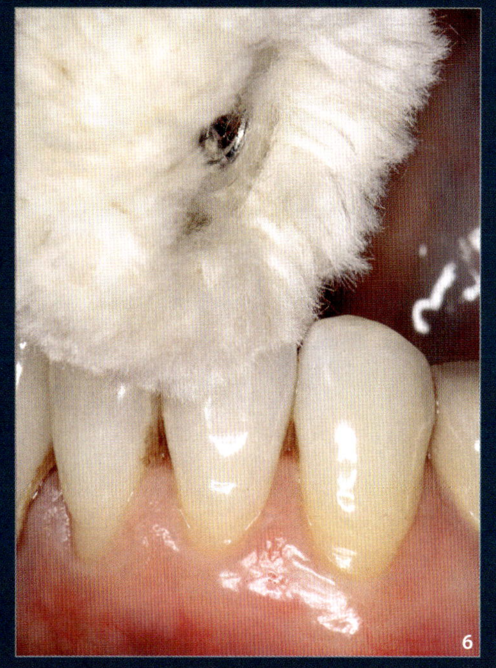
6

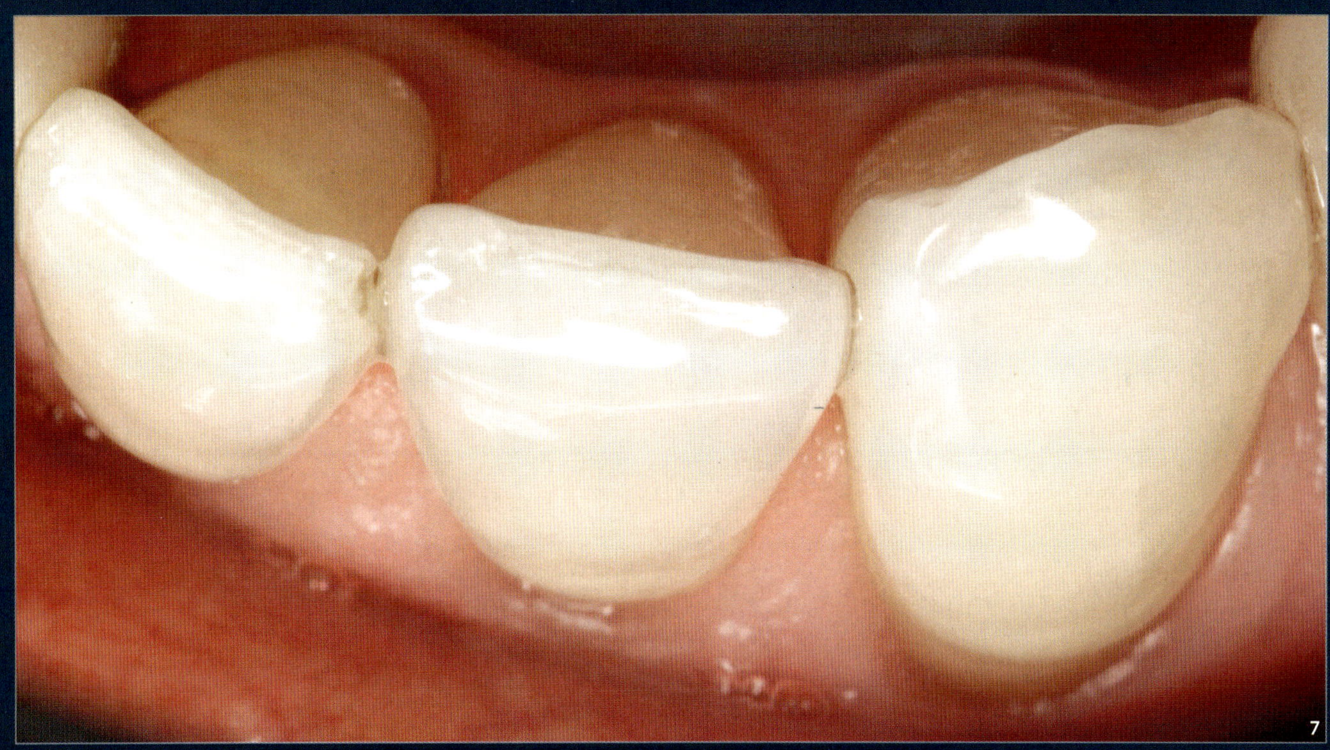
7

金刚砂抛光膏来改善陶瓷表面的光泽（图5）。陶瓷表面洗净并干燥后，再使用干棉轮以间断手法进行最终的抛光（图6）。最终光滑的牙釉质和高反射的表面改善了功能与美观（图7）。

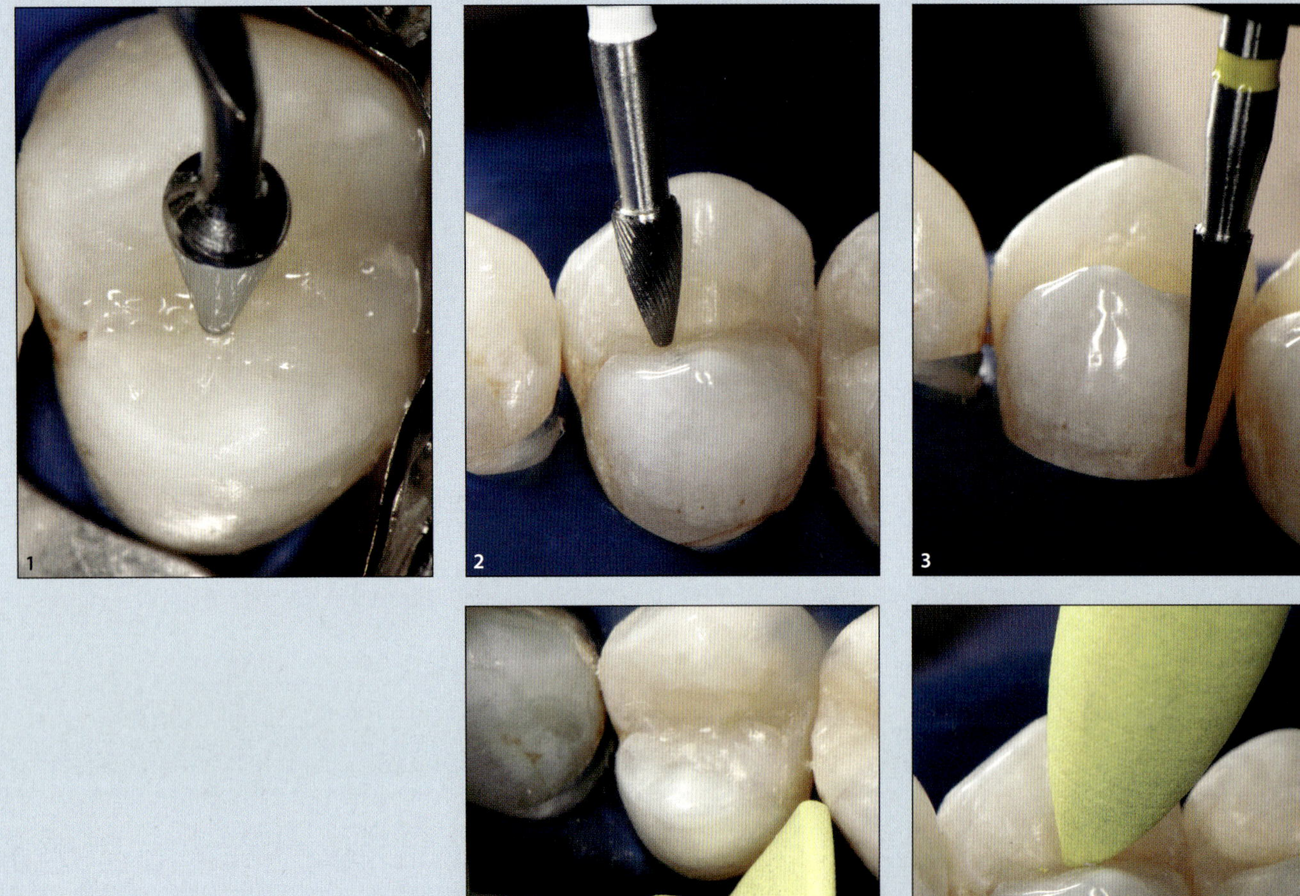

打磨抛光

后牙复合树脂修复体

放置了最后一块切端色的混合填料复合树脂以后，用锥形器械（PKT-3A，Brasseler USA）为这个远中邻殆面充填体的殆面进行塑形（图1）。殆面采用白标的30刃锥形精修车针（Neumeyer H274，Brasseler USA）（图2）。该车针的外形非常适合于后牙的成形、打磨以及调殆。Ⅱ类洞复合树脂充填体的舌侧外展隙则采用18刃针形车针（ET6 finishing bur，Brasseler USA）沿牙齿的解剖外形进行修形和打磨（图3）。

舌侧外展隙的最终抛光是使用硅橡胶刃状轮（ComposiPro One-Step Polisher，Brasseler USA）完成的（图4）。殆面的最终抛光则是使用硅橡胶抛光头（ComposiPro One-Step Polisher）完成的（图5）。

用碳化硅抛光刷（ComposiPro Brush，Brasseler USA）对殆面的点、隙、窝、沟等其

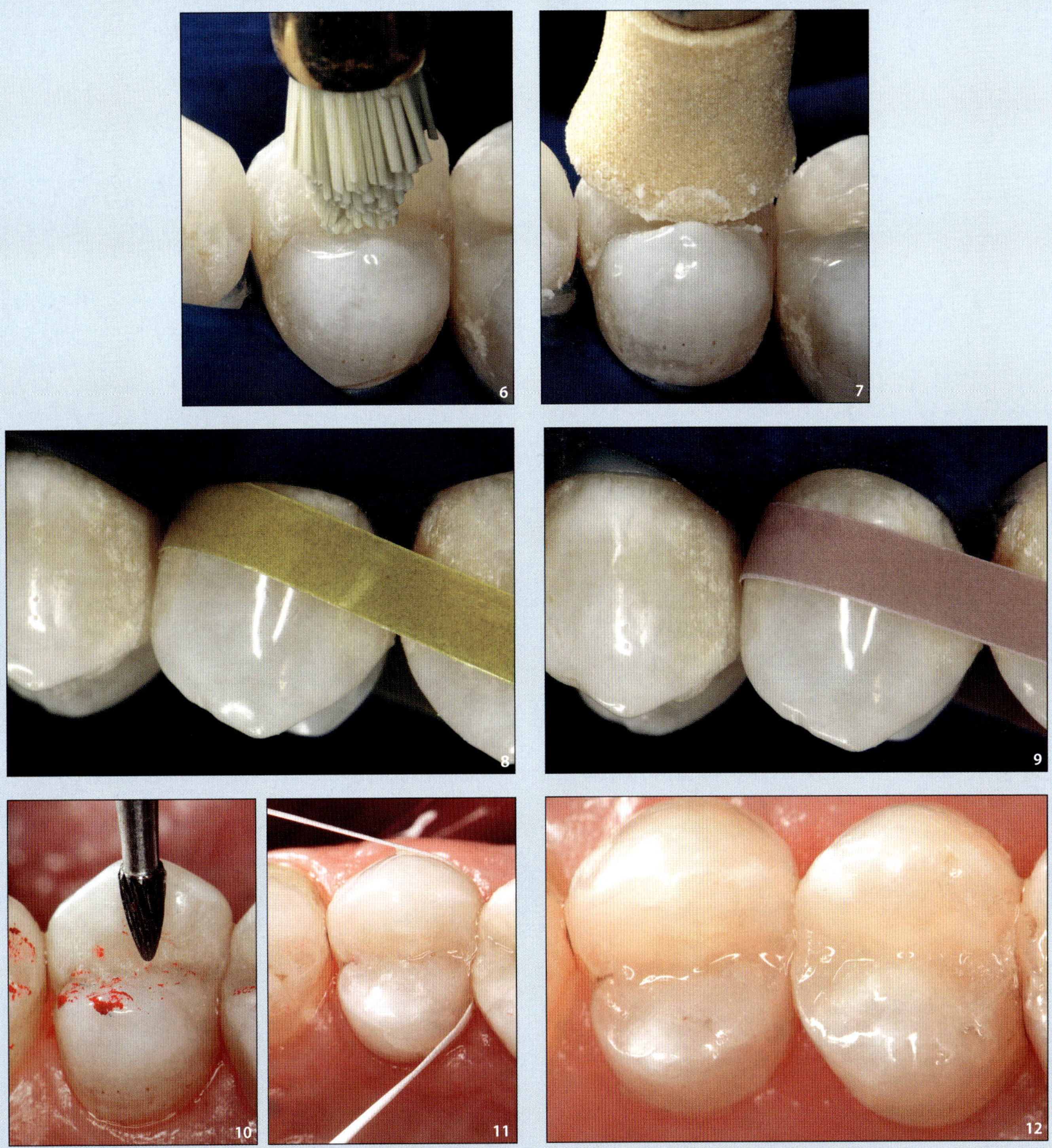

他抛光工具难以到达的区域进行抛光（图6）。要实现修复体表面的高光泽度，可以使用合成泡沫杯和蓬松磨料金刚砂抛光膏进行抛光，抛光期间配以间断性喷水（图7）。邻面和轮廓则采用抛光条进行抛光，抛光条的使用顺序与磨料一致，依次使用细抛光条到特细抛光条（Finishing and Polishing Strips，Kerr/Hawe）进行抛光（图8和图9）。拆除橡皮障，用咬合纸检查咬合情况。使用8刃锥形精修车针（Neumeyer H274）消除早接触点（图10）。检查邻面接触区是否合适、有无复合树脂残留和悬突（图11）。抛光后后牙复合树脂修复体的光滑度、颜色和半透明性如图12所示。

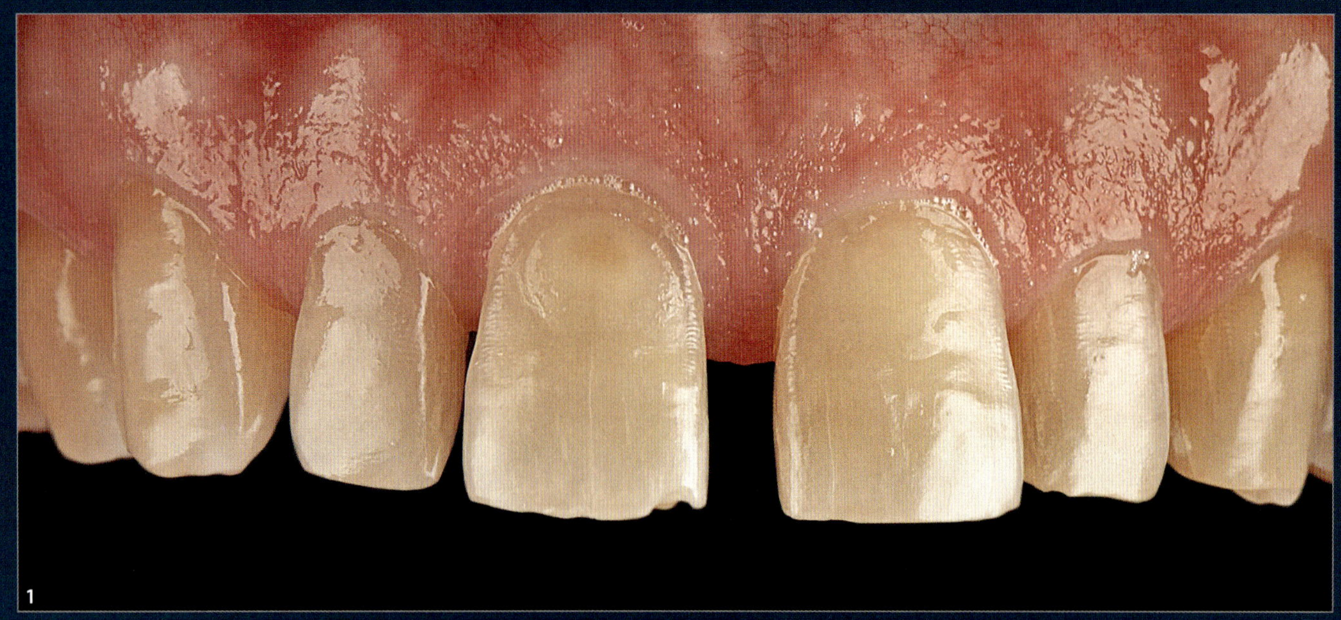

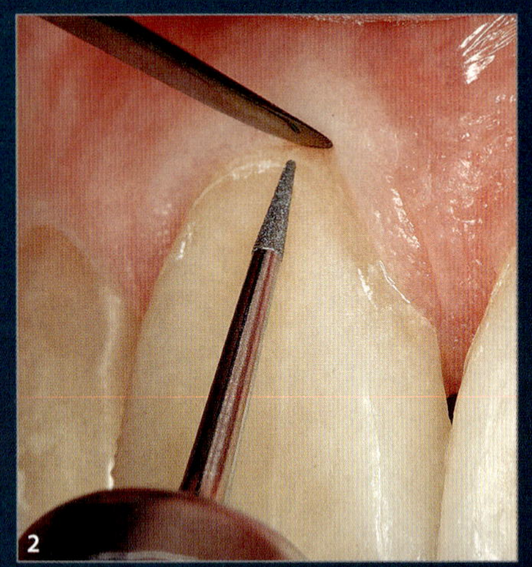

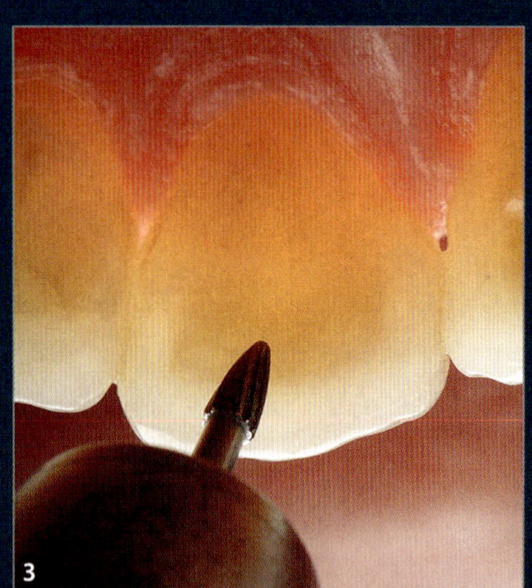

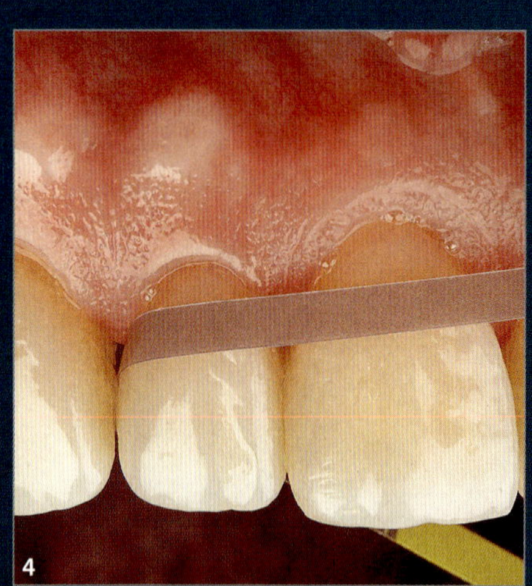

打磨抛光

前牙复合树脂修复体

图1为备牙前上颌前牙区的外观。该患者63岁，表现为上颌前牙切端的磨损和折断。他要求在不正畸的情况下改善美观。采用反向注射分层技术进行复合树脂修复。使用牙龈保护器（8A，Hu-Friedy）使牙龈退缩，牙体-复合树脂界面使用锥形金刚砂车针进行打磨（图2）。舌侧的牙体-复合树脂界面采用30刃锥形精修车针（图3）。抛光条用于抛光邻面（图4）。切缘和邻面的塑形与平整用打磨抛光碟完成，唇面抛光则用硅橡胶抛光头（ET Illustra Polishing Point，Brasseler USA）（图5和图6）。牙龈区域的抛光则用硅橡胶中空杯（ET

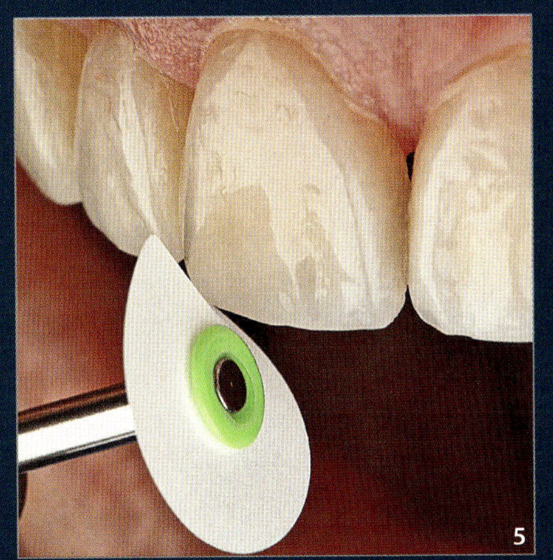
5

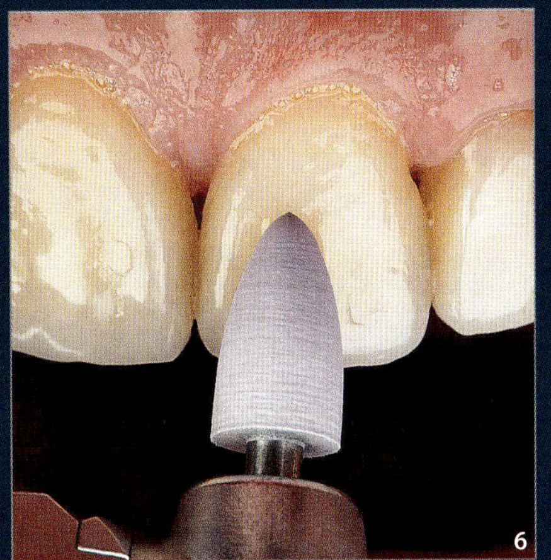
6

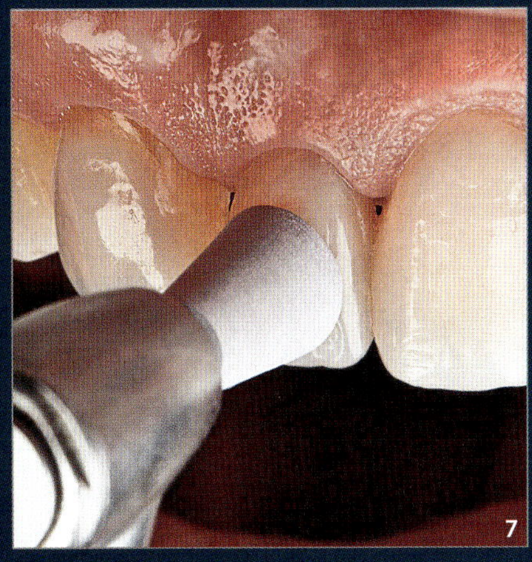
7

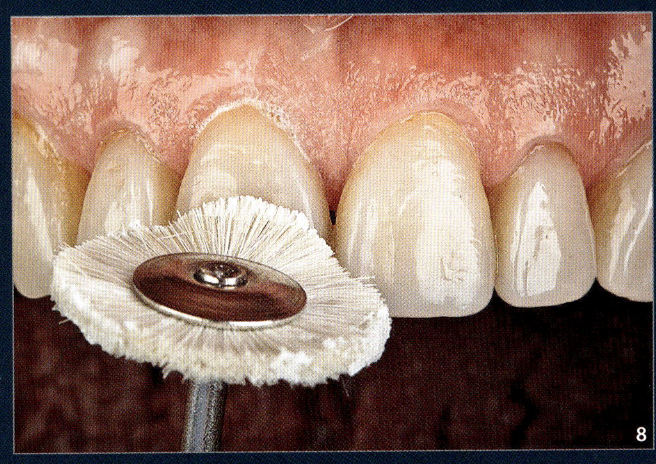
8

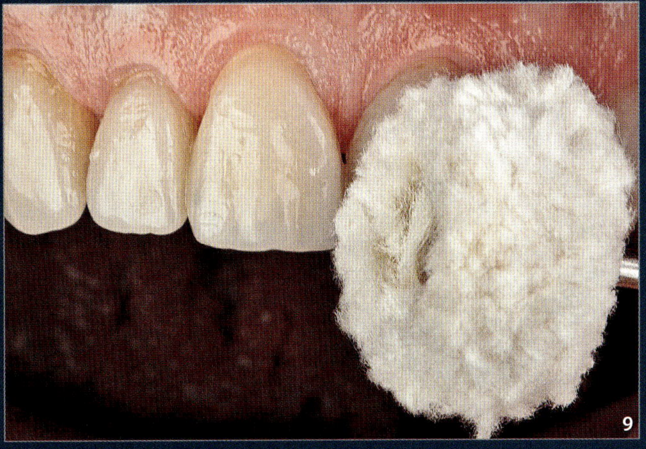
9

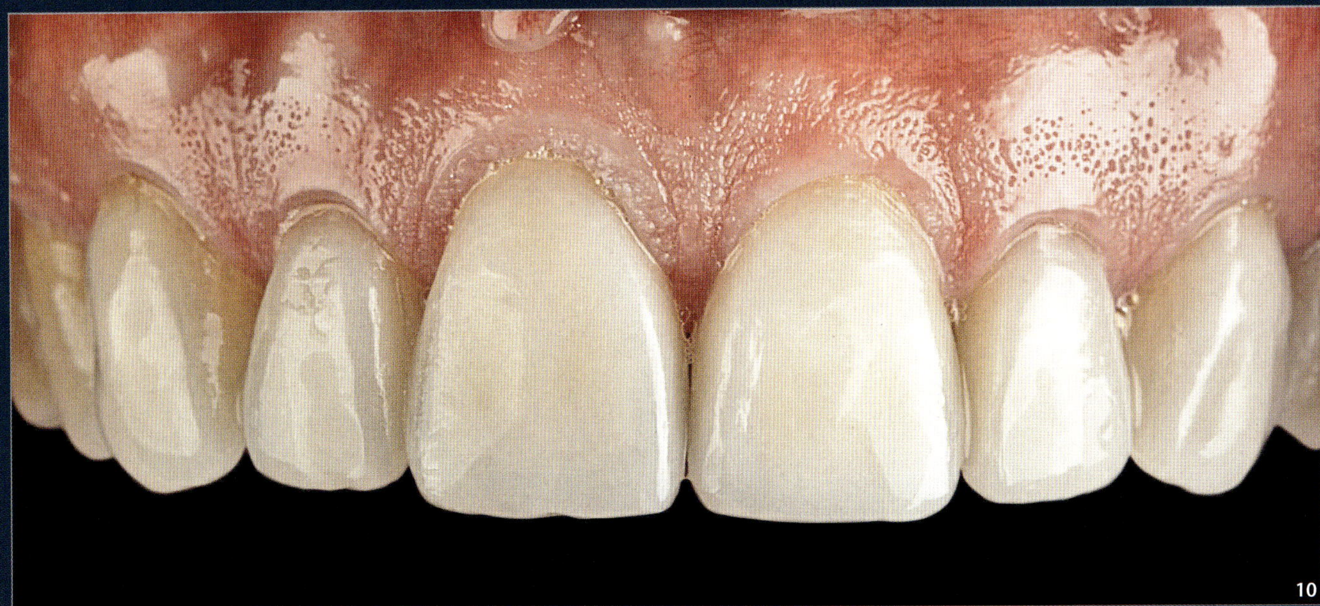
10

Illustra Polishing Cup）（图7）。使用羊毛毡轮和金刚砂抛光膏进一步改善复合树脂的表面光泽度（图8）。用干棉轮以间断手法抛光实现修复体表面的高光泽度（图9）。完成后的过渡复合树脂修复体具备理想的解剖形态（图10）。

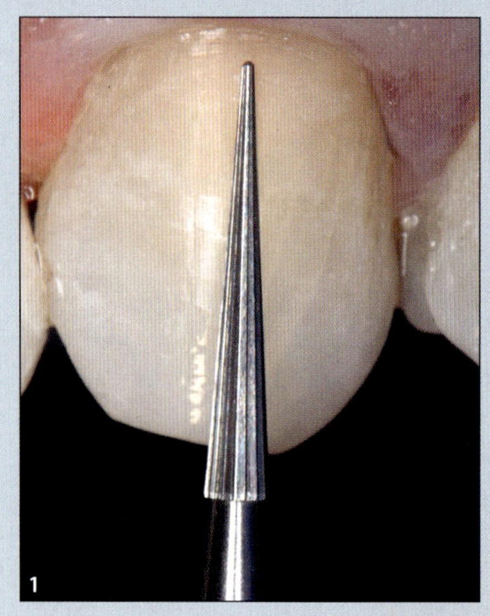

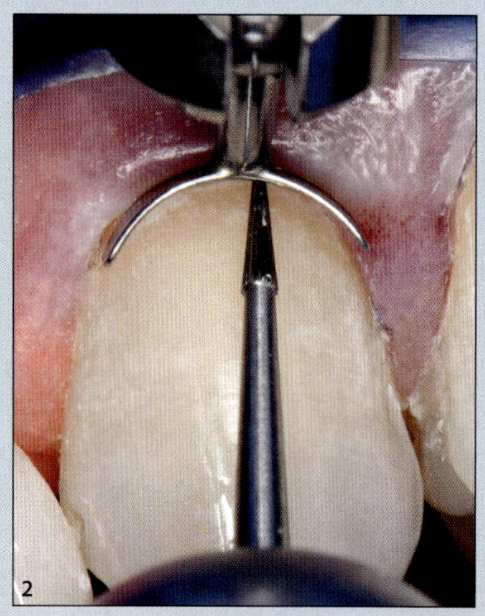

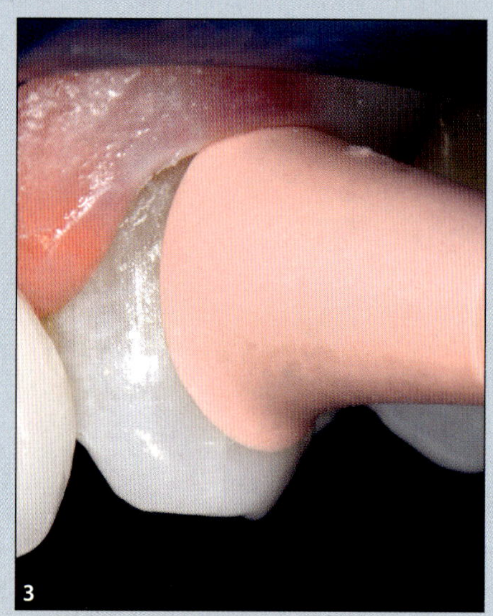

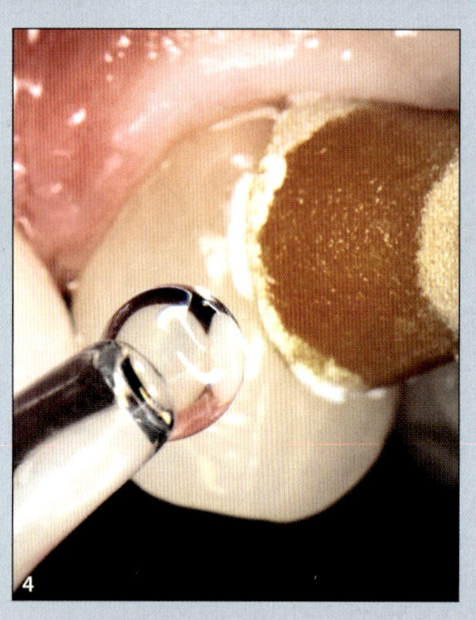

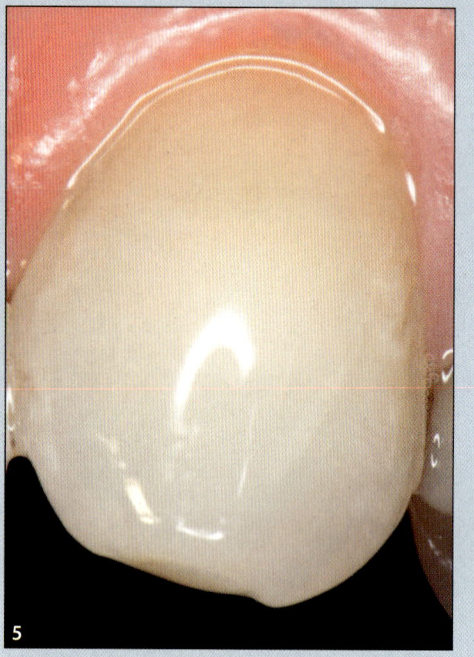

打磨抛光

前牙复合树脂修复体：牙龈区

这种V类复合洞修复体的解剖轮廓是用16刃针形精修车针（ET finishing bur series）完成的（图1）。使用牙龈保护器（Zekrya，Zenith）使牙龈退缩，牙体-复合树脂界面使用30刃短锥形精修车针（ET Series）（图2）。初始抛光是用橡胶中空杯完成的，可以有效消除表面的凹陷或粗糙区域（图3）。联合使用蓬松磨料氧化铝抛光膏、合成泡沫杯配以少量水进行抛光，可以提高表面光泽度（图4）。抛光完成后，复合树脂修复体、牙体结构和软组织之间和谐统一（图5）。

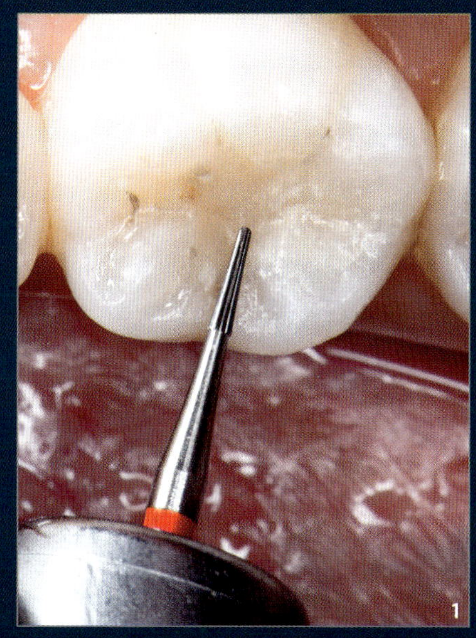
1

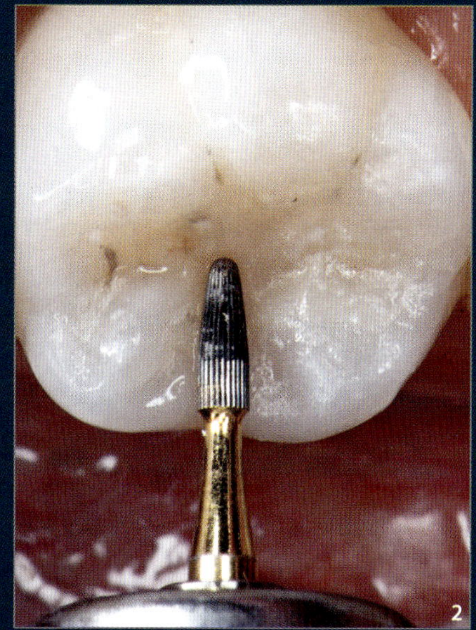
2

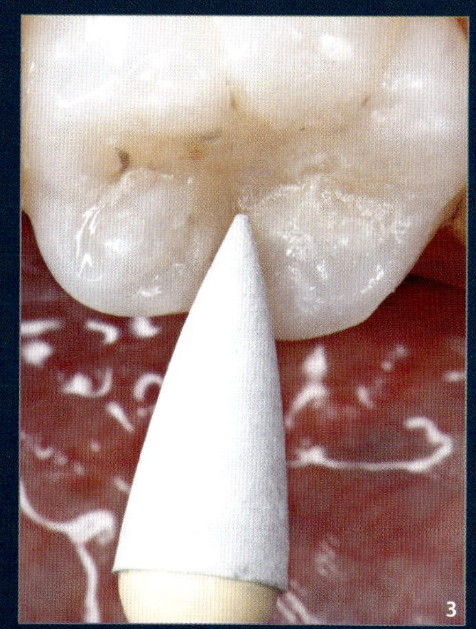
3

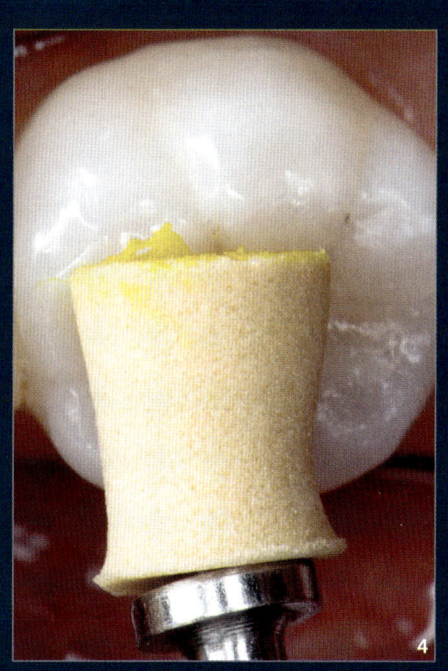
4

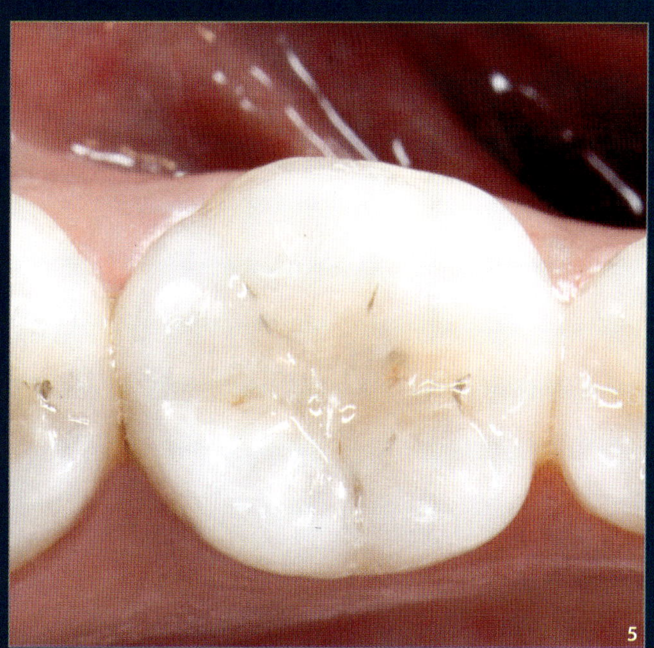
5

打磨抛光

后牙复合树脂修复体：咬合区

树脂修复体的殆面采用8刃子弹形精修车针（H247）成形，再用30刃卵圆形精修车针（9803 BluWhite Diamond，Kerr/Sybron）对殆面解剖外形进行细化（图1和图2）。硅橡胶抛光头（ComposiPro Diacomp，Brasseler USA）用于抛光复合树脂修复体的殆面和牙体-复合树脂界面（图3）。使用合成泡沫杯、金刚砂复合抛光膏配以间断用水对直接修复体的殆面进行最终的抛光（图4）。打磨抛光的效果可以通过使用的复合树脂的类型来反映。这种纳米复合树脂（Synergy，Coltene）的可抛光性归因于填料技术、操作能力以及打磨抛光器械的更新（图5）。

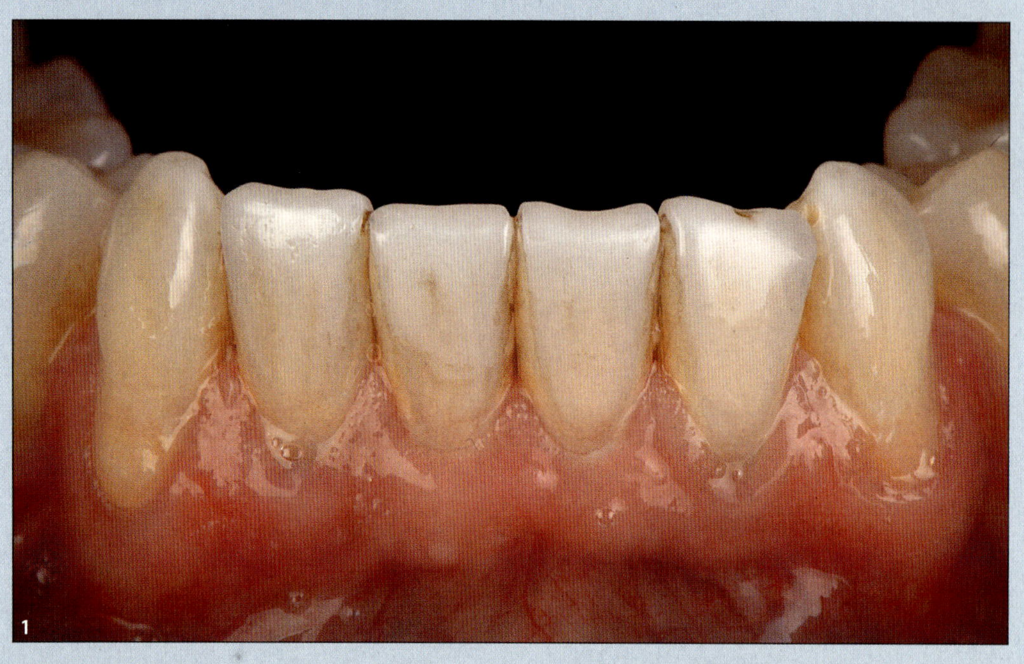

复合树脂修复体的维护

适当的打磨抛光可以通过影响耐磨性[93-95]和边缘完整性[8]来影响直接与间接复合树脂修复体的寿命。在常规维护治疗期间，通常使用橡胶杯或橡胶刷蘸取抛光糊剂来去除污渍[69]。此外，空气动力装置使用碳酸氢钠颗粒与小水流相结合，可有效去除污渍。然而，这些预防手段通常会对复合树脂修复体的表面及其光泽度造成损害。复合树脂材料的表面光泽度可能因口腔卫生措施而受损，甚至被破坏[69]。粗糙的表面可能会导致牙菌斑的堆积和黏附、修复体变色、牙龈的刺激和继发龋的发生[70-74]。此外，粗糙的表面会通过改变复合树脂材料表面的颜色和光泽来影响修复体的美观。临床症状表明，硬橡胶杯和大多数抛光糊剂对复合树脂与树脂水门汀的研磨性太强。由于大多数抛光剂不能有效地去除污渍或牙菌斑，复合树脂修复体通常需要在大多数卫生维护程序后重新抛光[69]。

复合树脂修复体表面的美观性能直接反映出所用的设备系统[96]。正如Pratten和Johnson所指出的，抛光前后修复体之间的差异没有统计学意义[28]。对任何复合树脂修复体进行打磨抛光所要考虑的因素包括器械的形状、牙齿和修复体的表面形状和质地、打磨抛光器械的表面特性、修复材料的成分以及治疗的程序[28-29]。

该病例中的患者忽略了常规的维护随访，治疗5年后随访时，他的下前牙区的直接复合树脂贴面上有牙菌斑和牙结石沉积，同时出现了变色和磨损的情况（图1）。临床和牙周评估显示修复体表面粗糙，并伴有炎症和龈下结石沉积（图2和图3）。在常规洁治后，使用18刃针形车针（ET9 finishing bur）对复合树脂修复体进行解剖修形并打磨唇面（图4）。在咬合评估中，使用红标8刃锥形精修车针（Neumeyer H274）调磨早接触点和不规则咬合。这个车针的外形非常适用于前牙切端的塑形、

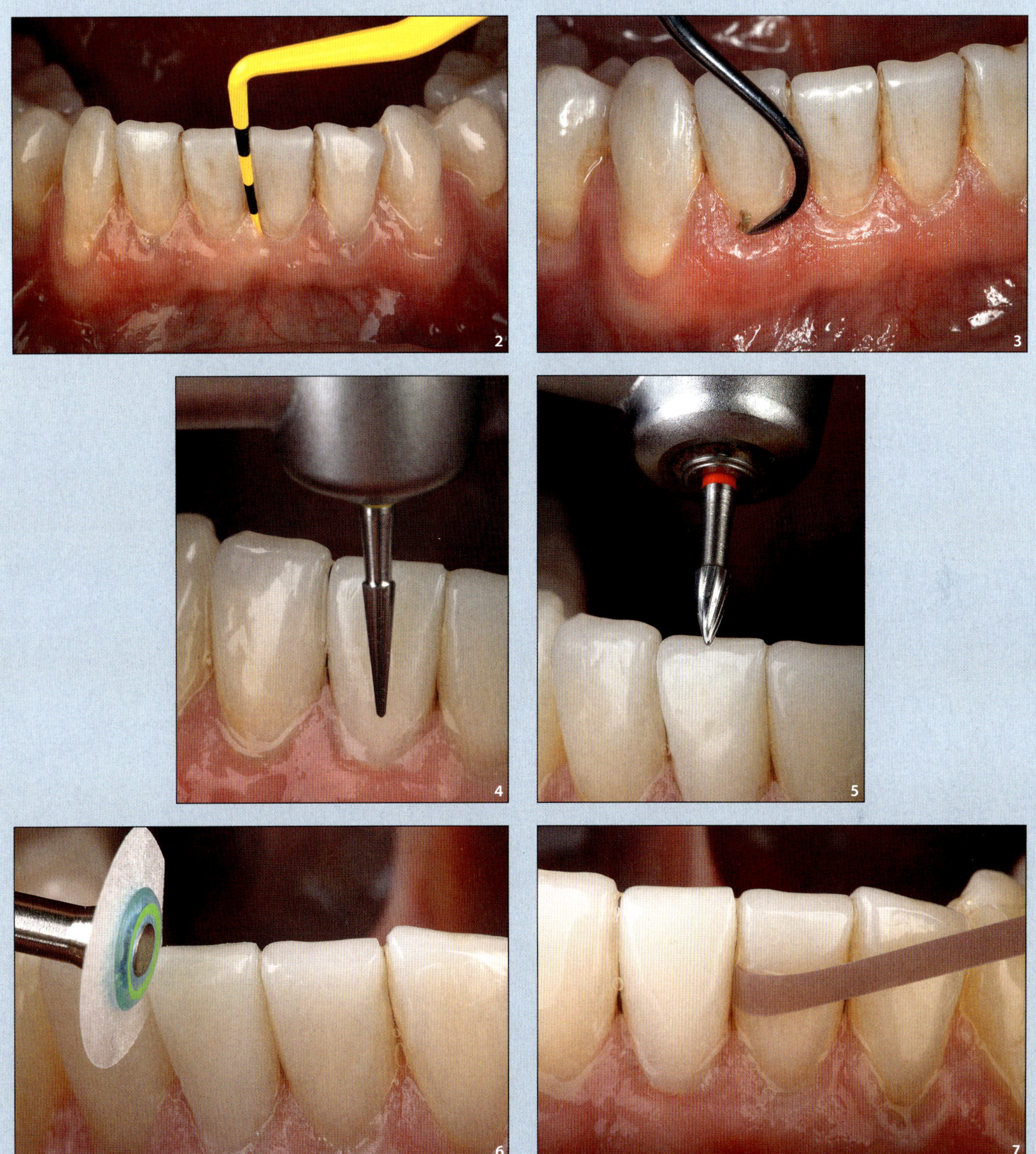

打磨和调𬌗（图5）。用氧化铝抛光碟（OptiDisc，Kerr/Hawe）对唇侧和切端外展隙的粗糙处进行抛光处理，抛光碟根据粒度按照粗到特细的顺序使用（图6）。另外，对修复体进行干燥，然后观察线角的位置也很重要。邻面则采用抛光条进行光滑和成形处理，根据粒度按照细到特细的顺序使用（Finishing and Polishing Strips）（图7）。

粗抛和细抛硅橡胶抛光头（ET Illustra Polishing Points）用于提高复合树脂修复体表面的光滑度（图8）。用粗抛和细抛硅橡胶抛光杯（ET Illustra Polishing Cups）抛光牙龈表

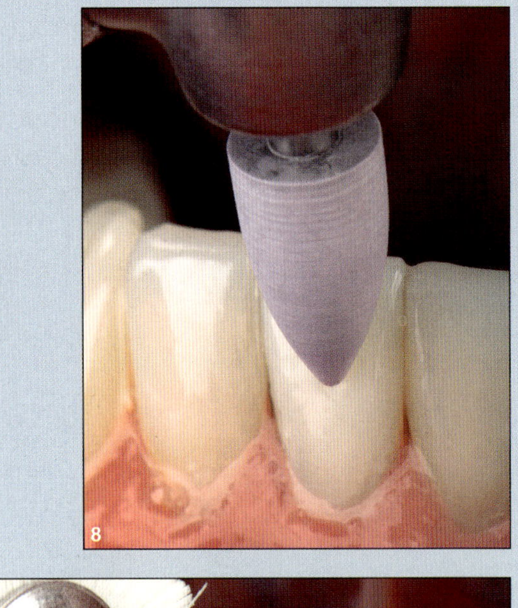

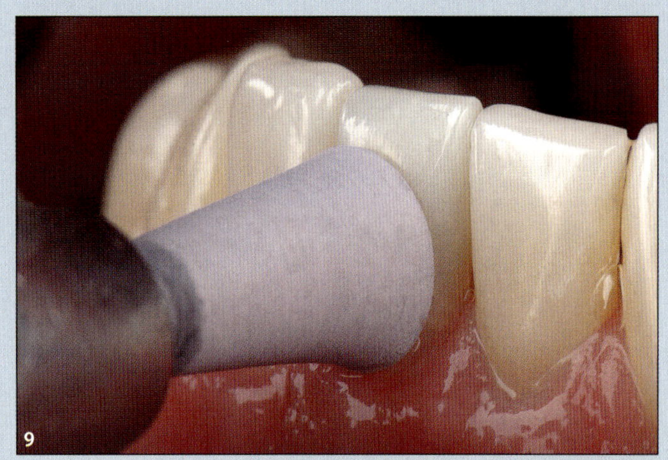

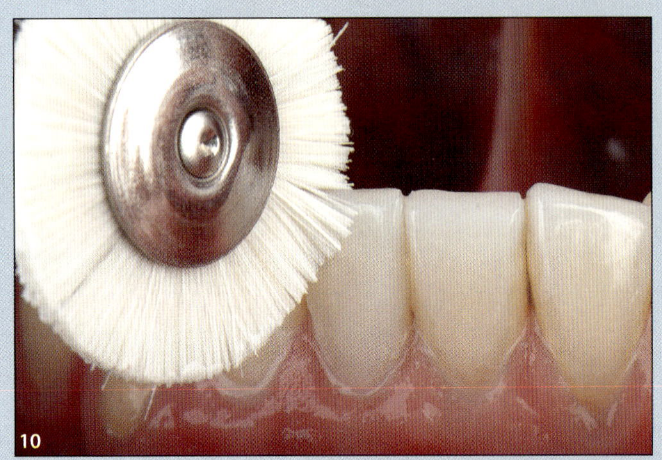

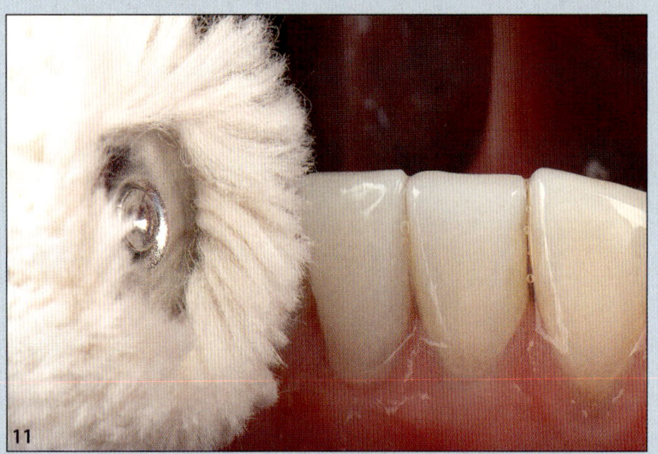

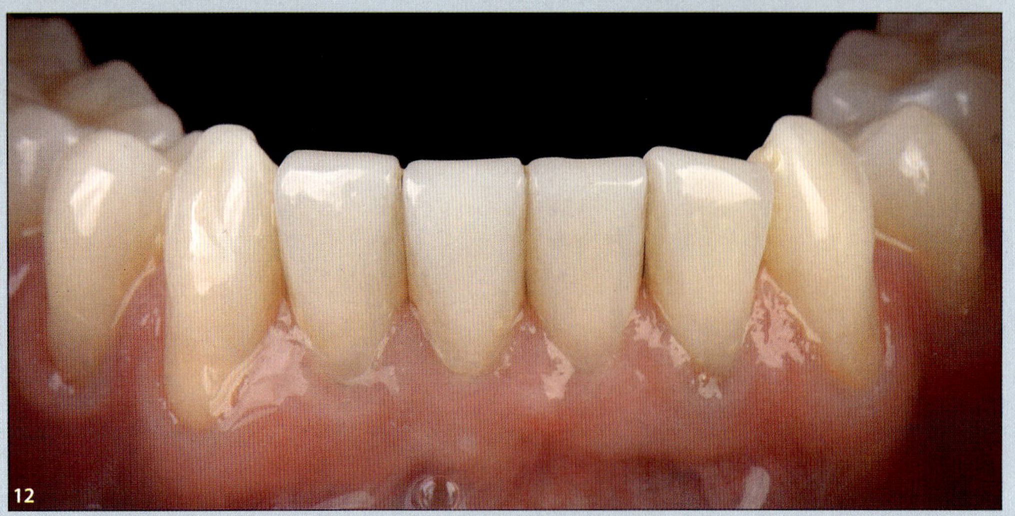

面和牙体–修复体界面（图9）。使用羊毛毡轮（Soft Goat Hair Brush，Brasseler USA）和蓬松磨料金刚砂抛光膏进一步抛光，以提高表面光泽度（图10）。在对复合树脂材料表面进行冲洗和干燥后，使用干棉轮（Cotton Buff Wheel，Brasseler USA）在常规转速下以间断手法抛光获得最终表面的高光泽度（图11）。经过适当的口内打磨抛光后，这些使用了5年的修复体的美观和功能都得到了改善（图12）。

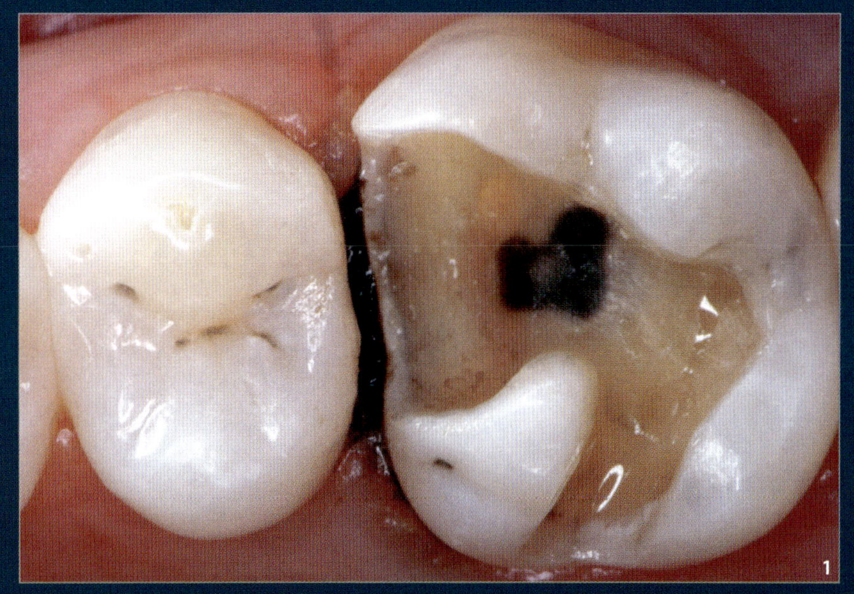
1

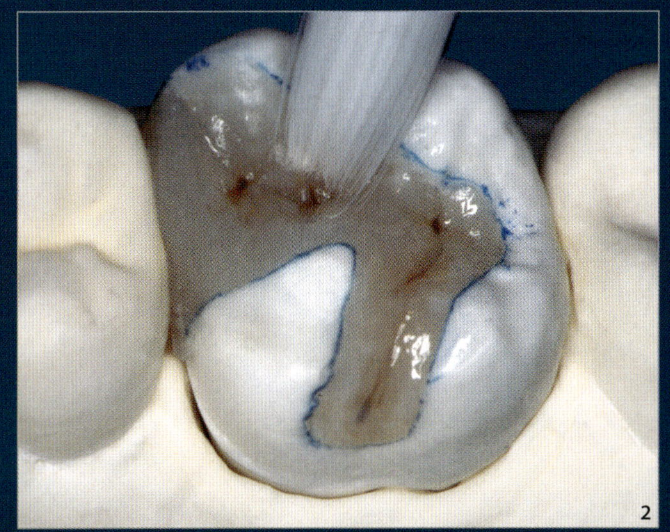
2

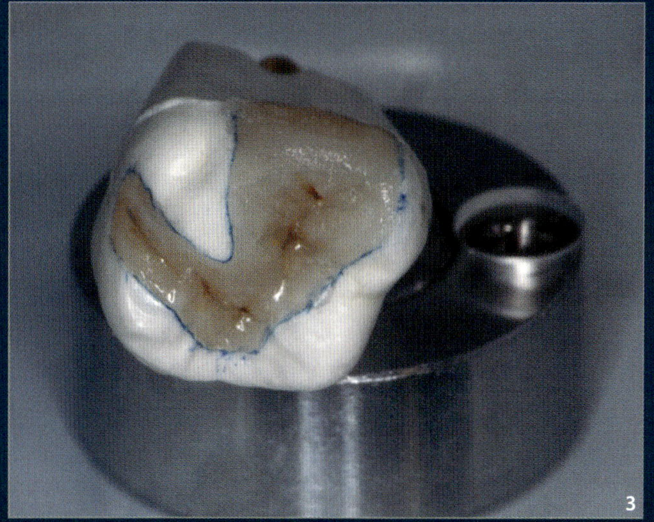
3

打磨抛光

间接复合树脂修复体

图1所示为完成嵌体预备后的牙体组织，其髓室底有硬化性牙本质变色。对于技师而言，通过比色将其可视化是非常重要的，因为石膏模型无法提供此信息。GRADIA复合树脂（GC America）间接光固化后，勾勒出其最后一层的轮廓，并用尼龙刷进行平滑处理（图2）。然后将GRADIA复合树脂放置在光固化装置（Labolight LV-III，GC America）中光固化3分钟（图3）。用短锥形的直边30刃精修车针（ET3）来完成殆面洞形边缘的打磨（图4）。并沿制作室处理的复合树脂修复体的解剖轮廓，使用粗抛和细抛硅橡胶抛光头（ComposiPro Diacomp）进行抛光（图5）。

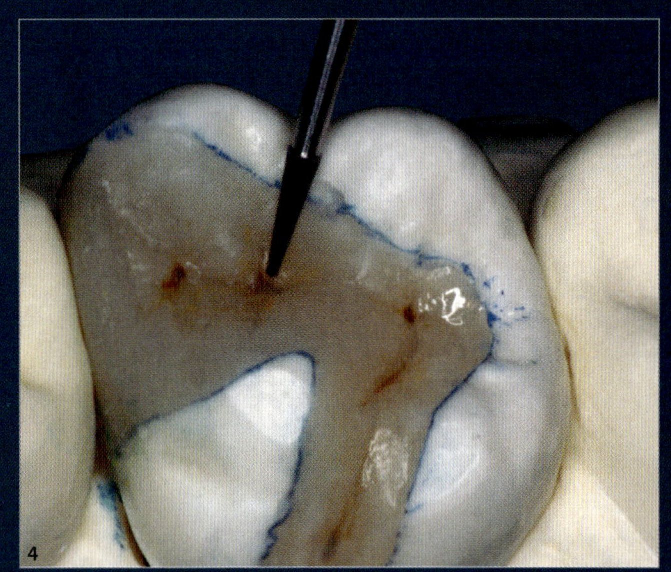
4

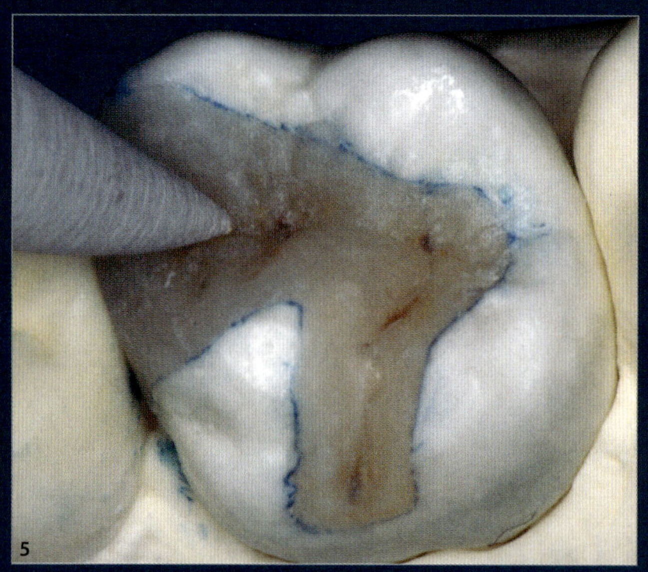
5

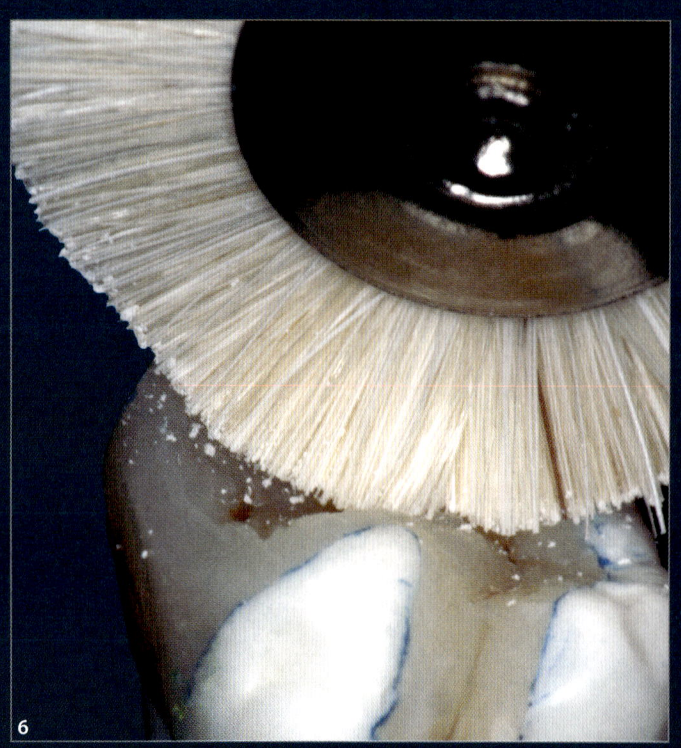
6

为了在保持现有表面的解剖结构同时，赋予修复体较高光泽度，最终的抛光是搭配使用金刚砂复合抛光膏（GRADIA Diapolisher，GC America）和常规转速的羊毛毡轮来完成（图6）。图7展示了Geller模型上完整的制作室处理过的复合树脂嵌体。固化体系、修复材料成分以及打磨工具都会影响复合树脂修复体的美学外观和表面光滑程度（图8）。

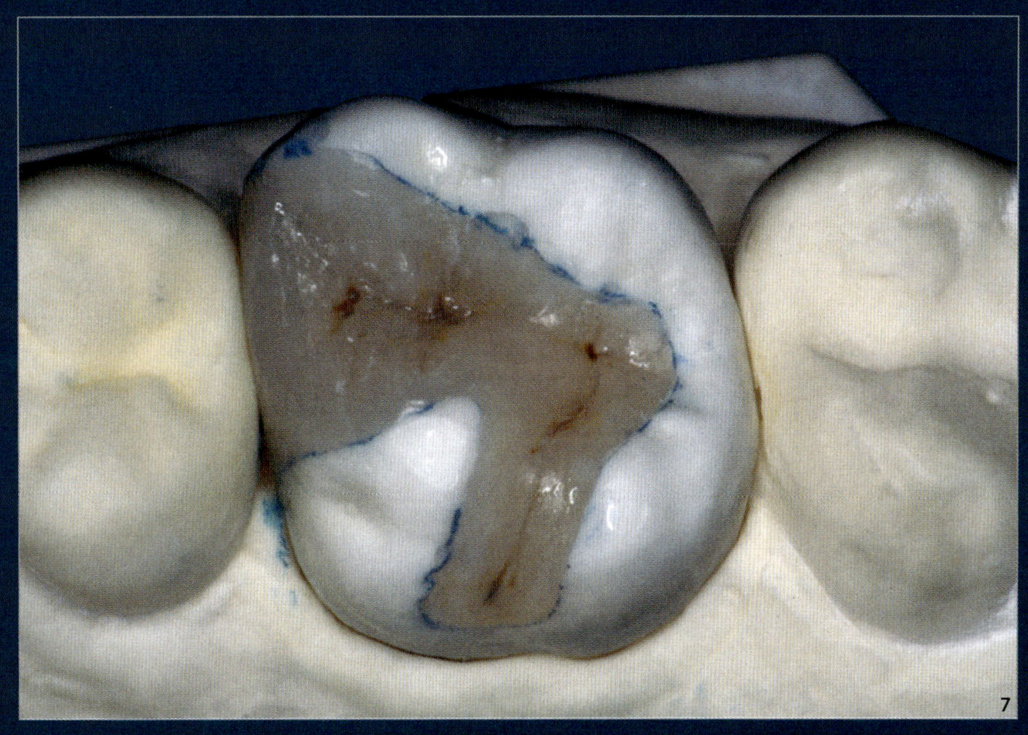

7

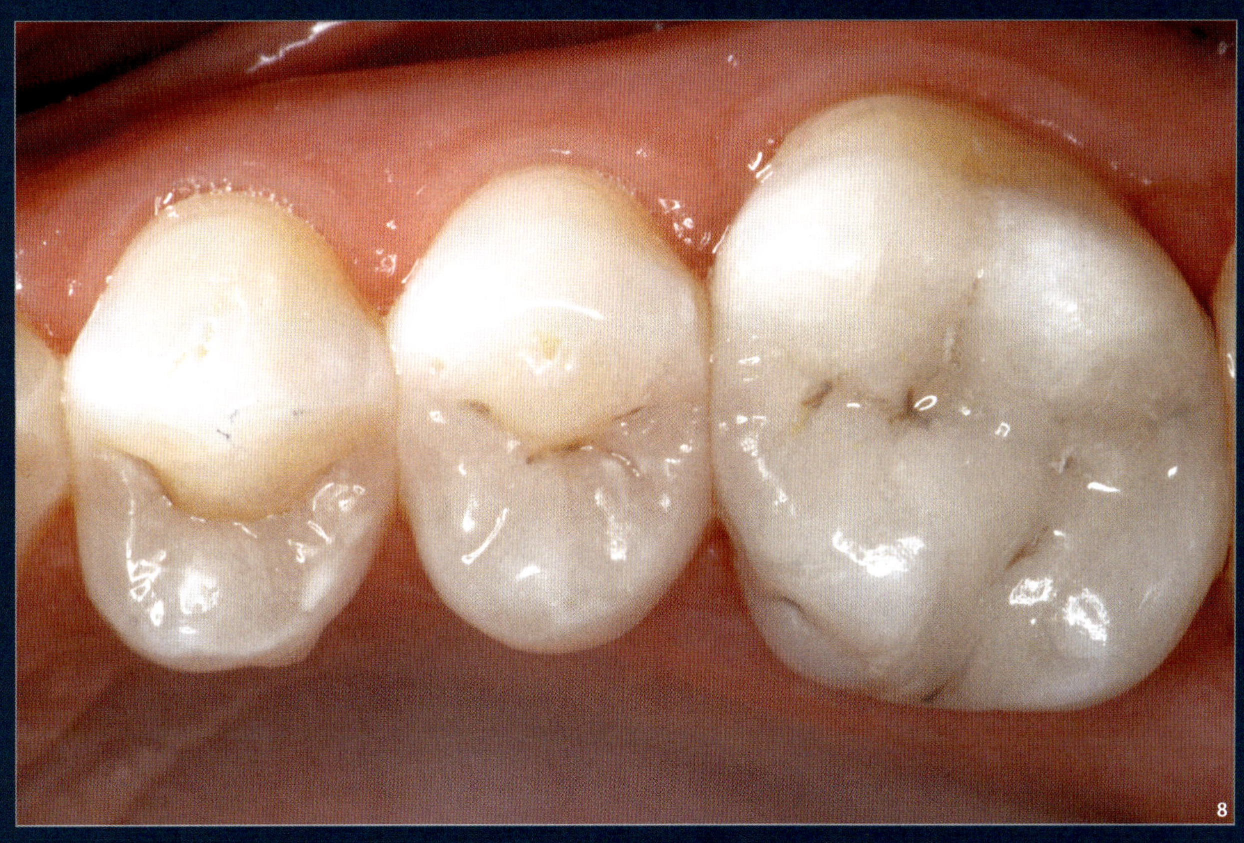

8

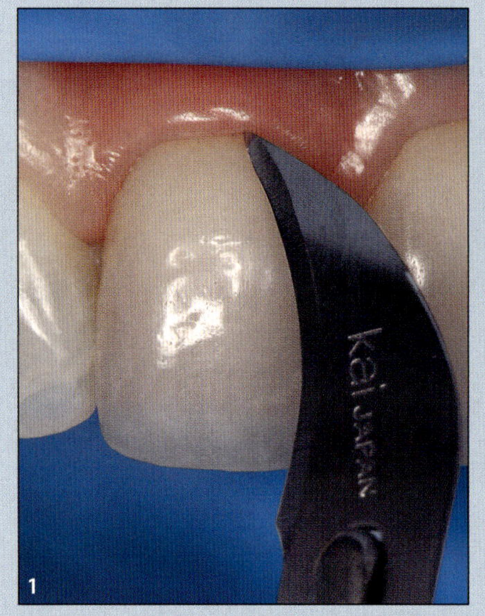

1

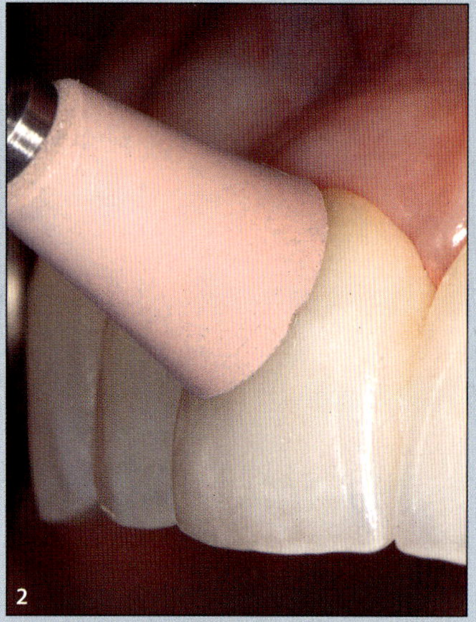
2

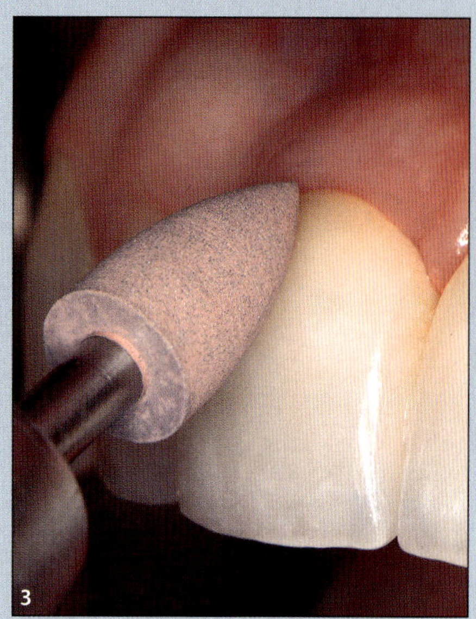
3

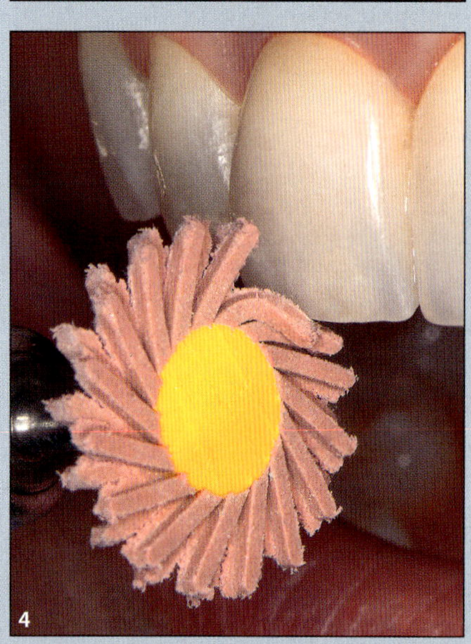
4

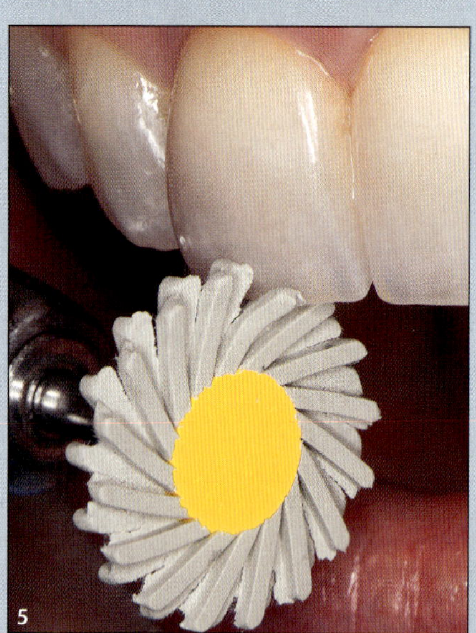
5

打磨抛光

前牙瓷修复体

打磨抛光程序会影响到瓷的外观和使用寿命。但由于未粘接的瓷修复体脆性较高，有破裂的风险。因此，必须在粘接完成后进行咬合调整和抛光。

修复体粘接后，先使用手术刀片（#12 BD Bard-Parker）将多余的聚合树脂粘接剂去除（图1）。然后依次使用硅橡胶中空研磨杯（W17DG，W16M，W16D CeramiPro Dialite，Brasseler USA）和硅橡胶研磨头（W16DM，W16D CeramiPro Dialite）对瓷修复体的龈上和龈下区域进行抛光。硅橡胶研磨杯沿牙齿和修复体牙颈部的轮廓，伸入龈沟中抛光所有龈下瓷修复体和/或牙体结构（图2）。硅橡胶研磨头可对修复体的邻面以及表面特定

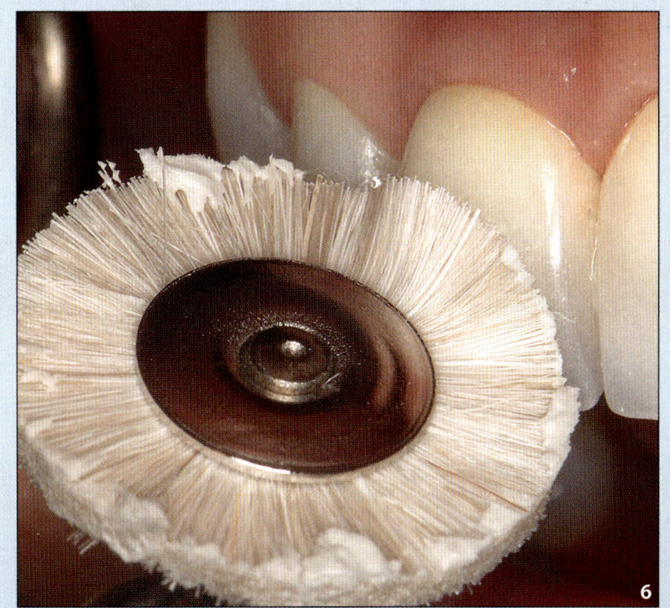
6

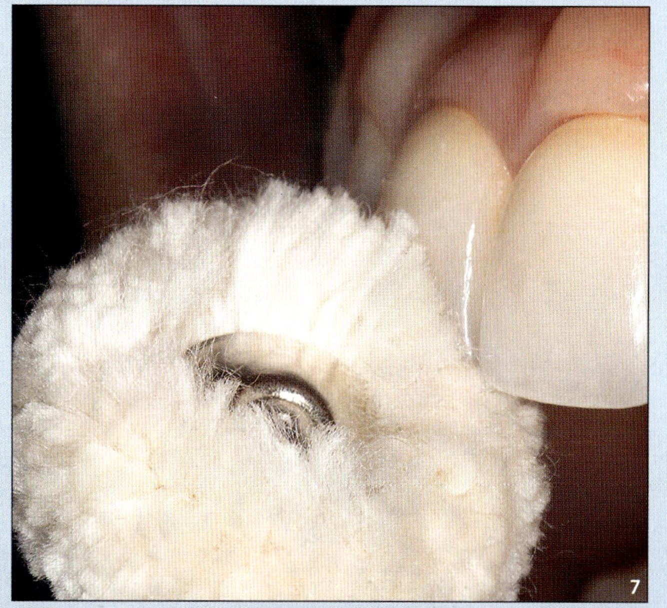
7

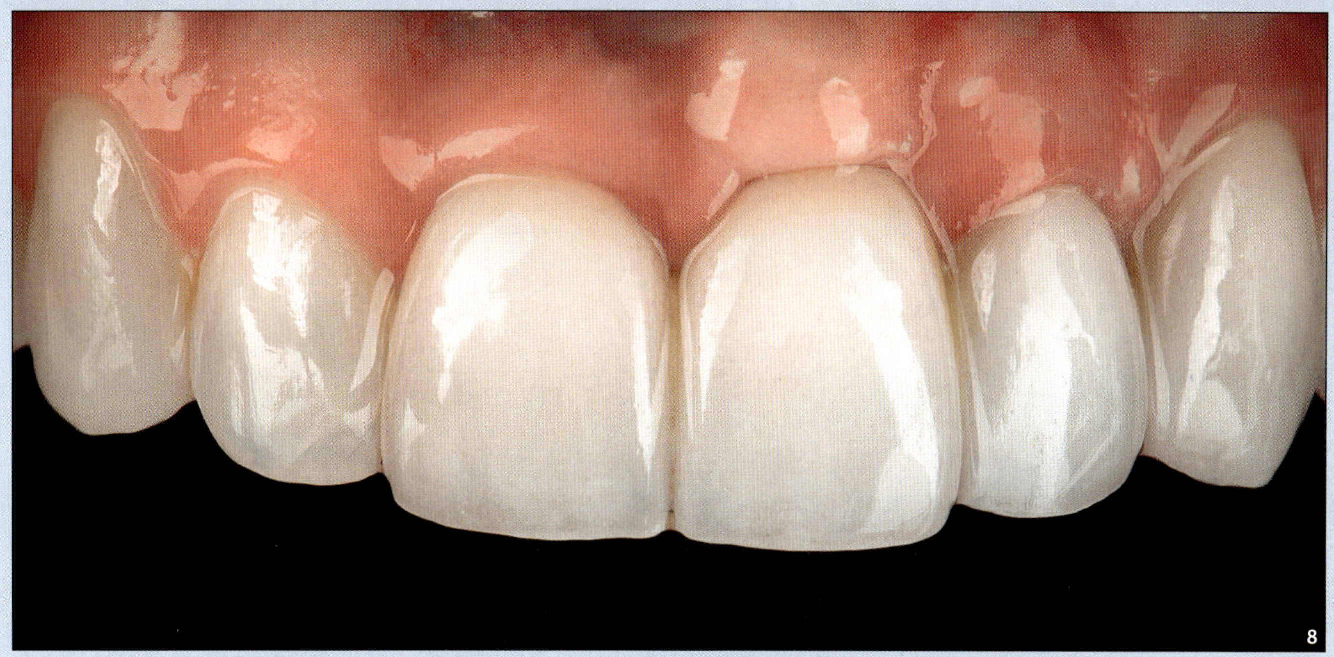
8

区域的水平和垂直的沟槽、沟裂、嵴等进行抛光（图3）。切缘的抛光使用粗抛和细抛硅橡胶抛光轮（Dialite Feather Lite）。这些羽状抛光轮在抛光瓷修复体时可保持修复体的表面差异，精确地适应修复体的舌侧和颊侧轮廓，且可以进入切外展隙（图4和图5）。按照从最粗糙到最光滑，有序使用这些粘接性硅橡胶研磨杯、研磨头和研磨轮是非常重要的。搭配使用羊毛毡轮和合成金刚砂抛光膏可将瓷表面抛光成高光泽度表面（图6）。最终，可使用干棉轮，在常规转速下以间断手法抛光修复体表面以获得更高的光泽度（图7）。请注意，在切缘处瓷层中形成的细微差别可创造出逼真的修复体，使瓷修复体与上颌前部的天然牙更加协调（图8）。

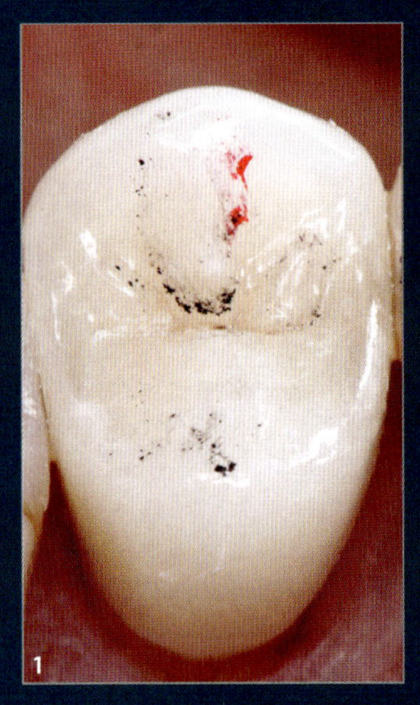

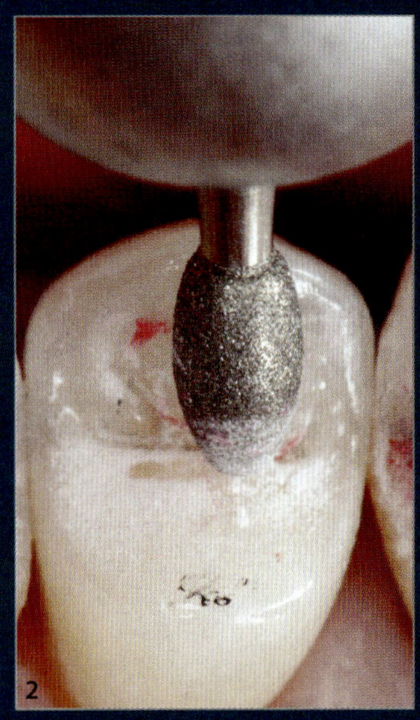

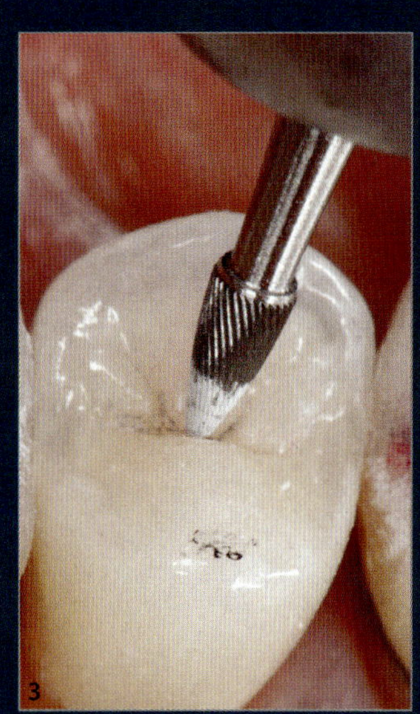

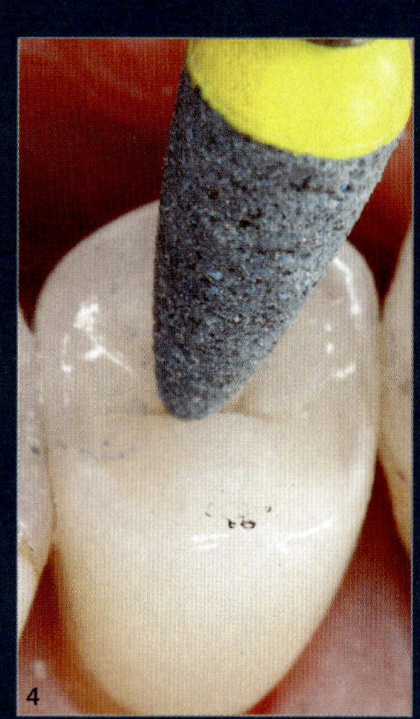

打磨抛光

后牙瓷修复体：咬合区

由于未粘接的瓷修复体脆性较高，有破裂的风险，所有瓷修复体都应在粘接后，在口内进行咬合调整达到平衡（图1）。通常使用卵圆形金刚砂精修车针（DOS1）来完成这一步骤（图2）。经过调磨的修复体表面粗糙，会加速牙列的磨损，增加牙菌斑的堆积，并且对周围牙周膜会产生机械刺激，瓷修复体本身的强度也会降低。将瓷修复体抛光至类似牙釉质的表面需要足够的时间、适当的器械及操作流程。先用30刃锥形精修车针（Neumeyer H274）对调磨后的瓷修复体表面进行打磨。该车针具有理想的形状，可用于成形、打磨和平衡后牙的𬌗面（图3）。然后按照天然牙和修复体的解剖轮廓，使用硅橡胶研磨头（W16DG，W16DM，W16D CeramiPro Dialite）依次抛光瓷表面（图4～图6）。从最粗糙的砂石到最光滑的砂石依次使用这些硅橡胶研磨头是关键。搭配使用羊毛毡轮和蓬松磨料金刚砂抛光膏间断抛光可获得高光泽度表面（图7）。冲洗并吹干修复体后，在适宜的放大倍数下检查修复体表面是否有任何不规则或划痕。如果表面划痕可见，应重复此抛光步骤。瓷表面的光泽度可以通过干棉轮在常规转速下以间断手法抛光来进一步提高（图8）。在口内抛光完成的瓷修复体可获得类似牙釉质的光泽度（图9）。

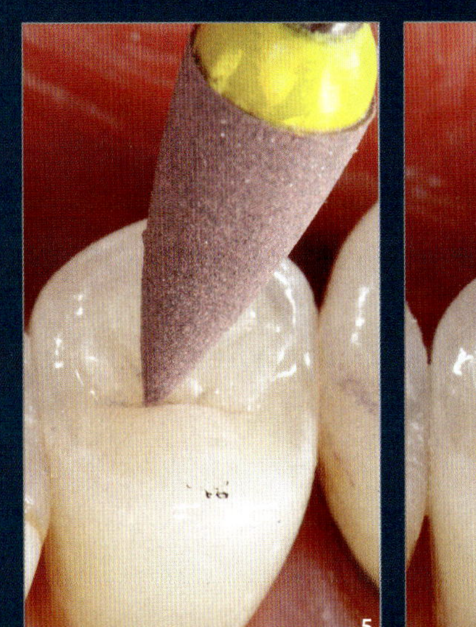
5

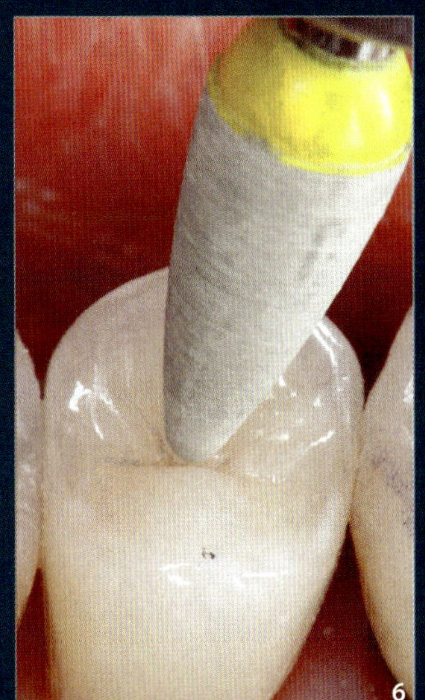
6

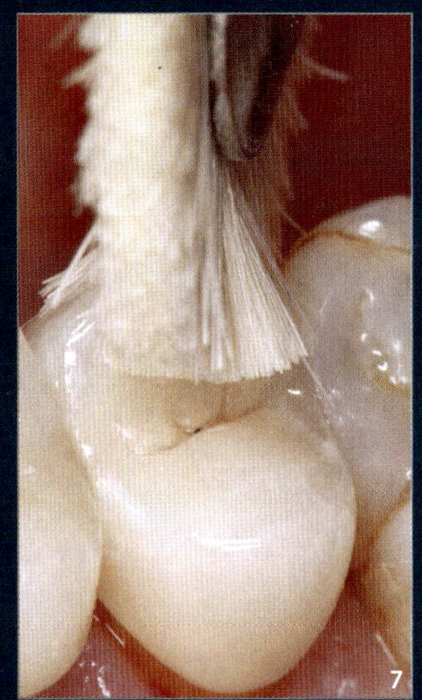
7

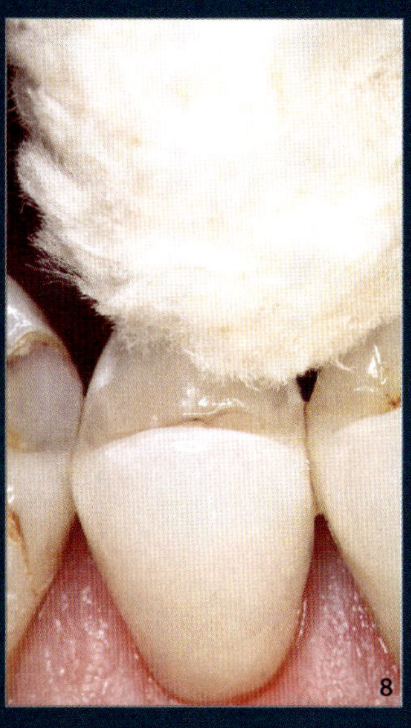
8

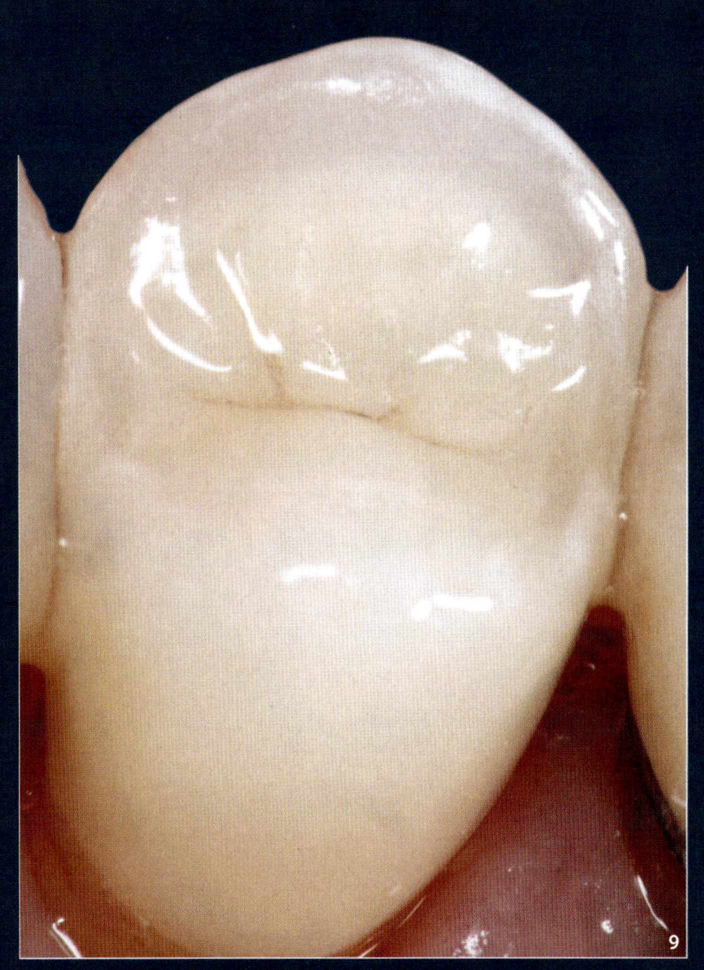
9

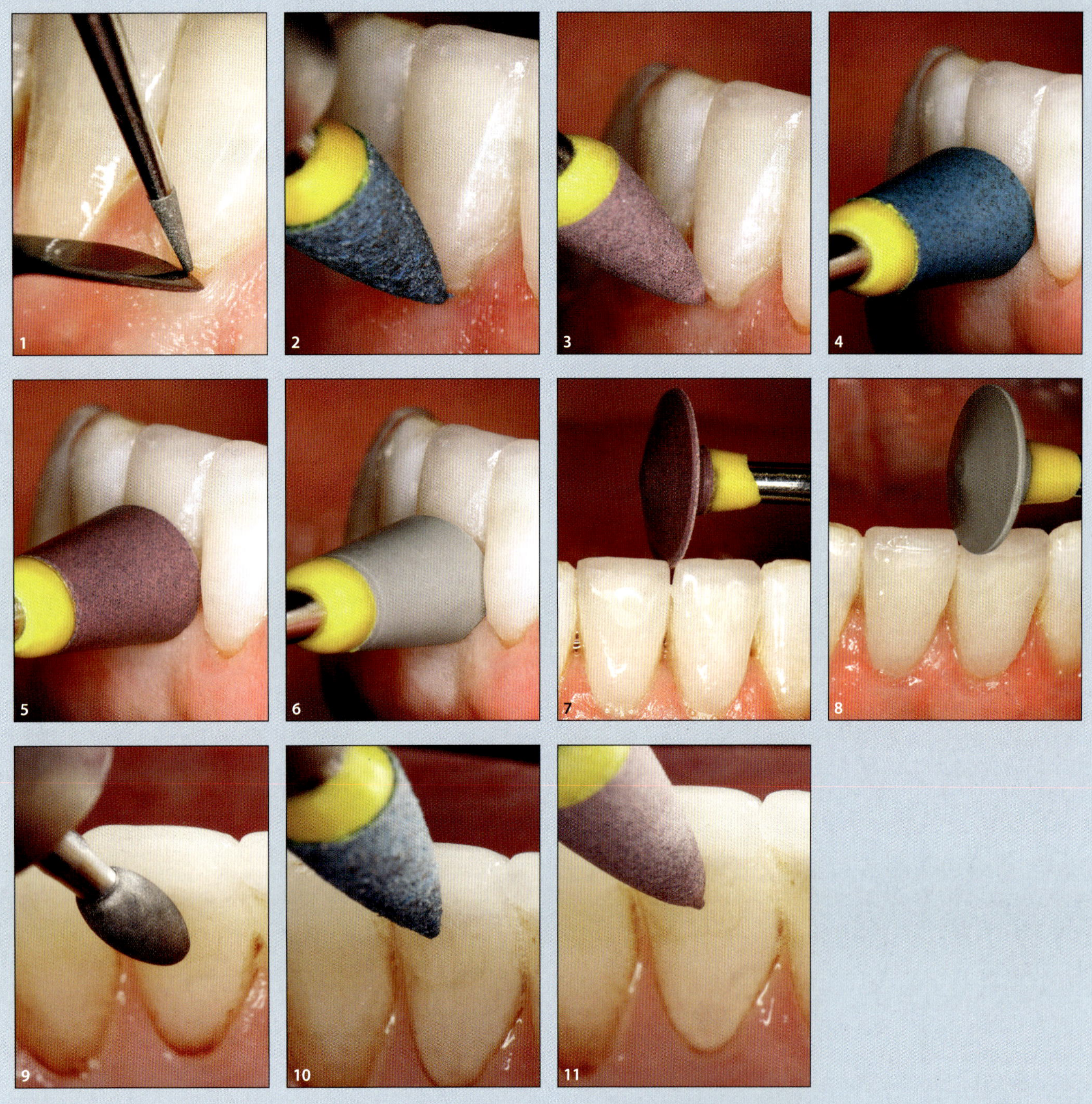

打磨抛光

前牙瓷修复体：牙龈/切缘/舌侧区域

瓷修复体牙龈表面的任何修改或调整均使用短锥形金刚砂车针（DET3），并通过8A器械（PFI 8A-L TN，Cosmedent）排龈。仔细观察牙齿的结构和牙龈边缘区域，同时轻轻移动金刚砂车针完成边缘打磨（图1）。依次使用硅橡胶研磨头（W16DM，W16D CeramiPro Dialite）抛光瓷修复体的龈上和龈下区域（图2和图3），并依次使用硅橡胶研

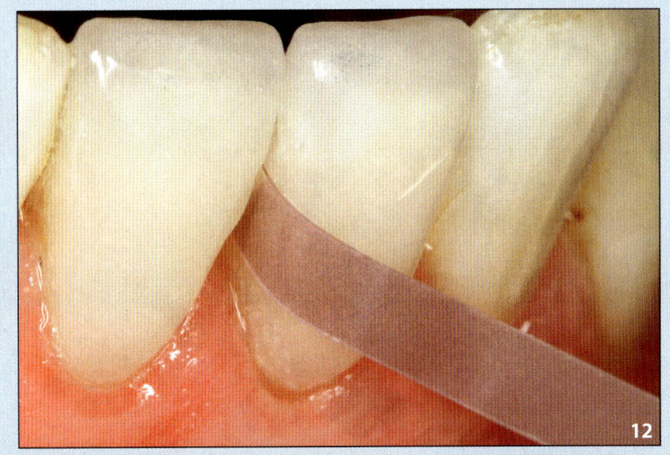
12

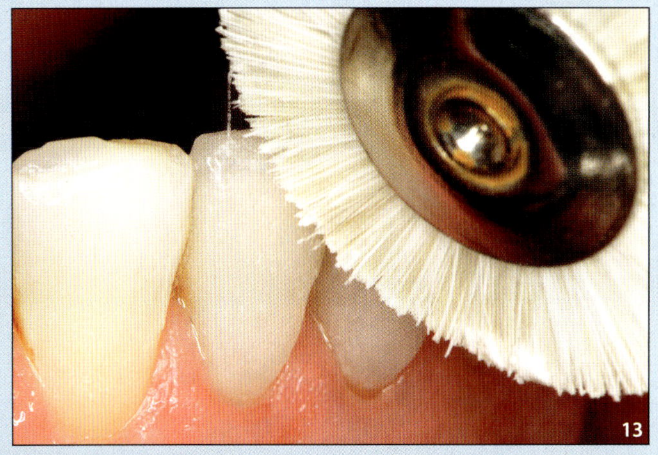
13

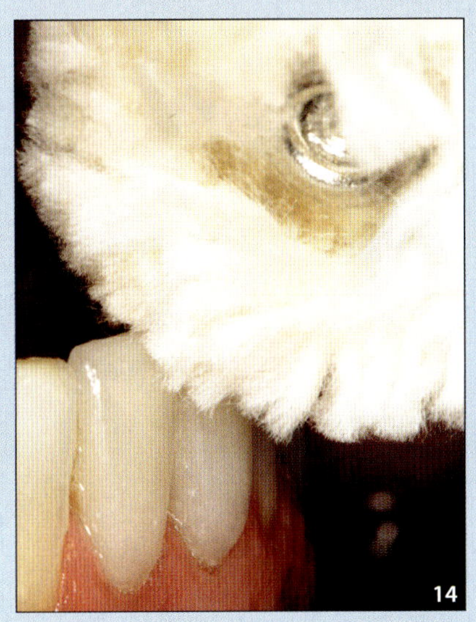
14

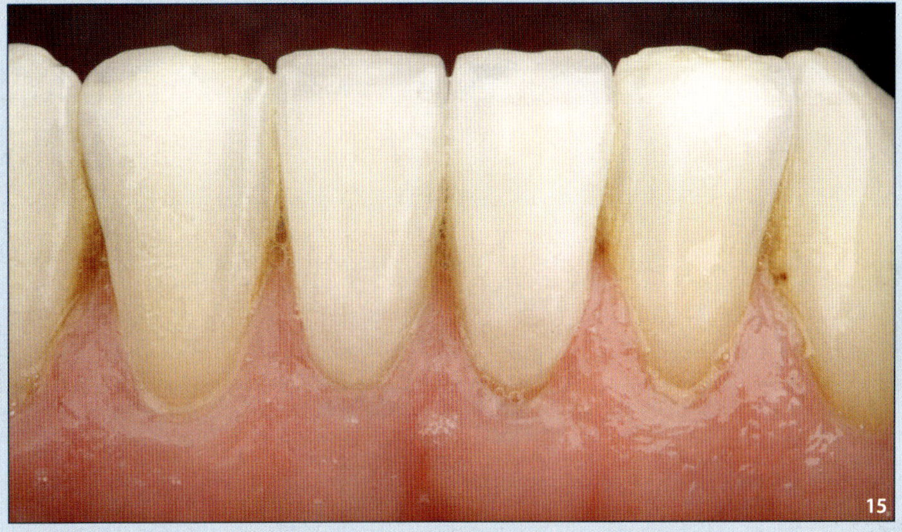
15

磨杯（W17DG，W16DM，W16D CeramiPro Dialite）完成瓷修复体牙龈区域的最终抛光（图4～图6）。硅橡胶研磨杯沿牙齿和修复体牙颈部的轮廓伸入龈沟中，以平整和抛光所有龈下瓷修复体和/或天然牙结构。依次使用硅橡胶刃状轮（W18DM，W18D，CeramiPro Dialite）对瓷修复体的切外展隙进行打磨（图7和图8）。对瓷修复体舌侧的所有修整或调改均采用与牙齿和修复体表面曲率相符的卵圆形精修车针（DOS1）（图9）。然后使用硅橡胶研磨头（W16DG，W16DM，CeramiPro Dialite）依次抛光瓷修复体的舌侧区域（图10和图11）。搭配使用金刚砂膏和打磨条抛光邻面，根据从细到超细（打磨抛光条）的顺序依次使用（图12）。对瓷修复体进行咬合调整后，搭配使用羊毛毡轮和蓬松磨料金刚砂抛光膏间断性施力进行最终的抛光（图13）。冲洗并干燥修复体，在适宜放大倍数下检查修复体表面是否有不规则或划痕。如果表面划痕可见，则应重复此抛光步骤。使用干棉轮在常规转速下以间断手法抛光，可以进一步提高陶瓷表面的光泽度（图14）。抛光可改善这些瓷贴面的光滑度、颜色和半透明性等（图15）。

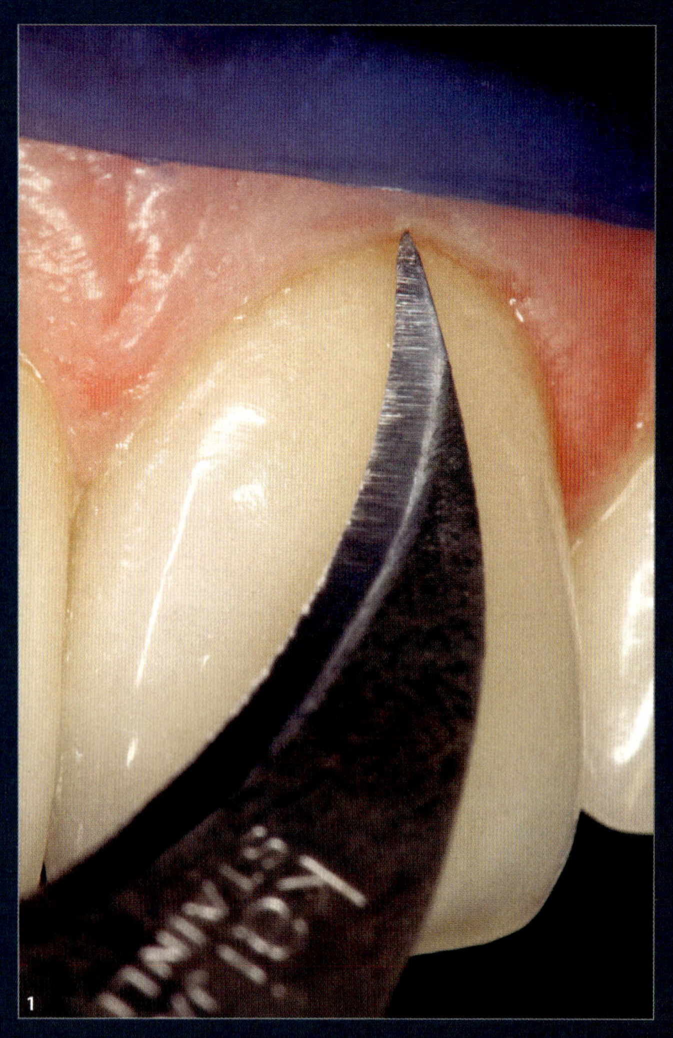
1

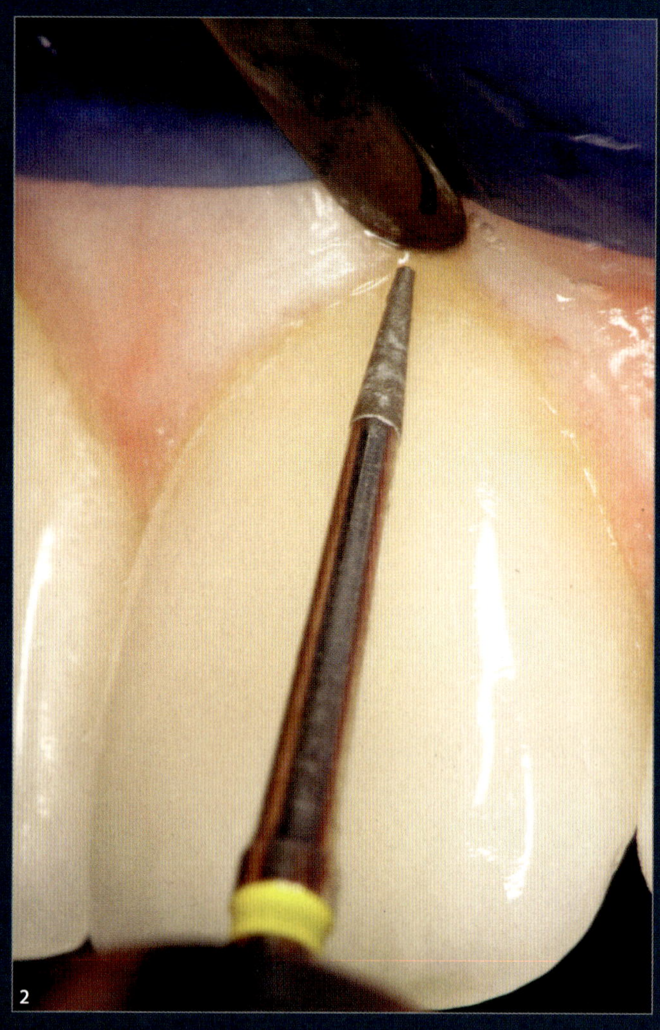
2

打磨抛光

前牙瓷修复体：牙龈区域

粘接瓷贴面后，使用手术刀片（#12 BD Bard-Parker）将多余的聚合树脂胶从牙颈部界面去除（图1）。对瓷修复体牙龈区域的所有打磨或调磨均使用15μm的短锥形金刚砂车针（DET3）轻轻扫磨，并使用8A器械（TNPFIA6，Hu-Friedy）排龈。仔细观察牙体结构和牙龈边缘区域（图2），用粗抛和细抛硅橡胶中空研磨杯（0365C，0362C CeramiPro Ceramic Polishers）与研磨尖对瓷贴面的牙龈区域进行平滑处理、抛光（图3和图4）。适当抛光的瓷贴面可实现瓷材料与软组织的最佳生物整合（图5）。

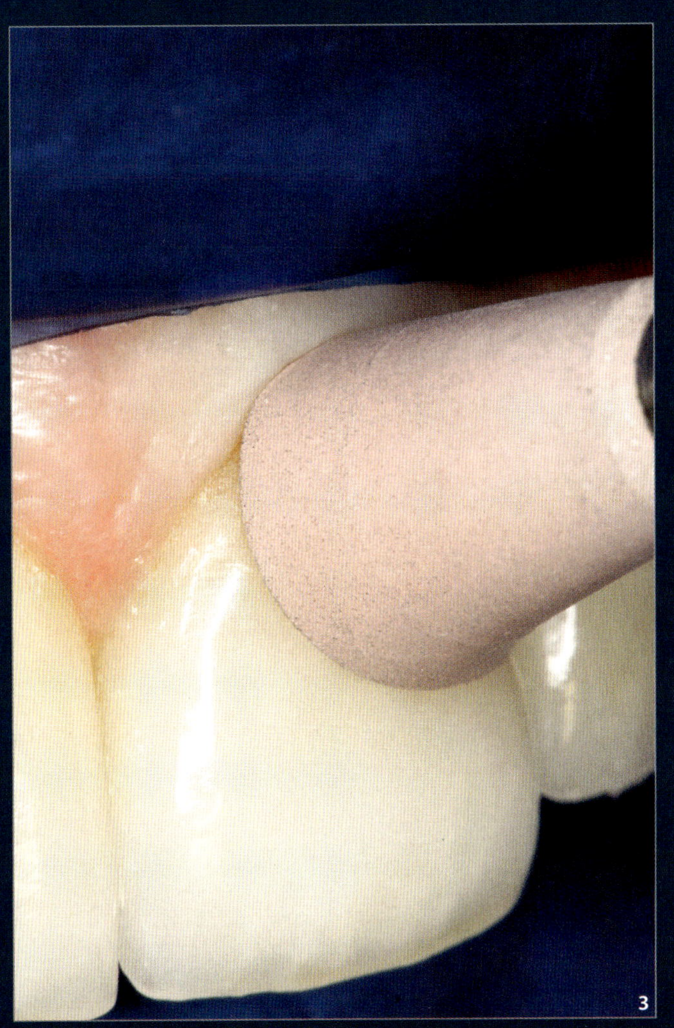
3

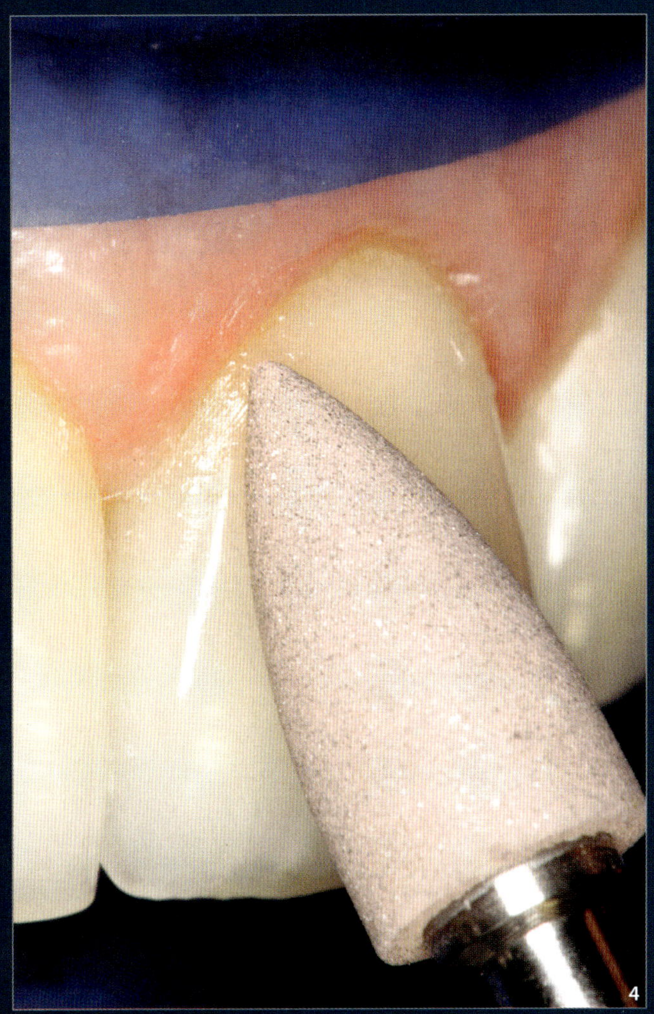
4

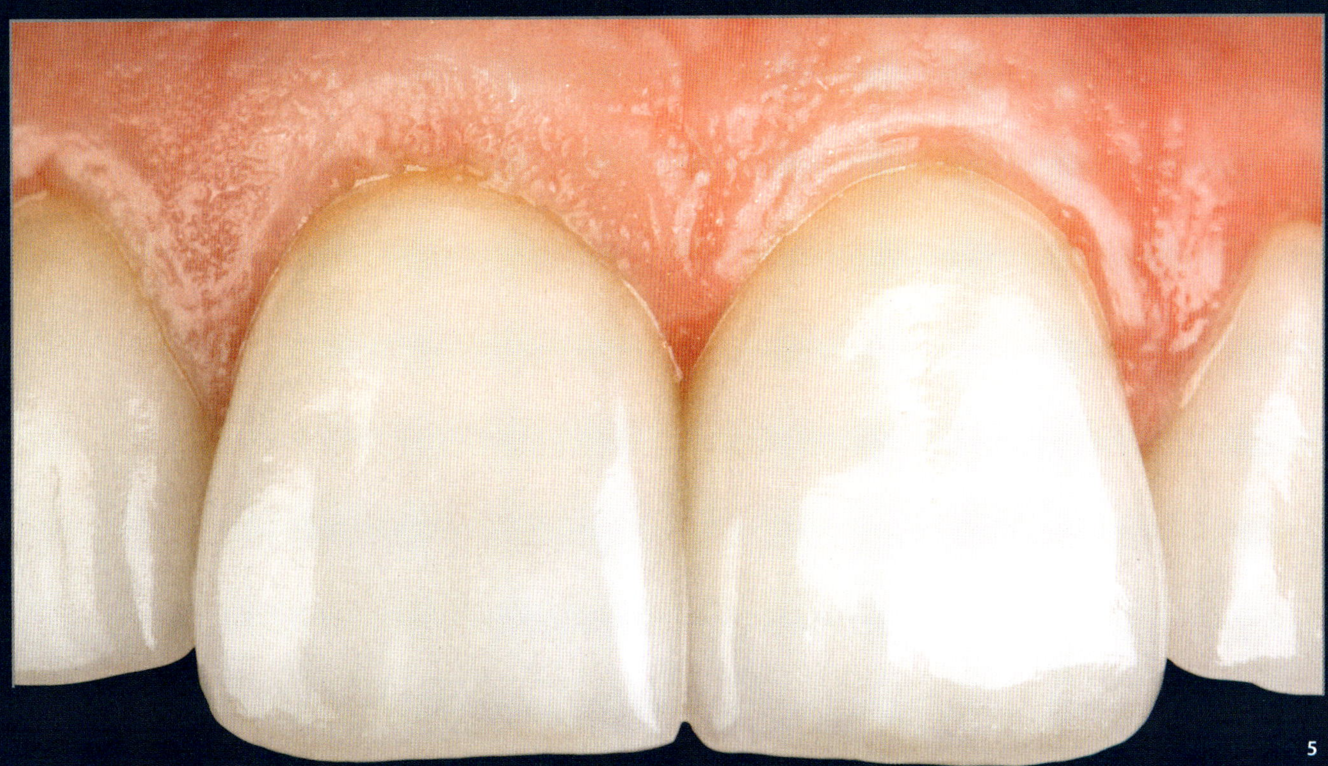
5

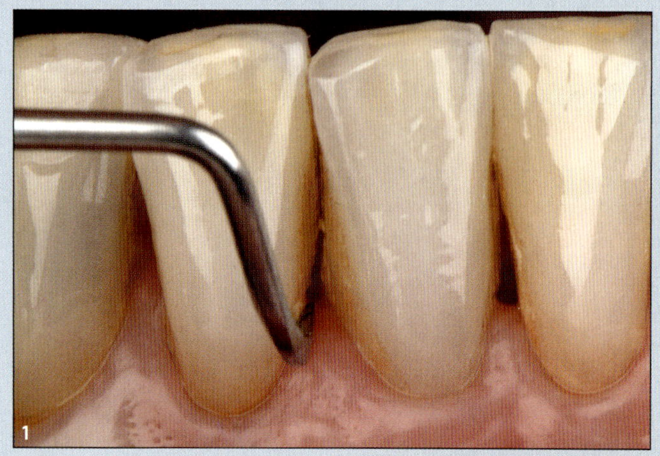
1

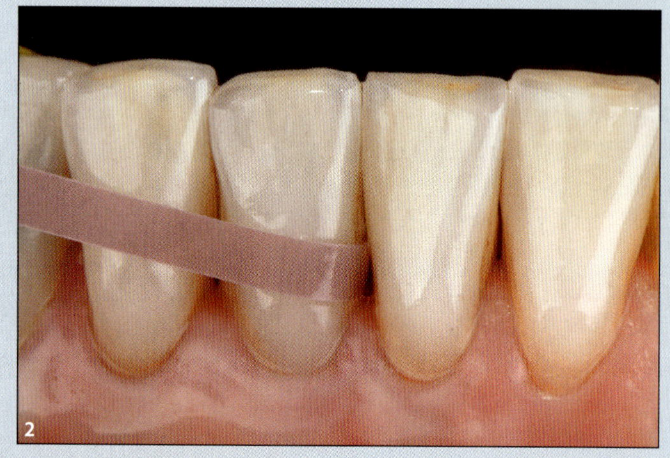
2

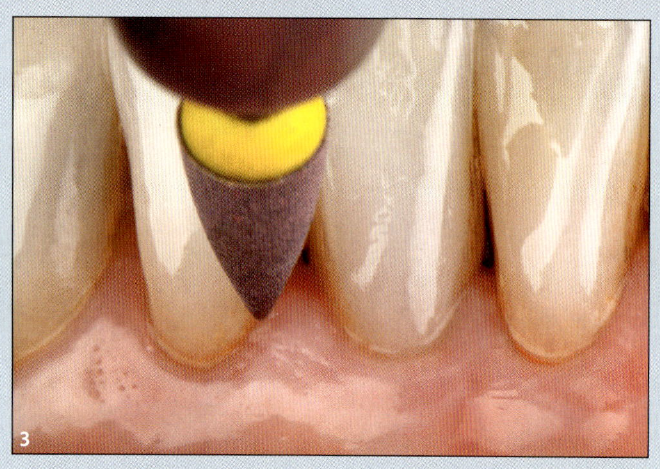
3

瓷修复体的维护

瓷修复体需要终生的专业修复方案来提供生物和机械维护，应针对每名患者进行个性化定制[85,87,97]。修复材料的表面粗糙度被认为是，与某些情况（例如，染色敏感性、牙菌斑堆积和牙体磨损）[66–68]以及患龋病和牙周病的风险增加[4]高度相关的参数。在复诊时使用恰当的陶瓷打磨抛光方案，可通过影响修复体的耐磨性[93–94]、边缘完整性[8]、与对颌牙和/或邻牙的磨损率以及瓷修复材料的强度，来影响间接修复体的寿命。此外，抛光还可以改善瓷修复体的颜色、透明度和光滑度[65]。

图1显示了使用洁治器常规清除瓷和牙齿表面的污渍与牙结石的情况。洁牙完成后应在适当的放大倍数下检查以确保没有损坏瓷表面。可以用邻面打磨条对邻面进行光滑处理，以去除洁治器无法去除的残留污渍（图2）。粗抛和细抛硅橡胶抛光头可用于增加修复体龈上与龈下区域瓷界面的光滑度（图3）。粗抛和细抛硅橡胶中空研磨杯也可有效消除所有的表面缺陷或粗糙区域。硅橡胶中空杯沿牙齿和修复体牙颈部的轮廓，伸入龈沟以平整和抛光所有龈下瓷修复体和/或牙体结构（图4）。然后用无蜡牙线检查邻面的光滑度（图5）。在对瓷修复体进行评估和咬合调整后，搭配使用羊毛毡轮和蓬松磨料金刚砂抛光膏间断施力进行最终的抛光（图6）。通过使用干棉轮在常规转速下以间断手法抛光，可以进一步提高瓷表面的光泽度（图7）。

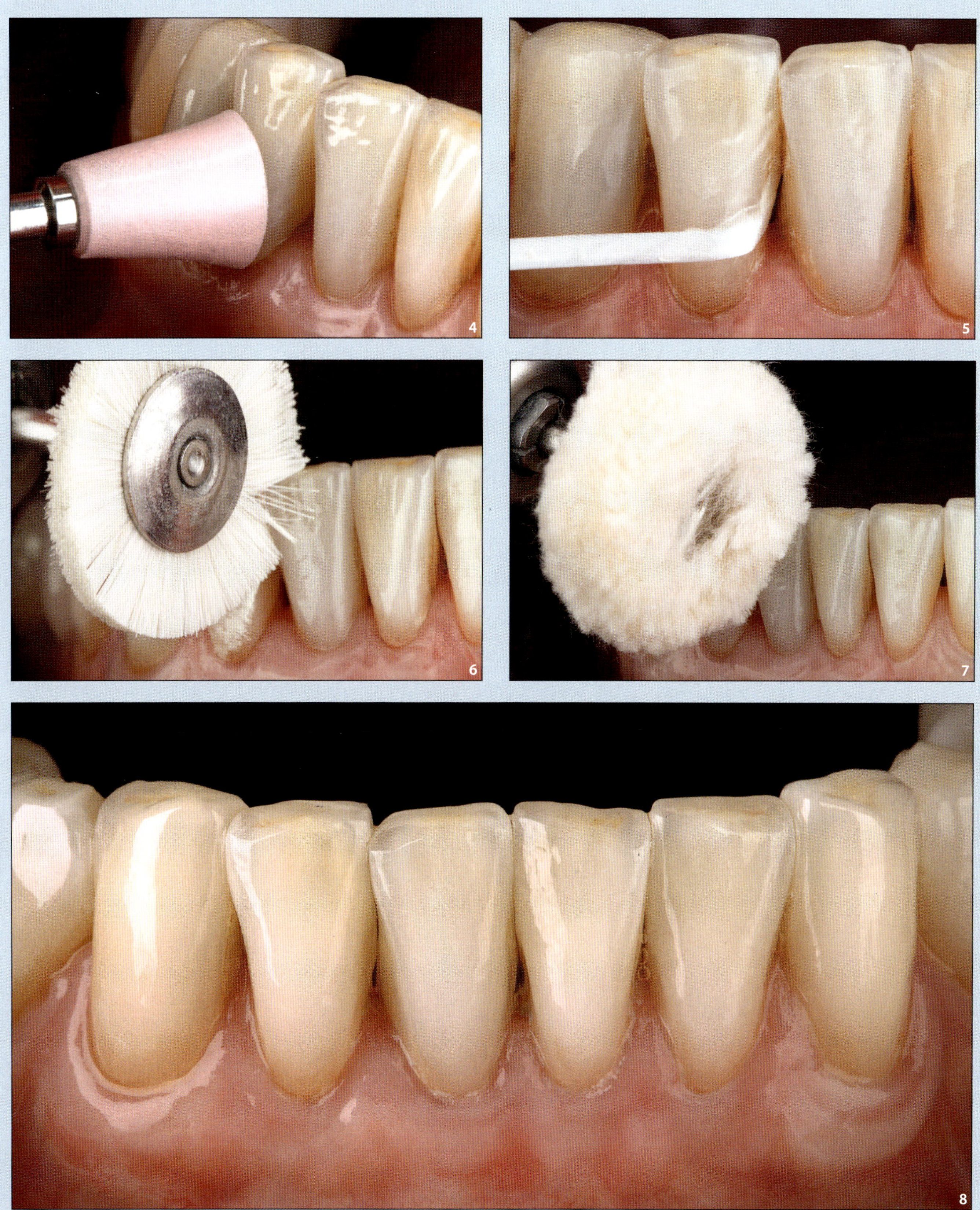

冲洗并干燥修复体后，在适宜的放大倍数下检查修复体是否有任何表面不规则或划痕。如果表面划痕可见，则应重复此抛光步骤。图8显示在进行了10年的定期维护后，完成了抛光程序的修复体。

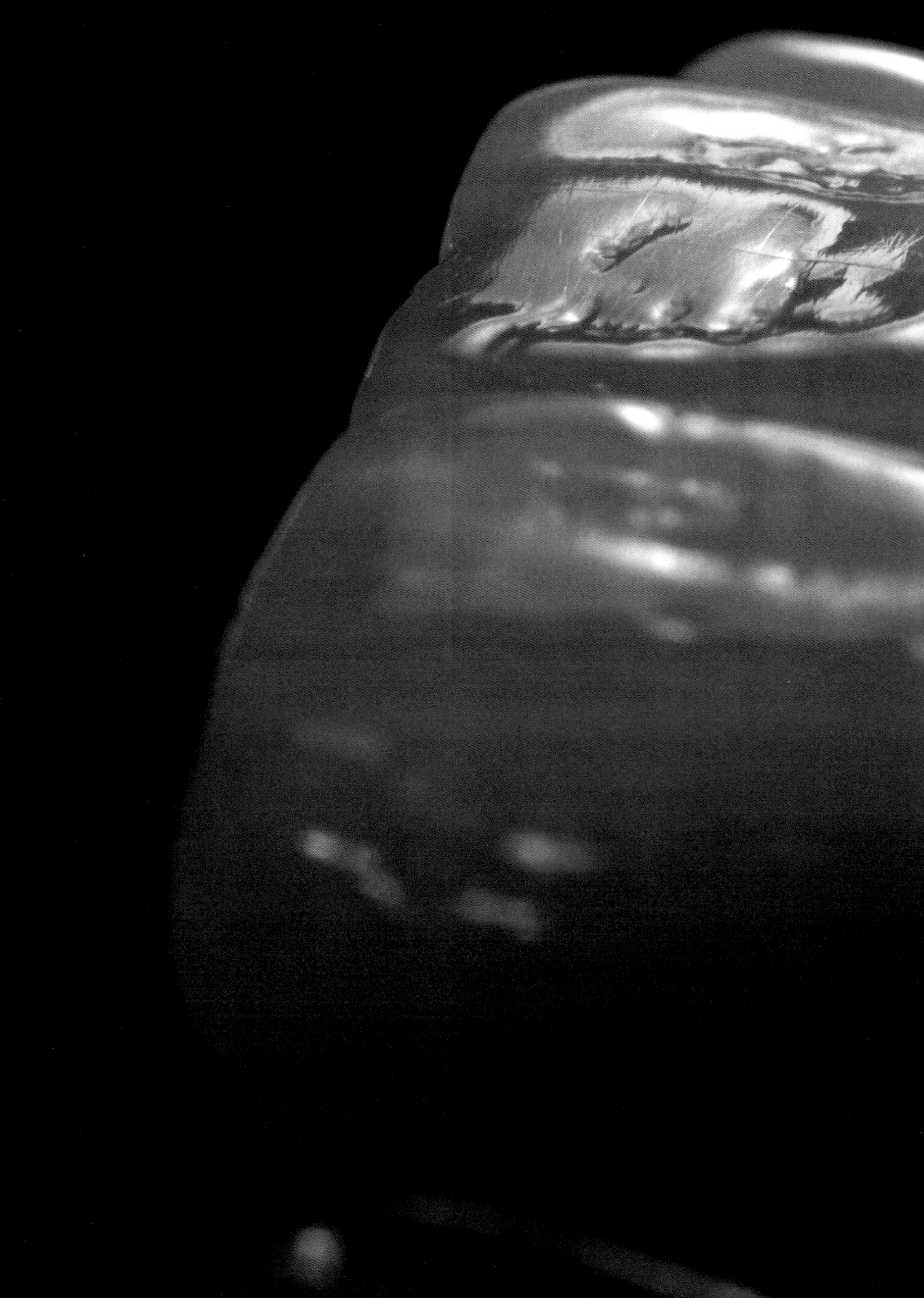

第11章　口腔摄影

Dental Photography

11

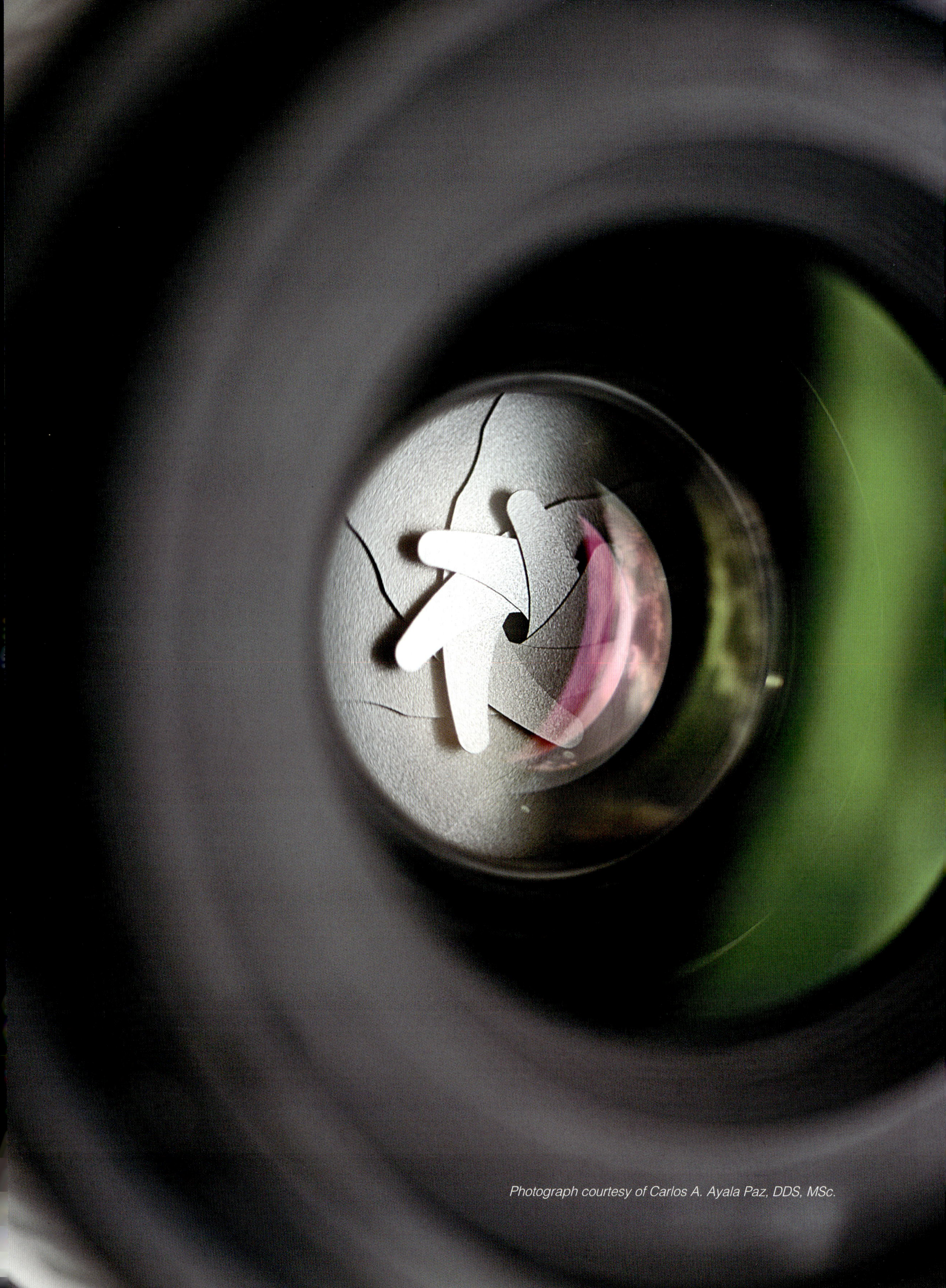

Photograph courtesy of Carlos A. Ayala Paz, DDS, MSc.

历史回顾

1839年1月7日，Louis J. M. Daguerre在巴黎科学院第一次向世人展示了摄影的过程[1]。同年，纽约口腔器械制造商Alexander S. Wolcott借助Daguerre的概念设计了第一台照相机，并为之申请了专利[2]。该相机是利用凹面镜在照相底片上进行成像。这一类早期摄影因其发明者而得名Daguerre摄影法，也是在镀银铜板上的直接正像法[2]。在此之前，所有口腔相关的视觉呈现和过程描述都是通过主观性的绘画进行解释的。“摄影现象”将口腔影像的客观再现和记录带入了一个新时代。这个新时代见证了世界上第一本口腔杂志《美国牙科科学杂志》[3]，由此，Thompson和Ide在文献中首次发表了治疗前与治疗后的对比照片[4]。

随着干版法照相工艺的发展，美国牙医得以借助专业肖像摄影和程序化技术来建立自己在社会中的身份与地位。在18世纪和19世纪，一部分美国牙医成了专业摄影师，他们也直接影响了摄影术的发展[4]。这些牙医包括Samuel Bemis成了美国最早的风景摄影师[5]；Sterling McIntyre创作了旧金山的全景达盖尔片（1851）；Isaiah Taber发明了“长篇式”摄影法[6]。在接下来的150年里，摄影技术不断进步，为进入21世纪的数码摄影时代铺平了道路。

后来，利用赛璐珞胶片上明胶乳化剂里卤化银离子来进行潜影的记录使照相系统获得了广泛的接受和应用。在经过费时的冲洗过程将胶片转换成底片或幻灯片前，图像是无法显影的。卤化银摄影对胶片类型的选择有其特殊的要求，以适应在不同照明条件下的颜色差异、化合物的选用和冲洗底片时的不同反应时间[7]。

数码技术提高了这一过程的效率。我们可以在不需要购买和冲洗胶片的前提下，即时、经济地查看和储存数字化图像。本章节为临床医生回顾了专业数码单镜头反光（DSLR）相机系统的功能和基本组成，提供了数码相机系统的评价和选择标准，并对临床口腔摄影的应用进行了具体说明；同时也为临床如何获得高质量口腔图像提供了操作指南。

数码相机系统

我们可借助对于传统胶片式单反相机系统（35mm SLR）功能和操作的了解，来更好地理解数码摄影。传统的35mm相机系统是利用光通过化学反应来激活胶片进行成像的。胶片乳化液中的感光分子是按照投射在胶片上每个区域的光量比例带电的[8]。随后，在胶片冲洗过程中，每个带电的分子会被放大和染色，成为胶片图像上最基本的可见细节单位颗粒，而这些颗粒结合在一起构成了照片的图像。

35mm数码相机系统则是利用光通过电反应来激活固态传感器。电荷耦合器件（CCD）或者互补的金属氧化物半导体（CMOS）光电二极管检测器根据照射到传感器各部分的光亮比例来存储电荷。图像最初被转化成数字化的颜色信息点，这些点组合在一起构成最终的图像。每个颜色数据点表示一个图像元素或者像素——数码成像细节的基本可见单位[9-10]。CCD或CMOS的构成数量越多，所记录的表面细节越好，图像质量也越高[10]。

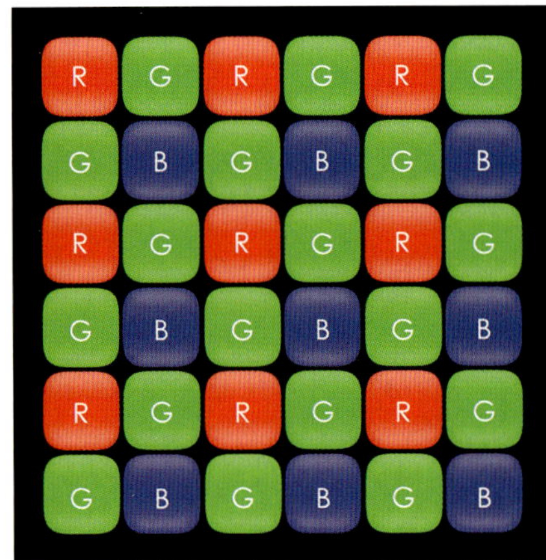

图1 有序镶嵌在整个传感器上的红色（R）、绿色（G）、蓝色（B）滤镜可用于颜色的识别

在数码图像捕获的过程中，传感器元件会检测光刺激，并将其转换为电模拟信号。模拟信号被分析和转换成计算机可读取的二进制数字代码[8,11]。模拟-数字转换器的分辨率越高，可分辨的亮度级别数量就越多。例如，具有8位分辨率的数字转换器可以将光传感器产生的模拟信号转换成28个数字值，从而区分256个级别的光。一个12位分辨率的数字转换器能够将模拟信号转换成212个数字值，能够识别4096个不同的光的等级。数字传感器的光敏电极（例如，CCD和CMOS）能够测量明度，但无法测量波长（色相）差异[12]。传感器元件通过在整个传感器上放置有序镶嵌的红色（R）、绿色（G）、蓝色（B）滤镜来进行颜色的识别（图1）。每个滤镜仅允许特定颜色的波长穿过，并阻挡其互补色。任意给定像素的两种剩余颜色的色阶是由相邻像素的数据插入值得出的。一个有8位颜色深度的像素，其3个色彩分量（即R、G、B）都各有256个可能的值。这3个分量在不同强度下的组合，为每个像素提供了1670万（即256×256×256）种不同的颜色组合的可能性[8,13]。就像3层摄影胶片会影响传统35mm相机系统的成像结果一样，固态传感器决定了35mm数码相机系统的图像质量核心。通过一个至少为900万像素分辨率的35mm单反数码相机系统拍出的照片，其图片质量与传统摄影胶片[10]冲洗出来的最大尺寸为8"×12" 的照片才具有一定可比性。

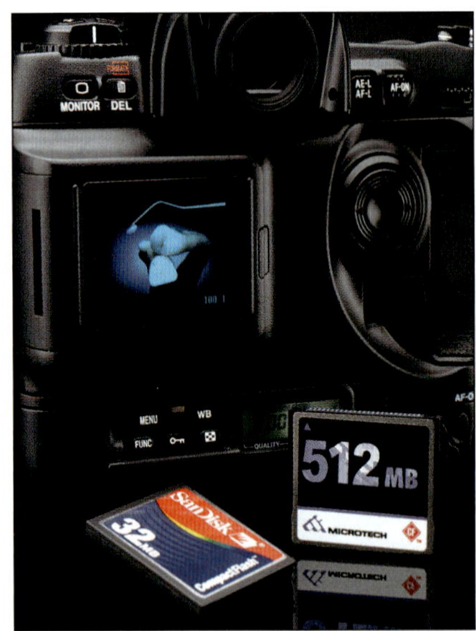

图2 口腔数码摄影需将现有的摄影原理与当今的现代相机系统和计算机软件技术相结合应用

市场上有很多种用于普通拍照的数码相机。最初低成本照相系统的简化操控很具吸引力，但在口腔摄影的应用中它们都有其局限性。其中一些不足之处包括：图像控制不一致、灰阶位置不便、微距镜头畸变不足、放大倍数的不可重复性、滞后时间长和缺乏手动曝光[12]。尽管已经有一些相机系统为了应对口腔摄影的需求而做出了不同的改进和升级，但要获得最可预测和诊断的结果仍有赖于专业单反数码相机的使用（图2）。

数码摄影的临床应用

对现代口腔诊疗而言，在开始修复治疗前用数码摄影进行临床检查的拍照记录已经成了一项诊疗标准[15]。数码口内摄影极大地简化了特殊临床情况下临床图像的记录与存储。数码摄影在口腔修复学中的应用范围广泛，包括：

诊断和治疗计划：在治疗前评估阶段，数码摄影是非常有价值的诊断工具[15-16]。它在患者不在现场的情况下，可即时为临床医生、专科医生和技师提供患者口腔状况的可视化图像[8,17]。并且，治疗前的数码摄影也可以被用作重要的诊断工具，使患者对治疗的接受率大幅提高[15,18-19]（图3）。

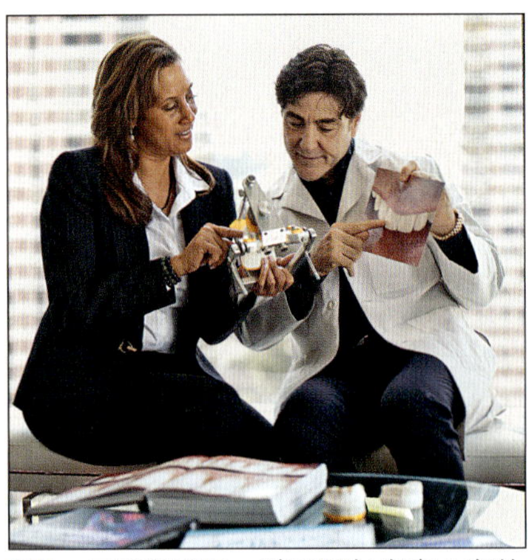

图3 口腔摄影是一种可以与患者共享的交流手段，它可在诊断和治疗计划阶段协助获得更有效和彻底的治疗前评估

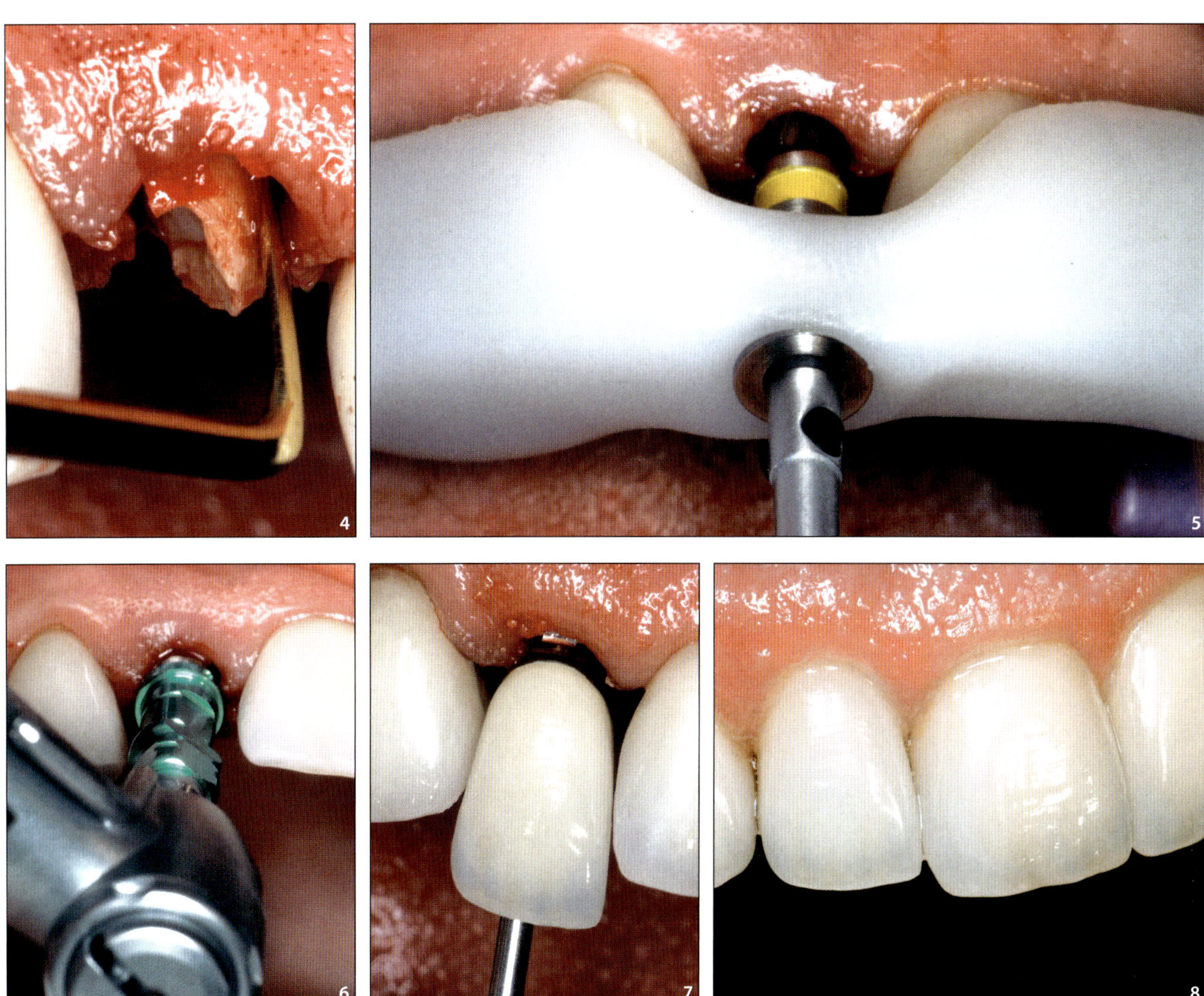

图4～图8　在治疗前用照片展示治疗步骤（例如，种植治疗）可以促进患者对治疗的理解、知情同意、治疗接受度，并建立更好的医患关系

法律文书： 拍摄图像记录了通过牙科治疗带来的治疗前后的美学改变。也可对一些可能出现的法律纠纷的临床情况进行拍照记录，注明日期，以易于检索[18-22]。

法医文件： 通过数码照片，可便捷地鉴定人体遗骸和分析与牙齿有关外伤（例如，人的咬痕），从而提供细节的准确性和可重现性[23-25]。

患者宣教与交流： 一套已完成治疗的患者照片可以用来向患者详细说明口腔治疗的过程和其他的替代方案[20,24]。摄影信息、口头说明和书面陈述的结合使用可让患者获得更加彻底的知情同意[18-19,24-27]。另外，通过照片的视觉呈现也可激发患者的视觉意识和参与度，从而加强医患之间的互动[28-29]（图4～图8）。

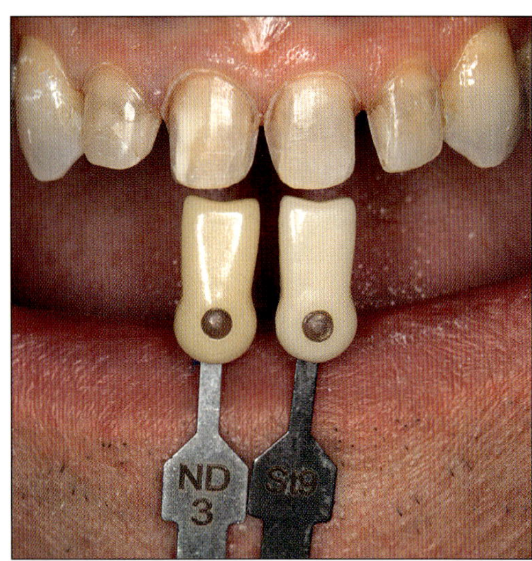

图9　牙列的比色照片为上瓷师提供了有价值的牙体内部结构信息

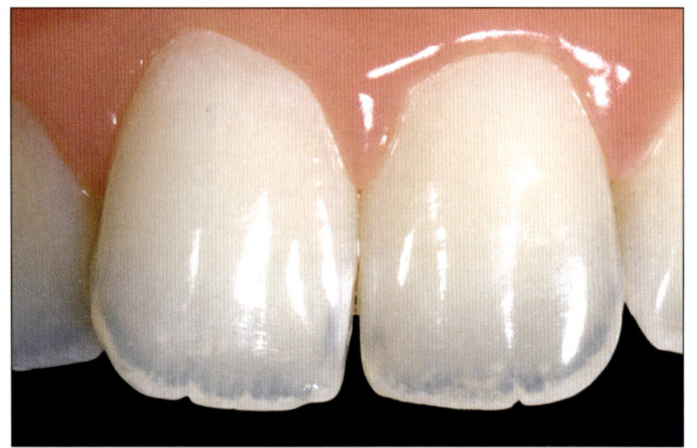

图10　从数码图片中，口腔技师可以看到个性化特征的强度、牙体的形态和牙体切端的半透明性

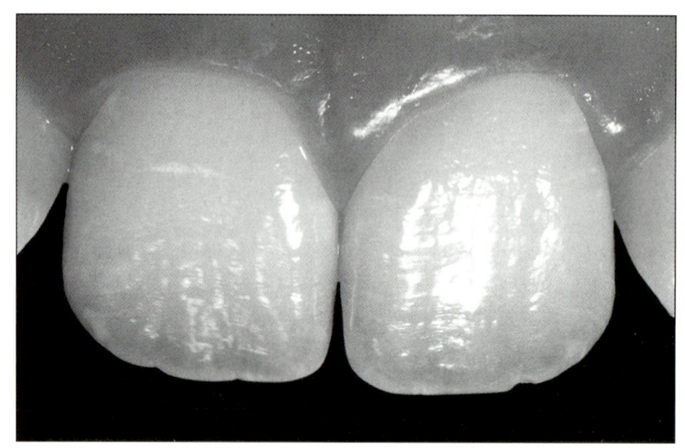

图11　黑白图像可以用于反应牙齿的明度，并指示其表面纹理

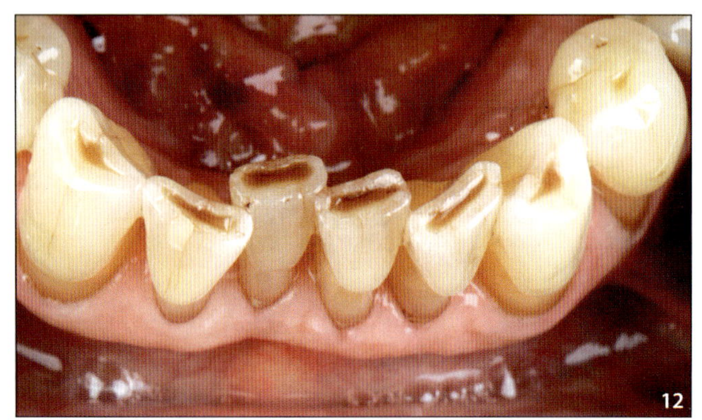

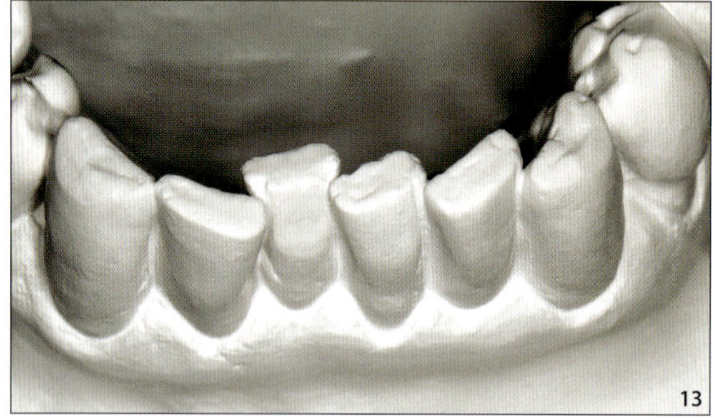

图12和图13　口内彩色图像可确认和描述牙色的饱和度变化，而石膏模型却无法达到此目的

制作室交流：彩色图像可以说明牙列中的牙齿颜色差异，以及牙体内部结构的颜色情况[30-31]（图9）。通过这样的照片，我们可以捕捉到牙釉质染色的相对分布、个性化染色的强度和牙体切端所呈现出的丰富的半透明性与遮色性（图10）。黑白图像不仅可以呈现出牙齿的明度对比，还可看到表面纹理[8]（图11）。同时还可从照片上评估临时冠和最终修复体切缘位置和下唇轮廓的相对关系，并分析水平向殆平面的情况。另外，治疗后的照片点评可

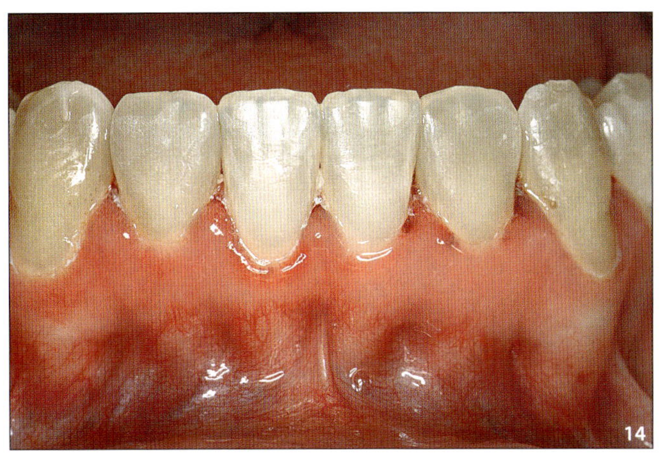
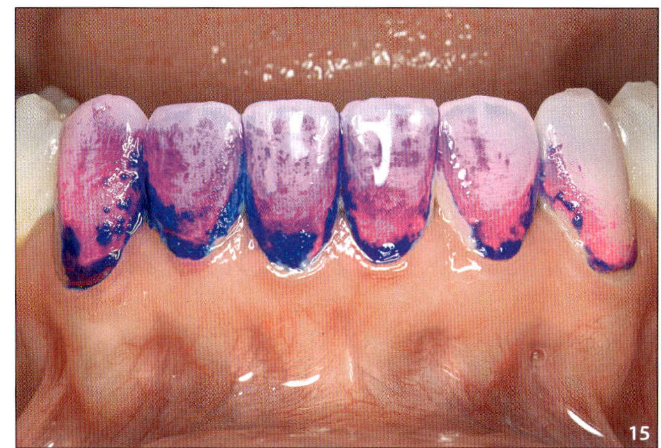
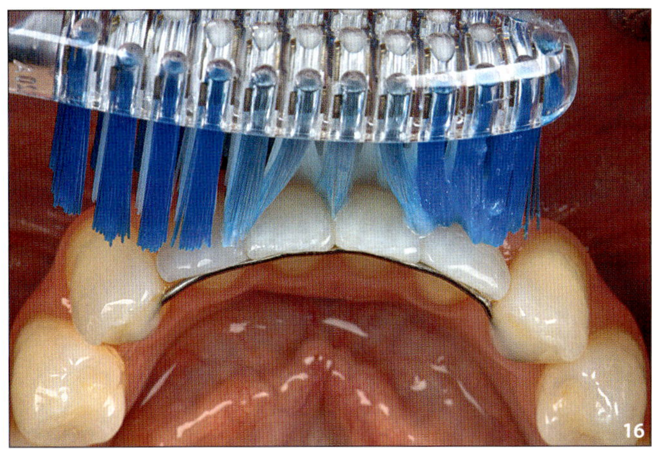
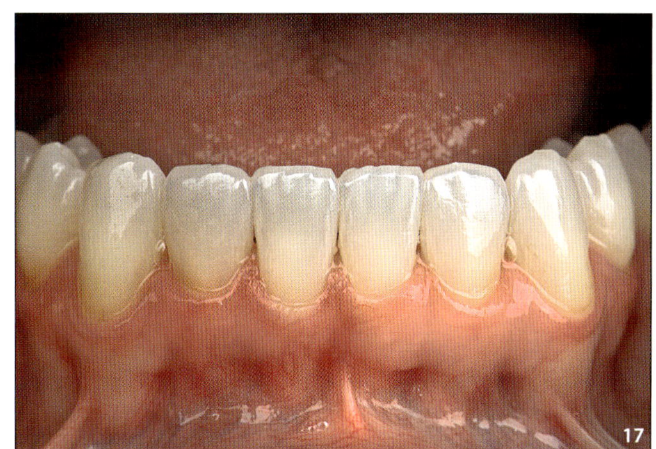

图14～图17 口内照片可向患者展示口腔疾病的进展和治愈改善的过程，可依此对患者进行口腔卫生宣教，激发患者的依从性

以为修复团队中的每个成员都提供一个自我评估的反馈，并借此机会从正面和负面的评价中获得学习与进步[28]（图12和图13）。

专业指导：治疗团队中的相关人员可将特定的治疗步骤照片用作团队的指导和说明，以促进团队的协同力和工作效率。另外，患者的临床照片组图也可以用作同事间的会诊信息参考、演讲说明、文章发表和专业资格认证。

保险理赔：治疗前的数码照片记录可说明和强调临床治疗的必要性，并敦促保险机构的理赔支付。

患者教育和激励：随访就诊时的数码照片记录可以立刻向患者展示其口腔健康状况，或说明口腔现有疾病的治疗进展（例如，龋病、牙龈炎、牙周炎）[12,35-36]（图14～图17）。

相机系统：整合的组件

恰当的照相设备是获得高质量的临床图像的前提。临床常规使用的基本摄影组件和35mm数码相机系统的基本组件有一定相似性，应包括：相机机身、镜头和闪光灯系统。镜头对相机内的光线进行聚焦，并将闪光灯的补充光线一并聚集在口内以辅助拍摄。相机机身则进行图像采集功能的协调。单反胶片相机或单反数码相机系统都使用同一个镜头完成图像合成和图像捕捉[15]。这样的设计非常适合口腔摄影，它能完成直接地观察和聚焦，而无视差误差[15,37–38]。

对35mm相机系统基本组件的评估（胶片相机或数码相机）将给我们提供口腔临床摄影所必需的客观信息。

镜头的选择

口腔摄影需要对牙齿、牙龈和周围的组织进行放大。临床医生在拍摄时必须位于距患者舒适且方便的工作距离上，因此所用镜头必须能在此基础上同时捕捉到上述结构的诊断性视图。尽管许多镜头都可以进行物体的放大拍摄，单微距镜头却可以在近距离聚焦的同时捕捉到被摄物体的放大图像。现在，大多数的微距镜头都具有浮动元件，这些元件与距离设置相关联，且具有较大的放大倍率，因而可保证较好的图像质量。为满足口腔摄影的要求，100～105mm的定焦微距镜头将放大倍率和工作距离的便捷性完美地结合到了一起。而镜头的质量对图像的锐度、清晰度和最终质量有决定性的影响[12]。

对于牙齿的特写图像拍摄，需考虑两个相互关联的因素——放大值和放大倍率。在摄影中，放大图像时需要将镜头向前延伸，使其远离传感器或胶片板。被摄物体被放大得越多，它在传感器上的投射就越大，那么它在最终图像中的呈现也越大。放大倍率是投影在传感器上的图像尺寸与物体实际尺寸之比。1：10的放大倍率表示传感器上的图像是真实物体尺寸的1/10。而镜头应具有1：1～1：10的放大倍率设置，以保证在口腔环境中获得真实且可用的图像。在近距离拍摄牙齿时，使用1：1放大倍率较为理想，它在传感器上的拍摄范围将包括4颗上颌切牙。而1：10的放大倍率则常用于面相的拍摄。

在35mm数码相机系统中，传感器的尺寸会影响镜头的放大倍数。在大多数单反数码相机中，传感器的尺寸（约16mm×24mm）明显小于35mm单幅胶卷的尺寸（24mm×36mm）。无论捕获介质是胶卷还是电子传感器，镜头都将在相机后部投射相同尺寸的图像（图18～图20）。因为数字传感器比胶卷框幅小，所以大多数单反数码相机拍摄的图像都会被裁剪。由于拍摄图像时是聚焦于图像的中心部分，而观看图像时则被扩展为全尺寸，所以在使用单反数码相机系统时，镜头的有效放大值是被增加了的。数字传感器尺寸所产生的真实放大值约为胶卷可达到指定放大值的1.5倍。

若想获得同等放大值的图像，那么必须将胶片机上的微距镜头放大倍率设置为1：3，这样才能捕捉到与数码相机上放大倍率为1：2的微距镜头一样的放大图像。具有全画幅传感器

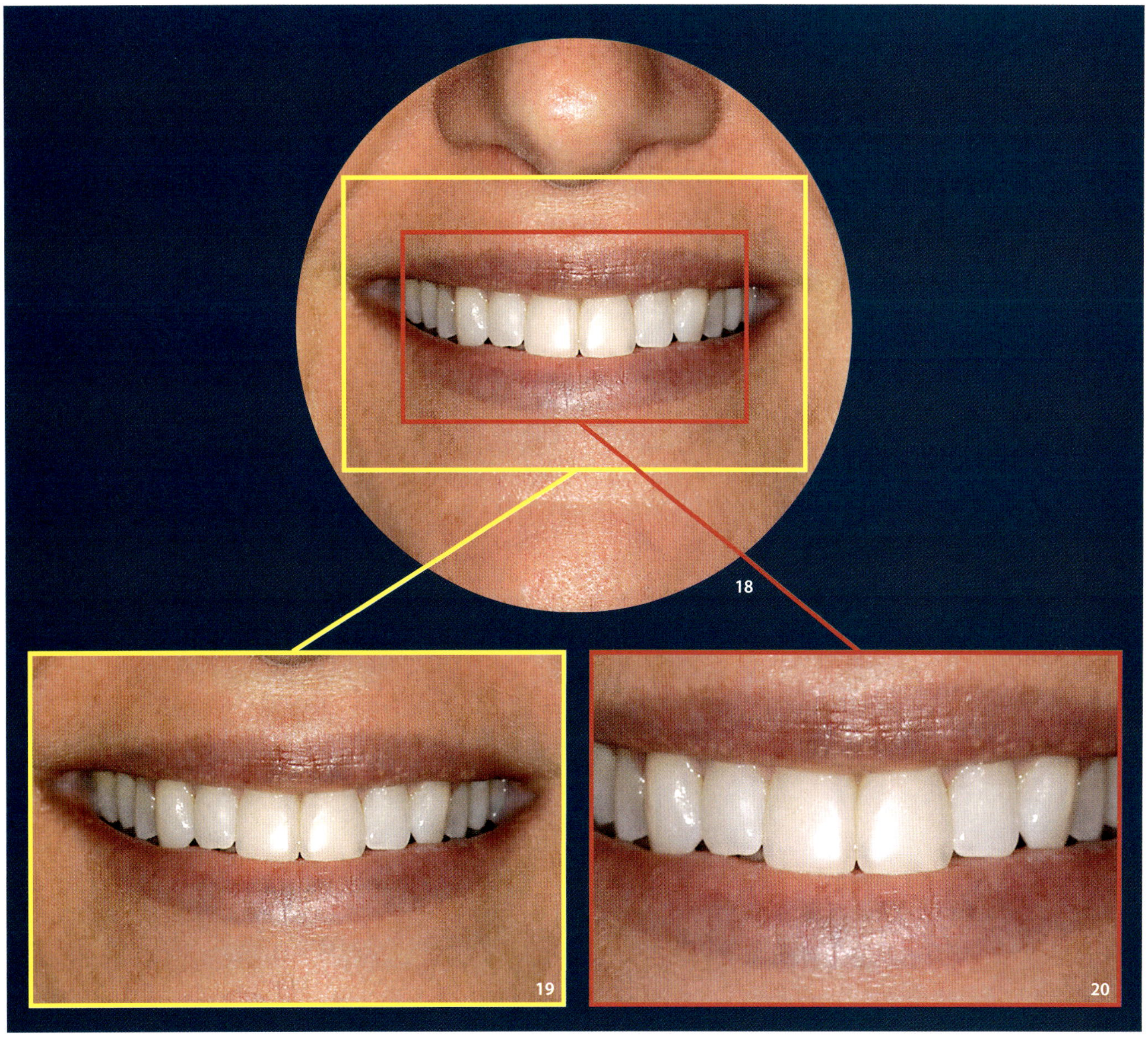

图18～图20　相机镜头在相机后部的焦平面（胶片或传感器）上呈圆形聚焦。大多数单反数码相机中捕获图像的数字传感器尺寸比例（红色边框）比单反相机的35mm胶卷尺寸比例（黄色边框）小得多。使用标准胶卷（黄色边框）则可以捕获更大的聚焦图像。由于数字传感器（红色边框）在聚焦场景的中央部分所捕获到的部分更小，所以在将其放大到相同的尺寸进行观看对比时，数字传感器上的图像看起来像是被放大了

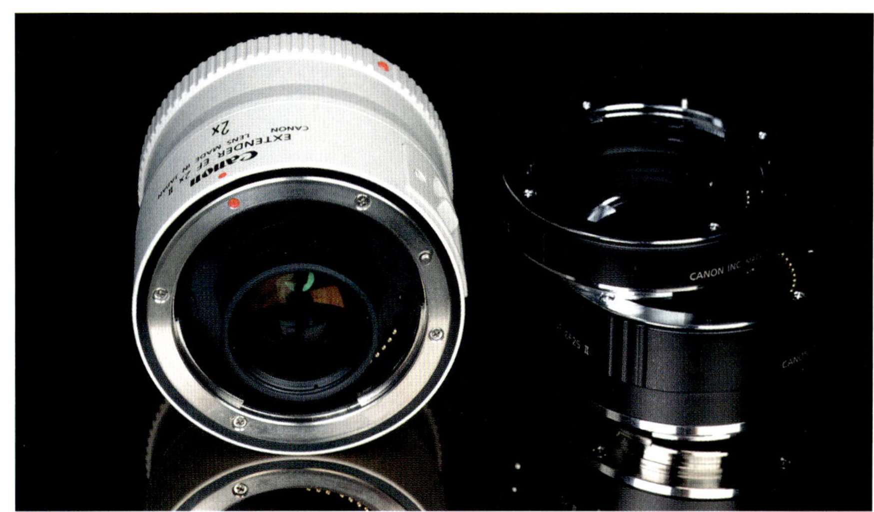

图21　增距镜或延长管可以放置在镜头和相机机身之间，以拍摄更大的图像

（例如，与胶卷尺寸24mm×36mm相匹配的传感器）的相机则可避免这种放大效果。

需拍摄放大倍率大于1∶1的图像时，可以在镜头上添加其他附件（图21）。增距镜是一个带有聚光镜元件的圆柱体，可以将其放置在镜头和相机机身之间，以增加镜头的有效焦距。在相同的工作距离下，此方法为图像提供了更大的放大倍数。

遗憾的是，放大倍数的增加是以到达传感器上的光量减少为代价的。为了获得恰当的曝光，我们需要对光量的损失进行补偿。此外，增距镜会导致图像锐度的下降。延长管也是安装在镜头和相机之间的一种圆柱体，其作用是使镜头进一步远离焦平面（例如，胶片或数字传感器）。但与增距镜不同，延长管是空心的，没有任何透镜元件。虽然延长管通常用于减小镜头的最小工作距离（例如，使摄影师通过靠近拍摄对象而获得更大的图像），但它们确实可在不改变工作距离的情况下获得一定的放大效果。尽管与增距镜相比，延长管造成的光损失更少，且最终图像的锐度没有下降，但相机无法对远物进行聚焦，所以我们仍需对曝光进行一定调整。

光和电子闪光系统

摄影被描述为“用光作画”[12]。合适的照明则是获得高质量图像的最重要因素之一。由于在大多数口腔摄影环境下，自然环境光并不足以照亮口内的阴影区域，所以电子闪光灯源的补充使用是一种最实用的方法。电子闪光灯可以提供具有中性色温、闪光持续时间短，但输出功率相对高的光。这些功能可在不产热的情况下充分曝光，为患者带来舒适感[12]。现代相机系统可设置为与闪光灯的色彩质量相匹配的白平衡。

在闪光摄影中，照明效果取决于闪光源的形式和布置。口腔摄影可使用3种类型的电子闪光灯系统配置：环形闪光灯、点式闪光灯和双头闪光灯光源系统（图22和图23）。

环形闪光灯光源系统是经验不足的口腔摄影师的首选，它被认为是普通微距摄影的通用闪光灯系统[39-40]。这种闪光灯设计常为环绕镜头光轴的单一环形闪光灯管或多个扇形闪光灯管。照明单元通常安装在离镜头稍靠前的位置，这样可以消除图像中的阴影。该闪光灯系统的优点是，它可以均匀地照亮口腔中的物体而没有阴影。因此，欠缺拍摄经验的治疗团队成员也可很容易地用环形闪光系统获得较好的拍摄结果。减少阴影的缺点在于图像看起来似乎“变平”了，可识别的轮廓因此被减少。此外，在牙齿表面产生的高光或镜面反射会部分遮挡牙齿的内部颜色。

点式闪光灯光源系统提供放置在镜头一侧的单个闪光灯光源。这种单一光源可以放在镜头周围的不同位置，以提供来自不同角度的定向光。用于正面、右侧和左侧视图的摄影构图要求将闪光灯分别放在12点钟、9点钟和3点钟的位置[12]。通过对三维场景中的投照光线方向的控制，可以做到对被摄物体阴影效果的掌控。有意创造的阴影能改善轮廓和纹理的视觉定义，从而可对图像中的表观景深加以强调。这种闪光系统设计的优点是它能够记录表面纹理的细节和轮廓。但是，我们建议采用不同的闪光位置进行多次的拍摄，以获得足够的信息。这种类型的闪光灯系统需要大量的拍摄经验和额外的设置时间来操控每次曝光前的闪光灯位置。

双头闪光灯光源配置的设计是在镜头旁放置两个闪光单元。第一种设置是将两个固定的闪光灯，分别安装在镜头两侧的固定位置。尽管该双头闪光灯系统看起来类似于环形闪光灯，但光仅从两个垂直对齐的灯管同时投射在镜头的左、右两侧，而没有从顶部或底部投射出的光（图22）。

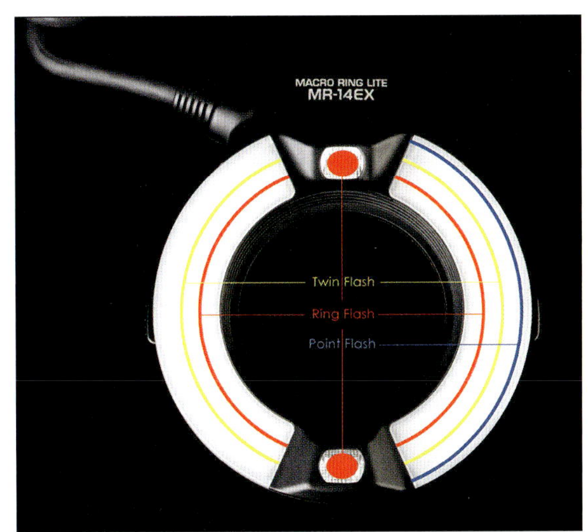

图22 该电子闪光灯系统提供2种不同的光源配置：点光源和环形光源。环形闪光灯管环绕镜头，从而在被摄物体周围形成一个圆形的阴影区域。点式闪光灯光源系统则提供一个放置在镜头一侧的闪光灯，可从不同的角度提供定向光源

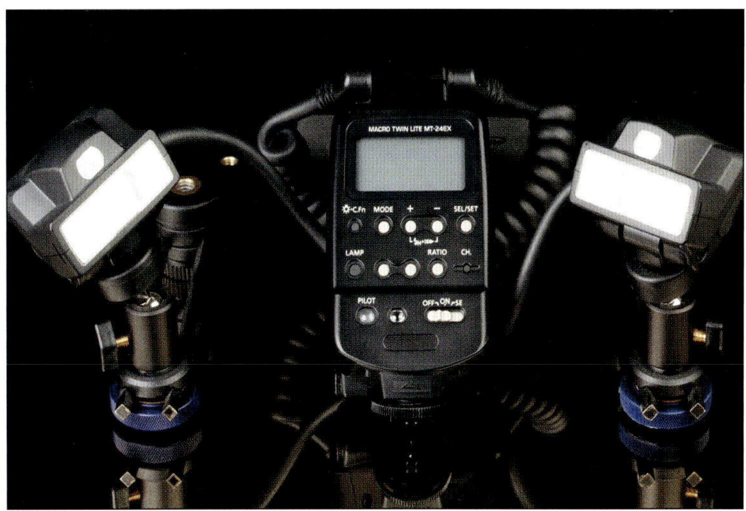

图23 双头闪光灯光源由安装在镜头旁的两个垂直对齐的闪光单元组成，光线从两个垂直对齐的灯管发射到镜头的左侧和右侧，而没从顶部或底部发出的光。此设计的两个闪光灯可装在远离镜头的双头闪光灯支架的可移动臂上，从而可自定义不同的闪光位置

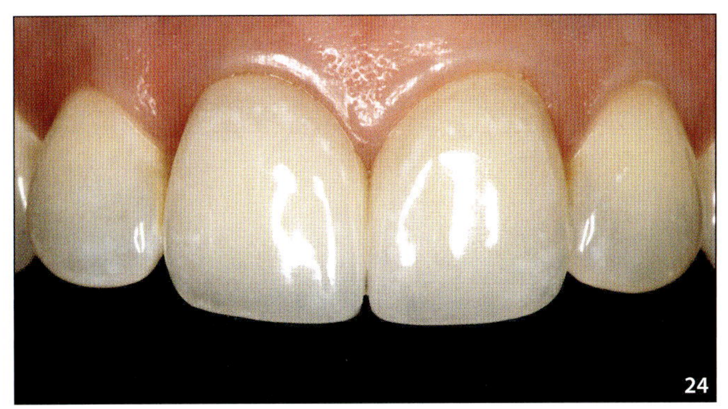

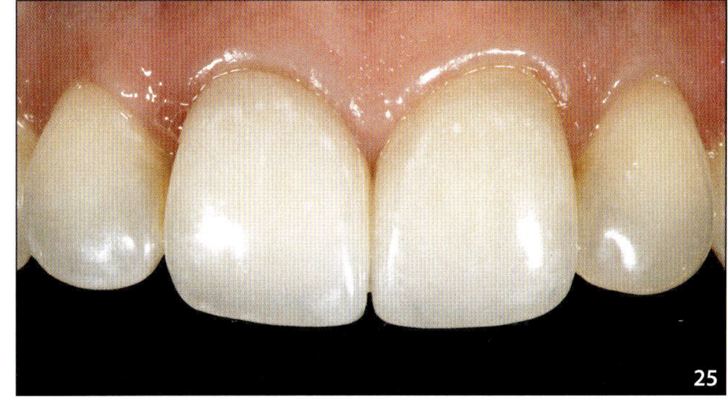

图24和图25 左图是使用环形闪光灯拍摄的前牙图像。它没有阴影，但存在明显的表面反射；右图是使用双头闪光灯拍摄的相同构图的前牙图像。它的光线较柔且均匀，可展示出更多的表面细节和颜色过渡

第二种设置是使用两个可移动的闪光灯，将其装在一个带有可移动臂的双头闪光灯支架上，可移动臂则可放在不同的自定义位置上。如此，不同位置的光源可用于创建个性化的柔和阴影，用以呈现带有层次感的、生动的表面纹理。掌握此闪光系统的使用将会得到专业的拍摄效果（图23）。虽然该系统的使用需要更多的经验和一定的操控思考，但双头闪光的设计不仅能提供既柔和又均匀的光源，同时还可以展现出牙齿的表面细节、颜色过渡、半透明性的变化和隐裂纹（图24和图25）。

相机机身的选择

数码相机的机身相当于汽车的仪表板。它们都具有很多按钮、开关和拨盘，用来选择设置，以控制其性能。另外，它们都有显示器以告知操作者当前的状况和潜在问题。就像汽车里的不同配置一样，相机机身的各种复杂配置也各不相同。一些高端的功能会增加相机的生产成本，并最终提高了相机的价格，例如内部组件中耐久性材料的选用、超高速自动对焦系统和增大传感器尺寸等。这

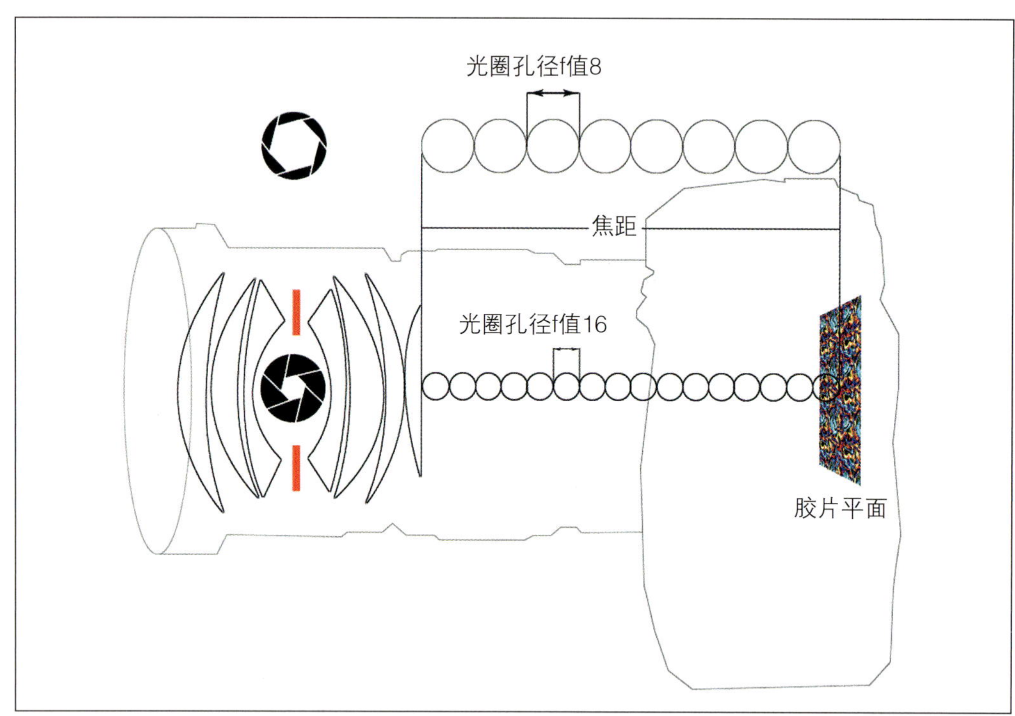

图26 f值是镜头焦距与光圈孔径之比。光圈值是镜头焦距除以光圈孔径得出的相对值。光圈值小表示允许更多的光到达传感器，光圈值大则允许较少的光

些功能更适用于动作摄影和多种条件光下的个人摄影。而在口腔图像的拍摄中，这些功能的应用范围则非常有限。对于口腔摄影，可以从目前800～1700美元（1美元≈6.5人民币）不等价格的相机机身中获得出色照片所需的所有功能。在设立购买照相设备的优先级时，能帮助拍出最佳口腔照片的并不在于相机机身是否最昂贵，而在于对高质量镜头和闪光组件的投资[12]。大部分35mm数码相机系统的制造商都将镜头座设计为能够转接和使用与传统胶片照相系统相同的镜头和闪光灯组件。

不论相机机身具有多么复杂的功能，其最关键和最基本的作用仍是曝光控制，即控制进入镜头和传感器或胶片曝光的光量。调节曝光的目的是为了创建一个所有画面都带有可辨别的浅色相和暗色相细节的图像[15]。室内依赖于闪光灯的摄影（例如，数码口腔摄影）中，落在传感器上的光量由3个因素决定：镜头的光圈孔径、曝光时间以及相机的相对感光度设置[15]。

光圈是光线进入相机的孔径的大小。镜头中的光阑会进行不同程度的收缩，以在拍摄图像时根据需要减小开口。光圈的特定大小称为f值，它的计算公式为镜头开口直径与镜头焦距的比率。例如，f/16对应的是光圈孔径为镜头焦距的1/16。对于100mm的镜头，f/16对应的光圈孔径为6.25mm，而使用同一镜头的f/4的光圈孔径则为25mm。

光圈值是镜头焦距除以光圈孔径得出的相对值（光圈孔径的倒数）。对于100mm微距镜头，测得25mm的光圈将对应于f/4（即100mm/25mm=4），而光圈孔径为4.54mm的光圈所对应的是f/22（即100mm/4.54mm=22）。光圈值越大（例如，f/22或f/32）表示镜头直径越小，因此到达传感器的光越少（图26）。

光圈除了控制进入相机的光量外，还会影响场景的焦距。光线穿过镜头聚焦在传感器上时会发生弯曲。因为透镜边缘的曲率比中心的大，所以穿过边缘的光子的折射比穿过中心的光子的折射更大。当使用小孔径光圈时，射向镜头边缘的光线会被阻挡，而中央的光线则会传递到传感器。因此，实际上焦点之前和之后的更多场景似乎也被聚焦了。在聚焦完成后，焦点前后的范围内所呈现的清晰图像的距离，便叫作景深。当f值设置较高时，光圈孔径变小，而景深则较大。在口腔摄影的应用中，临床医生应利用可能的最小光圈孔径来使景深最大化。

为了达到适当的曝光，必须把光圈与恰当的曝光时间和相机感光度结合在一起。所有的曝光控制策略都需要通过某种形式的测光来确定适当的曝光。

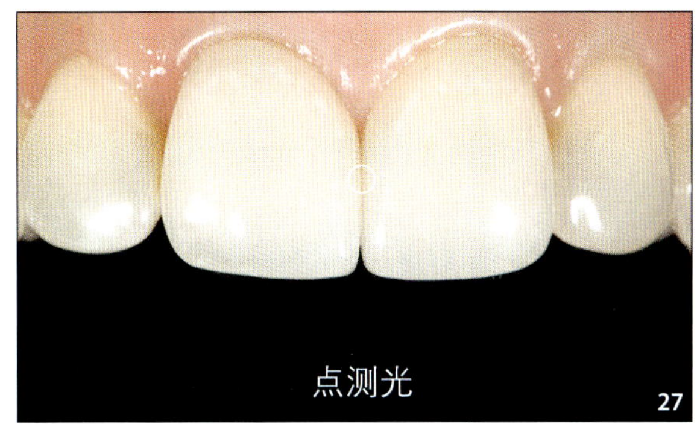

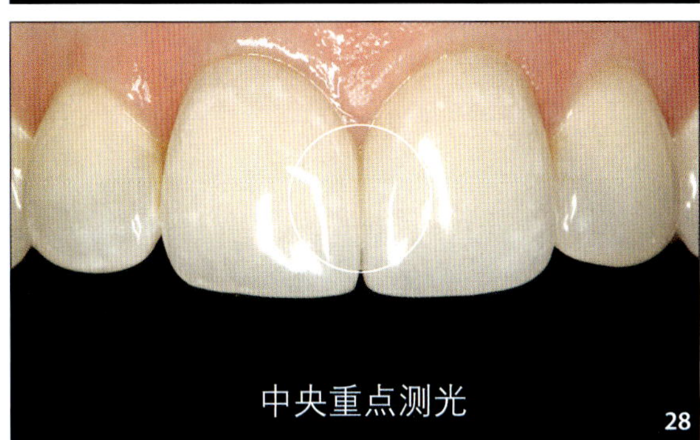

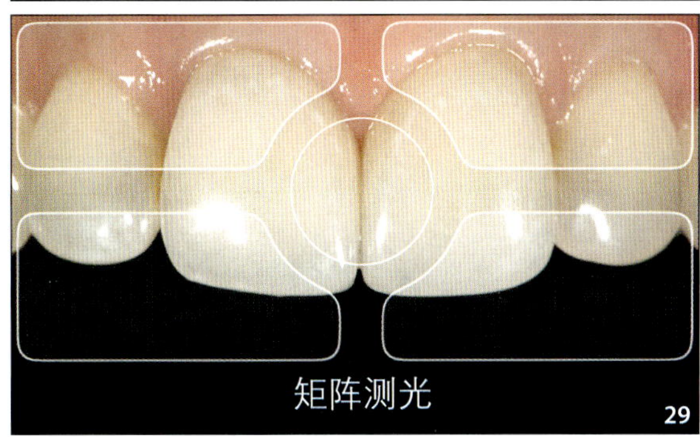

图27～图29 用3种不同的几何测光模式拍摄的同一上颌前牙图像：点测光、中央重点测光和矩阵测光

反射式测光

测光是通过客观地感知光线来计算合适的曝光设置的过程[15]。相机“通过镜头”监控光量的功能称为TTL。为了方便起见，摄影师经常利用相机的TTL功能进行测光。TTL测光是一种反射技术；进入相机的光量取决于被摄物体所反射的光量[15]。

最先进的35mm数码相机为TTL测光提供了3种可选择的几何配置：点测光、中央重点测光或矩阵测光（图27～图29）。在每一个测光系统中，相机都会测量从被摄物体反射的光量，以尝试确定该场景的适当曝光。

点测光仅测量整个场景中很小的区域，通常占整个画面的2%或更少[1]。一些相机机身带有选择机制，临床医生可在取景器内选择某个特定点来激活测光。中央重点测光可评估整个场景中的反射光，但会优先考虑画面中央的定义区域，而对角落和边缘的关注较少[15,39]。有的相机系统能够选择取景器中被激活的中央重点测光区域的直径大小。矩阵测光通过将整个画面分为多个部分来进行测光。先对每个部分进行评估，然后将其与预期图像算法的专有数据库进行比较，以得出最终的平均读数。

摄影师应选择一种测光模式，以评估他或她认为能够代表拍摄场景中平均亮度的部分，而忽略极端高光或阴影的区域。口腔摄影的难度是显而易见的，因为图像最重要的部分（例如，牙齿）被包含在图像色相范围中最浅的部分里。

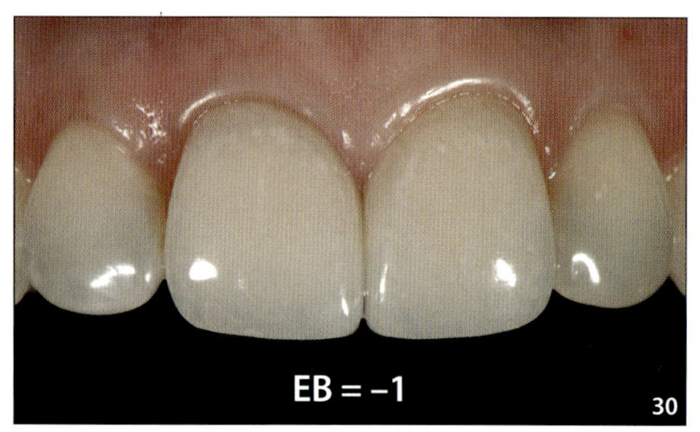

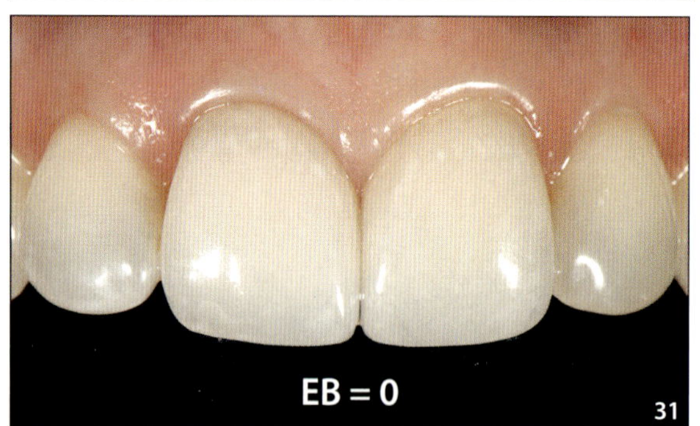

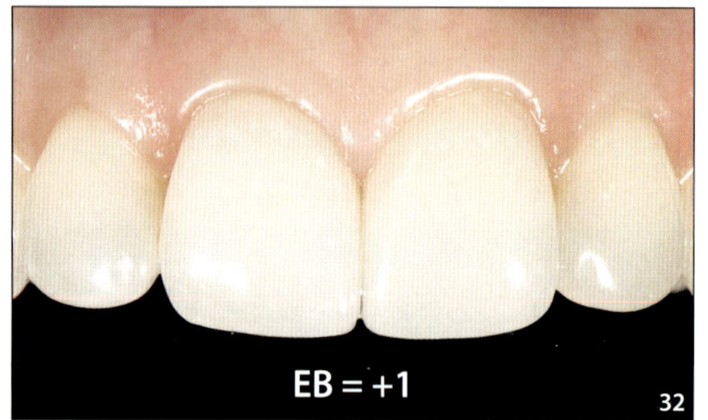

图30～图32 包围曝光（EB）是一种摄影过程，可以使同一张图像的曝光值略微升高和降低

曝光补偿

不论测光的面积大小或比例如何，现代相机系统都将被摄物体的适宜的曝光量设置为约18%灰色物体的反光率[15]。如果相机监测到某个高度放光的区域，它会错误地认为需要更暗的曝光，并在无意中推荐低曝光的设置。相反，如果测光系统读取到场景区域的反光率较低，则会错误地识别出较轻的曝光是合适的，并在无意中推荐过度曝光的设置[15]。

然而，临床医生通常要拍摄的是被深色阴影包围的洁白的牙齿。口内场景中没有任何一种能达到中等反射率。牙齿图像中暗区和亮区之间的高对比度在确定曝光量时确实存在问题[14-15]。在对牙齿拍照进行测光时，可能会出现不一致且不可预测的曝光结果。如果选择中央重点测光或矩阵测光模式，则部分的牙龈和咽部阴影都会与洁白的牙齿被一同测光。这样的结果可能是不可预测的，并且变数很大，这取决于测光时所包含的阴影面积百分比。点测光可以保证只对牙齿的一小部分进行测光，但是由于牙齿的反射率比18%的灰色高得多，因此结果仍然不准确。使用点测光时，必须修改相机计算出的曝光量，以调整牙齿的高明度和高反射率。

相机中允许故意修改曝光测光的功能称为曝光补偿。它可以向上或向下调整相机所建议的曝光量，以适应明亮或黑暗的物体。当曝光值（EV）设置为负数时，即为操作者通知相机，所测光和拍摄的物体很暗-反射的光线应少于18%的灰度。在这种情况下，预期读数会较低，建议并允许使用较暗的曝光。当EV设置为正数时，临床医生会警告相机被测光和拍照的物体很亮-反射的光线应多于18%的灰度。在这种情况下，可以期待较高的读数，并且建议并允许更轻的曝光。对高反射率物体（例如，洁白的牙齿）的点测光，需要使用正数的曝光补偿设置。以此警告测光系统，拍摄对象是明亮的，那么操作员则可以避免由预设拍摄对象为18%的灰色而造成的曝光不足。

然而，摄影师对曝光补偿量的选择需要借助于经验，而充其量也只是一个猜测。许多相机机身有一个额外的功能，称为包围曝光。这个设置帮助操作者拍摄一系列照片——每一张照片的曝光值相对于测量的曝光值都有轻微的升高和降低——而期望其中的某张照片曝光是正确的。该照片系列中的曝光次数和每个间隔的EV变化量是由摄影师预先确定与设置的。+1的完整增量值会使曝光的光量增加1倍，而-1的减量值会使曝光的光量减少至1/2。包围度为1/2、1/3，甚至至1/5 EV间隔的相机系统可以实现更加灵敏和微妙的曝光补偿[14]。

包围曝光的使用可以通过自动产生同一视图的多个图像（曝光量略有不同）来克服在猜测特定场景需要多少曝光补偿时可能发生的错误（图30～图32）。然而，包围曝光的使用最终会令摄影师花费额外的时间来仔细查看图像，以挑选出最佳的图片，并将剩余的图片删除。

曝光模式

一旦完成了拍照光线的测量，就必须根据这些光线条件来设置相机的曝光。目前市场上的大多数单反数码相机系统都允许操作者选择是由相机自动执行还是由操作者手动执行。无论采用哪种方法，光圈孔径必须与适当的曝光时间相匹配才能获得理想的效果。短曝光时间和大光圈的结合使用与长曝光时间和小光圈的结合使用，具有相同的进光量[12]。关键是要找到最佳的组合以用于创作口腔诊断图像。

现在的单反数码相机通常提供3种自动曝光分配方案来解决此问题。在程序自动曝光（P）模式下，照相机为拍摄者选择光圈和曝光时间。在快门优先S模式下，摄影师选择所需的曝光时间，而相机选择相对应的光圈。此模式通常用于控制运动中物体的模糊外观。对于口腔摄影来说，应优先考虑的是创建最大的景深，使清晰场景出现的数量最大化。由于镜头的光圈可控制此结果，因此光圈优先（A）模式是用于口内摄影的最佳自动曝光策略。在此模式下，摄影师选择所需的光圈，而相机选择匹配的曝光时间。f/5.6至f/8的光圈对于面相的拍摄效果很好。f/22的光圈选择适用于微笑像和全牙弓的拍摄，而f/32的光圈设置可使近景的景深最大化。

在闪光灯辅助的口腔内摄影中，曝光时间是闪光爆发长度的函数，而不是快门速度的持续时间[12,15]。要使用自动光圈优先测光，闪光灯组件就必须与TTL技术兼容。

尽管在拍摄口内高对比度场景时，需要一些主观的猜测来修改TTL技术的曝光补偿，但许多新手摄影师认为，在光圈优先模式下的自动曝光参数可以使他们以最短的初始学习曲线来完成可用临床口腔照片的拍摄创作。

入射式测光

虽然光圈优先模式下的自动曝光策略可以产生足够的效果，但在使用点测光、曝光补偿和包围曝光时可能需要特别的考量。即便如此，拍摄的结果也是主观性的。在口腔摄影的实践中使用自动TTL技术的概念从根本上说是有瑕疵的，因为它是一种反射式测光技术，它受被摄物体的反射特性影响，并假定它等效于18%的灰度[15]（图33～图35）。

使用单独的手握式测光器可以实现更精确的拍摄结果。该设备测量的不是进入镜头的反射光的数量，而是落在物体上的入射光的数量。这种方法的优势在于，曝光的测定是独立的，且不受物体本身的光学特性影响[15]。深色物体会显得较暗，而浅色物体就会相应地变得较亮（图36）。

复杂的单反数码相机系统通常具有手动（M）曝光模式，以受益于入射测光。使用此设置，摄影师可以设置光圈和曝光时间。此技术需要额外的设备和时间来学习手动设置相机曝光的摄影原理。最终，手动曝光能产生可预测性和一致性更好的结果，而找到正确手动曝光设置所需的时间比自动曝光补偿试错需要的时间少得多。

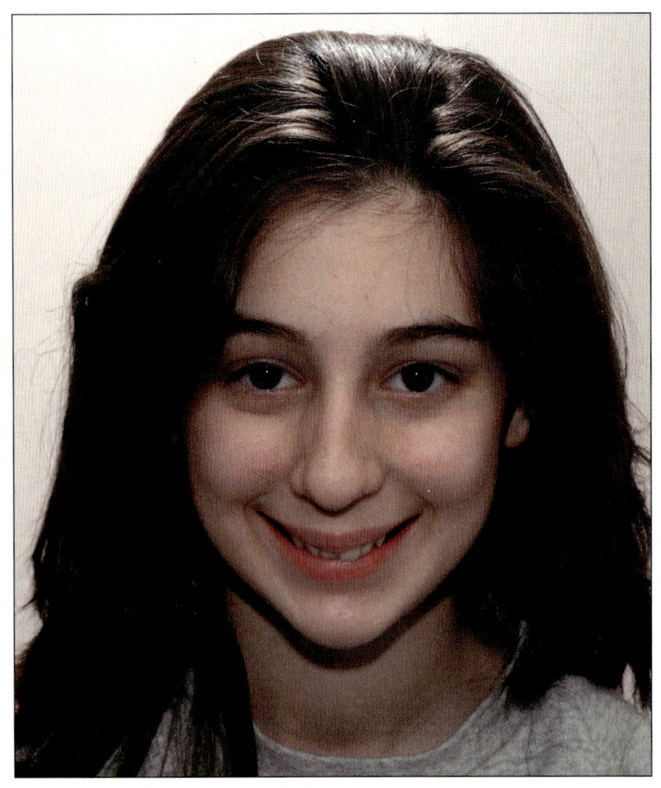

图33 灰色背景下的人物肖像照

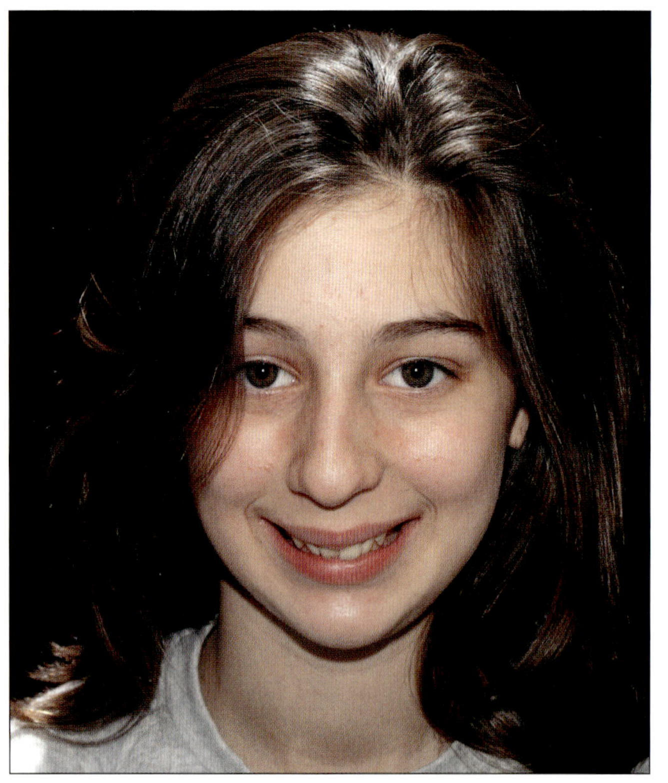

图34 在自动曝光模式下，黑色背景前拍摄的同一人物肖像。在这种情况下，相机会将超黑背景解读为需要更多光线，而无意间使主体呈现出过度曝光的结果

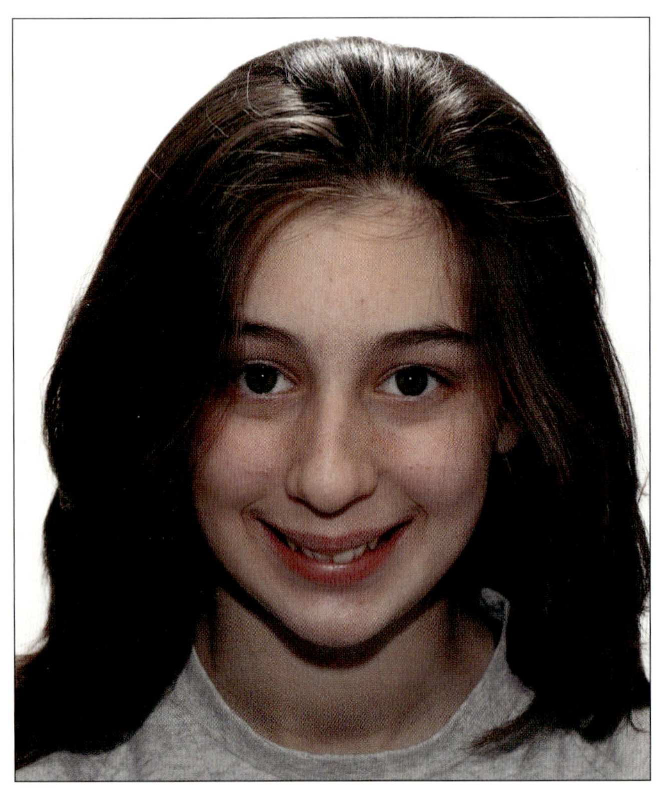

图35 在自动曝光模式下，白色背景前拍摄的同一人物肖像。在这种情况下，相机会将白背景解读为“光线太强”，而无意间使主体呈现出曝光不足的结果

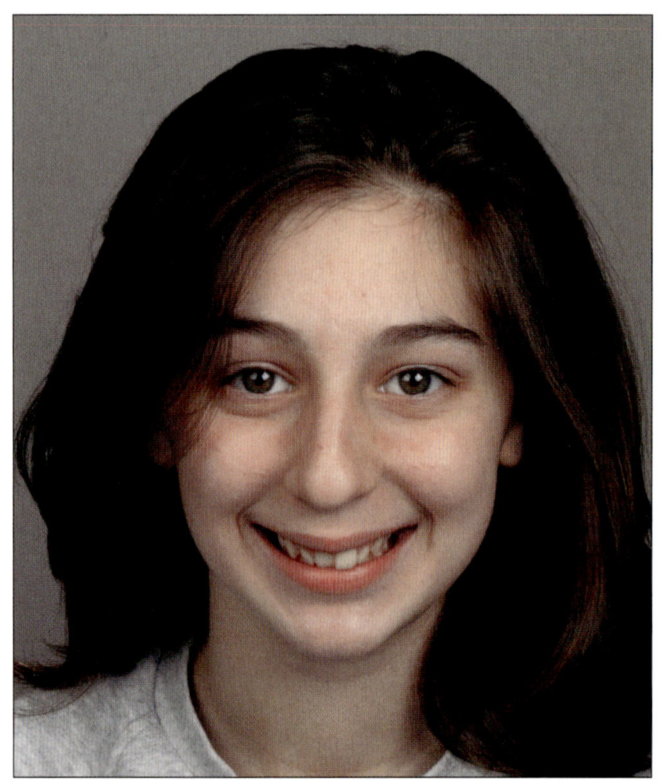

图36 用手持测光器测光后，手动设置曝光所拍摄出的同一人物肖像

确定特定口内场景中正确曝光设置的理想方法是使用入射光测光器。测光器测量的是落在物体上的光，并可以根据所需的放大距离确定合适的曝光设置。这种方法可以消除由于被摄物体本身反射特性的变化而产生的任何误差，但是它需要具有手动曝光功能的相机来实现对光圈和闪光输出的控制[15]。

无胶片成像：查看、传输和储存

过去，基于胶片的摄影需要选择胶片、胶卷和冲洗费用，并等待胶卷的用尽。按下快门后，相片冲洗的灵活性是极低的[39]。胶卷的显影通常不会落在摄影师的手中。你还需要一个稳定且可信赖的洗相实验室来协助进行照片的制作。当照片返回时，仍需要对每张照片（例如，幻灯片或打印式图片）进行标记和记录，以方便于之后的检索查看。

但是时代已经改变，无胶卷成像现在也出现了一些新的变化。数码摄影在提供着灵活性和便利性的同时，更要求摄影师能掌握和应用一系列新的技能。除了掌握相机的使用之外，摄影师现在还必须能够“处理”图像。暗室已被计算机所取代。相机、监视器和打印机的颜色管理都会影响最终图像的颜色。现在，有关色彩空间、图像尺寸、格式和编辑的工作流程决策都变成了摄影师的责任。而标记和记录图像以进行存储和检索的烦琐工作仍然是不可或缺的。在这个“勇敢的新世界”[41]中，我们必须牢记，创作出优质照片的终极目标不是增强或掩盖临床现实，而是准确地捕捉和分享你的眼睛所见，以从中学习并进步[42]。

数码相机的选择和使用指南

本描述提供了35mm数码相机系统的功能、应用和基本组件的说明。用以下信息对用于口腔摄影的数码相机系统加以对比说明，以供做出合适的选择和应用。

- 想要获得最优质的图像质量时，在选择数码相机系统组件时其重要性和优先级顺序应分别是镜头、闪光灯、相机机身
- 应选择固定焦距约为100mm，可手动对焦且有放大倍率标记的微距镜头。将镜头设置为手动对焦模式
- 选择一个具有已知中性色温（模仿日光）的闪光灯（约5500k）。建议使用双头闪光灯设置，以同时实现光的可控性和对细节的照明
- 选择控制图像曝光的个人偏好策略：
  - 自动TTL曝光需要的初始学习较短和反复多次的拍摄尝试，且所拍图片的一致性较差。应选择带有光圈优先、点测光、曝光补偿的相机机身，最好能带有包围曝光的功能
  - 手动曝光需要更长的初始学习时间，但无须反复拍摄尝试便可达到较一致的图片。应选择带有手动曝光功能的相机机身

- 建议使用同时带有自动TTL功能和手动曝光功能的相机，这样临床医生就可以选择合适的设置，在拍摄技能提高的同时能选用适宜的功能来匹配其技能
- 当所使用的数码相机传感器小于35mm全画幅胶片时，最终图像将因裁剪功能而显示为放大倍率被增加后的结果

结论

摄影过程中的技术发展一直在改变并改善着口腔临床的实践。临床医生现在必须将现有的摄影原理与现代的相机系统和计算机软件技术相结合。当代摄影的变革正在彻底地改变着临床医生的诊断、治疗，以及与患者、同事沟通的方式。在这项技术不断发展的行业中，临床医生应借助一些客观的判断标准来对各种摄影系统加以选择和应用。

Sections reprinted with permission from Terry DA, Snow SR, McLaren EA. Contemporary dental photography: Selection and application. Funct Esthet Restor Dent 2008;29(special issue):37–46.

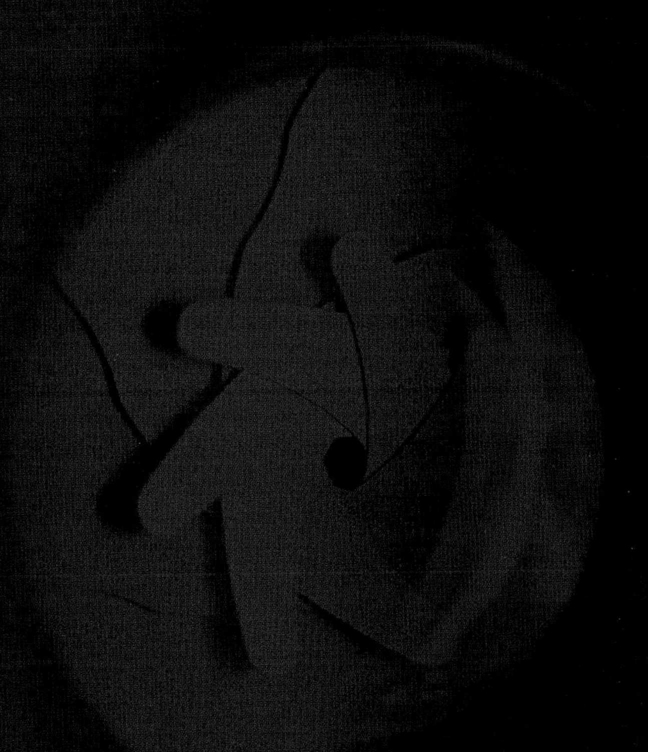

临床摄影技术

临床摄影是口腔美学修复中的重要组成部分。它是我们的工作交流中不可或缺的一部分，且为我们提供着多重的保障[29,43]。口内照片可对患者的既往病史进行评估、诊断、记录和描述。没有照片的美学修复检查是不完整的。实际上，通常是照片的拍摄和回顾后我们才会得出更完整的诊断。在未完成治疗前的一系列照片收集前，我们不应该开始任何的修复治疗，因为它们不仅是一种诊断工具，且可为治疗提供一定的法律支持。此外，通过查看治疗后照片，修复团队（例如，技师和临床医生）可以对治疗结果进行评估并从正面和负面的结果中进行学习。

在拍照的时候，我们总是有很多的摄影技巧和窍门可以借用。例如，建议之一是在按下快门前，在取景框中对焦并寻找清晰图像时要屏住呼吸。为了稳定相机，摄影者可将双腿略为分开，一只脚向前并靠在牙椅上。通过将手掌支撑在相机机身下方，同时使肘部环绕机身，如此可以很好地抬握住相机。稳定相机的另一种方法是将手指伸展，用作支撑患者面部或牙齿的支架。在系列拍摄的最后进行肖像的拍摄，这样可以让患者轻松、自在地获得最自然和放松的微笑。

笔者的16张照片摄影系列描述了所有口内和口外照片所用的放大倍率、患者体位、照片构成、相机角度的位置以及光源的类型和位置。

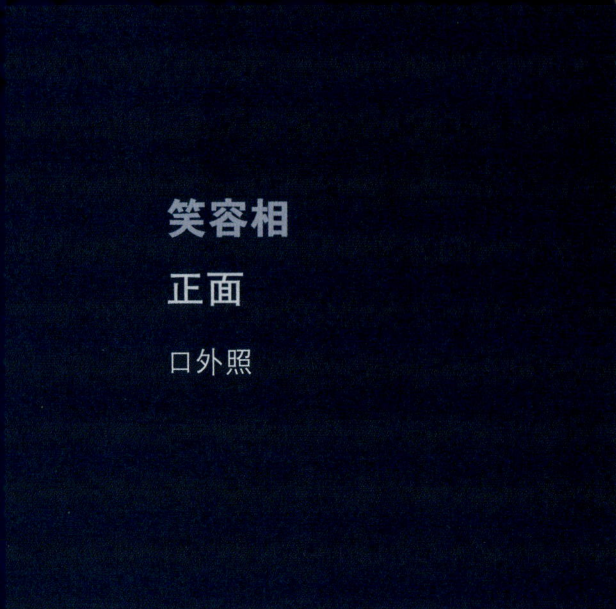

笑容相

正面

口外照

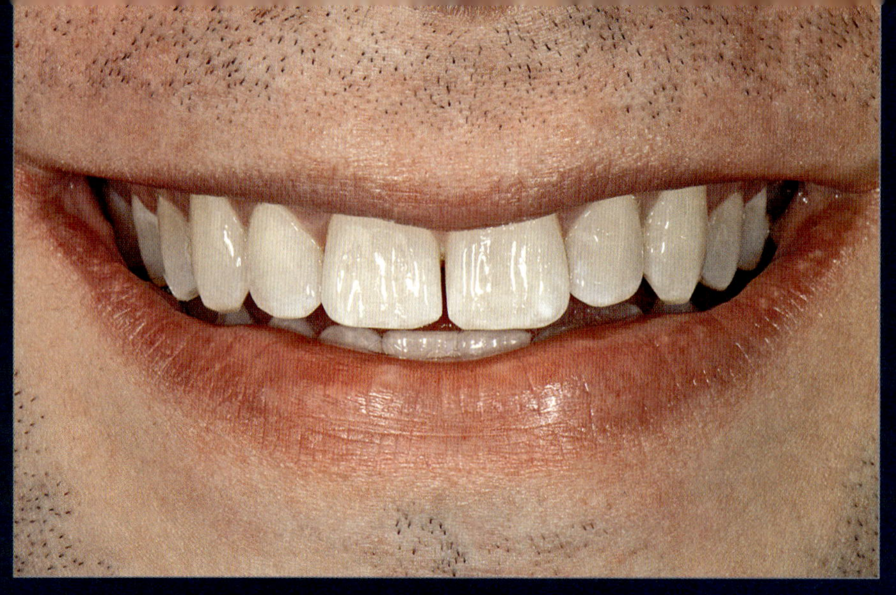

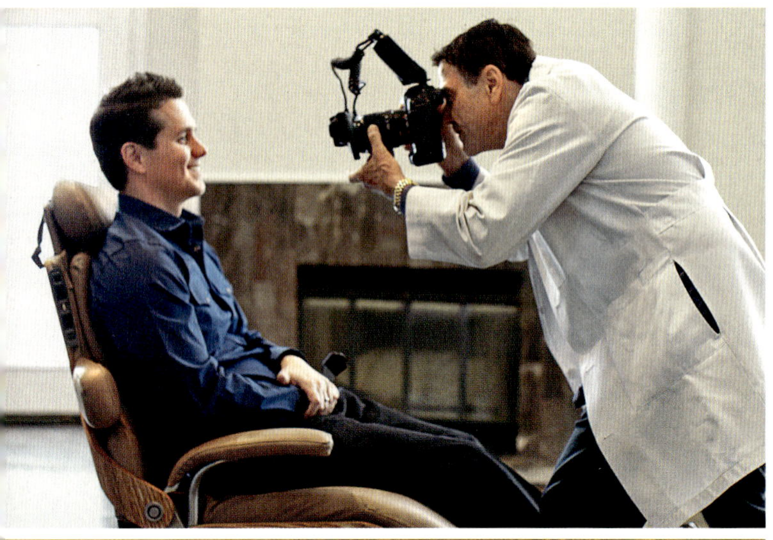

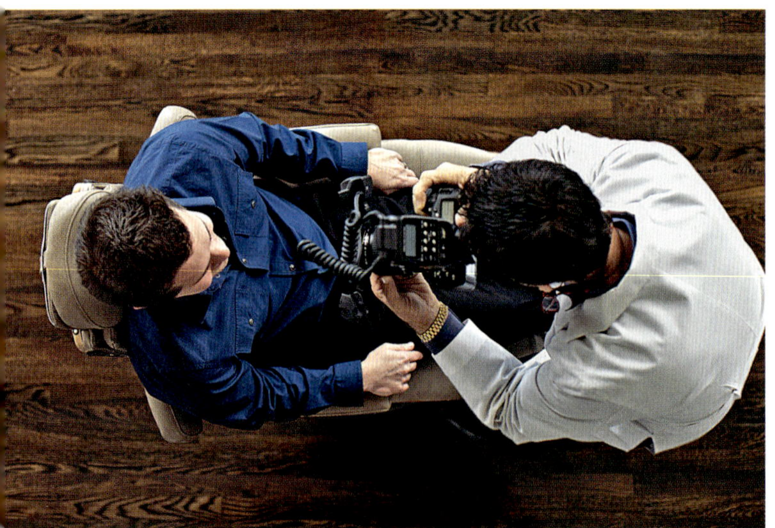

放大倍率：等于1：2全画幅。以镜头的水平格式拍摄，拍摄范围包括笑容时的双侧口角、唇部和牙齿。

患者体位：患者取直立坐位。头部与双肩垂直于地面。颏部轻微压低，令殆平面与地面平行。如果存在任何的不对称性，将在此视野中有所体现。

照片构成：唇部应位于画面中央，唇部周围应露出部分皮肤。应将焦点放在双侧尖牙区域，画面中不应出现鼻部和颏部。上唇人中应位于构图的水平中央。图像应在构图中垂直居中，以使上唇的上界至画面上边缘之间的距离等于下唇的下界至画面下边缘之间的距离。因唇部周围的区域将包围整个视图，故无须使用背景板。

相机角度的位置：相机应放置于可拍出水平图像的位置上，镜头应垂直于患者正脸。拍摄者站立于患者正前方。相机机身平行于水平面。这将准确地记录口内现状。

光源的类型和位置：可使用双头闪光灯、点式闪光灯和环形闪光灯作为光源。双头闪光灯系统能捕获最佳的画面细节和对比度。如果选用点式闪光灯，应将其放置于12点钟位置。

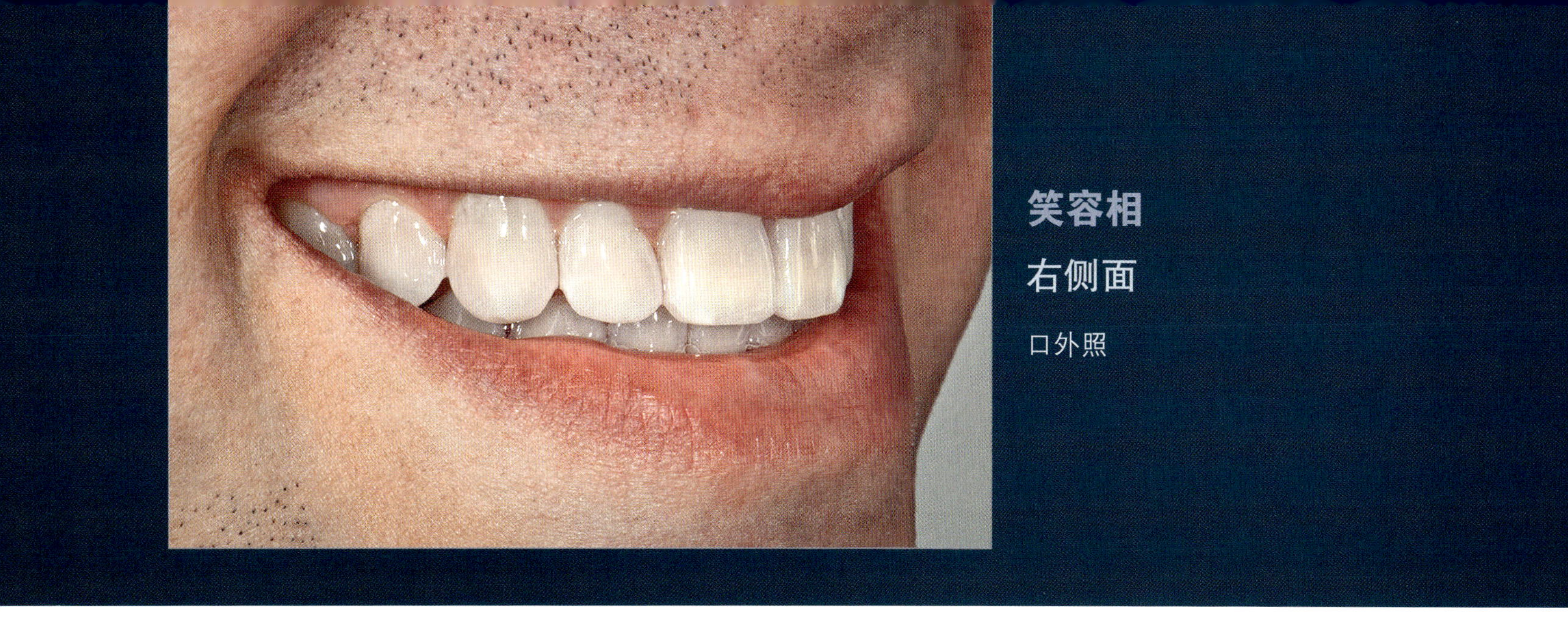

笑容相

右侧面

口外照

放大倍率：等于1：2全画幅。以镜头的水平格式拍摄，拍摄范围包括笑容时的右侧口角、唇部和牙齿。

患者体位：患者取直立坐位。头部与双肩垂直于地面。颏部轻微压低，令𬌗平面与地面平行。如果存在任何的不对称性，将在此视野中有所体现。

照片构成：应聚焦于上颌右侧侧切牙，且位于画面中央。因患者的牙弓宽度差异，此构图应包括对侧中切牙至同侧尖牙和/或第一前磨牙。背景应均匀，且不分散观察者的注意力。

相机角度的位置：相机应放置于可拍出水平图像的位置上，镜头应垂直于患者面部和右侧尖牙。拍摄者站立于患者右前方。相机机身平行于水平面。

光源的类型和位置：可使用双头闪光灯、点式闪光灯和环形闪光灯作为光源。双头闪光灯系统能捕获最佳的画面细节和对比度。如果选用点式闪光灯，应将其放置于3点钟位置。

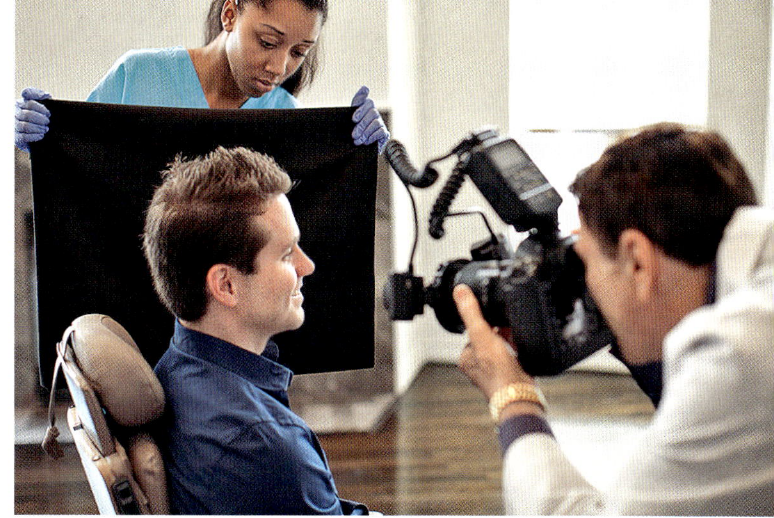

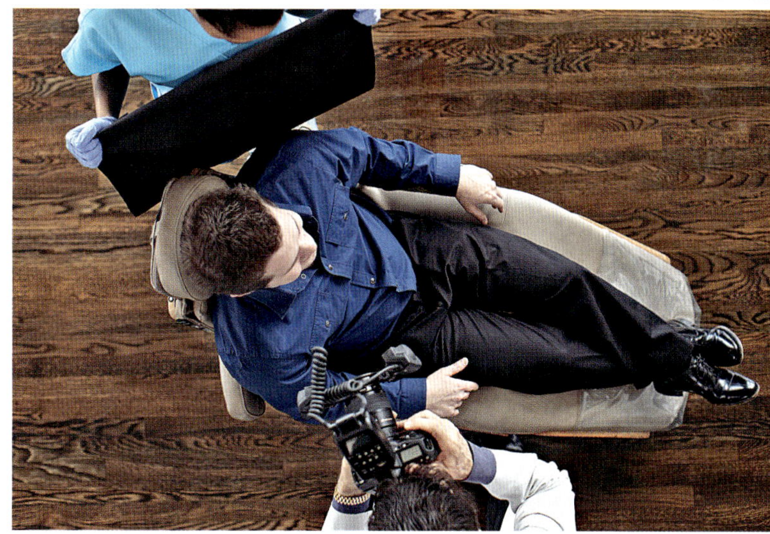

笑容相
左侧面
口外照

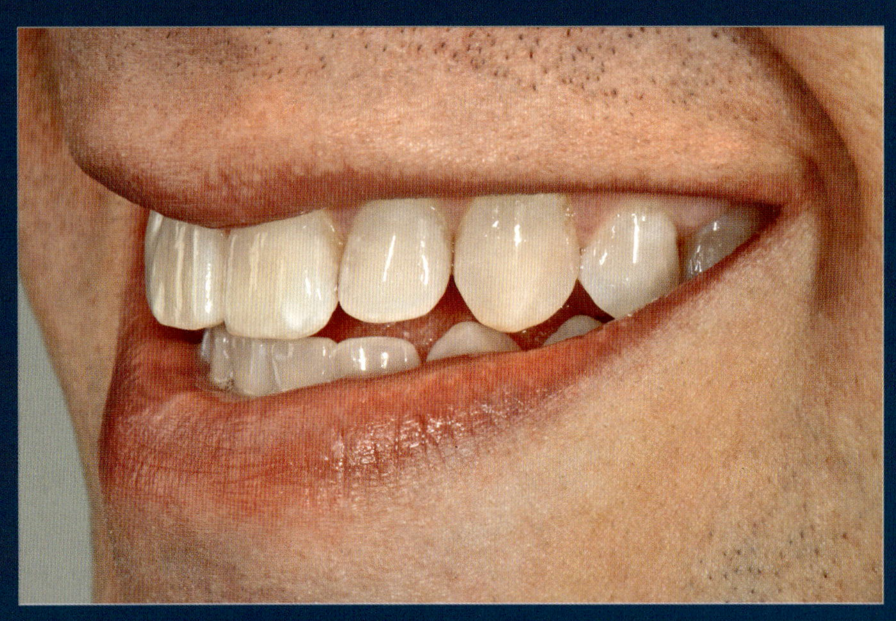

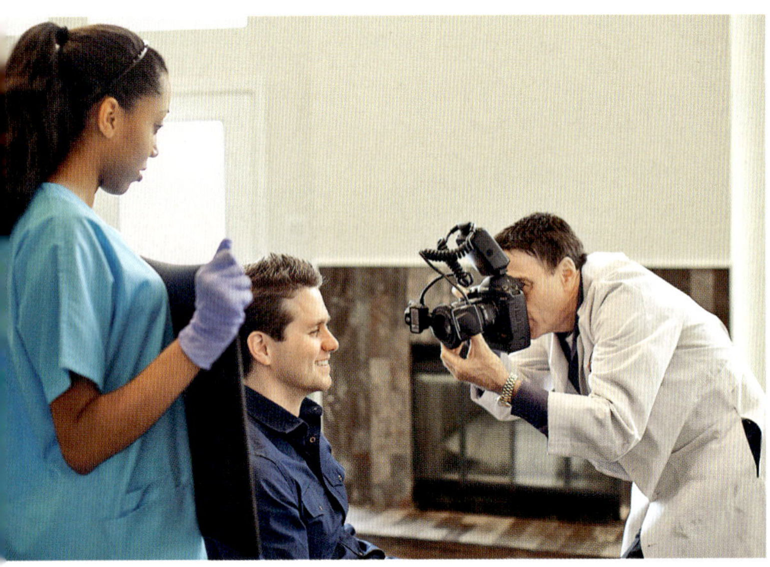

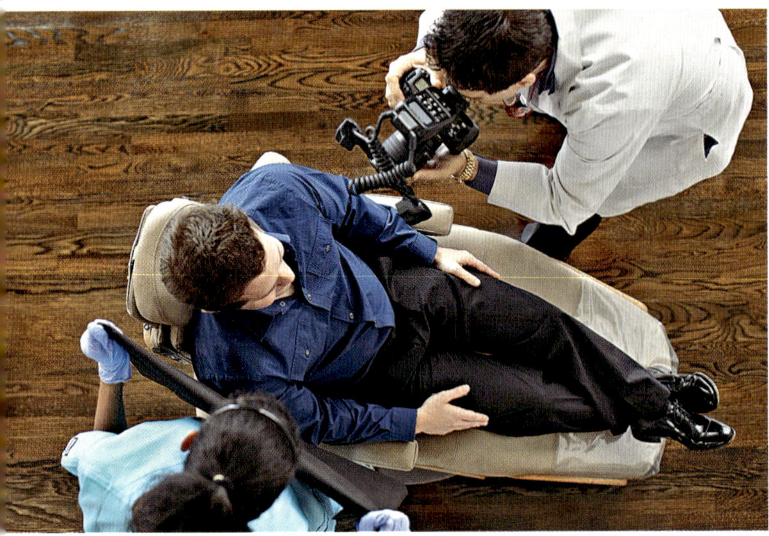

放大倍率：等于1：2全画幅。以镜头的水平格式拍摄，拍摄范围包括笑容时的左侧口角、唇部和牙齿。

患者体位：患者取直立坐位。头部与双肩垂直于地面。颏部轻微压低，令𬌗平面与地面平行。如果存在任何的不对称性，将在此视野中有所体现。

照片构成：应聚焦于上颌左侧侧切牙，且位于画面中央。因患者的牙弓宽度差异，此构图应包括对侧中切牙至同侧尖牙和/或第一前磨牙。背景应均匀，且不分散观察者的注意力。

相机角度的位置：相机应放置于可拍出水平图像的位置上，镜头应垂直于患者面部和上颌左侧尖牙。拍摄者站立于患者左前方。相机机身平行于水平面。

光源的类型和位置：可使用双头闪光灯、点式闪光灯和环形闪光灯作为光源。双头闪光灯系统能捕获最佳的画面细节和对比度。如果选用点式闪光灯，应将其放置于9点钟位置。

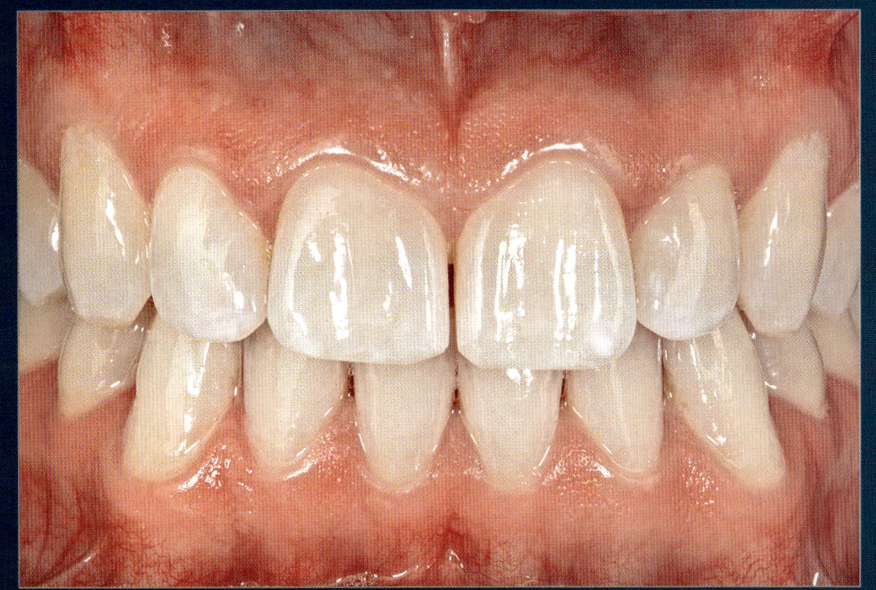

上颌／下颌
正面牵拉口角相
口内照

放大倍率：等于1：2全画幅。拍摄范围包括上颌/下颌前牙和牙龈。拍摄时可嘱患者位于最大牙尖交错位或上、下颌前牙分离2～3mm。开口器应尽量向两侧拉开，避免出现在所拍摄画面中。

患者体位：患者取直立坐位，枕部靠在牙椅的头靠上。头部与双肩垂直于地面。颏部轻微压低，令殆平面与地面平行。上、下颌牙列应位于最大牙尖交错位，或上、下颌前牙分离2～3mm。

照片构成：上、下颌切牙应位于画面中央。以上、下唇为构图的边缘，牙齿应在垂直方向上居中。面部中线要垂直位于构图的中间，上颌切牙的切平面应水平位于构图的中间。在使用开口器下的有限视野中，应可看到颊廊。在画面的上方和下部，牙龈应明显可见。

相机角度的位置：相机应放置于可拍出水平图像的位置上，镜头应垂直于患者正面。拍摄者站立于患者正前方。相机机身平行于水平面。为获得最大的景深，焦点应落在双侧尖牙的近中。

光源的类型和位置：可使用双头闪光灯、点式闪光灯和环形闪光灯作为光源。双头闪光灯系统能捕获最佳的画面细节和对比度。如果选用点式闪光灯，应将其放置于12点钟位置。

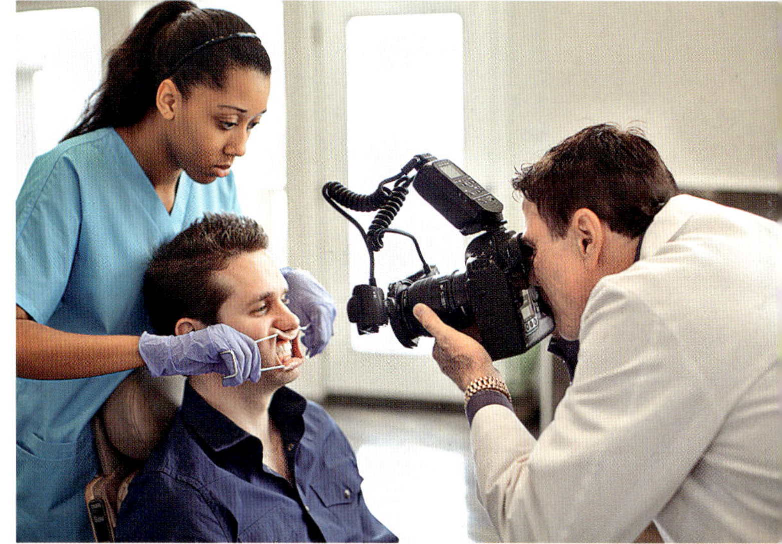

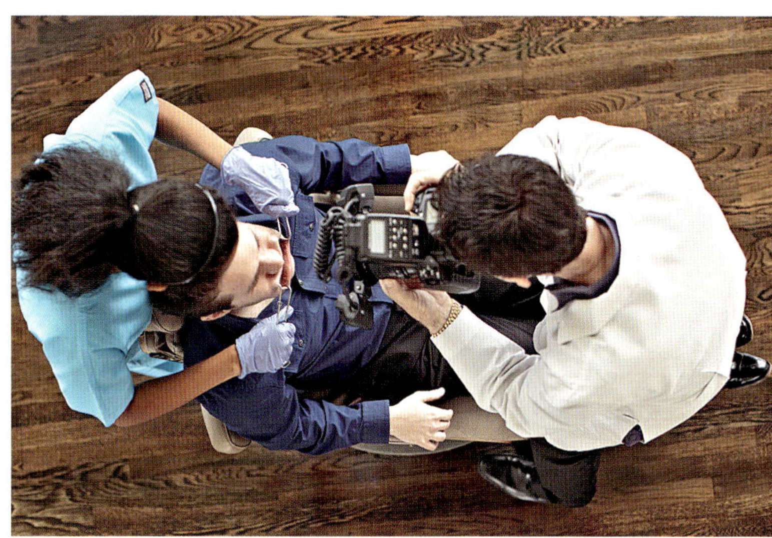

上颌/下颌

右侧牵拉口角相

口内照

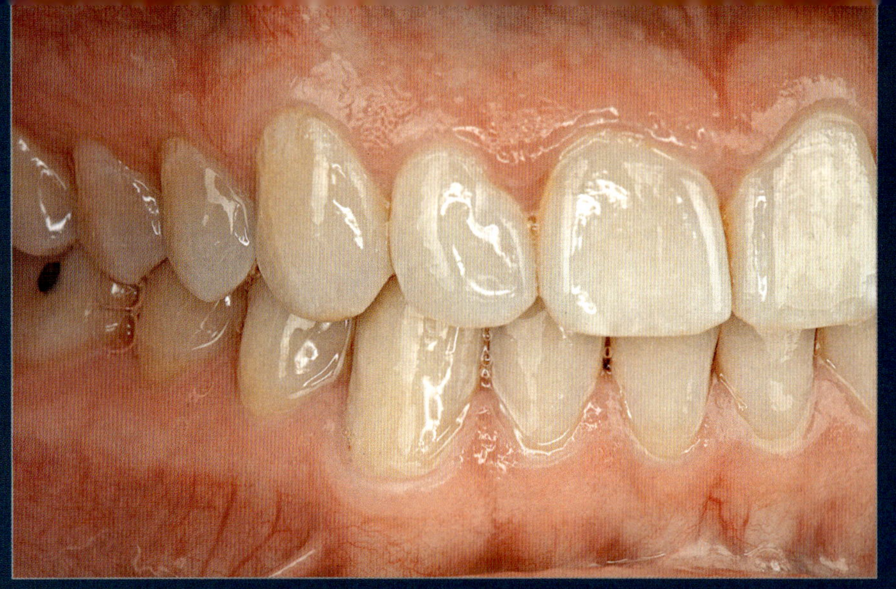

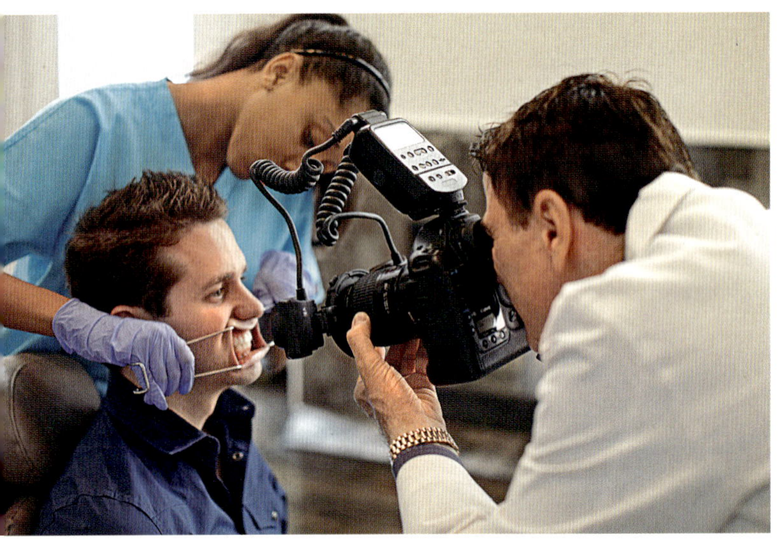

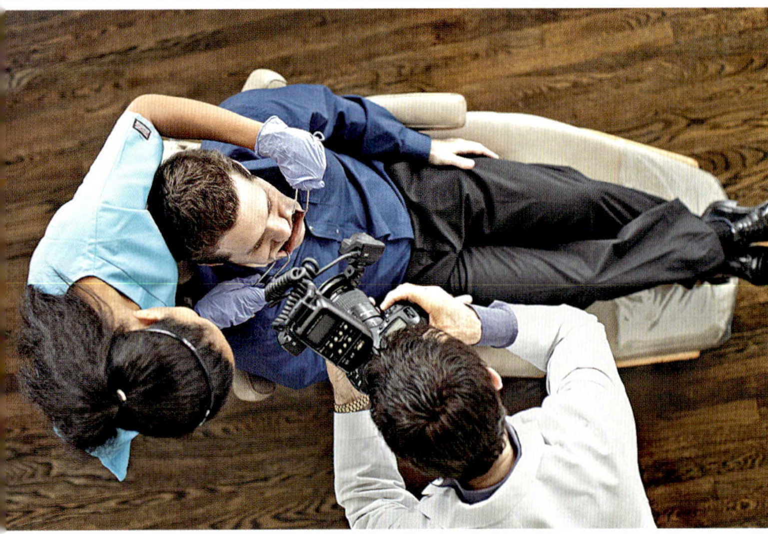

放大倍率：等于1∶2全画幅。拍摄范围包括右侧上颌/下颌前牙和牙龈。拍摄时可嘱患者位于最大牙尖交错位或上、下颌前牙分离2～3mm。开口器应尽量向右侧拉开，而轻拉左侧开口器。

患者体位：患者取直立坐位，枕部靠在牙椅的头靠上。头部与双肩垂直于地面。颏部轻微压低，令𬌗平面与地面平行。上、下颌牙列应位于最大牙尖交错位，或上、下颌前牙分离2～3mm。

照片构成：画面应包括处于最大牙尖交错位或上、下颌前牙分离2～3mm时的上、下颌前牙和后牙（从对侧中切牙至同侧第一磨牙远中）。𬌗平面应水平位于构图的中间。以上、下唇为构图的边缘，牙齿应在垂直方向上居中。在使用开口器下的有限视野中，应可看到颊廊。在画面的上方和下部，牙龈应明显可见。

相机角度的位置：相机应放置于可拍出水平图像的位置上，镜头应垂直于患者面部和上颌右侧尖牙。拍摄者站立于患者右前方。相机机身平行于水平面。垂直角度与正面相的拍摄角度相同，仅将焦点移至上颌右侧尖牙处。

光源的类型和位置：可使用双头闪光灯、点式闪光灯和环形闪光灯作为光源。双头闪光灯系统能捕获最佳的画面细节和对比度。如果选用点式闪光灯，应将其放置于3点钟位置。

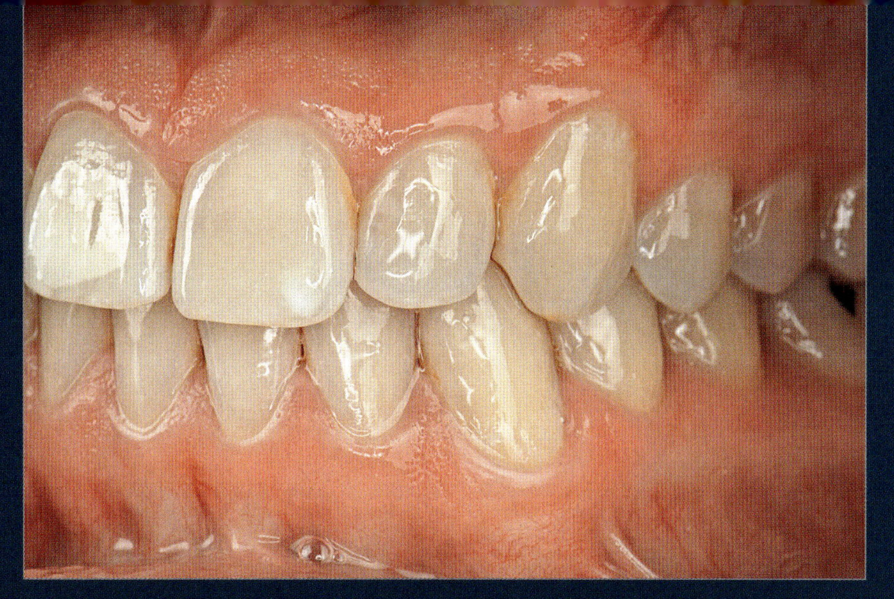

上颌/下颌

左侧牵拉口角相

口内照

放大倍率： 等于1：2全画幅。拍摄范围包括左侧上颌/下颌前牙和牙龈。拍摄时可嘱患者位于最大牙尖交错位或上、下颌前牙分离2～3mm。开口器应尽量向左侧拉开，而轻拉右侧开口器。

患者体位： 患者取直立坐位，枕部靠在牙椅的头靠上。头部与双肩垂直于地面。颏部轻微压低，令殆平面与地面平行。上、下颌牙列应位于最大牙尖交错位或上、下颌前牙分离2～3mm。

照片构成： 画面应包括处于最大牙尖交错位或上、下颌前牙分离2～3mm时的上、下颌前牙和后牙（从对侧中切牙至同侧第一磨牙远中）。殆平面应水平位于构图的中间。以上、下唇为构图的边缘，牙齿应在垂直方向上居中。在使用开口器下的有限视野中，应可看到颊廊。在画面的上方和下部，牙龈应明显可见。

相机角度的位置： 相机应放置于可拍出水平图像的位置上，镜头应垂直于患者面部和上颌左侧尖牙。拍摄者站立于患者左前方。相机机身平行于水平面。垂直角度与正面相的拍摄角度相同，仅将焦点移至上颌左侧尖牙处。

光源的类型和位置： 可使用双头闪光灯、点式闪光灯和环形闪光灯作为光源。双头闪光灯系统能捕获最佳的画面细节和对比度。如果选用点式闪光灯，应将其放置于9点钟位置。

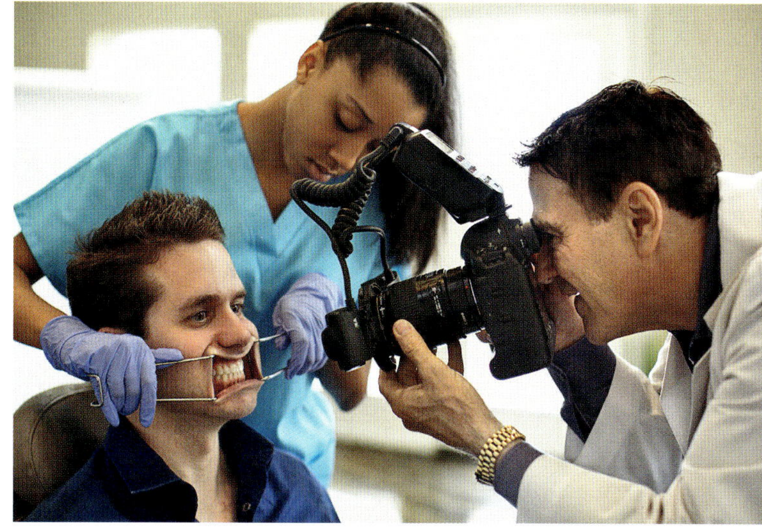

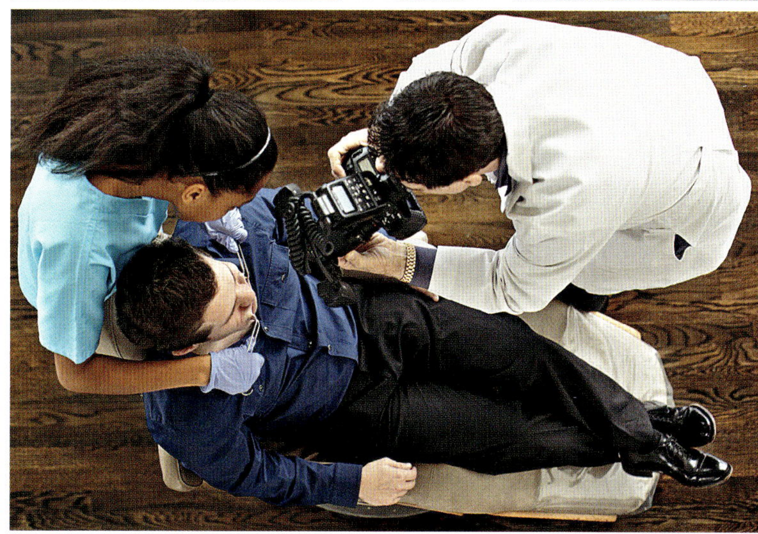

上颌／下颌
右侧牵拉口角相
反光镜技术

口内照

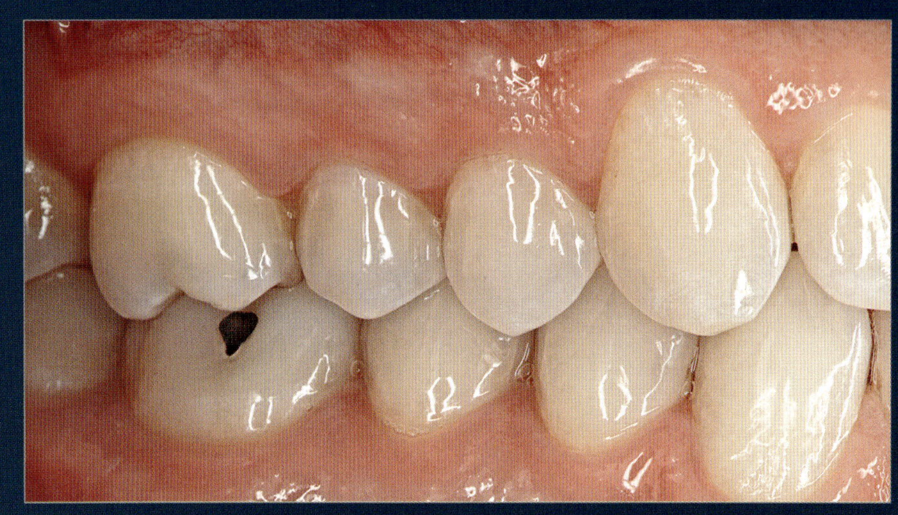

放大倍率：等于1∶1全画幅。拍摄范围包括右侧上颌/下颌前牙和牙龈。拍摄时可嘱患者位于最大牙尖交错位或上、下颌前牙分离2～3mm。

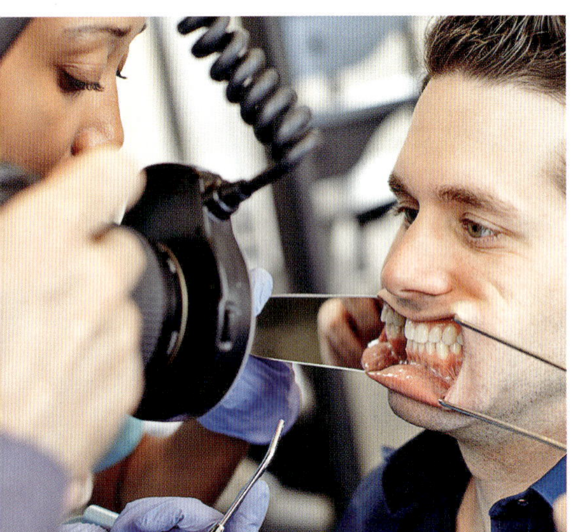

反光镜的放置：将反光镜放在颊侧前庭沟处，将镜子的后边缘放于上颌结节下方。镜子可横向放置并稍向颊侧倾斜，以拉开脸颊。另一种方法是使用金属开口器来放置镜子，并使用塑料开口器来牵拉对侧唇部。反光镜技术的操作应与助手一起完成，以确保患者的不适感降至最低。

患者体位：患者取直立坐位，枕部靠在牙椅的头靠上（患者头部应直立或稍偏向左侧）。头部与双肩垂直于地面。颏部轻微压低，令㿻平面与地面平行。上、下颌牙列应位于最大牙尖交错位或上、下颌前牙分离2～3mm。

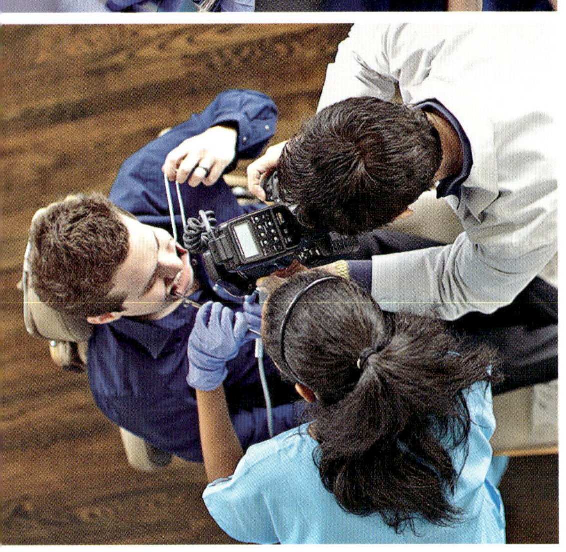

照片构成：画面应包括处于最大牙尖交错位或上、下颌前牙分离2～3mm时的上、下颌所有后牙和牙龈。㿻平面应水平位于构图的中间。以上、下唇为构图的边缘，牙齿应在垂直方向上居中。在使用开口器下的有限视野中，应可看到颊廊。在画面的上方和下部，牙龈应明显可见。反光镜的边缘和相邻使用工具不应出现在画面中。

相机角度的位置：反光镜的摆放和相机的角度应垂直于所拍摄的牙体颊面。相机应放置于可拍出水平图像的位置上，镜头应垂直于反光镜表面。拍摄者站立于患者左前方。重要的是要记住，照片是反转图像，使用时需将其进行旋转以获得正确的解剖视图。

光源的类型和位置：可使用点式闪光灯和环形闪光灯作为光源。如果选用点式闪光灯，应将其放置于3点钟位置。不论使用哪种闪光灯，都应将光圈打开1/2～1个f值来补偿通过反光镜拍摄所损失的光量。环形闪光灯系统在口内环境的拍摄中，能提供最佳和最均衡的照明。环形闪光灯更适用于拍摄口内后部区域内容，且对较大的放大倍率拍摄也更理想[12]。

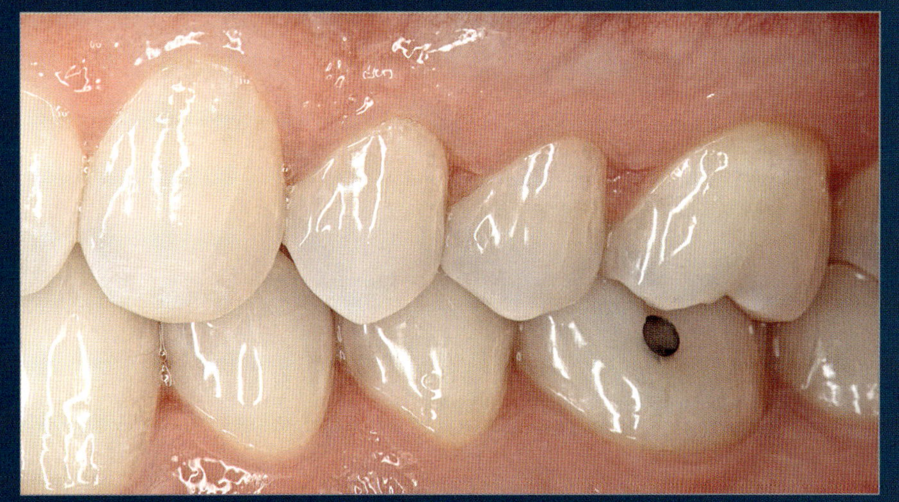

上颌／下颌
左侧牵拉口角相
反光镜技术

口内照

放大倍率：等于1∶1全画幅。拍摄范围包括左侧上颌／下颌前牙和牙龈。拍摄时可嘱患者位于最大牙尖交错位或上、下颌前牙分离2～3mm。

反光镜的放置：将反光镜放在颊侧前庭沟处，将镜子的后边缘放于上颌结节下方。镜子可横向放置并稍向颊侧倾斜，以拉开脸颊。另一种方法是使用金属开口器来放置镜子，并使用塑料开口器来牵拉对侧唇部。反光镜技术的操作应与助手一起完成，以确保患者的不适感降至最低。

患者体位：患者取直立坐位，枕部靠在牙椅的头靠上（患者头部应直立或稍偏向右侧）。头部与双肩垂直于地面。颏部轻微压低，令殆平面与地面平行。上、下颌牙列应位于最大牙尖交错位或上、下颌前牙分离2～3mm。

照片构成：画面应包括处于最大牙尖交错位或上、下颌前牙分离2～3mm时的上、下颌所有后牙和牙龈。殆平面应水平位于构图的中间。以上、下唇为构图的边缘，牙齿应在垂直方向上居中。在使用开口器下的有限视野中，应可看到颊廊。在画面的上方和下部，牙龈应明显可见。反光镜的边缘和相邻使用工具不应出现在画面中。

相机角度的位置：反光镜的摆放和相机的角度应垂直于所拍摄的牙体颊面。相机应放置于可拍出水平图像的位置上，镜头应垂直于反光镜表面。拍摄者站立于患者右前方。重要的是要记住，照片是反转图像，使用时需将其进行旋转以获得正确的解剖视图。

光源的类型和位置：可使用点式闪光灯和环形闪光灯作为光源。如果选用点式闪光灯，应将其放置于9点钟位置。不论使用哪种闪光灯，都应将光圈打开1/2～1个f值来补偿通过反光镜拍摄所损失的光量。环形闪光灯系统在口内环境的拍摄中，能提供最佳和最均衡的照明。环形闪光灯更适用于拍摄口内后部区域内容，且对较大的放大倍率拍摄也更理想[12]。

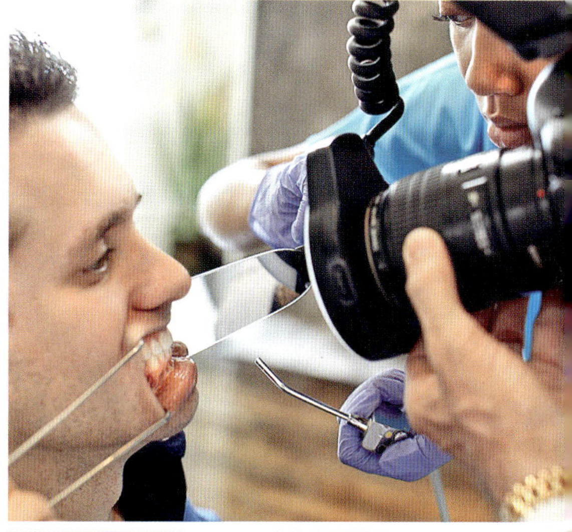

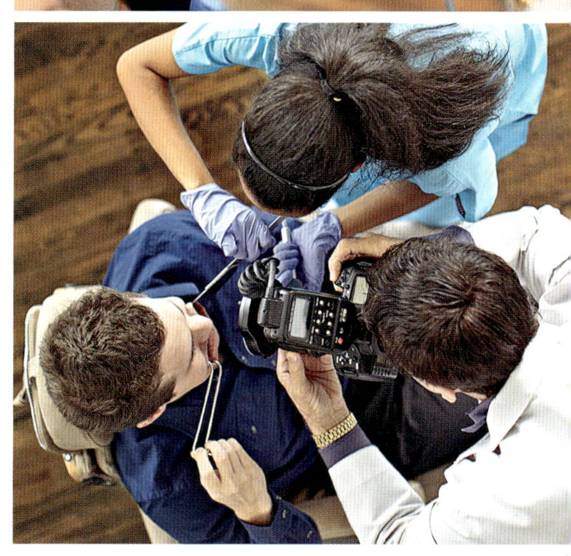

上颌或下颌

前牙

正面牵拉口角相

口内照

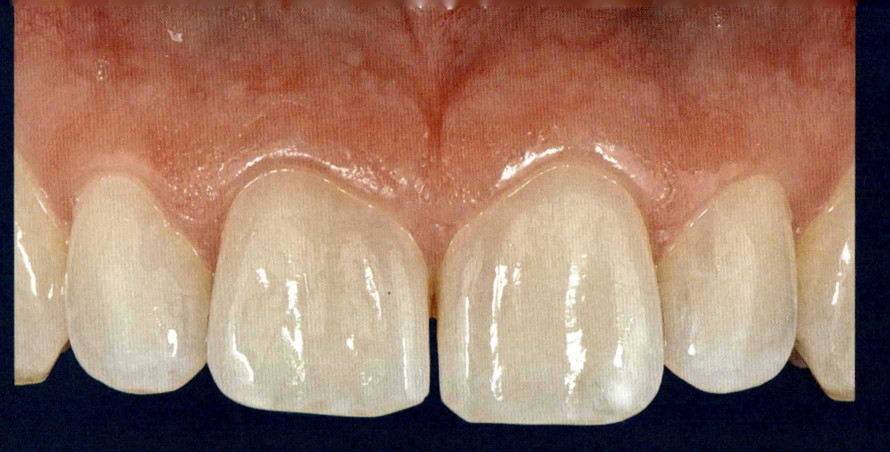

放大倍率： 等于1∶1全画幅。以镜头的水平格式拍摄，拍摄范围包括上颌或下颌前牙和牙龈。该构图中应容纳4~6颗上牙或6~8颗下牙。开口器应尽量向两侧拉开，避免出现在所拍摄画面中。

患者体位： 患者取直立坐位，枕部靠在牙椅的头靠上。头部与双肩垂直于地面。颏部轻微压低，令殆平面与地面平行。患者应保持张口姿势，对颌牙不应出现在拍摄画面中。

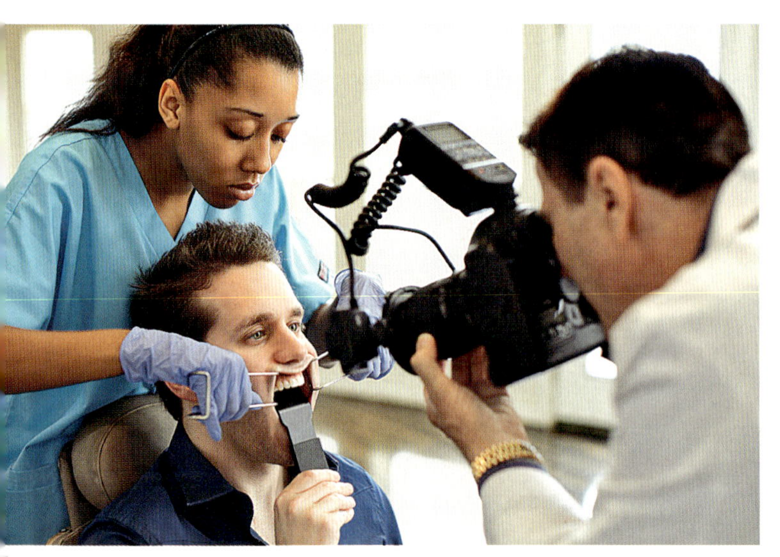

照片构成： 上颌或下颌前牙和牙龈应位于画面中央。中切牙应在构图的中心，并同时包括4~6颗上牙或6~8颗下牙。为获得理想的前牙比例，中切牙间的龈乳头尖部应垂直于画面中央。要注意避免构图中出现对颌牙或开口器。可以在口内借用黑背景板［前牙背景板（Anterior Contrastes，Doctorseye）］，将画面中干扰拍摄主体的结构加以遮挡和隔离。若想拍摄牙体的半透明区域，特别推荐使用黑背景板[12]。

相机角度的位置： 相机应放置于可拍出水平图像的位置上，镜头应垂直于患者面部。拍摄者站立于患者正前方。相机机身平行于水平面。

光源的类型和位置： 可使用双头闪光灯、点式闪光灯和环形闪光灯作为光源。双头闪光灯系统能捕获最佳的画面细节和对比度。如果选用点式闪光灯，应将其放置于12点钟位置。

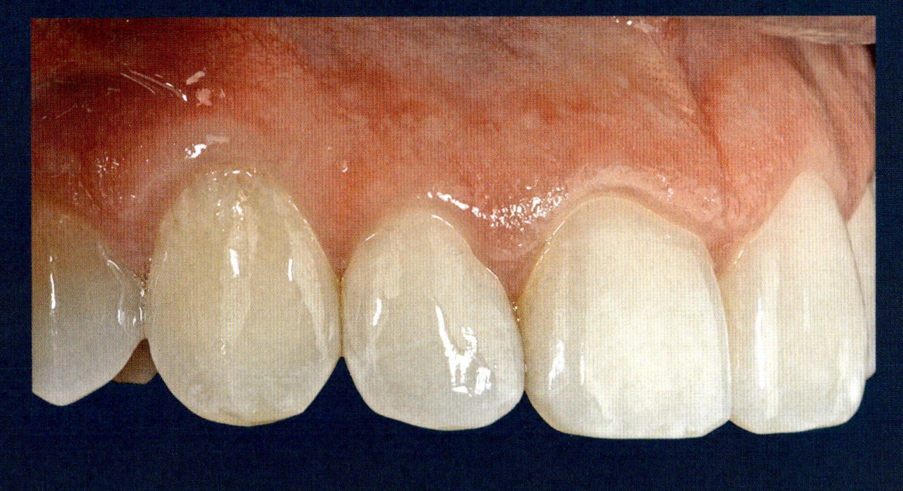

上颌或下颌
前牙
右侧牵拉口角相
口内照

放大倍率：等于1∶1全画幅。以镜头的水平格式拍摄，拍摄范围包括上颌或下颌前牙和牙龈。该构图中应容纳4~6颗上牙（从对侧中切牙至同侧前磨牙）或6~8颗下牙（从对侧中切牙或侧切牙至同侧前磨牙）。开口器应尽量向两侧拉开，避免出现在所拍摄画面中。

患者体位：患者取直立坐位，枕部靠在牙椅的头靠上。头部与双肩垂直于地面。颏部轻微压低，令㱿平面与地面平行。患者应保持张口姿势，对颌牙不应出现在拍摄画面中。开口器应尽量向右侧拉开，而轻拉左侧开口器，避免开口器出现在画面中。

照片构成：上颌或下颌前牙和牙龈应位于画面中央。右侧侧切牙应在构图的中心，并同时包括4~6颗上牙或6~8颗下牙。要注意避免构图中出现对颌牙或开口器。可以在口内借用黑背景板［前牙背景板（Anterior Contrastes，Doctorseye）］，将画面中干扰拍摄主体的结构加以遮挡和隔离。若想拍摄牙体的半透明区域，特别推荐使用黑背景板[12]。

相机角度的位置：相机应放置于可拍出水平图像的位置上，镜头应垂直于患者面部和右侧侧切牙。垂直角度与正面相的拍摄角度相同，仅将焦点移至上颌右侧侧切牙处。

光源的类型和位置：可使用双头闪光灯、点式闪光灯和环形闪光灯作为光源。双头闪光灯系统能捕获最佳的画面细节和对比度。如果选用点式闪光灯，应将其放置于3点钟位置。

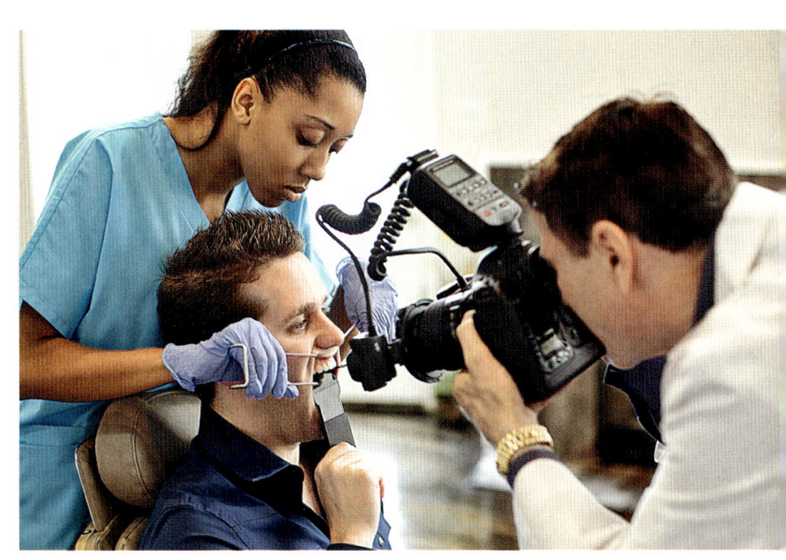

上颌或下颌
前牙
左侧牵拉口角相

口内照

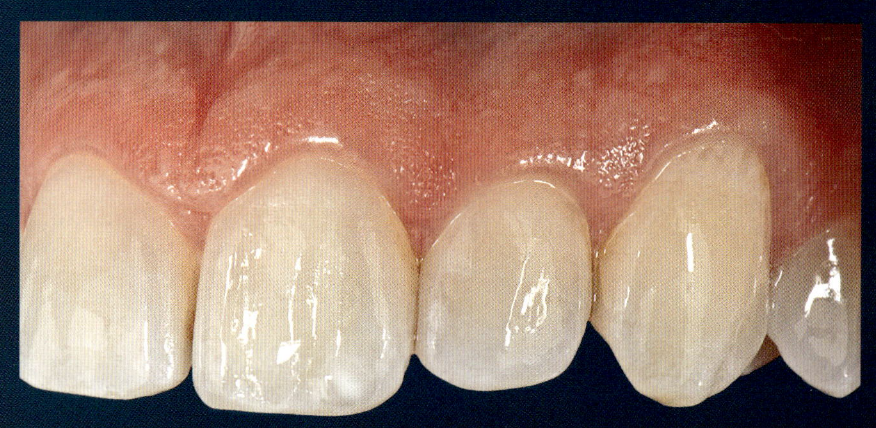

放大倍率：等于1∶1全画幅。以镜头的水平格式拍摄，拍摄范围包括上颌或下颌前牙和牙龈。该构图中应容纳4～6颗上牙（从对侧中切牙至同侧前磨牙）或6～8颗下牙（从对侧中切牙或侧切牙至同侧前磨牙）。开口器应尽量向两侧拉开，避免出现在所拍摄画面中。

患者体位：患者取直立坐位，枕部靠在牙椅的头靠上。头部与双肩垂直于地面。颏部轻微压低，令𬌗平面与地面平行。患者应保持张口姿势，对颌牙不应出现在拍摄画面中。开口器应尽量向左侧拉开，而轻拉右侧开口器，避免开口器出现在画面中。

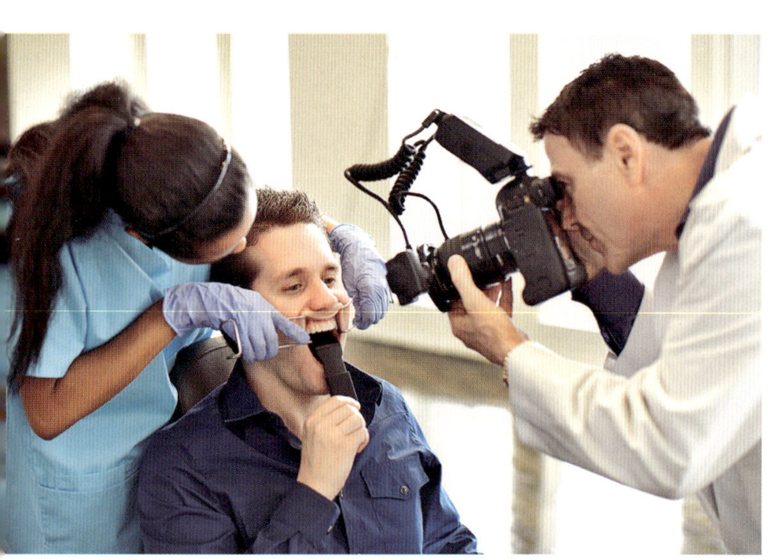

照片构成：上颌或下颌前牙和牙龈应位于画面中央。左侧侧切牙应在构图的中心，并同时包括4～6颗上牙或6～8颗下牙。要注意避免构图中出现对颌牙或开口器。可以在口内借用黑背景板（前牙背景板Anterior Contrastes，Doctorseye），将画面中干扰拍摄主体的结构加以遮挡和隔离。若想拍摄牙体的半透明区域，特别推荐使用黑背景板[12]。

相机角度的位置：相机应放置于可拍出水平图像的位置上，镜头应垂直于患者面部和左侧侧切牙。拍摄者站立于患者左前方。相机机身平行于水平面。垂直角度与正面相的拍摄角度相同，仅将焦点移至上颌左侧侧切牙处。

光源的类型和位置：可使用双头闪光灯、点式闪光灯和环形闪光灯作为光源。双头闪光灯系统能捕获最佳的画面细节和对比度。如果选用点式闪光灯，应将其放置于9点钟位置。

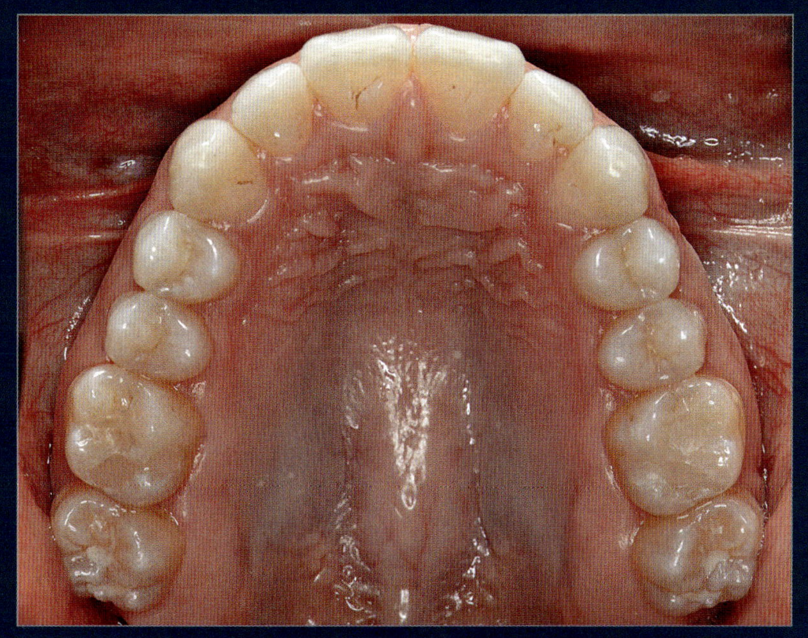

上颌牙弓

殆面相

反光镜技术

口内照

放大倍率：等于1：2全画幅。拍摄范围包括上颌牙弓全景。它应从前牙的唇侧一直伸向最后一颗磨牙的远中，同时包括最后一颗磨牙的颊侧。

患者体位：患者取卧位，且头部向后倾斜。患者应保持最大张口姿势，以容纳反光镜的正确放置。为防止反光镜起雾，一种方法是在反光镜表面轻柔地吹气。另一种则是在把镜子放入口内之前，将其放入一碗温水中，再用镜头纸擦干。

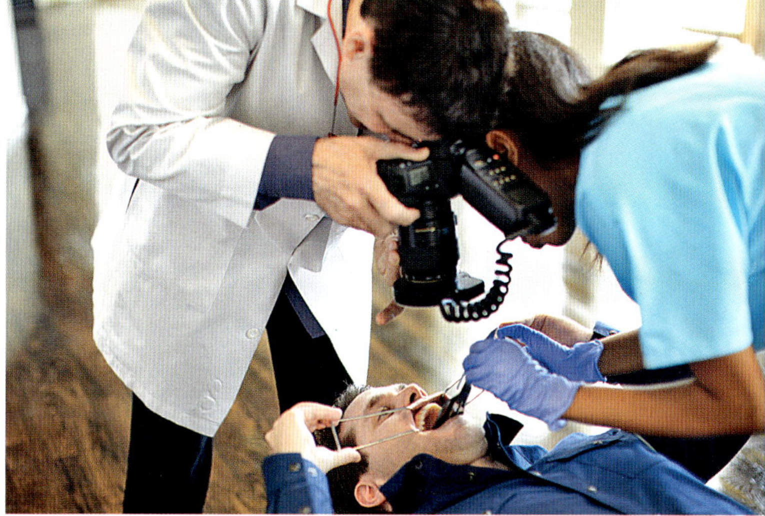

照片构成：画面中应在水平向上从前牙的唇侧一直伸向最后一颗磨牙的远中，包括牙弓中的所有牙齿，同时包括最后一颗磨牙的颊侧。构图中应该尽量避免开口器、反光镜边缘、鼻部和其他反射牙齿的出现。焦点应落在前磨牙上，可在双侧前磨牙间画一条假想连线，该连线要平行于整个构图的上缘。

相机角度的位置：相机应放置于可拍出水平图像的位置上，镜头应垂直于反光镜表面。拍摄者站立于患者正后方。

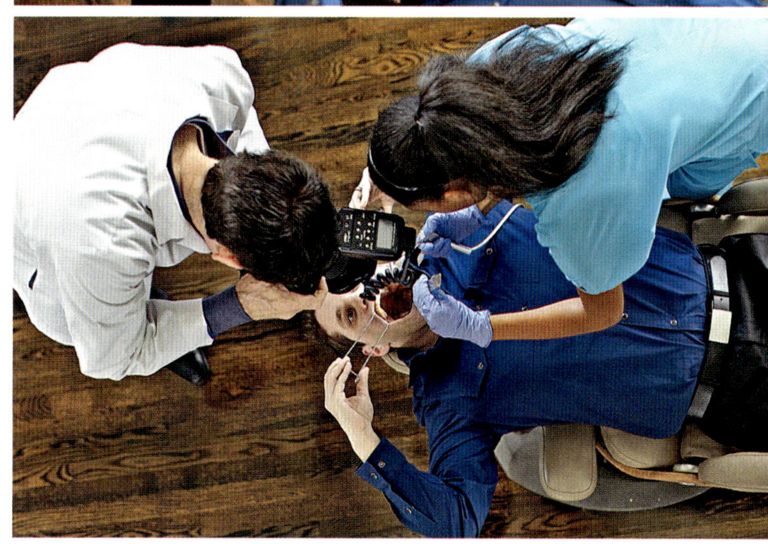

光源的类型和位置：可使用双头闪光灯、点式闪光灯和环形闪光灯作为光源。环形闪光灯系统在口内环境的拍摄中，能提供最佳和最均衡的照明。环形闪光灯更适用于拍摄口内后部区域内容，且对较大的放大倍率拍摄也更理想[12]。如果选用点式闪光灯，应将其放置于12点钟位置。不论使用哪种闪光灯，都应将光圈打开1/2～1个f值来补偿通过反光镜拍摄所损失的光量。

下颌牙弓

殆面相

反光镜技术

口内照

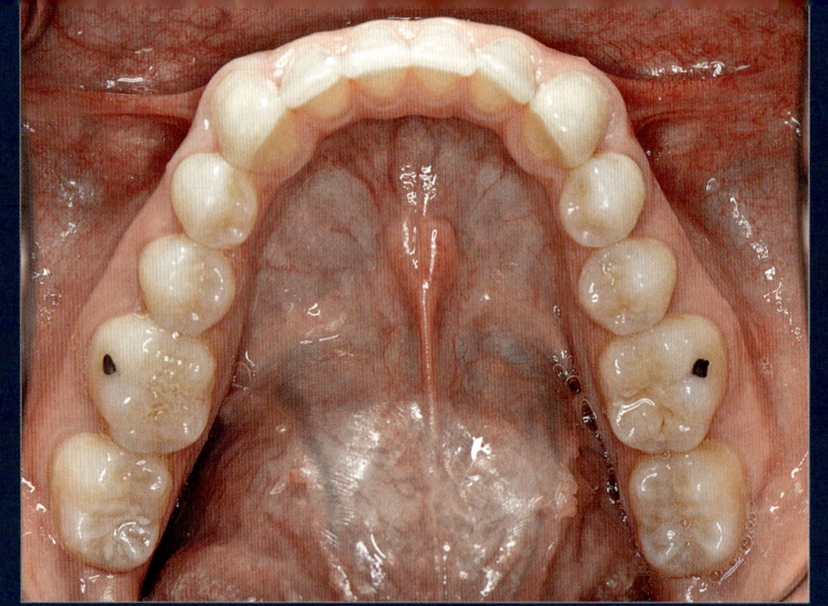

放大倍率：等于1∶2全画幅。拍摄范围包括下颌牙弓全景。它应从前牙的唇侧一直伸向最后一颗磨牙的远中，同时包括最后一颗磨牙的颊侧。

患者体位：患者取卧位，且头部向后倾斜。患者应保持最大张口姿势，以容纳反光镜的正确放置。为防止反光镜起雾，一种方法是在反光镜表面轻柔地吹气。另一种则是在把镜子放入口内之前，将其放入一碗温水中，再用镜头纸擦干。

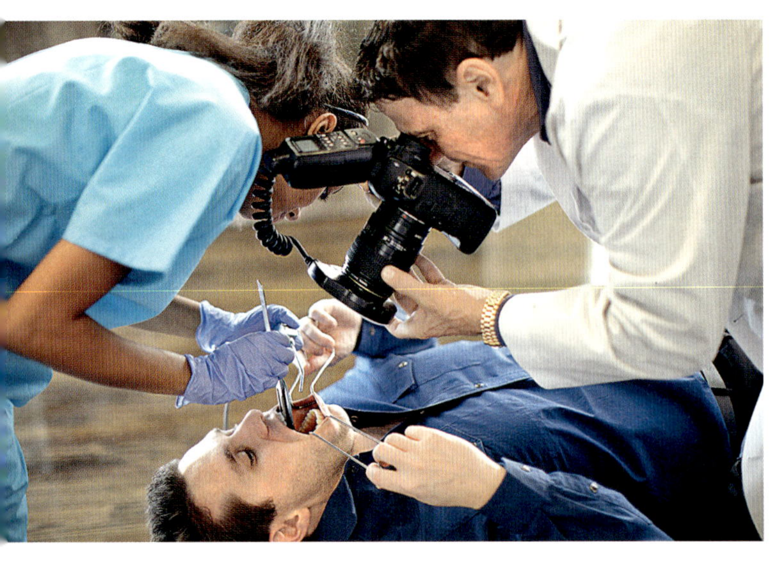

照片构成：画面中应在水平向上从前牙的唇侧一直伸向最后一颗磨牙的远中，包括牙弓中的所有牙齿，同时包括最后一颗磨牙的颊侧。构图中应该尽量避免开口器、反光镜边缘、颏部和其他反射牙齿的出现。焦点应落在前磨牙上，可在双侧前磨牙间画一条假想连线，该连线要平行于整个构图的上缘。如果舌头位于口底，则应在牙齿殆面以下，一面遮挡牙齿的殆面和舌面，或者可使用放光镜将舌头压到口腔后部。

相机角度的位置：相机应放置于可拍出水平图像的位置上，镜头应垂直于反光镜表面。拍摄者站立于患者正前方。

光源的类型和位置：可使用双头闪光灯、点式闪光灯和环形闪光灯作为光源。环形闪光灯系统在口内环境的拍摄中，能提供最佳和最均衡的照明。环形闪光灯更适用于拍摄口内后部区域内容，且对较大的放大倍率拍摄也更理想[12]。如果选用点式闪光灯，应将其放置于12点钟位置。不论使用哪种闪光灯，都应将光圈打开1/2～1个f值来补偿通过反光镜拍摄所损失的光量。

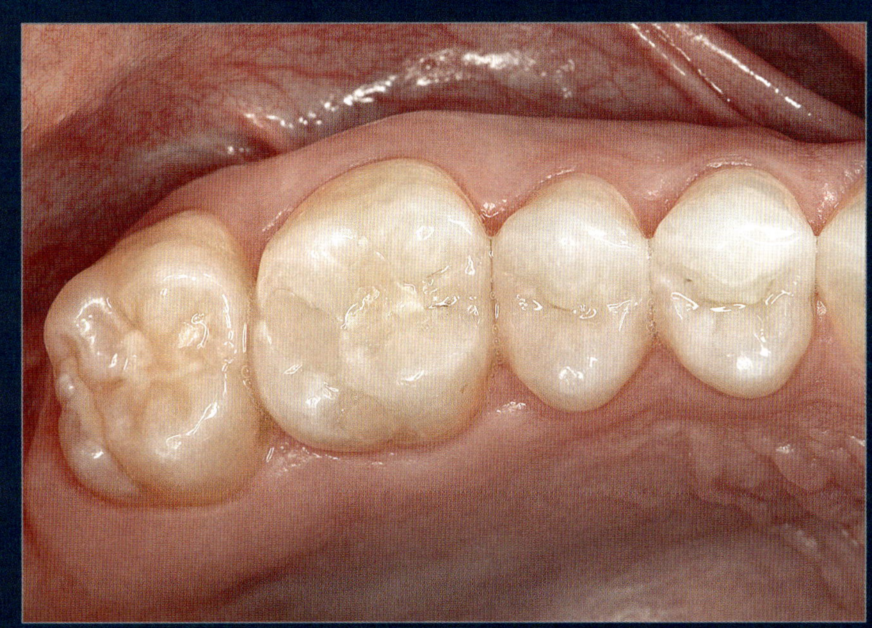

上颌或下颌1/4象限

殆面相

反光镜技术

口内照

放大倍率： 等于1：1或1：1.5全画幅。拍摄范围至少应包括从尖牙的远中至第二磨牙的远中。要在该视野中拍摄比色板的时候，推荐使用止血钳夹持住比色板的手柄，令比色板的表面与牙齿殆面处于同一平面；在拍摄画面中要同时包括比色板的颜色信息。

患者体位： 与上、下颌牙弓殆面相的体位相同。

照片构成： 画面中应在水平向上至少包括从尖牙的远中到第二磨牙的远中，同时这些牙位周围的解剖结构。要在该视野中拍摄比色板的时候，比色板的表面应与被拍摄牙面处于同一平面；在拍摄画面中要同时包括比色板的颜色信息。

相机角度的位置： 相机应放置于可拍出水平图像的位置上，镜头应垂直于反光镜表面。拍摄者站立于患者正前方。

光源的类型和位置： 可使用环形闪光灯和点式闪光灯作为光源。环形闪光灯系统在口内环境的拍摄中，能提供最佳和最均衡的照明。环形闪光灯更适用于拍摄口内后部区域内容，且对较大的放大倍率拍摄也更理想[12]。如果选用点式闪光灯，应将其放置于3点钟和9点钟位置。不论使用哪种闪光灯，都应将光圈打开1/2～1个f值来补偿通过反光镜拍摄所损失的光量。

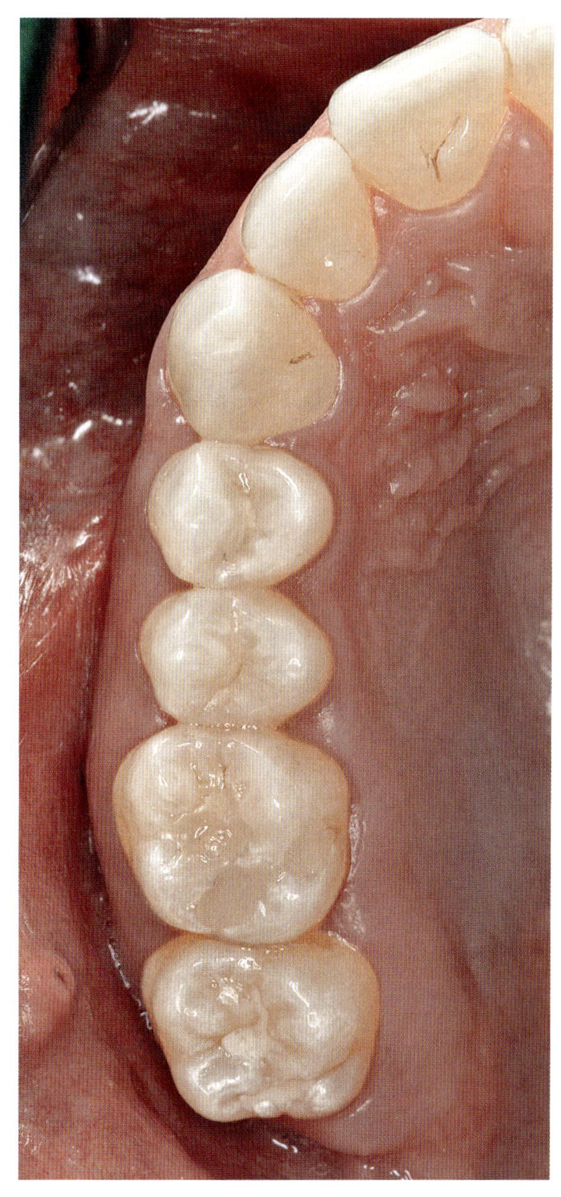

肖像照

全面部

口外照

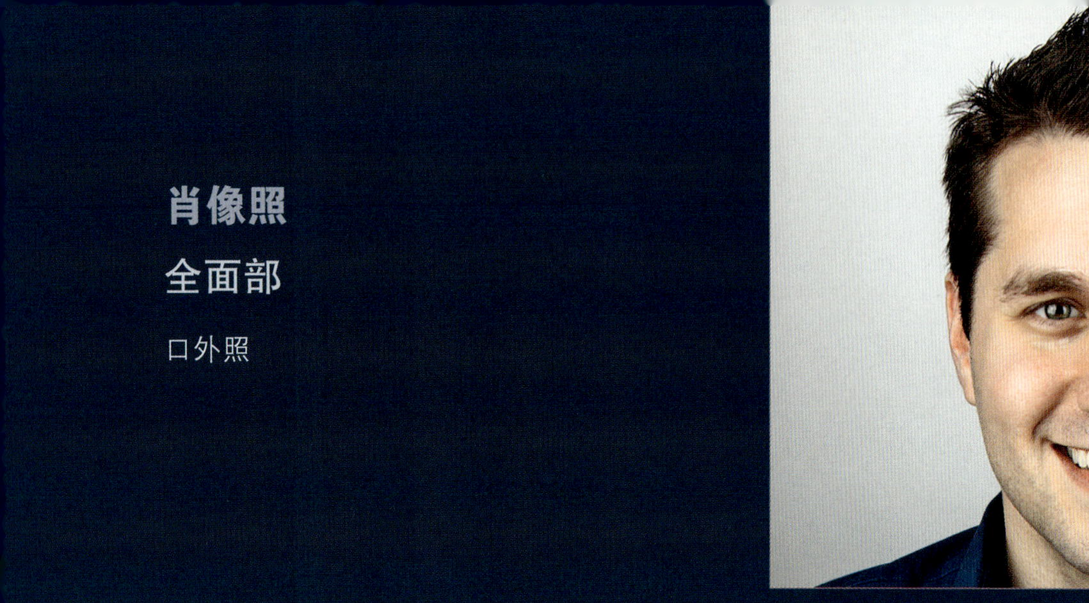

放大倍率：等于1∶10全画幅。因该图像是作为牙齿相对于面部特征的参考，所以必须改变放大倍率。画面应包括患者的前额顶部略至低于颏部的位置。拍摄时镜筒不应做出调整，要保证照片尺寸是恒定的。对于手持式摄影，应向前或向后摇动相机机身寻找关键的焦点。为了保证拍摄结果的可重复性，并保持同等大小的图像，应在地板上指定一个从被摄对象到相机的固定距离。

患者体位：患者在质地均匀、颜色单调的背景前，取直立坐位或站位。头部与双肩垂直于地面。颏部轻微压低，令殆平面与地面平行。双侧瞳孔连线应平行于构图的下缘。拍美学和外科评估面相时，戴眼镜的患者应将其摘下。患者仅能在数秒内保持同一体位，故拍摄者应迅速完成拍摄。

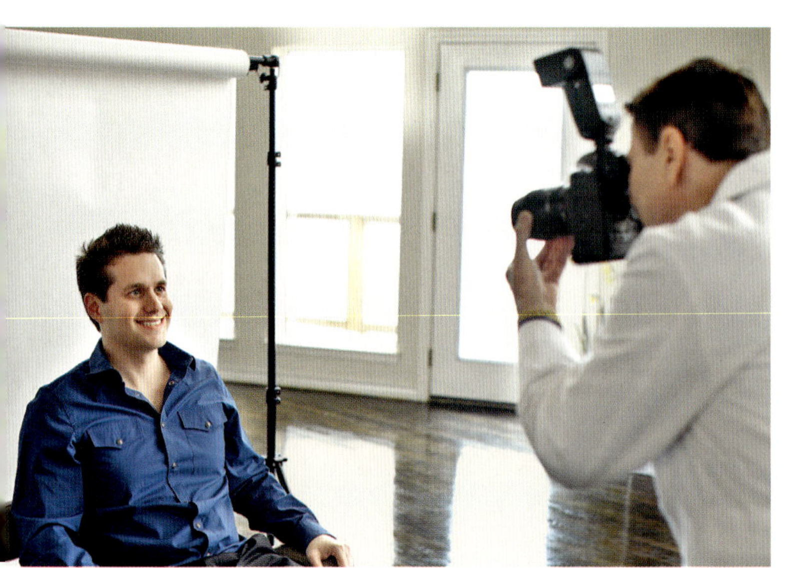

照片构成：整个面部应出现在画面中，但不需包括所有的头发和颈部。头部要垂直，无倾斜；鼻部位于构图的中央。患者应面带笑容。面相照片的拍摄应放在照片采集的最后环节，让患者有时间适应拍摄者的做法。背景应质地均匀且不分散注意力，并且放置于患者身后几英尺处。浅色头发的被摄对象应使用深色背景，深色头发的被摄对象则应使用浅色背景。

相机角度的位置：相机应放置于可拍出水平图像的位置上，并与双侧瞳孔连线和面部长轴齐平（垂直于脸的额平面）。相机镜头应放在患者的正前方，且在瞳孔正上方的1～1.5英寸处。拍摄者站立于患者正前方，而焦点则应落在患者的眼睛上。

光源的类型和位置：可使用带或不带柔光罩的电子闪光灯（例如，便携式闪光枪或摄影棚用闪光系统）。柔光罩可用于柔化光线和减弱细节。不应使用环形闪光灯，因为它会导致景深变浅和面部的重影。总的来说，一个光源足以照亮面部，而在需要消除背景阴影的情况下，则可以使用第二个光源。

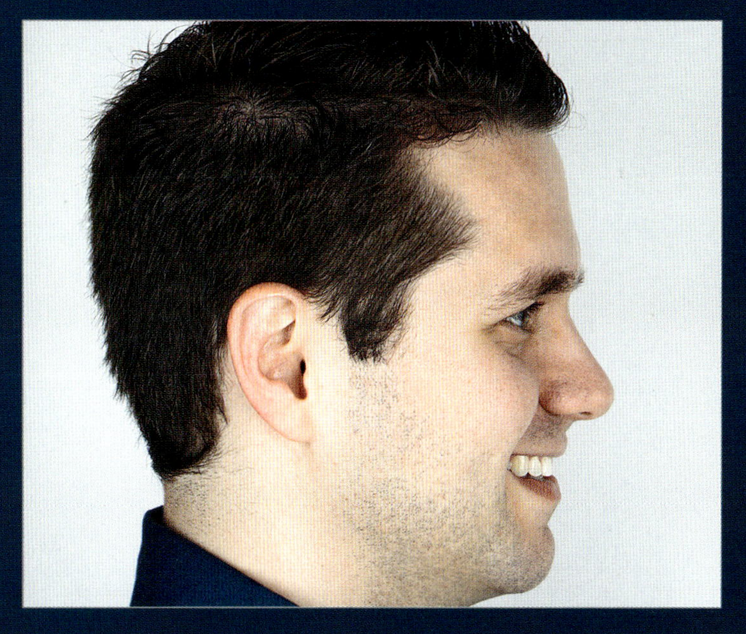

肖像照

侧貌相

口外照

放大倍率：等于1∶10全画幅。头部从左耳尖到右耳尖的平均宽度为8～8.5英尺，从鼻尖到头部后方的宽度为9.5～10英寸；在侧貌相中，通常需要从头部后方减去1～1.5英寸，以使图像具有相同的比例。为了保证拍摄结果的可重复性，并保持同等大小的图像，应在地板上指定一个从被摄对象到相机的固定距离。

患者体位：患者应将头部保持在眶-耳（Frankfurt）平面与构图的下缘都平行于水平面的位置上。患者身体与相机机身成90°，同时面部应朝着相机镜头旋转3°～5°，以防止从画面上看面部与镜头偏离。患者应直视前方，并专注直视着墙上的制订标记。此时，鼻翼耳屏线是平行于水平面的。

照片构成：鼻尖与构图边缘之间有明确的边界。在某些患者中，这将需要忽略头部的后方的部分画面。同样，鼻翼耳屏线将平行于构图的下缘。背景应质地均匀且不分散注意力，并放置于患者身后几英尺处。

相机角度的位置：相机的位置应完全使图像充满画面。摄影师应将镜头的中心对准于瞳孔上方1～1.5英寸处。可将相机放在侧面，以使镜头对准眼角。拍摄者站立于患者的侧方，应把焦点放在患者的眼睛上。

光源的类型和位置：可使用带或不带柔光罩的电子闪光灯（例如，便携式闪光枪或摄影棚用闪光系统）。柔光罩可用于柔化光线和减弱细节。不应使用环形闪光灯，因为它会导致景深变浅和面部的重影。总的来说，一个光源足以照亮面部，而在需要消除背景阴影的情况下，则可以使用第二个光源。

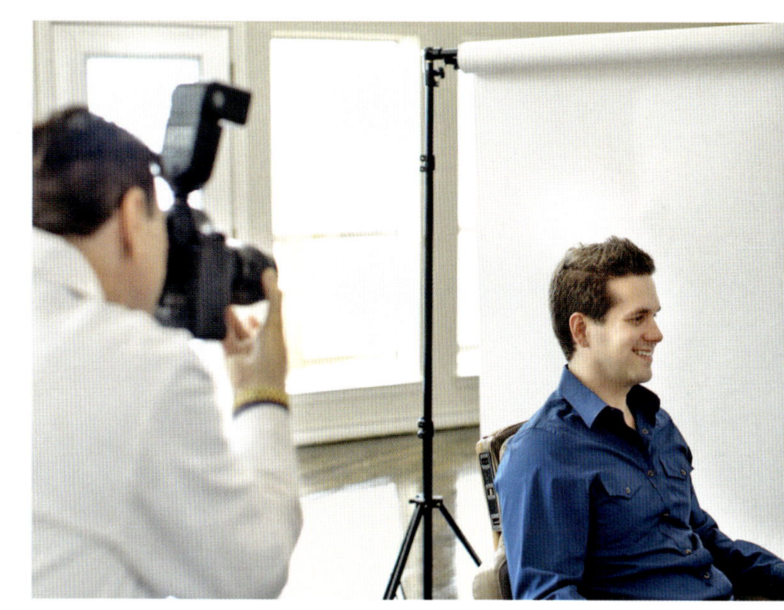

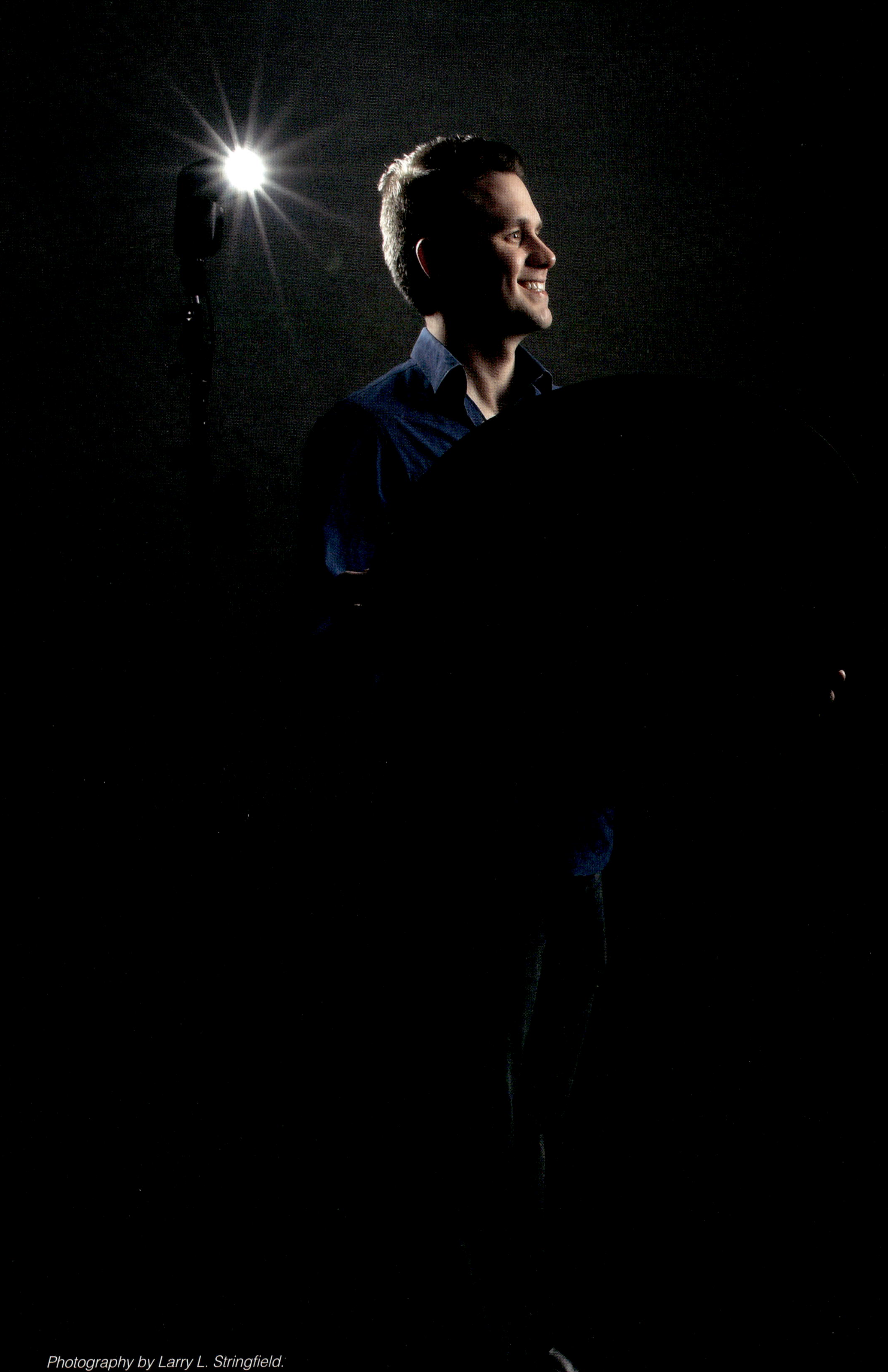

Photography by Larry L. Stringfield.

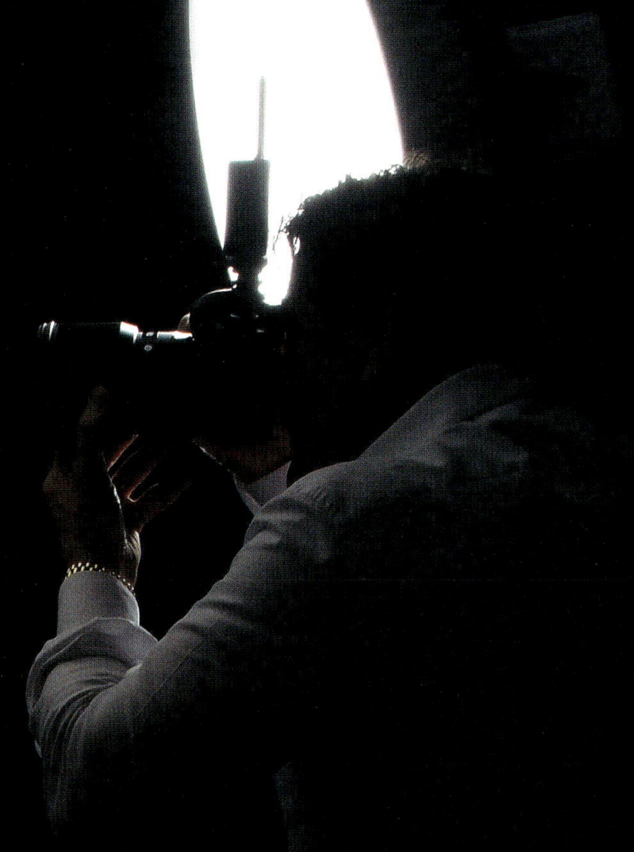

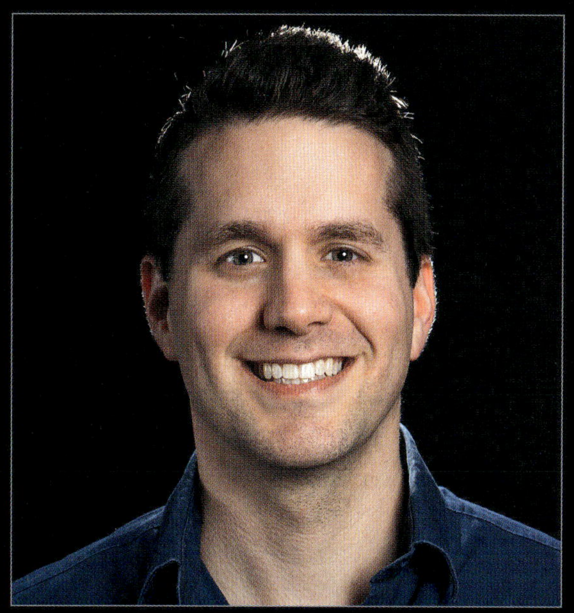

光影的魔力

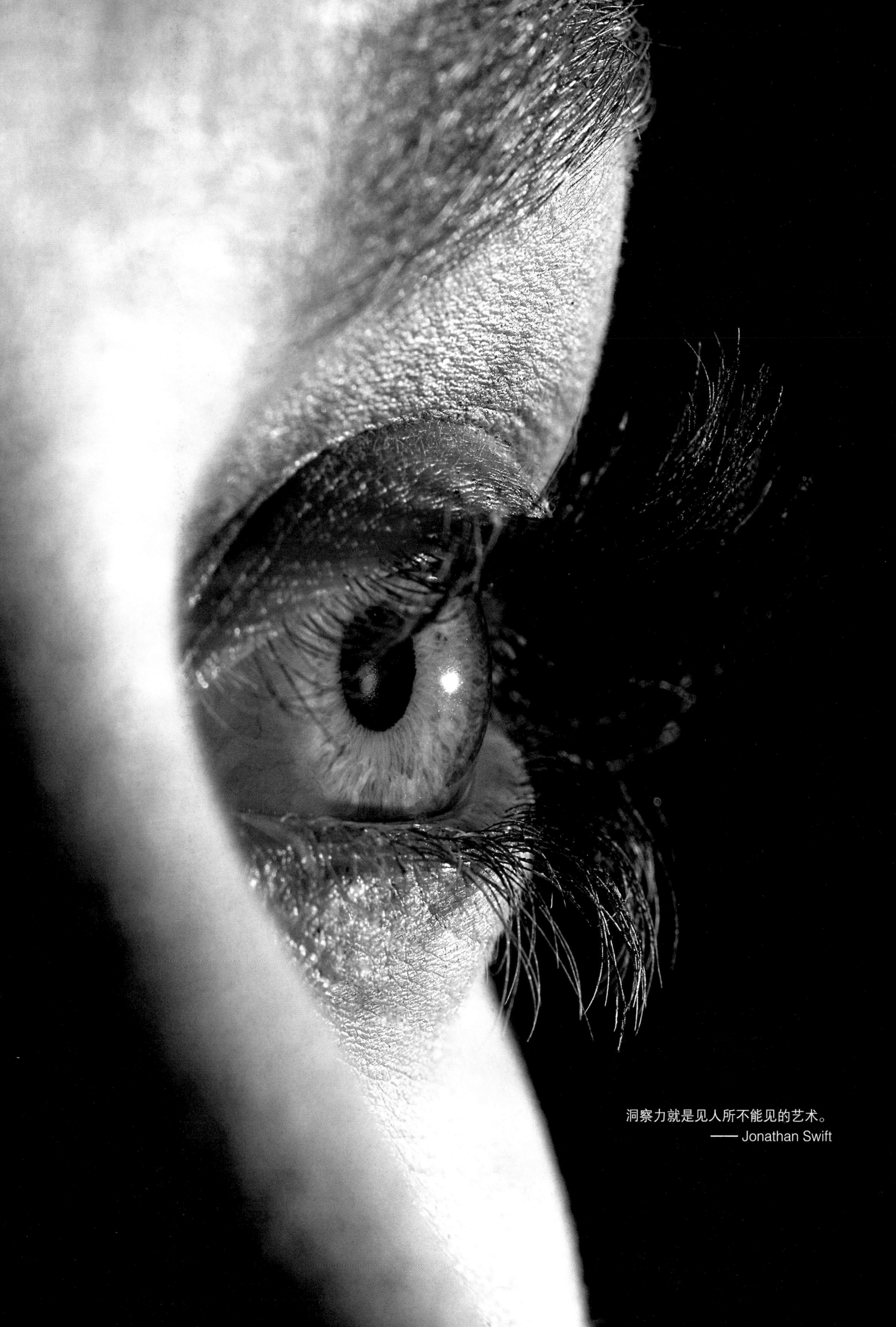

洞察力就是见人所不能见的艺术。

—— Jonathan Swift

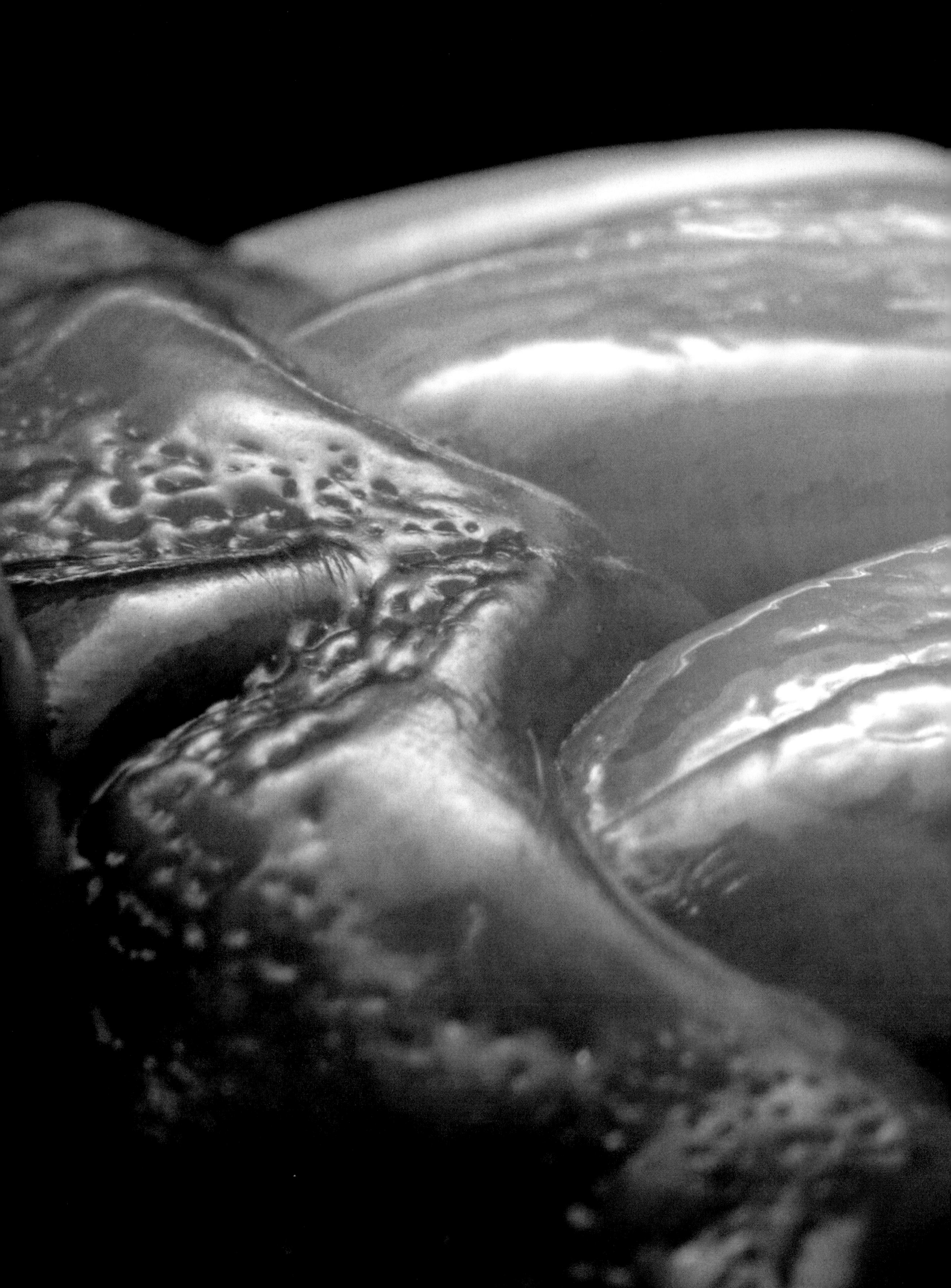

第12章　牙周整形外科

Periodontal Plastic Surgery

12

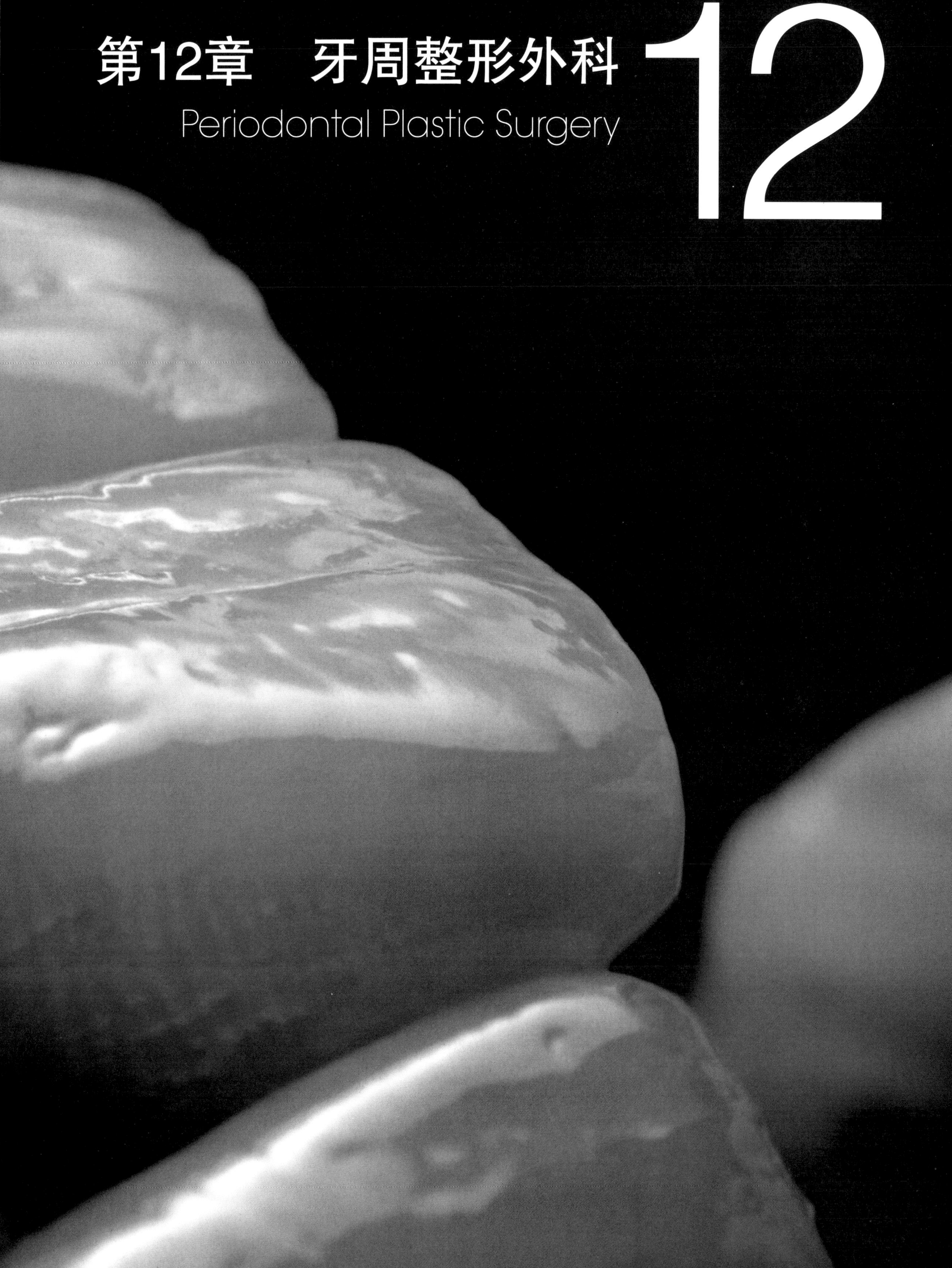

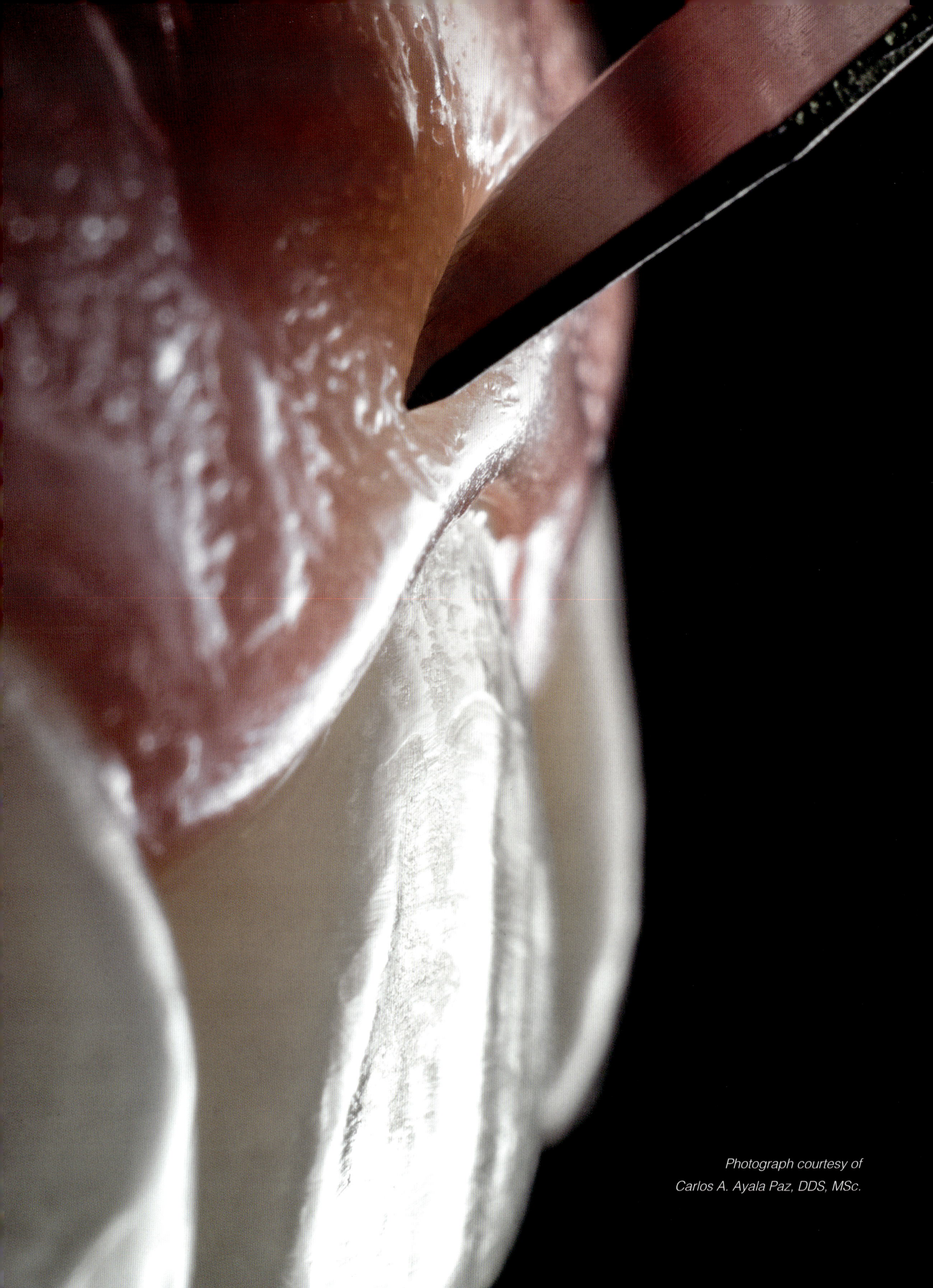

Photograph courtesy of
Carlos A. Ayala Paz, DDS, MSc.

前牙的美学修复常常需要纠正牙冠过短和比例不协调的问题。若要获得与颌面比例协调的牙体形态，往往需要借助手术修整牙龈外形。许多患者因牙或颌面畸形而寻求治疗，因此，越来越多的研究关注于软硬组织反应性改建的生物学原则。对这些原则的理解使医生能够建立起牙周组织与牙体结构之间的理想关系，从而获得最佳的生物学和美学治疗效果。通过整合牙周整形外科技术与现代修复治疗技术，构建生物学稳定的龈–牙界面不仅成为可能而且可以预期[1-4]。牙周整形外科程序主要包括临床牙冠延长术[5-10]、用于根面覆盖的上皮下结缔组织移植术[11-13]和软硬组织增量术[14-16]。

牙冠延长术

牙冠延长术已经成为美学修复中不可或缺的部分，被越来越广泛地用于改善美学区修复体的外观。无论是为了暴露健康的牙体结构还是为了改善修复体的最终外观，手术的设计必须符合生物学原则，从而避免不良影响。实施循证的诊断标准、结合当代外科与修复的标准程序，能提高美学区治疗效果的可预测性，并获得最佳治疗效果。

适应证与解剖基础

牙冠延长术最早用于治疗累及龈下的龋病、牙齿折裂或不良修复体，也可用来治疗因过度咬合磨耗、磨损、被动萌出异常、组织增生或龈缘不对称而导致的临床牙冠过短[17]。其手术目的是暴露一定的健康牙体组织以便将修复体边缘放置于正确位置，同时保证修复体边缘不会侵犯生物学宽度[7,18-20]。牙冠延长术也可用于治疗因修复体边缘侵犯生物学宽度而引起的慢性牙龈炎症[21-22]。

此外，牙冠延长术可用于改善美学区修复体的外观。然而，无论临床适应证如何，都必须考虑到相关的生物学参数，因此必须具备相关解剖结构的基本知识[23]。同时，无论牙冠延长术的治疗理念是以功能还是美观为导向，所涉及的生物学原则完全相同。

牙周组织是支持牙齿的基本功能单位，其组成包括牙槽骨、牙周膜、牙骨质、结合上皮和牙龈[24]。这些组织相互依赖并处于生理稳态，在这种状态下正常的细胞活动可以维持牙周组织健康，并对外界的侵袭提供防御反应。

牙龈主要由结缔组织组成，表面覆盖的上皮层为结缔组织提供了一道防护屏障，来抵抗细菌、机械刺激和免疫反应等可能带来的损伤。牙龈结缔组织内的胶原纤维一端插入牙槽突表面的骨膜，另一端插入牙骨质。结合上皮组成了牙龈上皮层与牙齿的附着界面，它沿牙颈部形成上皮组织环，并从龈沟底向根尖方向延伸到牙龈结缔组织附着的水平。结合上皮细胞

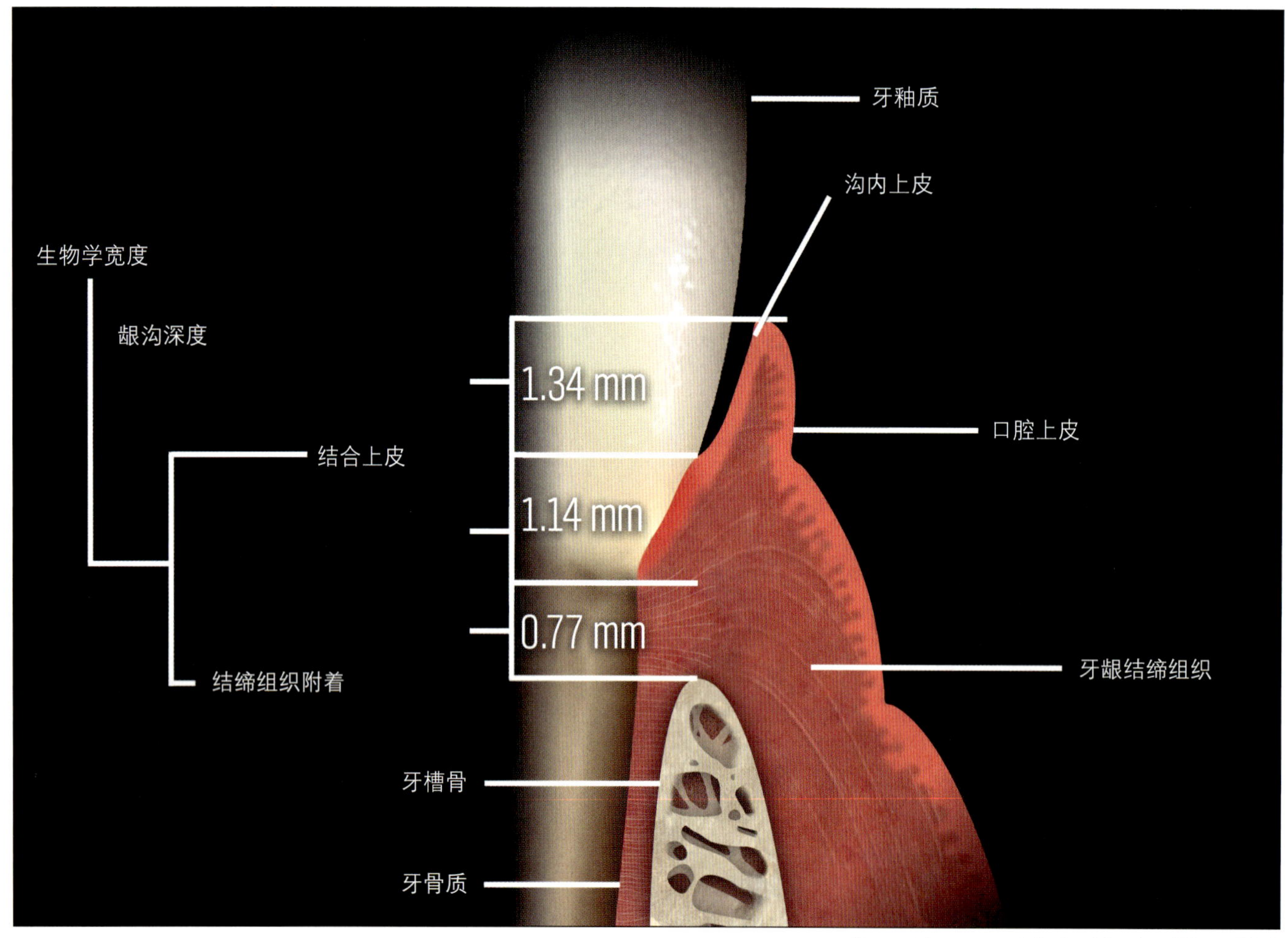

Illustration copyright by Nicolas Elian, DDS.

通过半桥粒附着（hemidesmosomal attachment）机制黏附于牙釉质或牙骨质表面[25]。与口腔上皮和沟内上皮相比，结合上皮内细胞间连接的数量较少。结合上皮细胞之间的低结合力导致牙周探诊时结合上皮易发生撕裂[26]。但是，结合上皮细胞有丝分裂的速率快，因此其修复过程很快。

生物学宽度

当评估牙周与修复治疗的相互关系时，生物学宽度被广泛用作临床指南。Cohen最初将生物学宽度（biologic width）定义为牙槽嵴顶上方的牙龈组织（龈牙结合部的结合上皮和结缔组织）所占据的龈沟底到牙槽嵴顶之间的空间[27]。这一概念假设牙槽骨上方健康的软组织量相对恒定，从龈沟底到牙槽嵴顶进行测量，其平均宽度为2mm[28]。

生物学宽度主要基于Gargiulo等的研究[29]，研究报道结合上皮和结缔组织附着宽度的平均值分别为0.97mm和1.07mm，合并测量值为2.04mm。尽管文献中普遍引用了该数据，但Vacek等[30]发表的最新数据表明，牙槽嵴以上的牙龈组织的高度以及平均龈沟深度可能大于该数据。

由于生物学宽度在人类牙周组织中相对恒定，因此建议将其作为不可侵犯的治疗参数[7-8]。临床观察表明，生物学宽度受侵犯时，牙龈组织将试图通过骨吸收来重建最初的宽度；而当牙槽骨较致密时，则会导致慢性牙龈炎症[21-22]。此外，有证据表明，在牙周手术后的牙周组织愈合过程中，生物学宽度和牙槽嵴牙龈组织复合体将发生自我重建[31-32]。

多年来，许多学者提出了与已发表的数据相一致的临床牙冠延长术治疗指南。Ingber等[28]建议必要时可通过骨切除术来建立牙槽嵴上方3mm的健康牙体组织量。Rosenberg等[7]建议应暴露4mm的牙体组织，以便为放置修复体边缘提供额外的空间。Kois[33]报道颊侧中间区域牙槽嵴冠方的牙龈复合体测量宽度为3mm，而近中区的测量宽度为3～4.5mm。从临床角度来看，如上述学者的建议，根据牙槽嵴上方暴露牙体组织宽度3mm作为骨切除手术的判断指标适用于大多数情况[28,34-35]。但存在个体差异，因此建议医生可在术前使用骨探测法（bone sounding）或穿龈探查法（transgingival probing）来测量牙槽嵴冠方牙龈组织的基线数值[36]。

影响龈缘可预测性的因素

重要的是，临床医生需要认识到，牙冠延长术后愈合阶段术区牙槽嵴顶冠方的牙龈组织将经历持续改建成熟的过程，直至重建生物学宽度。多项研究证实了这一点，这些研究评估了牙冠延长术术后愈合期龈缘的水平，普遍发现存在牙龈的冠向增生。Deas等[32]得出的结论是，牙冠延长术后有明显的组织回弹，且在6个月的观察期内尚未稳定。Pontoriero和Carnevale[31]报道称，在根向复位瓣术和骨切除术后的1年愈合期内，龈缘表现出从手术定位处向冠方生长的明显趋势。

牙冠延长术术后龈缘位置的可预测性和其所需要的愈合时间是修复治疗需要考虑的重要因素。这不仅在确定最终修复体边缘位置中至关重要，而且对选择何时进行牙体预备和取模也十分重要。此外，在治疗美学区病例时，尤其是不能接受龈下组织长期暴露的高美观需求患者时，有必要联合外科程序，以提高龈缘位置的可预测性并缩短愈合时间。

回顾文献似乎可以明确那些可能影响冠向组织增殖和愈合周期的术中操作因素。Deas等[32]还报道了冠向组织再生量和龈瓣相对于牙槽嵴顶的缝合位置之间的关系。事实上，缝合时的龈瓣位置与组织回弹量之间存在显著的相关性，提示当龈瓣边缘固定得越靠近牙槽嵴顶，发生牙龈回弹的概率越大。这些发现表明，术后愈合期间牙周组织倾向于通过增生性改建来重新获得最初的位置，因此建议应避免使用骨膜缝合的方式将龈瓣紧紧地固定到下方的牙槽嵴上[32]。

Lanning等[37]报道了一种手术操作方案，即术前确定牙槽嵴冠方的牙龈组织高度，随后加上修复体边缘预期的位置，来确定最终的骨切除量。此外，可以通过印模和手术导板来核查骨切除术后骨轮廓是否足够。尽管这种方法导致的骨切除量比之前文献报道的要更多，但龈缘位置在术后3个月时变得稳定，并且在术后6个月观察期内保持不变。

因此这些证据似乎表明，在牙冠延长术中应用特定的手术指导原则有利于提高术后龈缘位置的可预测性。这些原则包括：翻全厚瓣来保存牙槽嵴上牙龈组织的原有体积，随后根据修复治疗相关参考点进行充分的骨切除，最后避免骨膜缝合将龈瓣根向复位。遵守此治疗程序可形成稳定的龈缘，且可以在术后3个月进行最终的牙体预备、取模和印模，即使在美学区也是如此[32,37]。

美学牙冠延长术的诊断考量

根据美国牙周病学学会的一项调查，绝大多数牙冠延长术是作为修复治疗的辅助手段[38]。因此，意识到牙冠延长术本质上是“以修复为导向”这一点非常重要。这意味着在诊断和治疗计划拟订的过程中，应在确定手术方案之前先完成修复目标的制订。尤其是对于需要进行美学牙冠延长术的患者，笔者建议应遵循以下顺序来评估关键的诊断因素：

1. 确定预期的切缘位置
2. 确定足够的临床牙冠长度
3. 设计术后龈缘外形

在开始分析现有的软硬组织关系以确定牙龈切除和骨切除量之前，明确界定治疗目标非常重要。

在牙冠延长术的设计阶段，可通过骨探测法来确定牙槽嵴顶的位置以及术前嵴上牙龈组织量。该探测法是在局部麻醉下将牙周探针或类似测量仪器插入龈沟，并使其穿透结合上皮和结缔组织附着，直至与牙槽嵴相接触。

骨探测法（也称为穿龈探查法）的准确性可能受到例如组织退缩、解剖特征和牙周生物型等因素的影响。一旦确定了牙龈复合体的尺寸和牙槽嵴的位置，就可以制订适当的手术路径和治疗顺序，以利于实现预期修复效果。

手术治疗方法

调整牙龈水平的治疗方式很多。传统的一种方案为同期进行牙槽骨修整和牙龈切除术[39-40]。尽管术者可通过手术导板来确定术后预期的组织水平，但缺点是，当患者需要进行修复治疗时，临时修复治疗前涉及必要的愈合时间。而且这种方式不能在修复治疗之前为患者提供美学效果。

有两种分阶段手术方案可作为替代治疗方法，能够使需要修复治疗的患者保持美观。第一种方法采用骨-牙龈方案，即根据术前预期的龈缘位置首先行第一阶段的完善的骨手术，使牙槽骨位于正确的高度。此时牙龈仍复位于原位，等待适当的愈合时间后再进行第二阶段的牙龈切除术。这一过程可以使牙龈组织在不侵犯生物学宽度的情况下进行重新定位，同时可以进行牙体预备和制作临时冠。第二种方法是牙龈-骨方案，即首先在不考虑生物学宽度

表12-1 以修复为导向的美学牙冠延长术分型

Ⅰ型	咀嚼黏膜（附着龈）充足，可行软组织切除，且无并发症
Ⅱ型	牙龈切除术不暴露牙槽嵴顶，但会侵犯生物学宽度
Ⅲ型	咀嚼黏膜（附着龈）不足，不能行软组织切除，存在牙槽嵴顶暴露的明显风险
Ⅳ型	附着龈不足，不能行软组织切除，需行翻瓣术

的情况下通过牙龈切除术将龈缘重新定位到预期水平[39,41]。并同期行牙体预备及临时修复。等待创口完全愈合后，进行第二阶段的骨切除手术来重新定位牙槽骨。如果采用牙龈-骨方案，应注意在一段较短的时间内会侵犯到生物学宽度，因此，骨切除术应在第一阶段手术后2~4周内进行。

牙龈切除和骨切除分开进行的手术方案可能有利于管理美学要求高的患者，同时提高术后龈缘的可预测性。可将修复为导向的分类方法应用于骨-牙龈方案的手术方案中，从而识别适合采用阶段式牙冠延长术的临床情况[41]。这有利于进行基于预期修复体边缘位置、牙龈复合体高度和牙槽嵴位置三者关系的诊断分析。该分类将临床情况分为4种类型，且对每种类型提供相应的治疗建议（表12-1）。

应特别注意Ⅱ型和Ⅲ型，它们描述了需要采用分阶段手术方案的情况。由于将龈瓣原位复位，把骨切除术作为单独步骤的优势在于，在整个牙龈组织愈合期间，能最大限度地减少龈下区域的暴露。下次复诊再完成牙龈切除术，可减少影响牙龈切除术伤口愈合的变量，因此提高了术后龈缘的可预期性。另外，这种骨-牙龈方案能够使治疗程序化，可在牙龈切除术之前放置临时修复体，因此减少了根面和龈下边缘的潜在暴露风险，并最大限度地减少了“黑三角”的形成。

临床考量

恰当地应用牙冠延长术可以显著提高美学区的修复效果。最近的证据表明，现代手术方案可在提高龈缘位置可预期性的同时，缩短软组织的恢复稳定期。这需要建立一种既能进行充分的骨切除又能保留牙槽嵴上牙龈组织原始高度的手术方法。此外，分阶段进行骨修整和软组织切除有利于更好地管理美观意识强的患者，提高龈缘位置的可预测性，并有利于随后的临时修复。

表12-2 牙龈退缩的分类[44]

Ⅰ类	边缘组织退缩未达膜龈联合。邻面无牙槽骨或软组织丧失。可实现完全的根面覆盖
Ⅱ类	边缘组织退缩达到或超过膜龈联合。邻面无牙槽骨或软组织丧失。可实现完全的根面覆盖
Ⅲ类	边缘组织退缩达到或超过膜龈联合，伴邻面牙槽骨丧失。邻面软组织位于釉牙骨质界根方，但仍位于退缩龈缘最低点的冠方。可能存在牙列不齐。只能获得部分根面覆盖，覆盖程度由邻面组织轮廓高度决定
Ⅳ类	边缘组织退缩超过膜龈联合。邻面牙槽骨和软组织丧失已达边缘组织退缩水平。或者伴有严重的牙列不齐。根面覆盖的效果不可预期，需要行辅助（即正畸）治疗

膜龈手术

在美学区域可采用多种结缔组织移植的手术方式来保存和修复软组织结构[42]。牙龈组织不足带来的美学挑战可以通过牙周整形外科手术得以改善，这些手术包括用于根面覆盖的上皮下结缔组织移植术、软硬组织增量术等。

结缔组织移植

以下情况需要考虑行牙周组织重建：根面暴露、根方超过釉牙骨质界的龋或非龋性牙体缺损、在不影响牙髓活力的情况下能够去除龋损或现有充填体并获得相对平坦的根面。手术前应将釉牙骨质界冠方的龋损或充填体周围的继发龋去净并重新修复。应去除釉牙骨质界根方的充填体，因为根面充填材料的存在将使组织无法获得根面覆盖[43]。为了对牙龈退缩程度与根面覆盖所需组织量的关系进行确定和分类，Miller[44]将牙龈退缩分为4类：Ⅰ类、Ⅱ类、Ⅲ类和Ⅳ类（表12-2）。

用于治疗和矫正牙龈退缩的牙周整形外科手术包括游离牙龈移植术、上皮下结缔组织移植术、冠向复位瓣术、引导组织再生术和脱细胞基质移植术[45-49]。对牙颈部及根面非龋和龋性的病变应该进行软组织移植术而不是充填治疗，同时应该用这些手术来取代此前因牙龈退缩问题而进行的充填治疗。

根据角化附着龈的量是否充足，可将牙周整形外科手术分为两个临床亚型。虽然不常见，但临床上可以见到角化的附着龈宽度正常却存在牙龈退缩的情况。这种情况只需对现有的牙龈组织进行冠向复位瓣术或半月瓣术。然而，大多数涉及牙龈退缩的临床病例都存在附着龈不足的问题，此时则需要进行膜龈手术。第一种技术是Miller提出的厚型自体游离龈移植术，此术式可以获得天然牙和种植体周围理想的根面覆盖效果，同时增加附着龈宽度和前庭沟深度[50]。然而这项早期技术存在术后受区的色差问题，促使随后改为采用薄型移植物来改善色差并减少移植物的收缩。

上皮下结缔组织移植术，是20世纪80年代由Langer和Calagna[13,51-52]推广普及用于矫正牙槽嵴凹陷的术式，被改良并结合冠向复位瓣术用于治疗牙龈退缩。该术式主要应用牙龈黏膜瓣和受植床骨膜作为侧支血供，同时由于结缔组织移植物较薄，且上方覆盖天然牙龈黏膜瓣，因此受区颜色匹配度较好。虽然多年来在这项技术基础上发展出了很多改良术式，但这一术式仍是根面覆盖的“金标准”。移植成功的有利因素包括：龈乳头宽度至少3mm以保证移植物良好的血供、不吸烟患者和精准的外科技术[16,53]。

牙周整形外科技术的新进展促使人们重新评估了两种对单颗和多颗牙连续的牙龈退缩进行根面覆盖的技术——信封技术（envelope technique）及其改进版的隧道技术（tunnel technique）[54-55]。信封技术起源于1985年，主要用于治疗单颗牙的牙龈退缩[56]。该手术需要在制备的隧道两侧附加垂直切口，以便能够在隧道内放置上皮下结缔组织来覆盖牙龈退缩区。改良的显微外科隧道技术可通过沟内切口在牙龈组织下方制备超过膜龈联合线的隧道，且无须增加垂直切口和翻瓣。这一改良术式通过应用最新研发的显微外科器械，使医生能够在颊侧组织下方制备潜行的半厚瓣，这有利于改善术区血供、促进伤口早期愈合、获得可预期的根面覆盖和美观的术后效果[57-65]。这种改良的显微外科入路简化了手术术式，并可通过一次手术来同时治疗多颗牙连续的牙龈退缩缺损。据报道，将改良的隧道技术与脱细胞异体真皮结缔组织移植材料相结合，可避免自体腭部成为供区，从而将术后并发症降至最低。

显而易见，目前并没有足够的人类组织学研究证据来证明，裸露的根面上覆盖了移植物会形成何种类型的附着结构。没有任何一种技术能够获得理想的牙周再生效果（形成新骨、新牙骨质和穿通纤维），更多的是修复效果（一种软组织对根面的适应性改建）。如果引起牙龈退缩的病因得以控制，无论获得了何种根面附着类型，根面覆盖移植物都会倾向于保持稳定且探诊深度最小。真正的再生仍然是我们的目标，仿生学和组织工程学在获得更加可预期的稳定性方面具有广阔的前景。这些未来的新疗法将迫使临床医生“改写游戏规则”[23]。

牙槽嵴增量术

前牙牙槽嵴缺损或缺陷可能由于疾病、创伤、外科损伤或发育原因造成的牙齿缺失而引起[68-70]。固定义齿桥体的理想形式要求舌侧具有一定的殆龈向高度，充足的、表面平滑规则的牙龈且无异常的肌肉附着，近远中及颊舌向轮廓适当。在有缺陷的牙槽嵴上放置桥体或种植体时，将会影响到上颌前牙区的美观与功能[71-72]。

重建性的牙周整形外科手术最初称为膜龈手术（mucogingival surgery）[73]，即将牙槽嵴的软硬组织轮廓恢复到合适的形态大小，以达到最佳的功能和美学效果[15,74]。多种技术可用于重建缺损牙槽嵴，包括引导骨再生术、在龈瓣下或隧道瓣中移植骨或骨替代物，以及牙槽嵴软组织增量术。软组织的量、牙槽骨的支持作用以及合适的血供是重建获得稳定并成功的重要因素[69]。选择合适的治疗方案需要了解牙槽嵴缺损的类型与程度，以及所需组织或移植材料的量。回顾牙槽嵴缺损的分类可以更好地理解牙龈及牙槽骨不协调的诊断与治疗。

表12-3 牙槽嵴缺损的类型[75-76]

Ⅰ类或B型	缺损仅为颊舌向组织丧失，冠根向牙槽嵴高度正常（即完全水平向缺损）
Ⅱ类或A型	缺损仅为冠根向组织丧失，颊舌向牙槽嵴宽度正常（即完全垂直向缺损）
Ⅲ类或C型	缺损为冠根向与颊舌向的复合型组织丧失，导致牙槽嵴正常高度与宽度均有丧失（即水平向与垂直向联合骨缺损）

根据牙槽嵴的三维形态（高度、宽度或两者结合），Siebert[75]和Allen等[76]对3种类型的牙槽嵴缺损进行了定量分类，并根据严重程度和范围进行了半定量分型（表12-3）。

适用于牙槽嵴缺损的软组织膜龈增量术包括：带蒂结缔组织移植术——“转位”术（“roll” technique）[77-78]、袋内移植术（pouch graft）[44,49,77-79]、插入（楔形和嵌入式）移植术［interpositional（wedge and inlay）graft］[44,49,77-78]和上置法移植术（onlay graft）[44,49,77-79]。腭部转位术是一种上皮下带蒂组织移植术，适用于颊舌向或冠根向的牙槽嵴缺损。然而，这种早期的移植技术目前已不常使用。在这种术式中，要在牙槽骨唇侧制备一个“囊袋”型龈瓣，将腭侧带蒂移植瓣反折并放入该“囊袋”中[77-78]。由于从腭部能够转瓣到牙槽嵴部位的牙龈组织供体量有限，因此该手术仅适用于Ⅰ类[75]或B型[76]缺损。袋内移植术是由Siebert推荐的一种上皮下/结缔组织下移植术，用于修复颊舌向牙槽嵴缺损（无或极少冠根向缺失的Ⅰ类[75]或B型[76]缺损）。该术式将一块楔形的结缔组织放入手术制备的“囊袋”型龈瓣中，“囊袋”可包绕移植物并提供骨膜上血供[44,49,77-79]。插入（楔形）移植术是袋内移植术的改进，其将楔形供体组织放入手术制备的“囊袋”中，并使部分移植物延伸出袋外。该手术适用于修复颊舌向和冠根向的牙槽嵴缺损[44,49,77-78]——Ⅰ类[75]或B型[76]以及Ⅱ类[75]或A型[76]缺损。上置法移植术适用于中重度牙槽嵴缺损的增量。该术式将移植组织置于现有的牙槽嵴上方。此术式适用于Ⅲ类[75]或C型[76]的牙槽嵴缺损，禁用于因形成瘢痕组织而导致的血供不足或血供受限的部位[44,49,77-79]。该术式的移植物需要良好的血管化才能获得手术成功[42]。上述牙槽嵴增量术可改善软组织的形态、颜色和轮廓，在美学修复中至关重要[45,80-81]。

结论

目前已经发展出多种牙周整形外科技术和材料来治疗牙颌面畸形。这些发展不断地提升和完善着牙周病学与修复学的临床实践。通过这些技术和材料来满足生物学原理和参数，就能获得持续而可预期的牙周美学效果。

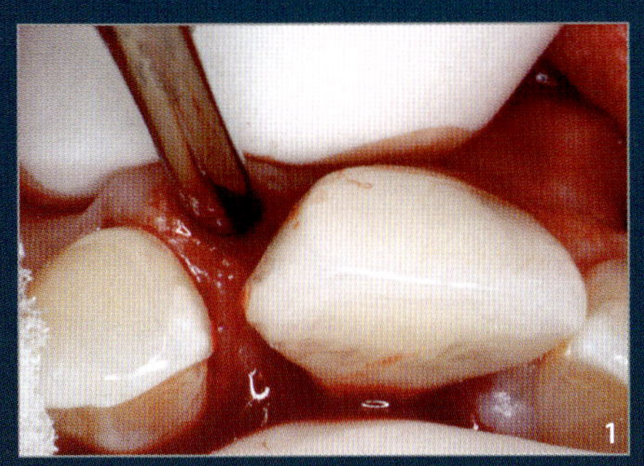
1

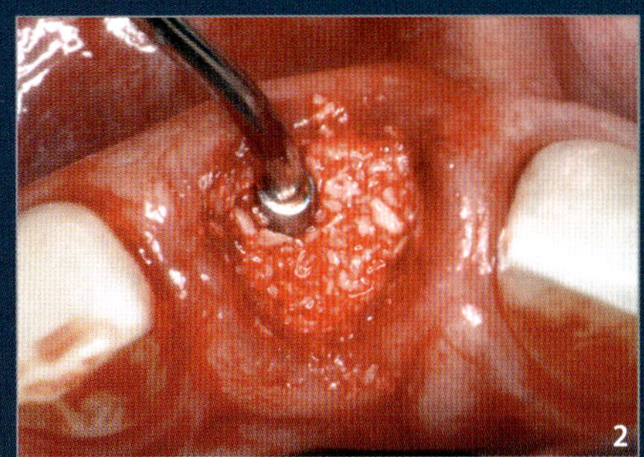
2

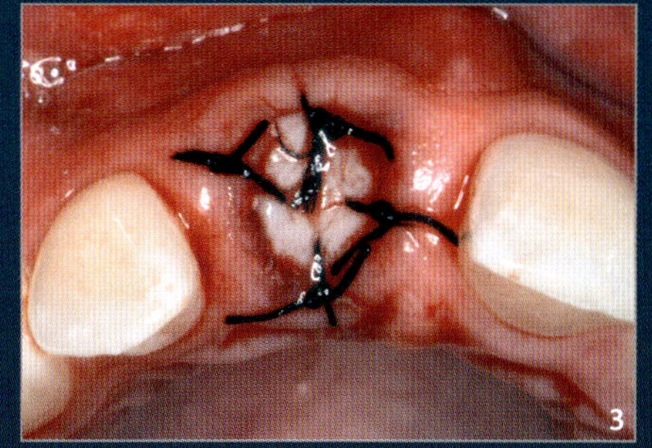
3

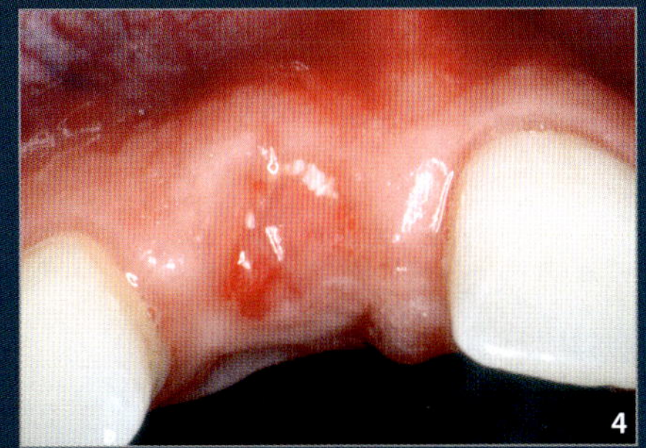
4

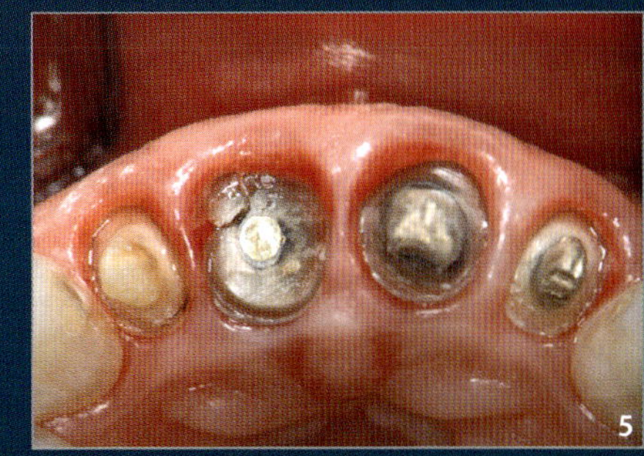
5

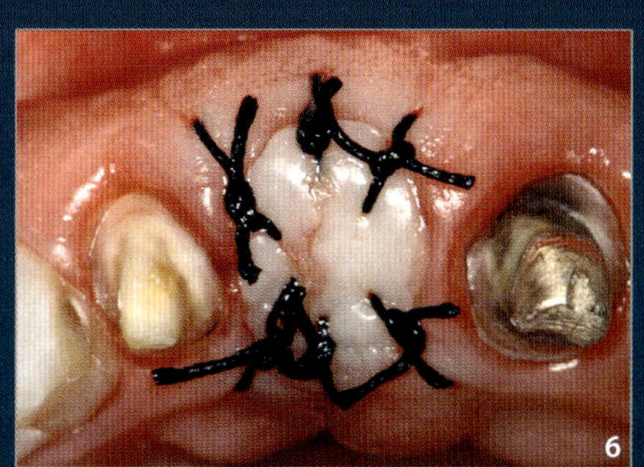
6

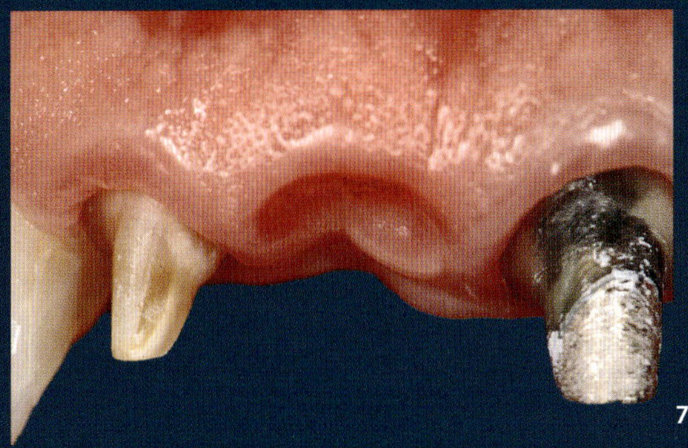
7

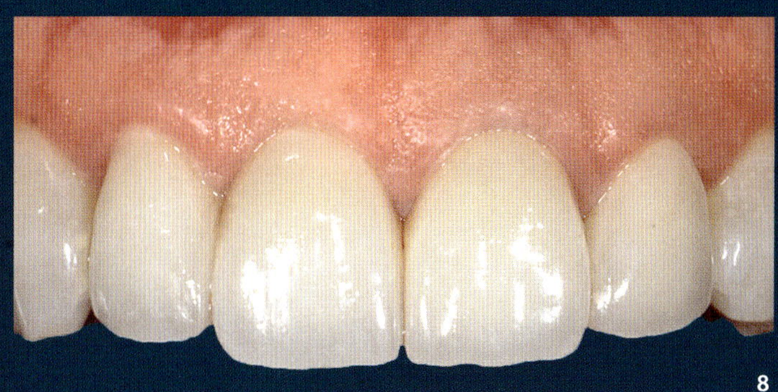
8

位点保存术

拔牙位点的组织稳定性有利于保存骨组织，也是软组织结构最佳改建的前提。如果拟拔除患牙的牙龈结构具有适当的骨支撑时，在拔牙时应当使用适当的外科与修复技术来维持这些结构。由于具有扇形的牙周组织和菲薄的颊侧骨板，前牙区拔牙后比后牙区更容易发生牙槽嵴塌陷。为了减少前牙拔除后需要进行牙槽嵴增量的情况，可应用一种简单的位点保存术来保存颊侧骨板并支撑龈乳头。这种牙槽嵴保存移植技术需要在不影响拔牙位点的情况下拔除牙齿，这样可以减少或防止牙槽嵴塌陷和龈乳头萎缩[82-83]。研究表明，通常情况下拔牙后2～3年内有40%～60%的病例会出现牙槽骨吸收，采用牙槽嵴保存术可以显著降低这一比例[84-86]。

图1～图8显示了两例将缓慢吸收性骨替代材料植入新鲜拔牙窝内的位点保存术。将拔牙窝的软组织壁去上皮化，在移植骨材料冠方放置带上皮的黏膜移植物以封闭拔牙窝。6个月后，牙槽嵴形态变化很小，形成的卵圆形桥体龈端可获得理想的美学修复效果。

Dentistry and photography for Figs 5 to 8 courtesy of Cobi J. Landsberg, DMD, and Nitzan Bichacho, DMD.

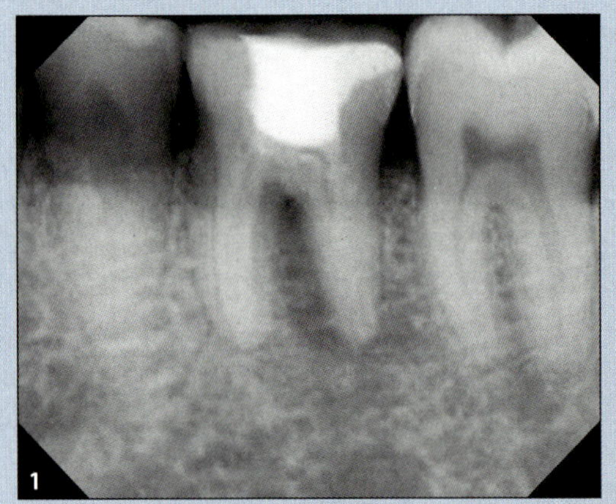
1

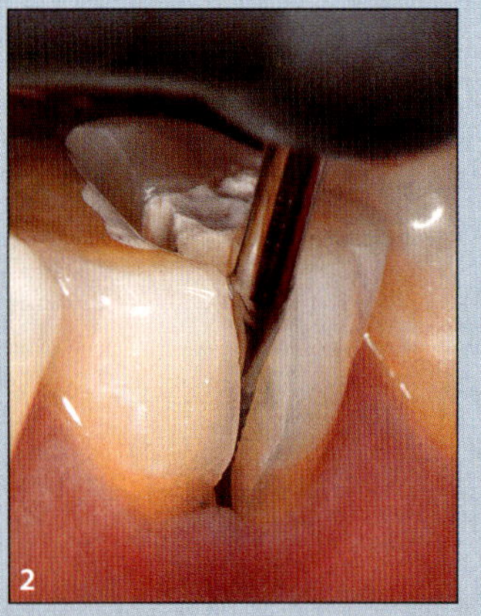
2

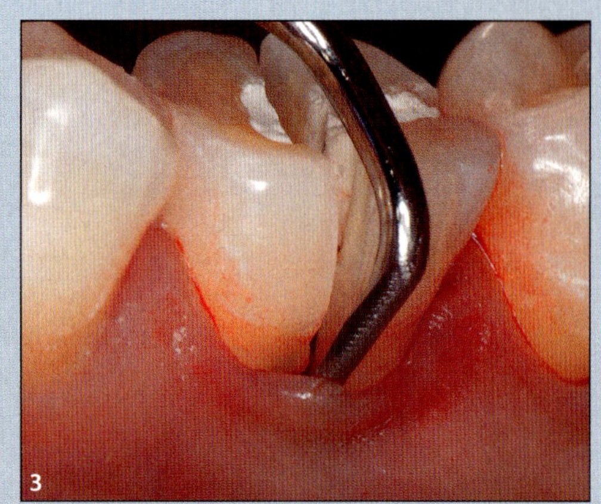
3

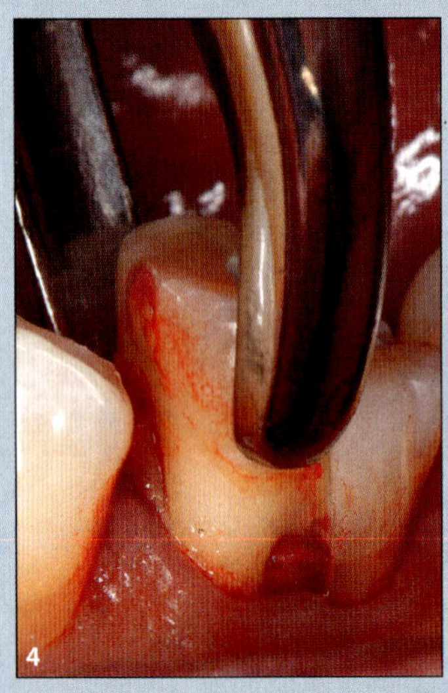
4

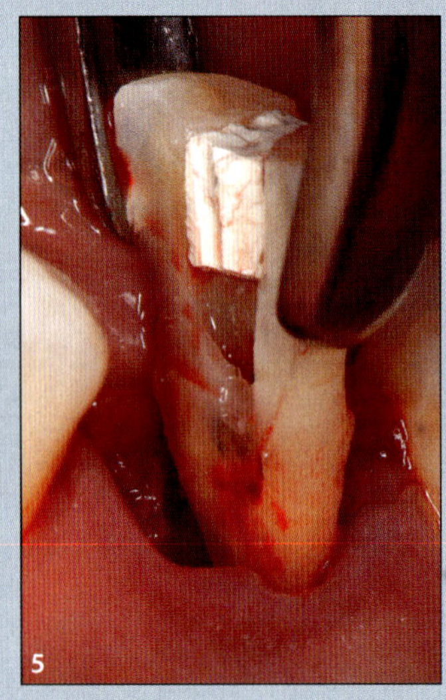
5

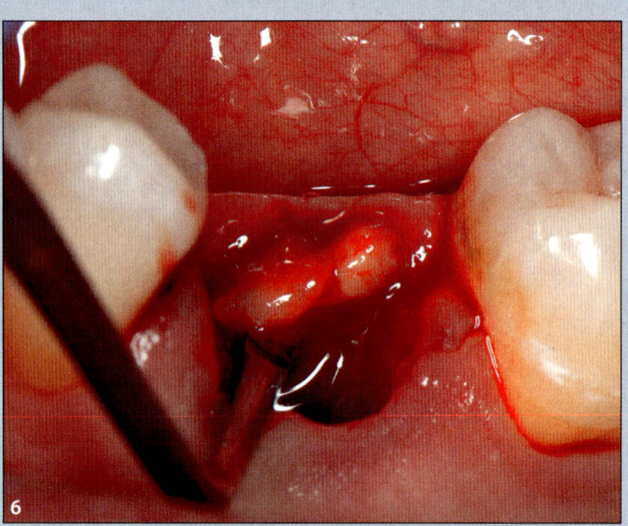
6

开放性胶原膜技术

许多临床技术可用于对拔牙位点进行保存和/或增量[87-92]。若拔牙过程中没有进行位点保存，愈合后的拔牙窝则不可避免地会发生牙槽嵴吸收[93]。一项系统评价显示，拔牙后6个月内牙槽嵴水平向宽度平均减少3.8mm，垂直向高度平均减少1.2mm[93]。因此，拔牙后对牙槽窝进行保存和/或增量对于将来的种植治疗非常重要[87]。其中一种方法称为开放性胶原膜技术（open collagen membrane technique），涉及使用同种或异种骨移植物和可吸收胶原膜，且不特意关闭伤口[87,94-96]。

患者出现36叩痛，影像学检查可见围绕36根分叉和远中根的暗影（图1）。牙体牙髓科医生诊断该牙存在垂直向的牙折。修复团队诊断该患牙没有保留价值，建议行拔牙和种植治疗。图2～图11显示拔除了36并进行了拔牙位点的引导组织再生术。局部进行消毒麻醉后，用高速长柄裂钻分割该患牙（图2）。冲洗术区以清除所有碎屑或异物。用手术刀片行沟内切口对牙周附着和冠部纤维进行锐性分离。应仔细处理牙龈结构来保持其解剖完整性。使用骨膜剥离器和根尖挺分离两个牙根并使其轻度脱位（图3）。该过程是为了微创拔除牙根，

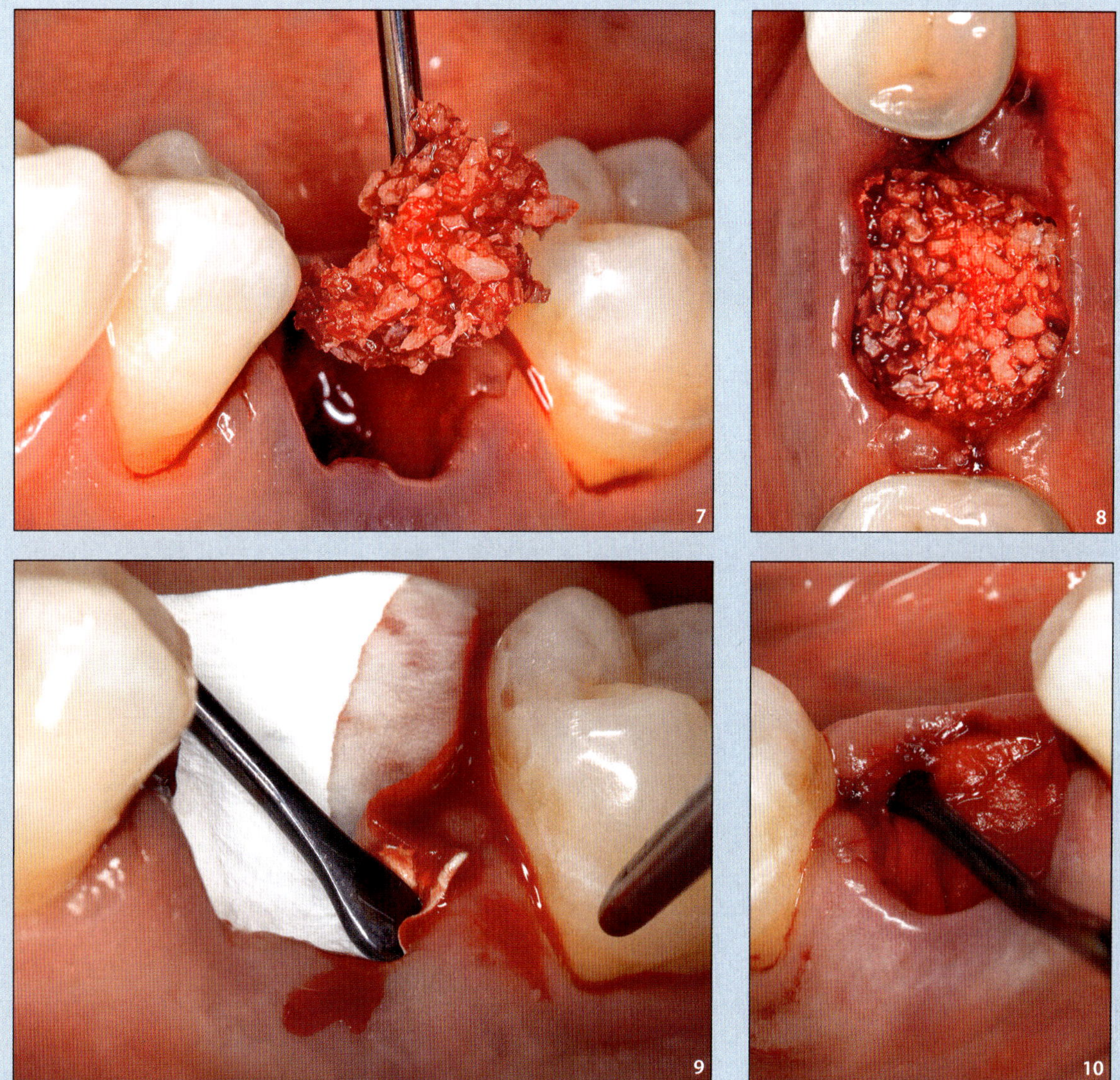

以保持骨高度和解剖标志。当牙根脱位后，用根钳以水平向旋转并垂直向移动的方式分别拔除每个牙根（图4和图5）。拔除患牙后，可见根分叉区颊侧发生骨裂且延伸到远端拔牙窝的顶点。将拔牙窝内感染组织清除，暴露健康的牙槽骨壁（图6）。冲洗拔牙窝内剩余的健康骨结构，观察残余出血位点。

将同种异体骨移植物（Puros，Zimmer Biomet）用无菌生理盐水和患者自体血水化，然后轻压并逐层放入拔牙位点（图7和图8）。在牙槽窝内填满同种异体骨移植材料至牙槽嵴高度。骨充填材料上方放置一层可吸收胶原膜（Bio-Gide，Geistlich），胶原膜边缘超过牙龈缘2～3mm。胶原膜应修剪为可覆盖拔牙窝创口且超过拔牙窝边缘几毫米的大小（图9），将膜边缘超出的部分轻轻塞入龈下（图10）。

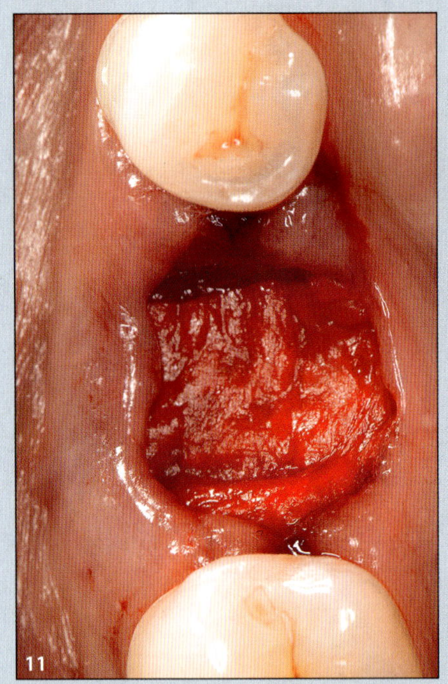

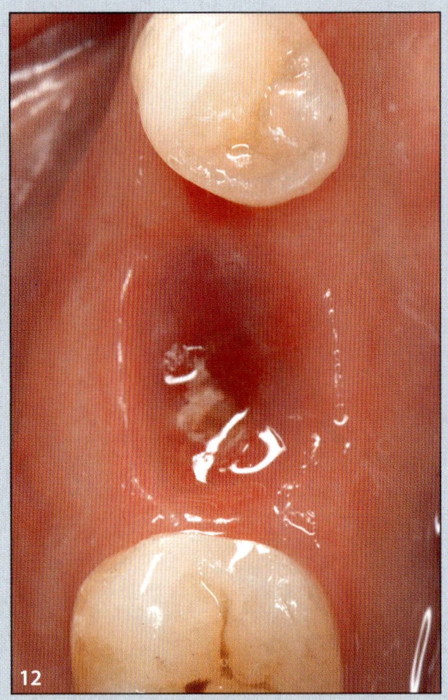

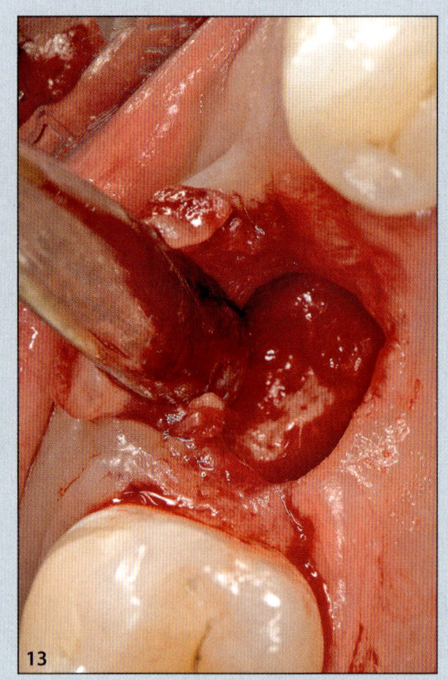

胶原膜充分贴合骨移植材料是防止内部出现气泡的关键。当胶原膜吸收血液时，会黏附在局部位点来发挥屏障作用，从而将拔牙窝内的骨移植物与周围的牙龈结缔组织分隔开。虽然暴露的可吸收胶原膜在术后1～2周内会被降解，但未暴露的膜可在4～6个月内隔离软组织，防止其长入拔牙窝内。此外，降解的胶原膜下方的骨移植物会被血凝块固定。为了使手术位点冠方的胶原膜降解速率延缓，一般推荐使用双层胶原膜技术。一旦确认胶原膜已放置稳定，可嘱患者在手术位点轻咬纱球5分钟。待出血停止时，胶原膜已牢牢固定在局部（图11）。这一操作可确保血凝块稳定形成且牙龈结缔组织不会长入正在成熟的血凝块中。使用5-0聚丙烯缝线固定胶原膜。愈合期间，最重要的是，嘱患者严格遵守自身口腔卫生维护要求，以防止暴露的胶原膜发生轻微移动或受压。为患者提供微毛牙刷和氯己定，嘱其轻柔地清洁术区和邻牙。

术后3周，术区可见成熟的牙龈轮廓，龈乳头和牙槽骨的高度与体积得以维持（图12）。原拔牙创口处新形成的软组织为角化黏膜，有利于随后的种植治疗。此处行位点保存术有利于今后的局部重建和美学效果。图13为术后1年再次打开术区（re-entry）可见局部骨充盈且骨改建成熟。一般来说，一个未行位点保存术的完整无损伤微创拔牙窝需要3～4个月的时间可完全愈合。然而，当植入骨移植材料行位点保存术后，需要至少6个月的时间方能完全愈合、成熟。

该病例的进一步操作请见第13章“种植体周围区域的解剖形态设计：使用树脂愈合基台”。

Periodontal surgery courtesy of Wesam Salha, DDS, MSD.

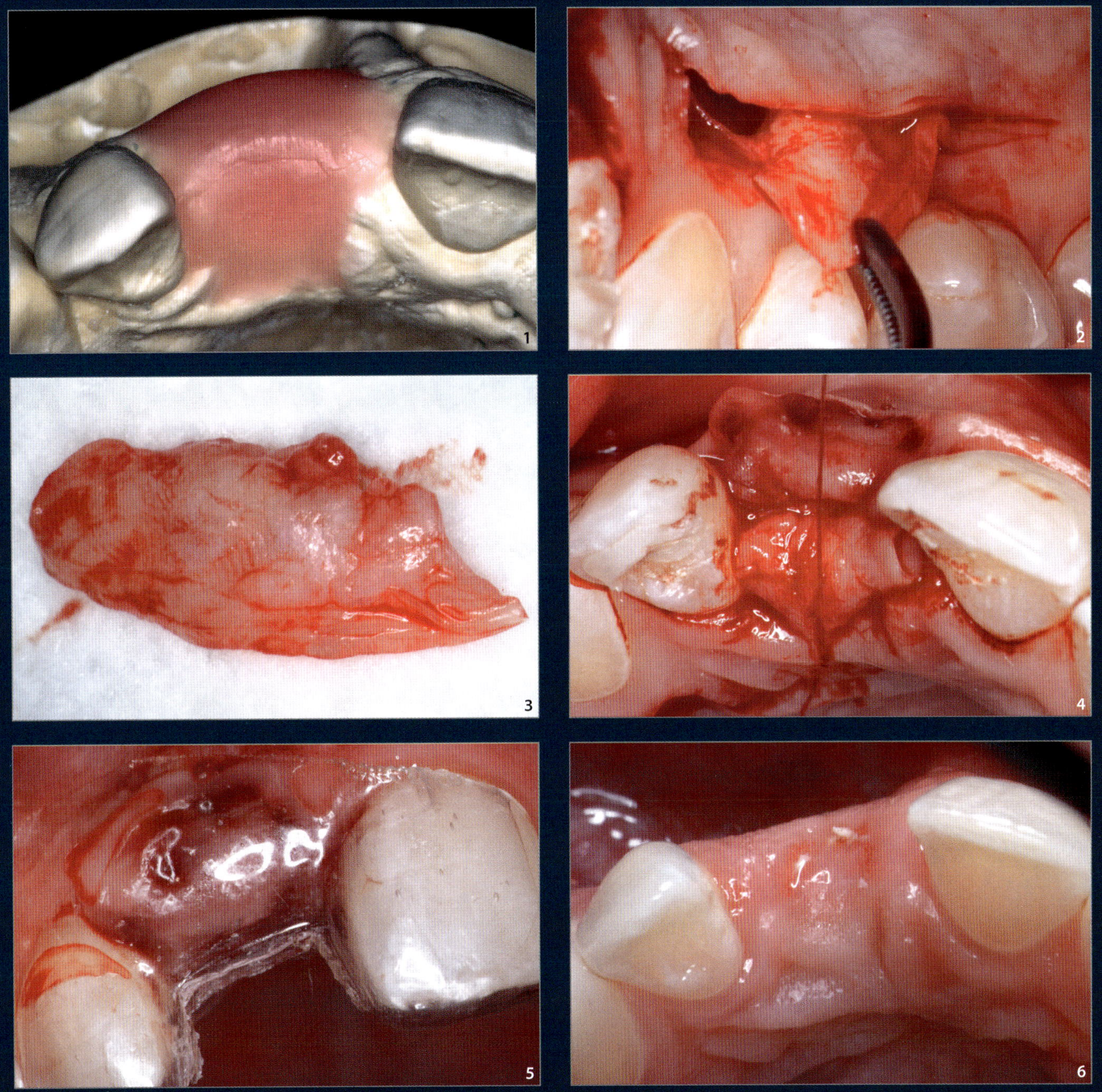

膜龈牙槽嵴增量术

制作软组织诊断蜡型，以确定获得最佳生物学和美学效果所需的颊舌向组织量（图1）。通过锐性分离从腭部获取结缔组织移植物（图2和图3），所需的结缔组织量由预先制备的诊断蜡型颊舌向体积来确定。采用上皮下结缔组织移植术（袋内移植技术）修复牙槽嵴的颊舌向缺损（Ⅰ类[75]或B型[76]缺损）。术中将楔形结缔组织置于手术制备的“囊袋”型龈瓣中，使移植组织周围均有骨膜上血供来源（图4）。利用诊断蜡型的翻模来验证术中是否达到预先设计的形态（图5）。术后回访显示患者术区牙龈形态改善，牙槽嵴颊舌向骨量增加（图6）。

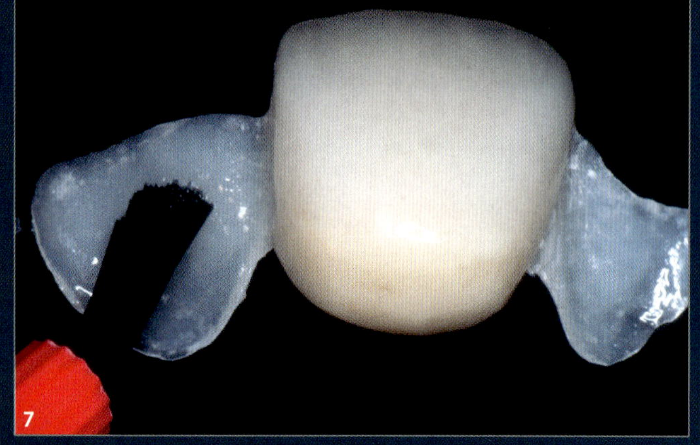

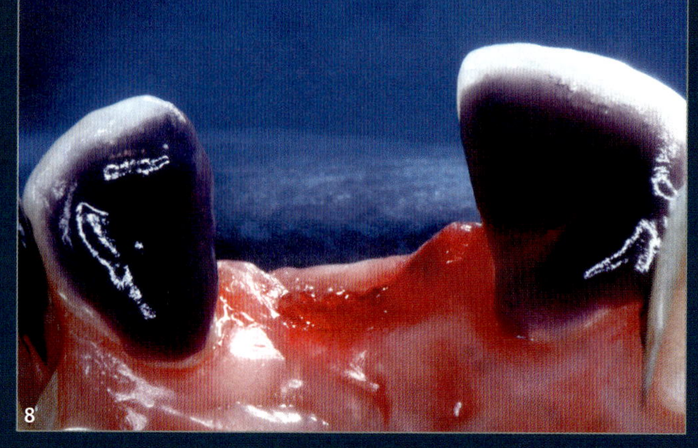

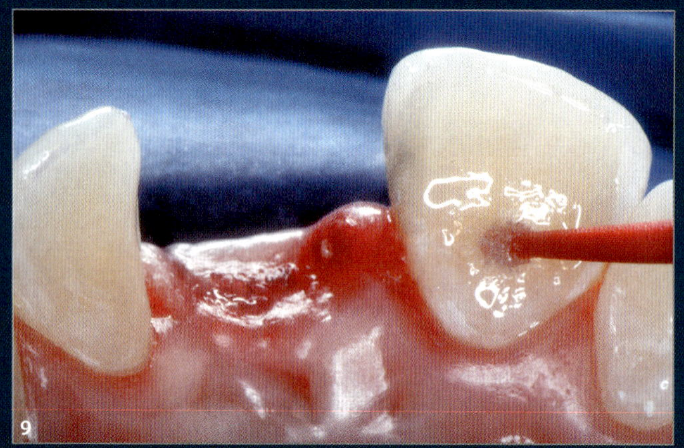

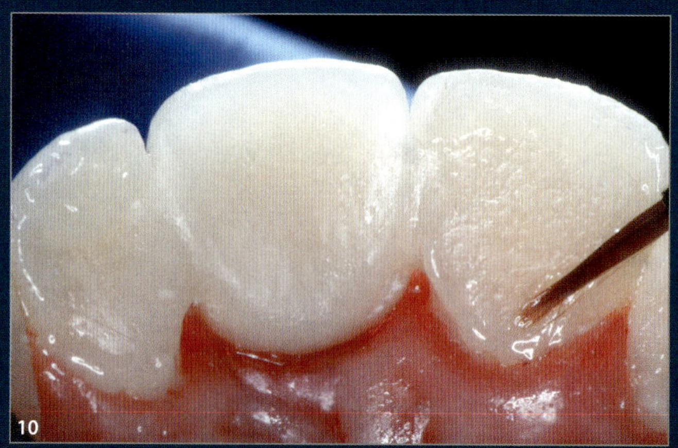

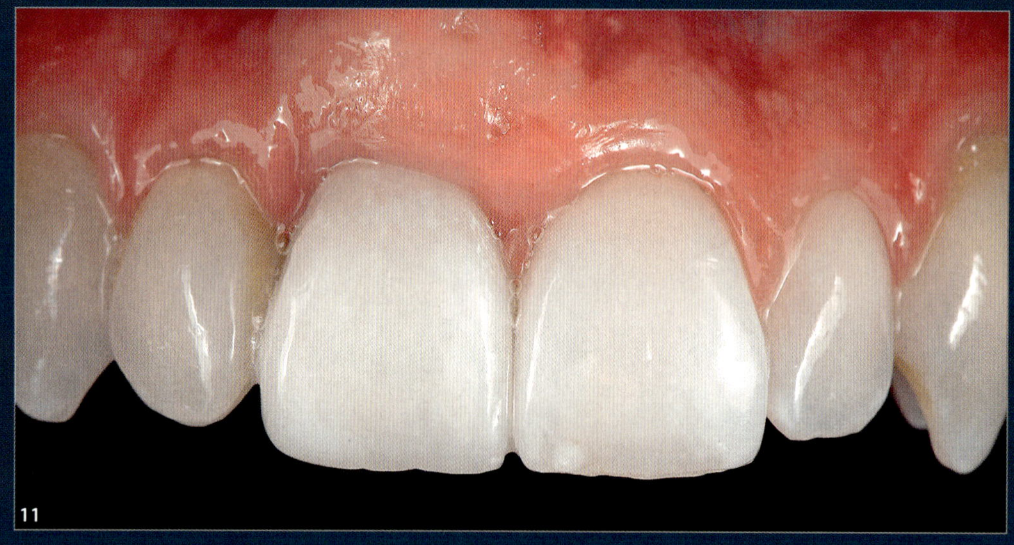

用CoJet Sand（Rocatec/CoJet系统，3M ESPE）喷砂系统对树脂粘接桥两翼的内表面进行微蚀刻处理，而后在其表面涂布硅烷（图7）。用37.5%磷酸酸蚀基牙舌面（Gel Etchant，Kerr），冲洗，吹干（图8），涂粘接剂（All-Bond 3，Bisco），光固化40秒（图9）。在粘接桥两翼内表面涂一薄层树脂粘接剂（Illusion，Bisco），将修复体轻轻就位。应用#000黑色貂毛刷去除多余的树脂粘接剂，并在冠边缘处保留一定量的粘接剂以补偿聚合收缩（图10）。图11显示了位点保存术和牙槽嵴增量术后7年的随访结果。这些临床方法有利于牙周-种植体周围结构的保存、增量和生物整合（本病例的总结见本书第8章“树脂粘接桥的直接制作”）。

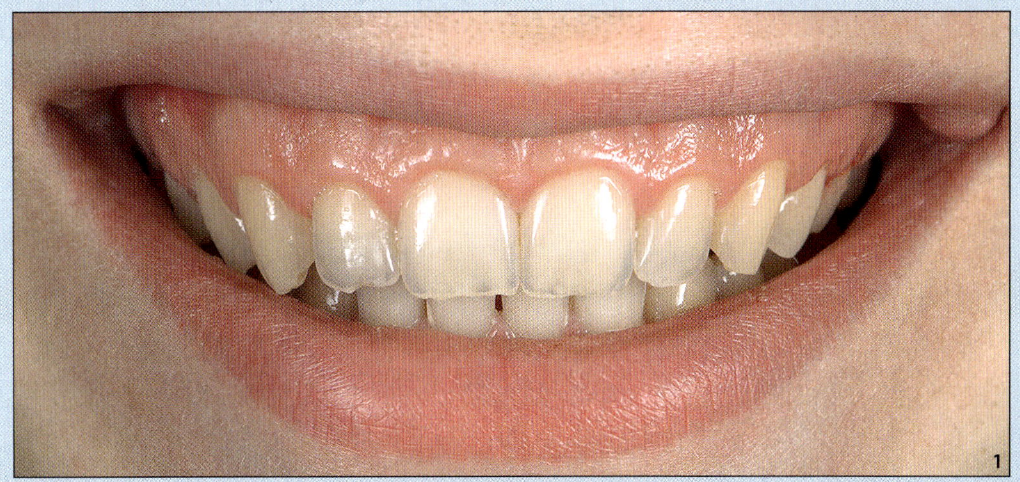

牙冠延长术

常规方法

患者露龈笑，主诉是自觉牙齿过短（图1）。短齿的出现可归因于切牙缺乏暴露和/或牙龈显露过多，称为短齿综合征（short tooth syndrome）。诊断和评价这种状态需要评估患者微笑时露出的牙齿和牙龈的量。露龈笑可归因于骨性异常或牙性异常。当疾病为骨性异常时，应考虑正畸和正颌外科手术方法，而牙性异常则需要软组织和/或骨性矫正。

该患者的牙齿畸形称为被动萌出异常（altered passive eruption），可导致过多的牙龈暴露。被动萌出异常是指龈缘不能向根方退至釉牙骨质界处或附近水平[97-98]，导致一部分解剖学牙冠被软组织所覆盖。被动萌出异常被分为不同的型和亚类[99]。型表示附着的牙龈数量，亚类表示牙槽嵴与釉牙骨质界的关系。Ⅰ型关系通常可见游离龈缘到膜龈联合之间有较宽的牙龈，此时，膜龈联合位于牙槽嵴根方。在Ⅱ型关系中，通常从游离龈到膜龈联合的牙龈宽度正常，膜龈联合靠近或位于釉牙骨质界的冠方。在被动萌出中根据牙槽嵴和釉牙骨质界之间的关系分为两个亚类[99]。A亚类中牙槽嵴和釉牙骨质界之间的距离为正常的2mm，这一距离允许穿通纤维插入牙骨质中。B亚类中牙槽嵴几乎处于釉牙骨质界的水平。在ⅠA型和ⅡA型被动萌出异常中，釉牙骨质界冠方的角化龈宽，可以进行牙龈切除术。对ⅠB型和ⅡB型的治疗则需要进行切除性骨手术，来暴露牙槽嵴冠方3mm的牙体组织。B亚类行牙龈切除术可能会切除大量角化龈，造成附着龈量不足。

另外，在考虑牙周骨手术时必须评估微笑的水平向范围。大多数情况下，为了创造协调的微笑，牙冠延长术应延伸到上颌第一磨牙。牙冠延长术不能只涵盖单颗牙，还应延伸到相邻牙以便与牙龈和骨的形态结构相协调[100]。相邻牙齿的龈缘与轮廓的协调性对于最终的美学效果至关重要[101-102]。

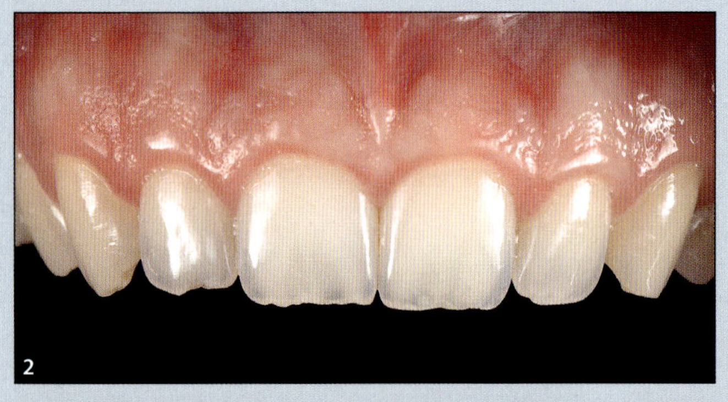
2

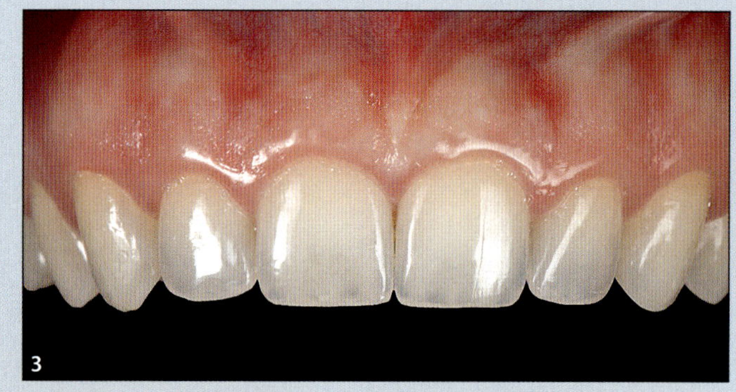
3

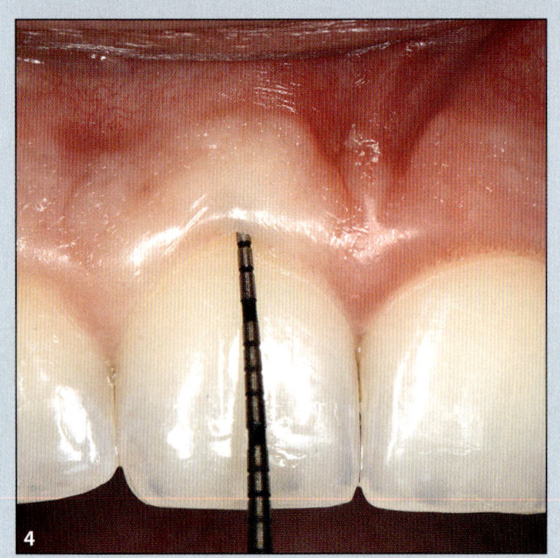
4

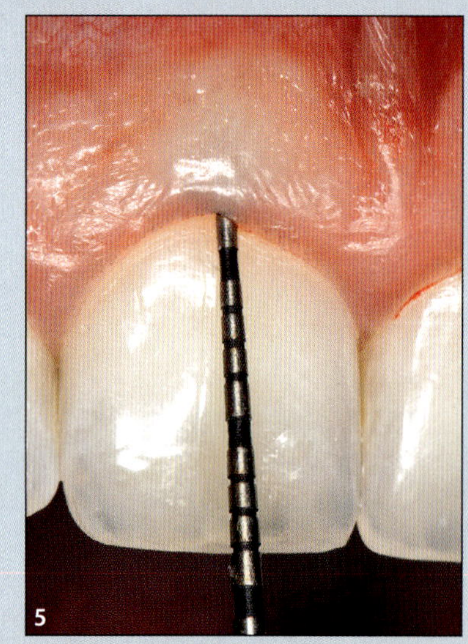
5

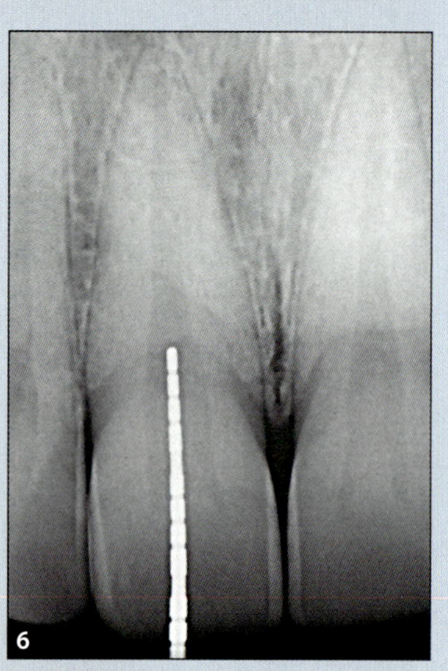
6

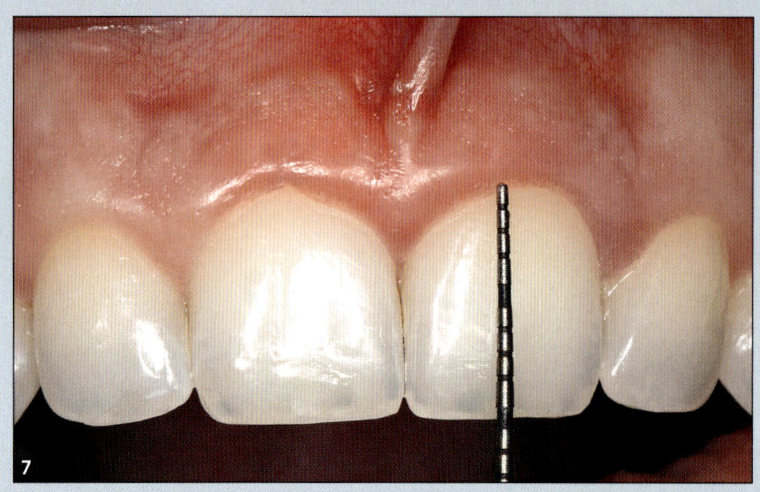
7

经临床评估，术前照片显示患者的牙齿宽长比不佳导致前牙呈现方形外观。前牙比例明显不协调，中切牙没有显示出尺寸优势（图2）。一旦确定需要改变龈缘与牙齿的关系，就需要评估牙周状况。由于必须确定切缘的位置才能准确评估牙冠需要延长的范围，因此应先修整切缘，再进行最终的诊断测量（图3）。局部麻醉后，测量并记录龈沟深度以及龈缘到牙槽嵴顶的距离（图4～图6）。这两个测量值之间的差值为生物学宽度。中切牙的平均长度为10.5～11.5mm，而患者的上颌中切牙在切缘恢复后仅为9mm（图7）。一旦在诊断蜡型上确定了预期游离龈缘新的位置，

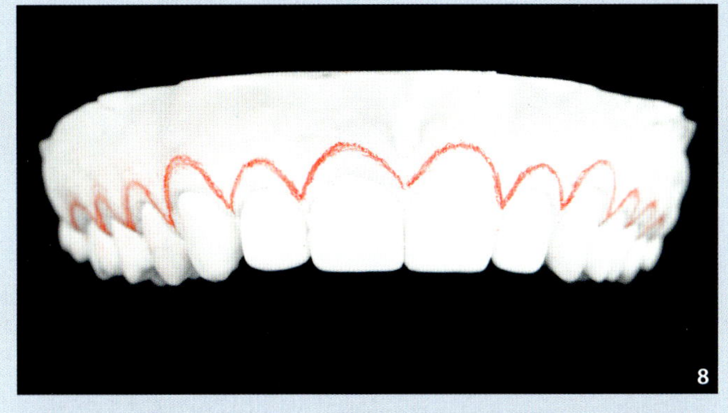
8

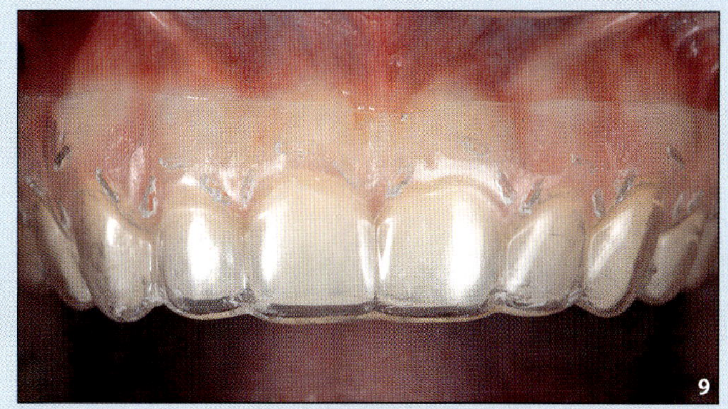
9

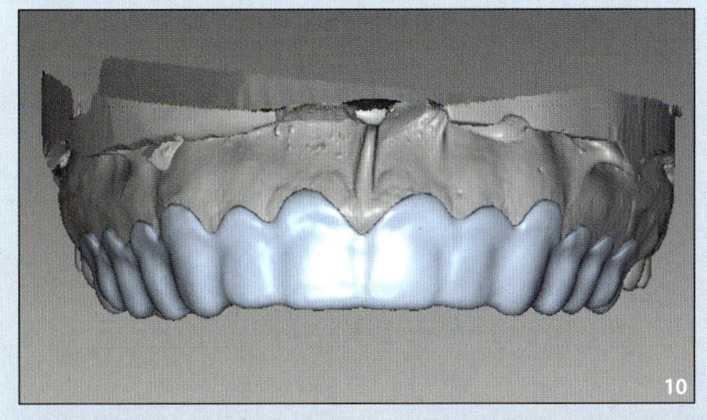
10

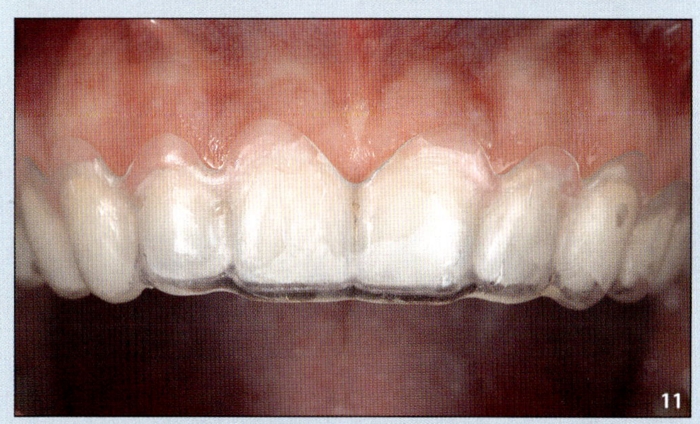
11

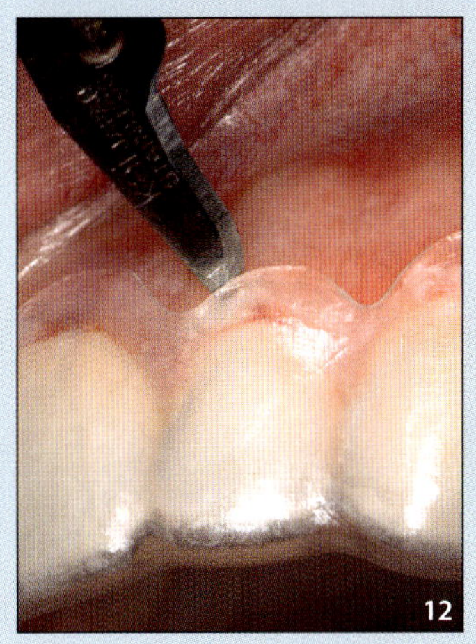
12

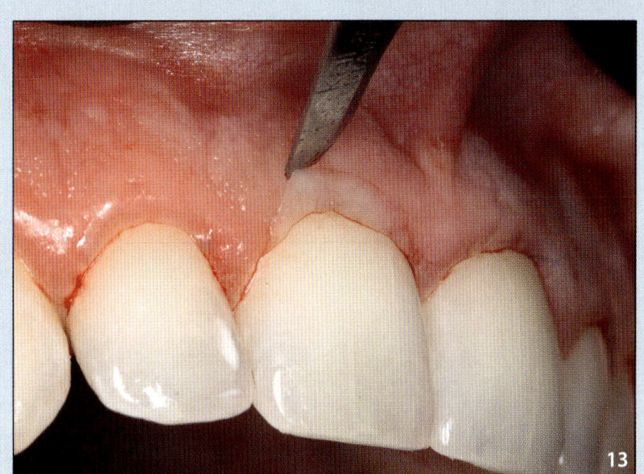
13

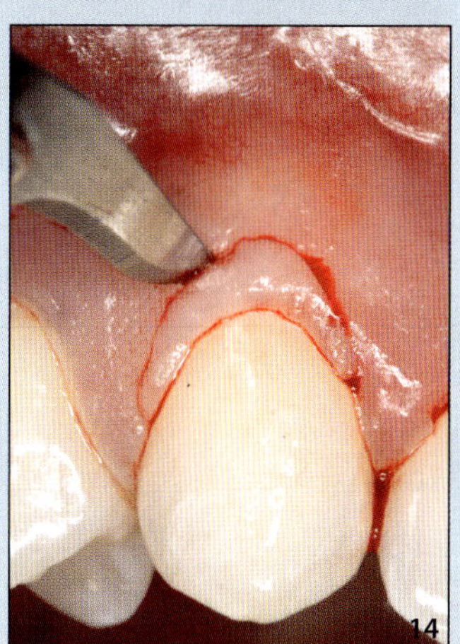
14

就可以制作手术导板。制作手术导板的方法有以下几种：透明塑料导板可用真空压膜手动设计制作，或者使用数字化的计算机辅助设计/计算机辅助制造（CAD/CAM）技术（图8～图11）。

然后，应用手术导板，按照术前计划的牙龈水平进行牙龈切除术（图12）。首先，使用手术刀片（#15c，Hu-Friedy）通过内斜切口从游离龈缘切至牙槽嵴（图13和图14）。随后行沟内松弛切口，然后用手术刮匙将软组织去除（图15和图16）。为了获得自然的美学效果，牙龈应在中线两侧对称。

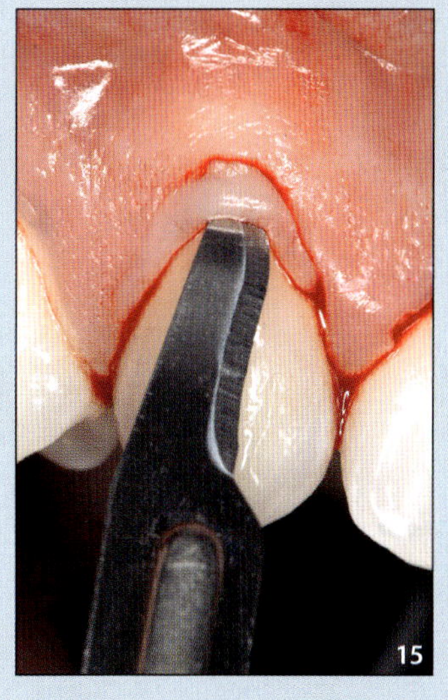
15

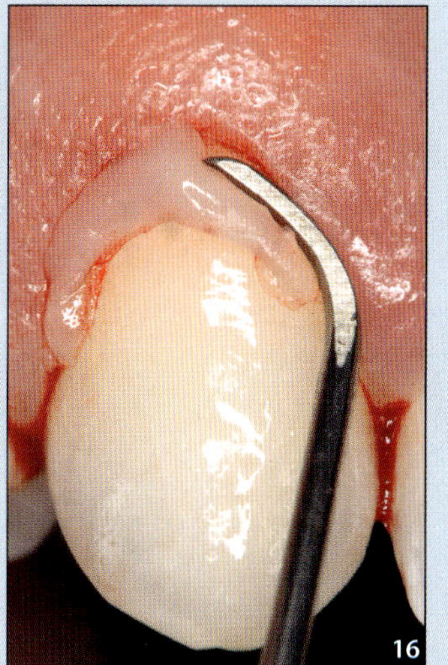
16

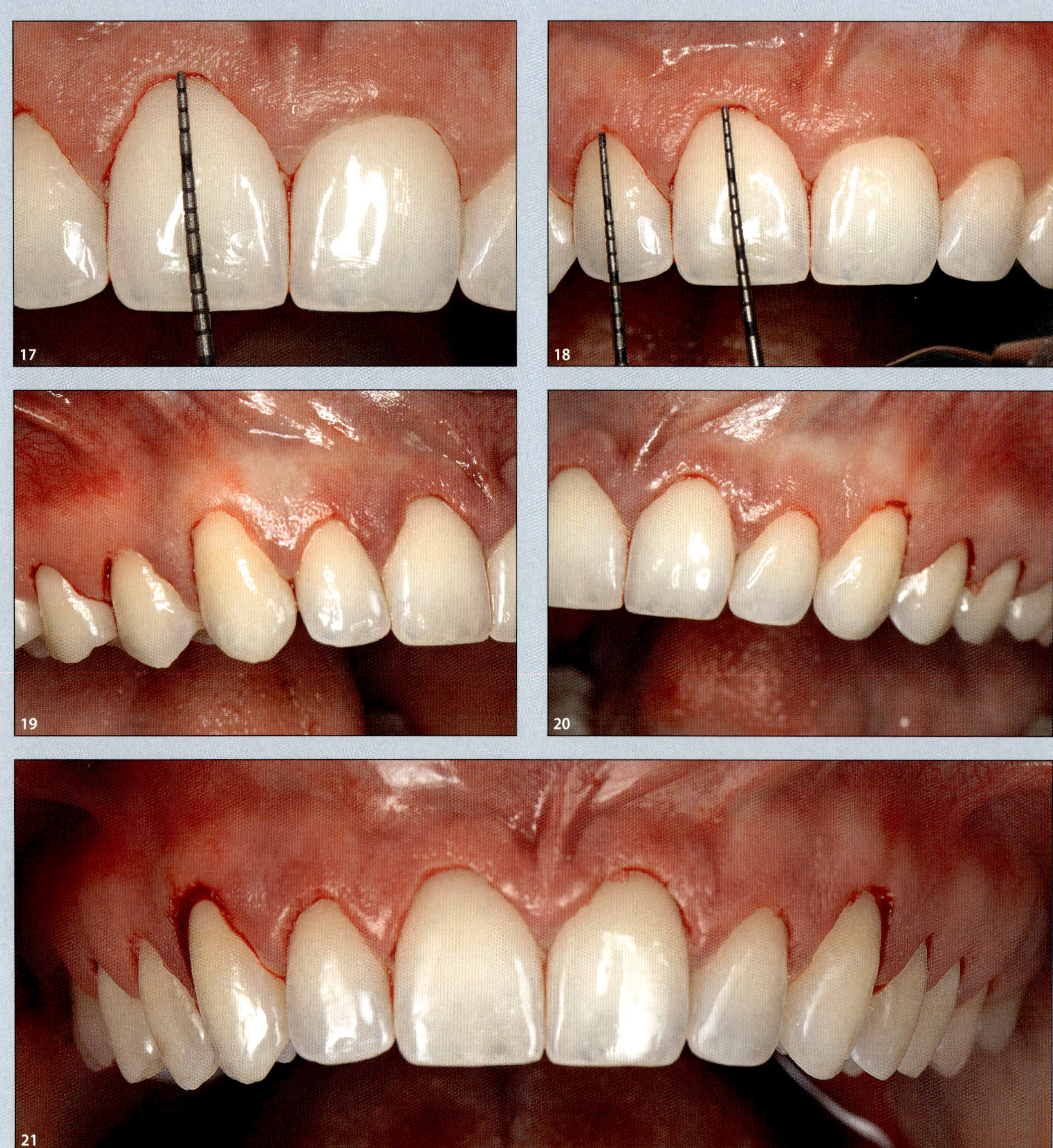

上颌中切牙和尖牙的龈缘应在同一高度，而侧切牙的龈缘应在牙龈美学线（gingival aesthetic line，GAL，即中切牙与尖牙龈缘顶点之间的假想线）冠方约1mm。中切牙与尖牙的龈缘顶点应在其牙长轴的远端，而侧切牙的龈缘顶点应基本在长轴上（图17～图21）。

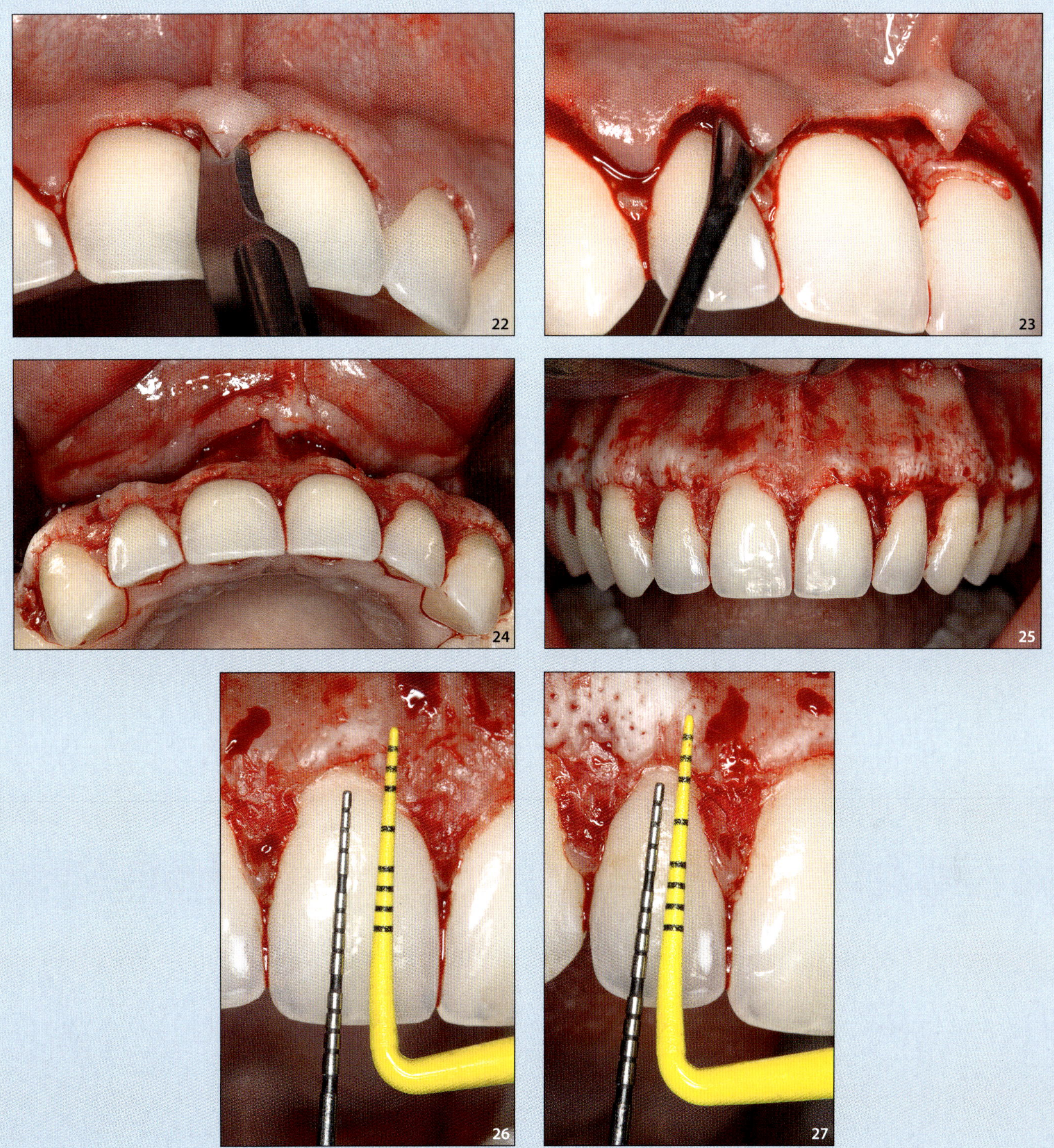

采用沟内切口，用骨膜分离器翻起全厚瓣，保留牙槽嵴上方的牙龈组织（图22和图23）。因为要保持龈乳头的位置不变，故在龈乳头区应翻半厚瓣，釉牙骨质界处翻全厚瓣以暴露牙槽嵴顶。图24和图25显示了翻瓣后的牙槽骨外观。注意龈下冠边缘的位置，以及唇侧骨板的厚度和不规则的形态。牙周探针指示要切除的骨组织量，以适应生物学宽度和龈沟的空间（图26和图27）。

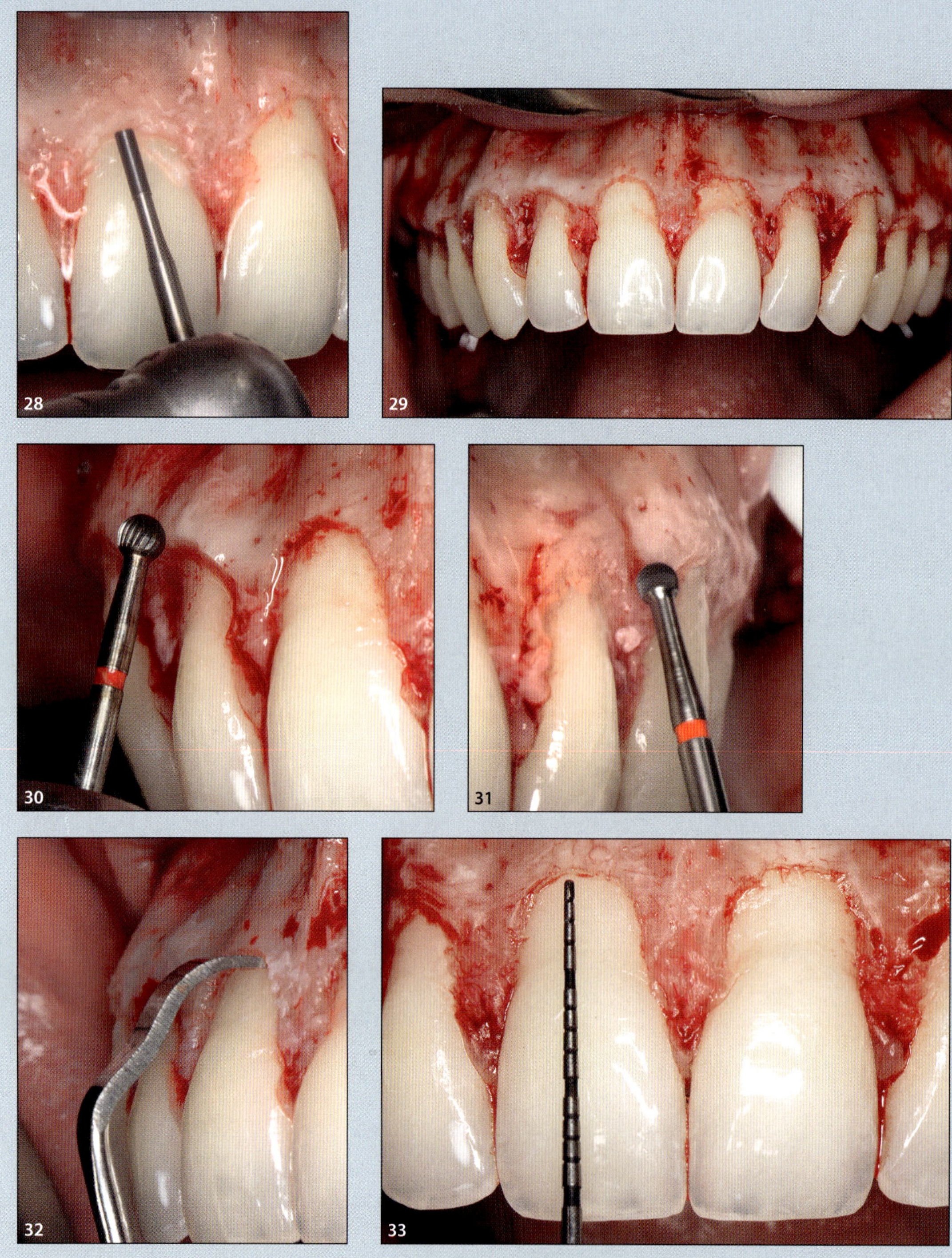

首先使用末端切割的手术钻针来进行骨切除术并形成理想的抛物线外形（图28和图29）。为了改善牙龈中1/3的外观形态，使用#6手术球钻进行骨切除并勾勒出骨轮廓（图30和图31）。注意要检查骨和牙根面交界处不规则的台阶，要将其修整平滑成45°（图32）。如图33所示，上颌前牙牙冠长度以扇形延伸了3mm。图34和图35展示了完成修整后的骨弓轮廓。用6-0的聚丙烯缝线（Hu-Friedy）采用间断的垂直褥式缝合技术，将龈瓣重新定位和缝合（图36～图38）。图39和图40为术后1周的口内情况。

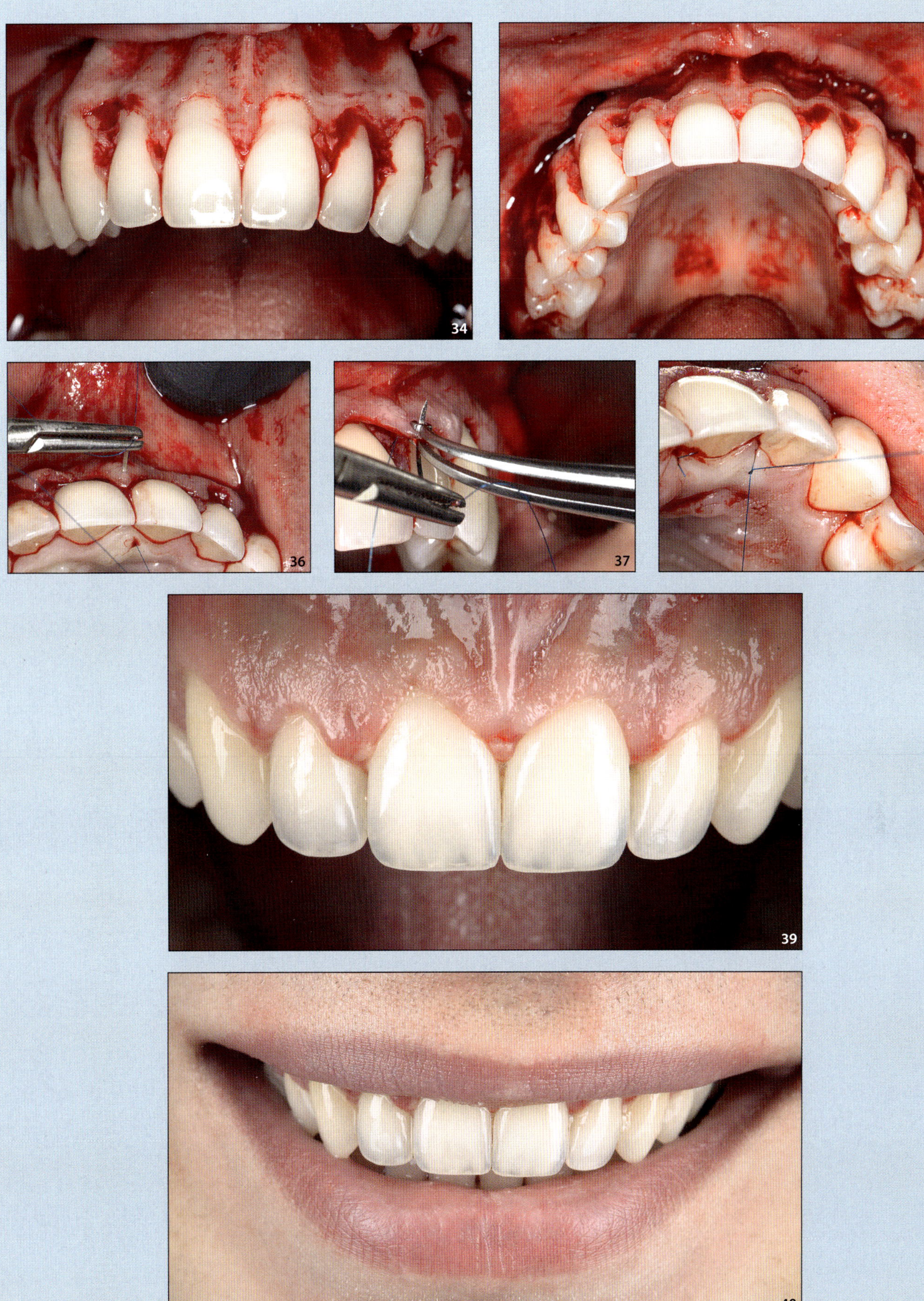

Periodontal surgery courtesy of Wesam Salha, DDS, MSD.

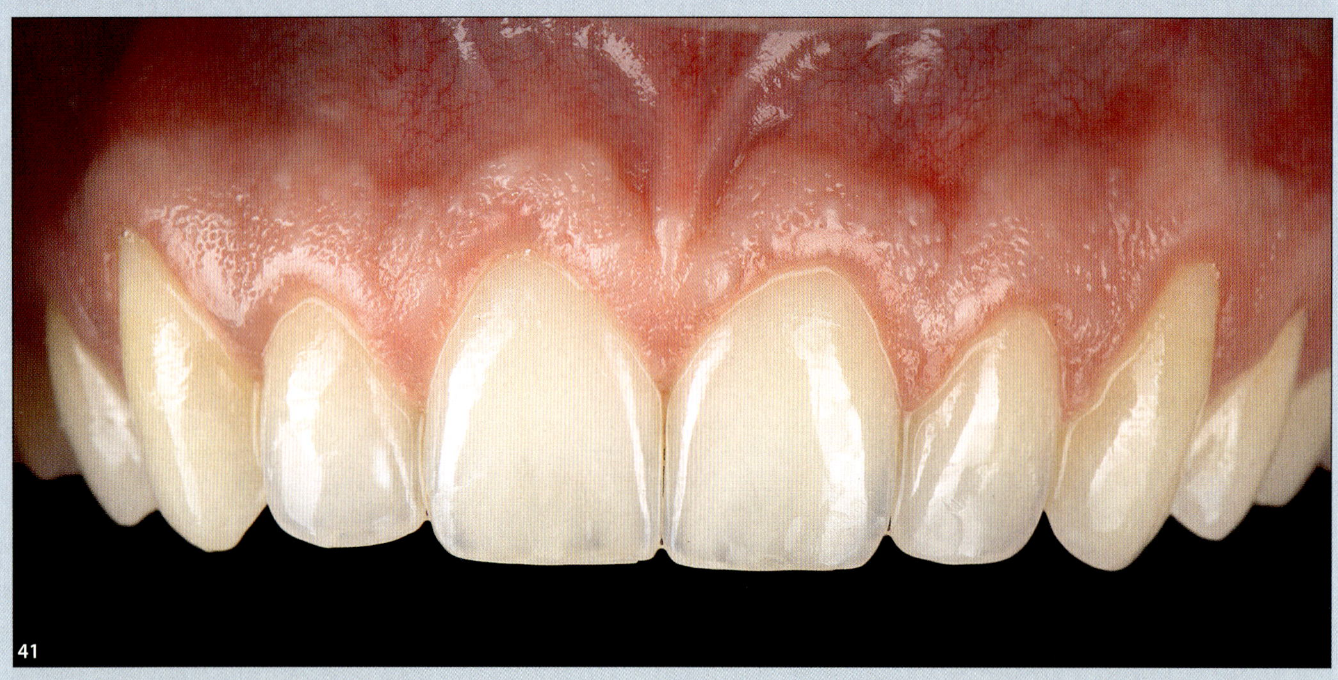

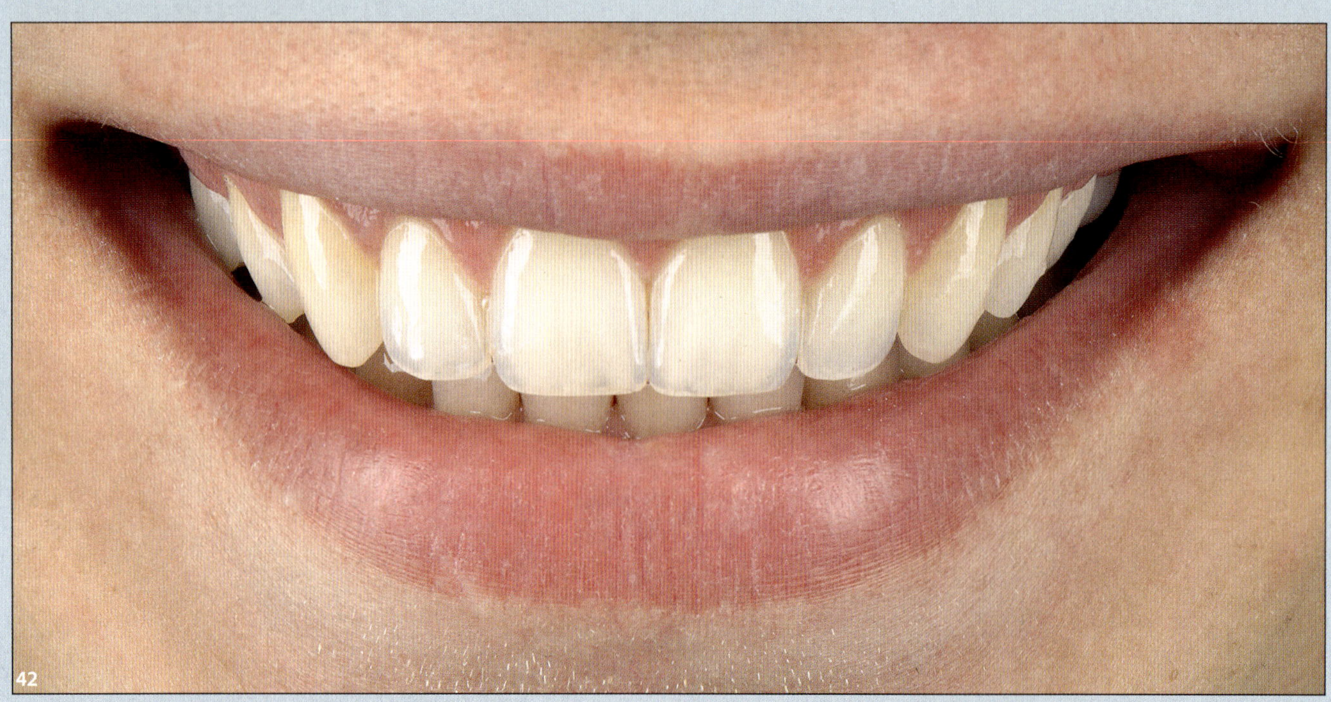

术后4个月的口内照显示，牙齿和牙龈美学得到改善（图41～图43）。评估牙周状态可见，牙周探诊深度正常，口腔卫生良好。软组织移向根方，龈缘位于釉牙骨质界处并有足够的角化龈，膜龈联合也位于牙槽嵴的根方。

关于牙冠延长术后龈缘位置的长期稳定性，多项研究表明，龈缘位置在术后1年内可发生轻度的冠向移位[31,104-107]，在随后的几年中则保持稳定[107-109]。

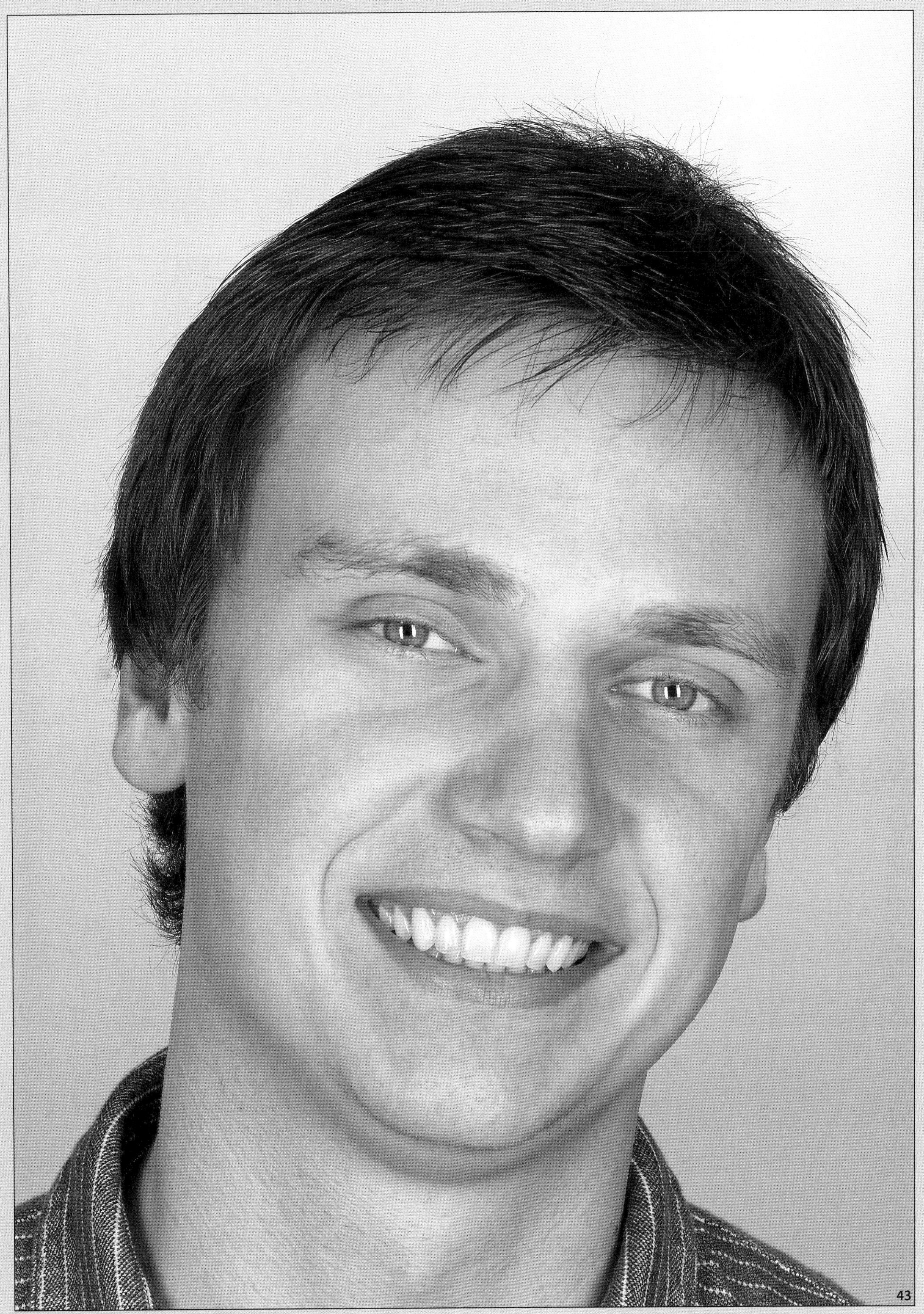
43

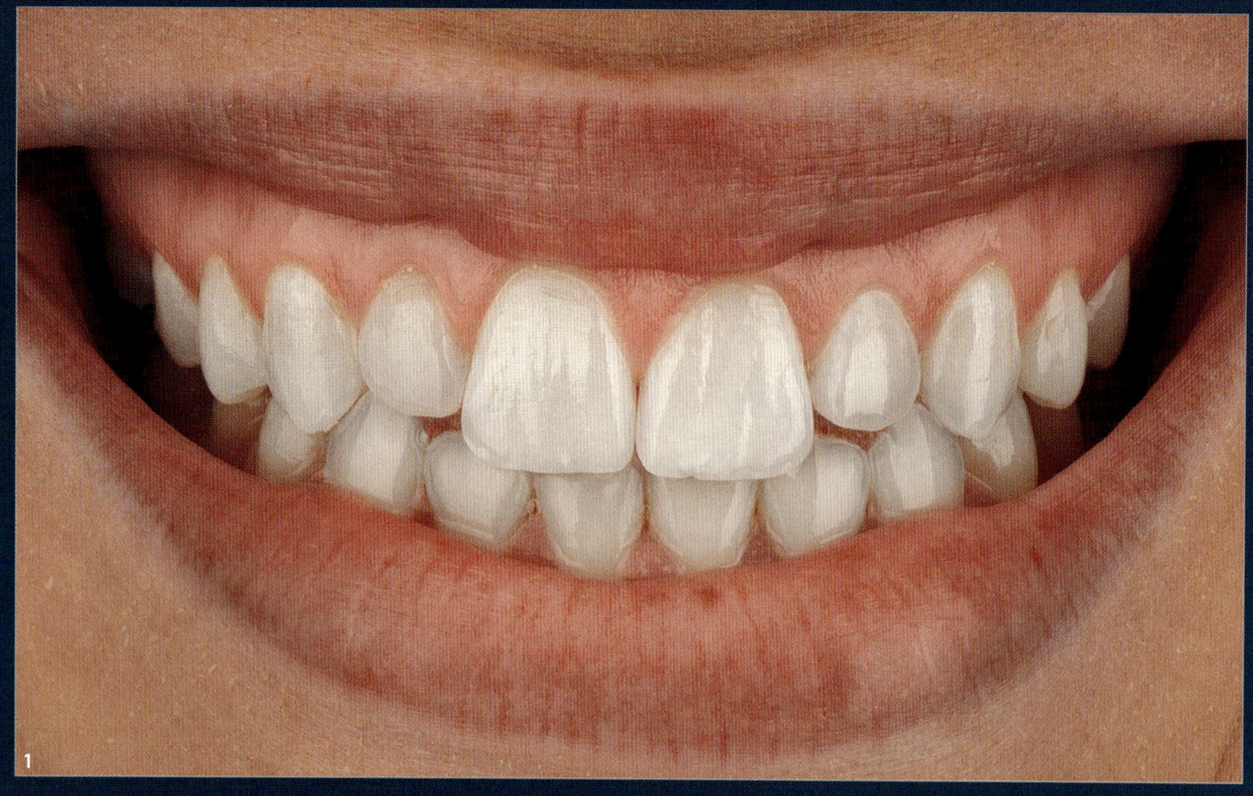

使用外科导板的牙冠延长术

图1显示患者术前牙齿形态不对称、牙龈过度暴露。使用术前诊断模型对上颌前牙和前磨牙进行牙齿长度分析（图2）。在模型上制作的诊断蜡型对重建新的龈牙交界关系非常重要（图3）。这些关系包括切缘位置功能、唇位置、牙齿长度、宽度与轮廓，以及功能性咬合参数。一旦通过诊断蜡型确定了预期的游离龈缘新位置，就可以制作透明的塑料手术导板（图4和图5）。用牙周探针穿过透明塑料导板上特定的孔，以刺穿软组织进行标记（图6~图8）。软组织上这些明确的标记使新建立的牙龈轮廓清晰可见。应用Boley量规在口内

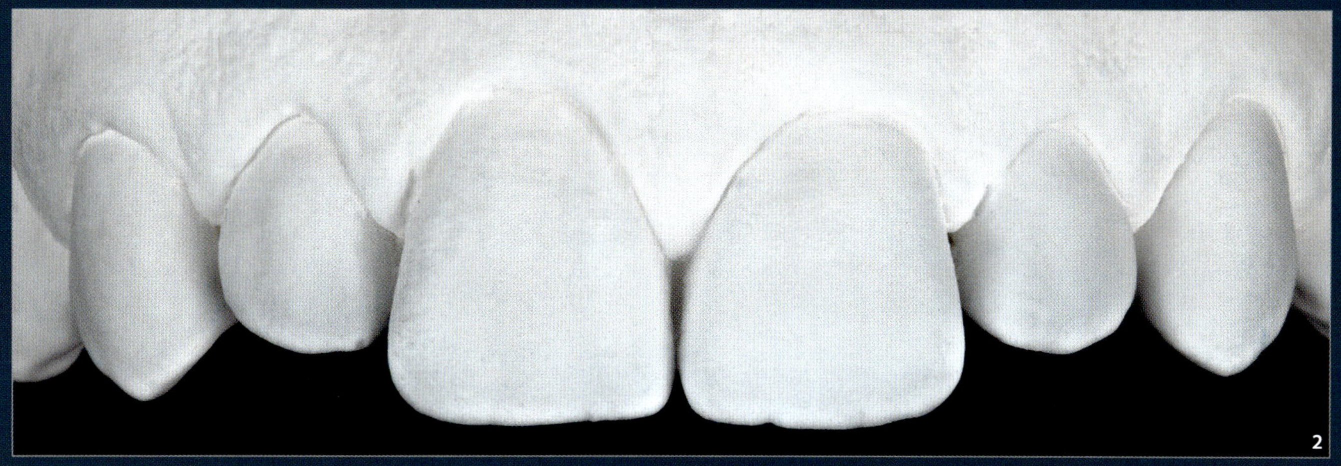
2

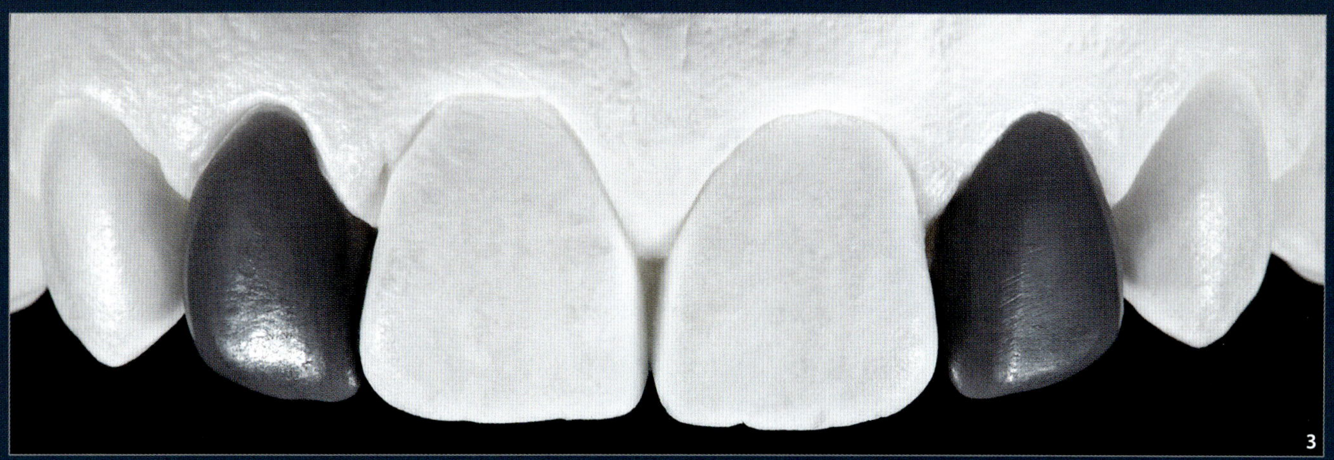
3

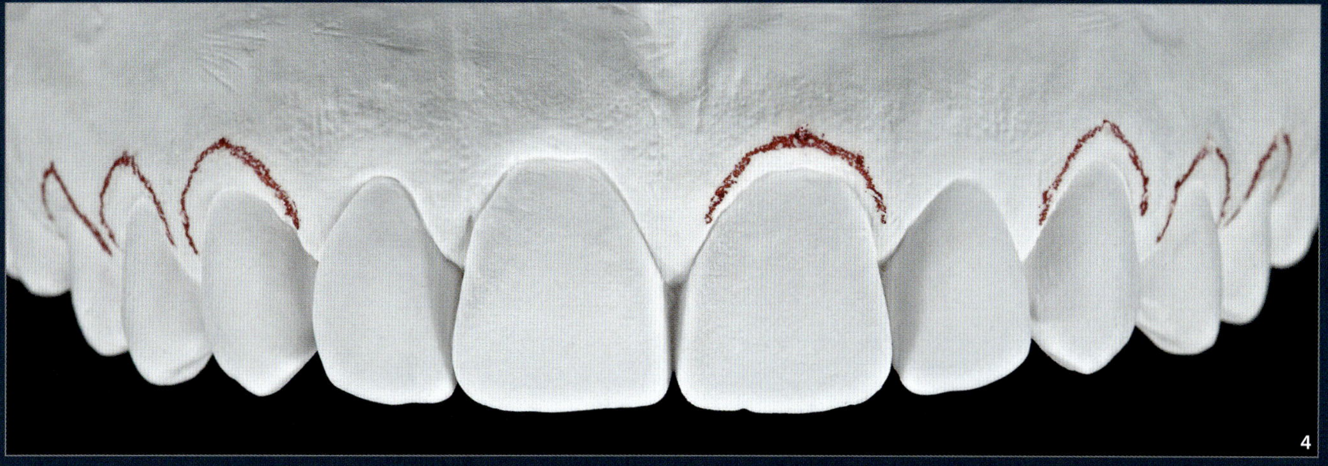
4

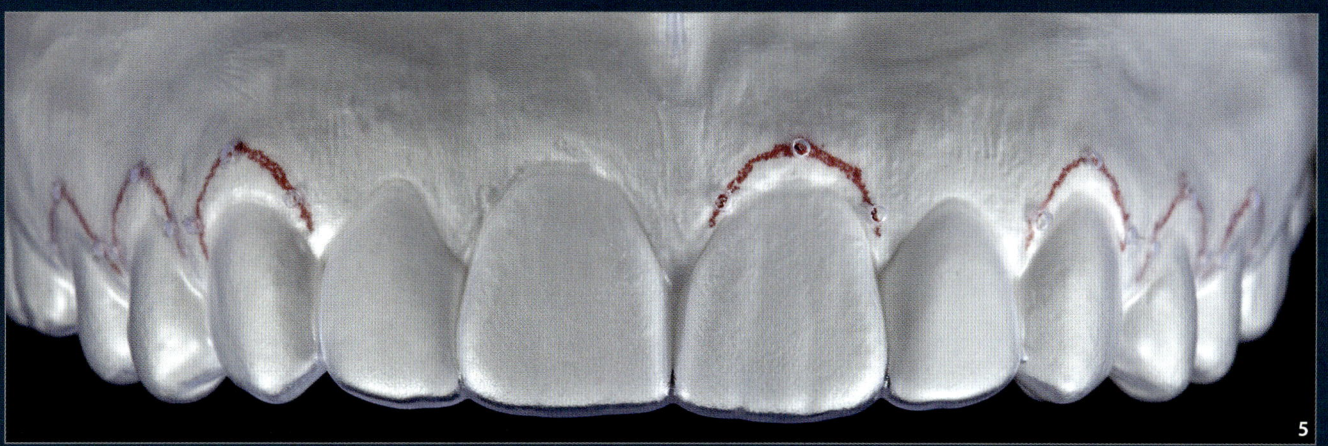
5

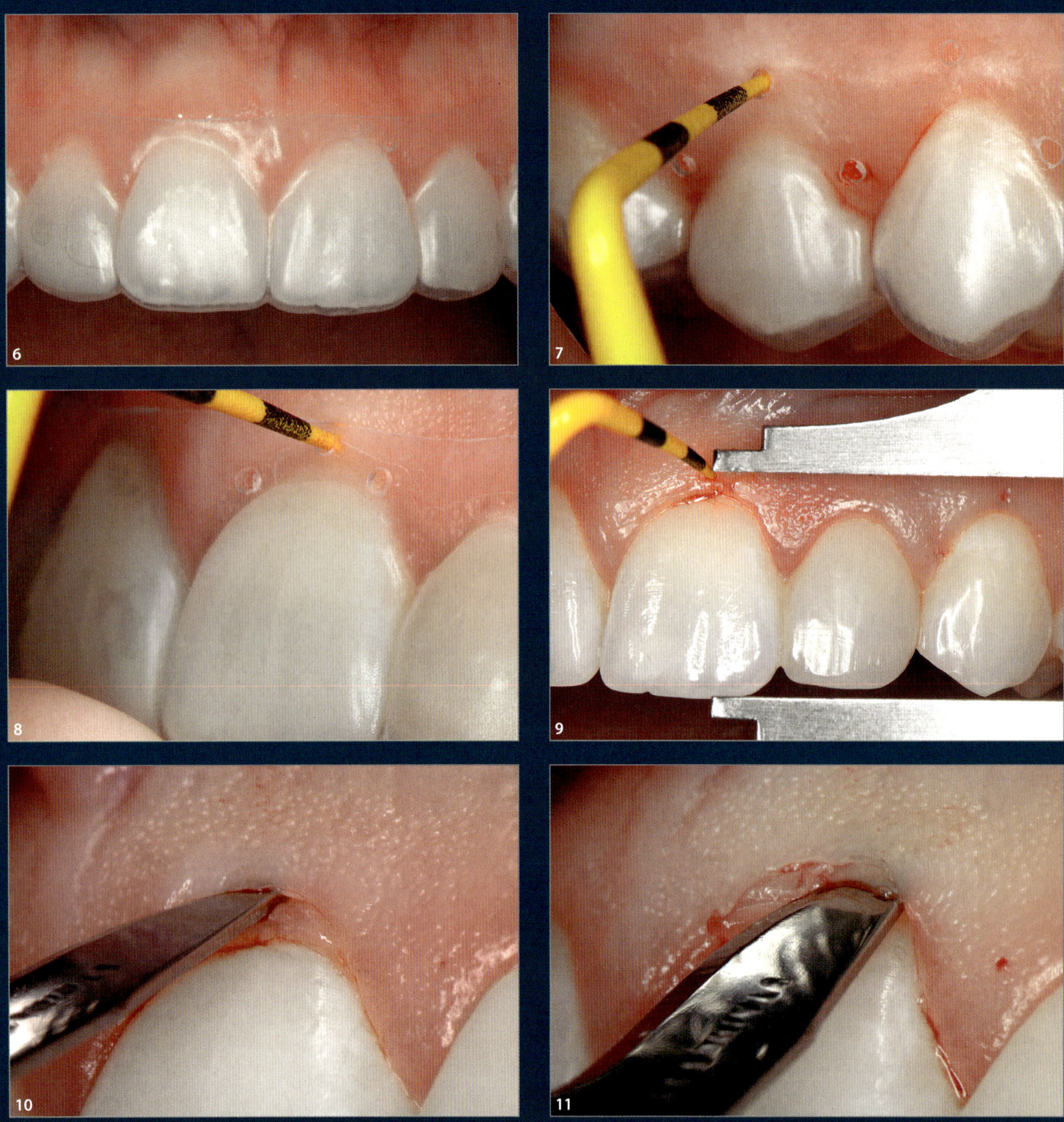

验证预先确定的测量值（图9）。使用手术刀片（#15C BD Bard-Parker，BD Medical）采用内斜切口从游离龈缘切至牙槽嵴顶（图10）。使用眼科显微手术刀（AMK 6731-K crescent-shaped Microknife，Assi）和手术刀片（#15C BD Bard-Parker）进行沟内松解切口，同时沿牙龈缘轻柔地过渡到邻面乳头位置，从而保持龈乳头的完整性（图11）。使用手术刮匙从21上去除软组织（图12和图13）。对上颌右侧象限进行相同的手术（图14～图18）。使用手术剪（S14 surgical scissor，Hu-Friedy）将每个龈乳头修整出刃状边缘（图19）。图20和图21为术后2周的口内情况，在组织成熟的早期阶段可见已形成了新的牙龈轮廓。用最新制作并验证的诊断蜡型来制作新的临时修复体。患者术后微笑照可见牙齿比例和

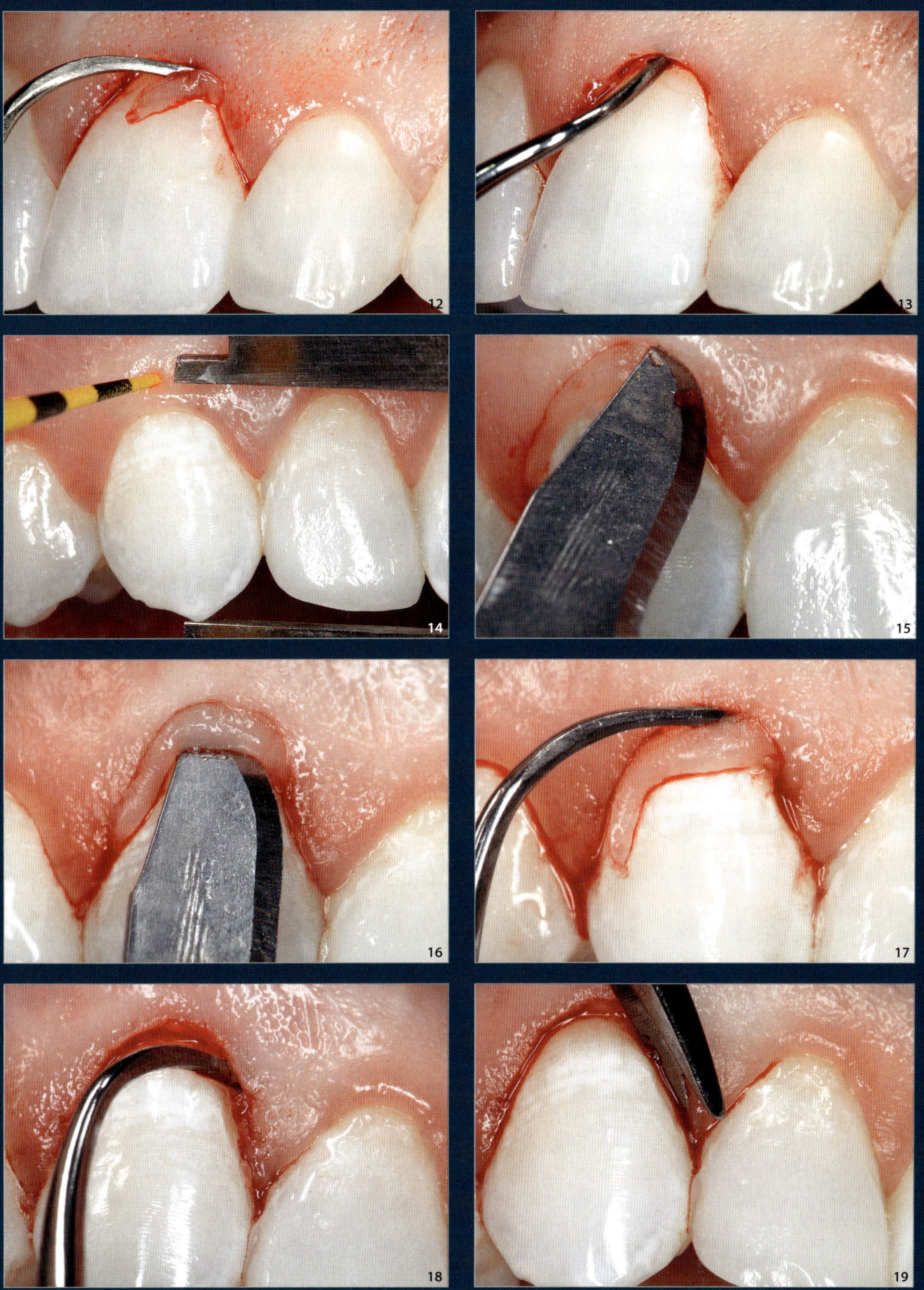
12
13
14
15
16
17
18
19

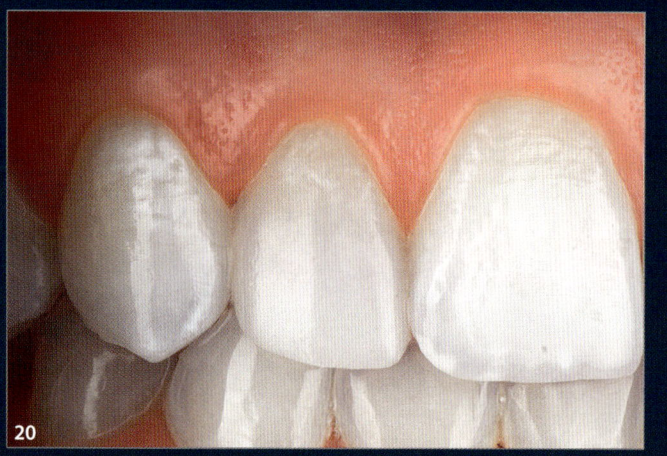
20

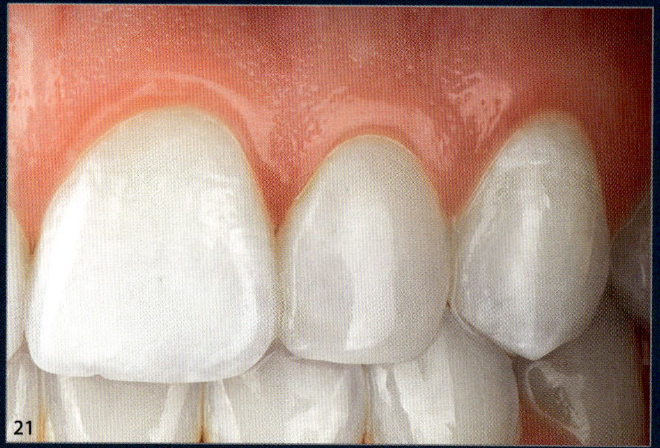
21

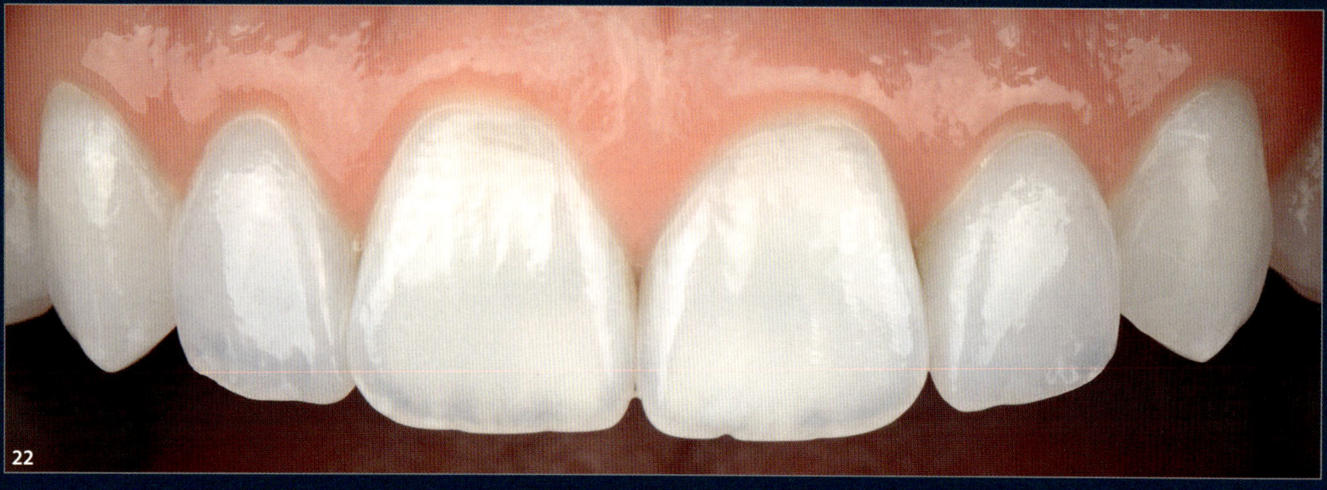
22

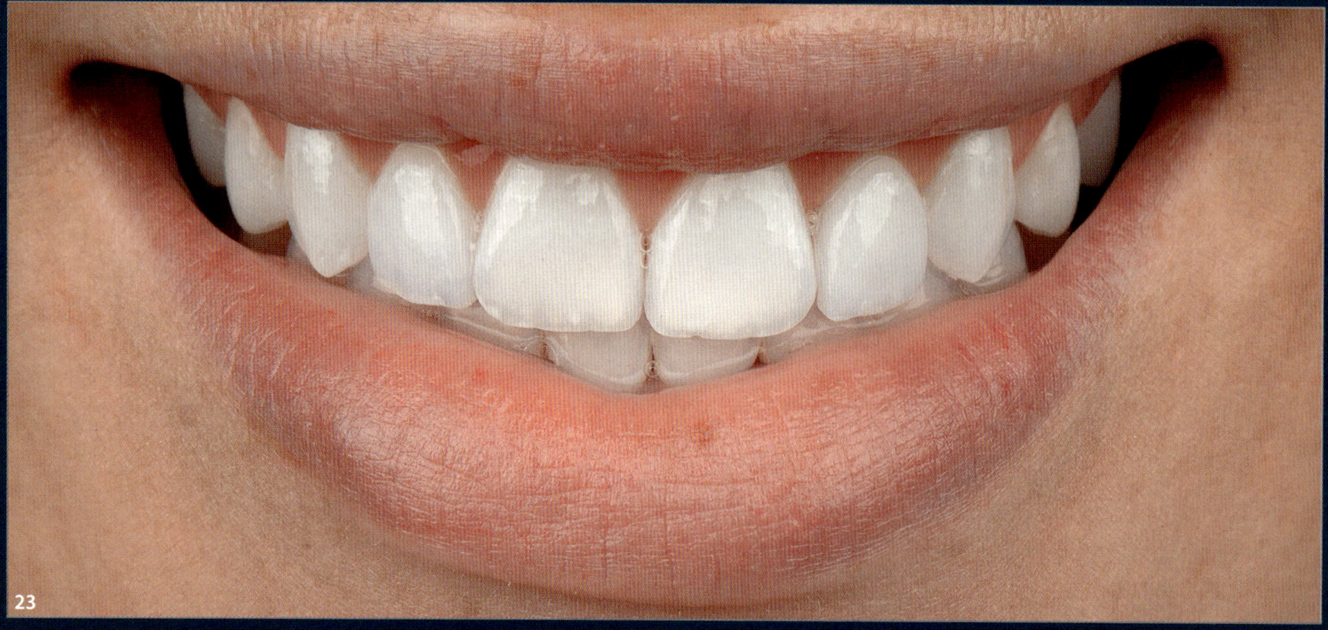
23

牙龈形态与上唇非常协调。红白美学共同构建了和谐平衡的微笑（图22和图23）。

Laboratory work and dentistry courtesy of Mark L. Stankewitz, DDS, CDT, and surgery courtesy of Susana B. Paoloski, DDS.

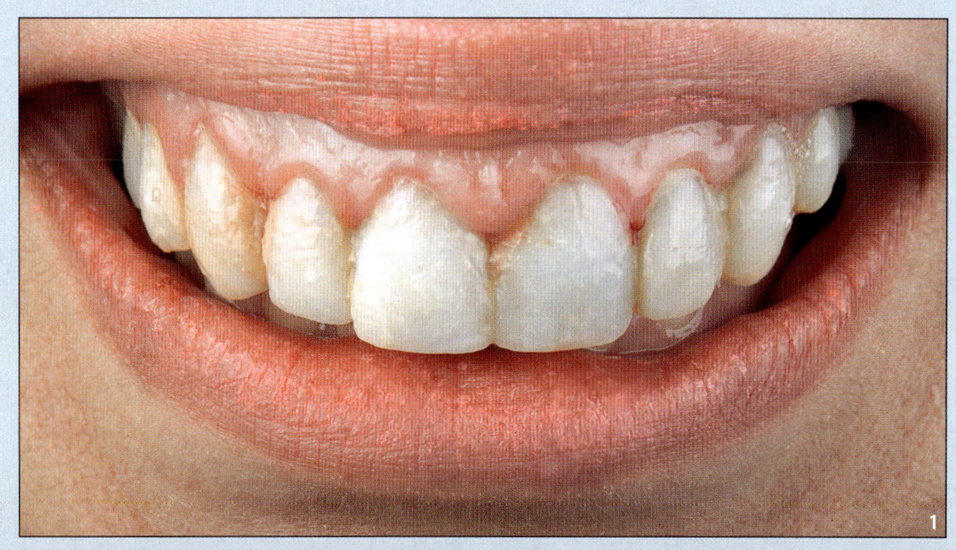
1

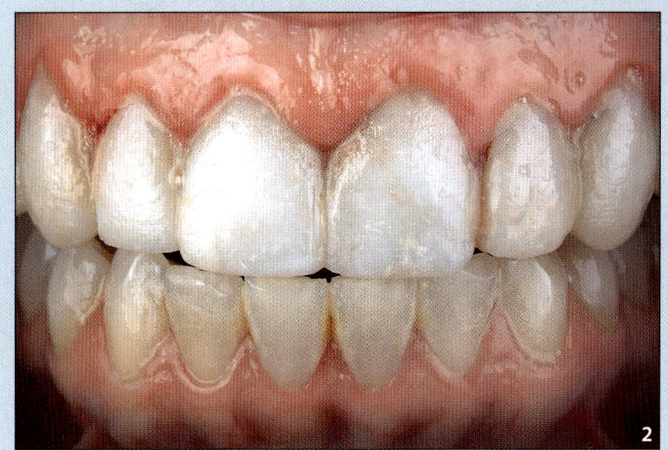
2

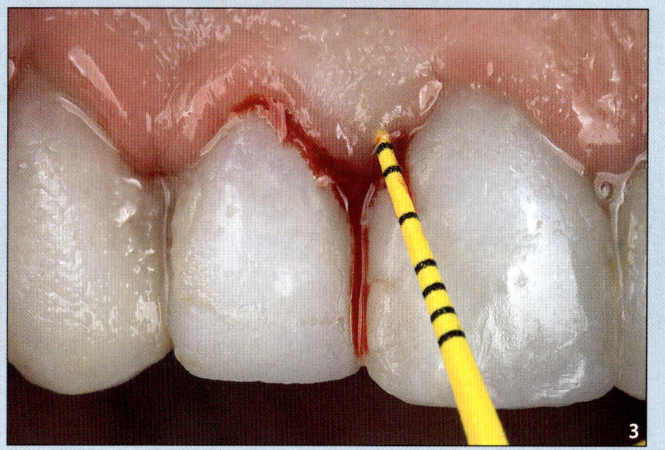
3

改善露龈笑

组合技术

患者在上颌前牙及前磨牙进行了美学修复后前来就诊（图1和图2）。临床检查结果显示修复参数（生物材料的选择、粘接及技术）之间的相互关系不协调[110]。这可能导致形成间隙、微渗漏、染色、敏感、龋齿以及修复体的部分或完全脱落，最终可能引起临床治疗失败[110]。牙周评估显示修复体周围存在探诊出血和严重的炎症，患者的全口卫生状况较差（图3）。修复界面处边缘不密合，修复材料超出界面且就位不全，随之导致微渗漏。此外，修复体的解剖形态不佳。根据评估直接及间接修复的临床标准[111-113]，评估和诊断每个修复体，记录结果为临床不可接受，具有再修复潜在需求（图4~图6）。临床评估后，使用解剖刀片（#12 BD Bard-Parker，BD Medical）去除超出界面的多余复合树脂。使用牙龈保护器（8A，Hu-Friedy）将牙龈组织推开，应用锥形精修金刚砂车针（DET Series，Brasseler USA）对牙体-复合树脂材料界面进行精修（图7和图8）。图9为对复合树脂修复体进行轮廓修整后的即刻效果。

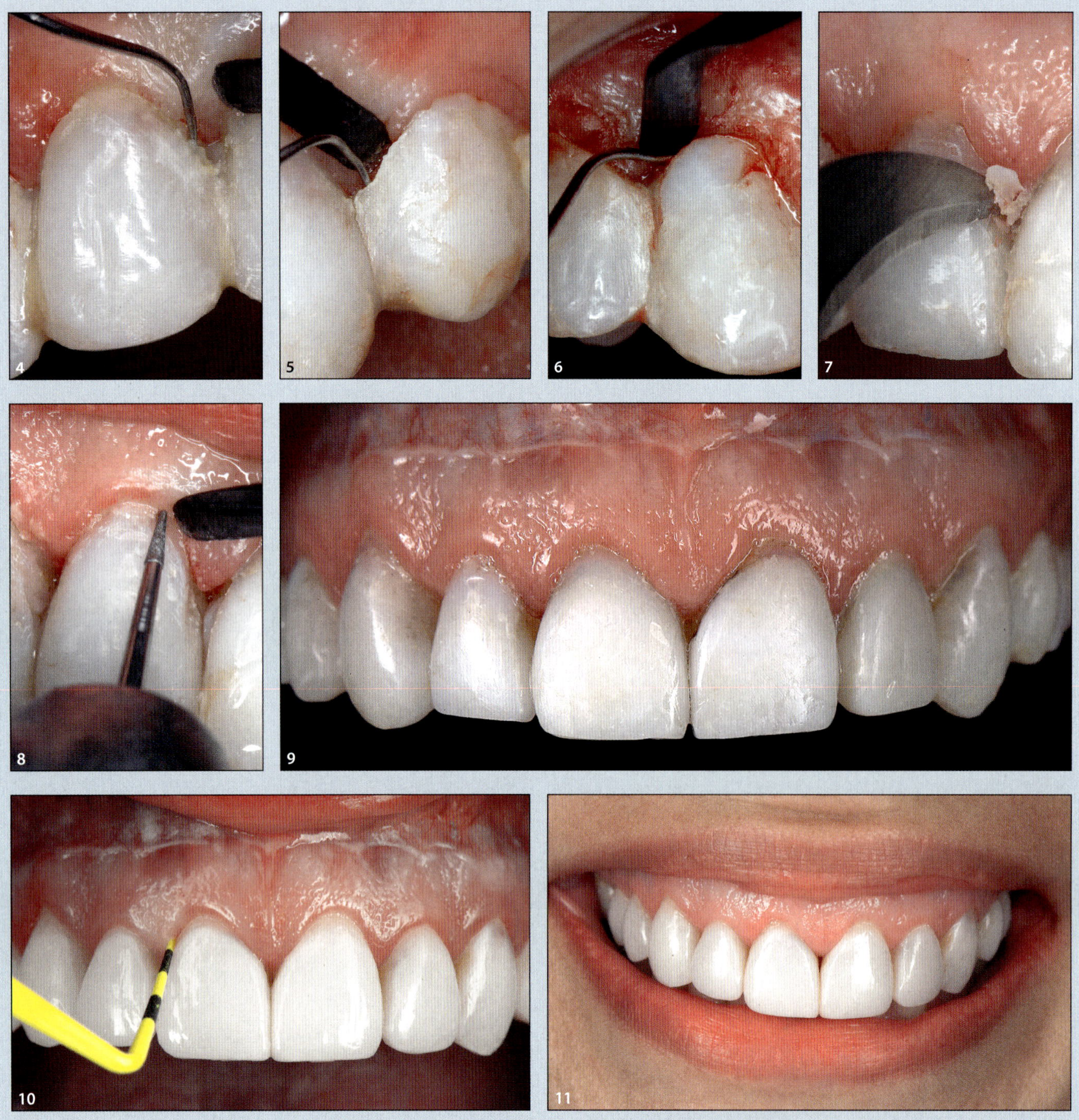

软组织恢复3个月后，牙周评估显示探诊无出血、牙周组织健康稳定（图10）。患者介意自己的露龈笑，对患者的切缘位置、唇部位置、牙齿长度宽度与轮廓以及功能性咬合参数进行的分析表明，其切缘位置不合适（图11）。使用8刃针形精修车针（ET Series，Brasseler USA）将现有复合树脂修复体的切端磨短1mm（图12～图15）。注意切缘长度减少后改善了牙齿的美学轮廓。上颌前牙的切缘顺应了下唇的轮廓，因此微笑时不会碰到下唇（图16）。

由于上唇短且活动度大，治疗计划选择联合临床牙冠延长术和唇再定位术以纠正过多的牙龈显露。对包括正颌外科手术在内的其他治疗选项进行了回顾并与患者讨论，由于显著的

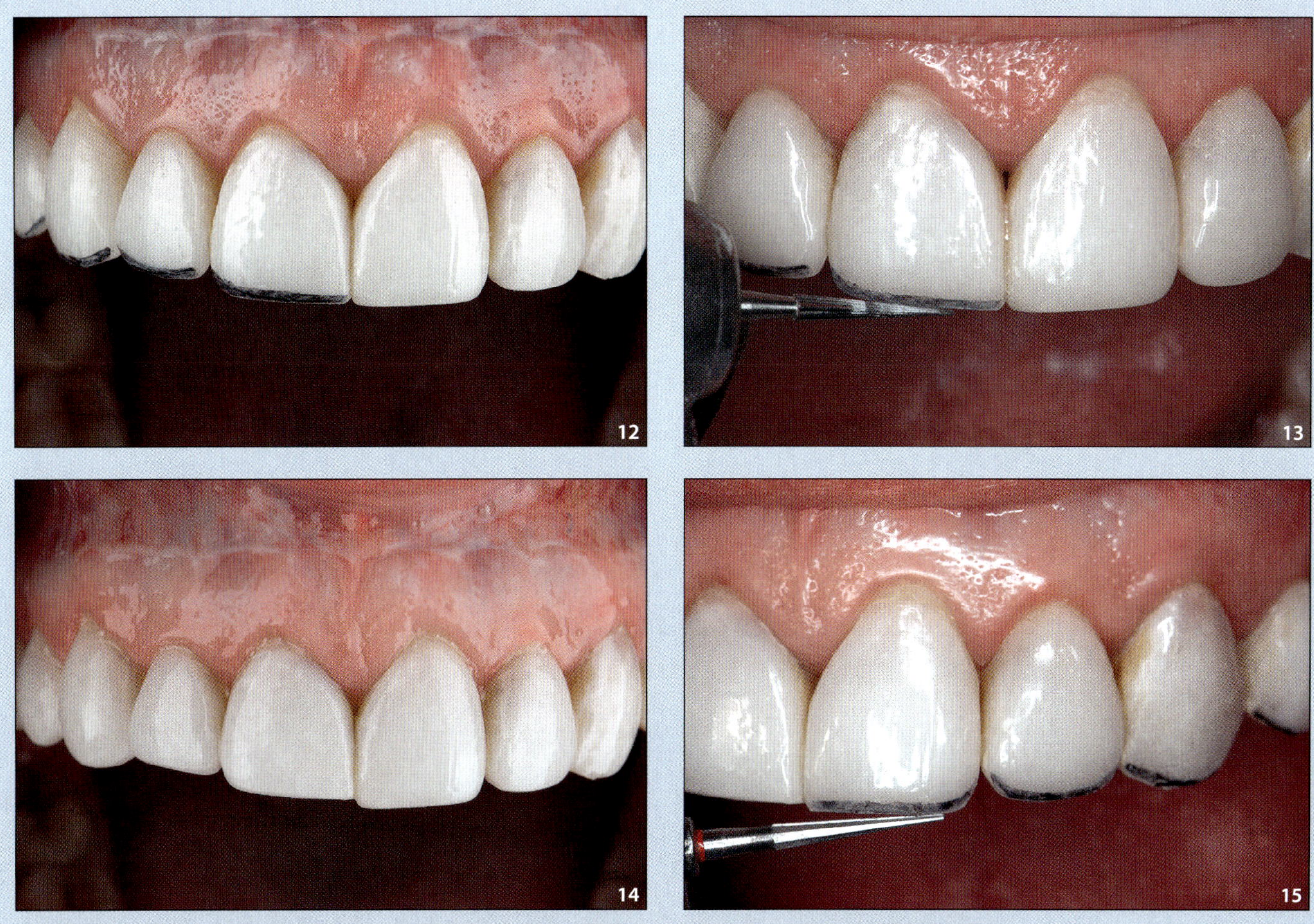

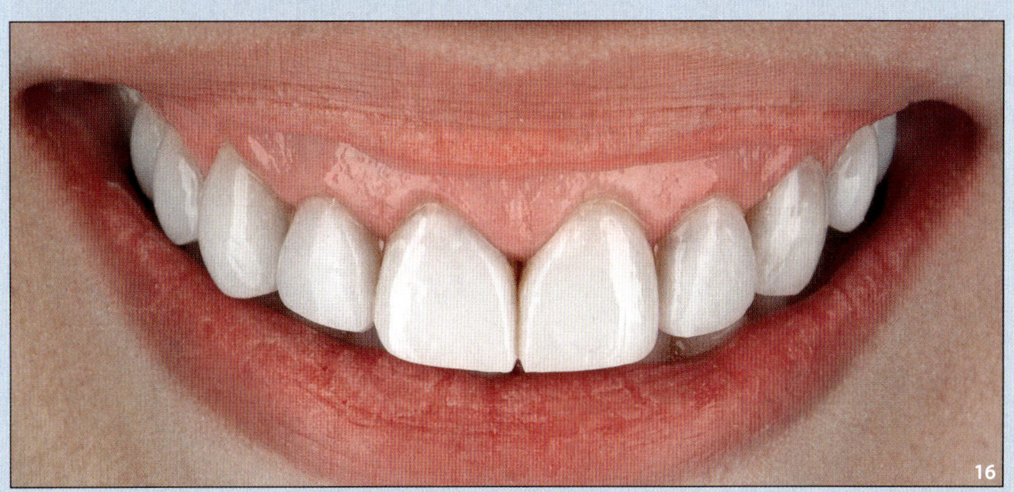

并发症及住院要求，患者拒绝了正颌外科手术。微笑时牙龈过度暴露与多种因素有关，包括牙龈增生、被动萌出异常[114-115]、前牙区牙性和骨性前突、上颌骨垂直发育过度[115-116]、上唇活动过度、短上唇或者这些因素的结合[117-121]。目前已报道了多种治疗上唇活动过度的技术，包括与隆鼻术相关的唇部加长术[122-123]、唇肌分离术[123-124]、肉毒杆菌毒素注射[123,125]、肌切开术和部分切除术[123,126-127]以及唇再定位术。

Rubenstein和Kostianovsky [123,128]最初将唇再定位术描述为整形外科手术，随后Rosenblatt和Simon将其改良并作为牙周整形外科手术引入牙科领域[114,123]。此手术程序包括限制上微笑肌群（颧小肌、口角提肌、口轮匝肌、上唇提肌）的收缩，使前庭区变窄、肌

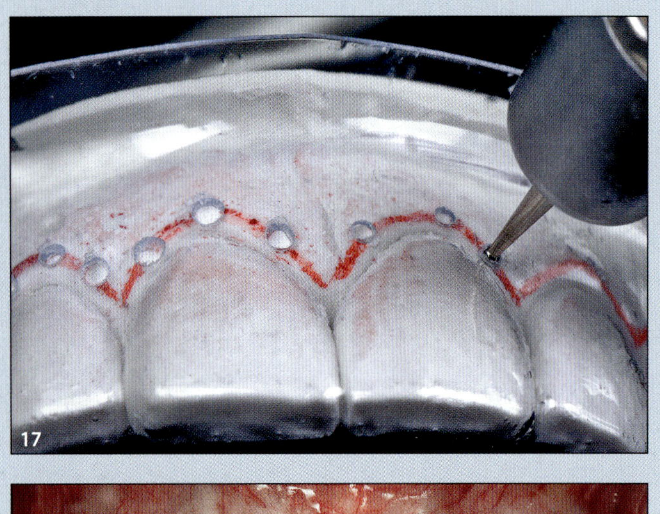
17

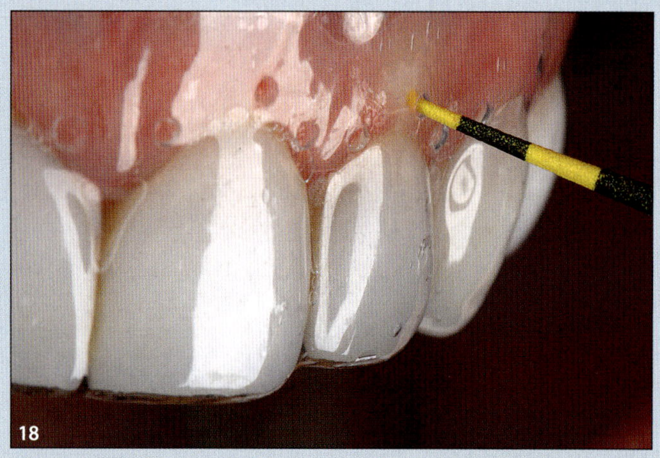
18

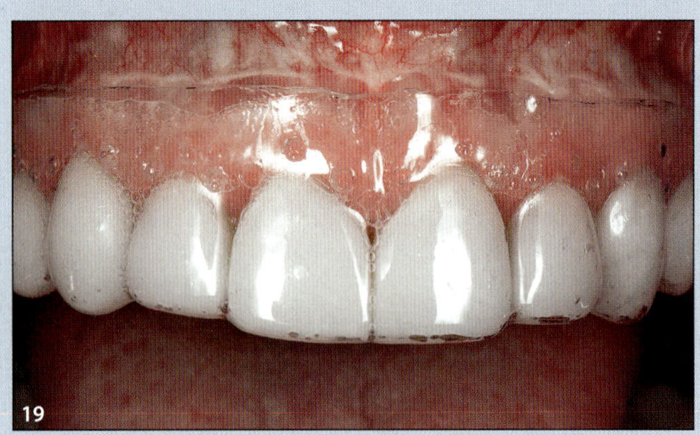
19

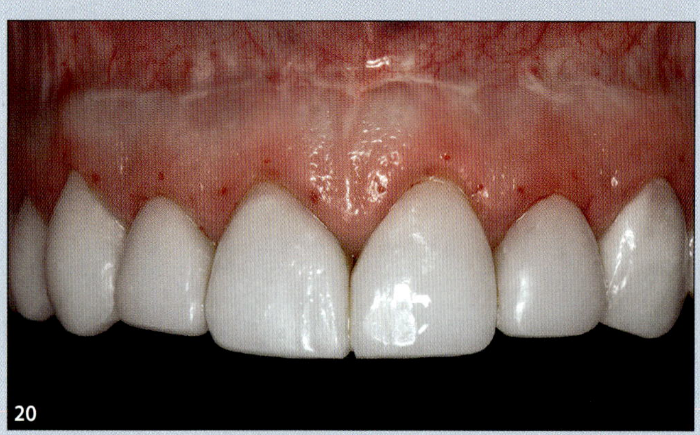
20

肉拉动受限，进而减少了微笑时出现的牙龈暴露[114,129]。该治疗需要在上颌颊部前庭区取一条黏膜带，并将唇黏膜缝合至膜龈联合处[119]。唇再定位术的禁忌证包括上颌前牙区附着龈宽度不足和上颌垂直发育过度的严重骨畸形[129]。附着龈宽度不足的患者，其龈瓣定位、固定和缝合比较困难[114,130]，而重度骨畸形和重度上颌垂直发育过度的患者最好进行正颌手术治疗[5,122,129,131]。大量病例研究表明，唇再定位术可显著减少牙龈暴露，Silva等报道术后2.5年患者的满意度仍很高[123,132]。唇再定位术可能提供了另一种治疗牙龈过度暴露的方法，但仍需大量的长期随访研究来提供科学依据，从而论证这种治疗方式的长期稳定性和有效性[115,119,130-131]。

一旦确定了患者正确的切缘位置，就可在诊断石膏模型上确定预期的游离龈缘新位置。制作透明塑料导板，用小球钻在透明塑料导板上新建立的牙龈轮廓处打孔（图17）。导板要放在上颌牙弓上，用牙周探针经过定位孔给软组织穿刺（图18和图19）。这些标记使软组织上新建立的牙龈轮廓清晰明显（图20）。使用Boley量规在口内对预先确定的测量值进行确认。首先，用显微刀片（MIM64，Hu-Friedy）和手术刀片（#15C BD Bard-Parker）从游离龈缘切至牙槽嵴顶完成内斜切口，同时龈缘需轻柔地过渡到邻间龈乳头区，以保持龈乳头的完整性（图21）。再使用手术刮匙将切除的软组织从每颗牙齿上去除（图22和图23）。将导板再次放回上颌牙弓来验证新的牙龈轮廓（图24）。图25为术后3个月进行软组织评估时上颌前牙区颊侧情况。取模记录新建立的牙龈位置，制作诊断蜡型来建立每个修复体新的穿龈轮廓。

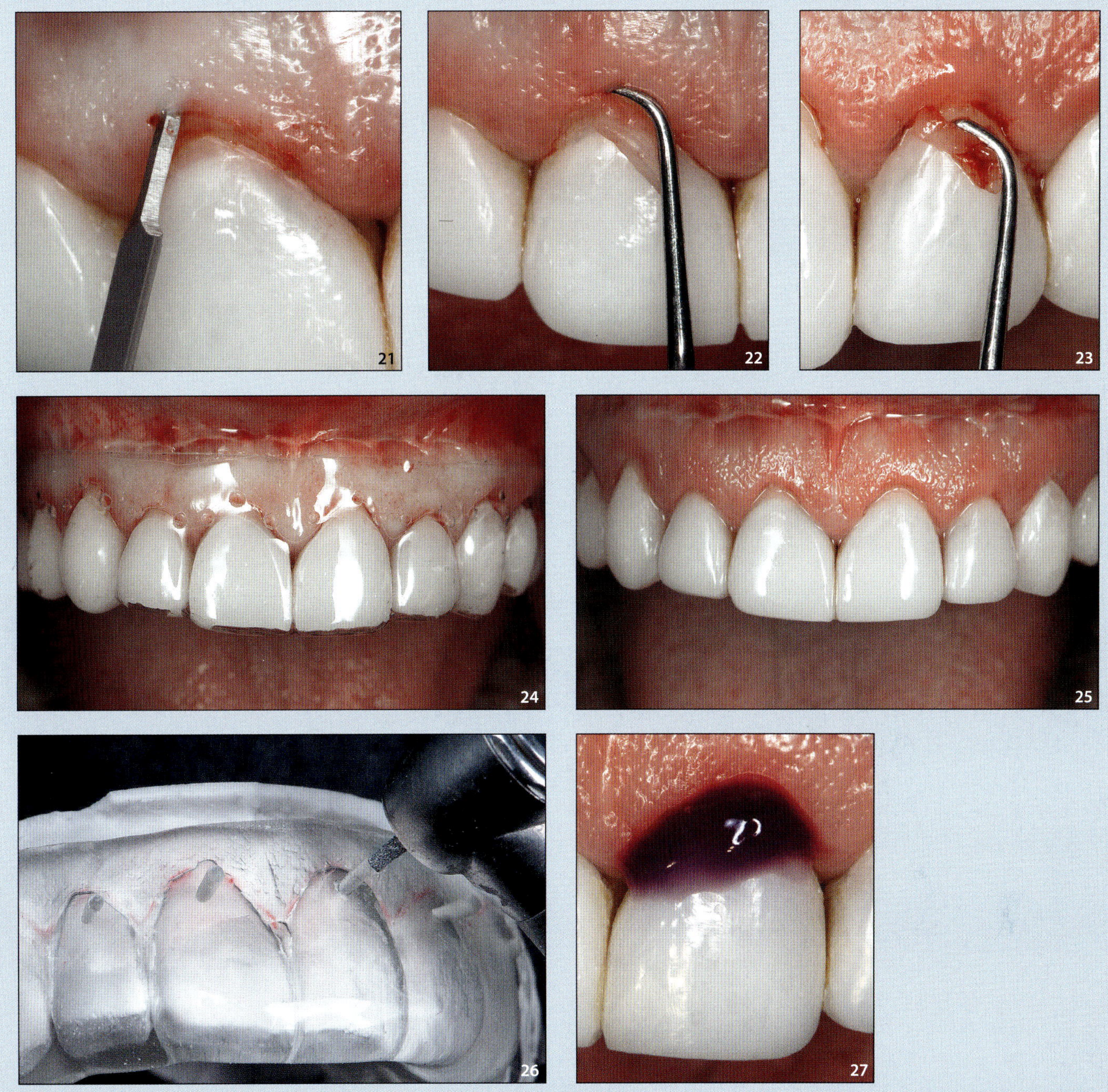

在无孔托盘中放入一种透明聚乙烯硅橡胶（Exaclear，GC America）来翻制诊断蜡型。用锥形金刚砂车针（6847，Brasseler USA）在每颗牙的牙龈区开一个小孔（图26）。使复合材料表面粗糙化后，将37.5%的磷酸半凝胶（Gel Etchant）涂在牙齿表面和复合材料上保持15秒，冲洗5秒，轻轻风干（图27）。在牙齿表面和复合材料上涂布通用型粘接剂并保持10秒，吹干5秒，光固化10秒（图28和图29）。将透明硅橡胶模板放在上颌前牙段，通过每个修复牙颈部的小孔注入白色遮色流动复合树脂（Clearfil Majesty ES Flow，Kuraray），并对模板施加轻压（图30和图31）。复合树脂通过表面透明模板光固化40秒。去除模板后，使用锥形精修金刚砂车针（DET Series）完成牙体-复合树脂界面的修

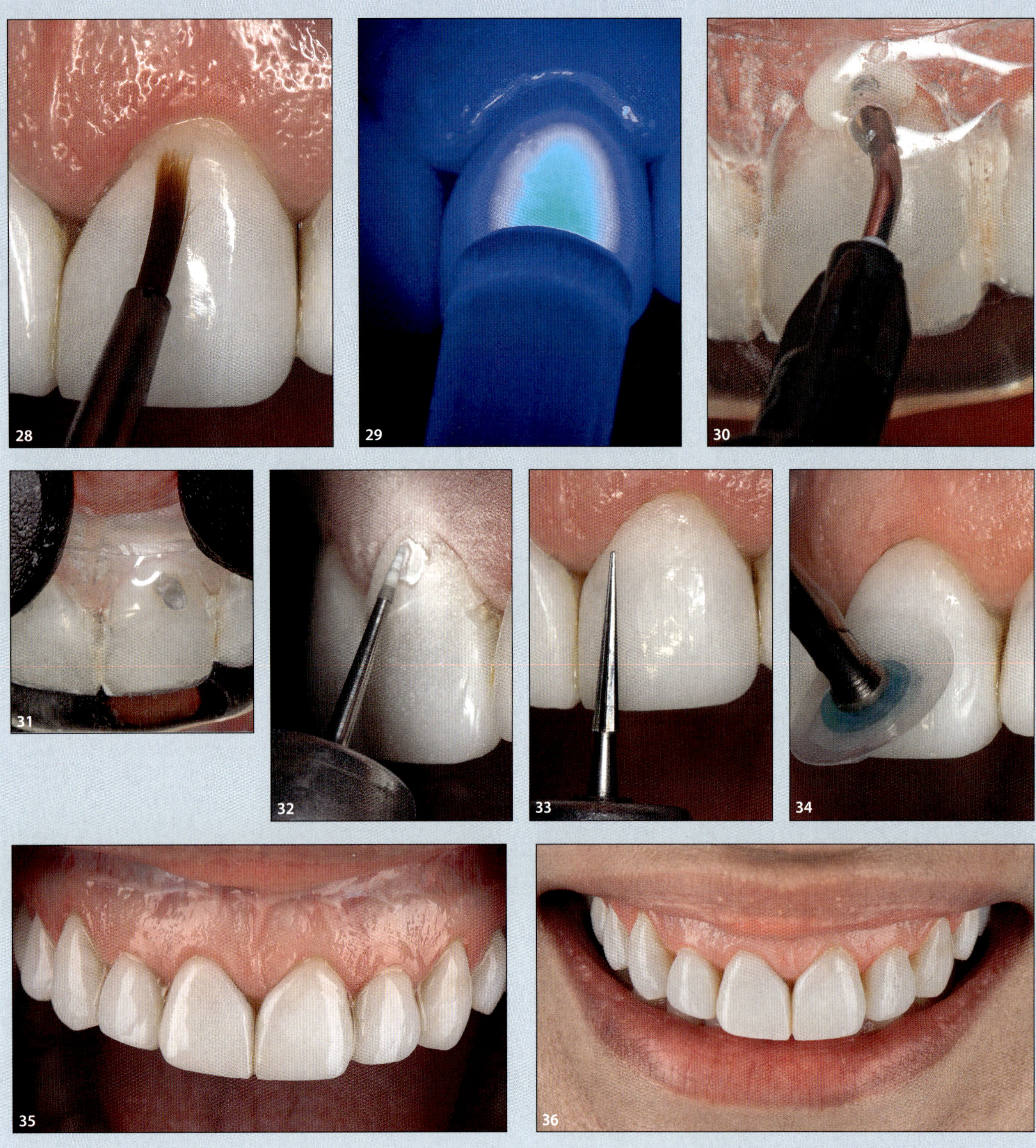

整（图32）。用8刃针形精修车针（ET9）完成最初的颊侧轮廓修整（图33），再用精修碟和抛光碟（OptiDisc，Kerr/Hawe）修整邻面轮廓和抛光（图34），颊侧用硅橡胶抛光尖（ET Illustra Polishing Points，Braseler USA）。近牙龈区域用硅橡胶中空杯（ET Illustra Polishing Cups）。采用羊毛轮和金刚砂抛光膏进一步细化复合树脂的表面光泽。使用干棉轮以间断手法抛光获得表面的高光泽度。图35和图36为复合材料修复体的完成效果。注意复合材料与软组织的最佳生物学整合。

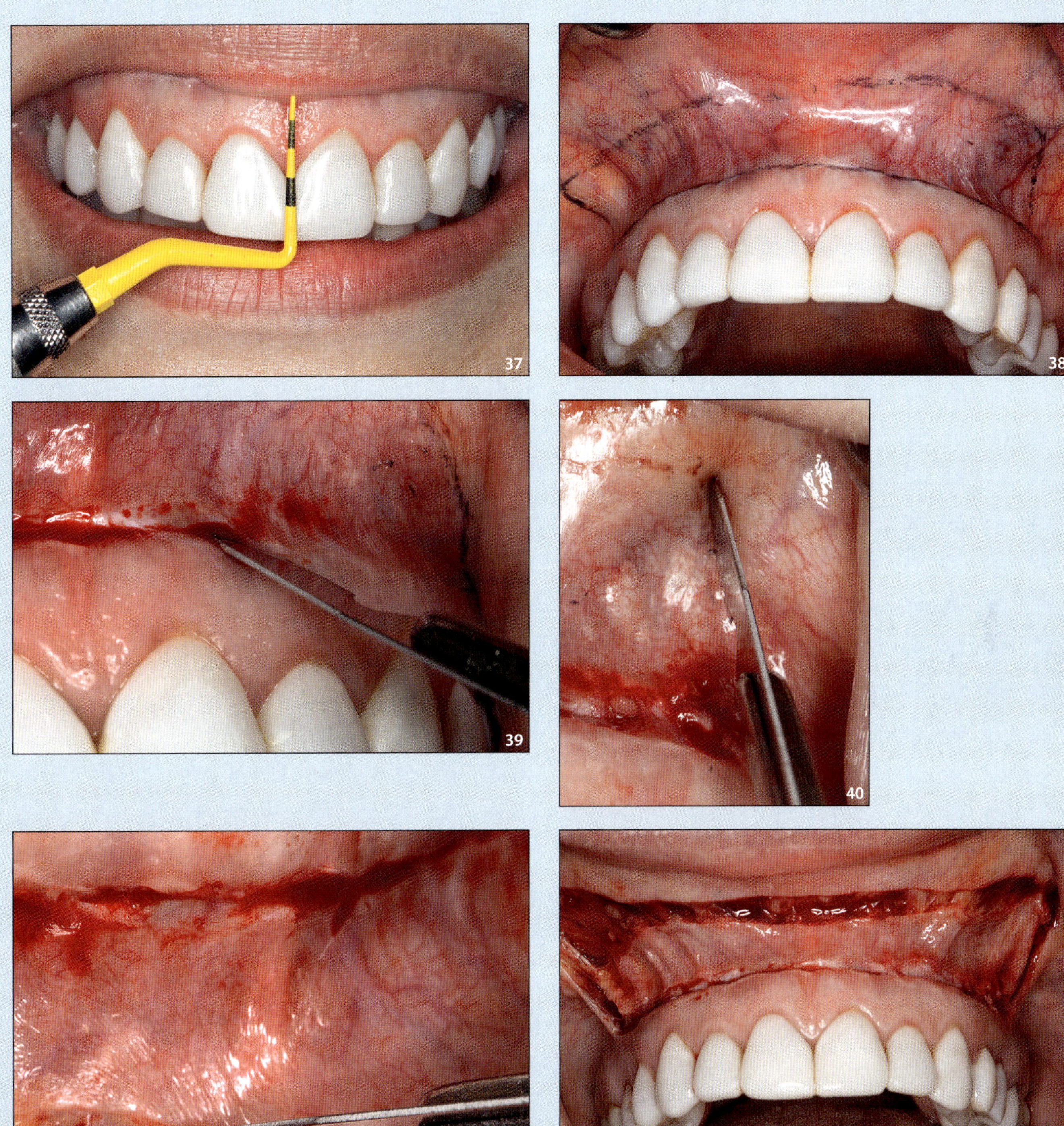

在外科手术前记录牙龈暴露量为5～6mm（图37）。首先进行双侧眶下阻滞麻醉（2%利多卡因和1：100000肾上腺素）。眶下阻滞麻醉用于避免麻醉剂造成的唇部和软组织增厚。使用无菌手术记号笔勾勒出要切除的黏膜带（图38）。通常，黏膜带的宽度应该是要减少的牙龈暴露量的2倍，或者组织切除量最多为10～12mm，以防止切断小唾液腺而导致黏液囊肿形成[114,130-131]。在膜龈联合处，从左侧第一磨牙的近中线角向右侧第一磨牙的近中线角翻起半厚瓣（图39）。在唇黏膜上做比第一切口高10～12mm的第二水平切口。用垂直切口在两侧将两个水平切口相连，然后去除一条上皮带，暴露下方的结缔组织（图40～图47）。应用改良双层缝合技术关闭创口。首先，用4-0的Vicryl缝线（Ethicon）将骨

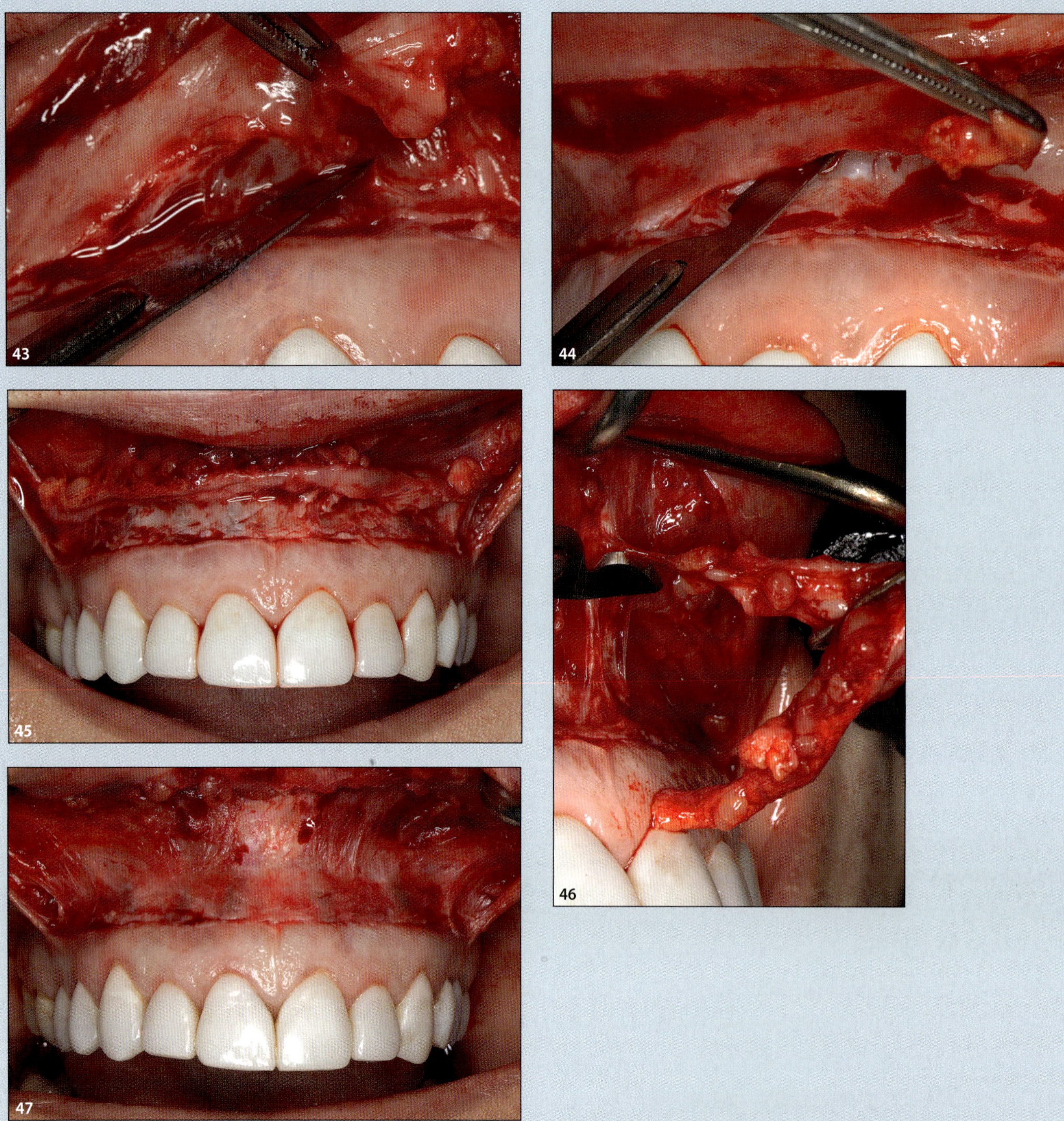

膜和肌肉附着仔细地悬吊缝合在相邻的上颌牙上。这些缝线需保留大约40天来稳定伤口，并减少以前曾有报道的复发可能性。然后，从中线处开始，采用间断缝合法，用6-0的聚丙烯缝线（Hu-Friedy）将两个平行切口的边缘对位缝合一针，以确保唇部与牙齿正确对齐（图48～图50）。接着，在中线两侧，采用多个间断缝合，用5-0的铬肠线和6-0的聚丙烯线（Hu-Friedy）将瓣边缘对位缝合（图51～图53）。为患者开具非甾体抗炎药（布洛芬600mg/每次，每天3次，连用3天）及口服抗生素（阿莫西林875mg/每次，每天两次，连用5天），告知患者术后使用冰袋冷敷并在1周内尽量减少唇部运动。术后10天拆除表层的聚丙烯缝线，术后40天拆除内部Vicryl缝线（图54）。术后前3周内，患者主诉微笑时上唇有轻度疼痛和紧绷。

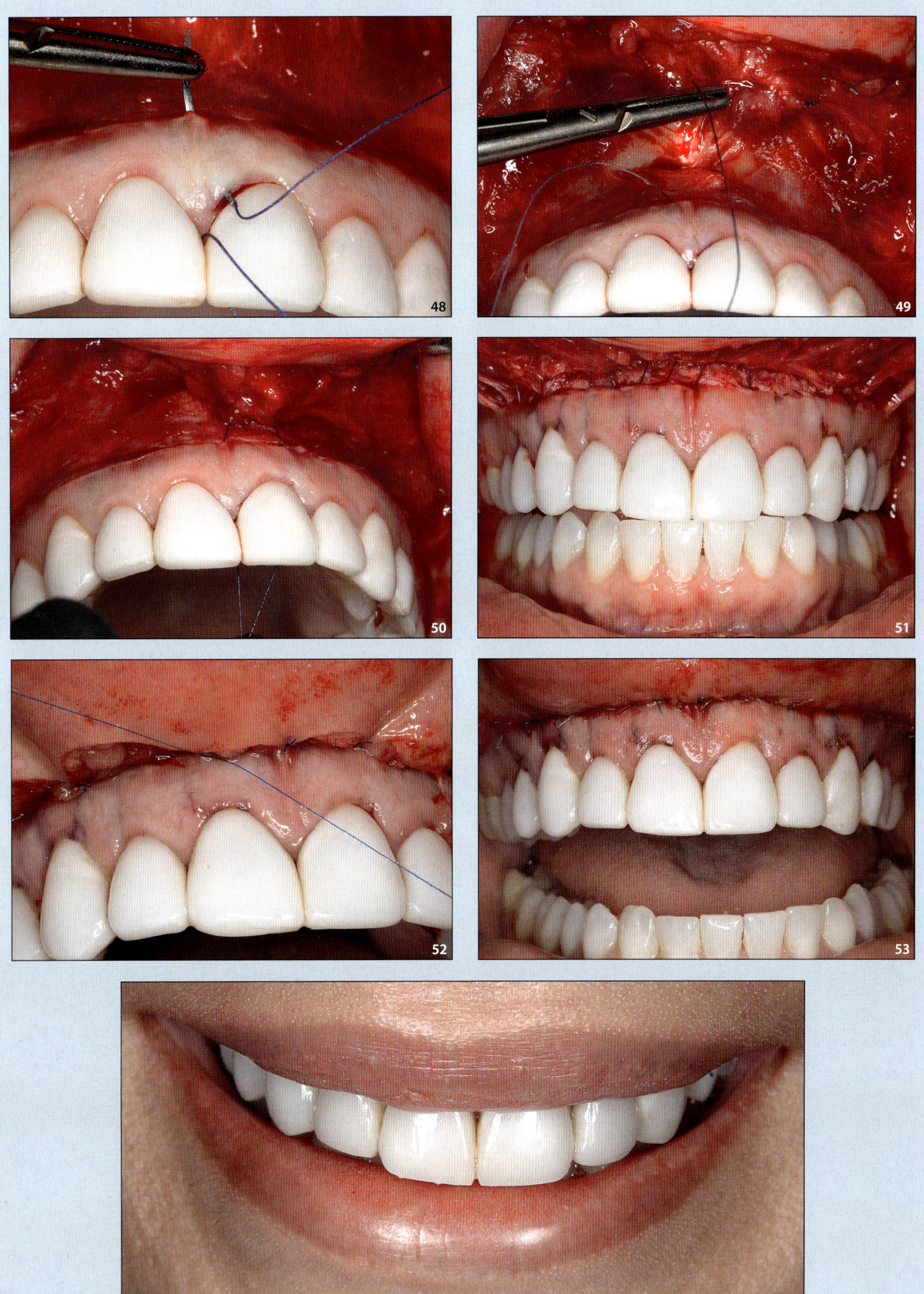
48
49
50
51
52
53
54

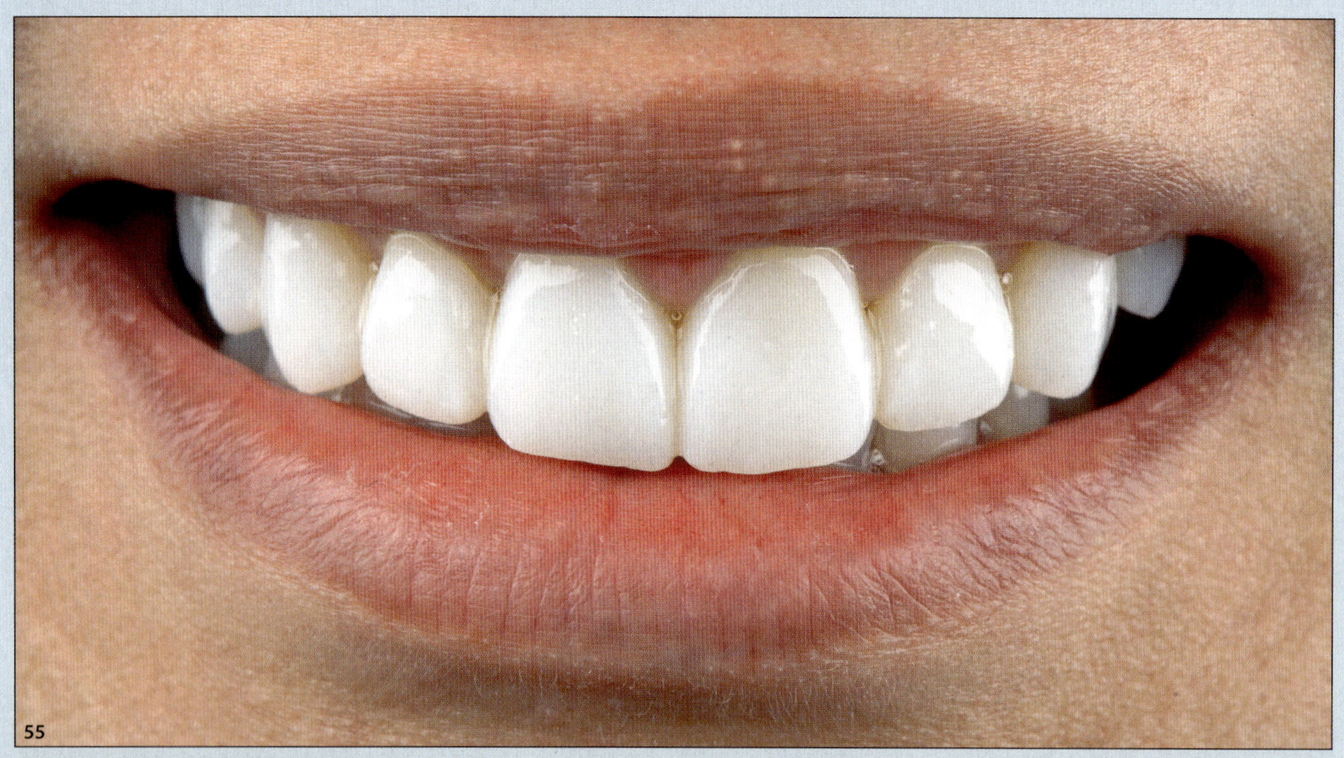
55

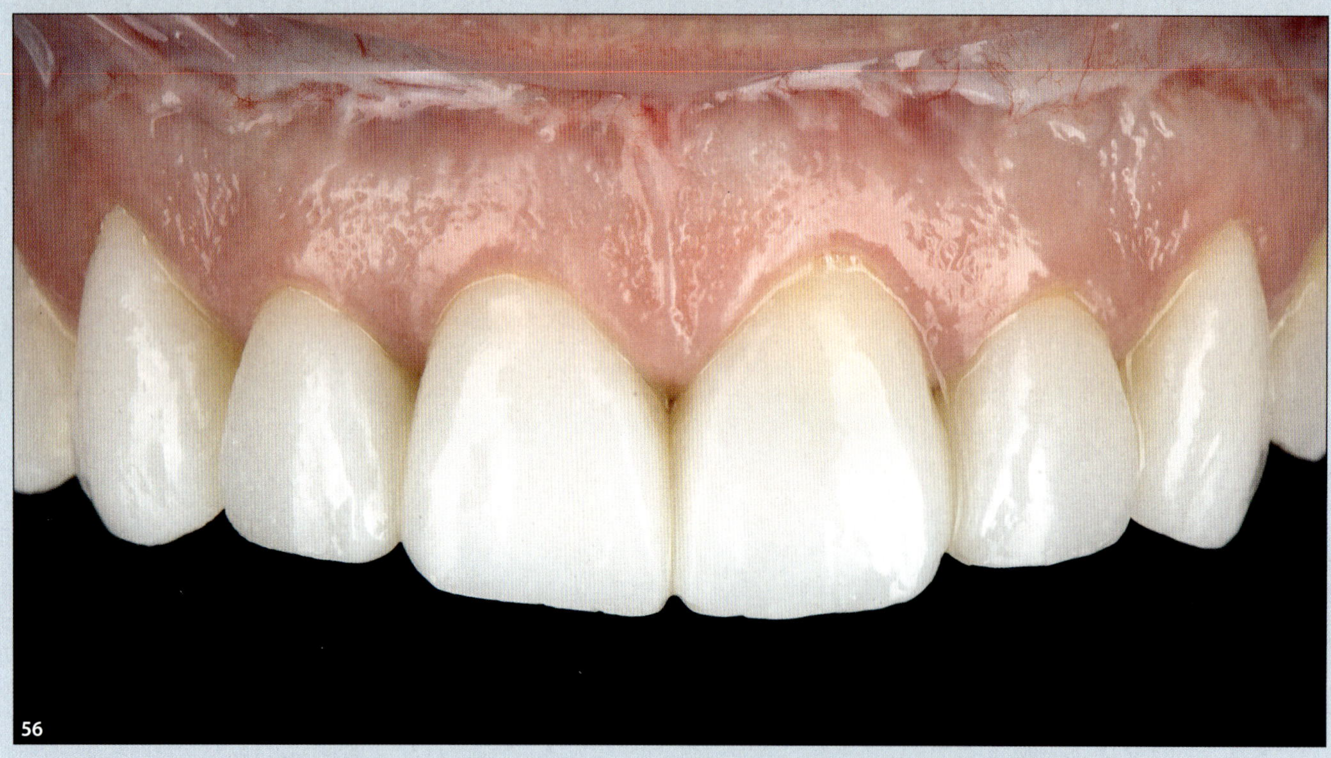
56

手术后，患者微笑时的牙龈暴露量从最初的5～6mm减小至1mm，术后1年随访检查时对复合材料修复体进行了微调，使上唇显得更加饱满和更具吸引力（图55～图57）。对于具有复杂病因的牙龈暴露过度患者，将唇再定位术与临床牙冠延长术相结合可用作正颌外科手术的一种微创替代治疗方案。

Periodontal surgery courtesy of Wesam Salha, DDS, MSD.

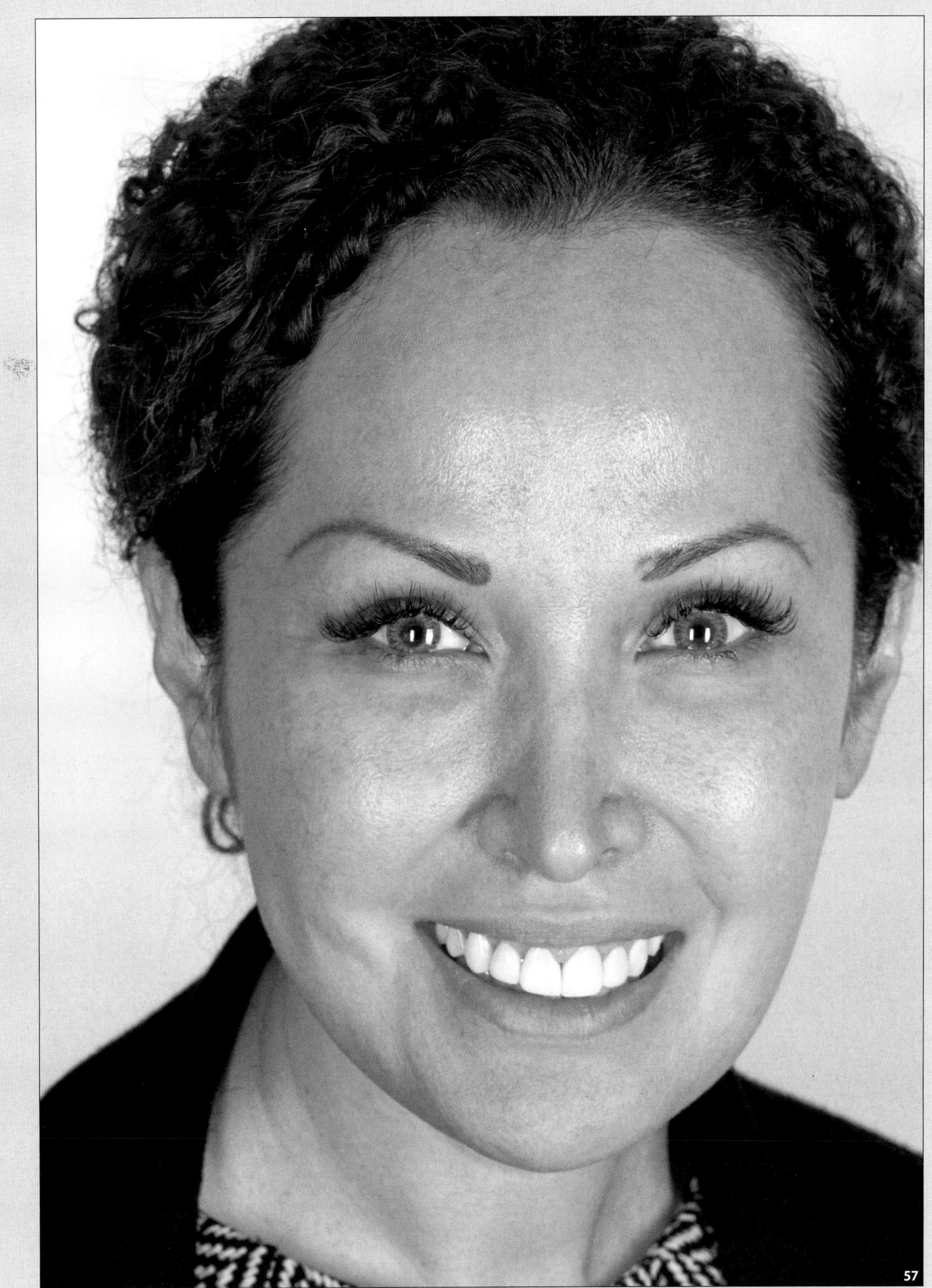
57

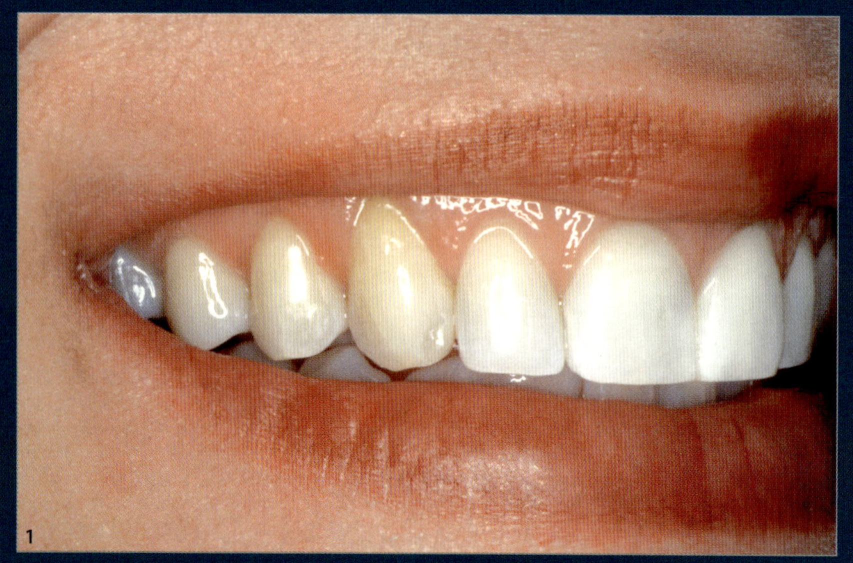

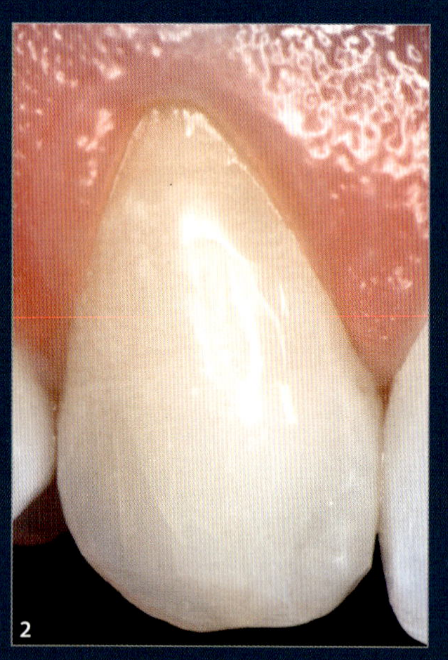

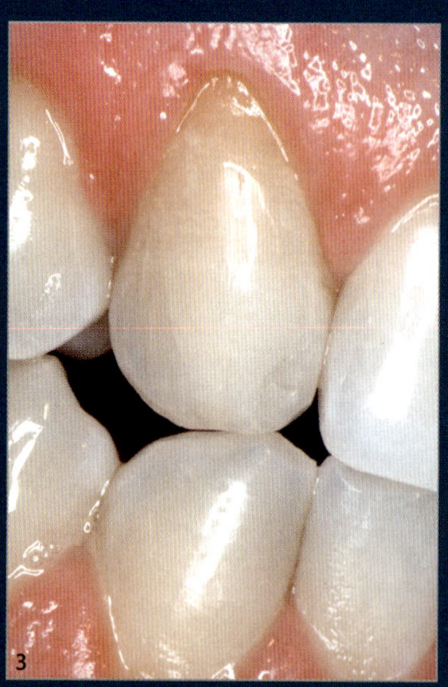

结缔组织移植

Ⅰ类牙龈退缩

牙龈退缩可能由创伤、炎症、牙齿突出或系带牵拉所导致的附着龈高度或厚度不足而引起。牙龈退缩造成的根面暴露，可能使牙齿对温度、甜食和触觉敏感，患龋风险升高。根面覆盖术已被证明能有效覆盖暴露的牙本质。当牙根暴露引起了美学或修复问题时，临床医生在修复龈牙复合体时应将牙周整形外科手术纳入为治疗计划的一部分。对伴牙龈退缩、龋损或非龋损牙齿的传统修复治疗很少注重整体美观。相反，牙周美学治疗考虑到了龈牙复合体的和谐统一与相互关系。图1～图3显示患者的13为Ⅰ类牙龈退缩。Ⅰ类牙龈退缩是指牙龈缘退缩未达到膜龈联合根方，邻面牙槽骨和软组织没有丧失。此类牙龈退缩可通过结缔组织移植达到完全的根面覆盖，微笑时的美感可得到提升。

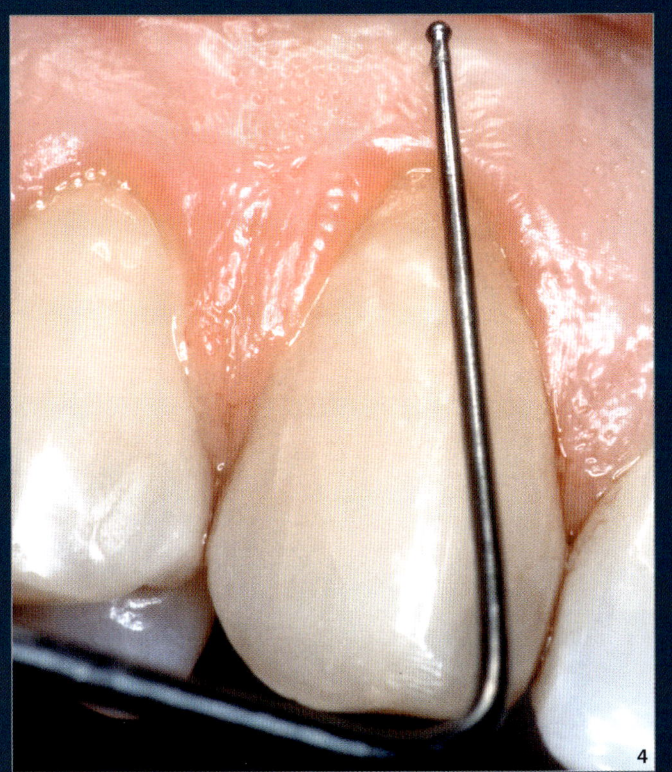

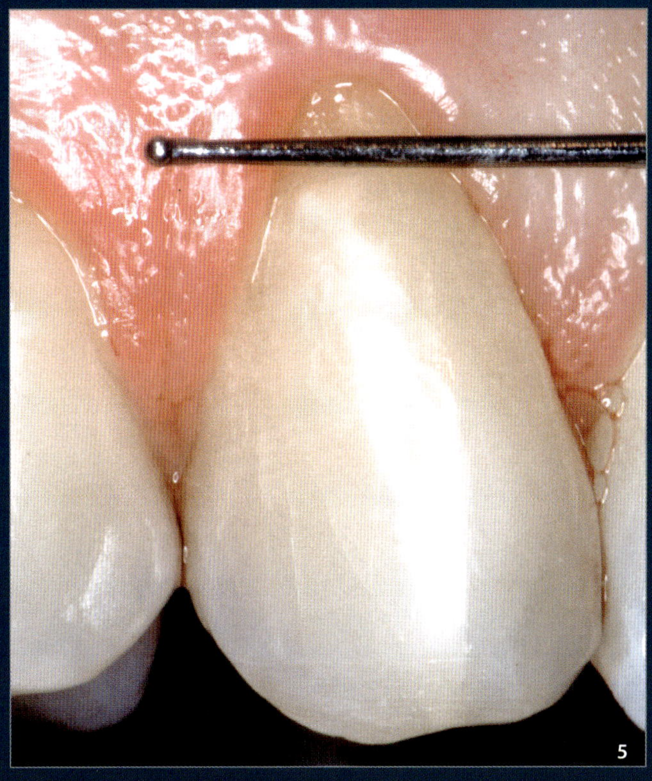

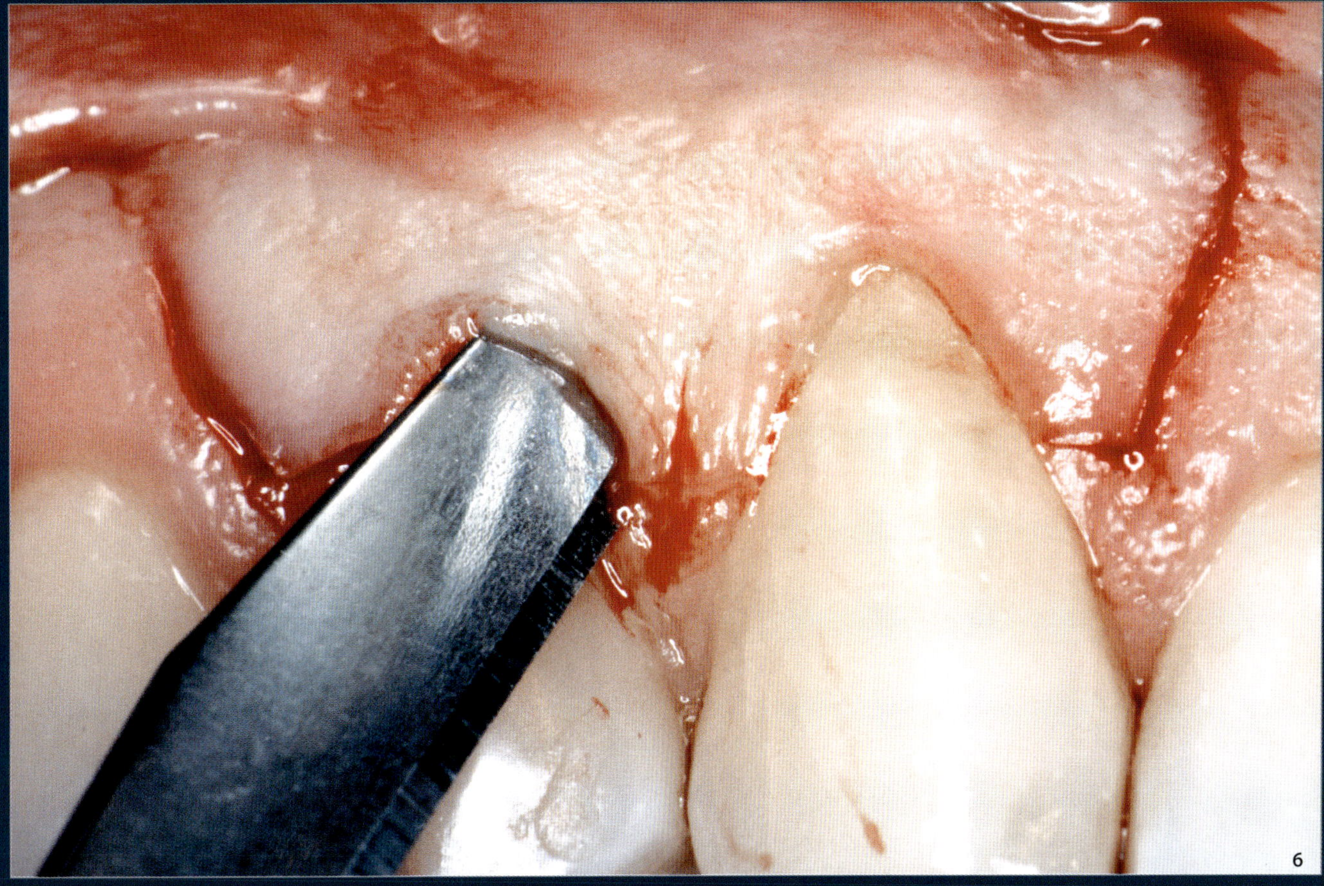

经牙周评估，牙龈颊侧最低点的根方至少还有3mm附着龈（图4）。使用牙周探针来记录退缩及预期覆盖区域的宽度和深度（图5）。经过详尽规划后，用手术刀片（#15C BD Bard-Parker）在患牙近远中线角处做垂直切口，翻起梯形全厚瓣（图6）。

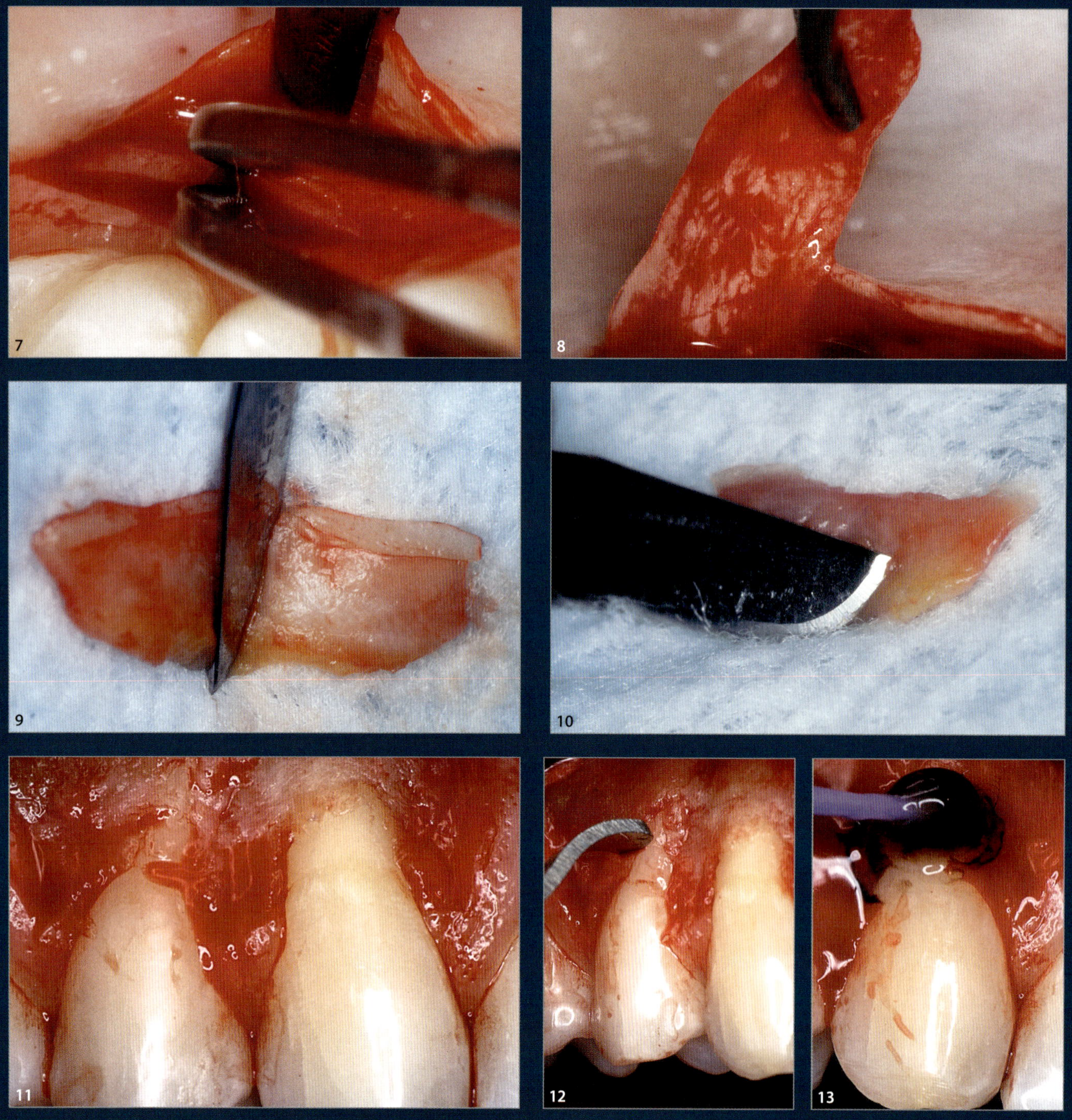

在第一前磨牙到第一磨牙腭侧区域以活板门法（trapdoor fashion）做3个切口以获得结缔组织移植物。翻起半厚瓣，分离并取出厚约1.5mm的结缔组织（图7和图8）。取出结缔组织后缝合腭侧创面。将移植物切成两段，并检查有无腺体或不规则组织（图9）。如有则用手术刀片（#15 BD Bard-Parker）将其刮除，并平整移植物表面（图10）。检查上颌右侧尖牙和第一前磨牙暴露的牙根表面是否粗糙不平，用刮匙机械性刮治并平整暴露的根面（图11和图12）。在暴露的牙根表面涂抹37.5%磷酸酸蚀剂（Gel Etchant）以去除玷污层，通过胶原黏附使移植物与根面更好地整合（图13）。

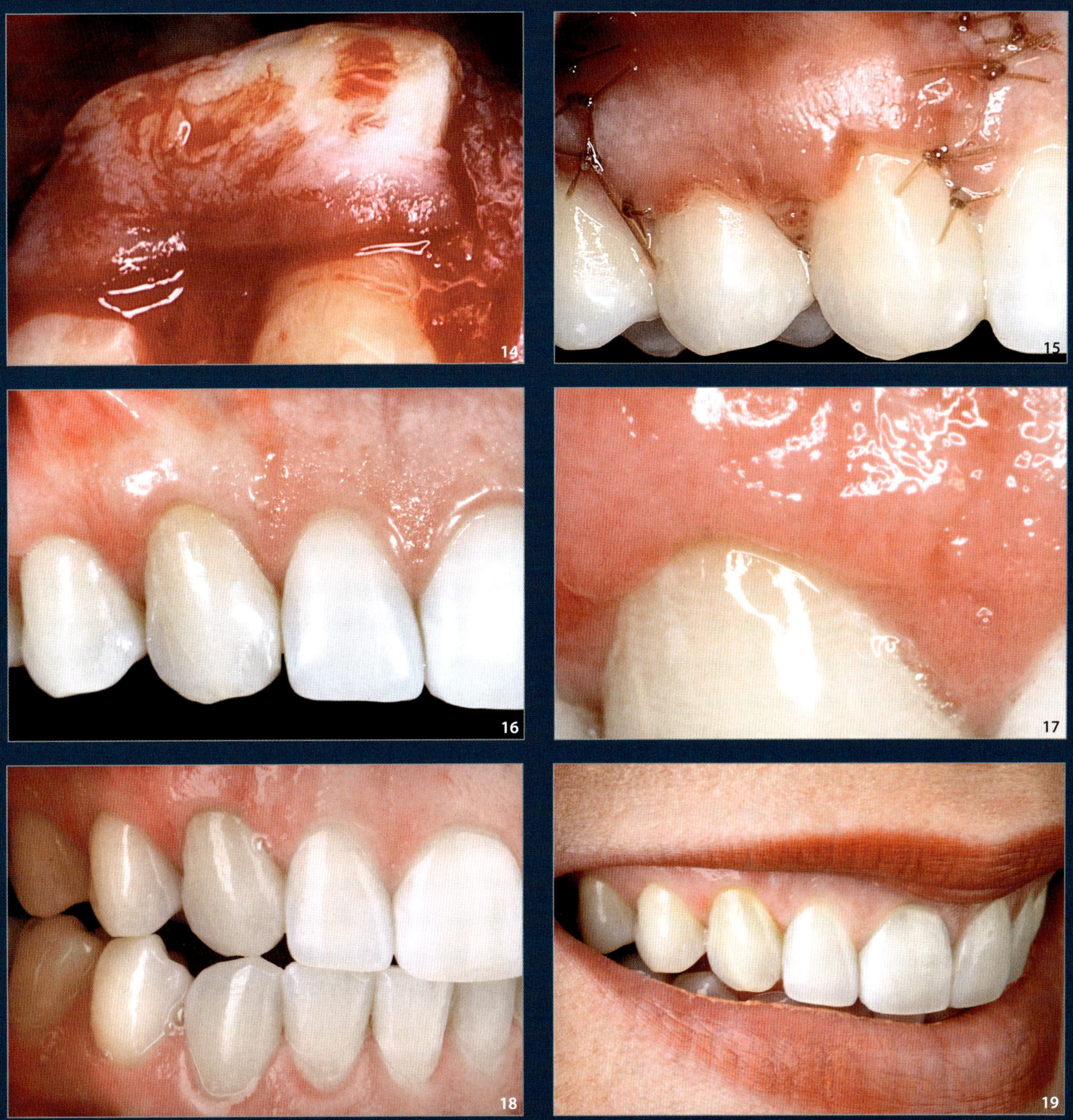

将结缔组织移植物用5-0肠线沿水平与垂直切口间断缝合固定（图14）。以水平褥式缝合的方式分别进行两次骨膜缝合并固定在尖牙和前磨牙的颈部周围，以实现移植物与牙根表面紧密的贴合。用5-0肠线将黏膜瓣间断缝合在结缔组织移植物上方，使之覆盖大部分移植物表面（图15）。结缔组织在原来的牙龈退缩区域没有覆盖，是因为这与角化附着组织宽度的增加相对应。图16和图17为术后1个月的效果，可见完全的根面覆盖以及理想的软组织整合，且未见垂直瘢痕。术后1年的结果显示，暴露的牙根实现完全覆盖，龈齿关系和谐自然，微笑美感增强（图18和图19）。

Periodontal surgery courtesy of Susana B. Paoloski, DDS.

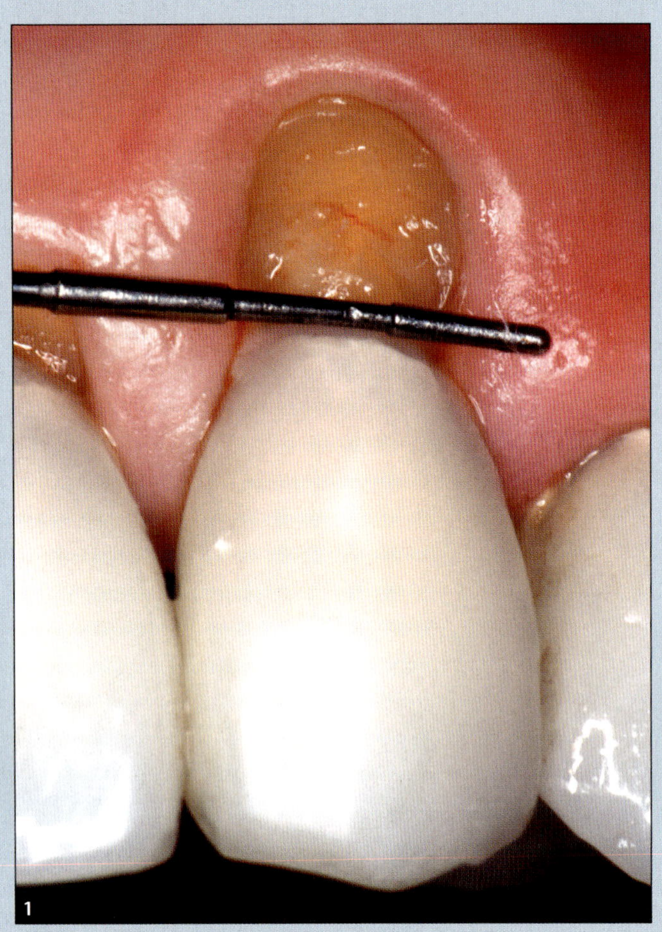
1

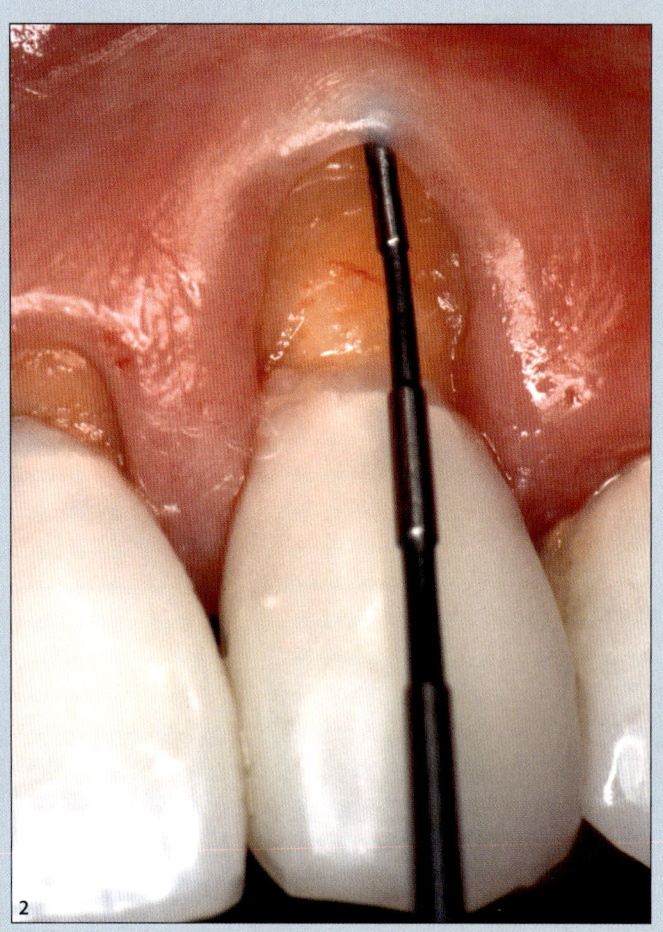
2

结缔组织移植

Ⅲ类牙龈退缩

图1和图2显示了23Ⅲ类牙龈退缩的术前唇面观，其边缘组织退缩范围延伸到了膜龈联合处。经牙周评估，从临时冠颈部到实际的游离龈边缘，垂直方向上有6mm的牙根暴露（图2）。受区瓣的设计包括在相邻龈乳头做两个位于釉牙骨质界的水平切口，沿龈缘切开（图3）。在水平切口的近中和远中做垂直切口，并延伸到膜龈联合处根方（图4～图6）。翻起半厚瓣，暴露22、23和24的牙根表面（图7）。

使用骨凿（S 13K/13KL，Hu-Friedy）修整牙槽嵴，同时对龈下根面进行根面平整（图8）。用精细根面平整金刚砂车针来重塑牙根表面形态（图9）。根面涂布37%磷酸酸蚀剂（Gel Etchant）以去除玷污层（图10）。

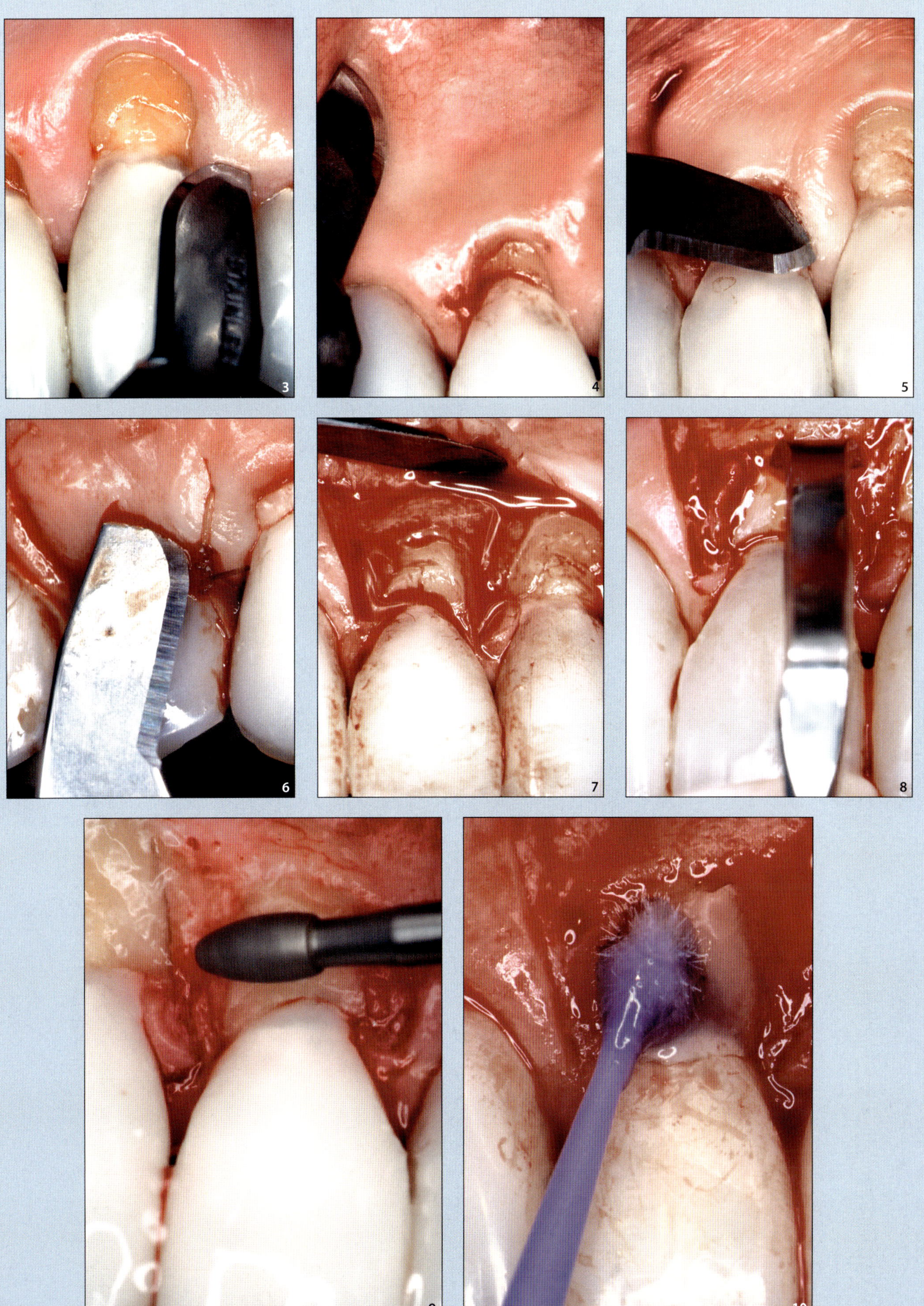
3
4
5
6
7
8
9
10

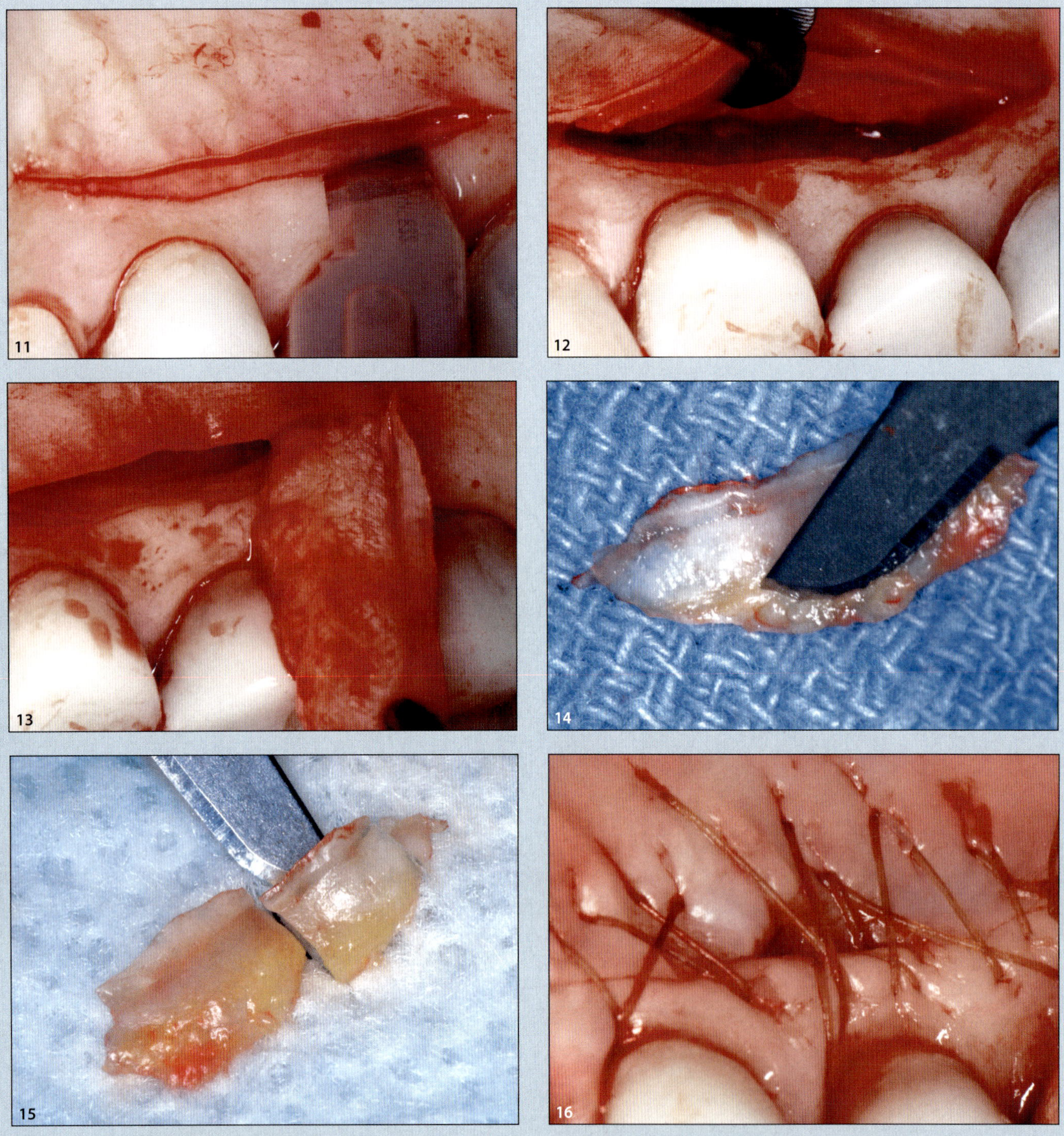

在腭部距龈缘根方3～5mm处做水平切口制备半厚瓣（图11）。注意使用最少量的血管收缩剂来改善移植物的血供。第二切口将结缔组织与骨分离（图12）。使用组织钳（Adson 6-184，Miltex）从骨表面获取移植物（图13）。检查移植物，并用手术刀片（#15 BD Bard-Parker）修整其长度和厚度（图14和图15）。切除过多的脂肪或腺体组织，在结缔组织移植物的边缘留一薄层上皮，以便于操作。用铬肠线（P-3 needle/5-0，Ethicon）交叉水平悬吊缝合关闭腭部创口（图16）。用5-0铬肠线将供体结缔组织间断缝合于龈乳头处使其稳固（图17～图19）。移植物应与受区部位紧密贴合适应，以防止移植物与下方的受区之间形成血凝块。

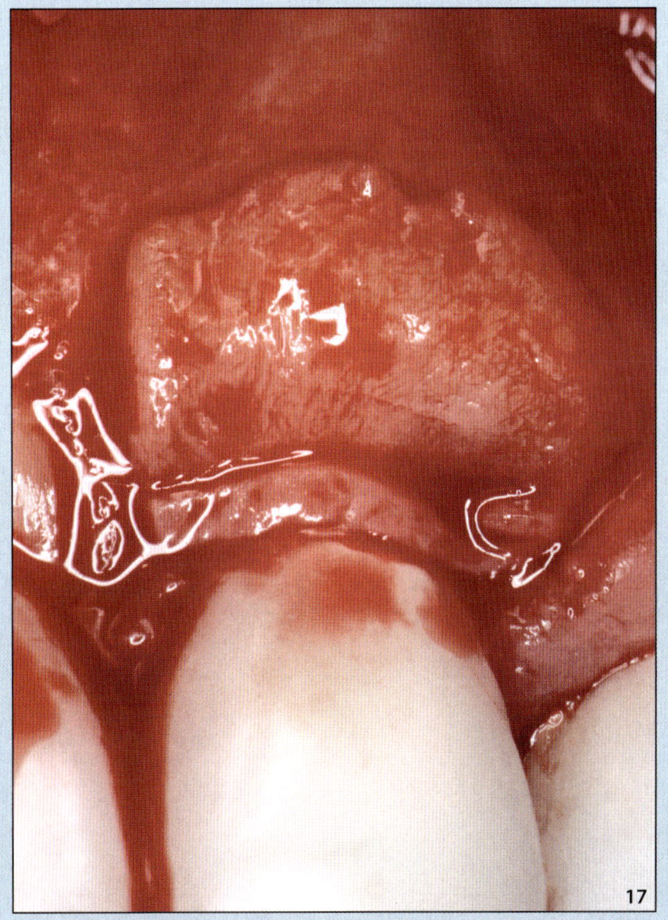
17

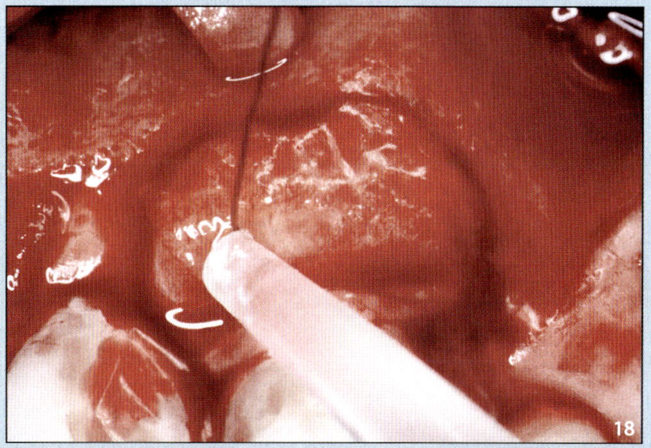
18

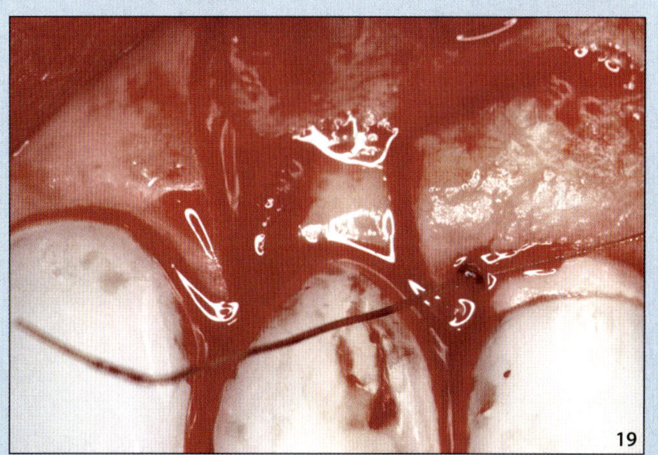
19

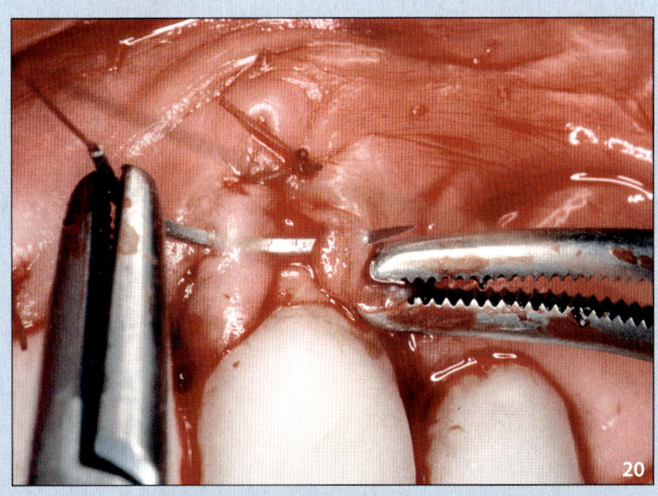
20

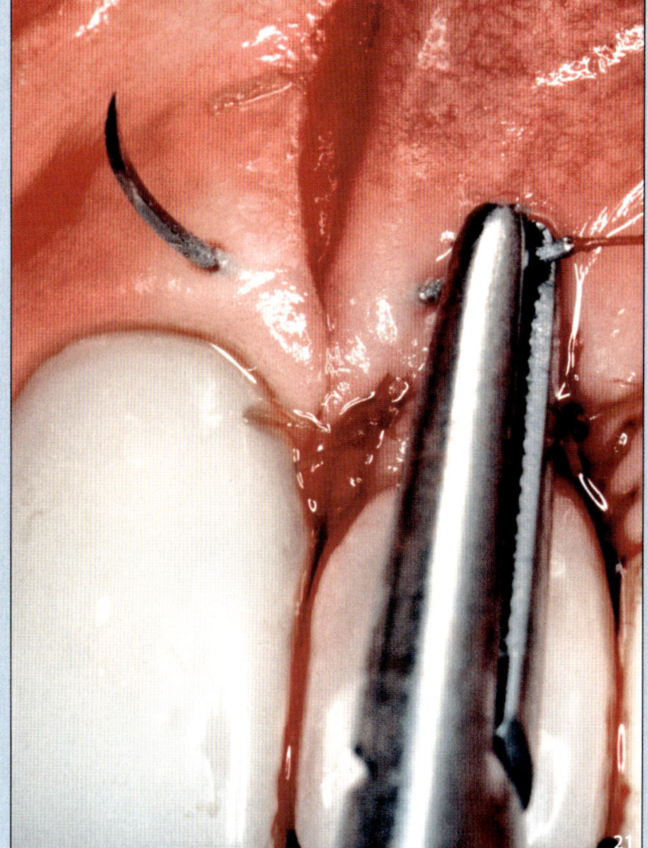
21

冠向复位半厚瓣覆盖移植物，在近远中牙间龈乳头处进行间断缝合，使黏膜瓣尽可能多地覆盖移植组织（图20和图21）。患者每天用0.12%氯己定溶液含漱3次，同时用温盐水漱口，保持软食，术区避免刷牙。为患者提供微毛刷（microbrushes），并指导患者在22、23及其几颗邻牙处配合氯己定使用。

Periodontal surgery courtesy of Susana B. Paoloski, DDS.

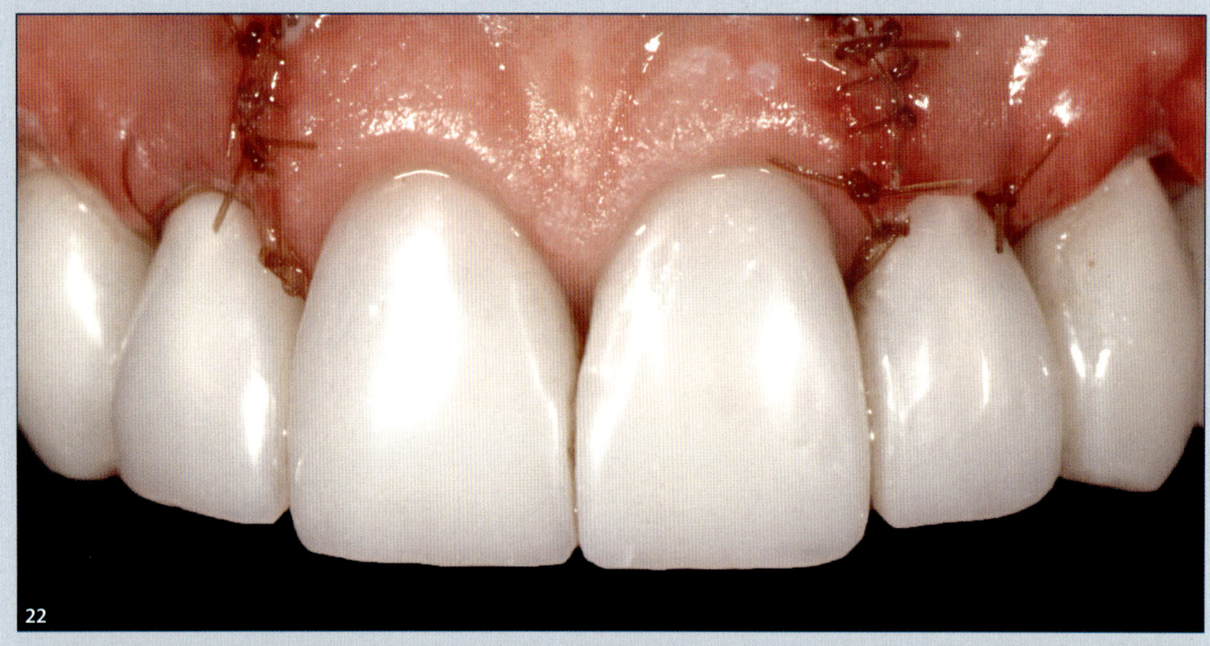
22

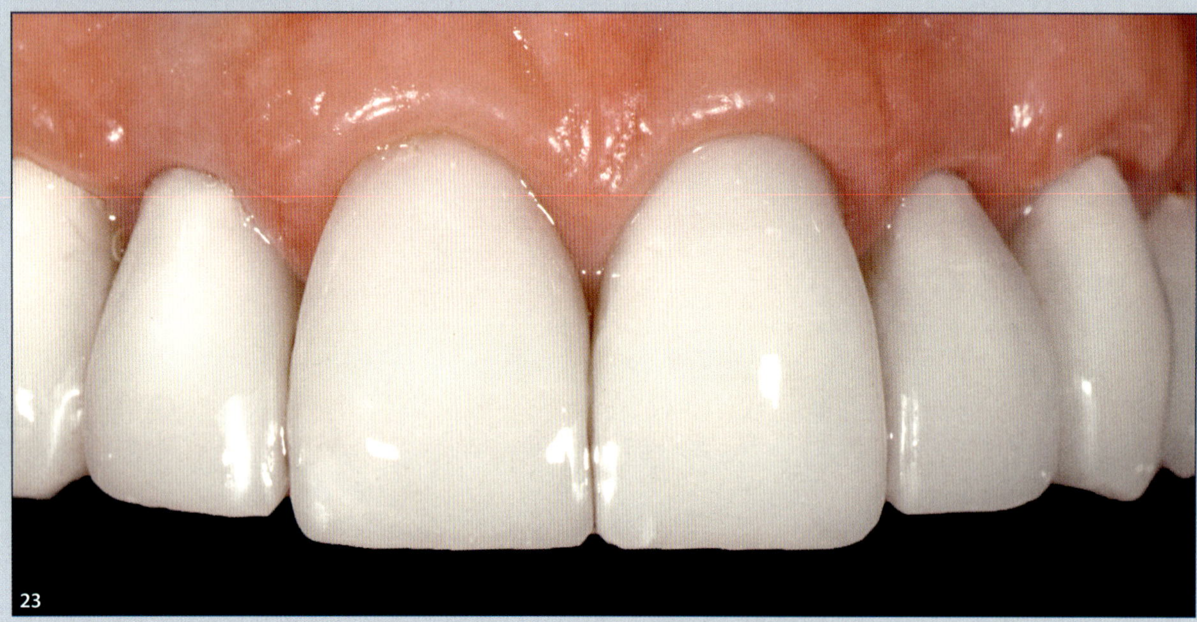
23

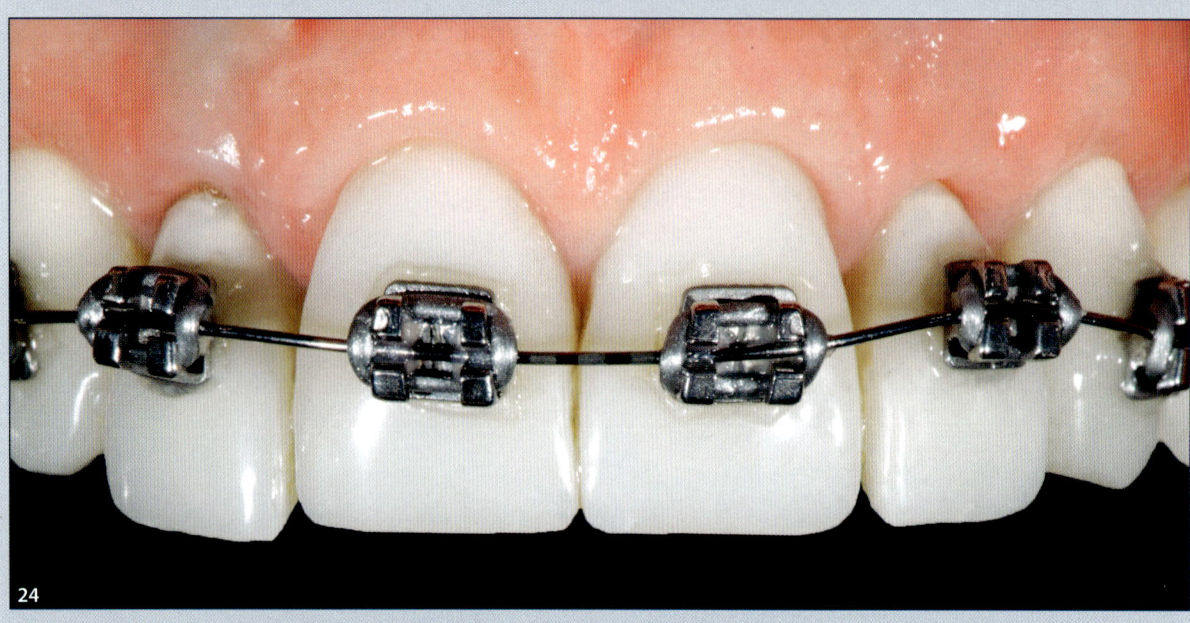
24

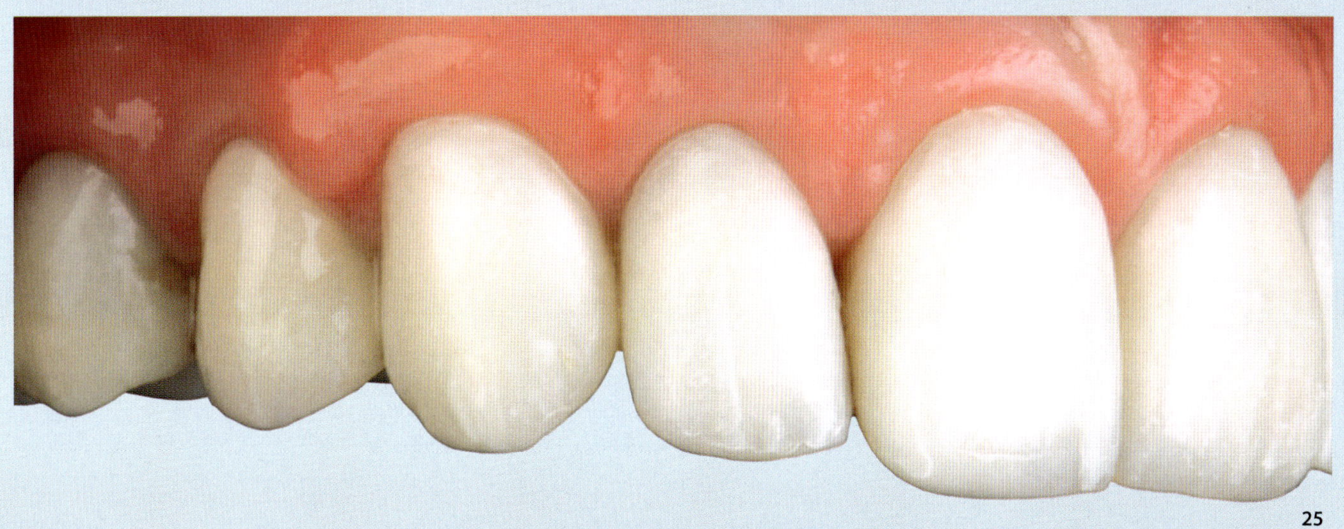

25

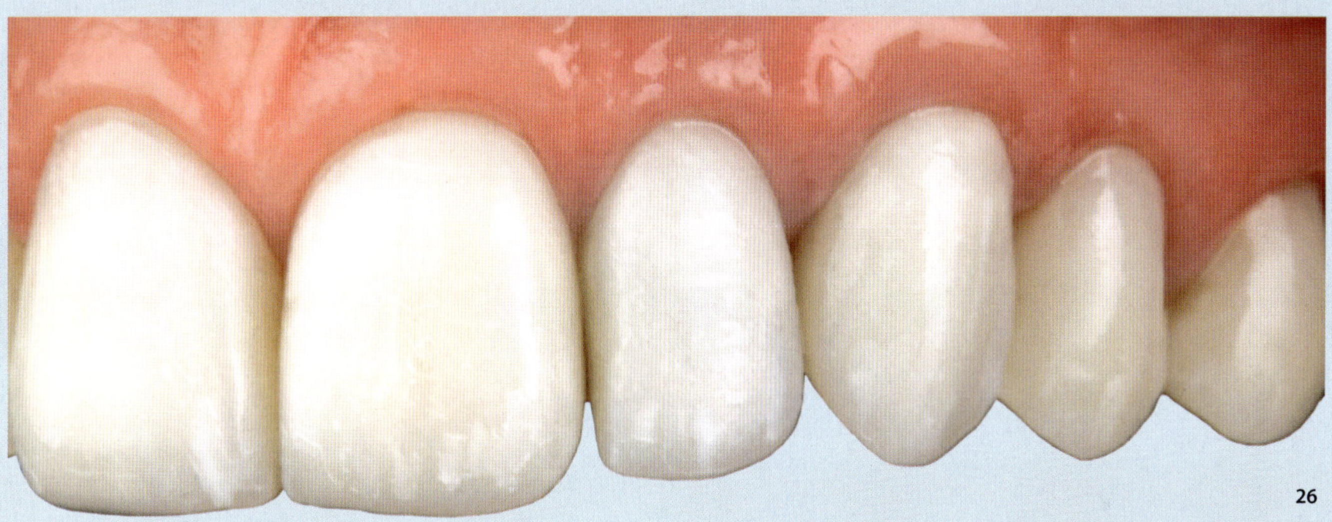

26

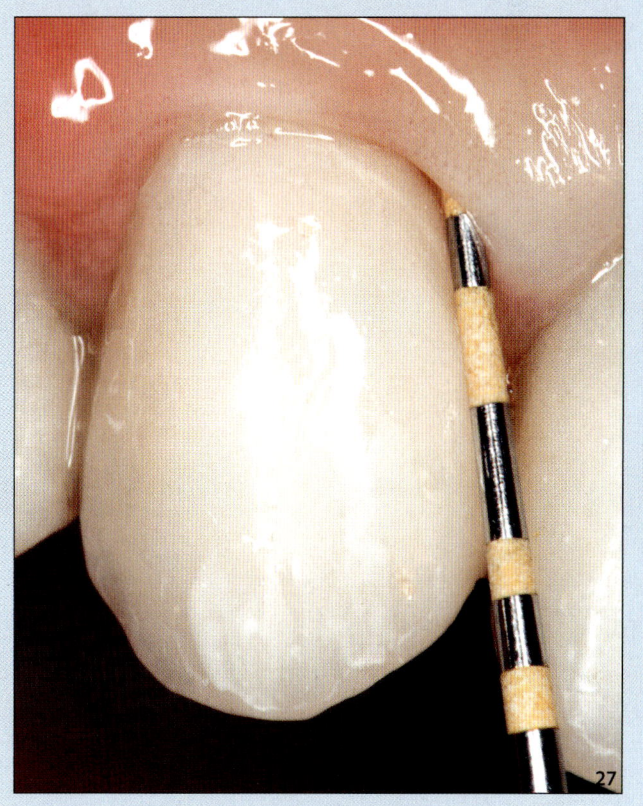

27

图22所示为术后即刻颊面观，根面覆盖良好。术后6个月的照片显示牙龈形态良好，未见瘢痕（图23）。

为了提供最佳的生物学宽度，并能使侧切牙预备后的牙体组织具有足够高度以发挥箍效应（ferrule effect），进行了正畸治疗来牵引牙齿萌出（图24）。正畸治疗完成后，用诊断蜡制作新的临时修复体（图25和图26）。4个月时根面完全覆盖，龈沟深3mm（图27）。完成后的全瓷修复体（Lava，3M ESPE；VITA VM9，Vident）如图28～图33所示。此时牙龈-修复体界面达到理想的牙周美学效果。

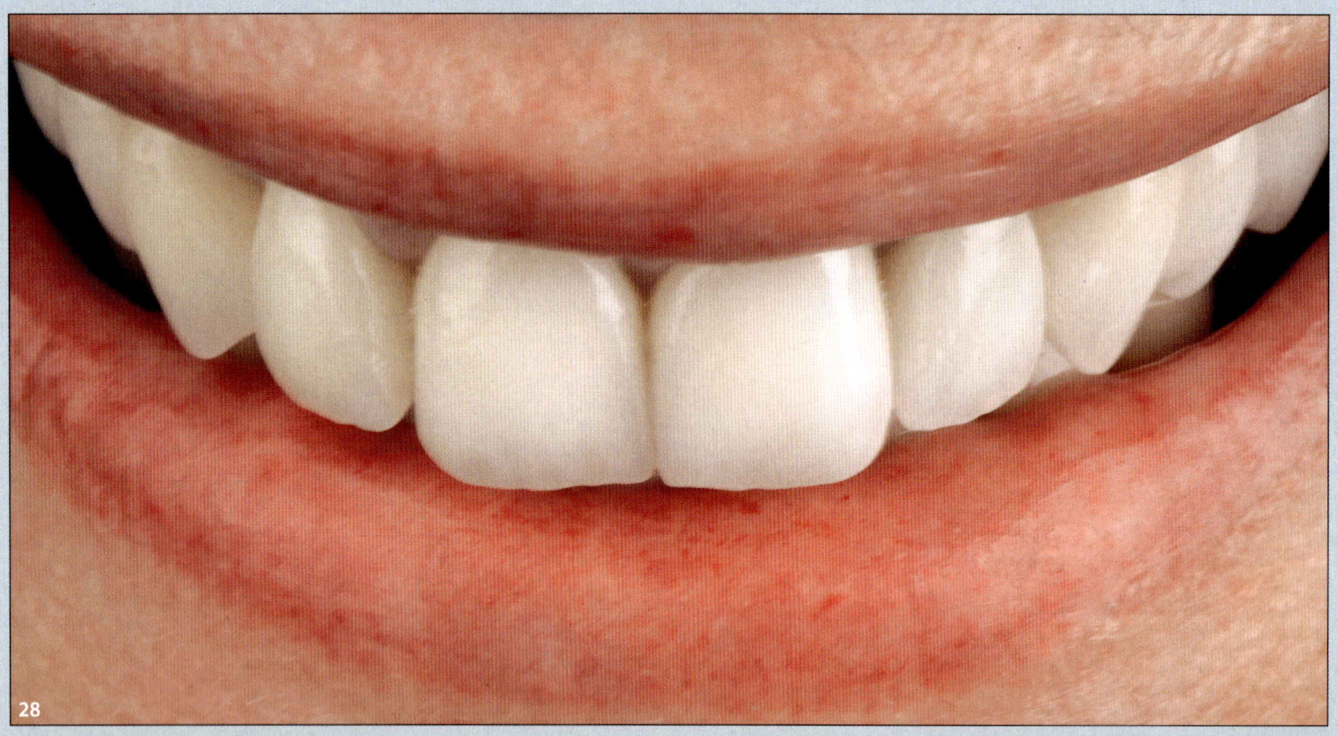
28

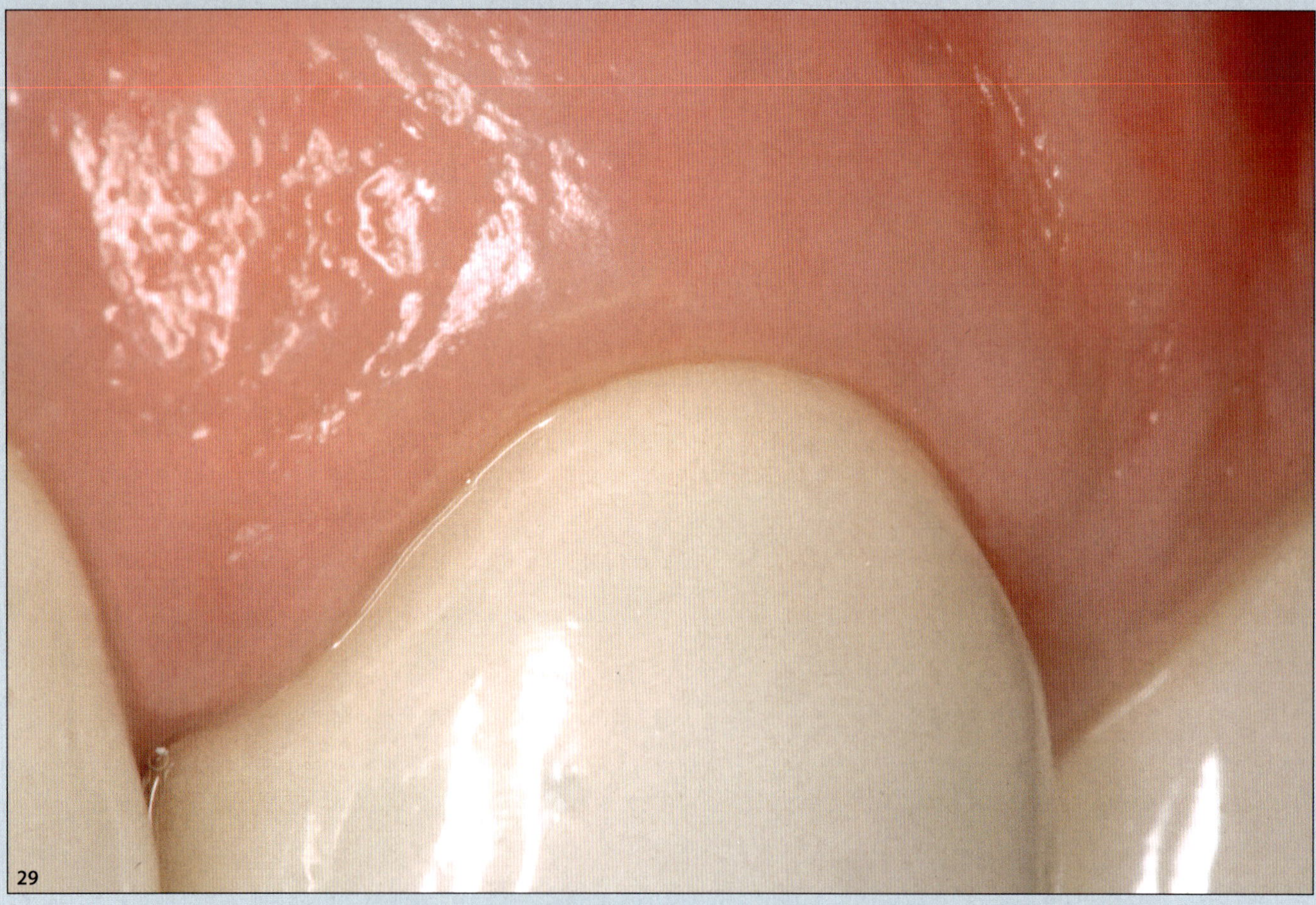
29

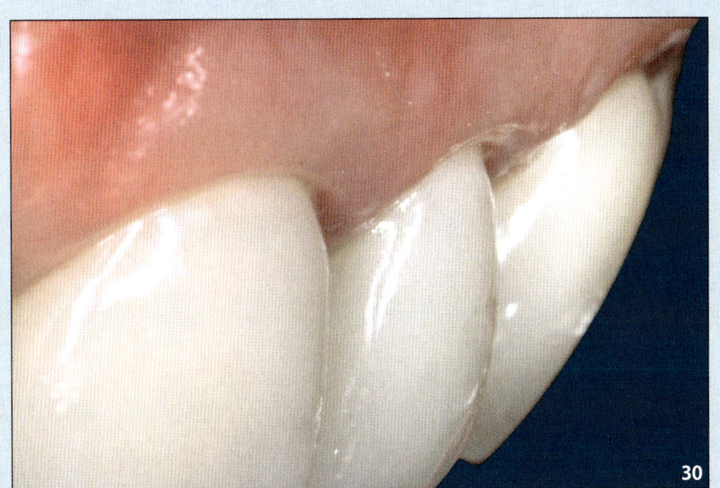
30

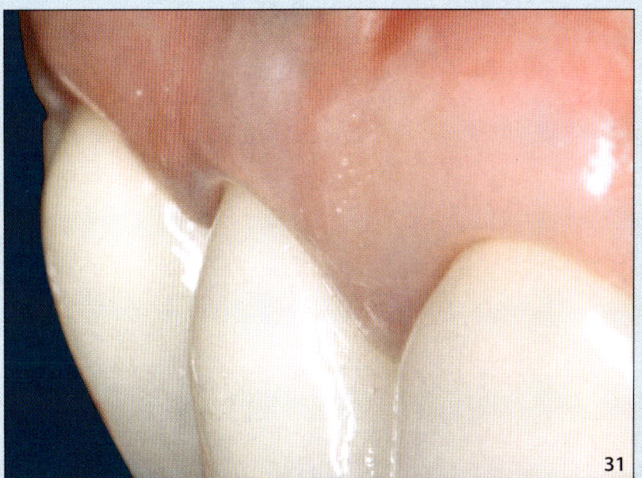
31

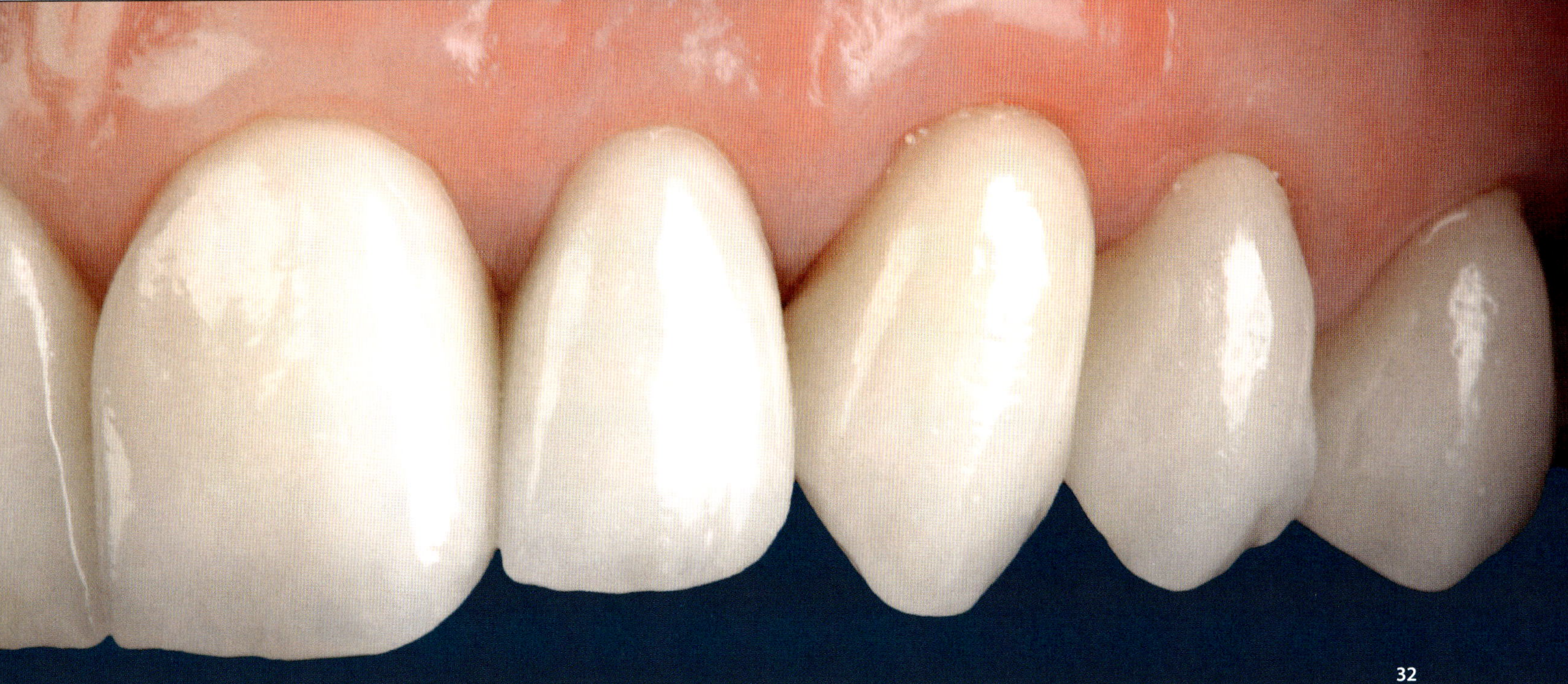
32

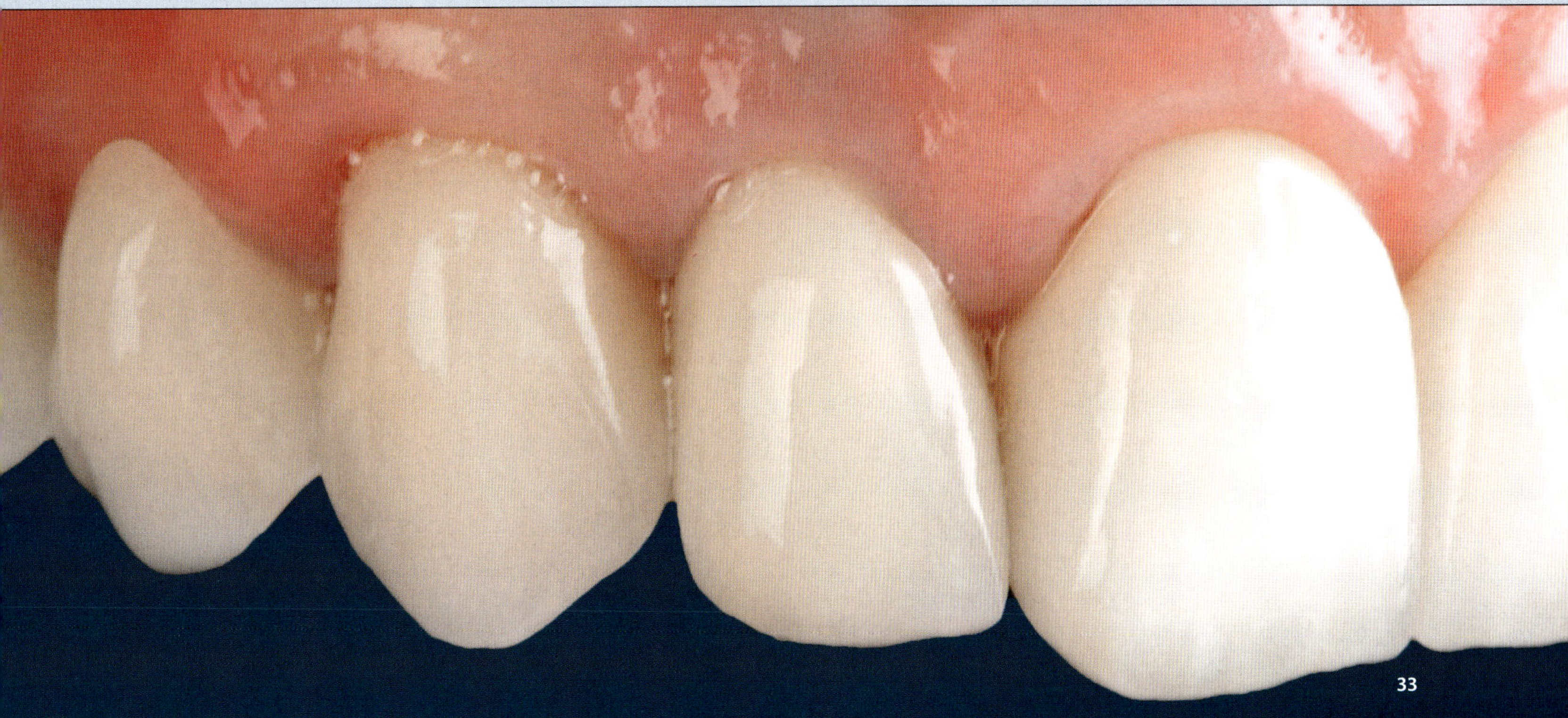
33

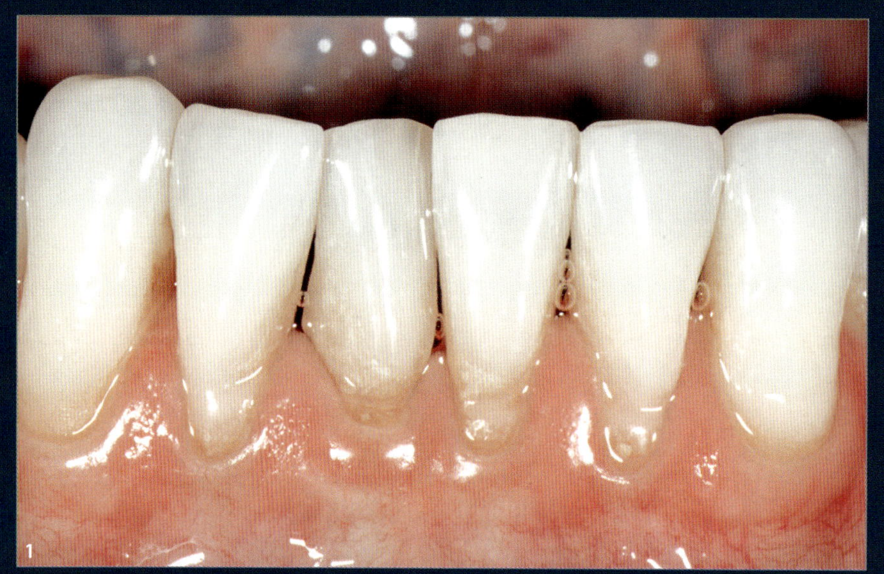
1

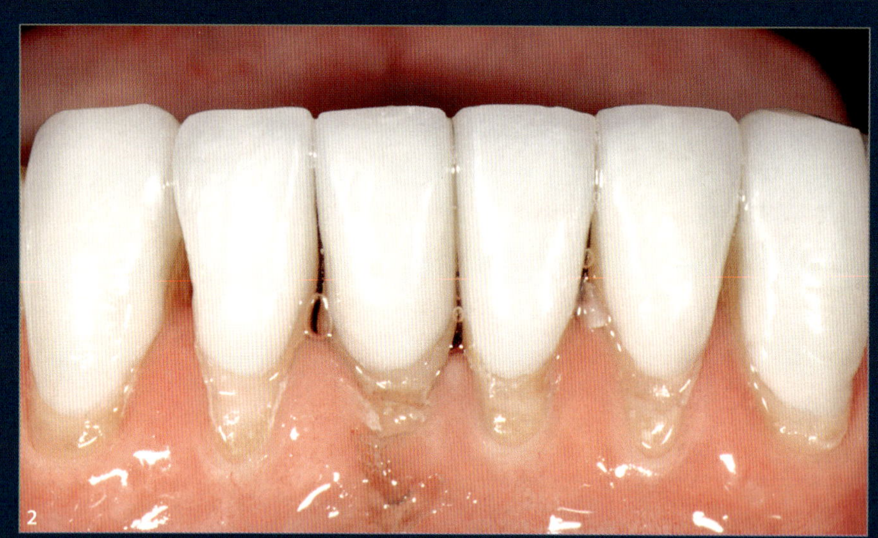
2

结缔组织移植

多颗牙Ⅲ类牙龈退缩

颊面观显示，下颌前牙均存在Ⅲ类牙龈退缩，龈缘不规则，牙齿-软组织关系异常（图1）。最初的长期临时修复体用冷固化丙烯酸树脂（ZETA CC，VITA）制成（图2）。通过了解Ⅲ类牙龈退缩的预期效果，可为最终修复体建立起预期的软组织轮廓高度。用#15刀片（#15 BD Bard-Parker）在相邻牙间龈乳头处沿龈缘做切口，制备半厚瓣（图3和图4）。锐性分离至膜龈联合根方（图5和图6），使黏膜瓣松弛以利于冠向复位。

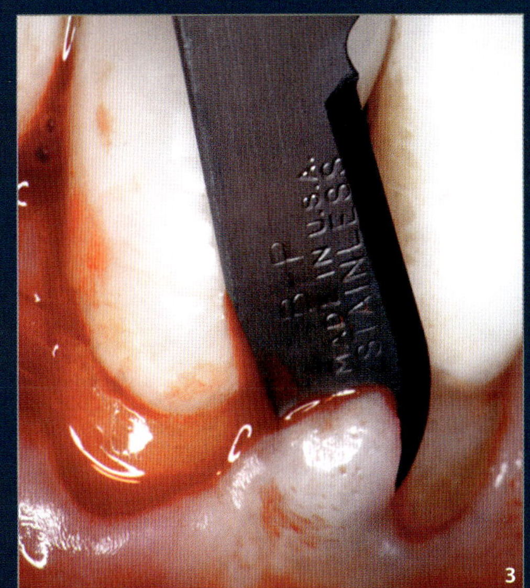
3

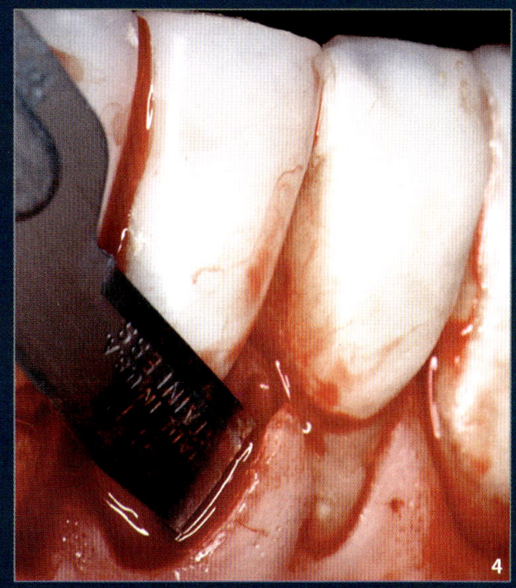
4

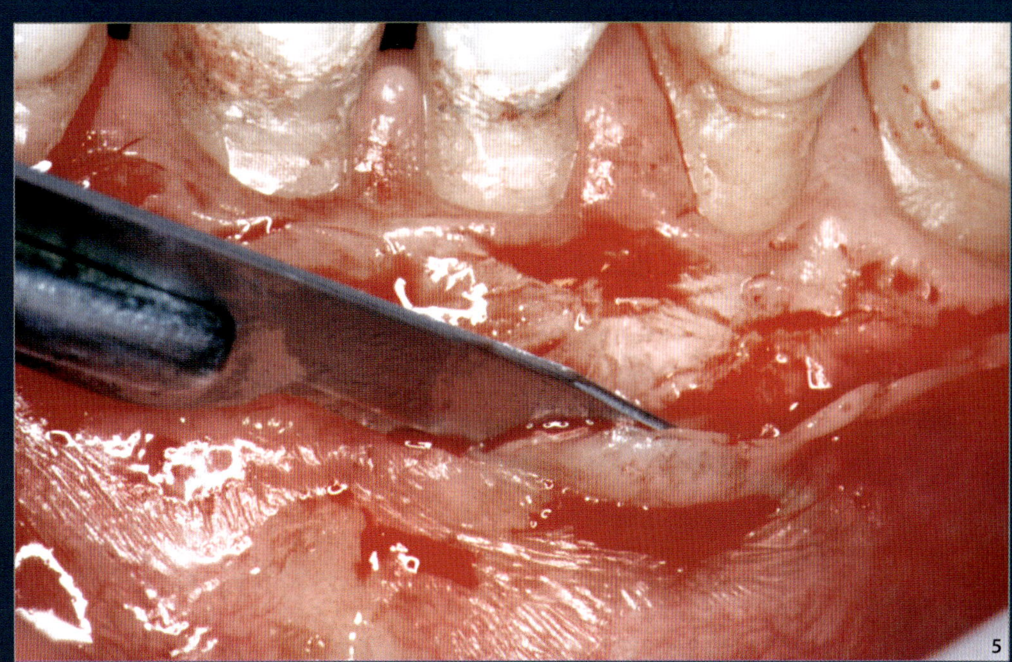
5

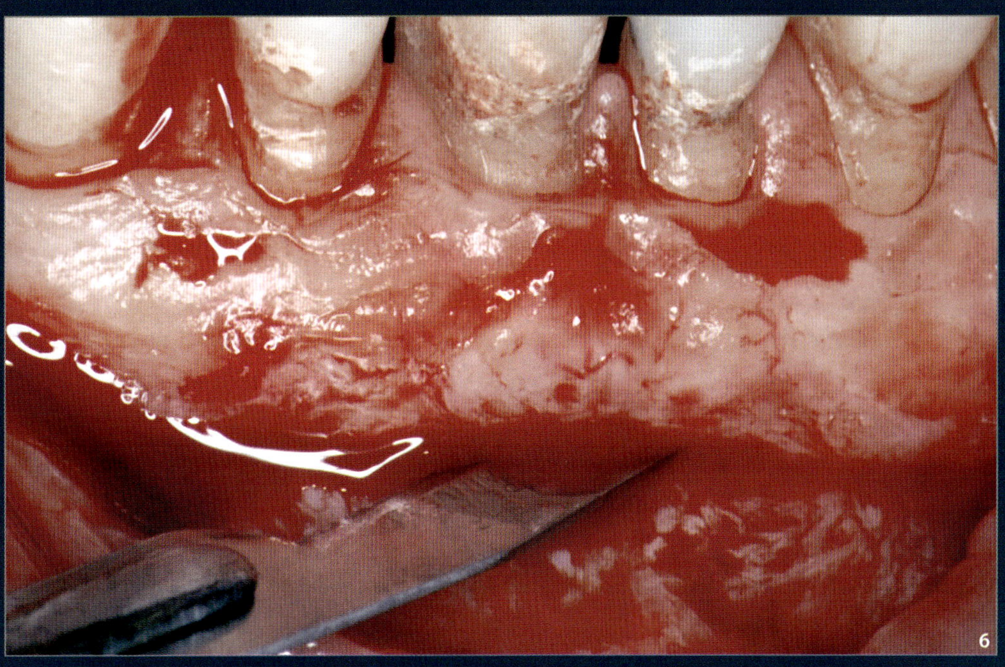
6

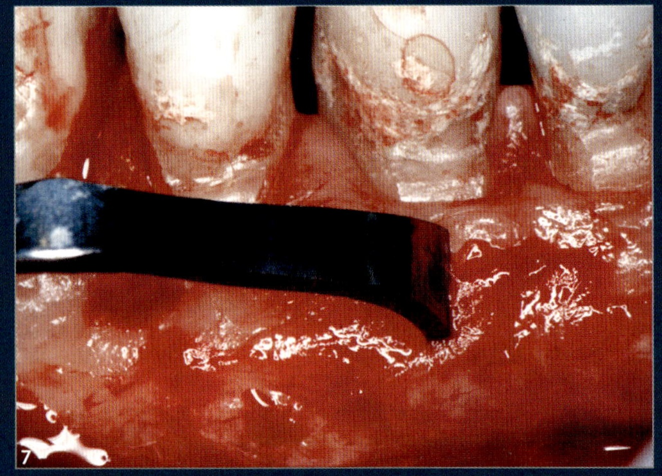
7

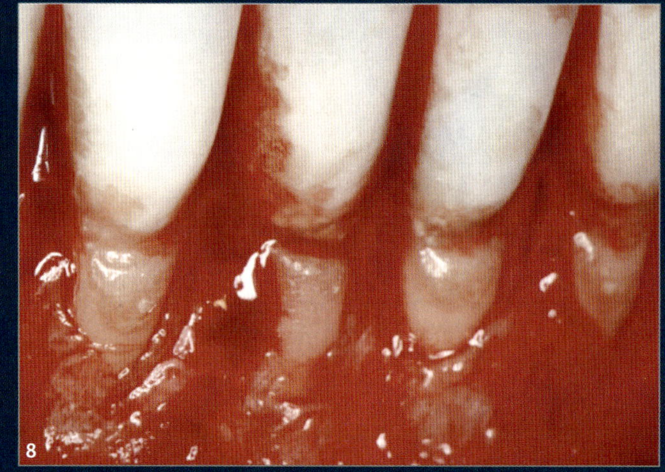
8

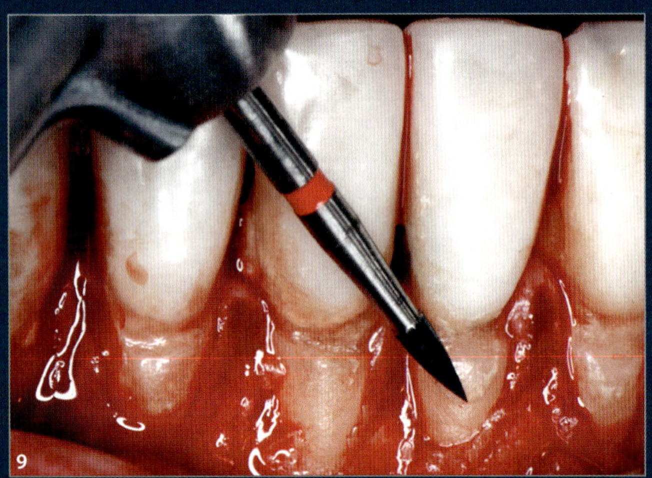
9

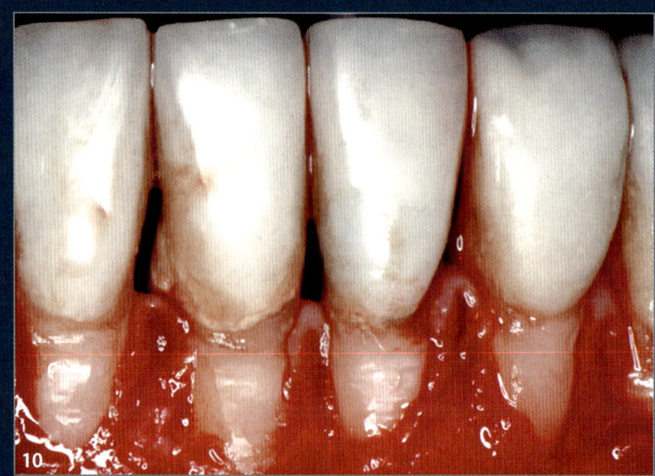
10

用骨凿修整牙槽骨（图7）。从根面剥离组织（图8）。采用中速并充分冲洗的电动马达配合细精修车针来打磨根面（图9）。此时牙根表面已被清洁处理，近远中径缩短，有利于为移植物提供良好的血供（图10）。在距龈缘2mm处做一个内斜切口，刀片与腭部外表面平行。用手术刀片（#15 BD Bard-Parker）在最初的水平切口线根方1~2mm处做第二切口（图11和图12）。

第二切口平行于牙体长轴，用手术刀片（#15 BD Bard-Parker）仔细将移植物进行锐性分离（图13）。检查并清洗结缔组织移植物，重要的是，需确保其形态规则且不含腺体（图14）。将结缔组织放置在暴露的根面上，并用4-0可吸收缝线将其固定到天然牙上（图15）。将半厚瓣冠向复位覆盖于供体组织上，进行间断缝合（图16和图17）。图18和图19显示了术后3个月的颊面观。最后制作长石质瓷贴面，粘接到位。图20~图22显示软组织与牙齿及陶瓷材料自然和谐，生物整合良好。

Periodontal surgery courtesy of Michael K. McGuire, DDS.

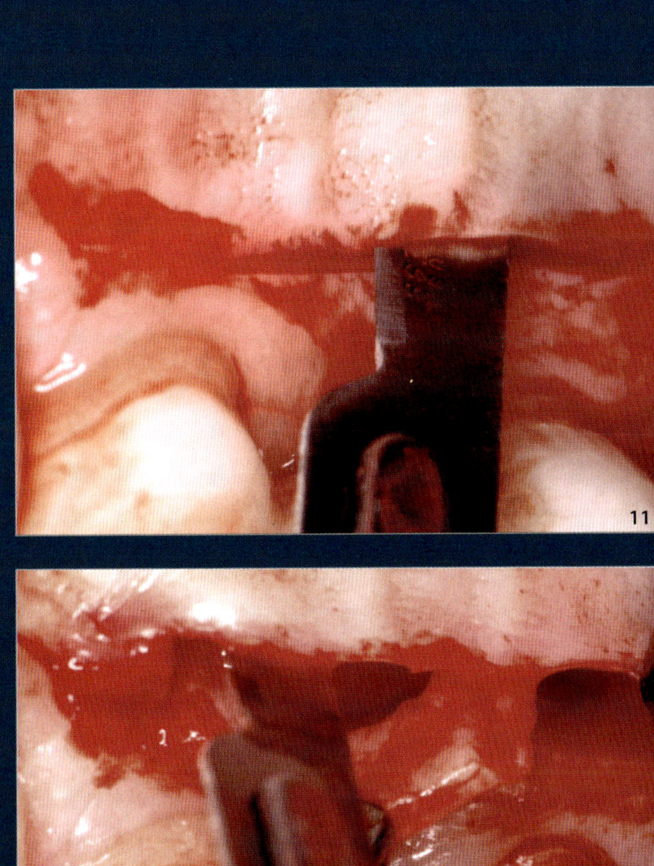

11

12

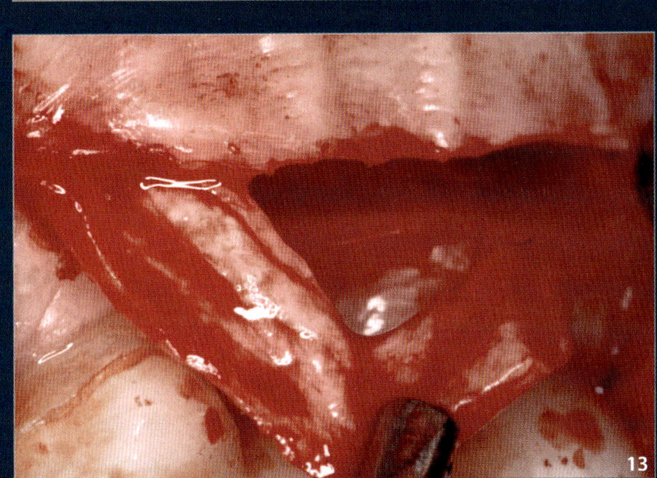

13

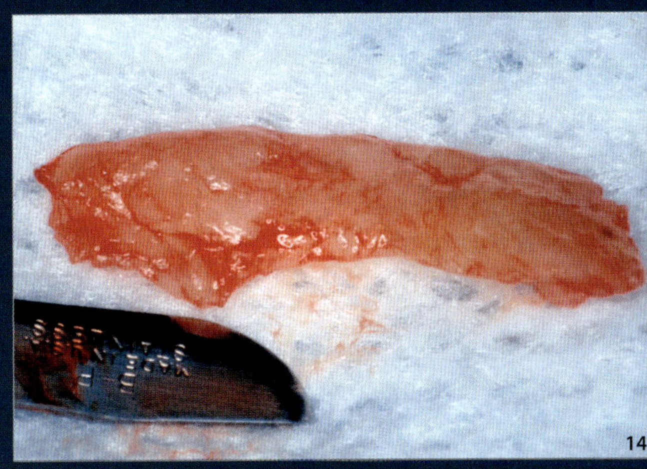

14

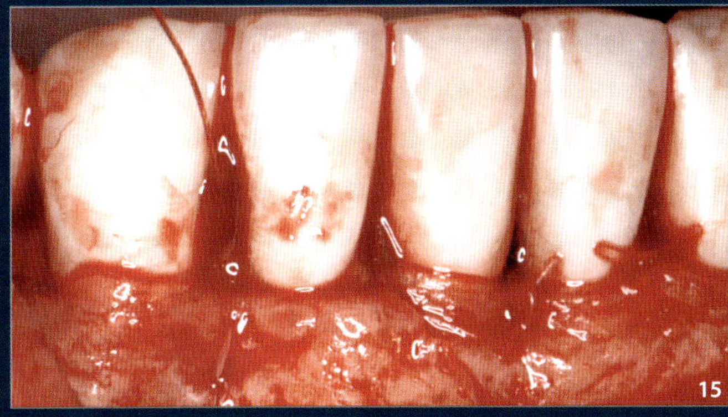

15

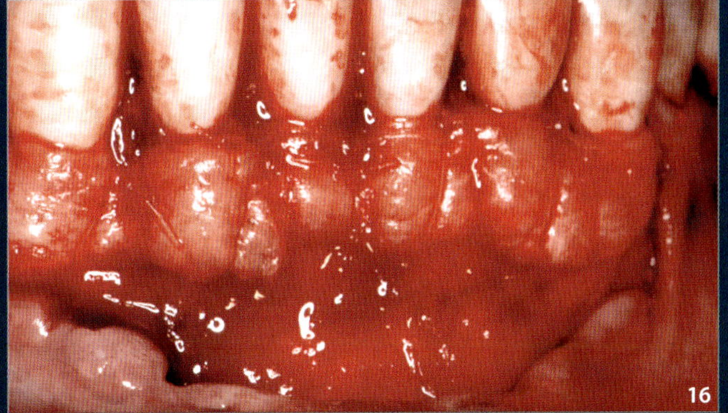

16

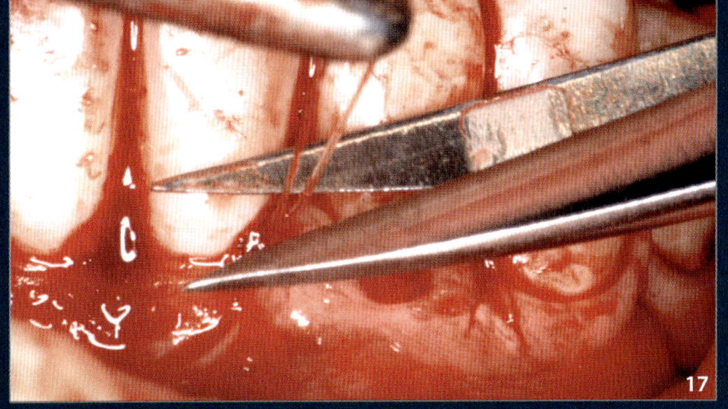

17

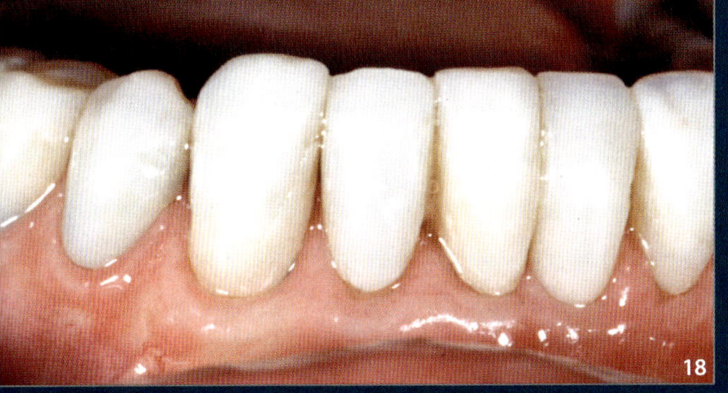

18

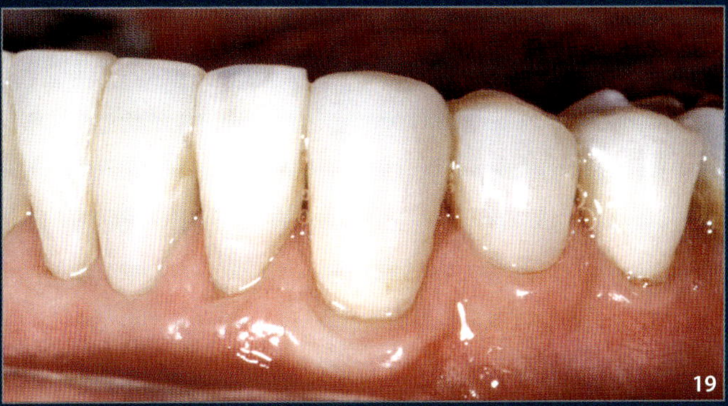

19

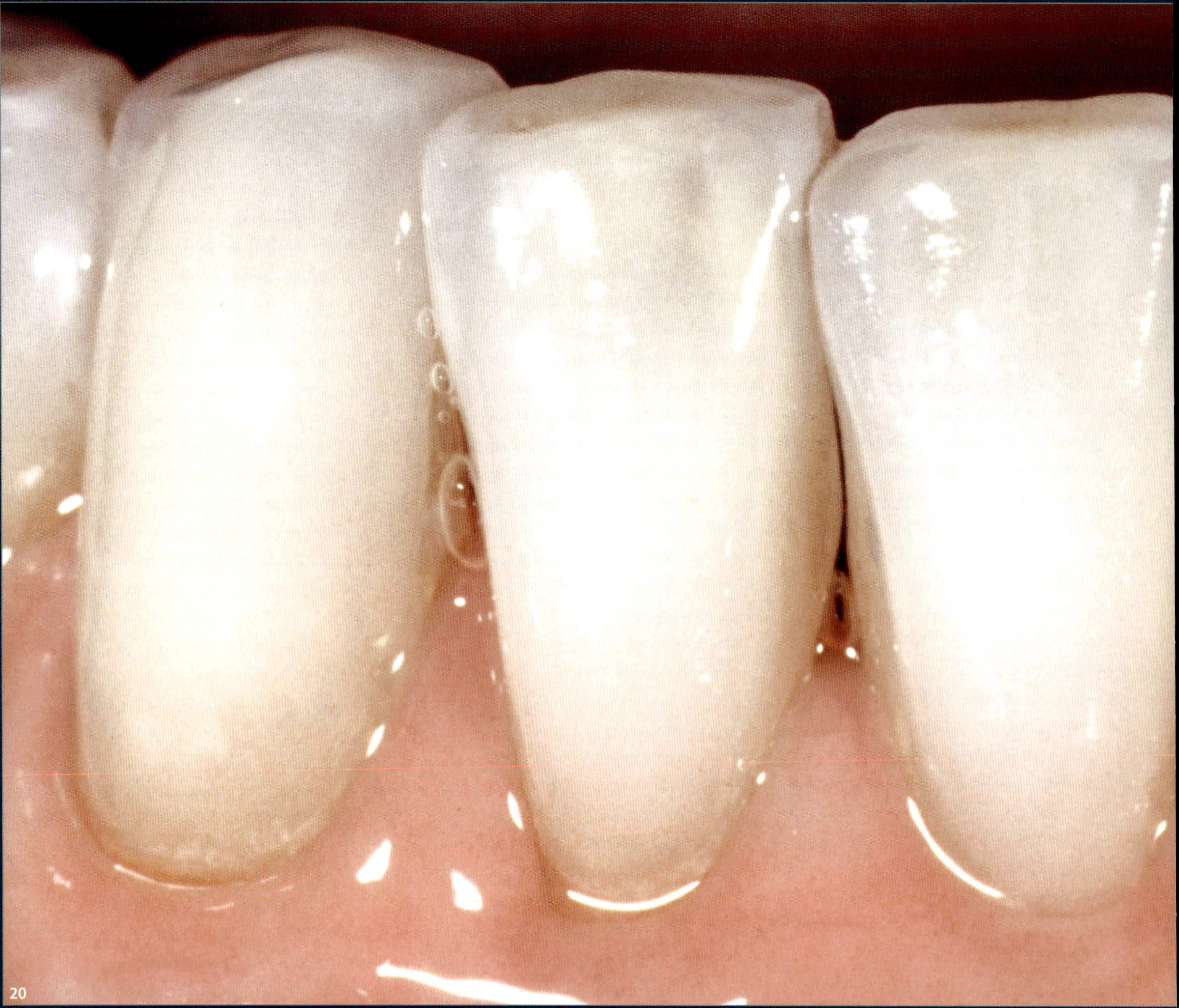

20

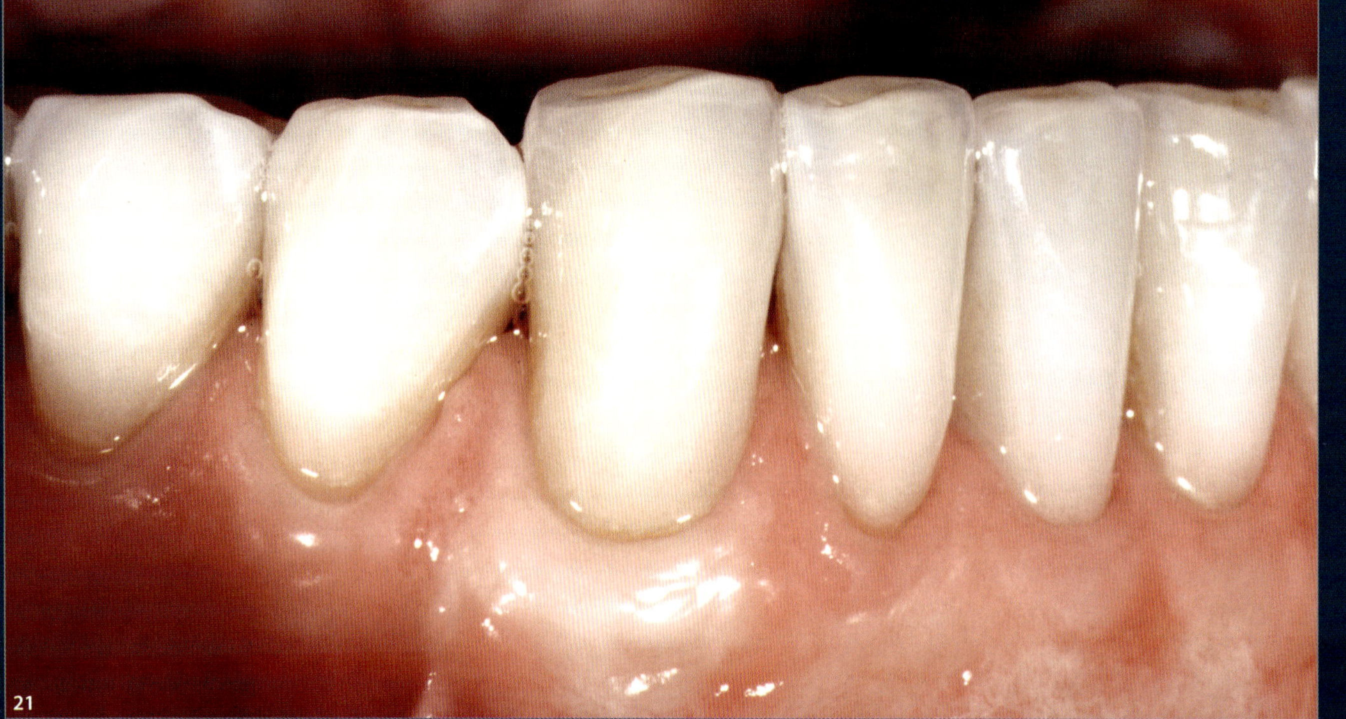

21

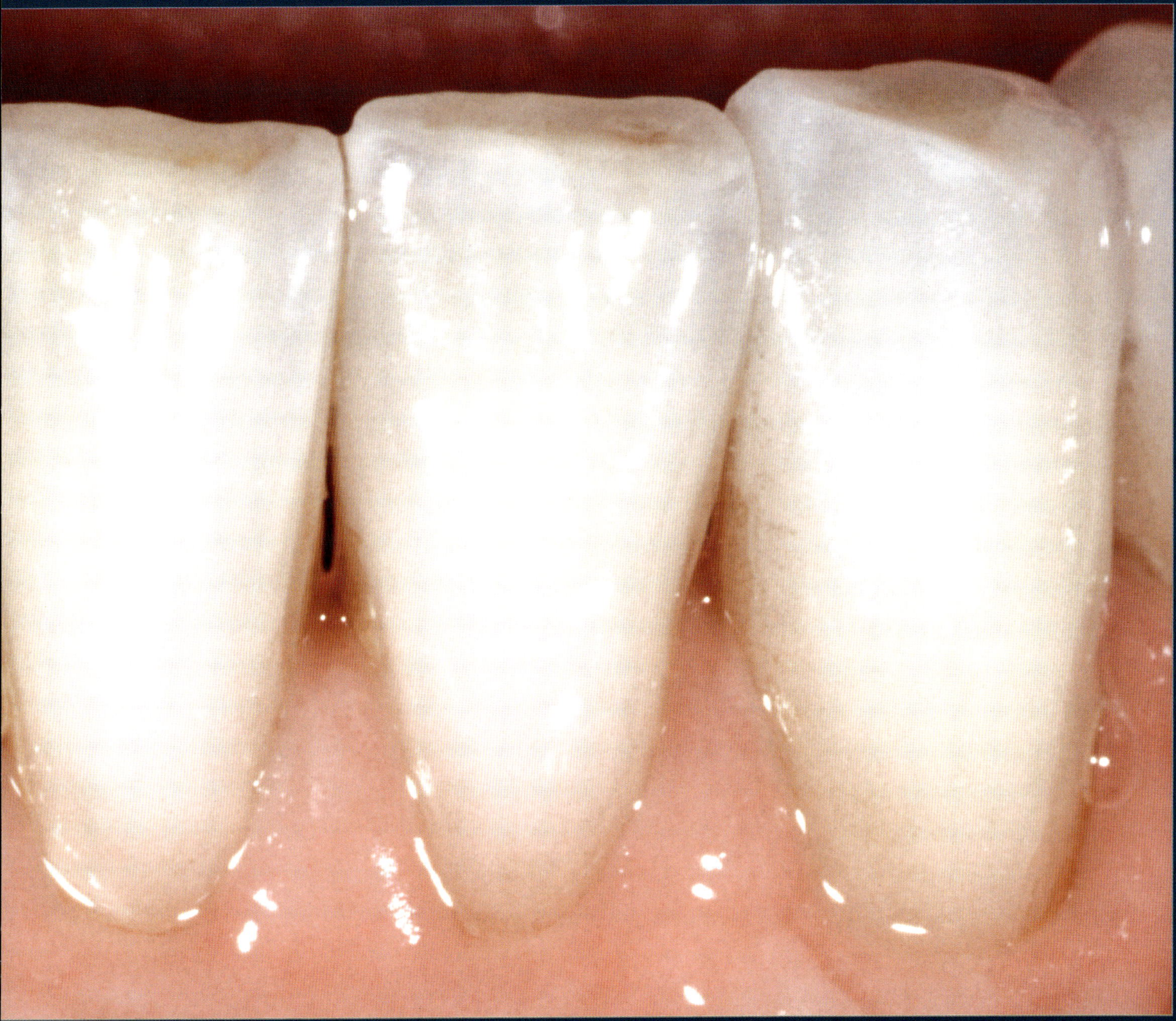

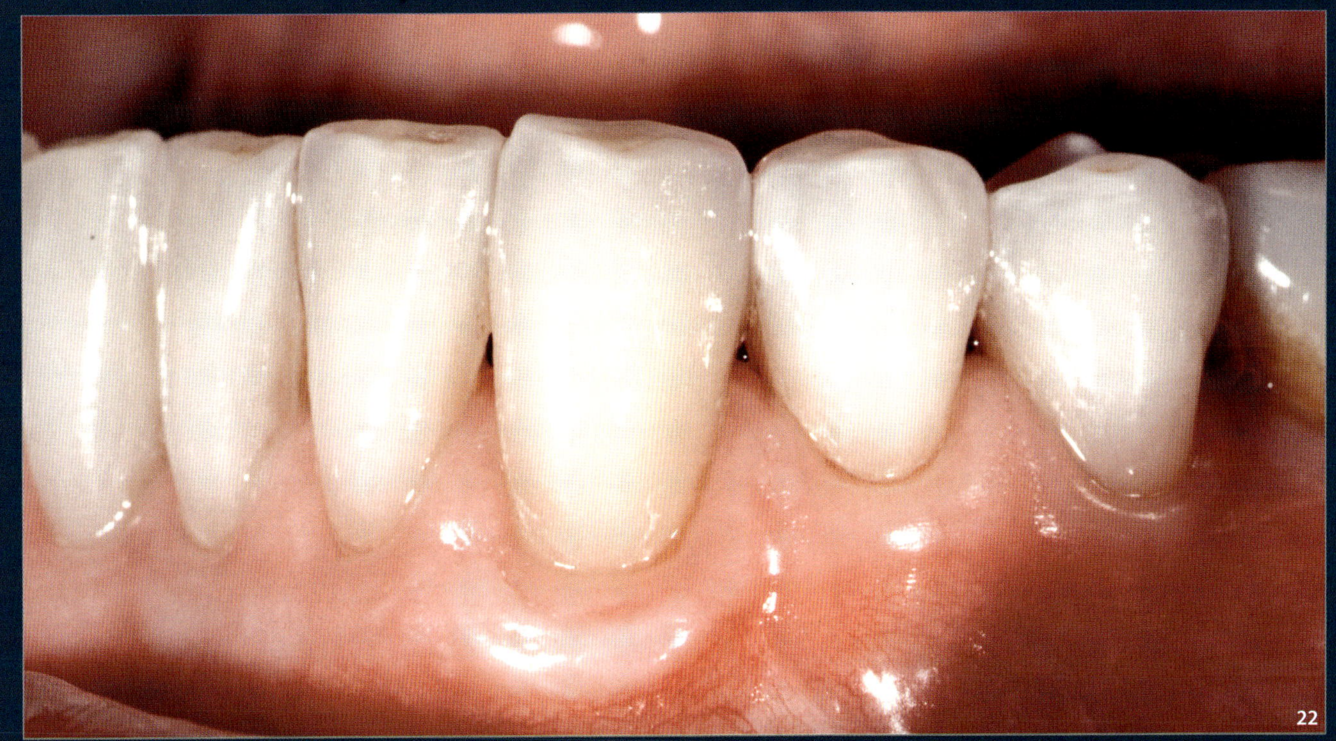
22

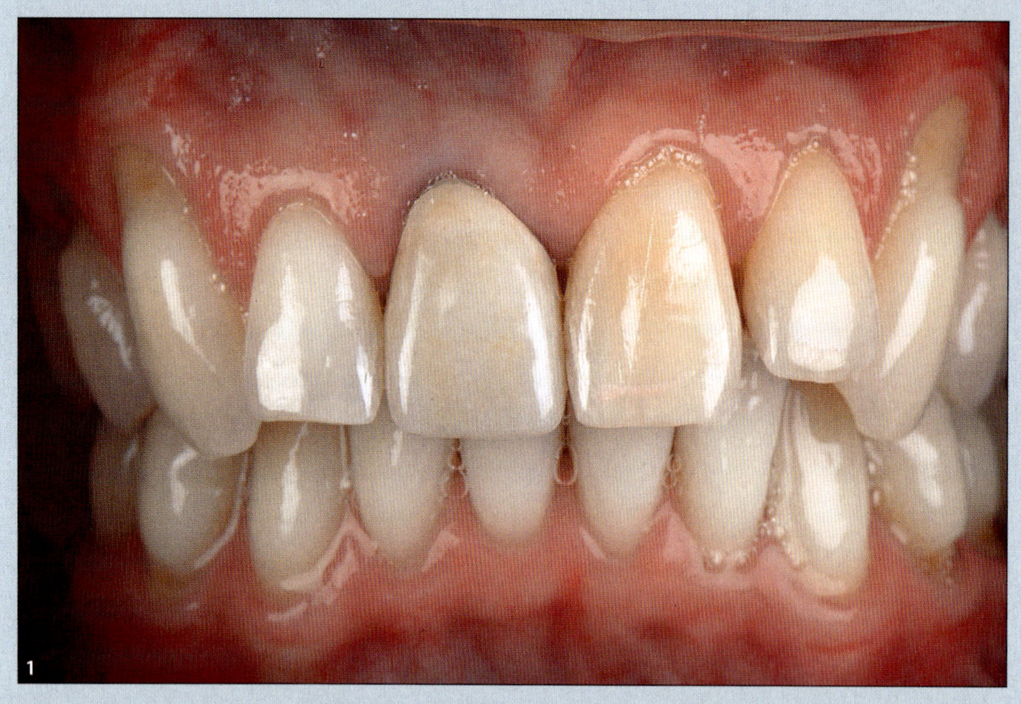

结缔组织移植：隧道技术

多颗牙Ⅱ类、Ⅲ类牙龈退缩

用于治疗退缩型病损的根面覆盖术，其手术范围及可预测性取决于手术部位的血供质量。隧道（也称“信封”）技术因不需要垂直切口而有利于血供。此外，当相邻牙齿均出现牙龈退缩，并且连接两者的龈乳头对美学效果很关键时，隧道技术便是一种保护龈乳头位置高度的极佳手术方式[55,132]。

图1为患者的术前情况：其上颌切牙和前磨牙区存在多处连续的Ⅱ类、Ⅲ类牙龈退缩。隧道技术比标准全厚瓣技术的技术敏感性更高，因为术者要在更加局限的空间中进行操作。需要应用显微器械围绕狭小而曲折的区域对组织瓣和龈乳头进行充分的松解。应选择合适的显微隧道刀和龈乳头分离器以减少手术并发症，例如龈乳头的断裂和穿孔。这项显微手术技术不进行垂直切口，而是采用越过膜龈联合的龈沟内切口，在无须翻瓣的情况下构建牙龈组织下方的隧道。这项技术通过最新的显微手术器械在颊侧组织下方制备半厚瓣，这确保了上皮下结缔组织或脱细胞胶原基质从就位到成熟期间良好的血供。

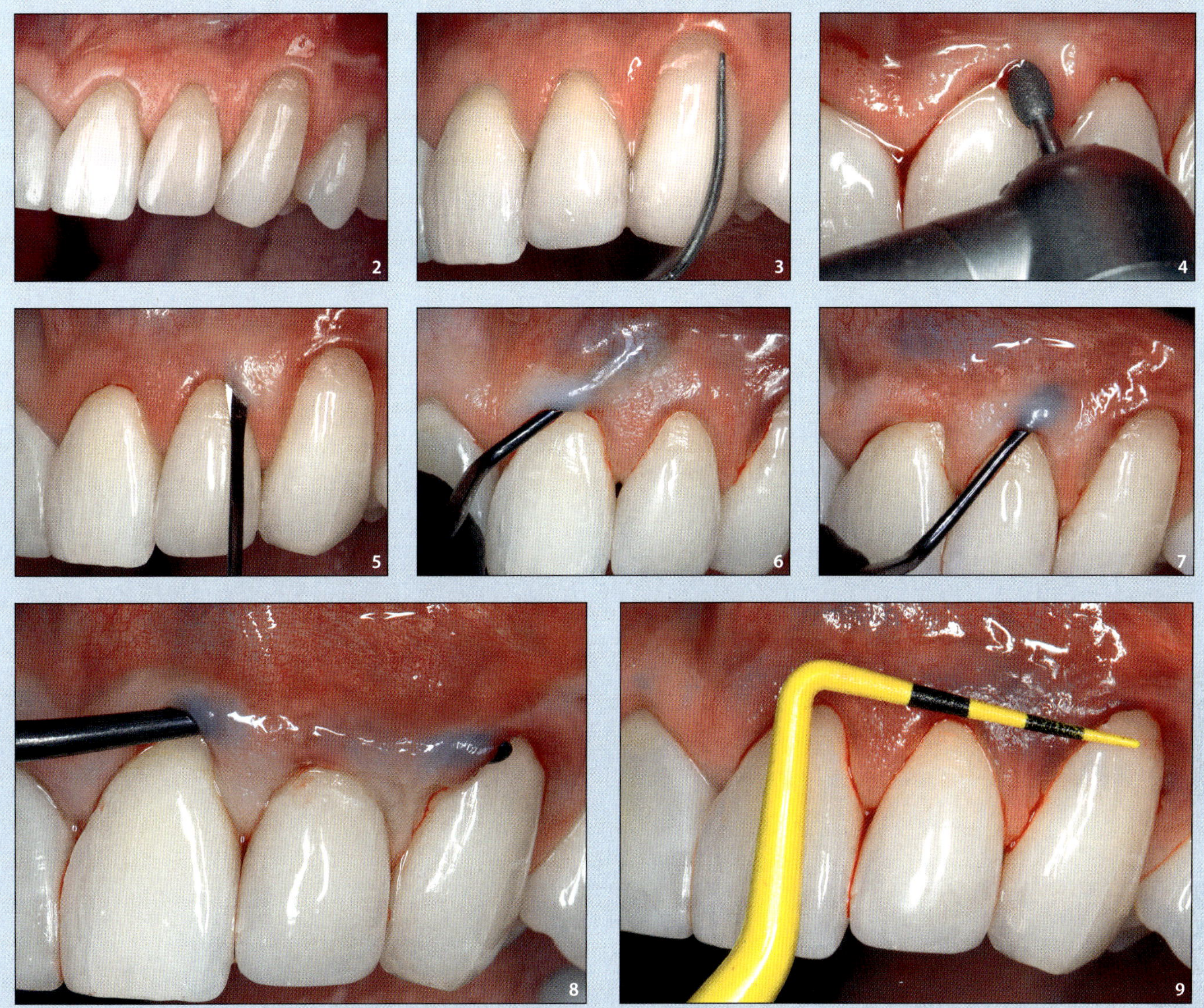

经过初步的修复治疗（包括漂白和树脂修复）来建立牙体的美学轮廓，以便确定理想的切口边缘位置。如图2所示，上颌左侧尖牙和前磨牙存在多个相邻的2~3mm的牙龈退缩。术前即刻使用压电式超声洁治器（Hu-Friedy）和30μm的球形金刚砂车针（DET Series）进行根面平整（图3和图4）。先使用鸠尾形可弯显微刀片（Keydent显微隧道刀片，美国牙医系统）进行沟内切口（图5）。随后使用隧道刀（Hu-Friedy）制备半厚瓣的隧道。采用旋转的方式引导隧道刀越过膜龈联合直至龈瓣获得充分的松解（图6和图7）。使用骨膜分离器将龈乳头与骨膜完全分离，但应保持龈乳头舌侧部分的完整性，以避免丧失龈乳头组织（图8）。完成受区的预备和测量后（图9），在腭部使用平行切口技术取得上皮下结缔组织（图10~图14）。在这项技术中，腭侧的第一切口应位于龈缘根方2~3mm且与牙长轴垂直。第二切口位于第一切口的根方1~2mm并与牙长轴平行[133]，通过最后一个平行切口将组织瓣与骨膜分离。检查结缔组织并修剪至合适大小。重要的是，需确保其形态规则且无肉芽组织。在缺损区比对上皮下结缔组织的尺寸是否合适（图15）。

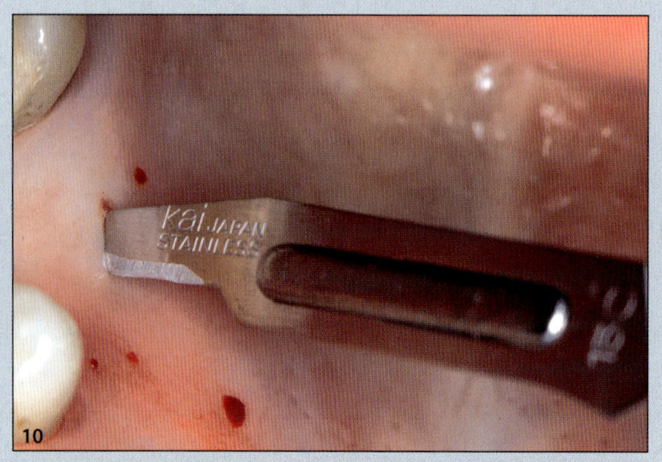

10

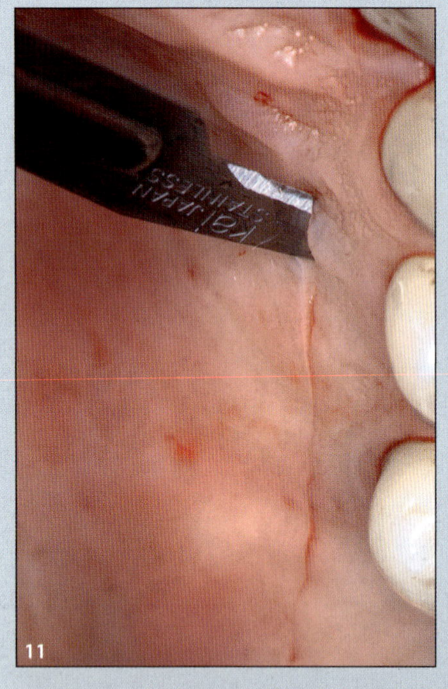
11

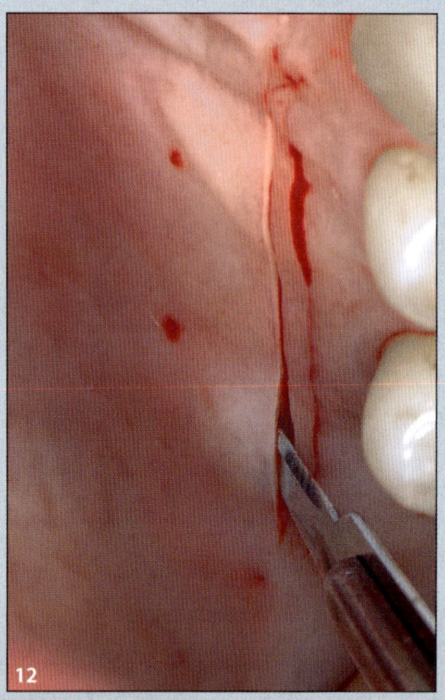
12

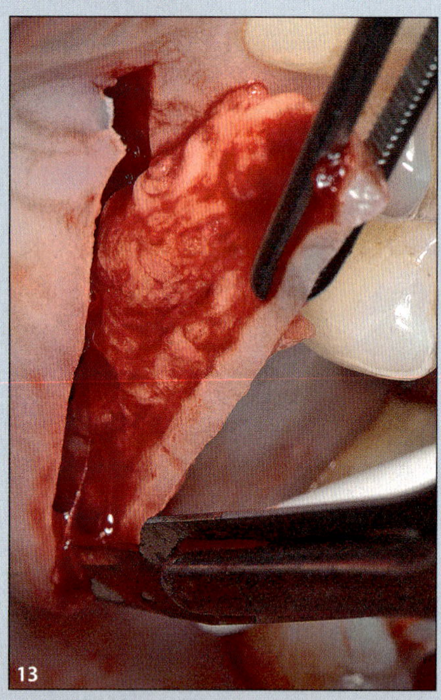
13

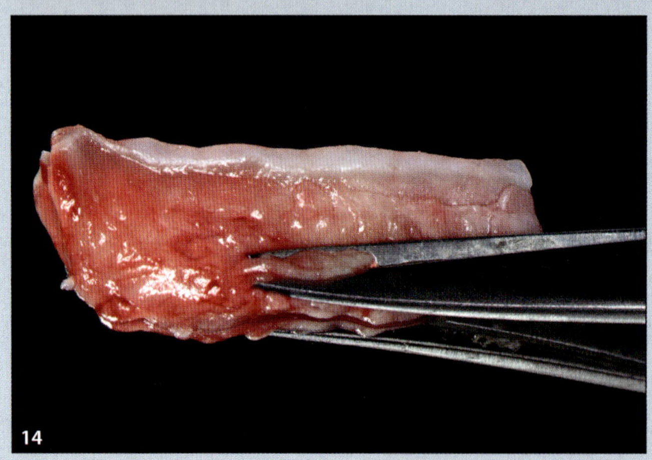
14

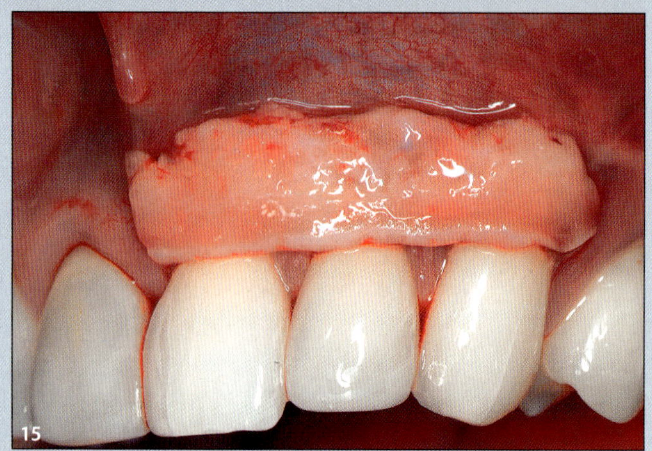
15

使用24%乙二胺四乙酸凝胶对根面进行2分钟的化学处理，以去除来自牙本质小管的玷污层并促进血凝块在根面的黏附（图16）。生理盐水充分冲洗去除残留凝胶，干燥后将釉基质蛋白（Straumann）涂于牙根表面（图17）。表面不能有血液和/或唾液污染，以确保蛋白的沉积。最近一些研究表明，将釉基质蛋白衍生物与上皮下结缔组织联合使用，不仅能促

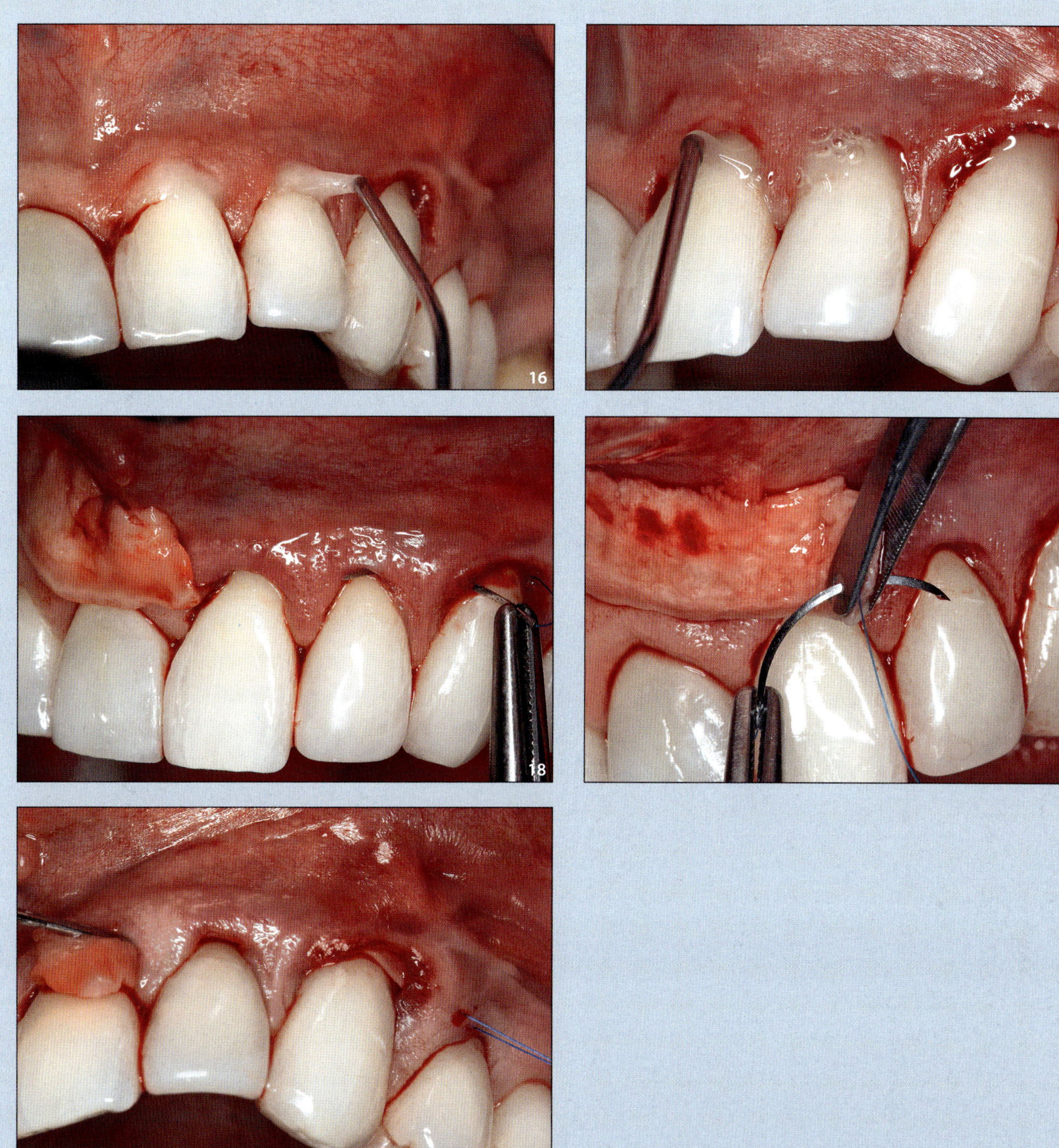

进临床疗效，还有利于牙周伤口愈合和组织再生[134-136]。

缝针从远中至近中穿过隧道，在移植组织上缝合一针挂住组织（图18和图19），通过缝线将移植组织引导入隧道（图20）。移植组织就位后，使用显微手术器械将移植组织与上方覆盖的牙龈瓣缝合固位。在龈乳头处采用垂直褥式单线悬吊缝合法（6-0聚丙烯线，Hu-Friedy）。供区放置胶原膜，使用水平交叉悬吊缝合法拉紧创口[133]。以这种牙周显微整形技术进行翻瓣和缝合对周围组织的创伤小，且在术区愈合的关键成熟期能更好地维持血供。腭侧供区采用水平悬吊缝合来对伤口加压（图21～图23）。这种伤口加压作用可促进止血和初期伤口愈合[107]。图24～图26为术后1周、1个月、3个月的愈合情况。与未治疗的上颌右

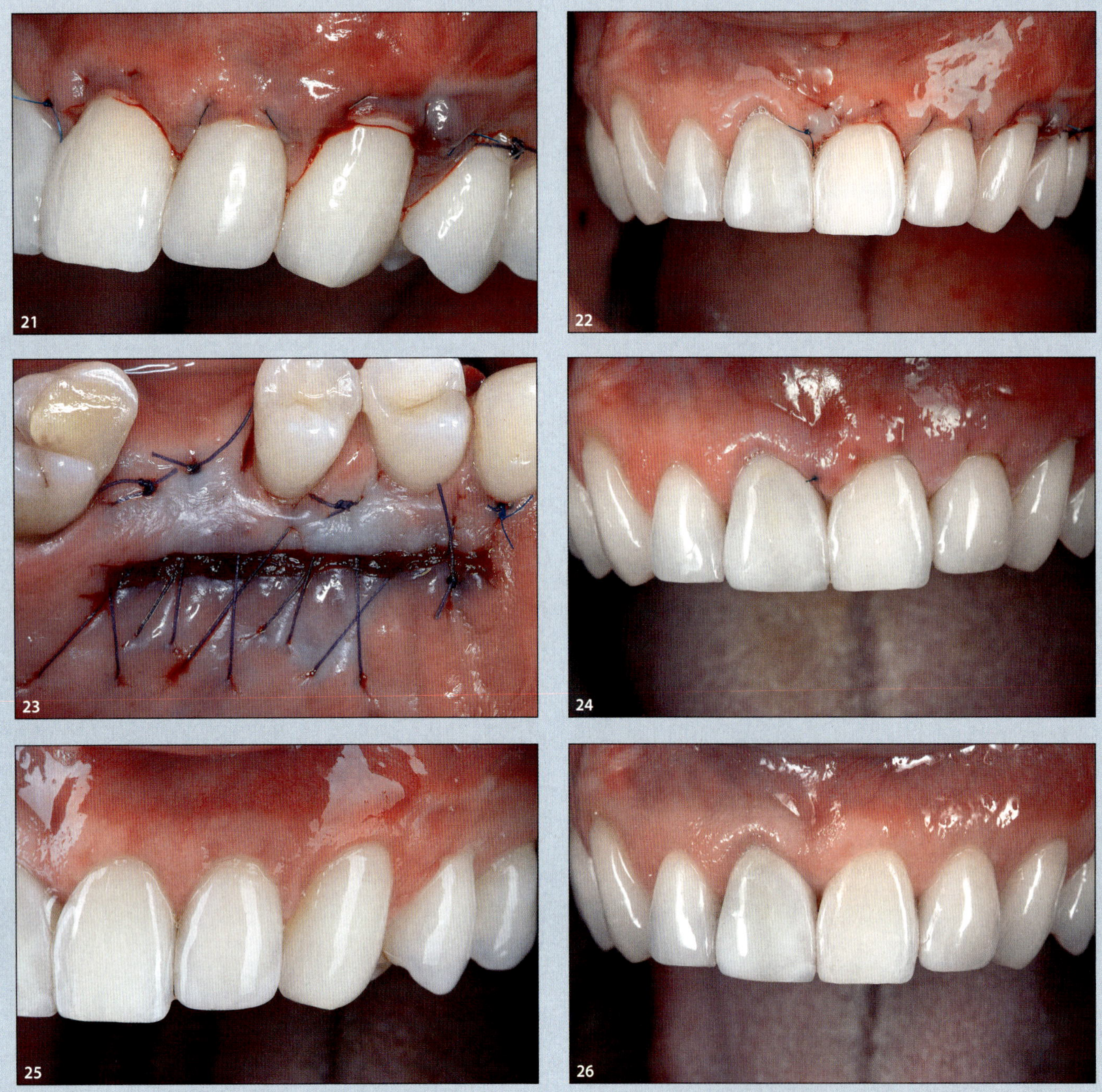

侧对比，可见上颌左侧的牙龈轮廓得到改善。

在上颌右侧进行了同样的手术（图27～图31）。不同的是，采用了冠方锚定缝合技术［复合树脂纽扣技术（composite button technique）］来维持愈合过程中组织的冠方位置[137]。再生性愈合的主要障碍之一是微移动，它会促进瘢痕组织的形成。采用冠方锚定缝合技术可最大限度地减少再生部位的微移动，因此减少了在面部运动时可能发生的位移。采用全酸蚀粘接法，用流动复合树脂在牙面上覆盖并粘接悬吊的缝线，形成一个复合树脂纽扣，从而在愈合过程中稳定和维持新建立的冠方牙龈位置[110,138]（图32）。如果移植物和组

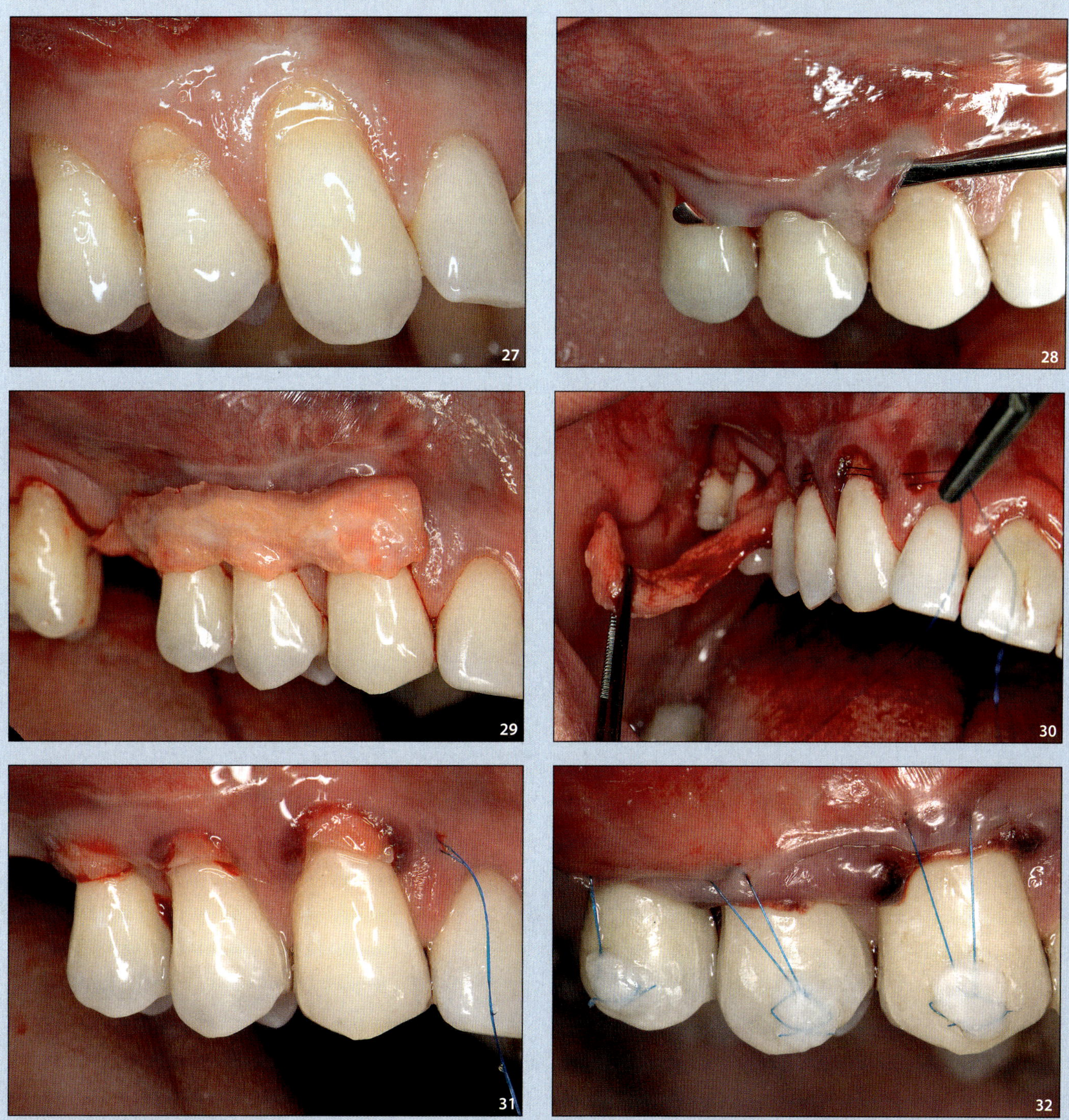

织瓣能达到足够的稳定性，则不必使用牙周塞治剂。

手术结束后，告知患者2周内术区避免刷牙。术后指导包括每天用0.12%葡萄糖酸氯己定漱口2～3次。根据需要开具抗感染和止痛药物。术后2周复诊时拆线，检查口腔卫生状况并加强牙菌斑控制（图33）。图34和图35分别展示了术后3个月、6个月时的情况。这种微创手术方法提供了最佳的软组织覆盖和自然的牙龈外形，美学效果也得到了提升。

Periodontal surgery courtesy of Wesam Salha, DDS, MSD.

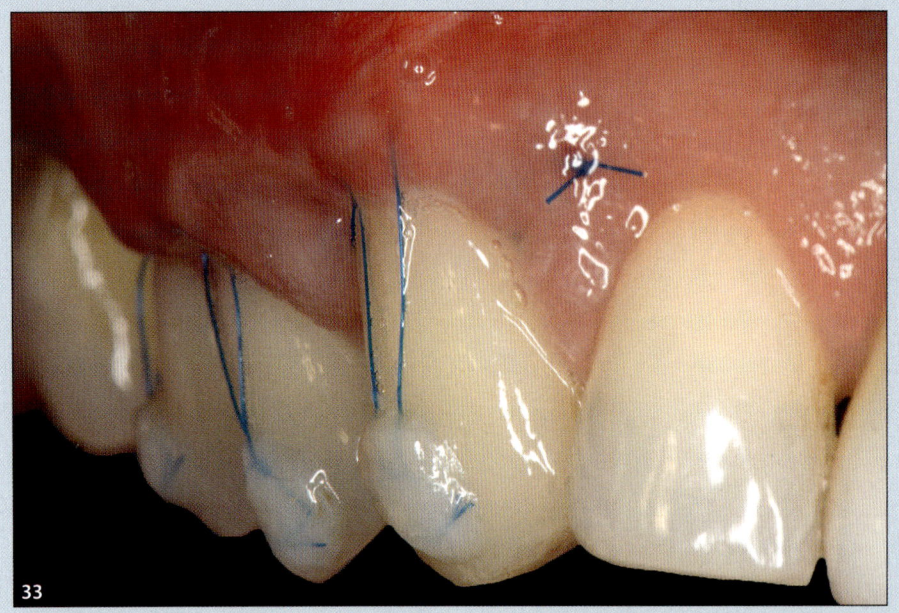
33

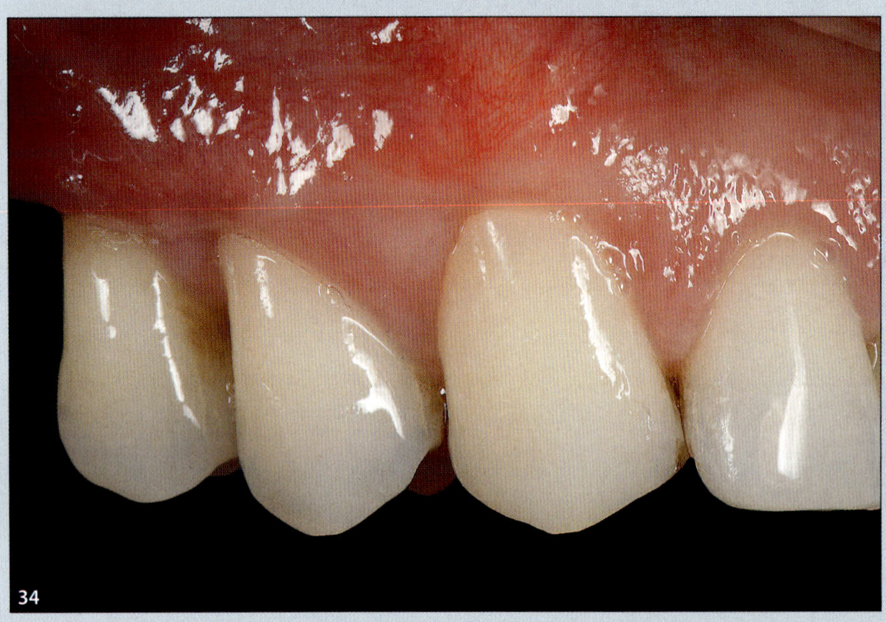
34

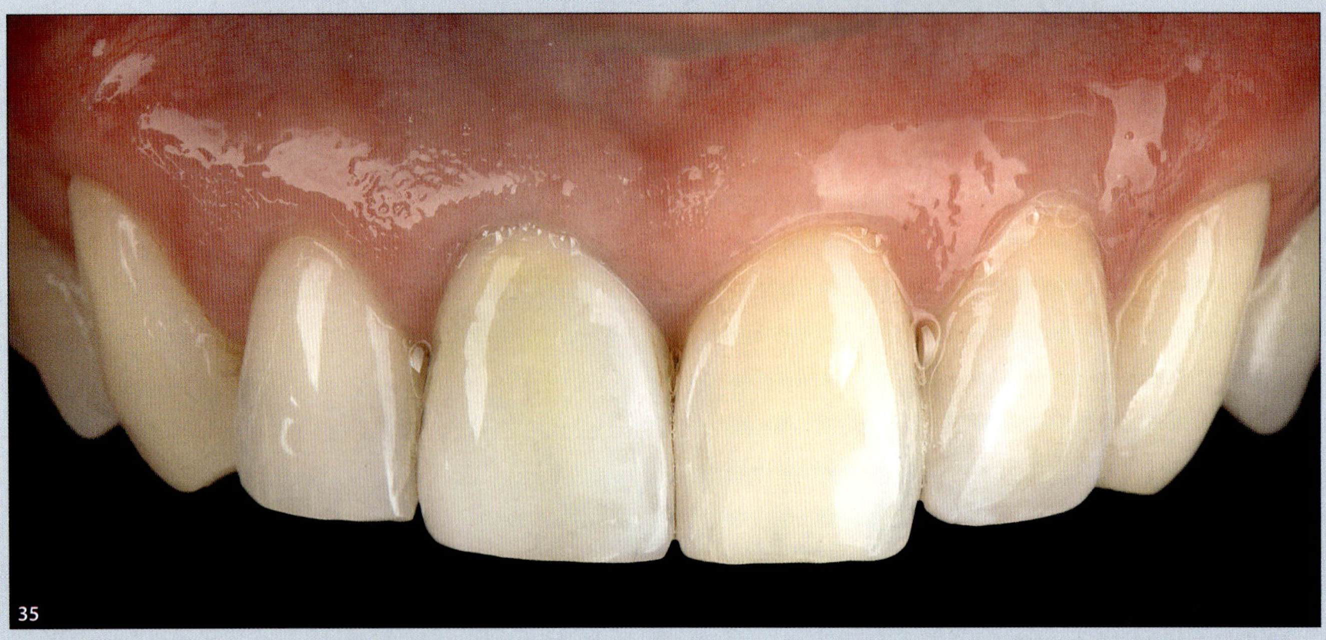
35

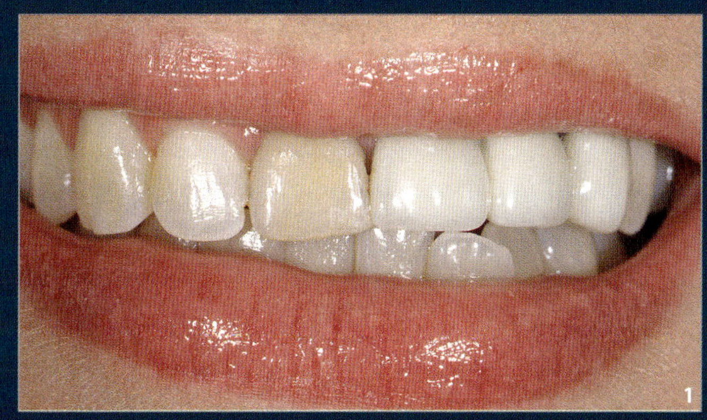
1

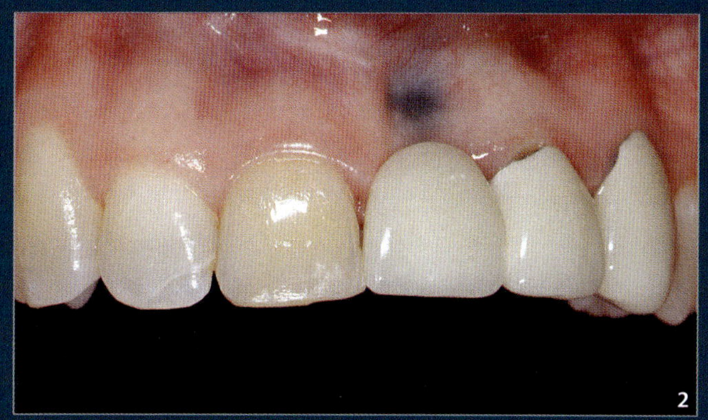
2

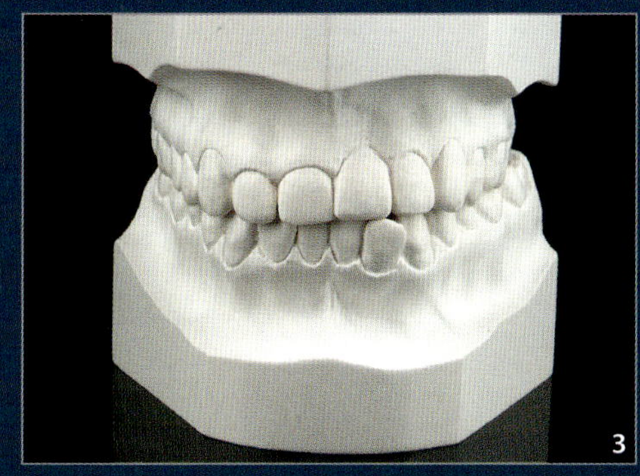
3

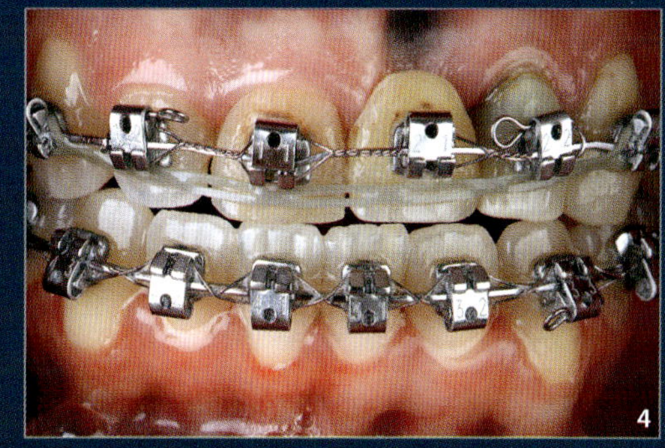
4

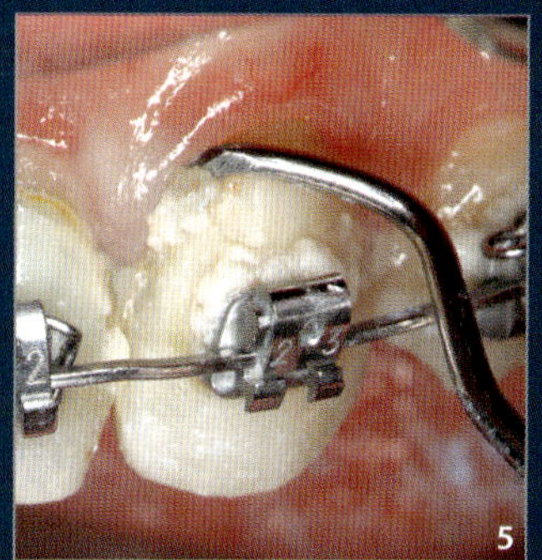
5

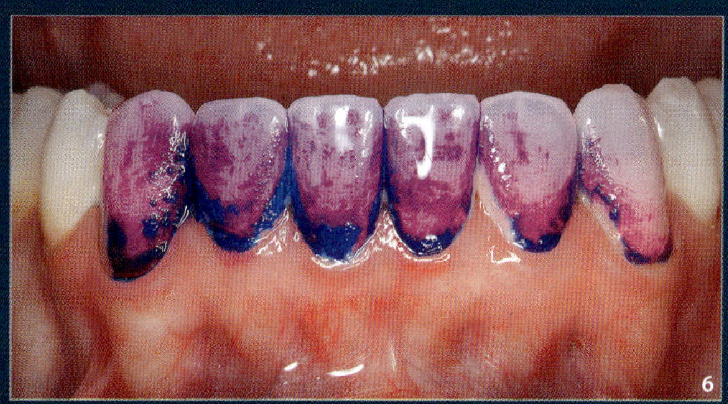
6

多学科联合的牙周美学治疗方法

该患者拔牙后前牙区进行了固定桥修复，对自己的笑容不满意（图1和图2）。回顾其先前的治疗发现，医生的诊断与治疗不当，科学知识与临床训练不足，没有从多学科角度考虑治疗方案。

初步诊断从多学科治疗团队（包括正畸学、牙周病学和修复学）的评估开始。治疗团队决定正畸应当作为治疗的第一步，以改善咬合系统及其美学平面（图3和图4）。应注意患者的反切牙曲线。在义齿修复中，最佳的美学应以功能方面的考量作为出发点。去除了上颌前牙三单位的固定桥后，戴入临时修复体。在正畸治疗期间，治疗团队关注了患者的口腔卫生维护（图5）。指导患者如何在正畸治疗期间及治疗之后密切关注并改善自己的口腔清洁技巧。常规使用指示剂进行评估，并使患者直观地了解牙菌斑控制效果（图6）。

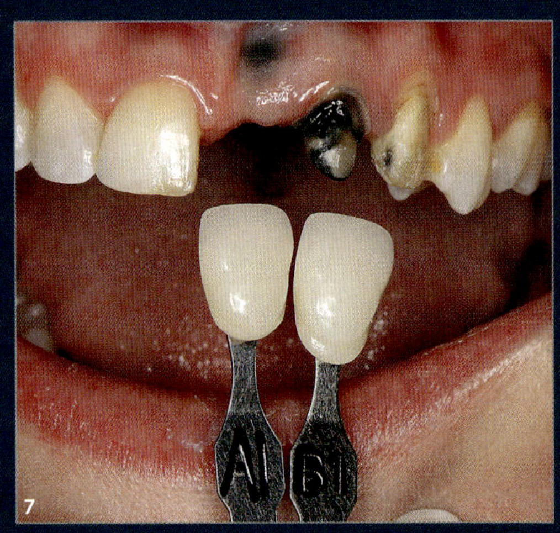

7

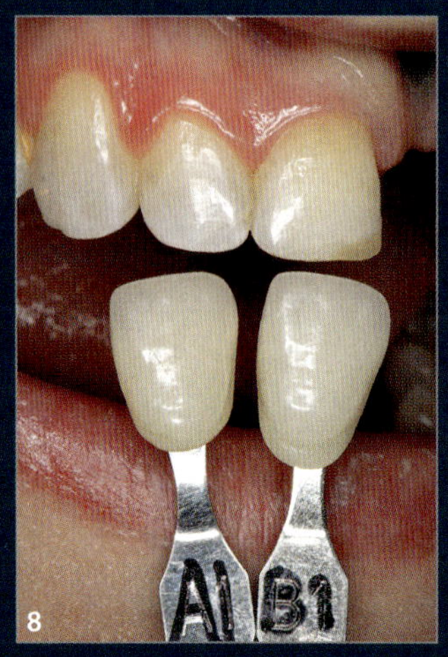

8

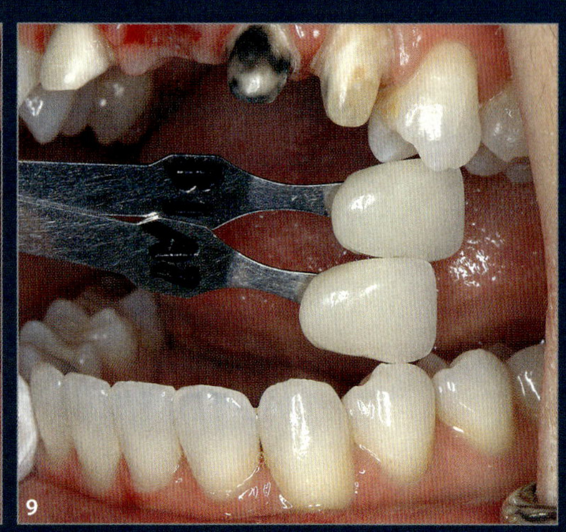
9

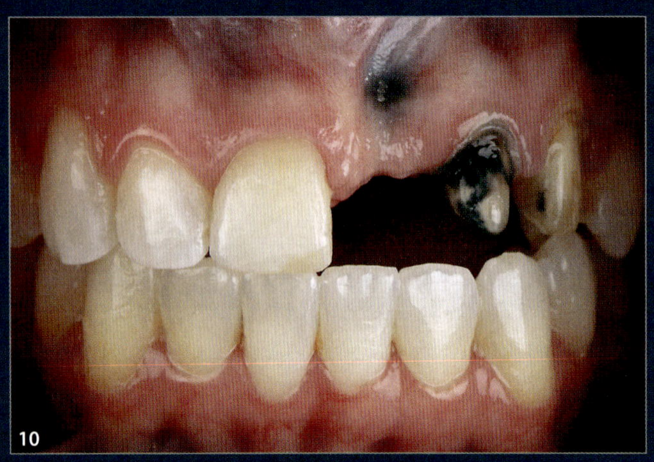
10

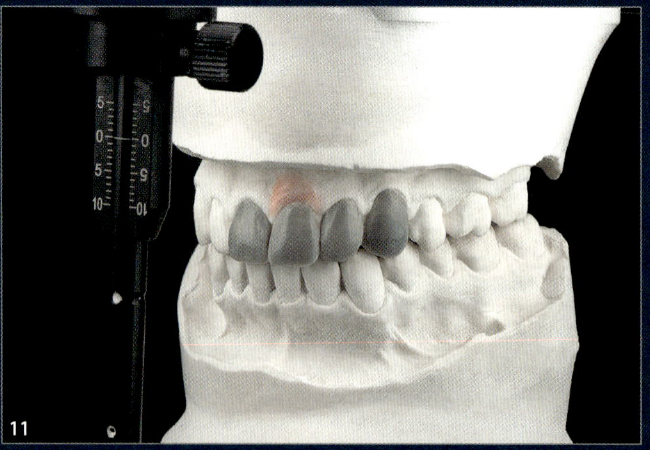
11

正畸治疗完成后，进行了色彩分析以制作新的临时修复体（图7～图9）。缺牙区牙槽嵴的高度和宽度严重不足，颊侧牙槽骨缺失，先前的根尖切除术和充填术造成前庭黏膜反折区至近龈缘处的大块银汞合金染色（图10）。变色组织更多是瘢痕而不是真正的附着上皮。因此，计划通过两阶段的软硬组织外科修整术来改善牙槽嵴形态并处理不美观的染色（图11）。

在受植区通过锐性分离形成一个基底宽且向颊侧前庭延伸的全厚瓣（图12）。向根方松解龈瓣（图13）。根据修整缺损区所需要的尺寸，自上颌结节处获取上皮下结缔组织（图14和图15）。移植组织的体积大小应增加30%以补偿受植区的愈合和改建。修剪移植物，去除上皮（图16）。受植区的准备包括去除残留的瘢痕组织和附着于腭侧骨上的染色。根尖区有一个囊性骨缺损，对其进行刮治并用矿化和非矿化复合骨移植材料进行充填（图17）。就位和固定上皮下结缔组织，使用可吸收缝线缝合龈瓣（图18和图19）。特别注意要确保术区既不能有张力也不能有移动。

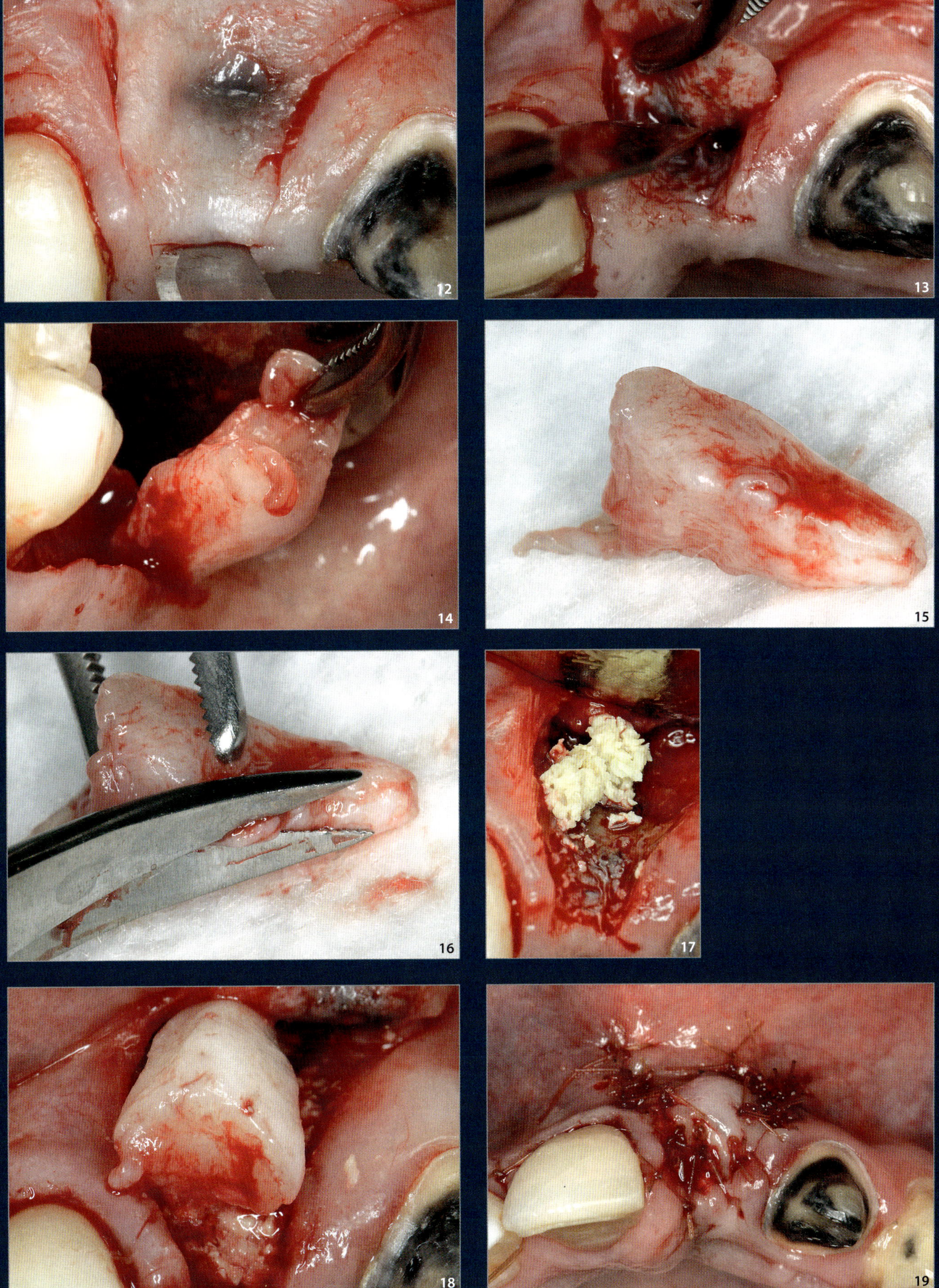
12
13
14
15
16
17
18
19

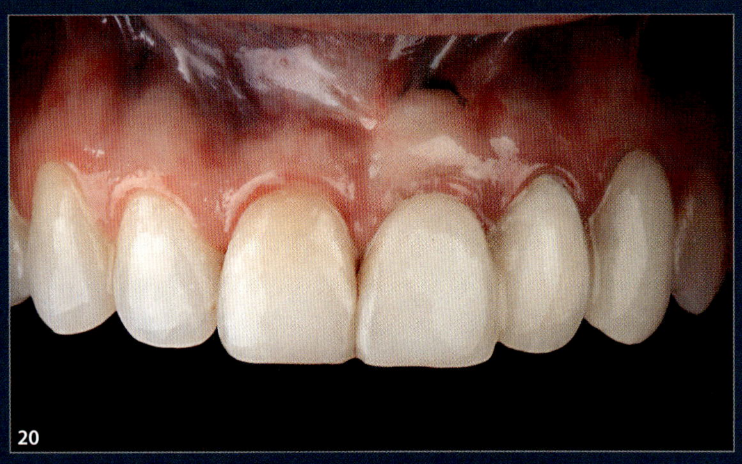
20

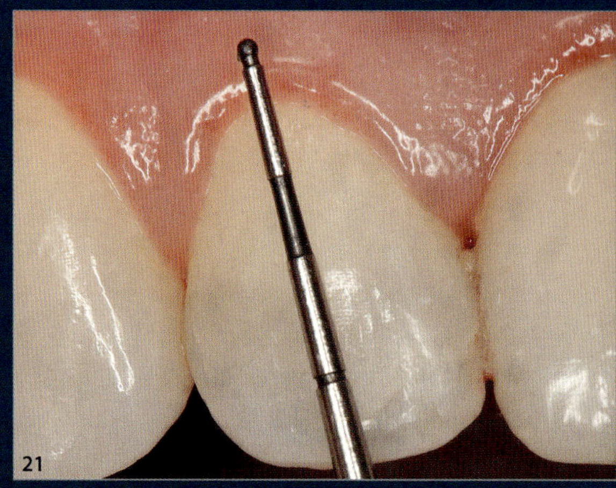
21

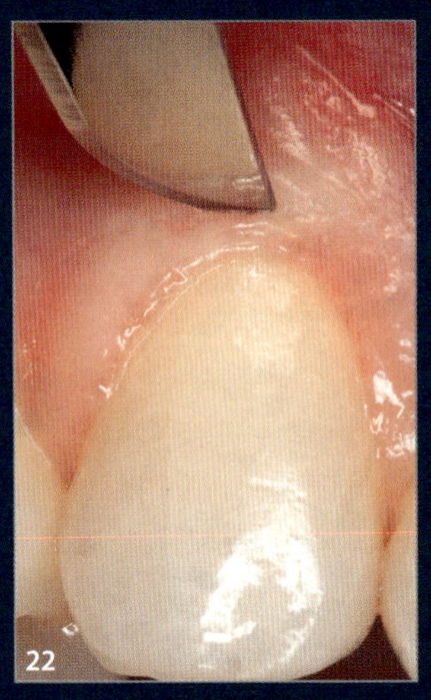
22

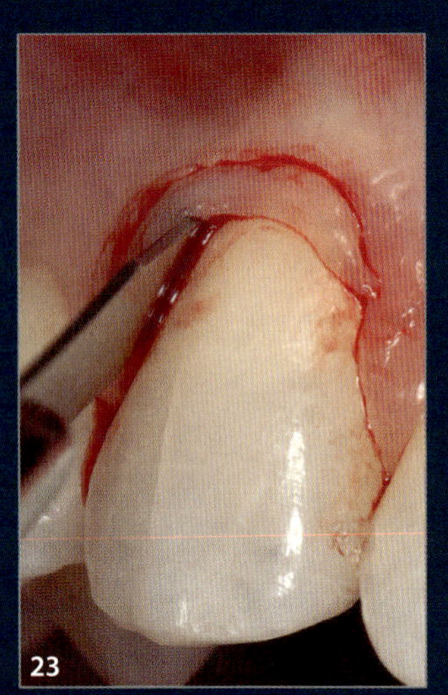
23

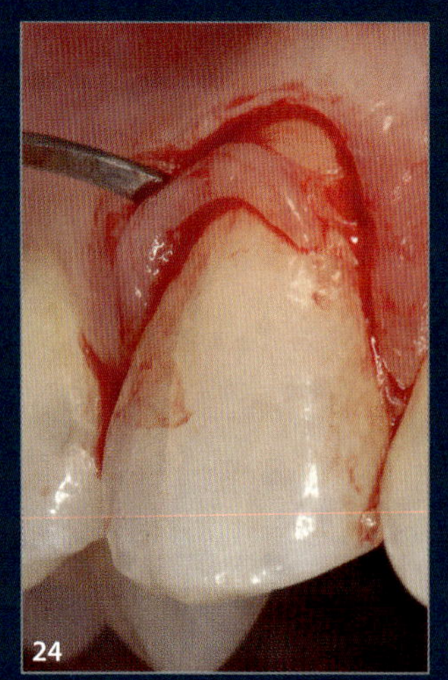
24

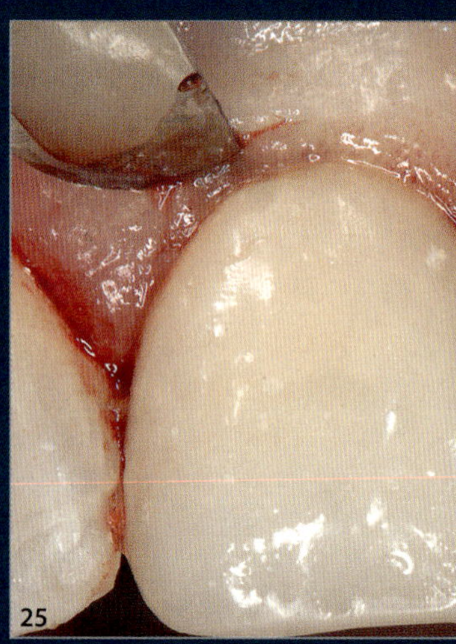
25

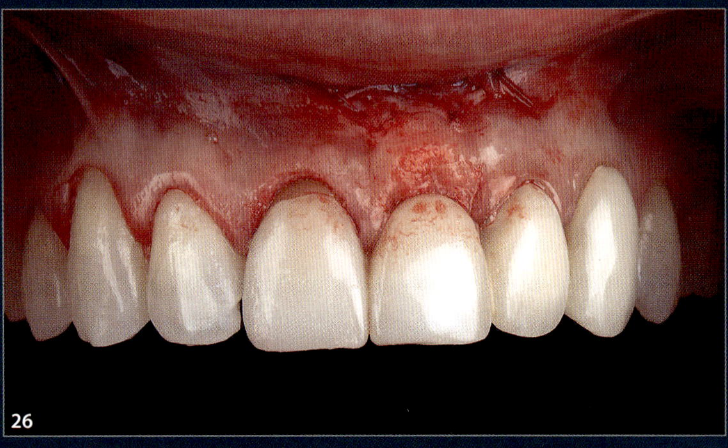
26

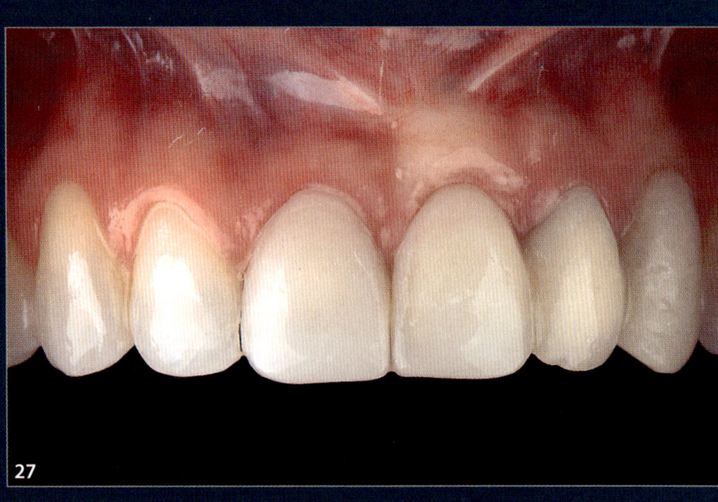
27

粘接过渡性固定桥齿完成桥体区的软组织塑形，在愈合期密切监测患者的口腔卫生情况。待移植物愈合及成熟后，进行第二阶段的手术，包括：牙龈切除术以去除外部染色，11、12及13的牙冠延长术（图20～图27）。最终达到各个位点形态协调，并形成合适的桥体形态。

通过新制作的诊断蜡型翻制二次修复模型，用以评估和修改美学参数，并通过正畸治疗使22萌出（图28～图30）。设计可摘式正畸装置使22萌出，从而改变龈乳头区的软组织位置。注意22周围龈乳头的形成和位置的变化（图31～图35）。这一阶段的正畸治疗完成后，采纳患者的意见设计新的诊断蜡型（图36）。完成的临时修复体得到了患者的认可（图37和图38）。

Periodontal surgery courtesy of Susana B. Paoloski, DDS.

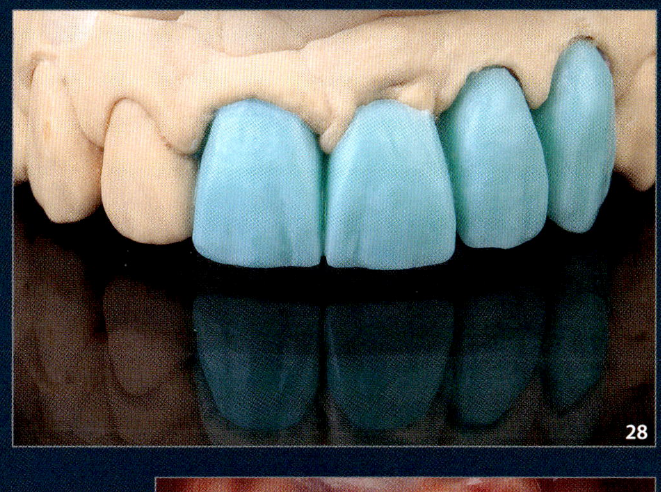
28

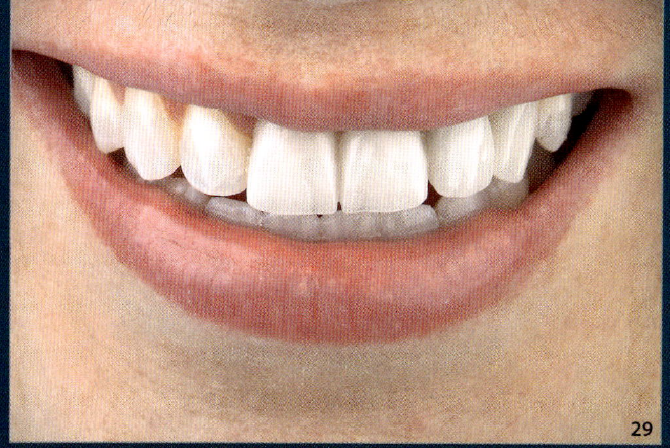
29

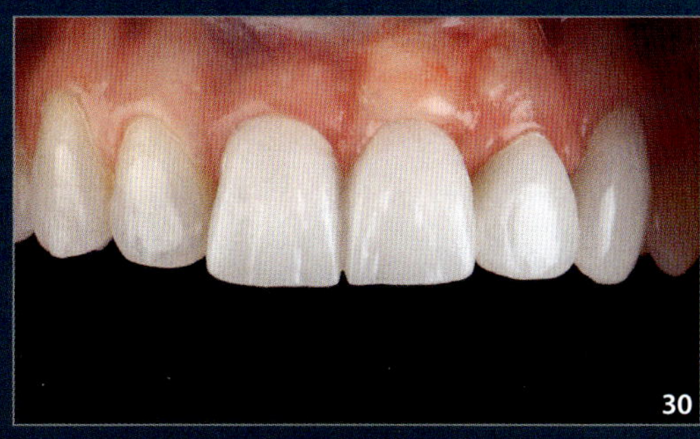
30

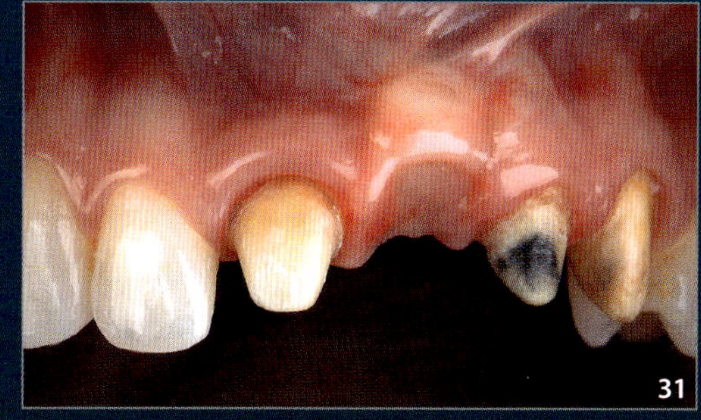
31

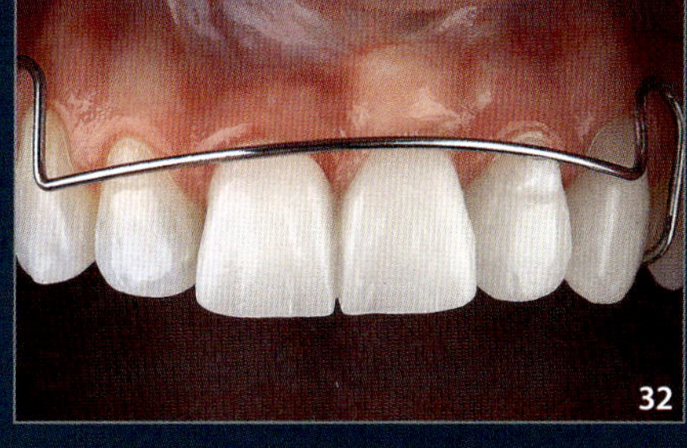
32

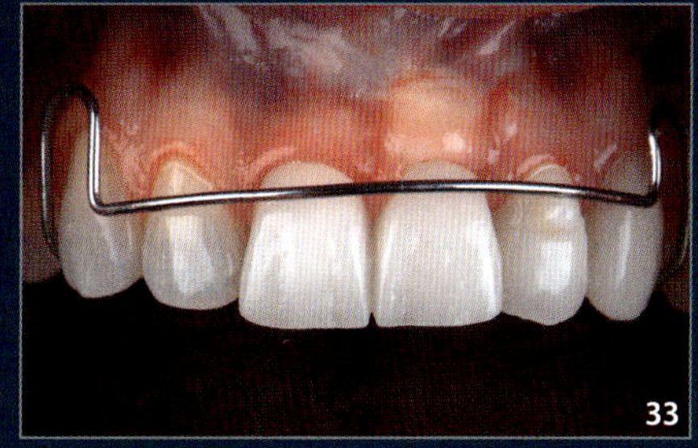
33

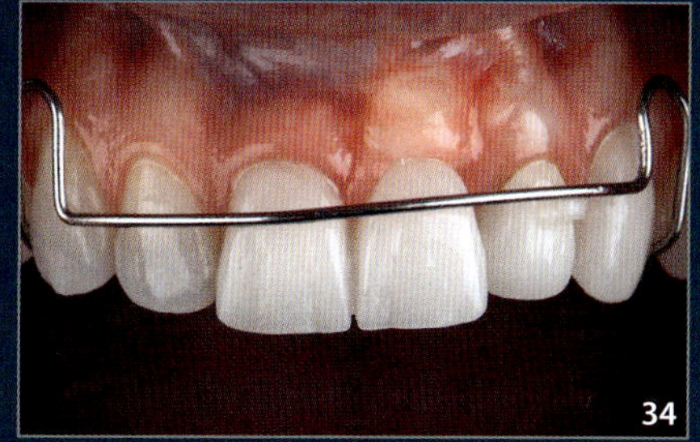
34

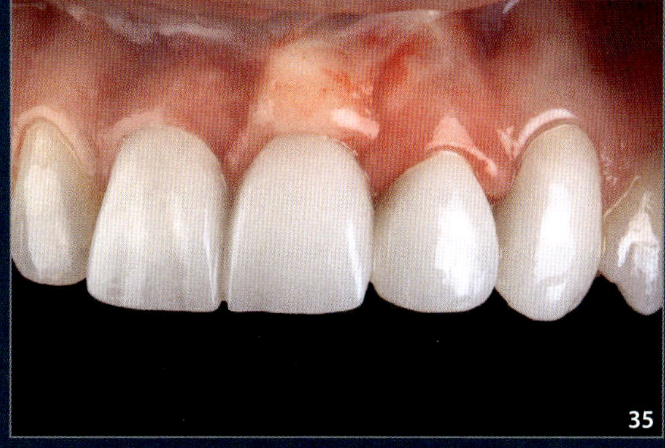
35

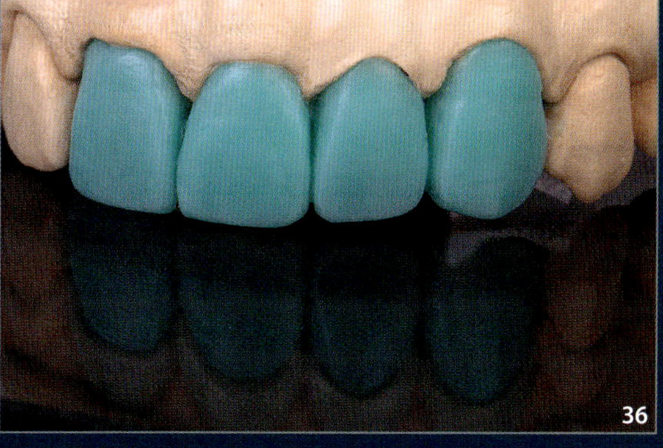
36

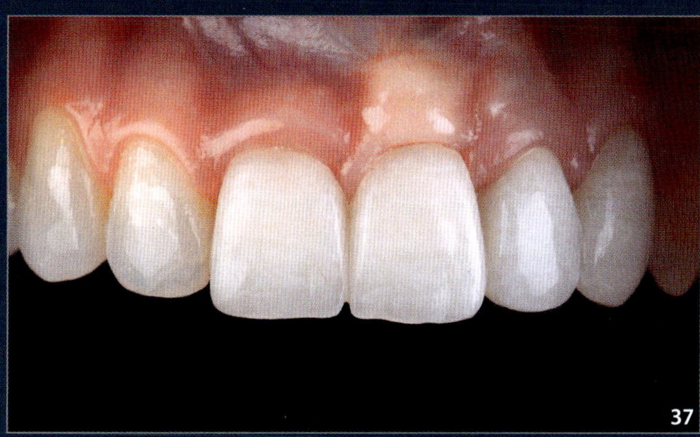
37

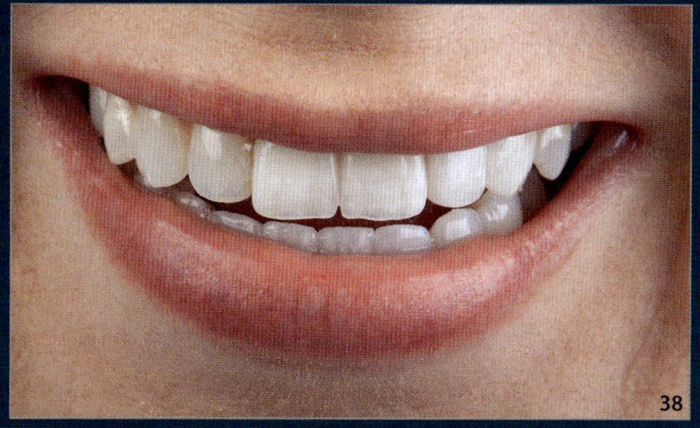
38

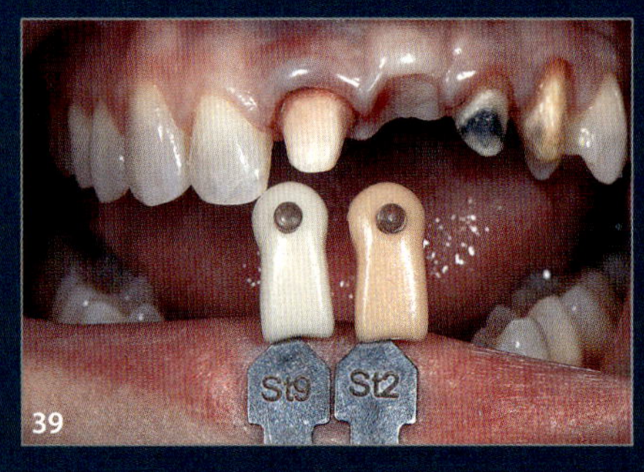

39

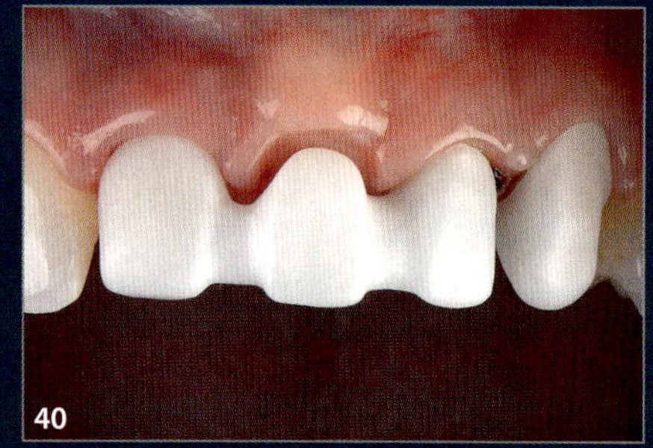
40

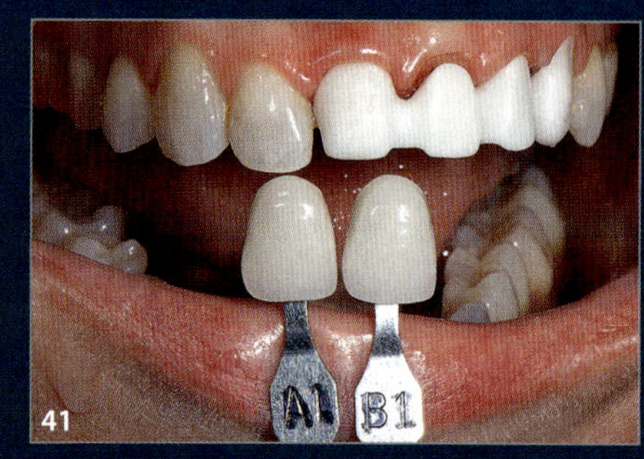

41

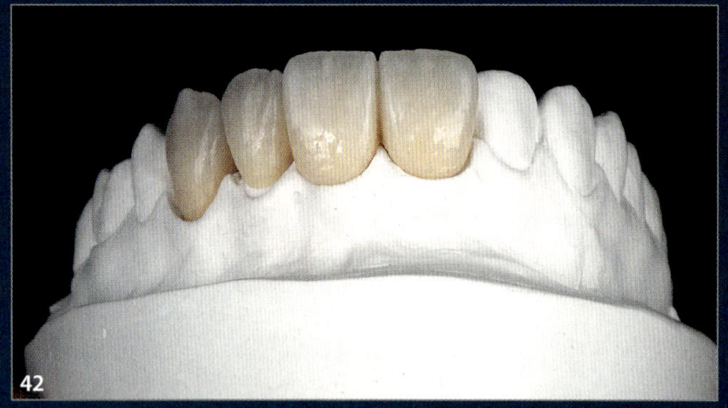
42

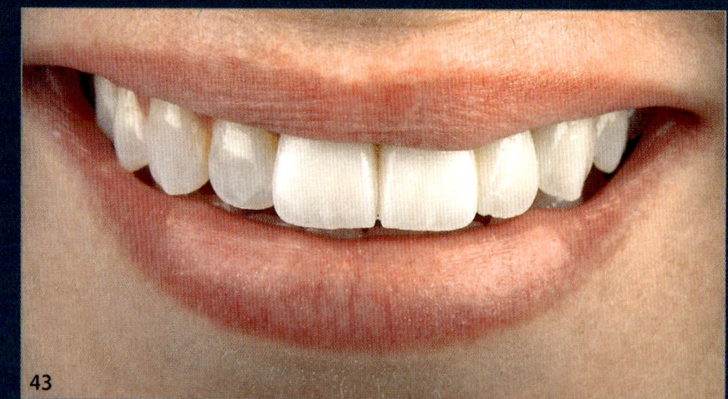
43

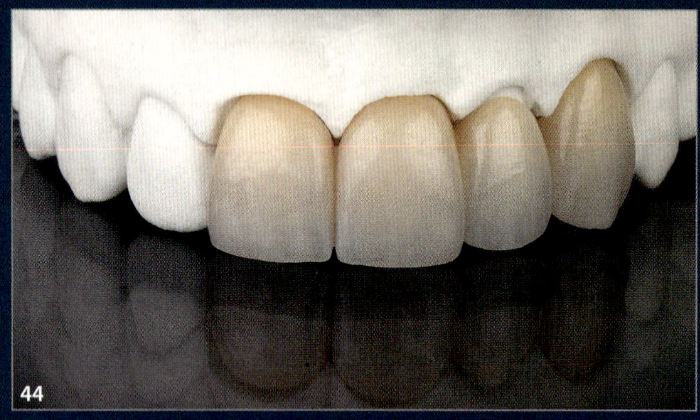
44

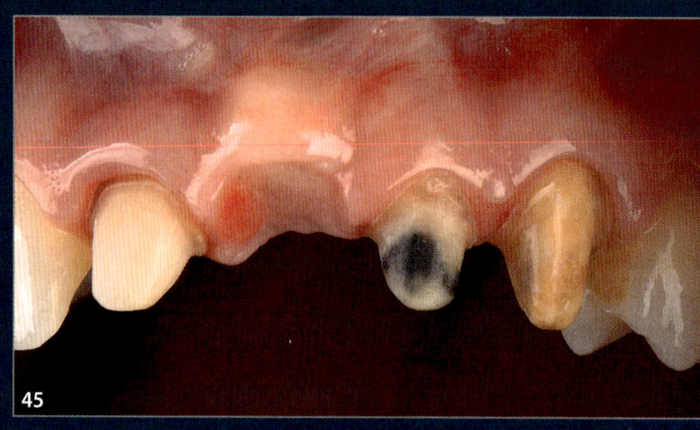
45

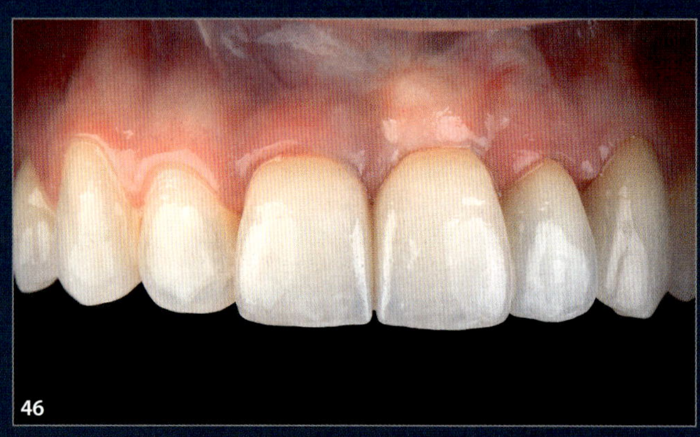
46

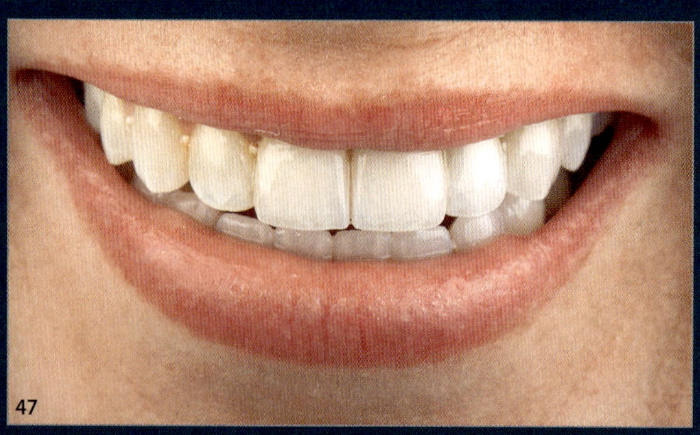
47

牙体预备后，对剩余牙体进行比色并拍照记录（图39）。设计、切削后，试戴测试氧化锆基底（Zirkonzahn）的密合性，评估其对变色基牙的遮盖效果（图40）。将VITA比色板（VITA Classical，VITA）的边缘与周围参照牙和氧化锆基底的边缘相对，进行比色分析（图41）。重要的是，要把这些比色板色标交给技师，因为各种色标都不尽相同。在最终的烧制校正中确定结构细节（例如，光晕效应、纹理、解剖结构）（图42）。以氧化锆为基底覆盖Creation ZI-CT（Willi Geller）制作出一个三单位固定桥和一个单冠。试戴瓷烧制体能够对形态、颜色、纹理、切缘位置进行评估。拍摄患者的正面相来对比瓷修复体和天然牙列非常重要（图43）。初戴完成后，进行调整，

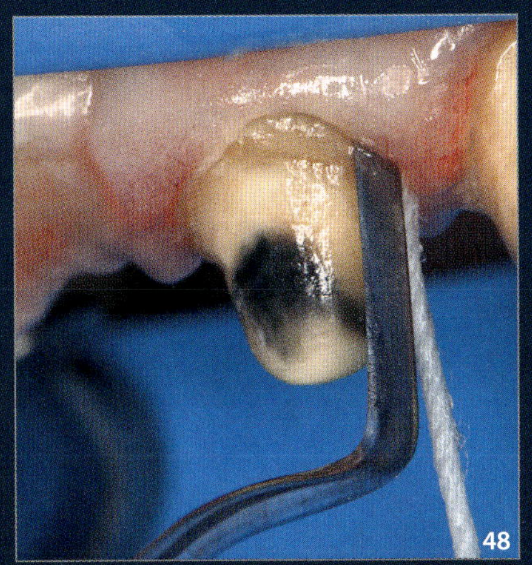

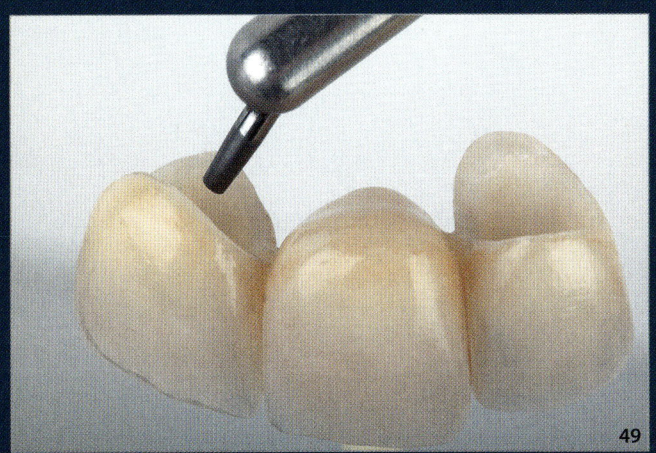

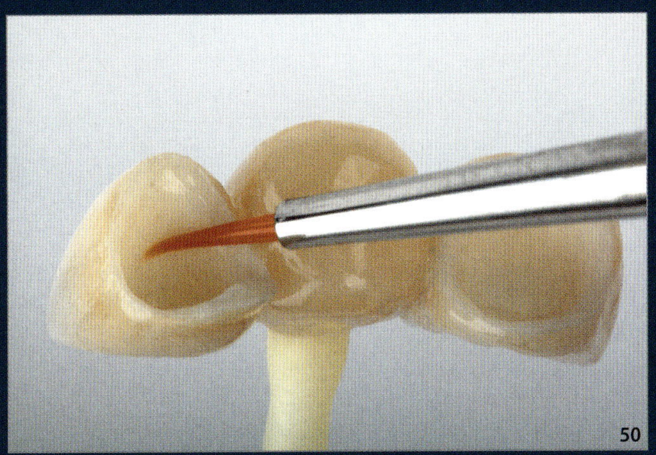

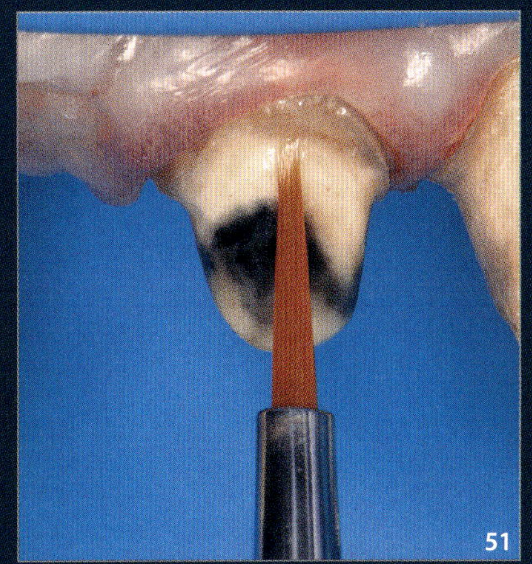

制成最终的瓷修复体并上釉（图44）。在最终修复体的制作期间，用临时修复体维持牙龈位置、外形和颜色，并保持牙周组织的健康。试戴时，使用带有金刚砂粒的去冠器（GC pliers，GC America）拆除临时修复体。形态合适、封闭良好的临时修复体形成了健康的软组织结构（图45）。图46和图47展示了瓷修复体完成后的最终试戴。注意从图43中的初始解剖外形到此时所发生的变化。

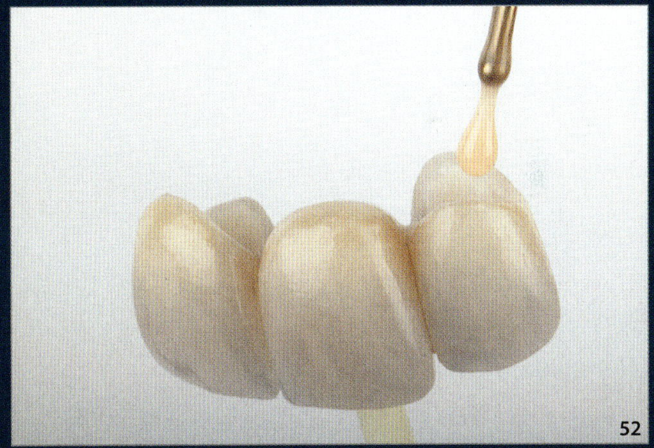

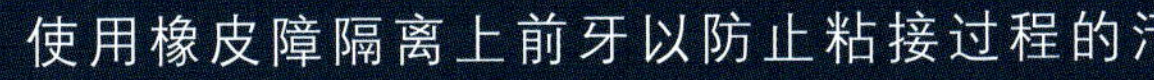

使用橡皮障隔离上前牙以防止粘接过程的污染，然后用排龈器将#1排龈线（Soft Twist，Gingi-Pak）轻柔地置入龈沟。在粘接过程中，排龈线封闭了龈沟并防止准备阶段血液或者龈沟液的污染（图48）。先用CoJet Sand（Rocatec/CoJet System，3M ESPE）对二氧化锆固定冠桥内表面进行摩擦化学性二氧化硅喷砂涂层（图49），随后使用含MDP的粘接剂/硅烷偶联剂混合物（Porcelain Bond Activator与Clearfil SE Bond Primer的混合物）进行预处理（图50）。利用摩擦化学性二氧化硅喷砂涂层技术对氧化锆类高结晶陶瓷体进行的微蚀刻可为硅烷分子提供粘接位点，而硅烷则增加了修复体的润湿性并能与甲基丙烯酸酯类水门汀产生化学偶联。每个基牙均使用2%氯己定（Consepsis，Ultradent）进行清洁和冲洗。自酸蚀处理剂（ED Primer，Kuraray）处理牙本质和牙釉质60秒，牙科热吹风机（A-dec）轻轻吹干（图51）。在每一个牙冠的内表面涂布均匀的一薄层自固化树脂水门汀（Panavia 21TC，Kuraray）（图52），手指按压就位并保持3分钟。多余的树脂水门汀（图53）使用#000黑色貂毛刷去除，在每个

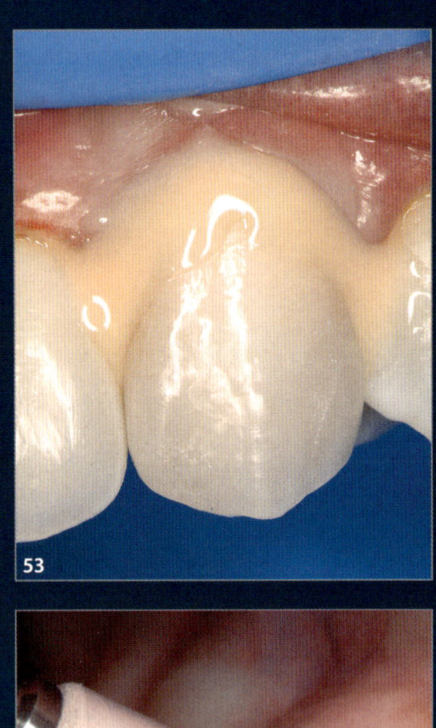
53

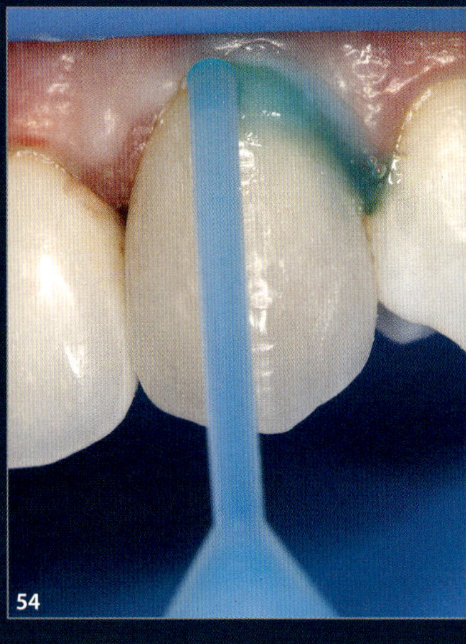
54

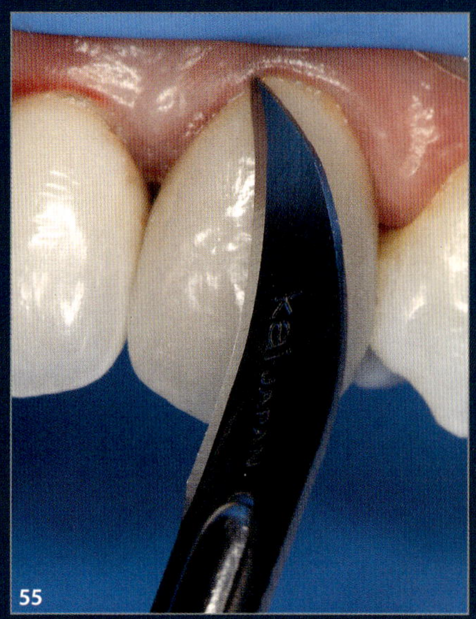

55

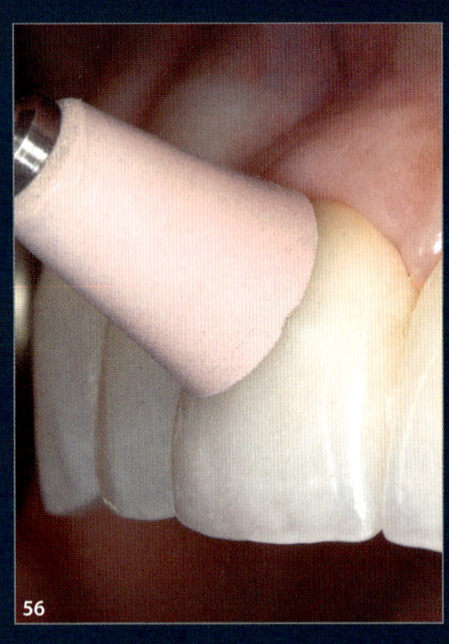
56

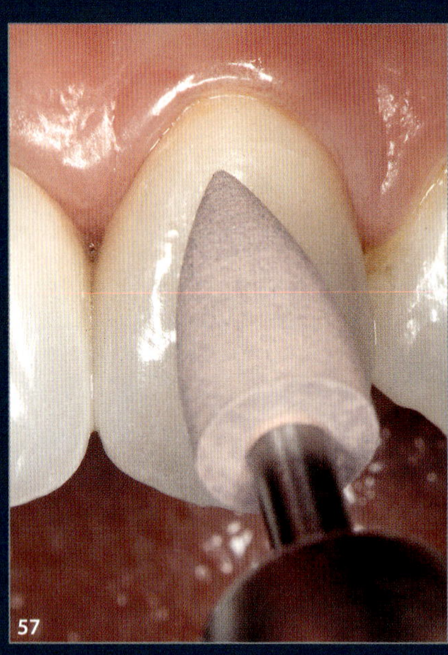
57

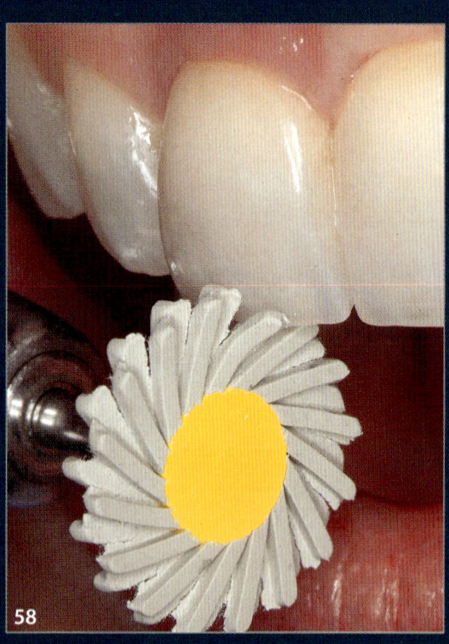
58

修复体的所有边缘处涂抹阻氧剂（Oxyguard II，Kuraray）以加速树脂水门汀的凝固（图54）。用手术刀片（#12 BD Bard-Parker）去除多余的已聚合树脂水门汀（图55），使用无蜡牙线检查邻间隙是否残留树脂水门汀。

在每个瓷修复体的牙龈区，使用粗抛和细抛硅橡胶中空研磨杯（0365C，0362C CeramiPro Ceramic Polishers，Brasseler USA）以及硅橡胶研磨头（W16DM，W16D CeramiPro Dialite，Brasseler USA）进行打磨抛光（图56和图57）。在瓷修复体切缘和邻面区域使用弹性硅橡胶抛光轮（Dialite Feather Lite Polishers，Brasseler USA）抛光（图58）。这些羽状抛光轮在抛光时能维持表面差异性，可精准适应修复体舌面和颊面外形，并能进入切端间隙内。使用金刚砂抛光膏结合山羊毛抛光轮可将瓷面抛光成高光泽度的表面（图59）。用干棉轮在常规转速下以间断手法完成最终的表面抛光（图60）。图61和图62展示了已完成的全瓷修复体（Creation ZI-CT）。可见在修复体界面达到了牙周美学的和谐，软组织的结构外形和颜色得到了改善，并且修复体的色彩和天然牙相协调。

Laboratory work courtesy of Jungo Endo, RDT.

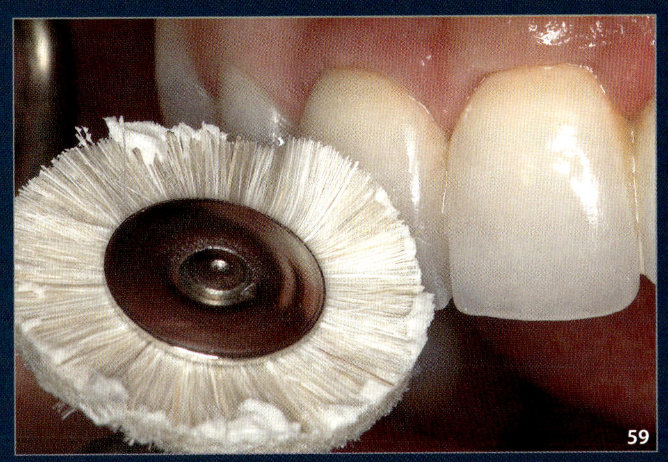
59

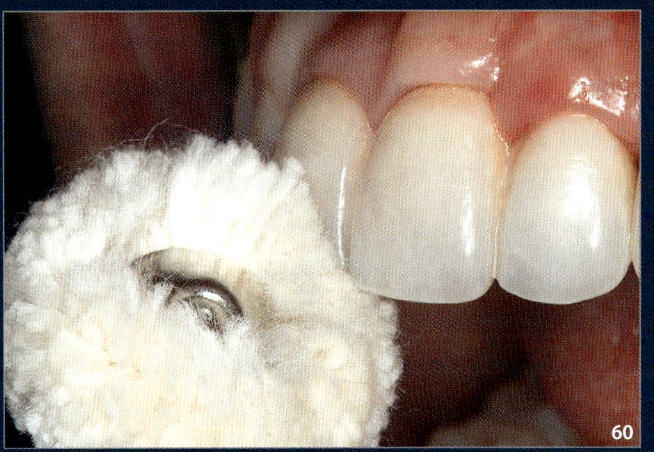
60

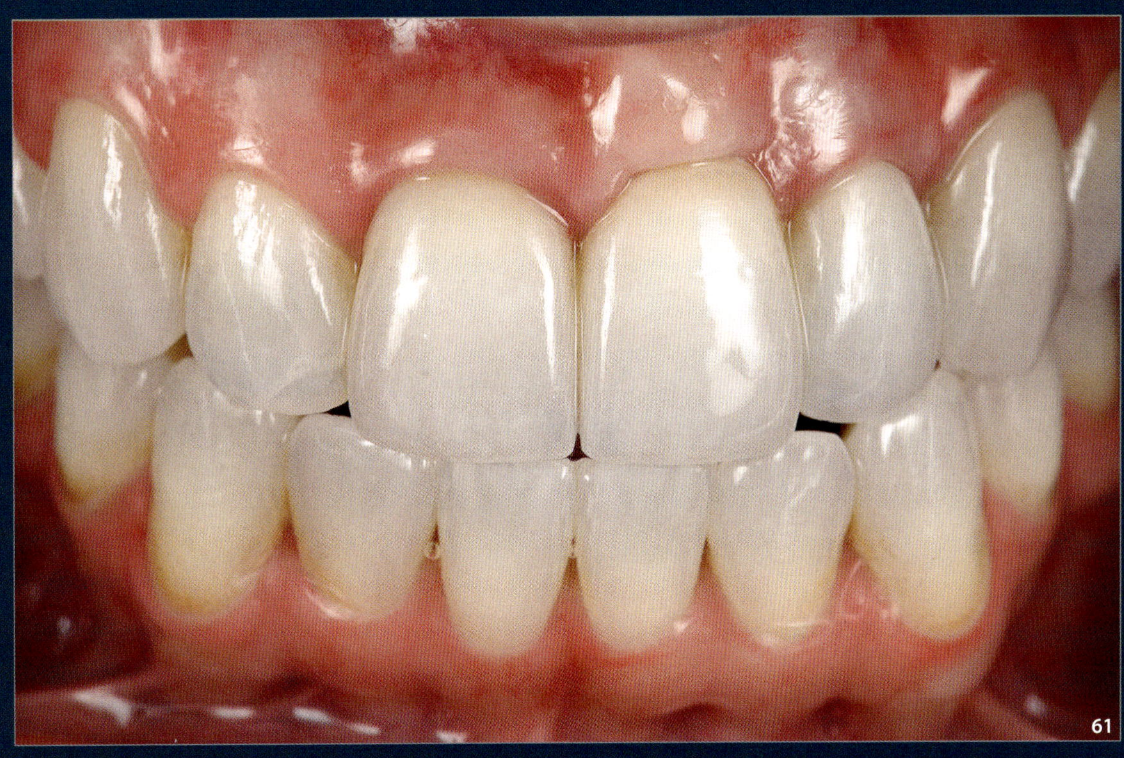
61

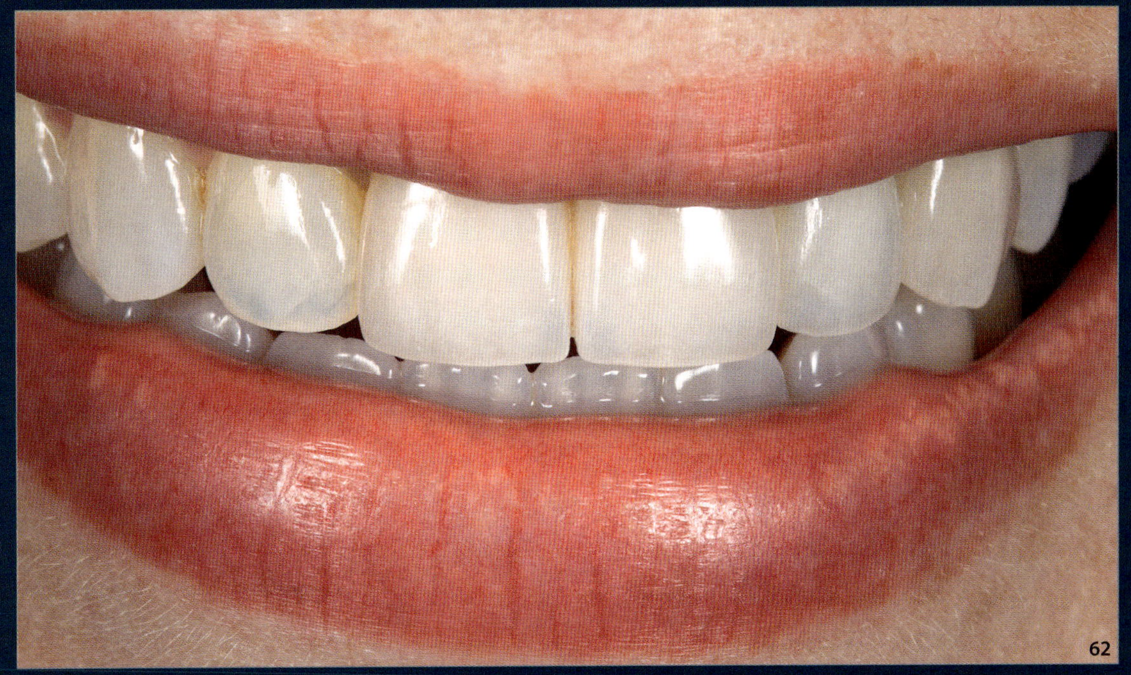
62

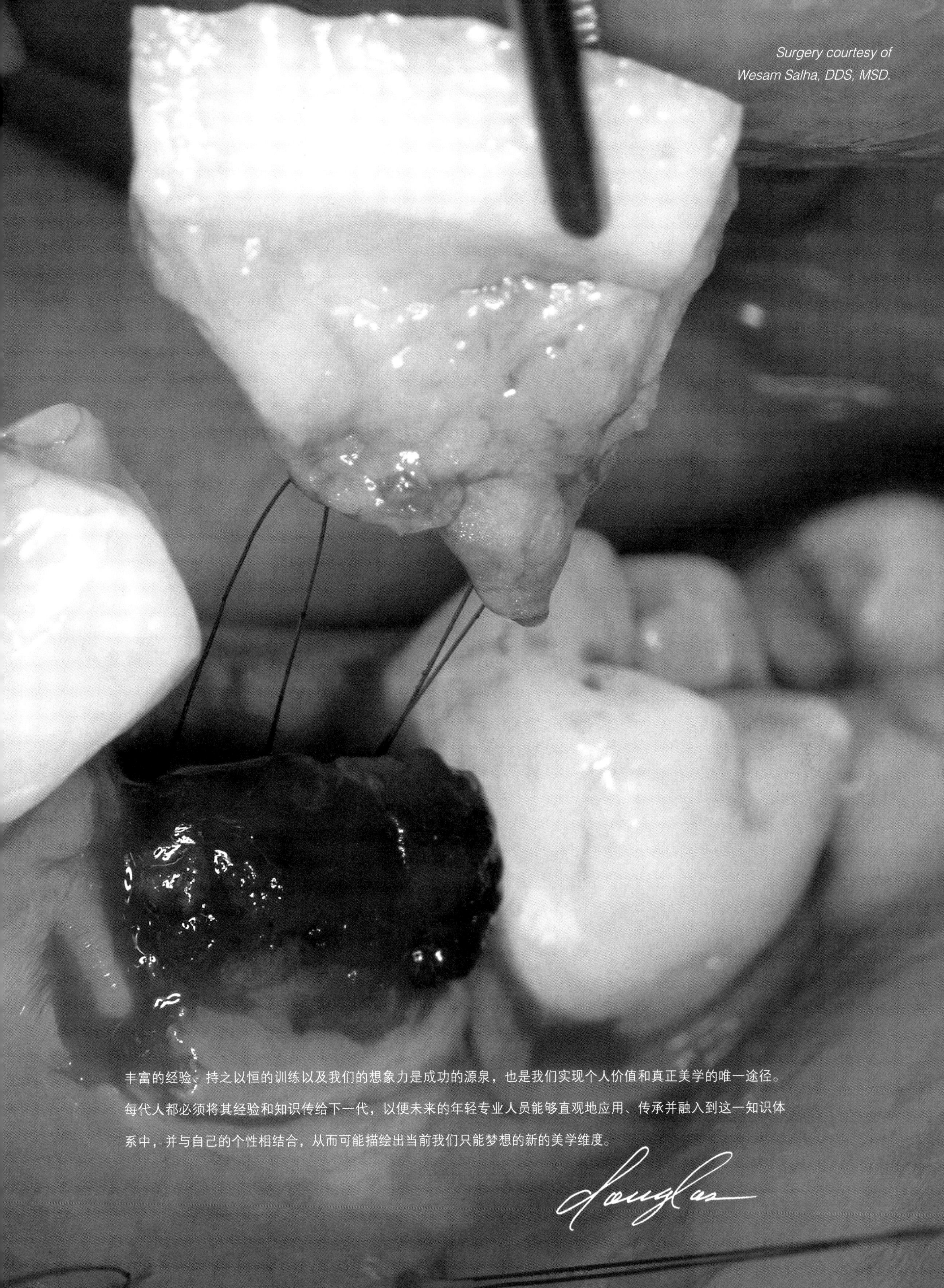
Surgery courtesy of
Wesam Salha, DDS, MSD.
丰富的经验、持之以恒的训练以及我们的想象力是成功的源泉，也是我们实现个人价值和真正美学的唯一途径。
每代人都必须将其经验和知识传给下一代，以便未来的年轻专业人员能够直观地应用、传承并融入到这一知识体系中，并与自己的个性相结合，从而可能描绘出当前我们只能梦想的新的美学维度。
Douglas

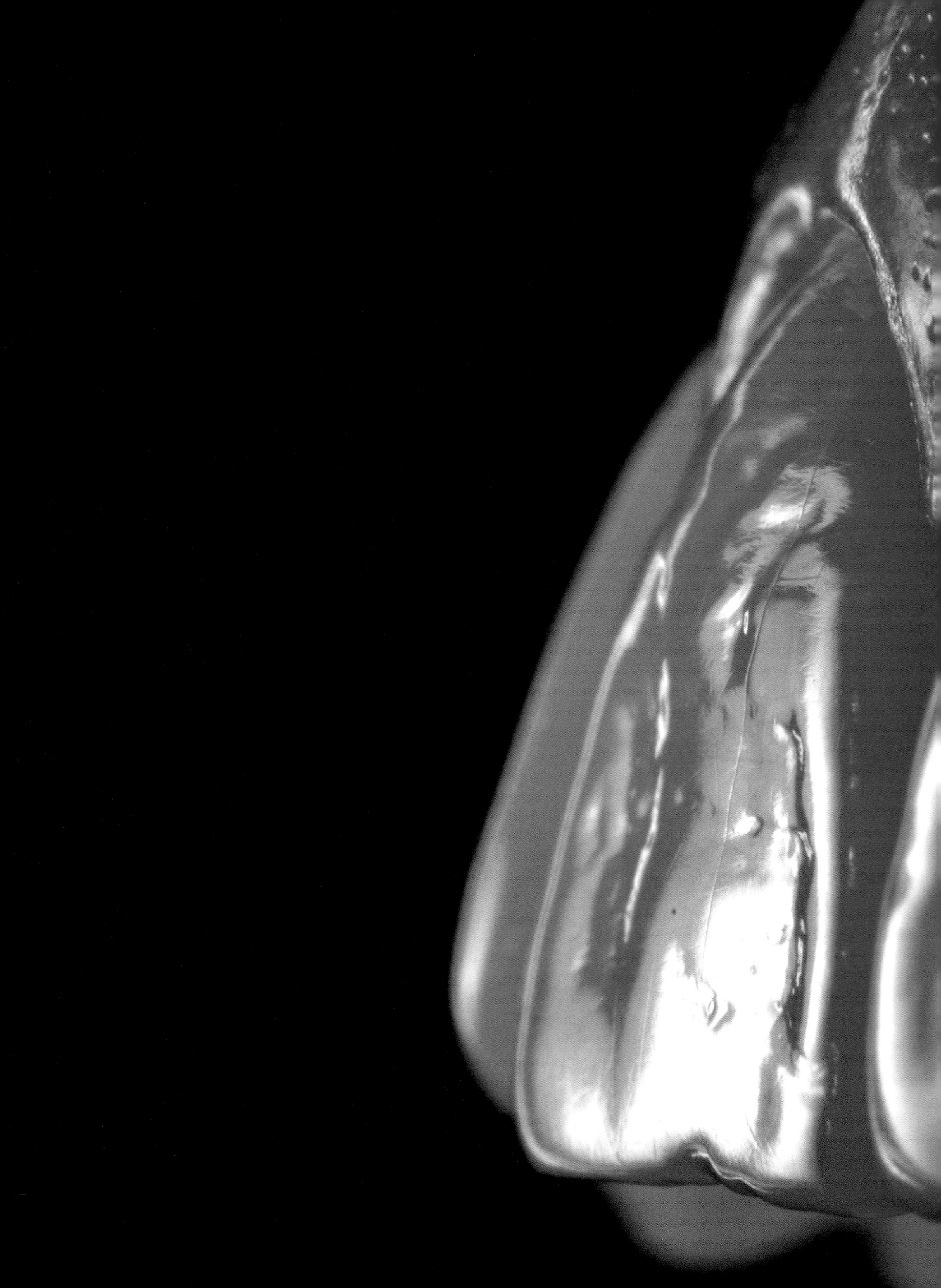

第13章　多学科融合的种植学

Interdisciplinary Implantology

13

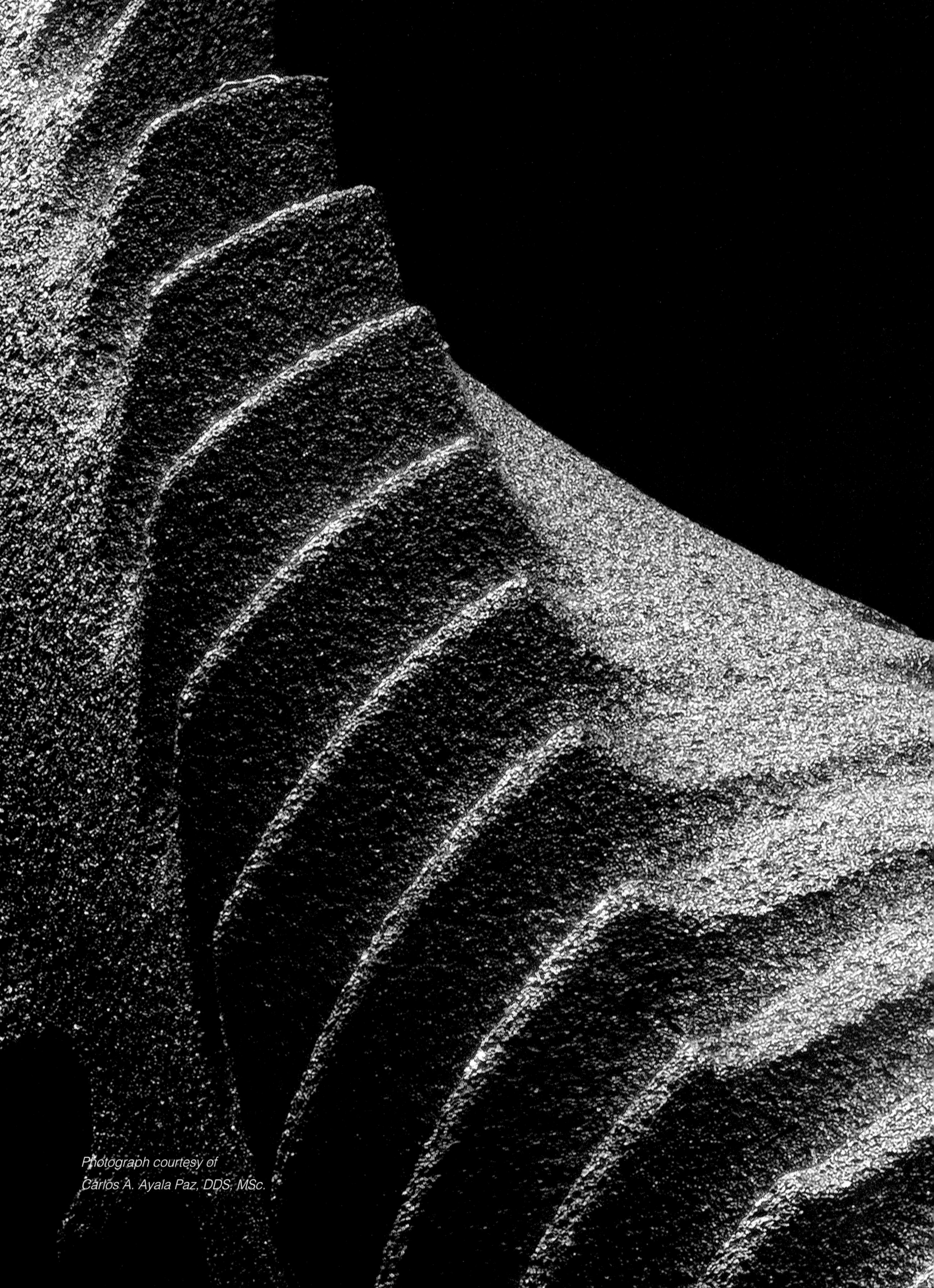

Photograph courtesy of
Carlos A. Ayala Paz, DDS, MSc.

历史回顾

20世纪60年代以前，种植体的早期研究主要关注种植体的多样化设计（形态与尺寸）和各式材料（金属、陶瓷与聚合物），这些研究为基础和临床学者之间的多学科协作提供了宝贵的背景知识。种植技术在随后的岁月里持续发展，其中有许多技术通过转化型研究应用到了临床医学的肌肉骨骼重建领域。而在牙种植体领域，生物相容性金属（主要指与组织发生极小反应且几乎不会生物降解的惰性物质）的一些应用实验证明种植体可在体内存留数十年[1]。这其中包括锻造［铁–铬–镍（Fe–Cr–Ni）］和铸造［钴–铬–钼（Co–Cr–Mo）］形式的铁和钴基合金。学者们做了很多努力去寻找最合适的三维支撑–连接体–杆–卡系统设计，包括骨膜下设计、穿骨膜设计、螺丝、钉、基板设计。这些系统大多是一段式（整体）设计，使用标准口腔修复程序进行口内修复。一篇1972年的综述论文和其他几篇综述[2–3]总结了这些惰性金属在体内的应用情况，并建议继续进行深入研究。

20世纪60年代到80年代是牙种植体蓬勃发展的一段时期。生物材料发展到使用成分可控的金属［如钛（Ti）、钛–铝–钒（Ti–6Al–4V）、生物活性极低的Co–Cr–Mo、Fe–Cr–Ni、钽（Ta）、锆（Zr）和金（Au）］、陶瓷［如氧化铝（Al_2O_3）、氧化锆（ZrO_2）、常以羟基磷灰石的形式存在的生物活性磷酸钙（CaP），由二氧化硅（SiO_2）、氧化钠（Na_2O）、氧化钙（CaO）、五氧化二磷（P_2O_5）和碳（C和C–Si）组成的生物活性玻璃］和聚合物等［如聚甲基丙烯酸甲酯（PMMA）、聚甲基丙烯酸乙酯（PEMA）、聚四氟乙烯（PTFE）、聚二甲硅氧烷（PDS）、聚对苯二甲酸乙二醇酯（PET）、聚乙烯（PE）、聚甲基丙烯酸羟乙酯（PHEMA）、聚乳酸（PLA）、聚乙醇酸（PGA）］[4–6]。生物活性材料降解后与组织表面相接触，同时与组织相互作用以提高其生物稳定性。以上列举的生物材料可以用于多种设计方案的构建，包括骨膜下设计、框架设计、钉板型设计、平面叶状设计及根形设计，同时也可应用于表面改性和组织重建[7]。设计方案已从一段式（单模块）向多段式（多模块）结构发展。

非常重要的是，无论是体外实验、体内实验还是人体研究都表明，种植体的使用寿命得到了延长。同时，种植体在设计、制作、完成、手术、修复和维护等方面得到了很大改善。在1980年的共识研讨会上，与会者对种植牙的现状进行了总结[8]。

根据P–I Brånemark教授的倡导，骨结合被大家熟知并认可，即使用纯钛作为种植体的机械加工原料、使用金合金作为基台和冠修复材料、使用聚合材料进行口内𬌗面修复[9]。种植体通过严格控制植入位点、在数个月内不受力也不修复，从而获得受保护的骨愈合，这种方式称为“两阶段种植”程序。

在接下来的10年中，很多临床对照试验围绕两阶段种植系统进行，使口腔种植学被公认为口腔教育的内容之一[10]。来自这一时期的一个有趣方面是，对制造和最终包装的种植体质量（机械和化学清洁度）的认识、在外科和修复过程中对种植体质量的保持以及生物材料和牙科材料在一个种植系统中的整合使用[11–12]。该系统不断改进的一个方面是在种植体合金基底上以沉积的形式进行磷酸钙涂层[13]。早期的等离子喷涂涂层显示出一些局限性，然而，伴随着广泛的使用，表面改性方法仍在不断改进。

在20世纪90年代，很多高质量的临床对照试验开始关注种植体的形态，以及是否有表面改性。大量产品和临床应用都表明，无论是一阶段还是两阶段种植系统，在10年或更长的时间内，其存留率都超过90%[14]。

随着时间的推移，牙种植相关的治疗开始有限使用一些先前的预设计和生物材料；然而，无论有没有磷酸钙涂层或者其他表面改性，人们都更倾向于选择钛及钛合金材料用于根形设计的种植体[15]。值得注意的是，根据2007年一次国际会议的报道，当时的全球市场上已经有300多种不同的根形牙种植体设计。

在过去的10年中，人们对窄颈种植体和短种植体以及种植体表面改性的兴趣渐浓。与之相关的临床问题是如何通过表面改性助力即刻修复。据报道，有很多种植体表面改性的方式，例如，单/双重酸蚀、阳极氧化、氟化物的化学改性、不同组分的颗粒（沙砾）喷涂、激光烧蚀和熔化以形成凹槽并控制材料表面微形貌、磷酸钙纳米层或离散粒子的沉积和离子植入，以及将这些表面修饰步骤结合。以上介绍了多种不同的种植体表面改性方法及其研究，证实其主要影响骨结合的速度和程度[16]，这也就意味着通过表面改性使种植体与骨之间更快、更好地整合，这将会改善即刻种植及修复效果。

临床应用会在很大程度上推进未来技术的革新。例如种植外科手术方面，可以预见到导航和机器人技术将在未来被应用于日常的临床治疗中。而就种植修复方面而言，新的生物材料和数字化工作流程将在简化治疗过程的同时保持高质量。从治疗计划到最终修复阶段中，数字化和临床工作的紧密结合正在改变我们的日常临床操作。

然而，种植中如何改善软硬组织的质与量仍然是一个挑战。我们必须将再生技术、组织工程学和细胞疗法等方面的优势结合，以获得最优化的结果。并且通过更透彻地理解药物、营养、微生物学和药物变量等影响愈合潜力的因素，来迎接这项挑战并最终取得更好的结果。

临床医生和教育机构必须形成辩证的前瞻性与平行思维方式，这是成功的关键。因为抛开技术和创新不谈，临床决策和判断最终将助力实现远期成功。

现代口腔种植学

口腔种植学中对成功的界定已经由最初关注骨结合、关注功能的时代转变为一个关注种植体周围形态以及功能和美学的时代。一些长期研究充分证实了在不同临床情况下，种植体与周围骨结合都是可预期的。如今，种植体可以被用于修复单颗、多颗以及全口缺失牙，也可以被用于给覆盖义齿提供固位或给正畸移动提供支抗。过去，外科医生在可用骨上植入种植体时未考虑到种植体或者最终修复体的位置。在手术之前，如果不考虑最终的修复和口腔相关结构的位置关系，很多时候种植体、修复体和种植体周围组织之间就会存在三维位置关系的不协调，从而导致咬合关系和美学的不足[17]。为了解决这些问题，人们在种植体的设计及表面处理、基台设计和种植体-基台连接方面已取得一定研究进展。同时，人们还对种植体周围区域的生物学平衡有了更好的理解。这些转变和进展使种植体的研究从机械向生物学方面转变，同时也让关注种植修复美学和长期稳定性的医生和患者有了更多的治疗选择。

现代口腔种植学主要关注种植体周围组织的保存、增量和生物结合。组织保存技术（例如，拔牙窝位点保存）[18–19]可保存唇侧骨板以支撑龈乳头，使种植体在植入前能够减少因拔牙而造成的牙槽嵴塌陷和龈乳头退缩[20–23]。利用引导骨再生原理进行的硬组织增量程序能够恢复垂直向和水平向的骨缺陷[24–28]。理想的骨弓轮廓是构建良好软组织结构的前提。对骨缺损部位进行增量可以方便种植体植入，改善牙龈状况并有利于最终修复体位于良好的位置[29]。此外，膜龈重建技术的应用可以恢复和改善种植体周围的软组织结构[30]。这些牙周整形外科手术包括：软组织表面游离结缔组织移植术[31]、牙龈隧道瓣结缔组织增量术[32]以及带蒂结缔组织移植术[33]，这些手术可在种植体植入前进行，也可以在种植体埋植愈合期进行。“生物结合”的概念描述了种植体、基台和修复体外形轮廓是如何对种植体周围组织产生生物学影响的。如果各部件与口腔组织间生物结合良好，则修复体可以呈现出持久的美学效果。这些生物学概念从早期临床医生只专注机械原则、到植入种植体遇到美学问题后慢慢演变而来，它们与“以修复为导向”的种植原则相一致[34]。在“以修复为导向”的原则中，需要在手术前进行仔细的诊断评估并以此制订治疗计划，这对获得长期稳定的美学效果至关重要[34–37]。这种种植理念上的转变对口腔种植学的治疗方法、修复效果和美学效果的可预期性都产生了深远影响。

多学科诊断评估和治疗计划

当今多学科治疗的主要目标是改善口腔健康状况、建立适宜的功能以及达到理想的美学效果[38]。如果在诊断、制订治疗计划和实施治疗目标的过程中都始终考虑这些目标，就可能为患者持续提供最佳的效果和长期稳定的预后[39–40]。许多牙齿和颌面部的疾病都需要在治疗中融合多个学科。如果只是使用单一的（也就是单学科团队）治疗理念常常会导致诊断和治疗的不完善，进而可能会在某些方面影响治疗效果。而多学科的治疗则会为复杂的口腔颌面部疾病提供多学科的诊断和治疗思路。这种团队协作的治疗方式会加强学科间的沟通，有利于患者病情的多学科管理，并能始终为患者提供最佳的治疗方式[39]。

多学科术前策略

诊断注意事项

术前的诊断和治疗计划始于修复科医生。尽管多学科团队内每一名成员可能都可以发挥协调者和领导者的作用，但往往最初的检查是由修复科医生进行的。这就要求团队的协调者对不同学科都有全面透彻的了解，并对初诊和治疗计划的重要性有一定的认识。而修复科医生应当认识到，除紧急状况外，进行任何临床治疗操作前都非常有必要与多学科团队成员一起制订整体治疗计划。除此之外，为了获得理想的多学科治疗效果，团队的领导者应在不同学科中组织必要的专家团队会诊，并在团队间协调和共享所获取的数据信息。同时，团队领导者还应该充当成员间的联络人，以保持团队的凝聚力和互动，并实时监督治疗阶段的有序推进[39]。

术前检查是对患者做治疗前综合评估的第一步，并同时记录患者的资料和期望值。这项工作应该从准确记录患者的药物史、牙科治疗史和精神病史等开始，因为谨慎耐心的选择和诊断是使其获得良好美学效果的关键[42–43]。除了要明确患者的一些特殊危险因素（例如，吸烟、糖尿病）外，详细地记录导致患者牙齿脱落（例如，外伤、根管治疗失败）以及并发症（例如，感染、再治疗失败）的既往史也很重要。对美学区种植患者的临床检查还应当包括咬合和颞下颌关节评估、颌面部和牙齿的对称性评估、唇线位置的分析、牙齿比例和软组织的支持的评估、牙周系统评价（即牙周袋的检查）以及对牙列的临床检查等。检查过程中还应该注意患者咬合关系、判断其牙周组织生物型、了解现有软组织萎缩缺损的程度和分类以及评估牙间和颌间距离[44]。

诊断是种植术前评估的必要组成部分，它将决定未来的修复目标。合理的诊断以及对美学区周围生物学平衡的深入理解将帮助临床医生制订合适的、可预期的治疗计划。在口腔种植学中，有两项用于预测种植体周围未来美学效果的诊断标准，即骨结构和软组织结构。在水平向、垂直向和骨弓轮廓上充足的骨量可以保证种植体植入理想位置，而充足的软组织量则对未来的修复起到支持和保护的作用[34,45–46]。

骨结构

任何形式的种植修复体，想要获得良好的美学效果，其决定因素都是骨[45,47]。如果牙槽骨的高度、宽度和骨质不足，将会影响种植体的稳定性、植入过程以及最终的修复和美学效果[48]。因此，在诊断阶段，检查和测量缺牙区骨的宽度、高度、唇侧骨板的厚度以及牙间距离都是非常重要的。如果在计划要拔除的牙齿和邻牙之间没有充足的骨高度与宽度，则种植后可能会导致龈乳头萎缩或缺失，类似的情况也会发生在种植位点靠近缺牙区附近时。一项早期研究表明，牙槽嵴顶到天然牙间接触点的距离对龈乳头形态至关重要，如果此距离不超过5mm，则2颗牙间会获得完整的龈乳头充盈[49]。而近期一项研究证实，这个结论也同样适用于种植体[50]。术前计划的目的是在实际的临床情况下选择一个植入位点以保证美学效果，这时可能需要选择引导骨再生、正畸牵引、块状骨移植或牵张成骨等技术。这些种植体植入术前的位点处理可以弥补或消除原本的解剖缺陷，通过增加垂直骨高度和水平骨宽度来支持其上部的软组织。

种植区域唇侧骨板的厚度和高度也是一项重要的诊断指标。文献提供的理想唇侧骨板厚度为1.8mm，可预防唇侧骨板退缩和植入时的种植体暴露[51–52]。对于水平向骨宽度不足的患者，可能需要额外的骨增量措施，如在种植体植入同期进行引导骨组织再生，或者在种植前通过拔牙窝位点保存来获得较为理想的骨量。牙间隙不足或过大也会影响种植体的植入位点，因此在检查诊断时也要认真考量。如果存在牙根过近和牙间隙过大这样一些解剖上的限制，可能需要借助正畸移动牙齿来为理想的种植体植入创造条件。以上这些不同的硬组织保存和增量的方法（例如，引导骨组织再生、正畸、拔牙窝位点保存等）不仅可以帮助种植体在理想位置植入并获得良好稳定性，同时可以改善相应软组织的结构。

软组织结构

影响种植治疗决策的第二个诊断标准是种植体周围软组织的质与量。种植体植入时的主要美学考虑是保持牙龈结构和与邻牙的协调，同时保留龈乳头[53]。临床研究表明，软组织与其下骨组织之间的关系在天然牙和已形成骨结合的种植体之间是相似的[54–58]。正常且稳定的牙龈与骨之间的距离为唇侧3mm，邻面4.5mm。在诊断阶段，可用牙周探针和根尖周放射线片对骨进行临床探查并评估。超出正常尺寸的测量值会导致在种植体植入期间牙龈退缩，并且可能需要进行软硬组织增量技术来维持邻近种植体周和牙周解剖结构之间的协调。

为了使患者满意并达到可预期且持久的前牙种植体周围美学效果，还应考虑其他几种诊断因素，包括评估牙周形态、生物类型和牙齿形态。上颌前牙的牙龈结构附着于釉牙骨质界（CEJ）；但是，它并不总是与其下方的骨结构相仿。牙龈组织的厚度、牙根过近和相邻牙齿的支持可导致邻间组织等于或大于底层骨结构的扇形形态。这些组织扇形和厚度的变化定义了软组织特征的类型，包括人类牙周组织的两种主要类型——薄龈/高弧线生物型和厚龈/低弧线生物型[59–60]。一项临床研究表明，其研究人群中15%为薄龈高弧线生物型，85%为厚龈低弧线生物型[60]。

薄龈高弧线生物型的特征是明显的软组织扇形结构、菲薄的软组织、极少量的角化组织以及在天然牙根上发现的具有骨开裂和骨开窗缺陷的薄层骨性结构。这种生物型与其牙齿形状呈三角形有关，且牙齿邻面接触区位于切1/3，颈部凸起不明显。厚龈低弧线生物型的特征是相对扁平的软组织和骨结构，大量的角质化组织以及厚的下方骨质结构。该生物型牙齿形态多为方形，牙齿邻面接触区大，颈部凸起呈球状[59–61]。在制订术前计划之前确定这些软组织特征，以便采取可预期治疗方法。例如，对于薄龈高弧线生物型，任何外科手术或修复性手术通常都会导致一定程度的软组织萎缩和潜在的吸收性骨重塑。此外，这类牙龈生物型角化组织量最少，难以提供足够的稳定性及美学改善。手术前的主动处理方法，例如结缔组织移植或正畸牵出，可增加软组织量并改善种植体周围的美学效果。薄龈高弧线生物型的种植体放置位置应更近腭侧，以覆盖种植体的金属颈环，并更靠近根方以提供最佳的穿龈轮廓[45]。相比之下，厚龈低弧线生物型不易退缩，因为这些患者有厚的角化龈，平均牙龈厚度为1.41mm[45,62]，因此更容易保持稳定性并获得可预期的美学效果。在设计手术切口时应考虑到可能形成致密的纤维化组织和软组织瘢痕。应当仔细设计切口位置以掩盖切口线，例如可以将切口放置在远中区域，利用例如齿间沟和膜龈联合处的解剖标记，对附着组织进行斜行切口设计等。术前诊断评估现存软组织的水平及其与下方骨结构、牙龈生物型以及相应牙齿形态的关系，对于实现可预期的前牙种植体周围美学至关重要[54,61]。

治疗计划注意事项

选择最合适的治疗方案并不简单，这需要考虑治疗成本、危险因素（例如，吸烟、系统性疾病）、治疗时间、修复体的预期寿命[63]、口腔卫生的依从性和患者的治疗目的[64]。若存在以上的一个或多个因素，医生可能就无法将种植体支持式义齿作为治疗选择，且应在最终确定治疗计划之前，考虑并评估该患者的其他非手术替代疗法。例如，对于非手术适应证且在缺牙部位邻近区域存在已预备好的基牙的患者，传统的固定桥可能是最佳的治疗方式[63]。此外，一项研究表明，与种植失败相关的两个危险因素包括吸烟和分阶段种植。临床医生在考虑其他替代疗法和种植治疗成功率时，应控制好这些因素[65]。然而，在选择种植体支持的修复方式作为治疗方案来恢复功能、形态和美观性时，还有一些因素需要在设计种植手术时考虑，包括失败的风险、种植体的选择和放置、植入时机的确定以及手术翻瓣的设计。

单颗前牙种植的临床处理仍然是种植治疗中最困难的挑战。在许多病例中，单颗牙种植是为处理牙髓治疗失败、根折、失败的桩冠或创伤导致的结果[66]。种植体周围区域的差异可能是由于对这些临床情况处理不当，因此其设计需要遵循以修复为导向的原则。该理念规定，在所有治疗计划阶段和临床程序中，最终的修复方式需要先由多学科团队决定，并由其规定所有后续程序（即手术、修复）。从美学上讲，种植方案要求多学科团队在手术和修复治疗开始之前进行反向思考，并对最终结果形成预期。

术前交流工具

多学科团队在治疗前可以共享多种术前诊断交流工具，以提供精确的信息，包括患者个人信息、术前模型、照片、诊断蜡型、放射影像（即根尖片、曲面断层片、CT片）[67]和手术导板。患者的个人信息录入或“自我检查”能透露出其期望值和认知水平，应该被完全记录。同时患者其他信息（即年龄、职业、生活方式、美学期望）也应该注意收集，以保障预期结果的推进[68-69]。

在团队的所有成员完成初始诊断阶段之后，可以通过使用诊断蜡型来增进患者对手术的直观理解。诊断蜡型是一种有价值的交流工具，可以提供信息（例如，牙齿的形状和排列、外展隙空间、轴向关系、穿龈轮廓、预期的组织轮廓），并指出所需的任何咬合差异或变化[69-70]。临床医生用诊断蜡型为患者解释，使患者对最终结果以及达到这些结果所需的各种程序（即正畸、外科、修复）有直观的了解；此时患者也有机会更改。诊断蜡型的制作应在最终确定治疗计划和进行任何修复性治疗之前，以确保满足患者的需求。

精确的放射影像对于诊断、术前计划以及种植体位置的预先确定至关重要。一些放射成像技术可以为外科医生提供大量信息。根尖片是一种诊断工具，可以在二维水平实时呈现种植窝洞的预备深度，也可以在植入过程中用于调整种植体的方向和深度。计算机断层扫描[36]（CT）是出色的诊断工具，可从三维角度观察手术位点，提供骨质和骨量的精确结果[71-75]

并显示出一些解剖学缺陷[76-78]。

手术导板是将拟种植位点转移到手术部位的另一种方法。通过使用这种方法代替自由手植入种植体，可最大限度减小植入位点的误差，同时实现与修复体要求一致的植入位点。经过仔细的影像学评估，手术导板可以在诊断蜡型的基础上直接制作完成，在一些更复杂的情况下，可以使用计算机软件设计以确保植入位置最佳。可以使用放射线阻射性标记物制作术前放射学导板，将其添加到基托上并在CT扫描期间保留。该导板可以提供精确的测量值，以评估牙齿的长度、与牙槽嵴的关系以及与下颌管的距离。此外，也可以确定种植体周围骨密度、种植体之间的距离及其方向。这些术前计划工具可以为多学科团队提供信息，以便更准确地选择和放置种植体，同时提高可预测性和持久的美学效果。

种植体的选择与植入

前牙种植体的成功植入取决于修复体放置位点，在该位点种植体的位置与预期的修复体尺寸有关[34,79]。应用此概念，修复体的三维结构会影响种植体周围组织，并指导种植体的选择和放置。因此，通过了解控制种植体周围区域的生物学变量，可以选择适宜的种植体并实现可预期的植入[80]。

最终修复的美学效果要求在种植体、上部修复体和种植体周围组织之间建立生物平衡，同时形成与邻牙相仿的自然穿龈轮廓。当所选种植体的直径与被替换的牙根的直径相似时，可以建立理想的穿龈轮廓[80-83]。种植体的直径由牙根的大小和牙槽嵴顶部的解剖结构决定，正常情况下牙槽嵴顶距釉牙骨质界根方1.5～2mm。因此，为了提供自然的穿龈轮廓，推荐的种植体直径是釉牙骨质界下2mm处牙齿的近远中径。

在三维空间内（即近远中、唇舌向和垂直向）正确定位种植体时，应考虑一些生物学参数[80,84]。近远中向植入位置取决于被替换牙齿的牙冠和颈部宽度、两侧相邻牙的牙根间距离以及牙间隙的存在与否[80]。为了改善和/或保持龈乳头高度，在种植体的牙颈部水平，种植体与邻牙之间需保持1.5～2mm的间隙，而种植体与种植体之间的距离为3mm[45,80,85-86]。因此，一颗直径为4.3mm的种植体在近远中方向上所需2颗相邻牙齿之间的最小间距为7.5mm。

唇舌向的植入位置决定了牙冠的外展隙大小和预期的美学外观[80]，且该外展隙大小可随连接类型（粘接与螺丝固位）的不同而变化。从殆面观，种植体的颈部应放置在连接相邻牙齿切缘的虚拟线内。从牙颈部观，种植体的长轴应放置在相邻牙齿的颈部附着龈内4mm处，而种植体的外缘应放置在距相邻牙齿的颊侧轮廓内2mm处[80,84,87]。因此，如果种植体的长轴与修复体的长轴平行，则牙冠的长度将与其所替换的牙齿相同。但是，种植体长轴和牙冠长轴之间的差异需要通过修复体调整。如果种植体长轴偏向腭侧放置，并且垂直骨高度不足，则需要使用盖嵴设计对修复体进行矫正，并且可能美学效果欠佳。为了获得最佳的美学效果，如果种植位置需要偏向腭侧，则应将其植入在更加向根方的位置。一般规则是种植体每偏向腭侧1mm，应将其再向根方深植1mm[80,83]。为防止唇颊侧成角以及不合适的牙冠-种植体比例和咬合关系，建议将种植体的腭向倾斜角度设为5°。将种植体植入在更接近腭侧密质骨处，可以预防或减少临床病例中较薄的唇颊侧牙槽骨板吸收的可能性[80,88]。选择理想的种植体直径和位点时，还应考虑维护唇颊侧骨板稳定的需要。应避免种植体直径过大，以防占据过多空间导致唇颊侧牙槽骨缺乏足够营养。维护唇颊侧骨板最理想的尺寸是种植体与牙槽骨间距为1.5mm[43]。

种植体的冠根向位置，主要受种植体的直径以及牙根与种植体直径之间的尺寸差异的影响。为了获得自然的美学效果，种植体的穿龈轮廓必须与被替换的天然牙齿相似。为了支持牙周-种植体周组织，种植体的圆柱状部分应在穿龈水平具有正确的解剖截面，并体现出被替换牙齿的根部结构。与要替换的牙齿直径相似的适当规格种植体，不需要更改冠根向位置来改变穿龈轮廓。然而，圆形种植体和牙齿的三角形形态之间的差异可能需要为种植体周围组织的生物塑形提供“过渡空间”[80,89]。这种过渡空间的增加需要将种植体肩部放置得更靠根方以获得更好的穿龈轮廓。其他可能影响冠根向位置的因素包括牙颈部骨形态、牙龈边缘厚度和近缺隙侧组织。

种植体颈环的理想冠根向位置还取决于邻牙的唇颊侧牙龈轮廓[80,90]，并且应放置在距相邻无牙龈退缩牙齿的釉牙骨质界根方2mm和/或所需的预期的唇颊侧牙龈边缘位置[43,91-92]。然而，当相邻牙齿牙龈退缩时，应将种植体放置在与相邻牙齿的釉牙骨质界根方3mm和/或所需的最终唇侧牙龈边缘。必须记住的是，种植体负载第一年中，平均牙槽嵴顶骨高度损失为0.9~1.6mm[93]，因此，在植入期间应保持和/或增量到2mm的颊侧骨厚度[93]。

为了获得长期稳定性和自然的软组织美学，在种植体周围区域需要达到生物学平衡，并且必须与邻牙周围软组织相协调。种植体、修复体、种植体周围组织和邻牙之间的这种平衡由这些既定的生物参数决定，这些参数用于在三维空间中正确定位种植体。

多学科手术策略

确定植入时机：治疗策略

种植学已成为修复学中一种常见治疗方式，常用于治疗无牙颌、牙列缺损以及单颗牙齿缺失[94-98]。有许多影响种植体植入时机的标准，包括根尖周病、牙周疾病、严重骨缺损、牙根结构和患者接受度。种植体植入可根据拔牙时机分类为：即刻种植[34,99-100]、延期种植[101]和分阶段种植[102]。

Barzilay等[99]和Lazzara[100]最先描述了将骨结合种植体即刻植入拔牙后的位点，并证实了这种方法的高成功率[103-113]。具体过程是，拔出牙齿的同时将种植体植入拔除牙的牙槽窝内，替换被拔除牙的牙根。这种方法有利于种植体周围组织保存，因为愈合基台或临时冠可被即刻戴入，从而保持牙间软组织结构[42]并防止软组织塌陷[80,99,114]。这种方法的其他优点包括保留骨组织、最大限度地减少手术创伤、减少手术次数、缩短疗程并改善牙冠种植体比例[100,111,115-121]。此外，这种方法还可以将较长的种植体放置在理想位置且减少潜在的骨吸收。但是，如果有根尖周病变、急性牙周疾病、感染或骨缺损的迹象，并且根部结构或根尖以外的骨量少于5mm而不能保证初期稳定性，则禁用此方法[100,117,122-127]。当选择这种方法时，重要的是，使用微创拔除技术，并且将切口设计在可以保留龈乳头和支持组织的位置，以最大限度地减少软组织退缩[45,128]。此外，研究发现，当此方法用于多颗种植体植入时，龈乳头更稳定，这可能是由于愈合基台或临时修复体对牙间组织的直接支持[42]。

延期种植[34,101]和分阶段种植[34,102]是指，在植入种植体之前牙齿已被拔除且种植位点已达到愈合。延期种植方案最初是由Brånemark提出，他认为需要至少3个月的愈合期才能植入种植体。而Tarnow和Fletcher认为仅需要8～10周的愈合期[34,102]。这种需要拔牙后愈合期的理论基础是消除残余感染，同时使骨和伤口完全愈合，从而增强种植体的骨结合。可以在随后的种植体植入外科手术过程中再次进入手术部位，并且可以实现软组织闭合。此过程降低了种植体植入早期或晚期伤口愈合失败的潜在风险。然而，这种方法存在一些缺点，包括可能出现骨吸收、治疗期延长以及额外的组织增量和种植体植入术。尽管延期和分阶段的方案存在潜在的局限性，但通过在治疗设计和手术过程中实施适当的策略，可以获得相同的美学效果。这些策略包括拔牙位点保存技术[20-21,123]、软硬组织重建技术，以及对种植体周围组织的适当序列治疗。通过全面的评估，消除软硬组织缺陷，严格执行外科手术程序以及提高多学科团队的临床技能、经验和判断力，可以提高临床成功率和可预测性。

手术设计：翻瓣与不翻瓣的对比

手术方法选择翻瓣或不翻瓣，取决于几个准则。首先，翻瓣手术可能减少组织瓣及下方骨质的血管供应，造成软硬组织的吸收；反之，不翻瓣外科手术，特别是在唇颊侧骨结构较薄的情况下，可以保留龈乳头，并最大限度地减少软组织退缩和骨吸收[129-131]。其次，翻瓣技术可以充分暴露术区的骨缺损，并预防继发性手术并发症（例如，穿孔）。然而，通过使用先进的技术进行相应的术前诊断（例如，计算机断层扫描和结缔组织隧道技术），在不翻瓣手术中，也可以达到类似预防风险的效果。最后，传统的翻瓣手术会损害美学效果，在前牙美学区应谨慎使用。选择瓣设计时需考虑使黏膜瓣反应尽量小、使用保留龈乳头的切口，以及翻瓣时尽量避免破坏骨膜[45,132-133]。最近的一项临床研究表明，不翻瓣手术在即刻和延期治疗策略中均可以达到软组织美学要求[45,134]。

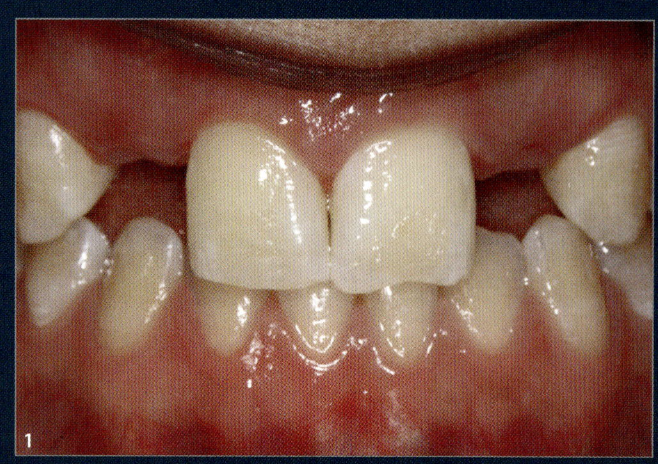
1

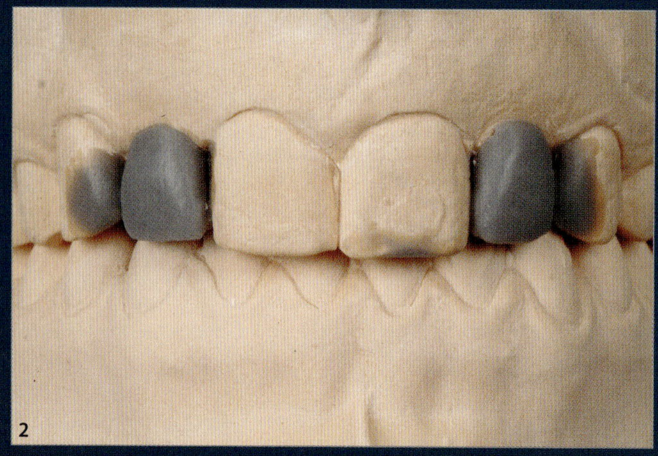
2

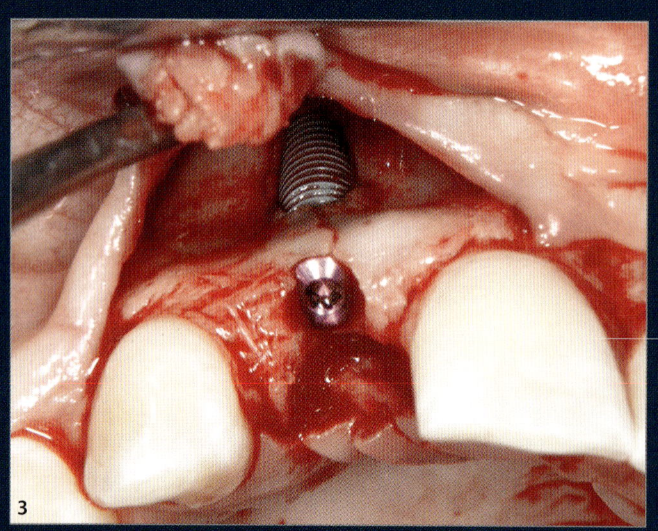
3

双侧上颌前牙种植

延期种植技术

口腔医学中，上颌前牙区单颗种植一直是最困难的挑战。其中，侧切牙先天缺失是最常见的临床状况，可应用种植修复治疗。由于在解剖学上侧切牙的颈部横断面和直径与种植体相似，因此通常不需要改变种植体的冠根向位置来调整牙的穿龈形态。然而，侧切牙邻牙牙根经常会影响缺牙区牙槽骨，使种植区域的近远中距离不够，因此常常需要在种植前进行正畸治疗。除此之外，如果存在颌间距离不足、邻牙有牙周炎症、骨量不足等情况，也无法用种植修复体替代上颌单颗前牙[7]。

本例患者为先天性侧切牙缺失，在接受正畸治疗摆正邻牙后，达到了最佳的种植位置，准备对其进行种植修复治疗（图1）。术前，医生制作了诊断蜡型，便于将最终修复体与口腔内相关结构的相对位置关系呈现给患者（图2）。这种术前诊断沟通的工具可以与多学科

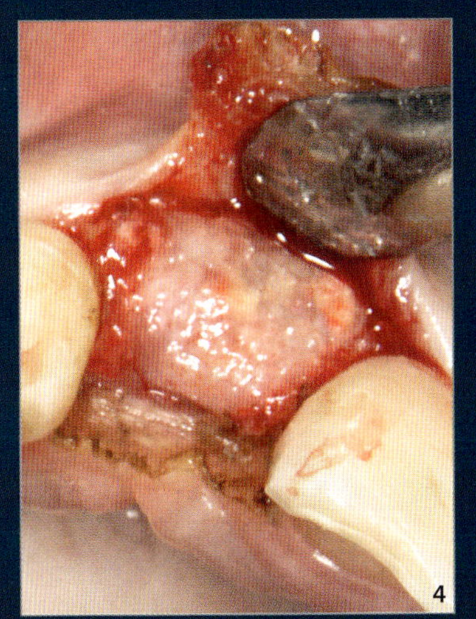
4

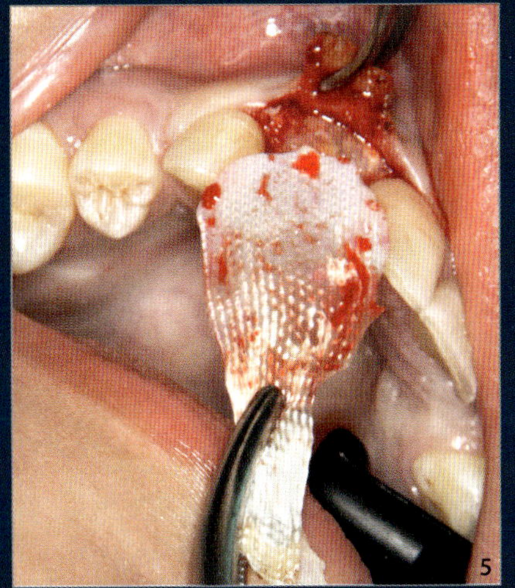
5

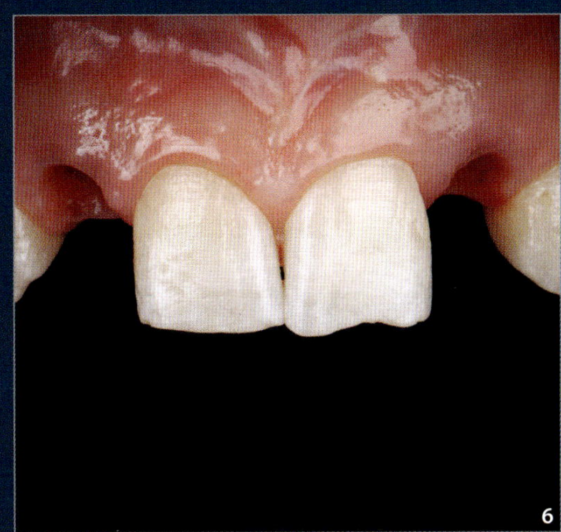
6

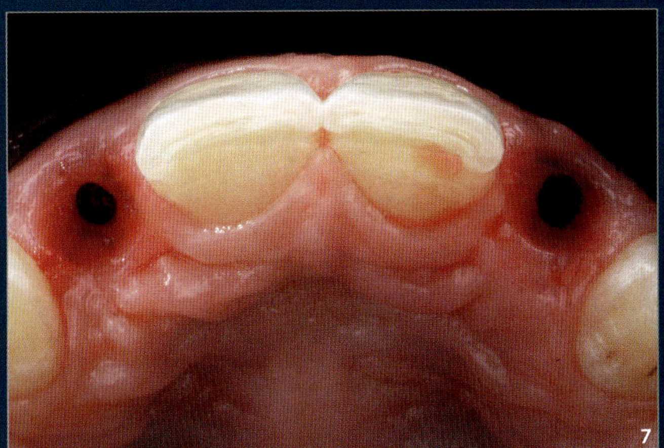
7

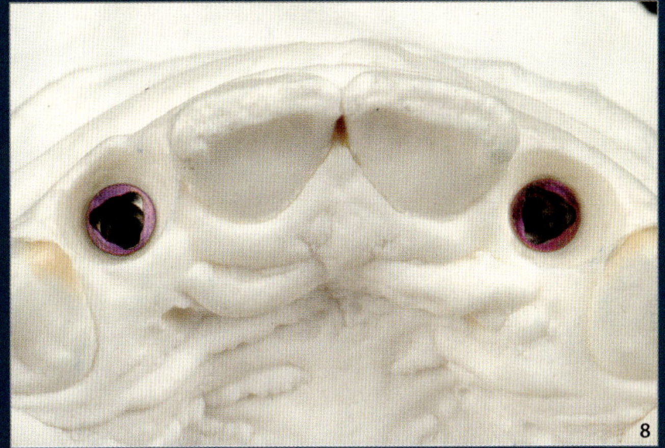
8

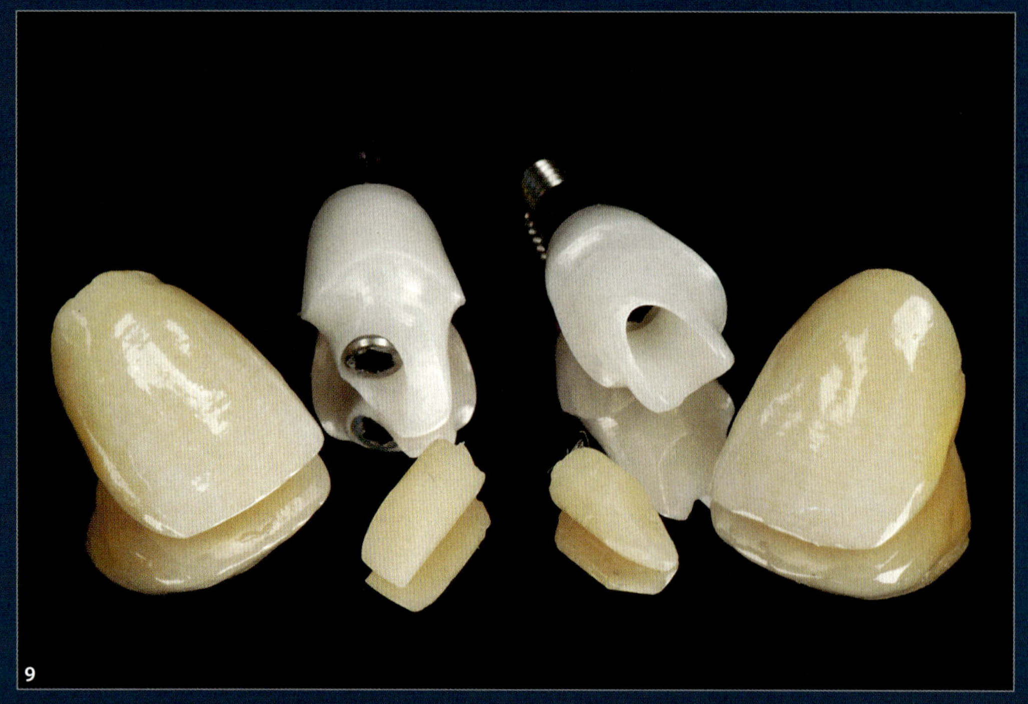
9

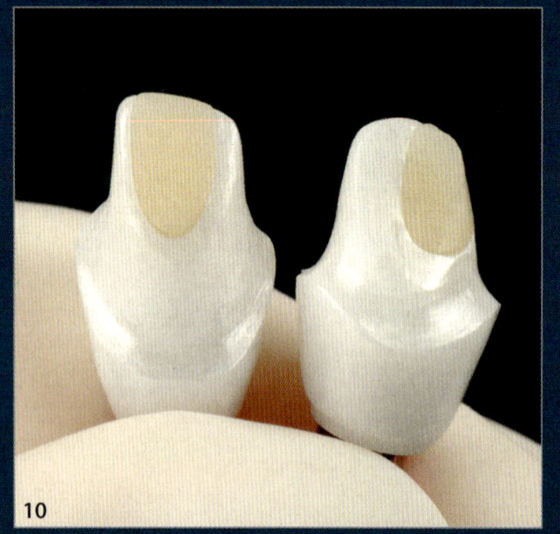
10

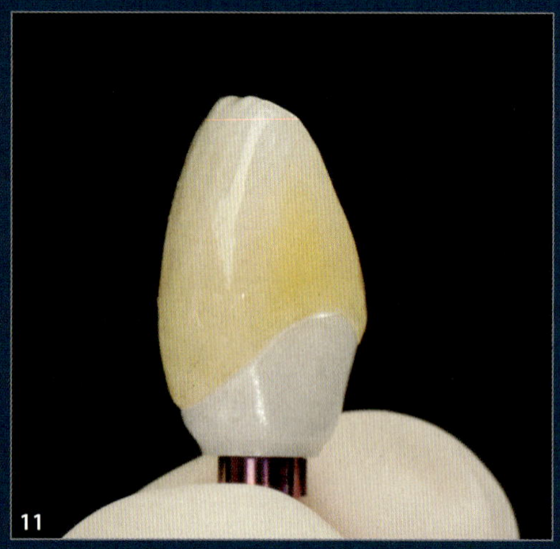
11

基台在种植体上就位（图13），通过X线片确认其边缘密合性。使用金螺丝来拧紧基台，并用手动扭矩扳手加扭矩至42N·cm（图14）。之后使用陶瓷嵌件封闭螺丝通道（图15）。再用自酸蚀粘接系统树脂水门汀粘接氧化锆牙冠（RelyX U100，3M ESPE）。图16展示的是术后1年的回访照片，可以看到种植体周围呈现生物学平衡。通过充分的术前设计可以获得这一自然的美学结果。

Dentistry and photography courtesy of Juan José Gutiérrez Riera, DDS, MSD.

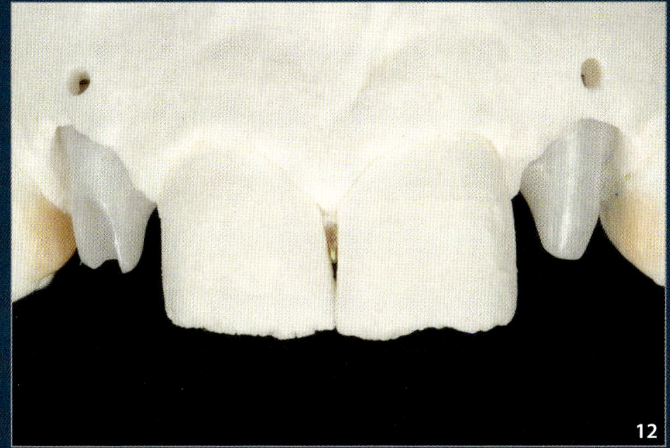
12

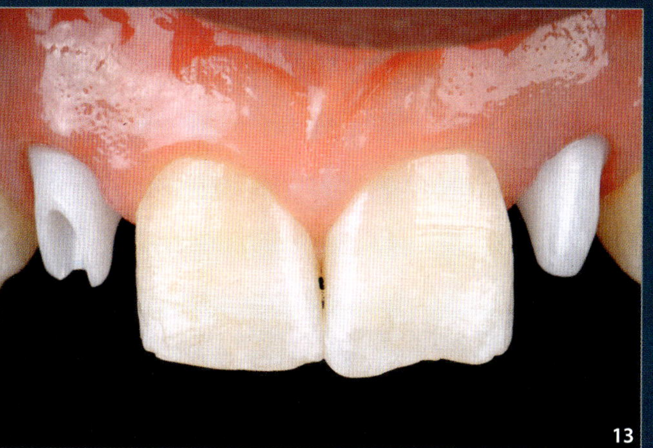
13

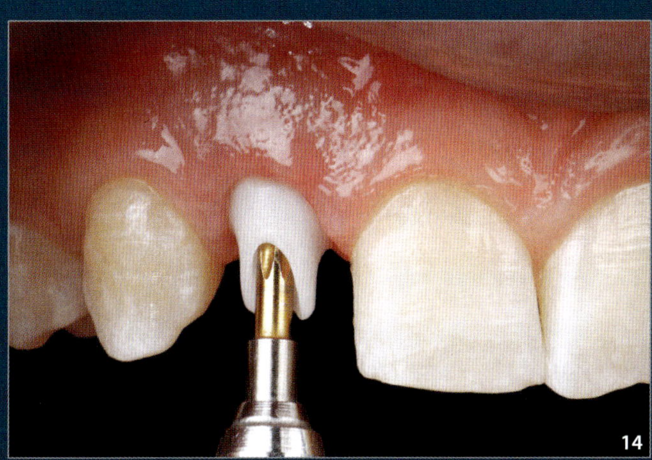
14

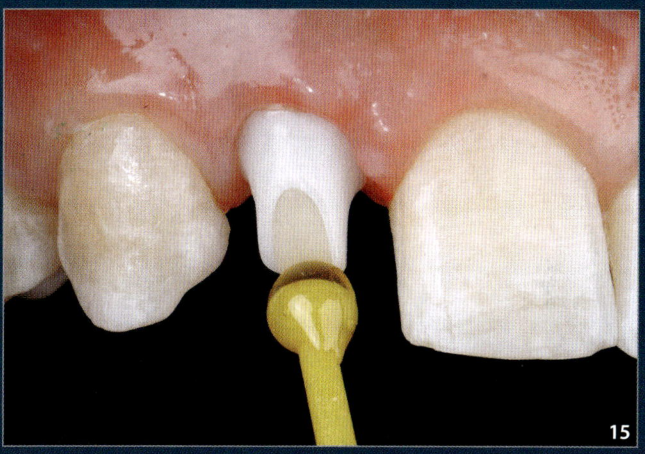
15

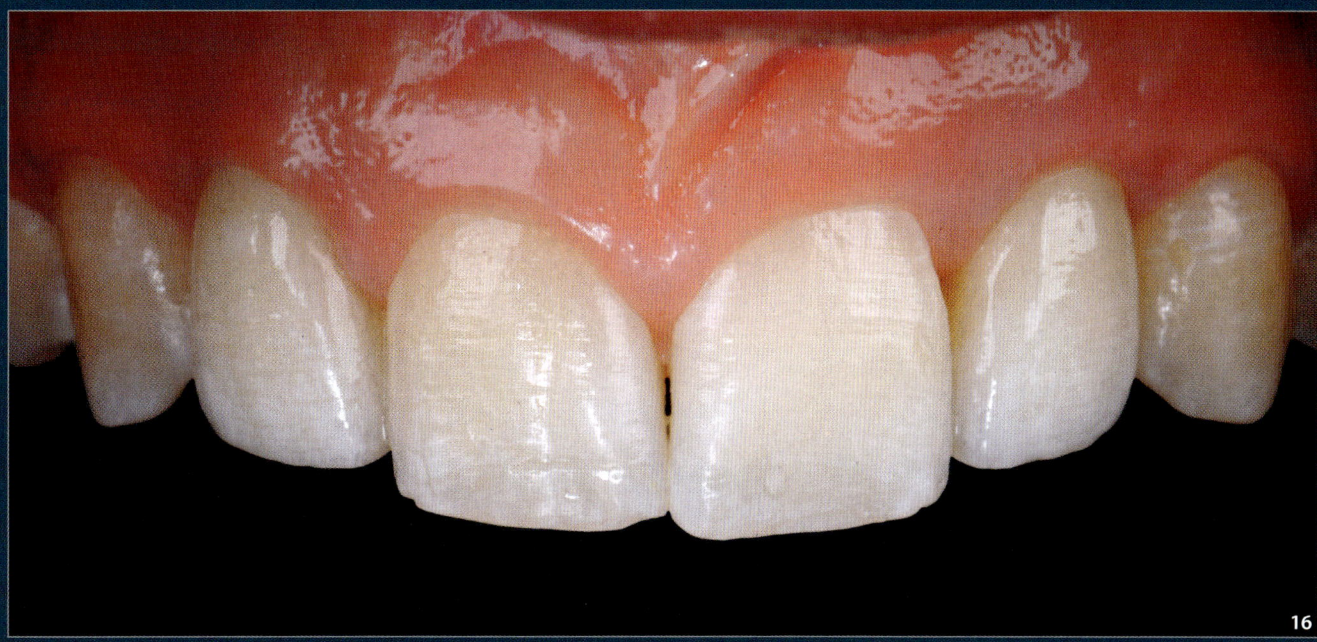
16

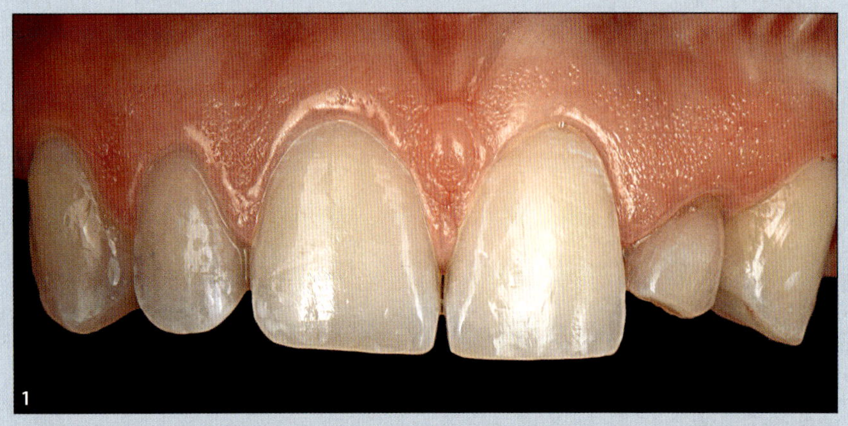

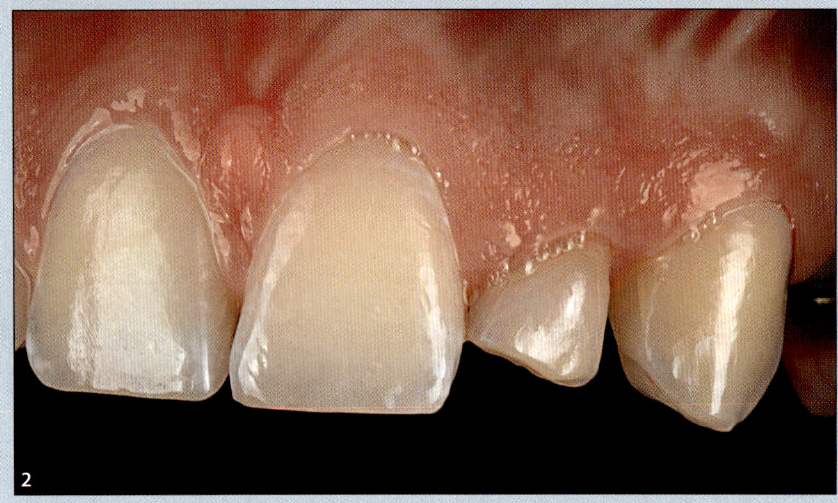

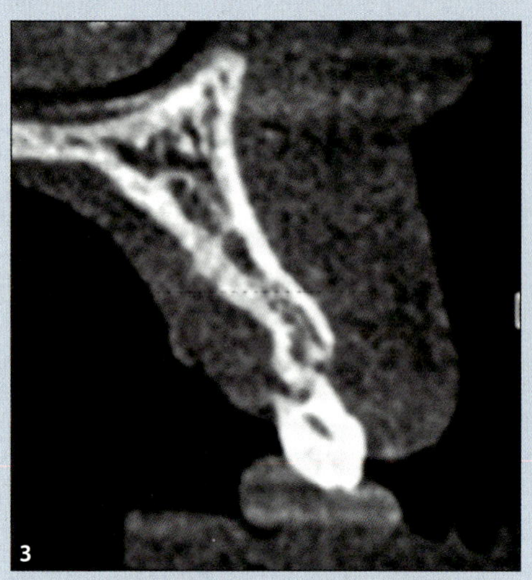

单颗前牙种植

即刻种植技术

图1和图2显示了一名28岁患者上颌前牙区和周围组织的图像。12和62的牙龈结构不一致。通过三维放射影像扫描来评估牙槽嵴形态（图3），发现22区域水平方向的牙槽骨缺失。这些术前诊断交流工具可在治疗前共享给多学科专家团队，为诊断和术前计划以及种植体植入的预先测定提供必要的精确信息。探诊检查骨面，可查骨上软组织高度为2mm（图4）。在拔除牙齿之前，先做一个沟内切口以切断所有骨面附着（图5）。在轴向力和旋转力的作用下，用拔牙钳将乳牙微创拔除（图6）。使用拔牙钳时应当小心，不要破坏龈缘组织。重要的是不要使用脱位动作。

保留龈乳头的同时，在牙槽嵴顶–颊侧做切口暴露骨面（图7和图8）。在种植位点相邻牙齿周围做沟内切口，在尖牙的远中做垂直松解切口。垂直松解切口保证牙槽嵴充分可视且皮瓣可移动。为了保障最佳的以上皮瓣血供，并防止美学区瘢痕形成，只做一个垂直松

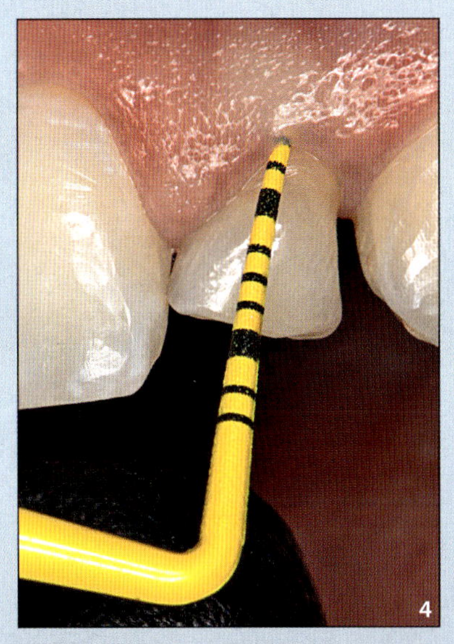

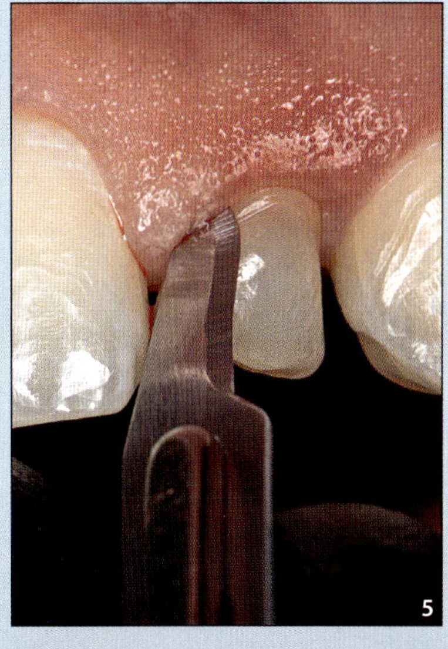

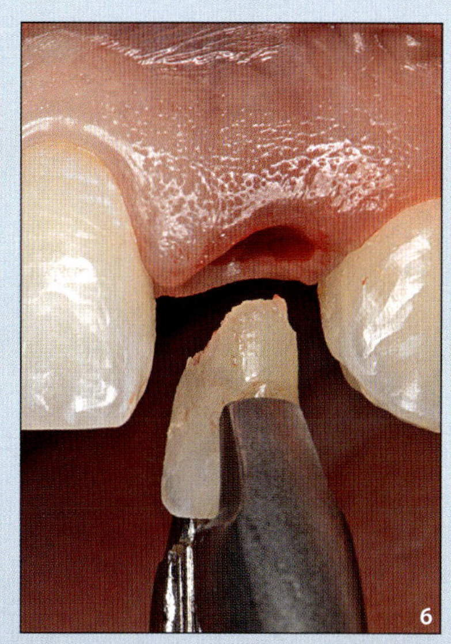

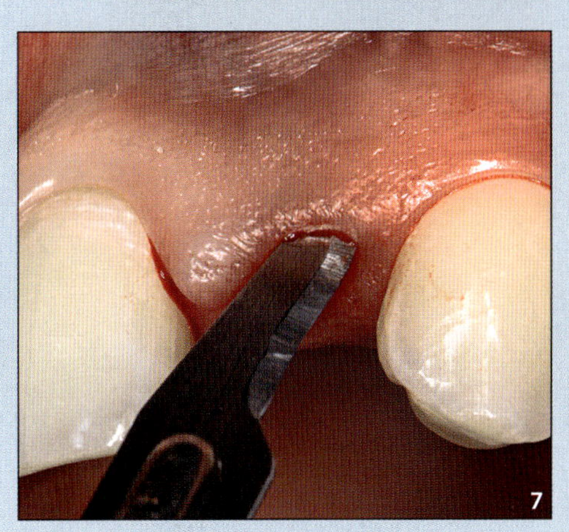

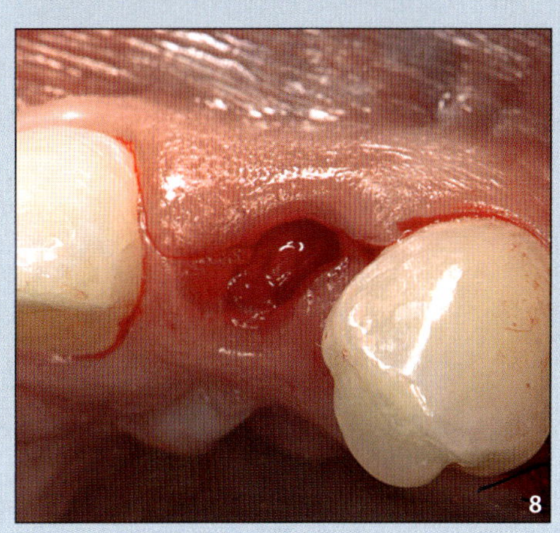

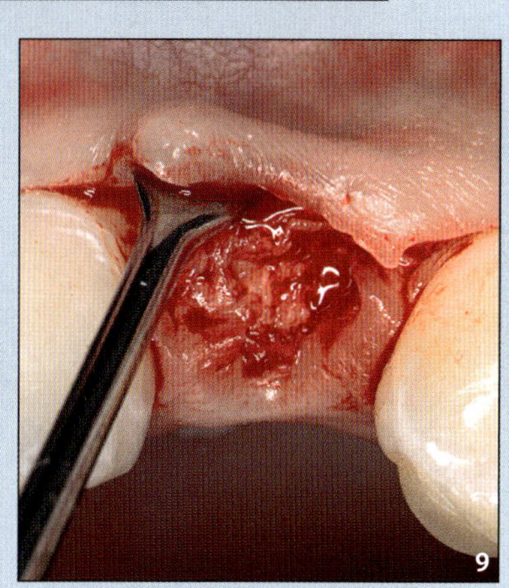

解切口。用骨膜剥离器剥离并翻开全厚瓣，显露出牙槽嵴（图9）。无须切开上颌中切牙之间的龈乳头。为了使皮瓣在该侧有足够的动度，术中在皮瓣内侧做一垂直切口切开骨膜，并延伸到11区域。为了增加皮瓣的动度，在颊侧皮瓣的基底部切开骨膜，利用该骨膜形成黏骨膜-黏膜瓣。翻开皮瓣，显露种植位点周围的牙槽骨。选择小直径种植体（NobelActive 3.5mm，Nobel Biocare）。种植备洞是在手术导板下进行的，根据既定的方案，选择正确的三维位置和合适的最终直径。术中进行了一系列根尖周X线片检查，以评估备洞的角度和深度，其中一张用来验证的X线片显示了种植体植入前备洞钻针的位置（图10）。使用旋转扳手和手动扳手以30～40N·cm的扭矩将种植体植入预备好的位置（图11）。图12显示了种植体在牙槽骨内的最终位置。种植体置于距预先设定的龈缘下3mm处。种植体根尖1/2处由于牙槽骨的水平缺陷出现骨开窗。使用球钻对骨轮廓进行修整，以达到预先设定的牙龈边缘位置（图13）。用#2球钻在皮质骨板内以上钻孔（图14）。此时建议在缺损处用小号钻穿通皮质骨，以渗出足够的血液，为后期修复骨缺损做准备。图15～图18显示了对于种植体颈部水平骨缺损的治疗。修剪非交联胶原蛋白屏障膜（Bio-Gide Geistlich）并在远中使

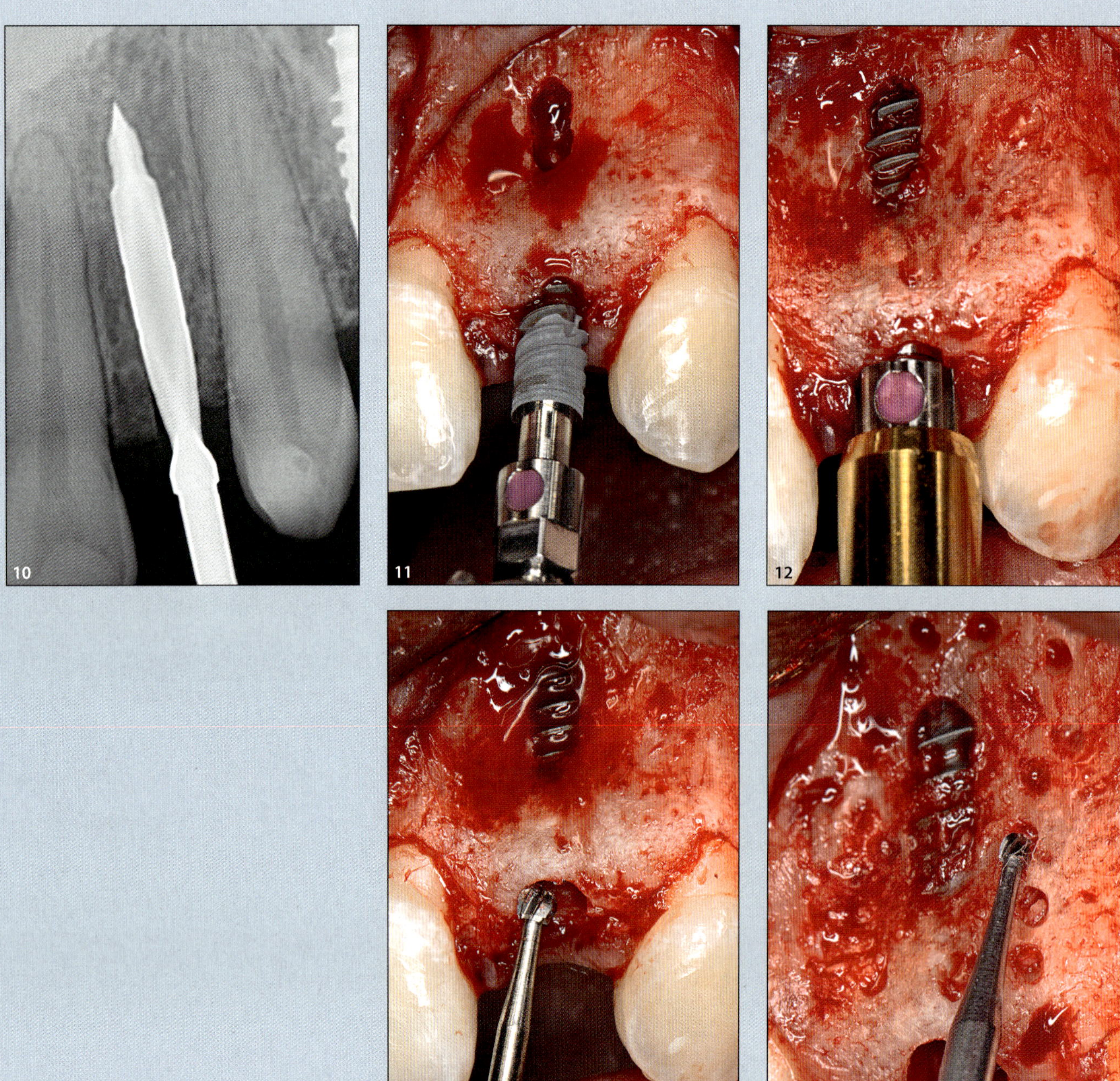

用钛钉固定后，将异种脱矿脱蛋白的牛骨基质（Bio-Oss）/同种异体移植物骨移植混合物放置在种植体颊侧方向，以覆盖种植体颈部水平骨缺损并增加种植体周围牙槽嵴宽度。在近中方向增加1颗钛钉，以增加骨移植物的稳定性。从腭部获取牙龈移植物，将移植物修剪到合适的大小和厚度后，用手术刀片去除上皮层（图19）。将牙龈移植物置于可吸收膜和颊侧皮瓣之间（图20）。采用6-0聚丙烯不可吸收缝线缝合，以确保移植物稳定在理想位置（图21）。图22为手术部位术后即刻观。根据诊断蜡型，利用流动复合树脂（图23）制作具有穿龈轮廓的临时修复体（见第8章）。图24为术后1个月的种植体支持临时修复体和周围软组织。在随后的手术中需要取出位于顶端远中的钛钉。图25显示了临时修复体移除后种植体的殆面，颊侧显示出充足的软硬组织量。

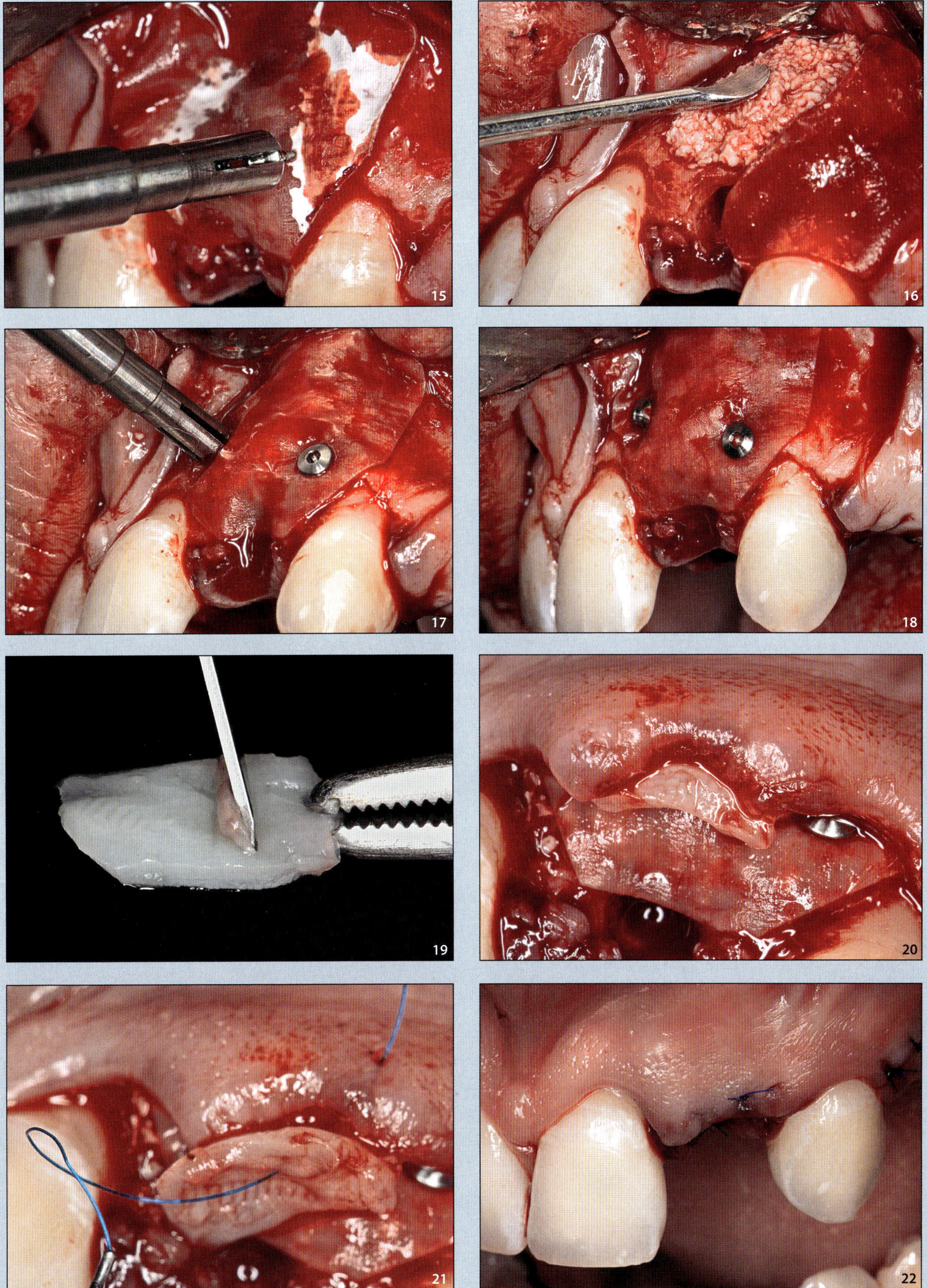
15
16
17
18
19
20
21
22

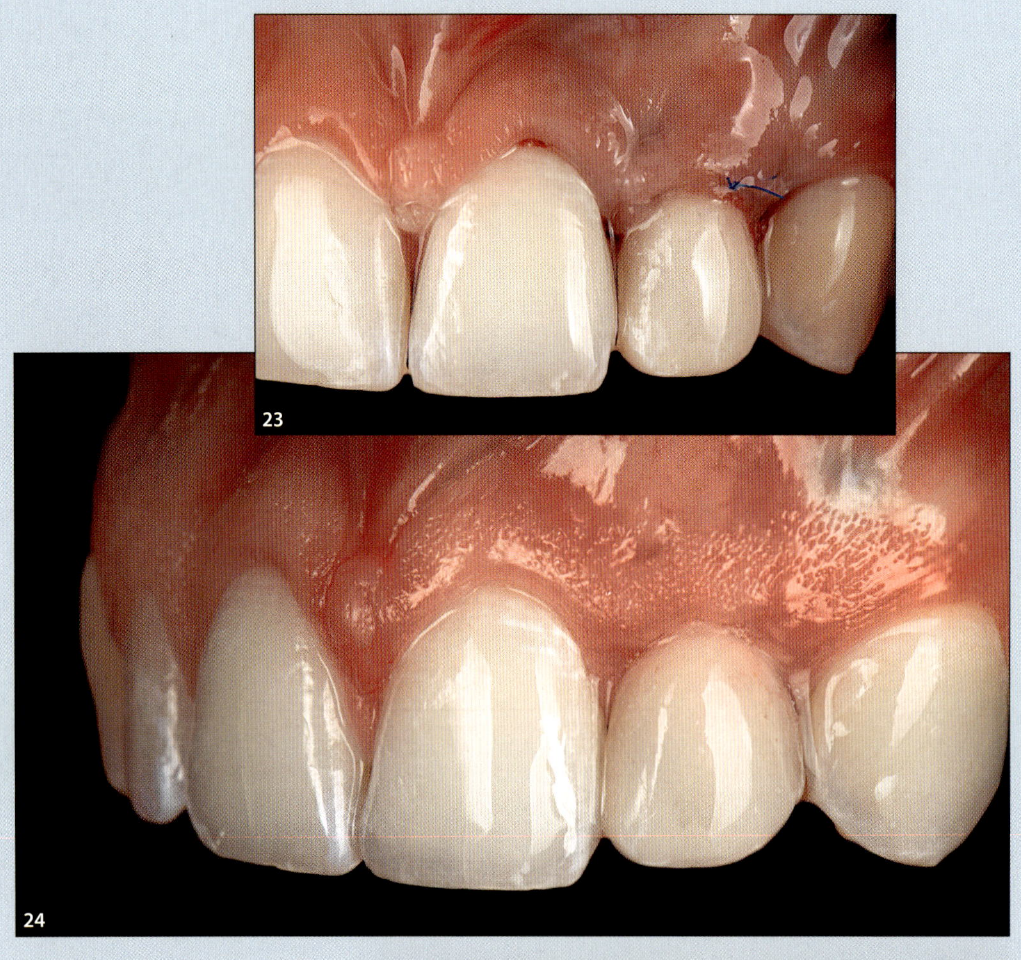

23

24

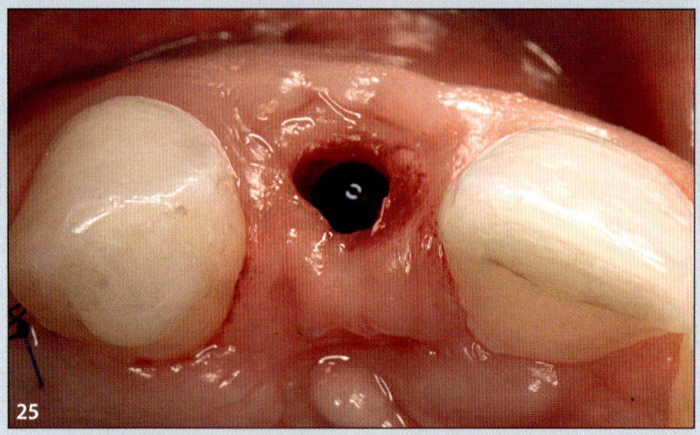

25

6个月后，使用开窗式印模杆（图26）制取最终修复体印模，并通过X线片进行确认。采用个性化托盘材料（VOCO）制作个性化托盘。将轻体和重体聚乙烯醇印模材料注射到种植体周围和个性化印模托盘中（图27和图28）。去除印模杆周围多余的印模材料，并注入流动复合树脂进行聚合，将印模杆固定在托盘上（图29和图30）。印模材料固化后，从印模杆中取下螺丝，将模型组件及托盘取下（图31和图32）。

Surgery courtesy of Wesam Salha, DDS, MSD.

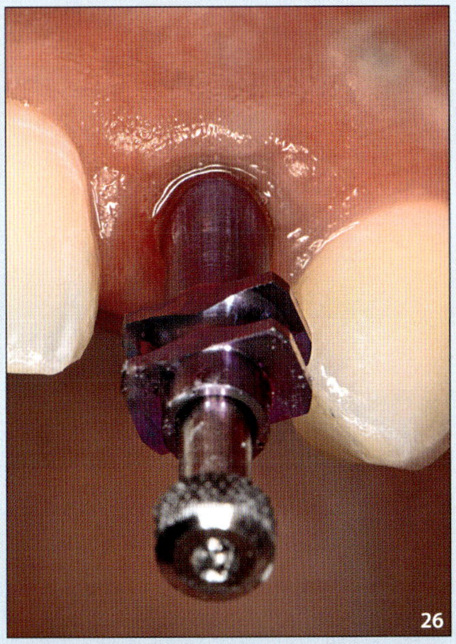

26 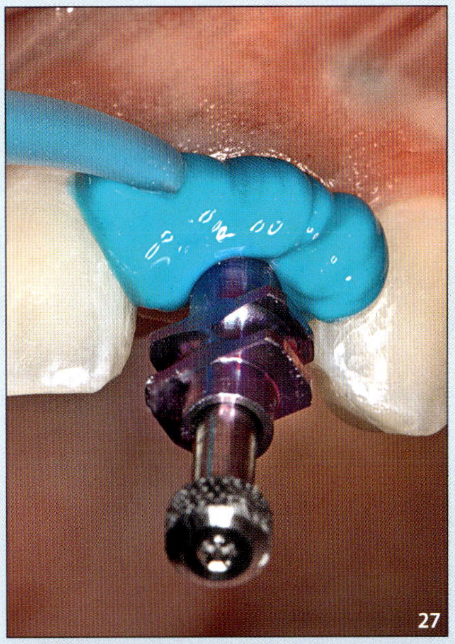 27 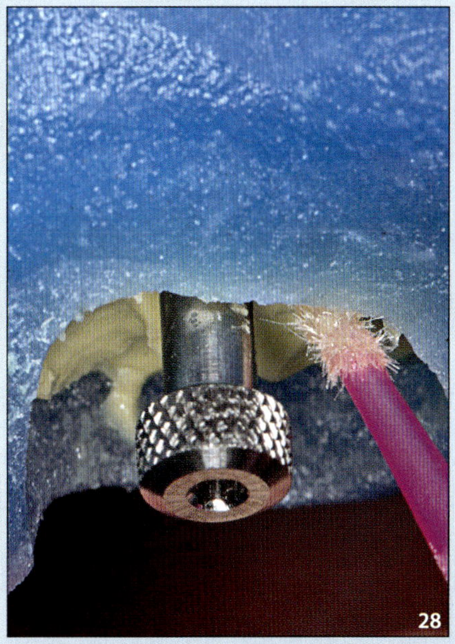 28

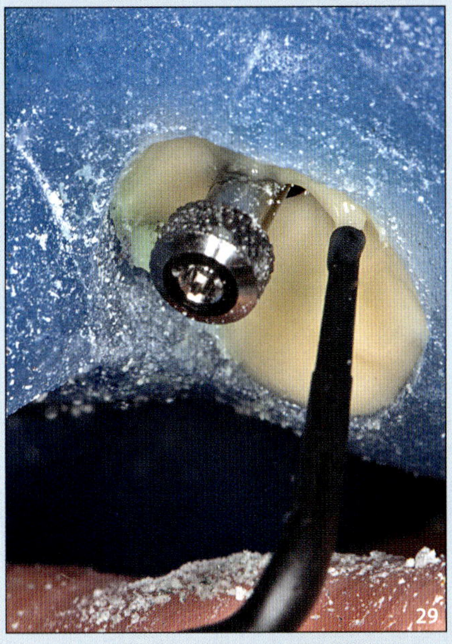

29 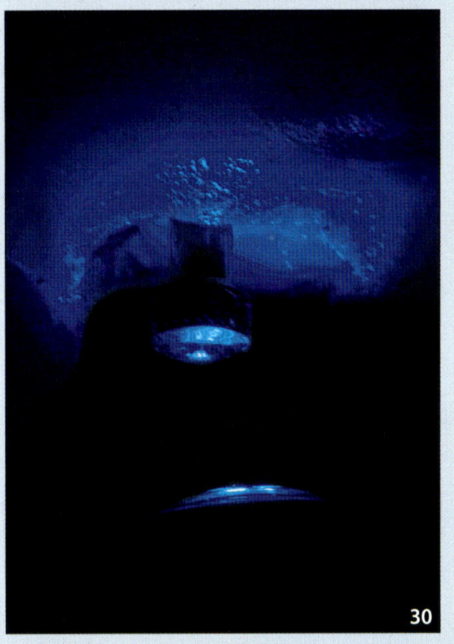 30 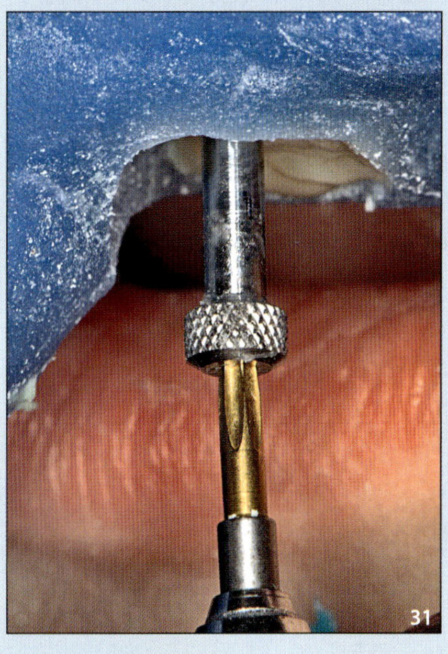 31

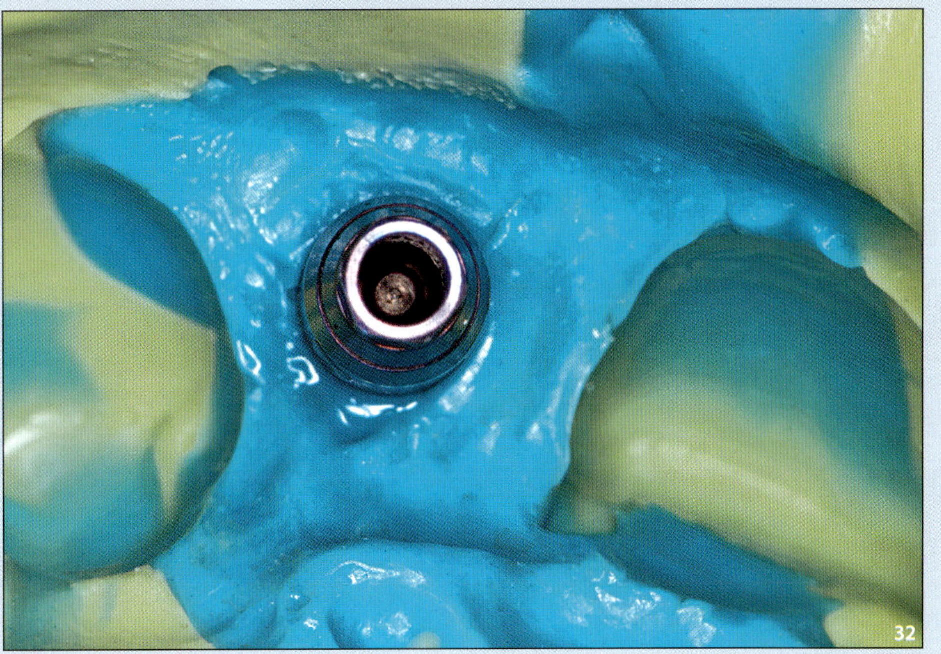
32

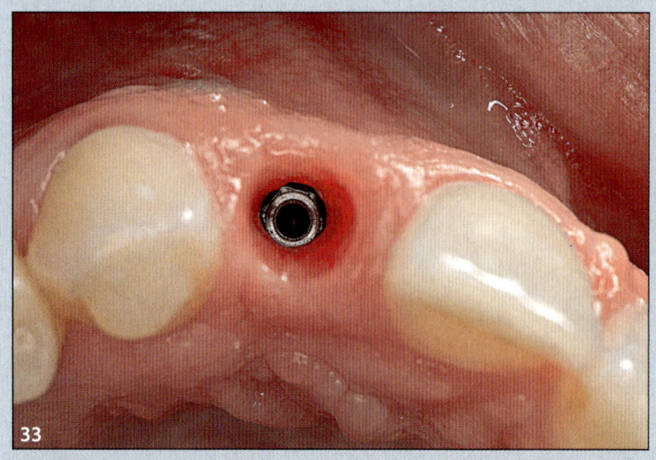
33

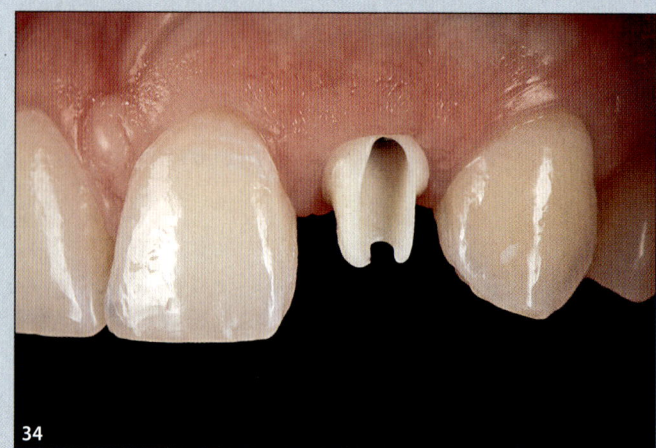
34

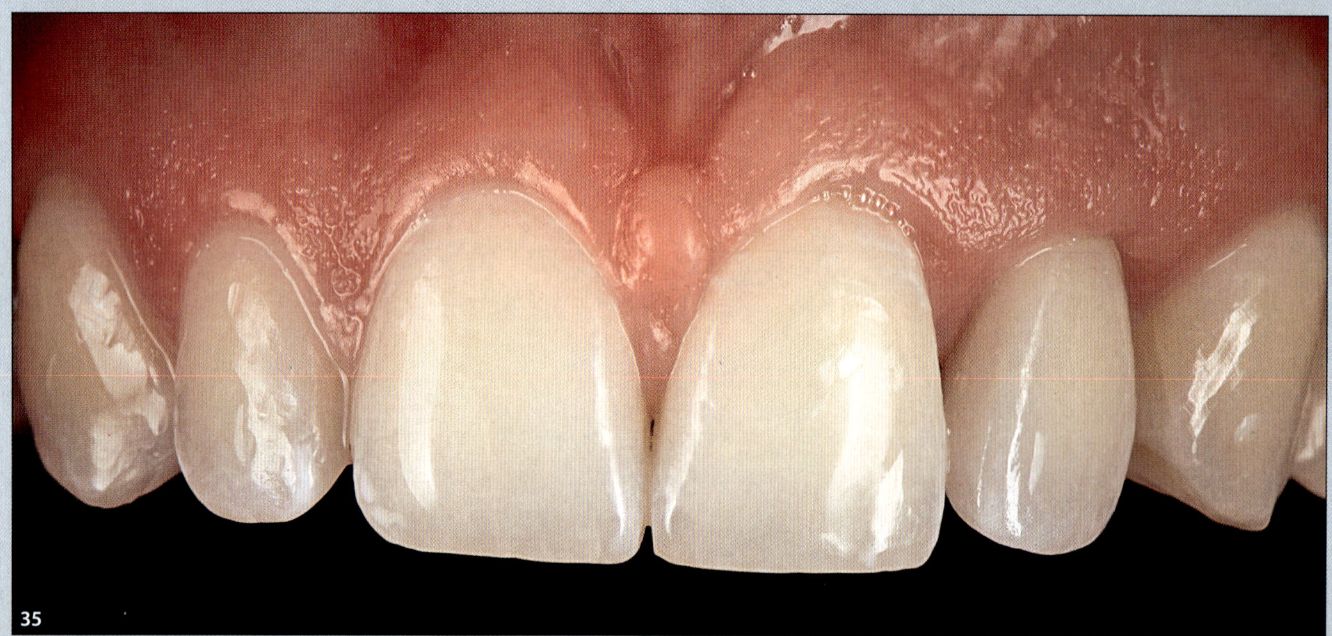
35

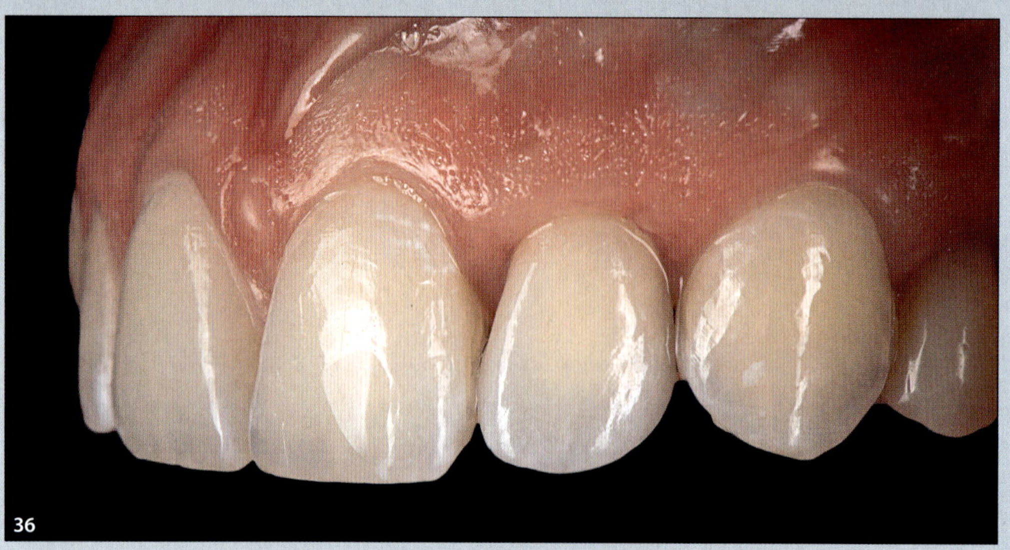
36

制作个性化的氧化锆基台，并根据制造商建议将其以35N·cm的扭矩旋入合适位置（图33和图34）。放置种植体支持式修复体后的最终结果显示出极佳的软硬组织结合（图35和图36）。

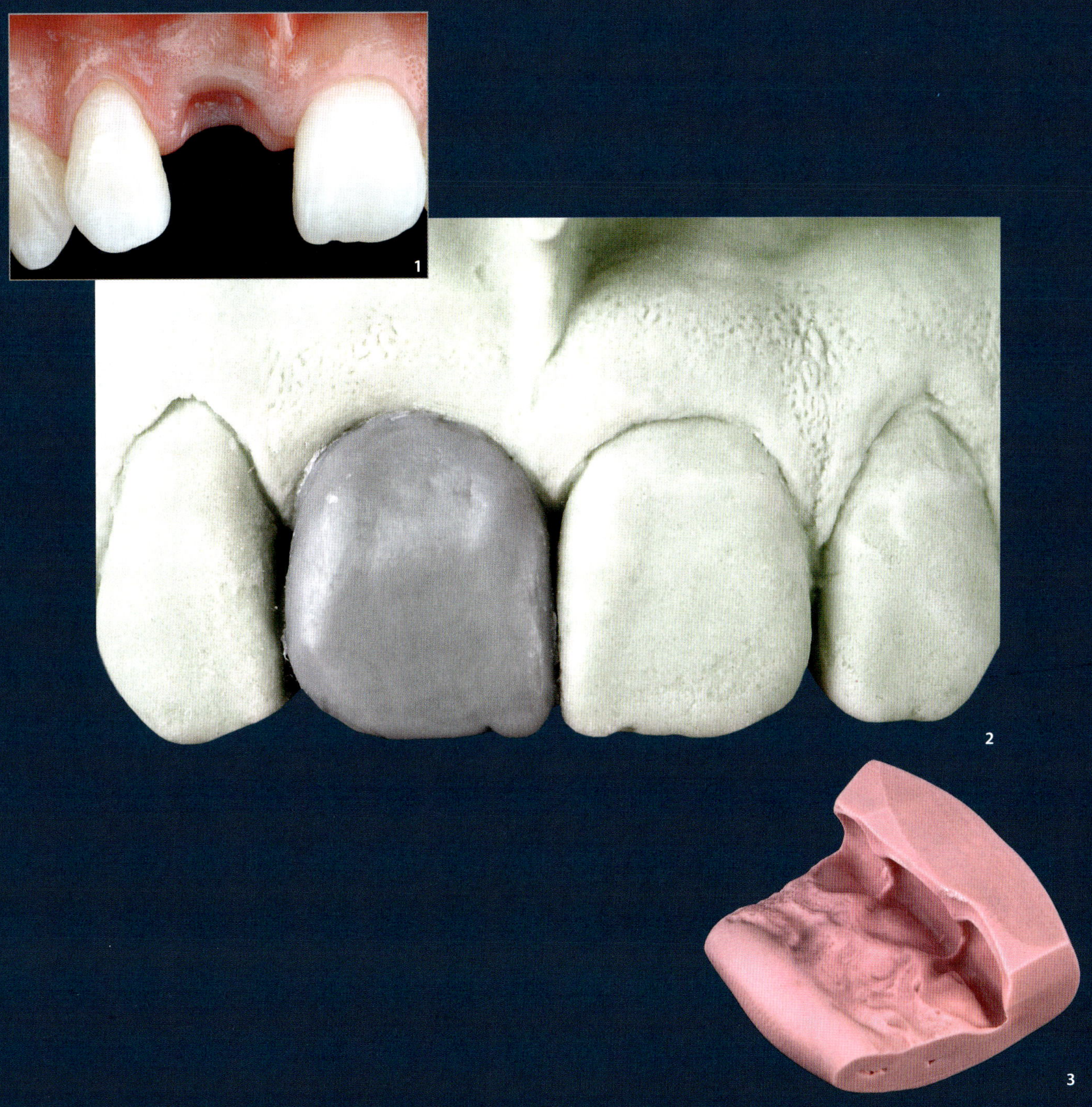

种植手术导板的制作

手术导板是极佳的交流工具，其可以准确地将设定好的种植体位置信息转移到牙齿缺失区域。导板可以在遵循术前修复治疗计划的同时，消除自由手种植可能出现的误差。单颗上颌前牙种植需要使用手术导板（图1）。“以修复为导向”的学说要求遵循“以终为始”的理念，并以此来指导所有后续的操作。手术导板的制作就是其中之一，它是诊断蜡型的直接衍生品（图2）。术前诊断蜡型提供了最终修复体的三维位置，这些位置会影响种植体周围组织状况。由诊断蜡型制取硅橡胶印模（图3）。

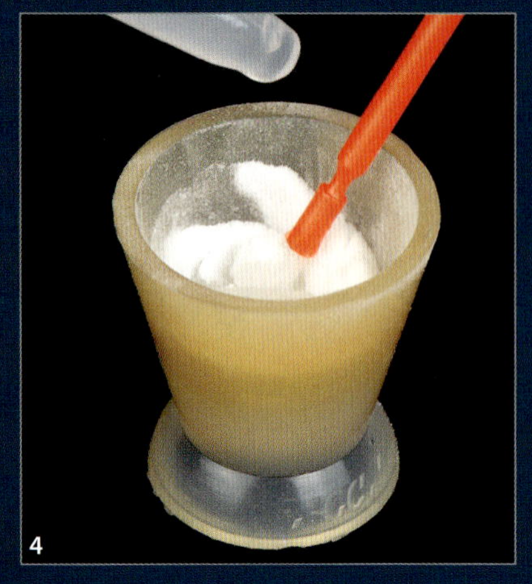
4

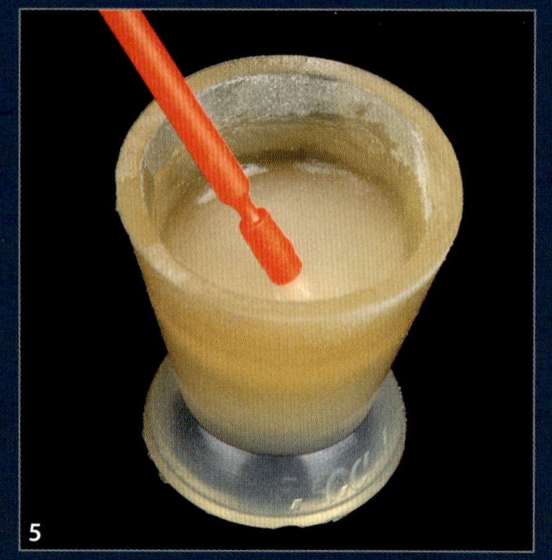
5

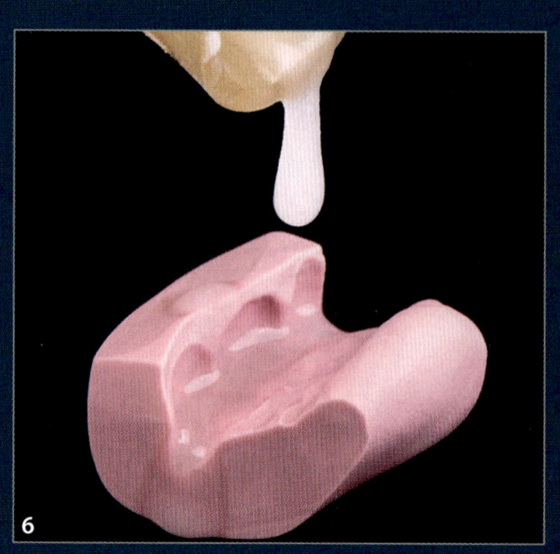
6

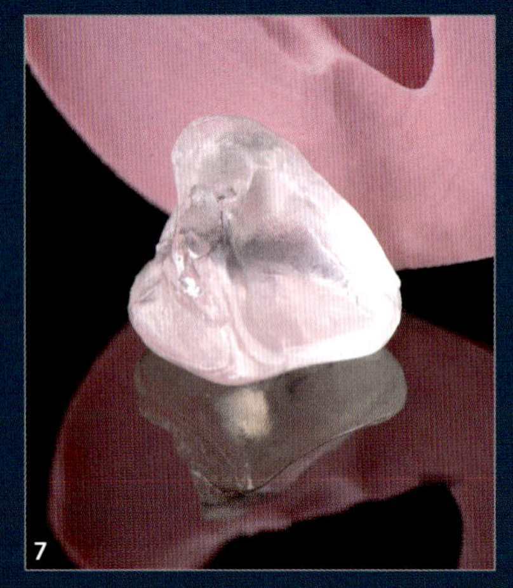
7

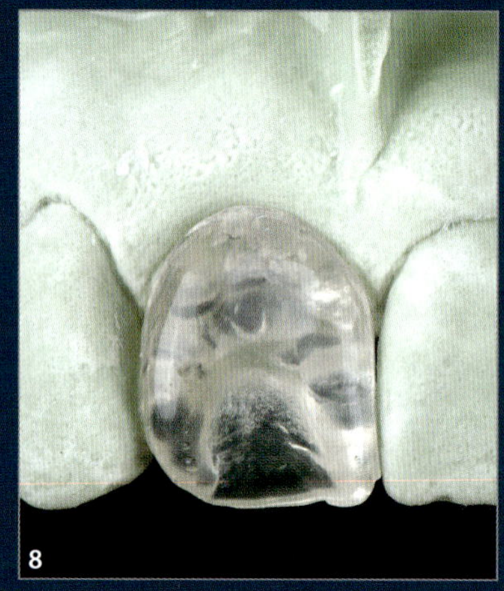
8

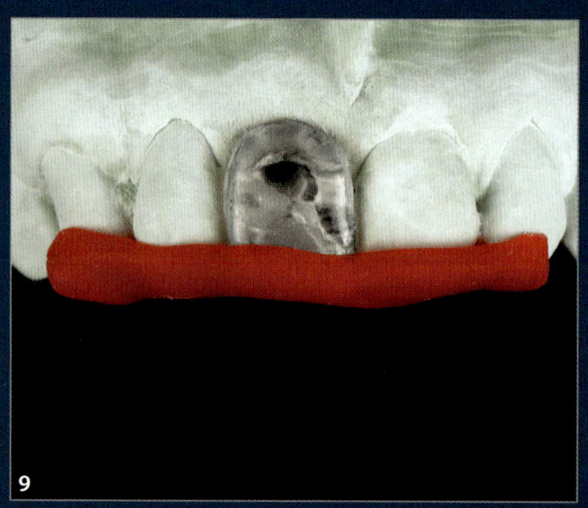
9

将甲基丙烯酸甲酯树脂粉末与液体混合，倒入硅橡胶印模中，对应模型缺牙区的部位。从印模中取出透明的丙烯酸中切牙，修整掉多余的树脂（图4~图7）。将丙烯酸中切牙放置在缺牙部位，使用围模蜡制作覆盖前牙的蜡板（图8和图9）。用该蜡板制作第二个硅橡胶印模（图10）。取出围模蜡，将甲基丙烯酸甲酯树脂的混合物倒入硅橡胶印模中，对应模型的缺牙区的部位（图11和图12）。从模型中取出透明的丙烯酸模板，并去除多余的树脂。用修整丙烯酸的钻针在外科钻孔的精确方向（即远中和舌向）上预备出导向槽或孔（图13~图15）。如果由于解剖结构（例如，鼻窦、鼻腔）、神经支配或骨形态等原因必须改变种植体的方向，则可将钻孔开在颊侧或面部进行手术。同样重要的是，能让所有需使用的手术钻针都顺利通过钻孔入口。

检查丙烯酸手术导板是否合适（图16和图17）。该导板应符合患者的骨解剖形态，且支持所选择的种植体的位置和方向。在导板的外部进行方向标记，以确认正确的垂直位置。由于骨和软组织体积足够，所以选择不翻瓣植入。初始的种植预备位点是使用手术导板确定的，使用#6球钻和1.5mm直径的先锋钻进行预备（图18）。种植窝洞预备按照既定的程序预备到合适的最终直径。骨内预备的窝洞依次使用彩色编码的钻针系统（Certain，Biomet 3i）进行扩大（图19和图20）。降低手机的转速（即低于1000r/min）以增强术者的触觉。窝洞预备至深度比选择的种植体长度深1mm。使用无菌转移组件从无菌包中取出1颗10mm锥形种植体（直径为4mm）。使用旋转扳手和手动扳手以30~40N·cm的扭矩将种植体植入预备好的位置（图21）。选择一个10°以上的预成金基台，插入种植体的体部（图22和图

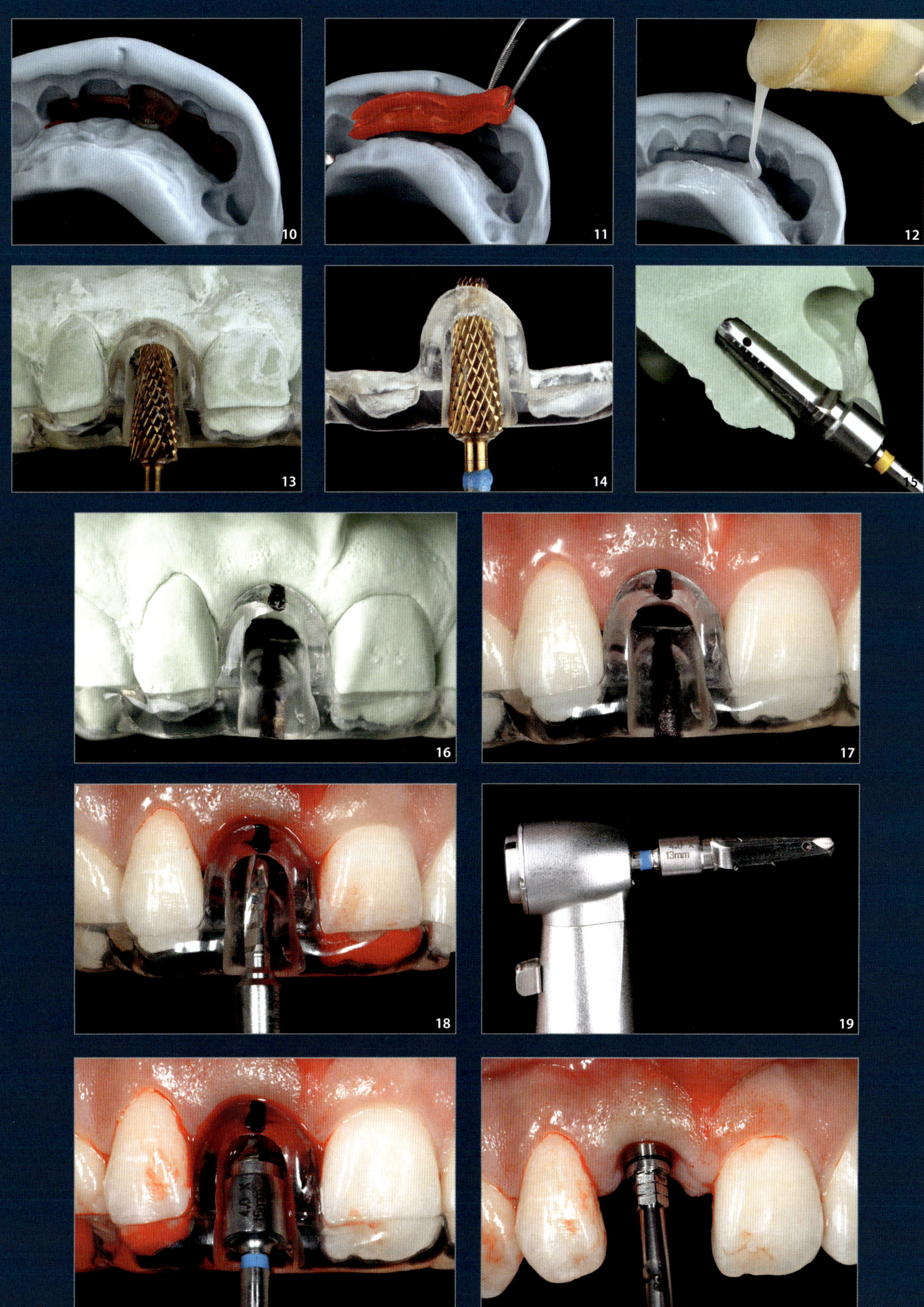
13mm

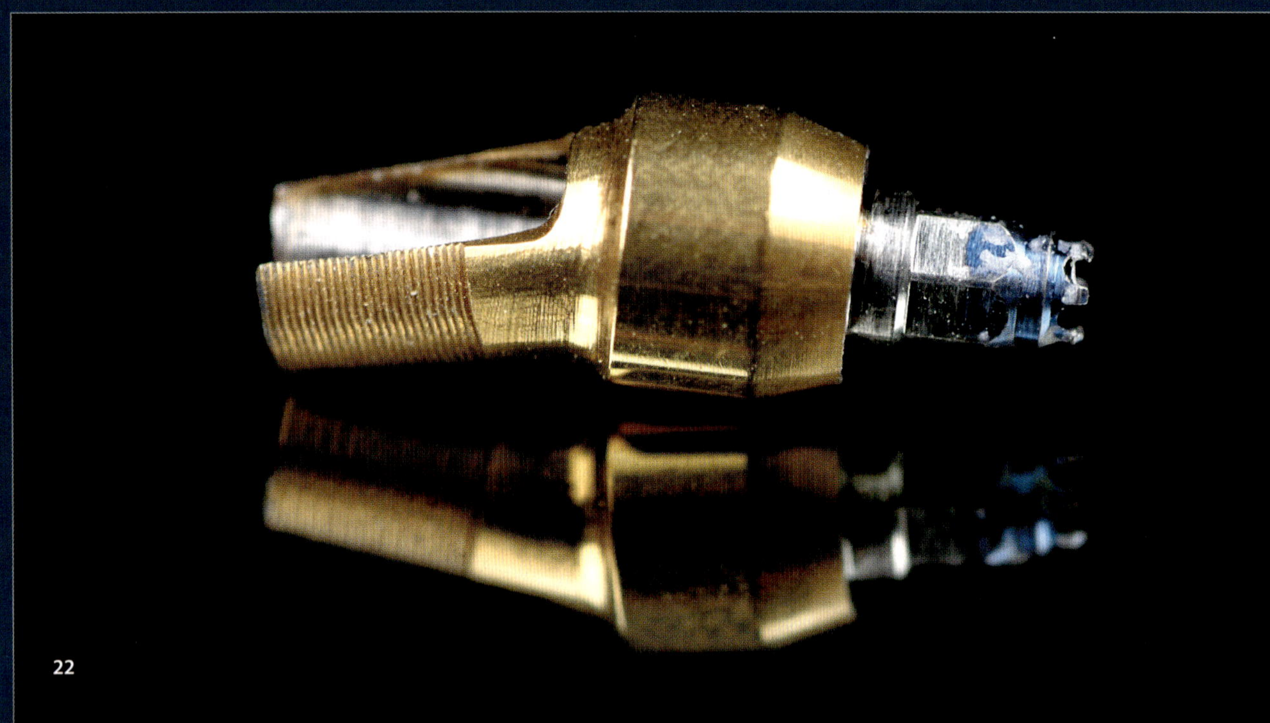
22

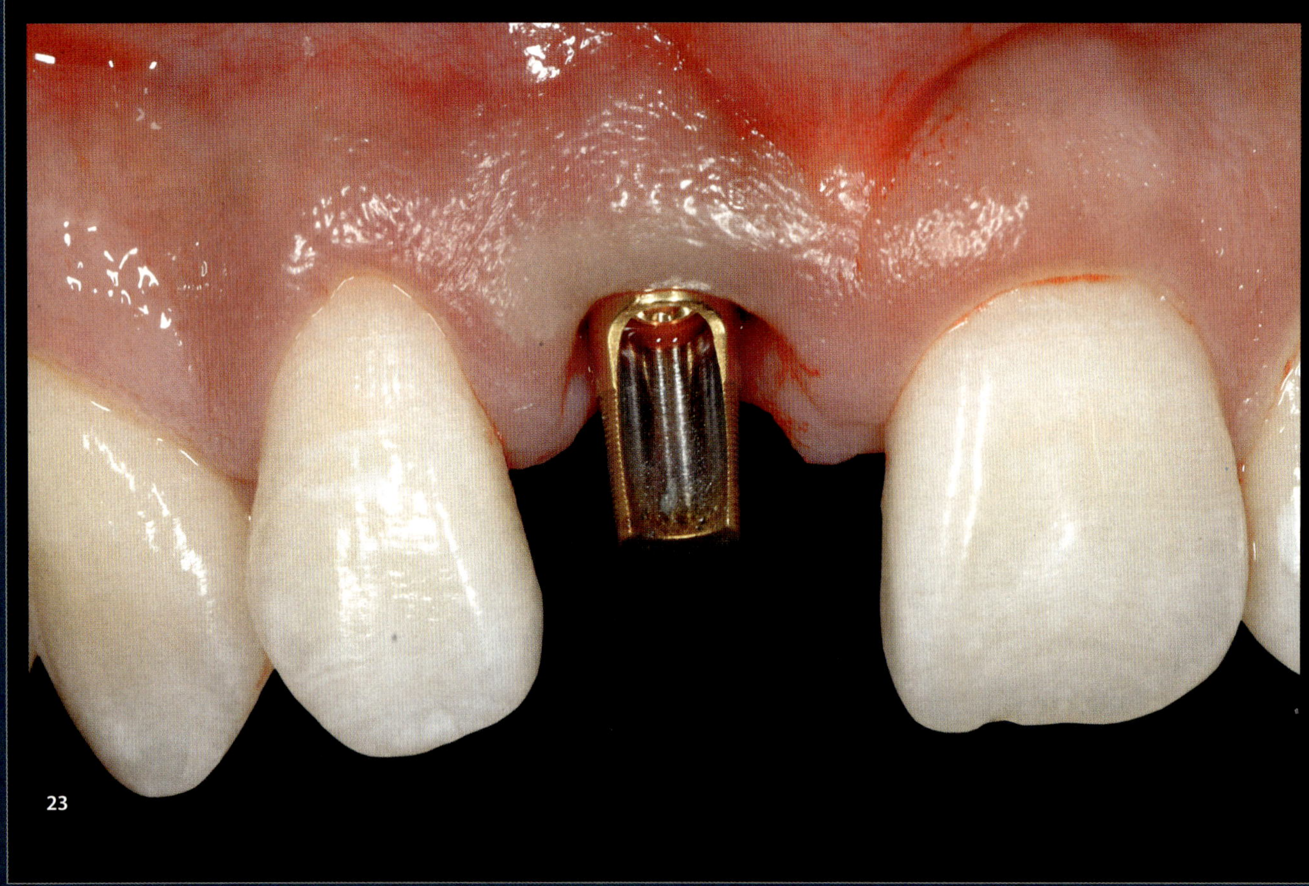
23

23）。诊断蜡型上的最终修复体的形态是种植体植入的指导要素。手术导板和临时修复是诊断蜡型的直接衍生物（图24）。图25显示了完成种植体周围结构生物结合后的临时修复。

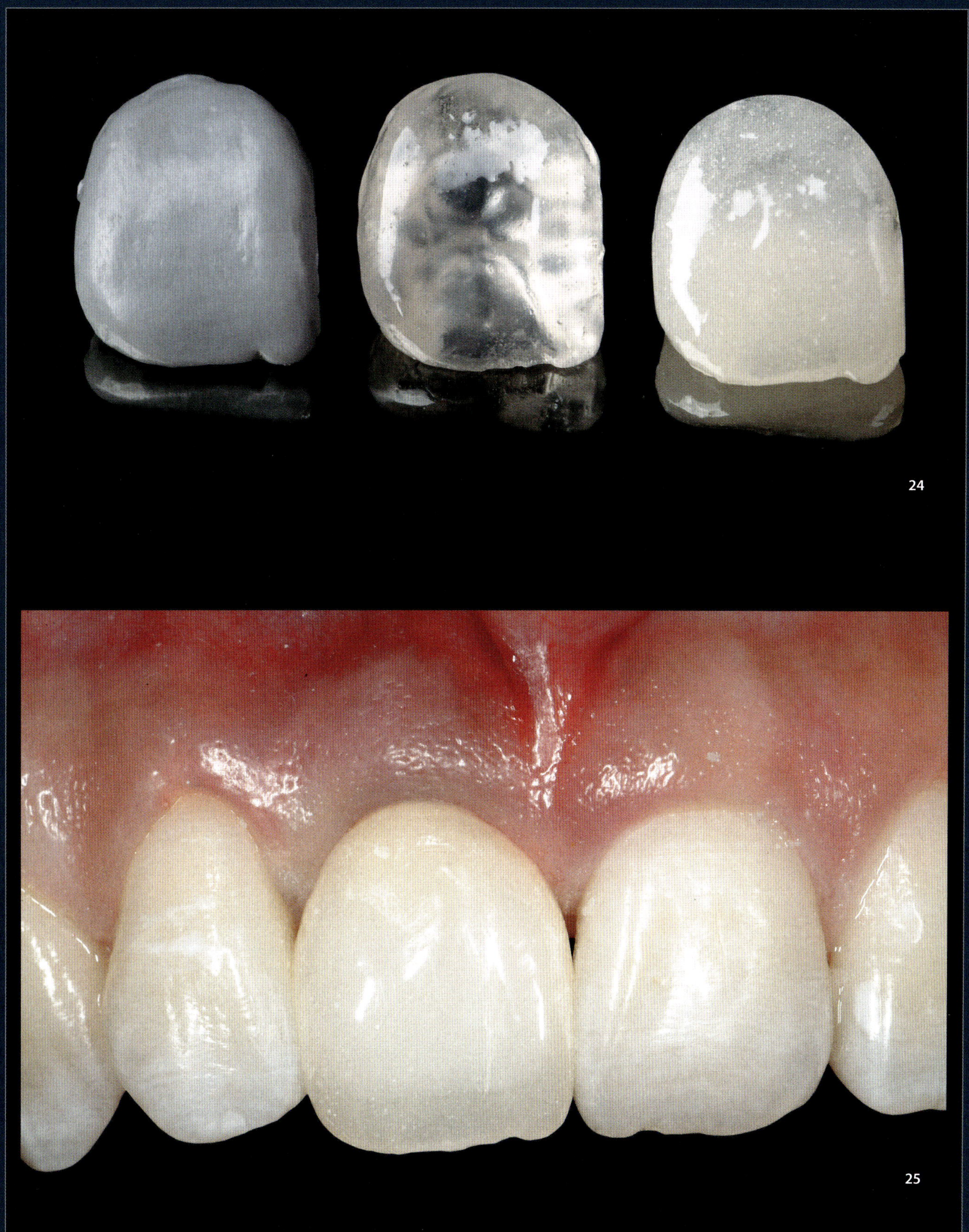

24

25

Dentistry and photography courtesy of Alejandro James, DDS, MSD.

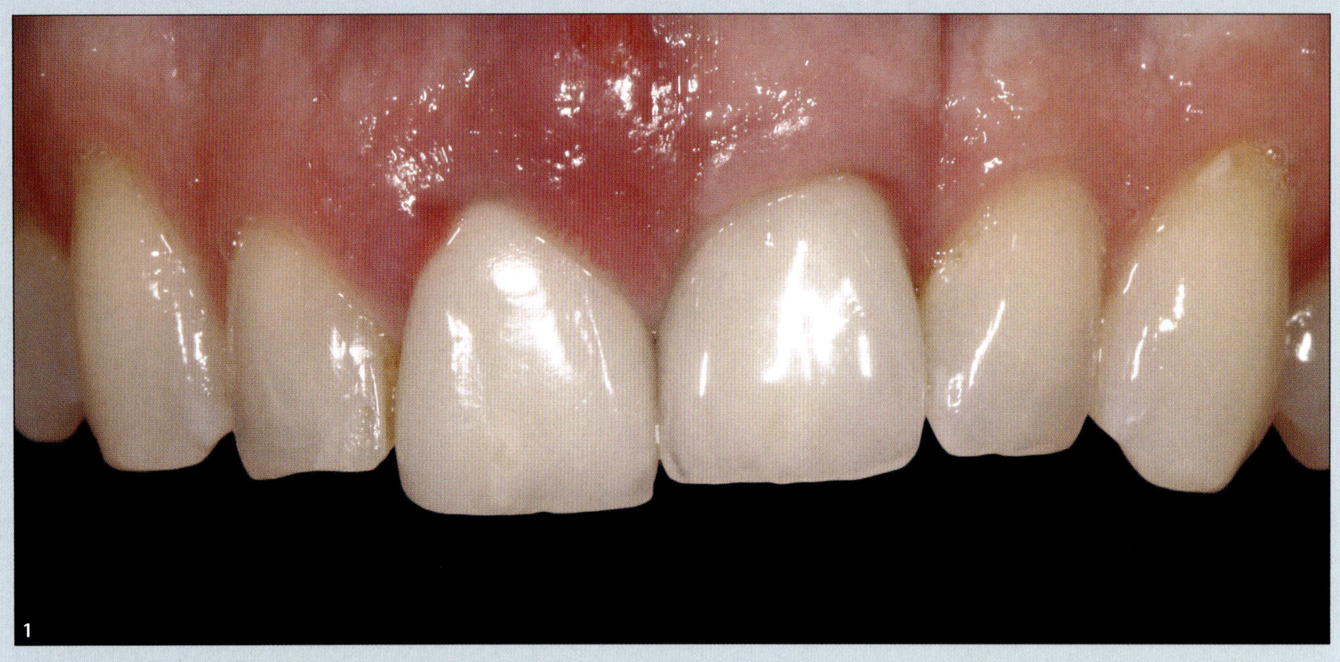

管理种植前拔牙位点缺损的系统方法

最困难的挑战之一是需要在现有患牙的位置植入1颗种植体。这类病例的核心问题是，拔除预后无望牙齿后，如何处理缺损并成功地将种植体植入该位点。一个复杂的因素是需要与邻近的种植体和天然牙保持功能和美学的协调。11发生根折（图1）。当治疗计划要求必须将种植体植入在现有患牙的区域时，应预料可能会在拔牙位点遇到不同复杂程度的潜在畸形。在治疗开始前，了解剩余牙槽骨缺陷形态和拔牙位点牙槽骨的再生潜能，才能成功处理畸形。

患牙拔除后的拔牙位点通常在根方是一个拔牙窝的形态，但在冠方有时会出现不完整的牙槽窝（图2）。通过探诊畸形牙根并测定骨深度，以确定牙根表面缺损形态的范围和大小，做出拔除患牙前的诊断。拔牙位点牙槽骨的再生潜能与剩余的骨壁数量直接相关。患牙能够通过正畸牵引来改变其周围的骨状况（图3）。这个过程利用牙齿剩余的牙周附着，以便在垂直方向行牙龈和骨组织增量。这种骨效应使种植时有更多的可用骨量容纳种植体。在正畸牵引后行即刻种植的成功率更可预测，因为与策略拔牙相比，种植体有更大表面积与周围的骨组织紧密接触（图4）。

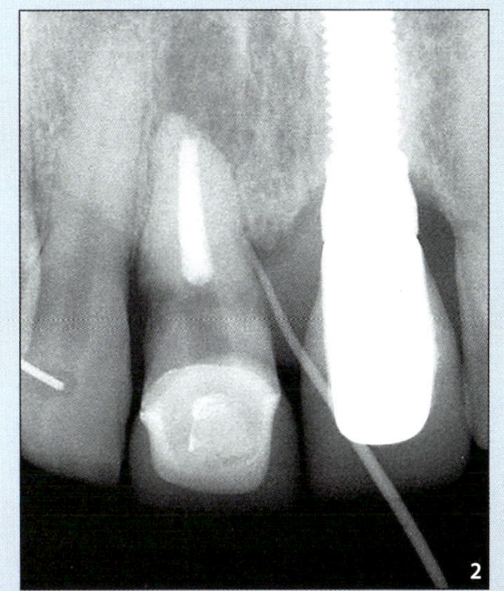
2

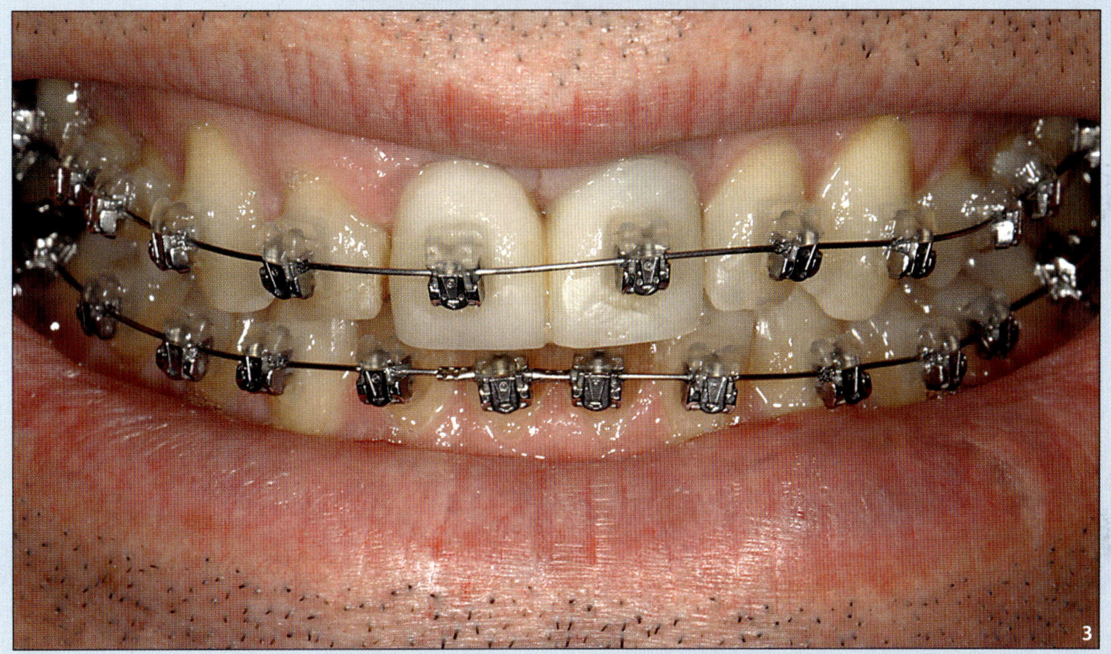
3

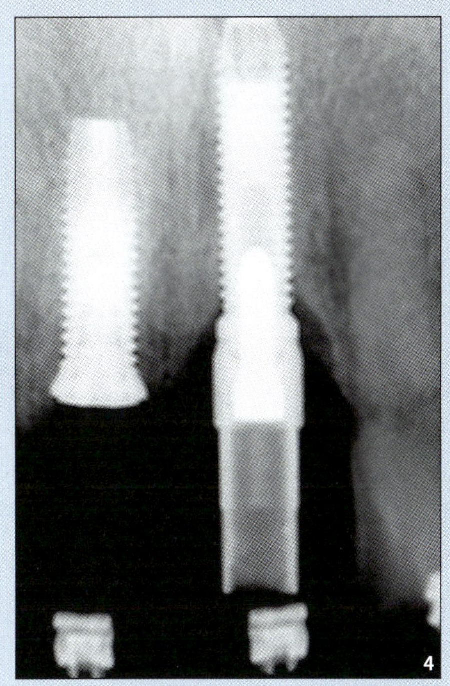
4

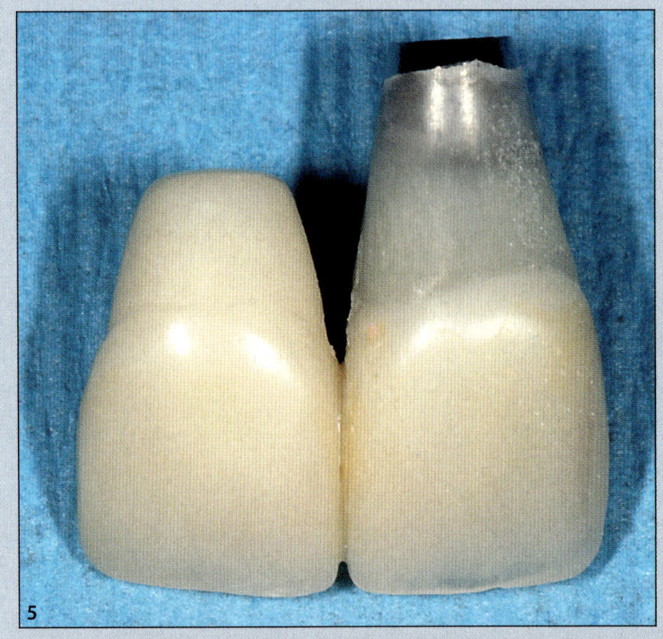
5

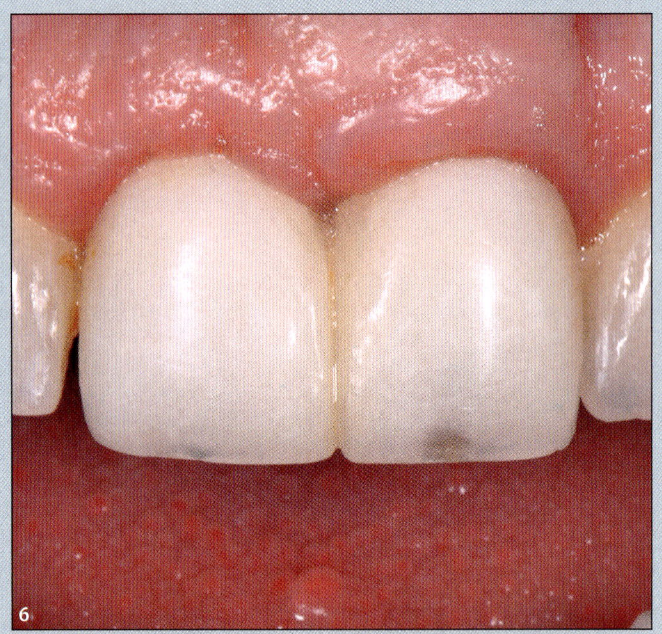
6

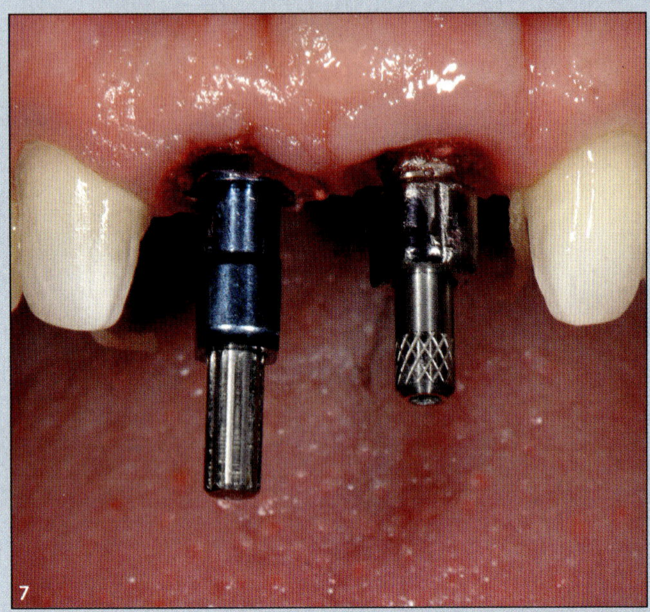
7

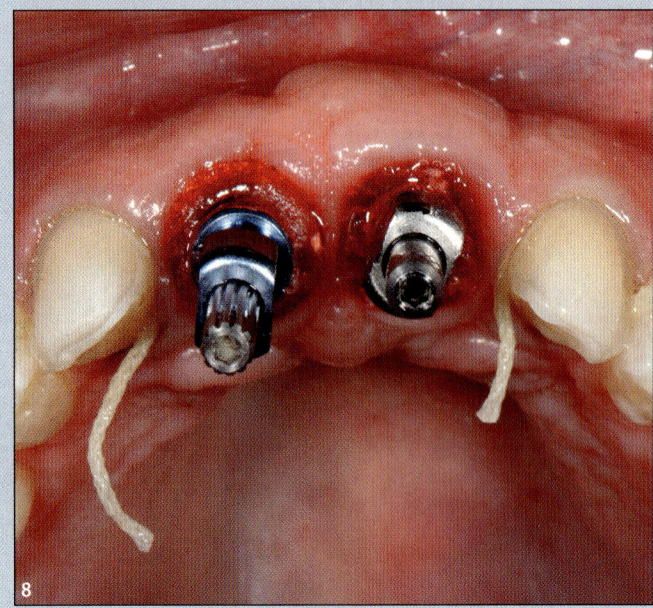
8

考虑到将邻牙接触点置于距离牙槽嵴5mm处可以维持龈乳头形态，故在手术前制作复合树脂临时修复体（图5和图6）。重要的是，复合树脂和软组织的接触界面需要高度抛光。待软组织愈合后（3个月），预备上颌侧切牙，制作瓷贴面。使用开窗托盘制取印模（图7和图8），将印模相对应模型送到制作室，记录咬合，选择与牙色对应的比色板行照片比色，以及进行详细的医技沟通。图9和图10展示了术前与术后情况的比较，显示了通过使用正畸牵引拔牙改变牙槽窝状态，最终达到最佳功能和美学效果。

Laboratory work, dentistry, and photography courtesy of Giuseppe Romeo, MDT, and Brian Vence, DDS.

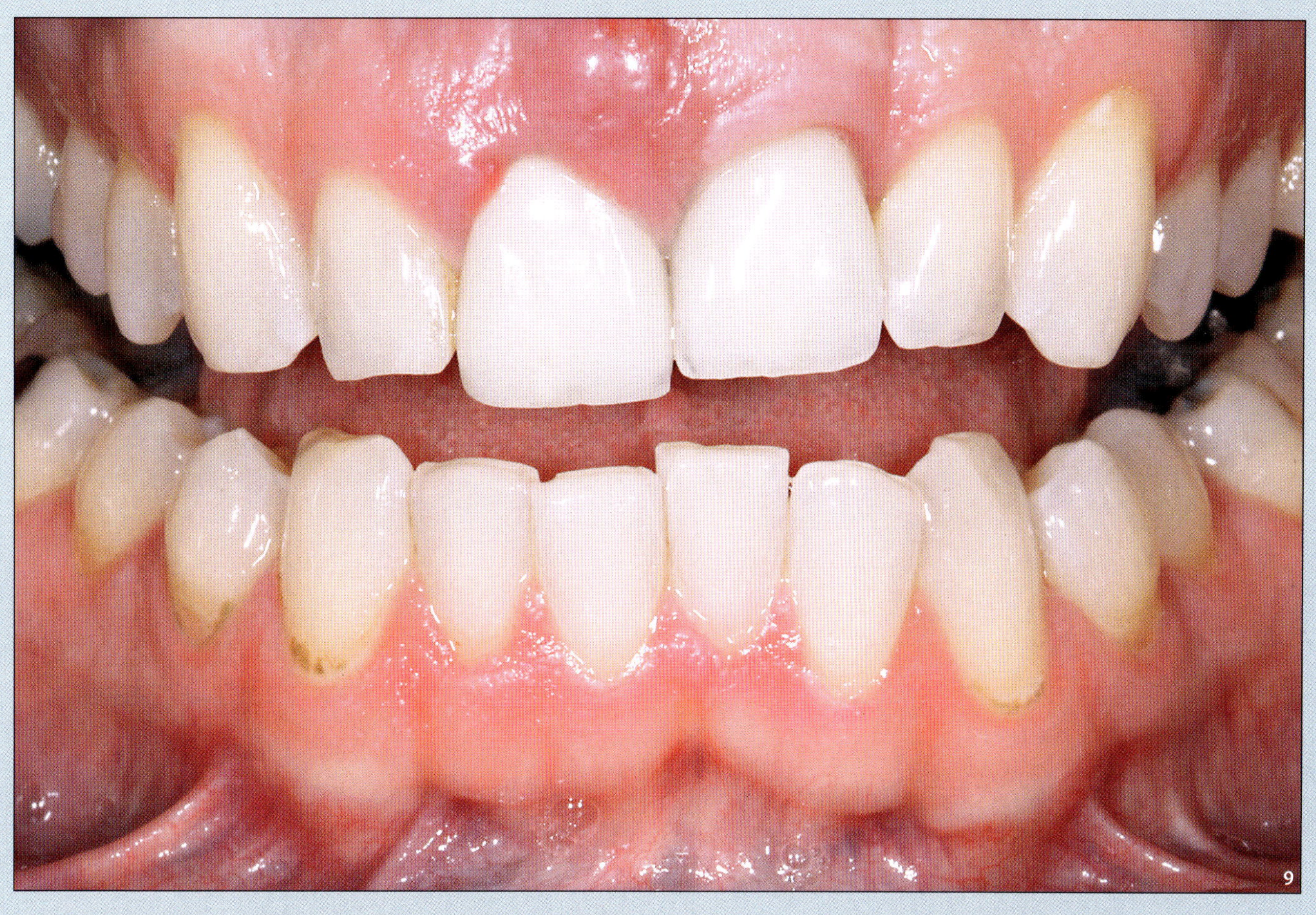

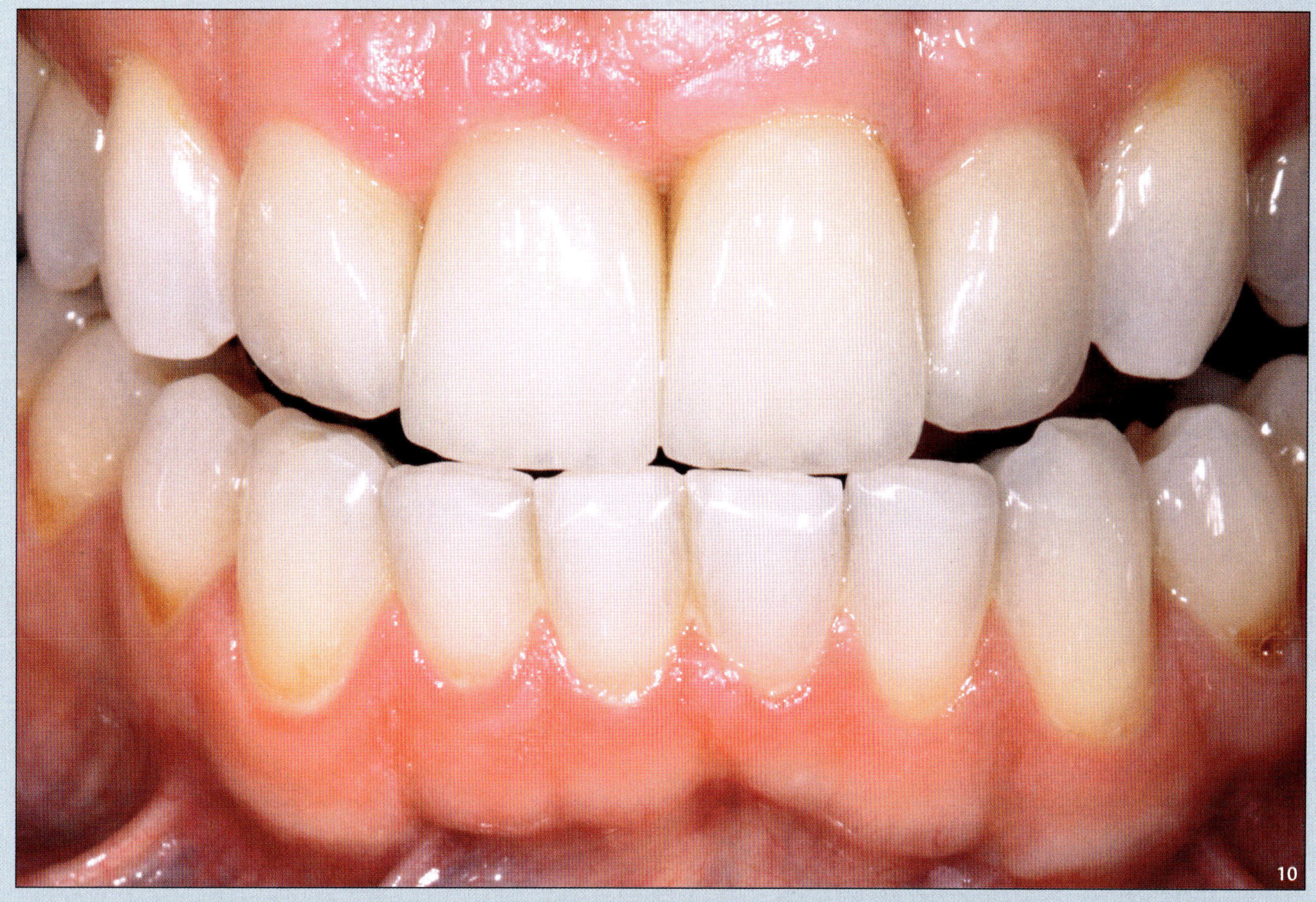

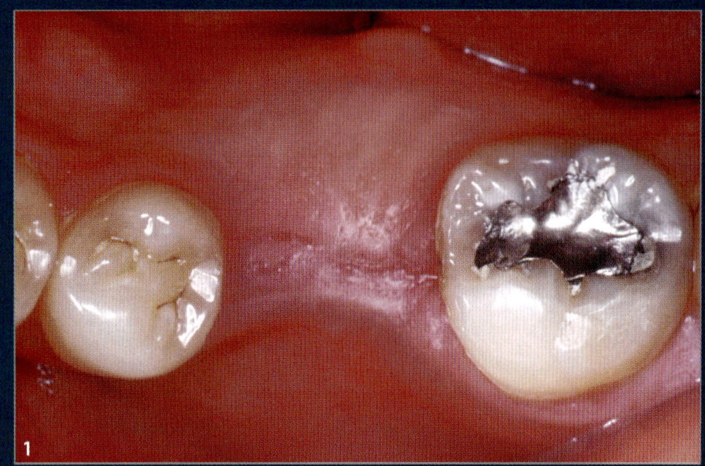
1

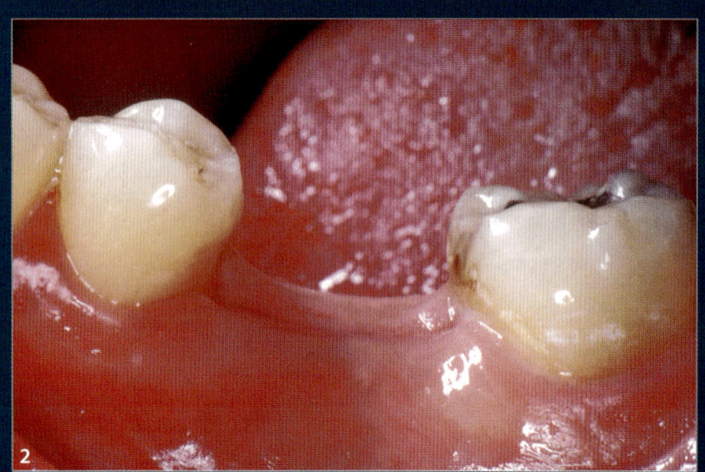
2

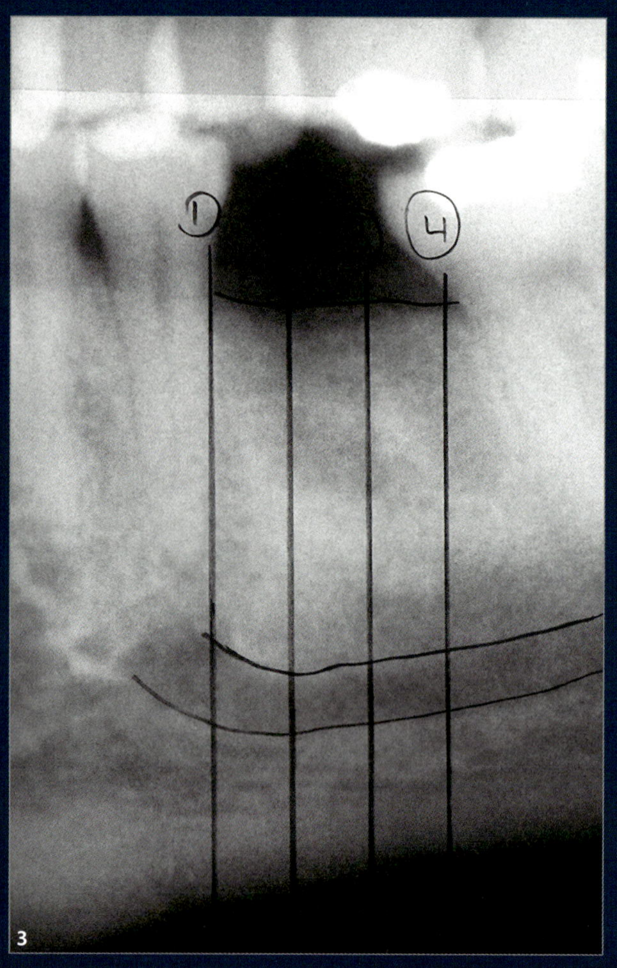

3

单颗后牙种植

延期种植

图1和图2展示了患者36拔除位点的种植术前口内观，该位点3年前曾行牙槽嵴保存术。颊侧龈乳头轻微退缩、牙槽骨轻度萎缩，但舌侧骨量充足。曲面断层片可以定量分析牙槽窝的形态并补偿放大后的畸变（图3）。这种成像过程通过比较关键解剖结构和种植体之间的空间位置关系，为种植位点的选择提供有价值的信息。诊断蜡型是治疗前指导种植体选择和植入的沟通工具（图4～图6）。殆平面可以根据最终的种植修复体进行评估。很多时候，由于缺少或不恰当的接触，对颌的牙齿会移位、倾斜或过度伸长。这些咬合问题可于治疗前在口内修正。根据诊断蜡型的复制模型，制作了适用于开窗式印模技术的个性化印模托盘。在手术开始时，托盘在碘伏溶液中放置大约5分钟，防止在制取印模时的细菌污染手术区域（图7）。手术皮瓣翻开后，使用缝线固定皮瓣的组织边界，隔离术区（图8）。

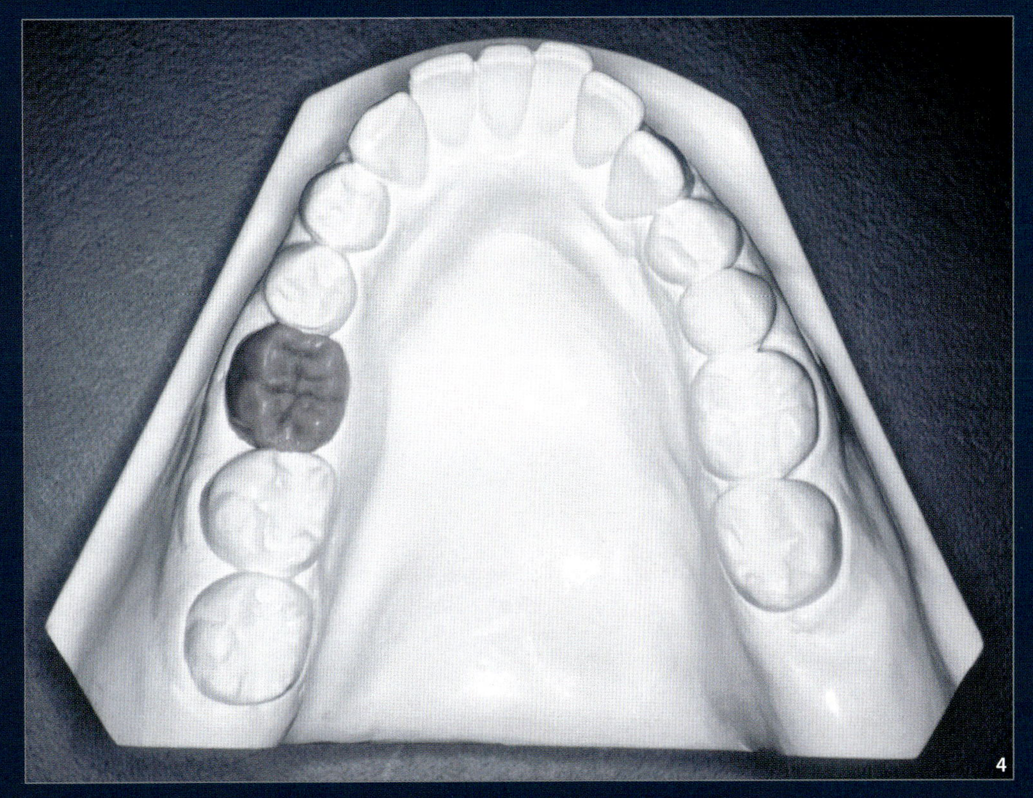

4

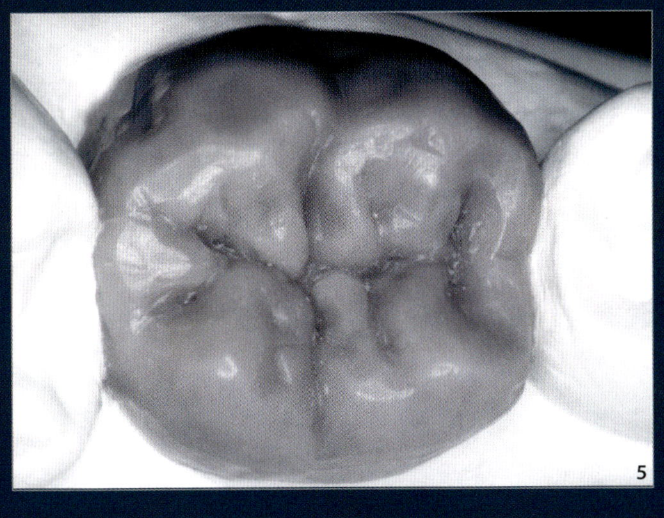

5

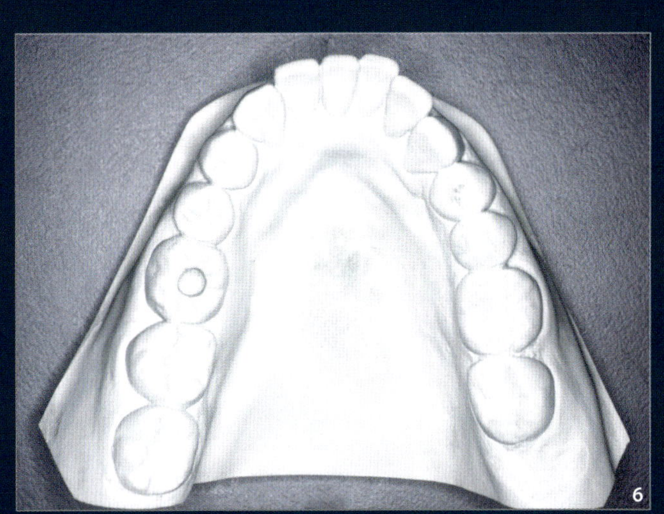

6

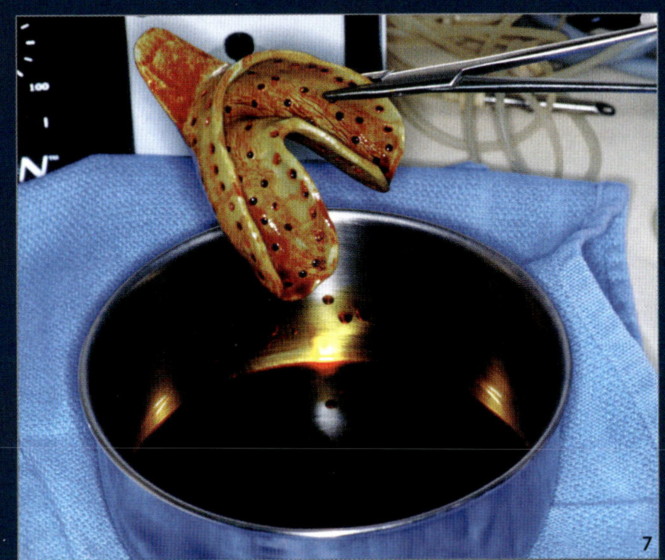

7

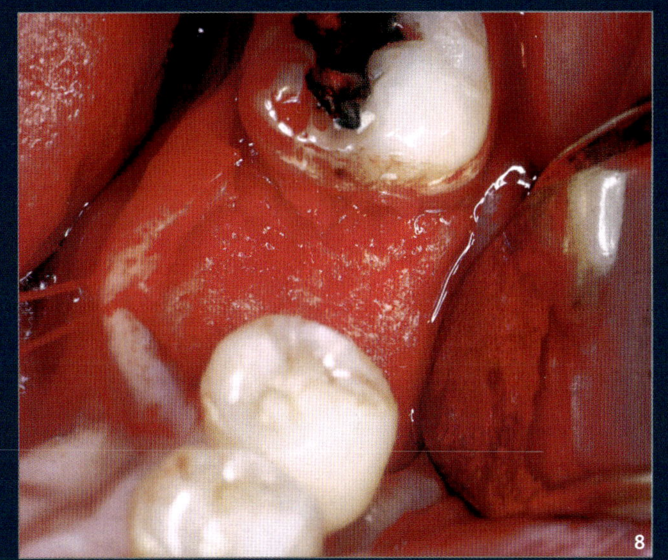

8

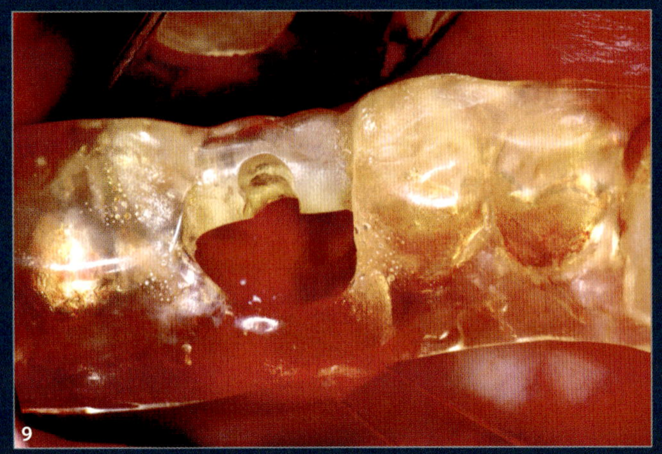
9

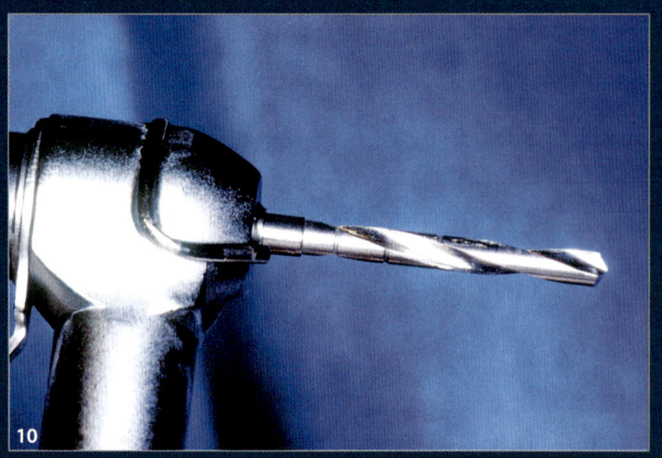
10

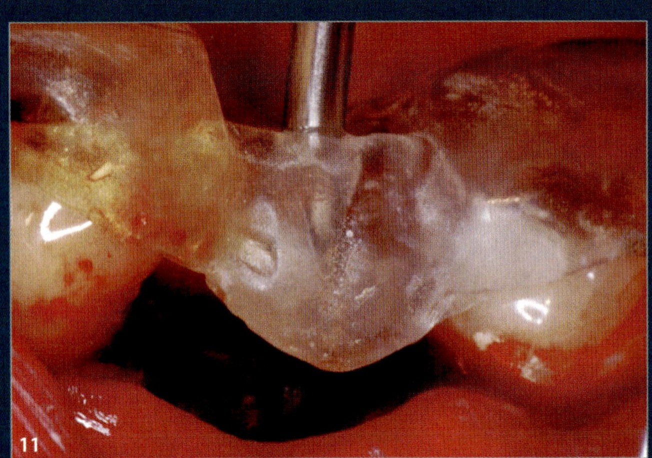
11

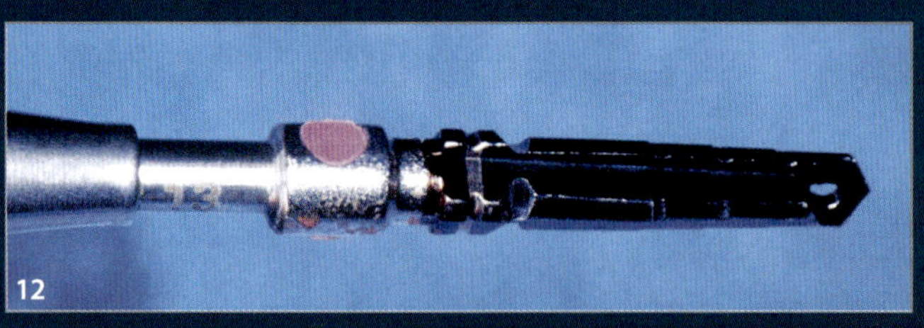
12

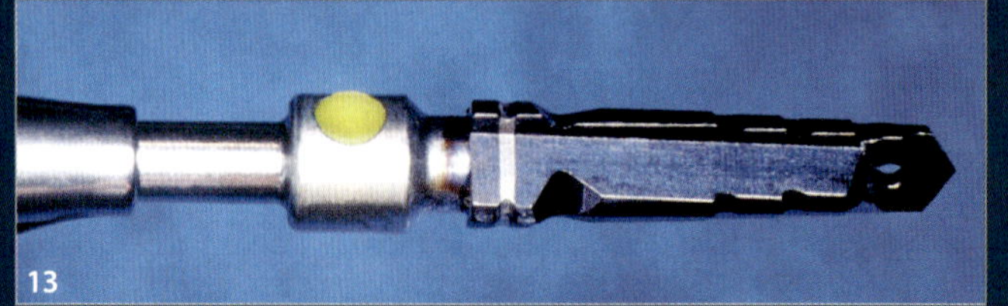
13

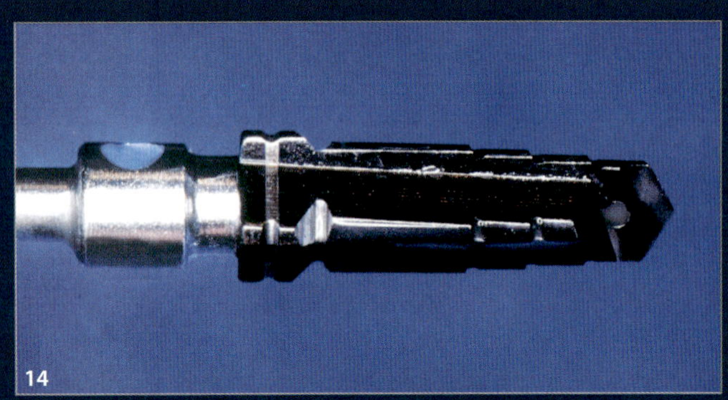
14

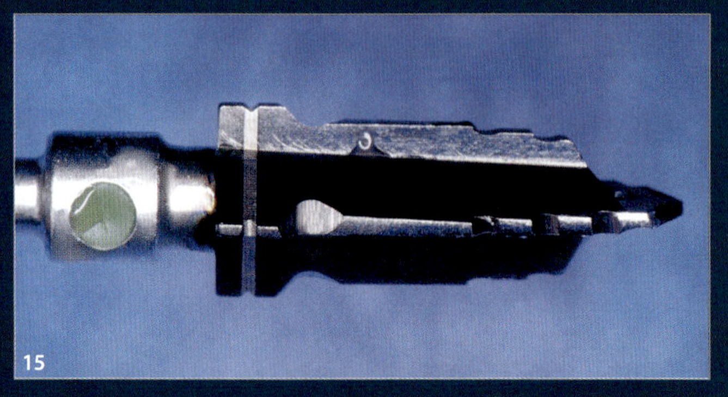
15

经过仔细的影像学评估，根据诊断蜡型制作手术导板以提供精确和可预测的种植体定位。将手术导板置于口内，使用#6手术球钻钻出定位孔，以标记植入位置的中心点（图9）。使用2mm直径先锋钻，预备窝洞到正确的深度和理想的植入角度（图10和图11）。可以在此过程中评估骨密度。采用彩色顺序编码钻孔系统（Replace Select，Nobel Biocare）逐步扩大预备窝洞的直径（图12～图16）。逐级增加钻针直径（3.5～6mm），以减少传递给骨骼的热量和压力。最终的种植体直径与骨密度有关。骨密度越大，最终预备的窝洞直径也越大。在本病例骨密度大的区域，我们选择了有螺纹的种植体系统（Replace Select），并在愈合阶段使用攻丝钻增加骨与种植体的接触（图17和图18）。应以非常慢的速度（即低于30r/min）进行攻丝，并进行足量的冲洗。在完成攻丝后，应使用生理盐水清洗手术部位，以清除所有碎片，并抽吸液体以减少种植过程中的液体静压力。

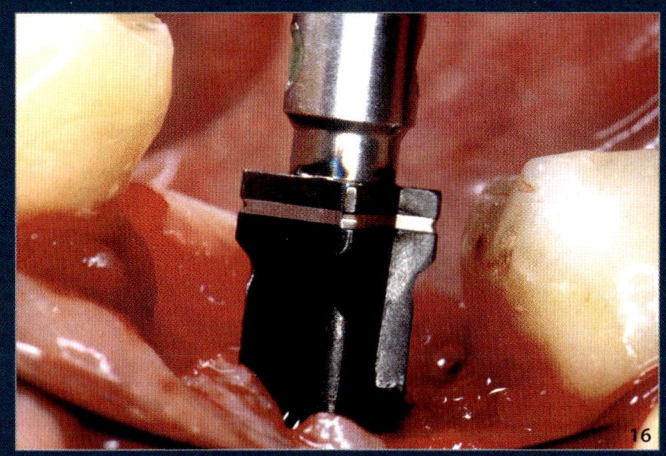
16

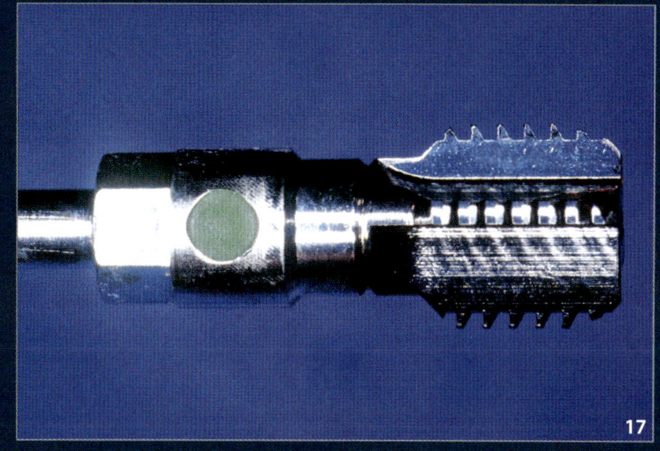
17

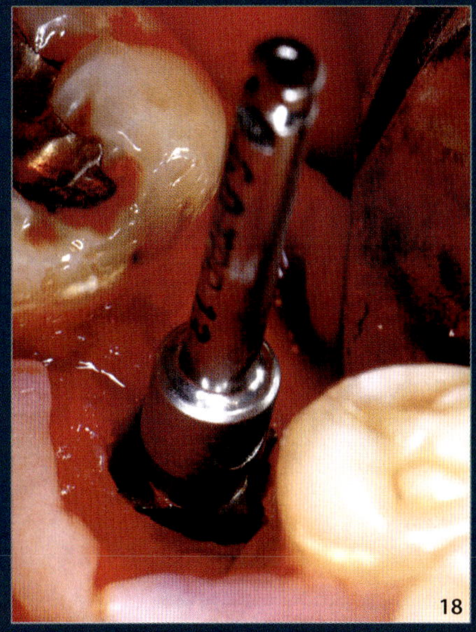
18

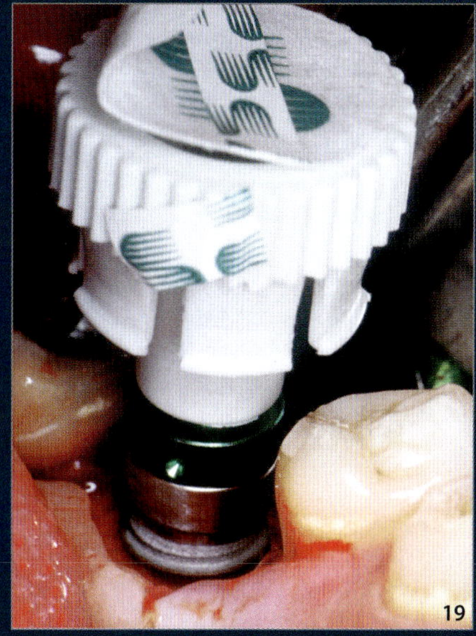
19

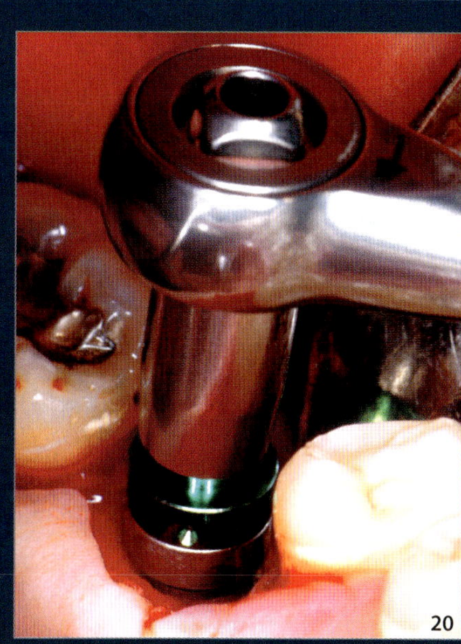
20

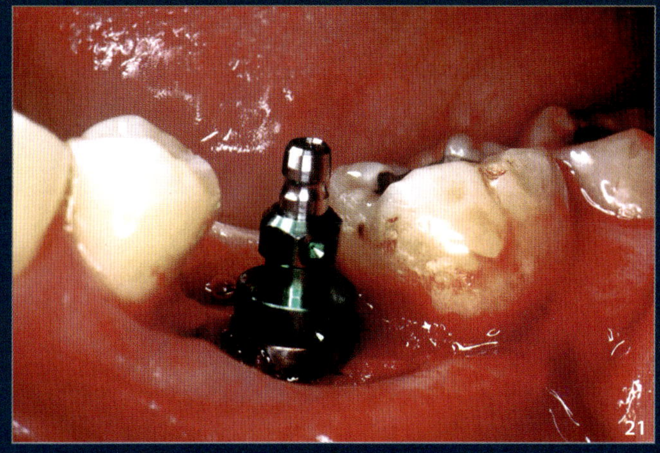
21

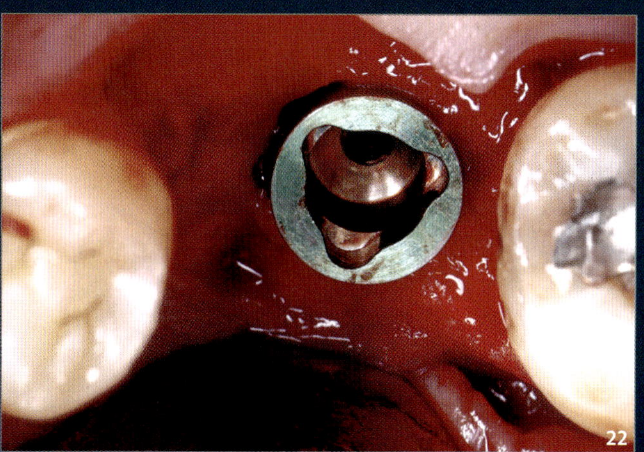
22

种植体最初是通过无菌转移组件旋入的（图19）。种植体表面经出厂前处理已为清洁无污染。对种植体表面的不当处理会导致表面化学物质的改变。植入时应采用与攻丝相同的转速，植入结束前可使用手用扳手，以保证种植体的初期稳定性（图20）。确定种植体平台的方向，使其平齐或低于牙槽骨的位置（图21和图22）。

Surgery courtesy of Michael K. McGuire, DDS.

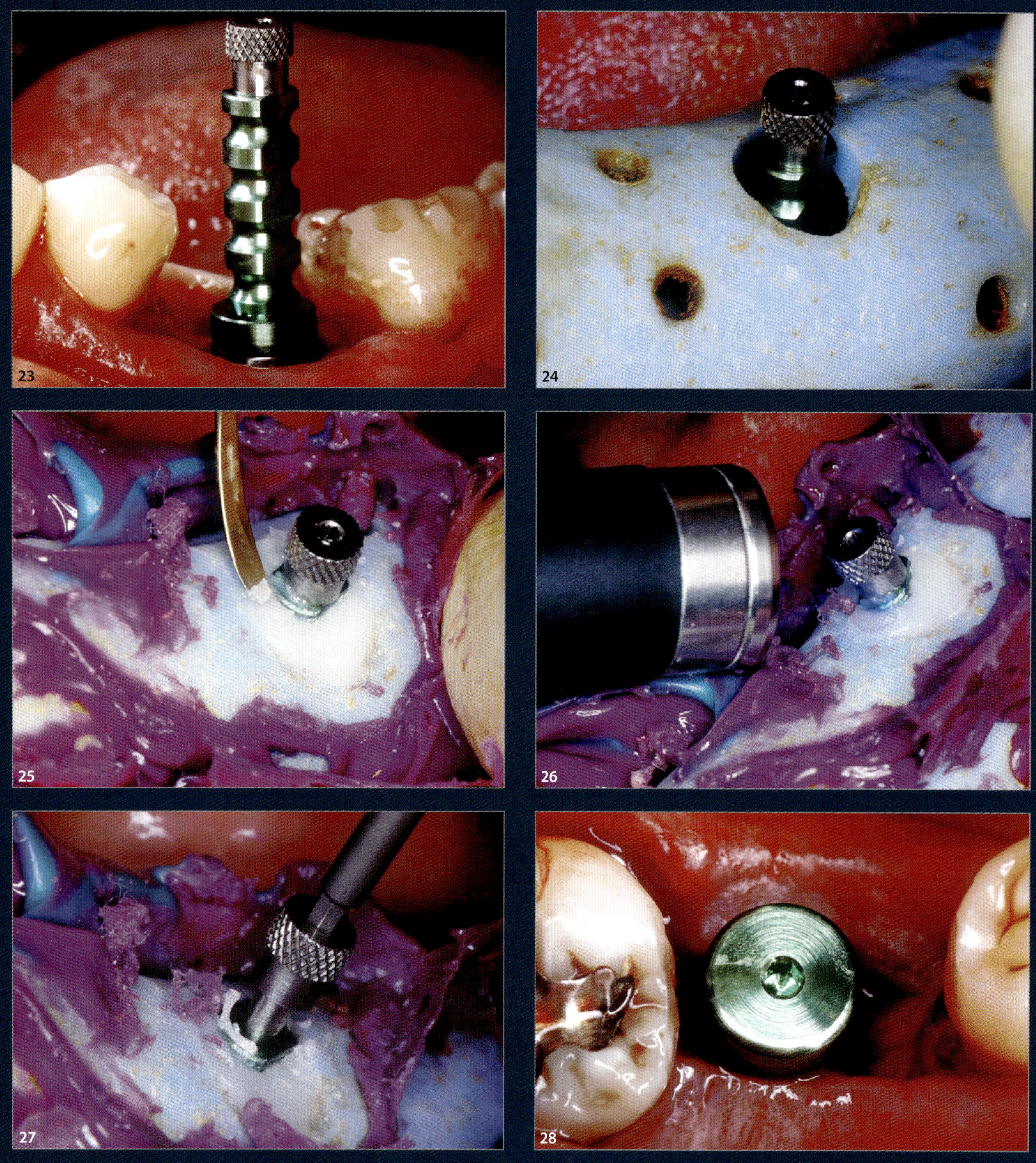

将印模托盘就位，固定并检查开窗式转移杆（图23和图24）。取聚醚印模，在转移杆周围注射光固化复合树脂并固化（图25和图26）。从印模杆上取下螺丝，在确定组件就位并稳定后可以将托盘取下（图27）。放置愈合基台，缝合后应至少延伸到软组织上方1mm处，以防止组织过度生长（图28）。在种植二期手术中，足量的软组织有利于在愈合过程中保证角化龈充足。根据一期手术时制取的初印模，在制作室制作了个性化基台和复合树脂临

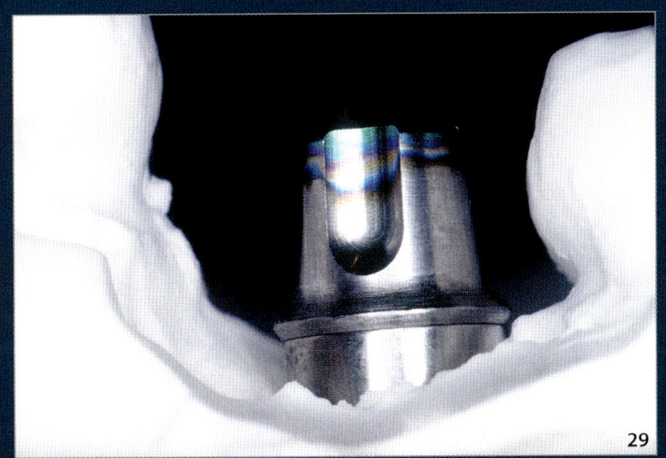
29

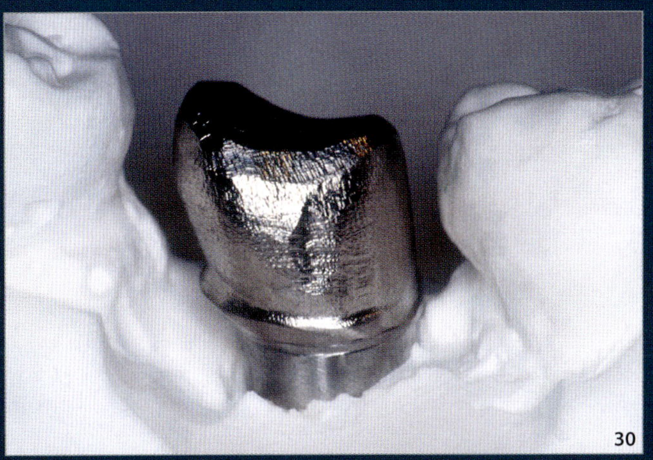
30

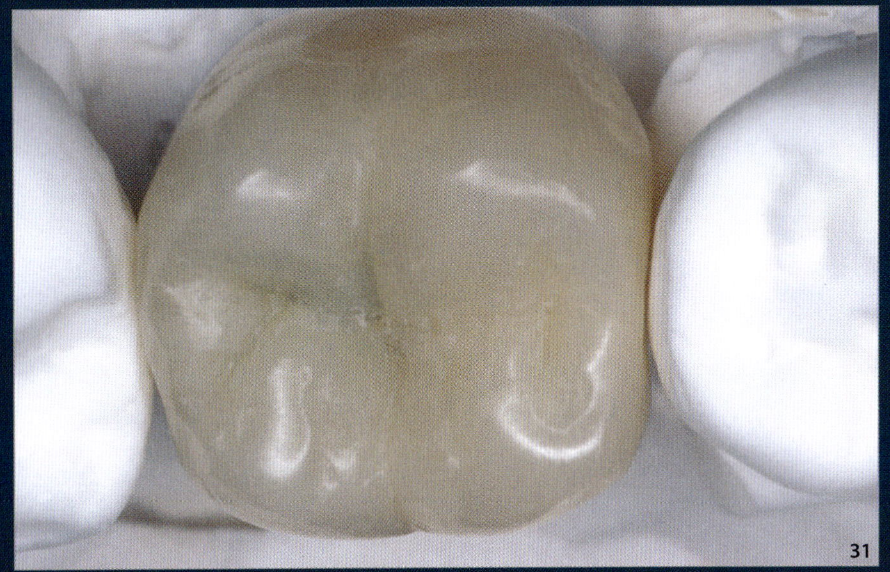
31

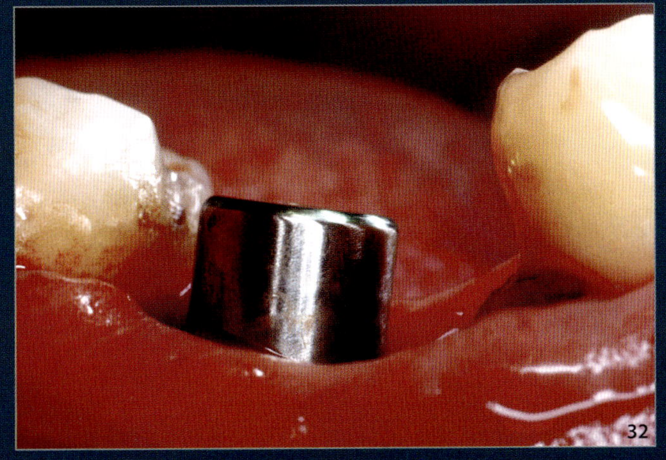
32

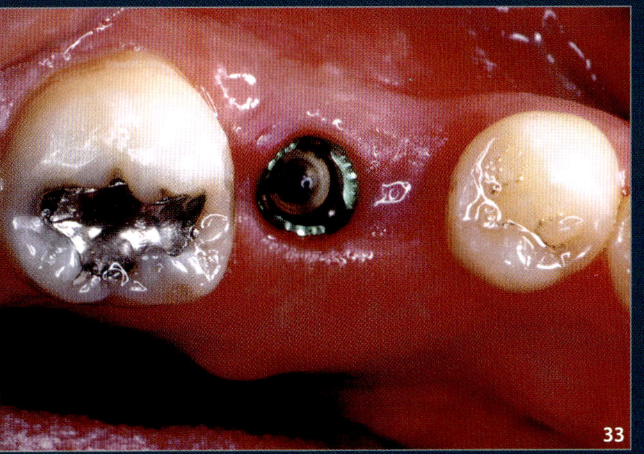
33

时修复体（图29～图31）。在二期手术中，在显露种植体的同时，去除过厚的组织以保证最终形成的切口深度小于4mm。大于4mm的软组织厚度会导致切口过深，不利于维护口腔卫生。选择4mm穿龈高度的愈合基台（图32）。需预先评估种植体骨结合稳定性，以便能够抵御放置愈合基台时所需要的10N·cm的扭矩。

取出二期手术时放置的愈合基台，随着附着龈接触的增加，软组织愈合时的组织张力

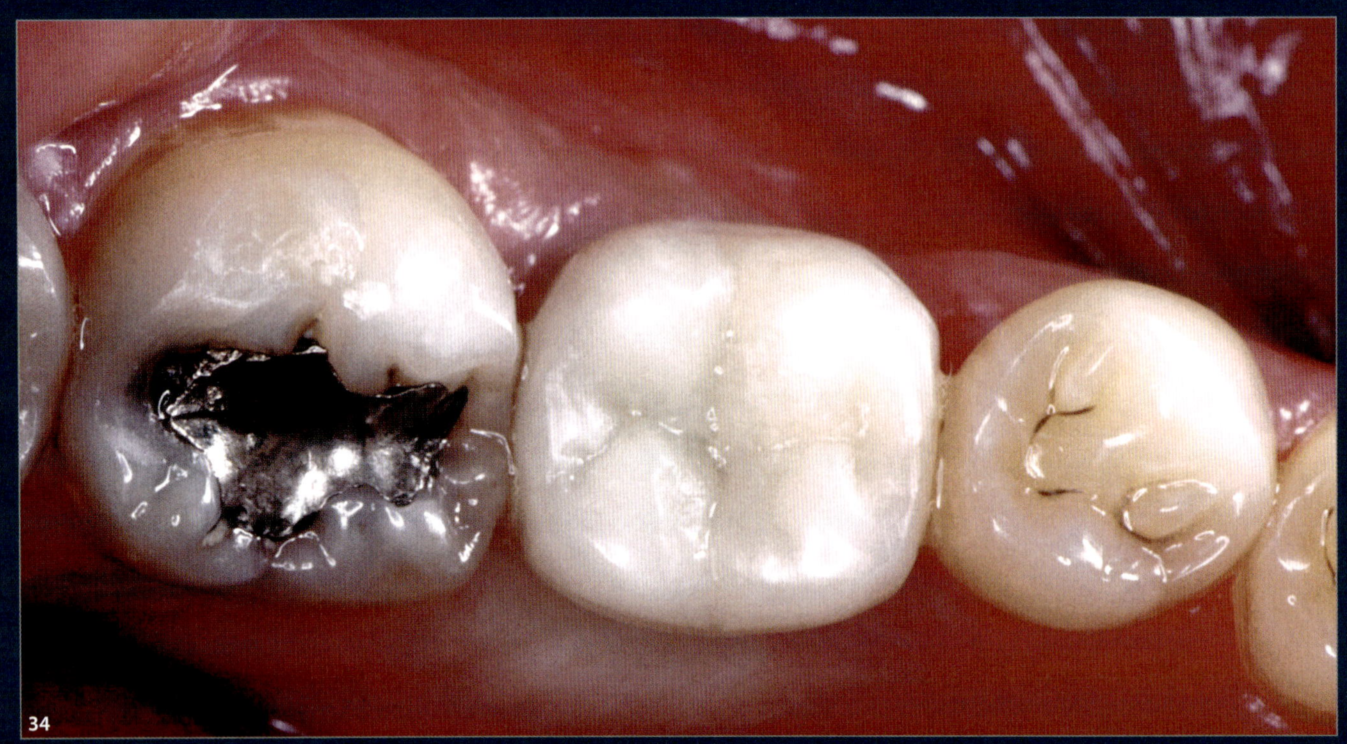
34

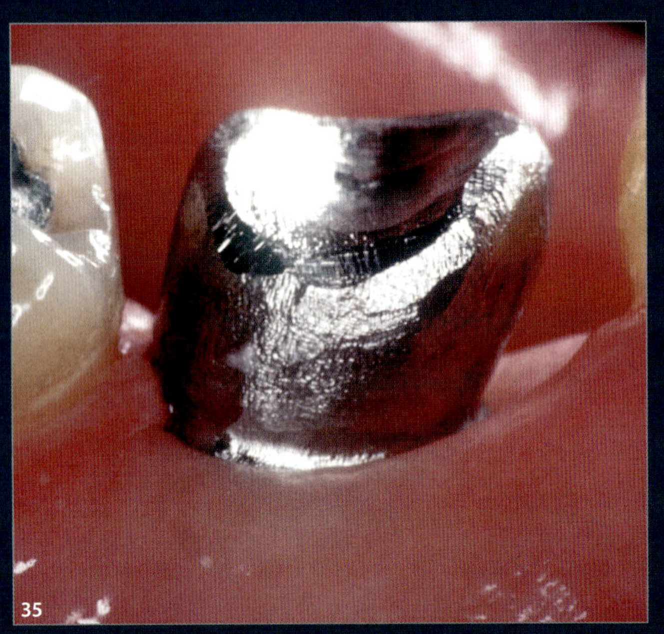
35

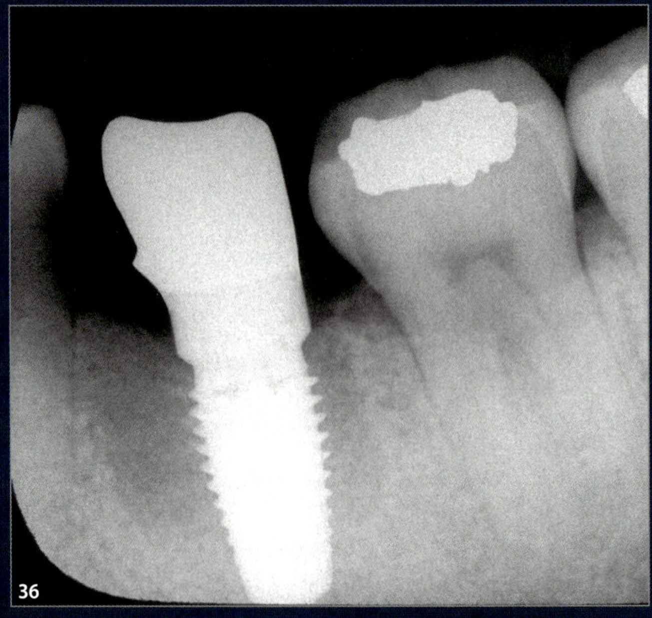
36

也逐渐增加（图33）。通过放置个性化基台和临时修复体来诱导种植体周围组织成形（图34）。在种植体周围组织愈合和稳定后，开始制作最终修复体。试戴金属内冠，用X线确定准确的内冠边缘位置（图35和图36）。制取加成型硅橡胶印模，由制作室完成外部全瓷冠的制作。

完整的金-瓷冠内部抗旋转槽如图37和图38所示。最终修复体的术后1年殆面观展现出理想的种植体周围生物结合，具有极佳的功能和美学效果（图39）。图40显示术后16年的情况。

Laboratory work courtesy of Olivier Tric, MDT.

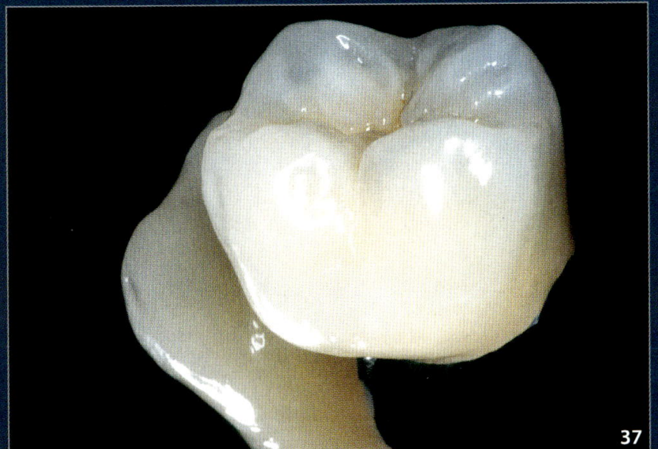
37

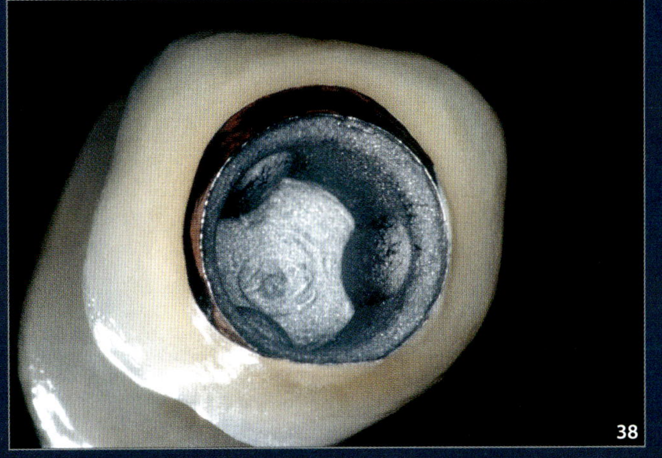
38

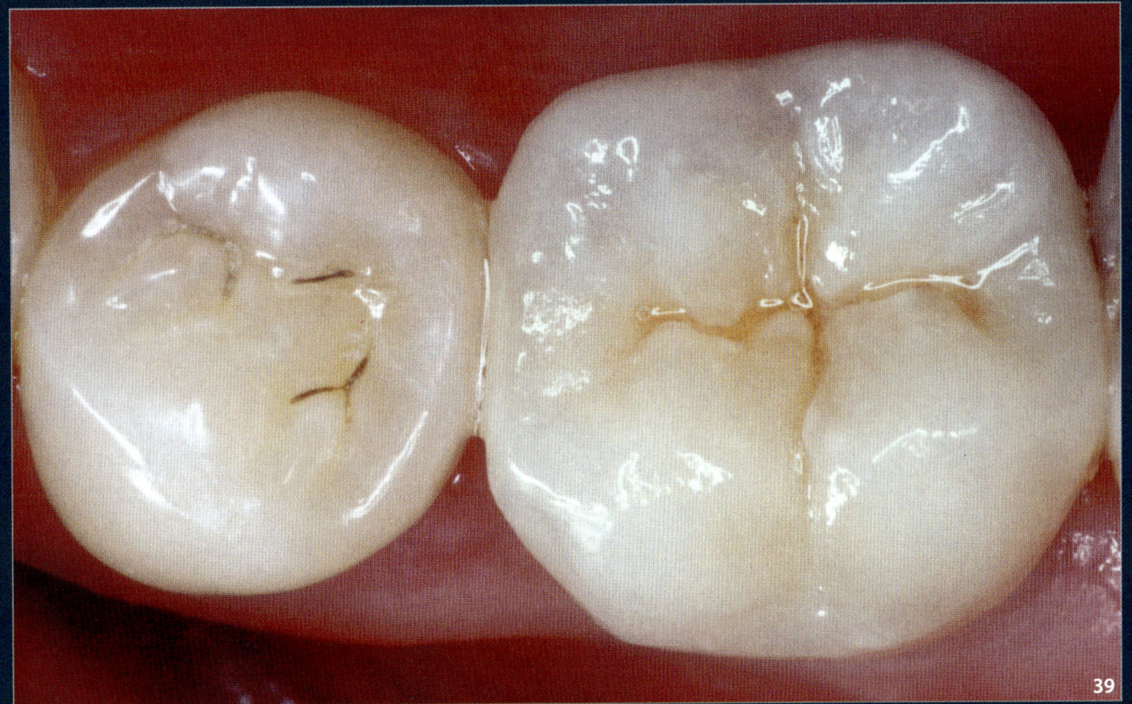
39

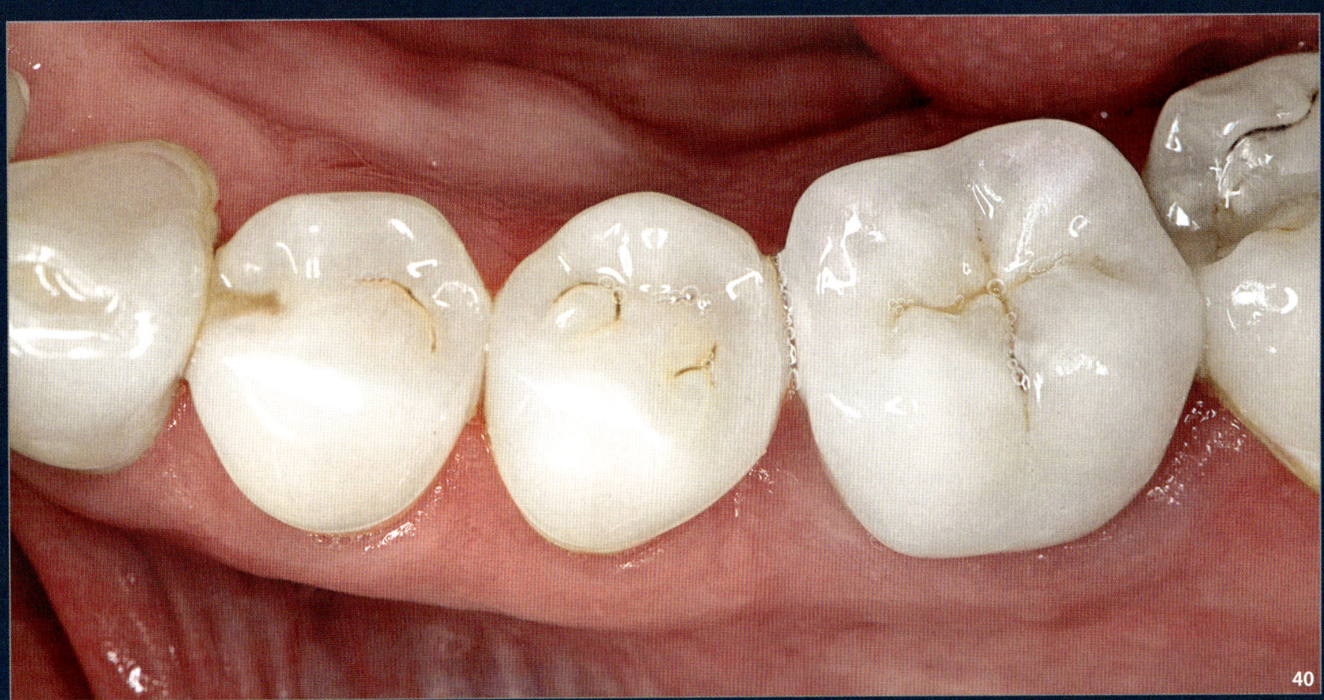
40

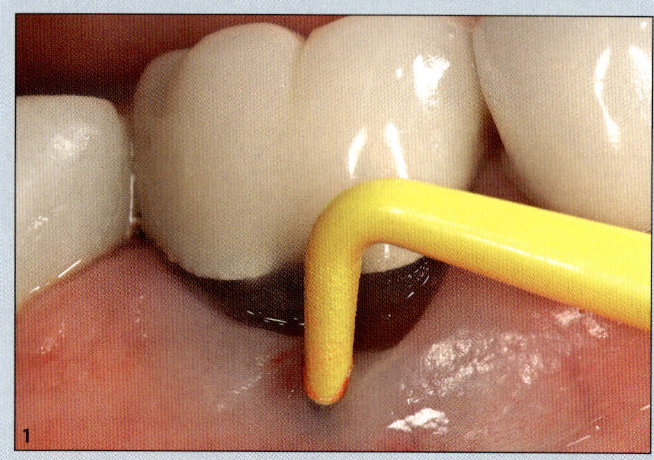
1

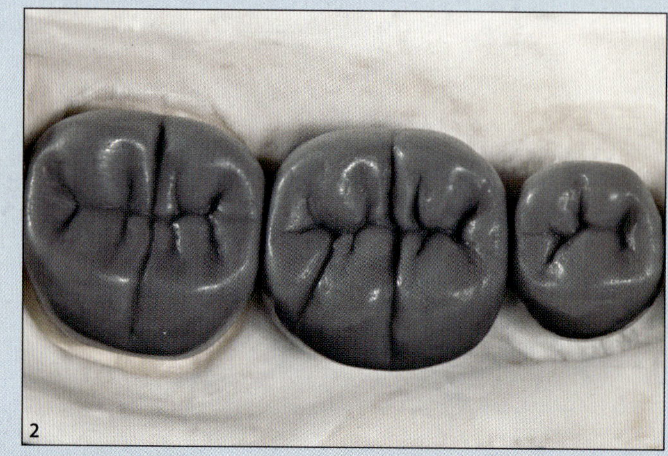
2

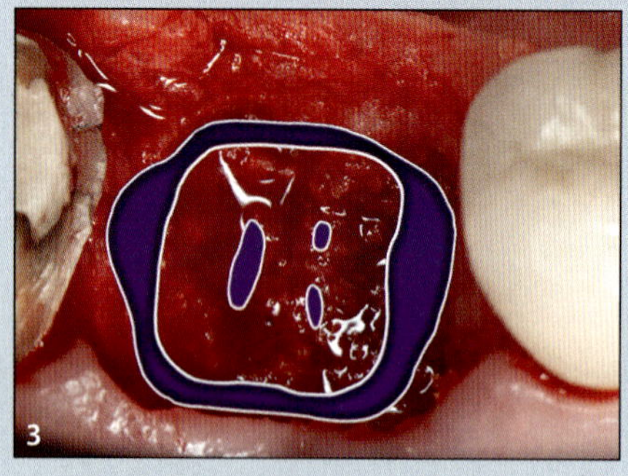
3

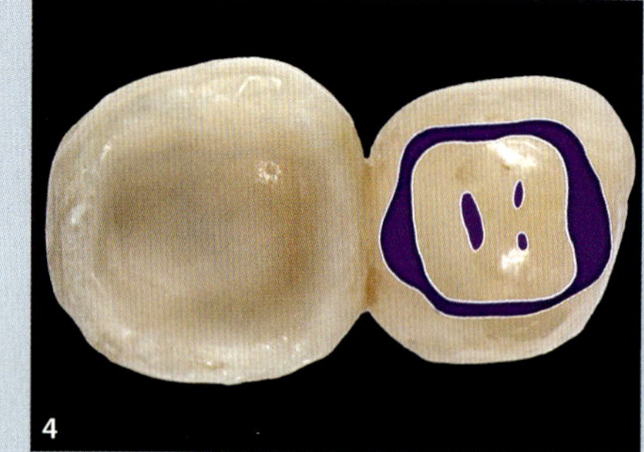
4

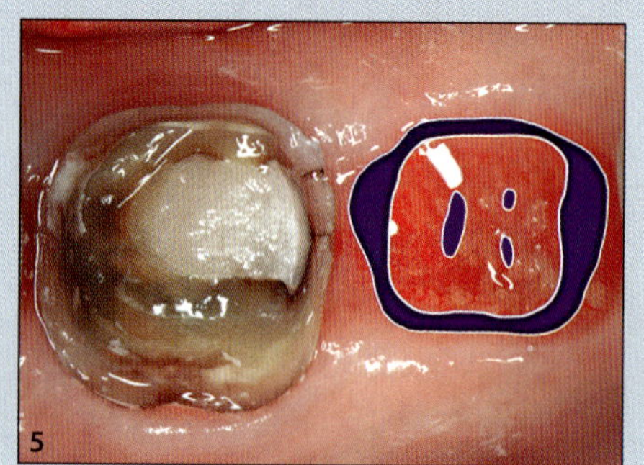
5

种植体周围区域的解剖形态设计

使用树脂临时修复

生物结合是指种植体、基台和修复体轮廓对种植体周围组织的生物学影响。虽然对于任何种植修复体来说，美学潜力的主要决定因素是骨的解剖结构，但最终修复体的美学结果要求在种植体、修复体和种植体周围组织之间建立生物学平衡，同时形成模仿相邻牙列的自然穿龈轮廓。当种植体具有与天然牙相似的牙根解剖轮廓时，就可以更好地实现自然的美学效果。而这需要选择合适的种植体直径，种植体的植入设计必须确保基台穿龈部位的结构能够模拟天然牙的颈部结构。Wheeler[135]所描述的牙齿解剖的几何理念有助于更深入地认识种植体周围组织形成。这种解剖形态理念设计出的形态和轮廓，可对生物体周围种植组织提供最理想的支持。对口腔种植学成功的主要关注点，已经从骨结合与功能转变为种植体周围形态，这就要求我们多多关注与思考种植体周围解剖形态。

图1显示了一个对治疗失败的下颌第一磨牙进行的术前评估。牙周检查显示根折导致颊侧骨板缺损。术前制作诊断蜡型，使最终修复体与口腔结构的相互关系可视化（图2）。治疗前多学科团队共享此3D诊断沟通工具，从而为诊断和术前计划提供准确的信息。在这个分阶段的种植过程中，拔出牙齿后，使用牛骨移植物（Bio-Oss）和屏障膜来修复这个缺

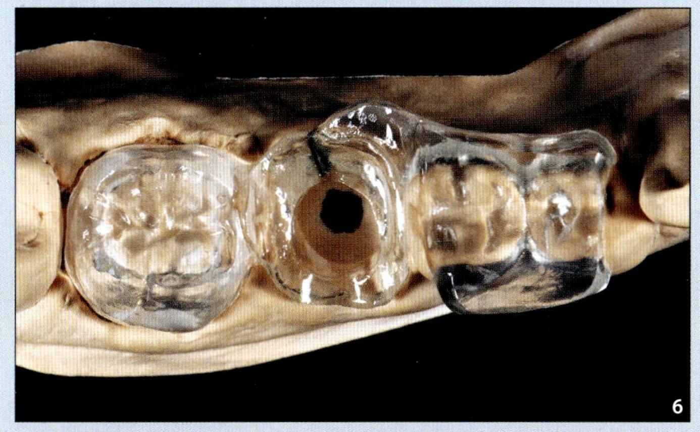

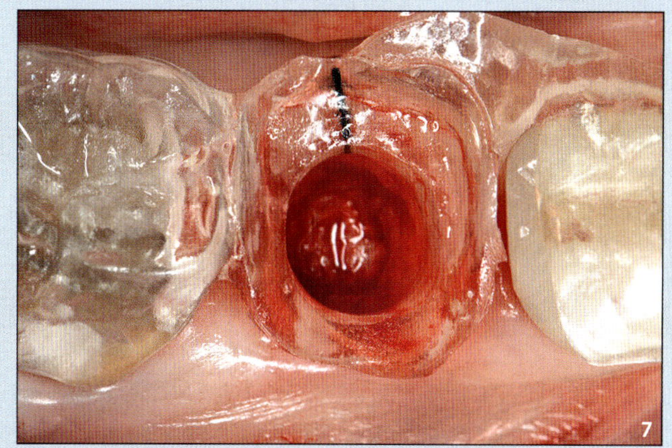

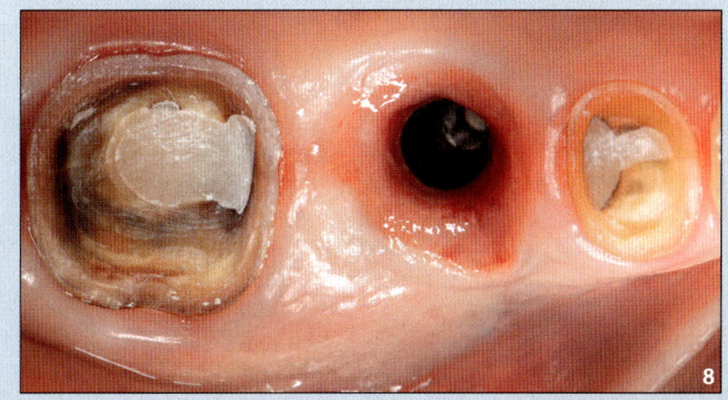

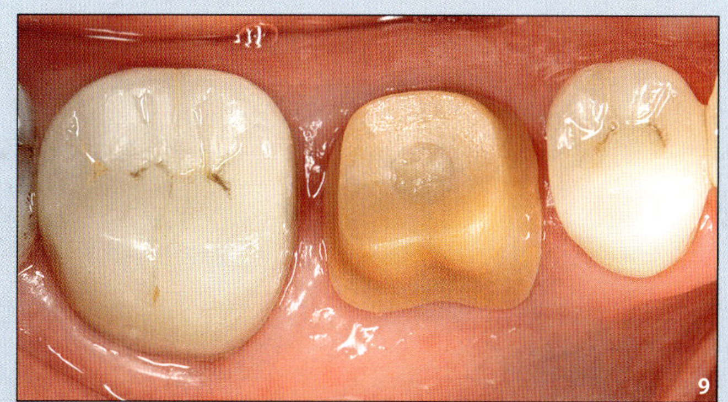

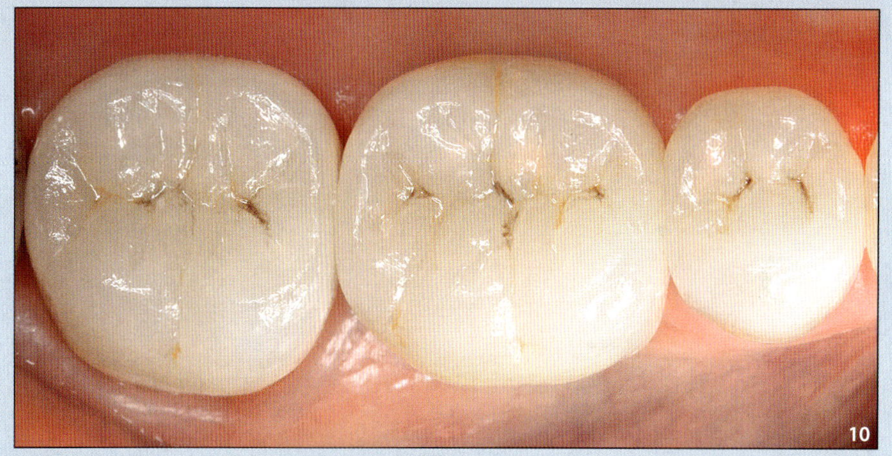

损。在这一阶段的种植步骤中，应以天然牙的颈部形态为导向，进行种植体选择与植入、基台轮廓成形和种植体周围组织保持及增量（图3）。根据诊断蜡型制作复合树脂临时修复体，并用其来改善和维持种植体周围区域的牙龈结构形态（图4和图5）。

经过仔细的影像学检查，可以根据诊断蜡型制作手术导板（图6和图7）。该导板可以提供与美学结果一致的、精确且可预测的种植体定位。种植体相对于邻牙的位置理想，验证了术前设计位点的正确性。种植体周围区域解剖学形态设计的理念要求，最终基台外形直接由天然牙颈部结构形态衍生而来。这种预先设计的理念通过考虑到种植体的精确植入，同时处理种植体周围组织的体积和形态轮廓，从而获得最佳的美学效果（图8～图10）。

Laboratory work courtesy of Victor E. Castro, CDT.

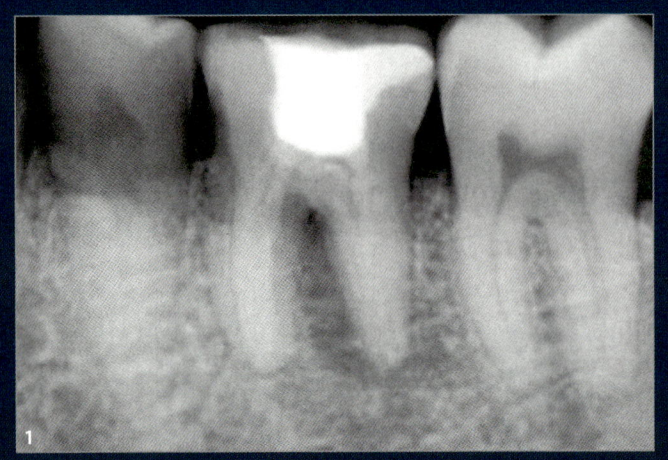
1

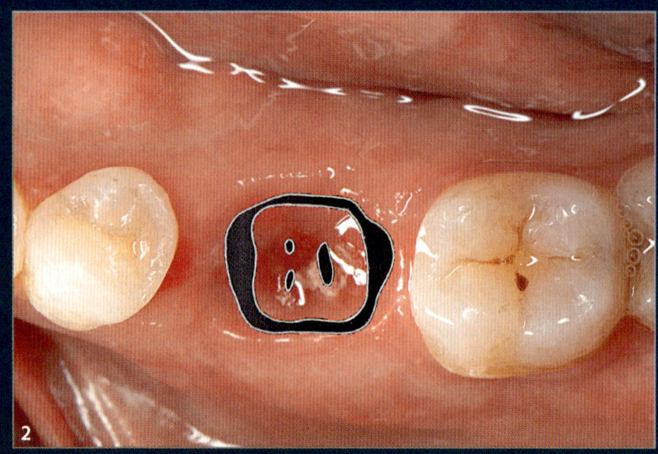
2

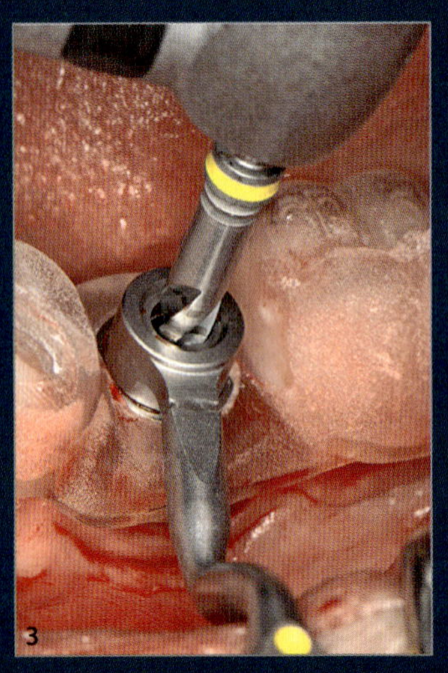
3

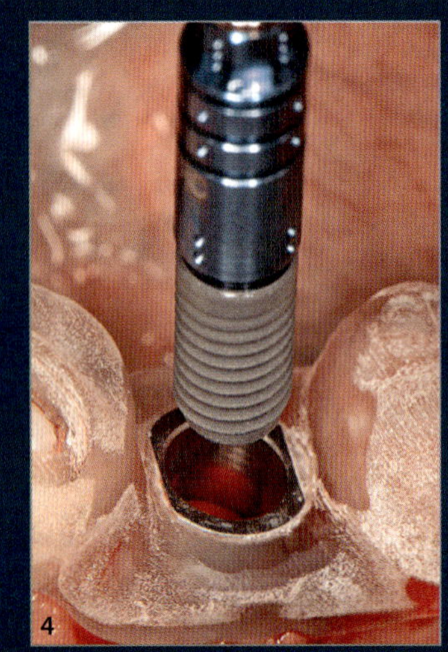
4

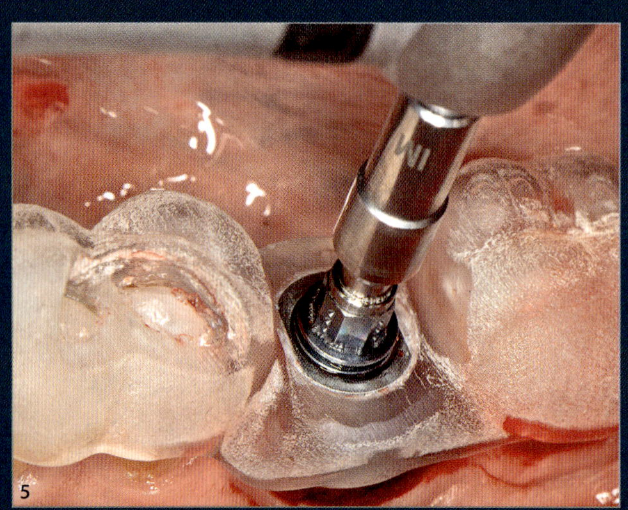
5

种植体周围区域的解剖形态设计

使用树脂愈合基台

患者36表现为叩痛，根分叉和远中根周围呈放射透光状（图1）。经牙体牙髓科医生诊断为牙齿纵折、不具有保留价值，建议由修复团队进行拔牙和种植治疗。在拔牙和牙槽嵴保存术后，在愈合阶段使用具有卵圆形桥体设计的可摘临时修复体来形成软组织轮廓（图2）。遵循既定的植入指导方案，将种植体窝洞预备至适当的最终直径。使用彩色编码的钻针系统（Bone Level Implant System，Straumann）逐级扩大种植窝（图3）。使用机动扳手和手动扳手以40N·cm的扭矩将种植体放置到预备好的位点。手术导板用于确认术前种植体的方向（图4和图5）。从腭部做两个平行切口获得结缔组织移植物，即获得从第一前磨牙到第一磨牙之间的上皮下结缔组织和上皮角化层。翻起半厚瓣，得到其下方约1.5mm厚的结缔组织（图6）。将移植软组织瓣上的所有形态不规则的部分及带有的腺体或脂肪组织移

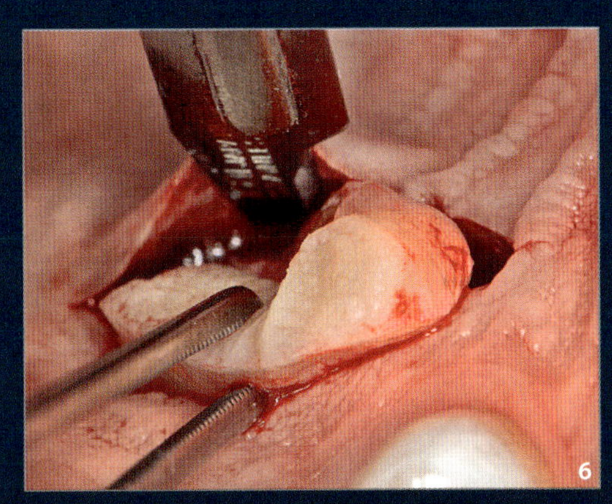
6

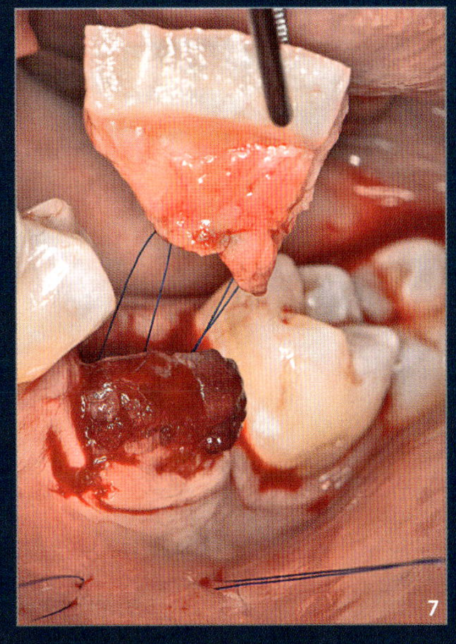
7

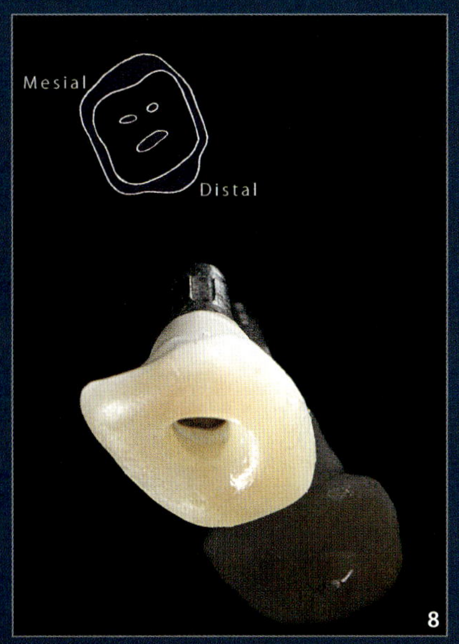

8

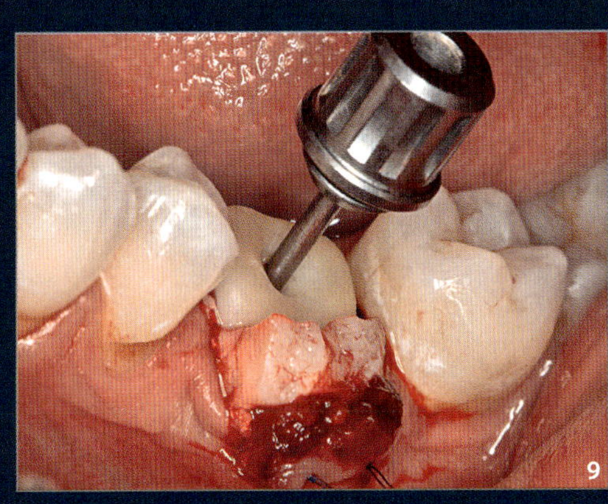
9

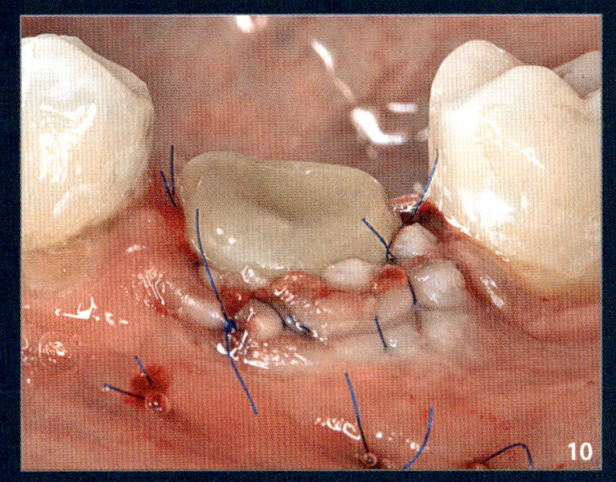
10

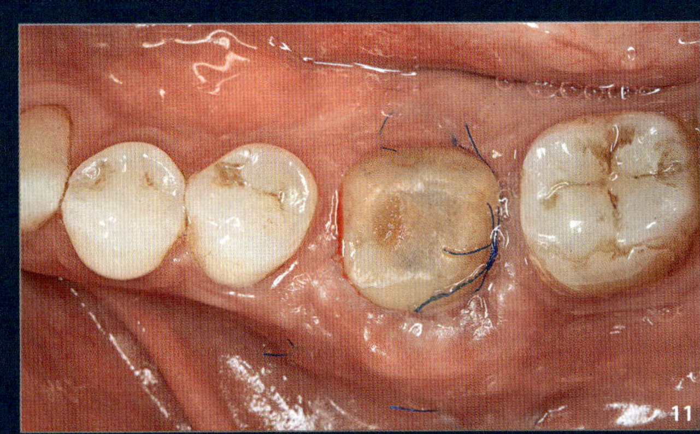
11

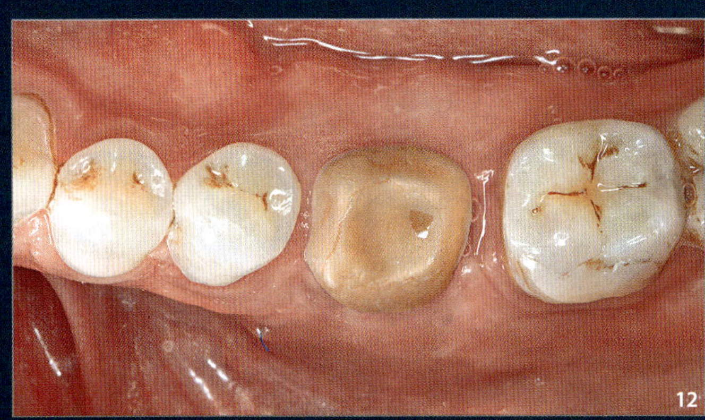
12

除。将结缔组织瓣放置于骨膜和颊部黏膜瓣之间（图7）。个性化的愈合基台是用复合树脂材料模仿被拔除牙的牙颈部结构制成的（图8）。这种以恢复形状和轮廓为目的的解剖形态的设计可以最大限度地支持种植体周围组织量。手动将个性化愈合基台拧紧到种植体上，用6-0聚丙烯缝线将组织瓣移植到合适的位置后固定（图9和图10）。图11显示了术后10天拆除缝线前的效果，图12显示的是术后6周的评估结果。

Surgery courtesy of Wesam Salha, DDS, MSD.

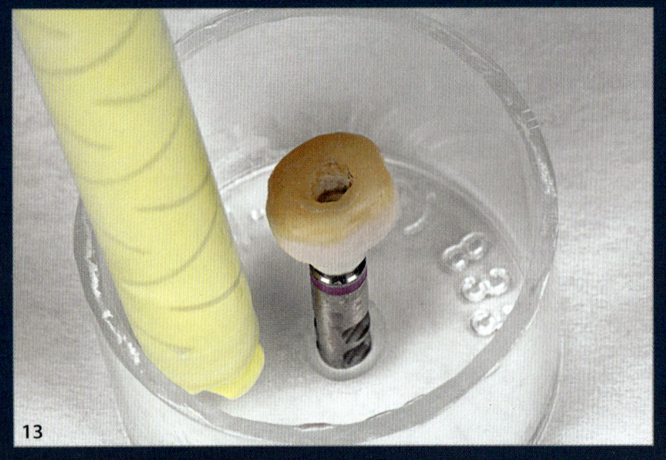
13

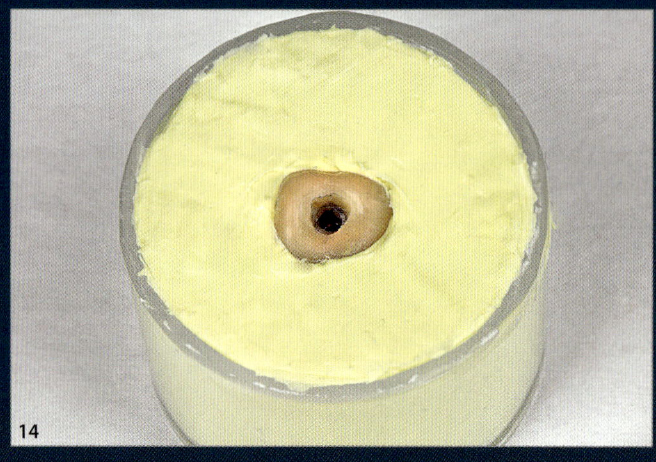
14

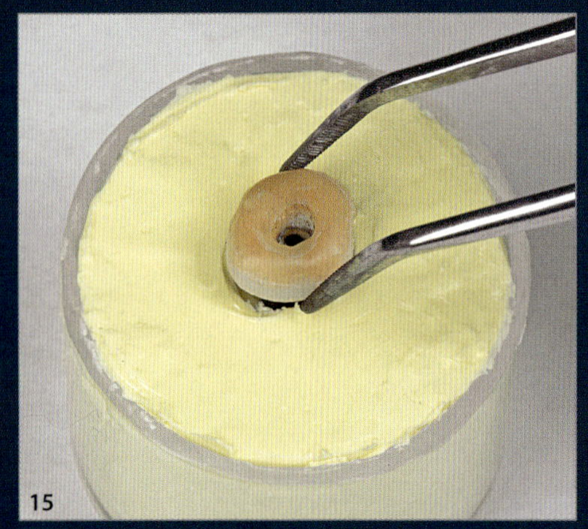
15

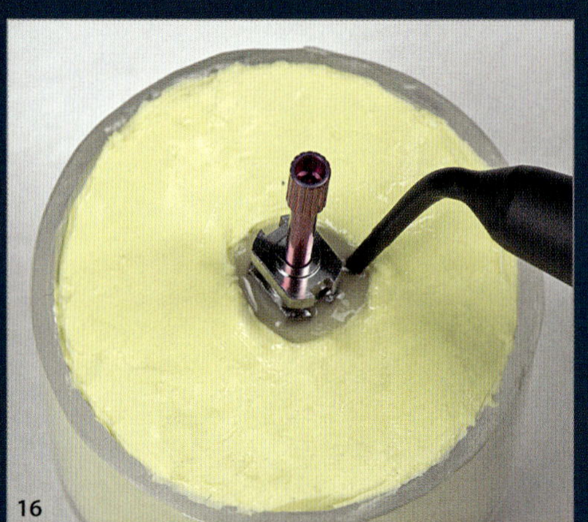
16

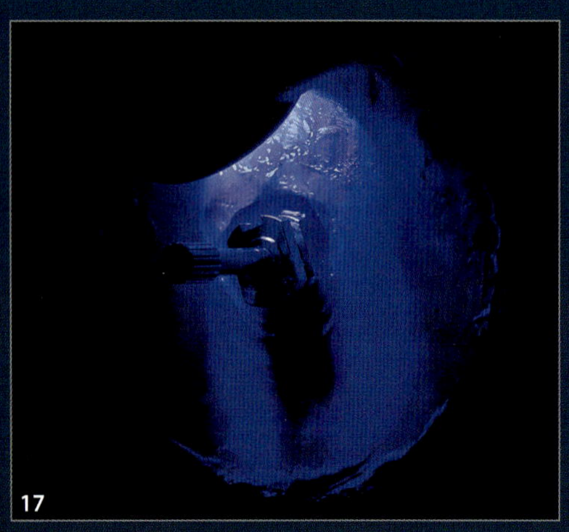
17

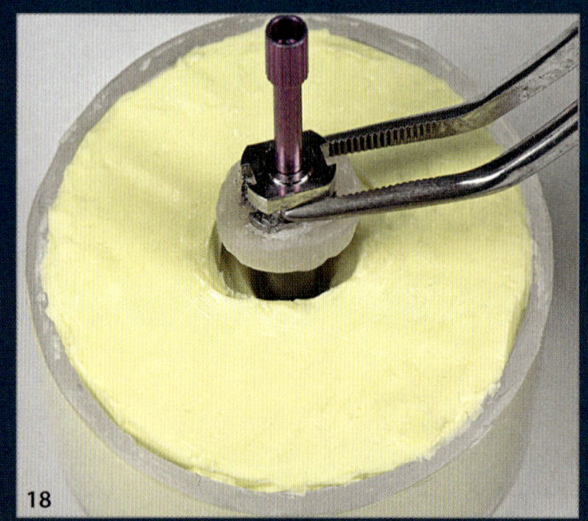
18

将个性化的愈合基台拧到种植体替代体上，并在基台周围注射聚乙烯醇硅氧烷印模材料，然后等待其凝固（图13和图14）。印模材料凝固后，移除个性化愈合基台，并将印模柱拧到种植体替代体上（图15）。将流动复合树脂材料（G-aenial Universal Flo，GC America）注入印模材料和印模柱之间的空隙里（图16）。用LED光固化灯对流动复合树脂进行60秒光固化（图17）。将该组合体从印模材料上移除，即可得到与个性化愈合基台有相同的形状和轮廓的印模柱（图18和图19）。在印模柱就位的情况下，通过对照软组织轮廓对转移结果的准确性进行检查（图20）。制取开窗式印模（图21）。

主模型可提供种植体周围组织量的精确尺寸（图22）。这项技术为制作室提供了一种进行种植体周围软组织和穿龈轮廓复制及沟通的精准方法。图23展示了具有精确软组织关系的最终蜡型，图24展示的是最终的修复效果。

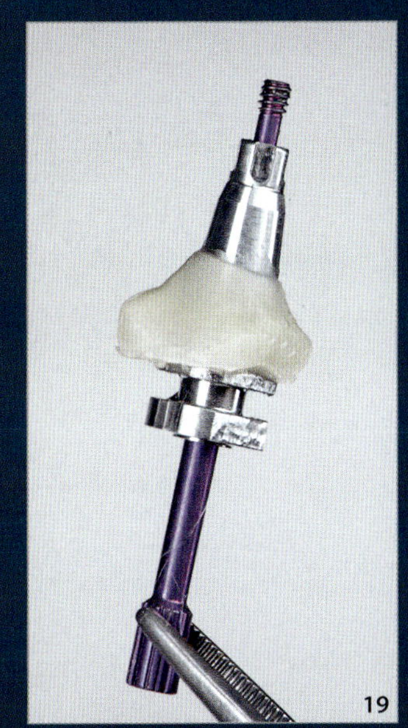
19

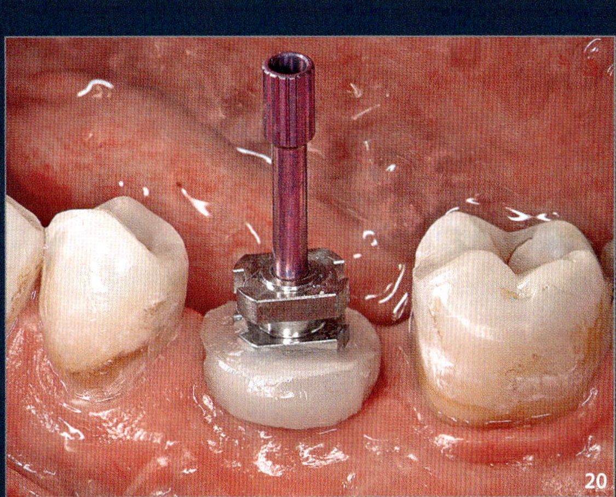
20

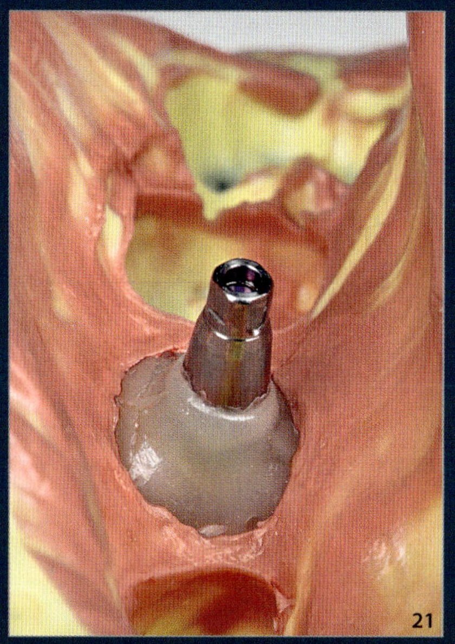
21

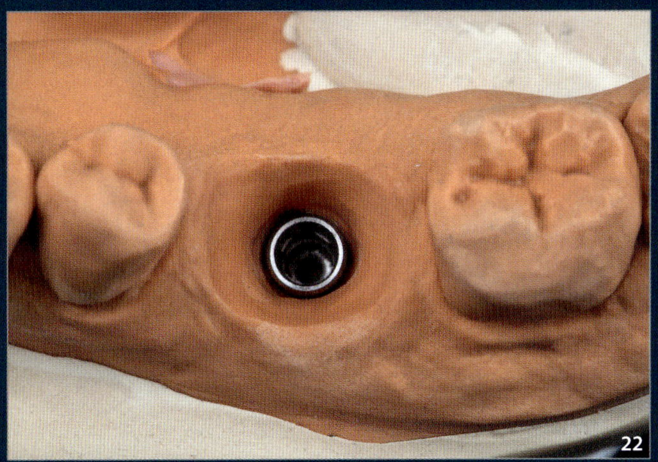
22

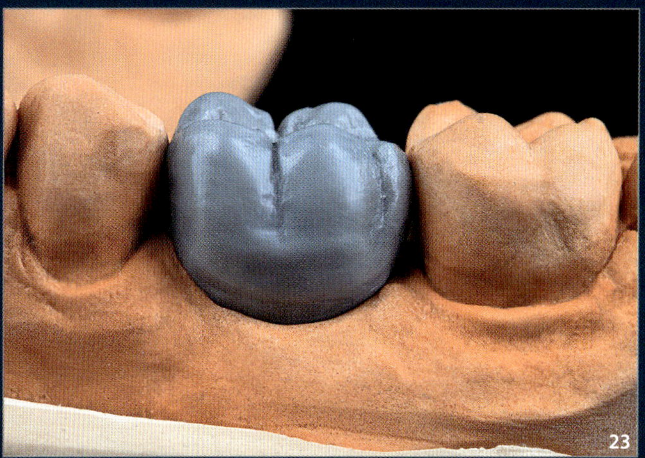
23

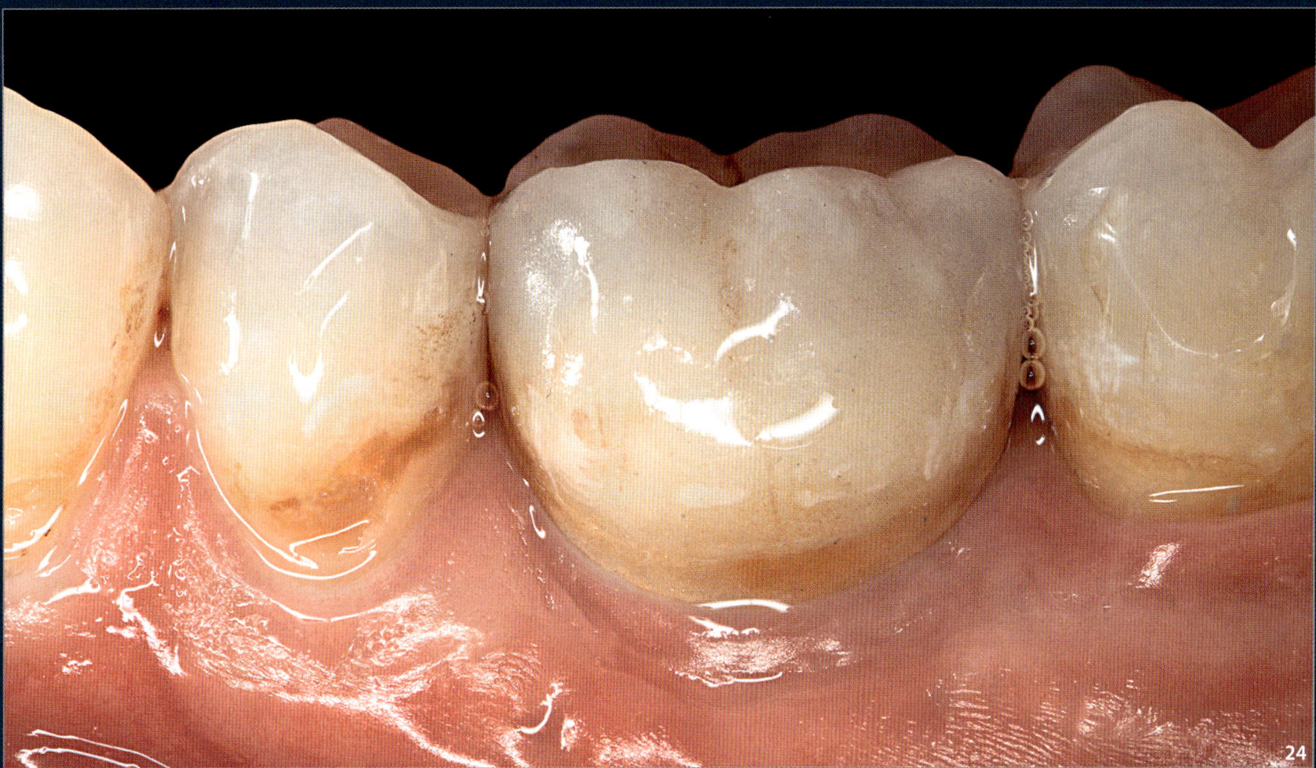
24

Laboratory work courtesy of Jungo Endo, RDT.

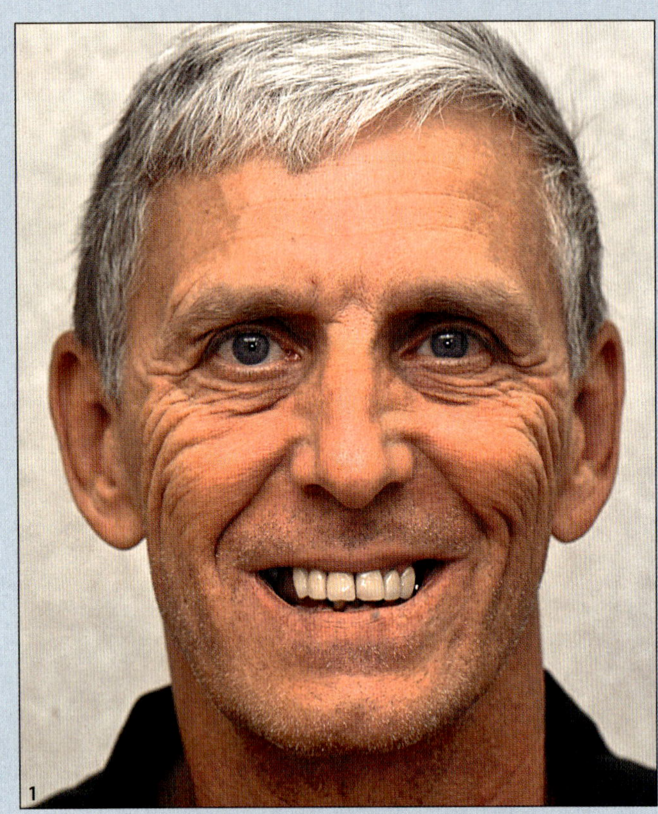
1

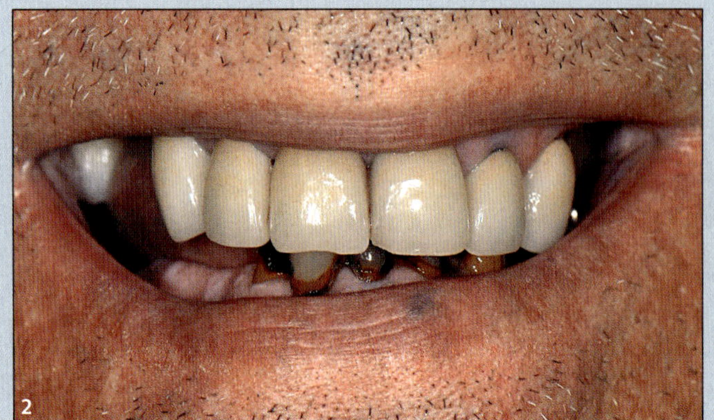
2

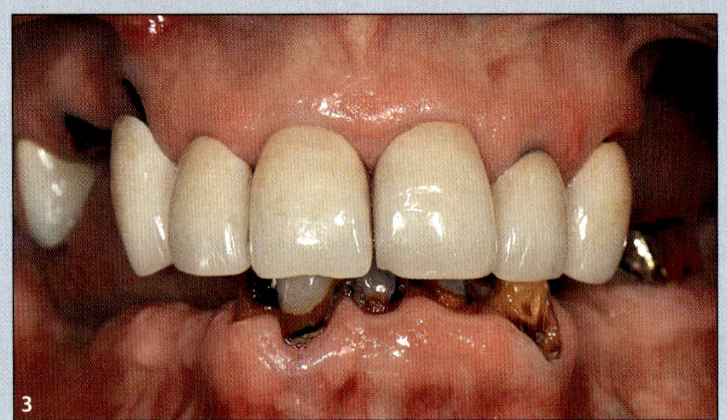
3

种植体支持式全口固定义齿

当我们谈到如何保持口腔健康时，我们往往会想到咬合关系、牙周组织的健康和颞下颌关节的稳定性。在唾液的质或量减少前，人们理所当然地忽视其重要性[136]。唾液有润滑、保护和抗菌作用[137-138]。当这种动态平衡被打破时，保护牙齿健康和保持其完整性就成了问题。

一位65岁男性曾因龋齿和牙折造成牙齿缺失（图1～图7）。该患者进行过多次根管治疗、拔牙和固定义齿修复，未使用过可摘局部义齿。主诉中，患者因为口干正在使用biotene（GlaxoSmithKline）。他唾液流量的减少是因为药源性口干症。他每年定期看两次牙医，进行预防和检查，他的日常口腔卫生习惯是一天刷两次牙和用一次牙线。患者很沮丧，并因为遇到过的口腔问题和紧急情况而觉得自己的治疗之路漫漫无期。

患者双侧有压痛（翼外肌、颞肌和咬肌），但无颞下颌关节疼痛史或关节盘脱位史。唇、颊、舌、口腔黏膜、咽部软组织均处于正常情况。由于药源性口干症，唾液流量减少。对牙列的检查发现多颗牙齿缺失（图6和图7）。15牙冠缺损但牙根尚存。所有上颌牙均发现继发龋。除右侧前磨牙外，其余牙齿均为金属烤瓷单冠。43-48缺失，34、35、37、38

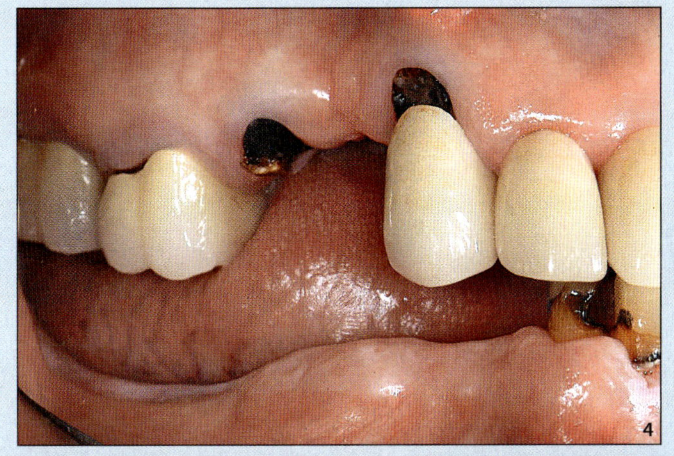

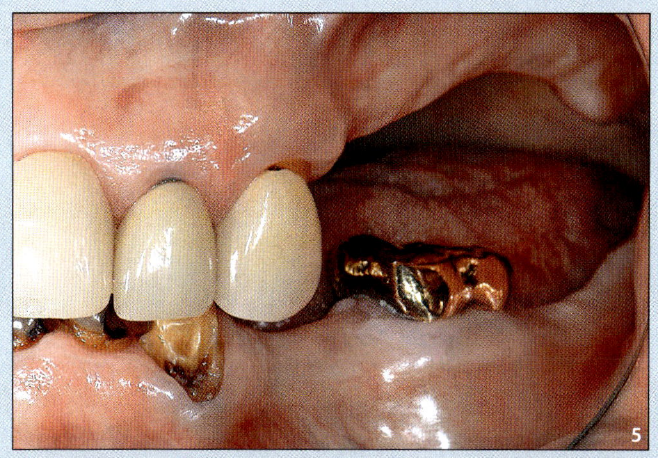

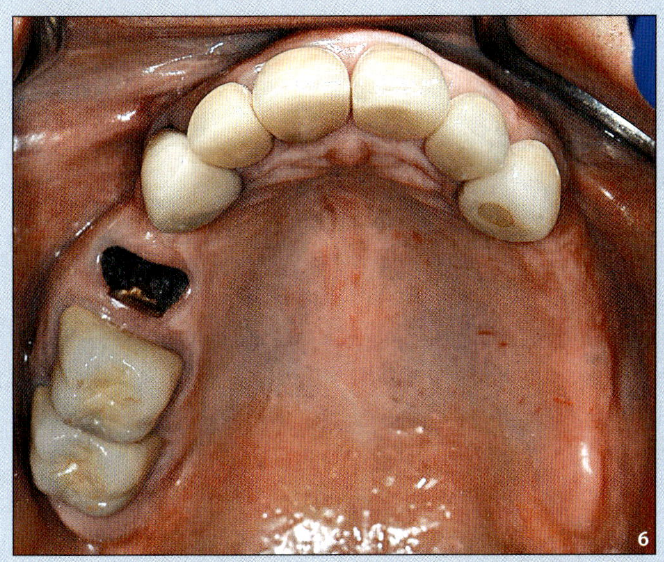

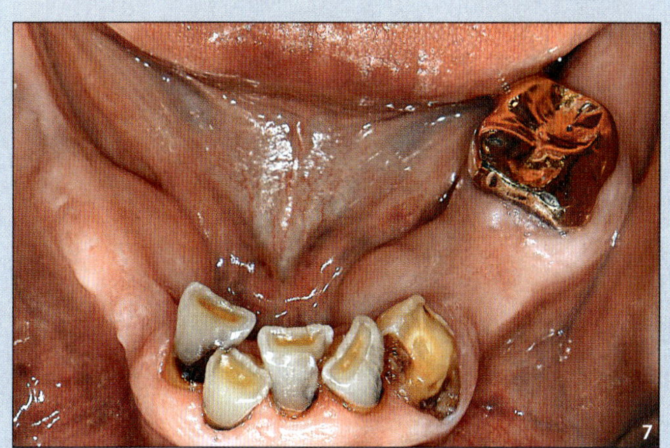

缺失。现存的所有的前牙都有磨损的迹象，所有的下颌牙都有龋齿，甚至在36的金冠下也有继发龋。双侧下颌隆突位于前磨牙区的舌侧。

牙周检查结果显示牙龈的颜色、位置和轮廓均正常，牙菌斑指数（O' Leary）为20%。13有一处位点探针深度大于4mm。12-22 I 度松动。所有牙齿的牙槽骨支持情况均良好。

患者的咬合检查显示可以获得正中关系位。前牙显示5mm的覆殆和覆盖。上颌殆平面呈平面状。患者自述有夜间和白天的磨牙症。由于副功能/磨牙症的习惯，患者牙列磨损严重，致使其面部垂直距离降低。影像学检查显示，骨小梁形态基本正常，牙周膜未见增宽。在26区发现潴留性黏液囊肿。

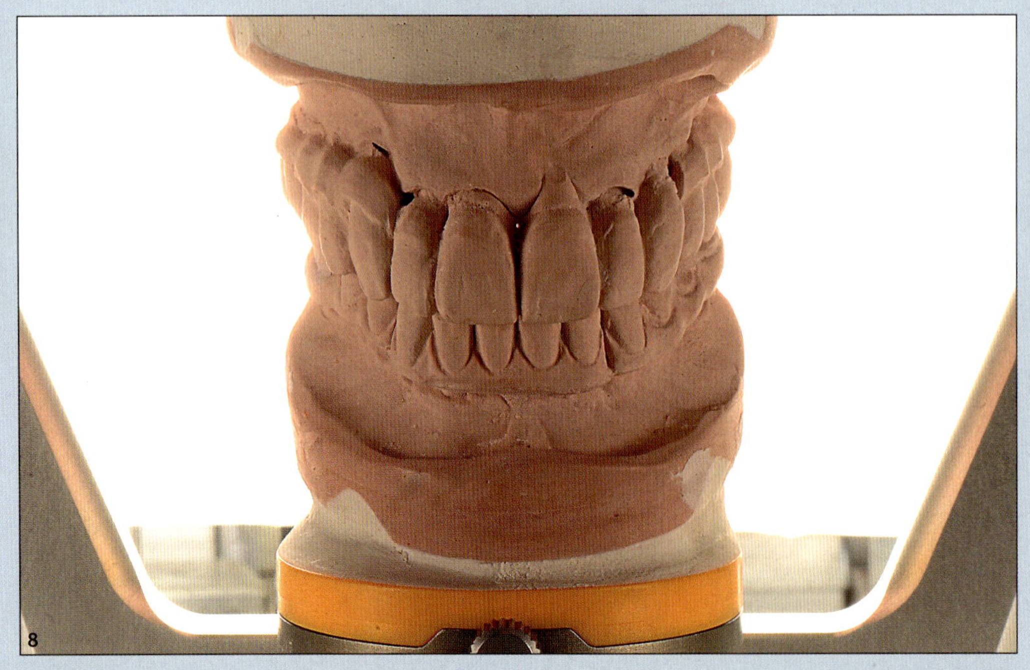
8

在完成包括模型上殆架在内的全面检查后，回顾各种修复选择方案。其中包括制作新的牙冠、可摘局部义齿、牙支持式覆盖义齿、种植体支持式覆盖义齿、传统的全口义齿以及种植体支持式固定全口义齿修复。由于缺乏唾液且要求避免行可摘义齿修复，患者决定上下颌骨均采用全口种植体支持式固定义齿修复（图8）。

上颌骨和下颌骨的种植修复从手术与修复的角度均存在多重挑战。骨质和骨量以及解剖结构限制了植体的位置和/或数量。当考虑到上下无牙颌的解剖限制时，医生所面临的挑战是如何恰当地设计修复体，从而在美学、发音、舒适性和卫生方面实现良好的生物力学应力分布和满足患者需要[139]。

当在无牙颌牙弓上使用骨内种植体时，材料的选择和设计成为重要因素。单颗种植体支持式固定修复体的5年存留率估计为95.2%。尽管存留率很高，仍有38.7%的患者在5年观察期后出现并发症。种植体支持的修复体技术并发症发生率明显高于牙支持式固定修复体。最常见的技术并发症是瓷崩裂（陶瓷断裂或碎裂）、基台或螺丝松动以及固位力丧失[140]。最近，氧化锆全瓷修复体被用于预防瓷崩裂，但很少有临床研究显示氧化锆全瓷修复体的效果。

本病例介绍了一种新的、可预期的种植体支持式全口固定义齿修复的方法，使用氧化锆全瓷和钛支架制作的新型螺旋“混合”型修复体。

口腔颌面外科医生和修复医生决定，利用无保留价值的牙齿来制作上颌骨的牙支持式临时修复体。有足够的骨可用于种植体的植入，以支持种植体支持式固定修复体。在放射性导板就位的情况下通过CBCT扫描上颌骨和下颌骨，获得骨量信息。在对CBCT进行评估后，将放射性导板转换成手术导板，放置12颗根状牙种植体（Nobel Replace and Branemark #14，Nobel Biocare）——6颗位于上颌骨中，6颗位于下颌骨中，直径从3.5mm到5mm不等，以提供所需的支持和前后分布（图9和图10）。由于在26区发现了大量的潴留性黏液囊肿，在该区域放置有角度的种

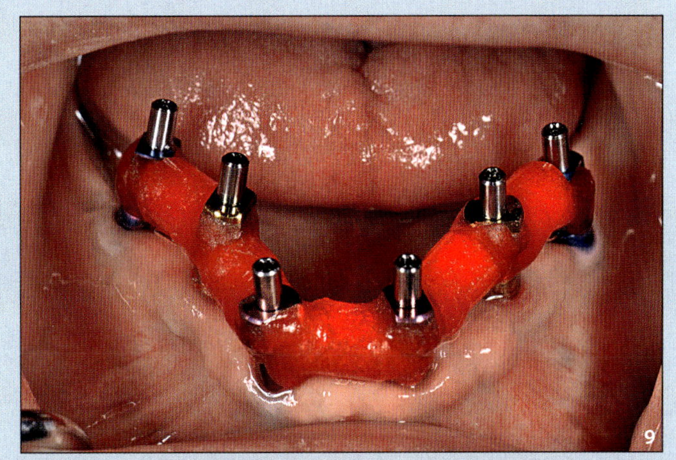
9

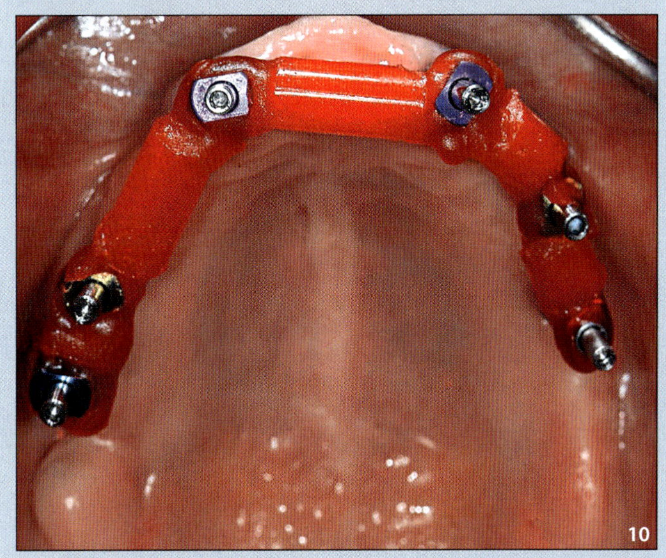
10

植体，以避免上颌窦提升手术或窦腔黏膜穿孔。去除下颌骨的舌隆突。在愈合过程中，患者在36的区域出现化脓。不需要额外的手术，该问题即可解决。

上颌放置牙支持式临时固定修复义齿，避免上颌种植体在愈合过程中受到干扰。上颌种植体达到骨结合后，拔除剩余牙齿，安装螺丝固位的种植体支持式临时修复体。下颌骨后牙区种植体完成骨结合后，拔除剩余牙齿，在侧切牙区放置2颗种植体。为了使下颌前牙区种植体的愈合不受干扰，在第一前磨牙和右侧第一磨牙区域放置临时Locator基台（Zest），以保留种植覆盖义齿，帮助提高临时可摘义齿的固位和稳定性，并减少刚植入的前牙区种植体所受的力。

实现义齿被动就位对于种植体支持式固定义齿修复的寿命至关重要。制作低收缩型树脂棒（GC America），凝固24小时以上。这些树脂棒可以添加少量额外的树脂来连接印模帽[141-145]。制成无腭型个别托盘，用聚醚硅橡胶（3M ESPE）制作了种植体水平的开窗式转移印模，将上下颌修复体安装在一个半可调殆架（SAM 3，Great Lakes Orthodontics）上，恢复其咬合关系时的垂直距离后，记录上下颌关系。

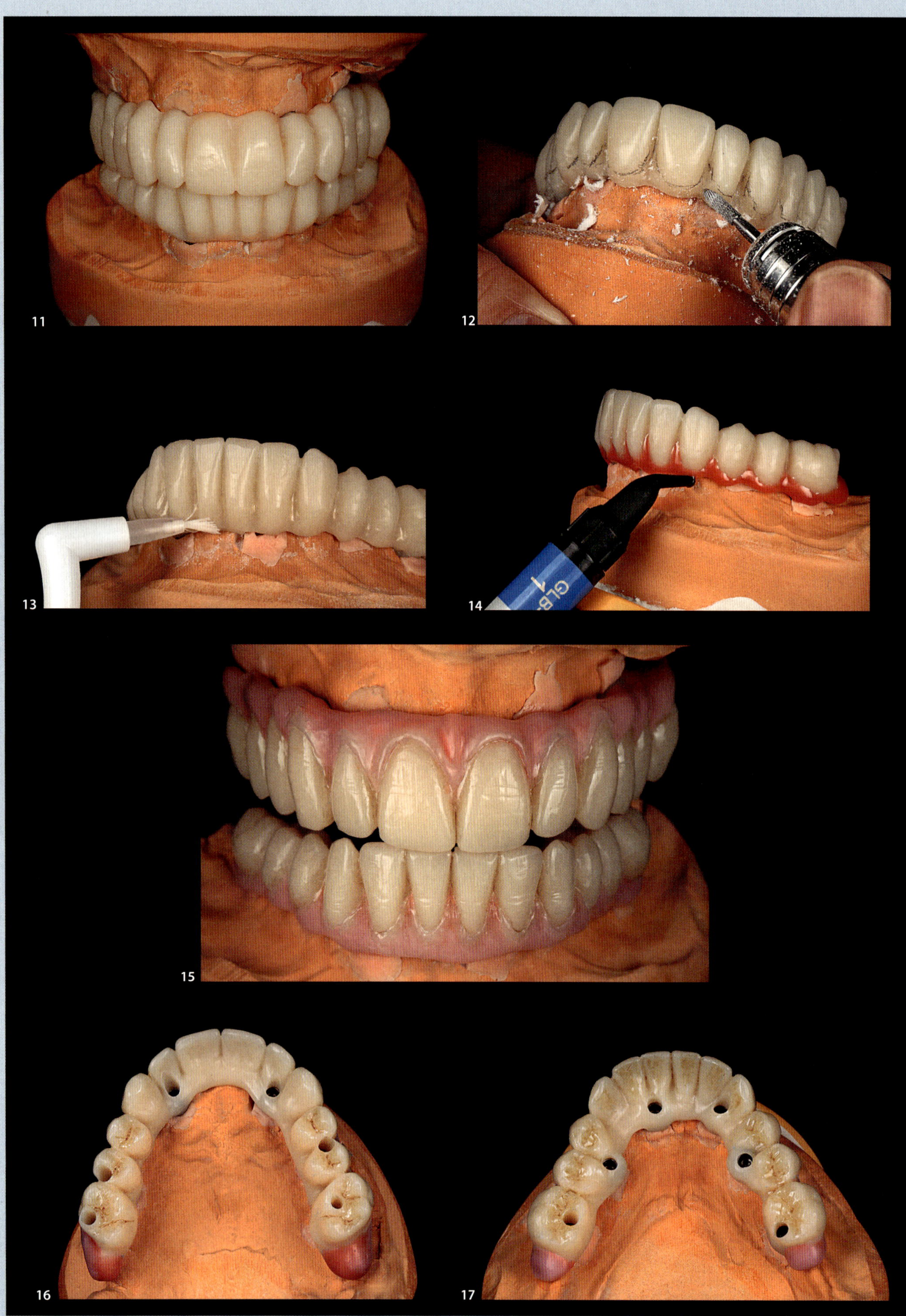
11
12
13
14
15
16
17

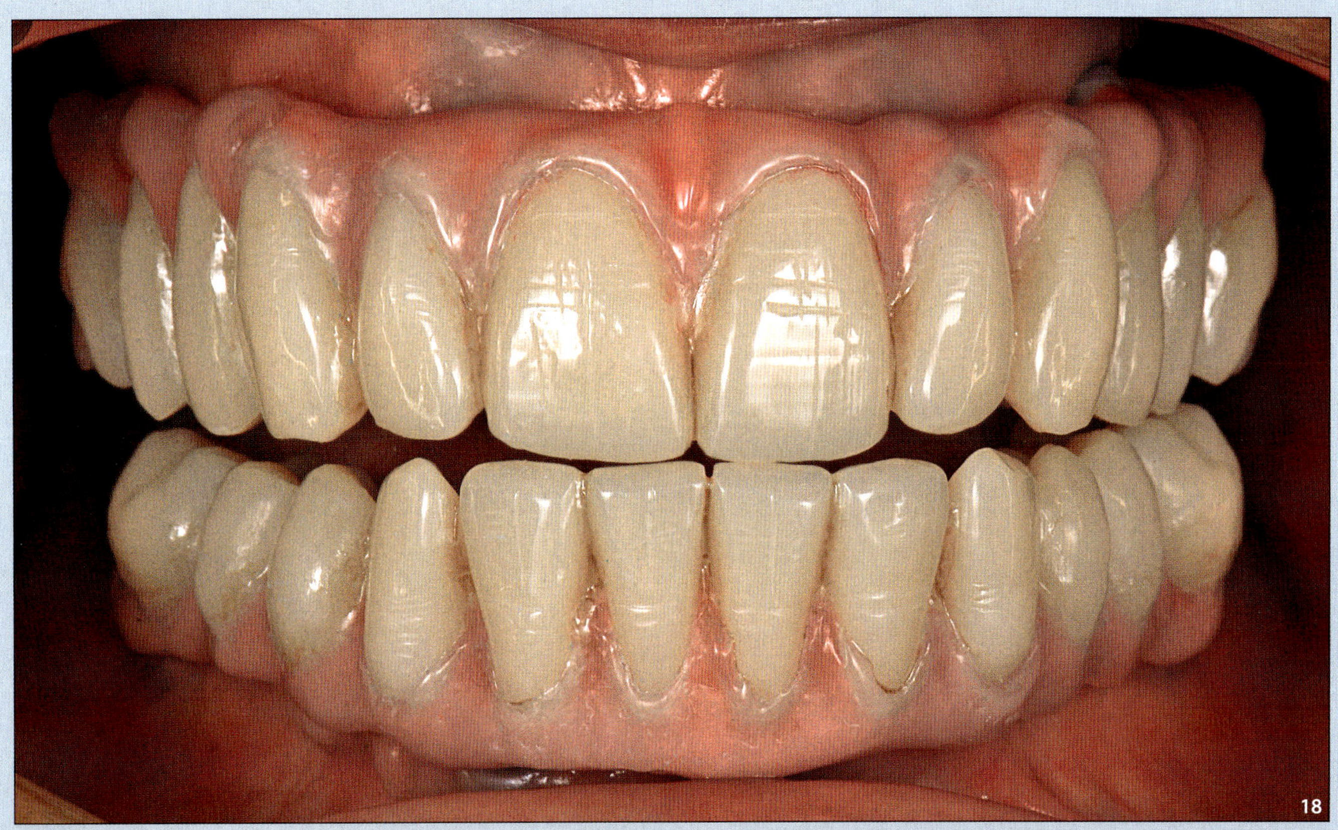
18

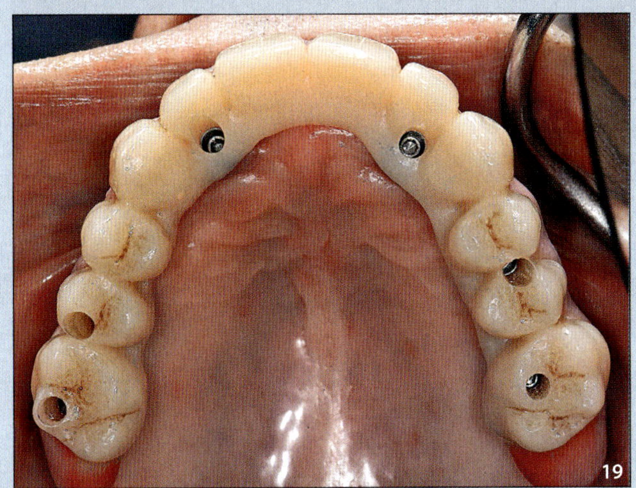
19

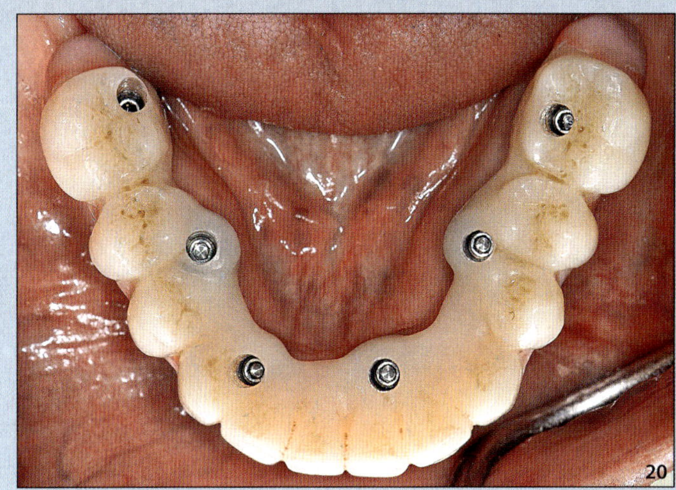
20

前伸颌位记录用来记录髁突的运动。在验证指标证实印模和石膏模型的准确性后，采用尖牙保护𬌗方案进行数字化设计和扫描，制作PMMA临时修复体（图11～图17）。临时修复体再次确认了在既定的咬合垂直距离下，技师的美学设计、发音设计和尖牙引导设计（图18～图20）。患者对临时修复体非常满意，进一步确保了最终修复体的可预测性。在试用4周后，无明显问题且反馈积极，临时修复体被返回给技师，开始最后阶段的制作。

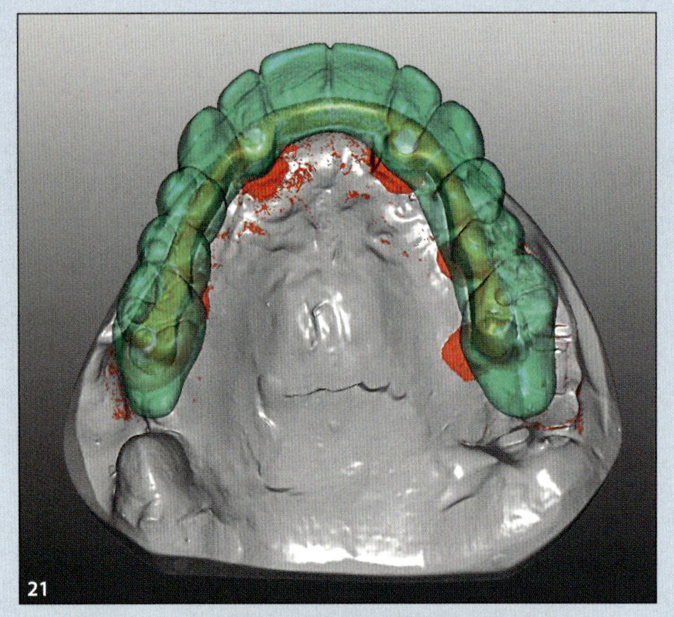
21

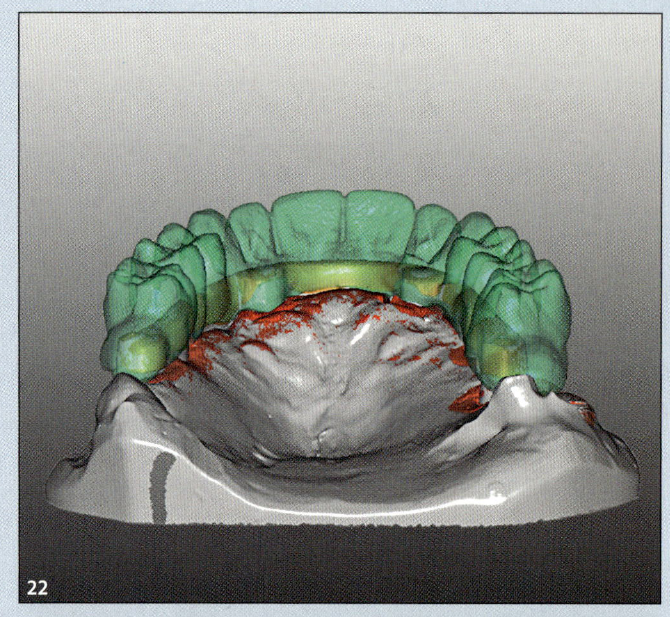
22

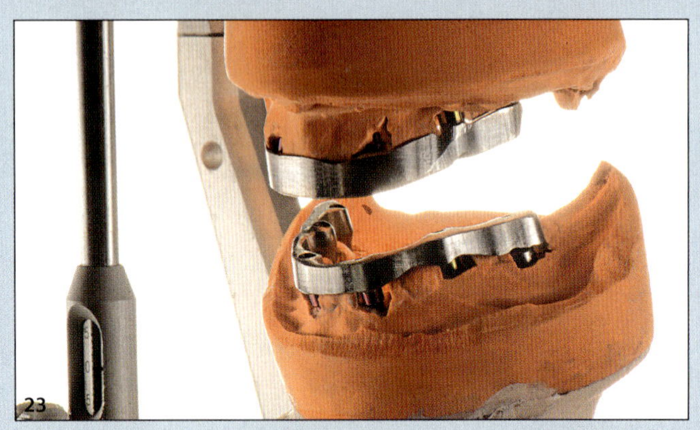
23

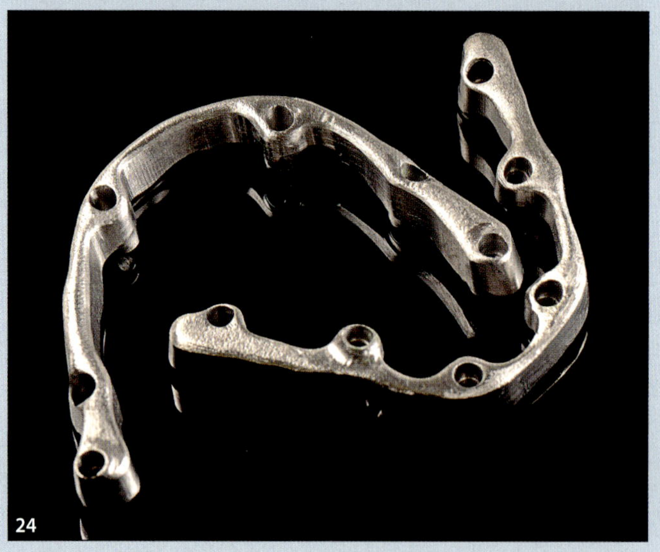
24

由于患者有重度夜间和日间的磨牙倾向，技师和修复医生决定进行氧化锆修复。氧化锆全瓷冠不存在异种材料界面，这将最大限度减小潜在折裂或碎片的产生[146]。这对修复体的使用寿命至关重要，因为这是种植体支持式固定义齿修复的常见并发症。然而，氧化锆也有其局限性。氧化锆比金或钛合金更容易受到拉伸应力的影响。当试图将上颌的多颗种植体和被动就位的修复体连接时，这就成为一个问题。由于氧化锆基台与钛基台的硬度不同，氧化锆基台的初始磨损速率更高，总磨损量也更大[147]。为了补偿氧化锆的低抗拉能力和硬度，在PMMA原型（图21～图24）的基础上，通过计算机辅助设计/计算机辅助制造（CAD/CAM）设备制作了钛上部结构（Zirkonzahn）。应用CAD/CAM技术还可制作一体式氧化锆支架（Zirkonzahn），将其安装在钛上部结构上（图25和图26）。这种设计将为氧化锆全瓷冠提供合适的殆面强度，并通过将种植体连接到钛上部结构为其提供更大的抗拉伸能力。

切端、舌面、殆面均为单一氧化锆材料。对所有牙齿进行0.5mm的回切，以便在修复体的唇颊侧表面以及牙龈瓷上添加长石质瓷层（Creation ZI-F，Creation Willi Geller）（图27和图28）。钛上部结构和氧化锆支架粘接在一起（Clearfil Esthetic Cement EX，Kuraray）并进行试戴（图29和图30）。放置并调整修复体，再次确认尖牙保护殆（图31～图34）。根据制造商的建议（所有种植体连

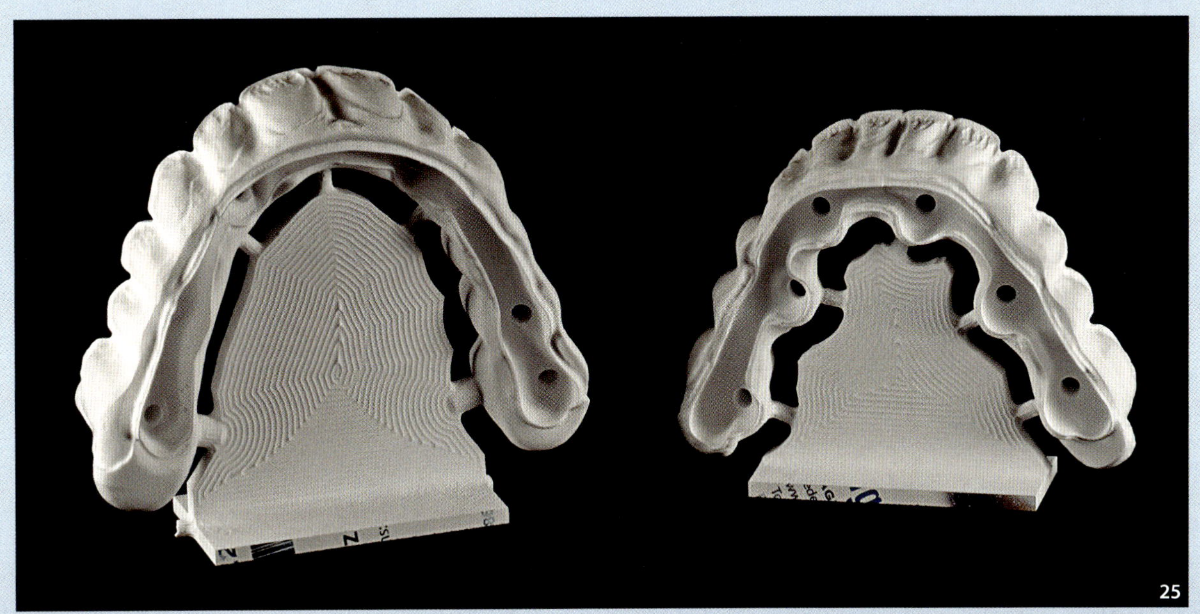

25

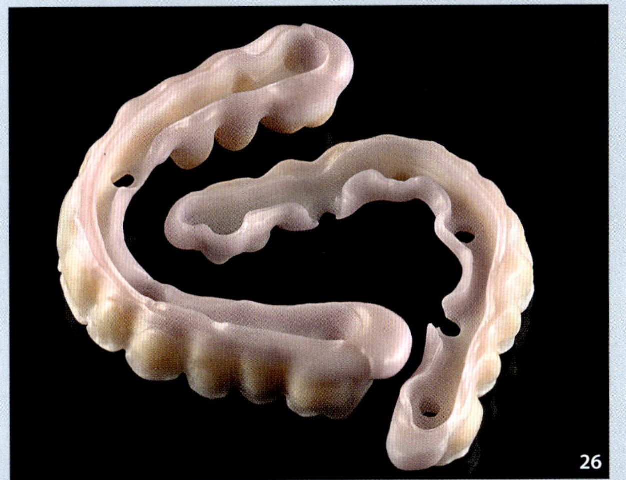

26

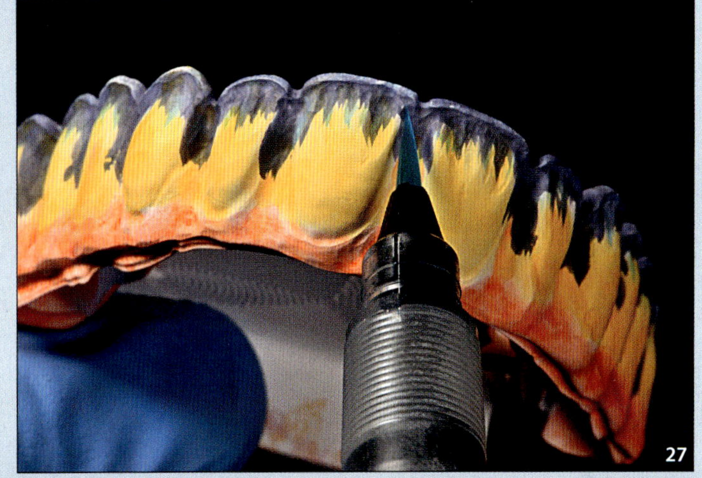

27

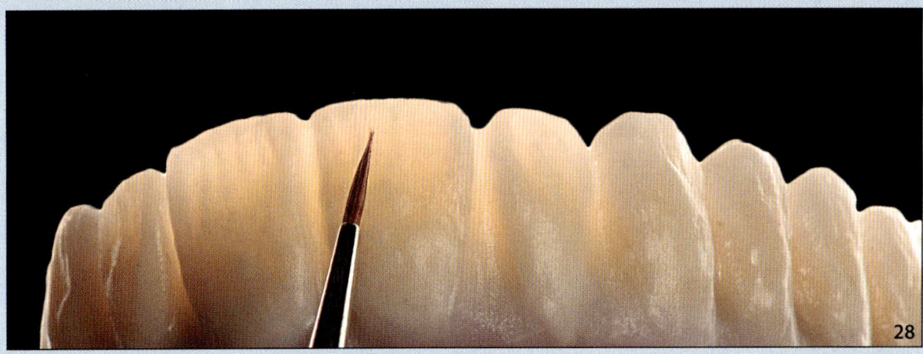

28

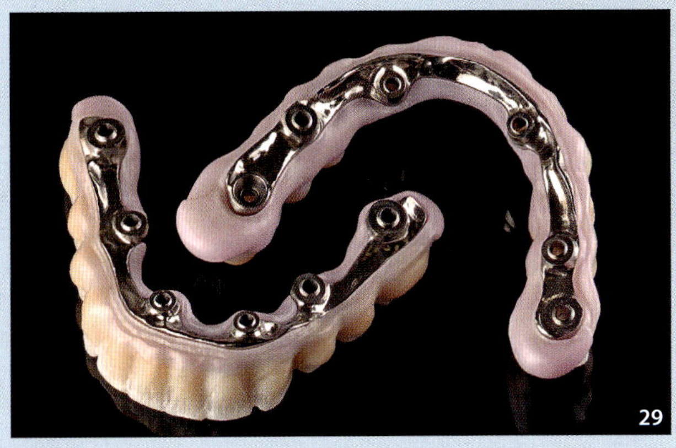

29

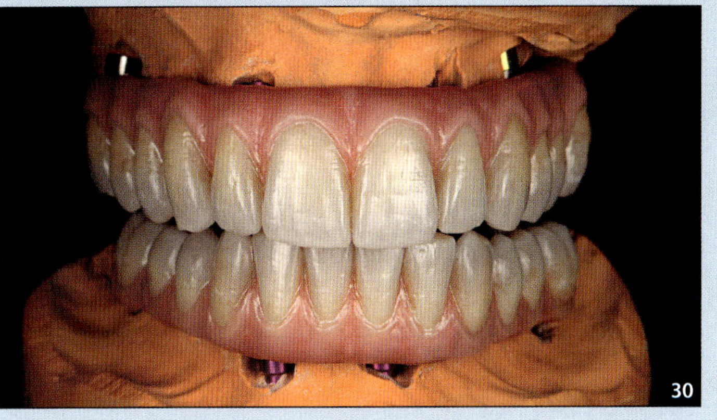

30

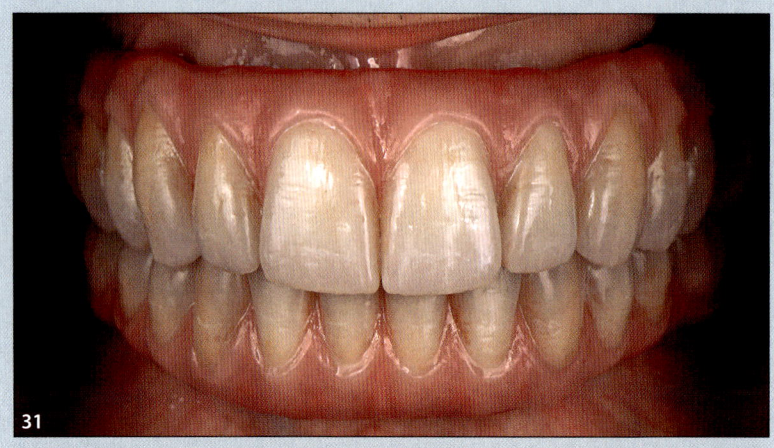

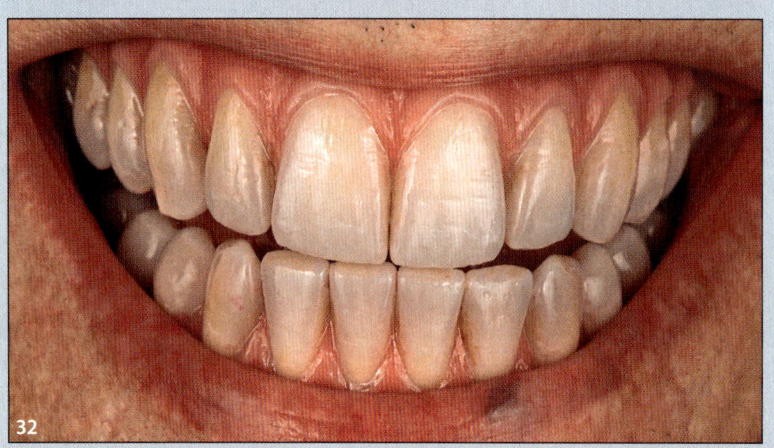

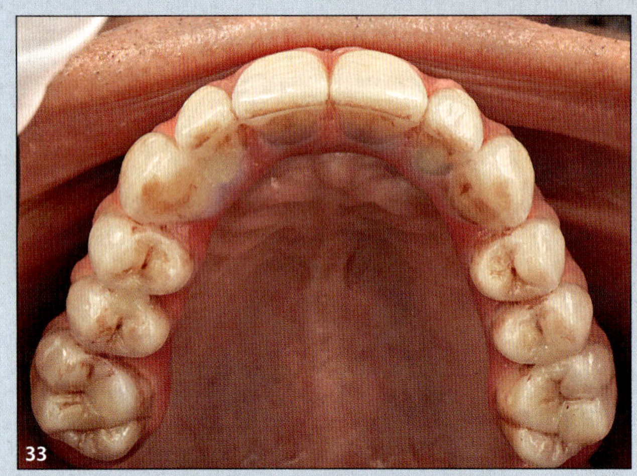

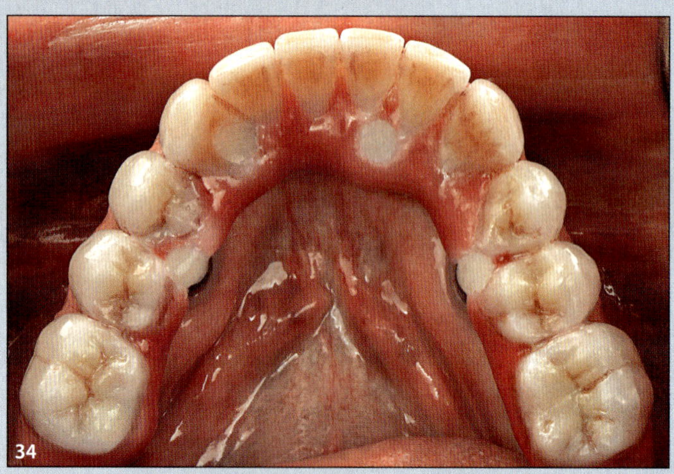

接使用35N·cm扭矩，26的修复体螺丝用15N·cm扭矩）将修复体拧紧到位，并在10分钟后再次拧紧以实现所有种植体螺丝的早期负荷。

患者接受了口腔卫生指导，并向其展示了如何使用电动牙刷和超级牙线（Super Floss，Oral-B）清洁改良后的盖嵴区域。3天、1周和2周后进行随访，患者反应良好且较为满意（图35和图36）。在1周时，制取印模及新的正中颌位记录，用于制作上颌和下颌的Michigan稳定咬合板。患者在晚上佩戴上颌咬合板，白天佩戴下颌咬合板，以避免功能性殆力对固定修复体的损伤。

在尝试治疗复杂的临床病例时，必须采用多学科的方法。通过修复科医生、外科医生和牙科技师之间的合作，可以得到功能和美观上均可预测且协调的结果。

Dentistry, laboratory work, and photography courtesy of Kevin Loo, DMD, and Jungo Endo, RDT.

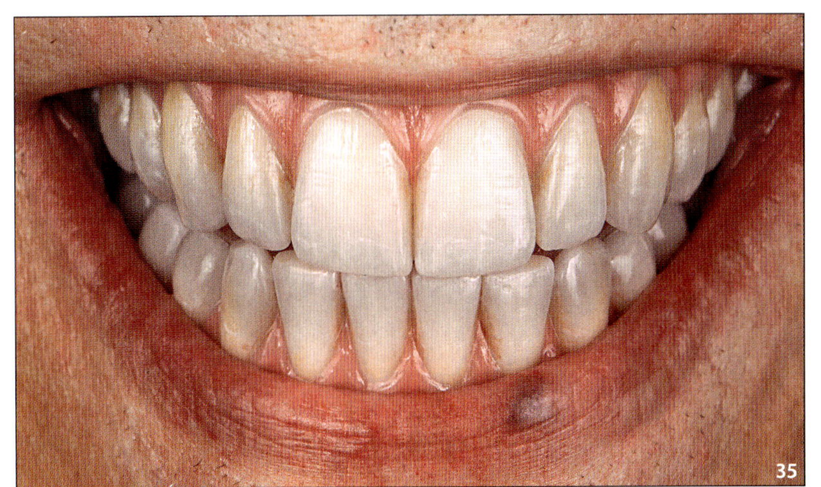

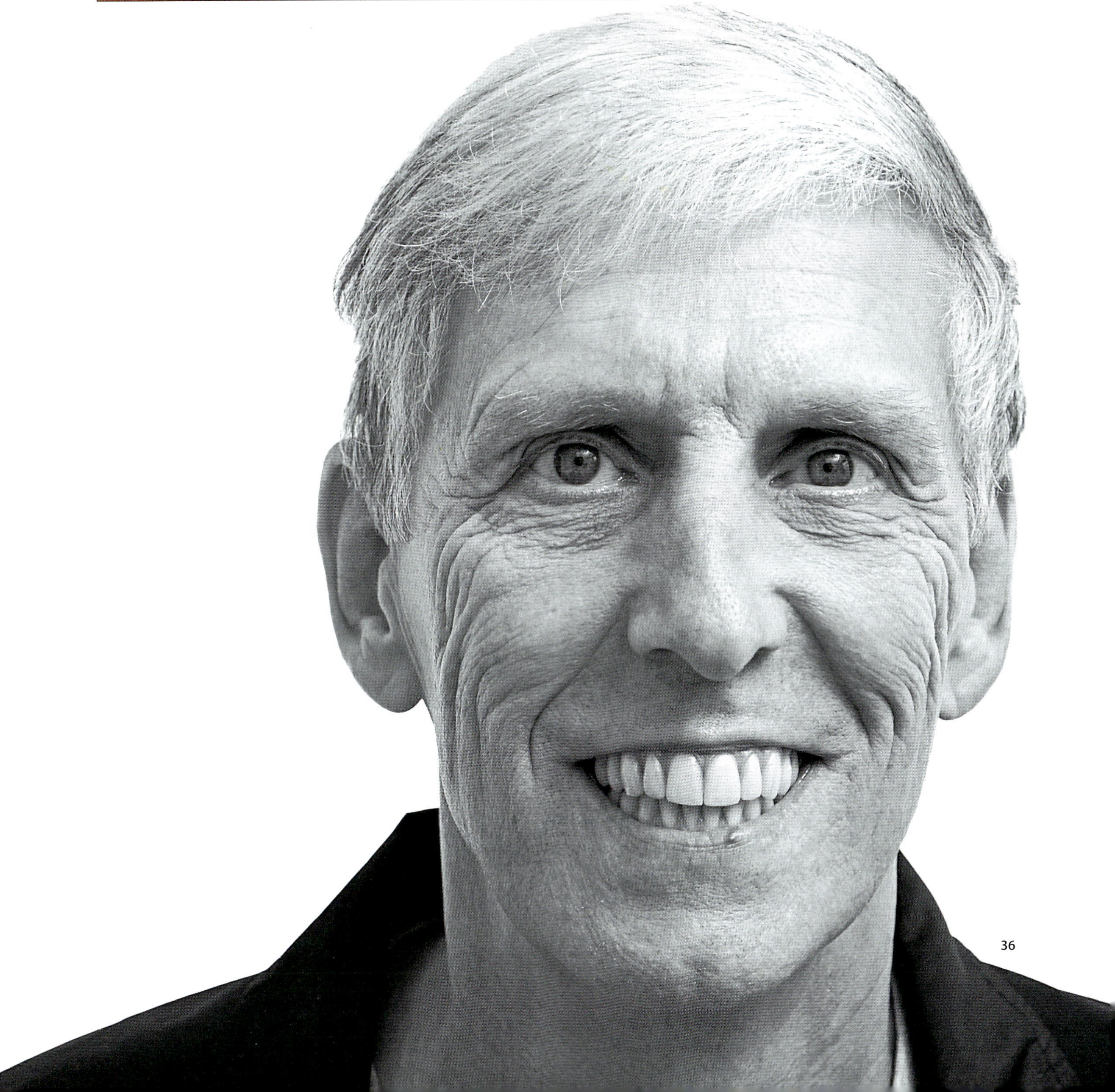

36

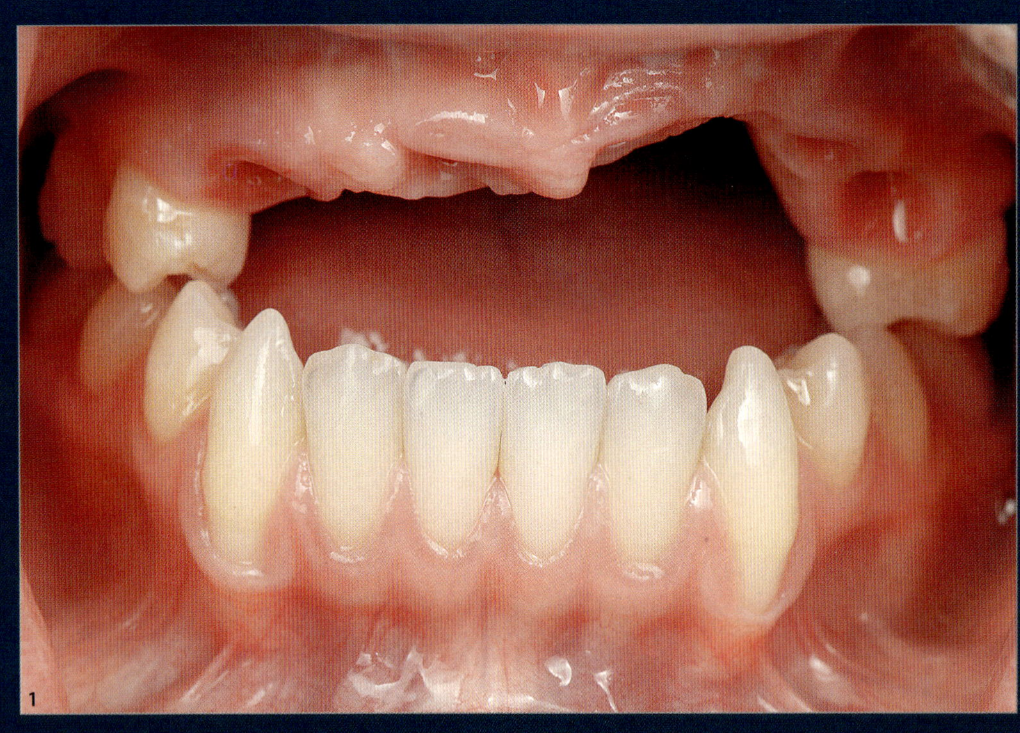
1

恢复前牙区牙槽嵴缺损

使用口腔分层烤瓷堆塑技术

由于审美需要和潜在需求，前牙区牙槽嵴缺损的义齿修复具有一定难度和挑战性[148-149]。根据Seibert[150]和Allen等[151]的分类，牙槽嵴缺损的特征是牙槽骨量和/或牙龈组织量不足。这些类型的缺陷可归因于外伤、拔牙、牙周疾病、肿瘤和先天性发育障碍[148]。这些孤立的前牙区牙齿缺失在美学、语音和功能方面对修复重建提出了挑战。文献已描述了牙周整形外科手术方法，以恢复和维持这些无牙区牙槽骨和软组织的结构[7,12,18-19,23,28-31,133-134,148,150-165]。

此外，根据多种因素，修复治疗的选择可能有很大差异。这些因素包括牙槽骨和软组织增量的要求、牙周生物型、牙槽骨质量、种植系统设计和尺寸的选择、预期的修复体设计、多学科团队的经验和训练、患者的期望值以及费用因素[163]。对于这些复杂的临床难题，要获得可预期的和最优的治疗效果，需要进行先进的外科技术和修复训练、详细的预处理计划以及高水平的多学科沟通。

该患者在4岁时上颌牙弓前段损伤。为了使缺损的上颌前牙区牙槽嵴恢复到口腔组织正常的解剖形态，进行了几次牙周整形手术。该患者21岁就诊时具有足够的骨量来接受种植，但无法获得最佳的牙槽骨和牙龈效果（图1）；因此，我们选择用金属陶瓷材料代替牙龈和牙槽骨。患者对现有的可摘局部义齿的美学效果不满意，被

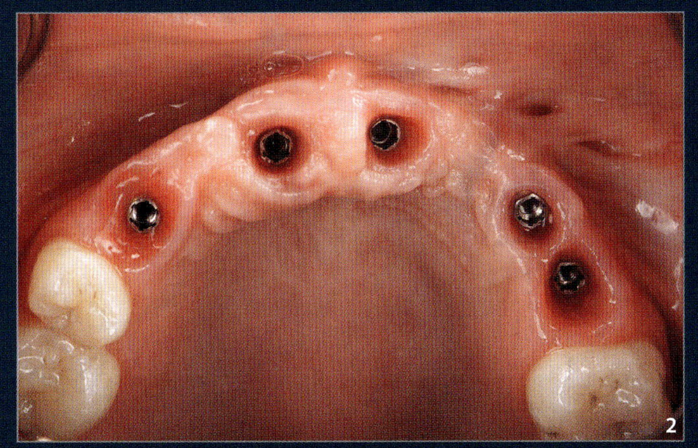

2

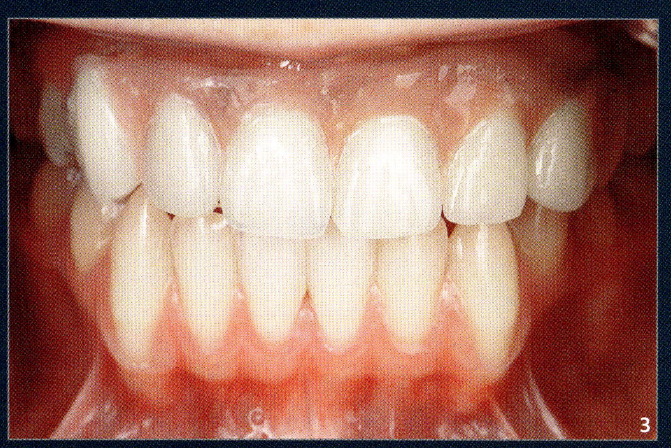

3

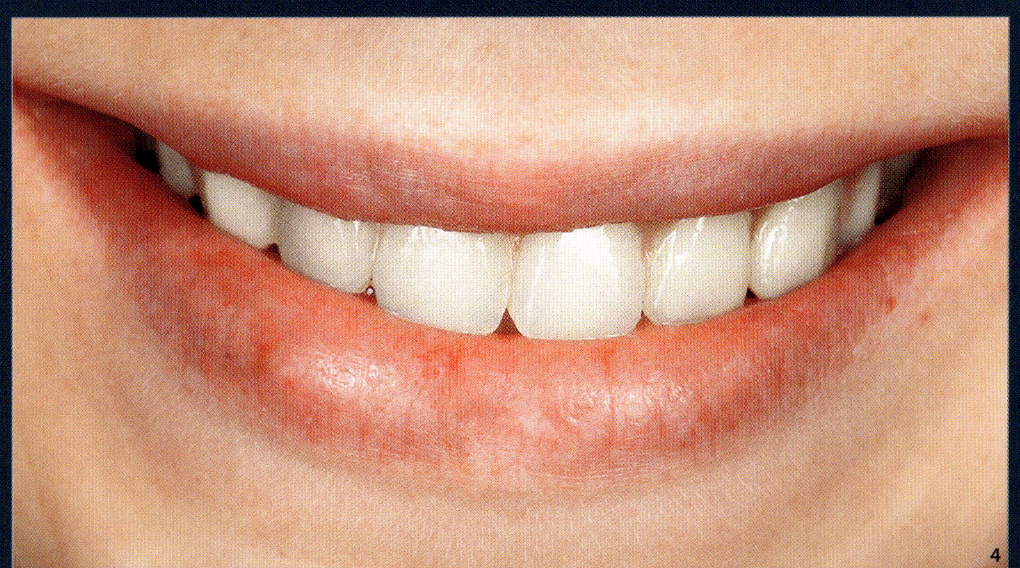

4

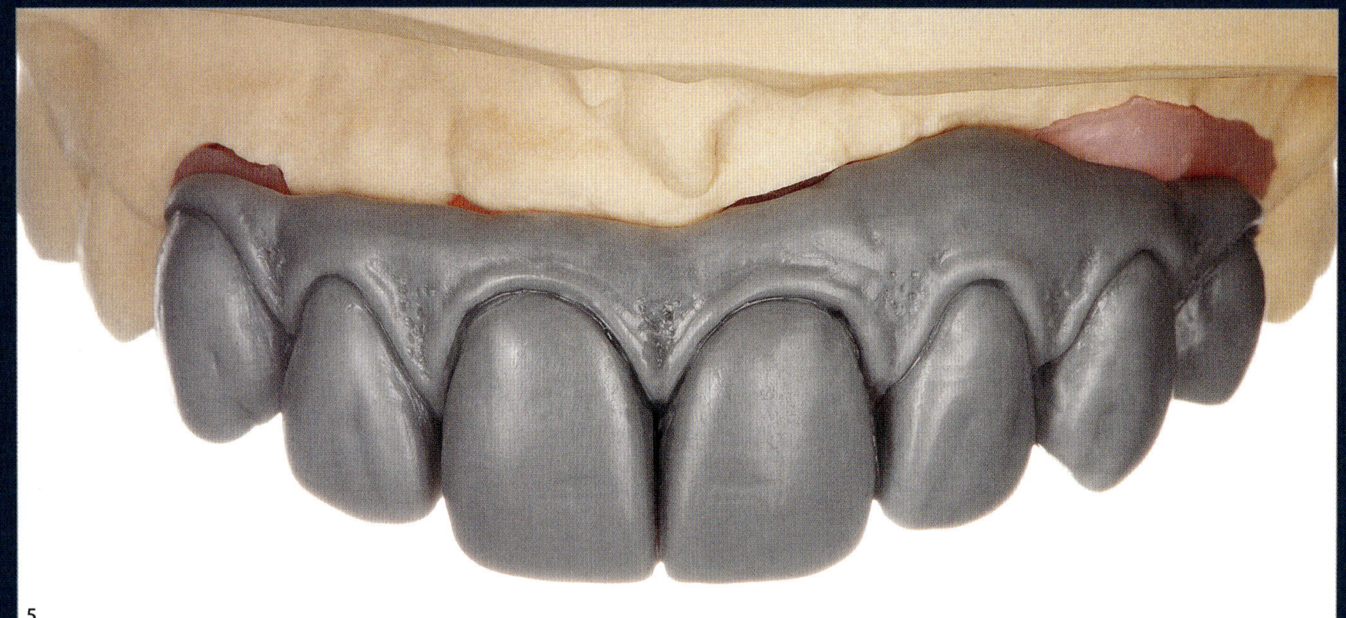

5

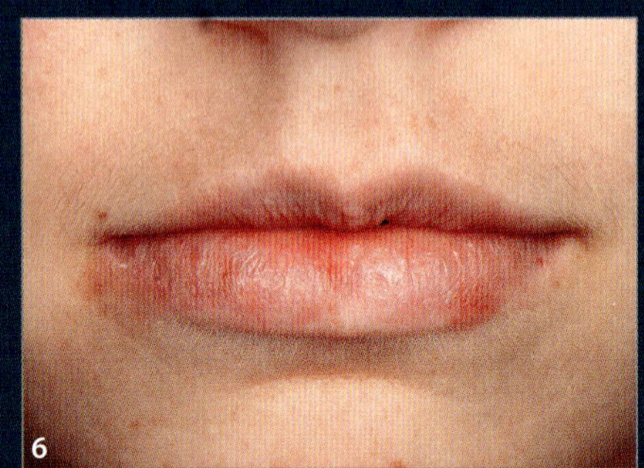

6

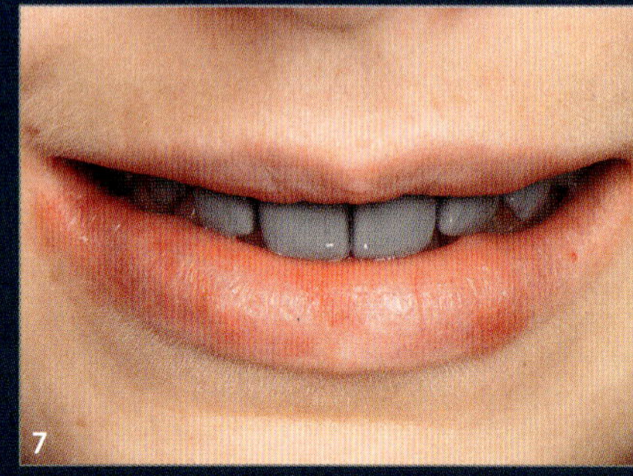

7

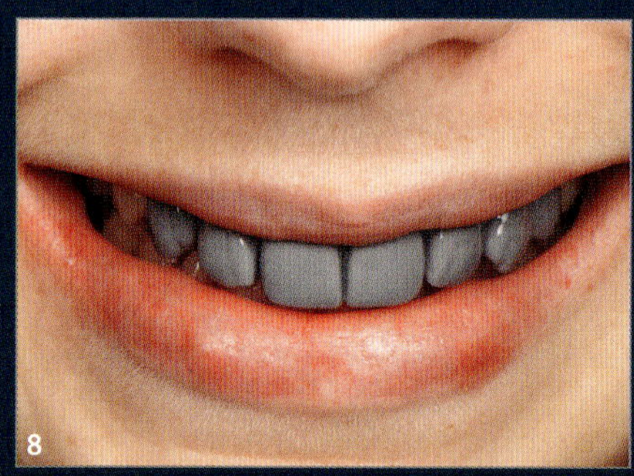

8

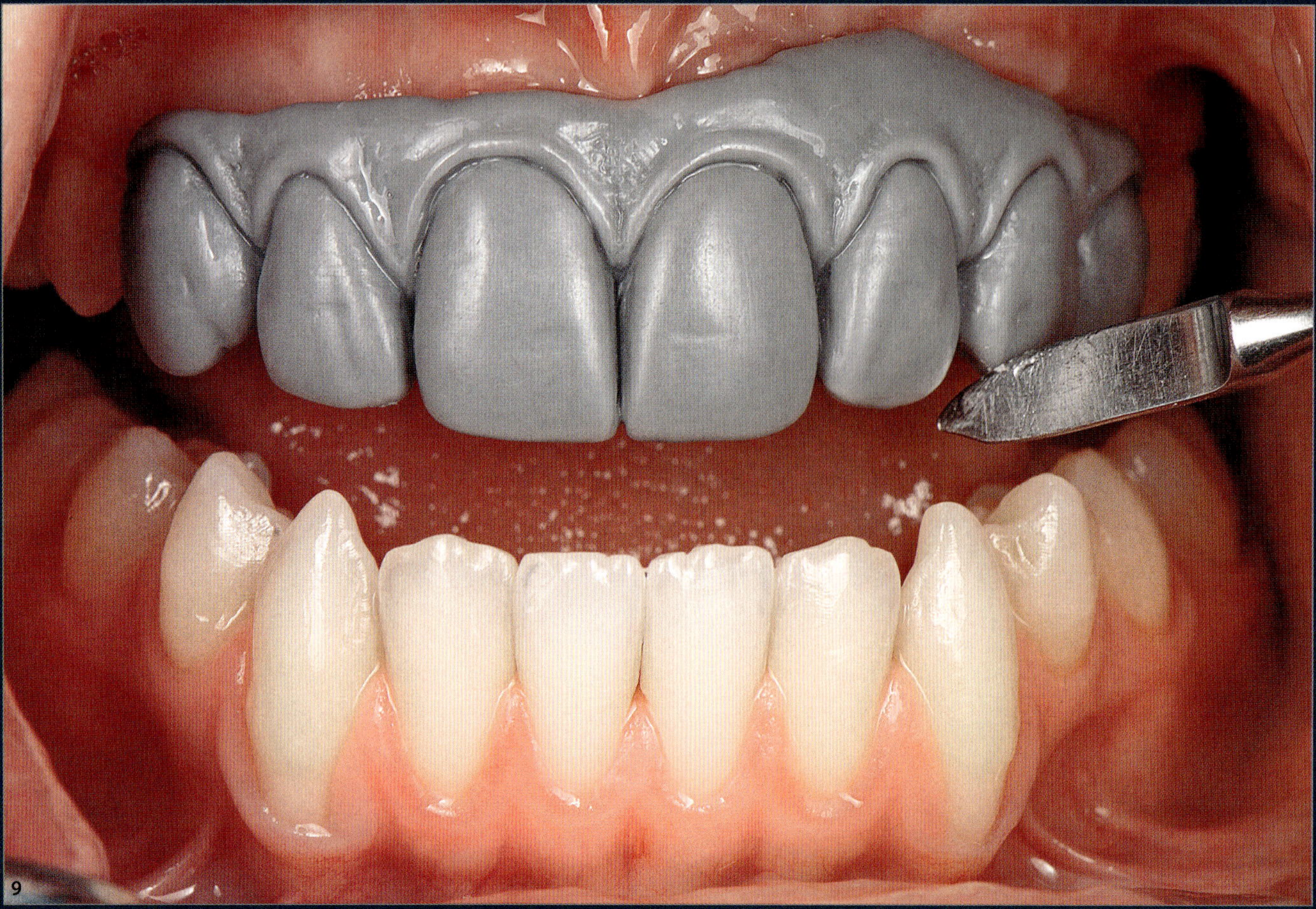

9

图5展示了铸造模型上的诊断蜡型。图6～图8展示了对蜡型在无微笑、微笑和大笑时的美学评估。这些摄影图像有助于更仔细地评估一些重要特征，例如牙冠高度、牙龈结构、龈乳头位置、上颌牙龈边缘与微笑时上唇的关系，以及上颌前牙切缘与微笑时下唇的关系[164]。患者和多学科团队对蜡型检查后，技师和临床医生可以在制作临时修复体前对蜡型进行口内修改（图9）。可以对现有的局部义齿、诊断蜡型和临时修复体进行比较（图10～图13）。需要注意的是，诊断蜡型和临时修复体之间的唯一区别是它们的制作材料不同。临时修复体可使患者提前看到最终修复体的形态，而技师和临床医生可以进一步评估功能、美学和语音。临时修复体还有助于在制取最终印模之前，为每颗需要修复的牙齿建立合适的穿龈轮廓。使用开窗式托盘/链接式印模帽获取最终的组织形态，将其传递给技师即可实现。

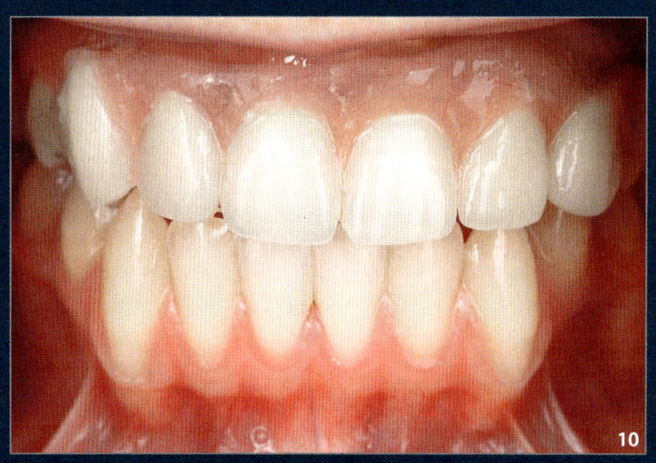
10

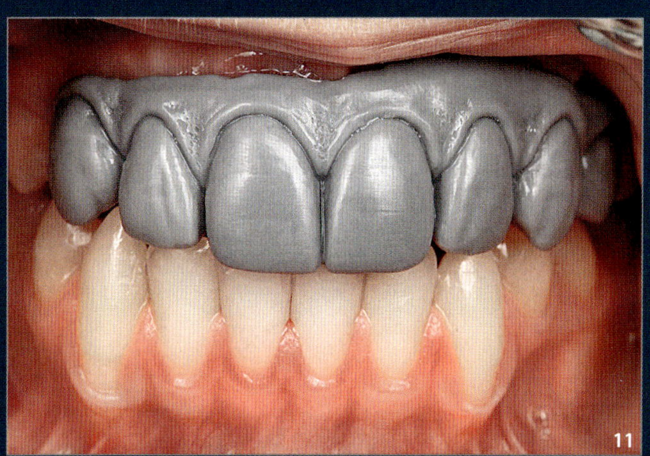
11

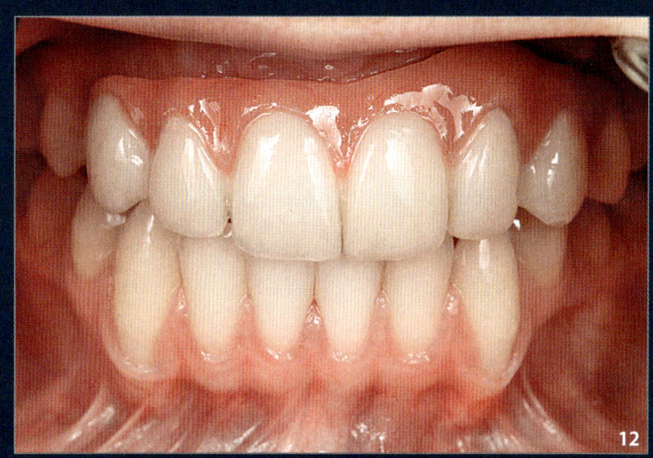
12

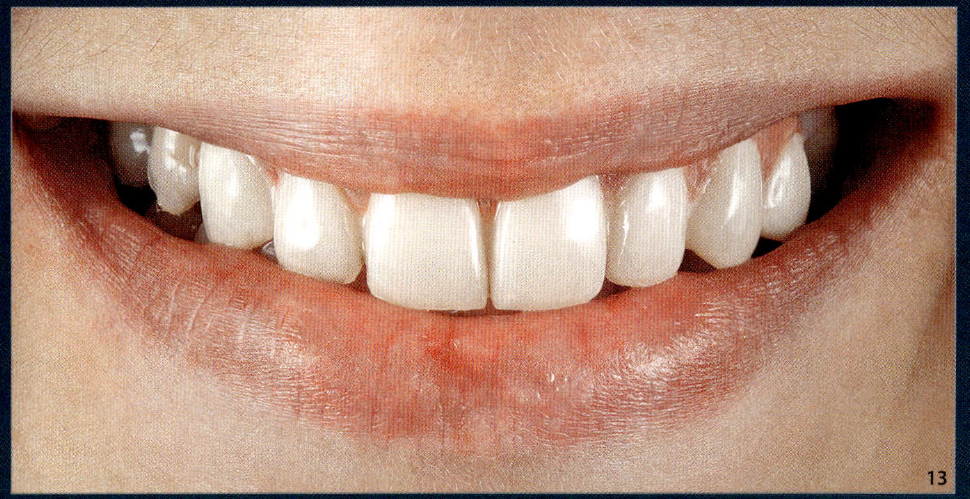
13

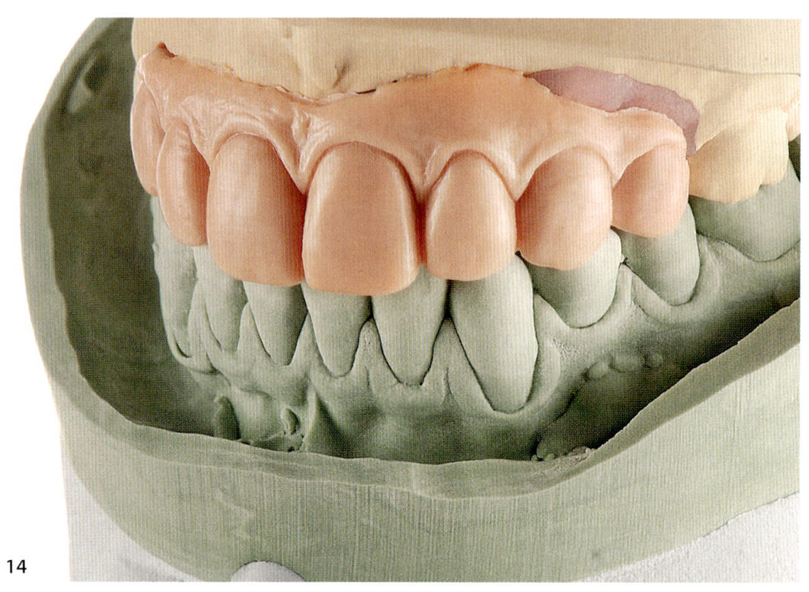

14

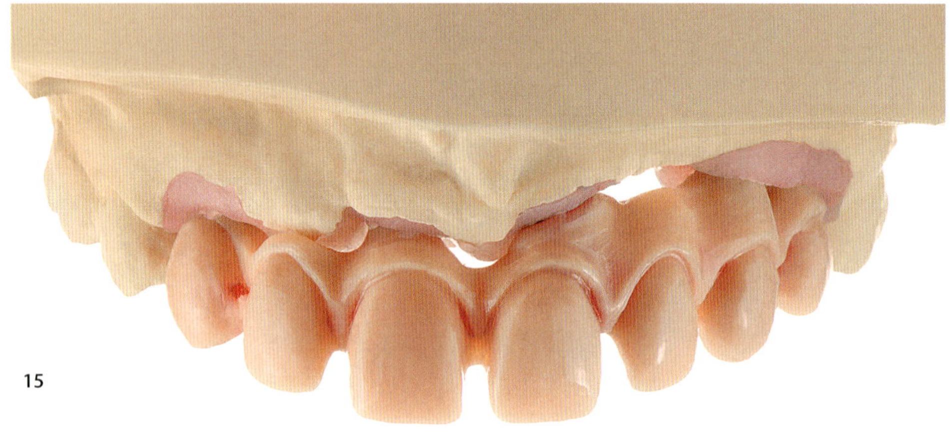

15

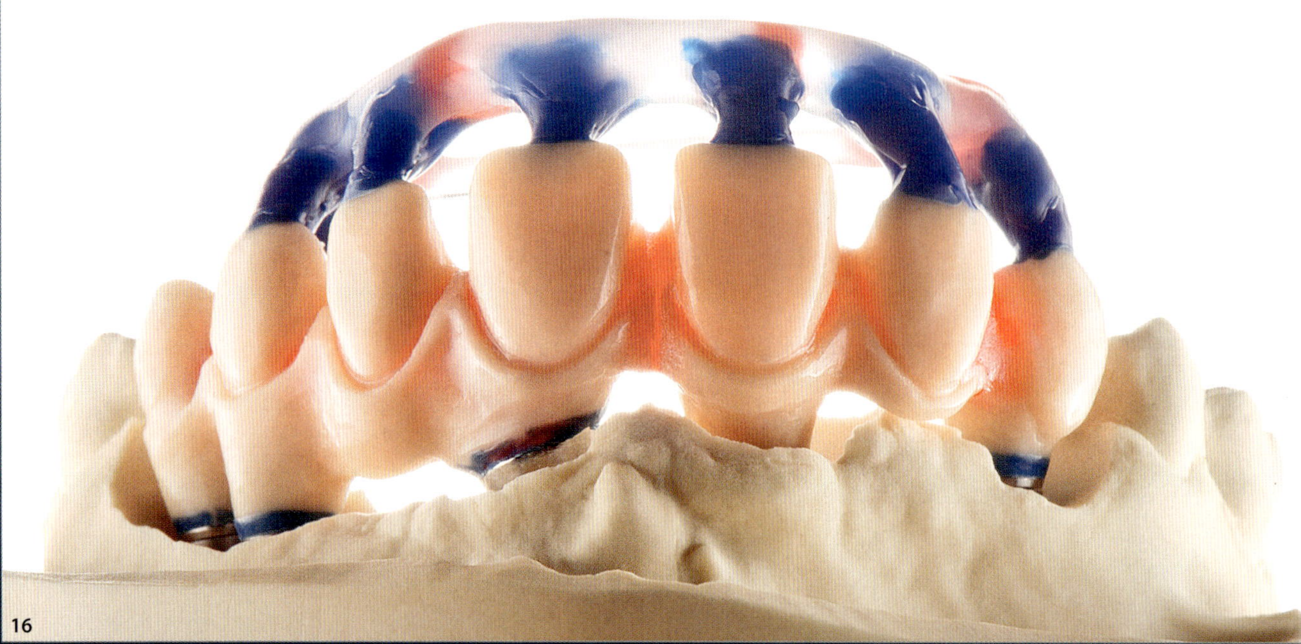

16

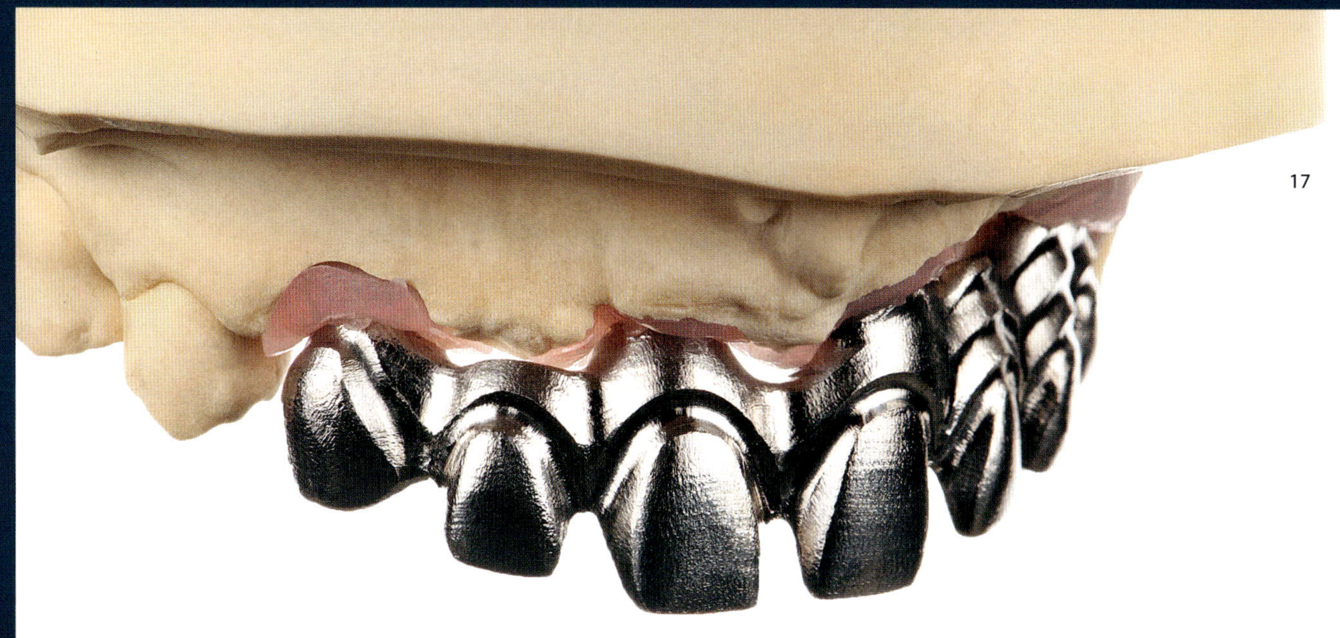

17

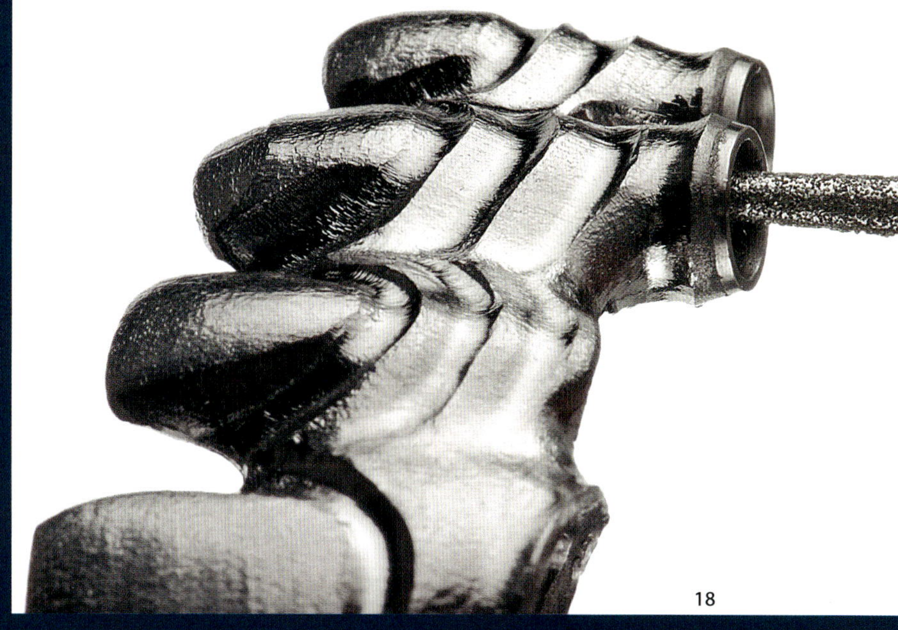

18

根据已经得到认可的初始蜡型设计，复制了轮廓完整的新蜡型（图14）。金属上部结构的设计采用了回切技术。这种完成金属框架设计的回切技术使用了碳化钨钻而不是雕蜡，因为碳化钨钻可以减少蜡型结构中的潜在应力（图15）。上部结构设计的考虑因素包括最终的修复尺寸、咬合关系、瓷厚度、金属框架的重量、光线折射、卫生条件和应力集中。在熔模和铸造工序之前，将铸道杆连接到每个铸造单位上，并将蜡型分割以缓解压力，然后再与铸型树脂重新连接（图16）。完成的金属上部结构（Jensen Security Alloy，Jensen）如图17所示。上部结构的设计模仿了牙槽突的形态。波浪状的起伏设计减少了金属重量，增加了陶瓷收缩中心的数量[165]，并允许不同的折射光穿透陶瓷材料（图18）。牙齿颜色分析是通过与对侧牙列的照相比色来完成的（图19）。在比色期间，应注意避免牙齿长时间干燥，因为脱水会导致比色选择误差。牙龈组织的解剖形态和颜色对牙龈美学的协调起着重要的作用。牙龈组织由游离龈、附着龈和牙槽嵴黏膜组成，它们各有不同的颜色和表面结构。附着龈呈粉红色并有点彩，而牙槽嵴黏膜呈暗红色且光滑，不同个体间颜色差异较大。这些组织颜色的不同可以归因于组织厚度、血供和质地。

为了获得修复体与软组织之间的协调，需要对龈牙结合部的解剖形态学有一定的了解。即使修复体的外观和形状可能是可接受的，但不理想的结果可能是由于牙龈整合不当造成的。咬合关系也很重要；在临床方案中，考虑到种植体的位置，我们一般选择前牙区脱离咬

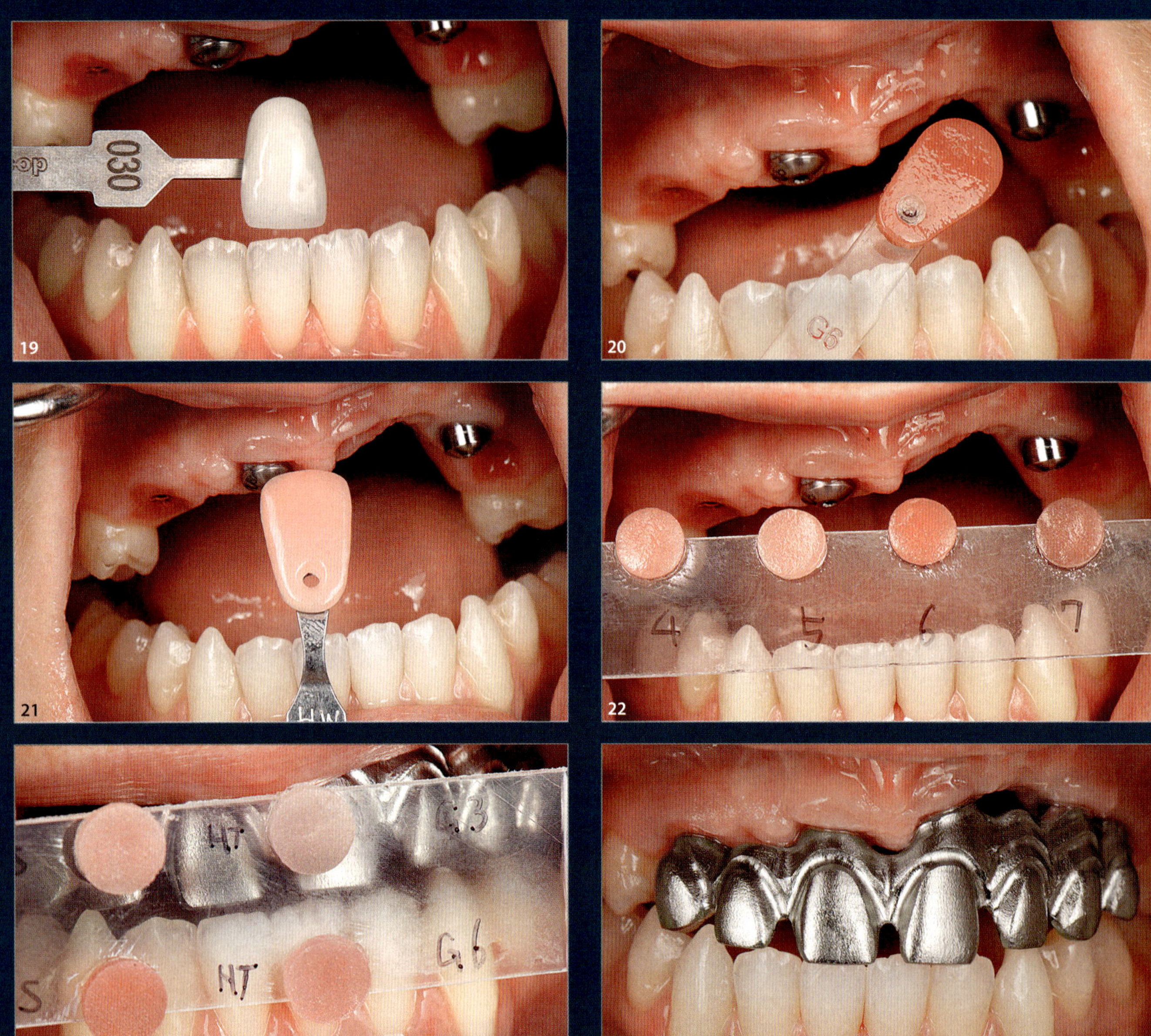

合接触的方案。口腔分层堆塑技术是利用陶瓷材料的明暗度和浑浊度进行系统的增量分层。这些材料的组合应用必须与天然组织解剖相关联，并特异性地适应每种临床情况。

使用与周围软组织对比的照相比色法进行牙龈颜色分析（图20）。用不透明陶瓷制作成一个成品的牙龈瓷比色板，以确定在分层过程中于金属基底上应用正确的不透明颜色。在这种情况下，使用A1不透明色作为基础（图21）。具体软组织区域的评估是通过与成品牙龈瓷的比色板对比后，由照相比色法完成的（Creation CC Gingiva Kit，Willi Geller）（图22）。

图23显示了50：50混合的半透明覆盖（HT-51，Creation CC）对牙龈瓷颜色的摄影比色评估。这种半透明的瓷材料具有优良的荧光效应，可以用来创造高明度区域，从而提高材料的亮度和仿真性。注意牙龈颜色在游离龈区域有较高的半透明性。在应用陶瓷材料之前，对金属支架进行被动就位评估（图24）。

在完成第一次烧结后，陶瓷材料被用于进一步改善牙齿外形和穿龈轮廓，并确定釉牙骨

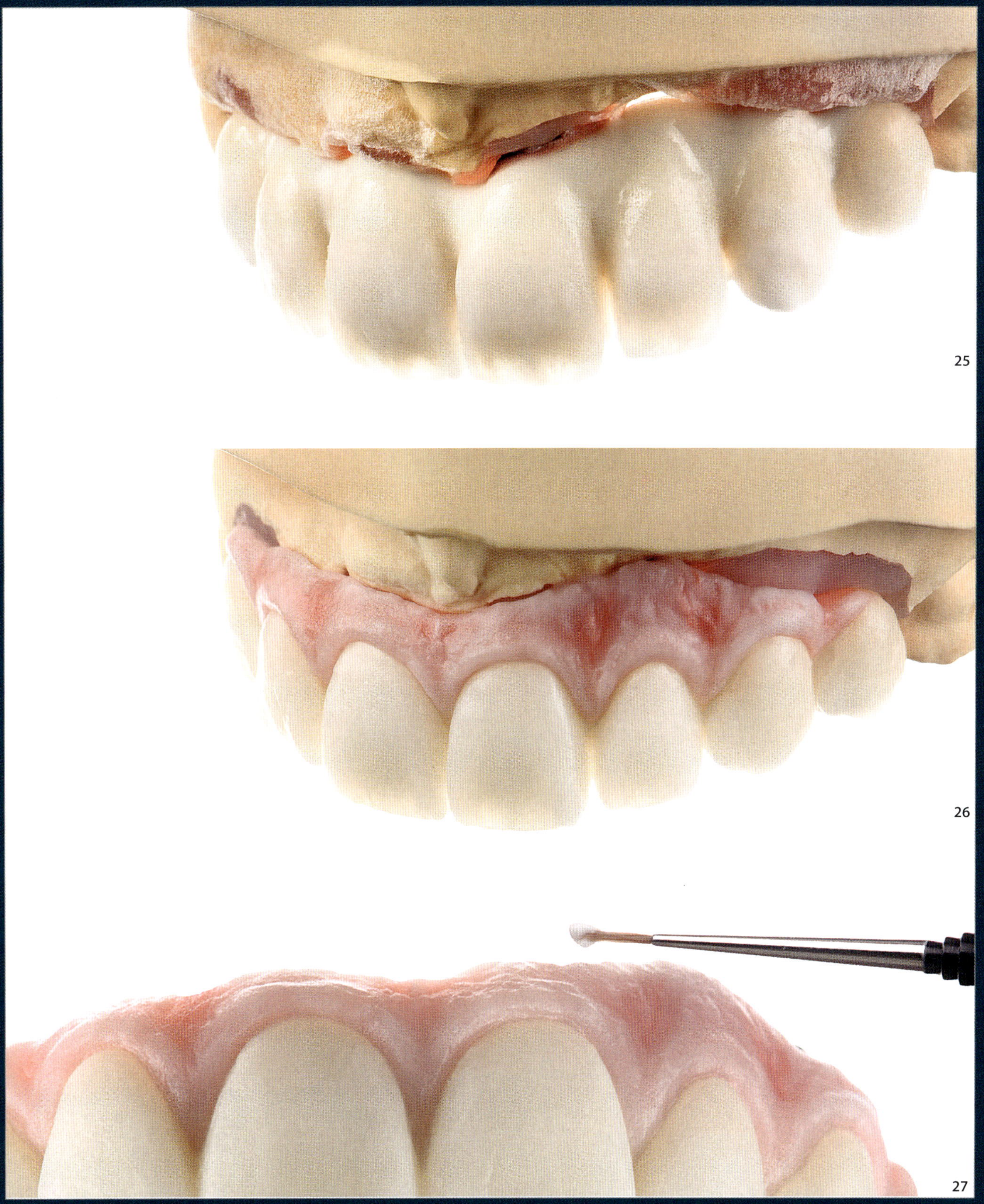

25

26

27

质界（图25）。第三次上瓷后，牙龈形态进一步被完善。值得注意的是，颜色和质地的变化需模仿天然的口腔组织。保持恒定的湿度也十分重要，这是为了防止最终修复体出现孔隙（图26和图27）。多学科的团队必须有能力在修复治疗开始之前预见最终结果。最终完成的治疗，体现了在美学重建、咬合重建参数等方面的高水平知识储备与多学科交流，并重塑了患者自信心（图28～图31）。

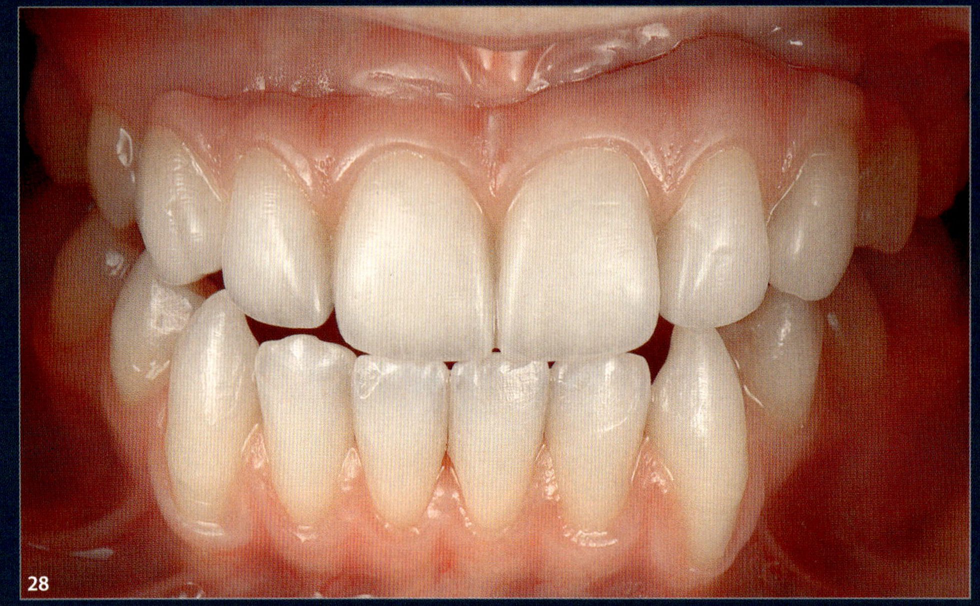

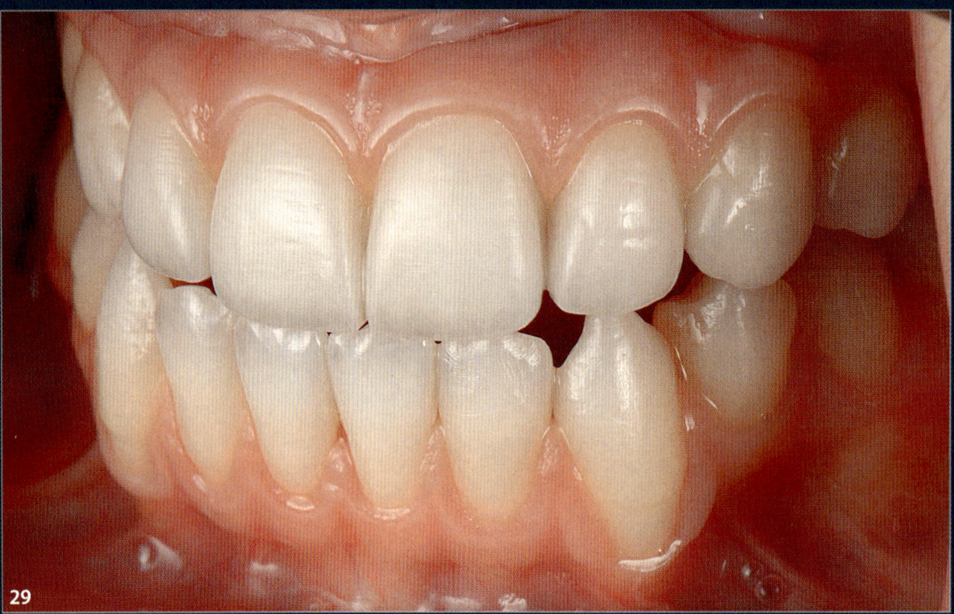

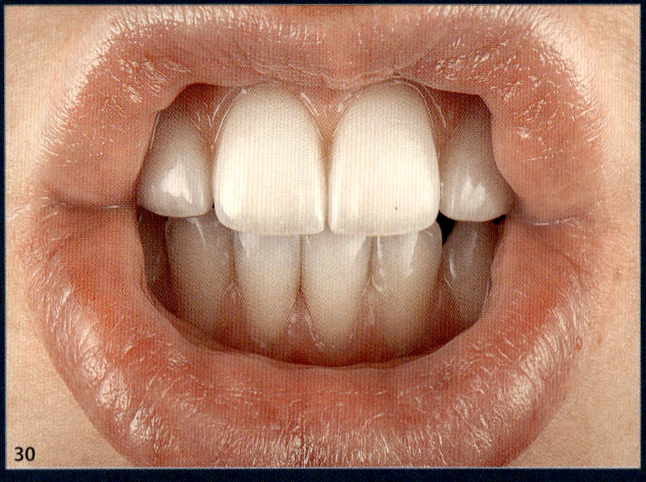

Laboratory work courtesy of Jungo Endo, RDT.

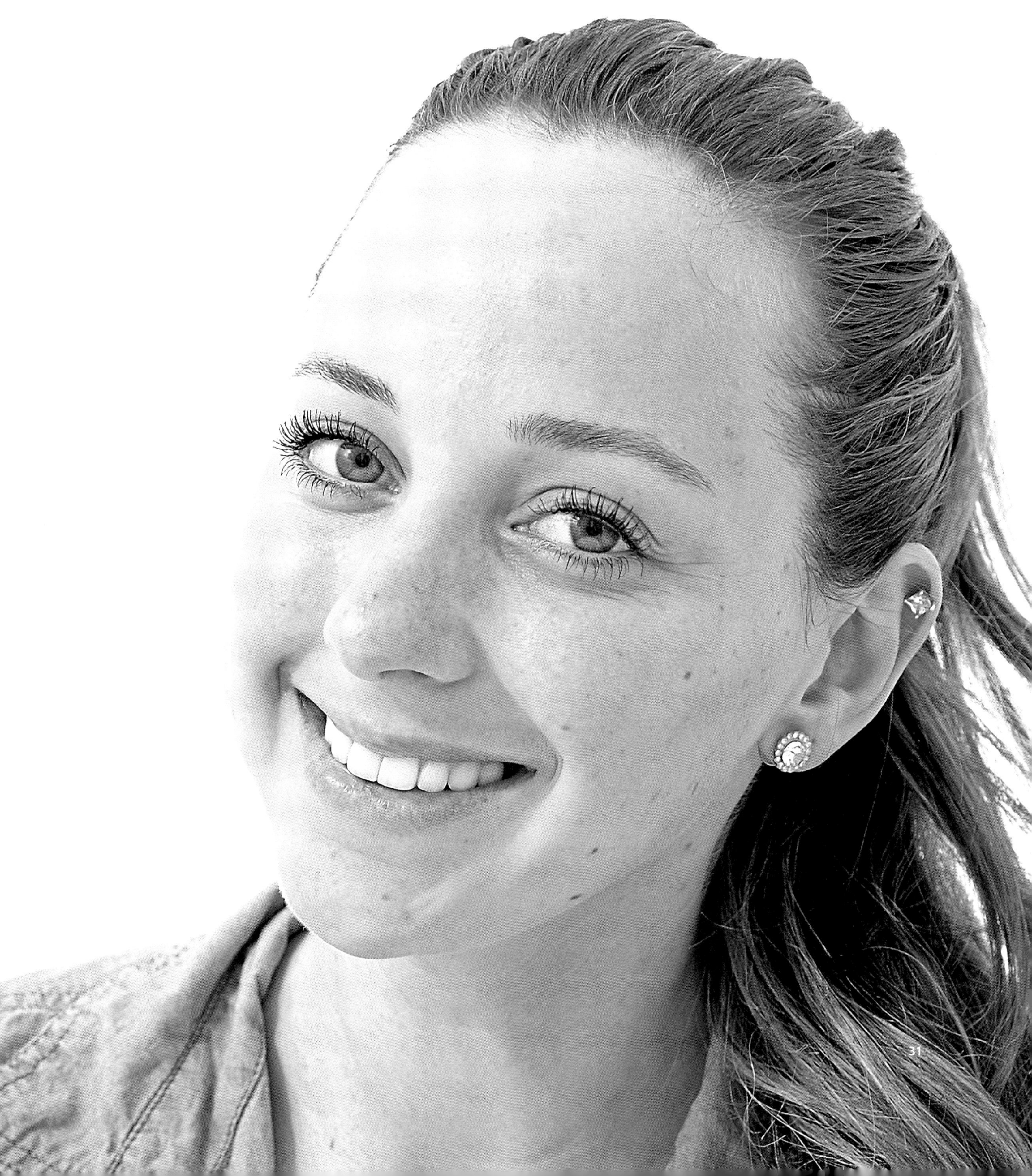

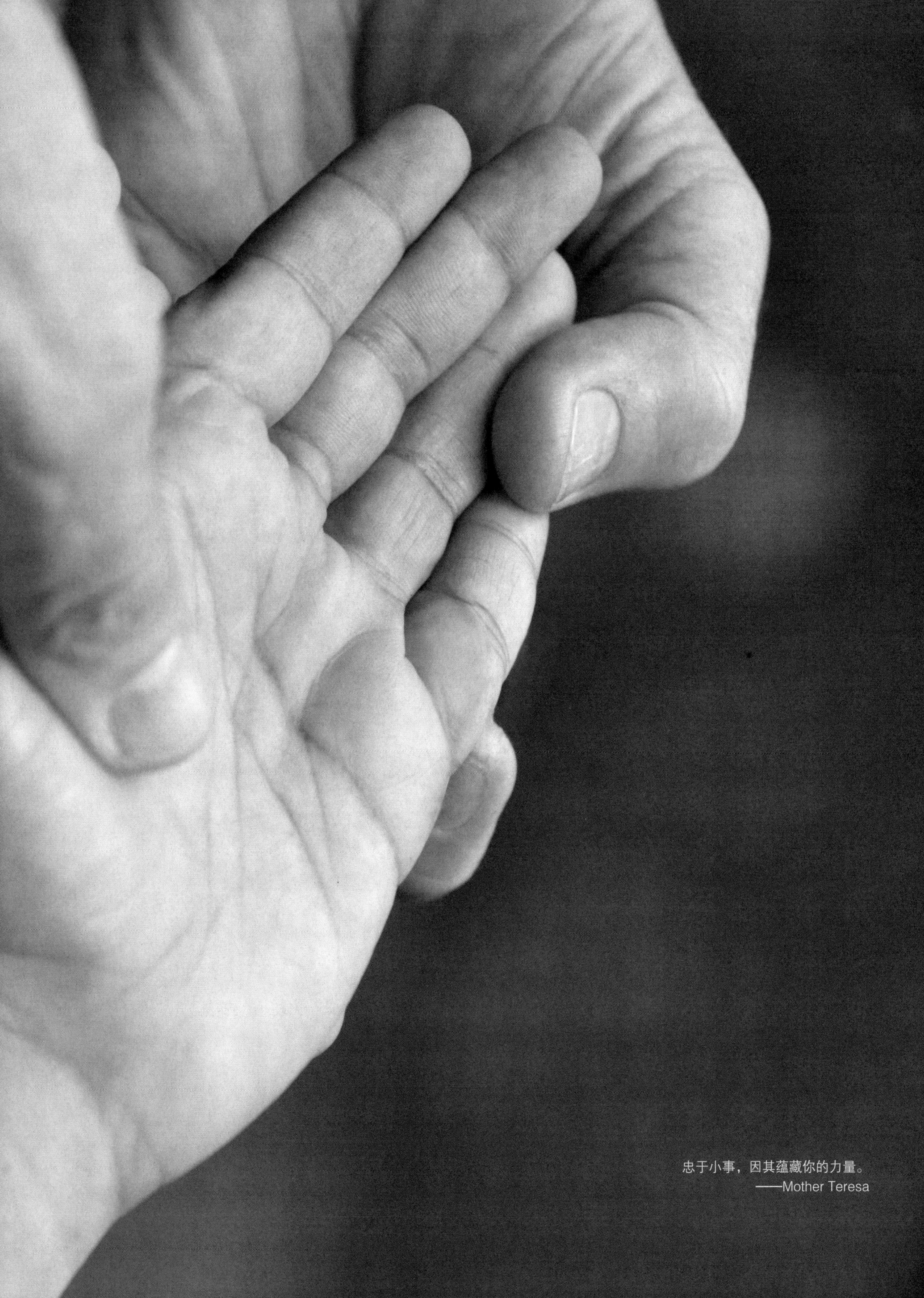

忠于小事，因其蕴藏你的力量。
——Mother Teresa

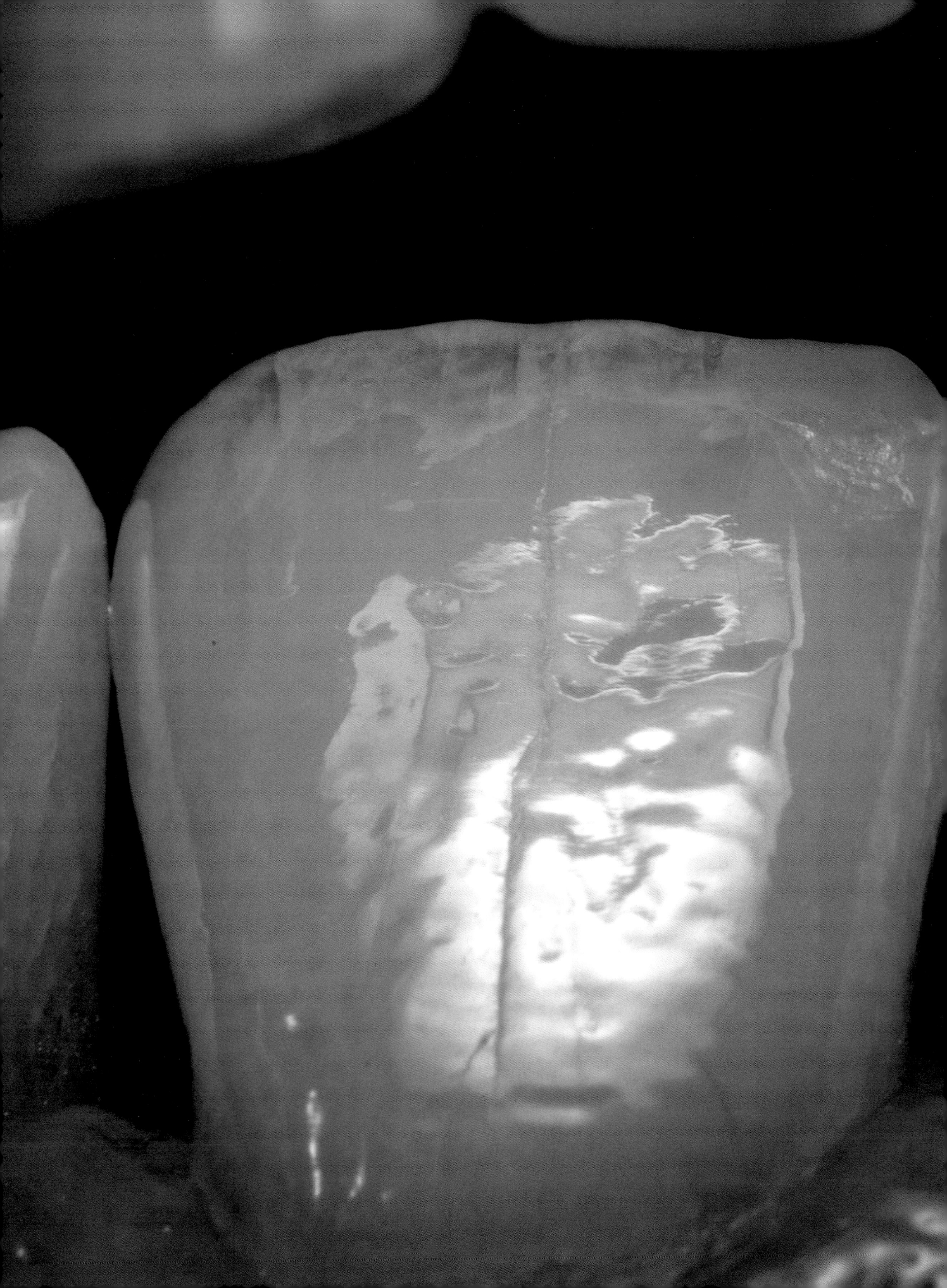

第14章　着色牙的生物治疗

Biomodification of Tooth Discoloration

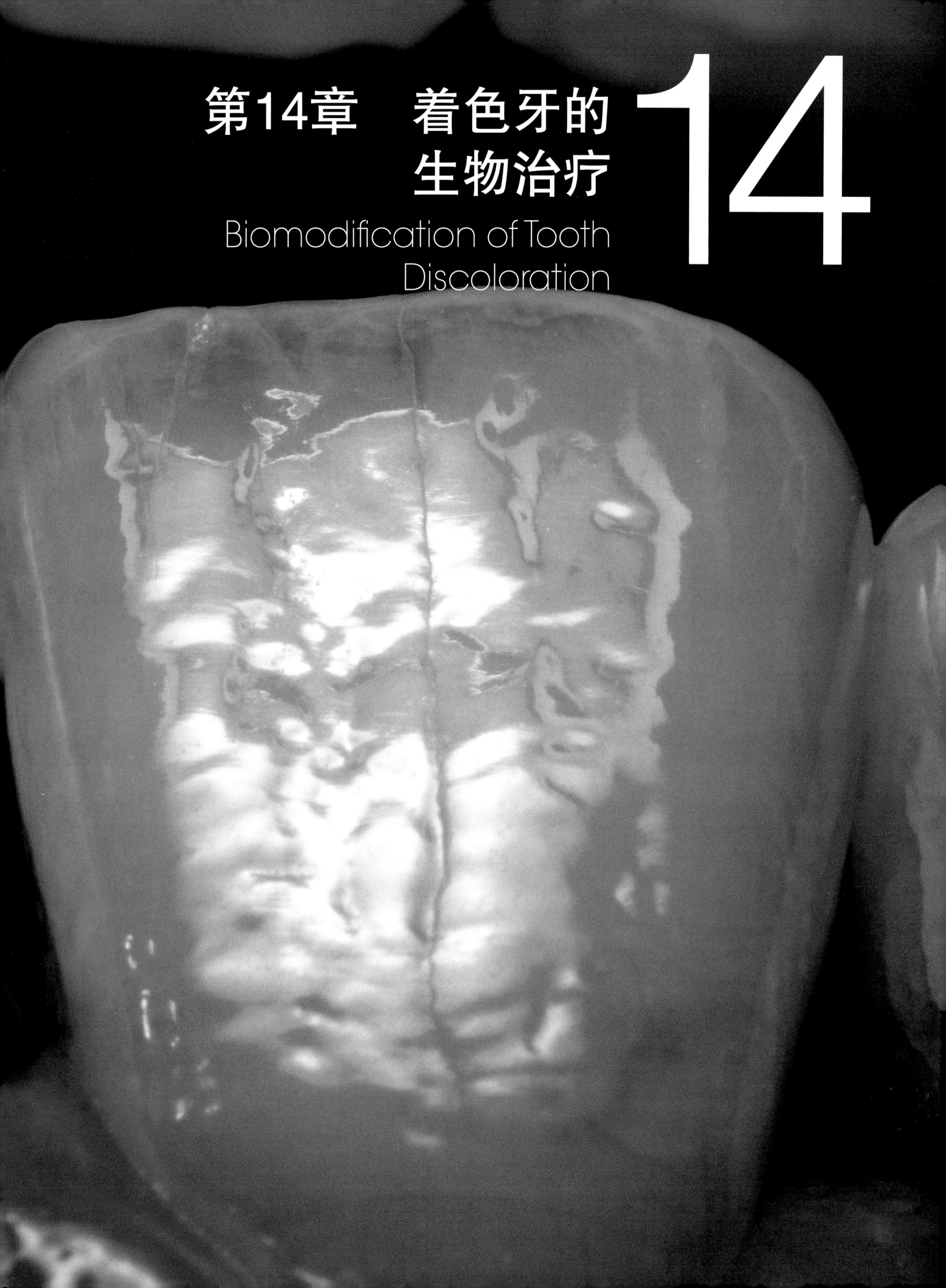

14

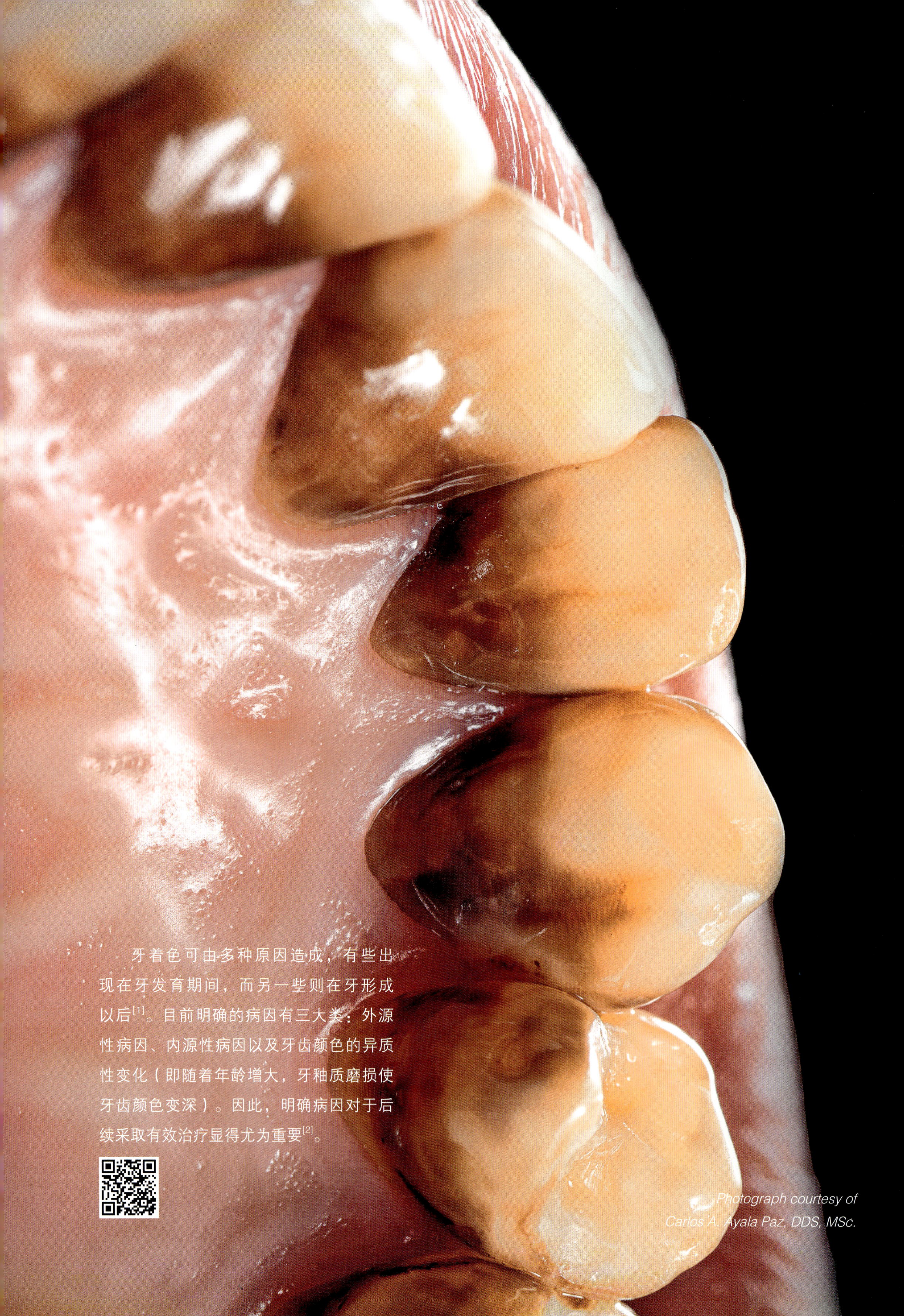

牙着色可由多种原因造成，有些出现在牙发育期间，而另一些则在牙形成以后[1]。目前明确的病因有三大类：外源性病因、内源性病因以及牙齿颜色的异质性变化（即随着年龄增大，牙釉质磨损使牙齿颜色变深）。因此，明确病因对于后续采取有效治疗显得尤为重要[2]。

Photograph courtesy of Carlos A. Ayala Paz, DDS, MSc.

外源性着色

外源性着色是由各种外源性颗粒的堆积和黏附，导致牙面或修复体表面的着色。外源性色源包括烟草、咖啡、茶、补铁剂类药物、氯己定、产色菌以及膳食补充剂中的单宁酸等。外源性着色包括多种颜色：棕色、黑色、绿色、橘色或灰金属色[4]。棕色着色较薄，色素薄膜通常位于上颌磨牙颊面和下颌切牙舌面，偶尔出现在上颌切牙。棕色着色的具体来源尚未明确，目前怀疑是茶和咖啡的单宁酸沉积所致[4]。深棕色到黑色着色是烟草造成的，通常位于牙面的龈1/3及牙釉质缺损处[5]。

绿色着色通常表现为上颌切牙唇面的宽条带状，这是由于产色菌需在有光的情况下生长。这种着色常见于儿童，女性多发，由荧光细菌、青霉菌属或曲霉菌属真菌产生。橘色着色也是由产色菌引起的，较为罕见[4]。长期使用氯己定会使牙和复合材料充填体呈现棕色着色[6]。

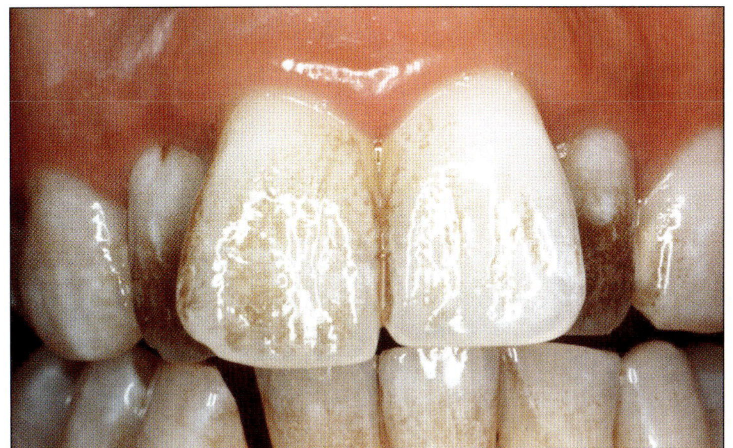

Reprinted from Donly et al[3] with permission.

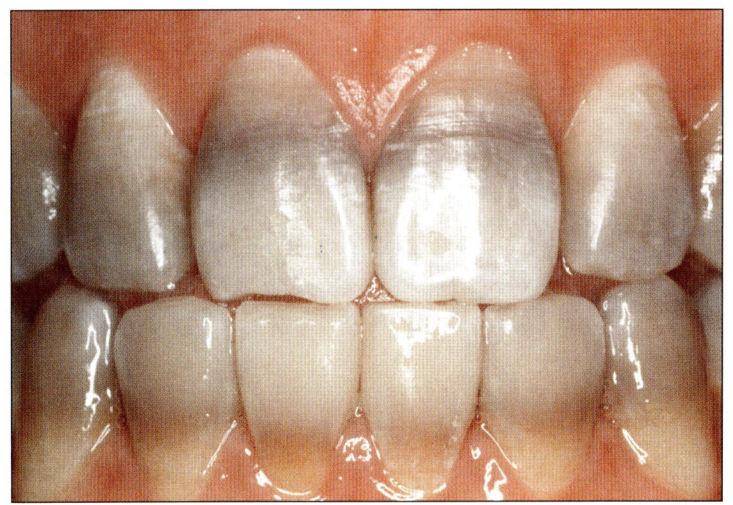

Reprinted from Donly et al[3] with permission.

内源性着色

发育中的恒牙遭受外伤会引起牙齿内源性着色。外伤破坏血供，导致牙髓组织变性并丧失活力。血液中残留的色素渗入牙本质小管，引起牙齿明显着色[7]。

内源性着色的其他形式还包括四环素牙和氟斑牙。四环素牙是由于四环素分子与发育中的牙本质结合，导致牙本质呈现暗黄色、蓝灰色或棕色的着色改变，具体着色类型取决于摄入的四环素浓度以及牙萌出后紫外线的暴露情况[8]。氟斑牙表现为牙面上棕色和白色的斑点，是牙冠形成阶段由于摄入过高浓度的氟化物造成[9]。棕色和白色的脱矿性缺损也称为Colorado棕色着色[10-12]。

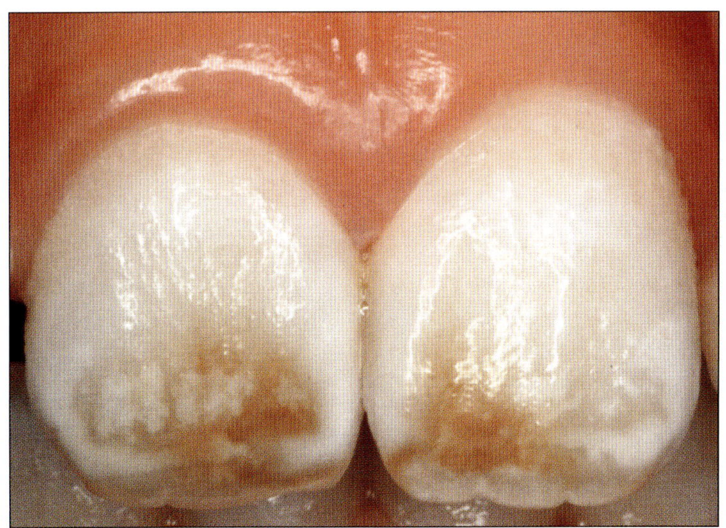

Reprinted from Donly et al[3] with permission.

其他内源性着色可由局部、全身或遗传因素造成，包括牙釉质形成不全、不透明或钙化不全。牙釉质发育不全表现为牙釉质形成不全，钙化不全或成熟不足[13]，着色范围从白垩色到黄色不等。

牙本质发育不全时，牙釉质呈乳白色到灰色外观。牙釉质结构正常，但易脱落，牙冠呈球根状。这类着色牙的漂白治疗效果难以预测[4]。

着色牙的美学治疗从保守治疗到有创性治疗，包括化学治疗（即牙漂白）、化学和微机械研磨处理（即牙釉质微研磨）、复合树脂直接充填、树脂贴面或瓷贴面以及冠修复。治疗方案应根据着色的深度，从最保守的方法开始，如有必要再采取有创性治疗。

着色牙的保守治疗

改善着色牙美观性的保守治疗方法包括牙漂白和牙釉质微研磨[14-17]，相较于机械去除着色牙釉质并用修复性材料充填，漂白和牙釉质微研磨是破坏性更小的替代方案[18]。

牙漂白和牙釉质微研磨的区别不仅在于化学制剂（用于改善牙齿颜色）的使用，还包括处理的结果。牙漂白是在牙表面使用氧化剂的化学过程，氧化剂渗透进入牙釉质和牙本质，引起牙齿颜色改变，微观上不引起牙釉质的减少。而牙釉质微研磨则通过化学和微机械方法去除牙釉质微表面，以消除牙釉质表面着色层。因此，漂白可用于暂时改善牙釉质和牙本质着色（例如，内源性的四环素牙），而牙釉质微研磨可永久去除一些牙釉质表面的着色[17]。

漂白（牙齿美白）

通过化学药物的氧化作用，去除羟磷灰石中的有机色素以增白牙色的方法叫作漂白[19]，早在1848年就有相关报道[20]。自20世纪初以来，使用过氧化氢美白活髓牙已成为临床常规治疗，但漂白结果仍难以预测。目前家庭漂白制剂已改用过氧化脲。

漂白剂处理时，过氧化脲（$CH_4N_2O \cdot H_2O_2$）分解为过氧化氢（H_2O_2）和尿素，尿素随后分解为氨和二氧化碳，而过氧化氢进一步分解成水、氧气和自由基，后者可有效氧化牙齿中的色素分子。对于美白过程还有另一种解释，即过氧化脲接触牙面后，牙釉质会发生局部溶解。已发表的研究论文表明，在漂白过程中，牙釉质显微硬度确有降低[21-24]，可能是由于牙釉质中磷酸钙溶解所致。然而，一旦漂白过程终止，牙釉质会再矿化，填补釉柱溶解所产生的间隙。但再矿化能否达到牙釉质基质中原有矿物质沉积水平尚不确定。尽管过氧化物能引起牙釉质颜色的变化，但实际上美白的最大贡献者可能是牙釉质下方牙本质的颜色变化。此外，漂白后牙釉质的复合树脂粘接强度可能会暂时降低。这是由于牙齿中残留的氧气或过氧化物会抑制树脂粘接，妨碍在酸蚀后的牙釉质中形成足够的树脂突。在结束漂白后等待至少1周再进行树脂粘接可以避免这个问题[25]。

活髓牙漂白的不良反应之一是对冷刺激敏感。敏感度可从轻微到难以忍受，个体差异很大，导致牙敏感的确切机制尚不得而知，可能是尿素的酸蚀作用进展到了釉牙本质界，在这种情况下，冷刺激可通过开放的通道到达牙本质表面，由此在成牙本质细胞突末端形成负压导致敏感疼痛。

活髓牙漂白

活髓牙漂白有如下几种方法：①使用定制式或预成式托盘进行家庭漂白；②家庭漂白联合诊室漂白；③诊室冷光美白；④商业美白牙贴。毫无疑问，在医生指导下的漂白是最可靠和最有效的。其原因当然是医生可以更好地控制大多数影响漂白效果的因素。值得一提的是，各种光照漂白系统可以获得非常满意的结果，无光照漂白系统显然也可获得相同的结果。活髓牙漂白适用于因年龄增长，外伤或药物摄入而引起的牙齿内源性着色[19]。黄色或橘色着色牙的漂白效果通常比蓝灰色着色牙的反应快且效果更好。此外，需要认识到一些与牙齿美白相关的重要因素。首先，治疗效果取决于漂白剂与牙面接触的时间长短。其次是过氧化脲的浓度，目前可用的浓度范围为10%～45%。通常较低浓度适用于家庭漂白，较高浓度适用于诊室漂白。

漂白托盘的质量和密合性也是影响漂白效果的重要因素。如果托盘不够准确密合，尤其是牙颈部，则漂白剂会过早流失。唾液也可能从密合不佳的区域进入托盘。随后，为了使漂白剂的浓度保持在临界水平，一些制造商建议使用储药囊。例如使用屏障树脂或模具垫片，将石膏模型上所有牙齿的唇颊面垫高1mm或更多。但最近的研究[26-27]指出，使用屏障树脂制作储药囊并不能提高家庭漂白的成功率，也不会提高美白效果。

尽管牙齿美白的步骤有所不同，但常见的技术分为两大类。一类是患者在家中使用托盘自行美白，另一类是由临床医生主导的漂白治疗。通常患者在白天或晚上睡眠时将装有过氧化脲溶液的托盘戴入口中数小时，使用1～2周。如果患者无法忍受，则漂白的时间和频率可根据患者的舒适度进行相应调整[19]。临床医生在初次就诊或在2周漂白结束后进行治疗指导。临床医生主导治疗时，过氧化物的浓度可高达35%～45%。但在牙面上使用这种高浓度的过氧化物时，必须在牙龈上涂布牙龈保护剂以保护牙龈。

正如前文提到的，患者在牙漂白过程中常会经历不同程度的敏感。这种敏感与成牙本质细胞突有关，可使用某些药物来减轻或避免牙敏感。从口内取出含有过氧化脲托盘后立即在牙表面使用脱敏剂（Gluma，Heraeus Kulzer）或苄基氯化铵可消除这种敏感。苄基氯化铵易于覆盖并封闭牙本质小管。另外，Gluma脱敏剂可以渗透到牙本质小管深处，在小管内形成一系列钙桥。这些小管内的钙桥可防止成牙本质细胞突周围液体的流动，从而消除了潜在的敏感性。

尽管关于漂白效果持久性的文献很少，但临床医生一致认为漂白效果不是持久不变的。实际上，牙齿的亮白度很可能在一段时间后降低，意味着需要重复漂白过程。

死髓牙漂白

将高浓度过氧化氢放置于牙冠内部来改善牙髓治疗后牙齿的着色，这种方法叫死髓牙漂白。牙髓治疗后，约10%的牙齿出现颜色改变[28]。这些着色可能是牙髓治疗前由于外伤渗出的血液进入牙本质[29]，牙髓治疗后残余牙髓组织分解，冠方敞开不足，根管治疗中使用的药物以及充填材料或水门汀的着色结果[19]。死髓牙漂白技术包括诊室漂白、“诊间漂白”或两者的联合。

死髓牙诊室漂白是将35%过氧化氢糊剂或凝胶放入干净的髓腔中，是一种冠内漂白技术。以往这是一种热催化技术，利用热量来加速漂白剂的氧化过程。目前的内漂白技术不需要加热，但必须用水门汀（即聚羧酸盐或玻璃离子）严密封闭根管口，防止漂白剂渗漏到根管内，以降低牙颈部吸收的可能性。牙颈部吸收在一小部分病例（1%）中有报道，因此建议进行影像学追踪随访[30]。

诊间漂白技术与上述方法类似，在封闭根管口后，将35%过氧化氢放置在牙冠内。与诊室漂白的区别在于这种方法需用临时充填材料［即Cavit（3M ESPE）、IRM（Dentsply）或玻璃离子］将漂白剂封闭在清理后的髓腔内。另一种安全性更高的漂白剂是过硼酸钠和水或盐水的混合物，但需要更长的漂白时间。为获得最佳效果，常需1～3次复诊。另外，结束冠内漂白后，最好立即将氢氧化钙粉末和无菌水制成的糊状放置于牙冠内，以降低牙颈部吸收的可能性[31]。这些漂白方法存在复发（即着色）的可能性，复发后应考虑的替代疗法是外漂白。值得注意的是，最近一项研究表明37%过氧化脲进行内漂白并不会削弱牙体组织。然而，在这些漂白后的牙齿中，使用临时充填材料或金属桩修复的牙呈现最不利的折裂模式，而最有利的折裂模式发生在复合树脂和玻璃纤维桩修复后[32]。

牙釉质微研磨

微研磨技术将酸蚀剂与研磨颗粒联合使用以消除浅表的牙釉质着色。使用旋转切割器械（例如，细金刚砂车针或抛光碟）可减少微研磨的处理时间。含有酸和研磨颗粒的混合物［PREMA compound（Premier Dental Products）或Opalustre（Ultradent）］同时具有研磨和酸蚀作用，称为磨损作用[3]。该组合的处理过程不仅去除了牙釉质表层，同时将研磨残留的矿物副产品压实到牙釉质表面[3]，在牙釉质表面形成厚约15μm、具有玻璃样质地和光泽的光滑致密矿化层[33]，叫作牙釉质釉层[10]。研磨结束后，口腔中持续的矿化过程可能会进一步改善牙釉质表面，而新形成矿化层的光学特性掩盖了残余着色[3,34]。此外，唾液导致的牙齿的水合作用增强了牙釉质的光学特性。牙釉质微研磨联合氟化物治疗可能具有抑制脱矿的协同作用[33]。体外偏振光和扫描电子显微镜研究表明，这种牙釉质表面更能抵抗脱矿和变异链球菌的定植[3,10,15]。该治疗的其他好处还包括[3,15,35]：

- 创伤最小的修复方法之一
- 仅需少量的治疗时间
- 与其他修复方法相比，经济便宜
- 牙釉质损失量极少
- 减少牙菌斑堆积
- 促进再矿化

· 具有预防牙科的应用潜能

牙釉质微研磨的决定性因素在于对牙釉质缺损深度的初步评估。着色深度有时可从患牙切端视角观察确定，但是某些缺损的深度仍难以准确判断。因此术前应告知患者，若牙釉质微研磨无法消除着色和/或将唇面变成了平坦状或凹坑状，可以采取其他处理措施。为解决牙釉质缺损太深而无法消除着色和某些牙本质着色，应考虑微研磨法和复合树脂粘接的联合治疗。但是，在粘接之前必须使用金刚砂车针预备微研磨后的牙釉质表面，和/或使用比常规酸蚀长30～45秒的时间来酸蚀牙釉质，因为矿化后的牙釉质具有更强的抗酸蚀能力[10]。

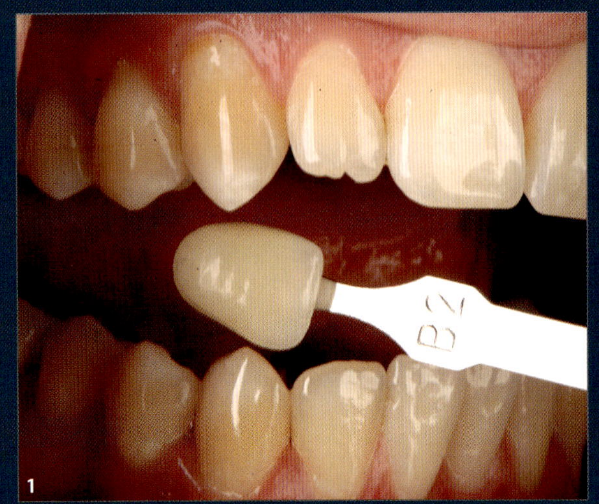

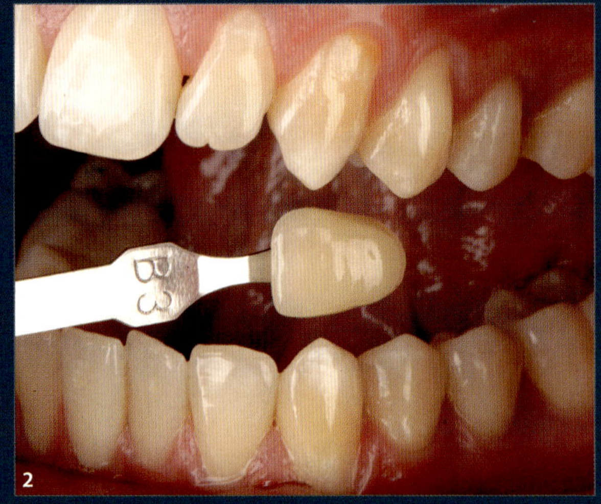

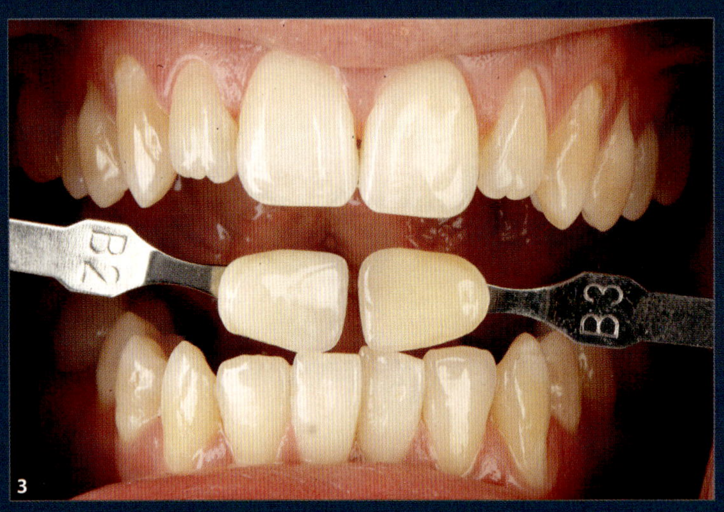

活髓牙漂白

定制托盘技术

大多数活髓牙漂白技术使用不同浓度的过氧化氢及其衍生物进行漂白处理。过氧化氢的分子量小，容易通过牙釉质和牙本质。尽管漂白的化学机制尚未完全明确，其机制被认为是有机色素的氧化。与其他类型的着色牙相比，橘黄色内源性着色牙的漂白效果最佳。漂白过程通常不是永久性的，漂白后1～3年内的颜色回复往往就很明显。虽然持续的漂白会对修复体表面产生影响，但短期处理对修复体表面、材料完整性或颜色似乎没有任何明显的影响。然而，当聚甲基丙烯酸甲酯（PMMA）材料暴露于过氧化脲时，会导致该类临时修复体出现橘黄色着色[19]。此外，采用漂白技术，必须考虑牙齿中残留的氧气或过氧化物对牙釉质粘接

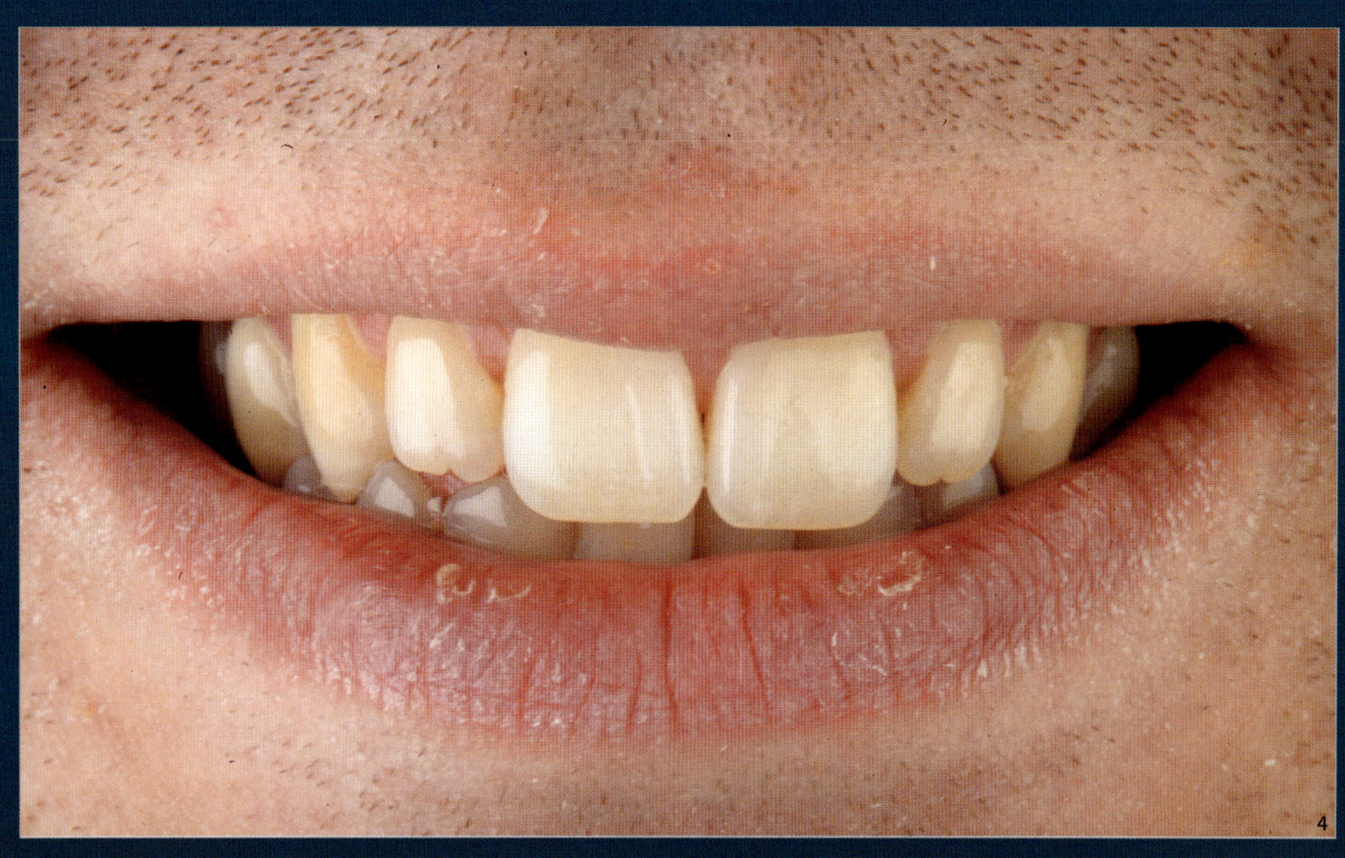
4

强度的影响。这些残留物会抑制粘接型树脂的聚合，通常建议复合树脂粘接修复至少延迟1周后进行[25]。活髓牙漂白技术包括诊室漂白和家庭漂白，适用于增龄性、药源性或外伤造成的牙着色。有时为了使修复体与天然牙颜色协调，活髓牙漂白也非常有用。

一名27岁患者的牙齿呈橘黄色着色，无龋齿、牙颈部缺损及牙本质暴露（图1～图4）。建议使用定制式托盘行活髓牙家庭漂白。制取上下颌牙列的藻酸盐印模。为防止在牙齿上或牙齿周围形成气泡，在放置印模托盘前，先将藻酸盐涂抹到牙齿和邻近牙龈上。在感染控制和冲洗后，将印模灌注成石膏模型。沿外围修整石膏模型以去除前庭，减少石膏底座厚度，干燥模型。在某些情况下，可去除石膏底座，形成平整的马蹄形模型以防止过多的压膜材料变薄。用锐器（例如，Reeves雕刻刀或#12手术刀片）修整石膏模型的轮廓边缘。

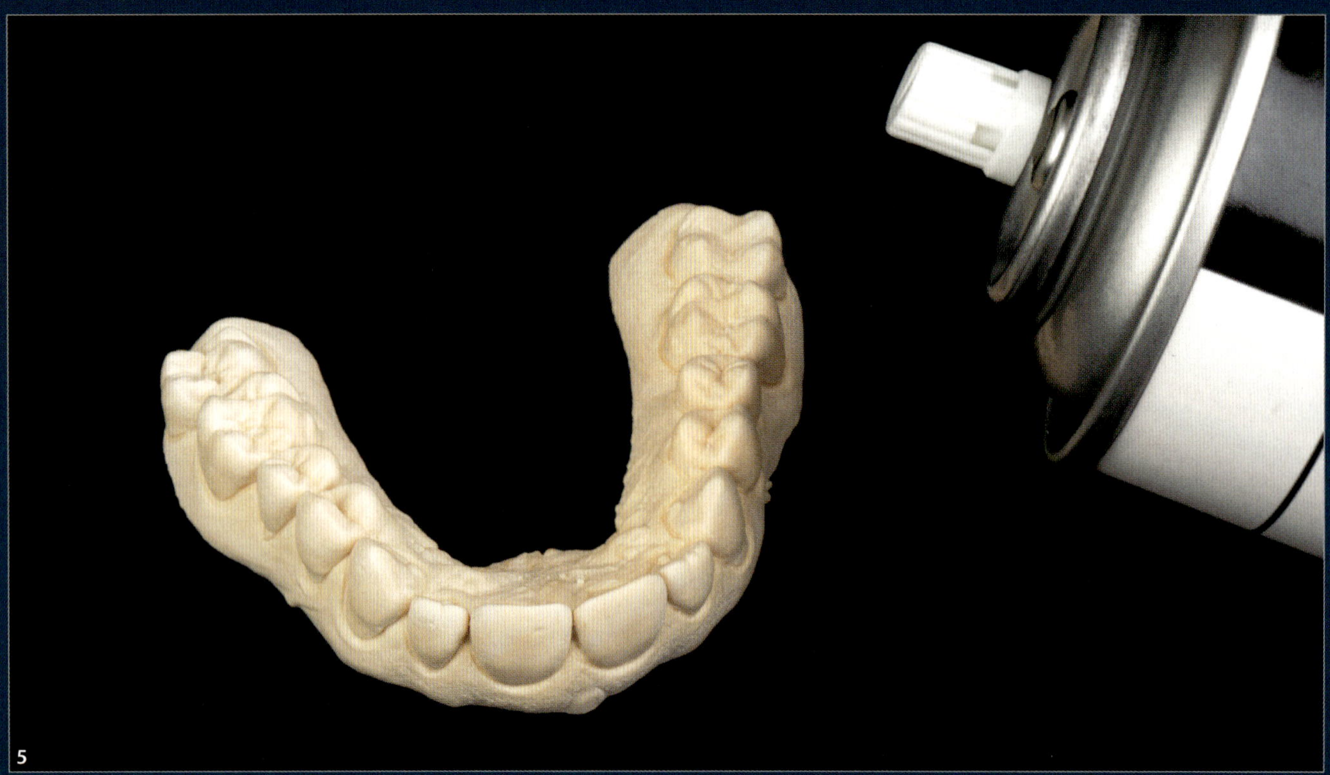
5

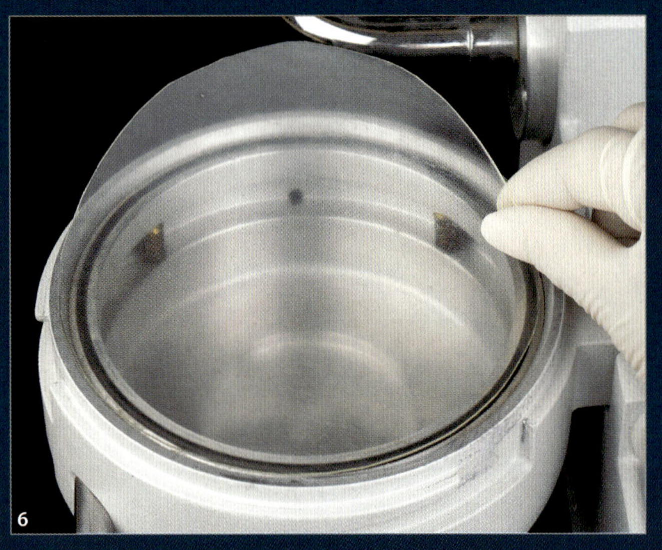
6

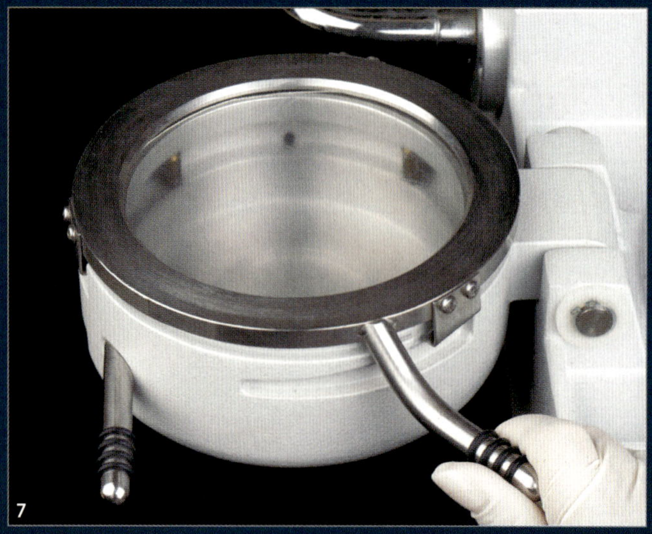
7

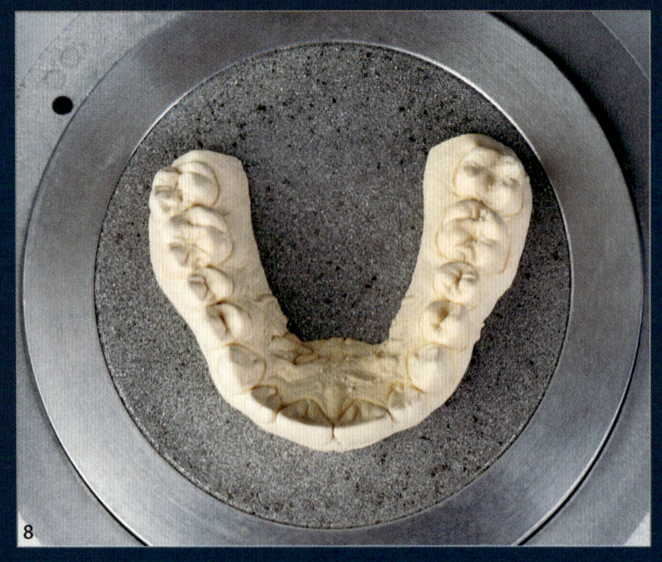
8

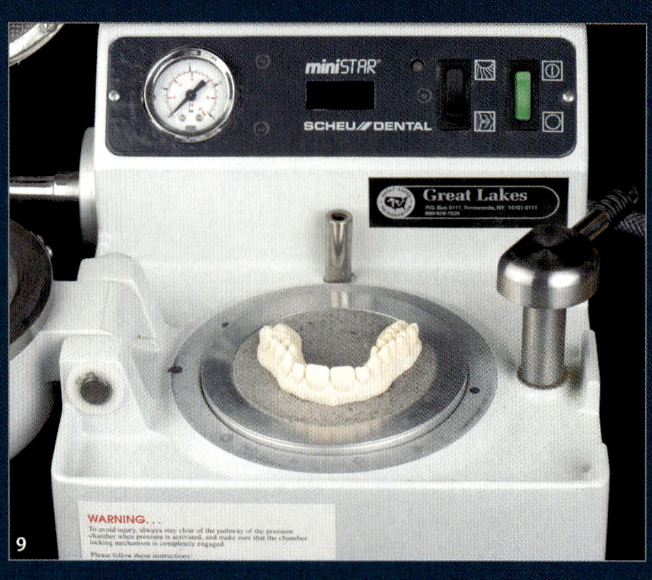

9

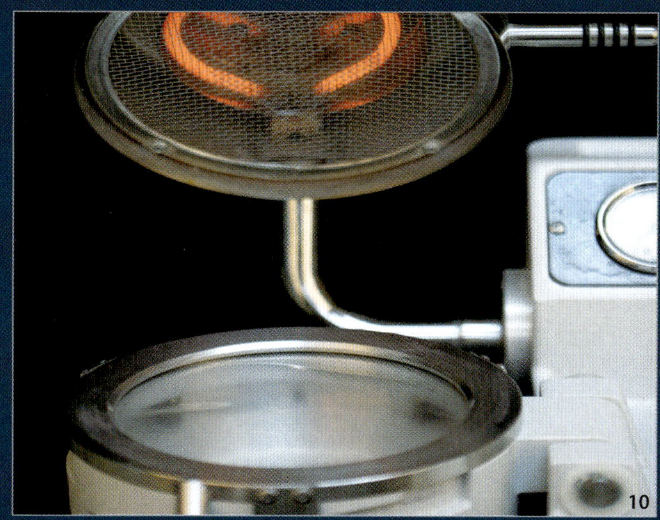
10

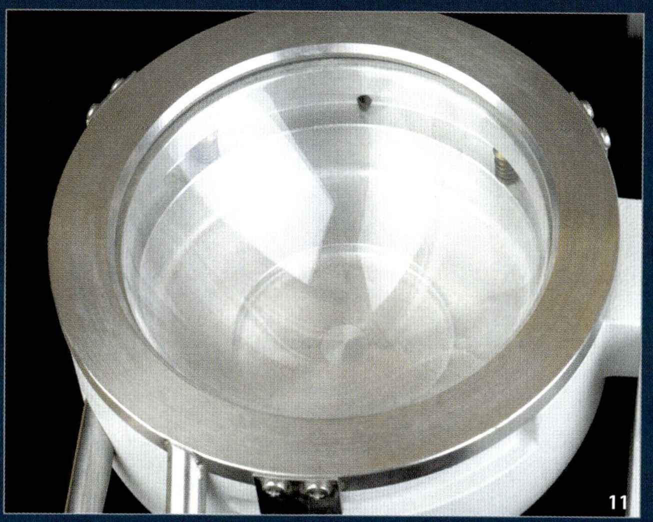
11

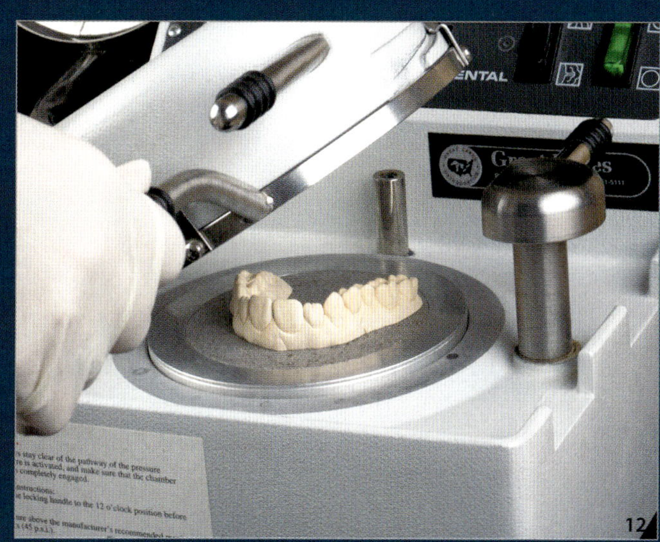
12

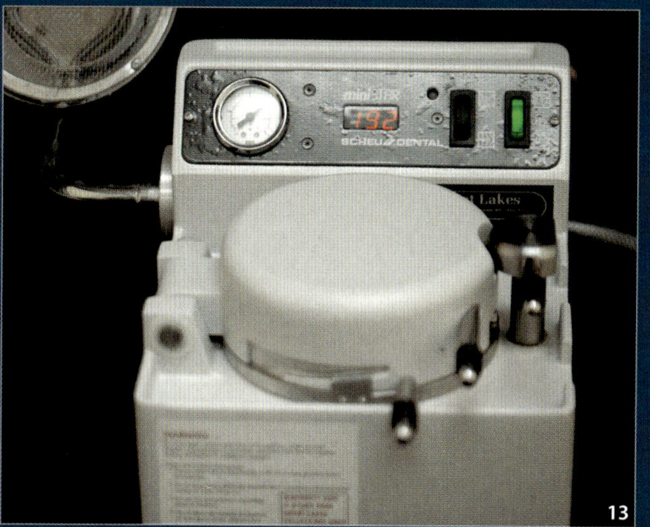
13

制作漂白托盘

用分离剂喷涂石膏模型（图5）。制作托盘的膜片被固定在真空成型机上（Ministar S, Great Lakes Orthodontics）（图6和图7）。修整好的石膏模型放置于铸造台的中央（图8和图9）。输入热成型材料的加热时间，并将加热元件转到热成型材料的压力腔上方。当加热器放在该材料上方时，加热元件变红，加热开始（图10和图11）。一旦达到成型材料的加热时间，移开加热元件，将压力腔翻转到铸造台上方（图12和图13）。锁定手柄将压力腔固定在铸造台上，并形成负压腔室，膜片紧贴模型。在冷却时间结束时，解锁并打开手柄，移除包被有塑料外壳的石膏模型。

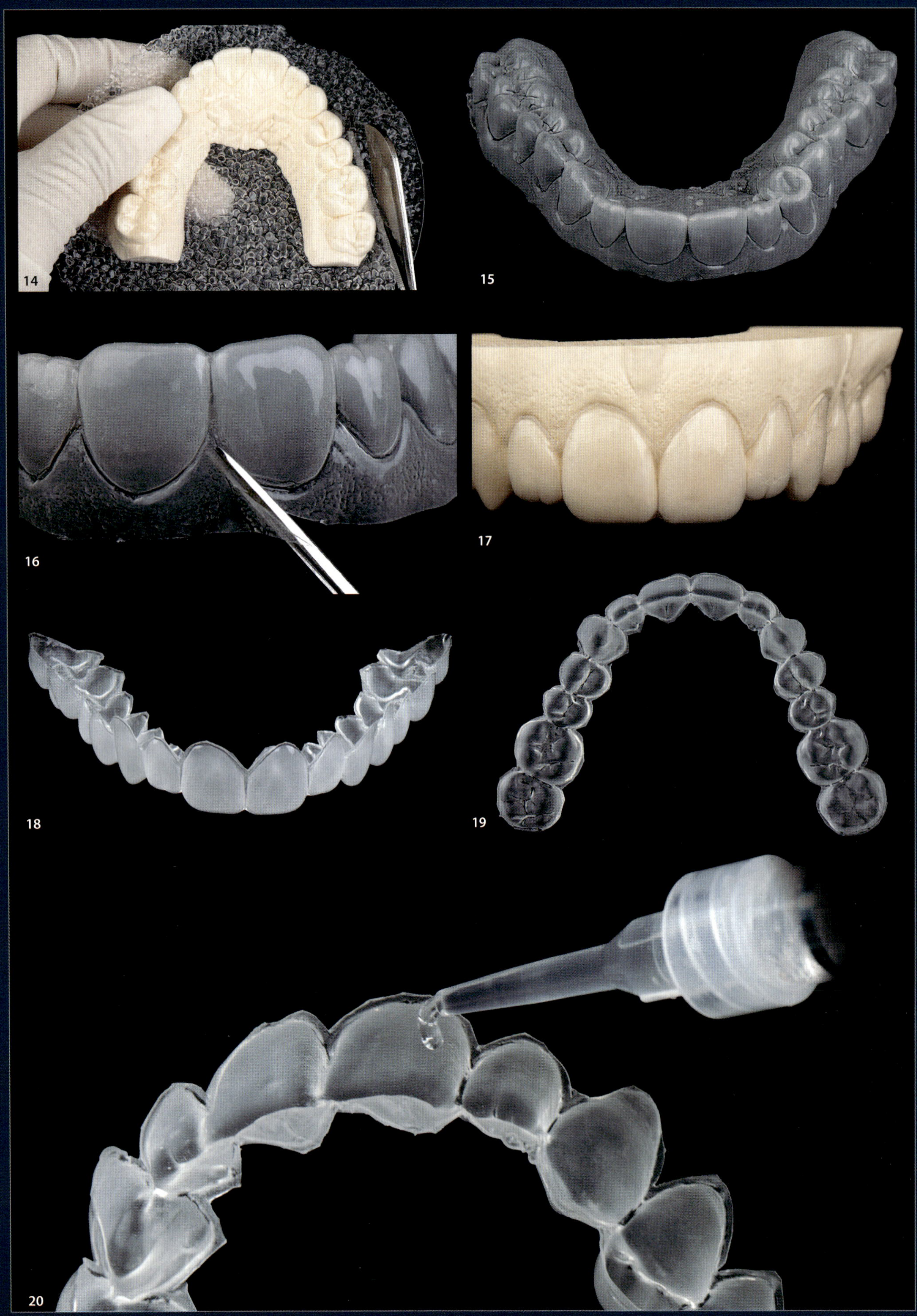
14
15
16
17
18
19
20

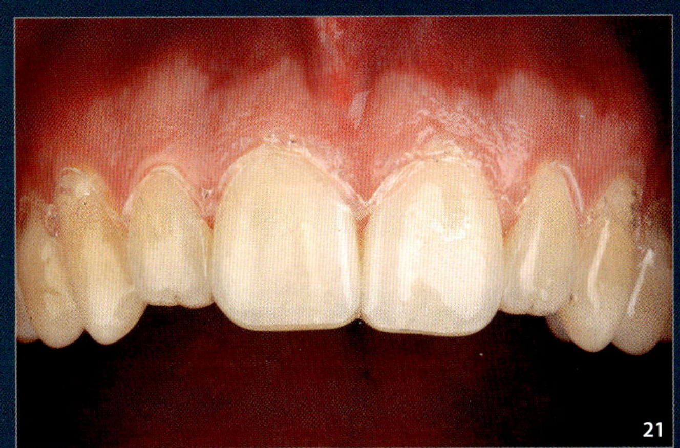
21

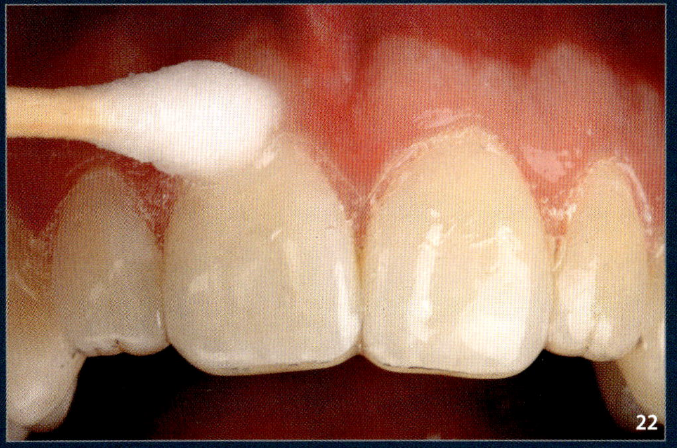
22

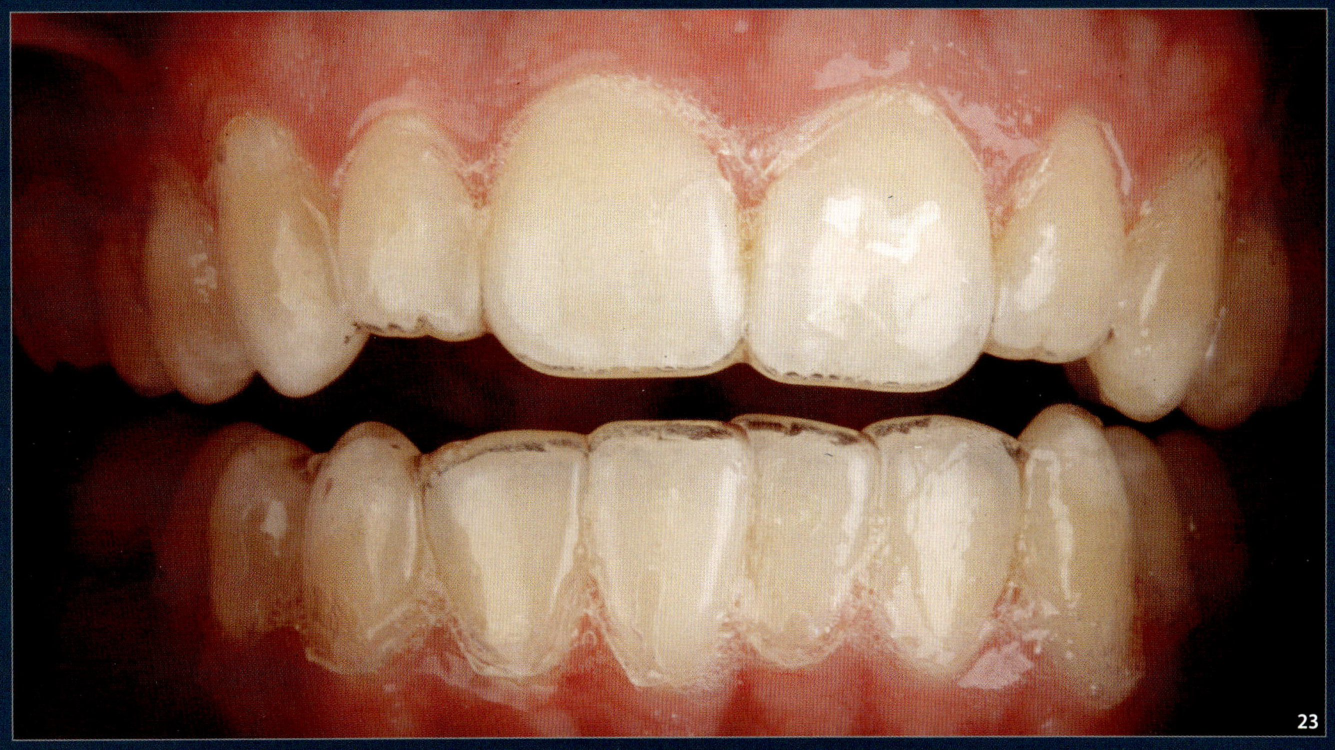
23

首先用#11手术刀片或剪刀初步修整漂白托盘：沿牙齿唇舌面牙龈边缘根方3～5mm处，使用平滑的直线切口去除多余部分。然后将托盘从模型上取下来检查（图14和图15）。用直或弯的锐剪刀沿托盘唇舌面边缘修剪成扇形边缘（图16～图19）。这种设计可防止漂白材料滞留在牙龈和托盘之间。漂白托盘制备完成并准备交给患者。接下来试戴托盘并检查托盘与牙列的密合性，有无粗糙边缘，有无殆干扰，并进行必要的修改。指导患者使用后，将10%过氧化脲凝胶［例如，Opalescence（Ultradent Products）］或NiteWhite ACP（Discus Dental）薄薄的一层挤到待漂白牙齿相对应托盘的唇面内侧（图20）。放入托盘后，用棉签清除软组织上的多余部分（图21～图23）。由于潜在的牙龈刺激，任何多余的材料都不应留在软组织上。告知患者戴托盘时不要进食或喝水。取出托盘后，应在流水下冲洗清洁托盘。此外，使用牙刷清除托盘和牙面上残留的漂白凝胶。

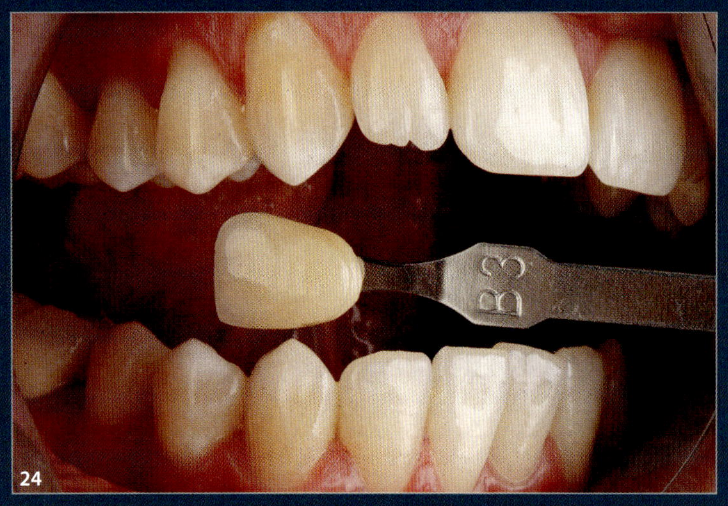

24

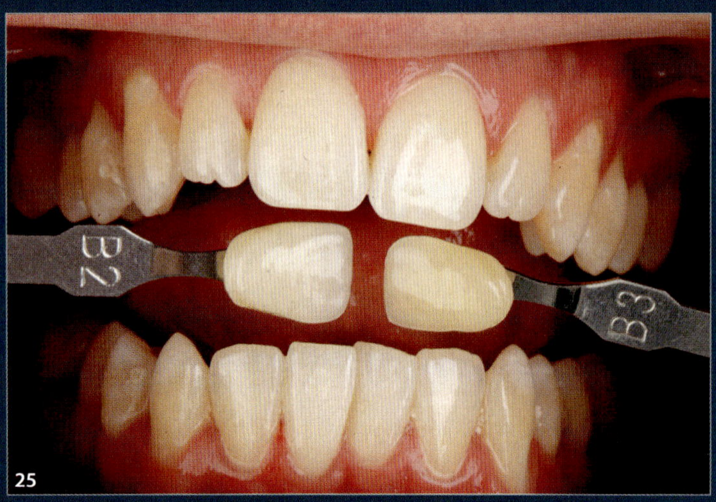

25

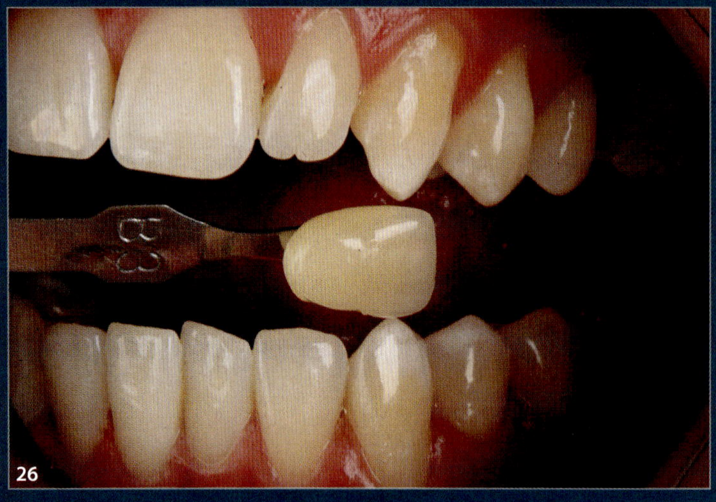

26

图24～图26为家庭漂白后24小时的牙齿比色。注意在尖牙和前磨牙的牙颈部和牙体部遗留的橘黄色。图27～图29为家庭漂白处理1周后的比色情况。

经过2周的家庭漂白后，尖牙和前磨牙的牙颈部与牙体部的颜色均匀过渡，笑容更加明亮（图30～图33）。

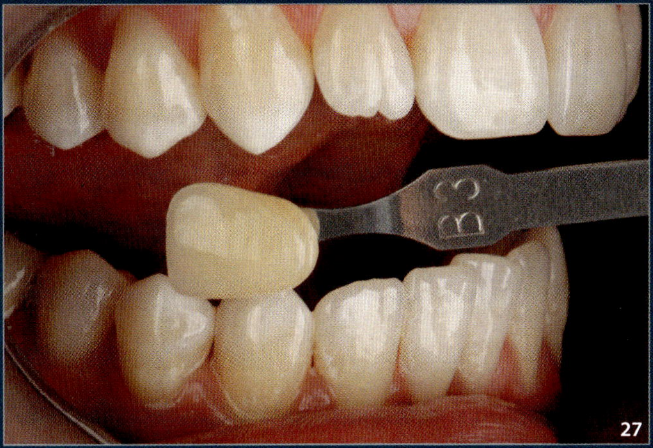

27

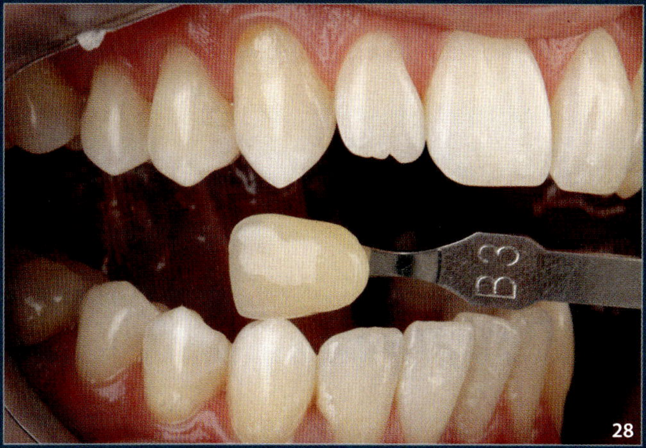

28

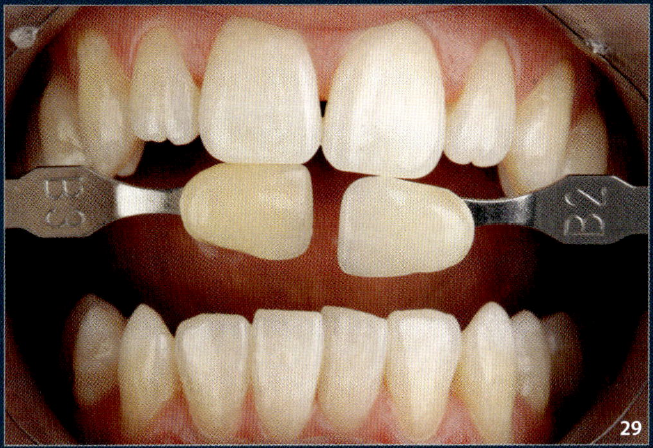

29

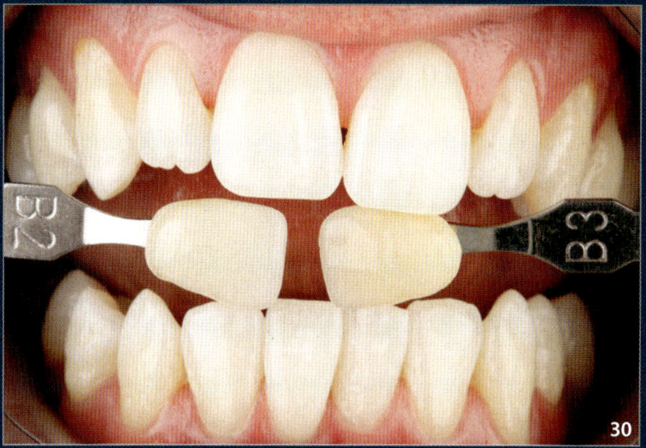

30

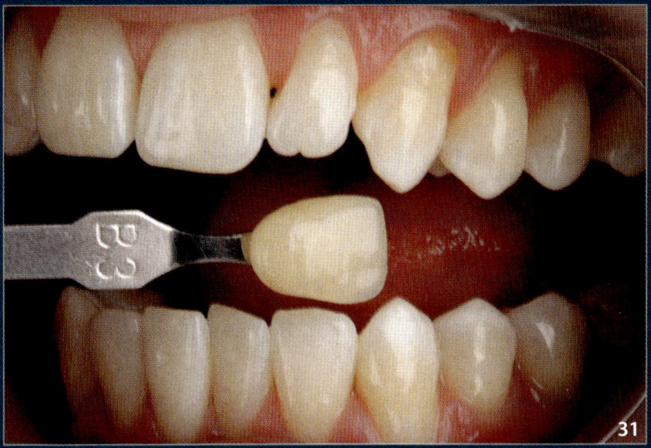

31

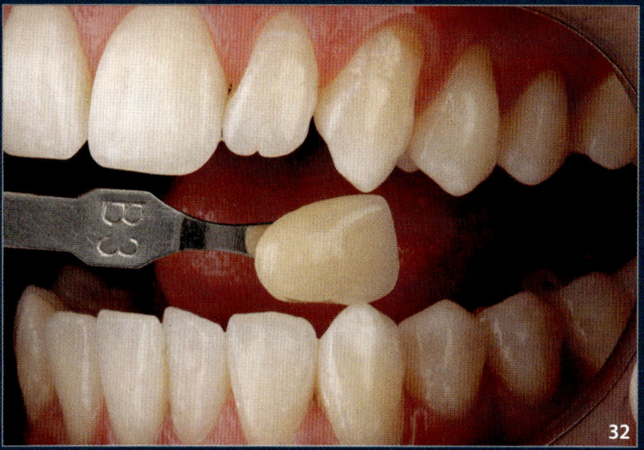

32

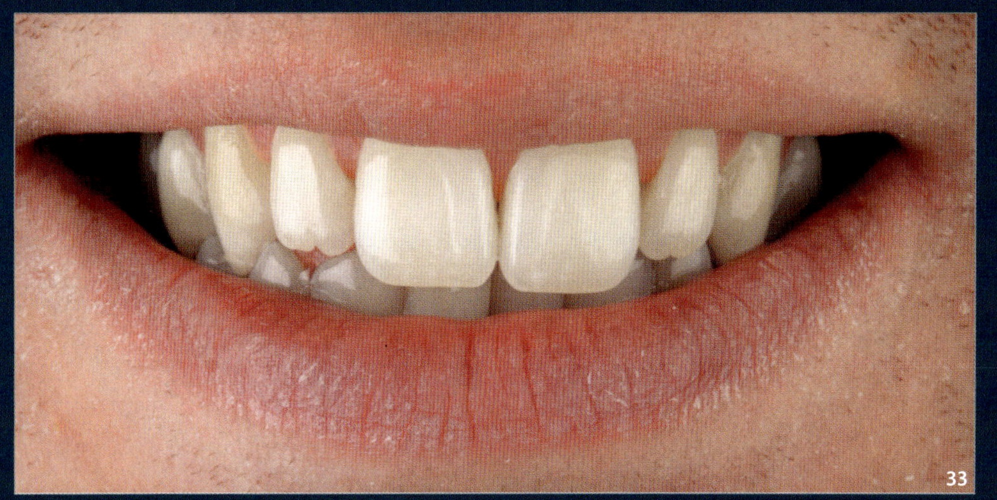

33

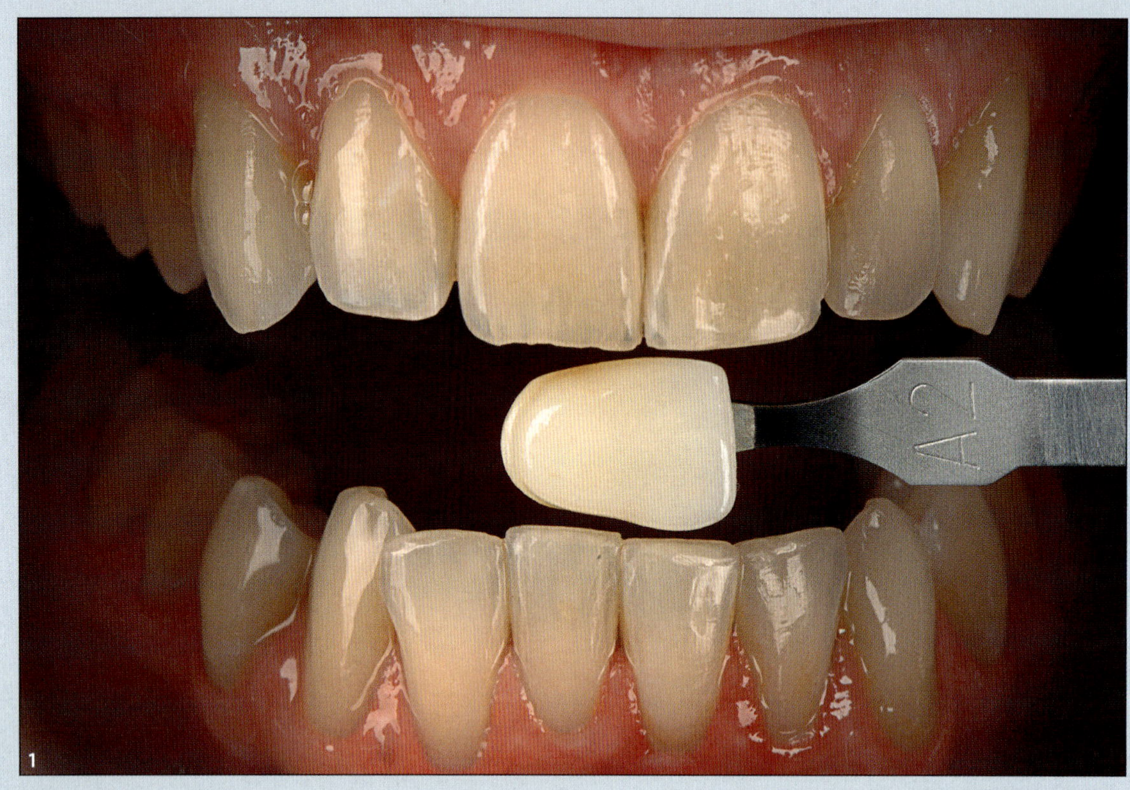

1

活髓牙漂白

预成式一次性托盘

这位30岁的女性无龋齿，无牙颈部缺损及暴露的牙本质。照片比色分析显示其天然牙为橘黄色内源性着色（图1）。选择了预成式美白托盘（Opalescence Go，Ultradent），该托盘不需要印模、灌注模型或制作室制造。在此系统中，患者只需从包装中拿出上下颌托盘，从正中放入口内并包裹到牙弓上（图2和图3）。患者进行吮吸或吞咽动作使托盘适应牙齿，然后取走外层托盘盖（图4）。托盘可用于容纳6%、10%和15%浓度的过氧化物，并含有硝酸钾以降低潜在的敏感性，还含有氟化物以预防龋齿并增强牙釉质[21,36–39]。这些预成式托盘佩戴时间分别为60～90分钟（过氧化物浓度为6%）、30～60分钟（过氧化物浓度为10%）和15～20分钟（过氧化物浓度为15%），比传统的定制托盘佩戴时间要少。图5为使用预成式托盘进行2周漂白治疗后，消除了橘黄色着色，牙色得以改善。

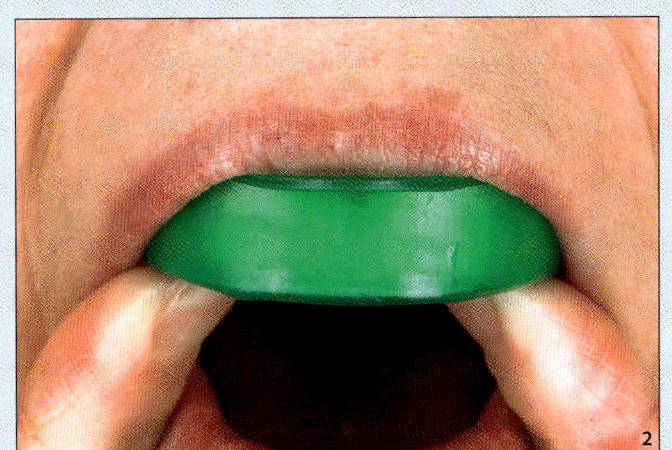
2

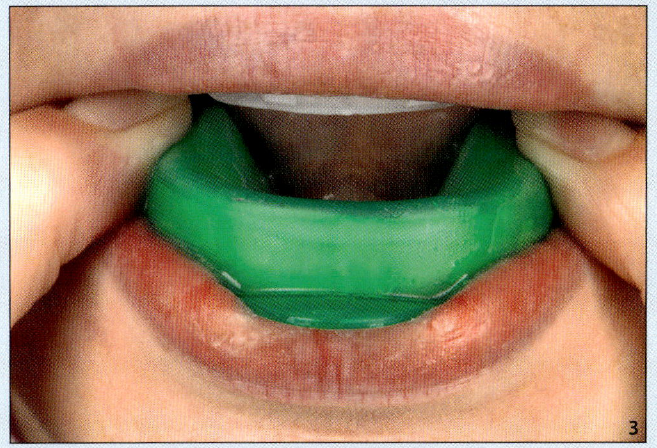
3

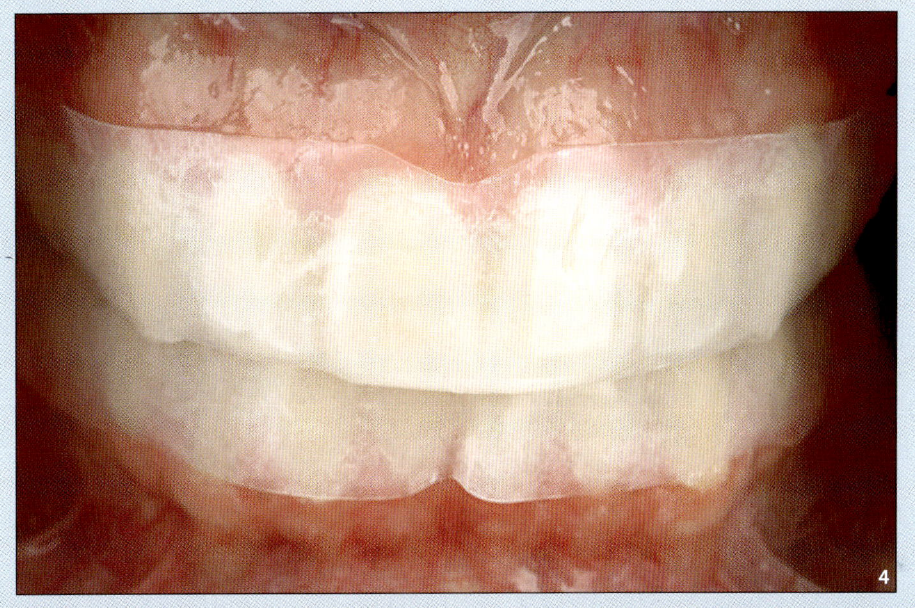
4

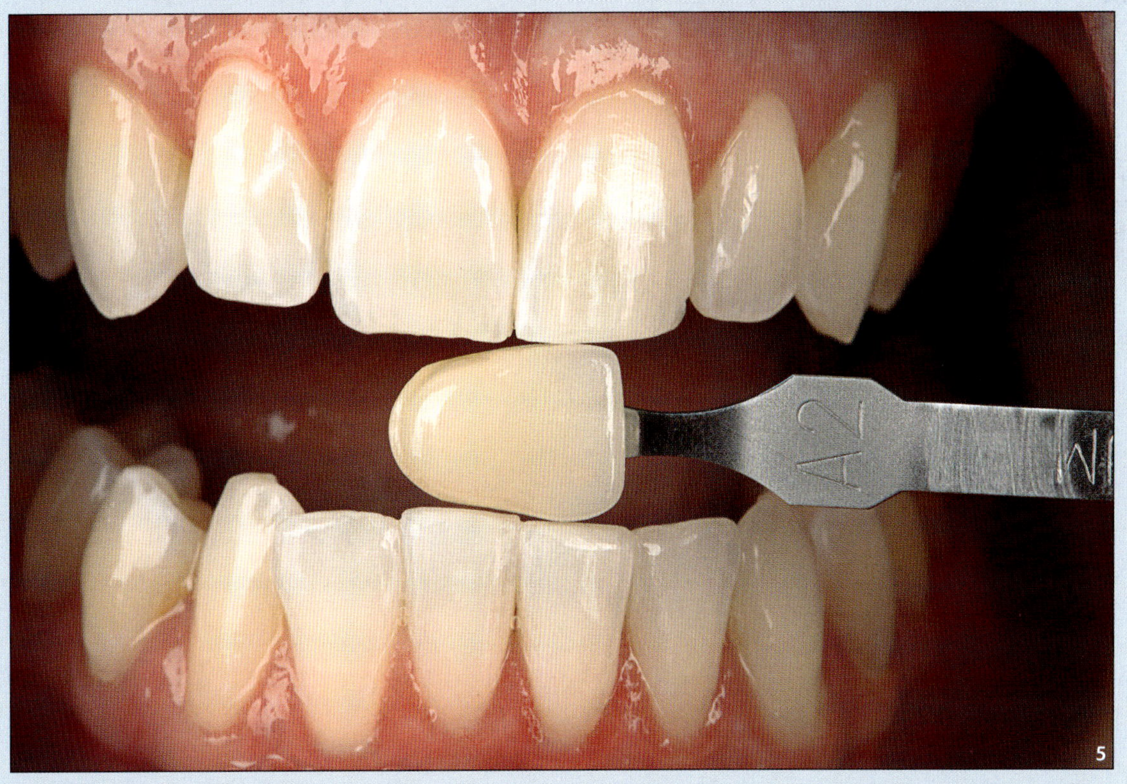

5

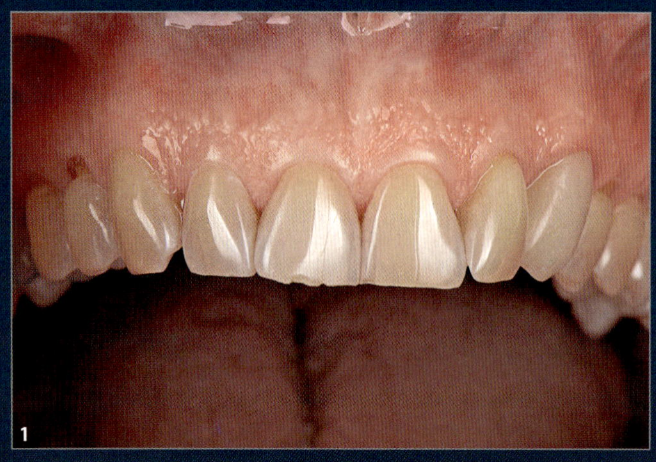
1

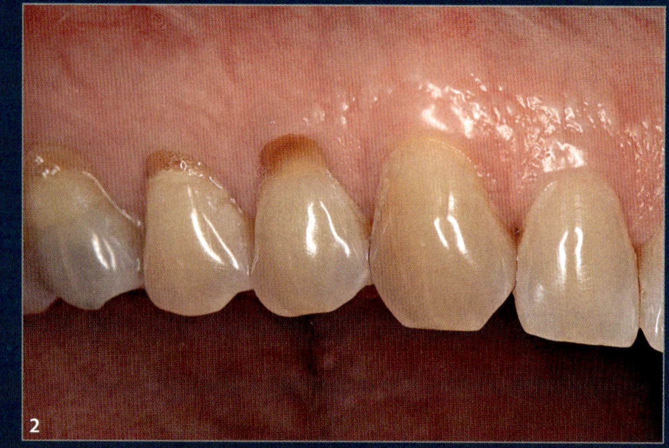
2

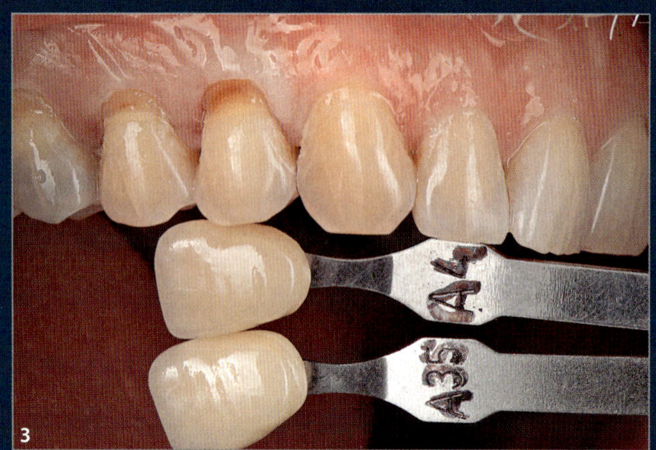

3

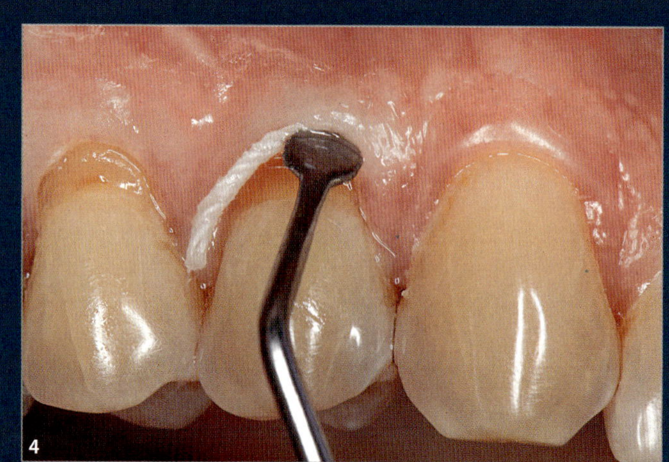
4

牙颈部病损漂白前的粘接流程

该患者因牙齿呈橘黄色而行漂白术，无龋齿，但有牙颈部缺损和牙本质暴露（图1和图2）。因活髓牙漂白的不良反应之一就是冷刺激敏感，并可能出现疼痛，所以在任何漂白程序之前，对牙本质暴露牙齿的有效治疗策略，是用粘接型树脂封闭牙本质小管末端开口。治疗前需了解患者牙科病史，回顾其影像学检查、照相比色，并与患者讨论活髓牙漂白潜在的副作用。漂白前的牙颈部缺损的粘接型树脂修复也应包含在讨论内。牙齿现有色度较高，因此选择了色度更亮的树脂来恢复牙颈部缺损（图3）。告知患者在漂白后可能需要调改充填体，以实现最佳的颜色匹配。

充填前，应先放置排龈线以充分暴露缺损的龈方边缘（图4）。用37.5%磷酸（Gel Etchant，Kerr）酸蚀牙面，冲洗，轻轻吹干（图5）。然后用貂毛刷将通用型粘接剂涂抹在牙釉质和牙本质表面并停留10秒，空气干燥5秒，光固化20秒（图6）。用A1色流动复合树脂（G-aenial Universal Flo，GC America）充填，并用貂毛刷堆出理想的外形轮

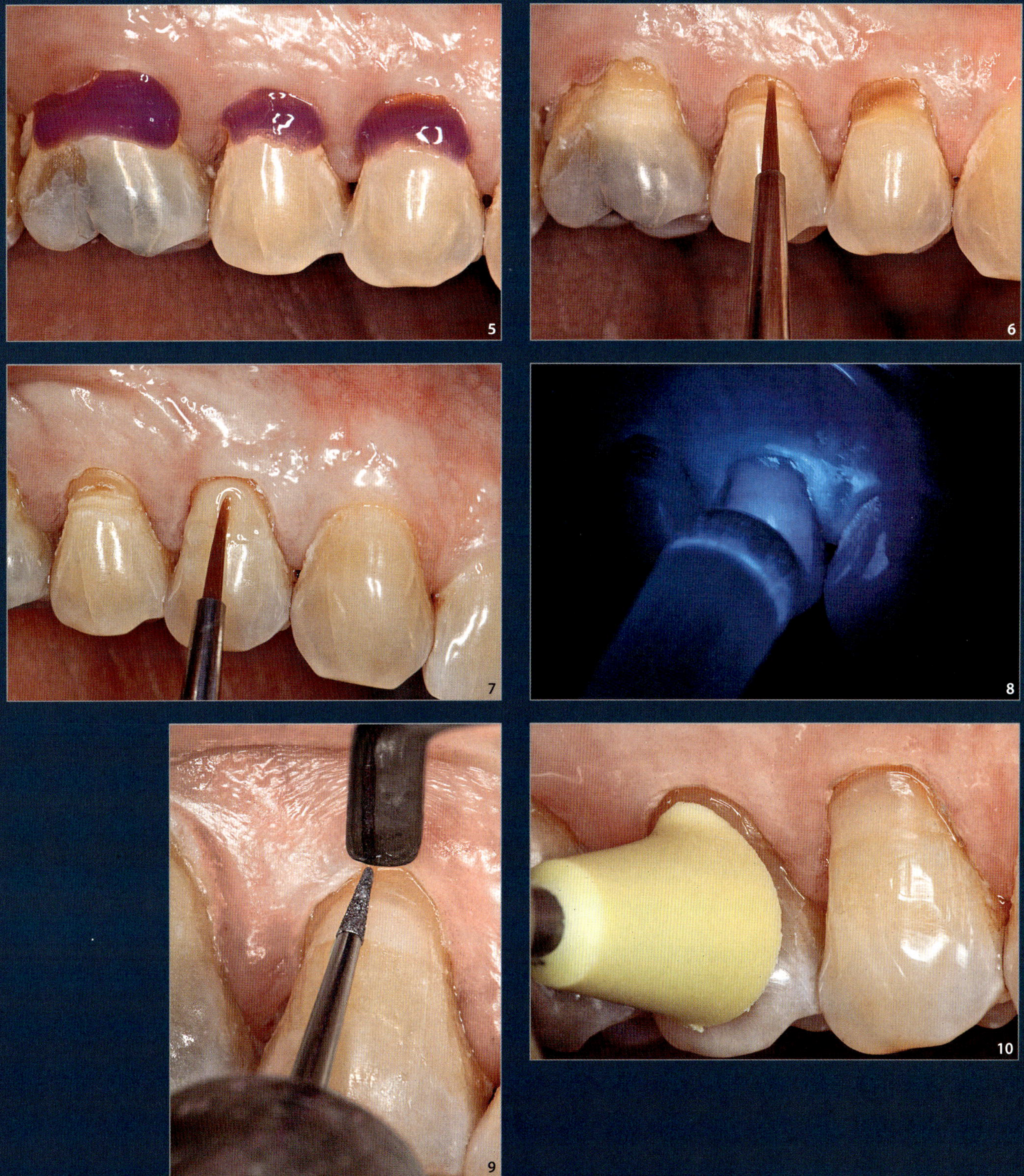

廓（图7），然后使用LED光固化灯从颊侧光照40秒（图8）。使用8A器械（TNPFIA6，Hu-Friedy）排龈，并使用15μm短锥形金刚砂精修车针修整边缘（DET Series，Brasseler USA）（图9）。用橡胶中空杯打磨和抛光复合树脂表面，可有效消除复合树脂表面任何缺

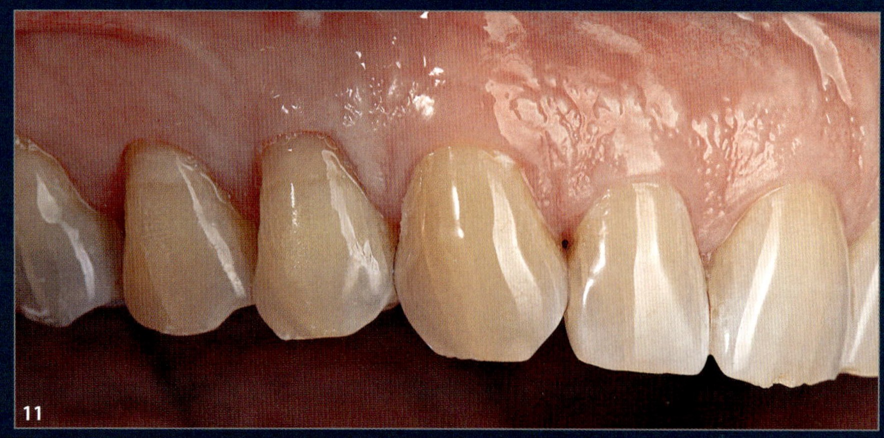

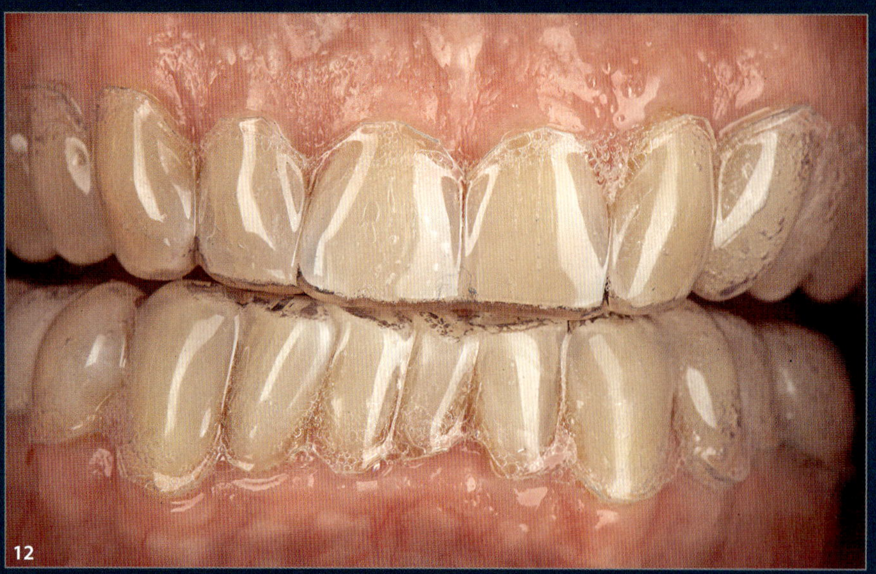

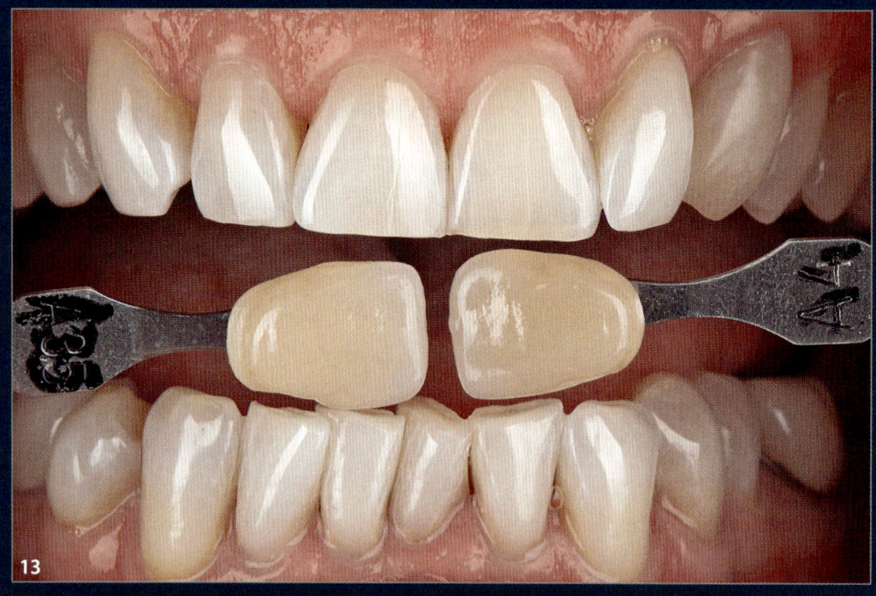

图11为已完成的临时复合树脂充填体。该树脂屏障可防止过氧化脲在漂白过程中向牙髓腔扩散，并防止当牙髓有轻度炎症反应时，毒素的持续扩散以及细菌入侵（图12）。图13为术后1个月评估，在漂白过程中或漂白结束后，患者没有任何敏感症状。

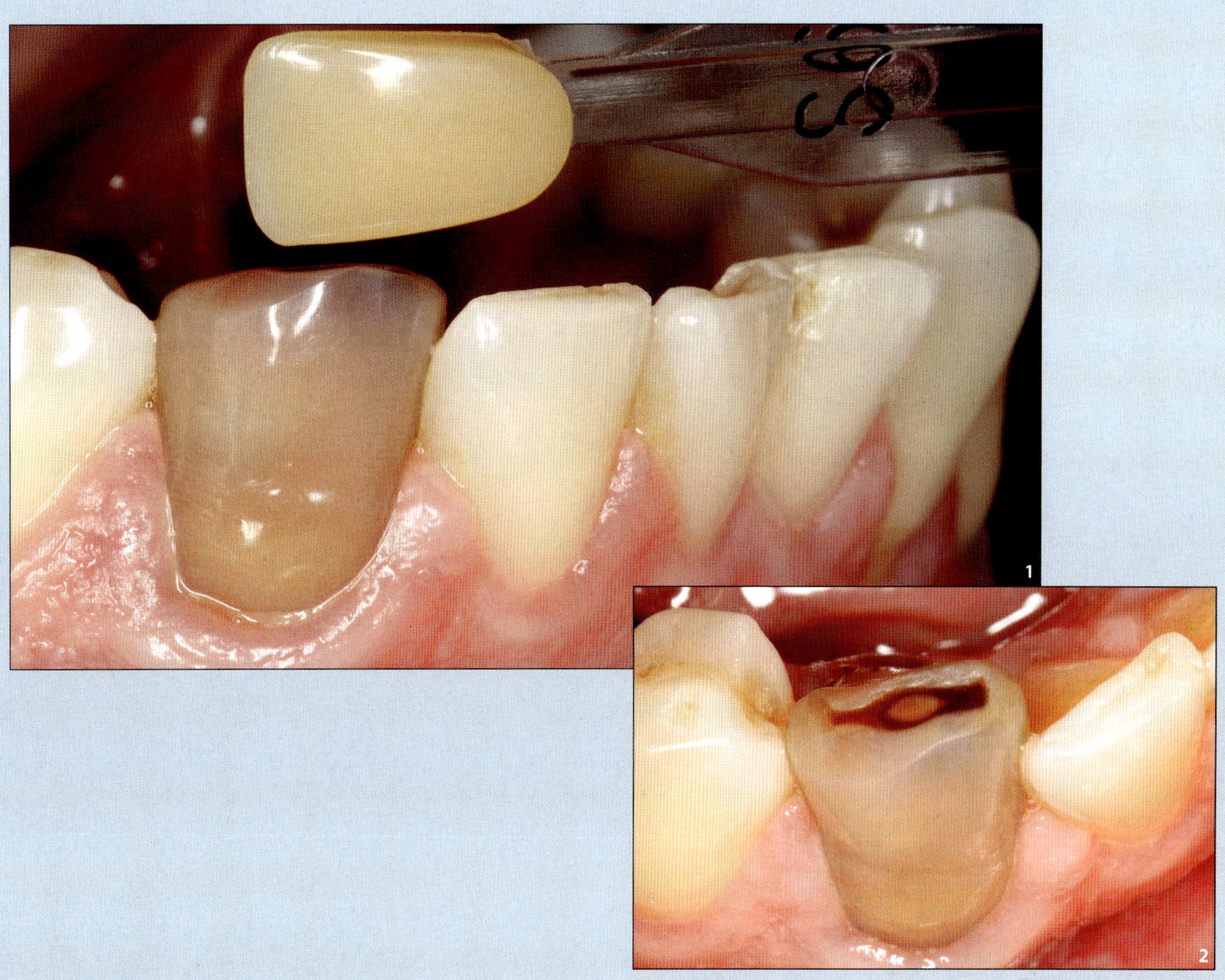

死髓牙漂白

诊间漂白技术

死髓牙漂白是通过在牙冠内放置高浓度过氧化氢以减轻根管治疗后牙齿着色的技术。这些内部着色可能是根管治疗前由于外伤渗出的血液进入牙本质[29]，牙髓治疗后残余牙髓组织分解，冠方敞开不足，根管治疗中使用的药物以及充填材料或水门汀着色的结果[19]。死髓牙漂白技术包括诊室热催化漂白和诊间漂白技术。据报道，牙颈部吸收是一种可能的副作用，这在使用高温进行热催化漂白的动物模型中已观察到[40]。为了防止漂白剂向根方渗漏，推荐在治疗前使用玻璃离子或聚羧酸盐水门汀放置在暴露的根充物上方。此外，漂白后的牙齿应定期拍片随访以确定是否有牙颈部吸收的迹象，有报道称牙颈部吸收可发生在漂白后1～7年间。

漂白前需了解患者牙科病史，回顾其影像学检查，照相比色，并与患者讨论死髓牙漂白

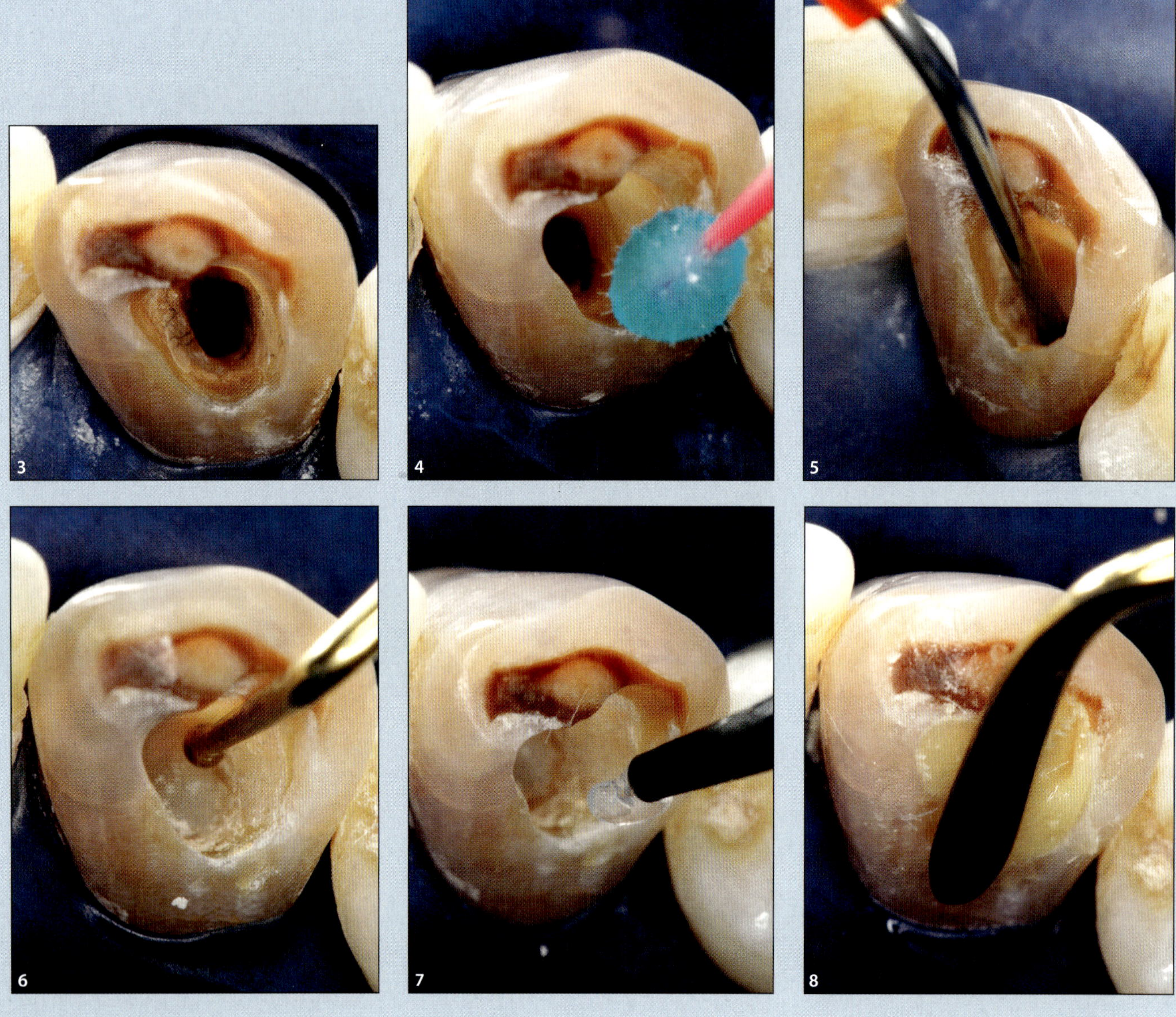

潜在的副作用。患者自述在外伤和牙髓治疗后就出现了牙齿着色（图1和图2）。橡皮障隔离后，去除原有充填体和根管内牙胶至临床牙冠下方约2mm。扩大开髓孔以充分清理髓腔（图3），使用窝洞处理剂（Cavity Conditioner，GC America）处理预备后的髓腔10秒，然后冲洗（图4）。使用树脂改性玻璃离子放置并压实在暴露牙胶上，以隔绝冠方髓腔（图5和图6）。材料凝固后，使用锥形金刚砂车针去除多余的水门汀，以充分暴露着色的牙本质。在距离开髓洞口2mm以下，小心将35%过氧化氢（Opalescence 35%）注射进髓腔（图7）。使用这种漂白剂应格外小心，以避免软组织接触并化学灼伤，建议使用橡皮障。棉球用于吸干并去除漂白剂，用玻璃离子封闭洞口（图8）。在观察洞口密封情况时橡皮障应保持在原处5分钟，如有气泡出现在临时修复体的边缘，应重新密封。去除橡皮障后应检查咬合情况，消除临时充填体上的咬合接触。

漂白剂在24小时内非常活跃，应每3～4天更换漂白剂。常在3次复诊后牙齿亮度就有显著提高。图9～图11分别是治疗后1周、2周和3周后的结果。

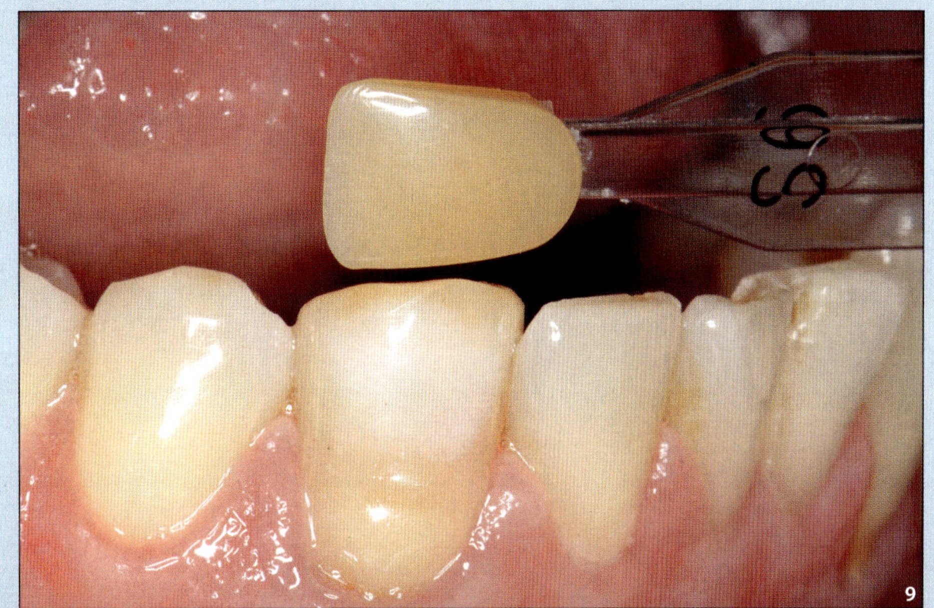
9

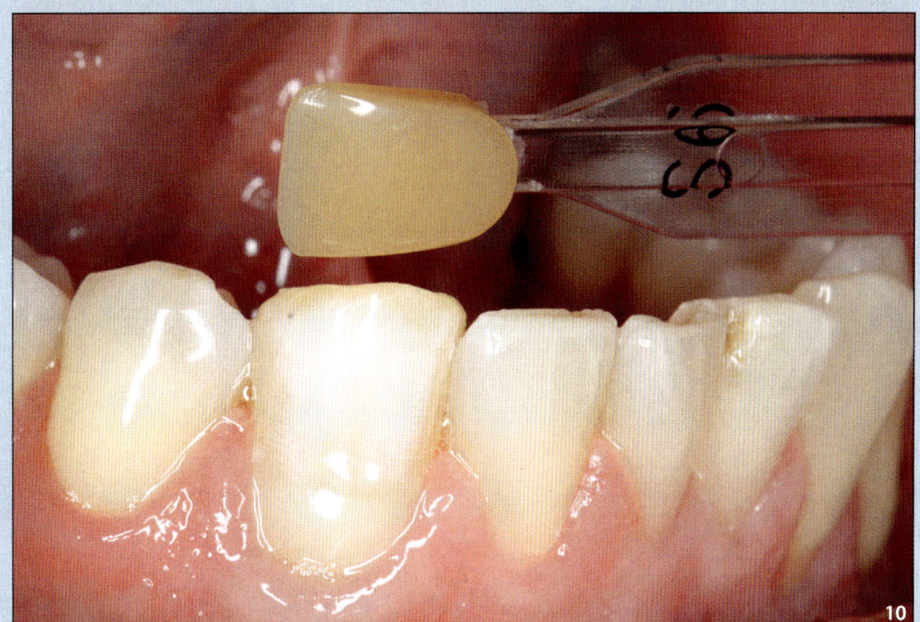
10

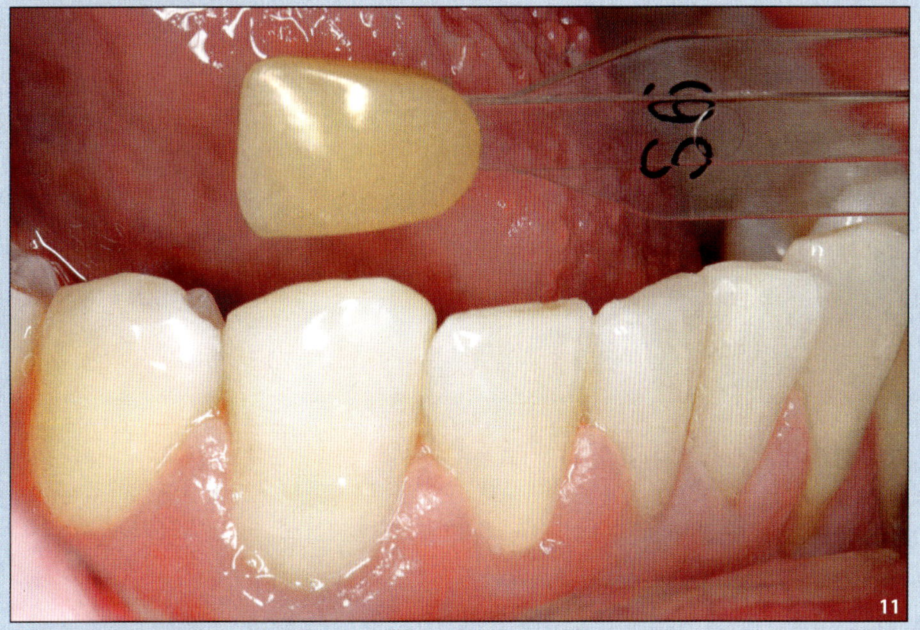
11

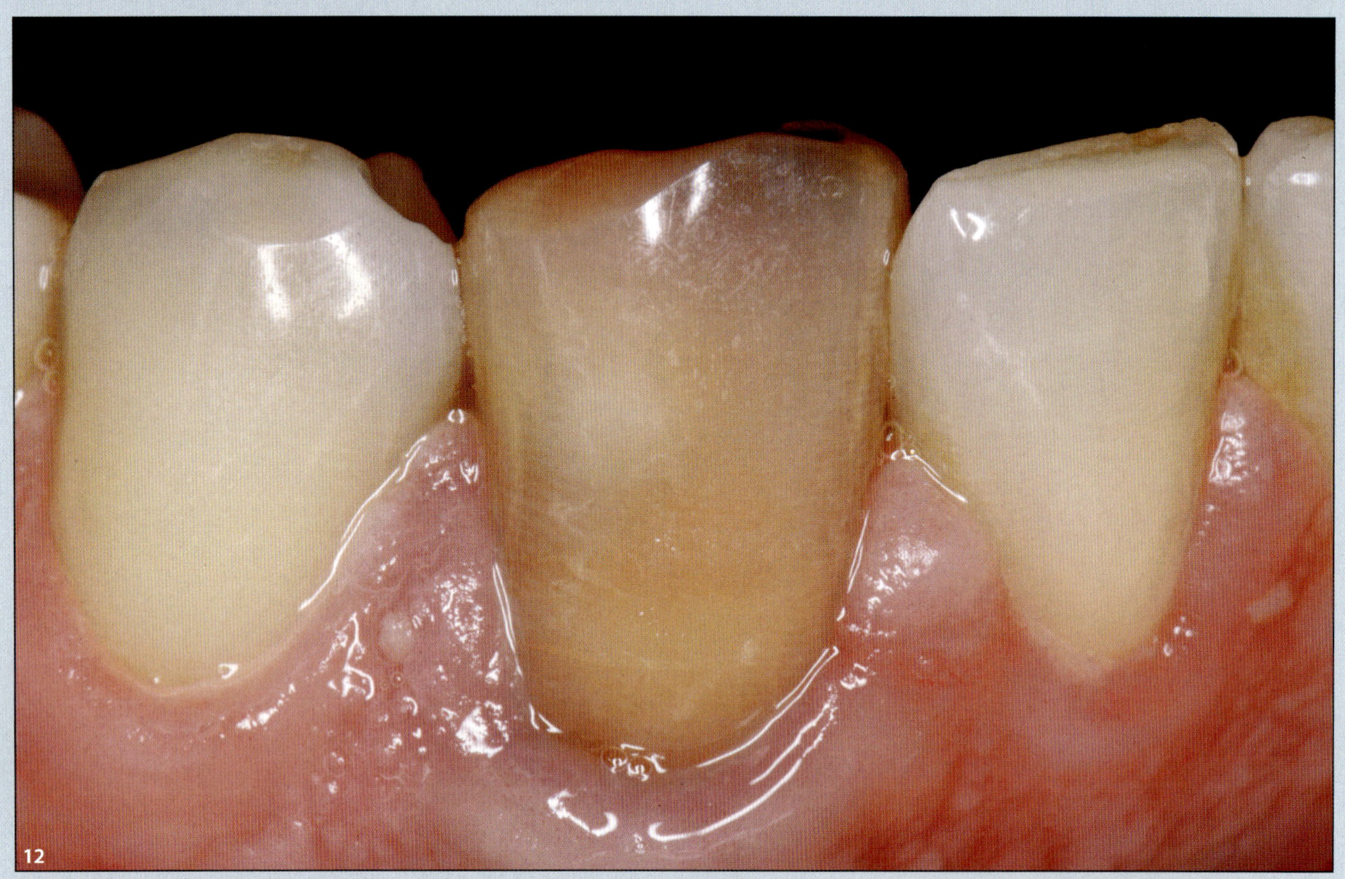

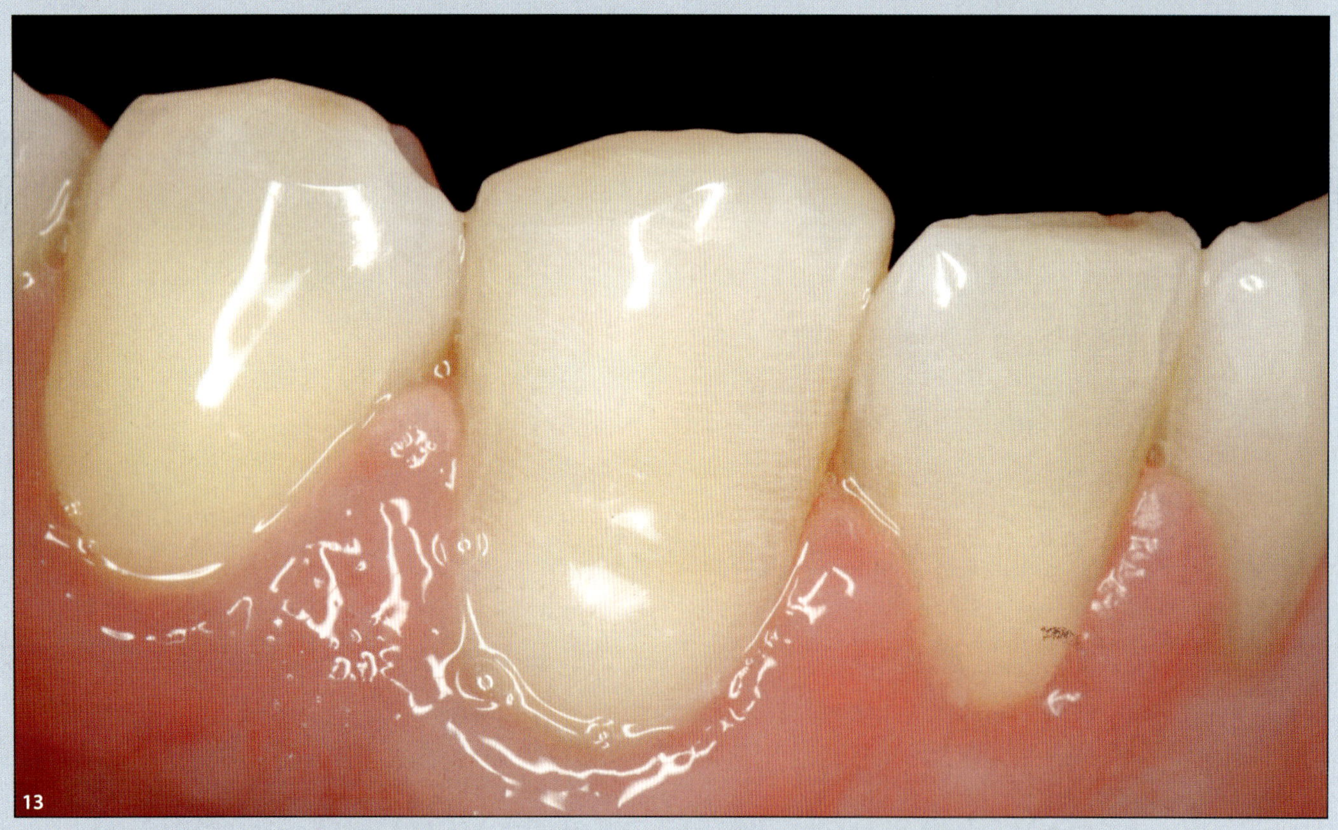

死髓牙漂白技术的结果表明，3周后牙齿颜色有了巨大改善（图12和图13）。

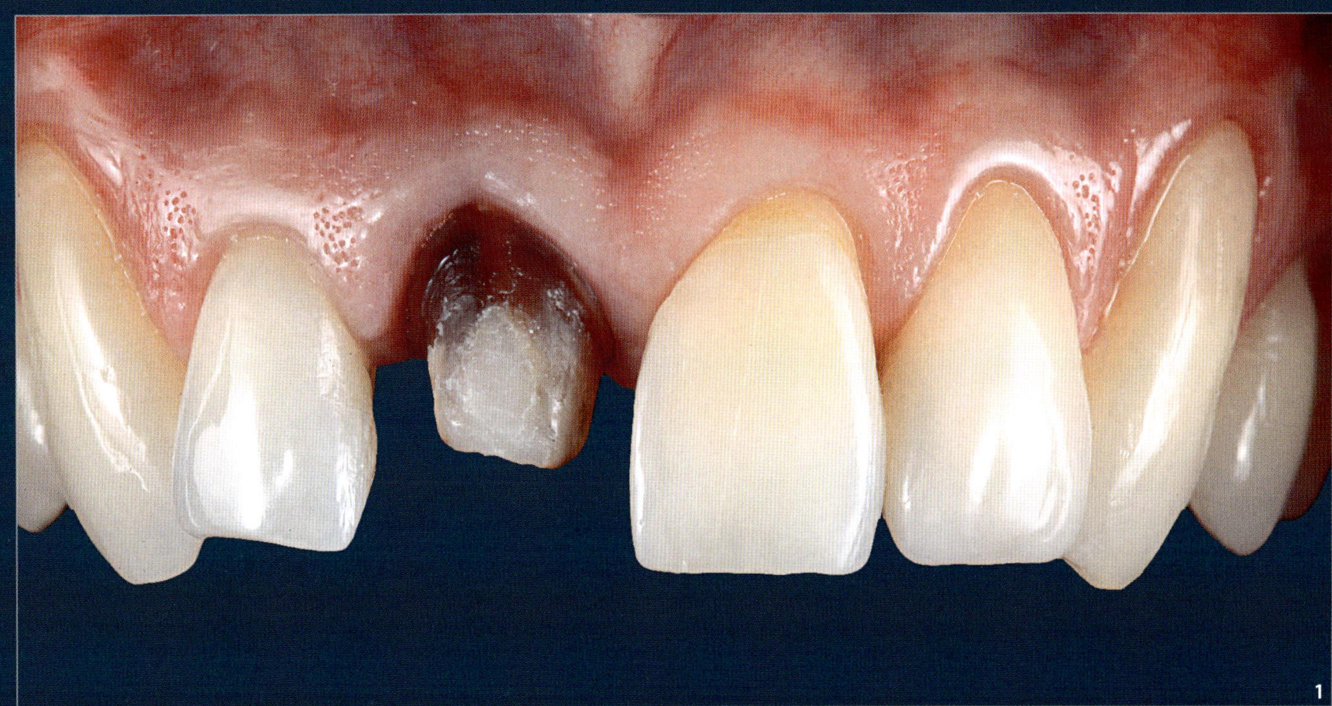

1

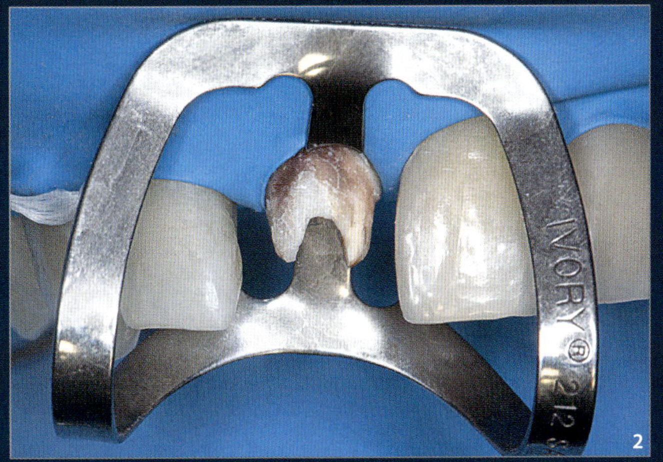

2

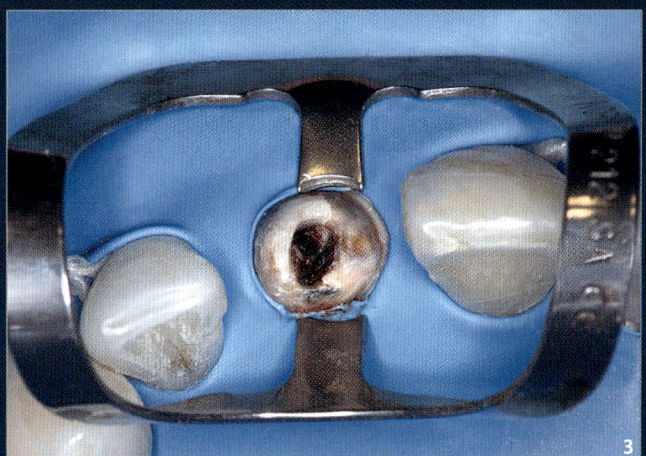

3

死髓牙漂白

桩核修复前的诊间漂白技术

该患者的11是根管治疗后着色的基牙（图1）。橡皮障隔离后，将现有的充填体和牙胶去除到临床牙冠下方约2mm的水平（图2）。扩大开髓孔，充分清理髓腔（图3）。使用窝洞处理剂（Cavity Conditioner，GC America）处理预备后的髓腔10秒（图4），冲洗（图5），纸尖吸干（图6）。使用树脂改性玻璃离子放置并压实在暴露牙胶上，以密封根管冠方以下区域。

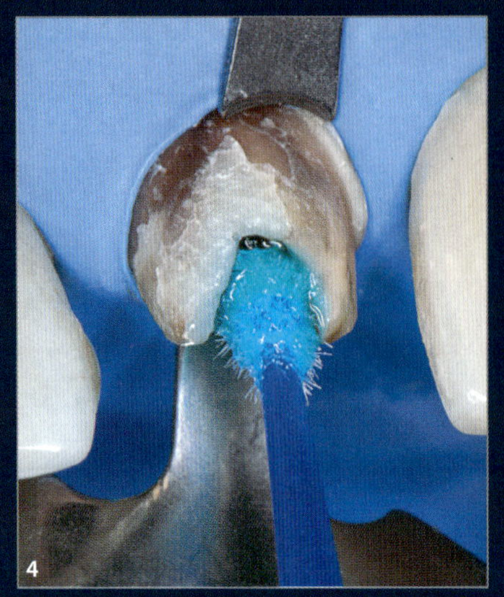
4

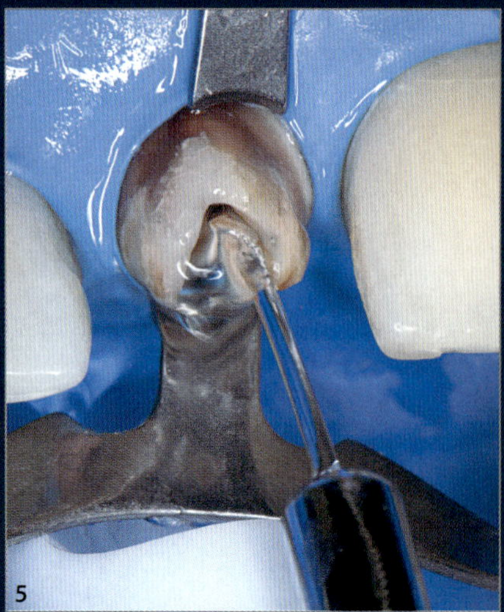
5

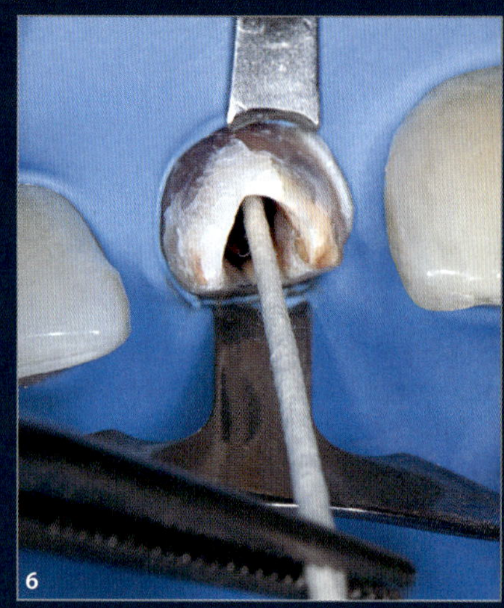
6

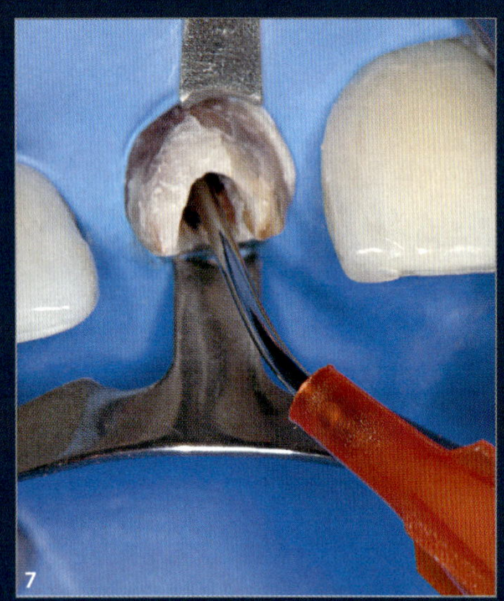
7

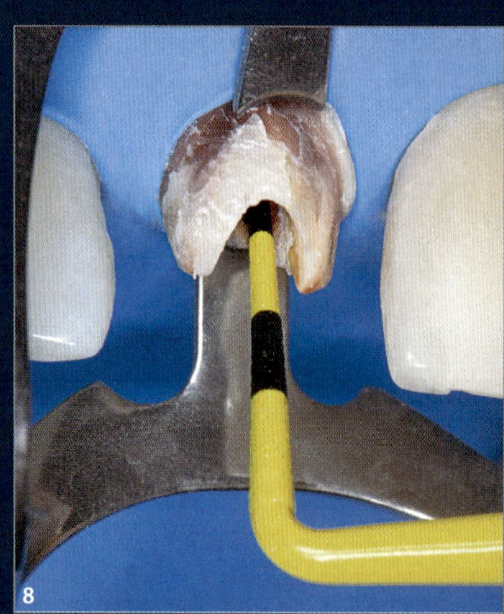
8

材料凝固后，使用锥形金刚砂车针去除多余的水门汀（图7），然后测量深度以确保临床牙冠内所有着色的牙本质得以暴露（图8）。在距离开髓洞口2mm以下，小心将35%过氧化氢（Opalescence 35%）注射进髓腔（图9和图10）。这种漂白剂使用时应格外小心，以免软组织接触导致化学灼伤，建议使用橡皮障。棉球用于吸干并去除漂白剂，用玻璃离子封闭洞口（图11和图12）。在观察洞口密封情况时橡皮障应保持在原处5分钟，如果有气泡出现在临时修复体的边缘，则应重新密封。去除橡皮障后应检查咬合情况，临时充填体上应无咬合接触。漂白剂在24小时内非常活跃，应在牙冠内保留3～5天。

图13为死髓牙漂白2次后的结果。注意到在纤维桩就位后基牙颜色有了明显改善（有关这种情况的更多信息，见第9章）。

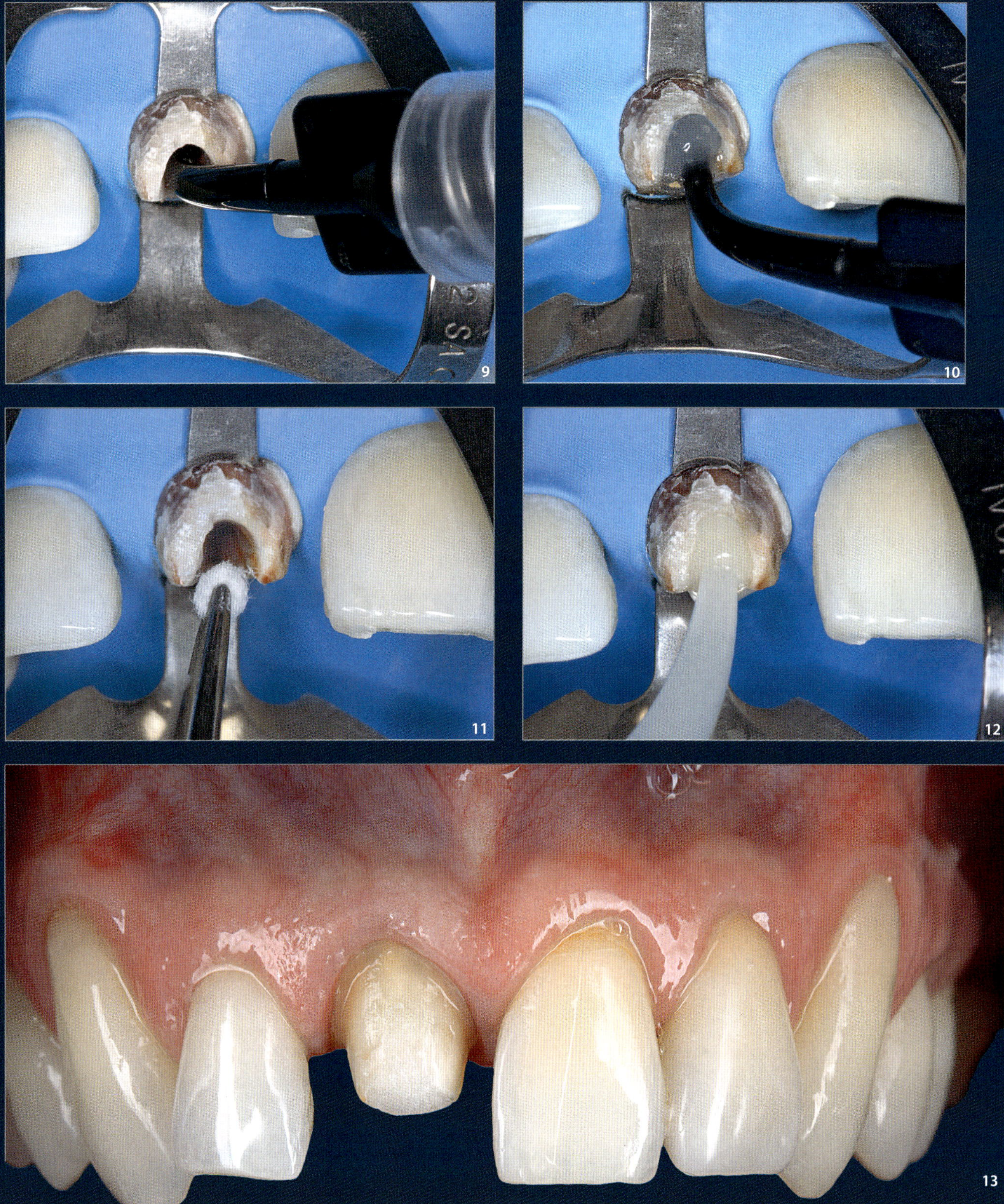
9
10
11
12
13

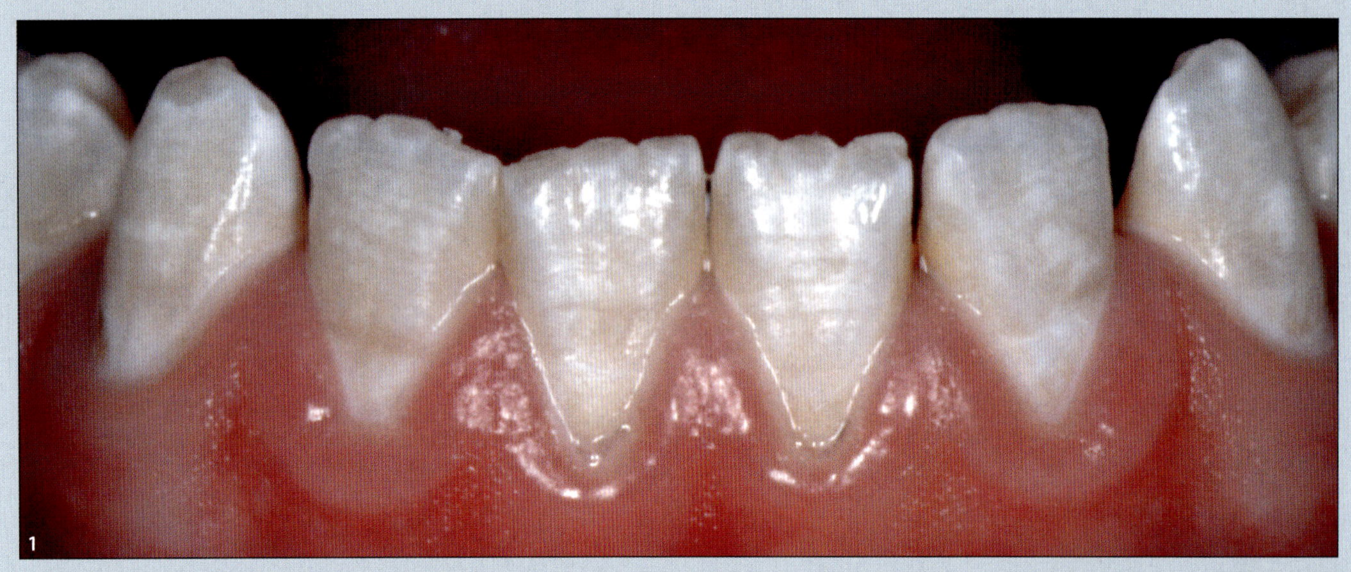

牙釉质磨除/微研磨

牙着色的原因很多，造成这些着色的原因决定了牙齿颜色、着色位置、严重性和所需的治疗方法。牙釉质着色的深度是决定牙釉质着色治疗方案的最重要指征。对于表层着色，可以用磨除法和微研磨来减少或消除着色。这种技术是物理磨除牙体组织，不涉及任何漂白[19]，适用于深度不超过200μm的着色和/或缺损。磨除法是使用高速的细抛光车针或12刃复合树脂抛光轮，保守去除牙着色和/或缺损部分。微研磨是使用10：1的低速旋转机头用盐酸和碳化硅颗粒的混合物溶解牙釉质表面结构。微研磨技术可以更好地控制和监测牙体结构的去除量，而磨除法需仔细观察以防止过度磨除牙体组织，并使用水汽冷却以避免在磨除过程中对牙齿造成不可逆的损害[19]。为了评估哪些牙齿适合这些方法，需从牙齿切端视角来评估牙釉质厚度和着色深度。这两种技术的组合可加速去除着色层，即先用磨除法，再用微研磨去除牙着色层。在某些临床情况下，为改善美学效果需将磨除法/微研磨与复合树脂粘接结合起来。治疗前建议告知患者，根据病变深度，可能需要一种或多种方法联合运用以达到最佳美学效果[10]。

一名16岁患者下颌牙齿出现白色“雪帽”状牙釉质矿化不全（图1）。用一种流动性牙龈保护剂（OpalDam，Ultradent）隔离后，使用锥形细沙砾（30μm）金刚砂精修车针（DET Series）去除约20μm厚的牙釉质层（图2）。喷水汽使牙面保持湿润，有助于评估白垩斑情况。从牙的切端监测磨除过程，对于预防过度磨除牙体组织和防止改变解剖形态十分重要。釉质微研

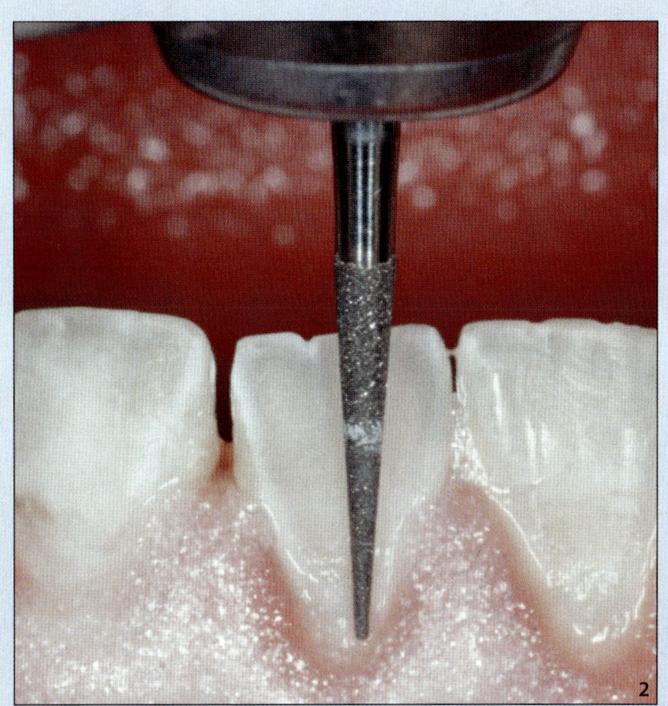
2

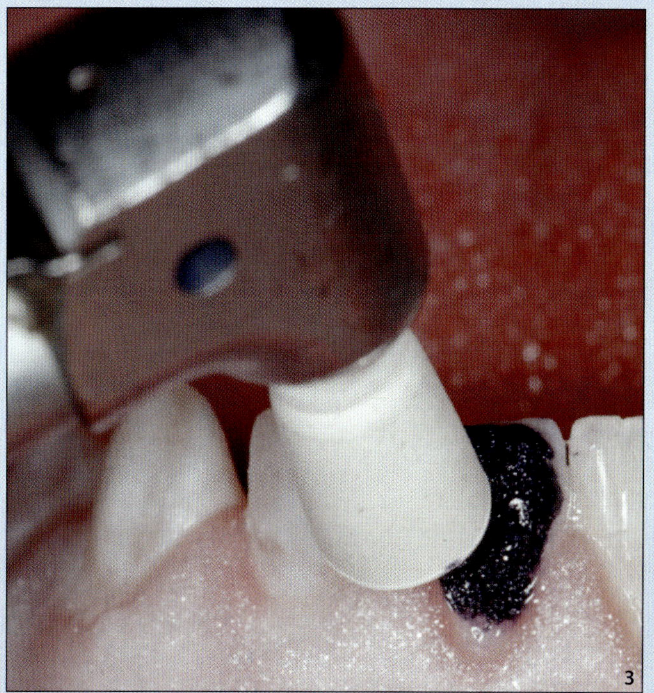
3

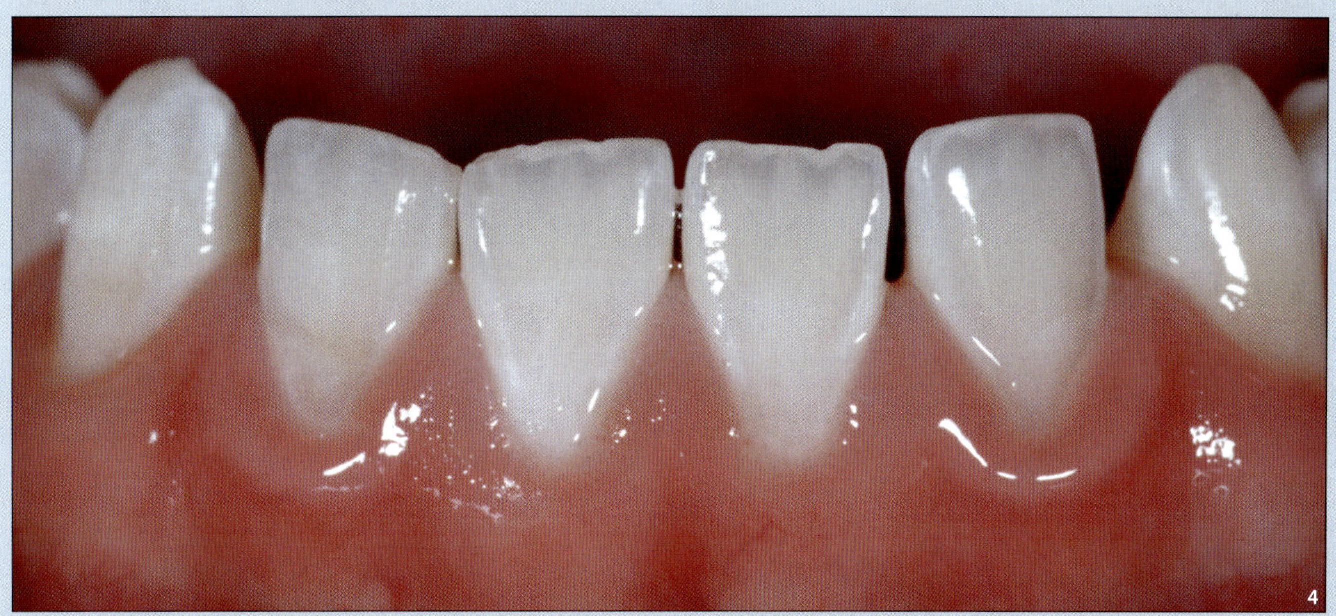
4

磨是使用10：1的减速手机，以含6.6%盐酸（Opalustre）的浮石粉研磨膏完成（图3）。用带有凹槽边缘的橡皮杯将研磨膏加压在牙齿上研磨。10：1减速手机可用于防止研磨膏在高速旋转下的飞溅。治疗后3个月的结果显示，改变的牙釉质表面能够更好地遮盖深处的白色病变，同时增加牙釉质的额外结晶，作为其再矿化过程的一部分（图4）。

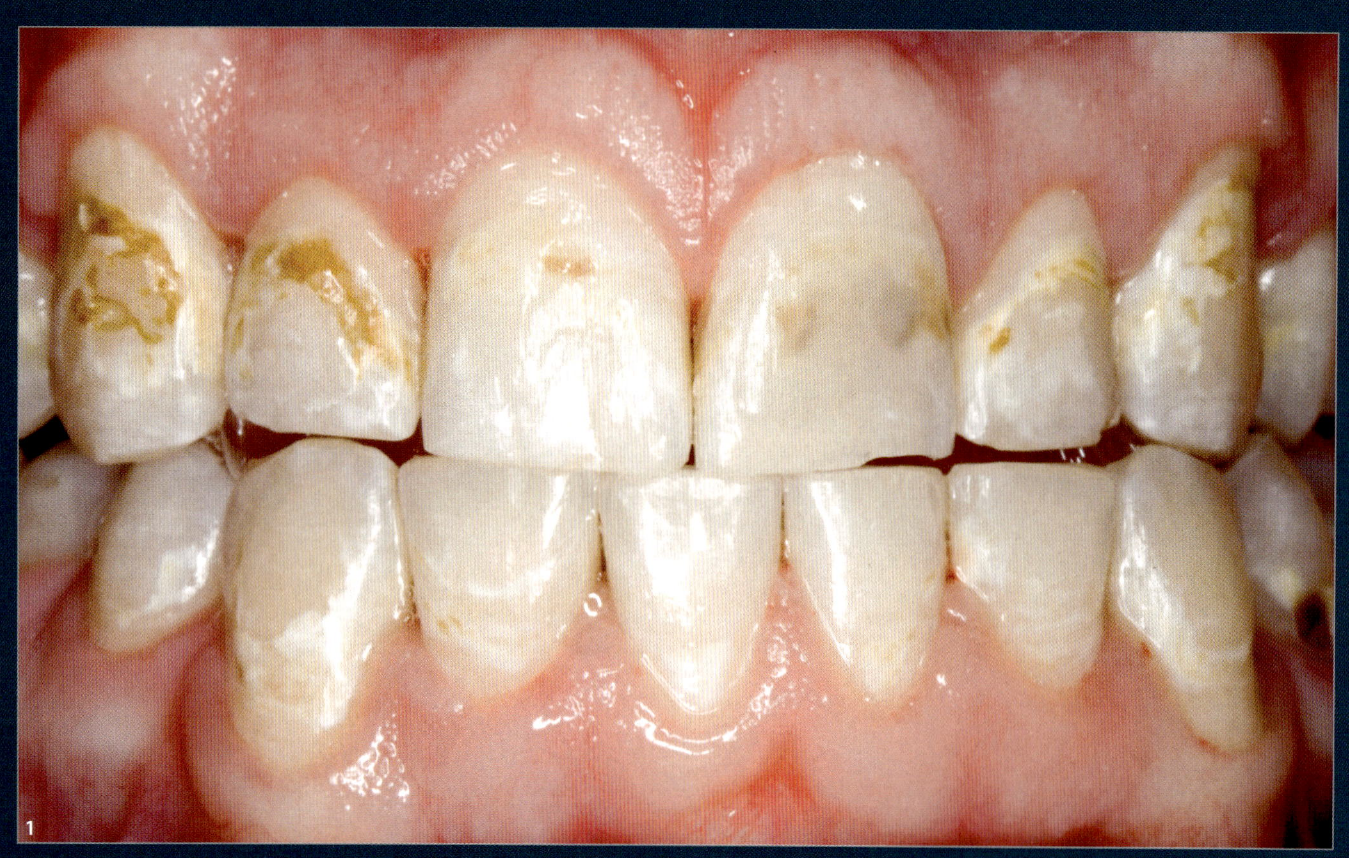
1

牙釉质磨除/微研磨及复合树脂粘接

一名17岁患者在正畸治疗后出现了上下颌牙齿脱矿。当牙菌斑持续堆积在牙釉质表面时，牙菌斑产生的有机酸会酸蚀牙釉质中的矿物质。当这一过程继续不被干预时，细菌将入侵酸蚀后的牙釉质，龋病将不断进展[10]。所有牙齿最常见的脱矿位置是牙龈缘处，以及在正畸治疗期间牙菌斑控制不佳患者的树脂粘接的托槽周围。控制和预防口腔风险相关疾病首先要改变易感环境。改善了口腔卫生和实施牙冠延长术后的结果如图1所示。

使用与修复材料一致的个性化比色板（GRADIA Direct，GC America）进行临床比色，可以更准确和更具预测性地修复天然牙（图2）。在对龋齿进行评估和诊断后，用#2碳化物球钻去尽龋损，并用37.5%磷酸（Gel Etchant）酸蚀和冲洗（图3和图4）。用光固化粘接性或流动性树脂封闭牙本质，以防止在磨除/微研磨过程中出现牙本质敏感（图5和图6）。整个过程不需要麻醉即可完成。使用改良橡皮障技术隔离后，使用锥形细沙砾（30μm）金刚砂精修车针（DET Series）去除上颌牙齿大约20μm的牙釉质层（图7）。喷水汽使牙面保持湿润，有助于评估白垩斑情况。从牙齿的切端监测磨除过程，对于预防过度磨除牙体组织和防止改变解剖形态十分重要。用带有凹槽边缘的橡皮杯，将含6.6%盐酸（Opalustre）的浮石粉研磨膏加压在牙齿表面（图8）。建议使用10：1减速手机，以防止研磨膏在高速旋

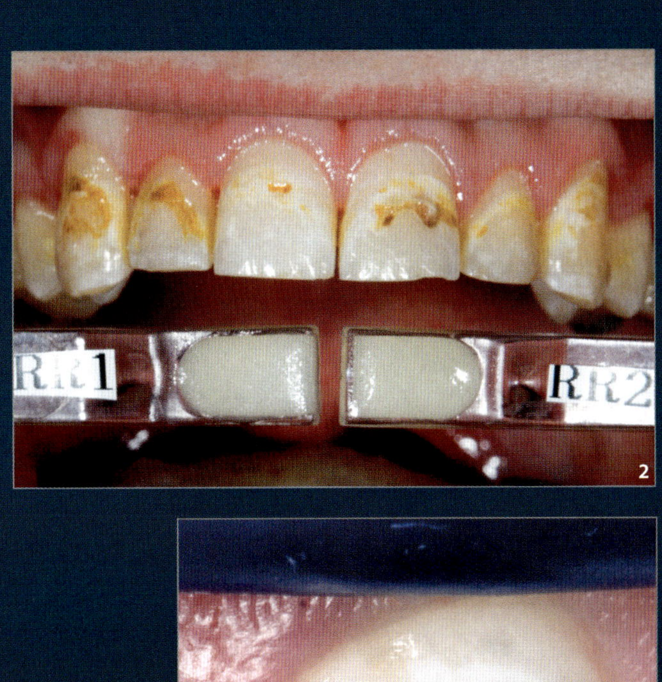

2

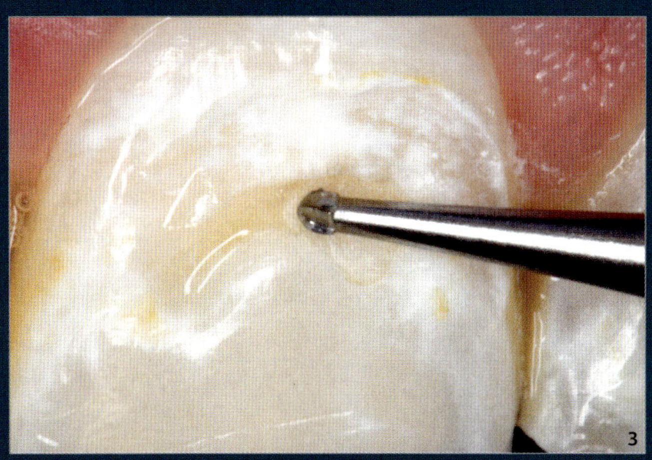
3

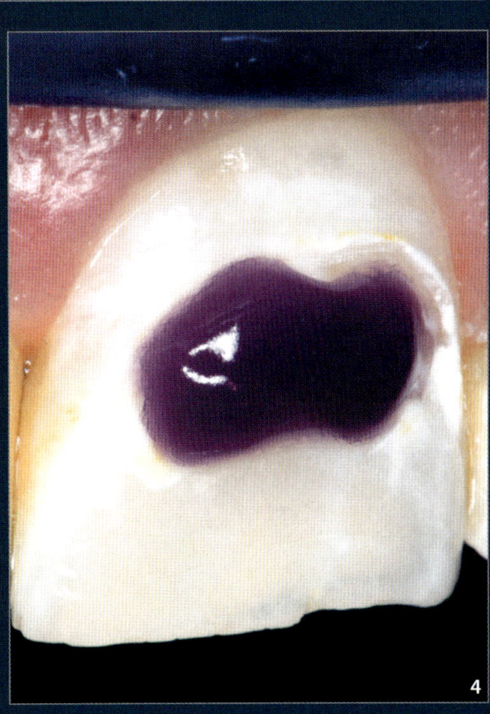
4

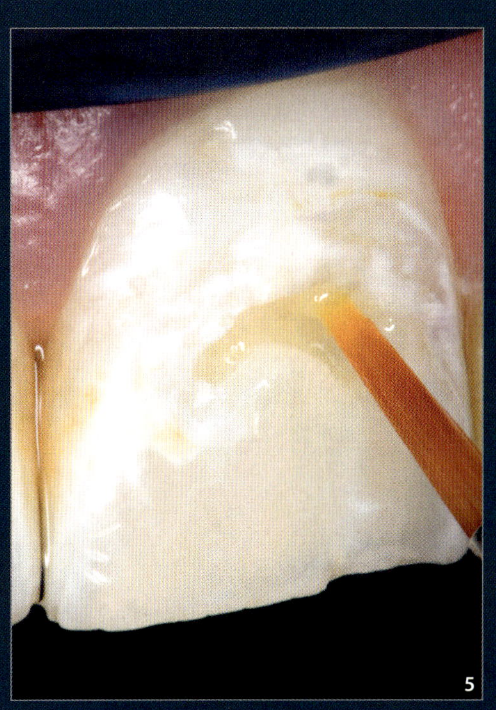
5

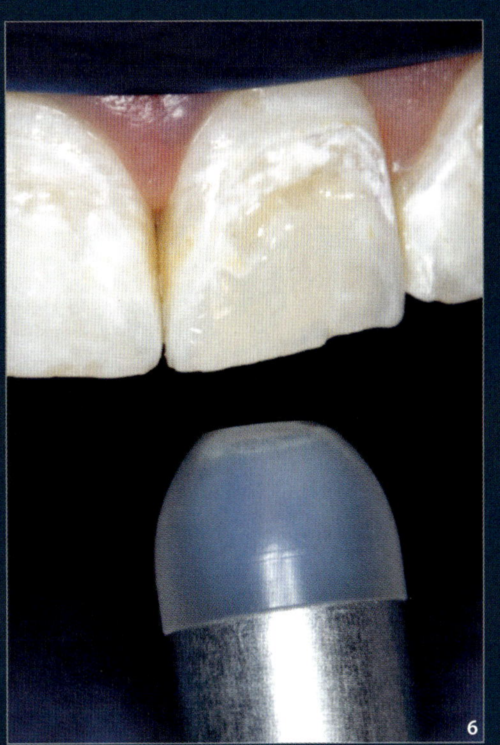
6

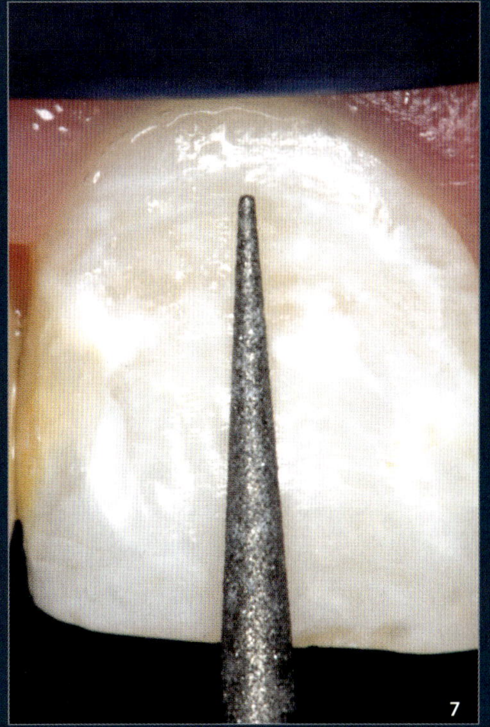
7

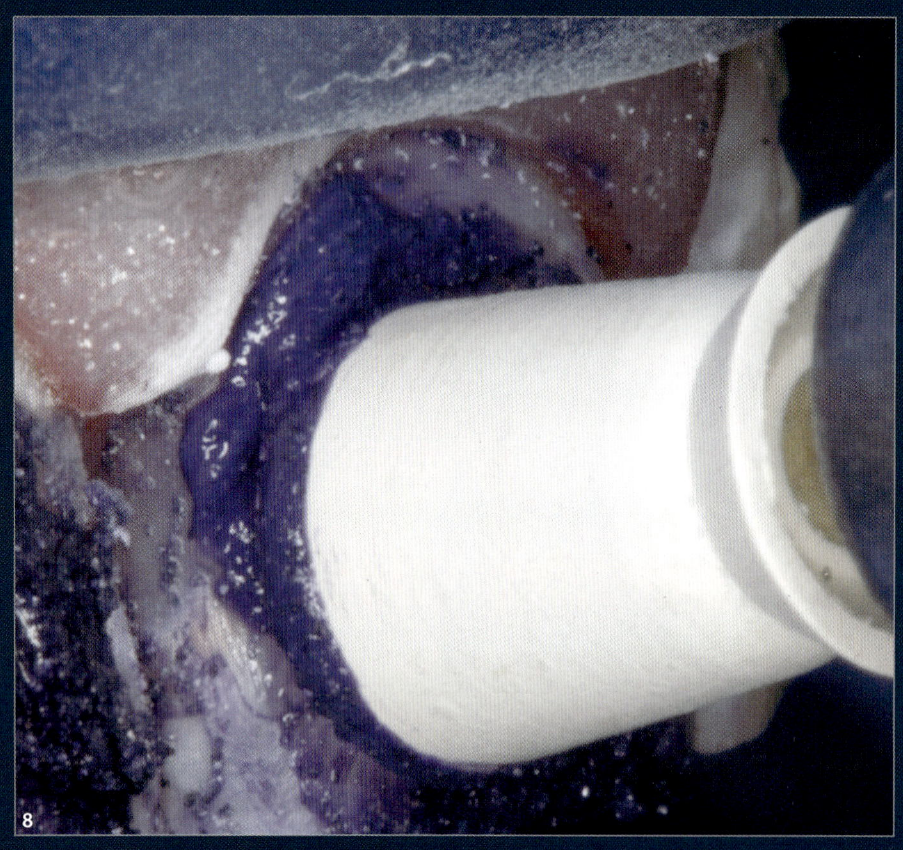

8

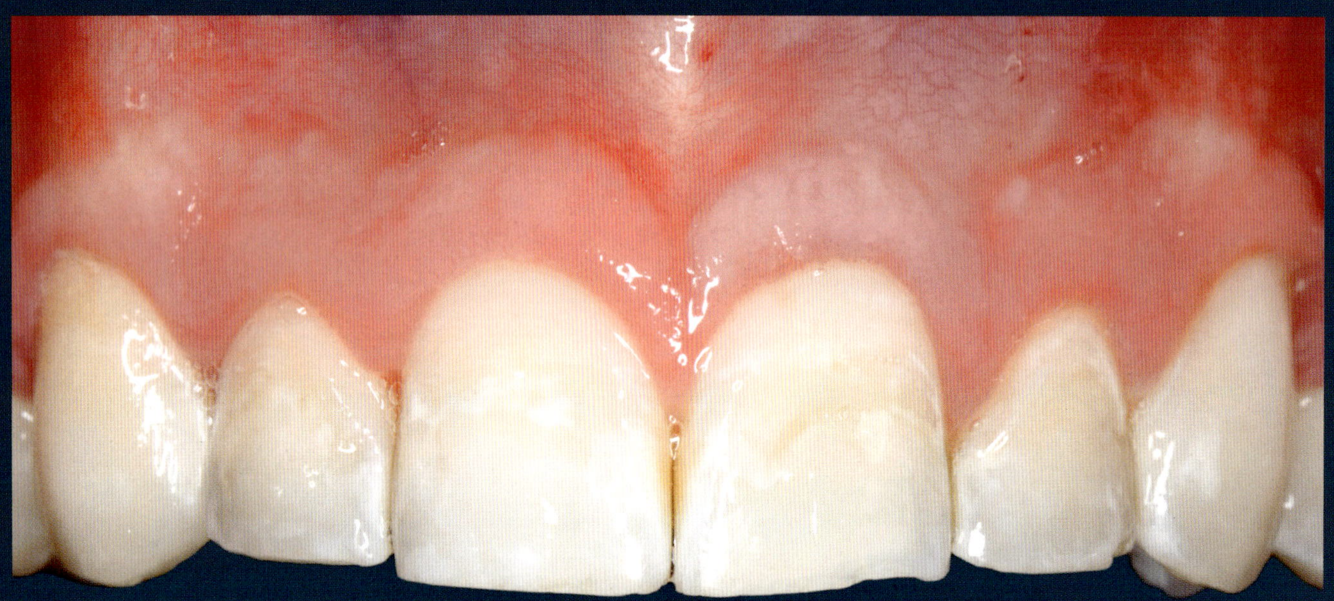

9

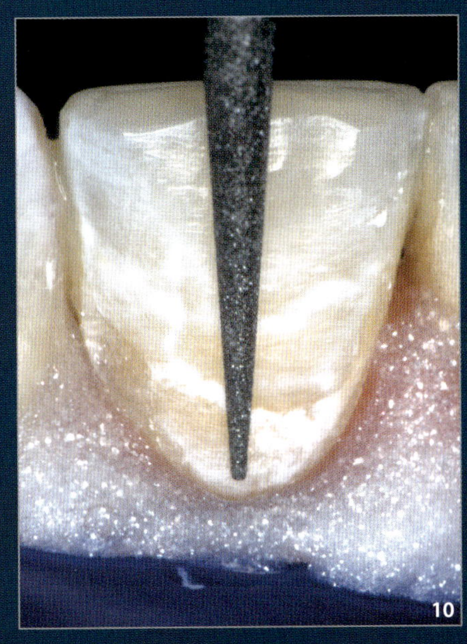
10

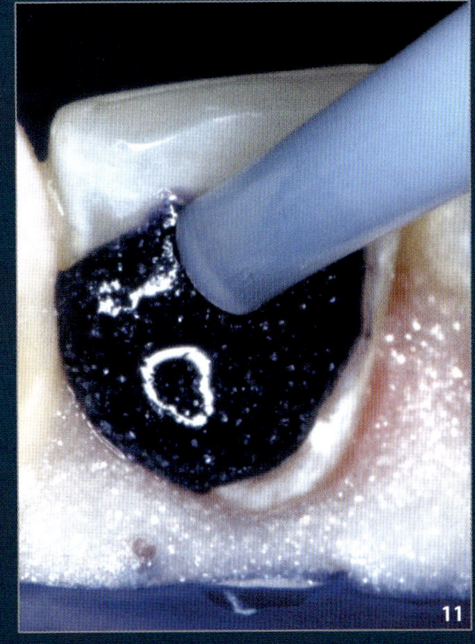
11

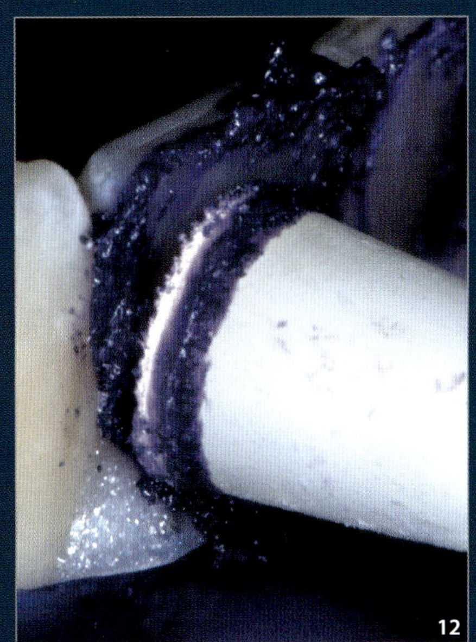
12

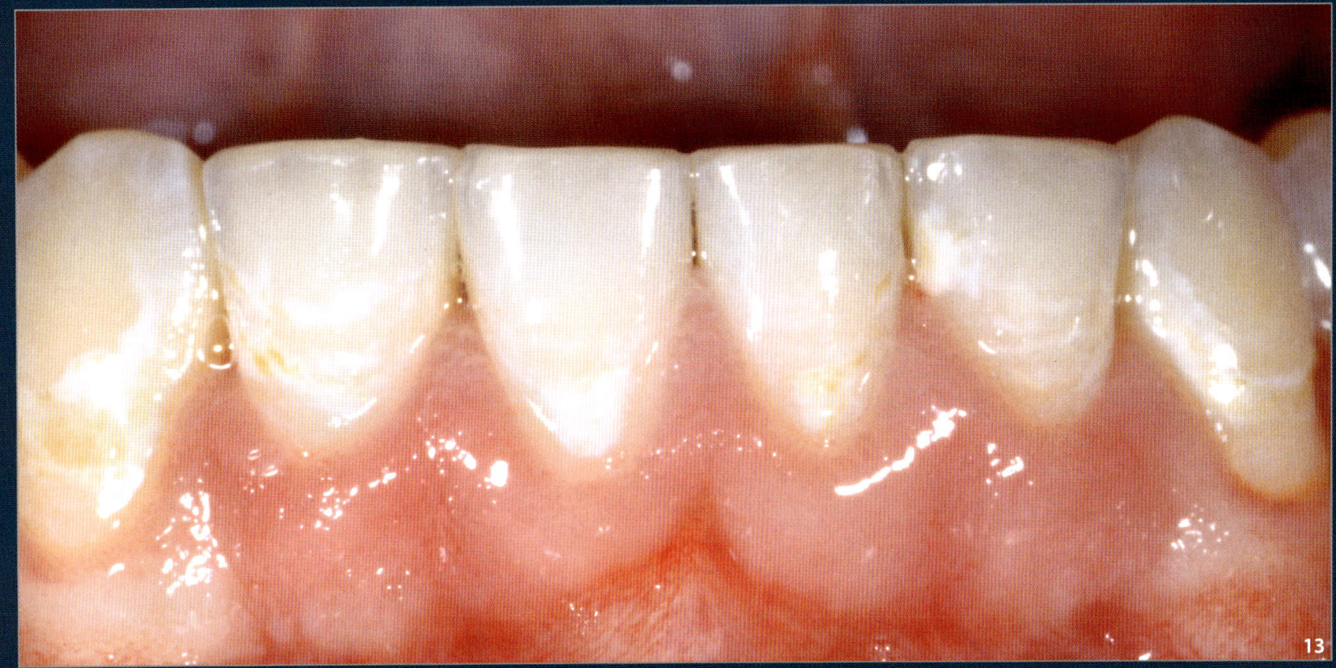
13

使用改良橡皮障技术隔离（OpalDam）后，使用锥形细粒度（30μm）金刚砂车针（DET Series）去除下颌牙齿约20μm厚的牙釉质表层（图10）。釉质微研磨是使用10：1的减速手机，以含6.6%盐酸（Opalustre）的浮石粉研磨膏完成的（图11和图12）。完全去除脱矿组织后的即刻效果如图13所示。考虑到微研磨后再矿化的牙釉质表面会形成致密的矿化层，因此需要对修复程序进行改变。在复合树脂分层堆塑时，微研磨后的牙釉质表面需用磷酸延长酸蚀30秒（Gel Etchant）以确保最佳粘接。

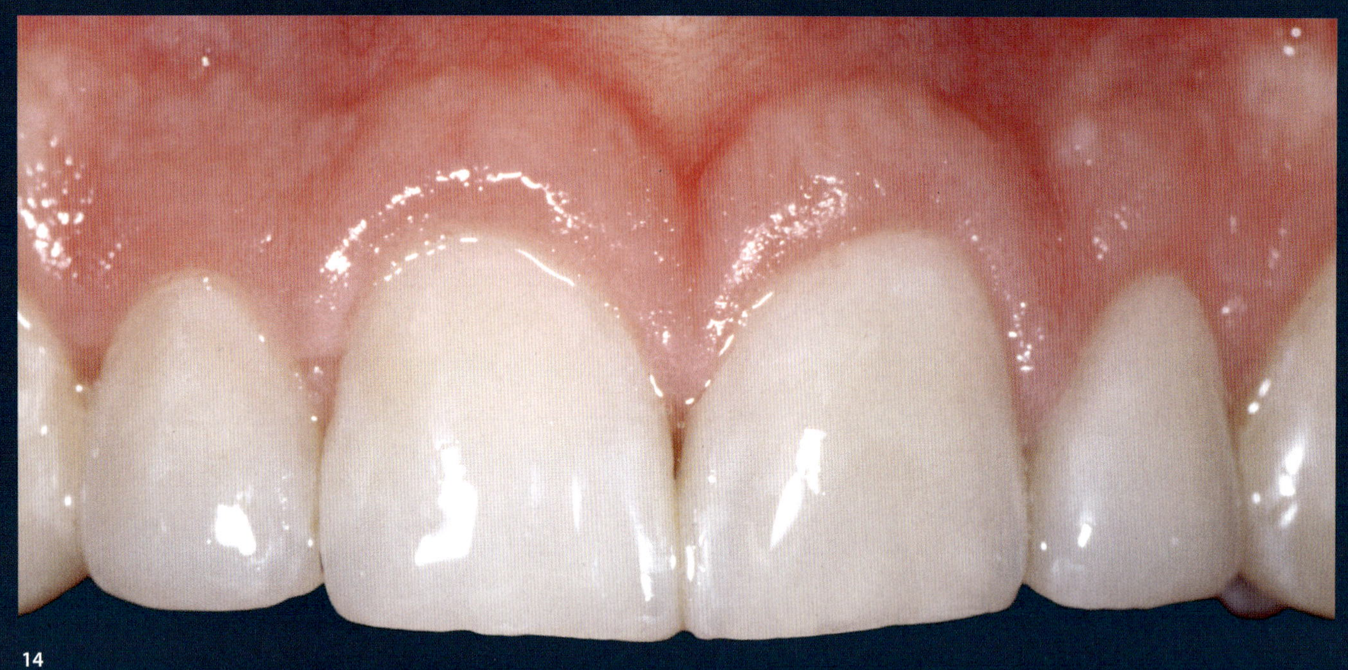

14

图14和图15为釉质磨除及微研磨后，复合树脂直接粘接修复后6个月的结果，可以看到患者口腔卫生依从性有所提高。

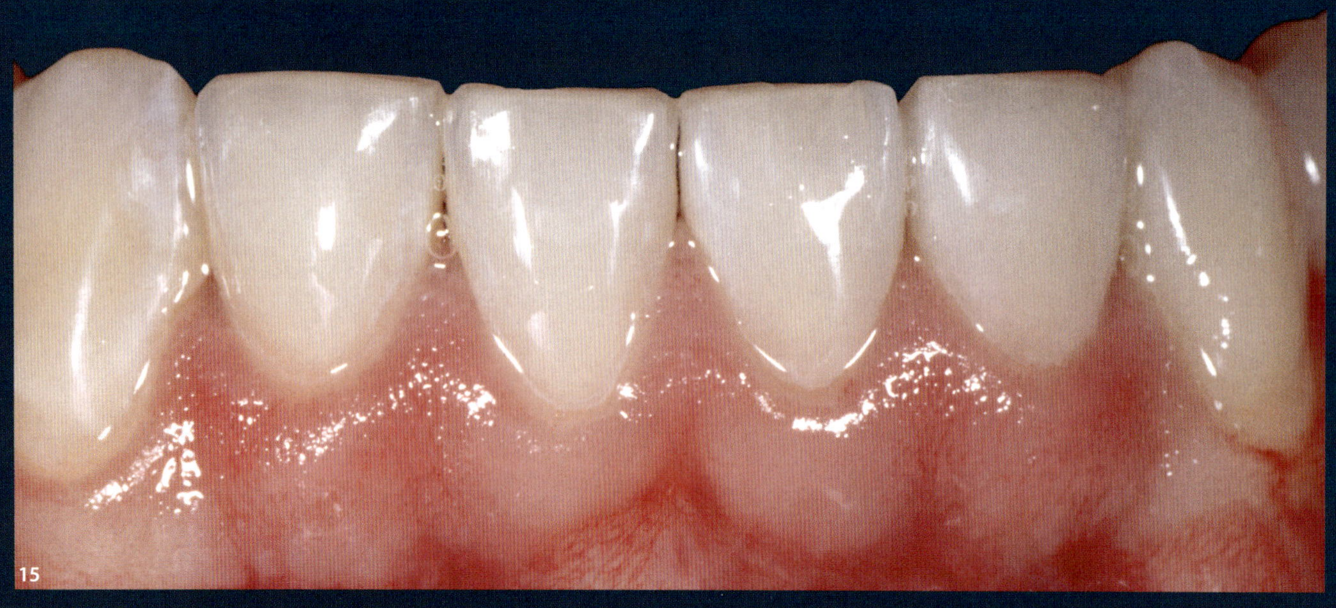

15

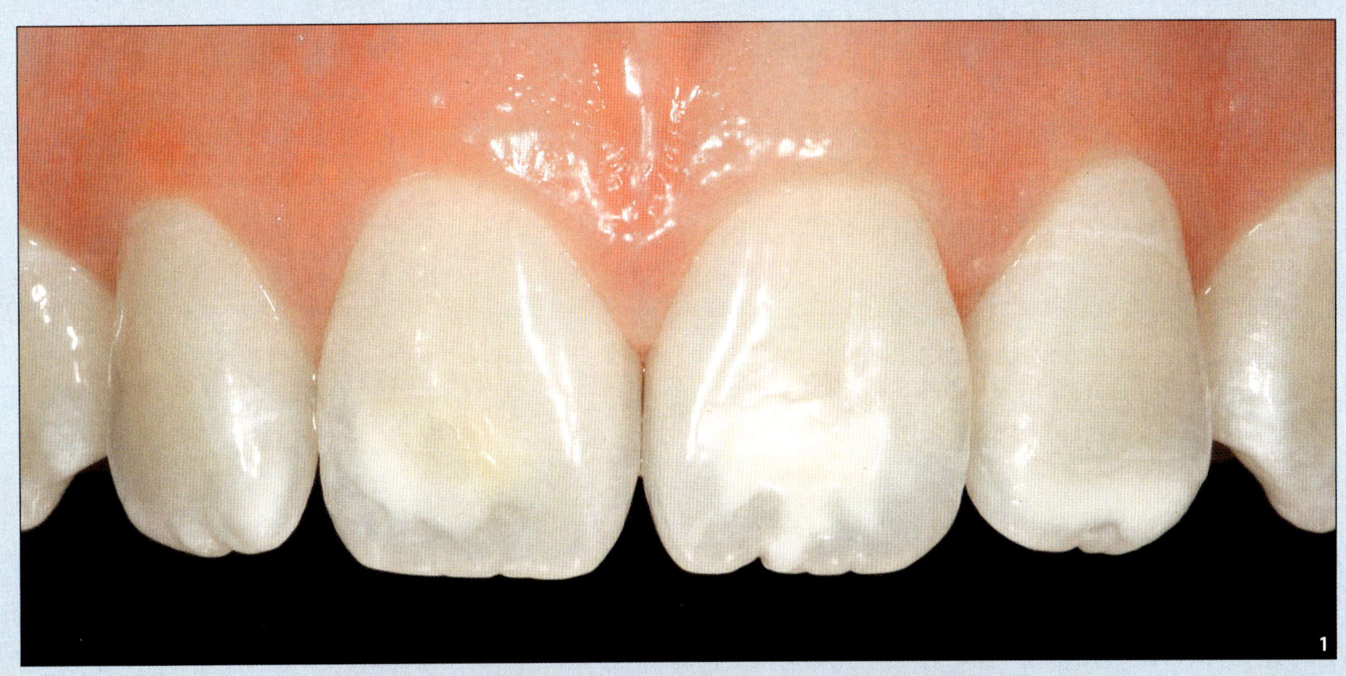

1

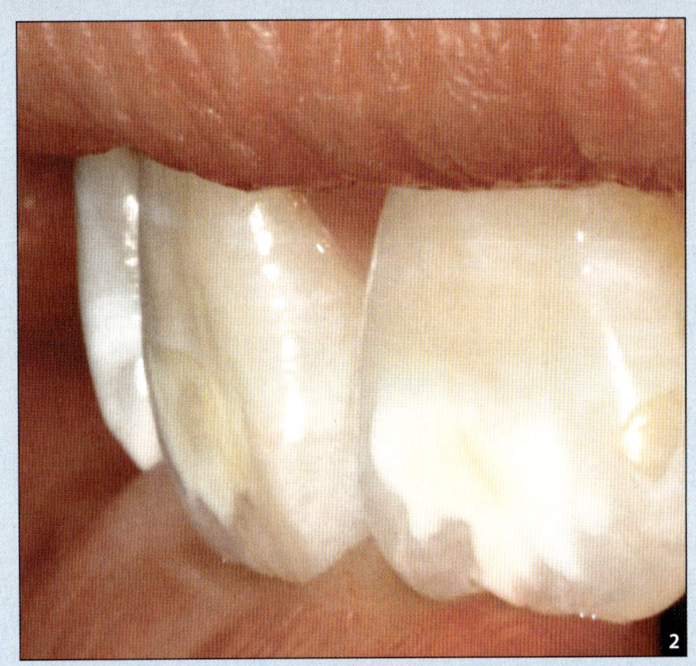

2

前牙釉质发育不全的生物学修复

图1为上颌切牙的术前唇面观，可见11、21的切1/3和中1/3以及22的切1/3存在的黄色着色和白垩斑。前牙邻面观，可见颜色的变化和白垩斑的存在（图2）。从受累切牙的舌侧进行透照，可观察到着色深度并以此推断相应的钙化不全的深度（图3～图5）。图6为使用

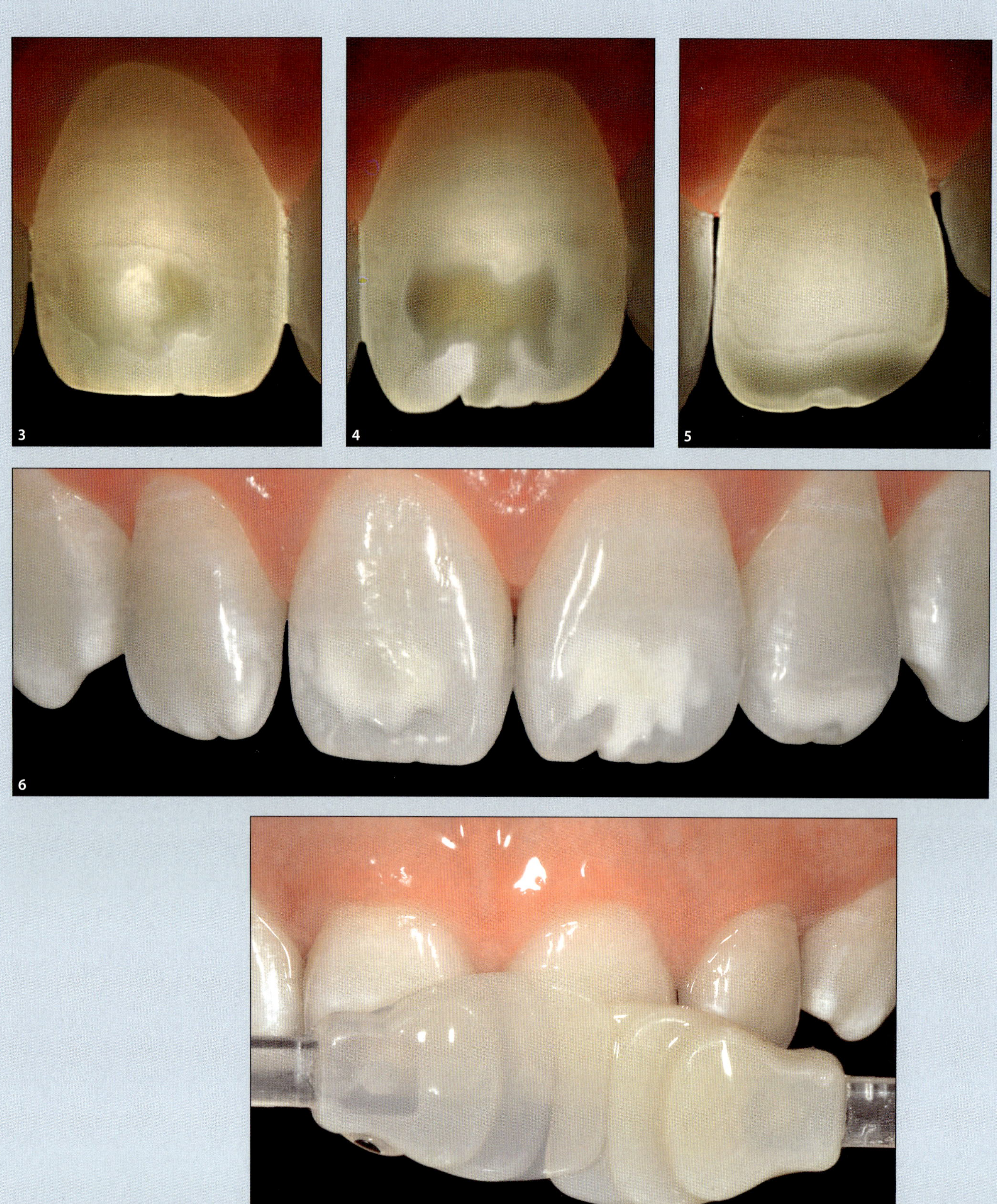

10%过氧化脲进行家庭漂白4周（2小时/天）后的正面观。牙着色仍然显而易见，需要修复干预。将牙本质比色板放在牙釉质比色板下方，可以看到最终的颜色（图7）。

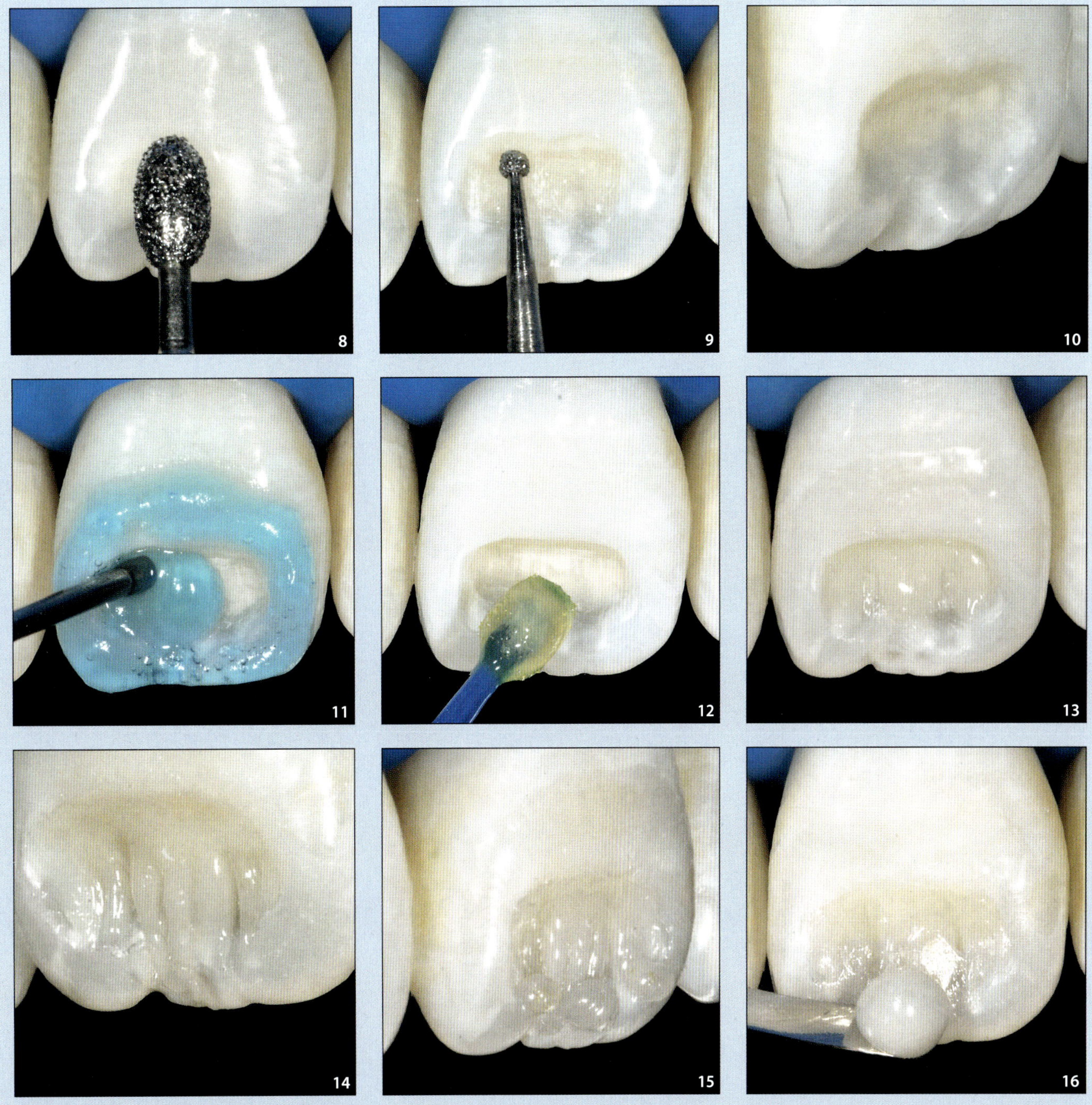

用橡皮障隔离患牙后，用金刚砂钻磨除21的白垩斑（图8和图9）。初步预备后，白垩斑仍然明显，需要使用较小直径的金刚砂钻将其去除。图10为去除白垩斑后湿润状态下的最终洞形。用37%磷酸酸蚀牙体硬组织（牙本质酸蚀15秒，牙釉质酸蚀30秒）（图11）。根据制造商说明书使用粘接剂系统（图12）。将复合树脂分层堆塑以重现牙本质层（图13）。复合树脂须堆出切缘结节。图14为将第二层牙本质树脂放置在漂白的牙齿上的正面观。注意切缘结节的设计。将高度透明的树脂放在切1/3不透明区域（图15）。图16为最后

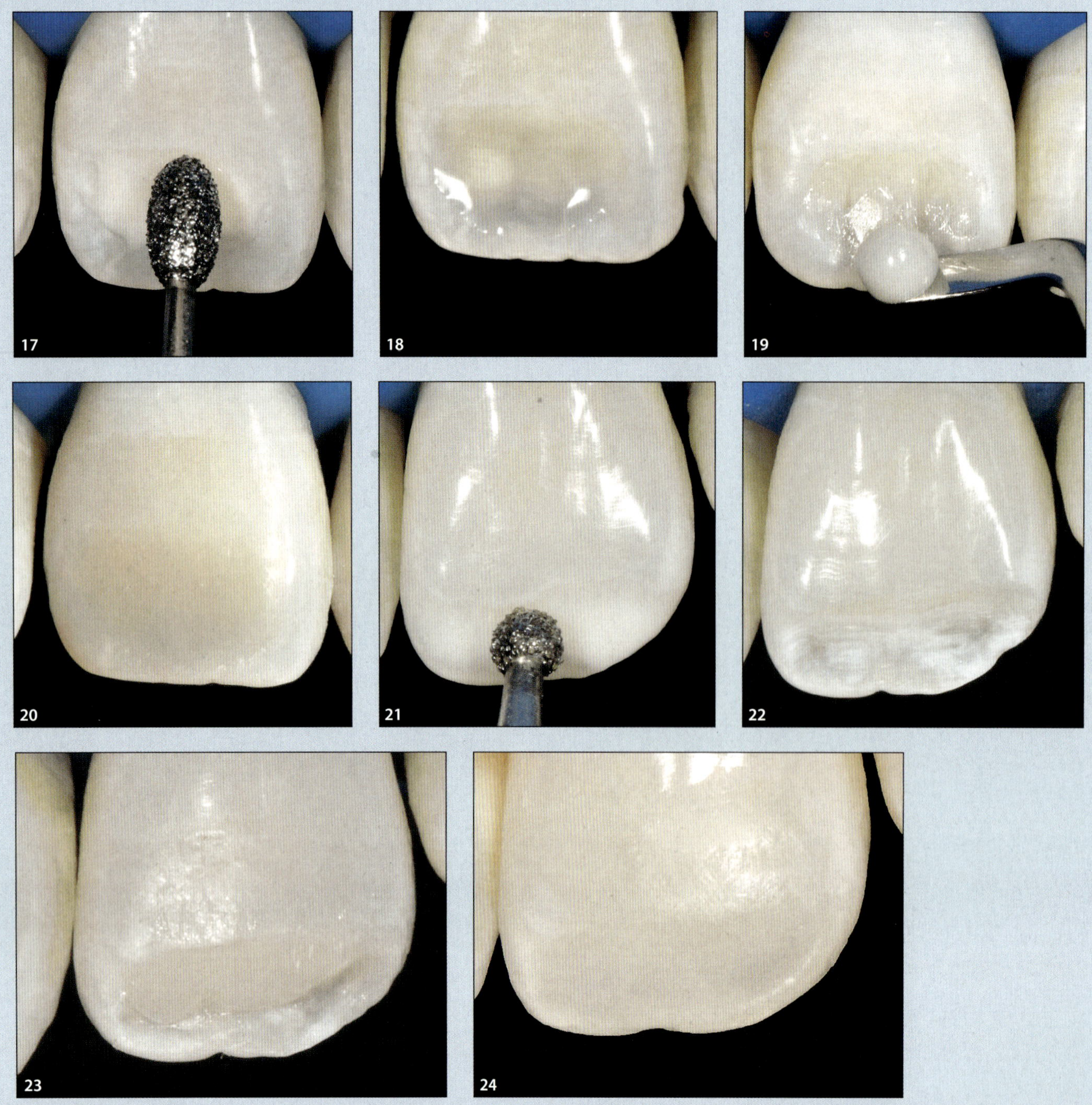

一层牙釉质树脂的堆塑。注意覆盖所有洞缘。用金刚砂钻去除11上的白垩斑（图17）。在湿润状态下，去除白垩斑的同时完成洞形制备（图18）。

使用复合树脂逐层堆塑技术（图19）：DA1、E-Bleach H、T-Blue和D-Bleach（Opallis，FGM）。图20为11的最终修复效果。用球钻去除22的牙釉质矿化不全区（图21）。图22显示去除矿化不全牙釉质后在湿润状态下的最终洞形。使用牙本质树脂完成切缘结节堆塑（DA1和D-Bleach，Opallis）（图23）。最终修复结果如图24所示。注意充填体和天然牙之间的对比，后者由于绝对隔离而脱水。用椭圆形超细金刚砂车针完成垂直向发

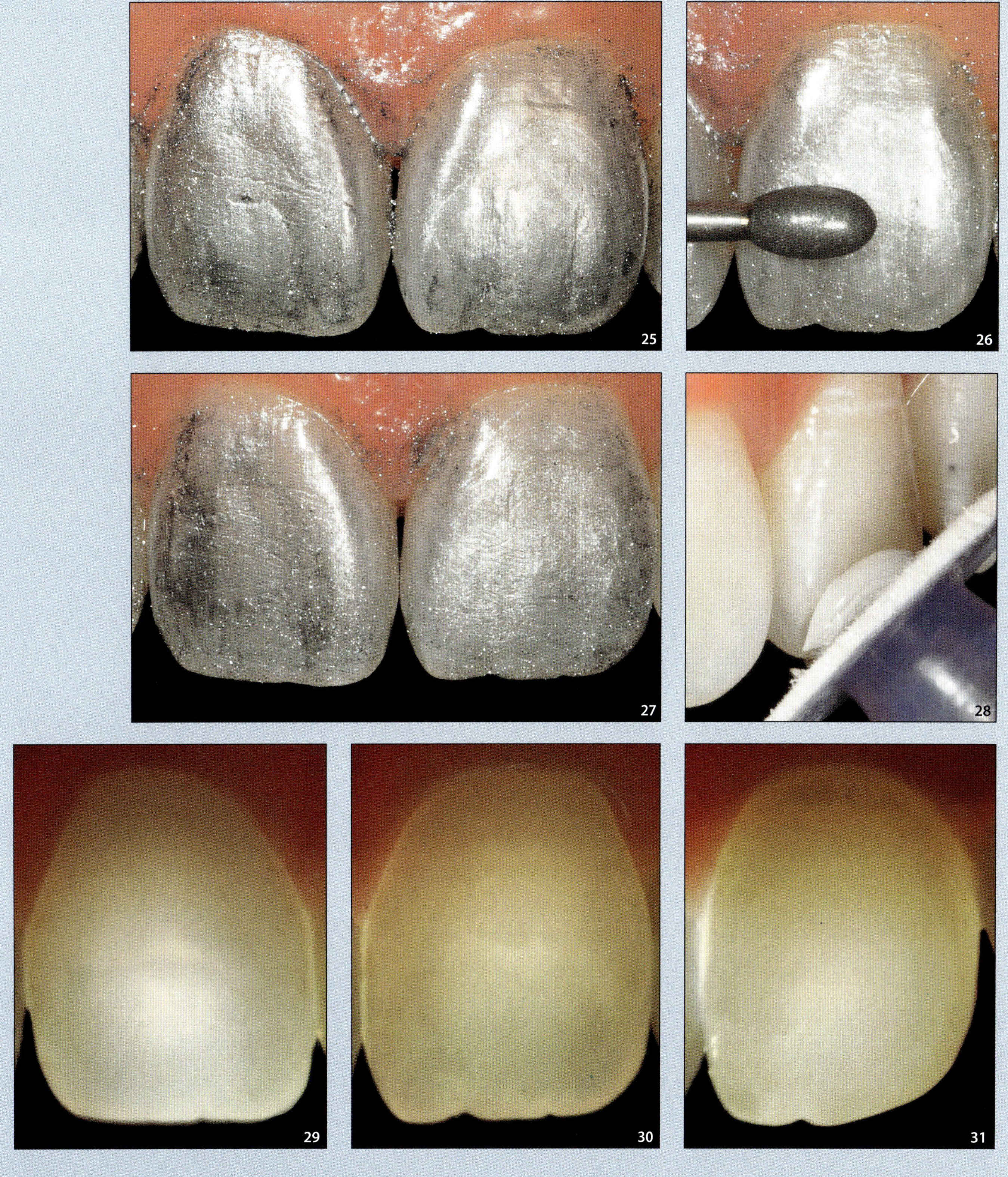

育沟和边缘的制作（图25～图27）。抛光修复体使其表面光亮圆滑（图28）。再次透照可以看见充填体与天然牙之间的相似性。将图29～图31与治疗前图3～图5的透射图相比。充填效果如图32～图35所示。

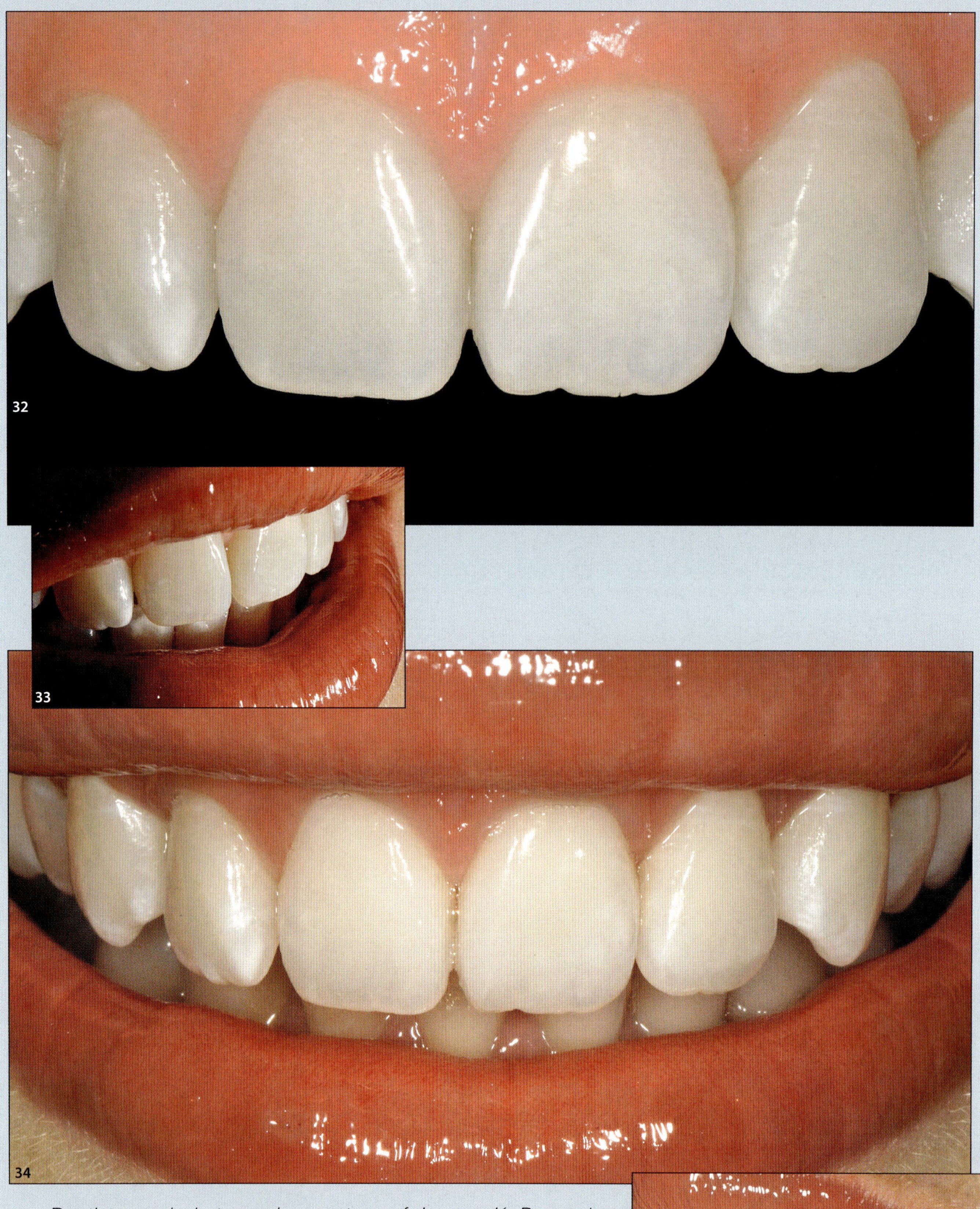

Dentistry and photography courtesy of Jussara K. Bernardon, DDS, MS, PhD.

Reprinted with permission from Bernardon JK, Gondo R, Baratieri LN. Minimally invasive restorative treatment of hypoplastic enamel in anterior teeth. Am J Esthet Dent 2012;1:10–24.

当我环游世界时，透过相机取景器对人们的观察使我对生活有了新的认知。我在我的硬币（我称为我自己的“道德指南针”）上分享的每一种美德，都是通过在短暂的时间内观察他人的灵魂给我的启示。

尽管因宗教、文化和生活经历的差异，每个人对“北方”的解读可能有所不同，但这枚硬币上的美德是全世界所有人共同拥有的。

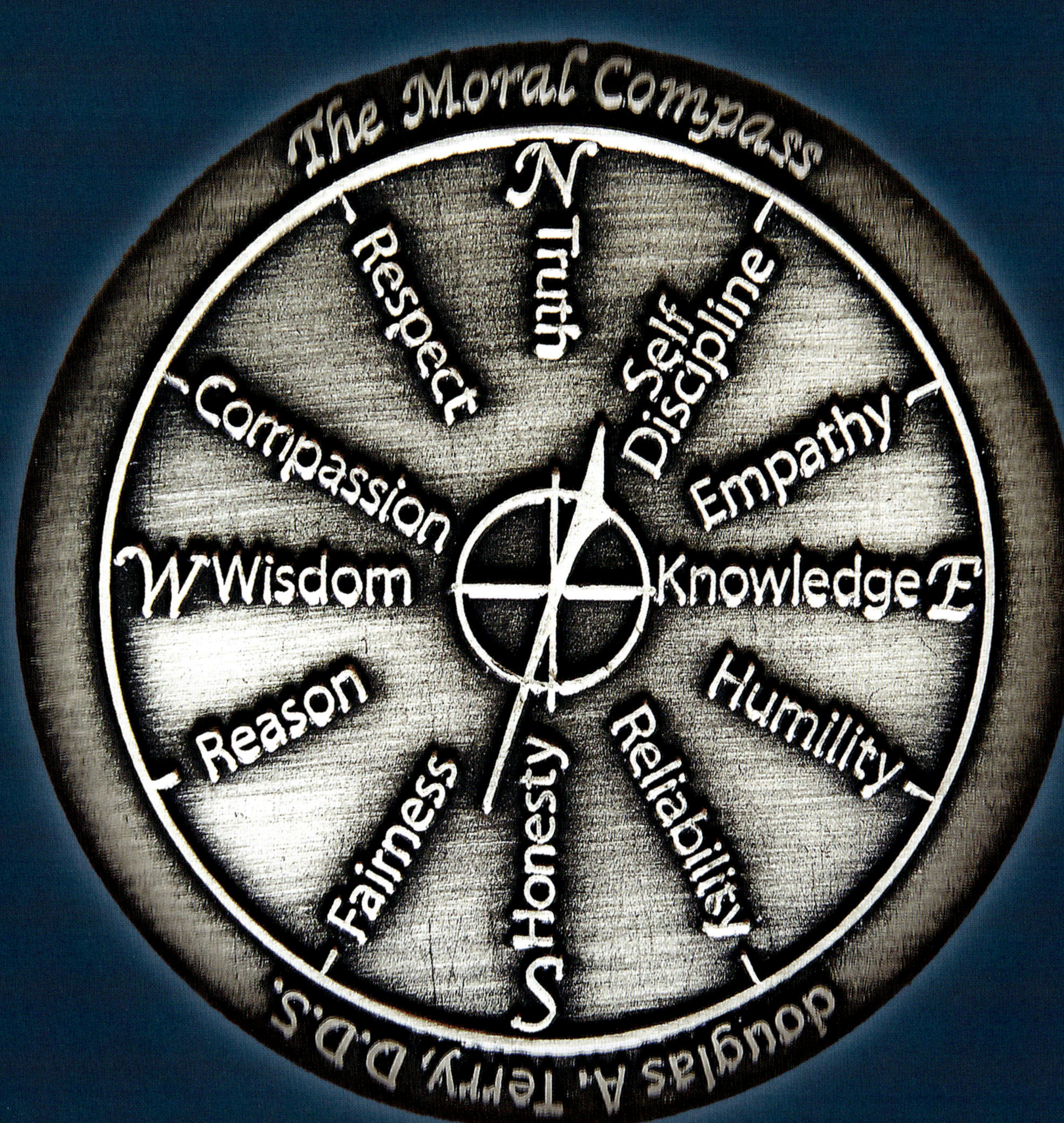
The Moral Compass
N
Truth
Self Discipline
Empathy
Knowledge
E
Humility
Reliability
Honesty
S
Fairness
Reason
Wisdom
W
Compassion
Respect
douglas A. Terry, D.D.S.

好书不厌百回读，

A good book never ends...